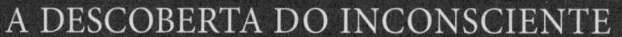

A DESCOBERTA DO INCONSCIENTE

COLEÇÃO PERSPECTIVAS

The Discovery of The Unconscious: The History and Evolution of Dynamic Psychiatry

Coordenação textual: Luiz Henrique Soares e Elen Durando
Preparação de texto: Rita Durando
Revisão: Marcio Honorio de Godoy
Capa e projeto gráfico: Sergio Kon
Produção: Ricardo W. Neves e Sergio Kon

CIP-Brasil. Catalogação na Publicação
Sindicato Nacional dos Editores de Livros, RJ

E43d
        Ellenberger, Henri F. (Henri Frédéric), 1905-1993
        A descoberta inconsciente : história e evolução da psiquiatria dinâmica
/ Henri
Frédéric Ellenberger ; tradução Paulo Sérgio de Souza Jr. - 1. ed. - São Paulo :
Perspectiva, 2023.
        912 p. ; 23 cm. (Perspectivas)

        Tradução de: The discovery of the unconscious : the history and
evolution of dynamic psychiatry
        Inclui índice
        ISBN 978-65-5505-177-3

        1. Psicanálise - História. 2. Psiquiatria - História. I. Souza Jr, Paulo
Sérgio de. II. Título. III. Série.

        23-86951   CDD: 150.195
                              CDU: 159.964.2

Meri Gleice Rodrigues de Souza - Bibliotecária - CRB-7/6439
31/10/2023 06/11/2023 CIP-Brasil. Catalogação na Publicação
Sindicato Nacional dos Editores de Livros, RJ

1ª edição

Direitos reservados à
EDITORA PERSPECTIVA LTDA.
Alameda Santos, 1909, cj. 22
01419--100 São Paulo SP Brasil
Tel. (11) 3885--8388
www.editoraperspectiva.com.br

2023

Henri F. Ellenberger

A DESCOBERTA DO INCONSCIENTE

História e Evolução da Psiquiatria Dinâmica

Tradução: PAULO SÉRGIO DE SOUZA JR.

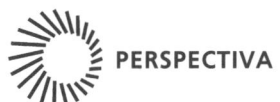

PERSPECTIVA

Sumário

Introdução

Este livro se destina a ser uma história da psiquiatria dinâmica baseada numa metodologia científica, com um detalhado e objetivo levantamento dos grandes sistemas psiquiátricos dinâmicos, em especial os de Janet, Freud, Adler e Jung. Uma interpretação dos fatos e sistemas é proposta com base numa avaliação do pano de fundo socioeconômico, político e cultural, bem como da personalidade dos pioneiros, do meio em que viviam e do papel de determinados pacientes.

O ponto de partida do meu estudo veio da reflexão acerca do contraste entre a evolução da psiquiatria dinâmica e a de outras ciências. Nenhum ramo do conhecimento passou por tantas metamorfoses como a psiquiatria dinâmica: da cura primitiva ao magnetismo, do magnetismo ao hipnotismo, do hipnotismo à psicanálise e às escolas dinâmicas mais recentes. Ademais, essas várias correntes atravessaram repetidas ondas de rejeição e aceitação. A aceitação, contudo, nunca foi tão inequívoca como no caso das descobertas físicas, químicas ou fisiológicas, isso para não mencionar o fato de que os ensinamentos das escolas dinâmicas mais recentes são, em grande medida, mutuamente incompatíveis. Outra característica notória é o fato de as atuais descrições da história da psiquiatria dinâmica conterem mais erros, lacunas e lendas do que a história de qualquer outra ciência.

Minha pesquisa tinha objetivo triplo. A primeira tarefa era rastrear a história da psiquiatria dinâmica o mais acuradamente possível, afastando-me da perspectiva do "culto ao herói" de certas descrições anteriores, mantendo uma visão rigorosamente imparcial e abstendo-me de todo e qualquer tipo de polêmica. A metodologia correspondente pode ser resumida em quatro princípios: 1. nunca tomar nada como certo; 2. verificar tudo; 3. restituir tudo ao seu contexto; 4. traçar uma nítida linha distintiva entre os fatos e as suas interpretações. Sempre que possível, recorri a fontes primárias, tais como arquivos, bibliotecas especializadas e os depoimentos de testemunhas dignas de confiança. Fontes secundárias foram avaliadas quanto à sua fiabilidade. Por meio de uma extensa pesquisa empreendida ao longo de doze anos com esse método crítico, pude reunir um grande número de fatos novos, ao mesmo tempo que muitos fatos já conhecidos foram colocados sob um novo prisma. Muitas lendas, repetidas de autor a autor, mostraram-se errôneas.

Minha segunda tarefa foi reconstruir e explanar os grandes sistemas psiquiátricos dinâmicos. Isso implica que o desenvolvimento de cada sistema teve de ser acompanhado cronologicamente desde o início: o estudo de Janet, portanto, teve de começar com os escritos filosóficos de sua juventude; os de Freud, com seus escritos neuroanatômicos; os de Adler, com suas primeiras publicações sobre medicina social; e os de Jung, com as palestras que ele ministrou aos membros da sua associação estudantil. Cada sistema teve de ser mostrado à luz de seus próprios princípios. Tornar cada sistema inteligível implicou a exploração de suas fontes e um esforço por restituir seu criador ao contexto de seu cenário social e à rede de suas relações com os seus contemporâneos. Restituir um trabalho ao seu contexto é também o melhor meio de avaliar a sua verdadeira originalidade.

Minha terceira tarefa foi oferecer uma interpretação da história da psiquiatria dinâmica e dos grandes sistemas dinâmicos. Para tanto, a história da psiquiatria dinâmica tinha de ser contada numa dupla perspectiva, isto é, como os acontecimentos eram vistos pelos seus contemporâneos e como eles nos parecem em retrospecto – muitos fatos que, para os seus contemporâneos, aparentavam ter pouca importância nos parecem, hoje, ter sido cruciais, e vice-versa. Esse modo de escrever história requereu um levantamento extenso do pano de fundo socioeconômico, político, cultural e médico, assim como das personalidades dos pioneiros e do meio em que viviam, incluindo seus pacientes. O objetivo desse levantamento foi encontrar uma explicação para os traços paradoxais na evolução da psiquiatria dinâmica e lançar alguma luz sobre a origem, as fontes e o sentido dos grandes sistemas psiquiátricos dinâmicos.

O presente livro começa com um levantamento da ascendência da psiquiatria dinâmica. Esse levantamento é de interesse histórico, porque é possível demonstrar um encadeamento contínuo entre o exorcismo e o magnetismo, o magnetismo e o hipnotismo, o hipnotismo e os grandes sistemas dinâmicos modernos. Ele também é de interesse teórico, porque na cura primitiva encontramos evidências de técnicas terapêuticas sutis, muitas das quais são similares aos métodos psicoterapêuticos mais modernos, ao passo que outras não apresentam paralelos conhecidos atualmente. Assim, dez variedades de cura primitiva são passadas em revista e comparadas com métodos modernos. Enfatizam-se também os métodos de exercício psíquico que eram ensinados pelas escolas filosóficas greco-romanas e equivaliam a variedades de psicoterapia, bem como o tratamento religioso do "segredo patogênico". Aqui também é revelada uma linha contínua de evolução entre esse tipo de cura e determinadas técnicas da psiquiatria dinâmica moderna.

O capítulo 2 conta a história do nascimento, da evolução e das adversidades da psiquiatria dinâmica entre Mesmer e Charcot, isto é, de 1775 a 1893. Diversos novos pontos importantes acerca de Mesmer, Puységur e Kerner são trazidos à luz. Mostra-se que o advento do espiritismo, entre os anos de 1848 e 1853, foi um ponto de inflexão decisivo na história da psiquiatria dinâmica, e que muitos dos ensinamentos dos velhos magnetizadores foram esquecidos após 1850, e parcialmente redescobertos por Bernheim e Charcot por volta de 1880. Utilizei uma biografia de Charcot publicada em russo pelo médico Liubímov, que fora seu amigo por vinte anos; essa importante fonte escapou à atenção de todos os demais historiadores até agora.

A principal inovação no capítulo 3 é a noção de primeira psiquiatria dinâmica. Mostra-se que, ao longo do século XIX, existiu um sistema de psiquiatria dinâmica bem rematado, a despeito de inevitáveis flutuações e divergências entre os grupos rivais de magnetizadores e hipnotistas. Os traços básicos da primeira psiquiatria dinâmica eram o uso da hipnose como uma abordagem da mente inconsciente, o interesse por certas questões específicas chamadas de "doenças magnéticas", a concepção de um modelo dual da mente com um ego consciente e um inconsciente, a crença na psicogênese de muitas das questões emocionais e físicas, e o uso de procedimentos psicoterapêuticos específicos. O canal terapêutico era visto como a "conexão" entre hipnotista e paciente. Magnetismo e hipnotismo produziram um novo tipo de curandeiro, cujos traços característicos são descritos com base em autobiografias de antigos magnetizadores e outros documentos nunca utilizados por historiadores até a presente data. Mostra-se, ainda, que o impacto cultural da primeira psiquiatria dinâmica foi muito maior do que geralmente se acredita.

O capítulo 4 é dedicado a uma interpretação nova e original da história e das características da primeira psiquiatria dinâmica. A passagem paradoxal da técnica de Mesmer para a de Puységur e a passagem desta para a autoritária terapia hipnótica da segunda metade do século XIX são explicadas como reflexos de mudanças nas relações entre classes sociais. Outras adversidades na evolução da psiquiatria dinâmica são interpretadas como manifestações dos embates entre grandes correntes culturais: barroco, Iluminismo, romantismo e positivismo. Mostram-se similaridades flagrantes entre as concepções básicas de Freud e Jung, de um lado, e certas concepções de filósofos e psiquiatras românticos, do outro, incluindo os retardatários do romantismo, Fechner e Bachofen. O impacto das sublevações socioeconômicas geradas pela Revolução Industrial também é analisado, assim como a influência exercida por Darwin e Marx sobre a psiquiatria dinâmica.

Nos anos 1880 e 1890 parecia que a primeira psiquiatria dinâmica havia conquistado o seu triunfo definitivo, já que muitos de seus ensinamentos foram acatados por Charcot e Bernheim. Contudo, esse triunfo teve vida curta e foi seguido de um rápido declínio. O objetivo do capítulo 5 é encontrar uma interpretação para esses acontecimentos paradoxais por meio de um levantamento das sublevações socioeconômicas e das correntes culturais que deram uma nova orientação ao espírito público. Dentre as correntes que explicam a orientação rumo a uma nova psiquiatria dinâmica, enfatiza-se a nova psicologia que então se "descortinava" de Nietzsche e outros, o movimento neorromântico, a corrente em direção à repsicologização da psiquiatria, o rápido desenvolvimento da psicopatologia sexual, o interesse pelos sonhos e a exploração do inconsciente (um grande pioneiro aqui foi Flournoy). Mostra-se que a palavra "psicoterapia" virou moda por volta de 1890 e que havia uma demanda por uma nova psicoterapia que viesse satisfazer as necessidades intelectuais dos pacientes de classe alta.

O capítulo 6 constitui o primeiro estudo biográfico de Pierre Janet realizado em qualquer língua, com base em dados fornecidos pelos registros da comunidade, pelos arquivos da Escola de Medicina de Paris, da Escola Normal Superior e dos liceus de Châteauroux e Le Havre, pelo Collège de France, e em abundantes informações fornecidas pelas duas filhas de Janet e por muitas pessoas que o conheceram pessoalmente. Várias lendas a respeito de Janet são ali refutadas. Esse capítulo também oferece, pela primeira vez, um levantamento realmente abrangente do sistema psicológico de Janet. A primazia de Janet na descoberta da terapia catártica é evidenciada por meio de diversas citações, e chama-se a atenção para o fato de que o primeiro – e possivelmente único – caso de possessão demoníaca tratado e curado pela psicoterapia dinâmica foi o de "Achilles", paciente de Janet entre 1890 e 1891. O leitor irá encontrar uma descrição das teorias de Janet sobre o automatismo psicológico, das suas análises psicológicas, da grande síntese psicológica que ele construiu de 1908 em diante, e das suas ideias acerca da psicologia da religião. É dado o devido crédito à psicoterapia de Janet, raramente mencionada nos manuais.

Publicou-se tanto a respeito de Freud e da psicanálise que pareceria impossível oferecer algo de realmente novo nesse campo. Não obstante, o leitor encontrará no capítulo 7 uma série de fatos anteriormente desconhecidos e interpretações arejadas. Ao analisar a origem judaica de Freud, o autor mostra que houve vários grupos de judeus austríacos com condições de vida bem diferentes, e que essas diferenças se refletiam na grande variedade de posturas apresentadas por seus descendentes, isto é, os judeus austríacos da época de Freud. Em relação à vida de Freud, alguns materiais biográficos novos são trazidos a público. O autor pôde utilizar materiais recém-descobertos relativos à história da família Freud em Freiberg, um episódio dos anos escolares de Freud, uma parte da recém-descoberta correspondência Freud-Silberstein, uma avaliação da aptidão de Freud como oficial (desencavada recentemente pela sra. Renée Gicklhorn nos arquivos do Ministério da Guerra austríaco). Em um levantamento crítico da história da comunicação de Freud sobre a histeria masculina apresentada à Sociedade de Médicos de Viena em 15 de outubro de 1886, é mostrado que a versão corrente desse episódio não passa de uma lenda. A autoanálise de Freud é interpretada como ocorrência de uma afecção criativa específica. O episódio da viagem de Freud à América, em 1909, é ilustrado com detalhes até então inéditos. A intervenção de Freud no dito "Processo Wagner-Jauregg" é reconstruída com o auxílio de documentos inéditos recém-descobertos pela sra. Renée Gicklhorn. O presente livro inclui a mais completa coletânea das entrevistas de Freud já registrada. Também apresenta uma revisão das principais interpretações da personalidade de Freud. É feito um levantamento detalhado da obra de Freud em sequência cronológica, levando em consideração o movimento cultural e científico da época. Os mestres de Freud e aqueles que desempenharam um papel importante na formação do seu pensamento são examinados à luz de novos dados. Em relação a Breuer, por exemplo, utilizei dados inéditos fornecidos pela sua família, em especial os documentos envolvendo a Fundação Breuer (Breuer-Stiftung), cuja própria existência parece ter escapado à atenção de outros historiadores até agora. Enfatiza-se Moritz Benedikt como uma das importantes fontes de Freud, ao passo que se mostra que a relação de Freud com Charcot não foi de discípulo e mestre, mas teve a forma de um encontro existencial. Um cuidadoso escrutínio dos fatos já conhecidos e levantamentos realizados nos arquivos vienenses convenceram-me de que a versão corriqueira da doença de Anna O. é insustentável, de que a sua questão fazia parte das grandes "doenças magnéticas" do passado, mas, por causa de os ensinamentos dos velhos magnetizadores terem sido esquecidos, o caso estava fadado a ser mal compreendido. Muito material novo foi descoberto no tocante às fontes de Freud, às suas relações com alguns de seus contemporâneos, ao contexto das suas descobertas e ao impacto destas.

O leitor irá encontrar no capítulo 8 uma descrição crítica do contexto familiar e da história de vida de Alfred Adler, com base em extensa pesquisa nos arquivos vienenses, bem como em levantamentos realizados entre membros da família Adler e vários de seus primeiros discípulos. Mostra-se que a origem judaica de Adler era bastante distinta da de Freud, o que explicaria as grandes diferenças nas posturas dos dois em relação aos mundos judaico e gentio. Também se mostra como a conjunção familiar de Adler refletiu-se em suas teorias tardias. Entre outros fatos pouco familiares está a revelação do período pré-freudiano no pensamento de Adler. Após prolongada pesquisa, pude encontrar uma cópia – provavelmente a única que sobreviveu – da primeira publicação de Adler, o seu *Gesundheitsbuch für das Schneidergewerbe* (Livro de Saúde Para o Setor de Alfaiataria, 1898). Uma série de artigos publicados por Adler num periódico austríaco pouco conhecido também foi desencavada. Um escrutínio do livreto e dos artigos mostra que os pressupostos principais do futuro sistema de Adler já estavam apresentados nesses trabalhos iniciais; noutras palavras, que a psicologia individual de Adler não pode ser considerada "uma distorção da psicanálise", mas um retorno às – e uma elaboração das – ideias que Adler desenvolvera durante os seis anos de seu período pré--psicanalítico. A evolução do pensamento de Adler é relatada passo a passo e as suas várias facetas são ilustradas com exemplos tirados dos seus escritos pouco conhecidos, incluindo entrevistas concedidas a jornais ou revistas. É feita uma completa e acurada descrição dos métodos adlerianos de psicoterapia individual e coletiva, bem como de educação terapêutica; muitos dados espalhados pela literatura psicológica individual são aqui reunidos e apresentados de modo sistemático. Várias fontes desconhecidas de Adler são descritas – por exemplo, as obras de escritores russos.

O capítulo 9 oferece uma grande quantidade de informações arejadas a respeito de Carl Gustav Jung. Ele começa com uma descrição de sua origem suíça e a extraordinária história de seus avós. Memórias do ex-colega de Jung, Gustav Steiner, recém-publicadas no *Basler Stadtbuch* – uma publicação dificilmente conhecida fora da Basileia –, provaram-se inestimáveis para a reconstrução desse período da vida e do pensamento do autor. Pude identificar o jovem médium com quem Jung realizou os primeiros experimentos e obter novos dados sobre esse episódio. Refuto, em definitivo, o estereótipo corrente de que o sistema de Jung é meramente uma distorção da psicanálise de Freud. Ali se mostra que várias das principais ideias de Jung já estavam presentes em sua época de estudante. O autoexperimento de Jung, de 1913 a 1919, é relatado com base em materiais publicados e inéditos e interpretado como exemplo de uma afecção criativa. O levantamento feito do sistema de Jung é provavelmente o mais completo e abrangente de todos os que foram escritos até a presente data: utilizei-me não apenas de todo o conjunto dos trabalhos publicados por Jung e das entrevistas que ele concedeu a jornais e revistas, como também tive acesso à coletânea completa dos seus seminários e palestras ainda não publicados. A evolução do pensamento de Jung é descrita em sua sequência e progresso cronológicos. A descrição feita da psicoterapia de Jung é também a mais completa realizada até a presente data. Vários aspectos pouco conhecidos do pensamento de Jung são referidos, como a sua filosofia da história e os extensos e inéditos comentários que ele fez ao Zaratustra de Nietzsche. Fontes das ideias de Jung até então desconhecidas ou negligenciadas são apontadas, bem como a influência de Jung em campos insuspeitados, como por exemplo a origem do detector de mentiras, a origem dos Alcoólicos Anônimos e teorias recentes de economia nacional e filosofia política.

O capítulo 10 é a pedra angular, por assim dizer, de todo o livro. Ele visa oferecer uma síntese da história do nascimento e do crescimento dos novos sistemas psiquiátricos dinâmicos de 1893 a 1945. A origem e o desenvolvimento de cada sistema são mostrados ano a ano, tanto em sua interação quanto em suas relações com outras correntes psiquiátricas e psicoterapêuticas e com o pano de fundo cultural e político. Desse modo, o leitor perceberá que o crescimento da psicanálise e dos sistemas dinâmicos mais recentes não foi tanto uma revolução, mas uma evolução gradual desde a primeira psiquiatria dinâmica até as mais recentes. A história da psiquiatria dinâmica está, portanto, entremeada à dos acontecimentos da época: as guerras e convulsões políticas, os movimentos literários e artísticos, os congressos internacionais, os julgamentos sensacionalistas e, de igual maneira, os sistemas psiquiátricos de 1882 a 1945. A origem e o desenvolvimento de cada um são enfatizados; por exemplo, a morte de Charcot e a publicação de livros psiquiátricos ou obras literárias que foram uma sensação. Mostra-se que, contrariamente a uma suposição corrente, a polêmica em torno da psicanálise mal havia começado antes de 1907, isto é, antes de a psicanálise tomar a forma de um movimento. São elencados vários episódios dessas polêmicas, particularmente a polêmica de Zurique, de 1912 – que nunca foi relatada por outros historiadores até agora. Mostra-se que o significado dessas polêmicas para as pessoas da época era um pouco diferente do aspecto que elas adquirem em retrospecto. Chama-se a atenção para uma variedade de sistemas dinâmicos ou de técnicas psicoterapêuticas que desempenharam um grande papel em sua época, mas que estão mais ou menos esquecidos hoje. Ao longo de todo esse capítulo é oferecido ao leitor um número grande de dados desconhecidos ou pouco conhecidos.

Um curto capítulo de conclusão dedica-se a classificar e definir os fatores que causaram e direcionaram a evolução da psiquiatria dinâmica, em especial: o pano de fundo socioeconômico; a sucessão de – e os conflitos entre – grandes correntes culturais;

a personalidade, a situação familiar, os acontecimentos da vida e as neuroses dos fundadores; o fenômeno da "afecção criativa" (com relação a Freud e Jung); o papel da classe social da qual os fundadores conseguiam os seus pacientes; o papel complexo e ambíguo de certos pacientes privilegiados (sobretudo mulheres histéricas); o papel do ambiente, dos colegas, dos discípulos, dos rivais, dos livros e acontecimentos contemporâneos.

Agradecimentos Pessoais

A pesquisa que constitui o substancial do presente livro foi viabilizada por um subsídio do Instituto Nacional de Saúde Mental, que me permitiu passar quatro meses na Áustria, na Alemanha, na Suíça e na França entrevistando pessoas e coletando dados arquivísticos, e que garantiu o salário de um secretário de pesquisa por três anos. Uma estadia na Inglaterra foi viabilizada por um subsídio do Conselho Britânico, e uma segunda, no verão, em Viena e Zurique, por um subsídio da Diretoria dos Serviços Psiquiátricos do Québec. Esta também custeou o salário de um secretário para a finalização do livro. Também recebi encorajamento e uma cota generosa de tempo da Universidade de Montreal.

Conselhos e informações preciosos foram recebidos do professor Werner Leibbrand, de Munique, do professor Erwin Ackernecht, de Zurique, e, particularmente, da professora Erna Lesky, de Viena, que também colocou à minha disposição o seu *Die Wiener Medizinische Schule im 19 Jahrhundert* (A Escola de Medicina de Viena no Século xix) quando ainda era uma obra inédita.

O Visconde Du Boisdulier me forneceu uma grande quantidade de informações de arquivos de família sobre o seu ilustre antepassado, o Marquês de Puységur. Informações de primeira-mão sobre Pierre Janet foram disponibilizadas pelas suas duas filhas, a srta. Fanny Janet e a sra. Hélène Pichon-Janet, assim como pelo professor Jean Delay e pelo sr. Ignace Meyerson. A sra. Käthe Breuer me concedeu muitas informações sobre o seu sogro, o dr. Josef Breuer, e permissão para utilizar cartas e demais documentos inéditos – dentre outros, os da Fundação Breuer.

O sr. Ernst Freud mostrou-me gentilmente o escritório e a biblioteca de seu pai, reconstruída em sua casa em Maresfield Gardens, Londres, e forneceu informações sobre diversos pontos. O dr. K.R. Eissler, diretor do Arquivo Freud, deu conselhos valiosos ao autor e emprestou-lhe generosamente o manuscrito de seu estudo inédito sobre a personalidade de Freud. Memórias de primeira mão sobre Freud e a história inicial do movimento psicanalítico foram recebidas principalmente do finado reverendo Oskar Pfister e do dr. Alphonse Maeder, ambos em Zurique. A absoluta discrepância entre a versão correntemente aceita de certos acontecimentos e o relato a seu respeito produzido por esses dois veteranos foi um dos incentivos que me levaram a ter uma postura mais crítica em minhas investigações. Nos meus levantamentos sobre Freud, fui auxiliado da forma mais generosa pela sra. Renée Gicklhorn, em Viena, que me emprestou o manuscrito de seu livro inédito a respeito do chamado "Processo Wagner-Jauregg", assim como fotocópias de vários documentos preciosos.

Reminiscências sobre Alfred Adler foram fornecidas pela dra. Alexandra Adler e por familiares na Áustria, na Alemanha e nos Estados Unidos. O dr. Hans Beckh--Widmanstetter iniciou o autor no labirinto dos arquivos vienenses, auxiliando-o de todos os modos possíveis; em seguida, continuou com a pesquisa por sua conta, e lhe deu permissão para utilizar o seu estudo inédito sobre a infância e a juventude de Alfred Adler. Informações adicionais foram fornecidas pelo professor Viktor Frankl, pelo reverendo Ernst Jahn, de Berlim-Stieglitz, e pelo professor e pela sra. Ansbacher, de Burlington, Vermont.

Conheci pessoalmente o finado C.G. Jung e o entrevistei a respeito de todos os pontos que achei obscuros em seus ensinamentos. Então escrevi o rascunho de uma descrição das teorias de Jung, o qual ele próprio me devolveu com anotações a lápis. Cumpre também agradecer o sr. e a sra. Franz Jung, o dr. Von Sury, o dr. C.A. Meier, a srta. Aniéla Jaffé, e aqueles que me facultaram a leitura dos seminários e palestras inéditos de Jung.

Informações sobre vários pontos importantes foram fornecidas pelos drs. Charles Baudouin, Ludwig Binswanger, Oscar Diethelm, Henri Flournoy, Eugène Minkowski, Jacob Moreno, Gustav Morf, pela sra. Olga Rorschach, pelo dr. Leopold Szondi e muitos outros.

Tenho de agradecer coletivamente o auxílio dos bibliotecários da Biblioteca Pública de Nova York, da Biblioteca do Congresso, em Washington, da Biblioteca Nacional de Medicina, em Bethesda, Maryland, da Biblioteca Nacional, em Paris, da biblioteca do Museu Britânico, em Londres, da Biblioteca Nacional Suíça, em Berna, das Bibliotecas Universitárias de Estrasburgo, Nancy, Basileia, Zurique, Genebra, Viena e Sófia, da Biblioteca do Goetheanum, em Dornach, Suíça, do departamento arquivístico do *Neue Zürcher Zeitung*, Zurique, e, por último, mas não menos importante, das bibliotecas da Universidade McGill e da Universidade de Montreal.

Mesmo longa, esta lista ainda está incompleta e deveria ao menos incluir aqueles alunos cujas perguntas e observações frequentemente me incitaram a olhar determinados problemas mais de perto, confirmando assim a verdade do adágio do Rabi Chanina, no *Talmude*: "Aprendi muito com meus professores; muito mais com meus colegas; a maior parte com meus alunos."

1

A Ascendência
da Psicoterapia Dinâmica

Embora a investigação sistemática da mente inconsciente e do dinamismo psíquico seja razoavelmente
nova, pode-se remontar às origens da psicoterapia dinâmica por meio de uma longa
linhagem de ancestrais e precursores. Certos ensinamentos médicos ou filosóficos do
passado, assim como certos métodos curativos mais antigos, oferecem um grau de
clareza surpreendentemente grande para a compreensão daquelas que são consideradas as mais recentes descobertas no âmbito da mente humana.

Por muitos anos, descrições de tratamentos realizados entre povos primitivos por
pajés[1], xamãs e similares despertaram pouca atenção entre os psiquiatras. Tais descrições eram vistas como histórias esquisitas, do interesse apenas de historiadores e
antropólogos. Os pajés eram considerados ou indivíduos crassamente ignorantes e
supersticiosos – capazes de tratar apenas aqueles pacientes que teriam se recuperado
espontaneamente, de todo modo –, ou perigosos impostores que exploram a credu-
lidade dos seus semelhantes.

Hoje fazemos uma outra avaliação, mais positiva. O desenvolvimento da psicoterapia moderna chamou a atenção para o mistério do mecanismo da cura psicológica e
mostrou como muitos de seus detalhes ainda nos intrigam. Por que é que determinados
pacientes respondem a um determinado tipo de tratamento enquanto outros não? Não
sabemos. Logo, é bem-vindo tudo o que possa lançar luz sobre problemas como esse.

A pesquisa histórica e antropológica produziu documentos importantes e revelou
evidências do uso, entre povos primitivos e antigos, de muitos dos métodos utilizados pela psicoterapia moderna – ainda que de uma forma diferente –, bem como
evidências de outras técnicas terapêuticas sutis para as quais dificilmente podem ser
encontrados paralelos atuais. Assim, o estudo da cura primitiva não é apenas do interesse de antropólogos e historiadores – sendo a raiz da qual, após uma longa evolução,
a psicoterapia se desenvolveu –, mas é também de grande importância teórica para o
estudo da psiquiatria, como base de uma nova ciência da psicoterapia comparativa.

Neste capítulo iremos discutir a descoberta da psicoterapia primitiva e, então, apresentar um levantamento das principais técnicas da cura primitiva que darão ensejo a

uma comparação com a psicoterapia moderna. Concluiremos com um breve esboço da evolução da cura primitiva à psicoterapia dinâmica atual.

A Descoberta da Psicoterapia Primitiva

Um dos primeiros cientistas a compreender a relevância científica da cura primitiva foi o antropólogo alemão Adolf Bastian (1826-1905). Certo dia, durante seu trabalho de campo na Guiana, Bastian, sofrendo de uma dor de cabeça e de uma febre severas, pediu ao pajé local que o tratasse com o seu método de costume. Vale a pena resumir o relato dessa experiência:

> O pajé mandou o paciente branco ir até sua cabana logo após o anoitecer e levar consigo a sua rede e algumas folhas de tabaco, que foram postas numa cumbuca d'água situada no chão na cabana. O tratamento foi realizado na presença de cerca de trinta nativos que ali se reuniram. Não havia janela, nem chaminé; a porta havia sido fechada e estava um completo breu. O paciente recebeu ordens para deitar-se em sua rede e permanecer quieto, sem levantar a mão ou a cabeça; foi alertado de que, caso tocasse o solo com o pé, a sua vida estaria em perigo. Um jovem nativo que falava inglês deitou-se em outra rede e traduziu como pôde as palavras faladas pelo pajé e pelos *kenaimas* (demônios ou espíritos). O pajé começou a invocar os *kenaimas*. Não tardou até que manifestassem a sua presença por meio de todos os tipos de barulho: primeiro, baixos e suaves; depois, mais altos; por fim, ensurdecedores. Cada um deles falava com a sua própria voz, que variava de acordo como a suposta personalidade do *kenaima*. Alguns deles deviam estar voando pelos ares: o paciente podia ouvir o farfalho das asas e sentir uma lufada no rosto. Chegou a sentir o toque de uma delas e foi ágil o bastante para abocanhar alguns fragmentos, que depois descobriu serem folhas de ramos que o pajé devia ter ficado balançando pelo ar.
>
> Ele também podia ouvir os demônios roçando nas folhas de tabaco que estavam no chão. A cerimônia causou uma sensação intensa no paciente, que foi caindo gradualmente numa espécie de sono hipnótico, despertando ligeiramente quando o barulho amainou, mas caindo novamente numa insensibilidade mais profunda tão logo tornou a aumentar. O ritual durou não menos que seis horas e foi concluído quando o pajé, subitamente, colocou a mão no rosto do paciente. Mas quando isso ocorreu, a sua dor de cabeça não havia desaparecido. O pajé, contudo, fez questão do pagamento, argumentando que havia curado o paciente. Como prova do tratamento, mostrou-lhe uma lagarta, que, conforme alegou, era a "doença" que havia extraído do paciente quando pôs a mão em sua testa.
>
> Bastian comentou acerca da fantástica proeza desse homem que, por seis horas inteiras, havia exibido uma intensa atividade e uma habilidade inigualável com o ventriloquismo. Infelizmente, Bastian – que aparentemente não captou muito das palavras trocadas entre o pajé e os *kenaimas* – não informou a respeito do significado da cerimônia ou da personalidade do pajé; tampouco parece ter questionado acerca da eficácia de tratamentos como aquele entre pacientes nativos. Insistiu na necessidade de coletar semelhantes dados porque, segundo ele, a medicina primitiva estava desaparecendo rapidamente, e eles seriam da maior valia para a medicina, assim como para a etnologia.[2]

É claro que uma grande quantidade de dados esparsos relacionados à medicina primitiva já havia sido publicada a essa altura. Max Bartels arriscou-se na árdua tarefa de coletar e organizar esses dados com base em extenso material[3]. Ele mostrou que vários tratamentos utilizados em medicina primitiva são racionais – por exemplo, drogas, unguentos, massagem, dieta, entre outros –, e que eles representam um estágio anterior no desenvolvimento da medicina moderna, ao passo que muitos outros são procedimentos irracionais, baseados em teorias patológicas falaciosas, que não apresentam contraparte na medicina científica. São exemplos desses últimos a busca por restituição de uma alma supostamente perdida, a extração da doença na forma de um corpo estranho – obviamente produzido por meio de algum malabarismo –, a expulsão de espíritos malignos, entre outros. A compilação de Bartels, contudo, ainda era apenas um mosaico de fatos isolados retirados de povos consideravelmente diferentes. Da sua época para cá, o nosso conhecimento da medicina primitiva aumentou muito. Temos mais condições, agora, de distinguir os traços específicos da medicina primitiva entre os muitos povos do mundo. Mas não devemos perder de vista o fato de que o nosso conhecimento permanecerá sempre fragmentário. Várias populações primitivas desapareceram antes que qualquer investigação etnológica séria pudesse ser conduzida; e daquelas que sobreviveram, muitas conservaram apenas vestígios distorcidos de seus antigos costumes e tradições. Não obstante, os dados que possuímos nos fornecem um conhecimento razoavelmente acurado dos principais traços da medicina primitiva – como se pode ver, em especial, nos livros de Georg Buschan[4] e Henry Ernest Sigerist[5].

Forest E. Clements distinguiu cinco formas principais de tratamento que podem ser deduzidas da teoria patológica por meio de um "tipo de raciocínio de causa e efeito muito simples". Eles estão resumidos na Tabela 1–1[6]:

Tabela 1–1

TEORIA PATOLÓGICA	TERAPIA
1. Intrusão da doença-objeto	Extração da doença-objeto
2. Perda da alma	Encontrar, trazer de volta e restituir a alma perdida
3. Intrusão do espírito	a. Exorcismo b. Extração mecânica do espírito alheio c. Transferência do espírito alheio para outro corpo vivo
4. Quebra do tabu	Confissão, propiciação
5. Feitiçaria	Contramagia

Essas formas de terapia são extremamente distintas, e é claro que muitos outros procedimentos poderiam ser elaborados com base nas mesmas teorias patológicas. Por exemplo, dada a teoria de que a doença resulta da intrusão de uma doença-objeto, não há razão para que o tratamento devesse consistir na extração da doença-objeto por sucção bucal e não por outro meio possível. Contudo, um levantamento dos fatos conhecidos mostra que em quase todos os lugares a doença-objeto é extraída somente por meio desse método. Esse fato peculiar nos leva à conclusão lógica de que estamos lidando com uma forma específica de tratamento que deve ter se originado num local e então se espalhado para o resto do mundo. Como veremos adiante, podemos até tentar uma reconstrução do desenvolvimento da medicina primitiva desde os primórdios pré-históricos até os dias de hoje.

À medida que muitas formas de terapia primitiva se tornaram mais bem conhecidas e documentos confiáveis ficaram disponíveis, os psiquiatras começaram a demonstrar interesse por elas. Charcot havia se interessado pelas manifestações psicopatológicas entre populações primitivas, e quis compará-las com as de seus pacientes histéricos em Paris. Um de seus colaboradores, Henry Meige[7], reuniu relatos sobre possessão e exorcismo entre os nativos da África Central, e uma africana, que havia chegado de sua terra natal com sintomas histéricos graves, foi examinada e tratada na enfermaria de Charcot na Salpêtrière[8]. Em 1932, Oskar Pfister comentou a respeito do relato de um tratamento realizado por um pajé navajo e tentou fazer uma interpretação em termos psicanalíticos[9]. Outros estudos semelhantes foram publicados por analistas freudianos e junguianos. Entre os antropólogos, Claude Lévi-Strauss enfatizou vigorosamente a identidade de base entre certas concepções antiquíssimas da medicina primitiva e certas concepções recentes da psiquiatria dinâmica moderna[10].

Perda e Restituição da Alma

De acordo com uma concepção antiga, a doença ocorre quando a alma – espontânea ou acidentalmente – sai do corpo ou é roubada por fantasmas ou feiticeiros. O curandeiro procura pela alma perdida, trazendo-a de volta e restituindo-a ao corpo a que ela pertence.

Essa teoria patológica é muito difundida, mas não é universal. Ela prevalece entre algumas das populações mais primitivas da Terra, como os negritos da Península Malaia, os pigmeus das Filipinas, os australianos e, de modo geral, os povos que pertencem ao que Graebner e Schmidt chamavam de *Urkulturkreis*[11]. Contudo, essa teoria patológica também pode ser encontrada entre populações de culturas mais avançadas, sobretudo em regiões como a Sibéria – onde a principal teoria patológica é justamente essa –, o Noroeste da África, a Indonésia, a Nova Guiné e a Melanésia. Mas mesmo em uma determinada região há muitas variedades locais no que se refere às concepções relativas à natureza da alma, às causas e aos agentes da perda da alma, à destinação da alma perdida e à curabilidade da doença[12].

Essa teoria patológica está ligada a uma concepção específica da alma que foi objeto dos estudos pioneiros de Edward B. Tylor[13]. Durante o sono ou o desmaio, a "alma" parece se separar do corpo. Em sonhos e visões, quem dorme vê formas humanas que diferem das de sua experiência consciente. Essas duas noções encontram-se combinadas na teoria de que o homem carrega dentro de si uma espécie de duplicata, uma alma-fantasma cuja presença no corpo é um pré-requisito para a vida normal, mas que é capaz de sair temporariamente do corpo e ficar perambulando, especialmente durante o sono. Nas palavras de James George Frazer, "supostamente a alma de quem está dormindo perambula longe do corpo e realmente visita lugares, vê pessoas e realiza as ações com as quais ele está sonhando". Durante essas peram-bulações, a alma pode se deparar com acidentes e perigos de toda espécie, os quais foram descritos por Frazer em seu clássico livro *Taboo and the Perils of the Soul* (O Tabu e os Perigos da Alma)[14]. Por exemplo, se quem está dormindo é acordado repen-tinamente quando a alma está muito distante, ela pode se descaminhar, se ferir ou ser separada do corpo. Pode ser pega e mantida presa por espíritos malignos durante as suas perambulações, e também pode sair do corpo num estado de vigília, espe-cialmente após um susto repentino. Por fim, também pode ser removida do corpo à força por fantasmas, demônios ou feiticeiros.

Logicamente, então, o tratamento da doença consiste em encontrar, trazer de volta e restituir a alma perdida. Contudo, as técnicas, assim como a teoria patológica, variam consideravelmente. Ora a alma perdida permanece no mundo físico, longe ou perto do paciente, ora ela vai perambular pelo mundo dos mortos ou dos espíritos. Essa última concepção é encontrada predominantemente na Sibéria, onde o tratamento só pode ser realizado por um xamã, isto é, um homem que, durante a sua longa inicia-ção, foi iniciado no mundo dos espíritos – e, portanto, é capaz de funcionar como um mediador entre esse mundo e o mundo dos vivos. Etnólogos russos reuniram muitos relatos notáveis do xamanismo. Um deles, Gavriil Vassílievitch Ksenofôntov, declara:

> Quando um ser humano "perdeu a alma", o xamã entra em êxtase por meio de uma técnica especial; enquanto ele permanece nesse estado, a sua alma viaja para o mundo dos espíritos. Os xamãs afirmam ser capazes, por exemplo, de ir ao encalço da alma perdida no mundo inferior do mesmo modo que um caçador vai ao encalço da caça no mundo físico. Com fre-quência eles têm de barganhar com os espíritos que roubaram a alma, propiciá-los e presen-teá-los. Às vezes têm de lutar com espíritos, de preferência com o auxílio de outros espíritos que estão do lado deles. Mesmo que tenham êxito, devem esperar pela vingança dos espí-ritos malignos. Uma vez reconquistada a alma perdida, trazem-na de volta e restituem-na ao corpo que dela havia sido privado, consumando assim o tratamento.[15]

Em outras partes do mundo, o curandeiro não tem necessidade de ir tão longe, nem precisa entrar em êxtase. A técnica pode consistir simplesmente em conjurações e outras operações mágicas. É esse o caso com os índios quíchuas do Peru. Devemos ao dr. Federico Sal y Rosas um detalhado estudo acerca da doença da perda anímica nessa população. De 1935 a 1957, Sal y Rosas registrou 176 casos de *susto* em Huaráz e nas províncias vizinhas. A palavra quíchua *jani* designa a doença, mas também a alma e o tratamento curativo. Sal y Rosas enfatizou que o *susto* não é mera superstição, mas uma questão médica que pode ser abordada tanto científica quanto antropologica-mente. O que se segue é um resumo da descrição de Sal y Rosas:

> Os índios quíchuas acreditam que a alma (ou parte dela, talvez) pode sair do corpo, seja espontaneamente, seja à força. A doença do *susto* pode ocorrer de dois modos: ou através

do susto causado, por exemplo, por um trovão, pelo avistamento de um touro, de uma cobra, e assim por diante; ou por causa de influências malévolas sem susto que preceda (esse último chamado de "*susto sem susto*"). Entre as forças malévolas que podem produzir o sequestro da alma, a influência da terra é considerada suprema. Os quíchuas mostram um grande medo de certas encostas e cavernas, e especialmente das velhas ruínas incas. Quer o *susto* ocorra ou não, depois de um susto, em ambos os casos a terra é a potência que deve ser propiciada.

Como a doença pode ser designada como *susto* se ela não foi precedida de um susto? Ela pode ser diagnosticada como tal quando um indivíduo perde peso e energia e fica irritadiço, com sono conturbado e pesadelos, e especialmente quando ele cai num estado de depressão física e mental chamado de *michko*. A questão, nesse caso, é esclarecida por uma *curandera*. Essa mulher esfregará o corpo do paciente da cabeça aos pés com um porquinho-da-índia vivo de tal forma que o animal morra ao final do processo. Então ela irá esfolá-lo e ler o diagnóstico oracular no sangue do animal – que é posto para pingar dentro de uma cumbuca com água – e nas lesões que ela descobre nos órgãos do animal.

A cerimônia curativa começa com uma operação chamada de *shokma*, também realizada por uma *curandera*, que recita determinadas invocações enquanto esfrega o paciente da cabeça aos pés com uma mistura de várias flores e folhas e a farinha de vários tipos de grãos. A mistura é então recolhida e entregue a um curandeiro, um *curioso*, que realiza agora as partes essenciais dos ritos.

O *curioso* vai à casa do paciente à meia-noite, embrulha a mistura em uma peça de roupa do paciente e prepara-o para receber o espírito ausente. Então ele deixa o paciente – que fica sozinho na casa escura com a porta aberta – e vai embora, utilizando a mistura para fazer uma linha branca no solo a fim de permitir que a alma encontre o seu caminho de volta. Ele vai ou para o local onde o paciente teve o susto inicial, ou para algum lugar temido, como uma velha sepultura ou a ruína de uma fortaleza inca. Ali, utilizando-se da mistura, faz uma cruz no solo; ele se coloca no centro da cruz e oferece à terra, como sacrifício propiciatório, o que resta da mistura. Então, convoca solenemente a alma perdida, repetindo o seu chamado cinco vezes. Ao final da quinta invocação, deve notar um barulho especial – que indica a presença da alma perdida – antes de poder voltar para a casa do paciente, seguindo cuidadosamente a trilha branca. O paciente tem de estar dormindo; o curandeiro ergue cautelosamente o cobertor sobre os pés do paciente, sendo este o lugar por onde supostamente a alma torna a entrar no corpo, acompanhada de um especial sussurro que é audível ao curandeiro. Nesse momento, espera-se que o paciente sonhe com a sua alma voltando ao corpo na forma de um animal manso. O curandeiro deixa então a casa por uma outra porta ou andando de costas. A família do paciente não tem permissão de voltar até a manhã seguinte; e, na maioria dos casos, ao voltarem, encontram o paciente curado. Caso contrário, o fracasso é atribuído ao fato de o paciente não estar dormindo quando deveria ou a alguma outra falha no procedimento, e a operação é repetida noutro momento.

Sal y Rosas compilou estatísticas de 176 pacientes, em sua maioria crianças ou adolescentes acometidos com *susto*, os quais foram submetidos a um exame médico. Descobriu-se que esses pacientes pertenciam a dois grupos distintos: o primeiro consistia em 64 indivíduos emocionalmente perturbados, sofrendo de ansiedade, depressão, sintomas histéricos e similares; o segundo incluía 112 pacientes acometidos com doenças físicas – como tuberculose, malária, colite pós-disentérica, desnutrição, anemia, e assim por diante –, todas elas agravadas por distúrbios emocionais.

Um fato notável é o desfecho frequentemente exitoso do procedimento curativo. Com louvável honestidade, Sal y Rosas escreve o seguinte: "Eu vi pessoalmente muitos casos de *susto* típico, ou mesmo atípico, melhorarem de modo abrupto ou restabelecerem-se por completo após uma ou duas sessões de *jani* [. . .]. Esse êxito alcançado por um humilde e rústico *curioso* ou por uma camponesa, com a sua psicoterapia primitiva e selvagem, contrasta com o fracasso de médicos graduados – dentre os quais o autor deste artigo – no tratamento do *susto*."[16]

Entre todas as teorias patológicas primitivas, provavelmente nenhuma nos é mais estranha que a ideia da perda da alma. Nada está mais distante dos nossos princípios de tratamento do que a restituição, ao paciente, de uma alma perdida. E ainda assim, se ignoramos o elemento cultural e procuramos as raízes dos fatos, podemos encontrar um solo comum entre essas concepções primitivas e as nossas. Afinal, não dizemos que os nossos pacientes mentais estão "alienados", "apartados" deles próprios, que o seu ego está empobrecido ou destruído? Acaso o terapeuta que oferece psicoterapia a um paciente esquizofrênico severamente deteriorado, tentando estabelecer um contato com as partes saudáveis remanescentes da personalidade e reconstruir o ego, não poderia ser considerado o moderno sucessor desses xamãs que se empenharam por seguir os rastros de uma alma perdida, localizá-la no mundo dos espíritos e lutar contra os demônios malignos, confiscando-a e trazendo-a de volta para o mundo dos vivos?

Intrusão e Extração da Doença-Objeto

Essa teoria sustenta que a doença é causada pela presença, no corpo, de uma substância estranha nociva, como um pedaço de osso, um pedregulho, uma farpa ou um pequeno animal. Certos povos acreditam que a doença é causada não pelo próprio objeto, mas por uma essência patológica especial nele contida. Às vezes acredita-se que o objeto patológico nocivo tenha sido injetado no corpo por um feiticeiro.

Essa teoria da doença encontra-se difundida na América (exceto entre os esquimós orientais), sendo muito comum na Sibéria Oriental, no Sudeste Asiático, na Austrália, na Nova Zelândia e em várias outras partes do mundo. Ela também deixou muitos rastros na medicina popular e no folclore europeus. Um fato flagrante é a conexão entre essa teoria patológica e um tipo peculiar de tratamento: o pajé utiliza a boca para sugar a doença-objeto. Outros métodos, como a massagem, são muito menos frequentes.

É óbvio que a doença-objeto aparentemente extraída pelo pajé é produzida por meio de um truque, o que explica por que alguns europeus que assistiram a procedimentos curativos como esses declararam que os pajés eram medicastros e impostores. No entanto, há poucas dúvidas de que essas curas são frequentemente bem-sucedidas.

Também foi apontado que entre certas populações a doença-objeto é de tal natureza que um paciente possivelmente não poderia acreditar que ela tivesse sido extraída de seu corpo. Estamos aqui diante de uma situação que ocorre com frequência na antropologia. A fim de compreender o significado de uma convenção ou crença, cumpre considerá-la no interior da estrutura sociológica da comunidade. Da mesma maneira, não podemos compreender esse tipo de terapia sem saber as posturas e crenças dos nativos em relação à doença, ao pajé e ao tratamento.

Para aclarar esse ponto, iremos resumir concisamente um documento publicado em 1930 por Franz Boas. Trata-se de um fragmento autobiográfico a ele relatado por um xamã kwakiutl e publicado no original kwakiutl com uma tradução para o inglês[17]. Lévi-Strauss chamou a atenção para o grande interesse nesse documento do ponto de vista da psicoterapia comparativa[18]. O que se segue é um resumo dos relatórios que Boas escreveu sobre as aventuras de Qaselid, um xamã kwakiutl pertencente a uma tribo de índios da costa do Pacífico Norte, na Colúmbia Britânica:

O narrador, Dá-Potlatches-Para-O-Mundo[19], relata como ele duvida dos poderes dos xamãs e, a fim de descobrir a verdade, tenta ser admitido num de seus grupos. Por causa da proximidade que tinha com dois deles, consegue assistir a uma apresentação terapêutica e observa as técnicas curativas de perto. A cerimônia é conduzida pelo xamã, Torna-Vivo, que é assistido por quatro outros xamãs e vários cantadores, na presença de uma série de homens, mulheres e crianças na casa do paciente. Após vários ritos, Torna-Vivo sente o peito do paciente e molha a sua boca; daí ele suga o local onde localizou a moléstia. Após um tempo, tira da boca algo que parecia uma minhoca vermelha, declarando ter extraído a "doença" e entoando, em seguida, o seu canto sagrado. No final da cerimônia, Torna-Vivo pressiona sua barriga, vomita sangue e dali apanha um pedaço de quartzo brilhante, que joga para o alto e declara ter injetado na barriga de Dá-Potlatches-Para-O-Mundo. É esse o sinal da vocação. O narrador é então convidado a se tornar um xamã; ele pode escolher entre aceitar ou recusar. Decide aceitar, e logo em seguida recebe, numa reunião secreta do grupo xamânico, a sua primeira aula de xamanismo.

O currículo de quatro anos dessa escola incluía memorizar uma série de cantos mágicos atinentes a vários tipos de doenças, a técnica de "sentir" a doença (isto é, palpação do corpo, incluindo algumas técnicas obstétricas), exercícios práticos com desmaio, tremedeira, convulsões e vômito de sangue simulados, e as técnicas terapêuticas. Nosso aluno toma conhecimento de como os xamãs, antes da cerimônia curativa, colocam penugem de águia num canto da boca e misturam-na com sangue obtido mordendo a língua ou esfregando as gengivas. Após muitos cantos e gestos mágicos, o xamã, com mais ou menos esforço, extrai a "doença" do corpo do paciente e mostra-a para ele e para a família na forma de uma minhoca vermelha. Nosso aluno também aprende como tem de fingir passar a noite entre as sepulturas e como os xamãs se utilizam de "sonhadores", isto é, espiões que imperceptivelmente conseguem informações dos próprios pacientes acerca de suas doenças e as relata secretamente aos xamãs.

O narrador realiza o seu primeiro tratamento em um rapaz, Dono-Da-Comida, neto de um cacique. O paciente havia sonhado que era curado pelo novo candidato a xamã; esse sonho é indicação suficiente, e ele é requisitado a tratar o paciente. Utiliza o método da minhoca vermelha e o paciente afirma estar curado. É um grande sucesso para o candidato, que recebe o nome de "Qaselid" e adquire a reputação de ser um grande xamã. O paciente foi curado "porque acreditava fortemente em seu sonho comigo", assevera o narrador; mas parece que, a essa altura, ele começa a pensar em si próprio como sendo realmente um grande xamã.

Quando de uma visita à tribo vizinha, os koskimos, Qaselid é convidado a ser espectador numa cerimônia terapêutica realizada para a filha de um cacique, Feita-Para-Convidar. Qaselid nota que os xamãs koskimos utilizam uma técnica diferente: em vez de extraírem a doença na forma de uma minhoca, simplesmente mostram um pouco de saliva, fingindo ser a "doença". Assim, os xamãs koskimos são medicastros piores que os xamãs kwakiutl, que ao menos produzem algo tangível. A essa altura, a história toma um rumo inesperado: os xamãs koskimos falham em curar Feita-Para-Convidar. Qaselid solicita e recebe permissão para tentar o seu método; ele extrai e mostra a suposta "doença" (a minhoca vermelha), e a paciente se declara curada. Os xamãs koskimos ficam envergonhados, e é provável que o próprio Qaselid tenha se surpreendido um pouco ao ver que, embora ambos os métodos – o kwakiutl e o koskimo – sejam embustes, um deles cura mais que o outro!

Os xamãs koskimos convidam Qaselid para uma reunião secreta com eles, que ocorre numa gruta ao pé de uma colina, em meio às árvores da floresta. Um dos xamãs, Grande--Dança, cumprimenta Qaselid de uma maneira amistosa e explica-lhe a teoria que eles têm da doença e do tratamento. A doença, ele diz, é um homem; quando capturam a sua alma, a doença morre e o paciente é curado; logo, eles não têm nada para mostrar às pessoas. Insistem que Qaselid explique, por sua vez, por que é que a doença fica grudada em suas mãos. Mas ele se recusa a falar, dizendo ser ainda apenas um xamã novato e não ter permissão para falar até que tenha completado os seus quatro anos de aprendizado. Os koskimos fracassam em conseguir que ele fale, mesmo enviando-lhe as suas filhas na esperança de seduzi-lo.

Após voltar para a sua aldeia, Qaselid é desafiado por um velho xamã de considerável reputação a participar de uma competição curando vários pacientes. Qaselid vê que o velho utiliza outro tipo de truque: a doença extraída, ele finge incorporá-la em sua faixa de cabeça ou em seu chocalho, que tem entalhada a forma de um pássaro. Então, em virtude da força da doença, esses objetos podem flutuar pelos ares durante um tempo. Entre os pacientes, é uma mulher quem declara que o velho xamã tentou curá-la, sempre sem sucesso. Qaselid tenta o método da minhoca vermelha e a mulher se declara curada. Desafiando o velho xamã, Qaselid entoa o seu canto sagrado e distribui duzentos dólares entre os espectadores, para que se lembrem do seu nome.

O velho xamã fica aborrecido e envia a sua filha para solicitar um encontro com Qaselid. "Estou rezando para que trate de me salvar a vida", ele lhe diz, "para que eu não morra de vergonha, pois virei piada de nosso povo por causa do que você fez na noite passada." Ele insiste que Qaselid lhe explique o seu método. Qaselid pede uma demonstração dos truques do velho xamã, ao que o velho aquiesce, mas Qaselid se recusa a falar, a despeito das súplicas do velho e de sua filha. Na manhã seguinte, o velho xamã e sua família haviam desaparecido; dizem que ele ficou "louco" logo depois disso.

Qaselid continua a estudar os truques de outros xamãs, enquanto amplia os seus próprios sucessos terapêuticos com o método da minhoca vermelha. Ao final da narrativa, fica claro que ele vai achando cada vez mais difícil reconhecer os xamãs "reais" entre os medicastros. Só tem certeza de um, que é um xamã "real" porque não aceita pagamento dos pacientes e porque nunca foi visto rindo; todos os outros "fingem ser xamãs". Por outro lado, Qaselid relata os próprios êxitos sem aparentemente se lembrar de que havia começado a carreira com a intenção de desmascarar os truques que, agora, ele mesmo aplica com muito sucesso.

Deixando de lado o possível elemento de mitomania no narrador, a história desse homem que se tornou curandeiro a despeito de si mesmo pode nos auxiliar a entender melhor o processo de um tratamento como esse. É óbvio que a ação de sugar a doença-objeto não passa de parte de uma elaborada cerimônia que inclui outros ritos como cantos e gestos mágicos, e requer a ajuda de assistentes (os tocadores de tambor). A sessão terapêutica é cuidadosamente preparada e bem estruturada. Ela acontece na presença de homens, mulheres e crianças, e culmina em um clímax dramático, com o xamã mostrando a doença-objeto para o paciente, para a sua família e para o público.

Mas essa cerimônia, por sua vez, só pode vir a ser eficaz no interior de um enquadramento psicológico e sociológico que inclui: 1. a fé do curandeiro em suas próprias habilidades, ainda que ele saiba que parte da técnica depende de algum tipo de charlatanice; 2. a fé do paciente nas habilidades do curandeiro, como mostrado no caso do primeiro paciente de Qaselid – o sucesso e a reputação de um curandeiro aumentam a fé do público em suas habilidades, evidentemente; 3. a doença, o método curativo e o curandeiro têm de ser, todos, reconhecidos pelo grupo social. O xamã é um membro de uma organização que tem a sua formação, as suas escolas, as suas regras estritas, os seus locais de encontro, os seus agentes secretos, bem como as rivalidades com outras organizações similares.

Para nós, a ideia de tratar doenças extraindo e mostrando uma doença-objeto é tão impensável quanto a de recapturar uma alma perdida. Contudo, mesmo para um paciente civilizado, acaso não é impressionante quando o objeto da sua doença lhe é mostrado? Quando um cirurgião lhe exibe, por exemplo, o tumor que removeu do seu corpo; um dentista, o dente ruim; um clínico, a tênia expelida?

O psiquiatra não pode mostrar um objeto assim concreto ao seu paciente, porém se pensássemos no significado da "neurose de transferência", poderíamos encontrar alguma similaridade com o processo da materialização da doença. A neurose é substituída por uma "neurose de transferência" – cujas natureza e origem são demonstradas ao paciente – e, consequentemente, curada.

Possessão e Exorcismo

De acordo com essa teoria patológica, a afecção se deve aos espíritos malignos que penetraram o corpo do paciente e "se apossaram" dele. Possessão, contudo, é um conceito mais amplo do que doença, já que também há várias instâncias de possessão artificial ou cerimonial.

A possessão, embora não seja universal, é algo difundido como forma de afecção. Parece ser desconhecida pelos negritos da Península Malaia, pelos pigmeus das

Filipinas, pelos australianos, dentre outros. Não é muito comum no continente americano. O seu centro de difusão parece ter sido a Ásia Ocidental.

Tendo em vista uma teoria patológica como essa, ao menos três métodos podem ser – e, de fato, foram – elaborados. O primeiro consiste em tentar expelir o espírito mecanicamente, sangrando, batendo ou açoitando o paciente, ou por meio de ruídos e odores. O segundo consiste em transferir o espírito para o corpo de outro ser, geralmente um animal (um método que pode ser associado ao exorcismo). O terceiro método – e, de longe, o mais frequentemente aplicado – é o *exorcismo*, isto é, a expulsão do espírito por conjurações ou outros meios psíquicos. O exorcismo foi um dos principais procedimentos curativos na região mediterrânea e ainda está em uso em vários países; ele é de particular interesse para nós porque é uma das raízes das quais, historicamente falando, a psicoterapia dinâmica moderna evoluiu.

Possessão e exorcismo foram objeto de extensos estudos, dentre os quais podemos listar um clássico livro de Traugott Konstantin Oesterreich, que contém uma grande quantidade de material cuidadosamente analisado[20]. Oesterreich enfatiza que a possessão, a despeito da sua infinita variedade de aspectos, exibe universalmente os mesmos traços básicos.

Um indivíduo parece perder repentinamente a sua identidade para se tornar outra pessoa. A sua fisionomia muda e mostra uma flagrante semelhança com o indivíduo de quem ele é, supostamente, a encarnação. Com uma voz alterada, pronuncia palavras que correspondem à personalidade do novo indivíduo. Não raro, torna-se capaz de realizar movimentos de amplitude e força estupendas. A possessão normalmente ocorre em acessos de frequência, duração e intensidade variadas.

Há dois tipos diferentes de possessão: a sonambúlica e a lúcida. O indivíduo em possessão sonambúlica repentinamente perde a consciência de si e fala com o "eu" do suposto intruso; depois de recobrar a consciência, não se lembra de nada do que "o outro" disse ou fez. Em casos de possessão lúcida, o indivíduo permanece ciente de si mesmo, mas sente "um espírito dentro do seu próprio espírito"; luta contra ele, mas às vezes não consegue impedi-lo de falar. Em ambas as formas, a possessão é experimentada como uma espécie de parasitismo intrapsíquico: assim como uma tênia pode viver no corpo, um espírito parasitário pode viver na alma. Por acaso, a teologia católica reservou a palavra *possessão* para a forma sonambúlica e chamou a forma lúcida de *obsessão* – uma palavra que foi adotada pela psiquiatria, mas com outro sentido.

Uma segunda distinção importante é a que existe entre possessão espontânea e artificial. Possessão espontânea ocorre sem ou contra a vontade do sujeito; é uma questão mental específica da qual o paciente busca alívio com a ajuda do exorcista. A possessão artificial não é uma doença, é uma técnica mental praticada deliberadamente por certos indivíduos para atingir objetivos específicos. As pitonisas de Delfos, na Grécia Antiga, os xamãs siberianos de hoje e os espíritas em nossa civilização ocidental, todos eles cultivam tipos artificiais de possessão em que o acesso começa e termina espontaneamente.

Uma terceira distinção básica é aquela que existe entre possessão manifesta e latente. A possessão, seja ela sonambúlica ou lúcida, é manifesta quando o espírito possuidor fala espontaneamente pela boca do indivíduo possuído. Ela é latente quando o paciente não está ciente disso: ele pode sofrer de doença mental ou distúrbios neuróticos ou físicos por meses e anos, sem nunca suspeitar que os seus transtornos decorrem de um espírito maligno. Em casos como esse, a primeira tarefa do exorcista é fazer a possessão se manifestar, compelindo o espírito maligno a falar; só então o exorcismo pode ser realizado. Geralmente a cura é mais facilmente obtida com casos de possessão manifesta. O procedimento utilizado para compelir o espírito maligno a se manifestar – embora um bocado dramático e de curta duração – poderia ser comparado ao que chamamos de neurose de transferência: o seu efeito é gerar uma ab-reação e a cura de distúrbios neuróticos prévios.

O exorcismo é a contraparte exata da possessão e um tipo bem estruturado de psicoterapia. Suas características básicas são as seguintes: o exorcista geralmente não fala em seu próprio nome, mas em nome de um ser superior. Tem de ter absoluta confiança nesse ser superior e em seus próprios poderes, bem como na realidade da possessão e do espírito possessor. Ele se dirige ao intruso de um modo solene em nome do ser superior que ele representa. Distribui incentivos ao indivíduo possuído e guarda as suas ameaças e reprimendas para o intruso. A preparação do exorcista para a sua tarefa é longa e difícil, frequentemente incluindo oração e jejum. O exorcismo deveria ser realizado, sempre que possível, em um local sagrado, num ambiente estruturado e na presença de testemunhas, mas ao mesmo tempo evitando multidões de curiosos. O exorcista tem de induzir o intruso a falar e, após longas discussões, às vezes pode ocorrer uma negociação. O exorcismo é um embate entre o exorcista e o espírito invasor – com frequência um demorado, difícil e tremendo embate que pode continuar por dias, semanas, meses ou até anos antes que uma vitória completa seja alcançada. Não raro o exorcista se depara com a derrota; além do mais, corre perigo de ser, ele próprio, infestado pelo espírito que acabou de expulsar do paciente.

Embora os traços básicos de possessão e exorcismo sejam constantes, existe uma infinita variedade de aspectos de um país para outro e de uma época para outra.

No Japão, assumiu frequentemente o aspecto de *possessão por um animal*, sobretudo a raposa, que desempenha um papel considerável na superstição e no folclore japoneses. O que se segue é um breve relato de caso de *kitsune-tsuki* (possessão pela raposa), tal como descrito por um médico alemão, Ludwig von Baelz:

> Uma irascível e teimosa mulher de dezessete anos estava se recuperando de uma febre tifoide grave. Algumas mulheres da família estavam em volta de sua cama, sentadas ou ajoelhadas conforme o costume japonês. Alguém mencionou que uma raposa havia sido vista dormindo na casa, no escuro – algo que era tenebroso. A paciente, ao ouvir aquilo, sentiu um baque no corpo todo e ficou possuída. A raposa entrou nela e falava de dentro do seu corpo várias vezes por dia. Sem demora, o animal começou a agir como seu mestre, repreendendo e tiranizando a pobre mulher.
>
> Após algumas semanas, um renomado exorcista da seita Nitiren foi chamado e proferiu seus exorcismos, mas sem sucesso. A raposa declarou sarcasticamente que era esperta

demais para ser pega por um truque desses. Contudo, estava disposta a sair voluntariamente daquele corpo doente e faminto, contanto que alguém lhe desse uma bela refeição.
Como isso deveria ser feito? Num determinado dia, às 4h, alguém teria de ir a um Templo
da Raposa, cerca de doze quilômetros dali, e trazer dois potes de arroz preparado de um
determinado modo, bolinhos de feijão assados, muitos ratos assados e vegetais crus, isto
é, todos os pratos favoritos das raposas sobrenaturais. Então a raposa iria sair da paciente
bem naquele instante. E assim foi. Exatamente às 4h, no momento em que os pratos foram
dispostos no templo afastado, a jovem respirou profundamente e disse: "Ela foi embora."
A possessão estava curada.[21]

Esse é um exemplo de possessão espontânea, lúcida e manifesta por um espírito animal.
Temos de considerar o pano de fundo cultural e social dessa paciente. A superstição
tradicional japonesa considera que a raposa é dotada de poderes sobrenaturais; diz-se
que ela é capaz de assumir qualquer forma segundo a sua vontade, de servir àqueles
que a ela recorrem para se proteger e se vingar, e de possuir outros indivíduos contra a vontade deles. De acordo com Kiyoshi Nozaki, atualmente o *kitsune-tsuki* é algo
que se restringe a certas regiões e a mulheres de classe mais baixa, geralmente pessoas
nervosas e hipersensíveis que crescem num ambiente supersticioso e que foram testemunhas oculares de casos semelhantes[22]. Essa doença específica responde a um tipo
específico de curandeiro. Os sacerdotes da seita Nitiren tinham a reputação de serem
os melhores exorcistas – talvez por causa de sua própria crença sincera na raposa e
em seus poderes. Como em muitas outras ocorrências de exorcismo, a negociação
aqui é também inerente ao procedimento de expulsar o espírito possessor: a raposa
concorda em se retirar, mas não sem obter alguma compensação.

A possessão por um espírito ancestral existe em Madagascar de uma forma cerimonial: o culto *tromba*[23]. Os espíritos de antigos reis ou guerreiros são invocados
numa cerimônia ritual e encarnam temporariamente em certas pessoas que, para
essas cerimônias, desempenham o papel de médium. Os "espíritos" então falam com
o povo. Mas pode acontecer de alguns espectadores caírem espontaneamente em
possessão, e isso pode ser o começo de uma psicose coletiva. A possessão espontânea também existe em Madagascar de uma outra forma, o *bilo*, cujo tipo especial de
cura será mencionado adiante.

O *tromba* pode ser comparado ao culto vodu haitiano, no qual os espíritos pos-
sessores, ou Loa, são frequentemente pensados como sendo os espíritos de antigos
heróis ou de deidades vodus. Mas às vezes a possessão ritual é, ali também, o ponto
inicial da possessão espontânea de caráter mórbido.

A possessão por um deus é um traço característico de certas religiões. Anos atrás,
Von Baelz descreveu, no Japão, a peregrinação ao Minobu, o templo principal da seita
Nitiren, onde peregrinos ficavam horas sentados rezando diante das gigantescas estátuas de deuses de aparência feroz, repetindo incessantemente as mesmas invocações,
balançando seus corpos para frente e para trás até que algum deles visse, de repente,
os olhos da estátua ganharem vida e olharem para eles. Naquele momento, sentiam

uma serpente ou um tigre entrar em seus corpos; tinham acessos convulsivos e estavam prontos, então, para o exorcismo. Essas são ocorrências de possessão artificial, voluntária; mas ali também os espectadores sugestionáveis poderiam ser tomados por uma possessão involuntária, espontânea. Outros estranhos relatos de possessão por deuses japoneses foram produzidos por Percival Lowell, que descreveu essa possessão ritual como um meio de manter uma relação viva com os protetores míticos da nação[24].

Completamente diferente é a possessão por espíritos malignos, uma temida manifestação capaz de lançar um véu de opróbrio sobre o indivíduo possuído. A possessão demoníaca ocorreu com frequência por muitos séculos no Oriente Médio e na Europa, e é emblemático que os seus sintomas e os ritos de exorcismo sejam muito parecidos entre judeus, cristãos e maometanos. Na Etiópia e no Egito, uma forma mais distinta é o *zar*, ou possessão pelos *djinns*, uma manifestação que será discutida adiante.

No Oriente Médio e na Europa, as manifestações clínicas da possessão demoníaca podem ser tríplices: a primeira é uma afecção mental severa, geralmente a esquizofrenia, que é modelada – por pressão da crença e da tradição – na forma de uma possessão permanente. Isso foi bem documentado por Kriss e Kriss-Heinrich em sua descrição dos santuários e locais de peregrinação gregos[25]. No mosteiro de São Gerásimo, na ilha de Cefalônia, os autores viram pacientes mentais crônicos e severos que ali estavam confinados há anos. Suas mãos e seus pés estavam acorrentados e eles se encontravam num estado de grande agitação motora e verbal. Quando um ritual religioso era realizado na presença deles, a agitação aumentava e eles proferiam blasfêmias e obscenidades – o que deve ser entendido como uma luta desenfreada por poder entre a autoridade da Igreja e a vontade dos pacientes. O paciente mental mais genuíno foi pressionado a desempenhar o papel de sua afecção de acordo com um padrão estabelecido pela tradição e pela crença ao seu redor. No caso acima, os psicóticos acreditavam estar possuídos por demônios e agiam em conformidade com isso. Nas palavras de Kriss e Kriss-Heinrich: "Isso pode ser explicado pelo fato de esses pacientes, na juventude, terem sido impregnados de noções sólidas a respeito de como é a insanidade. O resultado disso é que, quando eles próprios são vítimas de uma afecção mental, essas noções tornam-se uma realidade viva."

Seja por meio de remissão espontânea, seja por meio do efeito de sugestionamento, alguns desses pacientes se recuperaram, de fato, e vivenciaram essa recuperação como resultado da vitória da Igreja sobre o "poder das trevas".

A segunda forma, possessão latente tornada manifesta por meio de um exorcismo preliminar, foi utilizada em muitos lugares para tratar afecções físicas ou mentais. O demônio, tornando-se manifesto, pode então ser expulso por um segundo exorcismo que, ao mesmo tempo, livra o paciente da sua afecção. Knotz, um médico austríaco que clinicava no início do século xx na Bósnia, numa época em que a medicina científica ainda era quase inexistente naquela parte do mundo, relatou como todo ano, no dia de São João Batista, multidões de peregrinos dirigiam-se a uma velha capela franciscana onde os padres passavam a noite inteira ouvindo as suas confissões[26]. Na manhã de 24 de junho, os padres proferiam as orações rituais e aqueles peregrinos que manifestavam sinais de possessão eram então exorcizados. Assim os padres eram capazes de curar histéricas que a medicina oficial não teria podido ajudar. O mesmo tipo de exorcismo era praticado pelo padre Gassner, por volta de 1775, e a sua importância histórica será mostrada no capítulo 2.

A terceira forma, possessão espontânea manifesta, é agora considerada uma forma mais ou menos severa de neurose histérica. Atualmente, ela não é infrequente em algumas regiões do Mediterrâneo Oriental. Hartocollis, que visitou Cefalônia em 1953, fez uma descrição de tais casos e do exorcismo em que vários traços parecem dignos de nota[27]. O primeiro é a piora repentina das desordens mentais no momento em que o exorcista exibe as relíquias sagradas. Essa manifestação pode se tornar tão severa que alguns pacientes têm de ser amarrados enquanto durar o exorcismo. Isso é explicado pelos ilhéus como o furor do demônio, que precede a sua expulsão – em linguagem moderna, seria chamado de resistência e neurose de transferência breve. Os habitantes de Cefalônia também afirmam que, no momento em que o demônio for expulso, um galho cairá de uma forma misteriosa ou uma janela da igreja irá quebrar inexplicavelmente, o que também é atribuído ao furor do demônio expulso. Quanto mais sórdido e poderoso o demônio, mais capaz ele é de demonstrar o seu furor dessa maneira. Depois de ter sido curado, o paciente não vai embora da ilha sem entregar um presente ao mosteiro; isso, nas palavras de Janet, é "um ato de terminação", e também reforça a autoestima do paciente.

A história do mundo ocidental nos últimos vinte séculos abunda em histórias de possessão – seja individual, seja coletiva, às vezes de forma epidêmica – e em histórias de exorcismo. Roskoff[28] mostrou que a manifestação da possessão, assim como a da caça às bruxas, foi desaparecendo gradualmente, em larga medida por causa da influência do Iluminismo, que desvaneceu a crença no diabo, de modo que mesmo círculos religiosos atribuíam cada vez menos importância a ele. Não é de admirar, então, que as últimas manifestações de possessão e exorcismo sejam encontradas naqueles ambientes que, por uma ou outra razão, eram opostos ao espírito do Iluminismo: primeiro, entre tradicionalistas como o padre Gassner – de quem falaremos no capítulo 2; depois, entre certos românticos – Justinus Kerner, por exemplo, que permaneceu intrigado com essas manifestações; terceiro, entre os pietistas, que se opunham violentamente ao espírito racionalista do Iluminismo – para eles, os poderes das trevas eram uma viva realidade que os cristãos tinham de encarar e combater em todos os momentos da existência[29]. Johann Christoph Blumhardt (1805-1880) foi um produto desse ambiente.

O caso de Gottliebin Dittus e do reverendo Blumhardt é um típico exemplo de possessão e exorcismo, moldado exatamente no formato daqueles realizados na Igreja Cristã primitiva. Contudo, ele se deu na metade do século XIX e foi, então, um exemplo de cura primitiva em tempos modernos e numa configuração moderna. Além do mais, é uma ocorrência excepcionalmente bem documentada e que foi objeto de muito estudo, tanto do ponto de vista psiquiátrico quanto religioso.

Esse célebre exorcismo ocorreu no pequeno vilarejo de Möttlingen, Württemberg, entre 1842 e 1843, pouco depois de Blumhardt ser ali designado pastor luterano. Faremos primeiro um resumo da possessão e do exorcismo tal como relatados por Blumhardt no relatório oficial que ele enviou para as autoridades da sua igreja:

Gottliebin Dittus, 28 anos de idade, havia perdido os pais na infância e vivia com três irmãos mais velhos, todos eles solteiros. A primeira impressão que Blumhardt teve dela num encontro casual foi desfavorável: ele achava que havia algo de repulsivo nela. Em fins de abril de 1842, disseram a Blumhardt que Gottliebin estava tendo visões de uma mulher que havia morrido dois anos antes e que segurava uma criança nos braços; também lhe foi dito que a casa em que Gottliebin vivia com os irmãos era mal-assombrada. Os vizinhos ouviam barulhos estranhos e aterradores durante a noite. Numa dessas noites, o médico da província e várias testemunhas permaneceram na casa e confirmaram os rumores. Blumhardt foi chamado para o local, onde a jovem havia passado um dia inteiro inconsciente. Por recomendação dele, ela foi levada para ficar com o primo. A casa parou de ser assombrada, mas os sintomas de possessão – entre outros, violentas convulsões – apareceram em Gottliebin. Durante uma das visitas de Blumhardt, sua expressão e voz mudaram e ela começou a falar com a voz da mulher morta. Um diálogo dramático ocorreu entre o pastor e o espírito, que declarou que ela não teria sossego no mundo inferior, nem poderia orar, porque havia matado duas crianças pequenas ao longo da vida e agora estava em poder do diabo. Blumhardt nunca duvidou que estivesse enfrentando os poderes das trevas e decidiu que não iria evitar o embate. Foi ver Gottliebin diversas vezes e os sintomas foram ficando cada vez piores. Em pouco tempo ela estava possuída por três demônios, depois por sete e quatorze. Por fim, vinham às centenas e milhares, proferindo as piores blasfêmias pela sua boca. Supostamente compelida pelos demônios, Gottliebin distribuía golpes a quem estivesse perto, mas nunca a Blumhardt. Ele nunca foi indulgente em nenhum ritual; a sua arma, consoante à palavra do Evangelho, consistia em orar e jejuar. Certo dia, em fevereiro de 1843, Gottliebin relatou que, durante o seu mais recente acesso de perda de consciência, a alma dela ficou voando pela terra e viu os demônios causando um terremoto em algum país longínquo – que, pela sua descrição, Blumhardt pensou serem as Índias Ocidentais. Alguns dias depois, as notícias dessa catástrofe chegaram ao vilarejo. Por volta da mesma época, Gottliebin começou a vomitar areia, pedaços de vidro, unhas e outros objetos. Ela também vinha perdendo uma enorme quantidade de sangue. Entre os espíritos que falavam pela sua boca, muitos se declaravam vítimas dos demônios e pediam a permissão de Blumhardt para repousar em sua casa, ou então na igreja, com o que ele concordava depois de muito hesitar – com a condição, porém, de que Jesus devesse conceder a sua permissão primeiro. Gottliebin agora estava começando a sentir a influência de Blumhardt e a aceitar as suas ordens. A crise final ocorreu no natal, em 1843. Os demônios tentaram uma última e desesperada investida. Não contentes em torturar Gottliebin, agora também atacaram o seu irmão e a sua irmã Katharina. A provação do irmão logo acabou, e ele se recuperou rapidamente. Os demônios também pareciam ter perdido o interesse em Gottliebin. Katharina, contudo, que nunca havia sido importunada por eles antes, agora se tornou o seu brinquedo e agia de maneira muito semelhante a Gottliebin em seus piores momentos. Por fim, em 28 de dezembro de 1843, após um tremendo embate entre Blumhardt e o mundo demoníaco, Katharina emitiu um grito horripilante durante a noite, e às 2h da manhã bradou: "Jesus é vitorioso!" Às 8h da manhã do dia seguinte, os espíritos haviam desaparecido e Katharina se recuperou. O poder das trevas fora quebrantado e Gottliebin estava liberta dos espíritos e demônios.[30]

Esse caso será mais bem compreendido quando o histórico da paciente e o do curandeiro – assim como a peculiar configuração social e cultural em que o incidente ocorreu – tiverem sido considerados.

Infelizmente, pouco se sabe acerca do histórico de Gottliebin Dittus. O relatório de Blumhardt assevera que ela cresceu numa família profundamente religiosa que era, ao mesmo tempo, muito supersticiosa. Ela contou a Blumhardt que, pouco depois de seu nascimento, havia sido roubada duas vezes por um espírito invisível que a derrubara junto à porta quando a sua mãe, assustada, invocou o nome de Jesus. Isso parece bastante extraordinário, mas naquela época a crença de que recém-nascidos podiam ser roubados e trocados por fadas, goblins ou demônios era algo difundido em muitas zonas rurais da Europa[31]. Ela também lhe contou de uma tia que, segundo ela, era uma bruxa e tentou seduzi-la a seguir os seus passos. A possessão e o tratamento de Gottliebin podem então ser considerados uma expressão do conflito cultural entre a Igreja e a superstição.

O histórico de Johann Christoph Blumhardt é muito mais bem conhecido. De acordo com os seus biógrafos, ele vinha de um lar carente, excessivamente religioso[32]. Desde a mais tenra infância, mostrou fortes inclinações religiosas – aos doze anos de idade, tinha lido a *Bíblia* duas vezes. Aluno aplicado, estudou teologia e trabalhou em várias paróquias, período em que escreveu profusamente sobre a história das missões cristãs e outros assuntos relacionados. Em julho de 1838, aos trinta e três anos de idade, foi designado pastor em Möttlingen e casou-se em setembro daquele mesmo ano. Blumhardt sempre esteve convencido de que o diabo era uma realidade pavorosa que desempenhava um importante papel nas questões humanas. Algumas de suas ideias podem nos parecer estranhas. Ele pensava, por exemplo, que o barro utilizado na construção das pirâmides havia sido extraído por magos que eram auxiliados pelo diabo. Estava convencido, também, de que o pecado era a raiz da maioria das doenças e reprovava o uso de drogas extraídas de plantas venenosas. Também pensava que o uso de medicamentos sedativos era perigoso para o espírito[33]. Ideias dessa natureza, contudo, não eram incomuns entre médicos e filósofos românticos. Por outro lado, Blumhardt era, sem dúvida, um homem altamente inteligente e culto, de coragem heroica e com a fé de um apóstolo.

O vilarejo de Möttlingen fica localizado em uma parte remota da Floresta Negra, onde a superstição e a crença na bruxaria prosperaram. O reverendo Barth, antecessor de Blumhardt e também pietista, havia empreendido uma forte campanha de revitalização religiosa, mas sem muito sucesso[34]. É digno de nota que se dizia que Gottliebin Dittus havia sido a sua paroquiana favorita. A designação de Blumhardt foi considerada um alívio pela população. Durante os dois anos do exorcismo, os habitantes do vilarejo interessaram-se viva e continuadamente pelas vicissitudes diárias do embate, e a derradeira expulsão dos espíritos e demônios foi sentida como triunfo de toda a comunidade.

Como um primeiro resultado da vitória de Blumhardt, a revitalização religiosa, que havia sido tentada em vão pelo reverendo Barth, agora se tornava realidade. Um após o outro, os paroquianos iam até Blumhardt, confessando os seus pecados e pedindo a sua bênção. Em um relato que produziu dessa revitalização, vemos o quão estupefato ele estava com o número e a gravidade dos pecados a ele confessados, aos quais se somavam práticas supersticiosas, bruxaria e a prática de controle de natalidade[35]. Parece que as autoridades da Igreja encaravam Blumhardt com alguma inquietude e desconfiança, e ele era sujeito a ataques veementes da parte de alguns de seus colegas.

O próprio Blumhardt havia passado por uma grande mudança. Ele era agora o homem que, só com os meios da oração e do jejum, havia travado um longo combate contra os poderes das trevas e os venceu com a ajuda de Deus. "Jesus é vitorioso" tornou-se o seu lema. Ele gozava de um prestígio e de um respeito extraordinários em Möttlingen e arredores. Multidões afluíam até ele para confessar seus pecados e conseguir alívio de seus males por meio do poder da sua prece. Quatro anos depois, amigos ajudaram-no a adquirir uma propriedade em Bad Boll, onde continuou seu trabalho, pregando, curando os doentes e correspondendo-se extensivamente. A essa altura, Gottliebin Dittus agregou-se à família dele, tornando-se inestimável para ele em suas atividades, particularmente em seu trabalho com os doentes mentais. Comentando acerca desse fato, Viktor von Weizsäcker escreveu:

> Considero um dos mais notáveis exemplos de ação recíproca entre indivíduos que ajudam e indivíduos que necessitam de ajuda o incidente, que durou dois anos, da luta do velho Blumhardt com Gottliebin Dittus. [...] Essa jovem seria considerada hoje um caso da mais severa histeria. Após dois anos de luta incessante, ela se tornou uma agregada da família de Blumhardt. [...] Essa resolução significou uma vitória de Blumhardt sobre a histeria e uma vitória de Gottliebin sobre Blumhardt: ele conseguiu que os demônios se retirassem; ela, a comunhão de vida com ele. Realmente, essa vitória foi uma concessão para ambos os lados, mas, ao mesmo tempo, o passo para um novo nível de vida.[36]

Em termos modernos, vários psiquiatras tentaram interpretar a cura de Gottliebin Dittus por Blumhardt. Um deles, Michaelis, concluiu que o incidente só poderia ser parcialmente traduzido em termos de psicanálise ou de outras doutrinas dinâmicas modernas. Resta ali um aspecto "transcendental" acima e além dessas doutrinas modernas[37].

Um outro psiquiatra, Benedetti, especialista em psicoterapia das psicoses, escreveu um estudo no qual frisa as similaridades flagrantes entre esse tratamento e a psicoterapia de esquizofrênicos graves. Ele diz que Blumhardt descobriu intuitivamente, mais de um século antes dos demais, o princípio desses tratamentos. Em resumo:

A primeira reação de Blumhardt foi de hesitação e defesa, um necessário prelúdio para considerar um caso em sua total seriedade. O principal esforço foi direcionado a ele próprio (oração e jejum), assim como ao terapeuta de psicoses cumpre dar atenção primária à sua "contratransferência". O curandeiro apela então à paciente, que responde com a sua primeira resposta positiva: foi esse o momento em que Gottliebin aceitou repetir umas palavrinhas de oração proferidas por Blumhardt, o que ele certamente entendeu ser o ponto decisivo para começar o tratamento. Blumhardt se atira então no mundo demoníaco de Gottliebin, assim como o terapeuta moderno explora o mundo interior dos delírios de seu paciente esquizo-frênico. [O fato de as manifestações de possessão terem continuado piorando é comparado por Benedetti à visível piora dos sintomas psicóticos por efeito da resistência do paciente. O paciente tenta suplantar o terapeuta, que tem de responder frustrando desejos como esse – e isso, diz Benedetti, foi exatamente o que Blumhardt fez. Blumhardt também diferenciou claramente a sua postura em relação aos espíritos "vitimizados" e aos espíritos malignos; de igual maneira, o terapeuta é muito responsivo a qualquer coisa que venha da parte sau-dável da mente da paciente, ao passo que repudia todas as manifestações doentias. A aguda perspicácia psicológica de Blumhardt se mostra no fato de que, embora a resistência esti-vesse assumindo formas cada vez mais absurdas, exageradas e desesperadas, ele estava agora estipulando condições, testando a sua paciente e dando-lhe ordens. (Poderíamos adicio-nar a esse ponto o fato de que Blumhardt fez uso pleno daquilo que os terapeutas existen-ciais chamam de *kairós*, isto é, o ponto eletivo para a intervenção decisiva ou a decisão.)[38]

Esse exorcismo memorável ocorreu numa época em que a perspectiva positivista e científica estava penetrando todos os campos da vida, e ocorrências de possessão demoníaca vinham se tornando extremamente raras. Eventualmente, pacientes pos-suídos foram levados a hospitais psiquiátricos ou à Salpêtrière, em Paris, até o final do século XIX. Aconteceu de ali um deles ser tratado por Janet durante os anos de 1890 e 1891, e vale a pena comparar as diferentes abordagens nos dois tratamentos, que estiveram separados por apenas meio século. Veremos no capítulo 6 como Janet curou esse paciente sem, é claro, recorrer ao exorcismo, mas deslindando a "fixa ideia subconsciente" que era a raiz do distúrbio e trazendo-a à consciência do paciente.

Hoje os psicoterapeutas dinâmicos dificilmente poderiam considerar algo mais obsoleto que o método curativo do exorcismo. Contudo, como apontado por Bene-detti, existem algumas semelhanças com a psicoterapia da esquizofrenia grave. Uma outra comparação poderia ser feita com o próprio método de psicoterapia breve de Alphonse Maeder, no qual o desejo genuíno que o paciente tem por ajuda é um pri-meiro requisito, ao passo que exigências muito fortes são feitas ao psiquiatra[39]. Não é só uma questão de analisar a sua própria contratransferência, mas de trabalhar a sua própria personalidade e desenvolver e conservar em si mesmo um genuíno desejo de ajudar o paciente. Nesse procedimento ativo, o paciente primeiro pede ajuda – esse é o "processo do apelo"; o terapeuta responde com sua vontade e prontidão para ajudar, e então apela às tendências autocurativas no paciente. Esse último responde projetando no terapeuta o "arquétipo do Salvador", com uma ativação gradual de suas tendências autocurativas, ainda que às vezes o terapeuta tenha de induzir essa reação com técnicas especiais. Esse processo deve então, por fim, conduzir o paciente à capacidade do amor construtivo, que, de acordo com Maeder, é o critério do tratamento.

Cura Pela Confissão

Entre certos povos primitivos, que uma doença severa ou até uma morte psicogênica aguda possa resultar da infração de um tabu não é uma "teoria patológica", mas um fato real, confirmado por muitas testemunhas oculares confiáveis. Uma ocorrência, relatada por um missionário no Congo Francês, o reverendo Grébert, é a seguinte:

> Em Samkita, um estudante de nome Onguie foi repentinamente tomado de convulsões e levado ao alojamento, onde desmaiou. Quando tornamos a vê-lo, estava cercado de garotos: uns seguravam seus braços e pernas rígidos; outros tentavam, em vão, abrir seus punhos cerrados, correndo o risco de quebrar-lhe os dedos. De tão assustados, não lhes ocorreu remover a espuma que o estava sufocando. O pequeno corpo estava arcado, mas logo relaxou. Deram-nos algumas poucas explicações apressadas: "Ele comeu umas bananas que foram cozidas num pote que antes havia sido usado para mandioca. Mandioca é *eki* para ele; os seus avós lhe disseram que, se comesse, nem que fosse um pedacinho, iria morrer." A violação do mandamento ancestral causa-lhes tamanho susto, tamanha angústia visceral, tamanho colapso orgânico, que as fontes vitais são rapidamente exauridas. "Olha só", dizem eles, apontando para o diafragma que estava tremendo como se um animal pequeno estivesse se debatendo embaixo da pele, "ele está com um *evur*, que está ficando agitado." Não havia dúvida a respeito da seriedade do caso. Misericórdia! Medicamento algum iria passar pela garganta obstruída. A pobre criança havia perdido a consciência e estava começando a chacoalhar. Um homem da sua tribo correu até a aldeia vizinha para conseguir o remédio contra *evur*: um ovo misturado com algumas outras substâncias. Enquanto isso, lutávamos contra a asfixia realizando tracionamentos rítmicos do peito, mas fomos incapazes de ter acesso à língua. Foi tudo inútil. O coração sobrecarregado deixou de bater e o menino morreu em nossos braços.[40]

Esse é um dos três casos relatados por Grébert. Em dois deles o paciente morreu. O terceiro paciente foi salvo pela medicina europeia, ainda que com muitíssima dificuldade. Ocorrências similares foram relatadas em Uganda e na África Central; e o fato notório é que, em casos assim, a medicina ocidental é quase ineficaz, ao passo que o pajé é capaz de conseguir uma recuperação surpreendentemente rápida e completa em pacientes à beira da morte.

Na Polinésia houve relatos frequentes de mortes psicogênicas resultantes da violação de um tabu, embora os traços difiram dos que são comuns na África. A morte ocorre de um modo menos dramático, mais vagarosa e silenciosamente; o paciente se deita, recusando-se a se alimentar, e morre dentro de poucos dias[41]. O importante aqui não é tanto a violação de um tabu, mas sim o fato de que a violação fora exposta e tornada pública, e o transgressor virou, assim, um objeto de vergonha[42].

Muitas populações primitivas acreditam que certas doenças resultam da violação de tabus ou de outras ofensas. Contudo, existem inúmeras variações quanto às crenças concernentes à natureza de ofensas como essas, à curabilidade das doenças resultantes e aos tratamentos possíveis. A confissão de pecados não é considerada um método de tratamento em todos os lugares; quando ela existe, com frequência implica mais que apenas um método de tratamento de doenças.

Um exaustivo levantamento de dados relativos à confissão de pecados foi feito por Raffaele Pettazzoni, que enfatizou que entre as populações mais primitivas a concepção de "pecado" é idêntica à de "quebra de tabu"[43]. Nenhuma distinção é feita quanto a se essa quebra foi voluntária ou não; até mesmo acontecimentos fortuitos podem ser identificados com pecado, como é o caso, por exemplo, entre os quicuios, se um indivíduo encontra uma determinada espécie de cobra pelo caminho. Contudo, algumas populações primitivas também levam em consideração certas ofensas morais, em especial as de caráter sexual. Entre as doenças que frequentemente se acreditam ser o resultado de pecados estão o parto dolorido e demorado e a esterilidade nas mulheres. A confissão de pecados entre os povos primitivos geralmente é pública; o sigilo de confissão não existe. A própria confissão é frequentemente suplementada por alguns procedimentos eliminatórios, como lavagem, vômito ou sangria.

Os astecas do antigo México confessavam com frequência a um sacerdote, e o adultério e a embriaguez eram os dois principais pecados. Entre os mixtecas, recorria-se comumente à confissão de pecados em casos de enfermidade; e os pecados relacionados ao furto e a crimes contra a propriedade eram levados particularmente em consideração. No reino inca, a confissão era um costume universal: eram estabelecidas datas para a confissão geral aos sacerdotes chamados de *ichuris*. A cerimônia incluía invocação dos deuses, confissão – que seguia uma longa lista de pecados possíveis –, exortação e penitência. Ali também se recorria à confissão em caso de enfermidade: um pai confessaria quando o filho estivesse doente, e um marido, quando a esposa estivesse indisposta. Quando um inca estava doente, todos os habitantes do reino tinham de confessar. De acordo com Pettazzoni, acontecia o contrário na China, onde o imperador confessava os seus pecados na eventualidade de uma calamidade pública.

A concepção da doença como um castigo por causa do pecado era predominante entre as civilizações semíticas do antigo Oriente. O pecado era então claramente definido como uma infração voluntária contra leis morais e religiosas. Muitas doenças, entre elas as afecções emocionais e mentais, eram pensadas como resultado do pecado. A confissão também existia como um meio de alívio e, frequentemente, de cura.

Muitos vestígios dessa concepção patológica sobreviveram até hoje. Crenças populares acerca das terríveis doenças resultantes do "pecado" da masturbação ainda não desapareceram. Reagindo contra concepções cientificamente insustentáveis como essa, a psiquiatria excluiu radicalmente do seu vocabulário a palavra "pecado". Mas ela foi redescoberta pela psiquiatria dinâmica moderna, se não como "pecado", ao menos na noção de "sentimento de culpa". A ação patogênica de sentimentos de culpa e o efeito terapêutico da confissão, até em doenças físicas, não podem ser desconsiderados. Uma observação clínica publicada por Aldenhoven pode ser citada a esse respeito:

Uma mulher de 42 anos de idade foi internada no hospital no quinto dia de uma pneumonia que havia irrompido quando estava sozinha em seu apartamento, que não era aquecido. À época de sua internação, ela estava numa situação crítica, exausta, com dispneia severa, cianose leve, pulso a 120, temperatura retal em 40°C (104°F). Os raios-x mostravam uma pneumonia do lobo superior esquerdo.

No dia seguinte o seu estado estava pior, a despeito dos medicamentos – isso foi antes da era dos antibióticos. Naquela mesma noite (a sexta da doença) o pulso estava fraco, com uma frequência de 150; a cianose aumentou e a respiração ficou extremamente superficial. A paciente estava coberta em suor frio; seus olhos arregalados carregavam um olhar que expressava angústia e ela dizia, repetidamente, que ia morrer.

O dr. Aldenhoven visitou-a à noite. Um velho amigo da família dela estava presente no quarto. Aldenhoven solicitou que fosse feita uma sangria de 180 cc. e uma injeção de cânfora. Ele tinha a sensação de que essas medidas poderiam prolongar um pouco a vida da paciente, mas dificilmente impediriam o seu declínio gradual. O pulso e a respiração estavam desvanecendo, o olhar ansioso esmoreceu, a voz era quase imperceptível. O médico sentou-se à cabeceira da cama e disse à paciente que a irmã dela, a quem era muito apegada, viria na manhã seguinte. Ela sussurrou desfalecente: "Vou morrer antes de amanhecer... e vai ser um castigo merecido!" "Castigo?", perguntou o médico, calmamente. "Bem, então você *não* vai morrer. Vamos cuidar para que você pague essa pena em cima, e não debaixo da terra."

Essas palavras, que expressavam uma convicção médica positiva, acertaram o alvo. A paciente sentiu-se compreendida. Ela pediu que a visita deixasse o quarto e contou ao médico que a pneumonia lhe havia acometido no lugar onde ela tinha sido infiel ao marido – de quem ela estava agora apartada e que ainda era um prisioneiro de guerra; agora, doença e morte representavam castigo. Imediatamente após essa confissão ocorreu uma mudança estupenda no quadro clínico: o olhar angustiado desapareceu da fisionomia da paciente, o pulso ficou mais forte e mais relaxado, a respiração ficou mais profunda e calma, a cianose recuou. Uma ou duas horas depois, ela havia se restabelecido a ponto de conseguir beber alegremente o seu café matinal. O decurso posterior da recuperação desenvolveu-se sem nenhum incidente digno de nota.[44]

A Cura Pela Compensação das Frustrações

O papel dos desejos frustrados na etiologia das doenças é conhecido desde tempos imemoriais. "A esperança que se apraza faz adoecer o coração, mas o desejo realizado é árvore de vida." (*Provérbios* 13:12) Um provérbio maori diz: "Há um poço de insatisfação no coração do homem, daí a tormenta e a ansiedade."[45]

Por muitos séculos os manuais de medicina contiveram descrições de dois estados que estão amplamente esquecidos hoje: a saudade de casa e o mal de amor. A primeira, também chamada de nostalgia, era sentida pelos soldados ou por outros indivíduos que haviam deixado os seus países; eles sentiam falta de casa, ficavam sonhando acordado com isso incessantemente, não conseguiam se concentrar em mais nada e, com frequência, chegavam a morrer se não regressassem – caso em que ocorria uma recuperação rápida e espetacular[46]. O mal de amor era observado em jovens, homens ou mulheres, desesperadamente apaixonados. Desvaneciam lentamente e morriam, a menos que se os reunissem com o objeto de seu amor – que, com frequência, era mantido em segredo. A psiquiatria do século XIX excluiu de sua nosologia esses dois estados e não deu muita importância aos desejos frustrados como um fator psicogênico. A psiquiatria dinâmica voltou a enfatizar o seu significado, que por vezes a medicina primitiva havia compreendido bem.

Quando os jesuítas franceses começaram seu trabalho missionário entre os índios do Nordeste da América do Norte no século XVII, eles ficaram surpresos ao verem a importância dada pelos hurões e iroqueses à satisfação dos desejos de um indivíduo tal como expressos em seus sonhos. "Seria crueldade, ou melhor, homicídio, não conceder a um homem aquilo com que ele sonha; uma recusa como essa pode causar-lhe a morte", escreveu um padre jesuíta[47]. Logo, era um dever sagrado dar a um homem aquilo que ele viu em sonho ou deixá-lo realizar a ação com a qual havia sonhado – ainda mais quando o indivíduo já estava doente. Nada poderia salvá-lo, exceto a satisfação daquilo que seu coração desejava, tal como revelado pelos seus sonhos:

> Um dos missionários jesuítas, o padre Raguenau, fez uma excelente descrição das crenças e práticas dos hurões a esse respeito[48]. Os hurões distinguiam três causas de doenças: causas naturais, feitiçaria e desejos insatisfeitos. Dos desejos insatisfeitos, alguns eram conhecidos pelo indivíduo; outros, chamados de *ondinnonk*, não eram conhecidos, mas poderiam ser revelados a ele em seus sonhos. Esses sonhos, contudo, poderiam ser esquecidos, e certos desejos nem sequer apareceriam em sonho. Adivinhos, chamados de *saokata*, eram então capazes de especificar esses desejos inconscientes ao olharem, por exemplo, para uma jarra cheia d'água. Se o paciente estivesse mortalmente doente, os adivinhos declarariam que o objeto de seus desejos era impossível de obter. Quando havia chances de recuperação, enumerariam objetos supostamente desejados pelo paciente, e seria organizado um "festival de sonhos". Fazia-se uma coleta entre o grupo, e os objetos coletados eram dados ao paciente durante um festim que incluía danças e outras manifestações de regozijo público. Estava fora de questão devolver esses objetos aos doadores. Dessa forma, o paciente não apenas iria se recuperar da sua doença com todos os seus desejos satisfeitos, mas por vezes sairia disso como um homem rico. Por outro lado, alguns dos doadores, por sua vez, podiam adoecer e sonhar com o recebimento de alguma compensação pelas suas perdas. Um "festival de sonhos" era, assim, uma combinação de terapia, regozijo público e trocas de propriedade.
>
> Em outros relatos, os padres jesuítas descreveram o festival de sonhos como um louco frenesi coletivo no qual os sonhadores corriam gritando e ameaçando os outros, compelindo-os a adivinhar seus sonhos e a dar-lhes uma coisa após a outra até terem adivinhado corretamente.
>
> Há também ocorrências do que se poderia chamar de "realização simbólica": aconteceu de um padre jesuíta visitar uma comunidade iroquesa no dia do festival de sonhos. Um dos

iroqueses quis matá-lo sob o pretexto de que havia sonhado com matar um francês; contudo, um casaco do francês lhe foi dado e ele achou que era um substituto bom o suficiente[49]. Outra história descreve uma jovem que estava gravemente doente. Alguém na comunidade sonhou que ela se recuperaria se seus pais preparassem um banquete com vinte cabeças de alce, algo impossível de conseguir naquela época do ano. Um intérprete de sonhos decidiu, apropriadamente, que as vinte cabeças de alce poderiam ser substituídas por vinte pães.[50]

Esse tipo de terapia pode parecer impensável para nós: quem trataria um paciente dando-lhe tudo o que ele desejasse? Contudo, os efeitos curativos da satisfação de desejos talvez sejam subestimados hoje. A boa sorte ainda pode, às vezes, desempenhar o papel de terapeuta:

Um exemplo histórico é mostrado na biografia de François Magendie (1783-1855). Quando estava estudando medicina, entre os 21 e os 22 anos de idade, Magendie vivia em extrema pobreza e quase passava fome. Adoeceu, deprimiu-se e ficou desgostoso com a vida. A essa altura, um advogado veio vê-lo inesperadamente, dizendo que ele havia herdado uma quantia de vinte mil francos – o que, à época, era uma importância muito considerável. Magendie foi curado instantaneamente. Montou uma estrebaria com cavalos de alto padrão e cachorros de raça e viveu de um modo tão extravagante que um ano depois já não havia dinheiro, apenas a memória de uma época maravilhosa. Magendie voltou, então, aos seus estudos médicos e tornou-se posteriormente um grande fisiologista.

As psicodinâmicas desse caso tornam-se inteligíveis se lembramos que Magendie pertencia a uma família abastada que havia perdido sua fortuna durante a Revolução Francesa. O pai, um admirador de Rousseau, o havia criado de uma forma bastante indisciplinada. Logo, o jovem Magendie era, ao mesmo tempo, frustrado e intolerante à frustração. Seus puros-sangues e os seus cachorros representaram para ele aquilo que o festival de sonhos representava para um iroquês.[51]

É provável que a compensação de desejos frustrados desempenhe um papel decisivo em determinados exorcismos e demais procedimentos terapêuticos. Bruno Lewin mostrou que a satisfação vicária de desejos sexuais pode explicar os sucessos terapêuticos do *zar* egípcio.

A cerimônia *zar* é realizada no Egito entre as classes sociais mais baixas como um tratamento para neuróticas e histéricas. Ela é organizada por uma mulher chamada de *kudya*, que é auxiliada por outras três que cantam, dançam e tocam tambor e tamborim. A participação é restrita a mulheres. Após vários ritos, a paciente é levada para dentro do quarto trajada de noiva. Um animal é sacrificado, queimam olíbano e a paciente é despida e vestida com uma camisa branca. A *kudya* começa então a dançar como que em transe; seus movimentos vão ficando mais selvagens, até ela cair extenuada no chão. Depois de um tempo, a música começa de novo, primeiro num clima lento e suave. A *kudya* chama o *djinn* – que é, supostamente, o seu amante. A música e a dança ficam selvagens de novo, e a *kudya*, em transe, sucumbe ao amante imaginário com movimentos orgíacos, caindo no chão mais uma vez e convidando outros demônios. A paciente acompanha a *kudya* em sua dança selvagem, e as outras mulheres também se juntam, até que todas tirem as suas roupas e, em transe, sejam sexualmente possuídas pelos *djinns*.

O dr. Lewin assevera que uma grande parte das pacientes é realmente beneficiada por uma cerimônia como essa. Algumas mulheres vão a um *zar* todo mês. A maioria delas é frígida e infeliz no casamento, e o *zar* lhes proporciona a única satisfação sexual que elas conseguem obter.[52]

Às vezes os desejos frustrados não são pulsões nem possessivas, nem libidinais, mas sim pulsões de autorrealização. O dr. Louis Mars descreve reações paranoicas que ocorrem no Haiti entre indivíduos ativos e ambiciosos que estão tensos com dificuldades crescentes e repetidos fracassos[53]. Tais pessoas sentem-se perseguidas e, por sua vez, começam a irritar e perturbar os outros. A atitude coletiva no Haiti é digna de nota: o paciente é ouvido com uma atenção solidária e procuram encontrar-lhe uma ocupação adequada às suas aptidões. As projeções vão regredindo gradualmente e o indivíduo perturbado é reintegrado em sua comunidade.

Muitas pessoas sentem-se frustradas porque suas vidas são enfadonhas e desinteressantes e porque seus semelhantes, incluindo as próprias famílias delas, não lhes têm consideração. A partir de certos relatos de Madagascar, parece que os procedimentos terapêuticos objetivam diretamente a satisfação de tais necessidades frustradas. Dois relatos são resumidos a seguir:

> Le Barbier descreveu o *bilo* (uma palavra que designa ao mesmo tempo a doença, o paciente e a cerimônia terapêutica): *bilo*, disse ele, é "a doença mais esquisita, estranha e imaginária, e a mais fácil de tratar". Os pacientes são nervosos, hipersensíveis a ruído, incapazes de ficar quietos. O curandeiro local, ou *ombiasa*, decide que dia irá ocorrer a "coroação". O herói da cerimônia é o próprio paciente, que é chamado de "Rei", enquanto a sua família é a "corte" e os aldeões, seus súditos. No dia da cerimônia, o paciente é vestido com roupas bonitas e lhe são mostrados respeito e deferência. Duas vezes ao dia, cantos e danças são executados para ele – e ele pode se juntar, se assim o desejar. Essas celebrações continuam por um período de quinze a vinte dias, até que o paciente esteja curado. Um boi é então sacrificado e o *bilo* bebe o sangue desse boi[54].
>
> Em um relato de outra província de Madagascar é informado que, após quinze dias de danças e cantorias, o procedimento culmina na "elevação" do *bilo*. Uma plataforma de aproximadamente 2,5 metros (por volta de oito pés) de altura é erguida, na qual o paciente é colocado com uma pequena estátua aos seus pés; um sacrifício é feito e o paciente é banhado e servido com uma refeição, que ele come na plataforma elevada[55].

É compreensível que o "ego" do paciente (no sentido coloquial da palavra) fique inflado quando, por duas semanas inteiras, ele é abordado e tratado como um rei, e então elevado numa plataforma. Não é de admirar que o *bilo* seja frequentemente relatado como um tratamento de sucesso[56]. Em um estudo sobre tratamentos mila-grosos, Pierre Janet ressalta que muitos dos pacientes assim curados haviam adoecido porque careciam de reconhecimento social[57]. Um tratamento milagroso, para eles, era o equivalente a um repentino aumento de prestígio e de reconhecimento social.

Cura Cerimonial

Uma das principais diferenças entre o tratamento científico moderno e a cura primitiva é que o primeiro é prosaico, enquanto a cura primitiva é geralmente realizada como uma cerimônia. Isso é verdadeiro para todos os méto-dos que discutimos até o momento. Em alguns casos, parece que as cerimônias não são simplesmente um elemento secundário do procedimento curativo, e sim o agente terapêutico principal.

Há muitos tipos de cura cerimonial. Hocart mostrou que certas cerimônias cura-tivas são antigos ritos iniciáticos (ou partes deles), obsoletos como tais, mas que adquiriram um novo sentido como métodos de cura[58]. Às vezes, a cerimônia de cura é uma espécie de reencenação do trauma (patogênico) inicial. Às vezes é uma reencena-ção dos grandes mitos da tribo, como a criação do mundo ou as histórias dos deuses[59]. Em muitas curas cerimoniais – com ou sem essas reencenações –, o paciente é inte-grado a um grupo (em especial, uma sociedade de curandeiros, como entre os zuñis) ou à configuração social à qual ele pertence: família, clã, tribo. Por fim, a cerimônia pode ser efetiva pela enorme beleza dos ritos, dos costumes, da música e das danças.

A cura pela *reencenação do trauma inicial* foi descrita entre os pomos, uma tribo indígena da Califórnia. Freeland relata que os pomos têm vários tipos diferentes de médicos[60]. Um deles, chamado de médico trajado (ou médico cantante), é o único a fazer uso de um método dito assustador. Se a origem da doença é desconhecida, se os seus sintomas não são claros, se o seu curso de evolução é prolongado, então o curandeiro suspeita que ela foi causada por um encontro entre o paciente e um espí-rito – um acontecimento do qual o paciente pode não se lembrar. O pajé consulta a família para descobrir o que o paciente estava fazendo quando ficou doente, e juntos eles especulam quanto à provável natureza do espírito. O pajé então decide reproduzir a visão o mais próximo possível. Ele pode se vestir como um fantasma ou construir um boneco de um monstro. Um cenário realístico é elaborado, e a cena é repentina-mente revelada ao paciente. Se ele reage com grande medo, o palpite é considerado correto. Tratamentos ordinários são utilizados para retirar o paciente do estado de colapso que se segue a essa provação. O pajé tira então a sua fantasia de fantasma ou destrói o boneco diante dos olhos do paciente para aliviar a sua mente do medo. Diz-se que a recuperação é rápida:

> Um paciente estava sofrendo de uma afecção crônica que não regrediu com nenhum trata-
> mento. A família recordava que ele havia ido caçar nas montanhas no dia em que se adoen-
> tou. O palpite do pajé era que o paciente tinha visto um monstro aquático numa fonte. Ele

fez um boneco de uma enorme cobra com várias articulações – tinha 6 pés de comprimento e 1 pé de largura, e poderia ser movido e puxado por cordas –, e o monstro foi pintado de branco, vermelho e preto. Quando o paciente viu a terrível aparição, foi tomado de tanto medo que se pôs a atacar as pessoas ao redor. Foi preciso seis pessoas para segurá-lo, até por fim ele desmaiar. Então o pajé fez com que ele transpirasse, deu-lhe um banho e um gole d'água, e disse que ele havia visto um monstro aquático que o assombrava desde então. O homem logo melhorou.

Uma outra paciente tomou um susto durante a noite e desmaiou. Um "médico cantante", que por acaso estava à disposição, assumiu que ela devia ter visto um fantasma. Disfarçou-se rapidamente de fantasma e, com a ajuda do pai dela, assustou a paciente, tranquilizando-a depois disso e explicando-lhe a história. No dia seguinte ela se sentiu bem de novo.

Chamaríamos tais procedimentos terapêuticos de terapia de choque psíquico ou de psicodrama.

Um procedimento mais elaborado foi encontrado entre os zuñis, no qual a atividade de cura não era a prerrogativa de um homem, mas de uma série de comunidades de pajelança, isto é, grupos de curandeiros que declaravam realizar seus tratamentos por meio da ação dos deuses de suas sociedades. Acreditava-se que esses deuses entravam nos corpos dos curandeiros durante a cerimônia. Mathilda Stevenson escreveu um detalhado relato dessas sociedades e de suas cerimônias curativas[61]. Elas diferem de uma sociedade para outra, de acordo com os mitos de seus respectivos deuses:

> Como um exemplo, a sra. Stevenson descreveu uma cerimônia, realizada por uma das sociedades, para o tratamento de uma dor de garganta.
>
> Os membros da sociedade reuniram-se ao pôr do sol no quarto do paciente. O paciente estava sobre um tapete bem no centro, reclinado nos braços do seu "pai de irmandade". Três teurgos, vestindo as máscaras e os trajes dos três deuses da sociedade, entram no quarto pelo teto, guiados por uma integrante portando a insígnia da sociedade e carregando um cesto que continha uma refeição sagrada. Os "deuses" realizam várias danças e outros ritos em volta do paciente, desenhando linhas com pólen sagrado em seu corpo. Um dos ritos consistia em o paciente expectorar pela abertura da boca da máscara do Grande Deus – entregue a ele pelo teurgo e depois a ele devolvida. Durante toda a cerimônia, um coro ficou cantando acompanhado de certos instrumentos. Após uma longa série de outros ritos, os "deuses" foram embora. Então o pai da irmandade deu dois bolinhos para o paciente, que tinha de comer um e dar o outro a um cachorro de rua, e depois disso os demais membros da sociedade foram embora. Um banquete foi preparado para eles pela família do paciente.

Há vários fatos notórios nesse tratamento: 1. é um tratamento coletivo, organizado e realizado não por um homem, mas por uma sociedade curativa; 2. é um psicodrama, os três curandeiros principais, vestindo os trajes e as máscaras dos três deuses, são assistidos pelos demais membros da sociedade, e o paciente desempenha um papel ativo nos ritos; 3. é uma terapia religiosa, já que os deuses são trazidos para perto e seus

44

mitos, reencenados; 4. é também uma "terapia do belo", por causa da magnificência dos cantos, ritos e trajes; 5. em parte, é um tratamento por meio da transferência da doença ou mal para um outro ser (a dor de garganta é transferida para um cachorro de rua); 6. espera-se que o paciente ingresse na sociedade após a sua recuperação (um procedimento que a psiquiatria moderna está começando a redescobrir: ex-alcoolistas geralmente ingressam em sociedades de temperança; pacientes mentais com alta juntam-se em associações)[62].

Uma forma ainda mais elaborada de cura cerimonial é encontrada entre os navajos, uma tribo indígena reconhecida pela tecelagem refinada, pelas pinturas de areia colorida e pela música. Eles também têm uma mitologia altamente elaborada. As suas curas cerimoniais, em contraste com as dos zuñis, são realizadas não por comunidades de pajelança, mas sob a condução de um pajé. O ritual é tão complexo que um pajé precisa de vários anos para aprender um dos "Cantos de Nove Dias", as cerimônias principais, que são reencenações dos grandes mitos da criação do mundo e dos banquetes dos deuses navajos.

Frequentemente um navajo cai em um estado de depressão ansiosa como resultado de um sonho ruim, a ilusão de ter visto um fantasma ou o medo de ter ofendido um animal sagrado. O paciente pode se sentir tão doente que às vezes se deixa, lentamente, morrer de fome. Num caso como esse, um tratamento cerimonial oportuno realizado pelo pajé certo pode ser surpreendentemente rápido e eficaz.

Uma ocorrência notável de um caso assim foi observada e filmada em 1928 por Laura Adams Armer. O reverendo Oskar Pfister produziu um relato ilustrado desse tratamento no periódico *Imago* e acrescentou um comentário psicanalítico:

O paciente, por volta dos seus cinquenta anos, sonhou que via os filhos mortos. Isso o incomodou de tal forma que caiu numa depressão severa. Um leitor de estrelas foi consultado algumas semanas depois. Ele entrou em transe, olhou para as estrelas e viu um urso. Disse, então, ao paciente: "Procure o cantador que sabe entoar o Canto da Montanha, pois você certamente irá morrer se não o encontrar." O cantador foi encontrado e disse ao paciente: "Quando menino, você viu um urso doente ou morto; ou foi a sua mãe quem viu um antes de você nascer. Esse urso era sagrado; agora é preciso fazer a reconciliação." Para conseguir isso, um dos Cantos de Nove Dias – a Forma Masculina do Canto da Montanha – teria de ser executado.

Foram construídas duas cabanas: uma, a "casa dos cantos" ou "hospedaria médica", para o paciente; a segunda, para a esposa e os filhos. Todos os irmãos do clã foram ajudar durante o tratamento de nove dias, enquanto as mulheres da família auxiliaram cozinhando e servindo. O paciente, o curandeiro e os outros homens começaram tomando banhos de vapor e executando rituais de purificação.

Os cantos, ritos e cerimônias realizados durante os nove dias são tão complexos que seria preciso um livro inteiro para descrever em detalhe uma única cerimônia – uma monografia sobre o Canto Noturno foi escrita por Washington Matthews[63]. Uma dúzia de homens reuniu-se em frente à hospedaria médica nos sexto, sétimo, oitavo e nono dias; e, sob a condução do curandeiro, fizeram no chão belas imagens com areias coloridas. Esses desenhos são notáveis tanto pelo valor artístico quanto pelos significados mitológicos e simbólicos. O curandeiro acompanhou esses ritos com gestos e cantos mágicos. Todo dia, ao fim da performance, a imagem era destruída; as areias coloridas eram recolhidas e derramadas sobre o paciente. No final do nono dia, cerca de dois mil navajos – homens, mulheres e crianças – reuniram-se em volta da família para entoar os cantos finais do Canto da Montanha, e a cerimônia foi encerrada com uma alegre dança religiosa. A essa altura, o paciente sentia-se curado. Informações obtidas dois anos depois indicavam que o tratamento havia sido um completo sucesso e que não havia ocorrido recidiva.

Em seus comentários acerca desse tratamento, o reverendo Oskar Pfister propõe uma interpretação psicanalítica: o urso é o símbolo do pai. Quando criança, o paciente tinha desejos mortíferos contra o pai, e agora temia que seus filhos sentissem o mesmo em relação a ele. Retaliou com desejos mortíferos inconscientes contra os filhos e sentiu culpa por isso. Ele tinha de ser reconciliado com o pai por meio de dois substitutos (o leitor de estrelas e o pajé), bem como com toda a comunidade e os deuses da tribo. Durante a cerimônia de nove dias, foi reconciliado primeiro com a família e os irmãos de clã; daí, com um grupo mais amplo e, por fim, na última noite, com a tribo como um todo. Todos esses desagravos e reconciliações ocorreram num nível inconsciente, simbólico.[64]

Essa interpretação pode lançar alguma luz sobre o tratamento; contudo, é preciso mais. O próprio Pfister acrescenta que a intensa participação de toda uma comunidade solidária é reminiscente de certos tratamentos religiosos em santuários sagrados. Nas cerimônias curativas dos navajos, contudo, o paciente é não apenas reconciliado com a comunidade e com os deuses, mas essa reconciliação gradual é promovida pela reencenação dos mitos cosmogônicos e de outros mitos sagrados. Ademais, os navajos são inigualáveis em sua esmagadora abundância de performances altamente culturais inerentes a um tratamento como esse: arte, música, poesia, dança – a "terapia do belo" para a qual não encontramos contraparte na psicoterapia moderna.

O único paralelo com tais curas cerimoniais encontrado no mundo ocidental são os tratamentos em santuários sagrados, muitos dos quais prosperam na área mediterrânea. Um dos santuários mais conhecidos fica em Lourdes, um lugar famoso pela impressionante beleza local, pela Fonte e pela Gruta, pela magnificência do ritual, pela pompa das procissões e pela "oração perpétua, dia e noite, por parte de um grande número de pessoas – de modo que o próprio ar fica carregado e vibrante com ela"[65]. Menos perceptível, talvez, é a gradual integração de peregrinos e pacientes em grupos de número cada vez maior. Após uma séria preparação individual (confissão, oração, exortação) em seu local de residência, o paciente se junta a um grupo de peregrinos da sua própria paróquia. Vários grupos paroquiais fundem-se então em grupos maiores, diocesanos, e a longa e penosa romaria acontece numa atmosfera de entusiasmo radiante. A estada de três dias em Lourdes é agendada e programada com grande precisão; o paciente se encontra em uma imensa multidão na qual, contudo, ele nunca se sente perdido e é sempre bem cuidado. Toda paróquia, diocese ou nação conserva a sua individualidade. Mas no ápice das cerimônias de peregrinação, todas essas distinções desaparecem, e o peregrino se sente temporariamente fundido numa multidão incontável, numa enorme alma que fervilha de entusiasmo religioso. Uma série de curas é relatada como tendo acontecido nesse clímax, tal como o paciente de Stevenson foi curado na última noite do Canto de Nove Dias.

Cura Por Incubação

Os procedimentos de terapia primitiva são frequentemente tão complexos que não é fácil classificá-los. Isso se aplica, por exemplo, à incubação, que poderia ser classificada entre outros tipos de cura cerimonial porque a parte essencial, a incubação, era tanto precedida quanto sucedida de vários ritos e cerimônias. Contudo, é apropriado descrevê-la separadamente porque ela foi, obviamente, o principal agente terapêutico.

Incubação significa "deitar-se no chão": o paciente deveria passar uma noite numa caverna, deitado no chão. Ele teria então, em sonho, uma visão que o curaria.

Esse tipo de terapia parece ter alcançado o seu mais alto ponto de perfeição na Grécia Antiga, nos Asklēpíeia, ou templos de Asklēpiós (Esculápio), um dos deuses da medicina. Mas a sua origem deve ter sido muito anterior. Nos tempos antigos, a incubação aparentemente ocorria em uma caverna sagrada (posteriormente substituída por uma câmara subterrânea nos Asklēpíeia). Há outros exemplos do uso de cavernas para fins mágico-religiosos, como o oráculo de Trofônio, na Grécia Antiga[66]. Aqueles que o visitavam tinham de se submeter a uma preparação especial, incluindo beber a água da "fonte do esquecimento" e da "fonte da memória". Na caverna, eles tinham visões assustadoras, que os faziam sair de lá aterrorizados. Os sacerdotes colocavam então os visitantes na "cadeira da memória", de modo que pudessem relatar o que tinham visto. O mesmo temor envolvia as misteriosas cerimônias dos Asklēpíeia; nelas havia as mesmas preparações elaboradas, os mesmos acontecimentos subterrâneos misteriosos e a mesma expectativa de receber um oráculo – nos Asklēpíeia, um oráculo curativo na forma de sonho:

> Entre os muitos Asklēpíeia de que temos registros, os mais bem conhecidos são os de Epidauro, Pérgamo e Cós[67]. O templo de Asklēpiós foi uma instituição importante, como sabemos a partir dos relatos de autores antigos e da pesquisa arqueológica moderna. O doente vinha de longe buscar tratamento nesses locais sagrados. Infelizmente, a respeito de seus métodos muito nos é desconhecido, como o significado e o uso de um labirinto circular, o *thólos*, que foi encontrado nas ruínas de vários Asklēpíeia.
>
> Podemos assumir que o belo local em que se encontravam muitos dos Asklēpíeia, a peregrinação, o período de espera, os rumores acerca dos tratamentos maravilhosos, tudo isso afetava o paciente. Antes de ser admitido no santuário, ele se submetia a uma determinada preparação: uma purificação que incluía jejum, beber a água das fontes sagradas e vários outros ritos. O ponto alto do tratamento era a *incubação*, isto é, dormir no santuário. O paciente era vestido com uma bata especial ornamentada com listras roxas, e às vezes

carregava uma coroa na cabeça. A habitação sagrada em que ele tinha de passar a noite era um local subterrâneo chamado *ábaton*. As suas paredes eram cobertas com inscrições que contavam os milagres ali realizados. Nos tempos mais remotos, o paciente tinha de se deitar no chão; mais tarde, isso foi substituído por um sofá chamado *klínē*. Em contraste com o divã analítico de hoje, o *klínē* era destinado ao sono e ao sonho.

Durante a noite que o paciente passava no *ábaton*, ele podia ver aparições, receber um oráculo ou ter visões ou sonhos.

Uma "aparição" era quando o paciente, ainda acordado, via a figura de um deus – geralmente Asklēpiós –, que permanecia em silêncio ou lhe trazia uma mensagem; ou ele podia ouvir vozes, sentir um vento soprando ou ver uma luz ofuscante. Essas manifestações foram amplamente discutidas e diferentemente atribuídas, ora ao uso de drogas ou hipnose, ora ao embuste dos sacerdotes. Um "oráculo" era quando o paciente tinha um sonho no qual lhe eram dadas instruções por um deus ou um sacerdote. Uma "visão" era um sonho em que foi dado ao paciente conhecer de antemão um acontecimento que logo iria ocorrer. Um "sonho propriamente dito" era um tipo de sonho muito especial que traria, *em si mesmo*, a cura. Não era um sonho que precisasse de interpretação para desvelar o conselho nele contido: o paciente simplesmente sonhava e, em seguida, a doença desaparecia! Isso é obviamente um tipo de psicoterapia que não tem equivalente nos nossos tempos e que merece mais atenção. Num estudo desses fenômenos, o analista junguiano C.A. Meier menciona que uma concepção similar era expressa por Kieser, um discípulo de Mesmer: "Onde o sentimento interno da doença torna-se personificado e se expressa em símbolos, pode ocorrer a cura."[68]

Cura por Hipnose

Até que ponto a hipnose era ou é aplicada com objetivos terapêuticos na medicina primitiva ainda é uma questão controversa, a despeito da quantidade de dados que foram reunidos[69]. Estados hipnóticos ou semi-hipnóticos sem dúvida ocorrem com frequência em pacientes durante muitos procedimentos de cura primitiva. Bastian, no relato de sua própria experiência na Guiana, diz claramente que caiu num tipo de estado hipnótico agradável. Contudo, não é claro até que ponto o estado hipnótico em casos como esse é voluntariamente provocado pelo pajé ou, antes mesmo, um efeito colateral do procedimento como um todo.

Não há dúvida, também, de que certos pajés são capazes de fazer um uso consciente e propositado da hipnose, tal como exemplificado pelas cerimônias em torno da iniciação dos pajés australianos. Essa seria a provável explicação para as descrições dadas por esses pajés dos poderes fantásticos de que, supostamente, eles foram dotados. Essas descrições são semelhantes por todo o continente, mesmo nas regiões mais afastadas. De acordo com Elkin, os pajés australianos são unânimes em dizer que, durante a iniciação final, os seus corpos foram abertos, os seus órgãos foram removidos e substituídos por outros e as incisões foram curadas sem deixar nenhuma cicatriz[70]. Diz-se também que esses pajés são capazes de produzir alucinações coletivas, tais como as visões de um cordão mágico. As declarações de Elkin foram confirmadas por R. Rose, um pesquisador que recebeu formação em parapsicologia[71]. Essas alucinações são surpreendentemente semelhantes às que foram relatadas no Tibete, e Elkin logo assume que os australianos e os tibetanos derivam seus conhecimentos secretos de uma fonte comum.

Embora esses fatos pareçam indicar um conhecimento da hipnose entre os pajés, não implicam necessariamente que a hipnose já havia sido utilizada conscientemente com objetivos terapêuticos. A ocorrência que mais se aproxima do procedimento hipnótico moderno é encontrada num documento de um pergaminho egípcio que data do século III a.C., publicado por Brugsch. Ele relata como a hipnose foi induzida em um garoto por meio da fixação do olhar num objeto luminoso, e o que ele supostamente viu e ouviu enquanto estava em transe[72]. Isso indicaria que a hipnose era utilizada apenas como meio de produzir clarividência, e não como dispositivo terapêutico. Já foi dito que as aterrorizantes visões na caverna de Trofônio e as visões curativas nos Asklēpíeia eram de natureza hipnótica; é bem possível, mas falta evidências.

Cura Mágica

Muitos dos procedimentos curativos que revimos até agora foram chamados de mágicos ou continham certos elementos mágicos, mas a magia abrange um campo muito mais vasto que a medicina.

A magia pode ser mais bem definida como uma técnica inadequada de poder do homem sobre a natureza e uma antecipação falaciosa da ciência[73]. Por meio de uma pseudotécnica, o mago se esforça para alcançar tudo o que o homem moderno é capaz de atingir pelos meios científicos adequados. Mas, ao passo que a ciência é "neutra" e pode ser utilizada para fins bons ou maus, geralmente a magia é mais fortemente dividida em "má" ou "boa" ("negra" ou "branca"). A primeira supostamente produz doença; e a segunda, pretensamente cura.

A magia também foi descrita como um sistema no qual os traços da vida social são desmedidamente projetados no mundo material[74]. Ignorando as leis abstratas, constantes e impessoais do universo, a magia as substitui por um sistema de regras semelhantes às da vida social. As forças da natureza são abordadas com conjurações e encantamentos compostos nos moldes das exigências e mandamentos sociais. Ritos são elaborados nos moldes das cerimônias sociais. Pressupõe-se, dessa maneira, que o mago tenha controle sobre as forças da natureza – como o clima, a fecundidade dos animais e a abundância das lavouras –, assim como crie e cure doenças.

As práticas da medicina primitiva chamadas de mágicas constituem um grupo heterogêneo que pode ser dividido em vários subgrupos:

1. há, às vezes, um uso racional – porém velado – de drogas ou venenos eficazes, ainda que a maioria das substâncias mágicas provavelmente funcione como placebo;

2. poderes parapsicológicos como clarividência e telepatia podem ser ocasionalmente utilizados;

3. provavelmente as manifestações hipnóticas desempenhem um papel em determinados momentos;

4. também há, indubitavelmente, um uso extensivo de truques e malabarismos;

5. provavelmente o sugestionamento seja, de longe, o agente mais importante em ação na prática da magia. Um procedimento mágico pode realmente atingir o seu objetivo porque o indivíduo que a ele se submete acredita firmemente na sua eficácia, porque o mago acredita em seu próprio poder, e porque a comunidade toda acredita na existência e na eficácia da arte mágica, pois essa arte é sentida como necessária à coesão social[75].

A crença na magia é universal entre as populações primitivas. Ela persistiu entre os povos civilizados – geralmente com o nome de "bruxaria" – até uma data relativamente recente, regredindo apenas sob a influência da ciência. O poder – para não dizer a onipotência – atribuído à magia entre as populações primitivas se deixa ver na difundida crença de que é possível matar uma pessoa por meio de magia e salvá-la, no momento derradeiro antes da morte, por meio de contramagia. Isso, de fato, é mais que somente uma crença supersticiosa, e há muitos relatos confiáveis de acontecimentos como esse em algumas partes do mundo como a Austrália e a Melanésia.

Entre outros autores, Herbert Basedow descreveu como, na Austrália Central, uma pessoa pode ser morta por meio de uma "vareta apontadora" ou de um "osso apontador" utilizados juntamente com certos ritos e conjurações. A morte da vítima ocorre dentro de poucas horas:

> Um homem que se dá conta de estar sendo "ossado" por um inimigo é, de fato, algo lamentável de ver. Ele fica perplexo, com os olhos fixos no apontador traiçoeiro, as mãos levantadas como que para afastar o agente letal que ele imagina estar se instilando em seu corpo. Suas bochechas ficam brancas e seus olhos, vidrados, e a expressão em seu rosto torna-se horrivelmente distorcida, como a de uma pessoa acometida de paralisia. Tenta gritar, mas geralmente o som entala na garganta, e tudo o que se pode ver é espuma ao redor dos lábios. Seu corpo começa a tremer e seus músculos contraem involuntariamente. Ele pende para trás, cai no chão e, por um curto período, parece estar desmaiado; mas logo começa a se contorcer como se numa agonia mortal e, cobrindo o rosto com as mãos, começa a gemer. Após um tempo, recompõe-se um pouco e rasteja até sua *wurley* (cabana). A partir de então, adoece e definha, recusando-se a comer e mantendo-se afastado dos assuntos cotidianos da tribo. A menos que o socorro lhe venha na forma de um contraencantamento administrado pelo Nangarri, ou pajé, a sua morte é só uma questão de relativamente pouco tempo.[76]

O Nangarri que foi chamado para salvar o paciente permite a presença de alguns parentes. Ele entoa versos mágicos, localiza o suposto local onde o mal se assenta, o extrai pelo método de sucção com a boca e mostra-o para a família:

O efeito é estupendo. O infeliz, até então a caminho da morte, ergue a cabeça para olhar maravilhado o objeto que o Nangarri está segurando – que ele imagina, com toda seriedade, ter sido
extraído de dentro de seu corpo. Satisfeito com a realidade disso, ele até se ergue, sentando-se,
e pede um gole d'água. A crise acabou e a recuperação do paciente é rápida e completa. Sem a
intervenção do Nangarri, o indivíduo "ossado" teria, com certeza, definhado até a morte; mas
ver um objeto concreto, declarado pela autoridade reconhecida pela tribo como a causa da
queixa, significa para ele a recuperação – e com a sua remoção ele ganha vida nova. A fé implícita que um nativo tem nos poderes mágicos de seu pajé tribal resulta em curas que excedem
qualquer registro feito pelos discípulos que curam pela fé em comunidades mais civilizadas.[77]

Exemplos como esse nos ajudam a compreender o significado da medicina mágica.
Se um mago, por meio de sugestionamento coletivo, é capaz de causar morte psicogênica aguda em sua vítima, e então tirá-la rapidamente da beira da morte, um mago
também é capaz de produzir um grande número de sintomas ou doenças sugestionadas, e então tratá-las. Ele também deve ser capaz de tratar muitos doentes que
simplesmente *acreditam* ou *suspeitam* estar sendo vítimas de magia. Em casos assim,
um processo mágico adicional está envolvido: diagnosticar se uma pessoa está ou
não enfeitiçada e, se ela estiver, descobrir quem foi o incitador é uma tarefa frequentemente encaminhada a um especialista, o adivinho.

A cura mágica pode, assim, ser dividida em dois procedimentos principais. O primeiro é a contramagia. Uma doença supostamente causada por magia negra é curada
pela eliminação da causa. Isso implica ou a morte do suposto feiticeiro, ou a neutra-
lização da sua feitiçaria. Uma outra aplicação da contramagia é a prevenção de ações
mágicas por meio de talismãs ou outros recursos. O segundo procedimento é a aplicação direta de magia no tratamento de uma doença, mesmo que a doença não tenha
sido causada por magia.

Há muitos tipos de magos e inúmeras variedades de práticas mágicas e contramá-
gicas. Grande parte ainda sobrevive na medicina popular de países civilizados. Uma
investigação sistemática da medicina mágica sem dúvida irá nos ajudar a compreender
melhor essas manifestações que chamamos de sugestionamento e autossugestionamento.

Terapias Racionais na Medicina Primitiva

Presumiu-se com demasiada frequência que a medicina pri-
mitiva pertencia ao domínio do irracional e do fantástico. Não devemos esquecer que
o pajé lida principalmente com doenças severas e extraordinárias, e que geralmente
há outros homens – que podemos chamar de "médicos laicos" – que se ocupam de
doenças menores ou obviamente físicas. Como mostrado por Bartels, uma parte considerável da medicina primitiva representa um estágio anterior da medicina empírica,
como o uso de banhos e casas de suor, massagem, cirurgia elementar e drogas. É bem
sabido que a farmacopeia moderna deriva um grande número de suas drogas mais
ativas da medicina primitiva. Certas populações desenvolveram esse tipo de terapia

racional e empírica a um nível mais elevado que outras. Um dos melhores estudos sobre a medicina primitiva racional é o de George Way Harley, que viveu em meio à tribo mano, na Libéria[78]. Ele lista cerca de cem questões, das quais apenas quinze foram tratadas por métodos mágicos ou outros métodos irracionais. Mais de duas centenas de plantas eram utilizadas pelos pajés na forma de infusão, decocção, entre outros.

Robert William Felkin, um jovem médico que havia feito trabalho missionário em Uganda, em 1884, publicou um relato de uma cesariana que ele testemunhou em 1879 em Katuna, então parte do Reino de Bunyoro[79]. Essa descrição despertou um ceticismo considerável. Contudo, pesquisas recentes mostram que a medicina em Bunyoro havia alcançado outras grandes realizações. Como Davies asseverou, alguns gênios locais haviam aparentemente "atravessado o Rubicão que divide o mundo mágico daquele que é governado pela ciência experimental"[80].

Com relação ao tratamento de doenças mentais, o mesmo poderia ser dito dos métodos utilizados na Lapônia por um curandeiro nativo e que foram relatados pelo etnólogo J. Qvistad[81]. Para um paciente mental, esse curandeiro prescrevia uma regra geral de vida: abster-se de bebidas alcoólicas, tabaco e café; acordar e dormir cedo; manter-se ocupado com trabalhos leves. Alguém devia assistir constantemente o paciente, sem dar a impressão de que ele estaria sendo vigiado. O paciente não devia tomar nenhum medicamento, mas se banhar duas vezes ao dia, com água do mar pela manhã e água doce à noite. Caso ficasse agressivo, não devia ser amarrado, mas sim colocado num espaço do qual todo e qualquer objeto potencialmente nocivo tivesse sido removido. Se atacasse alguém, devia receber uma bofetada em seu corpo nu com um ramo sem folhas; alguém devia falar com ele severamente e sem demonstrar medo. Diziam que esse curandeiro da Lapônia havia curado muitos pacientes com perturbações mentais.

Características Básicas da Cura Primitiva

Até aqui, fizemos um levantamento dos principais métodos de cura primitiva e apontamos certas semelhanças entre vários desses métodos e os métodos psicoterapêuticos modernos. Mas as diferenças entre a cura primitiva e a psicoterapia moderna não devem ser minimizadas, nem se deve fazer vista grossa para o fato de que, nas inúmeras variedades de cura primitiva, certos traços de base podem ser reconhecidos:

1. O curandeiro primitivo desempenha um papel muito mais essencial em sua comunidade do que os médicos hoje em dia. Sigerist escreve: "É um insulto ao pajé chamá-lo de ancestral do médico moderno. Ele o é, com certeza, mas também é muito mais, a saber: o ancestral da maioria das nossas profissões."[82] Ele não apenas se preocupa com o bem-estar de seu povo (desde fazer com que chova até proporcionar vitória na guerra), como também é amiúde um temido bruxo e, por vezes, o bardo que sabe da origem do mundo e da história de sua tribo. Muito antes de ter sido concebida qualquer divisão de trabalho, o curandeiro era o único homem com *status* profissional, ao

lado do cacique e do sacerdote, e algumas vezes ele ocupava os três postos. As diferentes funções do curandeiro, no entanto, eram mais frequentemente divididas entre várias pessoas. Certas tribos tinham várias classes de curandeiros: pode ter havido xamãs dotados de grande prestígio que só tratariam doenças causadas pela perda da alma, ao passo que o tratamento da doença física comum era atribuído a curandeiros de um grau inferior.

2. Na presença de uma doença, especialmente uma doença grave ou perigosa, o paciente deposita a sua fé e a sua confiança na *pessoa* do curandeiro, mais do que em seus medicamentos e demais técnicas curativas. Parece, portanto, que a personalidade do curandeiro é o principal agente do tratamento, para além de qualquer habilidade ou conhecimento necessários. Maeder distinguiu três tipos de curandeiro primitivo: o primeiro pode ser chamado de curandeiro laico, isto é, aquele que trata com métodos racionais ou aspirantes a racionais; o segundo é o mago, que age por meio de seu prestígio e sugestionamento; o terceiro é o curandeiro religioso, em quem, de acordo com Maeder, o paciente projeta o "arquétipo do Salvador", enquanto o curandeiro desperta e desenvolve no paciente as suas próprias tendências autocurativas[83].

3. O curandeiro primitivo é um homem muito qualificado e culto; "um homem altamente graduado", como Elkin chama o pajé australiano, que adquire o seu *status* através de uma formação longa e difícil. A maioria dos curandeiros primitivos recebe a sua formação de outros curandeiros e são membros de um grupo que transmite os seus conhecimentos e tradições secretos. Muitos deles têm de passar por uma "afecção iniciática". Na verdade, muitos curandeiros primitivos são sujeitos a manifestações psicopatológicas. Nesse sentido, Ackerknecht distingue três tipos de pajés: a. os não inspiracionais, cujas visões e transes são induzidos por jejum, álcool e drogas; b. os inspiracionais, que passam por uma possessão ritual, isto é, uma variedade de auto-hipnose, algo similar aos transes dos nossos médiuns ocidentais; c. os xamãs verdadeiros, isto é, aqueles que se tornam xamãs somente depois de passar por um estado peculiar de severa afecção mental[84]. É o caso dos xamãs de certas tribos sul-africanas, de tribos na Indonésia e, sobretudo, na Sibéria. A afecção iniciática do xamã siberiano foi descrita por etnólogos russos:

> Nioradzé relata como o jovem que recebeu o chamado se retira da sociedade; ele passa as noites no descampado, ou até na neve, observa longos períodos de jejum, sofre grandes tribulações e conversa com os espíritos. Ele apresenta o quadro de um indivíduo severamente psicótico. Contudo, em contraste com uma afecção mental ordinária, esta começa com uma vocação xamânica e, no decurso de sua afecção, o paciente passa pela iniciação profissional nas mãos de outros xamãs. A afecção termina no momento em que a formação é concluída e o próprio paciente é proclamado xamã.[85]

É óbvio que não estamos lidando aqui com uma afecção mental ordinária, mas sim com um tipo de "afecção iniciática" que poderia ser classificada no grupo mais amplo das "afecções criativas"[86]. Esse grupo também inclui as experiências de certos místicos, poetas e filósofos. Examinaremos depois o papel que esse tipo de afecção pode ter desempenhado na fundação da psiquiatria dinâmica.

4. O curandeiro pode ou não ser proficiente no tratamento de fraturas, no conhecimento de drogas, em massagem e demais tratamentos empíricos que são frequentemente deixados aos curandeiros laicos. Mas os seus métodos de cura mais importantes são de uma natureza psicológica, quer se trate de curar uma afecção física ou mental. Em sociedades primitivas, a distinção entre corpo e mente não é tão clara como em nossa sociedade, e o pajé pode muito bem ser considerado um psicossomaticista.

5. A cura primitiva é quase sempre um procedimento público e coletivo. Em regra, o paciente não vai ao curandeiro sozinho, mas é acompanhado por parentes que permanecem presentes durante o tratamento. Ao mesmo tempo, como vimos, o tratamento é uma cerimônia conduzida no interior de um grupo bem estruturado, envolvendo a tribo do paciente inteira ou membros de uma comunidade de pajelança que o paciente integra após ser curado.

Até agora, sintetizamos os traços comuns de base e revisamos as variedades de cura primitiva mais importantes. Forest E. Clements tentou reconstruir a sua evolução histórica com base numa cuidadosa comparação das áreas de difusão das principais teorias patológicas[87]. Suas hipóteses com relação ao período de origem e a ordem cronológica de emergência estão sintetizadas na Tabela 1–2:

Tabela 1–2

TEORIA PATOLÓGICA	PERÍODO DE EMERGÊNCIA	CENTRO GEOGRÁFICO
1. Intrusão da doença-objeto	Paleolítico (anterior)	Velho mundo
2. Perda da alma	Paleolítico (tardio)	Sibéria
3. Intrusão de espírito	Fim do pleistoceno	Ásia Ocidental
4. Quebra do tabu	Relativamente recente	Três centros simultaneamente

A teoria patológica da "feitiçaria" é a mais difundida de todas e a sua cronologia é incerta.

A Cura nos Templos e a Psicoterapia Filosófica

Em alguma época esquecida por volta de 4.000 a.C., os primeiros reinos e impérios foram fundados na Ásia. Eles lançam as bases para o desenvolvimento de religiões organizadas com colégios de sacerdotes e a constituição de corpos de conhecimento sistematizados que foram a prefiguração da ciência, uma ciência fundamentada em observação e dedução em vez de mensuração e experimentação – como na ciência moderna.

Certas técnicas da medicina primitiva foram retomadas pela nova medicina dos templos – o exorcismo é um exemplo. Outras provavelmente foram elaboradas e desenvolvidas nos templos – como os tratamentos nos Asklēpíeia. A medicina laica também passou por um desenvolvimento autônomo, mas se mostrou mais proficiente no tratamento de doenças físicas que no tratamento de questões emocionais. Assim surgiu a separação entre a medicina sacerdotal e a medicina propriamente dita, sendo a primeira representada pelo sacerdote curandeiro e a última, pelo médico. Ackerknecht demonstrou convincentemente que os verdadeiros ancestrais do médico moderno são os curandeiros laicos, isto é, aqueles homens a quem o pajé deixou os cuidados empíricos e físicos dos pacientes, enquanto "o pajé é, isso sim, o ancestral do sacerdote; o antagonista do médico séculos afora"[88]. Por muitos séculos, o médico e o sacerdote curandeiro viveram lado a lado: Cós foi o berço de Hipócrates e de sua escola, mas também era famosa pelo seu Asklēpieîon. Galeno, o médico mais importante do século II d.C., recorreu sem hesitar ao Asklēpieîon de Pérgamo para determinados assuntos. Parece que a cura psicológica era mais desenvolvida nos Asklēpíeia do que na medicina laica.

Além da medicina dos templos e da medicina científica inicial, um traço notável dessas culturas foi a elaboração de técnicas altamente desenvolvidas de exercício mental – frequentemente com implicações psicoterapêuticas – com base em ensinamentos filosóficos e religiosos. A mais famosa delas é a ioga, uma "técnica mística" extraordinariamente elaborada que é comum à maioria das escolas religiosas e filosóficas na Índia[89]. Outras técnicas fisiológicas e psicoterapêuticas surgiram do budismo, como as da seita zen.

No mundo ocidental, certas técnicas de exercício mental também estiveram associadas a escolas filosóficas. Ignora-se com frequência que na era greco-romana a adoção de uma filosofia não implicava meramente a aceitação de uma determinada doutrina. Os pitagóricos, os platonistas, os aristotélicos, os estoicos e os epicureus não eram apenas adeptos de "sistemas filosóficos", mas ainda membros de "escolas" organizadas, também chamadas de "seitas", que lhes impunham um método específico de exercício e um modo de vida[90]. Cada uma delas tinha uma espécie de instituto central ou sede, além das filiais locais. O Instituto Pitagórico em Crotone, no Sul da Itália, foi destruído pelos inimigos da associação, mas por séculos os platonistas, aristotélicos e epicureus tiveram os seus respectivos institutos (a Academia, o Liceu, a Casa e o Jardim de Epicuro) em Atenas. Esses institutos compreendiam alojamentos para membros proeminentes, salas de conferência, bibliotecas e oficinas de edição. Cada uma dessas escolas era organizada à sua maneira sob a liderança de um escolarca, que era o sucessor do fundador, com uma hierarquia de membros mais velhos e mais jovens. Os membros, que às vezes se submetiam a uma espécie de conversão filosófica, tinham de passar por uma iniciação e conservar um determinado modo de vida que podia se estender à dieta e ao vestuário. Ou eles respeitavam a doutrina e observavam as regras da escola ou eram expulsos.

Cada escola transmitia aquilo que seu fundador havia ensinado; muitas vezes os sucessores tinham as suas discordâncias com ele, mas sempre havia uma doutrina "oficial" da escola. A doutrina não abrangia apenas a metafísica, mas também a lógica, a moral, a física, assim como outras ciências. O ensino mais fundamental era reservado aos discípulos, mas havia palestras e escritos para o público em geral. As escolas frequentemente polemizavam contra os não filósofos, contra outras escolas e contra os que se separavam de seus próprios grupos. Os membros de cada escola eram unidos pelas suas crenças comuns, pela prática dos mesmos exercícios, pelo mesmo modo de vida e pelo culto ao fundador – provavelmente à sua memória, na maioria das vezes, à sua saga e aos seus escritos. Isso era particularmente notório entre os epicureus: onde quer que tivessem um grupo local, eles se encontravam uma vez por mês para um banquete em homenagem ao fundador. Mantinham a efígie dele em seus locais de reunião e em seus anéis, e aqueles que iam para a Grécia nunca deixavam de visitar a casa do fundador e o seu jardim perto de Atenas.

Cada escola ensinava e praticava um método de exercício psíquico específico. Os pitagóricos, uma comunidade ligada por uma disciplina rigorosa e obediência ao "mestre", seguiam restrições alimentares severas, faziam exercícios de autocontrole – por exemplo, era observado um longo período de silêncio durante a iniciação –, exercícios de evocação mnêmica e memorização para recitação. Também estudavam matemática, astronomia e música. Os platonistas buscavam juntos a verdade, que esperavam emergir nas conversas entre professor e discípulos. A escola aristotélica era uma espécie de instituto de pesquisa com escopo enciclopédico. O elemento de exercício psíquico era enfatizado entre os estoicos e os epicureus[91]. Os estoicos aprendiam o controle das emoções e praticavam exercícios escritos e verbais de concentração e meditação – um método que foi recuperado, séculos depois, por Santo Inácio de Loyola. Escolhiam um determinado tema – por exemplo, a morte – e o objetivo era dissociá-lo de todas as opiniões, de todos os medos e memórias estabelecidos que a ele tinham ficado associados. Uma outra prática era a das "consolações", que eram um discurso filosófico amistoso falado ou escrito para uma pessoa que está triste. Os epicureus, em suas meditações, evitavam confrontar diretamente o mal; em vez disso, evocavam alegrias passadas e futuras. Também recorriam à intensa memorização de um compêndio de máximas, que recitavam incessantemente, em voz alta ou mentalmente. Não há dúvida de que tais práticas também exerciam uma ação psicoterapêutica em muitos indivíduos. Argumentou-se que o estoicismo mostrava certos traços que podem ser encontrados nas escolas adleriana e existencialista de hoje em dia, e que algumas das características da Academia de Platão podem ser encontradas na escola junguiana, ao passo que Epicuro, que visava à eliminação da angústia, foi por isso comparado a Freud[92].

Essas escolas exerceram uma influência considerável na vida da época. Elas se esforçaram para disseminar seu ensino por meio de palestras e livros (a Casa de Epicuro, perto de Atenas, era também uma editora), e ocasionalmente influenciaram políticos. Muitos de seus discípulos eram professores ou médicos. Na perspectiva de hoje em dia, essas escolas parecem de igual importância e os capítulos dedicados a elas na história da filosofia são de tamanho semelhante; porém, os seus contemporâneos impressionavam-se com o fato de o sucesso e a adesão a elas serem muito desiguais. Os estoicos superavam em número os discípulos de Platão e Aristóteles, mas de longe os mais populares eram os epicureus, que tinham grandes comunidades em quase todas as cidades do mundo greco-romano.

A psicoterapia filosófica não consistia meramente em métodos de educação coletiva, disciplina e exercício mental, que eram ensinados em nível coletivo. Também podia inspirar métodos de terapia individual, como evidenciado pelo tratado de Galeno, *Sobre as Paixões da Alma*[93]. O método de Galeno deve ser entendido contra o pano de fundo da cultura e dos costumes contemporâneos. Na sua época, imperava a brutalidade. A própria mãe de Galeno, diz ele, costumava morder os seus criados; e, como um exemplo de moderação, Galeno cita o pai que, quando bravo com os criados, não os chutava, esperando a cólera diminuir antes de lhes bater. Galeno também conta que, numa viagem com um amigo, dois criados não estavam conseguindo encontrar uma das malas, ao que seu amigo os atingiu com uma espada, ferindo-os gravemente. O imperador Adriano perfurou o olho de um de seus escravos num acesso de cólera. Parece que os gregos e romanos daquela época eram propensos a comportamentos descontrolados, oriundos ou dos poderes "irascíveis" ou dos poderes "concupiscíveis" da alma (na terminologia de Galeno). A existência de uma massa de escravos passivos sobre a qual qualquer explosão de paixões poderia ser descarregada fomentava esse modo de comportamento. Isso também pode explicar a extraordinária importância atribuída pelos filósofos e moralistas da época ao domínio das paixões, assim como o lugar central que ele ocupa no tratado de Galeno.

O método ensinado por Galeno para dominar as paixões parece ter sido emprestado principalmente dos estoicos – embora aqui, como na medicina, ele fosse um eclético. O primeiro passo consistia em abster-se do tipo mais cru de explosão emocional: chutar, morder ou ferir os escravos de alguém, em especial. O segundo passo era encontrar um mentor, um conselheiro sábio e mais velho que apontaria os seus defeitos e daria conselhos – Galeno ressalta a importância primordial e a dificuldade de encontrar um homem como esse. O terceiro passo é engajar-se, com o auxílio do mentor, num esforço incessante de controlar as paixões. Galeno considerava esse exercício viável em qualquer idade, mesmo aos cinquenta, mas era mais sábio começar na juventude. Também havia métodos auxiliares, como um no qual o sujeito relia e recitava em voz alta, diariamente, as máximas da escola pitagórica. Com o passar dos anos, o sujeito reduziria o seu padrão de vida às meras necessidades vitais. Por exemplo, ficaria satisfeito com duas mudas de roupa e dois escravos. Nesse estágio, quando tivesse atingido a serenidade e a liberdade, até mesmo em relação ao sofrimento, veria as paixões como graves doenças da alma e seria, então, capaz de ajudar os outros. O método do sábio no aconselhamento de seu jovem discípulo é ilustrado no tratado mencionado acima e em *Sobre os Erros da Alma*, no qual Galeno distingue duas fontes de erros: os de natureza puramente intelectual e os que derivam das paixões.

A Cura Religiosa e a "Cura d'Almas"

A Igreja Católica retomou, de religiões anteriormente estabelecidas, práticas como orações, votos, peregrinações – práticas que certamente tinham uma virtude estimulante numa época em que as pessoas viviam uma vida monótona, arraigada em um só lugar –, e deu grande importância à prática da confissão, feita individualmente a um sacerdote comprometido com o sigilo absoluto. Há razões para acreditar que a prática comum da confissão exerceu uma influência no desenvolvimento da psicologia, na forma de autobiografias – como as *Confissões* de santo Agostinho – e do romance psicológico[94]. Um corpo de conhecimento psicológico foi adquirido pelos sacerdotes e foi sistematizado, em certa medida, em manuais de teologia moral; mas as próprias natureza e rigidez do segredo sacerdotal da confissão tornaram bastante abstrato esse conhecimento sistematizado[95].

Os reformadores protestantes aboliram a confissão compulsória, mas foi entre comunidades protestantes que surgiram uma nova prática e uma nova tradição: a "cura d'almas" (*Seelsorge*). Havia muitos aspectos e variedades de "cura d'almas". Um deles é de particular importância[96]. Certos ministros protestantes eram considerados possuidores de um dom espiritual particular que os capacitava a obter a confissão de um segredo perturbador de almas aflitas e a ajudar essas pessoas a sair de suas dificuldades. Esses clérigos conservavam a tradição do sigilo absoluto, embora ela não lhes fosse imposta com a mesma rigidez como na Igreja Católica. Na falta de um exemplo histórico autêntico de uma cura como essa, recorreremos a um romance de Heinrich Jung-Stilling, *Theobald, oder die Schwärmer* (Teobaldo, ou os Entusiastas), publicado em 1785. Num dos principais episódios do romance, encontramos um relato detalhado de uma "cura d'alma" que muito provavelmente foi inspirado por um acontecimento real que chegou ao conhecimento do romancista:

> Uma jovem mulher solteira, Sannchen, é acometida por um tipo peculiar de depressão. Os médicos atribuem-na a uma "fraqueza dos nervos" e chamam de histeria; tratam a paciente com o uso de medicamentos, mas sem sucesso. Então a família, aflita, ouve falar de um pastor do vilarejo, o reverendo Bosius – que dizem ter um dom particular para a "cura d'almas" –, e pede a sua ajuda. O reverendo é descrito no romance como devoto, culto, despretensioso e dedicado. Assim que ele chega, vai passear com Sannchen no jardim. A sua gentileza impressiona-a favoravelmente. Ele começa com uma longa e amistosa fala sobre o amor de Deus, que está refletido em tudo da Natureza, onde cada ser é um pensamento d'Ele. Ora, qual o mais belo de todos os pensamentos de Deus? O amor. E o que é o amor? É pulsão, naquele que ama, a unir-se com o amado. Isso leva Sannchen a contar-lhe o seu segredo: seu amor frustrado por Theobald e uma transgressão que ela cometera. Após ouvir a confissão, o reverendo exclama: "Boas Almas! Quão pouco conheceis sobre o amor!" E então começa a explicar-lhe que, sob o disfarce do amor, ela havia sido enganada pela paixão. A paixão não é nada além da "pulsão sexual natural" (*natürlicher Geschlechtstrieb*), isto é, o instinto natural de animais que querem se reproduzir, por mais refinado e sublimado que ele possa parecer.
>
> Após essa primeira conversa, o reverendo Bosius leva Sannchen a aceitar a sua sina, e agora, com o seu assentimento, explica a situação para os pais dela. Então ele convence Theobald a concordar em se casar com ela, de modo que a primeira parte do romance é concluída com um casamento silencioso de Theobald e Sannchen[97].

Notaremos que o segredo patogênico que Bosius encontrou tão rapidamente estava relacionado a um caso de amor; parece que ele sabia, pela sua experiência pregressa com a "cura d'almas", que só podia ser isso. Também notamos que o reverendo não considerou que havia cumprido a sua tarefa quando obteve a confissão e prestou consolo. Com a permissão da paciente, desempenhou um papel ativo na busca de soluções para os seus problemas angustiantes. O procedimento todo lembra um pouco uma psicoterapia breve de hoje em dia.

Chegou um momento em que o conhecimento do segredo patogênico e o seu tratamento caíram em mãos laicas. Quando isso aconteceu, não se sabe, mas pode ter sido entre os primeiros magnetizadores – que discutiremos no próximo capítulo. A noção do segredo opressivo tornou-se conhecida para esses homens logo após a descoberta, realizada por Puységur, do estado de "sono magnético" – chamado, posteriormente, de "hipnose". O primeiríssimo paciente que Puységur induziu ao sono magnético em 1784, Victor Race, informou-lhe a respeito de um conflito que tivera com a irmã e sobre o qual jamais ousaria falar em estado normal. E, em estado normal, seguiu o conselho de Puységur, para a sua própria satisfação[98]. Em 1786, o conde de Lutzelbourg publicou a história de um de seus pacientes, que era encantado com um amigo em quem tinha a maior confiança quando em estado de vigília[99]. Contudo, em "sono magnético", sabia que o suposto amigo era um traidor que o havia prejudicado e explicou ao magnetizador o que ele tinha de fazer para transmitir esse conhecimento de seu "sono" para o seu estado de vigília. No período inicial do magnetismo, casos similares foram relatados por toda parte. Eles se tornaram menos frequentes na segunda metade do século XIX, mas nos anos de 1880 e 1890 ainda havia hipnotistas que sabiam como aliviar os seus pacientes de penosos segredos contados em estados hipnóticos.

A noção de segredo patogênico foi gradualmente sendo conhecida por um público mais amplo. Evidências disso podem ser encontradas numa série de obras literárias ao longo do século XIX. Um romance que Jeremias Gotthelf (pseudônimo do pastor suíço Albert Bitzius) publicou em 1843 conta a história de um jovem, filho de ricos camponeses, que estava morrendo lentamente em desespero por estar secretamente apaixonado por uma jovem donzela com quem seus pais não lhe permitiriam casar-se, por ser órfã e pobre[100]. A família arranjou um casamento com uma noiva rica e arrogante. Uma vidente velha e experiente adivinha o segredo e induz a família a romper o noivado e casar o jovem com a sua amada: a partir daquele momento ele está curado. Em 1850, Nathaniel Hawthorne descreveu, em sua obra-prima *The Scarlet Letter* (A Carta Escarlate), como um segredo patogênico pode ser descoberto por um homem vil e explorado para torturar a sua vítima até a morte[101].

A impressionante história de um segredo patogênico e seu tratamento foi contada em 1888 por Ibsen em sua peça *A Dama do Mar*:

> Uma mulher neurótica, Ellida, sofre de uma misteriosa neurose que deve ter alguma conexão com o mar: Ellida passa uma quantidade anormal de tempo banhando-se e nadando no fiorde, embora afirme odiar as suas "águas doentias e adoecedoras", em contraste com

a água do mar aberto, cheia de vida. Sempre que alguém fala do mar e dos marinheiros, ela fica sobressaltada e demonstra profundo interesse. Sugere a um artista a ideia de pintar uma sereia morrendo na costa com o recuo do mar. Conversando com um escultor, pensa imediatamente na modelagem de tritões, sereias e *vikings*. Falando da filhinha que havia morrido na infância, afirma que a cor e o brilho dos olhos dela mudavam de acordo com os vários tons e aspectos do mar. Ela tem uma teoria de que, se a humanidade tivesse escolhido viver no mar, e não na terra, os homens seriam melhores e mais felizes, mas a humanidade tomou o rumo errado. É tarde demais para voltar para o mar; um sentimento confuso desse erro é a mais profunda raiz do sofrimento humano. O segredo vai emergindo gradualmente: Ellida estava atraída – ou talvez seduzida – por um marinheiro misterioso. Ela juntou os anéis deles numa só corrente; ele jogou a corrente no mar e desapareceu, dizendo que um dia voltaria para ela. O marinheiro misterioso retorna e exige de Ellida a realização da promessa, mas, nesse ínterim, ela havia se casado. Seu marido lhe deixa a escolha entre ele e o estrangeiro, embora apelando para o seu senso de dever. Ela escolhe o marido, e o escritor nos dá a entender que essa decisão livre e responsável promoverá a sua cura[102].

A peça de Ibsen ressalta dois aspectos do segredo patogênico: 1. os muitos modos simbólicos em que ele se expressa involuntariamente; 2. a cura pode não depender exclusivamente da intervenção do psicoterapeuta, mas da escolha livre e responsável que o paciente possa fazer.

Parece que o primeiro médico que sistematizou o conhecimento do segredo patogênico e sua psicoterapia foi o médico vienense Moritz Benedikt[103]. Em uma série de publicações realizadas entre 1864 e 1895, Benedikt mostrou que a causa de muitos casos de histeria e demais neuroses reside num segredo doloroso, geralmente parte da vida sexual; e que muitos pacientes podem ser curados pela confissão de seus segredos patogênicos e pela extenuação dos problemas relatados.

É possível se perguntar até que ponto a psiquiatria dinâmica moderna foi influenciada pela velha noção de segredo patogênico e de sua cura. Como veremos em capítulos posteriores, alguns dos casos de Janet e de Freud estão relacionados a segredos patogênicos inconscientes – tal como foi com os magnetizadores e hipnotistas. Em sua "Comunicação Preliminar", publicada juntamente com Breuer em 1893, Freud menciona, em uma nota de rodapé, que "a maior proximidade com nossas explanações teóricas e terapêuticas encontramos em algumas observações de Benedikt publicadas ocasionalmente". Com o desenvolvimento posterior da psicanálise, o conceito de segredo patogênico foi sendo gradualmente absorvido nos conceitos de reminiscências traumáticas, recalque e sentimentos de culpa neurótica.

Entre os pioneiros da psiquiatria dinâmica, aquele que dedicou mais atenção a esse conceito foi C.G. Jung, que talvez tenha ouvido falar a respeito dele por seu pai, um ministro protestante[104]. Jung considerava esse tratamento uma parte preliminar do tratamento psicoterapêutico completo. Entre os primeiros discípulos de Freud, o reverendo Oskar Pfister, de Zurique, foi o primeiro a aplicar a psicanálise à *Seelsorge*. Para aqueles que o conheceram pessoalmente, ou leram cuidadosamente os seus escritos, está claro que a psicanálise foi para Pfister, em certa medida, uma redescoberta e um aperfeiçoamento da tradicional "cura d'almas". Pfister sempre pensou sua prática psicanalítica como parte de seu trabalho pastoral. Por essa razão encontram-se em seus escritos muitos relatos de terapias analíticas breves baseadas no rápido desnudamento de memórias desprazerosas mais ou menos "recalcadas". O circuito havia então se completado: a terapia do segredo patogênico, que tinha começado com a "cura d'almas", havia a ela retornado de uma forma modernizada.

Psicoterapia Científica

Uma nova era foi inaugurada no final do século XVI e ao longo do XVII com o nascimento da ciência moderna. Enquanto no início da era científica o conhecimento havia se baseado na observação e na dedução, o conhecimento científico moderno se baseia na experimentação e na mensuração. A ciência esforça-se pela unificação do conhecimento humano: só há uma ciência, da qual as ciências particulares são ramos. Isso descarta a possibilidade de escolas distintas existindo lado a lado, cada uma com as suas próprias doutrinas e tradições em oposição às de outras escolas. Assim, a medicina tornou-se um ramo da ciência, a psiquiatria, um ramo da medicina, e a psicoterapia, uma aplicação da psiquiatria, com base em descobertas científicas. Nessa perspectiva, o médico – o psiquiatra, inclusive – torna-se cada vez mais um técnico e um especialista. Uma vez que a ciência é um conhecimento abrangente, ela não pode admitir a validade de cura extracientífica; daí o menosprezo da medicina "oficial" por todos os tipos de medicina primitiva e popular – esta última contendo vestígios da medicina primitiva e da medicina científica inicial[105].

A diferença entre terapia primitiva e terapia científica pode ser sintetizada na Tabela 1–3:

Tabela 1–3

CURA PRIMITIVA	TERAPIA CIENTÍFICA
1. O curandeiro é muito mais que um médico; ele é a personalidade mais importante de seu grupo social	1. O terapeuta é um especialista entre muitos outros
2. O curandeiro exerce a sua ação primordialmente por meio da sua personalidade	2. O terapeuta aplica técnicas específicas de uma forma impessoal
3. O curandeiro é preponderantemente um psicossomaticista; ele trata muitas doenças físicas por meio de técnicas psicológicas	3. Há uma dicotomia entre terapia física e terapia psíquica. Na psiquiatria, a ênfase está no tratamento físico da afecção mental
4. A formação do curandeiro é longa e exigente, e frequentemente inclui a experiência de uma doença emocional grave que ele tem de superar a fim de ser capaz de curar outras pessoas	4. A formação é puramente racional e não leva em consideração os problemas pessoais, médicos ou emocionais do médico
5. O curandeiro pertence a uma escola que tem os seus próprios ensinamentos e tradições, divergindo dos de outras escolas	5. O terapeuta age com base numa medicina unificada, que é um ramo da ciência, e não um ensinamento esotérico

Esse paralelo poderia ser concluído citando a observação de Ackerknecht de que o pajé "desempenha, de uma forma irracional, o papel do homem mais irracional", ao passo que o médico moderno "racionaliza até o irracional"[106].

A Psicoterapia Dinâmica Moderna

A descrição de como a psiquiatria e a psicoterapia dinâmicas foram se desenvolvendo lentamente durante o século XIX e irromperam na virada do século XIX para o XX, com Charcot, Janet, Freud e seus seguidores, constitui o tema do presente livro.

Historicamente, a psicoterapia dinâmica moderna deriva da medicina primitiva, e uma continuidade ininterrupta pode ser demonstrada entre o exorcismo e o magnetismo, o magnetismo e o hipnotismo, e o hipnotismo e as escolas dinâmicas modernas.

Consultando a tabela acima, podemos ver que certos traços da terapia dinâmica moderna apontam para uma inequívoca afinidade com a cura primitiva. Muitas vezes os psicanalistas são considerados membros mais proeminentes da comunidade do que o médico "científico" médio. A personalidade de um psicanalista é a sua principal ferramenta terapêutica. A formação psicanalítica é incomparavelmente mais exigente que a da maioria dos outros especialistas e inclui uma longa análise pessoal destinada a extenuar os problemas emocionais do psicanalista. A psicoterapia dinâmica produziu um renascimento da medicina psicossomática. A psiquiatria dinâmica moderna é dividida numa variedade de "escolas", cada uma com a sua própria doutrina, o seu próprio ensino, a sua própria formação. Acaso tudo isso significa que a psicoterapia dinâmica é uma regressão na direção do passado ou, antes, que a abordagem científica provou ser insuficiente para cobrir toda a personalidade do homem, precisando ser suplementada por outras abordagens? Voltaremos a esse problema no final deste livro.

NOTAS

1. O termo *medicine men* é utilizado para nomear os curandeiros das sociedades indígenas norte-americanas, então se trata de um termo marcado que, ao longo da obra, é empregado de maneira generalizada pelo autor. Utilizo, na tradução, o termo "pajé", que é, para nós, no Brasil, um termo marcado (já que utilizado para nomear os curandeiros nas comunidades indígenas da América do Sul), mantendo uma transitividade simétrica à que o original implica entre esse termo e os outros que a obra mobiliza. Em tempo, o termo "curandeiro" foi utilizado para verter o original *healer*. (N. da T.)

2. A. Bastian, Über psychische Beobachtungen bei Naturvölkern, *Schriften der Gesellschaft für Experimental-Psychologie zu Berlin*, Band II, Leipzig: Ernst Günther, 1890, p. 6-9.

3. Ver *Die Medizin der Naturvölker: Ethnologische Beiträge zur Urgeschichte der Medizin*, Leipzig: Th. Grieben, 1893.

4. Ver *Über Medizinzauber und Heilkunst im Leben der Völker*, Berlin: Oswald Arnold, 1941.

5. Ver *A History of Medicine*, v. I, New York: Oxford University Press, 1951.

6. F.E. Clements, Primitive Concepts of Disease, *University of California Publications in American Archeology and Ethnology*, v. XXXII, n. 2, 1932, p. 185-252.

7. Ver *Les Possédées noires*, Paris: Schiller, 1894.

8. Georges Gilles de la Tourette, *Traité clinique et thérapeutique de l'hystérie*, Paris: Plon-Nourrit, 1891, p. 121.

9. O. Pfister, Instinktive Psychoanalyse unter den Navaho-Indianern, *Imago*, v. XVIII, n. I, 1932, p. 81-109.

10. C.L. Strauss, Sorciers et psychanalyse, *Courrier de l'Unesco*, v. IX, juil-août 1956, p. 8-10.

11. Do alemão: "círculo protocultural". (N. da T.)

12. William W. Elmendorf, Soul Loss Illness in Western North America, *Selected Papers of the XXIXth International Congress of Americanists*, t. III, Chicago: University of Chicago Press, 1952, p. 104-114.

13. Ver *Primitive Culture*, London: John Murray, 1871.

14. Ver J.G. Frazer, *The Golden Bough*, v. II: *Taboo and the Perils*

of the Soul, 3. ed., London: Macmillan, 1911. (Trad. bras.: *O Ramo de Ouro*, trad. W. Dutra, Rio de Janeiro: Zahar, 1982.)

15. Gavriil Vassilievtch Ksenofôntov, em Adolf Friedrich (Hrsg.), *Schamanen-Geschichten aus Sibirien*, Übersetzt von. Friedrich; Georg Buddrus, München: O.W. Barth, 1955, excerto condensado.

16. F.S. y Rosas, El Mito del Jani o Susto de la Medicina Indígena del Peru, *Revista Psiquiátrica Peruana*, t. I, n. 2, 1957, p. 103-132.

17. F. Boas, The Religion of the Kwakiutl Indians, *Columbia University Contributions to Anthropology, Part II, Translations*, v. x, New York: New York University Press, 1930, p. 1-4.

18. C.L. Strauss, Le Sorcier et sa magie, *Les Temps modernes*, v. IV, n. 41, mars 1949, p. 121-138. (Trad. bras.: O Feiticeiro e Sua Magia, *Antropologia Estrutural*, trad. Beatriz Perrone-Moisés, São Paulo: Cosac Naify, 2008, p. 181-200.)

19. Praticado entre povos indígenas da costa noroeste da América do Norte, o *potlatch* é uma festa cerimonial opulenta na qual bens são doados ou destruídos para exibir riqueza ou aumentar o prestígio. (N. da T.)

20. Ver *Die Besessenheit*, Langensalza: Wendt & Klauwell, 1921. (Trad. ingl.: *Possession: Demoniacal and Other Among Primitive Races, in Antiquity, the Middle Ages, and Modern Times*, New York: Richard R. Smith, 1930.)

21. Ver L. von Baelz, Über Besessenheit, *Verhandlungen der deutschen Gesellschaft Naturforscher und Ärzte*, n. 79, 1906.

22. K. Nozaki, *Kitsuné: Japan's Fox of Mystery, Romance and Humor*, Tokyo: The Hokuseido, 1961, p. 211-227.

23. Ver Henry Rusillon, *Un Petit continente: Madagascar*, Paris: Société des Missions Evangéliques, 1933.

24. Ver P. Lowell, *Occult Japan, or the Way of the Gods*, Boston: Houghton Mifflin, 1895.

25. Rudolf Kriss; Hubert Kriss-Heinrich, Peregrinatio Hellenika, *Veröffentlichungen des Oesterreichischen Museums für Volkskunde*, v. VI, Wien: Österreichisches Museum für Volkskunde, 1955, p. 66-82.

26. Citado em Erwin Liek, *Das Wunder in der Heilkunde*, München: J.F. Lehmanns, 1930, p. 67-70.

27. Peter Hartocollis, Cure by Exorcism in the Island of Cephalonia, *Journal of the History of Medicine*, v. XIII, 1958, p. 367-372.

28. Ver Gustav Roskoff, *Geschichte des Teufels*, Leipzig: F.A. Brockhaus, 1869, 2 v.

29. Ver J. Kerner, *Nachricht von dem Vorkommen des Besessenseyns eines dämonisch-magnetischen Leidens und seiner schon im Alterthum bekannten Heilung durch magisch-magnetisches Einwirken, in einem Sendschreiben an den Herrn Obermedicinalrath Dr. Schelling in Stuttgart*, Stuttgart: J.C. Cotta, 1836.

30. Esse relatório é conhecido há muito tempo apenas pelas cópias incompletas, às vezes imprecisas, que foram utilizadas pelos biógrafos da Blumhardt. O texto completo

foi publicado em 1955: Johann Christoph Blumhardt, *Blumhardts Kampf*, Stuttgart-Sillenbuch: Goldene Worte, 1955.

31. Muitos exemplos de tais crenças podem ser encontrados na monografia de Gisela Piaschewsky, *Der Wechselbalg: Ein Beitrag zum Aberglauben der nordeuropäischen Völker*, Breslau: Maruschko and Berendt, 1935.

32. Ver Friedrich Zündel, *Pfarrer Johann Christoph Blumhardt – Ein Lebensbild*, Zürich: S. Höhr, 1880.

33. Ver Pierre Scherding, Christophe Blumhardt et son père, *Publ. Faculté de Théologie Protestante de Strasbourg*, n. 34. Paris: Félix Alcan, 1937.

34. Ibidem.

35. Ver reverendo Blumhardt, Mittheilungen, *Evangelisches Kirchenblatt zunächst für Württemberg*, 1845, p. 113-254. O autor deve à Biblioteca Nacional de Württemberg, Stuttgart, a fotocópia desse documento.

36. V. von Weizsäcker, *Seelenbehandlung und Seelenführung*, Gütersloh: C. Bertelsmann, 1926.

37. Ver Edgar Michaelis, *Geisterreich und Geistesmacht: Der Heilungs- und Dämonenkampf J. Chr. Blumhardts*, Bern: Haupt, 1949.

38. Gaetano Benedetti, Blumhardts Seelsorge in der Sicht heutiger psychotherapeutischer Kenntnis, *Reformatio*, v. IX, 1960, p. 474539.

39. Ver Alphonse Maeder, *Studien über Kurz-Psychotherapie*, Stuttgart: Klett, 1963.

40. Fernand Grébert, *Au Gabon*, 2. ed., Paris: Société des Missions Evangéliques, 1928, p. 171-172.

41. Marcel Mauss, Effet psychique chez l'individu de l'idée de mort suggérée par la collectivité (Australie: Nouvelle Zélande), *Journal de psychologie normale et pathologique*, v. XXIII, 1926, p. 653-669.

42. Essa diferença entre fatos africanos e polinésios foi apontada ao autor em conversa com o antropólogo Maurice Leenhardt.

43. Ver R. Pettazzoni, *La confessione dei peccati*, Bologna: Nicola Zanichelli, 15, 1936, 3 v.

44. H. Aldenhoven, Klinischer Beitrag zur Frage der Todesahnungen, *Psychotherapie*, Band II, 1957, p. 55-59.

45. Geoffrey Blake-Palmer, Maori Attitudes to Sickness, *The Medical Journal of Australia*, v. XLIII, n. 2, 1956, p. 401-405.

46. Ver Fritz Ernst, *Vom Heimweh*, Zürich: Fretz & Wasmuth, 1949; Maurice Bachet, Étude sur les états de nostalgie, *Annales médico-psychologiques*, v. CVIII, n. 1, 1950, p. 559-587; n. 2, p. 11-34.

47. Paul Ragueneau, *The Jesuit Relations and Allied Documents*, v. XLII, Cleveland: Burrows Brothers, 1899, p. 164.

48. Ibidem, v. XXXIII, 1898, p. 188-208. O interesse dessa descrição foi mostrado por Mark D. Altschule, *Roots of Modern Psychiatry*, New York: Grune & Stratton, 1957.

49. Ibidem, v. XLII, 1899, p. 158-160.

50. Ibidem, v. VIII, 1897, p. 260-262.

51. Maurice Genty, Magendie, em Paul Busquet; Maurice Genty (dirs.), Les Biographies médicales, v. IV, Paris: J.B. Baillière, 1936, p. 113-144.

52. B. Lewin, Der Zar, ein ägyptischer Tanz zur Austreibung böser Geister bei Geisteskrankheiten, und seine Beziehungen zu Heiltanzzeremonien anderer Völker und der Tanzwut des Mittelalters, Confinia Psychiatrica, v. I, 1958, p. 177-200.

53. Ver L. Mars, La Schizophrénie en Haiti, Bulletin du Bureau d'Ethnologie, n. 15, mar. 1958.

54. C. Le Barbier, Notes sur le pays des Bara-Imamono, Bulletin de l'Académie malgache, Nouvelle série, v. III, 1916-1917, p. 63-162.

55. Emile Birkeli, Folklore sakalava recueilli dans la région de Morondava, Bulletin de l'Académie malgache, Nouvelle série, v. VI, 1922-1923, p. 185-364.

56. Outro poderoso incentivo para a cura é o fato de que, se o paciente não estiver curado após o bilo, ele é responsabilizado e transformado em alvo de reprovação pública, podendo ser expulso da comunidade. Esse ponto foi trazido ao conhecimento do autor pelo antropólogo Louis Molet.

57. P. Janet, Les Médications psychologiques, v. I, Paris: Félix Alcan, 1919, p. 11-17.

58. Ver Arthur Maurice Hocart, The Life-Giving Myth and Other Essays, New York: Grove, 1954, sobretudo capítulo 20.

59. O efeito terapêutico do "retorno às origens" e da reencenação dos grandes mitos cosmogônicos foi bem exposto por Mircea Eliade, Mythes, rêves et mystères, Paris: Gallimard, 1957, p. 48-59.

60. Lucy Shepard Freeland, Pomo Doctors and Poisoners, University of California Publications in American Archeology and Ethnology, v. XX, 1923, p. 57-73.

61. Mathilda C. Stevenson, The Zuñi Indians: Their Mythology, Esoteric Fraternities and Ceremonials, XXIII Annual Report of the Bureau of American Ethnology, Washington: Smithsonian Institution, 1901-1902, p. 3-608.

62. Ibidem.

63. Ver W. Matthews, The Night Chant, a Navaho Ceremony, Memoirs of the American Museum of Natural History, v. VI, 1902; e idem, Anthropology, v. V, 1902.

64. O. Pfister, op. cit., p. 81-109.

65. Ruth Cranston, The Miracle of Lourdes, New York: McGraw-Hill, 1955, p. 7.

66. Pausânias, Description of Greece, v. IV, book 9, Cambridge: Harvard University Press/The Loeb Classical Library, 1955, p. 347-355; em especial, capítulo 39.

67. Ver Emma J. Edelstein; Ludwig Edelstein, Asclepius: A Collection and Interpretation of the Testimonies, Baltimore: The Johns Hopkins, 1945, 2 v.; Karl Kerenyi, Der göttliche Arzt: Studien über Asklepios und seine Kultstätten, Basel: Ciba Gesellschaft, 1948.

68. Carl Alfred Meier, Antike Inkubation und moderne Psychotherapie, Zürich: Rascher, 1949, p. 59-65.

69. Ver Otto Stoll, Suggestion und Hypnotismus in der Völkerpsychologie, 2. ed., Leipzig: Von Weit, 1904.

70. Ver Adolphus Peter Elkin, Aboriginal Men of High Degree, Sidney: Australasian Publishing, 1945.

71. Ver Ronald Rose, Living Magic: The Realities Underlying the Psychical Practices and Beliefs of Australian Aborigines. New York: Rand McNally, 1956.

72. Heinrich Brugsch, Aus dem Morgenlande, Leipzig: Ph. Reclam jun./Universal-Bibliothek, 1893, n. 3151-3152, p. 43-53.

73. Ver Marcel Mauss; Henri Hubert, Esquisse d'une théorie générale de la magie, L'Année Sociologique, v. VII, 1902-03; J.G. Frazer, The Golden Bough, v. 1: The Magic Art and the Evolution of Kings, 3. ed., London: Macmillan, 1911.

74. Ver Louis Weber, Le Rythme du progrès, Paris: Félix Alcan, 1913.

75. O papel do sugestionamento coletivo em tais ocorrências foi bem ilustrado por Marcel Mauss, ver nota 73. Ver também C.L. Strauss, op. cit., p. 121-138.

76. Herbert Basedow, The Australian Aboriginal, Adelaide: F.W. Preece and Sons, 1925, p. 174-182.

77. Ibidem.

78. Ver George Way Harley, Native African Medicine, Cambridge: Harvard University Press, 1941.

79. Robert William Felkin, Notes on Labour in Central Africa, Edinburgh Medical Journal, v. XXIX, 1884, p. 922-930.

80. J.N.P. Davies, The Development of "Scientific" Medicine in the African Kingdom of Bunyoro-Kitara, Medical History, v. III, 1959, p. 47-57.

81. J. Qvistad, Lappische Heilkunde, Oslo: Instituttet for Sammenlignende Kulturforskning, 1932, p. 90-91.

82. H.E. Sigerist, op.cit, p. 161.

83. Ver A. Maeder, op. cit.

84. Erwin H. Ackerknecht, Problems of Primitive Medicine, Bulletin of the History of Medicine, v. XI, n. 5, 1942, p. 503-521.

85. Ver Georgii Kaplamovich Nioradze, Der Schamanismus bei den sibirischen Völkern, Stuttgart: Strecker und Schröder, 1925.

86. Henri F. Ellenberger, La Notion de maladie créatrice, Dialogue: Canadian Philosophical Review, v. III, 1964, p. 25-41.

87. F.E. Clements, op. cit., p. 185-252.

88. E.H. Ackerknecht, op. cit., p. 503-521.

89. Ver, entre outros, os livros de M. Eliade, Yoga: Essai sur les origines de la mystique indienne, Paris: Geuthner, 1936, e Techniques du yoga, Paris: Gallimard, 1948.

90. Detalhes sobre a organização das seitas filosóficas gregas podem ser encontrados nos livros de Léon Robin, La Pensée grecque et les origines de l'esprit scientifique, Paris: Renaissance du Livre, 1923, p. 61-85; Paul Friedländer, Platon, v. 1, Seinswahrheit und Lebenswirklichkeit, 2. ed., Berlin: de Gruyter, 1954; Norman Wentworth

Dewitt, *Epicurus and His Philosophy*, Minneapolis: University of Minnesota Press, 1958, p. 89-120.

91. Ver Paul Rabbow, *Seelenführung. Methodik der Exerzitien in der Antike*, München: Koesel, 1954.

92. R. de Saussure, Epicure et Freud, *Gesundheit und Wohlfahrt*, v. XVIII, 1938, p. 356-360.

93. Ver Galen, *On the Passions and Errors of the Soul*, transl. by Paul William Harkins, Columbus: Ohio State University Press, 1961.

94. O poeta francês Alfred de Vigny argumentou que o romance psicológico deve sua origem à prática cristã da confissão. Ver Louis Ratisbonne (éd.), *Journal d'un poète*, Paris: Michel Lévy, 1867, p. 172.

95. Como veremos em capítulo posterior, o estudo objetivo da psicopatologia sexual deve sua origem ao trabalho dos teólogos morais católicos. Ver p. 304.

96. H.F. Ellenberger, The Pathogenic Secret and Its Therapeutics, *Journal of the History of the Behavioral Sciences*, v. II, 1966, p. 29-42.

97. Heinrich Stilling (Jung-Stilling), *Theobald oder die Schwärmer, eine wahre Geschichte*, v. 1, Frankfurt/Leipzig: [s.n.], 1785, p. 287-302. Há uma tradução em inglês, condensada e muitas vezes imprecisa: idem, *Theobald or the Fanatic. A True Story*, transl. by S. Schaeffer, New York: Saxton and Miles, 1846. Nessa tradução para o inglês, a frase crítica diz o seguinte: "na realidade, não é nada superior a um mero instinto natural, a simples excitação dos princípios animais que as pessoas podem refinar, sublimar e elevar ao mais elegante platonismo, como o farão; não obstante, sob todas as suas sublimações subsiste o mesmo princípio bruto, baixo e inferior". Essa é uma tradução um bocado refinada da linguagem simples utilizada pelo reverendo Bosius no texto original, à qual Sannchen responde com a seguinte exclamação: "Herr Pfarrer! Sie beschämen mich!" (Pastor! O senhor me deixa envergonhada!)

98. Ver Armand Marie-Jacques de Chastenet, marquis de Puységur, *Mémoires pour servir à l'histoire et à l'établissement du magnétisme animal*, 1784.

99. Comte de Lutzelbourg, *Extraits des journaux d'un magnétiseur attaché à la Société des Amis Réunis de Strasbourg*, Strasbourg: Librairie Académique, 1786, p. 47.

100. Ver J. Gotthelf, *Wie Anne Bäbi Jowäger haushaltet und wie es ihm mit den Doktern geht*, Solothurn: Jent und Gassmann, 1843-1844, 2 v.

101. Ver N. Hawthorne, *The Scarlet Letter. The Centenary Edition*, v. I, Columbus: Ohio State University Press, 1962.

102. Ver Henrik Ibsen [1888], *The Lady from the Sea (Fruen fra havet)*, transl. by E. Marx-Aveling. London: Unwin, 1890. (Trad. bras.: *A Dama do Mar*, trad. Vidal de Oliveira. Rio de Janeiro: Globo, 1984.)

103. Ver capítulo 5, p. 309; capítulo 7, p. 537; capítulo 10, p. 758-759.

104. Ver capítulo 9, p. 688.

105. Ver Oskar von Hovorka; Adolf Kronfeld, *Vergleichende Volksmedizin: eine Darstellung volksmedizinischer Sitten und Gebräuche, Anschauungen und Heilfaktoren, des Aberglaubens und der Zaubermedizin*, Stuttgart: Stretcher und Schröder, 1908-1909, 2 v.

106. E.H. Ackerknecht, op. cit., p. 503-521.

2

A Emergência
da Psiquiatria Dinâmica

A emergência da psiquiatria dinâmica pode ser remontada ao ano de 1775, a um conflito entre o médico Mesmer e o exorcista Gassner.

Gassner, um curandeiro imensamente bem-sucedido e popular, personificava as forças da tradição. Havia dominado uma técnica antiga, que ele aplicava em nome da religião estabelecida, mas o espírito da época não estava a seu favor. Por sua vez, Mesmer, um filho do "Iluminismo", tinha ideias novas, novas técnicas e grandes esperanças no futuro. Ele foi fundamental para derrotar Gassner e acreditava que a época era propícia para o início da revolução científica que ele tinha em mente.

Contudo, a derrocada de uma tradição em declínio não inaugura, por si só, uma nova tradição. As teorias de Mesmer foram rejeitadas, a organização que ele havia fundado durou pouco, e as suas técnicas terapêuticas foram modificadas pelos seus discípulos. Apesar disso, ele havia dado o impulso decisivo para a elaboração da psiquiatria dinâmica, ainda que um século antes de as descobertas de seus discípulos serem integradas, por Charcot e seus contemporâneos, ao *corpus* oficial da neuropsiquiatria.

Gassner e Mesmer

Nos primeiros meses de 1775, multidões de pessoas – ricos e pobres, fidalgos e camponeses (incluindo, entre eles, pacientes de todo tipo) – afluíram para a pequena cidade de Ellwangen, em Württemberg, para ver o padre Johann Joseph Gassner, um dos mais famosos curandeiros de todos os tempos. Ele exorcizava pacientes na presença de autoridades eclesiásticas católicas e protestantes, médicos, fidalgos de todos os escalões, membros da burguesia e céticos, assim como crentes. Todas as suas palavras e todos os seus gestos, mas também os de seus pacientes, eram registrados por um tabelião, e os registros oficiais eram assinados pelas testemunhas oculares de prestígio. Gassner, ele próprio, não passava de um modesto sacerdote de província; mas era só colocar as suas vestes cerimoniais, ocupar o seu assento e ter o paciente ajoelhado diante de si que coisas surpreendentes aconteciam. Várias compilações de registros oficiais sobreviveram, assim como relatos produzidos por testemunhas oculares. Dentre elas esteve um abade, Bourgeois, de cuja narrativa tomamos emprestado os seguintes detalhes:

> As primeiras pacientes foram duas freiras que haviam sido forçadas a deixar sua comunidade em razão de acessos convulsivos. Gassner disse para a primeira se ajoelhar diante dele, perguntou sucintamente o seu nome, a sua afecção, e se estava de acordo com o fato de que qualquer coisa que ele ordenasse deveria ser feita. Ela concordou. Então Gassner proferiu, de modo solene, em latim: "Se houver algo de preternatural nessa doença, ordeno, em nome de Jesus, que se manifeste imediatamente." A paciente começou a ter convulsões na hora. De acordo com Gassner, isso era a prova de que as convulsões eram causadas por um espírito maligno, e não por uma afecção natural. E então ele procedeu à demonstração de que tinha poder sobre o demônio, a quem ordenou, em latim, que produzisse convulsões em várias partes do corpo da paciente. Convocou, sucessivamente, as manifestações externas de dor, tolice, escrupulosidade, cólera etc., e até a aparência da morte. Todas as suas ordens foram pontualmente executadas. Então pareceu lógico que, uma vez domado um demônio a esse ponto, seria relativamente fácil expulsá-lo – e foi o que Gassner fez. Daí procedeu da mesma maneira com a segunda freira. Após o término da sessão, o ab. Bourgeois perguntou a ela se lhe havia sido muito doloroso; ela respondeu que tinha apenas uma vaga lembrança do que havia acontecido e que não sofrera demasiado. Então Gassner tratou uma terceira paciente: uma moça bem-nascida que, algum tempo antes, havia sido acometida por melancolia. Ele trouxe a melancolia à tona e explicou à moça o que ela devia fazer a fim de superá-la, no caso de ser por ela perturbada novamente.[1]

Quem era esse homem cujas curas quase milagrosas atraíam multidões? A história de vida de Johann Joseph Gassner (1727-1779) não é bem conhecida. Entre as narrativas biográficas, uma delas, de Sierke[2], é fortemente preconceituosa a seu respeito; outra, de Zimmermann[3], é mais bem documentada, mas enviesada a seu favor. Ambas se baseiam principalmente em panfletos contemporâneos, não em material de arquivo. Gassner nasceu em Braz, um vilarejo de miseráveis camponeses em Vorarlberg, uma província montanhosa no Oeste da Áustria. Foi ordenado sacerdote em 1750 e, a partir de 1758, exerceu o sacerdócio em Klösterle, um pequeno vilarejo no Leste da Suíça. Alguns anos depois, de acordo com Zimmermann, começou a sofrer de violentas dores de cabeça, tontura e outros distúrbios que ficavam piores sempre que ele começava a celebrar a missa, a pregar ou a ouvir as confissões. Esse detalhe particular levou-o a suspeitar de que "o Mal" pudesse estar atuando; recorreu ao exorcismo e às orações da Igreja, e seus problemas acabaram desaparecendo. Então ele começou a exorcizar pessoas doentes em sua paróquia, aparentemente com muito sucesso, já que começaram a ir até ele pacientes de todos os distritos vizinhos. Em 1774, a sua fama aumentou depois de ele ter curado uma moça bem-nascida, a condessa Maria Bernardine van Wolfegg.

No mesmo ano, Gassner escreveu um livreto em que explicava os princípios do seu método curativo[4]. Distinguia dois tipos de afecções: as naturais, que pertenciam ao domínio do médico; e as preternaturais, que ele classificava em três categorias – *circumsessio* (um imitação de uma afecção natural, causada pelo diabo); *obsessio* (o efeito da feitiçaria); e *possessio* (possessão diabólica manifesta), a menos frequente dentre elas. Em todos esses casos, Gassner primeiro dizia ao paciente que a fé no nome de Jesus era um pré-requisito essencial para ser curado, e pedia o consentimento para o uso do *exorcismus probativus* (exorcismo experimental). Então rogava solenemente ao demônio que manifestasse os sintomas da doença; se os sintomas fossem produzidos, Gassner considerava provado que a doença era causada pelo diabo e prosseguia exorcizando-o. Mas caso nenhum sintoma aparecesse, enviava o paciente a um médico. Dessa forma, considerava que a sua postura era irrepreensível, tanto do ponto de vista da ortodoxia católica como do da medicina.

Por causa de sua fama repentina, Gassner recebia convites de vários lugares, inclusive de Constança, onde realizou tratamentos com exorcismo – aparentemente, sem conseguir obter os favores do cardeal Roth, bispo de Constança. Mas ele encontrou um poderoso patrono na figura do príncipe-bispo de Ratisbona, o conde Fugger, que o designou para ocupar um cargo honorário em sua própria corte. Gassner fixou-se assim na antiga vila eclesiástica de Ellwangen, lá vivendo entre novembro de 1774 e junho de 1775. Durante esse período, atingiu o auge de suas atividades; os pacientes iam aos montes para Ellwangen, e uma tempestade de polêmicas se armou ao seu redor. Dezenas de panfletos foram publicados, tanto a seu favor quanto contra, na Alemanha, na Áustria, na Suíça e até na França.

Gassner teve o apoio de alguns patronos eclesiásticos, para além do apoio das massas e daqueles que tinham esperança de serem curados por ele. Seus inimigos acrescentavam que ele era particularmente popular entre os estalajadeiros e condutores de carruagem, que se beneficiavam amplamente dos modismos. Um de seus admiradores foi Lavater, célebre pastor de Zurique. Entre os seus adversários estiveram o teólogo católico Sterzinger, o teólogo protestante Semmler, e a maioria dos representantes do Iluminismo. Circulavam rumores de que certamente iriam acontecer casos de possessão onde quer que fosse anunciada a visita de Gassner; imitadores – entre eles até mesmo camponeses e crianças – começaram a exorcizar utilizando o seu método[5]. Em Viena, ocorreram animadas controvérsias, a seu favor e também contra ele.

Por que esse arroubo de paixão? Isso pode ser mais bem compreendido se olharmos para a situação da Europa em 1775.

Politicamente, a Europa havia começado a deixar para trás a velha organização feudal para avançar na direção do desenvolvimento dos Estados Nacionais. Em contraste com nações unificadas, como França e Inglaterra, a Alemanha – sob a soberania nominal do Imperador – era um conglomerado inextricável de mais de trezentos estados de todos os tamanhos. A maior parte da Europa continental estava sob o domínio da monarquia Austríaca, que governava não só a Áustria propriamente dita, mas também uma dúzia de nações sujeitadas. Viena, um centro artístico e científico de primeira ordem, era a sede da sua brilhante corte. Um forte e rígido sistema de classes sociais hereditárias prevalecia em toda parte: nobreza, burguesia, campesinato e operariado, cada classe com as suas subclasses. A Igreja mantinha pulso firme com as classes baixa e média. Mas a Europa havia caído nos encantos de uma nova filosofia, o Iluminismo, que proclamava o primado da Razão sobre a ignorância, a superstição e a tradição cega. Guiada pela Razão, esperava-se que a humanidade seguisse por um caminho de progresso ininterrupto em direção a um futuro de felicidade universal. Na Europa Ocidental, o Iluminismo havia desenvolvido tendências radicais que mais tarde iriam se materializar nas revoluções estadunidense e francesa. O restante da Europa era governado pelo "despotismo esclarecido", um compromisso entre os princípios do Iluminismo e os interesses das classes dirigentes. Maria Teresa da Áustria, Frederico II da Prússia e Catarina, a Grande, da Rússia eram os representantes típicos desse sistema. Também na Igreja as tendências "esclarecidas" iam ganhando terreno: a ordem dos jesuítas foi pega como bode expiatório e abolida em 1773. A famigerada caça às bruxas e os processos a ela relacionados ainda não haviam desaparecido por completo – uma das últimas execuções seria a de Anna Göldi, em Glarona, Suíça, no ano de 1782 –, mas tudo o que estava relacionado aos demônios, à possessão ou ao exorcismo era evitado[6].

Tendo em vista essa atmosfera, compreende-se por que houve tanta oposição contra Gassner, e também por que até os seus mais fiéis apadrinhadores se viram forçados a assumir posições de extrema cautela. O príncipe-bispo de Ratisbona ordenou que fosse feito um inquérito, que ocorreu em junho de 1775; depois disso, Gassner foi aconselhado a reduzir sua atividade e a exorcizar apenas pacientes que lhe houvessem sido enviados pelos seus respectivos ministros de igreja. A Universidade de Ingolstadt delegou uma comissão com representantes das suas quatro faculdades para fazer um inquérito. Esse inquérito foi realizado em 27 de maio de 1775, em Ratisbona, e teve um resultado bastante favorável. A Corte Imperial, em Viena, também se interessou ativamente pelo assunto[7].

Em Munique, o príncipe-eleitor Maximiliano José da Baviera também designou uma comissão de inquérito. Essa comissão convidou o dr. Mesmer, que afirmava ter descoberto um novo princípio chamado de "magnetismo animal" e que havia acabado de voltar de uma viagem pelo Reno e a Constança, onde diziam que havia realizado curas maravilhosas. Mesmer chegou a Munique e, em 23 de novembro de 1775, deu demonstrações durante as quais suscitou nos pacientes o aparecimento e o desaparecimento de vários sintomas, até mesmo de convulsões, somente com o toque do seu dedo[8]. O padre Kennedy, secretário da Academia, estava sofrendo de convulsões e Mesmer mostrou ser capaz de produzi-las e dissipá-las conforme a sua vontade. No dia seguinte, na presença de membros da corte e de membros da Academia, provocou ataques em um epilético e afirmou ser capaz de tratar o paciente por meio do magnetismo animal. Na prática, isso equivalia ao procedimento de Gassner, sem envolver o uso do exorcismo. Mesmer declarou que Gassner era, sem dúvida, um homem honesto, mas estava tratando os seus pacientes por meio do magnetismo animal sem disso ter ciência. Podemos imaginar que, ao ouvir o parecer de Mesmer, Gassner deva ter se sentido como Moisés, quando os magos egípcios reproduziram seus milagres na presença do Faraó. Mas, diferentemente de Moisés, Gassner não havia sido autorizado a testemunhar a apresentação de Mesmer ou a responder ao seu parecer.

Enquanto isso, a Corte Imperial – que, decididamente, não se mostrava favorável a Gassner – havia pedido que o príncipe-bispo de Ratisbona o demitisse, e ele foi enviado então à pequena comunidade de Pondorf. Em Roma, o papa Pio VI (Giovanni Angelo Braschi) ordenou que as atividades de Gassner fossem investigadas. No decreto que veio em seguida, asseverou-se que, embora o exorcismo fosse uma prática comum e salutar da Igreja, ele devia ser realizado com discrição e com estrita aderência às prescrições do rito romano.

Gassner morreu em Pondorf, em 4 de abril de 1779. A sua lápide tinha uma longa inscrição em latim, descrevendo-o como o mais célebre exorcista de sua época.

Nunca ninguém questionou a absoluta devoção de Gassner, a sua despretensiosidade e o seu altruísmo. No entanto, para a sua infelicidade, ele havia chegado tarde demais, e as controvérsias que o rodeavam tinham um objeto muito mais importante: o embate entre o Iluminismo recente e as forças da tradição. A queda de Gassner preparou o caminho para um método curativo que não tivesse laços com a religião e atendesse os requisitos de uma era "esclarecida". Tratar os doentes não é o bastante; é preciso tratá-los com métodos aceitos pela comunidade.

Franz Anton Mesmer (1734-1815)

O fatídico ponto de inflexão do exorcismo para a psicoterapia dinâmica foi atingido, assim, em 1775, por Franz Anton Mesmer – que, por vezes, foi comparado a Colombo. Tanto Colombo quanto Mesmer descobriram um novo mundo; ambos permaneceram equivocados, pelo resto de suas vidas, a respeito da real natureza de suas descobertas; e ambos morreram amargamente desapontados. Outro ponto de semelhança é o parco conhecimento que temos dos detalhes de suas vidas.

Nenhum dos discípulos de Mesmer parece ter se interessado pela história de vida do mestre. O primeiro a ir averiguá-la foi Justinus Kerner[9], que viajou a Meersburg – onde Mesmer havia morrido – e reuniu documentos e informações de primeira mão a seu respeito. Recentemente, as pesquisas realizadas por Tischner[10], Schürer-Wald-heim[11], Bittel[12], Wohleb[13], Milt[14] e Vinchon[15] lançaram alguma luz em vários períodos da vida de Mesmer, acerca da qual, contudo, ainda restam grandes lacunas.

Franz Anton Mesmer nasceu em 23 de maio de 1734, em Iznang, um pequeno vilarejo na costa alemã do Lago de Constança; foi o terceiro de nove filhos. Seu pai era um guarda de caça a serviço do príncipe-bispo de Constança. Nada se sabe a respeito da infância e da juventude de Franz Anton; o primeiro fato registrado de sua vida diz que, em 1752, aos 18 anos de idade, ele fora matriculado na Escola de Teologia Jesuíta, em Dillingen. Em 1754, Mesmer matriculou-se na Universidade Jesuíta de Ingolstadt para o terceiro ano de teologia. As suas atividades e o seu paradeiro durante os anos de 1754 a 1759 não são conhecidos. É provável que os tenha passado estudando filosofia. Matriculou-se como estudante de direito em Viena, em 1759, transferindo-se para medicina no ano seguinte. Mesmer completou seus estudos de medicina em Viena, onde a sua dissertação sobre a influência dos planetas nas doenças humanas garantiu-lhe o diploma em 1766, aos 33 anos de idade.

A carreira escolástica de Mesmer foi notável em diversos aspectos. Certamente não era incomum a Igreja notar um rapaz inteligente e dedicado e dar-lhe a possibilidade de estudar em escolas eclesiásticas com vistas a uma futura vocação clerical. Um de seus irmãos, Johann, veio a se tornar sacerdote numa comunidade próxima, e foi obviamente assim que Franz Anton também iniciou os estudos. Contudo, é muito improvável que a Igreja ou a sua família continuassem a ampará-lo quando se transferiu de teologia para filosofia e, em seguida, para direito; e, por fim, de direto para medicina. É mais provável que ele tenha encontrado apadrinhadores ricos, como fez em períodos posteriores da vida. Pode também ter se associado a sociedades secretas.

Em 1767, o jovem doutor se casou com uma abastada viúva de ascendência nobre, Maria Anna van Posch, estabelecendo-se em Viena como médico[16]. Homem experiente e refinado, mecenas no campo das artes, vivia numa esplêndida propriedade da qual Leopold Mozart dizia: "O jardim é incomparável, com as suas alamedas e estátuas, um teatro, uma casa de pássaros, um pombal e um belvedere no topo."[17] Os amigos que visitavam a casa incluíam os músicos Gluck, Haydn e a família Mozart (a primeira ópera de Wolfgang Amadeus Mozart, *Bastien und Bastienne*, teve a sua primeira apresentação no teatro particular de Mesmer). Mesmer foi um dos primeiros a tocar a harmônica de vidro, um novo instrumento musical que havia sido aperfeiçoado nos Estados Unidos por Benjamin Franklin.

Durante os anos de 1773 a 1774, Mesmer tratou em sua própria casa uma paciente de 27 anos, *Fräulein*[18] Oesterlin, que era acometida por nada menos que quinze sintomas aparentemente graves. Ele estudou a periodicidade quase astronômica das crises da moça e se tornou capaz de prever a sua recorrência. Em seguida, esforçou-se por modificar o curso delas. Há pouco se havia tomado conhecimento do fato de que alguns médicos ingleses estavam tratando certas doenças com ímãs, e ocorreu a Mesmer provocar uma "maré artificial" em sua paciente. Após fazê-la engolir um preparado que continha ferro, colocou três ímãs – que haviam sido especialmente concebidos para tanto – em seu corpo: um na barriga e os dois outros nas pernas. A paciente logo começou a sentir correntes extraordinárias de um misterioso fluido dimanando para baixo através de seu corpo, e todos os seus males foram eliminados por várias horas. Isso aconteceu, conforme relatado por Mesmer, em 28 de julho de 1774, uma data histórica[19]. Ele compreendeu que esses efeitos na paciente provavelmente não podiam ser causados apenas pelos ímãs, devendo ser oriundos de um "agente essencialmente diferente", isto é, que essas correntes magnéticas em sua paciente eram produzidas por um fluido acumulado em sua própria pessoa – fluido ao qual ele deu o nome de "magnetismo animal". O ímã não passava de um meio auxiliar para reforçar esse magnetismo animal e dar-lhe uma direção.

Mesmer tinha quarenta anos quando fez essa descoberta. Ele iria dedicar o resto da vida à sua elaboração e à tarefa de apresentá-la ao mundo.

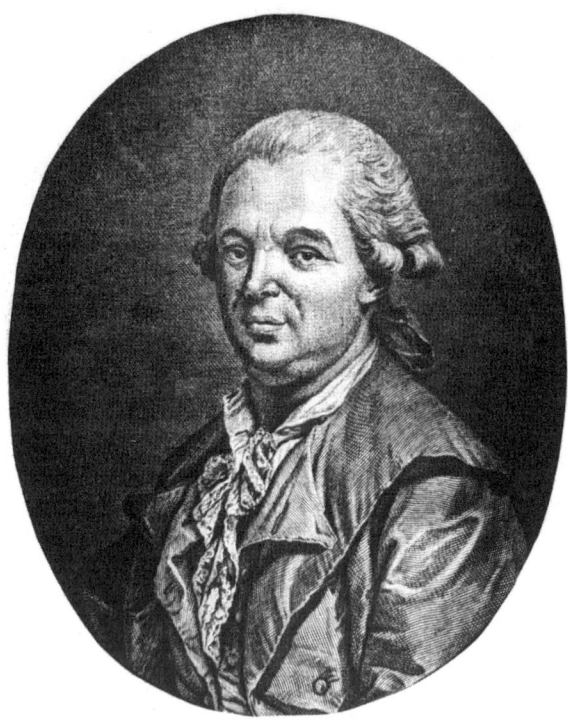

Franz Anton Mesmer *(1734-1815), iniciador do magnetismo animal. Foi o primeiro grande pioneiro da psiquiatria dinâmica. (Do acervo de retratos do Instituto de História da Medicina, Viena.)*

Como resultado desse novo método, *Fräulein* Oesterlin melhorou tanto que conseguiu se casar com o enteado de Mesmer e se tornar uma esposa e mãe saudável. Mas as primeiras decepções não tardariam a chegar. O padre Hell, astrônomo que havia fornecido os ímãs a Mesmer, afirmou que a descoberta era dele, enquanto os amigos médicos de Mesmer desaprovaram fortemente a sua nova frente de pesquisa. Apesar disso, Mesmer devia ter se tornado, àquela altura, uma espécie de celebridade, pois em junho de 1775 o barão Horeczky de Horka, um fidalgo húngaro, convidou-o ao seu castelo em Rohov, Eslováquia. O barão sofria de espasmos nervosos, que persistiam a despeito dos esforços dos médicos mais proeminentes de Viena. A estada de Mesmer em Rohov durou cerca de duas semanas; um relato desse período foi escrito por Seyfert, que era professor na casa do barão e serviu como intérprete de Mesmer – e, assumindo ser ele um medicastro, observou-o atentamente a fim de desmascará-lo:

Pouco depois da chegada de Mesmer, vários dos moradores do castelo começaram a sentir dores ou sensações peculiares pelo corpo assim que se aproximavam dele. Até o cético Seyfert notou ser tomado por uma imbatível sonolência quando Mesmer tocava música. Não tardou muito até ficar completamente convencido dos poderes extraordinários de Mesmer. Ele viu como Mesmer podia suscitar sintomas mórbidos nas pessoas ao seu redor, particularmente naquelas que havia magnetizado. Uma moça que estava cantando perdeu a voz tão logo Mesmer tocou a sua mão, e recuperou-a quando ele fez um gesto com o dedo. Enquanto estavam sentados juntos, Seyfert viu que Mesmer era capaz de influenciar pessoas em outro cômodo simplesmente apontando para as suas imagens refletidas num espelho – ainda que essas pessoas não pudessem vê-lo, direta ou indiretamente, no espelho. Noutro momento, quando dois músicos estavam tocando trompa, Mesmer encostou num dos instrumentos; imediatamente, um grupo de pessoas – que não podiam vê-lo – começou a ter sintomas que desapareceram quando ele retirou a mão. Enquanto isso, espalhou-se o rumor de que um curandeiro extraordinário havia chegado a Rohov, e vieram pacientes de todas as áreas vizinhas para vê-lo. Mesmer magnetizou muitos deles, enquanto enviava outros para verem os seus próprios médicos.

Na sexta noite, Mesmer anunciou que o barão teria uma crise na manhã seguinte – o que, de fato, aconteceu. A crise foi incomumente violenta, e relatou-se que a febre aumentava ou diminuía conforme Mesmer chegava perto do paciente ou dele se afastava. Uma segunda crise, menos violenta, ocorreu alguns dias depois, mas o barão achou o tratamento drástico demais e Mesmer deixou Rohov – mas não sem curar, no último minuto, um camponês que havia perdido repentinamente a audição seis semanas antes.

Seyfert também relata as suas conversas com Mesmer, que admitia que Gassner possuía magnetismo num grau extraordinário, e que os seus próprios poderes não eram tão grandes, motivo pelo qual teve de reforçá-lo por certos meios. Seyfert tinha razões para acreditar que Mesmer o fazia utilizando ímãs pelo corpo e mantendo-os em sua cama.[20]

No mês seguinte, julho de 1775, Mesmer viajou para as margens do rio de Constança, a sua terra natal, onde realizou várias curas sensacionais seguindo de perto as pegadas de Gassner. A sua estada em Rohov aparentemente o convenceu de que era capaz de superar Gassner[21]. Como vimos, esse glorioso período da vida de Mesmer culminou com ele sendo chamado pelo príncipe-eleitor para ir a Munique, com a demonstração de seus próprios poderes magnéticos, com o seu depoimento sobre Gassner e a sua nomeação como membro da Academia de Ciências da Baviera. Quando voltou para Viena, no final de 1775, Mesmer deve ter tido certeza de que a sua grandiosa descoberta lhe traria uma fama duradoura.

Mas o mundo médico vienense ainda lhe era indiferente, ou até mesmo hostil. Mesmer levou vários pacientes para a sua própria casa. Uma delas, Maria Theresia Paradis, a filha de dezoito anos de um servidor público abastado e influente, era cega desde os três anos e meio de idade. De acordo com um biógrafo, ela recebeu a mais refinada educação com o auxílio de instrumentos especialmente elaborados, como mapas em relevo para ensinar geografia, e Kempelen, o famoso fabricante de autômatos, construiu-lhe uma máquina de impressão com a qual ela era capaz de escrever[22]. Ela andava graciosamente, podia dançar e bordar, mas o seu maior talento era a música, o que lhe valeu especial atenção e proteção da imperatriz Maria Teresa[23]. Os médicos mais proeminentes de Viena trataram-na por muitos anos sem resultado algum – ela chegou a receber mais de três mil descargas elétricas. Mas após uma série de sessões magnéticas com Mesmer, declarou que estava vendo. A sua primeira percepção visual foi de Mesmer; ela achou que o nariz humano tinha uma forma estranha, até mesmo assustadora, e expressou medo de que lhe pudesse ferir os olhos[24]. A sua visão foi sendo gradualmente restaurada – ao menos foi o que ela disse e o que Mesmer anunciou – e a sua família expressou uma enorme satisfação. Mas seus médicos anteriores negaram a realidade do tratamento. Uma comissão médica enfatizou que a paciente afirmava ver somente quando Mesmer estava presente. Um conflito intenso teve início entre Mesmer e a família Paradis, e a paciente perdeu de vez a visão. Ela voltou para casa e deu continuidade à sua carreira como musicista cega. Mesmer sugeriu que o tratamento não era nem do interesse dela, nem do interesse da família: ela perderia a fama de musicista cega, e quiçá também o generoso amparo financeiro da imperatriz[25].

Pouco depois, na última parte do ano de 1777, Mesmer foi embora de Viena. As razões de sua partida são desconhecidas; seus inimigos argumentaram, mais tarde, que ele havia sido forçado a ir embora. Assumiu-se que ele ficou perturbado com o fracasso no caso de Maria Theresia Paradis e com a hostilidade de seus colegas. Pode ser, também, que a jovem paciente tenha desenvolvido um forte apego por ele, e Mesmer, um apego igualmente forte por ela – é digno de nota que a sua esposa permanecera em Viena; ele nunca mais a viu. Mas a verdadeira razão talvez resida no caráter demasiado sensível e instável de Mesmer, em sua psicopatologia.

De acordo com o seu próprio relato, Mesmer havia passado por um período depressivo[26]. Perdera as esperanças de encontrar a verdade. Ficava andando pelo bosque, falando com as árvores, e durante três meses tentou pensar sem o auxílio de palavras. Foi recuperando gradualmente a paz de espírito e a autoconfiança, e conseguiu ver o mundo com um olhar completamente novo. Sentia agora que a sua missão era tornar a sua grande descoberta conhecida pelo mundo. Partiu para Paris e lá chegou em fevereiro de 1778.

A atmosfera que Mesmer encontrou em Paris era bastante diferente da que havia deixado em Viena. O Império Austríaco era um Estado estável com um governo enérgico, uma administração proficiente e uma polícia vigilante. Paris não era menos centro cultural que Viena, mas a vida lá era estranhamente inquieta. Com um rei fraco e uma rainha frívola, o governo era instável e a situação financeira, catastrófica; somas enormes de dinheiro eram engolfadas em corrupção, especulação e jogos de azar. As ideias do Iluminismo desenvolveram uma tendência radical e antirreligiosa. A nobreza estava obstinadamente agarrada aos seus privilégios exorbitantes, mas paradoxalmente mostrava um notável pendor para a filantropia e para o serviço público abnegado. Numa guerra desastrosa contra a Inglaterra, a França perdeu a Índia e o Canadá; agora, em parte por sentimentos de vingança, o público estava entusiasmado com a Guerra de Independência dos Estados Unidos. Havia, especialmente em Paris, uma tendência generalizada à histeria em massa; o público passava de uma moda a outra[27].

Parece que a fama de Mesmer o precedeu em Paris, onde à época prevalecia um peculiar interesse por estrangeiros ilustres. Mesmer tinha 43 anos de idade; era um homem alto, robusto, bonito, cuja personalidade imponente e cujos modos mundanos renderam-lhe fácil acesso à sociedade francesa, a despeito de seu forte sotaque alemão. Por razões desconhecidas, logo se separou de seu primeiro sócio, o cirurgião francês Le Roux, e começou a magnetizar pacientes numa residência privada em Créteil. Instalou-se então em uma mansão particular na Place Vendôme, onde recebia pacientes dos mais altos círculos sociais, magnetizando-os a preços elevados. Estava extremamente ávido para estabelecer contatos com representantes dos corpos científicos: Academia de Ciências, Real Sociedade de Medicina, Faculdade de Medicina. Conseguiu ao menos um discípulo influente, o dr. D'Eslon, médico particular do conde d'Artois, um dos irmãos do rei. Mesmer complementava as suas iniciativas com publicações escritas por ele mesmo[28] e por D'Eslon[29].

Nesse ínterim, a sua clínica foi aumentando gradualmente. Antes de deixar Viena, havia dispensado a utilização de ímãs e da eletricidade como meios auxiliares. Em 1780 ou 1781, tendo mais pacientes do que conseguia tratar individualmente, inaugurou um tratamento coletivo, o *baquet*, que será discutido adiante. Dois de seus clientes mostraram-lhe uma forte devoção pessoal: Nicolas Bergasse, um habilidoso advogado que tinha aguçados interesses filosóficos e era ativo politicamente[30], e o banqueiro Kornmann, cujo filho pequeno Mesmer havia tratado de uma doença ocular grave[31].

O sistema de Mesmer, tal como explanado por ele em 27 pontos no ano de 1779, pode ser sintetizado em quatro princípios básicos[32]: 1. um fluido físico sutil preenche o Universo e forma um meio de ligação entre o homem, a Terra e os corpos celestes, e também entre um homem e outro; 2. a doença se origina da distribuição desigual desse fluido no corpo humano e a recuperação é atingida quando o equilíbrio é restabelecido; 3. com o auxílio de certas técnicas, esse fluido pode ser canalizado, armazenado e transmitido a outras pessoas; 4. dessa maneira, "crises" podem ser provocadas em pacientes e doenças podem ser curadas.

É razoavelmente fácil distinguir os vários elementos naquilo que Mesmer e seus discípulos chamavam de doutrina. O primeiro e mais imediato era a intuição de Mesmer quanto a ser o portador de um misterioso fluido, o magnetismo animal, que ele havia notado em si mesmo pela primeira vez ao tratar *Fräulein* Oesterlin. Mesmer descreveu como ele era capaz de provocar o aparecimento de sintomas em pacientes por meio de sua presença física ou de seus gestos; ele também relatou que, quando se aproximou de um homem que estava passando por uma sangria, o sangue começou a fluir numa direção diferente. De acordo com Mesmer, todo ser humano possui certa quantidade de magnetismo animal: Gassner possuía-o num grau muito elevado, Mesmer tinha um pouco menos, e os doentes têm menos que os saudáveis. Uma analogia poderia ser traçada entre essa teoria e o conceito polinésio de "mana", uma energia universal e impessoal que pode ser armazenada em pessoas, objetos ou lugares, e só pode ser detectada mediante seus efeitos objetivos.

O segundo elemento da doutrina eram as teorias físicas que deveriam explicar a natureza e a ação do magnetismo animal. Sendo um filho do Iluminismo, Mesmer procurava uma "explicação racional e rejeitava todo e qualquer tipo de teoria mística". Por outro lado, uma vez que a psicologia era quase inexistente naquela época, foi naturalmente levado a pensar em um conceito físico, em algo nos moldes da gravitação universal de Newton ou da eletricidade. Em sua tese de medicina, Mesmer já havia descrito um fluido universal permeando o Cosmos, que ele nomeou *gravitatio univer-salis*[33]. Por meio desse fenômeno, a influência do Sol, da Lua e dos planetas no corpo humano poderia ser explicada, bem como as manifestações periódicas de determinadas doenças. Posteriormente, chamou esse fluido de agente geral. Acreditava-se que ele existia sob várias formas: uma era a influência do ímã; outra, a eletricidade; e outra, o magnetismo animal. Essa parte física da doutrina era, sem dúvida, o seu ponto mais fraco e permanecia sempre pouco claro na mente de Mesmer porque ele não era um bom sistematizador.

Um terceiro elemento do sistema de Mesmer eram as analogias fornecidas pelas descobertas contemporâneas no campo da eletricidade. Mesmer imaginava o seu fluido como tendo polos, correntes, descargas, condutores, isolantes e acumuladores. O seu *baquet*[34], um instrumento que deveria concentrar o fluido, era uma imitação da recém-inventada Garrafa de Leiden. Ele também pregava que havia um fluido positivo e um negativo, que neutralizavam um ao outro – pressuposto que nunca foi aceito pelos seus discípulos.

O quarto elemento da doutrina era a teoria das crises, obviamente derivada da prática clínica de Gassner. Este acreditava que a crise fosse a evidência da possessão, bem como o primeiro passo no procedimento do exorcismo. Para Mesmer, a crise era a evidência artificialmente obtida da doença e o meio para o seu tratamento. As crises, dizia ele, eram específicas: num asmático seria um ataque de asma; num epilético, um acesso epilético. Quando o paciente era repetidamente provocado, essas crises tornavam-se cada vez menos severas. Por fim, desapareciam, e isso significava a recuperação.

Esses ingredientes básicos que Mesmer tentou sintetizar em sua doutrina conduziram ao seu famoso aforismo: "Só há uma afecção e uma cura." Nenhum medicamento ou procedimento terapêutico nunca curou um paciente por si só; as curas só foram atingidas por meio do efeito do magnetismo, embora os médicos não tivessem ciência disso. Agora o magnetismo animal forneceria à humanidade um meio universal de cura e de prevenção de todas as afecções, "alçando assim a medicina ao seu mais elevado ponto de perfeição".

O egocentrismo de Mesmer levou-o a esperar que as escolas médicas fossem aceitar uma teoria que iria invalidar tudo o que havia sido descoberto desde Hipócrates, e que faria com que a profissão médica se tornasse supérflua. Não surpreendentemente, o tipo de terapia praticada por Mesmer era tão repugnante à medicina contemporânea quanto a medicina contemporânea o era para ele. Mesmer não utilizava nenhum outro medicamento além da água magnética. Ele se sentava em frente ao paciente com os joelhos tocando os joelhos dele, pressionando os polegares do paciente em suas mãos, olhando fixamente em seus olhos e, então, tocando os seus hipocôndrios e dando passes sobre os seus membros. Muitos pacientes sentiam sensações peculiares ou entravam em crise. O esperado era que isso produzisse a cura.

O método coletivo de Mesmer era ainda mais extraordinário. Um médico inglês, John Grieve, que esteve em Paris em maio de 1784, descreveu sua visita à casa de

Mesmer numa carta, mencionando que nunca havia menos que duzentos pacientes de uma só vez:

> Estive em sua casa outro dia e fui testemunha do método com o qual ele opera. No meio da sala coloca-se um recipiente de cerca de um pé e meio de altura que é chamado de *baquet*. Ele é tão grande que vinte pessoas podem facilmente sentar-se ao seu redor. Perto da extremidade da tampa que a cobre, há buracos perfurados correspondendo ao número de pessoas que devem rodeá-lo; nesses buracos são introduzidas hastes de ferro, dobradas para fora em ângulos retos e de diferentes alturas, de modo a atender a parte do corpo na qual devem ser aplicadas. Para além dessas hastes, há uma corda comunicando o *baquet* a um dos pacientes, dele seguindo para um outro, e assim por diante, até completar a roda. Os efeitos mais sensíveis são produzidos com a aproximação de Mesmer, que dizem transmitir o fluido por meio de certos movimentos das mãos ou dos olhos, sem tocar a pessoa. Conversei com vários que testemunharam esses efeitos, que tiveram convulsões ocasionadas e eliminadas por um movimento da mão...[35]

Todo o cenário destinava-se a aumentar as influências magnéticas: grandes espelhos refletiam o fluido, que era transmitido por sons musicais emanados de instrumentos magnetizados. Às vezes o próprio Mesmer tocava a sua harmônica de vidro, um instrumento que muitas pessoas achavam quebrantador. Os pacientes se sentavam em silêncio. Depois de um tempo, alguns deles iriam experimentar sensações corporais peculiares, e os poucos que entravam em crise eram encaminhados por Mesmer e seus assistentes à *chambre des crises* (quarto das crises). Às vezes, uma onda de crises se espalhava de um paciente a outro.

Um procedimento ainda mais extraordinário era o da árvore magnetizada, um tipo de terapia coletiva ao ar livre destinada aos pobres.

Tais procedimentos terapêuticos pareciam tão extravagantes que poucos médicos poderiam escapar à sensação de que Mesmer era um medicastro. O ressentimento profissional deve ter aumentado pelo crescente sucesso de Mesmer e pelos fabulosos honorários que ele exigia de seus pacientes nobres e abastados.

Em meados de 1782, Mesmer parece ter entendido que havia chegado a um impasse. Trabalhou durante cinco anos para que as sociedades científicas reconhecessem a sua descoberta, com vistas a vendê-la – e a obter um grande lucro – ao governo francês, de modo que pudessem aplicar e ensinar o seu método num hospital público. Mas ele estava mais longe do que nunca de seu objetivo. Em julho de 1782, partiu para uma estada em Spa (uma estância terapêutica no que hoje é a Bélgica) com os seus fiéis Bergasse e Kornmann. Segundo o relato de Bergasse, Mesmer recebeu uma carta afirmando que D'Eslon, fingindo substituí-lo, havia aberto uma clínica de magnetismo animal[36]. Mesmer ficou desolado e furioso com o "traidor", visualizando a sua própria ruína. Tinha certeza de que, após ter roubado o seu segredo, D'Eslon também roubaria a sua clientela. O advogado Bergasse e o financista Kornmann formularam então um novo plano: organizariam uma campanha para levantar uma grande soma de dinheiro, a fim de comprar a descoberta de Mesmer. Os colaboradores ficariam em posse do "segredo" e se organizariam numa sociedade que formaria alunos e disseminaria o ensino de Mesmer.

O projeto foi um tremendo sucesso. A despeito da enorme importância em dinheiro demandada dos assinantes, eles foram encontrados. Entre eles estiveram os mais ilustres nomes da cidade e da corte, nomes que pertenciam às famílias aristocráticas mais antigas como os Noailles, os Montesquieu e o marquês de Lafayette, bem como proeminentes magistrados, advogados e médicos. O bailio De Barres, da Ordem de Malta, iria apresentar o magnetismo aos cavaleiros da ilha[37]. Contudo, entre Mesmer e seus discípulos surgiram dificuldades crescentes. Mais tarde, Bergasse publicou um relato documentado acerca dessas árduas negociações ocorridas em 1783 e 1784; relato que, se todos os pormenores forem verdadeiros, mostra Mesmer como um homem fundamentalmente egocêntrico e desconfiado, temperamental, despótico, ganancioso e, por vezes, até desonesto.

Apesar disso, a sociedade (chamada Société de L'Harmonie[38]) – uma estranha mistura de empreendimento comercial, escola particular e loja maçônica – foi inaugurada e prosperou. Filiais foram fundadas noutras cidades e vilas francesas. Isso garantiu a Mesmer uma grande fortuna, para além dos seus ganhos com as práticas magnéticas. A sociedade também publicou um epítome da doutrina de Mesmer[39] e transformou o que havia sido o segredo de um homem num conhecimento comum de um grupo de entusiastas. O despotismo de Mesmer era frequentemente tolerado por seus discípulos, mas o magnetismo animal era agora uma instituição estabelecida na França, desenvolvendo-se rapidamente. O interesse do público, que antes estava focado na Guerra de Independência dos Estados Unidos e no tratado de paz com a Inglaterra, agora estava livre e voltou-se para Mesmer.

O ano de 1784 foi tão fatídico para Mesmer como 1776 havia sido para Gassner: ele conheceu o auge do sucesso, da agitação e, em seguida, um rápido declínio.

Em março de 1784, como resultado da agitação em torno de Mesmer, o rei designou uma comissão de inquérito formada por membros da Academia de Ciências e da Academia de Medicina, e outra comissão formada por membros da Sociedade Real. Essas comissões eram compostas pelos cientistas mais proeminentes da época: o astrônomo Bailly, o químico Lavoisier, o médico Guillotin e o embaixador estadunidense Benjamin Franklin. O plano de experimentos havia sido elaborado por Lavoisier e era um modelo da aplicação do método experimental[40]. O ponto sob litígio não era se Mesmer curava ou não seus pacientes, mas sim a sua alegação de ter descoberto um novo fluido físico. A conclusão da comissão foi que não era possível encontrar evidências da existência física de um "fluido magnético". Os possíveis efeitos terapêuticos não foram negados, mas atribuídos à "imaginação"[41]. Um relatório suplementar e secreto foi elaborado para o rei e apontou os perigos resultantes da atração erótica da paciente magnetizada pelo seu magnetizador[42]. Um dos comissários, Jussieu, desassociou-se de seus colegas e escreveu um relatório sugerindo que certamente havia um agente desconhecido em ação, provavelmente o "calor animal"[43]. Mesmer ficou indignado porque os comissários não tinham ido até ele com as suas indagações, mas sim até o "traidor", D'Eslon. Mais tarde, contudo, essa circunstância revelou-se vantajosa para Mesmer: quando o Ministério Público, com base no relatório dos comissários, decidiu proibir a prática do magnetismo animal, Bergasse conseguiu que a interdição fosse suspensa pelo Parlamento – a mais alta instância judicial – por um tecnicismo legal: o relatório dos comissários dizia respeito à prática de D'Eslon, não à de Mesmer.

Em todo caso, os relatórios não parecem ter prejudicado seriamente o desenvolvimento do movimento magnético. A Société de L'Harmonie continuou desenvolvendo as suas atividades e foram fundadas sociedades semelhantes em várias cidades francesas. Simultaneamente, contudo, o movimento conheceu um número de contratempos sem precedentes: Mesmer foi copiosamente ridicularizado em desenhos animados, canções populares e peças satíricas[44]. Houve o infeliz episódio envolvendo Court de Gébelin, célebre acadêmico que publicou um entusiasmado panfleto sobre Mesmer após ter sido por ele "curado", mas que depois sofreu uma recidiva, morrendo justo na casa dele[45]. Mas alguns meses depois, a agitação pública se viu desviada de Mesmer pelos novos assuntos envolvendo o conde Allesandro di Cagliostro (Giuseppe Balsamo) e o escândalo do "colar da rainha". Muito mais sérias, no que diz respeito a Mesmer, foram as críticas feitas contra ele por cientistas e acadêmicos. Um autor anônimo publicou um livro, *L'Anti-magnétisme* (O Antimagnetismo)[46], em que rastreou de um modo objetivo as fontes da doutrina de Mesmer, mostrando a conexão entre o seu método curativo e o de Gassner. Outro autor, Thouret[47], publicou um estudo ainda mais aprofundado, pegando uma a uma as 27 proposições de Mesmer e mostrando que cada uma delas já havia sido afirmada em termos muito semelhantes por autores como Paracelso, Van Helmont e Goclenius, e sobretudo por Mead e Maxwell. Thouret concluiu que a teoria de Mesmer, longe de ser uma novidade, era um antigo sistema que havia sido abandonado há quase um século. Mesmer negou ter lido qualquer um desses autores – ainda não era moda chamar fontes assim pelo nome de "precursores". Os físicos, de sua parte, não dariam ouvidos ao dito fluido magnético. Um médico e físico chamado Marat declarou que o magnetismo animal não tinha por onde ser uma teoria física[48].

Pior ainda, do ponto de vista de Mesmer, foi o fato de que ele mal havia começado a desvelar sua doutrina quando os seus discípulos se rebelaram. Acharam-na vaga e incoerente, embora D'Eslon já tivesse fornecido algumas formulações simples e cristalinas. Um Comité d'Instruction[49] foi nomeado para publicar a doutrina de uma forma conveniente para os alunos[50]. Bergasse, que vinha desempenhando um proeminente papel na Sociedade, havia encontrado no mesmerismo a base de uma nova filosofia do mundo e explanou a sua teoria numa obra intitulada *Teoria do Mundo e dos Seres Organizados*[51]. Ela foi publicada em número limitado e, a fim de dar-lhe o aspecto de um conhecimento secreto, 115 palavras-chave foram substituídas por símbolos, de modo que os não iniciados fossem incapazes de compreender. Mas essa publicação despertou a ira de Mesmer e, na esteira de uma forte polêmica entre os dois, Bergasse deixou a Sociedade. Enquanto isso, muitos membros ficaram desiludidos e também desertaram. Pior talvez, do ponto de vista de Mesmer, foi que um de seus discípulos mais fiéis, Puységur – de quem falaremos depois –, embora proclamando a sua lealdade ao ensino de Mesmer, descobriu o sono magnético, que iria dar um novo rumo ao movimento.

Outro contratempo, de uma natureza mais pessoal, foi um incidente que ocorreu na Sexta-Feira Santa (16 de abril de 1784) no Concert Spirituel du Carême[52] na presença da corte real e da elite da sociedade parisiense. Uma jovem musicista cega havia chegado de Viena para tocar harpa: Maria Theresia Paradis. Grimm relatou que "todo os olhos se voltaram para Mesmer, que havia sido suficientemente imprudente de ir ao concerto. Ele estava bem ciente de que era o centro das atenções e sofreu uma das piores humilhações de sua vida"[53]. Seus inimigos prontamente ressuscitaram a velha história de que Mesmer havia fingido curá-la, mas foi provado que ele falhou. Maria Theresia passou os seis meses seguintes na França e a sua presença em Paris deve ter sido muito perturbadora para Mesmer. Em agosto daquele ano, a Société de L'Harmonie em Lyon convidou-o para demonstrar as suas habilidades na presença do príncipe Henrique da Prússia (um irmão do rei Frederico II). Para a sua própria consternação e para o desgosto de seus discípulos, ele falhou miseravelmente. É provável que Mesmer tenha reagido a esses acontecimentos como fez em 1777: entrando em depressão e fugindo.

O fato é que Mesmer desapareceu de Paris, tendo ido embora provavelmente no começo de 1785. Seus discípulos desconheciam o seu paradeiro. Circularam rumores de que estava vivendo na Inglaterra com um nome falso. E o movimento, que ele havia fundado, foi se desenvolvendo cada vez mais na direção que lhe vinha sendo dada por Puységur.

As atividades de Mesmer durante os próximos vinte anos são, em grande parte, desconhecidas. Apenas parte das suas andanças pela Suíça, Alemanha, França e Áustria foram rastreadas[54]. Descobriu-se que quando voltara para Viena, em 1793, ele fora expulso como politicamente suspeito, e que, em 1794, o seu nome foi vinculado a uma obscura conspiração política. Foi para a Suíça, onde adquiriu cidadania e instalou-se em Frauenfeld, uma pequena vila perto do lago de Constança. Tinha perdido parte de sua fortuna, mas ainda era suficientemente abastado para viver como um *bon-vivant* para o resto da vida, no estilo de um rico aristocrata. Pesquisas recentes revelaram depoimentos de pessoas que o conheceram nesse período. Descrevem-no como um homem de fino trato, mas orgulhoso e egocêntrico, não demostrando interesse pelas ideias dos outros. Ressentia-se do mundo, que não tinha aceitado a sua descoberta, dos médicos, que o rejeitaram, e de seus discípulos, que distorceram os seus ensinamentos.

Nessa altura, Mesmer estava tão completamente esquecido que a maioria dos seus discípulos não sabia sequer se ele ainda estava vivo. Wolfart, um médico alemão, foi por fim visitá-lo em 1812. Romântico e patriota, ficou surpreso com o fato de que Mesmer se expressava exclusivamente em francês – à maneira da antiga aristocracia alemã. Ele publicou uma tradução alemã do último livro de Mesmer, que continha não só o esboço final de seu sistema, mas também uma coletânea das suas opiniões a respeito de uma grande variedade de assuntos: educação, vida social, festividades públicas, impostos e prisões[55]. Infelizmente, a maioria dos artigos que Mesmer confiou a Wolfart se perdeu. Ele foi tão descuidado que, ao publicar o livro de Mesmer, colocou seu nome de batismo como sendo Friedrich, em vez de Franz.

Um ou dois anos antes de sua morte, Mesmer mudou-se para Meersburg, às margens do lago de Constança, e ali morreu em 5 de março de 1815 – a poucos quilômetros do lugar onde nascera.

Quando Justinus Kerner visitou Meersburg em 1854, ouviu histórias maravilhosas de idosos que haviam conhecido aquele grande homem[56]. Disseram-no que quando Mesmer foi para a ilha Mainau, bandos de pássaros revoavam na sua direção, seguindo-o para onde quer que andasse e instalando-se à sua volta quando se sentava. Mesmer, acrescentaram, tinha um canário de estimação em uma gaiola aberta no seu quarto. Toda manhã o pássaro voava até o mestre, empoleirava em sua cabeça e o acordava com seu canto. Fazia-lhe companhia durante o café da manhã, por vezes colocando torrões de açúcar em sua xícara. Com um leve golpe de mão, Mesmer punha o pássaro para dormir ou o acordava. Certa manhã o pássaro permaneceu na gaiola: Mesmer havia morrido durante a noite. O canário cantou e não comeu mais, e alguns dias depois foi encontrado morto em sua gaiola.

Qual era a verdadeira personalidade desse homem que, em sua terra natal, tinha deixado a reputação de ser um bruxo? Não podemos obter uma resposta satisfatória; muito a seu respeito é desconhecido. Nada sabemos de sua infância, nem de sua vida afetiva – para além de seu casamento infeliz. Com base em documentos existentes, há algumas formas de retratá-lo.

A primeira e mais conhecida é oferecida pelos seus discípulos franceses, especialmente por Bergasse, em seu longo relato repleto de amargos ressentimentos, escrito após Mesmer tê-lo expulsado do movimento[57]. Nesses relatos, Mesmer é mostrado como um homem dominado pela ideia fixa de que havia feito a descoberta de uma época, que o mundo tinha de aceitar imediatamente, mesmo antes de poder ser totalmente revelada. Queria guardar o segredo consigo pelo tempo que desejasse, tornando-o conhecido apenas quando lhe fosse conveniente. A sua doutrina do magnetismo animal, contudo, deveria continuar sendo de sua propriedade permanente e exclusiva; ninguém tinha a permissão de aditar, modificar, subtrair nada sem a sua permissão. Exigia absoluta devoção de seus discípulos, embora não sentisse a necessidade de retribuir mostrando-lhes gratidão, e rompia com qualquer um que manifestasse ideias independentes. Mesmer sentia como se vivesse em um mundo de inimigos que estavam continuamente tentando roubar, distorcer ou suprimir a sua descoberta. Tomava a indiferença como hostilidade e a contradição como perseguição. Esse retrato de Mesmer talvez não seja muito diferente do de vários outros grandes cientistas. É, nos termos de Jung, a típica síndrome da "inflação psíquica", e deve ser considerada um desenvolvimento secundário sobreposto a uma estrutura de personalidade mais basal.

Mesmer sentia um poder misterioso dentro de si, que foi demonstrado pelas suas curas sensacionais e pelas estranhas ocorrências no castelo de Rohov. Mas para além dessas ocorrências provavelmente temporárias, ele possuía um grau elevado de "magnetismo pessoal" – uma mescla envolvente de charme e autoridade. Era inigualável na arte de convencer pessoas e delas obter grandes favores. Isso também pode explicar o mistério de sua escalada social em uma era de impermeável diferenciação de classes, bem como a sua habilidade para lidar de igual para igual com príncipes e aristocratas.

As oscilações de seu magnetismo pessoal talvez estivessem subordinadas a certos traços psicopatológicos mais basilares: uma hipersensibilidade e um humor mórbidos, bem como a alternância entre euforias e depressões. Durante seus períodos de sucesso, demonstrou uma atividade inquieta, quase hipomaníaca. Parece que expressou, por vezes, o que pode ser chamado de delírios paranoicos de grandeza – um médico suíço, Egg, relata que Mesmer lhe contou, em 1804, que a água corrente era magnetizada porque ele, Mesmer, havia magnetizado o sol vinte anos antes[58]. Mas ele também estava sujeito a acessos repentinos de desencorajamento. Mesmer descreveu a condição anormal de que ele sofria no final de 1776. É bem possível que algo semelhante tenha ocorrido em 1785. Ambos os episódios talvez estivessem associados à sua sensação de que seus poderes magnéticos se haviam esgotado.

Com seus sinistros poderes, Mesmer está mais próximo do antigo mago do que do psicoterapeuta do século XX. A sua vitória sobre Gassner lembra mais uma competição entre xamãs rivais alasquianos do que uma controvérsia psiquiátrica moderna. Contudo, sua doutrina continha as sementes de vários pressupostos básicos da psiquiatria moderna.

Um magnetizador, como apregoava Mesmer, é o agente terapêutico de seus tratamentos: o seu poder reside nele próprio. Para tornar a cura possível, ele precisa primeiro estabelecer uma conexão, que é um tipo de "afinação", com o paciente. A cura ocorre por meio de crises – manifestações de doenças latentes produzidas artificialmente pelo magnetizador, para que ele as possa controlar. É melhor produzir várias, regularmente mais fracas, do que uma severa. No tratamento coletivo, o magnetizador deve controlar as reações dos pacientes uns sobre os outros.

Mesmer agrupou seus discípulos numa sociedade em que médicos e magnetizadores leigos estavam em pé de igualdade. Seus membros, que haviam feito pesados sacrifícios financeiros, aprendiam a sua doutrina, discutiam os resultados de seus trabalhos terapêuticos e conservavam a unidade do movimento.

Se Mesmer foi um precursor da psiquiatria dinâmica ou o seu verdadeiro fundador é uma questão que permanece em aberto. Qualquer pioneiro é sempre o sucessor daqueles que o precederam e precursor dos demais. Não há dúvida, contudo, de que o desenvolvimento da psiquiatria dinâmica moderna pode ser remontado ao magnetismo animal de Mesmer, e de que a posteridade lhe tem sido notavelmente ingrata.

Puységur e o Novo Magnetismo

Sempre chega uma hora em que a criação se emancipa de seu criador e toma o seu rumo de vida independente.

Mesmer mal havia começado a desvelar a sua doutrina quando um de seus discípulos mais fiéis, o marquês de Puységur, fez uma descoberta que iria dar um novo rumo à evolução do magnetismo. Na opinião de certos historiadores, essa descoberta equivale, ou até mesmo extrapola, a importância da própria obra de Mesmer. Charles Richet disse que "o nome de Puységur tem de ser posto no mesmo escalão de Mesmer [...] Mesmer é, sem dúvida, o *iniciador* do magnetismo, mas não o seu verdadeiro *fundador*"[59]. Sem Puységur, acrescenta ele, o magnetismo teria tido vida curta e deixado apenas a memória de uma epidemia psíquica transitória em torno do *baquet*.

Entre os mais entusiasmados discípulos de Mesmer estavam os três irmãos De Puységur, que pertenciam a uma das mais ilustres famílias da nobreza francesa. No decorrer dos séculos, ela havia dado à França muitos homens proeminentes, particularmente no campo militar[60], e pertencia ao ramo da aristocracia francesa que era atuante em questões filantrópicas. Todos os três irmãos tornaram-se alunos de Mesmer e desempenharam um papel na história do magnetismo animal[61].

O irmão mais novo, o visconde Jacques Maxime de Chastenet de Puységur (1755-1848), ganhou a sua reputação na praça de armas em Bayonne: um oficial, aparentemente acometido por apoplexia, havia caído no chão; o visconde magnetizou-o no local, curando-o na presença de todas as tropas. Dizem que ele foi subsequentemente encarregado do tratamento dos soldados doentes em seu regimento.

O segundo irmão, Antoine-Hyacinthe, chamado de conde de Chastenet (1752-1809), foi um oficial da Marinha que pesquisou os guanches, das Ilhas Canárias, e levou algumas de suas múmias para Paris. Foi ele quem introduziu o magnetismo animal em São Domingos, a rica e próspera colônia escravocrata francesa. Os senhores brancos logo se amontoaram ao redor dos *baquets*, e os escravos negros demandaram e obtiveram um *baquet* para o seu próprio uso.

O irmão mais velho, Amand-Marie-Jacques de Chastenet, o marquês de Puységur (1751-1825), um oficial de artilharia que tinha se destacado no cerco de Gibraltar e que participou de uma missão oficial na Rússia, dividia o tempo entre a vida militar e o seu castelo em Buzancy, perto de Soissons, onde possuía uma imensa propriedade recebida dos seus ancestrais. Como muitos de seus contemporâneos aristocráticos, manteve um *cabinet de physique*[62], onde fazia vários experimentos com eletricidade. Cético a respeito do mesmerismo num primeiro momento, foi convertido por seu irmão Antoine-Hyacinthe e começou a oferecer tratamentos individuais e coletivos em sua propriedade[63].

Um de seus primeiros pacientes foi Victor Race, um jovem camponês de 23 anos, cuja família havia estado a serviço dos Puységur por várias gerações. Victor, que estava sofrendo de uma doença respiratória leve, foi facilmente magnetizado e, nesse estado, exibiu uma crise muito peculiar. Não havia convulsões ou movimentos desordenados, como era o caso com outros pacientes; em vez disso, ele caiu em um tipo estranho de sonho no qual parecia estar mais desperto e consciente que em seu estado de vigília normal. Falava em voz alta, respondia perguntas e ostentava uma mente muito mais brilhante que em sua condição normal. O marquês, cantarolando consigo mesmo em silêncio, notou que o jovem cantava a mesma canção em voz alta. Victor não tinha memória da crise depois de ela ter passado. Intrigado, Puységur produziu novamente esse tipo de crise em Victor e tentou o mesmo, com sucesso, em vários outros sujeitos. Uma vez naquele estado, eles eram capazes de diagnosticar suas próprias doenças, prever o curso de sua evolução – que Puységur chamava de *pressensation*[64] – e prescrever os tratamentos.

O número de pacientes ficou tão grande que Puységur logo organizou um tratamento coletivo. A praça pública do pequeno vilarejo de Buzancy, cercada de palhoças e árvores, não ficava longe do majestoso castelo dos Puységur. No centro dessa praça havia um velho olmeiro, belo e frondoso, ao pé do qual uma fonte vertia as suas águas cristalinas. Os camponeses se sentavam nos bancos de pedra ao redor. Cordas eram penduradas nos galhos principais da árvore e em volta do seu tronco, e os pacientes enrolavam as pontas das cordas ao redor das partes debilitadas dos seus corpos. A operação começava com os pacientes formando uma corrente, segurando-se uns aos outros pelos polegares. Começavam, então, a sentir o fluido circular entre eles em graus variáveis. Após um tempo, o mestre ordenava que a corrente fosse quebrada e que os pacientes esfregassem as mãos. Então ele escolhia alguns deles e, tocando-os com a sua haste de ferro, colocava-os em "crise perfeita". Esses sujeitos, agora chamados de médicos, diagnosticavam doenças e prescreviam tratamentos. Para "desencantá-los" – isto é, acordá-los de seu sono magnético –, Puységur ordenava que beijassem a árvore, ao que eles despertavam, sem nada lembrar do que havia acontecido. Esses tratamentos foram realizados na presença de espectadores curiosos e entusiasmados. Relatou-se que, dentro de pouco mais de um mês, 62 dos trezentos pacientes haviam sido curados de vários problemas de saúde.

O novo tipo de tratamento introduzido por Puységur incluía, assim, duas manifestações diferentes: a primeira era a própria "crise perfeita", com a sua aparência de um estado de vigília, sua relação eletiva com o magnetizador – cujos comandos o sujeito executava – e a amnésia que se seguia. A analogia desse sono magnético com o sonambulismo natural logo foi reconhecida, daí o nome de "sonambulismo artificial – foi só muito mais tarde que Braid deu a esse estado o seu nome atual, "hipnose". O segundo aspecto era a "lucidez" exibida por certos pacientes, isto é, a sua capacidade de diagnosticar doenças, prever seus cursos e prescrever tratamentos para eles próprios, bem como para outros com quem eram colocados em conexão.

Puységur logo tomou conhecimento, pelo próprio Victor, de outro uso psicoterapêutico da crise perfeita[65]. Naquela época, Victor estava muito preocupado com uma desavença que havia tido com a irmã. Nunca teria ousado falar a esse respeito com ninguém, mas, em sono magnético, sentiu-se livre para confidenciar ao marquês, que sugeriu a Victor que cuidasse dos próprios interesses e encontrasse uma solução satisfatória. Victor tomou então, efetivamente, as providências para solucionar o seu problema.

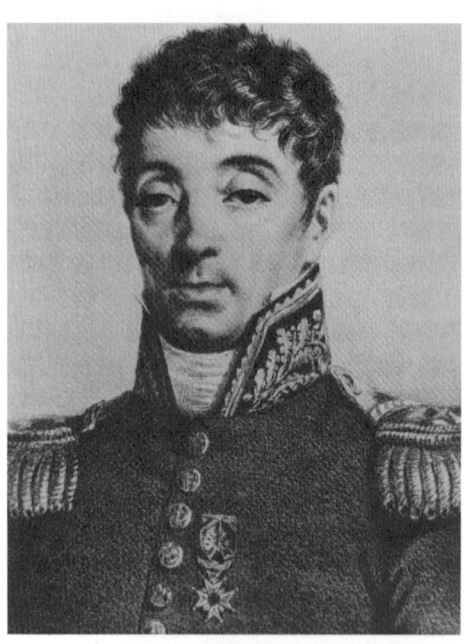

Amand-Marie-Jacques De Chastenet,
Marquês de Puységur (1751-1825),
o verdadeiro fundador do magnetismo
animal, é mostrado aqui em seu uniforme de
General da Artilharia Francesa. (Bibliothèque
Nationale, Paris, Cabinet des Estampes.)

Essa impressão mostra o **olmeiro**
"magnetizado" de Buzancy, *durante a*
realização de tratamentos. Apoiado em
Puységur, Victor Race está entrando em sono
magnético. (A.M.S. de Puységur: Mémoires
pour servir l'histoire et l'établissement
du magnétisme animal, 3. ed., Paris: J.G.
Dentu, 1820.)

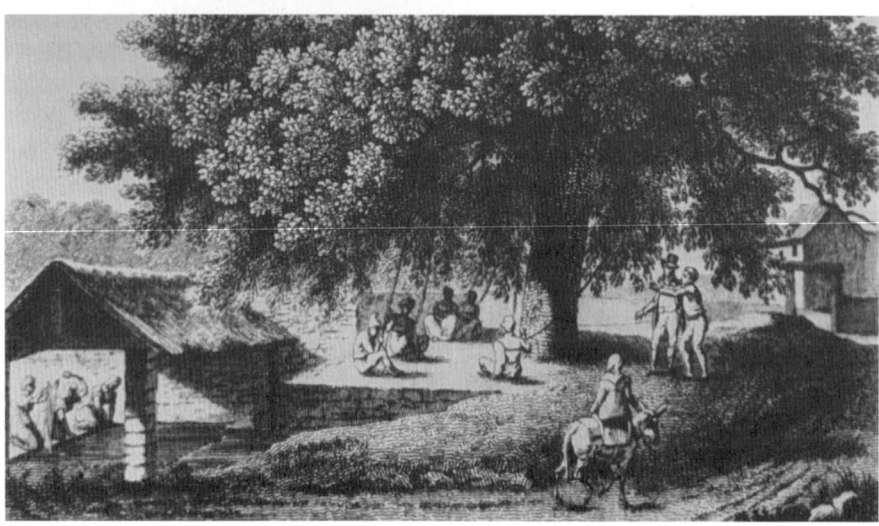

O papel desempenhado por Victor Race na história do magnetismo merece especial atenção. Ele não só foi um dos primeiros pacientes de Puységur e o primeiríssimo a entrar em crise perfeita – da qual se tornou o protótipo –, mas foi com ele que o marquês aprendeu os princípios fundamentais. No começo de 1785, Puységur levou Victor a Paris, onde o utilizou para realizar demonstrações. Mostrou-o duas vezes para Mesmer, a respeito de cuja reação não se sabe. Ocorreu uma piora na questão de Victor, que, em sono magnético, explicou que era o resultado de ele ter sido exibido a pessoas curiosas e frequentemente incrédulas. Puységur aprendeu, assim, que o magnetismo deveria ser utilizado apenas com fins terapêuticos, e não para experimentação e demonstrações. Ademais, enquanto fazia experimentos com Victor, Puységur percebeu a vanidade do ensino de Mesmer a respeito do fluido físico e compreendeu que o real agente no tratamento era a vontade do magnetizador[66].

O efeito das descobertas de Puységur foi considerável. As maravilhosas curas em Buzancy foram imitadas por toda parte. De vilarejos remotos vinham idílicas histórias de camponeses e criados curados ao pé de árvores magnetizadas por condes e marqueses filantropos[67]. Mas, acima de tudo, o novo tipo de tratamento magnético introduzido por Puységur espalhou-se rapidamente, para o grande desprazer de Mesmer, que argumentava que o sono magnético era mais uma das muitas formas de crise; e ele seguia defendendo firmemente a sua doutrina do fluido físico, embora muitos de seus discípulos tivessem desertado. Daquele dia em diante, uma fenda que foi crescendo lentamente surgiu entre os mesmeristas ortodoxos, que se atinham à crise e à teoria do fluido, e os seguidores de Puységur, que concentravam a sua atenção no sonambulismo artificial, adotando uma teoria psicológica e, por fim, simplificando a técnica da mesmerização.

Em agosto de 1785, Puységur recebeu ordens para assumir o comando de seu regimento de artilharia posicionado em Estrasburgo[68]. A sociedade maçônica local pediu-lhe que ensinasse aos seus membros os princípios do magnetismo animal. Puységur ministrou um curso, que concluiu com as seguintes palavras:

> Acredito na existência, dentro de mim, de um poder. Dessa crença deriva a minha vontade de exercê-lo.
>
> Toda a doutrina do magnetismo animal está contida em duas palavras: *acreditar* e *querer*.
>
> *Acredito* que tenho o poder de colocar em ação o princípio vital de meus companheiros; *quero* fazer uso disso. Toda a minha ciência e todos os meus meios residem nisso.
>
> *Acreditem* e *queiram*, Senhores, e farão tanto quanto eu.

Em Estrasburgo, Puységur organizou a Société Harmonique des Amis Réunis[69], cujo objetivo era treinar magnetizadores e montar centros de tratamento magnético. Em 1789, havia mais de duzentos membros, incluindo a elite da aristocracia alsaciana, que se comprometia a ministrar seus tratamentos gratuitamente, escrever acurados relatórios de todas as suas experiências e submetê-los à Sociedade. Sob a sua supervisão, foi montada pela Alsácia toda uma série de centros de tratamento. A atividade da sociedade de Estrasburgo é de particular interesse porque, diferentemente de outros centros franceses, ela publicava relatórios anuais em que as curas eram listadas junto de breves históricos, que incluíam os nomes do clínico e do paciente, bem como a natureza da enfermidade[70]. Tratamentos coletivos não eram mais mencionados, nem na forma do *baquet*, nem na forma da árvore magnetizada. Parece que as considerações teóricas desempenhavam um papel desprovido de importância nas atividades da Sociedade.

Não há forma de saber como o movimento teria se desenvolvido caso não fosse abruptamente interrompido pela Revolução, em 1789. A Société de L'Harmonie e todas as suas ramificações desapareceram. Os camponeses, em vez de se sentarem ao pé de árvores magnetizadas, reuniam-se em volta de "árvores da liberdade" para escutar os discursos revolucionários. Muitos dos discípulos aristocratas de Mesmer emigraram, outros pereceram no cadafalso, tal como vários ex-membros das Comissões Reais: Bailly, Lavoisier e seu oponente, Thouret. Bergasse escapou por pouco da guilhotina e depois tornou-se filósofo místico e amigo íntimo do tsar Alexandre. Quando Malta foi tomada por Bonaparte e, subsequentemente, pelos ingleses, os Cavaleiros Mesmerianos foram expulsos. Em São Domingos, o magnetismo degenerou numa epidemia psíquica entre os escravos negros, aumentando a sua agitação, e a dominação francesa terminou num banho de sangue. Mais tarde, Mesmer se vangloriou de que a nova república – agora chamada de Haiti – devia a ele a sua independência.

O marquês de Puységur passou dois anos na prisão; depois disso, conseguiu reaver o seu castelo, tornar-se prefeito de Soissons, escrever obras literárias e retomar, mais uma vez, a sua pesquisa sobre o magnetismo. Ele investigou a hipótese de que a enfermidade mental grave poderia ser um tipo de distorção sonambúlica, e de que algum dia o magnetismo poderia ser usado em hospitais para tratar os insanos. Empreendeu o tratamento de um garoto de doze anos, Alexandre Hébert, que em alguns momentos era tomado por terríveis acessos de fúria frenética. O marquês passou seis meses com o garoto, não saindo de perto dele nem de dia, nem de noite – antecipando, assim, as tentativas ulteriores no campo da psicoterapia da psicose grave[71].

Após a derrocada de Napoleão, uma nova geração de magnetizadores – que não conhecera Mesmer – viu em Puységur o seu respeitado patriarca, e quase não se notou que o termo "mesmerizar" significava, na verdade, utilizar o procedimento inaugurado por Puységur. Voltando para Buzancy em abril de 1818, o marquês de 67 anos tomou conhecimento de que Victor Race, que tinha então 58, estava severamente doente e falava constantemente a seu respeito. Puységur foi ver Victor e magnetizou-o na mesma palhoça em que o havia feito pela primeira vez 34 anos antes. Ele ficou surpreso com o fato de que Victor, em seu sono magnético, lembrava-se de cada detalhe de sua vida sonambúlica pregressa. A saúde de Victor melhorou e o marquês voltou para Paris. Victor, o decano dos *somnambules*[72] franceses, morreu pouco tempo depois e foi enterrado no cemitério de Buzancy. O marquês ordenou que fosse colocada uma inscrição em sua lápide[73].

Em 29 de maio de 1825, Carlos x foi solenemente coroado em Reims, numa celebração realizada conforme um rito arcaico. Puységur, descendente de uma das mais antigas famílias francesas, ficou hospedado durante o período da coroação numa das tendas cerimoniais que haviam sido montadas em praça pública. Devido provavelmente à elevada umidade, o aristocrata de 74 anos ficou gravemente adoentado. Foi levado de volta a seu castelo em Buzancy, onde morreu dali a pouco tempo, deixando a reputação de um homem que, se um pouco acrítico, era profundamente honesto e generoso[74]. Com o seu intrínseco respeito pela precedência e pela prioridade de autoria, sempre se proclamou respeitoso discípulo de Mesmer, nunca tentando suplantá-lo de maneira alguma. O seu nome foi caindo gradualmente em esquecimento; os seus escritos foram ficando cada vez mais escassos. Charles Richet redescobriu Puységur em 1884 e mostrou que a maioria das coisas que os seus ilustres contemporâneos acreditavam ter descoberto no campo da hipnose já estava presente nos escritos dele.

Hoje, Buzancy é um pequeno vilarejo encantador em meio a matas, campos e pradarias férteis. O castelo da antiga e poderosa família Puységur desapareceu quase por completo. O olmeiro centenário sobreviveu até 1940; a Société des Amis de Mesmer estava prestes a fazer um filme sobre a vida de Mesmer, um episódio centrado nessa árvore, quando uma tempestade a derrubou. Os agricultores correram para reunir os seus pedaços; alguns pegaram lascas de sua casca, que guardaram cuidadosamente, atribuindo-lhes propriedades profiláticas ou curativas[75]. A fonte continua a despejar suas águas no mesmo local e acredita-se que ela tenha poderes maravilhosos. O túmulo de Victor Race no cemitério do pequeno vilarejo desapareceu, e os seus descendentes, que foram rastreados até os dias de hoje, não têm ciência do papel histórico do antepassado[76]. A pacata igrejinha contém as sepulturas de vários dos Puységur, incluindo o de Amand-Marie-Jacques de Chastenet, o marquês de Puységur, um dos grandes colaboradores esquecidos da história das ciências psicológicas.

A Difusão do Mesmerismo

O movimento mesmerista era bem novo e inexperiente quando perdeu seu líder, em 1785. Contudo, ele seguiu adiante, desenvolvendo-se lentamente segundo novas diretrizes. Os primeiros magnetizadores realizaram muitos trabalhos terapêuticos e publicaram belas observações. Mas os estranhos fenômenos do sono magnético superexcitaram as suas imaginações e voltaram as suas mentes para as buscas pelo extraordinário. Em 1787, em Lyon, Petetin publicou a história de uma histérica que entrou num estado cataléptico em que as suas funções sensoriais foram deslocadas para o epigástrio – isto é, ela podia ver e ouvir somente pelo epigástrio[77]. Embora já fosse conhecido na Alemanha e ali tivesse feito demonstrações ainda em 1775 e 1776, mais tarde o nome de Mesmer se tornou associado ao novo magnetismo inaugurado por Puységur. Em 1786, Karl Friedrich, o margrave de Baden, enviou uma delegação à Sociedade Mesmerista de Estrasburgo e introduziu o magnetismo animal em seus estados. Em 1787, o professor Böckmann, um físico de Karlsruhe, fundou o *Archiv für Magnetismus und Somnambulismus*[78]. Os extraordinários estados de lucidez magnética foram utilizados para tentar obter revelações preternaturais. Muito se fez com o caso de uma moça de 23 anos que vivia na pequena vila de Rastatt (estado de Baden), que, em sono magnético, explicava os mistérios da alma humana, dos sete graus do sono magnético, da natureza, e até mesmo de Deus e da Trindade[79].

Após a interrupção temporária causada pela Revolução, o desenvolvimento do magnetismo animal tomou um rumo diferente na França e na Alemanha.

Na França, como vimos, o magnetismo foi retomado por volta de 1805 por Puységur, que publicou várias obras a esse respeito. Juntamente com as de Mesmer, por ao menos uma geração elas foram consideradas os grandes clássicos sobre o tema. Mas, a partir de 1812, novos homens introduziram novos conceitos e novos métodos no estudo do magnetismo.

Houve primeiro o notório ab. Faria, um sacerdote português que dizia ter vindo da Índia e ser um brâmane. Em 1813, ele deu início a um curso público em Paris sobre o sono lúcido, no qual criticava a teoria do fluido físico, bem como a da conexão, argumentando que o processo essencial de magnetização se devia menos ao magnetizador que ao sujeito[80]. Pregava, ainda, que certos tipos de indivíduo eram suscetíveis à magnetização e chamou-os de *epoptas naturais*. A sua técnica consistia em sentar os pacientes em cadeiras confortáveis e mantê-los com os olhos fixos em sua mão aberta e levantada; depois disso ele ordenava em voz alta: "Durmam!" Os sujeitos então caíam em sono magnético. Durante esse estado, neles produzia visões e sugestionamentos pós--hipnóticos. Para a infelicidade de Faria, ele era limitado pelo seu francês precário. De acordo com Noizet, ele chegou a ser vítima da peça pregada por um ator que veio a uma de suas sessões no intuito de ridicularizá-lo. Depois disso, Faria se tornou motivo de chacota em Paris. O seu nome sobreviveu principalmente porque Alexandre Dumas utilizou-o como personagem em seu romance *O Conde de Monte Cristo*. Janet mostrou que Faria foi – via Noizet e Liébeault – o verdadeiro predecessor da Escola de Nancy.

Deleuze teve sucesso onde Faria falhou, e o renascimento do magnetismo na França lhe é geralmente atribuído. Ele também ministrou um curso público e publicou um manual claro e bem organizado[81]. Deleuze declarou que a era de "curas prodigiosas" havia findado com Mesmer e Puységur, e que o período da técnica elaborada e codificada tinha se iniciado. Também observou que a antiga desavença entre os "fluidistas" (que acreditavam no fluido físico de Mesmer), os "animistas" (que acreditavam em fenômenos psicológicos) e a teoria intermediária (sustentada por aqueles que acreditavam que o fluido físico era dirigido pela vontade) era coisa do passado. Os clínicos haviam mostrado ao que vieram. Ele deu excelentes descrições dos fenômenos que ocorrem durante o sonambulismo artificial, era cético quanto às supostas manifestações preternaturais e advertia contra os vários perigos inerentes ao tratamento magnético.

Se Deleuze era predominantemente um clínico e um empirista, Alexandre Bertrand, que tinha uma dupla formação como médico e engenheiro, abordou os fenômenos do magnetismo animal com vistas a explorá-los de uma forma científica e experimental[82]. Janet, que tinha o trabalho de Bertrand na mais alta conta, considerava-o o verdadeiro iniciador do estudo científico da hipnose.

Noizet, um oficial do Exército francês que havia assistido apresentações de Faria, relata como, em 1819, conheceu Bertrand, que havia começado a sua pesquisa sobre magnetismo; e relata também como o convenceu de que a teoria do fluido era falaciosa. Tornaram-se amigos e ambos enviaram manuscritos para um concurso proposto pela Academia de Berlim, mas os manuscritos foram devolvidos. Bertrand revisou o seu na forma do *Traité* (Tratado), enquanto Noizet levou 35 anos para publicar o seu em uma edição limitada[83]. O ensino de Noizet seria assumido por Liébeault, e dessa maneira as técnicas de Faria acabariam se tornando o método geral aplicado pela Escola de Nancy. Ambos, Bertrand e Noizet, enfatizavam o fato de que a mente humana concebe pensamentos e raciocínios dos quais não estamos cientes e que só podem ser reconhecidos por meio dos efeitos que eles produzem.

Entre os franceses que estudavam magnetismo havia também homens como Charpignon, Teste, Gauthier, Lafontaine, Despine, Dupotet, Durand (de Gros) e outros que merecem o mais alto crédito, embora hoje estejam em grande medida esquecidos. Janet protestou contra o nome de "precursores", que lhes fora desdenhosamente concedido. Esses homens, dizia ele – assim como Puységur e os primeiros mesmeristas –, foram os verdadeiros fundadores da ciência do hipnotismo; eles descreveram todos os seus fenômenos desde o princípio e nada de substancial foi adicionado no decorrer do século XIX.

Esses homens haviam entendido, por exemplo, que a conexão era o fenômeno central no magnetismo e no sonambulismo, e que a sua influência ia muito além do momento da sessão. Sugestionamentos pós-hipnóticos já haviam sido descritos em 1787 e eram bem conhecidos por Faria e Bertrand[84]. A influência recíproca entre o paciente e o magnetizador logo foi incluída no conceito de *conexão*[85]. Os primeiros magnetizadores advertiam quanto ao perigo inerente na poderosa atração interpessoal oriunda da conexão, embora soubessem que essa influência também tinha lá as suas limitações. Tardy de Montravel enfatizou, em 1785, que o sujeito em sono magnético era bem capaz de resistir a qualquer ordem imoral que um magnetizador inescrupuloso pudesse dar[86]. Eles investigaram as vicissitudes dos tratamentos individuais, explicaram como iniciá--los e terminá-los, e advertiram a respeito dos perigos de sessões frequentes demais e de tratamentos demasiado prolongados[87]. Também investigaram vários tipos de situações "magnéticas", incluindo casos de dupla personalidade. A influência da mente sobre o corpo e a possibilidade de curar muitas doenças orgânicas por meio do magnetismo eram algo óbvio para eles. Amiúde encontravam-se uns com os outros em grupos de trabalho e registravam cuidadosamente um diário com os seus tratamentos.

A despeito de todos os seus méritos, da vasta experiência que haviam acumulado, da sua honestidade escrupulosa e da abordagem racional dos melhores entre eles, esses homens falharam em promover a causa do magnetismo. Eles fizeram esforços desesperados e infrutíferos para que o magnetismo fosse conhecido pelas autoridades científicas: as sucessivas comissões designadas pela Academia de Ciências sempre concluíram suas investigações com uma rejeição[88]. Janet assinalou que a maioria deles, em vez de se dedicar ao estudo das manifestações mais elementares do sono magnético, imaginava que poderia demonstrar a validade de sua doutrina por meio de fenômenos extraordinários. Além do mais, não só eram em sua maioria leigos como também optavam por sujeitos não instruídos, sensíveis, colocando-os em transe e mandando-os diagnosticar doenças e prescrever tratamentos. Era uma prática ilegal da medicina em segundo grau, por assim dizer, e atraía a ira da classe médica. Por fim, eles se viram indefesos diante de um bando de medicastros que utilizavam a técnica do magnetismo para apresentações de palco bem remuneradas, que por vezes resultaram em epidemias psíquicas e descreditaram o magnetismo.

O desenvolvimento do mesmerismo na Alemanha assumiu um caráter distinto porque, em contraste com a França, as universidades alemãs mostraram um vivo interesse pelo magnetismo animal, e ele foi adotado pelos românticos e pelos filósofos da natureza. Em 1812, o governo prussiano designou uma comissão oficial de inquérito cujos relatórios, publicados em 1816, foram favoráveis; assim, as universidades de Berlim e Bonn instituíram cátedras de mesmerismo[89].

Os mesmeristas alemães incluíam homens de elevada distinção intelectual como Gmelin, Kluge, os irmãos Hufeland, Kieser, Nasse, Passavant e Wolfart – que, em 1811, fundou o periódico *Askläpeion* (Asklēpieîon)[90], no qual muito espaço foi dedicado ao magnetismo. Wolfart viajou a Frauenfeld para visitar Mesmer e levou de volta consigo o seu último livro inédito.

Como fizeram os seus colegas franceses, os mesmeristas alemães compreenderam o papel fundamental da conexão no tratamento, mas deram a ela uma interpretação mais filosófica. Em seu manual, Kluge escreveu que magnetizador e paciente formavam um "círculo magnético", isto é, um mundo fechado de dois indivíduos, que tinham de ser protegidos do barulho, da luz e de interferências externas[91]. Friedrich Hufeland comparou a unidade entre magnetizador e paciente ao relacionamento entre a mulher grávida e o feto, e pregou que o tratamento magnético passava por estágios semelhantes àqueles experimentados pelo feto até o nascimento, que corresponde ao fim do tratamento[92].

Os românticos alemães tinham interesse no magnetismo animal por duas razões: a primeira era o apelo que a teoria de Mesmer fazia a um fluido universal e físico. Os filósofos românticos enxergavam o Universo como um organismo vivo dotado de uma alma que permeia o todo e conecta as partes. O fluido físico de Mesmer – se a sua existência tivesse sido demonstrada – teria fornecido evidências da concepção romântica. A segunda razão era a descoberta, feita por Puységur, do sonambulismo magnético com as suas manifestações extralúcidas. Mesmer já havia falado de um "sexto sentido" revelado na sensibilidade ao fluido; Puységur acrescentou que esse sexto sentido proporcionava às pessoas uma habilidade de descrever eventos distantes e prever acontecimentos futuros. Os românticos assumiam então que a lucidez sonambúlica permitiria que a mente humana estabelecesse comunicações com a Alma do Mundo.

Por essas razões, dedicou-se uma atenção considerável à fenomenologia do sonambulismo magnético. Kluge, em seu livro sobre magnetismo animal, distinguiu seis graus de estado magnético: 1. estado de vigília, com uma sensação de aumento de calor; 2. semissono; 3. "escuridão interna", isto é, sono propriamente dito e insensibilidade; 4. "claridade interna", isto é, consciência no interior do próprio corpo, percepção extrassensorial, visão pelo epigástrio, e assim por diante; 5. "autocontemplação", a habilidade do sujeito para perceber com grande acurácia o interior de seu próprio corpo e o daqueles com quem entra em conexão; 6. "claridade universal", a retirada dos véus do tempo e do espaço, com o sujeito percebendo coisas ocultas no passado, no futuro ou a distâncias remotas[93].

Pouquíssimos sujeitos, contudo, se provaram capazes de atingir os últimos três estágios – em particular, o sexto. Acreditou-se que era uma tarefa científica e filosófica da mais alta importância encontrar um desses raros sujeitos e trabalhar sistematicamente com ele. Assim, enquanto os franceses estavam procurando *somnambules*

extralúcidos como sujeitos auxiliares para a prática médica, os alemães utilizavam-
-nos numa audaciosa empreita de metafísica experimental.

Entre os casos extraordinários que surgiram na Alemanha durante aquele período, nenhum se tornou tão famoso quanto o de Katharina Emmerich e o de Friederike Hauffe. Katharina Emmerich (1774-1824), uma pobre camponesa e ex-freira em Dül-men, Vestfália, tinha visões e portava os estigmas da Paixão. Após tê-la visitado, o poeta Clemens Brentano decidiu romper com sua vida pregressa e designou-se secretário da santa. Ele se instalou em Dülmen e lá viveu de 1819 até a morte dela, em 1824[94]. Em seus estados catalépticos, Katharina tinha visões da Paixão de Cristo e sofria enormemente. Toda noite ela tinha sonhos que se seguiam uns aos outros em sequência regular, de acordo com o ciclo do ano litúrgico, e que mostravam a vida de Cristo e de sua Mãe Santíssima. Brentano visitava Katharina toda manhã e escrevia seus sonhos e visões tal como ela ditava. Com esse material, compilou dois livros que fizeram grande sucesso[95]. Apesar dos embelezamentos do poeta[96], muitas pessoas acreditavam que essas revelações fossem verdadeiros registros históricos.

O outro caso, o de Friederike Hauffe (1801-1829), não era de uma santa, mas de uma vidente. Quem a tornou famosa foi o poeta-médico Justinus Kerner; e ela, por sua vez, trouxe-lhe grande fama. A despeito de suas lacunas, as investigações que Kerner fez da vidente foram um marco na história da psiquiatria dinâmica.

Justinus Kerner (1786-1862) era filho de um modesto servidor público no estado de Württemberg. Em sua encantadora autobiografia[97], ele conta de sua infância em Ludwigsburg, uma pequena vila com uma casa mal-assombrada e a torre onde diziam que o dr. Fausto havia praticado magia negra. Contíguo à casa de seus pais ficava o asilo para insanos, que ele podia ver de sua janela. Em sua primeira infância, conheceu o poeta Schiller. Aos doze anos de idade, foi curado de uma enfermidade nervosa pelo magnetizador Gmelin e conservou um duradouro interesse pelos mistérios da mente humana. Alguns dos poemas de Kerner continuam entre os clássicos menores da poesia alemã. Como médico, foi o primeiro a descrever um tipo de intoxicação alimentar hoje chamada de "botulismo", e complementou as suas observações clínicas por meio de engenhosos experimentos em animais com o uso da substância venenosa[98]. Em 1819, foi designado médico municipal na pequena vila de Weinsberg, em Württemberg, onde permaneceu até sua morte, em 1862. A casa de Kerner, célebre pela refinada hospitalidade para com os visitantes, logo se tornou uma pequena Meca para poetas, escritores, filósofos e pessoas de todos os escalões e classes, incluindo reis e príncipes[99]. Kerner era um homem gentil, generoso, bem-humorado e culto, um conversador brilhante, um amante da natureza, dos animais, das cantigas populares e do folclore, e ele tinha um aguçado interesse por aquilo que é misterioso e oculto[100]. Foi o primeiro a fazer um levantamento sobre a vida de Mesmer e coletar documentos biográficos relevantes a seu respeito. Entre os seus pacientes, encontrou casos de possessão, que chamou de doença demoníaco-magnética. Sua terapia em casos assim era uma curiosa mescla de exorcismo e magnetismo[101]. Em sua postura em relação à possessão, ao sonambulismo magnético e às manifestações supostamente supranormais, Kerner era, segundo seu amigo David Strauss, menos crédulo do que se presume[102]. Ele apreciava tais matérias como um poeta, desejando que fossem verdadeiras, mas não firmemente convencido de sua veracidade.

A data de 25 de novembro de 1826 foi crucial na vida de Kerner: ela marcou o seu encontro com Friederike Hauffe, que foi levada até ele em um estado próximo da morte. Em 6 de abril de 1827, ele a levou para a sua casa, onde ela permaneceu até pouco antes de morrer, em 1829. A história dela, tal como contada por Kerner, pode ser sintetizada da seguinte maneira:

Friederike Hauffe, filha de um guarda de caça, nasceu no vilarejo de Prevorst, em Württemberg. Sem instrução, não havia lido nada além da *Bíblia* e de um hinário. Quando criança, já havia tido visões e premonições. Aos nove anos de idade, seus pais noivaram-na com um homem que ela não amava. Naquele mesmo dia, sepultaram um pregador que ela admirava muitíssimo. Durante o funeral, ela "morreu para o mundo visível", dando início à sua "vida interior". Pouco depois do casamento, adoentou-se, imaginando que estava deitada na cama com o cadáver do pregador. Entrou em uma série de "círculos magnéticos", enquanto as suas afecções físicas foram se tornando cada vez mais graves: sofria de convulsões, catalepsia, hemorragias e febre para as quais nem médicos, nem curandeiros conseguiam achar remédio. Por fim, foi levada a Kerner já definhada, mortalmente pálida, com os olhos brilhando e a face envolta num pano branco como o de uma freira. Primeiro Kerner tentou tratá-la com os remédios de costume, mas notou que toda medicação que lhe administrava – mesmo a menor das doses – produzia exatamente o oposto da reação prevista. Recorreu então aos "passes magnéticos", e com isso a paciente foi melhorando de forma gradual.

No restante de sua estada em Weinsberg, Friederike viveu uma "vida sem corpo", isto é, as suas forças vitais supostamente não tinham origem no seu organismo, mas exclusivamente no fato de ser magnetizada em intervalos regulares, dia após dia. Encontrava-se boa parte do tempo num sono magnético em que, contudo, estava "mais acordada que ninguém" e revelava as suas notáveis capacidades como "vidente". Kerner empreendeu uma investigação muito minuciosa sobre ela, registrando os seus dizeres e fazendo experimentos sistemáticos com o auxílio e o conselho de um grupo de filósofos e teólogos.

Nenhuma das pessoas que visitaram a "vidente" suspeitou que ela fosse uma fraude. Muitos impressionavam-se profundamente. O teólogo David Strauss disse que os seus traços eram delicados, nobres e iluminados, que ela se expressava devagar, com uma voz solene e musical, quase como num recitativo, e que falava o alto-alemão mais puro, em vez do dialeto suábio comumente falado pelas pessoas. A sua voz era repleta de sentimento quando dava conselhos, fazia advertências e contava sobre o mundo espiritual.

Afirmavam que a "vidente" dera provas da sua habilidade de ver eventos distantes e prever acontecimentos futuros. Também se dizia que fenômenos físicos – por exemplo, o deslocamento espontâneo de objetos – ocorriam na sua presença. Ela recebia mensagens de espíritos desencarnados sobre assuntos particulares e gerais. Assim, era capaz de trazer revelações quanto à natureza do homem e a respeito de um sistema de "círculos magnéticos": havia sete "círculos solares" e um "círculo da vida". Esses eram aparentemente representações simbólicas de estados espirituais.

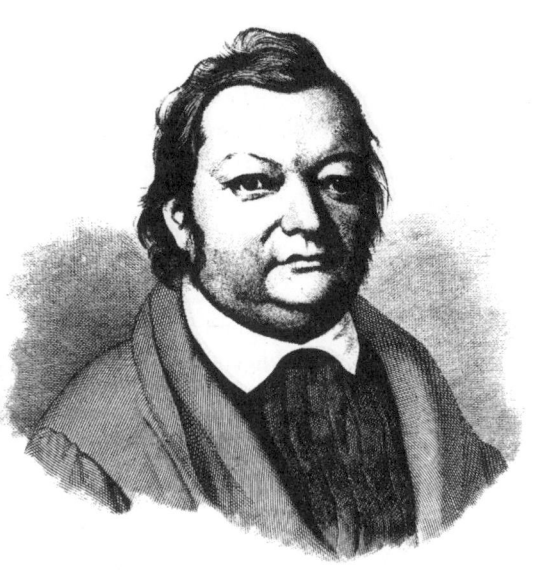

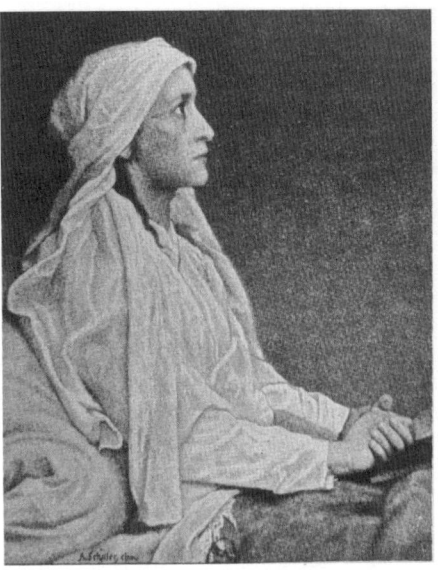

Justinus Kerner (1786-1862), médico e poeta romântico. A casa de Kerner em Weinsberg, Alemanha, foi ponto de encontro de filósofos, escritores e outras pessoas influentes. (Gravura de Anton Duttenhofer.)

O estado "magnético" de Friederike Hauffe é descrito em A Vidente de Prevorst, uma monografia que trouxe fama tanto para a "vidente" quanto para Kerner. (Bibliothèque Nationale, Paris, Collection Laruelle.)

Amiúde a "vidente" falava em uma língua desconhecida, que Kerner e seus amigos consideravam sonora e magnificente. Era, segundo ela, a língua original da humanidade, esquecida desde os tempos de Jacó, mas que podia ser resgatada em determinadas circunstâncias. Já que ela falava com fluência e traduzia, algumas pessoas ao seu redor tornaram-se capazes de entender. Infelizmente, Kerner não compilou sua gramática e o seu vocabulário, mas registrou apenas algumas sentenças como: *O pasqua non ti bjat handacadi?* (Não queres me dar tua mão, médico?) ou *Bona finto girro* (As pessoas têm de ir). Essa língua era escrita em um sistema de cifras, cada uma das quais também representava um número. Friederike combinava constantemente esses e outros números em um sistema de cálculo interno que ficava passando, incessante e automaticamente, pela sua cabeça.

Kerner, que havia notado a hipersensibilidade da paciente a muitas coisas, empreendeu um estudo sistemático da ação de várias substâncias sobre ela: minerais, plantas, produtos de origem animal, mas também a influência do Sol, da Lua, da eletricidade, dos sons e da música sobre o seu organismo.

Em seu transe magnético, muitas vezes a "vidente" prescrevia medicações que infalivelmente a curavam exatamente quando previsto. Num de seus sonhos, ela elaborou um aparelho que chamou de "sintonizador de nervos" (*Nervenstimmer*), e que Kerner construiu de acordo com as suas instruções. Ele se revelou eficaz. Também foram reportadas curas de várias outras pessoas realizadas pela "vidente", mas Kerner não parece ter encorajado muito esse aspecto de seus talentos.[103]

A vidente despertou enorme interesse na Alemanha. Filósofos como Görres, Baader, Schelling, G. von Schubert, Eschenmayer, e teólogos como David Strauss e Schleiermacher, iam repetidas vezes a Weinsberg para vê-la e discutiam muito seriamente acerca de suas revelações. Logo após sua morte, Justinus Kerner publicou um livro, *A Vidente de Prevorst*[104], compilando as suas observações clínicas e os seus experimentos com a paciente. A isso se acrescentava um estudo teórico realizado por Adam Carl August von Eschenmayer. O livro fez um estupendo sucesso na Alemanha, sendo republicado várias vezes; foi a primeira monografia dedicada a um paciente individual no campo da psiquiatria dinâmica. Alegou-se que Kerner e seus colaboradores haviam sido enganados por uma histérica, mas não há evidência de que Friederike era desonesta, e tampouco razão para acreditar que Kerner distorceu ou embelezou os dizeres dela. Visivelmente, ele fez grandes esforços para ser objetivo, separando as suas observações das suas experimentações e das interpretações filosóficas, que deixou para Eschenmayer. Mas não lhes ocorreu que o mero fato de estarem observando um sujeito com certas expectativas pudesse ter uma influência no desenvolvimento de seus sintomas. *A Vidente de Prevorst* ainda é valioso como registro de um experimento involuntário sobre os desempenhos das funções "mitopoéticas" do inconsciente, em dado momento e sob circunstâncias favoráveis.

O interesse suscitado pelas observações que Kerner fez da "vidente" resultaram numa enxurrada de cartas e relatos concernentes a fenômenos similares. Kerner e seus amigos publicaram grande parte desse material na revista *Blätter von Prevorst* (Folha de Prevorst, 1831-1839) e na *Magikon* (1840-1853). Esses provavelmente foram os primeiros periódicos dedicados primordialmente à parapsicologia.

Durante o último período da vida, Kerner perdeu sua amada esposa e foi ficando gradualmente cego. Entrou numa acentuada depressão, mas permaneceu criativo o tempo todo. Como passatempo, costumava fazer manchas de tinta em uma folha de papel, dobrá-la e elaborar as figuras resultantes, dando-lhes formas extravagantes e escrevendo versos embaixo de cada uma delas. Esses desenhos, dizia ele, eram fantasmas e monstros aos quais atribuía um lugar no Hades (a casa transitória dos espíritos). Esse livro, publicado postumamente sob o título de *Klecksographien* (Klecksografias), tornou-se muito tempo depois uma fonte de inspiração para Hermann Rorschach, para os seus testes com mancha de tinta[105].

Como veremos depois, como Kerner, muitos alemães do começo do século XIX foram profundamente influenciados pelo magnetismo animal, mas a sua influência diminuiu rapidamente após 1850, sob o impacto do positivismo e do racionalismo científico.

Fora da França e da Alemanha, o desenvolvimento do mesmerismo era muito mais lento. Ele se deparou com uma forte e obstinada oposição na Inglaterra até que, entre 1840 e 1850, ocorreu um salto. Um médico de Manchester, James Braid, ficou muito impressionado com as demonstrações realizadas, em novembro de 1841, pelo magnetizador francês Lafontaine. Inicialmente cético, repetiu os experimentos de Lafontaine e logo ficou convencido. Rejeitou a teoria do fluido e propôs uma nova, baseada na fisiologia do cérebro; adaptou a antiga técnica de Faria e Bertrand, de fixar os olhos na mão, para a fixação num objeto luminoso. Sob o termo mais adequado de "hipnotismo", tornou o magnetismo aceitável em certos círculos médicos, que vieram a atribuir ao próprio Braid a descoberta desses fenômenos[106]. Infelizmente, tentou combinar o hipnotismo com a frenologia, o que deu azo a muita confusão. Independentemente de Braid, um cirurgião inglês com o nome de John Elliotson publicou um relatório sobre operações cirúrgicas que ele havia realizado, sem dor, em pacientes que haviam sido colocados em sono magnético[107]. Elliotson queixava-se do fato de se ter deparado com uma violenta oposição por parte da Real Sociedade Médica e Cirúrgica. Quase simultaneamente, um outro cirurgião inglês, Esdaile, que estava clinicando na Índia, relatou 345 intervenções cirúrgicas importantes que ele havia realizado apenas com o auxílio da anestesia mesmérica, uma técnica que considerava mais fácil de aplicar nos pacientes hindus do que nos ingleses[108]. Ele também a utilizava como método geral de tratamento. Alguns anos depois, mencionou a existência de uma doença mesmérica – isto é, um estado artificial, mas de forma alguma leve – em pessoas que se tornaram acostumadas a magnetizações frequentes[109]. Logo depois disso, a descoberta da anestesia com éter tornou essa técnica obsoleta.

O magnetismo também teve seguidores na Escócia. Um autor anônimo relatou uma série de experimentos engenhosos e notou a peculiar atração que os pacientes magnetizados tinham um pelo outro quando sob influência do sono mesmérico[110]. Ele também relatou excelentes resultados terapêuticos com um paciente colocado em sono magnético por dez dias. O entusiasmo com o mesmerismo era tamanho que uma epidemia psíquica eclodiu em Edimburgo e noutras cidades da Escócia no ano de 1851[111].

A introdução do magnetismo nos Estados Unidos ocorreu numa data anterior. Aliás, podemos mencionar que Lafayette, que havia sido um dos alunos aristocratas de Mesmer, recebeu o pedido deste para ser o seu embaixador junto de George Washington. Mas a introdução prática do magnetismo na América do Norte se deu sobretudo via Nova Orleans, que ainda era, na época, uma cidade francesa e onde uma pujante sociedade mesmérica logo se desenvolveu. Noutras partes dos Estados Unidos, a difusão do magnetismo foi lenta, mas aumentou constantemente após 1840. Entre os seus adeptos, ao menos dois merecem menção especial. Um deles era Phineas Parkhurst Quimby (1802-1866), um jovem relojoeiro. Ele compreendeu que o agente real do tratamento era o sugestionamento e praticava um tipo de "tratamento da mente". Uma de suas pacientes viria a se tornar conhecida com o nome de Mary Baker Eddy (1821-1910), a fundadora da Ciência Cristã[112]. Outro, Andrew Jackson Davis, era um jovem que, magnetizando-se diariamente, ditou em seu transe um enorme livro de revelações sobre o mundo dos espíritos[113]. O livro foi um grande sucesso e abriu caminho para a propagação do espiritismo, que se seguiria em breve.

É notável como a história do mesmerismo passou por uma sucessão de fases positivas e negativas. A primeira fase foram os anos grandiosos da atividade de Mesmer em Paris, de 1777 a 1785; a segunda se deu após 1815 e no início de 1820; a terceira, começando por volta de 1840, culminou nos anos 1850. Segundo Janet[114], ao menos nove periódicos dedicados ao magnetismo surgiram na França de 1815 a 1850. As sociedades mesmeristas realizavam reuniões e congressos, concediam prêmios e condecorações e, em 23 de maio de 1850, organizaram uma grandiosa celebração quando do aniversário de Mesmer, que incluiu concertos, banquetes e discursos.

Mas à medida que os discípulos de Mesmer foram se tornando mais numerosos, entusiasmados e fanáticos, o movimento foi se desviando mais de seu preceito inicial, caindo em descrédito: ele foi se misturando cada vez mais com a especulação selvagem, o ocultismo e, por vezes, com o charlatanismo. A essa altura, ocorreram desdobramentos inesperados, subsequentes ao advento do espiritismo. Para acompanhar esses desdobramentos, temos de nos voltar para os Estados Unidos da América.

O Impacto do Espiritismo

Nos anos de 1840 a 1850, os Estados Unidos eram um país de grande dimensão que se expandia rapidamente, com uma população vigorosa – ainda que relativamente pequena – de aproximadamente vinte milhões de habitantes, cuja maioria vivia em pequenas "municipalidades". O nível médio de educação do homem comum era superior ao de outros países, mas não havia "classe alta instruída" para impor a pressão de uma tradição e de normas culturais. Todo homem reivindicava o direito de pensar por si próprio e utilizava esse direito mais com vigor e frescor do que com disciplina intelectual. Pregadores e congregações modificavam com frequência as suas crenças e as seitas religiosas eram numerosas. Havia uma predisposição geral e permanente a epidemias psíquicas, que surgiam de modo inesperado, espalhavam-se rapidamente e eram aceitas "por quase todo mundo" em áreas extensas. Descobertas recentes – por exemplo, o telégrafo – atiçavam a imaginação; nada parecia demasiado fantástico para ser rejeitado sem uma análise mais aprofundada. Assim, aconteceu de um incidente aparentemente trivial se tornar o ponto de partida de uma epidemia psicológica de amplitude inesperada: a ascensão e a disseminação do Espiritismo[115].

Se acreditarmos nos relatos contemporâneos, a história começou em 1847, quando um homem em Hydesville – perto de Arcadia, Nova York – começou a ser atormentado por misteriosos barulhos em sua casa, à noite, e deixou o imóvel para um agricultor, John Fox, que o ocupou com a esposa e duas filhas, que tinham quinze e doze anos de idade. As perturbações continuaram. Na noite de 31 de março de 1848, o som de pancada repetiu os ruídos feitos de propósito por uma das filhas, e então – na presença de vizinhos – perguntas feitas pela mãe foram respondidas num código rudimentar. Revelou-se que um homem havia sido assassinado naquela casa e enterrado no porão. Multidões de curiosos afluíram para a casa dos Fox nos dias que se seguiram. A sra. Fox e suas filhas foram passar um tempo fora; as pancadas as perseguiram por toda parte e se comunicaram com elas, alegando serem os "espíritos" de pessoas falecidas. A sra. Fox e as filhas logo começaram a mercantilizar suas sessões com os espíritos, e muitos foram aqueles que as imitaram. O contágio se deu rapidamente pelos Estados Unidos; o sistema de código para comunicação com os espíritos foi aperfeiçoado. Fenômenos físicos foram relatados em fevereiro de 1850. Por exemplo, mesas começaram a se mover durante as sessões, barulhos altos e extraordinários foram ouvidos, e um fluido se fez visível. Desenvolveu-se uma controvérsia apaixonada. Havia grupos, panfletos, periódicos e congressos espíritas. Muitos mesmeristas estiveram entre os primeiros e mais ativos apoiadores do novo movimento.

No começo de 1852, a onda de espiritismo atravessou o Atlântico, invadindo a Inglaterra e a Alemanha. Em abril de 1853, tomou conta da França e logo alcançou todas as partes do mundo civilizado.

Enquanto isso, descobriu-se que as manifestações dependiam, em larga medida, das personalidades dos participantes: algumas pessoas impediam que os "espíritos" aparecessem; outras os auxiliavam; e uns poucos privilegiados podiam servir de "médiuns", ou intermediários entre os vivos e os mortos. Alguns médiuns eram capazes de escrever automaticamente, falar em transe e, supostamente, suscitar a ocorrência de fenômenos físicos. Por volta de 1860, "espíritos" começaram a se manifestar visualmente durante as sessões, e em 1862 foram exibidos retratos que pretensamente haviam sido tirados deles, bem como moldes de suas mãos. Seguiu-se a isso o período dos médiuns extraordinários: Florence Cook, Stainton Moses, Slade, Home, entre outros[116]. Diziam que, durante as reuniões de Home, pianos eram erguidos no ar, harpas e acordeões tocavam sem que ninguém encostasse neles, e espíritos eram ouvidos[117]. Home foi visto tocando o fogo, e até relataram que certa vez ele saiu por uma janela e voltou pela janela do quarto vizinho, tendo "voado" para fora e para dentro no terceiro andar[118]. Sir William Crookes, um físico conhecido, fez experimentos com Home e Florence Cook. Crookes jurou ter visto, na presença do segundo, as "materializações" de uma bela mulher que se chamava Katie King. Ela se deixou fotografar por Crookes e falou com ele e com seus amigos[119].

A epidemia foi regredindo lentamente, mas muitos grupos espíritas permaneceram bastante ativos. Em Paris, Hippolyte Rivail, um ex-professor que havia sido discípulo de Pestalozzi na Suíça, converteu-se ao espiritismo, que ele – sob o pseudônimo "Allan Kardec" – sistematizou em diversas obras e ao qual deu a forma de uma religião laica imensamente bem-sucedida. Seu *O Livro dos Espíritos*[120] tornou-se, de acordo com Janet, "um guia não somente para os espíritas, mas também para os espíritos".

O estudo científico dessas manifestações – que havia sido tentado de forma acrítica por Crookes, Zöllner e outros – era agora empreendido mais sistematicamente por Charles Richet. Uma nova ciência, a parapsicologia, foi emergindo gradualmente. Na Inglaterra, Myers e Gurney fundaram, em 1882, a Sociedade de Pesquisa Psíquica, que reuniu uma grande quantidade de dados cuidadosamente selecionados. Cauteloso investigador, Myers admitia a hipótese de vida após a morte e de comunicação com os espíritos dos falecidos, ao passo que Flournoy, em Genebra, pensava que esses fenômenos poderiam ser explicados pela percepção subliminar e pela criptomnésia[121].

O advento do espiritismo foi um acontecimento da maior importância na história da psiquiatria dinâmica porque proporcionou indiretamente, aos psicólogos e psicopatologistas, novas abordagens da mente. A escrita automática, um dos procedimentos introduzidos pelos espíritas, foi assumida por cientistas como método de

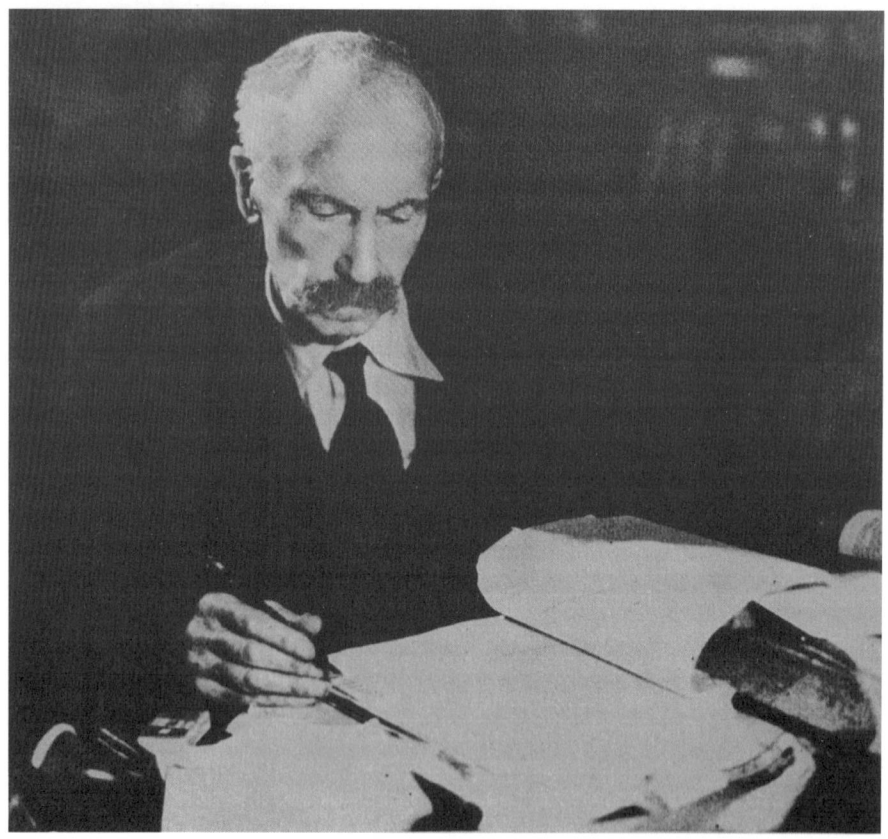

Charles Richet *(1850-1935). Brilhante fisiologista, Prêmio Nobel, Richet também foi pioneiro no estudo científico da hipnose. Max Dessoir, que o visitou em 1894, escreveu em suas memórias: "A sua personalidade poderia ser comparada à de G.T. Fechner, pois era uma estranha mistura de rigor científico e indulgência poética." (Cortesia do sr. Alfred Richet.)*

exploração do inconsciente. Chevreul – que, em 1833, já havia demonstrado que os movimentos da varinha divinatória e do pêndulo eram inconscientemente direcionados pelo pensamento oculto do executor[122] – retomou seus antigos experimentos com vistas a fornecer uma explicação racional para as mesas girantes[123]. Um novo sujeito, o médium, tornou-se disponível a investigações psicológicas experimentais, a partir das quais evoluiu um novo modelo da mente humana.

Outro incentivo para o desenvolvimento ulterior da psiquiatria dinâmica foi o surgimento de grandes hipnotistas profissionais que ofereceram sessões públicas Europa afora e atraíram grandes multidões às suas apresentações espetaculares. Vimos como Braid, em Manchester, chegou a fazer experimentos com hipnotismo depois de ter assistido ao magnetizador Lafontaine. De modo semelhante, por volta de 1880, vários neurologistas começaram a reconsiderar suas posturas em relação ao hipnotismo após verem apresentações de Hansen, na Alemanha, e de Donato, na Bélgica, na França e na Itália[124].

Essas novas abordagens da psicologia dinâmica levaram a um renascimento do interesse pelo mal afamado hipnotismo e à sua investigação por médicos universitários, como o fisiologista Charles Richet[125]. Duas escolas então surgiram e deram as suas contribuições à mais recente psiquiatria dinâmica: a Escola de Nancy e a Escola da Salpêtrière.

A Escola de Nancy[126]

No período de 1860 a 1880, magnetismo e hipnotismo haviam caído em tamanho descrédito que um médico que trabalhasse com esses métodos comprometeria irremediavelmente a sua carreira científica e colocaria a sua clínica a perder. Janet[127] mencionou a estranha história de um distinto clínico que trabalhava na cidade e havia secretamente construído um hospital num vilarejo vizinho, dentro de uma cabana, onde mantinha alguns pacientes nos quais realizava intermináveis tratamentos e investigações de ordem hipnótica.

Entre os pouquíssimos que ousavam hipnotizar abertamente estava Auguste Ambroise Liébeault (1823-1904), do qual iria se originar a Escola de Nancy. Liébeault era o décimo segundo filho de uma família camponesa que vivia na província de Lorena[128]. Por meio de muito trabalho, tornou-se médico de província em Pont-Saint-Vincent, um vilarejo que não ficava longe de Nancy. Provou ser um profissional notavelmente bem-sucedido, e dentro de dez anos a sua clínica lhe rendeu uma pequena fortuna. Quando estudante de medicina, encontrou um velho livro sobre magnetismo e conseguiu magnetizar alguns pacientes. Não se sabe o que fez com que ele decidisse pelo uso desse método, já há tantos anos em tamanho desprestígio. Como os seus clientes relutavam, oferecia-lhes uma alternativa: propunha ou tratá-los com magnetismo, gratuitamente; ou com medicina "oficial", a troco de seus honorários habituais. O número de pacientes que escolhia o magnetismo aumentou tão rápido que, quatro anos depois, Liébeault tinha uma clínica imensa que não lhe trazia quase nenhum rendimento. Decidiu então tirar uma licença de dois anos da sua vida profissional e recolheu-se numa casa que ele havia comprado em Nancy, dedicando todo o tempo à escrita de um livro sobre o seu método[129]. O sono hipnótico, pregava ele, é idêntico ao sono natural, com a única diferença de que o primeiro é induzido pelo sugestionamento, pela concentração da atenção na ideia do sono. Essa é também a razão pela qual o sujeito permanece em *conexão* com o hipnotista. Segundo Janet, as ideias de Liébeault derivavam principalmente de Noizet e Bertrand – curiosamente, muito depois Liébeault se tornou um adepto da teoria do fluido magnético, que ele havia rejeitado durante a maior parte da vida. Mas ele era melhor hipnotista que escritor; reza a lenda que, em dez anos, somente uma cópia de seu livro foi vendida[130]. Reabriu então o seu consultório médico, atendendo das sete da manhã ao meio-dia e cobrando honorários apenas dos pacientes que, voluntariamente, ofereciam-se a pagar.

Van Renterghem, que visitou Liébeault na época de sua fama tardia, descreveu-o como um homem pequeno, tagarela e vivaz, com um rosto enrugado, uma tez escura e a aparência de um camponês[131]. Liébeault, disse ele, recebia de 25 a 40 pacientes toda manhã num velho galpão com paredes caiadas de branco, calçado com pedras grandes e planas. Todo paciente era tratado publicamente e sem qualquer preocupação com o barulho ambiente. Liébeault hipnotizava o paciente ordenando que olhasse para os seus olhos e sugestionando-lhe que estava ficando cada vez mais sonolento. Uma vez que o paciente estivesse ligeiramente hipnotizado, Liébeault lhe garantia que ele estava livre de seus sintomas. Seus pacientes eram majoritariamente pobres da cidade e camponeses da vizinhança, que ele tratava com o mesmo método sem distinção, independentemente da doença de que sofriam – artrite, úlceras, icterícia ou tuberculose pulmonar.

Por mais de vinte anos, Liébeault foi considerado pelos seus colegas de medicina um medicastro (porque hipnotizava) e um tolo (porque não cobrava honorários). Rumores de seus milagres terapêuticos chegaram a Bernheim, que decidiu fazer-lhe uma visita em 1882 e converteu-se às suas ideias. É, de fato, um dos raros exemplos em que um renomado professor adota um método, até então mal reputado, de um ancião que dizem ser medicastro e tolo. Bernheim tornou-se publicamente admirador, aluno e amigo fiel de Liébeault, e introduziu os seus métodos no hospital de sua universidade. Repentinamente, Liébeault ganhou fama como um grande médico; seu livro foi resgatado do esquecimento e amplamente lido.

Liébeault pode ser considerado o pai espiritual da Escola de Nancy, mas seu verdadeiro líder foi Hippolyte Bernheim (1840-1919)[132]. Alsaciano e patriota francês, Bernheim deixou seus cargos no hospital e na universidade em Estrasburgo quando ocorreu a anexação pelos alemães em 1871, sendo designado para atuar em Nancy. A antiga capital de Lorena pulsava com a nova vida, resultado da chegada de vários refugiados alsacianos, da criação de uma nova universidade, em 1872, e do florescimento de uma nova escola de artes decorativas conduzida por Émile Gallé e Victor Prouvé – que iria se espalhar e se tornar, por volta de 1900, o "estilo moderno". Bernheim, que já tinha uma reputação consagrada pela sua pesquisa sobre febre tifoide, bem como sobre doenças cardíacas e pulmonares, foi designado professor titular de clínica geral na nova universidade, em 1879. Três anos depois, em 1882, experimentou e adotou o método hipnótico de Liébeault, embora, diferentemente de seu professor, o utilizasse apenas quando acreditava haver grandes chances de sucesso.

Van Renterghem descreveu Bernheim como um homem pequeno, de olhos azuis, que falava com uma voz suave, mas tinha um jeito muito autoritário de administrar a sua enfermaria e de hipnotizar seus pacientes. Bernheim pregava que a hipnose era mais fácil de induzir em pessoas acostumadas à obediência passiva, como antigos soldados ou operários fabris, entre os quais ele tinha os melhores êxitos terapêuticos. Eram parcos os seus resultados com pessoas das classes mais altas e mais abastadas.

Bernheim revelou a existência da obra de Liébeault ao mundo médico pouco depois de Charcot ter apresentado a sua célebre comunicação sobre hipnotismo na Academia de Ciências[133]. Isso iniciou um amargurado embate entre os dois homens. Em 1886, Bernheim publicou seu manual[134], que foi um grande sucesso e fez dele o líder da Escola de Nancy. Em oposição a Charcot, proclamava que a hipnose não era um estado patológico encontrado apenas em histéricos, e sim efeito de "sugestiona-mento". Definia a sugestionabilidade como "aptidão para transformar uma ideia em ato", um traço que todo ser humano possuía em diferentes graus. A hipnose, segundo ele, era um estado de sugestionabilidade forçada induzida por sugestionamento. Bernheim geralmente utilizava o hipnotismo para tratar muitas doenças orgânicas do sistema nervoso, reumatismo, doenças gastrointestinais e distúrbios menstruais. Negava com veemência a validade da teoria da histeria de Charcot e afirmava que os estados histéricos, demonstrados na Salpêtrière, eram artifícios. Com o passar do tempo, Bernheim foi fazendo cada vez menos uso do hipnotismo, argumentando que os efeitos que podiam ser obtidos por esse método eram igualmente obteníveis pelo sugestionamento em estado de vigília, um procedimento que a Escola de Nancy agora chamava pelo nome de "psicoterapêutica"[135].

Contudo, Bernheim era um clínico geral, não um psiquiatra, e ele não tinha uma escola organizada ao seu redor. No sentido estrito, a Escola de Nancy consistia em um grupo de quatro homens: Liébeault, Bernheim, o perito em medicina legal Beaunis, e o advogado Liégeois. Os dois últimos estavam particularmente preocupados com as implicações do sugestionamento no crime e na responsabilidade penal. No sentido mais amplo, a Escola de Nancy era um grupo esparso de psiquiatras que adotaram os princípios e métodos de Bernheim. Entre eles estavam Albert Moll e Schrenck-Notzing, na Alemanha, Krafft-Ebing, na Áustria, Bêkhterev, na Rússia, Milne Bramwell, na Inglaterra, Boris Sidis e Morton Prince, nos Estados Unidos, e alguns outros que merecem uma menção especial.

Otto Wetterstrand, badalado médico sueco, viveu em Estocolmo numa grande e suntuosa residência com uma série de salões decorados com o que havia de mais fino em termos de tapeçaria e mobiliário. Era um homem loiro e de olhos azuis de estatura mediana, usava um bigode e tinha um tique nas pálpebras. Atendia entre trinta e quarenta pacientes toda tarde e os hipnotizava na presença dos outros. Tinha também um hospital particular com enfermeiras que eram ex-pacientes. Aplicava um método de tratamento por sono hipnótico prolongado e mantinha os seus pacientes nesse estado entre oito e doze dias. Seus estranhos métodos deram origem a uma lenda que o retratava como um bruxo moderno extraordinário[136]. Ele foi o verdadeiro iniciador do método do sono contínuo prolongado – uma técnica que Otto Wolff modificou em 1898, substituindo um medicamento, o Trional, pela hipnose.

Na Holanda, Frederik Van Eeden[137], mais conhecido como um proeminente poeta neerlandês, fez alguns experimentos audaciosos com hipnose. Tentou ensinar francês a uma menina de dez anos que ele havia hipnotizado – língua que, em estado de vigília, ela não conhecia. Depois transferiu esse conhecimento do estado adormecido para o de vigília, de modo que, para a sua surpresa, ela se viu capaz de compreender e falar um pouco de francês[138]. Em 1887, ele e Van Renterghem organizaram uma clínica psicoterapêutica em Amsterdã que levou o nome de Institut Liébeault[139].

Na Suíça, August Forel, professor de psiquiatria em Zurique e diretor do Hospital Psiquiátrico Burghölzli, visitou Bernheim em 1887 e logo se tornou um dos mestres

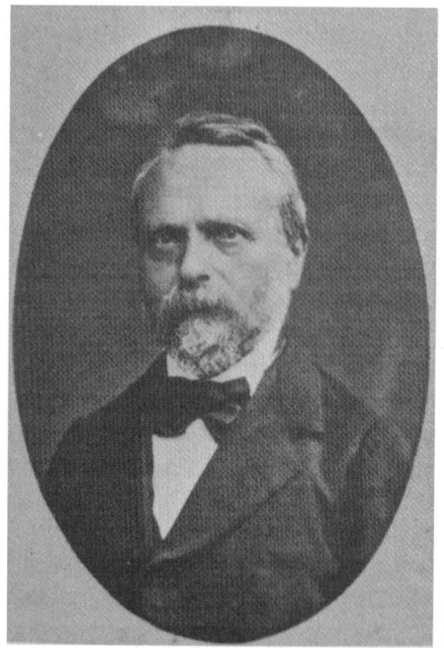

Ambroise Liébeault *(1823-1904)*

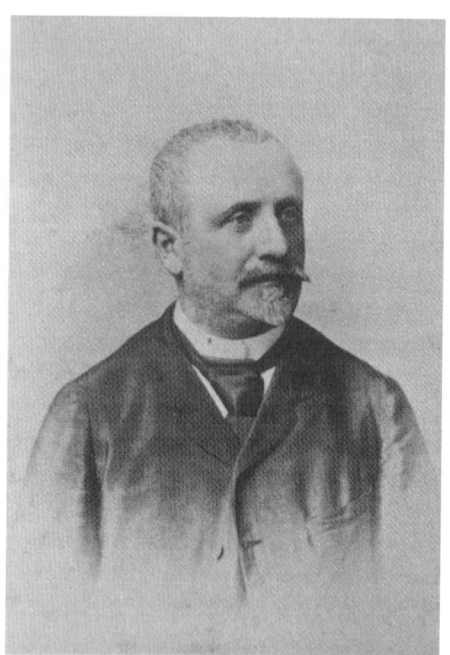

Hippolyte Bernheim *(1840-1919)*

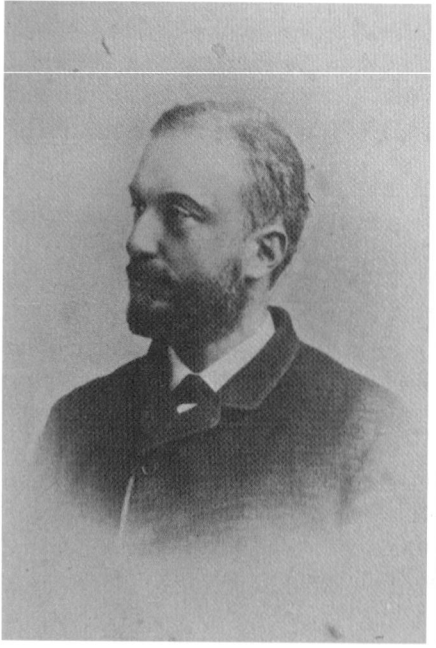

August Forel *(1848-1931)*

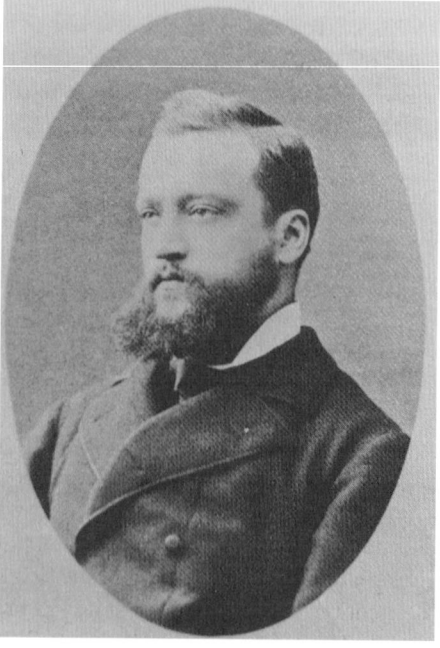

Paul Dubois *(1848-1918)*

do hipnotismo. Como Liébeault e Bernheim, teve muito êxito no tratamento de certas doenças físicas. Organizou um serviço ambulatorial de terapia hipnótica. A sua aplicação mais original do hipnotismo foi na gestão de seu hospital psiquiátrico, onde os funcionários – não os pacientes – eram hipnotizados. Forel hipnotizava uma série de enfermeiros e enfermeiras que se voluntariavam, sugestionando-os para que o seu sono na enfermaria de pacientes agitados fosse estável a despeito do barulho, mas de modo que despertassem assim que um paciente fizesse algo de incomum ou perigoso. Diziam que esse método era bastante bem-sucedido[140].

Um dos muitos frequentadores de Nancy foi Sigmund Freud[141], ali passando algumas semanas com Bernheim e o velho Liébeault, em 1889. Ele se impressionou com a opinião de Bernheim, segundo a qual a amnésia pós-hipnótica não era tão completa como geralmente se assumia. Por meio da concentração e com o auxílio de um interrogatório perspicaz, Bernheim podia fazer o paciente se lembrar do que ele havia experimentado sob hipnose[142].

Por volta de 1900, Bernheim era considerado por muitos o psicoterapeuta mais proeminente da Europa, mas dez anos depois ele estava quase esquecido. Outros homens, supostamente mais modernos, alcançaram a fama: particularmente Dubois, em Berna, que Bernheim dizia, com amargura, ter "anexado" a sua descoberta em 1871 – no mesmo sentido que os alemães "anexaram" a Alsácia e Lorena. Depois de ter sido fiel discípulo de Liébeault por anos a fio, agora era óbvio que Bernheim o considerava seu precursor e, a ele próprio, o verdadeiro fundador da psicoterapia[143]. Ao menos ele teve o conforto, pouco antes da morte, de ver a sua Alsácia nativa restituída à França.

Charcot e a Escola da Salpêtrière

Ao contrário da Escola de Nancy, a Escola da Salpêtrière era fortemente organizada e encabeçada por uma figura poderosa, a do grande professor Jean-Martin Charcot (1835-1893), um neurologista que havia chegado tardiamente ao estudo de certos fenômenos mentais.

Durante os anos 1870-1893, Charcot foi considerado o maior neurologista de seu tempo. Ele era o médico de reis e príncipes, e iam pacientes "de Samarkand e das Índias Ocidentais" para vê-lo. Mas a fama lhe veio após longos anos de uma labuta incessante e desconhecida, e poucos dos que se maravilhavam com o extraordinário sucesso de Charcot percebiam se tratar de um reconhecimento tardio alcançado após muitos anos no batente.

Nenhuma biografia legítima de Charcot foi escrita até então. A maioria das descrições, como a de Guillain[144], baseia-se em necrológios e geralmente retrata o Charcot dos anos brilhantes. Memórias valiosas foram registradas pelo seu discípulo Souques[145], e particularmente pelo médico russo Liubímov[146], que esteve próximo de Charcot nos últimos vinte anos de sua vida.

(página anterior) *Os* **quatro maiores psicoterapeutas** *do período entre 1880 e 1910. (Os retratos de Liébeault, Bernheim e Forel provêm do acervo do Instituto de História da Medicina em Zurique. O retrato de Dubois, do acervo do Instituto de História da Medicina, em Berna.)*

Charcot nasceu em Paris, filho de um construtor de carruagens que, pelo que diziam, fazia veículos de grande beleza e tinha a reputação de ser mais um artista que um artesão. Sabe-se muito pouco a respeito da infância e da juventude de Charcot. Diz-se que ele era um jovem frio, silencioso, tímido e distante que tinha um problema na fala. Usava um bigode preto, e reza a lenda que o seu primeiro paciente rico lhe havia sido encaminhado com a condição de que ele raspasse o tal bigode. Quando *interne* (médico residente), o jovem Charcot foi designado para atuar algum tempo na Salpêtrière – um antigo hospital que, naquela época, era sobretudo um albergue médico para quatro ou cinco mil idosas. Charcot percebeu que esse hospital abrigava inúmeras pacientes com doenças neurológicas raras ou desconhecidas e seria uma grande fonte de pesquisa clínica. Manteve isso em mente enquanto prosseguia lentamente com a sua carreira de anatomopatologista. Quando recém-formado, foi convidado por um de seus professores para ser médico e acompanhante de um rico banqueiro que estava de viagem para a Itália, o que lhe deu a oportunidade de se familiarizar com a riqueza artística italiana[147]. Sua carreira médica foi consideravelmente lenta e penosa. Contudo, o ponto de inflexão veio em 1862, quando, aos 36 anos de idade, Charcot foi designado médico-chefe em uma das maiores seções da Salpêtrière e retomou os seus velhos planos com uma atividade febril. Históricos clínicos foram sendo colhidos, autópsias foram sendo realizadas e laboratórios foram sendo inaugurados; enquanto isso, ele começava a montar uma equipe de dedicados colaboradores. Foi inspirado por Duchenne (de Boulogne), um neurologista de uma capacidade extraordinária que não ocupava nenhum cargo formal, e que Charcot chamava de seu mestre em neurologia[148]. No período de oito anos, de 1862 a 1870, Charcot fez as descobertas que o tornaram o neurologista mais proeminente de seu tempo.

Em 1870, Charcot assumiu o encargo suplementar de uma enfermaria especial, que a administração do hospital reservou para um número razoavelmente grande de pacientes mulheres que sofriam de convulsões. Algumas eram epilépticas, outras eram histéricas que haviam aprendido a imitar crises epilépticas. Charcot se esforçou para descobrir meios de distinguir entre as convulsões histéricas e as epilépticas. Ele também começou a investigar a histeria com o mesmo método que utilizava para doenças neurológicas orgânicas e, com seu discípulo Paul Richer, fez uma descrição da crise histérica completa (a *grande hystérie*)[149].

Em 1878, provavelmente sob influência de Charles Richet, Charcot estendeu seu interesse ao hipnotismo, acerca do qual empreendeu um estudo supostamente científico – como havia feito com a histeria –, tomando como sujeitos várias das mais talentosas de suas pacientes histéricas. Constatou que esses sujeitos desenvolviam o estado hipnótico em três estágios sucessivos: "letargia", "catalepsia" e "sonambulismo", cada estágio exibindo sintomas muito bem definidos e característicos. Charcot leu suas descobertas para a Academia de Ciências no começo de 1882[150]. Foi, segundo Janet, um *tour de force*[151] ter o hipnotismo aceito pela mesma academia que o havia condenado três vezes no século passado sob o nome de "magnetismo". Essa comunicação retumbante concedeu ao hipnotismo uma nova dignidade, e o tema até então evitado se tornou, outra vez, tópico de inúmeras publicações.

Entre as conquistas mais espetaculares de Charcot, estiveram as investigações sobre paralisias traumáticas, que ele efetuou entre 1884 e 1885[152]. Na sua época, as paralisias eram geralmente consideradas resultado de lesões do sistema nervoso causadas por um acidente, embora a existência de "paralisias psíquicas" tivesse sido postulada na Inglaterra por B.C. Brodie[153], em 1837, e por Russel Reynolds[154], em 1869. Mas como um fator puramente psicológico poderia causar paralisia sem que o paciente tivesse ciência desse fator e excluindo a possibilidade de simulações?

Charcot já havia analisado as diferenças entre as paralisias orgânicas e histéricas. Em 1884, três homens acometidos por uma monoplegia de braço, subsequente a um trauma, foram internados na Salpêtrière. Primeiramente, Charcot demonstrou que os sintomas dessa paralisia – embora diferissem dos sintomas das paralisias orgânicas – coincidiam, exatamente, com os sintomas das paralisias histéricas. O segundo passo foi a reprodução experimental, sob hipnose, de paralisias semelhantes. Charcot sugestionou alguns sujeitos hipnotizados a ficar com os braços paralisados. As paralisias hipnóticas resultantes comprovaram apresentar exatamente os mesmos sintomas das paralisias histéricas espontâneas e das paralisias pós-traumáticas dos três pacientes. Charcot foi capaz de reproduzir essas paralisias passo a passo e também sugestionou, na ordem inversa, o seu desaparecimento. O passo seguinte foi uma demonstração do efeito do trauma. Charcot escolheu sujeitos facilmente hipnotizáveis e sugestionou-os de modo a, em estado de vigília, assim que recebessem um tapa nas costas, ficarem com os braços paralisados. Quando despertaram, os sujeitos exibiram a amnésia pós-hipnótica habitual, e assim que receberam um tapa nas costas, foram instantaneamente acometidos de uma monoplegia do braço exatamente do mesmo tipo da monoplegia pós-traumática. Por fim, Charcot assinalou que, em certos sujeitos que vivem num estado de sonambulismo permanente, o sugestionamento hipnótico sequer se fazia necessário. Eles adquiriam a paralisia do braço após levar um tapa nas costas sem especial sugestionamento verbal. O mecanismo da paralisia pós-traumática parecia, assim, estar demonstrado. Charcot assumiu que o choque nervoso subsequente ao trauma era uma espécie de estado hipnoide análogo ao hipnotismo e, portanto, facultava o desenvolvimento de um autossugestionamento do indivíduo. "Não creio que em qualquer pesquisa experimental fisiopatológica seja possível reproduzir mais acuradamente o estado que se estabeleceu como tarefa estudar", concluiu Charcot.

Charcot situou as paralisias histéricas, pós-traumáticas e hipnóticas no grupo das paralisias dinâmicas, em contraste com as paralisias orgânicas resultantes de uma lesão do sistema nervoso. Ele fez uma demonstração semelhante com relação ao mutismo e à coxalgia histéricos. Também aqui reproduziu experimentalmente, por meio do hipnotismo, quadros clínicos idênticos às questões histéricas. Em 1892, Charcot distinguiu a "amnésia dinâmica", na qual as memórias perdidas podem ser recuperadas sob hipnose, da "amnésia orgânica", em que isso é impossível[155].

Nos últimos anos de sua vida, Charcot percebeu que, entre o âmbito da consciência clara e o da fisiologia cerebral orgânica, existia um domínio vasto. A sua atenção foi atraída para a cura pela fé, e num de seus últimos artigos ele asseverou que havia visto pacientes indo para Lourdes e voltando curados de suas doenças[156]. Tentou elucidar o mecanismo de curas como essas e previu que um conhecimento maior das leis da "cura pela fé" resultaria em grandes progressos terapêuticos.

Há muitas descrições e formas de retratar Charcot, mas elas dizem respeito, quase sem exceção, a Charcot em seu apogeu, por volta de 1880, ou ao Charcot decadente dos últimos anos. As mais vivas foram realizadas por Léon Daudet, que havia estudado medicina na Salpêtrière e cujo pai, o romancista Alphonse Daudet, havia sido amigo íntimo de Charcot. Aqui vai um excerto condensado dos *Souvenirs* (Memórias) de Léon Daudet descrevendo Charcot:

Charcot era um homem pequeno, robusto e vigoroso; com uma cabeça grande, um pescoço de touro, uma testa baixa e bochechas largas. O traço da sua boca era intenso e meditativo. Totalmente barbeado, mantinha o seu cabelo liso penteado para trás. Assemelhava-se um pouco a Napoleão e gostava de cultivar essa semelhança. Seu passo era pesado, a sua voz, autoritária, um pouco baixa e frequentemente irônica e insistente, a sua expressão, extraordinariamente impetuosa.

Homem cultíssimo, era familiarizado com as obras de Dante, Shakespeare e dos grandes poetas; lia inglês, alemão, espanhol e italiano. Tinha uma grande biblioteca repleta de livros estranhos e incomuns.

Era muito humano; demonstrava profunda compaixão pelos animais e proibia qualquer menção a caçadores e à caça na sua presença.

Homem mais autoritário jamais conheci, tampouco alguém que pudesse colocar um jugo tão despótico nas pessoas ao seu redor. Para se dar conta disso, bastava ver como ele podia, de seu púlpito, lançar um olhar arrebatador e desconfiado sobre os seus alunos; e ouvi-lo interrompendo-os com uma palavra breve e imperativa.

Não suportava contradição, por menor que fosse. Se alguém ousasse contradizer suas teorias, tornava-se feroz e mesquinho, e fazia de tudo para arruinar a carreira do imprudente, a menos que ele se retratasse e pedisse desculpas.

Não suportava estupidez. Mas a sua necessidade de dominação fez com que afastasse seus discípulos mais brilhantes, de modo que, no fim, ficou cercado de pessoas medíocres.

(página seguinte, em cima à esquerda) **Jean-Martin Charcot** *(1825-1893). Antes de alcançar a fama tardia, Charcot – um homem bastante tímido e distante – batalhou durante muitos anos, realizando um trabalho árduo e invisível. (Cortesia do professor Paul Castaigne, Paris.)*

(página seguinte, em cima à direita) **Manuscrito de Charcot***. Ele havia sido chamado para ir à Rússia atender a uma personagem muitíssimo bem-posicionada. Escreveu para a sua família vívidos relatos da viagem, ilustrando suas cartas com desenhos aquarelados. (Bibliothèque Nationale, Paris, Cabinet des Estampes.) As aquarelas não aparecem nesta reprodução.*

(página seguinte, embaixo) **"Uma Palestra Clínica na Salpêtrière"***. A pintura de A. Brouillet mostra Charcot no auge da fama demonstrando um caso de "grande hystérie" para uma audiência da elite de médicos e escritores; atrás dele está seu discípulo favorito, Babinski. Involuntariamente, o artista mostrou o erro fatal do médico: suas explanações verbais e o quadro na parede sugerem à paciente a crise que ela está prestes a encenar; duas enfermeiras estão de prontidão para sustê-la quando ela cair na maca, onde apresentará sua crise em toda sua potência.*

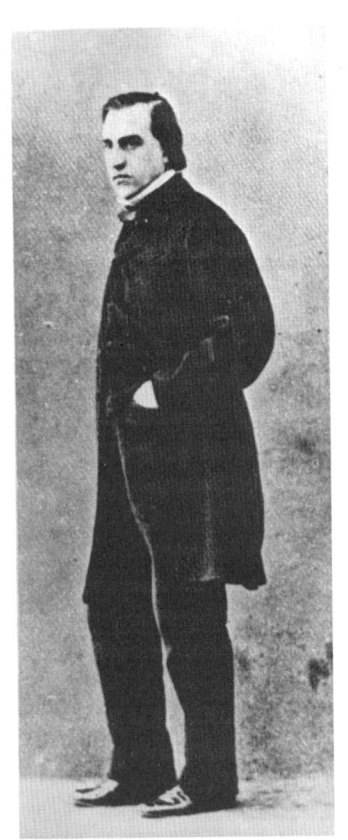

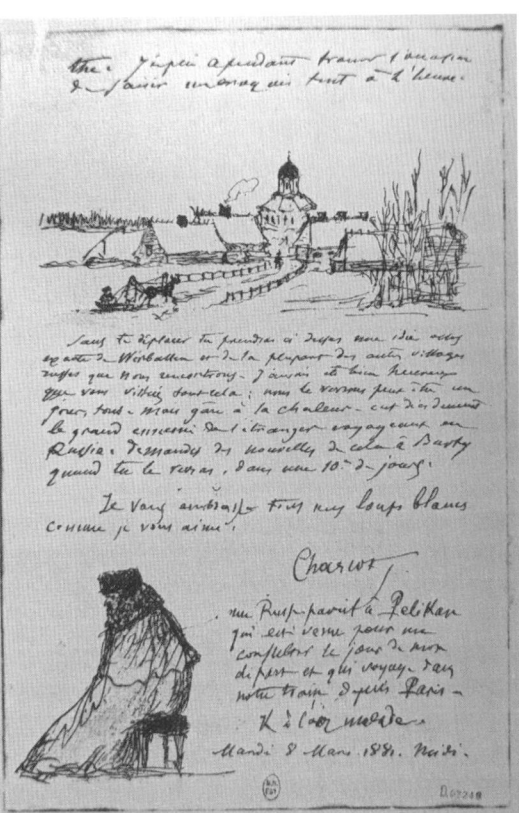

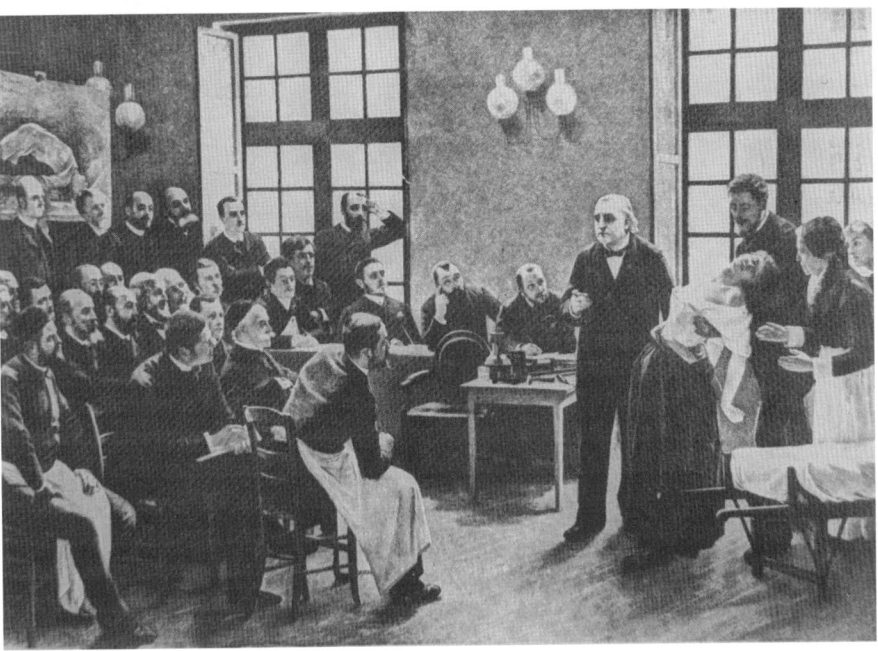

Como uma compensação, mantinha relações sociais com artistas e poetas, e promovia magníficas recepções.

Era uma de suas ideias favoritas a de que a parcela da vida onírica em nosso estado de vigília é muito mais que "imensa".[157]

Muitas referências a Charcot podem ser encontradas no *Journal* (Diário), de Edmond e Jules de Goncourt. Esses dois irmãos eram conhecidos por suas descrições mordazes e parecem ter sido particularmente antagônicos em relação a Charcot, que descreveram da seguinte forma:

> Charcot era um homem ambicioso, sentia inveja de qualquer superioridade, demostrava um ressentimento feroz contra quem recusasse convites para as suas recepções. Na universidade, era um déspota, duro com os pacientes a ponto de lhes contar, sem rodeios, a respeito de sua morte iminente, mas covarde quando ele próprio estava enfermo. Era um tirano com os filhos; por exemplo, obrigou Jean, que queria ser marinheiro, a se tornar médico. Como cientista, Charcot era uma mistura de gênio e charlatão. O mais desagradável era a sua indiscrição em falar sobre os assuntos confidenciais de seus pacientes.[158]

A descrição dada pelo médico russo Liubímov é tão completamente diferente que dificilmente se pode acreditar que diz respeito à mesma pessoa:

> Para além de seu extraordinário dom como professor, cientista e artista, Charcot era extremamente humano, dedicado aos seus pacientes e não tolerava que nada de indelicado fosse dito a respeito de ninguém em sua presença. Era um homem equilibrado e sensível, muito circunspecto em seus julgamentos, com bom olho para distinguir o valor das pessoas. Sua vida familiar era harmoniosa e feliz; sua esposa, que era viúva e tinha uma filha quando se casaram, ajudava-o com o seu trabalho e era ativa em organizações beneficentes. Ele deu muita atenção à educação do filho, Jean, que escolheu espontaneamente se tornar médico e cujas primeiras publicações científicas foram uma grande alegria para o pai. Desfrutou da devoção de seus alunos e de seus pacientes, de modo que o dia de seu padroeiro, São Martinho, dia 11 de novembro, era celebrado com entretenimentos e regozijo na Salpêtrière.[159]

Podemos nos perguntar como Charcot ganhou o enorme prestígio de que gozou nos anos que vão de 1880 a 1890. Várias razões podem ser identificadas.

Primeiro, a Salpêtrière não passava de um hospital comum. Era uma cidade dentro de uma cidade estilo século XVII, consistindo em cerca de 45 edifícios com ruas, praças, jardins e uma igreja antiga e bonita. Era também um local de fama histórica: São Vicente de Paula havia realizado ali as suas obras de caridade. Mais tarde, foi convertida por Luís XIV em um asilo para mendigos, prostitutas e insanos; era um dos lugares onde os notórios Massacres de Setembro haviam ocorrido durante a Revolução Francesa e onde Pinel havia realizado as suas reformas hospitalares psiquiátricas. Também se a conhecia de um episódio do clássico romance *Manon Lescaut*, do ab.

Prévost. Seus milhares de velhas mulheres inspiraram alguns dos poemas de Baudelaire. Antes de Charcot, a Salpêtrière era pouco conhecida pelos estudantes de medicina, e os médicos não apreciavam a ideia de serem designados para atuar lá. Charcot era então creditado como o bruxo científico que havia transformado aquele local histórico em um Templo da Ciência.

O hospital obsoleto, com as suas construções antiquadas, não tinha laboratórios, salas de exame e instalações de ensino. Com seu desejo ferrenho – e com o auxílio de seus contatos políticos – Charcot construiu uma unidade de tratamento, pesquisa e ensino. Havia escolhido cuidadosamente os seus colaboradores; instalou salas de consulta para oftalmologia, otorrinolaringologia, e assim por diante, bem como laboratórios e um serviço fotográfico. Mais tarde, acrescentou um museu de anatomopatologia, um serviço ambulatorial, onde também eram admitidos homens, e um grande auditório. Entre os discípulos de Charcot estiveram Bourneville, Pitres, Joffroy, Cotard, Gilles de la Tourette, Meige, Paul Richer, Souques, Pierre Marie, Raymond e Babinski. Dificilmente há um neurologista francês dessa época que não tenha sido seu aluno. Charcot exerceu um predomínio absoluto na escola que havia criado. Cada uma de suas palestras era cuidadosamente registrada pelos alunos e publicada num dos vários periódicos médicos que ele havia fundado. Chegou um momento em que ninguém podia ser designado para a faculdade de medicina de Paris sem a sua aprovação. Um sentimento patriótico contribuiu para a fama de Charcot: ele e Pasteur eram, para os franceses, uma prova da genialidade científica da França – desafiando, assim, a pretensa superioridade científica da Alemanha.

Charcot personificava aquilo que os franceses chamam de *prince de la science*[160]; ele era não só um homem de reputação científica elevada, mas também um homem poderoso e abastado. Por meio de seu casamento com uma rica viúva e dos honorários extremamente altos que cobrava de seus pacientes, conseguia levar a vida de um membro da classe rica. Além de sua casa de campo em Neuilly, havia adquirido, em 1884, uma esplêndida residência no Boulevard Saint-Germain, decorada a partir de um projeto seu. Tratava-se de uma espécie de museu particular com mobiliário renascentista, vitrais, tapeçarias, pinturas, antiguidades e livros raros. Ele próprio era um artista que fazia desenhos excelentes, especialista em pintura sobre porcelana e esmalte. Grande conhecedor da história da arte e mestre da prosa em seu idioma, tinha um enorme conhecimento da literatura francesa[161]. Charcot também possuía um conhecimento de inglês, alemão e italiano, o que à época era uma rara proeza. Manifestava particular admiração por Shakespeare, que ele frequentemente citava em inglês, e por Dante, que citava em italiano. Toda terça-feira à noite promovia suntuosas recepções em sua esplêndida casa para o *Tout-Paris*[162] de cientistas, políticos, artistas e escritores. Era conhecido como médico – e, às vezes, confidente – de reis e príncipes. Dizem que o imperador Pedro II do Brasil ia à sua casa, jogava bilhar com ele e frequentava suas palestras na Salpêtrière. Charcot foi uma figura muito influente nos círculos médicos ingleses. Num congresso internacional que ocorreu em Londres em 1881, a sua apresentação sobre as artropatias tabéticas foi recebida com uma salva de aplausos. Tinha muitos admiradores na Alemanha, apesar de ter recusado convites para congressos no país após a Guerra Franco-Prussiana, de 1870 a 1871. Em Viena, era próximo de Meynert e Moritz Benedikt. Charcot era muito popular na Rússia, para onde foi chamado várias vezes como médico especialista do tsar e de sua família. Os médicos russos o acolheram porque ele mitigava a forte dependência em relação aos cientistas alemães. Segundo Guillain, ele providenciou um encontro não oficial entre Gambetta e o grão-duque Nicolau da Rússia, a partir do qual a aliança Franco-Russa seria decretada[163]. Charcot viajou muito; todo ano fazia uma viagem cuidadosamente planejada para um país europeu diferente, visitando museus, fazendo desenhos e escrevendo relatos de viagem.

Por maior que fosse, o prestígio de Charcot ainda era intensificado por uma aura de mistério que o rodeava. Cresceu lentamente após 1870 e atingiu o ápice com seu célebre artigo sobre o hipnotismo em 1882. Ele ganhou a reputação de grande taumaturgo. Episódios dos seus tratamentos quase milagrosos são relatados pelo dr. Liubímov:

> Muitos pacientes, de todas as partes do mundo, foram levados até Charcot; paralíticos em macas ou usando aparelhos intricados. Charcot ordenava que esses apetrechos fossem removidos e dizia para os pacientes andarem. Houve, por exemplo, uma jovem moça que estava paralisada há anos. Charcot mandou que ela se levantasse e andasse, o que ela fez sob os olhos atônitos de seus pais e da madre superiora do convento em que estava. Uma outra jovem fora levada até Charcot com uma paralisia em ambas as pernas. Charcot não encontrou lesão orgânica; a consulta ainda não havia acabado quando a paciente se levantou e caminhou de volta para a porta onde o cocheiro, que a esperava, tirou o chapéu espantado e fez o sinal da cruz.[164]

Aos olhos do público, Charcot era o homem que havia explorado os abismos da mente humana; daí o seu apelido de "Napoleão das Neuroses". Ele chegou a ser identificado com a descoberta da histeria, do hipnotismo, da dupla personalidade, da catalepsia e do sonambulismo. Coisas estranhas eram ditas a respeito do controle exercido por ele sobre as jovens histéricas da Salpêtrière e acerca do que lá acontecia. Jules Claretie relata que, durante um baile das pacientes na Salpêtrière, um gongo soou inadvertidamente, e com isso muitas histéricas entraram instantaneamente em catalepsia e conservaram as posturas estáticas em que se encontravam ao soar do gongo[165]. Charcot também era o homem cujo olhar penetrante atingia as profundezas do passado e que interpretava obras de arte em retrospecto, fazendo diagnósticos neurológicos modernos de aleijados representados por pintores[166]. Fundou um periódico, o *Iconographie de la Salpêtrière* (Iconografia da Salpêtrière), seguido da *Nouvelle Iconographie de la Salpêtrière* (Nova Iconografia da Salpêtrière), que foram provavelmente os primeiros periódicos a combinar arte e medicina. Charcot também era considerado aquele que fundamentou uma explicação científica da possessão demoníaca, que, de acordo com o que ele supunha, não passava de uma forma de histeria. Também interpretou essa questão retrospectivamente em obras de arte[167]. Era conhecido por sua coleção de antigas obras raras acerca de bruxaria e possessão, algumas das quais ele reeditou em uma série de livros intitulada *Bibliothèque diabolique* (Biblioteca Diabólica).

Todos esses traços contribuíram para o incomparável fascínio exercido pelas *séances*[168] de Charcot na Salpêtrière. As manhãs de terça-feira eram dedicadas a examinar pacientes novos, até então não atendidos, na presença de médicos e estudantes. Eles apreciavam assistir a Charcot expondo a sua perspicácia clínica, bem como a segurança e a agilidade com que era capaz de destrinçar os históricos clínicos mais complicados para chegar a um diagnóstico, mesmo de doenças raras. Mas a maior atração eram as suas palestras solenes ministradas nas manhãs de sexta-feira, cada uma delas preparada com o máximo cuidado. Muito antes do início das palestras, o grande auditório já ficava totalmente lotado com médicos, estudantes, escritores e uma multidão de curiosos. O palco sempre estava decorado com figuras e esquemas anatômicos referentes à palestra do dia. Com um porte que lembrava Napoleão ou Dante, Charcot entrava às 10h, frequentemente acompanhado de um ilustre visitante estrangeiro e de um grupo de assistentes que se sentavam nas primeiras fileiras. Em meio ao silêncio absoluto da plateia, começava falando num tom baixo e ia elevando gradativamente a sua voz, dando sóbrias explicações que ele ilustrava no quadro negro com habilidosos desenhos em giz colorido. Com um talento inato para atuar, imitava o comportamento, o gestual, a marcha e a voz de um paciente acometido pela doença sobre a qual estivesse falando, após o que o paciente era trazido. Às vezes, a entrada do paciente era também espetacular. Quando Charcot estava palestrando sobre tremores, três ou quatro mulheres foram apresentadas usando chapéus com penas muito longas. O tremor das penas permitia que o público distinguisse as características específicas dos tremores em várias doenças[169]. A investigação assumia a forma de um diálogo dramático entre Charcot e o paciente. As mais espetaculares eram as palestras que ele ministrava sobre histeria e hipnotismo. Uma outra inovação de Charcot foi o uso de projeções fotográficas – um procedimento que, na época, era incomum ao ensino médico. A palestra terminava com uma discussão do diagnóstico e uma recapitulação, indicando os principais pontos da palestra; ambos eram modelos de lucidez e concisão. Durava duas horas, mas o público nunca achava demasiado longo, mesmo quando o tópico dizia respeito a doenças cerebrais orgânicas raras[170]. Liubímov aponta para a diferença entre as palestras de Charcot e as de Meynert, que ele também havia frequentado em Viena e que o deixavam exausto e confuso, ao passo que era com uma sensação de inebriamento que ele saía das palestras de Charcot.

É fácil entender o efeito mágico que o ensino de Charcot exercia sobre os leigos, sobre muitos médicos e, em especial, sobre visitantes estrangeiros como Sigmund Freud – que passou quatro meses na Salpêtrière durante os anos de 1885 e 1886. Outros visitantes eram mais céticos. O médico belga Delbœuf, cujo interesse pela obra de Charcot o levara a Paris no mesmo período em que lá esteve Freud, foi logo tomado pelas mais fortes dúvidas quando viu quão imprudentemente os experimentos eram realizados com os pacientes histéricos. Em seu retorno à Bélgica, publicou uma observação fortemente crítica em relação aos métodos de Charcot[171].

Esses visitantes que iam ver Charcot em Paris por um curto período, e dele tinham inveja, geralmente não tinham ciência de que ele estava cercado por um bando de inimigos poderosos. Era tachado de ateu pelo clero e pelos católicos – uma das razões para tanto era o fato de, na Salpêtrière, ele ter substituído as freiras por enfermeiras laicas –, mas alguns ateus consideravam-no espiritualizado demais.

Foi acusado publicamente de charlatanismo pelos magnetizadores[172]. Também tinha inimigos ferozes nos círculos políticos e sociais – como fica óbvio a partir do *Diário dos Irmãos Goncourt*. Entre os neurologistas, alguns, que permaneceram seus admiradores enquanto ele se manteve na terra firme da neuropatologia, afastaram-se dele quando migrou para o estudo do hipnotismo e para os experimentos espetaculares com pacientes histéricos. Liubímov conta como o neurologista alemão Westphal, após tê-lo visitado em Paris, expressou profunda preocupação a respeito da nova guinada que a pesquisa de Charcot havia dado. Nos Estados Unidos, Charcot foi atacado por Bucknill pelos mesmos motivos. Beard, que admitia que Charcot havia cometido "sérios erros", apesar disso o respeitava "como um homem genial e honrado"[173]. Charcot também teve de travar uma batalha contínua contra a Escola de Nancy, na qual vinha continuamente perdendo terreno para os seus oponentes. Bernheim proclamou sarcasticamente que, entre os milhares de pacientes que Charcot havia hipnotizado, apenas um apresentou os três estágios por ele descritos: uma mulher que havia passado três anos na Salpêtrière. Charcot também se deparou com o ódio eterno da parte de alguns de seus colegas médicos e, em particular, da parte de seu ex-discípulo Bouchard – um ambicioso homem doze anos mais jovem. Pior ainda: alguns de seus discípulos aparentemente leais o enganavam, mostrando-lhe cada vez mais manifestações extraordinárias que ensaiavam com os pacientes e, depois, apresentavam para ele. É verdade que muitos de seus discípulos nunca participaram de atividades como essa, mas ao que parece nenhum ousou avisá-lo. Foi extremamente cauteloso por muito tempo, porém no fim a máxima de La Rochefoucauld acabou se aplicando a ele: "O engano vai sempre mais longe que a desconfiança." Segundo Guillain, Charcot começou a ter muitas incertezas no final da vida e, mais uma vez, pensou em retomar todo o estudo do hipnotismo e da histeria – o que a morte, contudo, o impediu de fazer. Um inimigo secreto, que conhecia bem o estado clínico de Charcot – e que, durante anos, lhe enviou cartas anônimas descrevendo a sua angina de peito e anunciando a sua morte iminente –, muito provavelmente pertenceu ao círculo médico à sua volta[174].

As extremas opiniões vigentes acerca de Charcot – o fascínio que ele exercia, por um lado, e as ferozes inimizades que ele constituiu, por outro – dificultaram que fosse feita, ao longo de sua vida, uma estimação verdadeira do valor de sua obra. Contrariamente às expectativas, o passar do tempo não facilitou muito essa tarefa. Logo, é necessário distinguir os vários campos de sua atividade. Primeiro, frequentemente se esquece que Charcot, enquanto clínico geral e anatomopatologista, ofereceu contribuições valiosas ao conhecimento das doenças pulmonares e renais; e que as suas palestras sobre as doenças da velhice foram, por um longo tempo, um clássico do que hoje se chama geriatria. Segundo, em neurologia, que era a sua segunda carreira, ele fez excepcionais descobertas sobre as quais a sua fama duradoura irá jazer incontestavelmente: a demarcação da esclerose múltipla, da esclerose lateral amiotrófica (doença de Charcot), da ataxia locomotora e suas artropatias peculiares (juntas de Charcot); o seu trabalho sobre as localizações cerebrais e medulares, e sobre a afasia.

Por outro lado, é mais difícil avaliar objetivamente o que poderia ser chamado de "terceira carreira" de Charcot, isto é, a sua exploração da histeria e do hipnotismo. Como acontece com muitos cientistas, ele perdeu o controle sobre as novas ideias que havia formulado e foi arrebatado pelo movimento que ele mesmo criou.

Pierre Janet descreveu com precisão os erros metodológicos de Charcot nesse campo[175]. O primeiro foi sua excessiva preocupação com demarcar entidades patológicas específicas, escolhendo como tipos-modelo aqueles casos que mostravam tantos sintomas quanto possível – ele assumia que os outros casos eram formas incompletas. Uma vez que esse método se provou frutífero para a neurologia, Charcot deu como certo que o mesmo seria igualmente válido para as questões mentais. Assim, realizou descrições arbitrárias da *grande hystérie* e do *grand hypnotisme*[176]. Um segundo erro foi simplificar demais as descrições dessas entidades patológicas a fim de torná--las mais inteligíveis para os seus alunos. Um terceiro erro fatal, a falta de interesse que Charcot demonstrava pelos panos de fundo das vidas de seus pacientes e pela vida na enfermaria da Salpêtrière. Ele quase nunca fazia rondas; atendia os pacientes em sua sala de exames no hospital enquanto os seus colaboradores, que os haviam examinado, ofereciam-lhe os relatos. Charcot nunca suspeitou que muitas vezes os seus pacientes fossem visitados e magnetizados nas enfermarias por pessoas incompetentes. Janet mostrou que os supostos "três estágios da hipnose" não passavam do resultado do treinamento pelo qual os pacientes de Charcot passaram nas mãos dos magnetizadores. Visto que a história inicial do magnetismo e do hipnotismo estava esquecida, Charcot – até mais que Bernheim – acreditou que tudo o que ele havia encontrado em seus pacientes hipnotizados eram descobertas novas.

Um outro fato que, desde o início, distorceu as investigações de Charcot na psiquiatria dinâmica, foi o peculiar espírito coletivo que impregnava a Salpêtrière. Essa comunidade fechada abrigava não apenas multidões de velhas mulheres, mas também continha enfermarias especiais para pacientes histéricas, algumas delas jovens, bonitas e argutas – nada mais eminentemente propício para o desenvolvimento do contágio mental. Essas mulheres eram as estrelas, utilizadas para demonstrar casos clínicos aos estudantes e também nas palestras de Charcot, que eram ministradas na presença do *Tout-Paris*. Por causa da postura paternalista de Charcot e do seu trato despótico com os estudantes, a sua equipe nunca ousava contradizê-lo; logo, eles lhe mostravam aquilo que acreditavam que ele queria ver. Após ensaiar as apresentações, mostravam os sujeitos para Charcot, que era descuidado o suficiente para discutir os casos na presença dos pacientes. Uma atmosfera peculiar do mútuo sugestionamento desenvolveu-se entre Charcot, seus colaboradores e seus pacientes, a qual certamente seria digna de uma análise sociológica acurada.

Janet salientou que as descrições que Charcot fez da histeria e do hipnotismo eram baseadas em um número muito limitado de pacientes. A prima-dona, Blanche Wittmann, merece mais que uma menção anedótica. O papel dos pacientes na elaboração da psiquiatria

114

dinâmica foi muitíssimo negligenciado e também seria digno de uma investigação pormenorizada. Infelizmente, é muito difícil reunir informações relevantes em retrospecto.

Nada sabemos da origem e do pano de fundo da vida de Blanche Wittmann antes de sua internação na enfermaria para pacientes histéricos na Salpêtrière. De acordo com Baudouin[177], ela era jovem quando lá chegara e rapidamente se tornou um dos casos mais renomados de Charcot, sendo apelidada *la reine des hystériques*[178]. Com frequência, ela era exibida para demonstrar os "três estágios da hipnose", dos quais ela era não apenas o modelo, mas também o protótipo, segundo Frederic Myers, que chegou a vê-la[179]. Baudouin assevera ser ela a mulher em crise histérica total retratada entre Charcot e Babinski na famosa pintura de Brouillet; ela também pode ser reconhecida em várias imagens na *Iconographie de la Salpêtrière* e noutros lugares. Era autoritária, caprichosa e desagradável com os outros pacientes, bem como com os funcionários.

Por alguma razão desconhecida, Blanche Wittmann deixou a Salpêtrière por algum tempo e foi internada no Hôtel-Dieu, onde foi avaliada por Jules Janet, irmão de Pierre Janet[180]. Após atingir o "primeiro estágio da hipnose" – isto é, a letargia –, Jules Janet modificou a técnica habitual e viu a paciente num estado bastante novo. Uma nova personalidade, Blanche II, emergiu, mostrando-se muito mais equilibrada que Blanche I. A nova personalidade revelou que ela esteve permanentemente presente e consciente, escondida embaixo de Blanche I. Ela sempre esteve ciente de tudo o que acontecia durante as tantas demonstrações, quando Blanche I encenava os "três estágios da hipnose" e deveria estar inconsciente. Myers notou que "é estranho refletir acerca de quantos anos Blanche II, silenciosamente enfurecida, colaborou nos experimentos aos quais Blanche I se submetia com fácil complacência".

Jules Janet manteve Blanche Wittmann em seu segundo estado por vários meses e descobriu que ela estava melhorando notavelmente – e, ao que parece, de modo duradouro – com o tratamento. O que aconteceu depois com Blanche Wittmann foi relatado de modo sucinto por Baudouin. Ela voltou para a Salpêtrière, onde recebeu um trabalho no laboratório fotográfico e, depois, quando foi inaugurado um laboratório de radiologia, ali tornou-se funcionária. Ainda era autoritária e caprichosa, negava a sua história pregressa e ficava zangada quando perguntavam sobre aquele período de sua vida. Já que os perigos da radiologia ainda não eram conhecidos, ela se tornou uma das primeiras vítimas do câncer ocupacional. Seus últimos anos foram um calvário que ela atravessou sem exibir o menor sintoma histérico. Teve de sofrer uma amputação após a outra e morreu como mártir da ciência.

Foi a terceira carreira de Charcot, no entanto, que contribuiu mais que qualquer outra para a sua fama contemporânea. O escritor T. de Wyzewa, em um obituário que escreveu sobre Charcot, disse que dentro de alguns séculos a sua obra neurológica pode ser esquecida, mas que ele iria permanecer na memória da humanidade como alguém que revelou ao mundo um insuspeitado âmbito da mente[181]. É por causa desse avanço, e não de suas próprias obras literárias – que permaneceram inéditas – que Charcot exerceu uma poderosa influência na literatura. Como asseverado por De Monzie, ele foi o ponto de partida de toda uma tradição de escritores psiquiatricamente orientados, como Alphonse Daudet e seu filho Léon Daudet, Zola, Maupassant, Huysmans, Bourget, Claretie e, posteriormente, Pirandello e Proust – para não falar dos muitos autores de romances populares[182]. O próprio Charcot foi modelo para uma personagem específica em muitos romances e peças nos anos de 1890: o grande cientista, de renome mundial, seguindo impavidamente com a sua pesquisa sinistra pelo abismo da mente humana.

Um visitante norte-americano que viu Charcot no início de 1893 notou que, embora a sua força intelectual estivesse viva como sempre, a sua saúde física estava muito abalada[183]. Ele continuou trabalhando de modo febril até 15 de agosto de 1893, quando saiu de férias com dois de seus discípulos prediletos, Debove e Strauss, pretendendo visitar a Catedral de Vézelay. Morreu inesperadamente em seu quarto de hotel na noite de 16 de agosto, e recebeu exéquias nacionais em Paris no dia 19. A despeito da avalanche de elogios que foi esbanjada em sua memória, a sua fama logo diminuiu. A publicação de suas obras completas, que haviam sido planejadas em quinze volumes, foi abandonada depois de o nono volume ser lançado em 1894. Segundo Liubímov, Charcot legou uma quantidade considerável de obras literárias: memórias, diários de viagem ilustrados, estudos críticos sobre obras filosóficas e literárias – todos os quais não quis ver publicados em vida. Liubímov acrescenta que a verdadeira personalidade de Charcot não poderia ser conhecida antes dessas publicações. Contudo, nunca nenhum desses escritos foi impresso. O filho de Charcot, Jean (1867-1936), que estudou medicina para agradar o pai, desistiu da profissão alguns anos depois e ficou famoso como marinheiro e explorador do Polo Sul[184]. A preciosa biblioteca de Charcot foi doada pelo filho à Salpêtrière e caiu gradativamente no mais deplorável estado de negligência, assim como o Musée Charcot[185].

O mal que o homem faz lhe sobrevive;
O bem costuma à terra ir com seus ossos.[186]

Foi assim com Charcot. Não tardou muito para a sua glória ser transformada no estereótipo do cientista despótico cuja crença em sua própria superioridade o cegou, desencadeando uma epidemia psíquica. Um ano após a morte de Charcot, Léon Daudet, que era estudante de medicina em sua enfermaria, publicou um romance satírico, *Les morticoles* (Os Mortícolas), que deu nomes fictícios a médicos proeminentes e ridicularizou o mundo médico parisiense[187]. Charcot foi retratado com o nome de Foutange e Bernheim foi chamado de Boustibras. Sessões hipnóticas simuladas no "Hôpital-typhus" com "Rosalie" (retratando Blanche Wittmann) foram descritas de uma forma caricatural. Um outro relato maldoso da Salpêtrière de Charcot foi produzido posteriormente por Axel Munthe em seu romance autobiográfico *The Story of San Michele* (A História de San Michele)[188].

Jules Bois, que conhecia bem Charcot, relata que durante os últimos meses de vida, o velho homem expressava o seu pessimismo com o futuro de sua obra, que ele sentia que não lhe iria sobreviver por muito tempo[189]. De fato, antes mesmo de completar dez anos da sua morte, Charcot havia sido em grande parte esquecido e era rejeitado pela maioria de seus discípulos. Seu sucessor, Raymond, embora recitasse a ladainha da obra de Charcot sobre as neuroses, fazia ele próprio parte da corrente organicista da neurologia. Um dos discípulos favoritos de Charcot, Joseph Babinski – que, com Charcot ainda vivo, se fez conhecer por meio de seus experimentos de transferência de sintomas histéricos com um ímã de um paciente para outro[190] –, tornou-se o principal protagonista de uma reação radical contra o conceito charcotiano de histeria. A histeria, declarava ele, não passava do resultado do sugestionamento e podia ser curada pela "persuasão"[191]. O próprio nome "histeria" foi substituído por "pitiatismo", cunhado por Babinski. Guillain relata que, quando era residente na Salpêtrière, em 1899 – isto é, seis anos após a morte de Charcot –, ainda havia algumas pacientes histéricas de Charcot que, por uma pequena remuneração, encenariam para os alunos o ataque completo da *grande hystérie*. Mas, por fim, os pacientes histéricos desapareceram da Salpêtrière[192].

Com o passar dos anos, as descobertas neurológicas de Charcot foram subestimadas e o seu nome ficou associado a um lamentável episódio na longa história da Salpêtrière. Em 1925, o seu centenário foi celebrado na Salpêtrière com forte ênfase em suas conquistas neurológicas e algumas rápidas desculpas sobre a *légère défaillance* (o ligeiro deslize) que foi o seu trabalho acerca da histeria e da hipnose. Os psicanalistas, contudo, enalteciam-no a esse respeito como um precursor de Freud. E, em 1928, um grupo de surrealistas parisienses, em seu esforço de contrariar todas as ideias aceites de seu tempo, decidiu celebrar a descoberta da histeria de Charcot, "a maior descoberta poética do final do século XIX"[193].

Vários anos depois, o autor do presente livro – então estudante de medicina na Salpêtrière – encontrou uma paciente muito velha que passou quase toda a vida ali e que conhecera Charcot e a sua escola. Ela ficava falando consigo e tinha alucinações durante as quais ouvia todos aqueles homens falando um atrás do outro. Essas vozes do passado, que nunca foram gravadas, mas ainda ressoam na mente perturbada daquela pobre idosa, foram tudo o que sobreviveu da glória que havia sido a Salpêtrière de Charcot.

Conclusão

Agora podemos olhar em retrospectiva para o desenvolvimento da psiquiatria dinâmica de Mesmer a Charcot.

Quase não houve psicoterapia dinâmica antes de Mesmer, para além da prática do exorcismo, amplamente obsoleta e não médica. Os médicos haviam elaborado uma teoria da "imaginação", isto é, um "poder da mente" dotado de manifestações múltiplas e multiformes, e às vezes extraordinárias – dentre elas, o sonambulismo espontâneo atraía especial interesse.

Mesmer desenvolveu o que ele acreditava ser uma teoria científica e uma terapia médica universal. Ele visava provocar "crises", que deveriam ter valor diagnóstico e ser a arma para o tratamento. A sua principal descoberta foi a "conexão" entre magnetizador e paciente.

Puységur substituiu a teoria pseudofísica do "fluido" pelo entendimento de que forças psicológicas desconhecidas estavam em ação. A sua grande descoberta clínica foi o "sono magnético" ou "sonambulismo artificial", isto é, um estado similar ao sonambulismo espontâneo, com a diferença de que podia ser induzido e cessado conforme a vontade, e utilizado para a exploração das funções psíquicas desconhecidas, bem como para terapia. O conceito de "conexão" foi elaborado e agora era considerado um fenômeno psicológico e o canal para a ação psicoterapêutica.

A grande onda de espiritismo no século XIX resultou na descoberta de novas abordagens da mente consciente, como a escrita automática. Além do "sonambulismo artificial", um novo estado, o transe mediúnico, passou a ser explorado. Charcot indicou a existência de "ideias fixas" inconscientes como núcleos de certas neuroses, uma concepção que seria desenvolvida por Janet e Freud.

Assim, antes desses dois grandes pioneiros laicos, houve todo um século de psiquiatria dinâmica, durante o qual uma quantidade considerável de investigações havia sido levada a cabo, muito embora não completamente sistematizada. Essa primeira psiquiatria dinâmica será o tema do próximo capítulo.

Notas

1. Seguimos a tradução alemã dessas cartas, oferecida por Eschenmayer, Über Gassners Heilmethode, *Archiv für thierischen Magnetismus*, v. VIII, n. 1, 1820, p. 86-135.

2. Eugen Sierke, *Schwärmer und Schwindler zu Ende des achtzehnten Jahrhunderts*, Leipzig: S. Hirzel, 1874, p. 222-287.

3. Ver J.A. Zimmermann, *Johann Joseph Gassner, der berühmte Exorzist: Sein Leben und wundersames Wirken aus Anlass seiner hundertjährigen Todesfeier neuerdings erzählt und gewürdiget*, Kempten: Kösel, 1878.

4. Ver Johann Joseph Gassner, *Weise, fromm und gesund zu leben, auch gottselig zu sterben, oder nützlicher Unterricht wider den Teufel zu streiten. Stift Kempten, in der Hochfürstlichen Buchdruckerei*, [S.l.: s.n.], 1774.

5. J.A. Zimmermann, op. cit., p. 115-122.

6. A vida e a sina dessa desafortunada mulher foram tema de um romance, bem documentado historicamente, de Kaspar Freuler: *Anna Göldi, die Geschichte der letzten Hexe*, Frankfurt: Büchergilde Gutenberg, 1945.

7. Haen, médico da corte da imperatriz Maria Teresa, opôs-se fortemente a Gassner – que, segundo ele, só havia tratado poucos pacientes. Argumentava que essas curas seriam resultado ou de fraude e imaginação, ou das longas peregrinações e da dieta dos pacientes. Ver Anton de Haen, *Dissertatio theologico-physica de miraculis*, Napoli: Typis Vincentii Ursini, 1778, p. 131.

8. Franz Anton Mesmer, *Schreiben über die Magnetkur*, [S.l.: s.n.], 1776, p. 44-46.

9. Ver J. Kerner, *Franz Anton Mesmer aus Schwaben, Entdecker des thierischen Magnetismus*, Frankfurt: Literarische Anstalt, 1856.

10. Ver Rudolf Tischner, "Franz Anton Mesmer: Leben, Werk und Wirkungen", *Münchner Beiträge zur Geschichte und Literatur der Naturwissenschaften und Medizin*, v. I, n. 9/10, 1928, p. 541-714.

11. Ver F. Schürer-Waldheim, *Anton Mesmer, ein Naturforscher ersten Ranges. Sein Leben und Wirken*, Wien: Selbstverlag, 1930.

12. Ver Karl Bittel, *Der berühmte Hr. Doct. Mesmer, 1734-1815. Auf seinen Spuren am Bodensee, im Thurgau und in der Markgrafschaft Baden mit einigen neuen Beiträgen zur Mesmer-Forschung*, Überlingen: August Feyel, 1939.

13. Ver Joseph Rudolph Wohleb, "Franz Anton Mesmer, Biographischer Sachstandbericht", *Zeitschrift für die Geschichte des Oberrheins*, v. LIII, 1939, p. 33-130.

14. Ver Bernhardt Milt, "Franz Anton Mesmer und seine Beziehungen zur Schweiz", *Mitteilungen der antiquarischen Gesellschaft in Zürich*, Band XXXVIII, n. 1, 1953, p. 1-139.

15. Ver Jean Vinchon, *Mesmer et son secret*, Paris: Legrand, 1936.

16. A vida de Mesmer em Viena foi rastreada e estudada por F. Schürer-Waldheim, op. cit.

17. Apud K. Bittel, op. cit.

18. Do alemão: "senhorita". (N. da T.)

19. Ver F.A. Mesmer, *Schreiben über die Magnetkur an einen auswärtigen Arzt*. Wien: [s.n.], 1775.

20. Esse documento foi descoberto e publicado por Justinus Kerner, op. cit., p. 19-45.

21. Relatos de algumas dessas curas foram achados por Bittel em jornais locais da época e encontram-se publicados em seu estudo biográfico sobre Mesmer. Ver nota 12.

22. Ver Ludwig August Frankl, *Maria Theresia von Paradis' Biographie*, Linz: Verlag des oberoesterreichischen Privat-Blinden- Institutes, 1876.

23. Por mais de 150 anos, todos os autores que escreveram sobre ela disseram que era a afilhada da imperatriz.

Como aconteceu com tantos outros detalhes, esse também foi revelado inverídico por Hermann Ullrich, Maria-Theresia Paradis und Dr. Franz Anton Mesmer, *Jahrbuch des Vereines für Geschichte der Stadt Wien*, Band XVII-XVIII, 1961-1962, p. 149-188.

24. De acordo com J. Kerner, op. cit.

25. A descrição de Mesmer sobre esse episódio também foi relatada em seu *Précis historique des faits relatifs au magnétisme-animal jusques en avril 1781*, London: [s.n.], 1781. O pai de Maria Theresia forneceu uma perspectiva um pouco diferente, que foi publicada por Justinus Kerner (Ver op. cit., p. 61-71).

26. A descrição de Mesmer sobre os seus próprios sofrimentos emocionais está contida em seu *Précis histórique...*, p. 21-23.

27. A vida em Paris durante esses anos críticos foi admiravelmente descrita nas cartas que Melchior Grimm escreveu para o seu soberano alemão, *Correspondance littéraire, philosophique et critique adressée a un souverain d'Allemagne, depuis 1770 jusqu'en 1782, par le Baron de Grimm et par Diderot*, tome 5, Paris: F. Buisson, 1813. Essa correspondência contém diversos relatos valiosos sobre Mesmer.

28. Ver F.A. Mesmer, *Mémoire sur la découverte du magnétisme animal*, Paris: Didot, 1779. Ver também o seu *Précis historique...*

29. Ver M. D'Eslon, *Observations sur le magnétisme animal,* London/Paris: Didot, 1780.

30. Sua biografia foi escrita por Louis Bergasse, *Un Défenseur des principes traditionnels sous la Révolution, Nicolas Bergasse*, Paris: Perrin, 1910; idem, *Un Philosophe lyonnais, Nicolas Bergasse*, Lyon: Le Van, 1938.

31. O relato desse célebre tratamento foi feito por Simon Mialle, *Exposé par ordre alphabétique des cures opérées en France par le magnétisme animal: depuis Mesmer jusqu'à nos jours (1774-1826): Ouvrage où l'on a réuni les attestations de plus de 200 médecins, tant magnétiseurs que témoins ou guéris par le magnétisme, suivi d'un catalogue complet des ouvrages français qui ont été publiés pour, sur ou contre le magnétisme*, tome II, Paris: J.G. Dentu, 1826, p. 81-82.

32. Ver F.A. Mesmer, *Mémoire sur la découverte du magnétisme...*

33. Do latim: "gravitação universal". (N. da T.)

34. Do francês: "tina". (N. da T.)

35. Sir William Ramsey, *The Life and Letters of Joseph Black, M.D.*, London: Constable, 1918, p. 84-85.

36. Ver N. Bergasse, *Observations de M. Bergasse sur un écrit du Dr. Mesmer, ayant pour titre: Lettre de l'inventeur du magnétisme animal à l'auteur des réflexions préliminaires*, London: [s.n.], 1785.

37. Ver Eugène Louis, *Les Origines de la doctrine du magnétisme animal: Mesmer et la société de l'harmonie*, Thèse de médecine n. 111, Paris: Société d'Éditions Scientifiques, 1898.

38. Do francês: "Sociedade da Harmonia". (N. da T.)

39. Ver Caullet de Veaumorel (éd.), *Aphorismes de M. Mesmer, dictés à l'assemblée de ses élèves, & dans lesquels on trouve ses principes, sa théorie & les moyens de magnétiser; le tout formant un corps de doctrine développé en 344 paragraphes, pour faciliter l'application des commentaires au magnétisme animal*, Paris: M. Quinquet, 1785.

40. Ver Antoine Lavoisier, Sur le magnétisme animal, *Œuvres de Lavoisier*, v. III, Paris: Imprimerie Nationale, 1865, p. 499-527.

41. Ver *Rapport des Commissaires chargés par le Roy de l'examen du magnétisme animal*, Paris: [s.n], 1784.

42. Esse relato foi reimpresso em Claude Burdin; Frédéric Dubois, *Histoire académique du magnétisme animal*, Paris: J.B. Baillière, 1841.

43. Ver Antoine Laurent de Jussieu, *Rapport de l'un des commissaires chargés par le Roy de l'examen du magnétisme animal*, Paris: La Veuve Hérissant, 1784.

44. Ver particularmente as de Jean-Baptiste Radet, *Les Docteurs modernes, comédie-parade en un acte et en vaudevilles, suivie du Baquet de santé, divertissement analogue, mêlé de couplets; représentée, pour la première fois, à Paris, par les Comédiens italiens ordinaires du Roi, le mardi 16 novembre 1784*, Paris: Brunet, 1784.

45. Ver Paul Schmidt, *Court de Gébelin à Paris: Etude sur le protestentisme français pendant la seconde moitié du XVIIe siècle*, Paris: Fischbacher, 1908.

46. Ver Jean-Jacques Paulet, *L'Anti-magnétisme, ou origine, progrès, décadence, renouvellement et réfutation du magnétisme animal*, London, 1784.

47. Ver Michel-Augustin Thouret, *Recherches et doutes sur le magnétisme animal*, Paris: Prault, 1784.

48. Jean-Paul Marat, *Mémoire sur l'électricité médicale, couronné le 6 août 1783, par l'Académie royale des Sciences, Belles-Lettres et Arts de Rouen*, Paris: Méquignon, 1784, p. 110.

49. Do francês: "Comitê de Instrução". (N. da T.)

50. Ver C. Veaumorel, op. cit.

51. Ver N. Bergasse, *Théorie du monde et des êtres organisés, suivant les principes de M.*, Paris: [s.n.], 1784.

52. Do francês: "Concerto Espiritual da Quaresma". (N. da T.)

53. Apud J.R. Wohleb, op. cit., p. 33-130.

54. Esse período da vida de Mesmer foi parcialmente elucidado pela pesquisa feita por Karl Bittel (op. cit.) e Bernhard Milt (op. cit., p. 1-139).

55. Ver Karl Christian Wolfart (Hrsg.), *Mesmerismus oder System der Wechselwirkungen, Theorie und Anwendung des thierischen Magnetismus als die allgemeine Heilkunde zur Erhaltung des Menschen mit dem Bildniß des Verfassers und 6 Kupfertafeln*, Berlin: Nicolai, 1814.

56. Ver J. Kerner, op. cit.

57. Ver N. Bergasse, *Observations de M. Bergasse...*

58. As memórias de Johann Heinrich Egg sobre Mesmer foram publicadas em um jornal local e reproduzidas por Bernhard Milt. Ver op. cit., p. 1-139.

59. Charles Richet, *L'Homme et l'intelligence: Fragments de philosophie*, Paris: Félix Alcan, 1884, p. . (Grifos nossos.)

60. Ver Robert de Chastenet de Puységur, *Notice généalogique sur la maison Chastenet de Puységur*, Paris: Lemerre, 1904; Marquis de Blosseville, *Les Puységur: Leurs œuvres de littérature, d'économie politique et de science*, Paris: Aubry, 1873.

61. O autor é particularmente grato ao visconde Du Boisdulier, descendente direto do marquês de Puységur, que forneceu muitas informações acerca desse seu ilustre antepassado, bem como da família Puységur.

62. Do francês: "gabinete de física". (N. da T.)

63. A descrição dessas primeiras sessões foi realizada por uma testemunha ocular, Clocquet, um coletor de impostos, e pelo próprio Puységur, num panfleto anônimo: Marquis de Puységur, *Détail des cures opérées à Buzancy, près de Soissons, par le magnétisme animal*, Soissons: [s.n.], 1784.

64. Do francês: "pré-sensação". (N. da T.)

65. Ver Armand Marie Jacques Chastenet de Puységur, *Mémoires pour servir à l'histoire et à l'établissement du magnétisme animal*, London: [s.n.], 1784.

66. Idem, *Mémoires pour servir à l'histoire et à l'établissement du magnétisme animal*, 2. ed., Paris: Cellot, 1809, p. 39-52.

67. Anônimo, *Nouvelles cures opérées par le Magnétisme Animal*, [S.l.: s.n.], 1784.

68. Ver A.M.J.C. de Puységur, *Du Magnétisme animal, considéré dans ses rapports avec diverses branches de la physique générale*, Paris: Desenne, 1807, p. 108-152.

69. Do francês: "Sociedade Harmônica dos Amigos Reunidos". (N. da T.)

70. Cópias dessas publicações, preciosas e extremamente raras, podem ser encontradas na Bibliothèque Nationale et Universitaire, em Estrasburgo. Seus títulos são os seguintes: *Exposé des différentes cures opérées depuis le 25 d'août 1785, époque de la formation de la société, fondée à Strasbourg, sous la dénomination de Société Harmonique des Amis-Réunis, jusqu'au 12. du mois de Juin 1786, par différents membres de cette Société*, Strasbourg: Librairie Académique, 1787; *Suite des cures faites par différents magnétiseurs, membres de la Société Harmonique des Amis-Réunis de Strasbourg*, Strasbourg: Lorenz et Schouler, 1787; *Annales de la Société Harmonique des Amis-Réunis de Strasbourg, ou cures que des membres de cette société ont opérées par le magnétisme animal*, tomes II et III, Strasbourg: [s.n.], 1789.

71. Ver A.M.J.C. de Puységur, *Les Fous, les insensés, les maniaques et les frénétiques ne seraient-ils que des somnambules désordonnés?*, Paris: Dentu, 1812.

72. Do francês: "sonâmbulos". (N. da T.)

73. Ver S. Mialle, op. cit., tome I, p. 202-204.

74. Ver o verbete "Puységur", *Encyclopédie du XIXe Siècle: Répertoire universel des sciences, des lettres et des arts avec la biographie de tous les hommes célèbres*, v. XIX, 3. ed., Paris: Bureau de l'Encyclopédie du XIXe siècle, 1872.

75. Quem contribuiu com esses detalhes foi o sr. Guillermot, prefeito de Buzancy.

76. Carta de G. Dumas, Diretor dos Serviços de Arquivo de Aisne, 14 de junho de 1963.

77. Ver Jacques-Henri-Désiré Petetin, *Mémoire sur la découverte des phénomènes que présentent la catalepsie et le somnambulisme, symptomes de l'affection hystérique essentielle*, Lyon: [s.n.], 1785.

78. Do alemão: "Arquivo de Magnetismo e Sonambulismo". (N. do T.)

79. Ver *Extrait du journal d'une cure magnétique. Traduit de l'allemand*, Rastadt: J.W. Dorner, 1787.

80. Ver Abade de Faria, *De la cause du sommeil lucide, ou Etude de la nature de l'homme*, tome I, Paris: Mme. Horiac, 1819. Este é o único publicado dos quatro volumes planejados por Faria.

81. Ver Joseph Philippe François Deleuze, *Histoire critique du magnétisme animal*, Paris: Schoell, 1810.

82. Ver A. Bertrand, *Traité du somnambulisme et des différentes modifications qu'il presente*, Paris: Dentu, 1823.

83. Ver Gen. François-Joseph Noizet, *Mémoire sur le somnambulisme et le magnétisme animal*, Paris: Plon, 1854.

84. Em 1787, Mouillesaux ordenou a uma paciente, enquanto ela estava em sono magnético, que visitasse outra pessoa no dia seguinte, numa determinada hora; a paciente executou a ordem. Apud Rudolf Tischner, "Franz Anton Mesmer: Leben, Werk und Wirkungen", *Münchner Beiträge zur Geschichte und Literatur der Naturwissenschaften und Medizin*, n. 9-10, 1928, p. 541-714.

85. A *réciprocité magnétique* (reciprocidade magnética) é mencionada já em 1784, num panfleto contra Mesmer redigido por um autor anônimo que estava bem familiarizado com as suas teorias: *La Vision, contenant l'explication de l'écrit intitulé: Traces du magnétisme & la théorie des vrais sages*, Paris: Couturier, 1784.

86. T. de Montravel, *Essai sur la théorie du somnambulisme magnétique*, London: [s.n.], 1785, p. 43-45.

87. Isso foi exposto de forma bem detalhada por Deleuze e pela maioria dos autores contemporâneos.

88. Ver C. Burdin; F. Dubois, op. cit.

89. Ver Wilhelm Erman, *Der tierische Magnetismus in Preussen vor und nach den Freiheitskriegen: Aktenmässig dargestellt*, München/Berlin: R. Oldenburg, 1925.

90. Ver *Askläpeion, allgemeines medizin-chirurgisches Wochenblatt für alle Theile der Heilkunde und ihre Hülfswissenschaften*, Berlin: [s.n.], 1811.

91. Carl Alexander Ferdinand Kluge, *Versuch einer Darstellung des animalischen Magnetismus als Heilmittel*, Berlin: [s.n.], 1811, p. 102-108.

92. Ver F. Hufeland, *Ueber Sympathie*, Weimar: Verlag des Landes-Industrie-Comptoirs, 1811.

93. C.A.F. Kluge, op. cit., p. 102-108.

94. Ver René Guignard, *Un Poète romantique allemand, C. Brentano*, Paris: Les Belles-Lettres, 1933.

95. Ver C. Brentano, *Das bittere Leiden unseres Herrn Jesu Christi: Nach den Betrachtungen der gottseligen Anna Katharina Emmerich*, Sulzbach: Seidel, 1837; idem, *Leben der heiligen Jungfrau Maria: Nach den Betrachtungen der gottseligen Anna Katharina Emmerich*, München: Literarisch-artistische Anstalt, 1852.

96. Ver Winfried Hümpfner, *Clemens Brentanos Glaubwürdigkeit in seinen Emmerich-Aufzeichnungen*, Würzburg: St. Rita, 1923.

97. Ver *Das Bilderbuch aus meiner Knabenzeit: Erinnerungen aus den Jahren 1786-1804*, Braunschweig: Viehweg & Sohn, 1819.

98. Ver *Das Fettgift, oder die Fettsäure und ihre Wirkungen auf den thierischen Organismus*, Stuttgart-Tübingen: J.G. Cotta, 1822.

99. Ver Theobald Kerner, *Das Kernerhaus und seine Gäste*, 2. ed., Stuttgart/Leipzig: Deutsche Verlags-Anstalt, 1897.

100. Ver Heinrich Straumann, *Justinus Kerner und der Okkultismus in der deutschen Romantik*, Horgen-Zürich/Leipzig: Münster-Presse, 1928.

101. Ver Justinus Kerner, *Geschichte zweyer Somnambülen: Nebst einigen andern Denkwürdigkeiten aus dem Gebiete der magischen Heilkunde und der Psychologie*, Karlsruhe: Gottlieb Braun, 1824.

102. Ver David Friedrich Strauss, "Justinus Kerner", *Gesammelte Schriften*, v. 1, Bonn: E. Strauss, 1876.

103. Justinus Kerner, *Die Seherin von Prevorst: Eröffnungen über das innere Leben und über das Hineinragen einer Geisterwelt in die unsere*, Stuttgart/Tübingen: Cotta, 1829. 2 v. (Trad. bras.: *A Vidente de Prevorst*, trad. Carlos Imbassahy, Matão: O Clarim, 1973.)

104. Ibidem.

105. Idem, *Klecksographien: Mit Illustrationen nach den Vorlagen des Verfassers*, Stuttgart: Deutsche Verlags-Anstalt, 1857.

106. Ver James Braid, *Neurypnology, or The Rationale of Nervous Sleep Considered in Relation with Animal Magnetism*, London: J. Churchill, 1843.

107. Ver J. Elliotson, *Numerous Cases of Surgical Operations Without Pain in the Mesmeric State*, Philadelphia: Lea and Blanchard, 1843.

108. Ver James Esdaile, *Mesmerism in India and its Practical Application in Surgery and Medicine*, Hartford: Silas Andrus & Son, 1847.

109. Idem, *Natural and Mesmeric Clairvoyance with its Practical Application of Mesmerism in Surgery and Medicine*, London: Hippolyte Baillière, 1852.

110. Ver *Mesmerism: Its History, Phenomena, and Practice: With Reports of Cases Developed in Scotland*, Edinburgh: Frazer, 1843.

111. Ver John Hughes Bennett, *The Mesmeric Mania of 1851, with a Physiological Explanation of the Phenomena Produced*, Edinburgh: Sutherland and Knox, 1851.

112. Ver Frank Podmore, *Modern Spiritualism: A History and a Criticism*, v. 1, London: Methuen, 1902, p. 154-176.

113. Ver sua autobiografia, *The Magic Staff*, New York: J.S. Brown, 1857.

114. Pierre Janet, *Les Médications psychologiques*, v. I, Paris: Félix Alcan, 1919, p. 27-29.

115. Seguimos principalmente a descrição de Frank Podmore, op. cit., 2 v.

116. Ver Robert Amadou, *Les Grands médiums*, Paris: Denoël, 1957.

117. Ver Daniel Dunglas Home, *D.D. Home: His Life and Mission*, London: Trubner, 1888.

118. Ver Conde de Dunraven, *Experiences in Spiritualism with D.D. Home*, London: Thomas Scott, Work Court in Holborn, 1869.

119. Ver Edmund Edward Fournier d'Albe, *The Life of Sir William Crookes*, London: T. Fisher Unwin, 1923.

120. Ver A. Kardec, *Le Livre des esprits, contenant les principes de la doctrine spirite*, Paris: Dentu, 1857. (Trad. bras.: *O Livro dos Espíritos*, 2. ed., trad. Evandro Noleto Bezerra, Brasília: FEB, 2013.)

121. Frederic Myers, *Human Personality and Its Survival of Bodily Death*, London: Longmans, Green, 1903. 2 v.

122. Ver Michel Chevreul, Lettre à M. Ampère sur une classe particulière de mouvements musculaires, *Revue des Deux Mondes*, Deuxième série, tome II, 1833, p. 258-266.

123. Idem, *De la Baguette divinatoire, du pendule dit explorateur et des tables tournantes, au point de vue de l'histoire, de la critique et de la méthode expérimentale*, Paris: Mallet-Bachelier, 1854.

124. Ver A. Jacquet, *Ein halbes Jahrhundert Medizin*, Basel: Benno Schwalbe, 1929, p. 169.

125. Du Somnambulisme provoque, *Journal de l'Anatomie et de la Physiologie normales et pathologiques de l'homme et des animaux*, v. II, 1875, p. 348-377.

126. Seguimos principalmente o livro de Albert Willen van Renterghem, *Liébeault en zijne School*, Amsterdam: Van Rossen, 1898. Excertos em tradução francesa foram publicados no *Zeitschrift für Hypnotismus*, v. IV, 1896, p. 333-375; v. V, 1897, p. 46-55, 95-127; v. VI, 1897, p. 11-44.

127. Ver P. Janet, op. cit., p. 30.

128. Ver nota biográfica em A.A. Liébeault, *Pour constater la réalité du magnétisme: Confession d'un hypnotiseur, extériorisation de la force neurique ou fluide magnétique*, Paris: Libraire du Magnétisme, [s.d.].

129. Idem, *Du sommeil et des états analogues, considérés surtout au point de vue de l'action du moral sur le physique*, Paris: Masson, 1866.

130. Essa é uma das muitas lendas da história da psiquiatria dinâmica. Liébeault teve leitores na França, na Suíça e até na Rússia, como mostra o livro de Nikolay Grot, *Snovidyeniya, kak predmet nautchnavo analisa* (Kiev: Tipografia Fritza, 1878), que se refere com frequência à teoria do sono de Liébeault.

131. Ver A.W. van Renterghem, op. cit., n. 127.

132. Notas biográficas e autobiográficas podem ser encontradas em *Jubilé du Professeur H. Bernheim, 12 novembre 1910* (Nancy: Arts Graphics Modernes, 1910). O autor é particularmente grato à srta. G. Koest, bibliotecária-chefe da Faculdade de Medicina da Universidade de Nancy, pelo empréstimo dessa publicação extremamente rara e por outros documentos pertencentes à Escola de Nancy.

133. Ver Hippolyte Bernheim, *De la suggestion dans l'état hypnotique et dans l'état de veille*, Paris: Octave Doin, 1884. (Trad. ingl.: *Suggestive Therapeutics: A Treatise on the Nature and Uses of Hypnotism*, transl. by Christian A. Herter, New York/London: G.P. Putnam's Sons, 1897.)

134. Ibidem.

135. Idem, *Hypnotisme, suggestion, psychothérapie: Études nouvelles*, Paris: Octave Doin, 1891.

136. Ver Poul Carl Bjerre, *The History and Practice of Psychoanalysis*, transl. by E. Barrow, Boston: Badger, 1920, em especial o capítulo 2.

137. Ver sua autobiografia *Happy Humanity*, New York: Doubleday, 1912.

138. Idem, The Theory of Psycho-Therapeutics, *The Medical Magazine*, v. I, 1895, p. 230-257.

139. A.W. van Renterghem, L'Evolution de la psychothérapie en Hollande, *Deuxième Congrès International de l'Hypnotisme, Paris, 1900*, Paris: Vigot, 1902, p. 54-62.

140. Ver August Forel, *Rückblick auf mein Leben*, Zürich: Europa, 1935.

141. Em seu relatório sobre a Escola de Nancy, Van Renterghem menciona Freud e Breuer: A.W. van Renterghem, *Liébeault en zijne School*, p. 133.

142. Isso não era tão novo como Bernheim acreditava. Já em 1818, Löwenhielm (*Bibliothèque du magnétisme animal*, v. 5, p. 228-240) alegava que, ao colocar dois dedos na testa do sujeito, este era capaz de lembrar o que havia experimentado durante o estado hipnótico; vários métodos com o mesmo efeito haviam sido comumente utilizados por outros magnetizadores.

143. H. Bernheim, École de Médecine de Nancy: Doctrine de la suggestion, *Idées modernes, v. III, Nancy et Lorraine*, Paris: H. Dunod et E. Pinat, 1909, p. 139-149. Ver também Victor Prouvé, *Jubilé du Professeur H. Bernheim, 12 novembre 1910*, Nancy: Arts Graphiques Modernes, 1910.

144. Ver Georges Guillain, *J.M. Charcot (1825-1893): Sa Vie, son œuvre*, Paris: Masson, 1955.

145. Alexandre Achille Souques, Charcot intime, *Presse Médicale*, XXXIII année, n. 42, 27 mai 1925, p. 693-698.

146. Ver A. Liubímov, *Profesor Sharko, Nautschno-biografitscheskii etiud*, Sankt-Peterburg: Tip. Suvorina, 1894.

147. Fernand Levillain, Charcot et l'Ecole de la Salpêtrière, *Revue Encyclopédique*, 1894, p. 108-115.

148. G. Guillain, L'Œuvre de Duchenne (de Boulogne), *Études Neurologiques*, Troisième série, Paris: Masson, 1929, p. 419-448; Paul Guilly, *Duchenne (de Boulogne)*, Paris: Legrand, 1936.

149. Ver P. Richer, *Etudes cliniques sur l'hystéro-épilepsie ou grande hystérie*, Paris: Delahaye et Lecrosnier, 1881 – com muitas imagens.

150. Jean-Martin Charcot, Sur les divers états nerveux détérminés par l'hypnotisation chez les hystériques, *Comptes-Rendus hebdomadaires des séances de l'Académie des Sciences*, v. XCIV, n. 1, 1882, p. 403-405.

151. Do francês: "façanha". (N. da T.)

152. J.M. Charcot, *Œuvres completes, tome 3: Leçons sur les maladies du système nerveux*, Paris: Progrès Médical, 1890, p. 299-359.

153. Ver Benjamin Collins Brodie, *Lectures Illustrative of Certain Local Nervous Affections*, London: Longmans, Green, 1837.

154. R. Reynolds, Remarks on Paralyses and other Disorders of Motion and Sensation, Dependent on Ideas, *British Medical Journal*, v. II, 1869, p. 483-485.

155. J.M. Charcot, Sur un cas d'amnésie rétro-antérograde, probablement d'origine hystérique, *Revue de Médecine*, v. XII, 1892, p. 81-96. Complementado por Souques, *Revue de Médecine*, v. XII, 1892, p. 267-400, p. 867-881.

156. Idem, La Foi qui guérit, *Archives de Neurologie*, v. XXV, 1893, p. 72-87.

157. L. Daudet, *Souvenirs des milieux littéraires, politiques, artistiques et médicaux de 1885 a 1905. Segundo ciclo: Devant la douleur*, Paris: Nouvelle Librairie Nationale, 1915, p. 4-15. Ver também, do mesmo autor, *Les Œuvres dans les hommes*, Paris: Nouvelle Librairie Nationale, 1922, p. 197-243; *Quand vivait mon père (Souvenirs inédits sur Alphonse Daudet)*, Paris: Grasset, 1940, p. 113-119.

158. E. de Goncourt; J. de Goncourt, *Journal: Mémoires de la vie littéraire*, Paris: Fasquelle/Flammarion, 1956 (particularmente o volume 3); excerto condensado.

159. A. Liubímov, op. cit.; excerto condensado.

160. Do francês: "príncipe da ciência". (N. da T.)

161. Ver Henri Meige, Charcot artiste, *Nouvelle Iconographie de la Salpêtrière*, n. XI, 1898.

162. Do francês: "a nata". (N. da T.)

163. Ver G. Guillain, *J.M. Charcot (1825-1893)*…

164. A. Liubímov, op. cit.; excerto condensado.

165. J. Claretie, *La Vie a Paris, 1881*, Paris: Havard, 1882, p. 128-129.

166. Ver J.M. Charcot; P. Richer, *Les Difformes et les malades dans l'art*, Paris: Lecrosnier and Babé, 1889.

167. Idem, *Les Démoniaques dans l'art*, Paris: Delahaye and Lecrosnier, 1887.

168. Do francês: "sessões". (N. da T.)

169. Charles Samson Féré, Jean-Martin Charcot et son œuvre, *Revue des Deux Mondes*, CXXII, 1894, p. 410-424.

170. F. Levillain, op. cit., p. 108-115.

171. Joseph Delbœuf, De l'Influence de l'imitation et de l'éducation dans le somnambulisme provoqué, *Revue Philosophique*, tome XXII, 1886, p. 146-171.

172. Alphonse Bué, *Le Magnétisme humain: Congrès International de 1889*, Paris: Georges Carré, 1890, p. 333-339.

173. Ver George Miller Beard, *The Study of Trance, Muscle-Reading and Allied Nervous Phenomena in Europe and America, with a Letter on the Moral Character of Trance Subjects and a Defense of Dr. Charcot*, New York: [s.n.], 1882.

174. Ver Gustave Hahn, Charcot et son influence sur l'opinion publique, *Revue des Questions Scientifiques*, Deuxième Série, v. VI, 1894, p. 230359. Ver também C.S. Féré, op. cit., p. 410-424.

175. P. Janet, "J.M. Charcot, son œuvre psychologique", *Revue Philosophique*, tome XXXIX, 1895, p. 569-604.

176. Do francês: "grande hipnotismo". (N. da T.)

177. A. Baudouin, Quelques souvenirs de la Salpêtrière, *Paris-Médical*, v. XV, n. I, tn. 21, 23 mai 1925, p. X-III.

178. Do francês: "a rainha das histéricas". (N. da T.)

179. Ver F. Myers, op. cit.

180. J. Janet, L'Hystérie et l'hypnotisme, d'après la théorie de la double personnalité, *Revue Scientifique* (*Revue Rose*), Troisième série, v. XV, 1888, p. 616-623.

181. Ver *Le Figaro*, 17 août 1893.

182. Ver A. de Monzie, Discours au centenaire de Charcot, *Revue Neurologique*, v. XXXII, n. 1, junho de 1925, número especial do centenário de Charcot.

183. Charles F. Withington, Letter to the Editor, *Boston Medical and Surgical Journal*, v. CXXIX, 1893, p. 207.

184. Ver Anônimo, *Jean-Baptiste Charcot*, Paris: Yacht-Club de France, 1937; Auguste Dupouy, *Charcot*, Paris: Pion, 1938.

185. Ver J.B. Charcot, Discours pronocé à l'inauguration de la bibliothèque de son père, *Bulletin Médical*, v. XXI, 23 nov. 1907.

186. Trecho da tragédia *Júlio César* (Ato III, cena 2), de Shakespeare. (N. da T.)

187. Ver *Les Morticoles*, Paris: Charpentier, 1894.

188. Ver A. Munthe, *The Story of San Michele*, New York: Duffin, 1929, em especial, capítulo 17.

189. J. Bois, *Le Monde invisible*, Paris: Flammarion, [s.d.], p. 185-192.

190. Ver J. Babinski, *Recherches servant à établir que certaines manifestations hystériques peuvent être transférées d'un sujet à l'autre sous l'influence de l'aimant*, Paris: Delahaye et Lecrosnier, 1886.

191. Em vários artigos que culminam em J. Babinski, Définition de l'hystérie (Société de Neurologie de Paris, séance du 7 novembre 1901, sous la présidence du Prof. Raymond), *Revue Neurologique*, tome IX, 1901, p. 1074-1080.

192. G. Guillain, *J.M. Charcot (1825-1893)…*, p. 174.

193. Louis Aragon; André Breton, Le Cinquantenaire de l'hystérie, 1878-1928, *La Révolution Surrealiste*, v. IV, n. 11, 15 mars 1928, p. 20-22.

3

A Primeira Psiquiatria Dinâmica (1775-1900)

A experiência cumulativa de várias gerações de magneti-zadores e hipnotistas resultou no lento desenvolvimento de um sistema de psiquiatria dinâmica bem rematado. Esses pioneiros empreenderam com grande audácia a exploração e a utilização terapêuticas das energias psicológicas inconscientes. Com base em seus achados, elaboraram novas teorias sobre a mente humana e sobre a psicogênese da afecção. Essa primeira psiquiatria dinâmica foi uma conquista impressionante, ainda mais tendo sido realizada majoritariamente fora da – se não diretamente em oposição à – medicina oficial.

Já que a primeira psiquiatria dinâmica não era obra de um homem só, não havia – em contraste com muitos outros sistemas – uma estrutura conceitual rígida para direcionar o seu crescimento. Seus principais pilares foram fornecidos por Mesmer e Puységur. Eles foram seguidos por um grande número de leigos e médicos que traba-lhavam individualmente ou em vários grupos ou escolas assistemáticos, e até mesmo rivais, principalmente na França e na Alemanha – e, posteriormente, também na Ingla-terra e na América do Norte. A evolução não foi contínua: durante todo o século XIX houve uma série de ondas, vazantes e marés.

Por volta de 1880, sentiu-se um grande recrudescimento e, com Charcot e Ber-nheim, a primeira psiquiatria dinâmica foi reconhecida pela universidade. A isso se seguiu um rápido desenvolvimento. Durante esse período, uma nova psiquiatria dinâ-mica foi emergindo lentamente. Os dois sistemas coexistiram até por volta de 1900, quando as novas escolas passaram para o primeiro plano, com o subsequente declí-nio da primeira psiquiatria dinâmica. Contudo, dois fatos devem ser enfatizados: 1. nas novas escolas dinâmicas, muito do que nos parece mais original estava, na ver-dade, enraizado na primeira psiquiatria dinâmica; 2. embora o novo sistema às vezes parecesse radicalmente oposto à primeira psiquiatria dinâmica, ela não foi suplan-tada, mas sim, na realidade, suplementada por ele.

Os Traços Principais

Em todas as inúmeras variações da primeira psiquiatria dinâmica, várias características principais permaneceram constantes:

1. o hipnotismo foi adotado como principal abordagem, a *via regia* para o inconsciente. Foram acrescentadas abordagens complementares durante a última parte do século (mediunidade, escrita automática e contemplação de cristais);
2. dedicou-se particular atenção a determinados quadros clínicos (às vezes chamados de doenças magnéticas): sonambulismo espontâneo, letargia, catalepsia, personalidade múltipla e, no final do século, o interesse se voltou cada vez mais para a histeria;
3. um novo modelo da mente humana foi desenvolvido. Ele se baseava na dualidade do psiquismo consciente e inconsciente. Mais tarde, foi modificado para a forma de um feixe de subpersonalidades subjacentes à personalidade consciente;
4. novas teorias relativas à patogênese da afecção nervosa – que se basearam, primeiramente, na concepção de um fluido desconhecido – logo foram substituídas pelo conceito de energia mental. Na última parte do século XIX, emergiram as concepções da atividade autônoma de fragmentos cindidos da personalidade e da função mitopoética do inconsciente;
5. a psicoterapia contava, sobretudo, com o uso do hipnotismo e do sugestionamento, com especial atenção à conexão entre paciente e magnetizador. Novos tipos de terapeuta surgiram: o magnetizador e, depois, o hipnotista – que não passava de uma variação do primeiro.

Neste capítulo, iremos considerar brevemente as fontes da primeira psiquiatria dinâmica, realizar um levantamento dos traços principais enumerados acima e então investigar a influência da primeira psiquiatria dinâmica na vida cultural daquela época.

As Fontes da Primeira Psiquiatria Dinâmica

Entre as muitas fontes da primeira psiquiatria dinâmica, três devem receber uma ênfase especial.

Já descrevemos a maneira como o magnetismo animal evoluiu historicamente a partir da velha prática do exorcismo, e vimos como a crise de Mesmer era induzida exatamente da mesma forma que o *exorcismus probativus* de Gassner – o mal era trazido à tona como um primeiro passo na direção da sua eliminação. A possessão desaparecia, por fim, mas era substituída pela manifestação da personalidade múltipla. Contudo, ao longo do século XIX, casos isolados de possessão foram observados – no Sul da Alemanha, por exemplo –, e homens como Justinus Kerner trataram os possuídos com um método que era uma curiosa mistura de magnetismo e exorcismo[1].

Uma outra fonte muito importante da primeira psiquiatria dinâmica foi o velho conceito de "imaginação". Na época da Renascença, filósofos e médicos ficaram muito interessados em um poder da mente, a *imaginatio* – termo que carregava um sentido muito mais amplo que o de hoje em dia e incluía o que chamamos de sugestionamento e autossugestionamento. Muitas obras outrora famosas, mas atualmente esquecidas, foram dedicadas à *imaginatio*. Num dos capítulos de seus *Ensaios*, Montaigne sintetiza algumas das ideias prevalentes de sua época[2]. Ele atribui à imaginação os efeitos contagiosos das emoções humanas. A imaginação, segundo Montaigne, era uma causa frequente da doença física, emocional e mental, e até mesmo da morte, assim como de todas as manifestações comumente atribuídas à magia. A imaginação poderia causar fenômenos físicos notórios, como o aparecimento de estigmas, ou mesmo a transformação de um sexo em outro. Mas a imaginação também poderia ser utilizada no tratamento das enfermidades físicas e mentais. No século XVIII, o italiano Muratori escreveu um tratado, *Della forza della fantasia umana* (Da Força da Imaginação Humana), que foi amplamente lido e citado[3]. Entre as muitas manifestações da imaginação, ele descreveu os sonhos, as visões, os delírios, as ideias fixas, a antipatia – isto é, as fobias – e, sobretudo, o sonambulismo. Na segunda metade do século XVIII, o sonambulismo tornou-se o ponto fulcral de todas as discussões acerca da imaginação. Histórias maravilhosas foram publicadas por toda parte sobre sonâmbulos que podiam escrever, nadar nos rios ou andar sobre os telhados em noites de lua cheia, e cujas vidas correriam perigo se fossem repentinamente chamados pelo nome e despertados. Hoje, dificilmente conseguimos conceber quão inacreditável e fantasiosa deve ter parecido aos contemporâneos de Puységur a sua asserção de que o sonambulismo poderia ser induzido e descontinuado artificialmente, quase que de modo arbitrário, e utilizado na investigação dos mais ocultos segredos da mente humana.

Uma terceira fonte foi o conhecimento do próprio hipnotismo, que, ao longo da história humana, foi descoberto, esquecido e redescoberto[4]. Sem remontar aos antigos egípcios, ou mesmo aos renascentistas que estudavam magia natural, vemos que Gassner curou muitos de seus pacientes hipnotizando-os – isso fica óbvio ao ler o relato feito pelo ab. Bourgeois. Quando magnetizava, o próprio Mesmer colocava alguns de seus pacientes em sono hipnótico. O relato dos comissários mencionou que "todos eles ficavam subjugados de uma forma estupenda ao homem que os magnetizava; a despeito da sonolência, acordavam com a sua voz, seu olhar ou um sinal vindo de sua parte". Contudo, nem Gassner, nem Mesmer tinham compreendido claramente as implicações daquilo que faziam, e foi Puységur quem, em 1784, descobriu que a crise perfeita que ele suscitava em seus pacientes não passava de sonambulismo artificialmente induzido.

A Via Régia Para a Mente Desconhecida: O Hipnotismo

De 1784 até por volta de 1880, o sonambulismo artificial foi o principal método de acesso à mente inconsciente. Chamado primeiramente de "crise perfeita" por Puységur, o sono magnético – ou sonambulismo artificial – foi denominado "hipnotismo" por Braid no ano de 1843[5].

A natureza desse estado foi controversa desde o início. Mesmer recusava-se a ver nele mais que uma forma particular de crise. Desenvolveu-se uma polêmica entre os fluidistas, que o explicavam em termos do suposto fluido magnético, e os animistas, que argumentavam se tratar de um fenômeno psicológico. Mas a identidade da natureza entre o sonambulismo espontâneo e o sono mesmérico nunca foi seriamente questionada em todo o século XIX[6].

Os principais argumentos em favor dessa concepção foram posteriormente sintetizados por Janet[7]. Primeiro, os indivíduos que estão sujeitos ao sonambulismo espontâneo são também facilmente magnetizados e hipnotizados. Segundo, é fácil estabelecer uma conexão com um indivíduo que está em sonambulismo espontâneo e fazê-lo passar desse estado para um sono hipnótico típico. Terceiro, uma pessoa que sofreu um ataque de sonambulismo espontâneo, do qual nada se lembra em seu estado de vigília, irá se lembrar quando hipnotizada. O inverso também é verdadeiro.

Por outro lado, entretanto, há uma diferença essencial entre o sonambulismo natural e o artificial, na medida em que este último é dirigido por – e fica sob o controle estrito de – um homem, o magnetizador, que o induz, molda as suas manifestações e encerra-o segundo a sua vontade.

Desde o início, a relação peculiar entre magnetizador e magnetizado foi objeto de muita surpresa e especulação. Puységur observou que o seu sujeito, Victor, não se limitava a realizar exatamente todas as suas ordens, mas parecia antecipá-las ou adivinhá-las. Surgiu imediatamente a questão de saber se o sujeito oporia limitações à vontade do magnetizador, e se ele poderia ser forçado pelo magnetizador a cometer atos imorais ou criminosos. A conexão, a relação especial entre o magnetizador e o sujeito, também impressionou os primeiros mesmeristas desde o início. Ficava claro que a pessoa magnetizada estava alheia a tudo, menos ao magnetizador; e que só por meio dele ela conseguia perceber o mundo externo. Logo se descobriu que a conexão estendia sua influência para além da sessão de sono magnético: uma pessoa que é posta em sono magnético pela segunda vez lembra-se de tudo o que aconteceu durante a primeira sessão. Assim, o magnetizador suscita em seu sujeito uma vida própria especial, à margem da vida consciente normal, isto é, um segundo estado com a sua própria continuidade, sob crescente dependência do magnetizador.

Uma das provas mais cabais e flagrantes de que a influência do hipnotismo se estende à vida normal consciente é dada pelos fatos da amnesia e do sugestionamento pós-hipnóticos. Os primeiros mesmeristas notaram que o sujeito em seu estado normal não se lembrava de nada do que lhe havia acontecido durante o sono magnético, e compararam corretamente esse estado com o que se segue a ataques de sonambulismo espontâneo. Pouco depois, descobriram que um sujeito executaria, em estado de vigília, uma ordem que lhe fora dada em sono hipnótico. Esse fenômeno de sugestionamento pós-hipnótico foi descrito já em 1787[8], sendo fartamente experimentado por Deleuze[9] e Bertrand[10] e, posteriormente, por Bernheim e a Escola de Nancy. O fato de que a amnesia pós-hipnótica não era absoluta – e de que um indivíduo em estado de vigília podia ser levado, por determinados procedimentos, a relembrar o que aconteceu durante a sessão hipnótica – também era algo sabido já em um período inicial, e nunca foi completamente esquecido, até ser redescoberto por Bernheim[11].

Quanto aos meios de induzir o sono mesmérico – que doravante designaremos pelo seu nome mais recente de "hipnose" –, os primeiros magnetizadores fizeram uso da técnica dos passes de Mesmer, mas essa técnica logo foi abandonada em favor de duas outras. A primeira delas era a fascinação: um método já conhecido pelos antigos egípcios, por Cornelius Agrippa, entre outros. Pedia-se que o paciente olhasse para um ponto fixo ou ligeiramente em movimento, luminoso ou não; ou simplesmente que olhasse fixamente nos olhos do hipnotista. Foi esse o método posteriormente popularizado por Braid, e também utilizado pela Escola da Salpêtrière. Essa técnica foi combinada com uma técnica verbal pelo ab. Faria, que fazia o sujeito se sentar numa cadeira confortável e lhe dava a seguinte ordem, imperativamente: "Durma!" Outros hipnotistas davam essa ordem com uma voz mais gentil e baixa. A técnica de Faria foi posteriormente adotada por Liébeault e pela Escola de Nancy. Os primeiros mesmeristas utilizavam métodos tais como assoprar os olhos dos sujeitos como um meio de encerrar o estado hipnótico.

Os magnetizadores logo perceberam que outros requisitos de natureza mais geral não eram menos importantes. Compreenderam bem aquilo que hoje chamamos de situação hipnótica, e que ninguém pode ser hipnotizado contra a própria vontade. O sujeito tem de ser deixado à vontade, seguro e é convidado a relaxar. O elemento de autossugestionamento na hipnose também fora bem compreendido por aqueles pioneiros, e foi claramente evocado por Braid e, depois, pela Escola de Nancy. O papel do mútuo sugestionamento também foi percebido pelos magnetizadores do início, que, seguindo o exemplo de Mesmer, trataram pacientes em grupos. Um ou dois sujeitos, que já estavam familiarizados com o procedimento, foram hipnotizados primeiro na presença dos demais. Notou-se que uma pessoa podia ficar mais receptiva pelo simples fato de ver outras hipnotizadas. Esse método coletivo foi amplamente aplicado, de Mesmer a Bernheim e Charcot, e também por populares hipnotistas de palco.

Os primeiros magnetizadores não perceberam, contudo, até que ponto o estado hipnótico é moldado pelo hipnotista e tem de ser aprendido pelo sujeito. Janet tornou o último ponto bastante explícito[12]. Se o sujeito nunca ouviu falar em hipnose, dizia Janet, é improvável que você seja capaz de induzi-lo ao estado hipnótico convencional; se ele já esteve sujeito ao sonambulismo espontâneo ou a crises convulsivas, provavelmente entrará em seu padrão anterior de sonambulismo ou de crise convulsiva, ou talvez em algum estado nervoso vago, a não ser que o hipnotista explique o que é esperado dele e, assim, prepare-o para desempenhar o seu papel. Essa é também a razão pela qual o estado hipnótico difere conforme o hipnotista em particular, a escola à qual ele pertence e os sucessivos períodos da história da primeira psiquiatria dinâmica. Foi assim que os primeiros mesmeristas moldaram, inadvertidamente, um tipo específico de estado hipnótico, que eles acreditavam ser o padrão do sono magnético. O estado hipnótico, tal como desenvolvido por eles, compreendia muitas manifestações; algumas delas eram razoavelmente comuns e não muito distantes dos estados psicológicos normais; outras eram raras e extraordinárias.

Uma das primeiras características do sono magnético a deixar os mesmeristas do início admirados foi a maior acuidade de percepção exibida pelos sujeitos. Indivíduos hipnotizados são capazes de perceber estímulos que normalmente são negligenciados ou que estão abaixo do limiar da percepção. Puységur ficou surpreso ao ouvir Victor cantar em voz alta melodias que ele, Puységur, estava cantarolando consigo mesmo. Aparentemente, Victor reconhecia as canções pelos movimentos involuntários dos lábios do marquês – já que, em sua maioria, as pessoas movimentam os lábios quando estão cantarolando consigo mesmas. Essa hipersensibilidade estende-se a todos os campos da percepção e pode explicar muitos exemplos de suposta clarividência sob hipnose. Não menos notável é a maior capacidade da memória: a pessoa hipnotizada pode se lembrar de incidentes antigos e aparentemente esquecidos de sua infância, assim como descrever situações ocorridas durante sonambulismo artificial ou espontâneo, ou intoxicação. Essa hipermnésia estende-se a coisas que, ao que parece, haviam permanecido despercebidas ao sujeito.

Logo se descobriu que o hipnotismo abre um acesso direto a certos processos psicológicos. O sujeito consegue não apenas exibir maior força física do que ele próprio acredita ser capaz em seu estado de vigília normal, como também pode – espontaneamente ou ao comando do hipnotista – tornar-se surdo, cego, alucinado, paralisado, espasmódico, cataléptico ou anestético. A anestesia pode ser tão perfeita que em alguns momentos foram realizadas, sob hipnose, operações cirúrgicas indolores. Parece que Récamier foi o primeiro a realizar uma operação cirúrgica sob anestesia magnética, em 1821. É surpreendente que tenha sido dada tão pouca atenção para descobertas que poderiam ter evitado tanto sofrimento. Quando Esdaile começou a aplicar, sistematicamente, anestesia hipnótica em operações cirúrgicas, ele se deparou com ceticismos e hostilidades. Por outro lado, a aplicação do sono mesmérico no tratamento de enfermidades físicas era comum entre mesmeristas e nunca foi completamente esquecida. Sobretudo pela influência de Liébeault, no final dos anos 1880 era de amplo conhecimento que muitas questões poderiam ser curadas ou mitigadas pelo sugestionamento hipnótico (neuralgias, reumatismo, gota e dismenorreia). Experimentos com modificações fisiológicas produzidas sob hipnose foram realizados antes mesmo da metade do século XIX por Charpignon e Du Potet[13].

Desde o início, os mesmeristas ficaram chocados com a habilidade que os sujeitos hipnotizados tinham para exibir emoções e encenar papéis com estupenda perfeição, aparentando a maior sinceridade e, ao que lhes parecia, com mais mestria que atores experientes. Nós nos lembramos de como Victor impressionou Puységur ao mostrar mais vivacidade e inteligência sob hipnose do que em estado de vigília. Essa habilidade ia tão longe que Du Potet chegou a falar, em 1849, em uma metamorfose da personalidade, e esse fenômeno foi o ponto de partida do ainda controverso problema da regressão[14].

Os primeiros magnetizadores deram tanta atenção às manifestações objetivas da hipnose que não investigaram muito a experiência subjetiva de ser hipnotizado. Eles assumiram que o estado se tratava de um sono, ainda que de tipo peculiar – já que frequentemente se podia dizer que o sujeito estava mais desperto que em seu estado de vigília. Não fizeram grandes esforços para reconciliar esta aparente contradição: a coexistência entre sono e vigília. Até quase o final do século XIX, sob influência da Escola de Nancy, não havia sido realizado nenhum levantamento sistemático. Até hoje, o melhor relato de uma pessoa hipnotizada talvez seja aquele produzido por Eugen Bleuler, que foi ele próprio hipnotizado por um colega de Berna, o dr. Von Speyr:

> Von Speyr utilizou a técnica da fixação de Liébeault, combinada com o sugestionamento verbal. Bleuler esforçou-se para cooperar com o hipnotista, conservando o máximo de consciência que podia. Logo notou que partes do seu campo visual estavam desabando, por assim dizer. Depois, esses pontos vazios se expandiram e o restante do campo visual ficou encoberto. Por fim, só conseguia perceber o contraste entre luz e sombra. Sentiu como se seus olhos estivessem úmidos e ardessem um pouco, mas sentia-se relaxado. Um calor confortável lhe invadia o corpo da cabeça em direção às pernas; não sentia desejo de se mover ou fazer nada, e seus pensamentos pareciam-lhe bastante claros. Ouviu o hipnotista dizendo para ele mexer os braços; tentou resistir à ordem, mas falhou parcialmente. O hipnotista disse-lhe então que as costas de sua mão estavam dormentes; Bleuler pensou que não podia ser verdade e que Von Speyr estava brincando ao dizer que a espetava – o que, de fato, ele estava fazendo. Acordou como que de um sono quando da injunção do hipnotista. Descobriu não ter tido amnesia e lembrou-se do sugestionamento pós-hipnótico de que acordasse exatamente às 6h15 na manhã. Tentou, sem sucesso, permanecer consciente do tempo durante a noite. Às 6h15 da manhã ele acordou de repente: alguém havia acabado de bater à porta. Bleuler concluiu desse experimento que o processo hipnótico tinha envolvido mais o seu inconsciente do que seu consciente deixaria que ele acreditasse. Outras duas ou três sessões com Von Speyr e Forel produziram os mesmos resultados que a primeira[15].

Seria proveitoso comparar as experiências subjetivas de vários tipos de indivíduos e de pessoas hipnotizadas por hipnotistas pertencentes a escolas diferentes. Uma pesquisa recente realizada por Berthold Stokvis aponta de modo inequívoco para o elemento de dramatização inconsciente que se manifesta na hipnose[16].

Entre as várias manifestações do sono mesmérico, uma, em particular, impressionou Puységur e seus seguidores: a inesperada lucidez exibida pelo sujeito. Essa extraordinária agudeza de percepção levou os primeiros hipnotistas a prospectar cada vez mais o domínio do maravilhoso. Como vimos no capítulo anterior, eles achavam que o paciente era capaz de diagnosticar não apenas as suas próprias enfermidades, prever seu curso e prescrever o remédio, mas que ele parecia capaz de fazer o mesmo para pessoas com quem tivesse estabelecido conexão. Ademais, argumentava-se que alguns dos sujeitos hipnotizados – os ditos *somnambules extralucides*[17] – eram capazes de ler com os olhos vendados, ler os pensamentos dos outros, encontrar objetos perdidos e até prever o futuro. Hoje sabemos que esses eram os resultados do mútuo sugestionamento que se desenvolvia entre magnetizador e magnetizado. Mas, contrariamente à suposição dos primeiros magnetizadores, ficou evidente que um sujeito hipnotizado é perfeitamente capaz de mentir, e não apenas por meio de sugestionamento, mas por vontade própria.

Uma das mais controversas questões do hipnotismo foi o fenômeno da regressão, reconhecido desde cedo por alguns hipnotistas e sujeito a escrutínio nos anos 1880 e 1890. Diz-se ao sujeito hipnotizado que ele está voltando no tempo – por exemplo, à adolescência ou à infância – em um dado momento do seu passado. O seu comportamento, os seus movimentos e a sua voz mudam consoante a isso. Ele parece ter se esquecido de tudo o que lhe aconteceu do momento que está reencenando em diante, e produz um detalhado relato dos acontecimentos desse período de sua vida. Será que se trata de uma "regressão verdadeira", isto é, uma revivescência daquilo que o sujeito realmente vivenciou em tal idade, ou de apenas uma excelente imitação histriônica daquilo que ele acredita ter vivenciado? Esse foi um problema muito discutido. O coronel Albert de Rochas, outrora famoso hipnotista, levava esses experimentos a seus limites extremos, e até mesmo *ad absurdum*[18]. Assim, obteve de seus sujeitos uma regressão não apenas de tipo ordinário, mas também a reencenação da primeira infância, do nascimento, do período fetal. Depois vinha um apagão, seguido da imagem das vidas passadas da pessoa, retrocedendo da velhice até a infância, a primeira infância, o nascimento e o período fetal, seguido de um novo apagão e o renascimento da segunda vida passada. Assim, os sujeitos de De Rochas reencenavam várias vidas passadas, sempre alternando a vida de um homem com a vida de uma mulher. As descrições dessas vidas passadas eram frequentemente plausíveis, mas um pouco marcadas de anacronismos. Alguns acreditavam que o coronel De Rochas tivesse encontrado uma confirmação experimental da doutrina da reencarnação. Outras dúvidas surgiram quando De Rochas começou a fazer com que pessoas jovens encenassem os vários estágios da vida que tinham pela frente. O ceticismo aumentou quando ele declarou ter suscitado uma externalização da sensibilidade: removeu a sensibilidade do sujeito hipnotizado e a transferiu para algum objeto externo. Assim, quando o sujeito estava sendo espetado, nada sentia; mas quando esse objeto material estava sendo espetado, o sujeito sentia como se fosse com ele próprio. Durante todo o século xix, a literatura sobre o magnetismo e a hipnose foi inundada por histórias fantásticas desse tipo, e essa foi, sem dúvida, uma das principais razões para a oposição dos círculos científicos à primeira psiquiatria dinâmica.

Uma outra razão para a oposição ao hipnotismo foi a tomada de consciência de certas inconveniências e certos perigos associados à sua prática. Em primeiro lugar, expressou-se uma grande preocupação com o fato de que, sob hipnose, o sujeito parecia estar sob o feitiço do hipnotista, chegando às vezes a atender até mesmo exigências desagradáveis ou ridículas. Já em 1785 surgiu uma controvérsia em Paris sobre se, no caso de o sujeito ser uma mulher, ela cederia a uma ordem imoral dada pelo magnetizador. Tardy de Montravel argumentou que, se um magnetizador inescrupuloso tentasse seduzir uma mulher, ela despertaria[19]. Contudo, homens como Deleuze, Gauthier, Charpignon, entre outros, enfatizaram a necessidade de grande cautela da parte do magnetizador. Por sua vez, Alphonse Teste notou que o sujeito logo se tornava capaz de detectar os desejos secretos do magnetizador; e alertou contra os perigos não apenas de sedução sexual descarada, mas de embarcar em uma relação de amor sincera e verdadeira[20]. O reverendo Debreyne, um sacerdote e educador com formação médica, observou que o magnetizador era geralmente um homem saudável e forte, e o sujeito era geralmente uma mulher jovem e bonita – raramente uma mulher velha ou feia –, e assim o reverendo tinha boas razões para acreditar que a sedução era algo que ocorria com frequência[21]. Um outro perigo era o paciente entregar um importante segredo ao magnetizador. Como veremos adiante, o problema dos atos imorais e dos crimes cometidos sob hipnose tornou-se o tópico de discussões apaixonadas nas décadas de 1880 e 1890.

Hipnotistas inexperientes ou imprudentes às vezes encontravam grandes dificuldades para despertar seus pacientes do sono hipnótico. Em um relato autobiográfico, Du Potet narra como, durante a juventude, havia magnetizado amadoristicamente duas senhoritas: ele ficou frenético quando as viu cair num estado cataléptico e, por horas, fez desesperados esforços para tirá-las dele, até que por fim elas despertaram[22]. Não menos sérios eram os distúrbios experimentados pelo sujeito depois de sessões hipnóticas que foram ou demasiado longas ou demasiado extenuantes – em especial, após experimentos envolvendo clarividência e *extra-lucidité*[23]. Uma outra manifestação patológica era o vigilambulismo, um estado peculiar de semissonambulismo permanente em pessoas que haviam sido repetidamente hipnotizadas, mas que não foram submetidas a manobras regulares que cessariam o sono magnético. Pessoas como essas parecem estar totalmente despertas, mas são suscetíveis a receber sugestionamentos de qualquer um que lhes dirija a palavra.

Tão logo reconhecido o fenômeno do sugestionamento pós-hipnótico, evidenciaram-se potenciais perigos e contavam-se histórias de indivíduos que hipnotistas inescrupulosos haviam mandado praticar atos disparatados depois de despertos. Voltaremos a esse ponto quando estivermos lidando com as implicações forenses da primeira psiquiatria dinâmica. Bernheim enfatizou o fato de que pseudomemórias podem ser sugestionadas sob hipnose. Depois de despertar, o paciente acreditará ter visto ou feito algo, conforme o sugestionamento do hipnotista[24].

Deleuze e os primeiros mesmeristas também descreveram os males resultantes de sessões hipnóticas demasiado frequentes ou demasiado prolongadas. Esses sujeitos viciavam-se gradativamente em hipnose: aumentava a necessidade que eles tinham de hipnotização frequente, assim como também se tornavam dependentes de seu magnetizador, em particular – e essa dependência podia, muitas vezes, adquirir um pendor sexual. Esse fato bem conhecido foi redescoberto por Charcot, que relatou o caso de uma mulher que havia sido hipnotizada cinco vezes em três semanas e não conseguia pensar em nada além de seu hipnotista, até que fugiu de casa para viver com ele[25]. O marido a levou de volta, mas ela começou a apresentar distúrbios histéricos graves que exigiram sua internação em um hospital. O tratamento hipnótico prolongado também foi acusado de precipitar a deflagração de psicoses em sujeitos com predisposição.

Por fim, epidemias psíquicas inteiras foram causadas por hipnotistas de palco e charlatães, especialmente entre jovens e crianças em idade escolar, que brincavam de hipnotizar umas às outras[26].

Visto que o fenômeno central na primeira psiquiatria dinâmica era o hipnotismo, não é surpreendente que tenha sido formulado um grande número de teorias
e especulações a respeito de sua natureza. Uma opinião extrema era a defendida pelos
céticos, que simplesmente negavam a sua existência ou acreditavam ser, no máximo,
uma espécie de autossugestionamento. A visão no extremo oposto, sustentada pelos
místicos, defendia que a hipnose era um vínculo entre os mundos natural e sobrena-
tural, o meio pelo qual a alma humana individual acessaria a Alma do Mundo. Entre
esses dois extremos, havia todo tipo de opinião intermediária. Mesmer e os fluidistas
pensavam a hipnose como um fluido físico que circulava no corpo do magnetizado
ou entre o sujeito e o magnetizador. Mais tarde, essas especulações foram substituídas por teorias que envolviam noções de energia nervosa ou a divisão entre zonas de
excitação e inibição no cérebro. É digno de nota que as teorias sexuais foram enunciadas desde o princípio. Num apêndice secreto do Relatório dos Comissários ao rei
Luís XVI, asseverou-se que "crises" sofridas por mulheres magnetizadas eram, muitas
vezes, de natureza obviamente sexual[27]. Meynert embasou a sua oposição ao hipnotismo no fato de que toda a postura da mulher em relação ao hipnotista era permeada
por fortes insinuações sexuais, e de que as emoções de ordem sexual também desempenhavam o seu papel nos homens hipnotizados[28]. Quanto às teorias psicológicas
enunciadas pela primeira vez por Puységur, e desenvolvidas por Bertrand, elas foram
aceitas no final do século XIX. Voltaremos a esse ponto.

Não se pode dizer, contra os primeiros mesmeristas, que eles não organizaram
uma investigação científica do hipnotismo. A psicologia experimental era então inexistente e, como enfatizado por Janet, Bertrand merece ser elogiado por sua investigação
verdadeiramente objetiva e sistemática do hipnotismo. Investigações foram realizadas ao mesmo tempo por Deleuze e Noizet, e depois por Despine, Charpignon, Du
Potet, Durand (de Gros), entre outros. Janet assinala que as manifestações essenciais
do hipnotismo eram conhecidas desde o início, e que nada de importante foi adicionado ao longo do século XIX.

A grande insuficiência no estudo da hipnose foi que, desde o começo, hipnotistas
falharam em compreender a total implicação da conexão que eles estabeleciam com o
paciente. Estavam bem cientes de que, por meio da repetição das sessões hipnóticas,
suscitavam uma vida nova e oculta na mente do sujeito; mas não reconheciam em que
medida essa vida secreta exercia uma atração específica no próprio hipnotista. Involuntariamente, o hipnotista sugestionava o paciente mais do que imaginava, e o paciente
devolvia ao hipnotista muito daquilo que esse último almejava em segredo. Um processo de mútuo sugestionamento pode, assim, se desenvolver; a história da psiquiatria
dinâmica é repleta de mitos e romances fantásticos que evoluíram através da colaboração inconsciente entre hipnotista e hipnotizado. Podemos, assim, compreender por que
o século XIX inteiro, por sua vez, sentiu-se atraído e repelido pelo fenômeno do hipnotismo. À primeira vista, ele parecia dar acesso a uma nova e misteriosa esfera anímica
(sensibilidade aumentada, memória aguçada, novo comando de processos fisiológicos, revelação de insuspeitadas habilidades do sujeito), e tudo isso parecia prometer

descobertas maravilhosas. Porém, uma vez que a exploração estava em andamento, por diversas vezes o explorador se extraviava do caminho e era ludibriado por uma Fata Morgana fugidia e traiçoeira.

Outras Abordagens da Mente Desconhecida

Durante todo o século xix, a hipnose permaneceu como a abordagem principal da mente inconsciente. Contudo, na segunda metade do século, ela foi suplementada por outras técnicas, algumas das quais eram variações da hipnose, e outras, técnicas de uma nova natureza. Outras, ainda, eram uma combinação de hipnose clássica com técnicas novas.

Desde o início, os mesmeristas consideraram o sonambulismo artificial uma espécie de sono – daí a palavra "hipnose", cunhada por Braid a partir do grego *hypnos*, "sono". Eles distinguiam diferentes níveis desse sono, a depender de sua profundidade. Quanto mais profundo o sono, mais notáveis os resultados que poderiam ser obtidos do indivíduo hipnotizado. Portanto, a princípio pareceu improvável quando alguns hipnotistas, como Du Potet, sustentaram que os pacientes podiam ser levados a obedecer a ordens, a ficar paralisados ou a ter alucinações, sem serem colocados para dormir – isto é, o sujeito continuava ciente dos acontecimentos e depois se lembrava do que havia ocorrido na sessão. Essa técnica foi utilizada em larga escala pelo hipnotista de palco Donato, que a denominava "fascinação". Numa forma mais branda, ela foi comumente utilizada por Bernheim e pela Escola de Nancy com o nome de *suggestion à l'état de veille*[29].

Uma nova técnica de muito mais importância foi aquela que surgiu como resultado da onda espírita de meados do século xix. No começo dos anos 1850, alguns médiuns começaram não só a escrever conforme o que o espírito ditava, mas até emprestavam, por assim dizer, as suas penas aos espíritos. Em Paris, o barão de Guldenstubbe alegou ter assim produzido mensagens autógrafas de Platão e Cícero. A maioria dos médiuns, contudo, parecia contente em tomar nota daquilo que o espírito ditasse, e que era recebido em transe; e eles ficavam muito surpresos quando eram despertados e alguém lhes mostrava o que haviam escrito. Uma literatura razoavelmente abundante desse tipo foi publicada durante a segunda metade do século xix. Alguns psicólogos como Frederic Myers[30] e William James[31] entendiam que a escrita automática fornecia um meio de acesso ao inconsciente. Aplicaram-na, dando ao método o caráter de procedimento científico. Como veremos adiante, Janet aplicou a escrita automática sistematicamente nas investigações do subconsciente de seus pacientes.

Uma outra técnica de acesso à mente inconsciente foi elaborada a partir de uma prática secular, utilizada por adivinhos e videntes, que consistia em contemplação de espelhos, bolas de cristal, água (lecanomancia) e assim por diante. No começo dos anos 1850, o magnetizador Du Potet desenhou um círculo com giz branco sobre um piso preto e fez seus pacientes ficarem olhando até terem uma grande variedade de visões e alucinações[32]. Nos anos 1880, Myers e outros membros da Sociedade de Pesquisas Psíquicas chegaram à conclusão de que esses métodos, muito parecidos com a escrita automática, eram um meio de detectar material subconsciente nas mentes de seus pacientes.

O advento do espiritismo produziu um novo tipo de indivíduo: o médium. Há muito em comum entre o sono hipnótico e o transe mediúnico autoinduzido, mas o material produzido pelo segundo é mais espontâneo e, provavelmente, mais original. Foi um grande passo para a psiquiatria dinâmica quando Flournoy, no final do século XIX – logo seguido por C.G. Jung –, empreendeu uma sistemática investigação com médiuns[33].

Por fim, esses métodos acabaram sendo combinados entre si e, num período posterior, foram realizados experimentos com indivíduos hipnotizados, os quais eram postos para escrever automaticamente e ficar olhando para espelhos. Os sujeitos ficavam ainda mais hipnotizados em uma espécie de hipnose de segundo grau; no final do século XIX, intensos esforços nessa direção foram realizados por toda parte. Porém, como veremos adiante, as respostas estavam com as novas escolas da psiquiatria dinâmica.

Quadros Clínicos Modelo:
Doenças Magnéticas

Muitos sistemas psiquiátricos desenvolveram-se a partir do estudo de uma doença em particular. A psiquiatria organicista frequentemente escolheu a paresia geral ou a afasia como paradigma da doença mental para se reportar no estudo de outras doenças mentais. A primeira psiquiatria dinâmica evoluiu em torno de uma questão particular: o sonambulismo espontâneo e a sua contraparte induzida artificialmente, a hipnose. Mas não demorou muito para que outras questões, que mostravam estreitas afinidades com o sonambulismo, fossem descobertas e classificadas com ele em um grupo chamado, por vezes, de doenças magnéticas.

Nós não vamos nos deter no sonambulismo, que há tempos vem sendo foco de interesse como o mais puro exemplo do maravilhoso funcionamento da imaginação. O interesse pelo sonambulismo se havia alastrado muito além do âmbito da medicina e se expandido para os campos da filosofia e da literatura. Basta citar a inesquecível imagem shakespeariana de Lady Macbeth, à noite, reencenando fragmentos da cena de seu crime, entregando-se assim a um ato de autotraição. Kleist, em seu *Käthchen von Heilbronn* (Catarininha de Heilbronn – 1868), também fez descrições literárias do sonambulismo. Do ponto de vista psiquiátrico, o problema da relação, no indivíduo, entre sonambulismo e estado normal foi consideravelmente especulado durante o século XIX, e o problema da responsabilidade do indivíduo despertou especial interesse.

Uma outra questão clínica, que à primeira vista parece muito diferente do sonambulismo, é a "letargia": um sono muito profundo e prolongado que, por outro lado, é desprovido de qualquer distúrbio físico particular, mas que às vezes assume a forma de morte aparente – daí o medo, muito difundido, de ser enterrado vivo. Desde a época da medicina grega antiga até o século xix houve muita especulação acerca da natureza e das causas da letargia. Às vezes considerada uma doença específica independente, às vezes uma subforma de histeria, notou-se que ela ocorria ocasionalmente em sonâmbulos e que as manobras hipnóticas às vezes induziam a ela, e não ao sonambulismo artificial.

Um estado ainda mais misterioso, e sobre o qual se especulou ainda mais, é a catalepsia. No século xviii, casos famosos foram relatados por Boissier de Sauvages, Lorry e muitos outros. Em 1785, Petetin, médico em Lyon, publicou um notável estudo sobre uma jovem de dezoito anos que há dois meses estava extremamente angustiada com o estado de seu filho gravemente doente[34]. Assim que o menino se recuperou, ela foi tomada por dores violentas no epigástrio. Sofreu então de uma crise nervosa, durante a qual cantava com uma voz maravilhosa, e entrou num estado de catalepsia com aparente perda total do movimento e da sensibilidade. No entanto, de algum modo ela era capaz de responder às perguntas que lhe faziam. Petetin empreendeu uma série de experimentos com essa paciente e descobriu que ela não possuía sensibilidade em todo o corpo, com exceção do epigástrio, para o qual todos os seus sentidos pareciam ter sido transferidos. Ela conseguia ouvir, ver e sentir cheiros somente através do epigástrio. Era capaz, além disso, de percepcionar seus órgãos internos e prever os sintomas que iriam aparecer no dia seguinte. Petetin conectou esse estado cataléptico com o sonambulismo, de um lado, e com a histeria, do outro, e aventou uma explicação baseada na distribuição dos fluidos elétricos pelo corpo. Depois de Petetin, mais estudos críticos foram escritos por Bourdin[35] e Puel[36], os quais descreveram como sintomas de base a cessação de todo e qualquer movimento voluntário, a passividade diante de movimentos impostos, a *flexibilitas cerea*[37] e o prolongamento de posturas musculares impostas ao sujeito – posturas que, em estado normal, seriam difíceis ou impossíveis de conservar por um período prolongado. A relação entre catalepsia e histeria ainda permanecia controversa. Briquet viu que a catalepsia era igualmente frequente em homens e mulheres, ao passo que a histeria era vinte vezes mais frequente em mulheres[38]. Contudo, acrescentou que a catalepsia ocorria mais frequentemente em pacientes histéricos que em não histéricos, e assumiu, portanto, que devia haver uma afinidade entre a catalepsia e a histeria. Por outro lado, os hipnotistas descobriram que, não raro, os sujeitos que eles estavam hipnotizando entravam em catalepsia em vez de sonambulismo.

Esses três estados magnéticos (sonambulismo, letargia e catalepsia) tinham em comum o fato de possuírem, eles todos, afinidades pouco claras com a histeria, de às vezes ocorrerem no mesmo paciente, e de poderem ser induzidos por manobras hipnóticas. Posteriormente, dois outros estados foram acrescentados a esse grupo de doenças magnéticas e chamados por Prichard[39] de "êxtase maníaco" e "visões extáticas".

O *êxtase maníaco* (ou loucura extática) foi descrito por Prichard como um estado hipnótico com incoerência na mente. Ao passo que o sonâmbulo parece ter uma perspectiva coerente de suas ações, o paciente em êxtase maníaco confunde ou conecta os pensamentos de modo imperfeito; ele parece um maníaco ou um demente. Muitos hipnotistas observaram estados transitórios como esse, especialmente na forma de confusão alucinatória, em pacientes que eles estavam hipnotizando ou durante uma fase de ataque histérico.

O que Prichard denominou "visão extática" é uma espécie de devaneio intenso numa pessoa que, de fora, parece viver uma vida normal, de modo que ocorrem as mais estranhas interferências entre a vida normal e os devaneios. Findo o paroxismo, o indivíduo retém dele uma memória viva, assim como a impressão de ter vivido um episódio fantástico. Nas palavras de Prichard, "há casos em que as impressões retidas após um paroxismo de êxtase estão tão conectadas com acontecimentos ou objetos externos, e tão misturadas com a realidade, que compõem uma combinação singular e intrigante, e talvez seja essa a verdadeira lógica por trás de muitas narrativas estranhas e misteriosas".

> Prichard conta de um clérigo que não andava bem de saúde há algum tempo quando, parado certo dia em uma esquina, viu um cortejo fúnebre vindo em sua direção. Esperou para assisti-lo passar; percebeu, então, o seu próprio nome escrito no ataúde e viu o cortejo entrar em sua própria casa. Esse foi o começo de uma afecção que o levou à morte dentro de poucos dias.
>
> Noutro caso, um cavalheiro com cerca de 35 anos, que estava andando em Londres pelas cercanias da igreja de São Paulo, encontrou um estranho que primeiro o convidou para jantar pela vizinhança e, depois, sugeriu uma visita ao topo do domo. Lá, o estranho tirou do bolso algo como um compasso, que depois acabou se revelando um espelho mágico, oferecendo-o ao cavalheiro para que nele visse quem desejasse, não importando a distância que os separava. Pensando no pai adoentado, o cavalheiro de fato o viu no espelho, nitidamente, reclinado em sua poltrona. Tomado de terror, pediu ao acompanhante que descessem de imediato. Mas, ao partir, o estranho lhe disse: "Lembre-se, você é escravo do homem do espelho." Nos vários meses que se seguiram, o cavalheiro permaneceu obcecado com a memória daquela experiência. Prichard acredita que ele havia realmente ido até o topo da igreja de São Paulo em um estado de devaneio extático e que, depois, não foi capaz de distinguir o real do imaginário naqueles acontecimentos.

Descrições literárias de visões extáticas podem ser encontradas em várias obras de Gérard de Nerval[40], na *Gradiva* de Wilhelm Jensen[41] e, mais recentemente, em *Les Vases communiquants* (Os Vasos Comunicantes), de André Breton[42] – uma história autobiográfica suplementada por uma análise psicológica do fenômeno.

Quadros Clínicos Modelo:
Automatismo Ambulatório

Por muito tempo a atenção esteve voltada para aquelas ações coordenadas que uma pessoa executava em sono sonambúlico. Ficou claro, porém, que semelhantes ações podiam ser realizadas durante o dia por indivíduos que pareciam estar acordados. Contudo, como no sonambulismo, essas ações estavam apartadas da continuidade da consciência. O indivíduo então, repentinamente, voltava à sua consciência habitual e parecia não ter ciência alguma do que havia feito.

Como exemplo, podemos citar o caso outrora famoso do jovem pastor Sörgel, um epiléptico alemão. Certo dia, quando fora enviado à floresta para apanhar lenha, encontrou um homem, matou-o, cortou-lhe os pés e bebeu seu sangue. Em seguida, retornou ao vilarejo; relatou calmamente o que havia feito e, um tempo depois, voltou ao seu estado normal de consciência, no qual parecia não se lembrar de absolutamente nada. O tribunal, demonstrando muito mais entendimento psicológico que alguns juízes de hoje em dia, absolveu Sörgel com base no fato de que ele não podia ser responsabilizado pelo que havia acontecido.[43]

Casos similares foram muito discutidos durante o século XIX e, às vezes, interpretados como ocorrências de personalidade múltipla transitória.

Nos anos de 1880, Charcot ficou interessado em casos assim, aos quais dedicou várias das suas mais brilhantes palestras[44]. Ele classificou as fugas (estados errantes seguidos de amnésia) conforme a etiologia, descrevendo formas traumáticas, epilépticas e histéricas de automatismo ambulatório:

Ao primeiro grupo pertence o caso de uma parteira parisiense de 54 anos de idade que havia sido chamada para ir até uma paciente numa dada noite, em 1885. Ela caiu na escadaria, feriu seriamente a cabeça e perdeu a consciência por cerca de quinze minutos; depois disso, foi até a paciente, fez o parto e adormeceu em seguida. Chamada pela mulher três horas depois, viu-se tomada por calafrios violentos, voltou ao seu antigo eu e ficou sem entender como o parto havia sido feito. Ela tinha perdido completamente a memória do que havia acontecido depois do acidente.

Como exemplo de automatismo ambulatório epiléptico, Charcot cita o caso de um porteiro epiléptico em Paris que, após embolsar três meses de aluguel de todos os inquilinos da casa, desapareceu, só de chinelos nos pés, e foi passar uma semana em Côte d'Azur. Depois ele recobrou a consciência e ficou tão perturbado que se entregou à polícia, pedindo para ser preso. Um especialista em psiquiatria, o dr. Motet, teve dificuldades para convencer o tribunal de que o homem não era responsável por essas suas ações.

Um outro paciente epiléptico tratado por Charcot havia trabalhado como entregador para uma loja de mobiliário parisiense durante dezenove anos. Um dia, em 1889, após embolsar 900 francos dos clientes, ele desapareceu. Sete dias depois, recobrou repentinamente a sua antiga consciência durante um concerto de uma banda marcial, encontrando-se em Brest com apenas 700 francos no bolso. Entregou-se a um policial militar que o colocou na cadeia. O mesmo paciente havia tido várias outras fugas. Durante uma delas, recuperou a consciência quando se encontrava nadando no Sena: o que aconteceu foi que, em seu estado de fuga, ele estava andando no trem municipal a uma distância maior do que o permitido pelo seu bilhete; enquanto o trem passava por uma ponte, ele pulou pela janela e se atirou no rio, onde recobrou seu antigo eu.

Charcot inclui no grupo do automatismo ambulatório histérico os diversos casos para os quais nenhuma etiologia traumática ou epiléptica pôde ser encontrada. Alguns desses casos eram notáveis por causa do tamanho de sua duração e do comportamento consequente e coerente do paciente desde o momento em que ele perdeu a consciência até o momento em que repentinamente voltou a si para, quiçá, encontrar-se em ambientes desconhecidos ou num país distante. Um dos mais conhecidos desses casos foi o de um dos pacientes de Forel, de acordo com o relato publicado pelo seu discípulo Naef:

> Em agosto de 1895, um homem de 32 anos de idade, sentado em um café zuriquense, foi surpreendido por uma notícia que lera num jornal. Relatava-se que um certo sr. N. – que, alguns meses antes, havia deixado a Suíça em direção à Austrália – tinha desaparecido, e receavam que ele estivesse morto, vítima de assassinato ou de uma infecção epidêmica. Mexido com essa notícia, o homem correu para a pensão em que estava hospedado, vasculhou impacientemente os bolsos de suas roupas e encontrou um passaporte que tinha o nome do sr. N. A ideia de que ele próprio fosse o sr. N. lhe ficou passando pela cabeça, mas não estava totalmente certo disso – havia uma grande lacuna em sua memória. Tudo o que ele se lembrava era de que, um ano antes, havia se candidatado para uma vaga no exterior, e tinha imagens extremamente vagas de uma longa viagem marítima. Nas últimas semanas, vinha levando uma vida discreta e mais isolada em Zurique. Aflito, foi ver o dr. Forel, que o recebeu no Burghölzli como paciente. Investigações mostraram que o sr. N. havia sido designado pelo governo suíço para um cargo oficial na Austrália; que ele partiu para lá no mês de novembro do ano anterior e cumpriu com as suas funções normalmente durante seis meses. Deixou sua residência em maio, em razão de um compromisso oficial, rumo a um município da Austrália Central, onde foi acometido por uma doença epidêmica. E foi nessa altura que o seu rastro se perdeu. Contudo, alguém alegou tê-lo reconhecido, em seguida, num porto australiano; acharam que ele havia retornado da Austrália para Nápoles com algum pseudônimo.
>
> O paciente estava deprimido, exausto e nervoso. As tentativas de estimular sua memória, pedindo que se concentrasse em determinados pontos; as acareações com a sua família e com um homem que ele havia conhecido na Austrália: tudo permanecia infrutífero.
>
> Forel hipnotizou o sr. N. e, começando com as memórias mais recentes do paciente, procedeu devagar e progressivamente em retrospecto, cronologicamente, iniciando cada sessão de hipnose com as últimas memórias trazidas à tona pela sessão anterior. Assim, o paciente fez uma descrição detalhada de sua jornada da Suíça à Austrália, das suas atividades no país, da sua viagem para o município na Austrália Central onde se deparou com problemas difíceis e se viu acometido pela febre. Dali em diante, o tratamento hipnótico provou-se consideravelmente mais difícil. Contudo, as resistências hipnóticas foram gradativamente superadas, de modo que uma recuperação quase completa da amnésia pôde ser alcançada.[45]

Podemos notar que a amnésia anterógrada havia começado no mês de maio e cessado na época do retorno do paciente à Suíça, enquanto a amnésia retrógrada se estendia para trás até as circunstâncias que haviam acabado de preceder a partida do paciente para a Austrália. Era como se o episódio australiano inteiro tivesse de ser recortado da memória do paciente. Por outro lado, não havia nenhuma tentativa de moldar uma personalidade secundária, exceto pelo fato de que o sr. N. havia assumido um pseudônimo para a sua viagem de volta, realizada de barco – o histórico clínico não menciona com que nome ele vivia em Zurique.

Também cumpre notar que, com a maioria desses pacientes – tanto os epilépticos quanto os histéricos –, o surgimento e o desaparecimento dos estados de fuga respondiam, curiosamente, às necessidades de determinadas situações. Ambos os pacientes de Charcot entraram nesse estado imediatamente após embolsarem somas consideráveis de dinheiro; eles eram incapazes de explicar o modo como o gastaram. Depois de recobrar a consciência, sentiram-se culpados e exibiram um comportamento autopunitivo. O segundo paciente de Charcot voltou à consciência só depois de seu "segundo eu" conseguir escapar, astuciosamente, das consequências com as quais ele poderia ter se deparado por viajar além da estação permitida pelo bilhete. A descrição realizada a respeito do paciente de Forel é muito discreta, mas se pode deduzir, após ler a história toda, que ele tinha razões pessoais para deixar a Austrália. Em casos como esse, assim como nos de personalidades múltiplas sucessivas, os autores do século XIX não enfatizaram suficientemente as motivações pessoais, conscientes ou inconscientes, que subjaziam essas mudanças de personalidade. Na verdade, o primeiro histórico clínico em que essas motivações pessoais foram devidamente ressaltadas foi aquele publicado por Raymond e Janet em 1895[46].

Quadros Clínicos Modernos:
A Personalidade Múltipla

No final do século XVIII e durante todo o século XIX, ocorrências de personalidade dividida foram se tornando conhecidas. No início, tratava-se de acontecimentos muito raros, se não lendários. Após 1840, no entanto, elas passaram a ser vistas de um modo mais objetivo, e, por volta de 1880, esse problema esteve entre os mais discutidos por psiquiatras e filósofos.

O problema da unidade da personalidade já havia sido ponderado por santo Agostinho em suas *Confissões*. Considerando a mudança que se operou nele desde a conversão, Agostinho observou que sua antiga personalidade pagã – da qual não parecia sobrar nada em seu estado de vigília – ainda devia existir, visto que era revivida à noite e em seus sonhos. Ele escreveu: "Por acaso não sou eu mesmo naquelas circunstâncias, Senhor meu Deus? E, no entanto, há tamanha diferença entre mim e mim mesmo nos dois momentos, quando passo deste estado para o sono, ou daquele volto a este!"[47] Isso leva Agostinho a discutir o problema da responsabilidade moral que o sonhador possui em relação aos seus sonhos. Mais tarde, o problema análogo da responsabilidade do indivíduo por ações cometidas pela sua "personalidade secundária" se tornaria tema de uma investigação semelhante.

O fenômeno da possessão, tão frequente por muitos séculos, bem poderia ser considerado uma variedade da personalidade múltipla. Já mencionamos as duas formas de possessão: a lúcida (na qual o sujeito sente, dentro de si, as duas almas lutando uma contra a outra) e a sonambúlica (na qual o sujeito perde a consciência de si, enquanto um misterioso intruso parece se apoderar de seu corpo, agindo e falando com uma individualidade da qual o sujeito nada sabe quando recobra a consciência). Podemos notar o paralelismo entre essas duas formas de possessão e as duas principais formas de personalidade múltipla. Ademais, assim como a possessão podia ser manifesta ou latente, a personalidade múltipla pode ser manifesta – isto é, surgir e desenvolver-se espontaneamente –, ou pode surgir apenas sob a influência de manobras hipnóticas ou da escrita automática.

É possível que casos de personalidade múltipla tenham existido há anos juntamente com a possessão, mas tenham passado despercebido. Os historiadores recorreram a essa explicação a fim de elucidar certos enigmas históricos, como o caso do misterioso "Amigo de Deus de Oberland", que parece ter sido apenas uma segunda personalidade sonambúlica do místico Rulman Merswin[48]. Na verdade, foi só após o desaparecimento do fenômeno da possessão que relatos de casos de personalidade múltipla começaram a aparecer em escritos mesmeristas e, posteriormente, também na literatura médica. Já em 1791, Eberhard Gmelin publicou um caso de *umgetauschte Persönlichkeit* (personalidade trocada):

Em 1789, no início da Revolução Francesa, aristocratas refugiados chegaram a Stuttgart. Impressionada ao vê-los, uma jovem alemã com vinte anos de idade "trocou", de repente, a sua própria personalidade pelos modos e trejeitos de uma dama francesa, imitando e falando francês perfeitamente, e alemão como se fosse uma francesa. Esses estados "franceses" se repetiram. Em sua personalidade francesa, o sujeito tinha completa memória de tudo o que havia dito e feito durante os estados franceses anteriores. Como alemã, nada sabia de sua personalidade francesa.[49]

Com um movimento da mão, Gmelin era facilmente capaz de fazê-la passar de uma personalidade a outra.

Reil demonstrou um grande interesse por esse caso, fez elaborações sobre ele e o conectou com o fenômeno dos sonhos. Ele cita, entre outros, um sonho narrado por Lichtenberg, um escritor alemão que sonhava estar relatando uma história – triste, porém verdadeira – a alguém quando uma terceira pessoa o interrompeu para lembrá-lo de um ponto importante, que ele, Lichtenberg, havia esquecido. "Por que a sua fantasia", indagou Reil, "criou uma terceira pessoa que o surpreendeu e fez com que ele se sentisse envergonhado? De que forma o eu se divide em pessoas que, fora dele, produzem coisas das quais ele não está ciente que nele havia, e surpreendem-no como uma sabedoria externa?"[50] Como Reil bem compreendeu, esse problema é basicamente o mesmo da personalidade múltipla.

Depois veio um período de casos vagamente reportados, semilendários. Erasmus Darwin relata um deles em poucas linhas:

Estive às voltas, certa vez, com uma senhorita muito airosa e brilhante que, em dias alternados, apresentava um devaneio que perdurava por quase todo o dia. Num de seus dias de doença, retomou o mesmo tipo de ideias sobre as quais havia conversado na véspera do dia anterior, e não conseguia se lembrar de nada nos dias em que estava bem. Aos amigos, aparentava possuir duas mentes. Esse caso também era de tipo epiléptico, e foi curado, com algumas recidivas, por meio da administração de ópio antes do início do paroxismo.[51]

Um dos casos mais famosos de personalidade múltipla foi o de Mary Reynolds, que dizem ter sido publicado pelo dr. John Kearsley Mitchell[52], por volta de 1815, e posteriormente publicado de forma mais estendida com uma sequência escrita pelo reverendo William S. Plumer.

Mary Reynolds, filha do reverendo William Reynolds, nascera na Inglaterra e era ainda criança quando a família emigrou para o Estados Unidos. Estabeleceram-se perto de Titusville, na Pensilvânia, que ainda era uma área silvestre, habitada principalmente por índios e alguns poucos brancos, com animais selvagens perambulando livremente. Na primavera de 1811, por volta dos nove anos de idade, Mary saiu em direção à pradaria com um livro na mão; depois, foi encontrada deitada no chão, tendo perdido a consciência, aparentemente. Ela logo a recobrou, mas permaneceu aparentemente cega e surda por cinco ou seis semanas. A sua audição voltou de repente e a sua visão foi se recuperando aos poucos. Três meses depois, ela foi encontrada num sono profundo que durou muitas horas e do qual despertou tendo perdido toda a memória, até mesmo do uso da fala. Seu estado era como o de uma criança recém-nascida. Contudo, ela rapidamente recobrou o conhecimento perdido. Cinco semanas depois, acordou pela manhã em seu estado natural e expressou surpresa com a mudança de estações, insciente em relação a tudo o que lhe havia acontecido de anormal nas semanas que passaram. Algumas semanas mais tarde, caiu novamente em sono profundo, despertou no seu segundo estado e retomou a vida, de novo, precisamente do mesmo ponto em que a havia deixado algum tempo antes; essas alternâncias de um estado a outro continuaram por quinze ou dezesseis anos, mas por fim cessaram quando ela atingiu os trinta e cinco, deixando-a permanentemente em seu segundo estado, no qual permaneceu sem mais mudanças até o fim da vida, em 1854.

As diferenças entre as duas personalidades eram bastante flagrantes. Em seu primeiro estado, Mary era uma pessoa tranquila, sóbria e pensativa, com uma tendência à depressão; alguém que pensa devagar e é desprovido de imaginação. Em seu segundo estado, ela era alegre, animada, extravagante; gostava de estar acompanhada, de diversão, de pregar peças, e tinha uma forte aptidão para a versificação e a rima. Suas duas escritas cursivas diferiam completamente. Em cada um dos estados, ela tinha conhecimento do outro e temia entrar de volta nele, mas por diferentes razões. Em seu segundo estado, considerava o outro como sendo chato e estúpido.

O seu segundo estado causava muita preocupação para a família porque ela ficava inquieta e excêntrica, vagava pelos bosques sem se preocupar com lobos e ursos, e certa vez tentou capturar uma cascavel. Também estava encantada por um cunhado. Imediatamente após adormecer, contava dos acontecimentos do dia e, às vezes, ria alegremente das piadas que havia feito ao longo daquele dia.[53]

O caso de Mary Reynolds é geralmente citado como um exemplo de completa separação entre as duas personalidades. Contudo, fica claro, a partir do relato do reverendo Plumer, que a separação nem sempre era assim tão completa. Em seu segundo estado, antes de reaprender a ler e sem possuir nenhuma memória das Escrituras, ela contava sonhos que manifestavam um conhecimento da *Bíblia*, bem como as memórias de sua irmã morta, Eliza, de quem não tinha a menor lembrança quando acordada.

Esse caso foi popularizado pelo livro escrito por Macnish, *The Philosophy of Sleep* (A Filosofia do Sono)[54], e foi amplamente citado na França com o nome de *La Dame de Macnish*[55]. Em 1889, o dr. Silas Weir Mitchell, filho do dr. John Kearsley Mitchell, publicou uma descrição mais completa da história de Mary Reynolds a partir dos artigos de seu pai. Parece que certos leitores não percebiam que Mary Reynolds e a "dama de Macnish" eram a mesma pessoa, e por algum tempo as duas observações foram erroneamente citadas, separadamente, como dois exemplos de dupla personalidade – isso, a propósito, demonstra quão vaga era a primeira descrição feita pelo dr. Mitchell pai[56].

O estudo verdadeiramente objetivo da personalidade múltipla foi iniciado na França pela publicação da história de "Estelle", pelo sr. Despine, na forma de uma detalhada descrição que equivalia a uma monografia[57]. Despine era um clínico geral que havia sido designado médico inspetor da estância termal de Aix-en-Savoie. Ele ocasionalmente praticava o tratamento magnético.

Em julho de 1836, Estelle, uma garota suíça de onze anos de idade, foi levada a Despine pela mãe e pela tia. Seus médicos em Neuchâtel haviam diagnosticado uma paralisia severa resultante de uma lesão na medula espinal. Estelle, que havia perdido o pai durante uma epidemia em 1832, era uma criança mimada. Em novembro de 1834, enquanto brincava com outra criança de mesma idade, foi ligeiramente empurrada e caiu de traseiro no chão. Dali em diante, reclamava de dores que aumentavam gradualmente a ponto de, por fim, se tornarem excruciantes. Visto que todos os demais tratamentos falharam, fora enviada para Aix. Viajou de coche por cinco dias, deitada de costas em um grande cesto plano de salgueiro forrado com edredom. As janelas do coche estavam bem fechadas e cobertas com cortinas. Ela causou uma sensação a cada parada, e grandes multidões se reuniram para vê-la ser carregada para a pousada local. Ninguém, exceto a mãe e a tia, conseguiam tocá-la sem fazer com que ela gritasse. Estava absorta em devaneios, visões fantasiosas e alucinações, e esqueceu, de uma hora para outra, tudo o que estava acontecendo ao seu redor.

É claro que o médico de sessenta anos se sentiu fortemente apegado à pacientezinha. Ao longo de seu livro, ele conta sua admiração pela inteligência e pela coragem da garota em suas provações. Com cautela, Despine começou um programa de hidroterapia e tratamentos elétricos que foram seguidos de uma lenta melhora. Em dezembro, a mãe contou, por acaso, ao dr. Despine que Estelle estava sendo consolada, todas as noites, por um coro de anjos. Isso foi esclarecedor para o médico, que entendeu de repente que o caso de Estelle era um caso de "êxtase": um estado que podia ser curado com magnetismo animal. No início, Estelle recusou-se obstinadamente a ser magnetizada, porém, por insistência da mãe, acabou aceitando, mas em seus próprios termos, a saber: que somente iria se submeter ao magnetismo quando quisesse e até onde estivesse disposta, e que tudo o que ela dissesse em estado sonambúlico seria repetido a ela palavra por palavra. O tratamento magnético foi iniciado no fim de dezembro de 1836. Sua mãe escreveu o diário do tratamento, e grandes trechos dele encontram-se inseridos no livro de Despine. O sono magnético era fácil de induzir e era sempre seguido de amnésia. Durante o sono, Estelle prescrevia os seus próprios tratamento e dieta. Logo após as primeiras sessões, um anjo consolador apareceu-lhe em sono magnético, a quem chamou de Angeline e com quem ela tinha conversas animadas – das quais, é claro, apenas as partes de Estelle foram registradas. Agora era Angeline quem dirigia o tratamento. A dieta proibia todas as comidas das quais Estelle não gostava e ordenava que tivesse acesso a tudo o que desejasse, inclusive à neve. Também era proibido contrariá-la. O anjo havia dito: "Deixem que aja conforme os seus anseios; ela não tirará vantagem da situação."

A partir de janeiro de 1837, Estelle começou a levar uma vida dupla. Em seu normal estado, ainda estava paralisada. O menor movimento lhe causava uma dor insuportável. Tinha de ficar coberta com almofadas, mantas, edredons; adorava a mãe e demandava sua presença constante; tratava Despine de forma respeitosa, chamando-o de *vous*[58]. Em seu estado magnético, tornava-se capaz de se mexer, começava a andar, desejava a neve e não conseguia suportar a presença da mãe; tratava Despine informalmente, por *tu*[59]. Sua habilidade de andar dependia da presença de outro em seu corpo. Algumas outras substâncias tinham uma influência negativa sobre ela.

No final de janeiro de 1837, ela começou a entrar espontaneamente em estados magnéticos, que alternavam a cada doze horas com o seu dito estado normal – neste último, ela ainda era incapaz de dar um passo sequer. No estado magnético ela andava, corria e viajava de carruagem sem se fatigar; adorava brincar com a neve e comê-la. Contudo, continuava intolerante a certas coisas, como gatos – que, só de ver, já faziam com que ela entrasse em catalepsia, da qual uma esfregadela em algo de ouro lhe tirava. Despine ficava particularmente impressionado com a diferença entre as suas duas dietas. Em estado normal, a criança conseguia suportar alguns poucos alimentos, apenas. Durante o estado magnético, comia fartamente de tudo. Parecia que ela tinha dois estômagos: um para o estado de crise, outro para o estado de vigília.

No início de março de 1837, Despine foi requisitado fora de Aix por alguns dias. Como previsto, Estelle sofreu de alucinações e distúrbios durante a sua ausência, e a família teve de suportar silenciosamente todas as suas extravagâncias. No final de março, Estelle previu que enxergaria uma grande bola; essa bola iria estourar e, em seguida, ela teria uma grande melhora. A profecia se fez verdade no dia 14 de abril, quando, pela primeira vez, a paciente foi capaz de dar alguns passos em seu estado de vigília. Houve também uma melhora em seu estado magnético. Ela passou a ser capaz de nadar e passear pelas montanhas, embora conservasse suas idiossincrasias.

Em junho, a fusão gradual de seus estados normal e magnético ocorreu lentamente. No dia 13 de junho, a paciente recebeu alta do tratamento de Despine e fez uma demorada viagem de volta a Neuchâtel com a mãe. As notícias de seu tratamento já haviam chegado à sua cidade natal, onde os jornais locais publicaram sua história, chamando-a de *la petite ressuscitée*, "a pequena ressuscitada". Ela foi perdendo gradativamente as idiossincrasias a ponto de poder, inclusive, encarar um gato sem entrar em catalepsia.

O notável estudo de Despine logo caiu no esquecimento, em parte porque ele era um clínico geral, e em parte porque o seu livro nunca foi reimpresso e é extremamente raro hoje em dia. Janet salientou repetidas vezes a importância do caso, que inspirou a sua própria pesquisa. Uma faceta interessante da história de Estelle é a maneira como o tratamento se consumou. Na verdade, o estado "normal" de Estelle era o patológico, ao passo que seu estado anormal ou magnético era, na realidade, o saudável. Despine levou este último estado ao seu mais completo desenvolvimento, no qual a fusão entre os dois estados ocorreu e a personalidade saudável assumiu o comando. O histórico clínico mostra como Despine, numa primeira fase, estabeleceu uma conexão com a criança, que se tornou dependente dele em seu estado magnetizado, ao passo que começou a antagonizar com a mãe – assim ele libertou Estelle de sua dependência mórbida em relação a ela. A forte dependência que a menina tinha em relação a Despine revelou-se durante a ausência dele. Ao que parece, ele foi afrouxando gradativamente essa dependência até o ponto de ela ser capaz de voltar com a mãe para Neuchâtel.

Seria interessante saber o que aconteceu com Estelle após o seu memorável tratamento. Não se faz menção alguma a esse respeito nos trabalhos posteriores de Despine. Contudo, dado que ele chegou a mencionar o nome completo de Estelle, foi possível identificá-la. Ela fazia parte de uma família importante de Neuchâtel, na Suíça, e era filha de um mercador suíço que se estabelecera em Paris, onde ela nasceu em 18 de março de 1825. Após o tratamento, ela passou a maior parte da vida na França; casou-se em Le Havre e lá morreu em 15 de dezembro de 1862, sem deixar nenhum filho[60].

Classificação e Formas da Personalidade Múltipla

Haja vista o fato de que mais e mais casos de personalidade múltipla foram sendo publicados no decorrer do século XIX, sentiu-se que era cada vez mais necessário distinguir as suas variedades clínicas e classificá-las. Entre vários tipos de classificação, o mais racional é provavelmente o seguinte:

1. personalidades múltiplas simultâneas;
2. personalidades múltiplas sucessivas:
   a. mutuamente cientes entre si;
   b. mutuamente amnésticas;
   c. unidirecionalmente amnésticas.
3. feixes de personalidade.

Vamos agora fazer um pequeno levantamento desses diferentes tipos, citando, para cada um deles, um ou dois dos exemplos clínicos mais típicos e incluindo casos recentes sempre que forem de particular interesse[61].

Personalidades Múltiplas Simultâneas

As personalidades são chamadas de simultâneas quando capazes de se manifestar de forma distinta em um mesmo momento. Deve-se lembrar que não se pode falar em personalidades múltiplas quando só há dois focos de atenção ou duas correntes de consciência simultâneos – como pode ocorrer com místicos religiosos, poetas, artistas, inventores –, ou quando uma pessoa está no palco encenando um papel. Em uma personalidade múltipla verdadeira, cada personalidade tem a sensação de sua individualidade própria, com a exclusão da outra ou das demais.

Esses estados são muito raros. Contudo, mesmo um indivíduo normal pode experimentar sensações similares ao passar do sono para um estado de vigília e vice-versa. Nós nos lembramos de como santo Agostinho se interrogava a respeito das passagens da sua nova personalidade cristã de volta para a antiga personalidade pagã, e acerca destas na direção oposta.

Flournoy menciona estados transitórios semelhantes em sua médium Hélène Smith:

Trata-se de um estado de consciência *sui generis*, que é impossível de descrever adequadamente e que só pode ser representado por meio de analogia com esses estados curiosos – excepcionais na vida desperta normal, mas menos raros em sonhos – em que a pessoa parece mudar de identidade e tornar-se uma outra.

Hélène já me contou mais de uma vez que tinha a impressão de, momentaneamente, *tornar-se* ou *ser* Léopold. Isso acontece mais frequentemente à noite ou pela manhã, ao acordar. Primeiro ela tem uma visão fugidia de seu protetor. Depois, parece que ele vai submergindo nela aos poucos; ela sente que ele vai tomando conta e penetrando todo o seu organismo, como se realmente se tornasse ela, ou ela se tornasse ele.[62]

Na descrição de seus autoexperimentos com mescalina, Giovanni Enrico Morselli relata a sensação de que uma fera selvagem se fundia a ele; ou, em outras palavras, ele se sentia como o licantropo de outrora metamorfoseado em animal selvagem, do qual ele podia até mesmo ver a cor[63].

Mais complexos são os fenômenos relacionados à irrupção de memórias de uma vida passada; irrupção que por vezes ocorre com uma vivacidade alucinatória em alguém que, ao mesmo tempo, conserva uma consciência clara de sua própria identidade e de seu próprio paradeiro. Um caso desses é a curiosa história da paciente de Max Bircher, "Ikara":

Ikara, uma dona de casa zuriquense, havia perdido a mãe aos treze anos de idade e passara uma infância e uma juventude infelizes. Ela era uma pessoa muito diligente, pragmática e séria, mas levava em segredo uma vida fantasiosa, que escondia de seus conhecidos. Aos quinze, impressionou-se com a repentina percepção de que sabia a respeito do nascimento das crianças como que por experiência própria. Aos vinte e cinco, começou a ter reminiscências muito vivas de acontecimentos que haviam ocorrido com uma pessoa que ela identificou com sendo ela mesma em uma vida passada. Passou dois anos no sanatório médico de Bircher, e ele fala a respeito de dez dessas manifestações envolvendo a interferência de uma vida passada. Essas reminiscências possuíam um caráter absolutamente pessoal e vivo, embora pertencessem a um modo de vida completamente diferente. Nessa vida passada, Ikara foi uma mulher robusta que vivia numa cabana primitiva à beira de uma floresta, em meio a um povo selvagem vestido com peles de animais. Certa vez, contou sobre a sua experiência de ter roubado uma galinha: ela a estava devorando crua e sentiu o gosto do sangue em sua boca quando homens furiosos, empunhando grandes tacapes, começaram a persegui-la. Buscou refúgio numa caverna próxima, e a visão cessou de repente. O dr. Bircher estava convencido de que essas eram verdadeiras reminiscências de uma vida passada que aquela mulher tinha vivido em uma era pré-histórica. É lamentável que ele não tenha feito uma investigação detalhada do histórico pessoal dessa paciente.[64]

A coexistência de duas personalidades na consciência é um estado excepcional que é pouco provável que dure muito tempo. Mesmo quando as duas personalidades são cientes entre si, uma delas sempre é dominante – mesmo que a presença da outra seja sentida no pano de fundo. Logo, um caso como o da paciente de Cory pertence ao primeiro grupo de personalidades múltiplas sucessivas.

Personalidades Múltiplas Sucessivas Mutuamente Cientes Entre Si

Esse tipo de personalidade múltipla não parece ser frequente. Um de seus melhores exemplos é o caso publicado por Charles E. Cory:

Cory descreve o caso de uma mulher de 28 anos, cuja personalidade se havia cindido em A e B três anos antes, em seguida ao choque que ela vivenciara com o suicídio do pai. Por algum tempo depois disso, foi acometida por distúrbios motores, alucinações, uma peculiar instabilidade e mudanças de humor. Certa noite, quando sentada ao piano, sentiu como se alguém dentro dela lhe dissesse para respirar fundo e tentar cantar com a sua voz. Várias semanas se passaram antes de a personalidade B aprender a "emergir completamente e se apoderar do corpo". Desde então, as duas personalidades se alternaram, mas permaneceram sempre cientes uma da outra.

A personalidade A continua sendo a normal e habitual, conservando o seu caráter anterior. Ela é uma mulher brilhante e culta, com boa formação, mas tímida e inibida. Canta mal. Teve uma criação rígida em casa, assim como na escola conventual; em sua educação, foi conservado um rigoroso tabu no que diz respeito às questões sexuais. B é uma mulher aparentemente mais velha, mais audaz, porém decorosa e aparentando seriedade, que diz ser a reencarnação da alma de uma cantora espanhola. Ela canta bem e com segurança, e fala inglês com um forte sotaque espanhol. Às vezes fala uma língua que finge ser espanhol, mas é na verdade um composto de pedaços de espanhol macarrônico e de formações de palavras que soam espanholas. Ela é extremamente egocêntrica, ostenta fortes paixões, e o seu principal interesse reside no instinto sexual. Ela imagina ser de uma beleza voluptuosa e fascinante, e ter sido dançarina, cortesã e amante de um fidalgo.

A e B consideram-se pessoas em bons termos uma com a outra, mas completamente separadas, como se fossem duas amigas. Cada uma delas conhece a outra somente até onde a outra deseja ser conhecida e está disposta a revelar a respeito de si. Havendo interesse, cada uma delas tem consciência da outra e lembra o que a outra faz. Elas podem olhar para a mesma coisa ou ler o mesmo livro simultaneamente. Contudo, parece que B nunca dorme, e ela afirma conhecer o início da vida de A melhor do que a própria A. Também afirma ser o anjo da guarda de A e que, certa vez, a hipnotizara. É, obviamente, a personalidade dominante.

Cory foi capaz de hipnotizar cada personalidade em separado. Ele descobriu que, sob hipnose, A se lembrava de coisas das quais não tinha consciência em seu estado normal, mas que B lhe havia contado sem estar hipnotizada. Certa vez, quando em hipnose, B entrou inesperadamente em um *delirium* de medo e sofrimento: tinha visto o corpo de um parceiro que havia cometido suicídio. "No fundo de seu subconsciente, há uma casa de horrores."

A descrição de Cory contém algumas pistas sobre possíveis fatores psicogênicos. Na escola conventual, A conheceu três garotinhas que tinham vindo do México e falavam espanhol entre elas. Pouco após a morte do pai, encontrou um homem muitos anos mais velho que parecia espanhol e cuja mãe era, de fato, espanhola. Por outro lado, a paciente havia sofrido com as fortes repressões sexuais e o conflito interno. Cory nota que os "dois eus foram formados nos moldes do velho conflito".

Por fim, cumpre enfatizar que a paciente de Cory nunca sugeriu que B pudesse ser uma revivescência de uma vida passada de A – como na história de Ikara. B era tida como a reencarnação de um espírito. É digno de nota o fato de B ter amizade com um círculo de adeptos do espiritismo, os quais encorajam a sua crença em ser um espírito que retornou e sobre os quais ela exerce uma influência tirânica.[65]

Personalidades Múltiplas Sucessivas Mutuamente Amnésticas

Neste grupo, as personalidades A e B nada sabem uma da outra. Foi esse o caso com a jovem paciente de Gmelin, cuja personalidade francesa nada sabia da alemã, nem a alemã da francesa. Mary Reynolds é geralmente citada como exemplo típico desse grupo; mas, como vimos acima, algum conhecimento da primeira personalidade às vezes permeava a segunda. Cumpre ser cauteloso no estudo de antigos históricos clínicos, que nem sempre foram registrados com o cuidado que se teria hoje. Um dos primeiros casos confiavelmente registrados de personalidades mutuamente amnésticas é o de Ansel Bourne, publicado por Hodgson[66] e examinado por William James[67]:

Ansel Bourne nascera em 1826. Filho de pais divorciados, passou uma infância infeliz e tornou-se carpinteiro, trabalhando em cidadezinhas de Rhode Island. Ateu, declarou publicamente, em 28 de outubro de 1857, que preferia ser surdo e mudo a ir à igreja. Momentos depois, perdeu a audição, a fala e a visão. No dia 11 de novembro, foi à igreja, mostrando uma mensagem por escrito em que anunciava sua conversão. No domingo seguinte, dia 15 de novembro, levantou-se na igreja em meio a várias centenas de devotos e declarou que Deus o havia curado de suas enfermidades. Esse suposto milagre trouxe-lhe enorme prestígio, e a partir de então Bourne combinou o negócio como carpinteiro com a atividade de pregador itinerante. Anos depois, perdeu a esposa e casou-se novamente, mas nesse segundo casamento ele era infeliz.

Certo dia, passados trinta anos de sua conversão, Ansel Bourne desapareceu de sua casa em Coventry, Rhode Island. Havia ido para Providence, sacado $551,00 do banco e visitado seu sobrinho querido; a partir dali o seu rastro se perdeu.

Duas semanas depois, um tal de Albert Brown chegou a Norristown, na Pennsylvania; arrendou uma pequena loja, trouxe algumas mercadorias e começou um pequeno comércio de materiais de papelaria, confecção e pequenos artigos. O homem levava uma vida consideravelmente discreta e isolada. Em 14 de março, acordou de manhã cedo e estava completamente desorientado. Ele havia retornado à sua antiga personalidade de Ansel Bourne e não entendia o que estava fazendo naquele lugar estranho. Chamou os vizinhos, que pensaram que ele havia ficado mentalmente perturbado. Por fim, seu sobrinho chegou, liquidou o estoque e levou o tio de volta para Coventry. Ansel Bourne não tinha nenhuma recordação do que havia feito durante os dois meses que passou vivendo com o nome de Albert Brown.

Em 1890, Ansel Bourne foi hipnotizado por William James e, em transe, levado de volta à sua personalidade secundária de Albert Brown. Brown nada sabia de Bourne, mas fez um relato coerente do que havia realizado durante os dois meses de sua existência. Até onde as suas declarações puderam ser checadas por meio de um levantamento objetivo, elas foram consideradas verdadeiras. Com relação à sua fuga, era óbvio que ele estava insatisfeito com a vida e sofrendo com o gênio irritante da segunda esposa. Desapareceu bem depois de ter sacado uma grande soma em dinheiro. Sua nova identidade (Albert Brown, de Newton, NH) era um sutil disfarce para a sua identidade verdadeira (Ansel Bourne, de Nova York, NY). É estranho que em seu estado secundário, Albert Brown não notava nada de incomum acerca dos documentos, talões de cheque, e assim por diante, que carregavam o nome de Ansel Bourne e que ele levava consigo o tempo todo. Seria interessante saber as circunstâncias que precederam o seu retorno à antiga personalidade e quanto dinheiro ainda lhe restava.

Um caso de personalidades mutuamente amnésticas, mais recente e mais bem documentado, foi publicado no ano de 1933 por S.I. Franz:

Em dezembro de 1919, a polícia de Los Angeles capturou um homem que estava vagando pela rua atordoado. O homem, que levava consigo medalhas de guerra britânicas e francesas, disse não se lembrar de nada da sua vida antes de 1915, e que estava preocupado com o problema de sua identidade. Uma velha senhora californiana garantiu-lhe que o reconhecia como seu filho perdido, mas ele não conseguia reconhecê-la como sua mãe. Franz tentou elucidar o caso, tanto por inquéritos oficiais quanto por repetidas entrevistas com o paciente.

Os documentos do homem diziam "Charles Poulting", da Flórida, mas ele não parecia ser estadunidense nativo. Seu sotaque era irlandês. Ele pensava que podia ser canadense e tinha um interesse inexplicável pelo estado de Michigan. Tinha viajado muito pelos Estados Unidos, assim como pelo estrangeiro. Tinha memórias a partir do mês de fevereiro de 1915, mas havia também algumas lacunas importantes após essa data. Na Primeira Guerra Mundial, combatera na França, na Bélgica e na África Oriental Britânica. Com intensa emoção, falou para Franz a respeito de suas experiências de guerra na selva africana e relatou como, depois de escapar do cativeiro alemão com outro soldado, viu seu companheiro ser devorado por leopardos.

Enquanto Poulting tentava, assim, recuperar sua memória, a polícia o encontrou novamente pela rua, em março de 1930, completamente desorientado. Para Franz, declarou que seu nome era Charles Poultney; indicou a data e o local de seu nascimento, seu endereço em Dublin, bem como os nomes de seus pais, irmãos, esposa e dois filhos. Acredita-se que ele tenha estado em Dublin em setembro de 1914. Veio para os Estados Unidos em 1913 e viveu em Michigan. Não conseguia se lembrar de nada do que havia acontecido após setembro de 1914. "Era um homem de quarenta e dois anos com memórias e experiências de apenas vinte e sete."

Franz tentou fazer com que Poultney recuperasse as memórias da segunda parte de sua vida, utilizando mapas de países onde se sabia que ele havia estado. Estudando o mapa da África Oriental Britânica, de repente Poultney ficou intensamente comovido apontando para uma cidadezinha: lá, segundo ele, possuíra um macaco de estimação que foi pego e devorado por um leopardo – do ponto de vista dinâmico, a emoção estava obviamente deslocada da memória, mais aterrorizante, de ter visto o companheiro sendo devorado por leopardos nessa mesma região. Essa ab-reação emocional veio acompanhada de uma torrente de memórias, que agora jorravam incessantemente. "Viveu quinze anos em apenas alguns minutos. Encontrou-se e reconheceu a si mesmo."

A história de vida do paciente encontrava-se, assim, cortada em três partes de tamanhos desiguais, que Franz chamou de personalidades A, B e C. A personalidade A (Poulting) estendia-se do nascimento do paciente até setembro de 1914. A personalidade B cobria o período que ia de setembro de 1914 a fevereiro de 1915. Esse fragmento de personalidade foi apagado, provavelmente sob efeito de um trauma de guerra no campo de batalha no Norte da França. A personalidade C começara em fevereiro de 1915 e continuou até o momento em que Franz empreendeu o tratamento do paciente, em 1930. No início do tratamento, o paciente sabia apenas da personalidade C e havia perdido A e B. Após esse episódio de confusão mental, recuperou A, mas perdeu B e C. Franz conseguiu reunir A e C, mas não o elo perdido com B – daí o título de seu livro: *Persons One and Three* (Pessoas Um e Três).[68]

Personalidades Múltiplas Sucessivas
Unidirecionalmente Amnésticas

Isso significa que a personalidade A nada sabe da personalidade B, mas esta sabe não apenas de si, como também da personalidade A. O protótipo dessa variedade de personalidade múltipla foi oferecido pela célebre paciente de Azam, Félida. Eugène Azam (1822-1899), professor de cirurgia na Escola de Medicina de Bordeaux, interessou-se pelo hipnotismo na época em que este era considerado não científico. De 1858 a 1893, estudou e acompanhou intermitentemente uma mulher, Félida X., para a qual cunhou o termo *dédoublement de la personnalité*[69]. Ele apresentou uma série de comunicações acerca dessa paciente em várias sociedades de medicina e depois compilou as suas observações, completando-as com uma sequência e publicando-as, em 1887, com uma introdução de Charcot.

Félida, nascida em 1843, era filha de um capitão da marinha mercante. Ele morreu quando ela era bebê, e Félida teve uma infância difícil. Ainda criança, teve de ganhar a vida como costureira. Dos treze anos em diante, desenvolveu sintomas histéricos graves. Era uma menina amuada, taciturna e trabalhadora, mas reclamava constantemente de dores de cabeça, neuralgias e uma grande variedade de sintomas. Quase todos os dias ela tinha uma "crise": sentia, de repente, uma dor aguda nas têmporas, entrando em seguida num estado letárgico de alguns minutos de duração. Quando despertava, era uma pessoa totalmente diferente: alegre, vivaz, às vezes eufórica e completamente livre de indisposições. Essa condição geralmente durava algumas horas, e então dava lugar a um curto estado letárgico, em seguida ao qual ela retornava à sua personalidade ordinária. Azam assevera que, em seu estado normal, Félida tinha uma inteligência mediana, mas que ela se tornava mais brilhante em seu estado secundário. Neste, ela estava bastante ciente não só de seus estados secundários prévios, mas também de toda a sua vida. Em seu estado normal, nada sabia do estado secundário, exceto aquilo que os outros lhe contavam. Muito menos frequentemente, Félida tinha outro tipo de crise, que Azam chamou de "terceiro estado": acessos de uma ansiedade terrível com alucinações assustadoras.

Um dia, Félida consultou-se com Azam porque estava com náuseas e o abdômen dilatado. Azam diagnosticou uma gravidez, mas Félida protestou que não entendia como aquilo seria possível. Então, passou para o seu estado secundário e admitiu, gargalhando, que sabia da gravidez, mas que isso não a preocupava. Casou-se com o namorado, o bebê nasceu e ela melhorou consideravelmente. Parou de se consultar com Azam por um longo período. Com a segunda gravidez, todos os seus sintomas anteriores voltaram.

Entre os sintomas de Félida, Azam descreveu distúrbios incomuns das funções nervosas vegetativas, os quais foram se tornando cada vez piores nos anos seguintes de sua vida. Sofria de hemorragias pulmonares e gástricas sem, no entanto, nenhum sinal de lesão pulmonar ou gástrica. Durante o sono, o sangue fluía lenta, porém continuamente, da sua boca. Qualquer parte de seu corpo podia inchar de repente – por exemplo, uma metade do rosto.

Em 1876, Azam asseverou que Félida – então com 32 anos de idade e administrando uma mercearia – exibia basicamente os mesmos sintomas. Mas as personalidades primária e secundária estavam agora em uma relação invertida, isto é, os períodos de personalidade secundária eram muito mais longos que os de personalidade normal. Esta última piorou. Na sua personalidade secundária, Félida se sentia bem: ela era mais livre, cuidava mais da aparência, era mais sensível e mais afetuosa com a família. Lembrava-se de toda a sua vida. Durante os curtos períodos de personalidade primária, via-se desprovida de grande parte das suas memórias – já que não se lembrava de nada da sua outra personalidade; trabalhava duro, mas era tenebrosa e sórdida com o marido. Em todos os aspectos, esse estado chamado de "normal" provou-se menos desejável que o secundário, ou anormal. Os onze partos de Félida ocorreram, sem exceção, em seu estado normal, isto é, em seu estado ruim. Em ambos os estados, ela considerava o atual como sendo o seu normal; e o outro, o anormal.

Nos anos que se seguiram, até 1887, Azam continuou examinando Félida e escreveu vários estudos de acompanhamento a seu respeito. O estado secundário foi se tornando, cada vez mais, o estado predominante, embora nunca tenha se tornado exclusivo. Durante o período em que esteve sob a observação de Azam, Félida teve breves recaídas em seu estado normal primário. Os distúrbios do sistema nervoso vegetativo foram piorando continuamente, a ponto de ela ter hemorragias frequentes em todas as mucosas do corpo, sem nenhum sinal de doença séria.[70]

A maioria dos casos de personalidades múltiplas pertence a esse grupo das unidirecionalmente amnésticas. Como vimos, B sabe tudo de A, enquanto A nada sabe de B. Além do mais, S.W. Mitchell ressaltou o fato de que, em todos os casos conhecidos, descobriu-se que a personalidade B é mais livre e mais eufórica, e que a personalidade A é inibida, compulsiva e deprimida. Myers e, posteriormente, Janet declararam que era incorreto chamar a personalidade A de "normal" e a personalidade B de "anormal", como fez Azam. Na verdade, a personalidade A é a pessoa doente, ao passo que B pode ser considerada um retorno à personalidade anteriormente saudável, tal como ela era antes do surgimento da enfermidade.

Entre os diversos exemplos de personalidades múltiplas deste grupo, selecionaremos e sintetizaremos um outro: a paciente de Morselli, Elena – talvez o mais notável caso de personalidade múltipla já publicado. Elena estava sob observação e tratamento por Morselli há três anos[71]. Seu relato, publicado num periódico italiano, é uma monografia bem documentada de um caso desse tipo:

No mês de maio de 1925, uma professora de piano de 25 anos, Elena F., fora internada na clínica psiquiátrica de Morselli, em Milão. Dirigia-se a ele num francês perfeito. Morselli lhe perguntou por que ela, uma italiana, não falava com ele em sua língua nativa. A moça respondeu, com aparente surpresa, que estava falando italiano. Ela tinha a sensação de que havia algo estranho e sinistro ao redor dela e reclamou que as pessoas liam seus pensamentos, e que ouvia vozes que pronunciavam acusações terríveis contra ela. Também garantiu a ele – contrariando os fatos – que o pai havia morrido. Enquanto Morselli realizava um exame neurológico na moça, ela entrou em um curto estado letárgico; e então, expressando-se em italiano, ficou surpresa ao ver Morselli, que ela não reconhecia.

Dali em diante, as personalidades francófona e italófona alternavam entre si. Em cada uma delas, Elena acreditava estar falando italiano. Em seu estado francês, falava italiano como um francês o faria, e vice-versa. Além dessas duas personalidades, de tempos em tempos apresentava estados delirantes com alucinações aterrorizantes nas quais via, por exemplo, a mãe sendo morta pelo pai – estados semelhantes também foram descritos por Azam no que seria o terceiro estado de Félida.

A personalidade italiana de Elena nada sabia de sua contraparte francesa, ao passo que esta tinha conhecimento tanto de si própria quanto da personalidade italiana. A personalidade francesa era abertamente psicótica; a italiana, bem menos doente.

Levantamentos objetivos mostraram que o pai de Elena era um industrial de 66 anos; a mãe, uma mulher gravemente neurótica e alcoolista de 62. A vida em casa era insuportável por causa das cenas violentas entre os pais. Elena sempre esteve doente; dedicava toda a sua paixão e energia à música. Demonstrava uma aversão por questões sexuais e, pelo que se tinha notícia, não havia tido nenhum caso amoroso. Doenças pulmonares e de outra natureza tiveram como resultado o fato de que ela passava muito tempo em estâncias climáticas. O surgimento dos distúrbios mentais veio em seguida a uma estada com o pai em um vilarejo às margens do Lago Maggiore.

A terapia de Morselli era guiada por dois princípios: 1. vendo que a personalidade italiana era a mais sólida, ele tentou fazer com que Elena se mantivesse nela tanto quanto possível. Descobriu que, arbitrariamente, podia fazê-la passar do estado francês para o italiano colocando-a para ler em voz alta cinquenta versos de Dante; 2. tentou fazer com ela uma cuidadosa elucidação do passado sem o uso de hipnose. Morselli ficou impressionado com a aparente ignorância de sua paciente com relação aos fatos da vida sexual e com certas lacunas em sua memória: ela não conseguia se lembrar de nada acerca das semanas passadas com o pai em um local do qual sequer conseguia se lembrar do nome.

Elena foi recuperando gradativamente as memórias esquecidas à custa de ab-reações emocionais aterrorizantes. Lembrou-se de ter sido vítima de ataques incestuosos do pai – ataques cuja realidade foi confirmada por outras fontes. O mais horripilante para ela era a lembrança das tentativas que ele fazia de colocar a língua em sua boca. A fuga numa personalidade francesa foi, assim, uma tentativa de reprimir a memória da "língua" do pai e seus ataques incestuosos, em geral.

O progresso decisivo assim alcançado foi seguido dos esforços de Morselli para unir as personalidades francófona e italófona e fundi-las uma na outra. Os sintomas psicóticos foram desaparecendo gradativamente. O tratamento provou-se, assim, efetivo; porém, pouco depois de deixar o hospital, em julho de 1927, Elena morreu em decorrência de uma infecção renal.

Feixes de Personalidade

Por um tempo consideravelmente longo, os únicos casos publicados foram os de "dupla personalidade". Mas depois percebeu-se que a mente humana era mais propriamente como uma matriz da qual conjuntos inteiros de subpersonalidades podiam emergir e se diferenciar. Os mesmeristas descobriram que, ao sobrepor um procedimento hipnótico num paciente já hipnotizado, às vezes aparecia uma terceira personalidade, tão diferente da personalidade magnética habitual quanto esta última o era em relação ao indivíduo normal em seu estado de vigília. Pierre Janet foi um dos primeiros a fazer experimentos sistemáticos com seus sujeitos (Lucie, Léonie e Rose) acerca dessas subpersonalidades hipnóticas múltiplas. Ele mostrou o importante papel de ser nomeado ou de nomear: "Uma vez batizada, a personalidade inconsciente é mais clara e definida; ela mostra os seus traços psicológicos mais claramente."[72]

Às vezes, feixes de personalidade desenvolvem-se espontaneamente, embora sempre se possa questionar até que ponto o investigador, por meio de sugestionamento consciente ou inconsciente, consegue provocar a multiplicação e o desenvolvimento dessas personalidades. Entre as ocorrências mais conhecidas, citaremos o caso da srta. Beauchamp, a quem Morton Prince dedicou uma clássica monografia.

Christine Beauchamp, nascida em 1875, tinha 23 anos quando Morton Prince a conheceu, em 1898. À época, estudava numa faculdade na Nova Inglaterra; era uma pessoa culta, mas muito tímida, que passava todo o seu tempo lendo livros. Tinha um elevado senso de obrigação, era diligente, escrupulosa, orgulhosa e reservada, e demonstrava uma reticência mórbida em falar a respeito de si. Sofria de dores de cabeça, fadiga e uma inibição da vontade, razões pelas quais Morton Prince fora consultado e a aceitou em tratamento. Prince sabia que a srta. Beauchamp havia perdido a mãe aos treze anos de idade; sempre fora infeliz em casa e havia sofrido uma série de traumas psíquicos entre os treze e os dezesseis, chegando a fugir em uma determinada ocasião.

A fim de aliviá-la de seus sofrimentos neurastênicos, Prince prometeu hipnotizá-la, o que se mostrou algo fácil. Sob hipnose, ela perdia a reserva artificial de seu estado de vigília, mas ostentava basicamente a mesma personalidade. Algumas semanas depois, Prince ficou surpreso ao ver que, quando hipnotizada, ela exibia um de dois estados diferentes – que ele chamou de B II e B III, dando à personalidade do estado de vigília o nome de B I. Enquanto B II era a própria srta. Beauchamp intensificada, B III era justamente o oposto: ela era alegre, vivaz, imprudente, rebelde, e gaguejava com frequência. B I (a srta. Beauchamp em seu estado normal) nada sabia de suas duas subpersonalidades hipnóticas; B II sabia de B I, mas não de B III. Por outro lado, B III sabia tudo a respeito de B I e B II. A segunda subpersonalidade hipnótica, B III, a quem Prince chamava de "Chris", escolheu o nome de "Sally". Mostrava desprezo e desdém por B I, que ela achava estúpida. Contudo, Sally não tinha a cultura da srta. Beauchamp e não falava francês. Não demorou para Sally manifestar a sua existência indiretamente na vida da srta. Beauchamp sugerindo-lhe palavras e ações estúpidas – era uma espécie de "atuação". Alguns meses depois, Sally apareceu diretamente na cena sob a forma de uma personalidade explicitamente oscilante que sabia tudo sobre a srta. Beauchamp, enquanto esta ficava constantemente intrigada e envergonhada, sem nunca saber que peças Sally lhe havia pregado durante os intervalos.

Depois, uma nova personalidade emergiu, B IV, a Idiota; parecia ser uma personalidade regressiva. A essa altura, Prince descobriu que a srta. Beauchamp havia sofrido um choque nervoso aos dezoito anos de idade. Durante os anos de 1898 a 1904, segundo Prince, todas essas personalidades encenaram "uma comédia de erros que era às vezes farsesca, às vezes trágica". Ele teve dificuldades para lidar com elas. No entanto, conseguiu amalgamar essas personalidades em uma só, a srta. Beauchamp real. Os detalhes desse tratamento, que bem poderia ser chamado de "terapia de grupo", encontram-se mais completamente descritos no livro de Prince[73].

Por mais complicado que esse caso possa parecer, é ainda menos que o de Doris, publicado por Walter Franklin Prince. Esse caso, muito longo e complexo para ser analisado aqui, envolve vários enigmas que são extremamente difíceis de explicar, como o fato de que uma das subpersonalidades (Doris Doente) foi sendo gradativamente absorvida pela personalidade primária (Doris Real), ao passo que uma outra (Margaret) recuou lentamente e sumiu sem as suas memórias, sendo integrada pela Doris Real; e uma outra, Doris Real Adormecida, desapareceu silenciosamente[74].

Observações Gerais Sobre a Personalidade Múltipla

Vimos que os estudiosos das personalidades múltiplas descreveram casos de complexidade crescente, os quais iam de breves fugas de automatismo ambulatório até casos de personalidades múltiplas prolongados e extraordinariamente complexos e misteriosos. Vários autores também se esforçaram para descrever casos de personalidade múltipla atípicos e atenuados. As manifestações do duplo foram explicadas como uma espécie de projeção da personalidade secundária. O francês Binet[75] e o alemão Lucka[76] descreveram fenômenos de despersonalização e *fausse reconnaissance*[77] como formas transitórias e abrandadas de dupla personalidade.

Foram elaboradas várias teorias para explicar esses fenômenos. No início, a discussão se deu entre os associacionistas, que falavam em cisão mental e perda de conexão entre os dois principais grupos de associações, e os organicistas, que sustentavam a ideia de modificação orgânica do cérebro. Em um período posterior, no final do século XIX, os fatores de motivação, dramatização, regressão e progressão da personalidade total foram trazidos à luz, especialmente por Flournoy, como veremos adiante. Gardner Murphy concluiu que "a maioria dos casos de múltiplas personalidades parece essencialmente representar o esforço que, em diferentes momentos, o organismo realiza para viver em termos de diferentes sistemas de valores"[78]. Assim, as personalidades múltiplas ilustram de modo dramático o fato de que, para o indivíduo, a unidade da personalidade não é algo dado, mas precisa ser construída e atingida por meio de esforços persistentes, quiçá vitalícios, do indivíduo.

Após 1910, houve uma onda de reações contra o conceito de personalidade múltipla. Alegou-se que os pesquisadores, de Despine a Prince, haviam sido ludibriados por pacientes mitomaníacos e que, involuntariamente, haviam moldado as manifestações que estavam observando. A nova psiquiatria dinâmica demonstrou pouco interesse pela problemática da personalidade múltipla. No momento atual, contudo, parece haver um renascimento parcial do interesse por ela. Na Itália, Morselli[79] descreveu dois casos muito notáveis: o de Elena, já mencionado, e o de Marisa[80], em que os eletroencefalogramas (EEG) registrados mostraram-se diferentes nas duas personalidades. Na Suíça, Binder publicou dois casos de dupla personalidade; em um deles, a personalidade secundária enviou cartas anônimas e a personalidade primária participou do processo de rastrear a autora das missivas[81]. Nos Estados Unidos, houve o sensacional caso de Thipgen e Cleckley, que despertou muito interesse e foi transformado em filme[82].

Quadros Clínicos Modelo:
Histeria

De um ponto de vista clínico, o mais antigo foco de atenção da primeira psiquiatria dinâmica foi o sonambulismo. A personalidade múltipla assumiu o comando em um período posterior; porém, ao final do século XIX, a histeria tornou-se mais proeminente, e foi a essa altura que se alcançou uma síntese entre os ensinamentos dos hipnotistas, de um lado, e a psiquiatria oficial, do outro.

Por 25 séculos, a histeria foi considerada uma doença estranha com sintomas incoerentes e incompreensíveis. A maioria dos médicos acreditava ser uma doença própria de mulheres e que se originava no útero. A partir do século XVI, alguns médicos afirmaram que a sua sede se localizava no cérebro e que, ocasionalmente, também podia ser encontrada em homens. Um estudo verdadeiramente objetivo e sistemático da histeria começa com o médico francês Briquet, cujo célebre *Traité de l'hystérie* (Tratado da Histeria) foi publicado em 1859[83]. Como clínico geral, Briquet havia sido designado para dirigir uma divisão hospitalar para pacientes histéricos no Hôpital de la Charité, em Paris. Não tardou até descobrir que esses pacientes eram muito diferentes do que se acreditava, e passou a considerar que a histeria nunca havia sido devidamente investigada. Dentro de dez anos e com a ajuda de sua equipe, realizou uma investigação de 430 pacientes histéricos. Ele definiu a histeria como "uma neurose do cérebro, as suas manifestações consistindo principalmente de uma perturbação daqueles atos vitais que envolvem a expressão de emoções e paixões". Encontrava um caso de histeria masculina para cada vinte casos de histeria feminina, o que ele atribuiu à maior impressionabilidade das mulheres. Briquet negou em absoluto o ponto de vista, então comumente aceito, de que os anseios ou desapontamentos eróticos estavam na raiz dessa doença (identificou a histeria como quase inexistente entre as freiras, mas muito frequentes entre as prostitutas parisienses). Atribuiu bastante importância aos fatores hereditários (identificou que 25% das filhas de mulheres histéricas tornavam-se, elas próprias, histéricas). Descobriu ainda que a histeria era mais comum nas classes sociais mais baixas do que nos estratos mais altos da sociedade e mais frequente no campo do que na cidade; e concluiu que a histeria era causada pelo efeito de emoções violentas, tristezas prolongadas, conflitos familiares e amor frustrado, em pessoas predispostas e hipersensíveis. Mais tarde, Charcot iria retomar as linhas gerais desse conceito de histeria.

Enquanto isso, magnetizadores e hipnotistas acumularam uma grande quantidade de dados acerca da histeria e de sua relação com o sonambulismo e com outras doenças magnéticas. Chegou um momento, por fim, em que a histeria foi considerada uma grande síntese de todos esses vários estados. E esse novo conceito baseou-se em três argumentos.

Primeiro: a associação de mais de um desses estados era frequente em pacientes histéricos e não histéricos. Há tempos se sabia que a letargia, a catalepsia e o êxtase eram frequentemente vistos em histéricos. Em 1787, Petetin defendera que a catalepsia não passava de uma subforma de histeria. Durante ataques histéricos, o paciente podia, por sua vez, exibir fases de letargia, catalepsia, sonambulismo, êxtase e alucinações. Demonstrou-se que as personalidades múltiplas ocorrem com frequência em indivíduos histéricos, e que a passagem de uma personalidade para outra era disparada, muitas vezes, por um ataque de letargia ou de outro estado magnético.

Segundo: estados exatamente similares a esses quadros clínicos podiam ser provocados por hipnotização, com a própria hipnose sendo reconhecida, desde o início, como sonambulismo artificialmente induzido. Mas logo se demonstrou que a hipnotização também podia produzir tais estados como letargia, catalepsia, êxtase, certos tipos de alucinação e mudanças transitórias da personalidade. Além do mais, foi sob repetidas sessões de hipnose que o fenômeno de cisão da personalidade foi descoberto. Os primeiros magnetizadores já haviam descrito as personalidades magnéticas induzidas, que, às vezes, até adotavam um nome mesmérico[84].

Terceiro: a experiência mostrou que todos esses estados podiam, ao menos em circunstâncias favoráveis, ser curados por hipnotismo. Os primeiros magnetizadores já haviam obtido curas aparentemente milagrosas magnetizando pacientes histéricos; e, como vimos, curas de paralisias histéricas graves por meio de sugestionamento no estado de vigília deram a Charcot a reputação de grande bruxo da medicina.

Enquanto isso, a teoria de que a histeria derivava de desejos sexuais frustrados nunca foi completamente abandonada: ela permaneceu atual não só no espírito público, mas era também sustentada por ginecologistas e por muitos neurologistas. Como já foi afirmado, o conceito charcotiano de histeria foi amplamente inspirado por Briquet, que negava a teoria sexual da histeria. Charcot concordava com ele, na medida em que não aceitava que a histeria fosse, por si só, uma neurose sexual. Não obstante, ele reconhecia que o elemento sexual desempenhava uma parte extremamente importante na vida de suas pacientes histéricas, como se pode ver a partir de uma análise do livro sobre a *grande hystérie*, realizada pelo seu discípulo Paul Richer[85]. As alucinações e ações do paciente durante crises histéricas, dizia Richer, podiam ser a reencenação de um trauma psíquico anteriormente vivido pelo paciente – como, por exemplo, fugir diante de um cão raivoso –, mas na maioria dos casos elas se referiam a incidentes sexuais – ou dramáticos, como uma tentativa de estupro, ou cenas francamente eróticas, ou cenas de amor de uma natureza mais reservada. O mesmo paciente podia, noutras vezes, ter alucinações de tipo imaginário. O ataque histérico também podia expressar os desejos secretos do paciente, como aconteceu com uma das pacientes de Richer, que se apaixonou por um homem que ela havia visto apenas uma vez, expressando em seu *delirium* histérico os sentimentos que possuía por ele e que havia escondido em seu estado normal.

No final do século XIX, foram feitas tentativas de combinar a então atual teoria sexual da histeria com a teoria da dupla personalidade advinda da primeira psiquiatria dinâmica. Binet declarou, em 1887: "Acredito que esteja satisfatoriamente estabelecido, de modo geral, que dois estados de consciência, não conhecidos um do outro, podem coexistir no espírito de um paciente histérico." Em 1889, declarou: "O problema que busco solucionar é entender como e por que, em pacientes histéricos, dá-se uma divisão da consciência."[86] Um ginecologista estadunidense, A.F.A. King, tentou oferecer uma resposta. A chave para o problema, dizia ele, é que há dois setores de governo fisiológico no indivíduo: o "setor da autopreservação" e o "setor da reprodução"[87]. Sob certas circunstâncias, a vida civilizada pode privar uma mulher da satisfação no "setor da reprodução". O processo histérico expressa o funcionamento automático dessa necessidade; e vendo que esse processo não atinge o seu objetivo, ele é obrigado a se repetir várias vezes, por meses e anos a fio.

Corroborando essa teoria, King fez uma análise fenomenológica detalhada da crise histérica. Em primeiro lugar, disse ele, embora "centenas de casos de histeria tenham sido registrados no sexo masculino", trata-se principalmente de uma doença de mulheres entre a puberdade e a menopausa; e, em especial, mulheres cujas vontades sexuais permanecem insatisfeitas. Os ataques são mais frequentes na primavera e no verão, e mais em mulheres desocupadas que naquelas que se empenham na luta pela existência. O ataque nunca ocorre quando a paciente está sozinha. A paciente aparenta estar inconsciente, mas não é esse realmente o caso; durante o ataque, não parece tão doente: "a sua beleza não é prejudicada" e, muitas vezes, ela se mostra particularmente atrativa aos homens. Enquanto estiver nesse estado, um toque suave da mão produzirá dores violentas, que desaparecerão com uma pressão firme e um manuseio bruto. Findo o ataque, a mulher sente-se invariavelmente envergonhada; ela se compraz em evocar simpatia, mas quanto mais lhe for concedida, pior se tornará o seu estado. Em resumo, pode-se dizer que "há método em sua loucura"; tudo parece coordenado e a mulher "parece estar atuando em uma peça". Toda a sua postura faz lembrar a de uma mulher que se expõe à violação enquanto parece repudiar essa ideia. O fato de a paciente não ter ciência da relação entre os ataques e as suas necessidades sexuais é explicado pela teoria da dupla personalidade. Esse conceito de histeria, como veremos adiante, é notavelmente similar àquele que Moritz Benedikt estava formulando em Viena nessa mesma época.

É digno de nota esse conceito de histeria também permear a descrição que Flaubert faz da personagem Salammbô em seu romance de mesmo título, publicado em 1859. Trata-se do retrato de uma moça histérica que sofre de anseios eróticos, cuja natureza ela não compreende, mas que ditam os seus sentimentos, as suas posturas e ações. Seus distúrbios neuróticos desaparecem após Salammbô, sacrificando-se por seu país, entrega-se para o chefe inimigo[88].

Charcot fez a primeira síntese entre as duas tradições: a dos hipnotistas e a da psiquiatria oficial. Ele adotou a teoria briquetiana da histeria como uma neurose do cérebro em indivíduos constitutivamente predispostos – homens também, às vezes –, bem como com uma origem psicogênica. Charcot também assimilou a hipnose e a histeria, e, sem se dar conta, tomou dos velhos magnetizadores a equação entre sonambulismo, letargia e catalepsia. Ele também correlacionou com a histeria muitos exemplos de automatismo ambulatório e de personalidades múltiplas.

Além dessa síntese clínica, o próprio mecanismo da histeria começou a ser explicado nos termos das concepções da primeira psiquiatria dinâmica. Em algumas ocasiões,

Charcot descreveu a histeria como sendo um estado permanente de semissonambulismo. Essa concepção foi posteriormente elaborada por Sollier, que deu a esse estado o nome de "vigilambulismo". Um outro conceito, insinuado por Binet e mais completamente desenvolvido por Janet, explicou a histeria como um estado permanente de dupla personalidade. Na verdade, tais conceitos não eram apenas a culminação da primeira psiquiatria dinâmica, mas, como veremos adiante, também o ponto de partida dos novos sistemas de psiquiatria dinâmica – notadamente os de Janet, Breuer, Freud e Jung.

Modelos da Mente Humana

O estudo e a prática do magnetismo e da hipnose levaram a reflexões acerca da constituição da mente humana. Dois modelos foram desenvolvidos: primeiro, um conceito da dualidade da mente humana (*dipsiquismo*) e, mais tarde, uma noção da mente humana como feixe de subpersonalidades (*polipsiquismo*).

Dipsiquismo

Os primeiros magnetizadores ficaram imensamente impressionados com o fato de que, ao induzirem sono magnético em uma pessoa, nela se manifestava uma nova vida da qual o sujeito não tinha ciência, e com o fato de que uma personalidade nova – e, muitas vezes, mais brilhante – emergia com uma vida própria e contínua. O século XIX inteiro esteve preocupado com o problema da coexistência dessas duas mentes e da relação de uma com a outra. Daí o conceito do "duplo eu" ou "dipsiquismo".

Desde o início, as ideias divergiram quanto a se essa mente outra, ou oculta, devia ser considerada "fechada" ou "aberta". De acordo com a primeira concepção, a mente oculta é "fechada", no sentido de que contém apenas coisas que, num momento ou noutro, passaram pela mente consciente, em especial memórias esquecidas ou ocasionalmente memórias de impressões que a mente consciente havia percebido apenas de modo fugaz, bem como memórias de devaneios e fantasias. Alguns autores defenderam que esse material esquecido podia seguir um desenvolvimento autônomo, com independência em relação à mente consciente. A teoria do dipsiquismo foi particularmente desenvolvida por Dessoir, que escreveu o livro, outrora famoso, *Das Doppel-Ich* (O Duplo Eu – 1890), no qual explanou a concepção de que a mente humana consiste normalmente em duas camadas distintas, cada qual com as suas próprias características[89]. Cada um desses dois eus consiste, por sua vez, em complexas cadeias de associações. Dessoir chamou-as de *Oberbewusstsein* e *Unterbewusstsein*, "supraconsciência" e "subconsciência" – temos indício dessa última nos sonhos e nas impressões mais claras durante o sonambulismo espontâneo. A hipnose induzida não passa de uma suscitação do eu secundário, que assim vem temporariamente para o primeiro plano. Quanto à dupla personalidade, Dessoir acreditava que a segunda personalidade havia adquirido tamanha força que, assim, ficava competindo pela predominância com a personalidade principal. Todo mundo, acrescentava ele, carrega em si as sementes de uma dupla personalidade. Autores que vieram em seguida suplementaram essa teoria com um rico material que incluía inspiração, misticismo e manifestações mediúnicas[90].

Outros autores defendiam que a mente inconsciente oculta era "aberta", beirando a comunicação com uma esfera extraindividual e misteriosa. Lembramos que muitos dos primeiros magnetizadores alemães acreditavam que o sono magnético colocava alguns sujeitos em comunicação com a Alma do Mundo, daí a habilidade de ver o passado e prever o futuro. Alguns, como o sonâmbulo Alexis, em Paris, argumentavam que a história do indivíduo é preservada em sua totalidade, e que, quando em transe magnético, ele possuía a faculdade de viajar no tempo e no espaço, sendo assim capaz de testemunhar qualquer evento que tenha ocorrido em qualquer momento no passado. Alexis tinha a reputação de ter localizado inúmeros objetos perdidos por causa dessa preciosa habilidade[91]. Outros declaravam que as memórias de vidas passadas eram acessíveis às pessoas em transe mediúnico ou em sono hipnótico. Mesmo antes da grande onda espírita dos anos 1850, havia magnetizadores que defendiam que o sono magnético possibilitava a comunicação com espíritos desencarnados. Por fim, alguns pensavam que a mente inconsciente era capaz de compreender realidades superiores, seja diretamente, seja na forma de símbolos universais.

Polipsiquismo

Essa palavra parece ter sido cunhada pelo magnetizador Durand (de Gros). Ele afirmava que o organismo humano consistia em segmentos anatômicos, cada qual com um eu psíquico próprio, e todos eles sujeitos a um eu geral, o Eu-Chefe, que era a nossa consciência habitual. Nessa legião, cada sub-eu tinha uma consciência própria, era capaz de distinguir e guardar memórias e de elaborar complexas operações psíquicas. A soma total desses sub-eus constituía a nossa vida inconsciente. Durand (de Gros) chegou a dizer que, ao serem operados sob anestesia, alguns desses sub--eus sofriam de um modo atroz, embora o eu consciente permanecesse totalmente ignorante em relação a esses sofrimentos. Em hipnose, o eu principal era apartado e o hipnotista ganhava acesso direto a uma série de sub-eus[92]. A teoria do polipsiquismo foi retomada e recebeu uma elaboração filosófica por Colsenet, que a relacionou com a concepção leibniziana de uma hierarquia de mônadas[93].

Os magnetizadores, e não apenas eles, coletaram inúmeros dados psicológicos em favor dessa teoria. Já em 1803, Reil conectava o fenômeno das personalidades dissociadas a uma ocorrência similar que é manifesta num certo tipo de sonho normal:

> Entram os atores, os papéis são distribuídos; destes, o sonhador assume apenas um, que ele conecta com a sua própria personalidade. Todos os demais atores são para ele tão estrangeiros quanto estranhos, embora eles e todas as suas ações sejam a criação da própria fantasia do sonhador. Ouvimos pessoas falando em línguas estrangeiras, admiramos o talento de um grande orador, ficamos atônitos com a profunda sabedoria de um professor que explica coisas das quais não nos lembramos de já ter ouvido.[94]

Em sonhos como esses, encontramos o modelo do complexo feixe de personalidades, com uma das quais o sonhador se identifica, embora as demais tenham seu curso independente e sejam mais cultas que ele. Como vimos no capítulo 1, o xamã vivia em meio a um bando de espíritos, alguns amistosos e subordinados, outros hostis. O mesmo vale para quem é possuído: ele pode ser possuído não apenas por um ou vários espíritos, mas – como foi o caso com o endemoniado de Gadara[95] – por uma "legião" deles. O espiritismo nos familiarizou com a noção de um médium que, por sua vez, invoca toda uma série de espíritos – às vezes divididos em grupos, numa espécie de ordem hierárquica, como testemunhado pela famosa médium estadunidense, a sra. Piper. Existia um estado semelhante naqueles complexos casos de personalidades múltiplas, como o da srta. Beauchamp e o de Doris Fisher, em que encontramos uma série de personalidades, cada qual com o seu papel e todas elas conectadas por um complexo sistema de relações interpessoais. Casos como esses tornaram insuficiente a teoria do duplo eu, e sentiu-se a necessidade de recorrer a uma concepção de polipsiquismo. G.N.M. Tyrrell expressou bem esse conceito de polipsiquismo para o qual tanto a pesquisa psíquica quanto a tradição do magnetismo haviam apontado: "A personalidade é uma multiplicidade una de um tipo que é quase impossível expressar em palavras."[96] Essa multiplicidade implica que as personalidades pertençam a faixas de profundidade variável e sejam também classificadas em alguma ordem hierárquica. "A lição é certamente a de que a identidade da individualidade não depende da separabilidade numérica, da forma como costumamos pensar que depende [...]. A individualidade não tem o tipo de unidade que associamos com a separabilidade numérica."

Nunca é demais enfatizar a influência que esses dois modelos da mente, o dipsiquismo e o polipsiquismo, exerceram nos sistemas da nova psiquiatria dinâmica. O dipsiquismo, em sua variedade fechada, foi o modelo do qual Janet tirou a sua concepção de subconsciente, e Freud, a sua primeira concepção do inconsciente como sendo a soma total de memórias e inclinações recalcadas. A teoria junguiana do inconsciente iria ser a da variedade aberta, na qual o inconsciente individual está aberto ao inconsciente coletivo dos arquétipos. Tanto Freud quanto Jung evoluíram de um modelo dipsíquico para um modelo polipsíquico da personalidade humana. Com Freud, isso aconteceu quando ele substituiu seu antigo modelo (consciente-inconsciente) pelo modelo triplo ulterior (ego-id-superego), enquanto Jung evoluiu para um sistema ainda mais complexo.

Os Conceitos de Psicogênese e Afecção

Uma das desavenças mais constantes na primeira psiquiatria dinâmica era a da psicogênese de muitas questões mentais e físicas. A psicogênese da afecção era evidenciada, acima de tudo, por aqueles tratamentos realizados com o auxílio de magnetização e hipnotização. Também foram produzidas teorias em relação à patogênese.

A Teoria Fluídica

Mesmer acreditava ter descoberto a existência de um fluido físico universal, cujos equilíbrio ou distúrbios explicavam a saúde e a doença. Seus discípulos deram três explicações para a afecção: insuficiência, má distribuição ou baixa qualidade do fluido. Assumia-se que o magnetizador, por meio do canal da conexão, transmitia seu próprio fluido – mais forte e melhor – para o paciente, restabelecendo-lhe assim o equilíbrio. Certos magnetizadores eram capazes de fazer seus pacientes visualizarem esse fluido, cujas forma e cor eles descreviam. Mesmo após Puységur ter demonstrado a natureza psicológica do tratamento magnético, a teoria fluídica persistiu lado a lado com a teoria psicológica durante todo o século XIX. Por vezes, a teoria fluídica reapareceu numa versão modernizada – como, por exemplo, por volta de 1880, com a teoria do "Od", de Reichenbach –, e até hoje ela tem adeptos que acreditam na teoria das ondas cerebrais como sendo transmitidas do hipnotista para o sujeito.

Após a teoria do fluido ter sido abandonada, recorreu-se a conceitos psicológicos tais como o poder da vontade (Puységur) ou, posteriormente, a ideia de forças psicológicas ou energia nervosa. Durante a última parte do século XIX, era comumente sustentado por hipnotistas e compartilhado por muitos médicos acadêmicos o entendimento de que a afecção era o resultado de uma falta de energia nervosa. A despeito de ser uma concepção vaga, ela esteve presente na primeira psiquiatria dinâmica e estava pronta para ser desenvolvida mais tarde por Janet, Freud, Jung e outros.

Ideodinamismo

O fenômeno da hipnose mostrou como a implantação de uma ideia durante a condição sonambúlica podia conduzir à evolução autônoma dessa ideia e à sua materialização na forma da realização do sugestionamento pós-hipnótico. Os primeiros magnetizadores ficaram maravilhados com esse fato, que se encaixava muito bem nas teorias associacionistas dinâmicas de Herbart, na Alemanha, e na filosofia de Laromiguière, na França[97]. Isso levou, muito naturalmente, à suposição de que certos sintomas mórbidos pudessem ser derivados de ideias implantadas na mente por alguma espécie de sugestionamento. Essa ideia progrediu na segunda metade do século XIX. Liébeault escreveu, em 1873:

> Uma ideia induzida durante sonambulismo artificial torna-se uma ideia fixa e permanece inconsciente após o despertar [...]. Vê-se que ela segue o seu curso, a despeito da atividade de pensamento habitual, com um ímpeto que nada pode deter. Mais que isso: enquanto o espírito está ocupado com as ações diárias da vida normal que o sujeito realiza conscientemente e por seu próprio alvitre, algumas das ideias sugestionadas nesse antigo estado passivo continuam com seu movimento oculto. Nenhum obstáculo pode entravá-las em seu curso fatal.[98]

Numa palestra sobre paralisia histérica ministrada em maio de 1885, Charcot mencionou ser bem conhecido o fato de que, por meio de sugestionamento, uma ideia, um grupo coerente de ideias associadas, estabelece-se no espírito como parasitas, permanecendo isolados de todo o resto e expressando-se externamente por meio de fenômenos motores correspondentes [...]. O grupo de ideias sugestionadas encontra-se isolado e apartado do controle dessa grande coleção de ideias pessoais, acumuladas e organizadas por um longo período, que constitui a consciência propriamente dita, isto é, o eu[99].

Charcot concluiu que a paralisia histérica se originava da mesma forma, embora espontaneamente.

Foram esses os primórdios da concepção de que pequenos e cindidos fragmentos da personalidade podiam seguir um desenvolvimento invisível próprio e se manifestar por meio de distúrbios clínicos. Janet chamou esse fenômeno subconsciente de ideias fixas e declaradas: "Seria preciso percorrer toda a patologia mental e parte da patologia física para mostrar os distúrbios produzidos por uma ideia excluída da consciência pessoal [...]. A ideia, feito um vírus, desenvolve-se em um local da pessoa que é inacessível ao sujeito, opera subconscientemente e ocasiona todos os transtornos de histeria e doença mental."[100] Posteriormente, quando Jung definiu o que denominava "complexo", equiparou-o com o que Janet havia denominado *idée fixe subconsciente*[101].

A velha teoria da imaginação, descartada por Mesmer e substituída pela teoria fluídica, foi considerada obsoleta durante o século XIX. Contudo, uma vez rejeitada a teoria do fluido, seria preciso encontrar uma nova explicação para os vários e misteriosos aparecimentos, desaparecimentos e metamorfoses de fenômenos encontrados em pacientes hipnotizados, em doenças magnéticas e em pacientes histéricos. O antigo termo "sugestionamento" se viu beneficiado pela noção de autossugestionamento, e os dois vieram a designar todo o reino previamente coberto pela noção de imaginação.

No fim do século XIX, magnetizadores e médicos foram ficando cada vez mais cientes do fato de que, entre indivíduos histéricos e hipnotizados, havia uma tendência a simular, mais ou menos conscientemente, todos os tipos de sintoma, bem como a engendrar situações em que eles tentavam envolver os hipnotistas ou os médicos. A palavra "mitomania", cunhada posteriormente por Dupré, foi considerada aplicável a um grande número de histéricos. Na verdade, a mitomania podia ser entendida como um aspecto particular de um conceito mais amplo, o da função mitopoética do inconsciente. Com exceção de alguns estudos brilhantes, como o de Fournoy acerca de sua médium Hélène Smith, essa função mitopoética não recebeu devida atenção, e é lamentável que os novos sistemas da psiquiatria dinâmica ainda não tenham suprido essa lacuna.

Procedimentos Psicoterapêuticos

O século XIX foi uma grande era para a psicoterapia. Em 1803, Reil, em seu livro *Rhapsodien* (Rapsódias), apresentou um programa completo dos métodos psicoterapêuticos para o tratamento de doenças mentais. Vários métodos de terapia moral foram aplicados com diferentes graus de sucesso em países como a

França, a Inglaterra e os Estados Unidos. Magnetizadores e hipnotistas dedicaram esforços consideráveis ao tratamento de doenças nervosas e males físicos.

A terapia mesmérica, magnetizando com o uso de passes, visava provocar uma crise. Como vimos, essa crise era simultaneamente a suscitação de sintomas e o primeiro passo para a sua eliminação. Era, de fato, uma variedade daquilo que hoje chamamos de terapia catártica.

A partir de Puységur, o *sonambulismo artificial* tornou-se a grande arma terapêutica – algo que ele continuou sendo até o final do século xix. Cumpre enfatizar que o hipnotismo é capaz de surtir os seus efeitos terapêuticos de várias maneiras. Algumas vezes o paciente é aliviado por meio do efeito benéfico do próprio sono hipnótico, um sono do qual alguns pacientes fizeram maravilhosas descrições. Um dos pacientes de Bjerre, por exemplo, falou de uma "sensação, a mais maravilhosa de todas; um sentimento de concentração com o próprio corpo, como se estivesse isolado em si próprio. Tudo desaparece, resta apenas a eu-consciência. Essa concentração é como o mais absoluto repouso que se possa imaginar"[102].

Bjerre assumia que "a hipnose é uma reimersão temporária naquele estado primário de repouso obtido durante a vida fetal". Utilizada dessa forma, a hipnose parece ter agido como um poderoso sedativo.

Por vezes, mas certamente não sempre, o hipnotismo agiu por meio do sugestionamento, isto é, pela implantação direta de uma ideia na mente passiva do paciente. Muitas vezes, no entanto, essa ação foi mal compreendida. Os sugestionamentos hipnóticos não eram necessariamente forçados sobre o sujeito. É verdade que houve uma corrente de sugestionamento imperativo, que pode ser rastreada historicamente desde Faria, passando por Noizet, Liébeault e a Escola de Nancy. Considerou-se que esses sugestionamentos imperativos funcionavam melhor com pessoas que ocupavam posições subordinadas na vida e estavam acostumadas a obedecer a ordens (soldados e operários), ou com pessoas cuja força de vontade era fraca ou que ansiavam por submeter sua vontade à do hipnotista. Mas mesmo em casos como esses, o poder do sugestionamento imperativo encontrava limitações. Quando utilizado com uma pessoa que relutava em se submeter, verificou-se que ou não havia sucesso algum, ou havia apenas uma eliminação temporária do sintoma, que depois reaparecia ou era substituído por algum outro.

Outro tipo de tratamento hipnótico que não recebeu atenção o bastante implica uma espécie de barganha entre o paciente e o hipnotista. Isso faz lembrar o que muitas vezes ocorreu no exorcismo: as longas discussões entre o exorcista e os espíritos malignos e a concordância do espírito em ir embora, num dado momento e sob determinadas condições. Algo semelhante ocorreu repetidas vezes no tratamento magnético. Durante o sono sonambúlico, o paciente predizia a evolução de seus sintomas e profetizava o momento exato de sua cura definitiva. Ele também prescrevia o seu próprio tratamento. Não era de forma alguma uma tarefa fácil para o magnetizador chegar a bons termos com as demandas do paciente sem se expor a ser manipulado por ele. Um exemplo característico é a história de Estelle: enquanto aparentemente aceitava os seus vários caprichos, Despine trabalhava na direção de um constante e gradual recuo de seus sintomas, com cada recuo tendo de ser aceito pela paciente. Esse tipo de terapia hipnótica foi difundido na primeira metade do século xix, mas negligenciado depois, em grande medida porque tanto a Salpêtrière quanto a Escola de Nancy utilizavam, no tratamento hipnótico, o método do comando. Não obstante, mesmo em Bernheim às vezes se encontram alguns traços do método antigo[103]. Existe, por exemplo, a história de que Bernheim disse a uma mulher acometida por afonia histérica que ela logo recuperaria a voz, e que ela sabia a hora em que isso iria acontecer. A resposta da paciente foi "em oito dias"; de fato, oito dias depois, ela conseguiu falar.

No final do século xix, um novo método de tratamento hipnótico começou a ser aplicado: o método catártico, que consistia em descobrir e atacar a raiz inconsciente do sintoma. Contudo, até que ponto certas curas supostamente "catárticas" foram obtidas por meio de um compromisso entre paciente e médico – um compromisso do qual o médico não estava ciente – é uma questão que permanece em aberto.

O sugestionamento em estado de vigília, o terceiro grande procedimento terapêutico, já vinha sendo praticado no início do século xix sob o nome de "fascinação". Tornou--se amplamente utilizado nos anos 1880 com Liébeault, Bernheim e a Escola de Nancy. O sugestionamento baseia-se no conceito de "ideodinamismo", isto é, nas palavras de Berheim, "a tendência de uma ideia a materializar-se em ato". Segundo ele, o estado hipnótico era resultado de um sugestionamento induzido com vistas a facilitar outro sugestionamento. Fora isso, não havia diferença fundamental entre sugestionamento sob hipnose e sugestionamento em estado de vigília. No final do século xix, a palavra "sugestionamento" foi utilizada tão livremente que acabou perdendo o seu significado.

O Canal Terapêutico:
A Conexão

Quaisquer que fossem os procedimentos psicoterapêuticos, eles exibiam o mesmo traço de base em comum: a presença e a utilização da conexão. Esse termo foi utilizado desde o início por Mesmer e foi passado adiante por gerações de magnetizadores e hipnotistas até o começo do século xx, enquanto o conceito ia sendo gradativamente desenvolvido e aperfeiçoado. Mesmer parece ter tomado emprestado a palavra da física que lhe era contemporânea: em experimentos populares à época, as pessoas formavam correntes tocando umas nas outras, e assim transmitiam a corrente elétrica que se originava em uma máquina – com esse fim, portanto, elas eram postas em conexão uma com a outra. Da mesma forma, Mesmer colocava seus pacientes em conexão direta com o *baquet* ou um com o outro. Ao magnetizar um paciente, ele se considerava uma fonte de fluido magnético com a qual esse paciente tinha de ser posto em conexão conforme certas especificações. Não é claro até que ponto Mesmer se dava conta de que a relação que ele estabelecia dessa forma com seus pacientes era mais que física. Puységur, sim, entendeu as implicações da conexão. Ao ler os escritos dos primeiros magnetizadores, impressiona a tremenda importância que eles atribuíam à conexão.

Na verdade, o fenômeno da conexão não era tão novo quanto parece; ele já era conhecido no procedimento do exorcismo. Aldous Huxley assinala que "a relação entre endemoniado e exorcista provavelmente seja mais íntima até que a relação entre psiquiatra e neurótico"[104]. O tipo específico de relação entre o confessor e o penitente era bem conhecido, é claro, e Noizet provavelmente estivesse se referindo a isso ao comparar o magnetizador com o *directeur* (isto é, *directeur de conscience* ou "guia espiritual")[105].

Para além dessas semelhanças, a conexão magnética tinha certas características próprias, que foram objeto de muito estudo da parte dos primeiros mesmeristas. O que os impressionava era a peculiar sensibilidade do magnetizado em relação ao magnetizador e a habilidade que o primeiro tinha para perceber os pensamentos do segundo e, até mesmo, as suas sensações corporais. O fato de que o inverso também era verdadeiro era algo conhecido, e o termo "reciprocidade magnética" foi introduzido já em 1784[106].

A possibilidade de conotação erótica na conexão magnética também era conhecida desde o princípio, como vimos; ela foi levada ao conhecimento do rei por meio de um anexo secreto do relatório realizado por seus comissários. Também vimos que a possibilidade de sedução foi levantada, e que ela foi descartada em 1785 por Tardy de Montravel – embora ele tenha admitido que algum tipo de apego platônico possa se desenvolver entre magnetizador e magnetizado[107]. Em 1787, um romancista escreveu que – já que quem magnetizava era ativo e quem era magnetizado, passivo – uma situação perigosa podia facilmente se desenvolver, caso tanto o magnetizador quanto a magnetizada fossem jovens[108]. Em 1817, um tal de Klinger escreveu uma curiosa dissertação em latim que continha uma extensa comparação entre o *commercium magneticum* (a conexão magnética) e o ato da procriação[109]. Na Alemanha, a estrutura da conexão esteve sob escrutínio do ponto de vista da "simpatia", um conceito elaborado pelos adeptos da filosofia da natureza. Friedrich Hufeland[110] asseverava que a conexão magnética é a mais íntima relação que pode existir entre dois seres humanos, e a única que admite ser comparada à do feto no ventre materno. Segundo Hufeland, cada tratamento consumado por meio do magnetismo animal passa pelas mesmas fases que, antes de nascer, a criança passa no ventre de sua mãe.

Todos os magnetizadores franceses estudaram a conexão em detalhe e distinguiram-na da influência – o prolongamento da conexão entre as sessões. Aubin Gauthier distinguiu cuidadosamente a crise magnética (sonambulismo induzido) do estado magnético durante o qual o magnetizador ainda podia exercer certo efeito em seu sujeito. Conforme asseverou Charpignon, não raro um sujeito recebia, entre as sessões, uma visão de seu magnetizador; uma visão que, de tão clara e fiel à natureza, não o perturbava[111]. Na Alemanha, Von Schubert notou o fascínio exercido no sujeito por qualquer coisa que viesse do magnetizador. Alguns pacientes só bebiam o que tivesse sido tocado pelo magnetizador. Von Schubert notou, ainda, que esses pacientes adotavam as teorias médicas que estavam na mente do magnetizador e faziam, para o seu próprio tratamento, prescrições que iam nesse sentido[112].

Os magnetizadores alemães Gmelin e Heinecken também notaram que pacientes que haviam sido magnetizados pelo mesmo magnetizador sentiam uma irresistível atração um pelo outro. Um autor escocês anônimo observou exatamente os mesmos fenômenos: pacientes que ele havia magnetizado ficavam extremamente atraídos um pelo outro, davam um ao outro os mesmos nomes mesméricos e consideravam-se irmãos e irmãs[113].

A noção de conexão, que foi tão forte e cristalina no início do século XIX, tornou-se um pouco nebulosa num período posterior, em parte como resultado da insistência de Braid na hipnose autoinduzida e no papel do paciente. Nem Charcot, nem Bernheim deram muita atenção à conexão. Após 1885, porém, depois dos primeiros experimentos de Janet com "Léonie", ocorreu uma renovação do interesse. Buscando uma explicação plausível para esse fato do sugestionamento mental, Ruault analisou cuidadosamente a estrutura da relação entre o hipnotista e seu sujeito[114]. Ele descobriu que o sujeito tinha os pensamentos constantemente fixados na pessoa do hipnotista, tanto no decorrer das sessões quanto nos intervalos entre elas. Durante as sessões, o sujeito era hipersensível ao hipnotista a ponto de ser capaz de perceber os seus sinais mais sutis. Resultado do costume e do treino, desenvolvia-se entre eles um processo de mútuo entendimento através de sinais – processo do qual nenhum deles tinha ciência. O sujeito tornava-se sensível aos mais suaves matizes dos pensamentos do hipnotista sem perceber como, e sem que o hipnotista tivesse ciência disso. Além do mais, o sujeito havia sido treinado pelo magnetizador e acreditava nele e em seus poderes sobrenaturais. Ruault acrescentou que muitos magnetizadores incutiam em seus pacientes que ninguém mais seria capaz de magnetizá-los. Alguns deles até reiteravam esse sugestionamento ao final de cada sessão ou davam para os pacientes um talismã que deveriam sempre conservar em seus corpos. Foi assim que a influência do magnetizador se tornou suficientemente poderosa, de modo que ele era capaz de magnetizar seus sujeitos à distância, e às vezes até involuntariamente. Isso confirmava a crença do magnetizador em seus próprios poderes e aumentava a sua autoconfiança, que, por sua vez, aumentava o controle que ele tinha sobre os seus vários sujeitos.

Em 1889, Janet mencionou brevemente esse tópico em seu *L'Automatisme psychologique* (O Automatismo Psicológico)[115]. Ele enfatizou o papel da eletividade na conexão e o fato de que o sujeito tinha uma espécie de alucinação negativa para tudo o que não estivesse diretamente conectado com o magnetizador – no linguajar moderno, um "escotoma". O mesmo fator também foi frisado por Moll em 1892[116]. No Congresso Internacional de Psicologia em Munique, em 1896, Janet trouxe a público uma teoria plenamente elaborada da conexão e da influência sonambúlica[117]. Ele havia analisado em detalhe o que tinha ocorrido com as mentes de seus pacientes nos intervalos entre sessões hipnóticas e descobriu que, numa primeira fase – de influência propriamente dita –, ocorreu, ao que parece, uma enorme melhora. Um paciente histérico se viu livre da maioria de seus sintomas; ele se sentia mais feliz, mais ativo e mais inteligente, e não pensava muito no hipnotista. Isso foi seguido por uma segunda fase, a da paixão sonambúlica, na qual os sintomas regrediam e o paciente sentia uma maior necessidade de ver o hipnotista e de ser hipnotizado. Essa urgência muitas vezes assumia a forma da paixão. Dependendo do caso, ela podia se desenvolver em amor ardente, ciúmes, medo supersticioso ou profundo respeito, e vinha acompanhada do sentimento de aceitação ou rejeição. Às vezes, o sujeito via o hipnotista em sonhos ou em alucinações. Janet descobriu o fato deveras importante de que os sugestionamentos pós-hipnóticos eram obedecidos principalmente durante o período de influência sonambúlica e bem menos durante a fase de paixão sonambúlica. Ele frisou as implicações terapêuticas dessas observações.

Janet ampliou esse artigo, publicando-o novamente um ano depois, em 1897[118]. Com base em experimentos com trinta pacientes, confirmou o fato de que sugestionamentos pós-hipnóticos efetuavam-se enquanto durasse a influência sonambúlica. Ademais, Janet analisou o sentimento do sujeito em relação ao hipnotista durante a paixão sonambúlica, e descobriu se tratar de um misto – que diferia de um paciente a outro – de paixão erótica, amor filial ou materno, e outros sentimentos nos quais havia sempre um determinado tipo de amor. Contudo, o principal fator era o *besoin de direction* do paciente, a necessidade de ser orientado. As implicações terapêuticas eram duas: primeiro, o terapeuta tinha de assumir o comando integral da mente do paciente. Isso alcançado, tinha então de ensinar o paciente a prescindir dele, o que podia ser feito aumentando gradativamente os intervalos entre as sessões. O paciente também tinha de ser conscientizado de seus próprios sentimentos.

As investigações de Janet acerca da influência sonambúlica despertaram considerável interesse e estimularam outras observações sobre o mesmo tópico. Sollier concordou com a descrição de Janet e acrescentou um outro fato de sua própria experiência: era de grande importância para o sujeito que o hipnotista conhecesse bastante a seu respeito, particularmente quando havia experiências de regressão[119]. O paciente sentia-se, então, como se o hipnotista o conhecesse desde sempre.

De fato, muita coisa mudou desde a primeira concepção elétrica da conexão, elaborada por Mesmer. E essa noção cambiante recebeu uma elaboração psicológica complexa da parte de magnetizadores e hipnotistas, antes de culminar no entendimento janetiano acerca da influência como sendo uma variedade peculiar de sentimentos em relação ao hipnotista, mesclados com a necessidade que o paciente tem de ser orientado por ele – o que podia ser utilizado, pelo hipnotista, como uma poderosa arma terapêutica.

O Psicoterapeuta

Os magnetizadores e os hipnotistas constituíram um novo tipo de curandeiro, tendo muito em comum e sendo, ao mesmo tempo, muito diferente de tudo o que havia existido anteriormente. Ambos os grupos não só consideravam Mesmer e Puységur como seus grandes fundadores ou compartilhavam doutrina e técnicas semelhantes, como também tinham as suas associações, os seus periódicos e as suas éticas profissionais.

Hoje nos é difícil imaginar como eram, o que pensavam e como trabalhavam em sua prática diária. Podemos, contudo, obter informações a respeito dessas questões lendo alguns manuais antigos, como os de Deleuze, Bertrand, Charpignon e, em especial, o de Aubin Gauthier[120]. O magnetizador, diz Gauthier, precisa estar com saúde para não transmitir suas próprias doenças aos pacientes; e se ele ficar doente, terá de "purificar-se" antes de retornar ao trabalho. Ele precisa levar uma vida "sábia e bem regulada"; ser sóbrio, calmo, reservado, gentil e digno, e não falar demais, assim como ser rigorosamente honesto e escrupuloso. A fim de se tornar um magnetizador, é preciso fazer um curso de formação e ler as obras de Mesmer, Puységur, e todos os clássicos acerca do magnetismo. O velho princípio de Puységur, segundo o qual o magnetizador nunca deveria aceitar honorários pelo tratamento, já não é algo aceite, diz Gauthier, porque não é possível que um homem que dedica tanto de seu tempo ao estudo do magnetismo disponibilize tratamento gratuito. Um magnetizador tem, inclusive, o direito de cobrar honorários mais altos que um médico, porque ele tem de possuir todas as qualidades de uma pessoa com formação médica, mais o conhecimento do magnetismo e a saúde perfeita. Ele não apenas oferta o seu conhecimento, tal como fazem os médicos, como também transmite as suas forças vitais aos seus pacientes. Para o paciente, a escolha pelo magnetizador certo é de primordial importância; certos magnetizadores são mais exitosos com alguns pacientes que com outros. Um magnetizador nunca deve aceitar um paciente caso não esteja preparado para conduzir o tratamento até o fim, porque muitas vezes pode ser perigoso interromper o processo no meio. Antes de começar, a questão dos honorários deve ser estabelecida entre o magnetizador e o paciente, assim como devem ser decididos os dias e os horários. Depois disso, o paciente deve comparecer pontualmente às sessões. Ele não deve guardar segredos do magnetizador acerca de sua afecção ou de qualquer coisa que possa ajudar a explicá-la. Durante o tratamento, o paciente terá de se abster de qualquer tipo de excesso, manter uma dieta moderada e abster-se de fumar. A duração do tratamento pode variar de uma semana a seis meses, ou mais, mas nunca devem ocorrer mais que duas sessões em um mesmo dia. O magnetizador deve fazer um diário para cada paciente, em que cada uma das sessões deve ser registrada. Nenhuma mulher deve ser hipnotizada, a não ser que o marido ou outra testemunha esteja presente. Uma regra básica é abster-se de qualquer espécie de experimentação com os pacientes. Acontecimentos clínicos irão proporcionar ao magnetizador experiência suficiente para satisfazer a sua curiosidade científica. Gauthier propôs um "juramento do magnetizador", inspirado no de Hipócrates.

Um outro problema levantado nesse período foi a reivindicação, realizada pelas sociedades de medicina, de que apenas um médico formado tivesse permissão para praticar o magnetismo. Os magnetizadores leigos opuseram-se violentamente a essa reivindicação. Em 1831, a Academia de Medicina de Paris determinou que os magnetizadores leigos teriam autorização para praticá-lo, mas sob supervisão médica; os seus diários teriam de ser submetidos a inspeção médica em intervalos regulares. Contudo, raramente essa regra foi observada.

Temos uma série de interessantes autobiografias de magnetizadores, a maioria delas escrita por magnetizadores itinerantes ou de palco. Um dos mais célebres magnetizadores franceses, o barão Du Potet de Sennevoy, relata em sua autobiografia que nascera no ano de 1796 em uma família aristocrática falida[121]. Admite ter sido um aluno fraco e uma criança rebelde. Tendo ouvido falar do magnetismo, tentou realizá-lo em duas jovens e ficou aterrorizado quando, por horas, se viu incapaz de retirá-las de seu estado magnético. Não obstante, esse incidente o levou a acreditar que possuía grandes poderes magnéticos. Partiu para Paris a fim de estudar magnetismo, mas não tardou a romper com seus colegas e fundar a sua própria escola. Homem orgulhoso e arrogante, Du Potet estava convencido de que era "a encarnação do magnetismo" e de que tinha uma missão a cumprir. Após lançar a técnica do "espelho mágico", foi caminhando gradativamente em direção à magia e parece ter desenvolvido delírios de grandeza reais.

O conde De Maricourt, outro renomado magnetizador do período, passara a infância em Nápoles, onde foi apresentado ao magnetismo por um velho sacerdote irlandês e um velho médico italiano, ambos praticantes da técnica. As primeiras tentativas de Maricourt no campo da magnetização foram quase tão infelizes quanto as de Du Potet. Após voltar para a França, testemunhou uma apresentação que um magnetizador itinerante realizou para os alunos de sua faculdade. Um dos estudantes sofreu acidentes graves depois de magnetizado. Contudo, o jovem De Maricourt não foi desencorajado pelos acontecimentos. Tão logo chegou a Paris, foi ver o magnetizador Marcillet e seu ilustre *somnambule* Alexis. Adotou, posteriormente, os ensinamentos de Du Potet e escreveu uma longa comparação entre o puységurismo (que implica o sono magnético) e o potetismo (um estado de fascinação sem sono). Mais tarde, tornou-se espírita e estudioso da relação entre espíritos encarnados e desencarnados[122].

Um trabalho encantador, hoje esquecido, é a autobiografia de Charles Lafontaine[123]. Nascido em 1803, ele também afirmava pertencer a uma das mais antigas e aristocráticas famílias francesas. Seu pai ocupava um cargo administrativo importante, e o jovem Charles havia começado a trabalhar com ele. Contudo, desejando tornar--se ator, deixou a família para ir a Paris, onde trabalhou vários anos em companhias de teatro, passando por muitos altos e baixos. Certa vez, magnetizou acidentalmente uma mulher e descobriu, ao mesmo tempo, que ela era uma *somnambule* lúcida e que ele possuía grandes poderes magnéticos. Relata que, no dia em que se tornou magnetizador, foi rejeitado pela família, pelos amigos e pelos antigos conhecidos, sendo tratado como alguém fora da lei. Dedicou-se, então, ao magnetismo, que passou a ser o seu único interesse numa vida de errância e embate constantes. Realizou grandes apresentações de palco, que às vezes eram perturbadas por tumultos nos quais a polícia tinha de intervir. Também tratou diversos pacientes em ambiente privado. Segundo seu próprio relato, para onde quer que fosse o cego voltaria a ver, o surdo, a ouvir, e o paralítico, a andar. Na cidade de Rennes, magnetizou uma mulher e ensinou-lhe um papel que ela encenou belamente no palco perante um grande público, e do qual nada podia se lembrar em seu estado de vigília. Ele viajou para Londres, onde o seu sucesso foi tão grande que até os ladrões ficaram com receio dele, a ponto de poder frequentar com segurança as piores tavernas. Em seguida à visita de Lafontaine à cidade de Manchester, um cirurgião local, cujo nome era Braid, converteu-se ao magnetismo, tornando-se conhecido, posteriormente, como o fundador do braidismo. O livro de Lafontaine parece um divertido romance de aventuras.

Outra autobiografia digna de nota, embora escrita num estilo bombástico, é a de Auguste Lassaigne[124]. Nascido em Toulouse no ano de 1819, Lassaigne trabalhou primeiro em uma fábrica, enquanto lia histórias fantásticas e aprendia malabares (prestidigitação) em seu tempo livre. Seus truques trouxeram-lhe tamanho sucesso que, por fim, ele decidiu fazer dessa habilidade o seu sustento. Durante uma de suas turnês, conheceu uma senhorita de dezoito anos, Prudence Bernard, que era uma sonâmbula natural. Assistiu-a sendo tratada por um magnetizador, e o seu ceticismo a respeito do magnetismo caiu por terra, logo se tornando um apóstolo dessa doutrina. Casou-se com Prudence e levou-a consigo em suas viagens, magnetizando-a publicamente, já que ela era uma sonâmbula lúcida. Lassaigne acreditava ser dotado de uma missão sagrada; ele considerava o magnetismo uma ciência sublime capaz de tocar os mais profundos mistérios da natureza humana. Admitia, contudo, haver algo de muito humano acerca desses mistérios. Ele notava que o magnetismo podia produzir uma "voluptuosidade celestial" na mulher magnetizada, e que essas sensações serão infinitamente mais deleitosas se o magnetizador for por ela amado. A respeito de Prudence, dizia: "em estado de vigília, é uma mulher; no sonambulismo, um anjo". Ele acreditava ser o destino dela reconduzir a França à Verdadeira Fé e comparava-a a Joana D'Arc. O livro é cheio de ácidas ofensas contra os inimigos do magnetismo. Há também curiosas afirmações acerca da influência do casamento na relação entre magnetizador e sonâmbula. As dificuldades oriundas de uma ligeira desarmonia conjugal resultam na subsequente falha do experimento sonambúlico. "O magnetismo", concluía Lassaigne, "é a ciência do futuro."

Cumpre entender que essas autobiografias nos informam acerca de um tipo de magnetizador, apenas. Na verdade, eles eram em sua maioria homens tranquilos e reservados que, para além de sua profissão – médica ou não –, praticavam o magnetismo em alguns pacientes e mantinham cuidadosos registros de suas observações, as quais eles discutiam em pequenas sociedades locais. Esses eram os homens com os quais Janet entrou em contato quando era um jovem professor em Le Havre. Janet disse repetidas vezes que eram esses verdadeiramente os homens que haviam descoberto tudo aquilo que Charcot, Bernheim e seus contemporâneos acreditavam ter descoberto.

O Impacto Cultural da Primeira Psiquiatria Dinâmica

A primeira psiquiatria dinâmica exerceu uma grande influência sobre a filosofia, a literatura, e até mesmo sobre as artes. Três principais correntes dessa ciência emergiram sucessivamente: o magnetismo animal, o espiritismo e as doutrinas da hipnose e da personalidade múltipla.

Em 1787, um escritor, Charles de Villers – que havia servido como oficial de artilharia sob o comando de Puységur –, publicou um romance, *Le Magnétiseur amoureux*

(O Magnetizador Apaixonado), no qual desenvolvia uma teoria filosófica deduzida do fenômeno do magnetismo.

Em 1790, o magnetismo animal já estava tão difundido na Alemanha que consultar sonâmbulos para questões de saúde, para conselhos práticos e, às vezes, para orientação espiritual era quase uma prática comum. Decerto, também havia muita oposição a essa corrente, e o inimigos do mesmerismo achavam fácil torná-lo alvo de ridicularização. Em 1786, relatou-se que uma atriz havia fingido uma moléstia e um sonambulismo de modo tão convincente que enganou vários médicos[125]. O próprio Frederico Guilherme II – rei da Prússia e indigno sucessor de Frederico, o Grande – foi vítima de uma extraordinária intriga criada por uma série de homens cínicos em sua corte. Eles recrutaram uma sonâmbula, uma corcunda, que fora instruída a fingir estado de transe e a agir como se o seu espírito estivesse em contato com Deus Todo-Poderoso. As palavras supostamente divinas que ela transmitia ao monarca procediam, é claro, da boca dos homens que a contrataram. Dessa forma, dele obtiveram todas as honrarias e fortunas que ambicionavam, assim como influenciaram suas decisões políticas, até que entraram em conflito com a condessa Lichtenau, amante do rei. O monarca parou de confiar na sonâmbula que, em seguida, caiu em descrédito[126].

Apesar desses incidentes, o mesmerismo foi progredindo de modo constante na Alemanha. De 1790 a 1820, era não só professado por homens como Gmelin, Kluge e Kieser, como também ganhou espaço nas universidades de Bonn e de Berlim. Médicos de renome como Wolfart, Hufeland e Reil estavam convencidos de sua validade. Entre filósofos e escritores, vários permaneceram céticos: Goethe, por exemplo, nunca demonstrou interesse pelo mesmerismo. Por outro lado, os defensores da filosofia da natureza enalteciam o magnetismo como a descoberta de uma época. Schelling viu no sonambulismo magnético um meio de estabelecer uma conexão entre o homem e a Alma do Mundo, e de lançar as bases da metafísica experimental. Fichte era mais crítico; porém, depois de ter assistido demonstrações de sonâmbulos, chegou à conclusão da relatividade do eu, e viu que a individualidade do homem podia ser alterada, dividida ou sujeitada à vontade de outrem[127]. Schopenhauer, que ficara profundamente impressionado com apresentações públicas realizadas pelo magnetizador Regazzoni, em 1854, expressou repetidas vezes o interesse pelo magnetismo em seus escritos[128]. "Embora não de um ponto de vista econômico ou técnico, mas certamente filosófico, o Magnetismo Animal é, de todos os tempos, a descoberta com maior peso (*inhalts-schwer*), mesmo que, por enquanto, traga mais enigmas que soluções."[129]

O impacto do magnetismo foi igualmente sentido pelos teólogos protestantes e católicos, e ele se tornou particularmente importante para um grupo de filósofos místicos católicos. Windischmann preconizava uma "arte curativa cristã" a ser praticada por sacerdotes que combinariam os sacramentos da Igreja com a ciência do magnetismo[130]. Ennemoser recomendava que as crianças fossem magnetizadas no ventre de suas mães, assim como as árvores nos campos[131]. Ringseis se fez defensor de uma "medicina cristã germânica"[132]. Já vimos o tremendo interesse despertado em filósofos e teólogos por Friederike Hauffe, a vidente de Prevorst; e que Clemens

Brentano, após sua conversão, passou cinco anos em Dülmen, registrando as revelações de Katharina Emmerich.

O mesmo interesse refletiu na literatura do período. É difícil encontrar um poeta romântico alemão que tenha passado incólume à influência do magnetismo animal. Mais que qualquer outro, o escritor cujo trabalho é permeado pelo magnetismo é E.T.A. Hoffmann. Seria possível compilar um manual inteiro sobre o magnetismo a partir de seus romances e contos.

> O sonambulismo magnético é visto por Hoffmann como a verdadeira penetração de uma pessoa em outra, sendo assim comparável ao fenômeno da possessão. Durante o sonambulismo, o magnetizado (a parte passiva feminina) está em simpatia com o magnetizador (a parte ativa masculina), mas é preciso dizer mais: o magnetizador é também um mediador [*ein Mittler*] entre o magnetizado e a harmonia universal. Mas a sessão magnética é apenas um caso particular de um fenômeno mais geral. Pessoas magnetizam-se umas às outras inconsciente e involuntariamente; daí a formação das "correntes magnéticas" ligando indivíduos uns aos outros. O mundo é um sistema de vontades em que o mais fraco é dominado pelo mais forte. O poder desconhecido, do qual o magnetizador é intermediário, é uma faca de dois gumes: pode ser bom ou mal. O magnetizador maligno é uma espécie de vampiro moral que destrói o seu sujeito. O magnetizado é geralmente alguém de personalidade fraca, ingênua, crédula e hipersensível. Logo, a relação magnética pode ser boa (cordial, paternal) ou má (demoníaca). As noções de dupla personalidade e duplo são particularmente perceptíveis na obra de Hoffmann.
>
> Hoffmann fez descrições de tratamentos magnéticos, notadamente em um conto intitulado "Das Sanktus"[133]. Bettina, uma cantora, havia perdido a sua linda voz, para o desespero do *Kapellmeister* (regente) e do médico que se via incapaz de curá-la. Ele considera a afecção misteriosa: Bettina consegue falar alto, mas sua afonia reaparece assim que tenta cantar. A paciente não progride. A enfermidade começou no Domingo de Páscoa, quando, depois de cantar alguns solos, saiu da igreja quando o tenor começou a cantar o Sanctus. Um magnetizador, que a vira prestes a partir, disse-lhe para não ir embora da igreja naquele momento. Ela não conseguiria mais cantar dali em diante. O magnetizador, que sem querer lhe havia causado a afecção, irá então curá-la. Enquanto Bettina ouve por trás da porta, ele conta ao *Kapellmeister* a história de uma mulher que havia perdido a voz por causa de um ato ímpio, e que a havia recobrado quando aliviou sua consciência. Retornando dali a três meses, o magnetizador encontra Bettina curada. Essa história mostra que um tratamento magnético nem sempre era necessariamente o resultado de uma ordem sugestiva incutida no paciente, mas também podia decorrer de um procedimento psicológico mais refinado. A afecção de Bettina fora causada por um desafortunado sugestionamento feito num momento em que ela se sentia culpada; ela não tem ciência da causa de sua condição. O magnetizador faz com que ela se conscientize indiretamente, e isso já é o mecanismo de um tratamento catártico.[134]

Como já vimos, o mesmerismo encontrou mais resistência e ceticismo na França que na Alemanha. Muitas pessoas descartaram-no por completo, como fez Napoleão ao falar com Puységur: "Se a sua sonâmbula é tão esperta assim, que preveja o que estarei fazendo daqui a oito dias e quais serão os números da loteria de amanhã."[135] O magnetismo foi condenado pela academia e desprezado pelas universidades. Entre os psiquiatras, era sabido que experimentos realizados nos hospitais de Pinel e Esquirol permaneceram sem resultados, e dizia-se que Georget havia sido enganado por uma histérica. Os círculos religiosos também eram relutantes ou afirmativamente hostis. Contudo, em 1846, o célebre pregador dominicano, padre Lacordaire, declarou, em um de seus sermões na Catedral de Notre Dame, que acreditava no magnetismo, o qual, segundo ele, consistia em "forças naturais, porém irregulares, que não podem ser reduzidas a fórmulas científicas; forças que estão sendo utilizadas por Deus para confundir o materialismo contemporâneo"[136]. A influência do magnetismo era muito mais forte entre certos grupos de filósofos espiritualistas, místicos e esotéricos, bem como em círculos românticos. Vários dos mais importantes escritores também demonstraram muito interesse pelo magnetismo.

Balzac acreditava no magnetismo, recomendava-o como tratamento e, ocasionalmente, ele próprio o praticava; além disso, o magnetismo também desempenha um papel em várias de suas obras[137]. Paul Bourget mostrou que a "teoria da vontade" contida no romance *Louis Lambert*, de Honoré de Balzac, é idêntica à teoria do fluido magnético, tal como interpretada por Deleuze[138]. Em *Ursule Mirouët*, outra obra de Balzac, um médico cético é apresentado a um magnetizador que trabalha com uma sonâmbula cujo espírito pode ser enviado para qualquer parte do mundo. A pedido do médico, o espírito da sonâmbula visita a casa dele em uma cidadezinha do interior e relata o que está acontecendo naquele exato momento; chega até a lhe dizer o que a sua pupila está dizendo em suas orações. Ao voltar para casa, o médico descobre que todos os detalhes relatados pela mulher condiziam com os fatos. Alexandre Dumas acreditava ser dotado de poderes magnéticos, e a sua casa de campo foi cenário de experimentos dessa ordem[139]. Num de seus romances históricos, retrata Cagliostro não como o impostor que realmente era, mas sim como um grande mago e magnetizador[140]. Flaubert, em um episódio de seu romance publicado postumamente, *Bouvard e Pécuchet*, oferece um cômico retrato do que o magnetismo teria se tornado nas mãos de autodidatas inexperientes; as duas personagens organizam sessões coletivas ao redor de uma pereira magnetizada, e por meio do magnetismo tentam curar uma vaca doente. Porém, o magnetismo foi mais explorado por escritores populares que por grandes escritores. Um dos sucessos de vendas da época foi um romance de Frédéric Soulié, *Le Magnétiseur* (O Magnetizador)[141]. O vilão, um magnetizador alemão, magnetiza uma doente mental e, dessa forma, toma conhecimento de um incidente secreto, que ela havia testemunhado no passado e que, agora, havia esquecido em seu estado normal de vigília. O magnetizador irá explorar esse segredo para fins de chantagem.

Na Inglaterra, Robert Browning escreveu um poema um bocado obscuro, *Mesmerism* (Mesmerismo - 1855), no qual, à distância, um magnetizador ordena que uma mulher vá até sua casa em uma noite chuvosa. Ele fica perplexo com a influência que sua mente é capaz de exercer sobre outrem e reza para que nunca faça mau uso disso[142].

Nos Estados Unidos, o interesse pelo magnetismo desenvolveu-se com mais vagar, mas ganhou importância durante os anos 1830. Já vimos a conexão entre o magnetismo e as origens da ciência cristã e o espiritismo. Edgar Allan Poe ficou impressionado com a doutrina do magnetismo. Diziam que ele era o autor de um livro anônimo que expressava a crença na realidade do fluido magnético, que um sonâmbulo seria supostamente capaz de ver, "branco feito a luz do dia", aspergindo centelhas brilhantes[143]. O conto de Poe intitulado "O Caso do Sr. Valdemar" é bem conhecido: o espírito de um homem moribundo é mantido preso ao corpo morto por um magnetizador, que era amigo seu. Semanas depois, quando o espírito é finalmente liberto, o corpo entra em decomposição instantaneamente[144]. Por acaso, essa história cruzou o Atlântico numa época em que Poe ainda não era conhecido na França, e talvez isso explique por que foi "levada a sério" em vários lugares, chegando a ser citada por Mabru como um exemplo dos inconcebíveis absurdos em que os magnetizadores acreditavam[145].

O tópico da dupla personalidade, que inspiraria muitos escritores durante a segunda metade do século XIX, apareceu na literatura na forma do "duplo", uma dupla personalidade projetada[146]. O protótipo desse tipo de escrita foi a história *Os Elixires do Diabo*, de E.T.A. Hoffmann:

> O monge Medardo, após beber um elixir mágico que havia encontrado em seu mosteiro, vê sua personalidade secretamente transformada na de um homem mau. Enviado para Roma a serviço de seus superiores, comete crimes e foge. Mas ele encontra o seu Duplo: um monge, vindo do mesmo mosteiro, que havia cometido os mesmos crimes e padecia dos mesmos sentimentos de culpa. O Duplo bebe o restante do elixir, enlouquece e é internado em um manicômio. Medardo é levado ao tribunal, mas depois retoma sua vida criminosa. O Duplo reaparece e é acusado de ter cometido os crimes de Medardo; ele é preso e condenado à morte. Mas logo antes da execução, Medardo confessa-se culpado e foge, seguido pelo Duplo, que desaparece. Medardo recobra a consciência em um sanatório na Itália, e após a devida penitência, retorna ao seu mosteiro, onde reencontra a sua paz de espírito.[147]

Esse romance é notável como uma antecipação do conceito junguiano de "sombra": Medardo projetara sua sombra (o lado maligno de sua personalidade) em outro ser – logo, a sua vida imoral e errática. Uma vez aceita a culpa e assimilada a sombra, ele atinge uma maior integração de sua personalidade. O conceito do duplo é compreendido de um modo diferente por Edgar Allan Poe, em sua história "William Wilson":

> O narrador nota que, por acaso, outro garoto na escola tem o mesmo nome e a mesma data de nascimento que ele; parece-se muito com ele, mas fala com uma voz mais baixa. Ele não gosta do outro menino e fica tão assustado ao vê-lo que foge da escola. Embarca numa vida de devassidão, mas em cada passo crucial, o duplo reaparece inesperadamente e o acusa, até que um dia William Wilson o mata. O Duplo, à beira da morte, lhe diz que ele havia assassinado a si mesmo – e que, portanto, também iria morrer.[148]

Aqui, o duplo é compreendido como a consciência moral, no sentido clássico da luta entre o bem e o mal dentro do homem – como, mais tarde, no *Retrato de Dorian Gray*, de Oscar Wilde. Em contrapartida, uma noção bastante diferente do duplo é dada por Dostoiévski em seu romance *Dvoinik* (O Duplo):

> Golyádkin, um insignificante escrivão, começa a demonstrar um comportamento errático, chamando a atenção de seus superiores e colegas. De repente, ele encontra um homem que tem exatamente os seus traços físicos e veste roupas semelhantes. No dia seguinte, o duplo é apresentado no escritório como um novo escrivão, que tem o mesmo nome e a mesma data de nascimento de Golyádkin, fala com ele em tom humilde e implora que ele o proteja. Golyádkin leva-o para o seu apartamento. Mas as coisas progridem: o duplo se torna cada vez mais arrogante com ele, o destitui de seu cargo, vive às suas custas e rouba seus amigos. Golyádkin fica cada vez mais confuso, até que um dia o duplo ajuda a embarcá-lo na carruagem que irá levá-lo ao hospital psiquiátrico.[149]

Nesse romance, o duplo é obviamente compreendido como a personalidade mórbida de um homem que está ficando psicótico; é esse "outro si-mesmo" incômodo, que é fraco num primeiro momento, mas vai assumindo cada vez mais o controle do eu saudável.

A grande onda do espiritismo, que começou nos Estados Unidos em 1848 e se alastrou pela Europa no começo dos anos 1850, forçou o magnetismo a ficar em segundo plano por algum tempo. Os experimentos espíritas entraram em voga e os grandes médiuns eram as atrações do momento. Havia uma torrente de literatura supostamente escrita por espíritos ou ditada do outro mundo. Durante o seu exílio em Jersey, Victor Hugo realizou sessões espíritas em sua casa, nas quais o médium era provavelmente o seu filho Charles. Ésquilo, Shakespeare e os espíritos de outros homens ilustres ditavam elegantes versos franceses, que pareciam engenhosas imitações da própria poesia de Hugo[150]. O astrônomo Flammarion, que acreditava entusiasmadamente no espiritismo, publicou revelações que haviam sido realizadas por espíritos de pessoas famosas, entre as quais um *Gênese* supostamente ditado pelo espírito de Galileu[151]. Alguns médiuns que tinham uma formação mais medíocre escreviam romances que – em alguns casos, e de acordo com alguns críticos – eram de um nível inesperadamente alto. O exemplo mais conhecido provavelmente seja o de Pearl Lenore Curran, filha de pais britânicos nascida em Illinois no ano de 1883. Embora um tio seu fosse médium, ela aparentemente nunca se interessou pelo espiritismo. Em 1912, contudo, começou a fazer testes com a tábua Ouija. Gradualmente, as letras começaram a lhe vir com uma velocidade cada vez maior, e em seguida foram aparecendo vívidas imagens mentais. Repentinamente, em 8 de julho de 1913, ela recebeu uma mensagem de uma personalidade que se autodenomina Patience Worth[152], supostamente uma mulher que havia vivido numa fazenda em Dorset, na Inglaterra, no século XVII, e que ditou à sra. Curran uma enorme quantidade de composições literárias, incluindo poemas e romances. Vários desses romances e uma seleção de poemas foram publicados[153]. Essa produção literária era escrita em uma variedade de dialetos ingleses antigos e peculiares, os quais, contudo, jamais haviam sido falados. Esses dialetos – um diferente a cada obra –, assim como o conhecimento histórico contido em cada romance, deixaram os especialistas perplexos. Casper S. Yost[154] e Walter Franklin Prince[155], que entrevistaram a sra. Curran, consideraram que o seu caso era um exemplo incomum dos poderes criativos da mente subconsciente[156].

A prática da escrita automática levou naturalmente à do desenho automático, e logo foi adotada por médiuns e membros de grupos espíritas[157]. O dramaturgo Victorien Sardou chamou atenção com seus curiosos desenhos, que supostamente mostravam cenas pictóricas do planeta Júpiter e retratavam, dentre outras, as casas que Zoroastro, o profeta Elias e Mozart possuíam no planeta. Artista profissional, Fernand Desmoulins executou, em seus transes, com estupenda rapidez, retratos de falecidos – e isso mesmo no escuro. O número de desenhos automáticos como esses era grande o suficiente para permitir que a estética dos espíritos se tornasse objeto de estudo. Jules Bois descreveu os principais traços dessas produções artísticas do inconsciente como apresentando uma tendência à assimetria, detalhes abundantes e desnecessários, a substituição de linhas firmes por linhas "equívocas", e irregularidade da produção. Ele acreditava que a arte mediúnica exercia uma inegável influência na escola simbolista, iniciada por volta de 1891.

A onda espírita recuou lentamente, e a moda trouxe de volta o magnetismo em sua forma modernizada em hipnose e no problema da personalidade múltipla. O aspecto que mais impressionava o público era o da sedução e do crime sob hipnose. Charpignon dedicou um sério estudo a esse problema em 1860[158]. Nos anos 1880, a questão atraiu considerável atenção por causa da crença unânime da Escola de Nancy na possibilidade de crimes dessa ordem, e isso foi amplamente discutido em jornais, revistas e romances. A Escola da Salpêtrière, contudo, recusava-se a admitir a possibilidade de crimes dessa ordem; assim, quando a hipnose era invocada como gênese de crimes nos tribunais, redundava em disputas entre especialistas das duas escolas. É claro que Bernheim não afirmava que qualquer um podia ser hipnotizado para cometer um crime, mas ele acreditava que isso pudesse ocorrer em determinadas circunstâncias: quer com um sujeito amoral, que não ofereceria resistência a um sugestionamento criminoso, quer com um indivíduo fraco, que cometeria o crime de um modo impulsivo (como um epiléptico), ou, indiretamente, com um indivíduo a quem delírios de perseguição tivessem sido sugestionados, resultando no cometimento do crime. Também era possível sugestionar falsas memórias a um sujeito e, assim, transformá-lo numa falsa testemunha. Bernheim também acreditava que o autossugestionamento desempenhava um papel importante em muitos casos criminais. Certos criminosos, dizia ele, eram vítimas de autossugestionamento; logo, não responsáveis[159]. Na Alemanha, Schrenck-Notzing acreditava firmemente na criminogênese hipnótica e descreveu uma ampla gama de crimes que poderiam ser cometidos sob efeito de hipnose e sugestionamento[160].

Hoje dificilmente conseguimos conceber essa medida em que a hipnose e o sugestionamento foram invocados nos anos 1880 para explicar incontáveis fatos históricos, antropológicos e sociológicos – tais como a gênese das religiões, os milagres e as guerras. Gustave Le Bon popularizou uma teoria da psicologia coletiva baseada na assunção de que a "alma coletiva" da multidão poderia ser comparada à mente hipnotizada, e o líder, ao hipnotista[161]. Sistemas educacionais inteiros foram baseados no conceito de sugestionamento. Demonstrava-se grande interesse por sujeitos que, sob hipnose, atuavam em teatro ou pintavam e cantavam belamente[162].

A hipnose inspirou uma grande variedade de romances. Alguns tinham como tema um crime cometido em estado normal, mas confessado sob hipnose[163] ou sob o efeito de um sugestionamento que, à beira da morte, a vítima realizou no assassino[164]. Noutros romances, o criminoso hipnotizaria uma pessoa inocente para que cometesse um crime sob o seu comando, mas o verdadeiro criminoso seria descoberto, se o especialista em psiquiatria fosse esperto o suficiente para hipnotizar o executor do ato criminoso[165]. O romance mais bem-sucedido baseado na hipnose talvez tenha sido o sucesso de vendas de George du Maurier, *Trilby*[166]. Filha de um lorde inglês, Trilby foi criada em Paris e trabalhava como lavadeira e modelo vivo. Um pérfido professor de música, Svengali, a hipnotizou e treinou para se tornar uma cantora brilhante, casando-se com ela em seguida. Mas a moça só conseguia cantar em transe hipnótico, com Svengali mantendo os olhos nela de um dos camarotes. Quando ele morreu em decorrência de um ataque cardíaco no começo de uma apresentação, Trilby, não mais hipnotizada, viu-se incapaz de cantar, e a sua carreira chegou ao fim de um modo catastrófico. Não menos interessante é "O Horla", conto escrito por Maupassant quando prestes a colapsar numa paresia geral[167]. Um homem se vê tomado de ansiedade ao se dar conta de que eventos estranhos e inexplicáveis estavam acontecendo em sua casa, como se seres misteriosos invisíveis a tivessem invadido. Ele vai embora para Paris, onde, assistindo a uma sessão hipnótica, fica desconcertado ao ver uma mulher hipnotizada recebendo uma ordem que, no dia seguinte, ela cumpre pontualmente sem saber por quê. O homem, reconhecendo que aquilo era também o que estava acontecendo em sua própria mente, ficou consternado: "Alguém possui minha alma e a governa! Alguém ordena todos os meus atos, todos os meus movimentos, todos os meus pensamentos. Não sou mais nada em mim, nada além de um espectador escravo e apavorado com todas as coisas que faço."

Não menos numerosos foram os romances inspirados pelo tópico da personalidade múltipla. Na França, um popular sucesso de vendas na época era o romance de Léon Gozlan, *Le Médecin du Pecq* (O Médico de Pecq). Durante uma fuga sonambúlica, um jovem neurótico rico que vivia num sanatório engravidou uma moça – algo de que ele não tinha nenhuma ciência em seu estado de vigília[168]. O médico desenredou sua confusão analisando os sonhos que, todas as manhãs, o moço lhe relatava. Após 1880, o número de romances sobre personalidades múltiplas aumentou a passos largos. Jules Claretie coletou meticulosamente uma série de documentos na Salpêtrière antes de escrever *L'Obsession* (A Obsessão), a história de um pintor que ficou obcecado ao tomar conhecimento de que a sua personalidade secundária às vezes assumia o controle do seu corpo, sem que ele soubesse que maldades ela seria capaz de realizar[169].

Por fim, o pintor foi curado por um médico alsaciano, o qual lhe sugestionou a morte e o sepultamento dessa outra personalidade. *Sœur Marthe* (Irmã Marthe), de Charles Epheyre, foi outro romance sensacional dessa época: durante um período de férias no país, foi solicitado a um jovem médico que tratasse uma moça órfã que estava prestes a se tornar freira[170]. Ele hipnotizou Irmã Marthe a fim de curá-la de seus sintomas nervosos, mas uma outra personalidade surgiu, Angèle, que sabia que ela era filha de um homem rico e herdeira de uma grande fortuna – algo de que a Irmã não parecia suspeitar. Angèle estava apaixonada pelo jovem médico e com ele queria fugir. Contudo, na manhã da fuga planejada, a personalidade de Irmã Marthe reapareceu de repente na estação ferroviária e ela se viu confusa. Fez seus votos, então, e morreu de tuberculose logo depois. Poucos leitores da *Revue des deux mondes* (Revista dos Dois Mundos) suspeitaram que Epheyre fosse o pseudônimo do conhecido fisiologista Charles Richet. *Minnie Brandon*, de Hennique, foi outro sucesso. Um jovem francês estava apaixonado por uma charmosa e distinta moça inglesa, Minnie, que, infelizmente, ao beber a mais ínfima quantidade de álcool, tornava-se uma víbora terrível, Brandon[171]. Por fim, o embate entre Minnie e Brandon teve como vencedora a segunda, e o jovem, para o seu profundo pesar, viu-se forçado a abrir mão de ambas. Ainda pior foi o destino do herói no romance *Le Somnambule* (O Sonâmbulo), de Mintorn: em seu estado sonambúlico, um digno ministro protestante, que era bom marido e bom pai, tornava-se um criminoso que seduzia e estuprava mulheres e matava crianças, ao passo que a sua personalidade normal estava acima de qualquer suspeita[172]. Paul Lindau escreveu um famoso sucesso teatral, *Der Andere* (O Outro)[173]: um juiz estava conduzindo uma investigação criminal e descobriu que ele próprio – ou melhor, a sua insuspeitada segunda personalidade – era o autor do crime. Mas a maior conquista desse tipo de literatura foi, provavelmente, o romance de Stevenson: *O Estranho Caso do Dr. Jekyll e Sr. Hyde*[174]. Esse livro é de especial interesse por causa da maneira como foi concebido e escrito. Stevenson declarou que, ao longo dos anos, desenvolveu uma vida onírica intensa. Em seus sonhos, "pessoinhas" iam até ele e sugeriam ideias para os seus romances. Essa nítida distinção entre as suas personalidades de vigília e onírica podem lhe ter sugerido o tema do romance. Ele acrescentou que muitos detalhes do romance foram ditados pelas tais "pessoinhas"[175]. É importante notar que, para além de alguns bons romances e peças, uma profusão de romances populares e de literatura barata – que hoje encontram-se totalmente esquecidos – foi publicada nos anos 1880 envolvendo os temas do sonambulismo, da personalidade múltipla e dos crimes sob hipnose, e eles certamente contribuíram para moldar a mentalidade do período.

Com efeito, uma evolução gradual foi desde temas hipersimplificados como esses até temas mais sutis. Vimos que Binet, Lucka e outros autores insistiram no fato de que havia não só casos dramáticos de personalidade cindida, mas também todo tipo de estágio transitório entre a real cisão da personalidade e a ocorrência normal das facetas da personalidade. Essa corrente também se refletiu na literatura. Alguns autores optaram por mudanças bruscas de uma faceta da personalidade para outra como temas para os seus romances. Paul Bourget escreveu *L'Irréparable* (O Irreparável), em

1883, descrevendo a história de uma mulher que, antes do casamento, era desinibida, descontraída e alegre, e que de repente se tornou uma pessoa depressiva e pesarosa[176]. Uma das personagens do romance, um filósofo no estilo de Ribot, explica a metamorfose para o leitor. Em seu romance *Le Jardin secret* (O Jardim Secreto)[177], Marcel Prévost conta a história de uma mulher que deixou sua personalidade para trás quando se casou. Treze anos depois, deparou-se por acaso com o diário de seus tempos de moça, redescobrindo assim a sua personalidade anterior. Essa descoberta fez com que a sua mente ficasse ativa, que ficasse mais ciente do mundo à sua volta. Ela encontrou evidências da infidelidade do marido e pensou em divorciar-se dele. Mas após um longo conflito interno, decidiu permanecer com ele e reorganizar a vida. Ela conservou sua segunda personalidade, embora em um nível mais elevado de consciência.

No início do século XX, a literatura começou a fornecer descrições mais sutis das muitas facetas da personalidade humana, da sua interação e da estrutura polipsíquica da mente, como visto nas obras de Pirandello, Joyce, Italo Svevo, Lenormand, Virginia Woolf e, sobretudo, nas de Marcel Proust. A clássica ocorrência de personalidade múltipla já era quase obsoleta; ela foi mencionada apenas uma vez na obra de Marcel Proust, quando estavam jogando conversa fora no salão de madame Verdurin e alguém mencionou o caso de um homem honesto que, em sua personalidade secundária, transformava-se num vigarista[178]. É digno de nota que essa mesma história tenha sido publicada pelo pai de Marcel Proust, Adrien Proust, como um caso psicopatológico significativo[179]. O que Marcel Proust analisou incansavelmente foram as muitas manifestações de polipsiquismo, os múltiplos matizes da personalidade dentro de nós. Ele considerava o eu humano como sendo composto de muitos pequenos eus – distintos, embora lado a lado, e mais ou menos intimamente conectados. Assim, a nossa personalidade muda de momento em momento, dependendo das circunstâncias, do lugar e das pessoas com quem estamos. Os acontecimentos atingem certas partes da nossa personalidade e deixa outras de fora. Em uma conhecida descrição, o narrador conta como, após ser informado da morte de uma mulher, Albertine, a notícia foi sendo compreendida sucessivamente por várias partes de sua personalidade. A soma dos nossos eus anteriores é um domínio geralmente fechado, mas alguns desses eus podem reaparecer de repente, produzindo uma revivescência do passado; assim, um dos nossos eus anteriores ficará em primeiro plano, vivendo por nós. Entre os nossos muitos eus, há também elementos hereditários; outros – o nosso eu social, por exemplo – são uma criação dos pensamentos e da influência de outras pessoas sobre nós. Isso explica a contínua fluidez da mente, que se deve a essas metamorfoses da personalidade. O trabalho de Marcel Proust é de particular interesse porque as suas análises sutis não foram influenciadas por Freud e pelos demais representantes da nova psiquiatria dinâmica. Suas fontes acadêmicas não foram além de Ribot e Bergson. Seria bastante viável extrair de sua obra um tratado sobre a mente, o qual forneceria uma perspectiva plausível daquilo que a primeira psiquiatria dinâmica teria se tornado se tivesse seguido o seu curso natural.

Os filósofos profissionais focaram sua atenção nos fenômenos do hipnotismo e da personalidade múltipla. Taine[180] e Ribot[181] ficaram muito impressionados com eles. Janet afirma que a história de Félida era o grande argumento utilizado na França pelos psicólogos positivistas contra a escola cousiniana de psicologia filosófica dogmática. "Mas não estava garantido que, para Félida, haveria uma cátedra de psicologia no Collège de France."[182] Fouillée viu nos fenômenos do hipnotismo e do sonambulismo uma confirmação da doutrina das *idées-forces*[183]. Contudo, um de seus biógrafos sugere que o hipnotismo possivelmente tenha mais inspirado que confirmado essa concepção[184]. Bergson tinha um conhecimento pessoal do hipnotismo: professor em Clermont-Ferrand de 1883 a 1888, participou ativamente de sessões hipnóticas privadas organizadas por Moutin, um médico da cidade[185]. O próprio Bergson realizou alguns experimentos notáveis em torno da simulação inconsciente de sujeitos hipnotizados[186]. Posteriormente, numa de suas principais obras, argumentou que as artes são uma versão refinada e espiritualizada do meio utilizado pelo hipnotismo[187].

Os críticos literários também recorreram ao fenômeno da personalidade múltipla para explicar certos enigmas. Em sua interpretação de Novalis, Spenlé formulou hipóteses acerca de uma dualidade da personalidade[188]. Ainda criança, Novalis desenvolveu uma segunda personalidade de devaneio e imaginação. Essa personalidade cresceu, e quando Novalis vivia uma vida aparentemente normal como engenheiro de minas, também declarou que o seu sonho poético era superior a qualquer realidade. Paul Valéry explicava de um modo similar a personalidade de Swedenborg, o grande místico sueco: por volta dos quarenta anos de idade, os olhos de Swedenborg "abriram-se para o mundo espiritual"[189]. Ele viveu simultaneamente em dois mundos, o real e um "mundo espiritual" em que ele estava em contínua relação com anjos e espíritos. Como Valéry observou acertadamente, não era uma confusão entre dois mundos, como acontece no delírio, mas a sobreposição de dois mundos entre os quais Swedenborg podia ir e vir como bem entendesse.

Os fenômenos de criação literária foram motivo de grande inquietude para a primeira psiquiatria dinâmica. Os conceitos de mente dual, dipsiquismo e polipsiquismo, assim como os desconhecidos poderes da mente, foram frequentemente mobilizados.

A hipnose forneceu um primeiro modelo da mente humana como um duplo eu: um eu consciente, porém restrito, que o indivíduo acredita ser o único; e um eu subconsciente, muito mais vasto, desconhecido pelo consciente, mas dotado de desconhecidos poderes perceptivos e criativos. O fenômeno da inspiração poderia ser explicado como uma mais ou menos intermitente explosão, na mente consciente, de um material psíquico que estava armazenado na mente subconsciente. Francis Galton expressou uma ideia similar: "Parece haver uma grande sala de recepção em minha mente onde a consciência plena é a anfitriã e onde duas ou três ideias estão, ao mesmo tempo, na plateia; e uma antessala cheia de ideias mais ou menos associadas, que fica situada logo após o pleno alcance da consciência."[190] Um funcionamento bem-sucedido da mente implica uma "grande audiência", uma combinação ordenada de ideias na "antessala" e uma fluência na saída. Às vezes acontece de esse material acumulado emergir na mente de modo automático; nesse caso, "a dividualidade substitui a individualidade, e uma porção da mente comunica-se com a outra como se fosse uma pessoa diferente".

Uma concepção mais sofisticada foi desenvolvida por Chabaneix[191]. Ele distinguiu vários níveis de subconsciente, tanto diurno quanto noturno, e descreveu vários tipos de relação entre o subconsciente e o consciente (contato intermitente ou permanente, não controlado ou controlado), bem como sua influência na criação artística, científica e literária.

O fenômeno da inspiração também foi muitas vezes comparado ao fenômeno de uma segunda personalidade, que se desenvolve lentamente de modo clandestino e, de repente, emerge por algum tempo – daí o sentimento de ter a obra ditada por algum tipo de ser desconhecido, embora não de modo tão notório como com a sra. Curran e "Patience Worth". C.G. Jung interpretou o *Zaratustra* de Nietzsche como resultado de uma segunda personalidade, que se havia desenvolvido de modo silencioso, até que um dia irrompeu de repente[192]. Nas próprias palavras de Nietzsche:

> *Da, plötzlich, Freundin! wurde Eins zu Zwei*
> *Und Zarathustra gieng an mir vorbei...*

> (De súbito, amiga!, o um dois se tornou
> E Zaratustra junto a mim passou)[193]

Uma outra teoria da criação literária centrava-se no modelo polipsíquico da mente humana: já que a mente humana é um feixe de subpersonalidades, pode-se imaginar que um grande romancista – digamos, Balzac – fosse capaz de conceder a muitas delas uma identidade, uma ocupação, traços de personalidade, e deixá-las se desenvolver lentamente ao seu próprio modo. Falando da profusão de personagens bem diferenciadas nos romances de Balzac, Jules Romains supõe que cada uma delas era uma das "personalidades embrionárias" do escritor, isto é, *não* eram personalidades inconscientes ou recalcadas, mas "sistemas psicológicos completos, orgânicos e individualizados, cada um contendo em si tudo o que é necessário para prover, em contato com as ocorrências vitais e o condicionamento social, um destino completo de homem ou de mulher"[194]. Jean Delay também pensa que o romancista tem esse poder de desenvolver subpersonalidades latentes em si mesmo e de transformá-las em personagens literárias[195]. Ele também enfatiza o processo da "criação de um duplo": qualquer um que tenha um diário pessoal tende a desenvolver uma dupla personalidade que emerge gradativamente nesse diário, de modo que uma relação interpessoal peculiar se desenvolve entre aquele que escreve o diário e o seu si-mesmo fictício. Este segundo si pode então, a certa altura, ganhar vida, por assim dizer, na forma de uma personagem literária por meio da qual o escritor trará à tona os seus problemas secretos, os seus "venenos" – tal como fez Goethe, com *O Sofrimento do Jovem Werther*, e André Gide, com *André Walter*.

O processo de criação literário foi, por fim, abordado a partir da noção de "criptomnésia". Esse termo, que parece ter sido cunhado por Flournoy, designa um fenômeno bem familiar aos magnetizadores e hipnotistas. Em transe hipnótico, e especialmente na forma da regressão hipnótica, um indivíduo pode relatar muitos fatos que o seu si-mesmo normal de vigília esquecera por completo. A nossa memória verdadeira, críptica, é então imensamente mais vasta que a nossa memória consciente. Outras evidências de criptomnésia foram apresentadas em sonhos, febre ou outros estados físicos[196]. Flournoy mostrou que os "romances de imaginação subliminar" de sua médium Hélène Smith eram, em grande parte, oriundos de "criptomnésias" de livros que ela havia lido quando criança e depois esquecido. A criptomnésia fornecia uma explicação para ocorrências de pseudoplágio literário. Jung, por exemplo, descobriu que um parágrafo inteiro do *Zaratustra* de Nietzsche provinha de um artigo do quarto volume do *Blätter von Prevorst* (o periódico editado por Justinus Kerner) – uma publicação que, como é sabido, Nietzsche lia quando jovem. A natureza inconsciente do plágio era bem provável, já que o texto original havia sido desajeitadamente distorcido e inserido de uma maneira bastante desnecessária na história de *Zaratustra*[197]. Muitos outros casos de pseudoplágio foram reconhecidos desde então; parece até que certos autores são particularmente propensos a ele. Aqui, também, Nietzsche pode ser mencionado. Lou Andreas-Salomé assegurava que todo o conteúdo da *Genealogia da Moral* havia se originado com Paul Rée, que discutira a sua conceituação em uma conversa com Nietzsche; Nietzsche ouviu Rée cuidadosamente, fazendo dos pensamentos dele os seus próprios, e depois tornando-se hostil a ele[198]. Segundo H. Wagenvoort, Nietzsche tinha uma excepcional capacidade de assimilar, com incrível celeridade, os pensamentos de outras pessoas e de esquecer que o havia feito[199]. Assim, quando o pensamento lhe ocorria novamente, não reconhecia a procedência alheia e acreditava decorrer da sua própria mente. Foi assim que, como diz Wagenvoort, Nietzsche tomou de empréstimo do livro de Michelet, *La Bible de l'humanité* (A Bíblia da Humanidade), os principais conceitos desenvolvidos em sua obra, *O Nascimento da Tragédia*. De acordo com outros historiadores da literatura, os principais conceitos originais de Nietzsche teriam vindo, por via da criptomnésia, de Emerson[200]. De fato, a criptomnésia parece ser uma ocorrência tão frequente que Paul Valéry chegou a considerá-la o principal propulsor da criação literária; assim, "plagiário é aquele que digeriu imperfeitamente o conteúdo dos pensamentos alheios: ele permite que os pedaços sejam reconhecíveis"[201].

O Declínio da Primeira Psiquiatria Dinâmica

A história da primeira psiquiatria dinâmica mostra um paradoxo: novas descobertas batalharam durante um século inteiro (de 1784 a 1882) por reconhecimento; e depois de, finalmente, serem reconhecidas pela "medicina oficial" – com Charcot e Bernheim –, elas desfrutaram de uma brilhante fase de sucesso que durou menos de vinte anos, seguidos por um rápido declínio. O problema desses altos e baixos intrigou a muitos. Janet sugeriu que há tendências, não apenas no estilo de vida, mas também na medicina. Depois de 1882, o mundo médico caiu de amores pelo hipnotismo; publicações sobre o assunto chegaram à casa das centenas, até que se atingiu um ponto de saturação e a tendência foi abandonada. Isso pode ser verdade; no entanto, também deve ter havido fatores inerentes ao hipnotismo que causaram esse rápido declínio.

Uma leitura atenta da bibliografia daquela época sobre o hipnotismo mostra o que podem ter sido esses fatores. Inúmeros hipnotistas que, a princípio, haviam se entusiasmado com o hipnotismo, logo descobriram inconvenientes importantes. Nem todo mundo era capaz de se tornar um bom hipnotista, e o melhor dos hipnotistas tampouco era capaz de hipnotizar todo mundo. Ficou óbvio que muitos pacientes fingiam estar hipnotizados, quando, na realidade, não estavam. Benedikt, por exemplo, relatou que havia permitido que alguns de seus alunos hipnotizassem pacientes em seu ambulatório; esses pacientes diziam ter estado em sono hipnótico, mas aos médicos seniores confessavam que apenas haviam fingido estar hipnotizados para agradar os médicos jovens[202]. Relatou-se o mesmo não apenas com Charcot – como visto acima –, mas também com Forel, Wetterstrand e outros hipnotistas experientes cujos pacientes fingiam até mesmo estar curados porque não ousavam contradizer seus médicos autoritários.

Também aconteceu de sujeitos fingirem hipnose a fim de se sentirem à vontade para se livrar de segredos dolorosos, que eles teriam ficado constrangidos de revelar de outra forma. Deve ter sido assim desde os primórdios do magnetismo. Já contamos a estranha história de um homem que era encantado com um amigo em quem tinha a maior confiança durante o estado de vigília, mas que, em crise magnética, contou ao conde de Lutzelbourg que o suposto amigo o havia traído e prejudicado, e explicou o que era preciso fazer para transmitir esse conhecimento de sua "crise" ao seu estado de vigília[203]. Muitos casos semelhantes poderiam ser citados. O dr. Bonjour[204], um psicoterapeuta suíço, conta como notou, em 1895, que certos pacientes revelariam, sob hipnose, coisas dolorosas que fingiam não saber em estado de vigília, e que depois admitiam sempre terem sabido, mas ficavam acanhados demais para falar a respeito.

Um inconveniente mais sério era a tendência à simulação inconsciente, que se desenvolvia em muitos indivíduos hipnotizados, levando-os a adivinhar a vontade do hipnotista e a agir consoante a ela. Bernheim, por exemplo, dizia: "É incrível a perspicácia com que certos sujeitos hipnotizados detectam, por assim dizer, a ideia que devem levar à execução. Uma palavra, um gesto, uma entonação lhes fornecem a pista."[205] Bergson, que havia pesquisado a respeito da suposta leitura de pensamentos na hipnose, concluiu que o paciente que recebe ordens para realizar um *tour de force* "agirá de boa-fé e fará o mesmo que o menos escrupuloso e mais habilidoso dos charlatões; que ele, inconscientemente, utilizará meios de cuja existência sequer suspeitaremos"[206]. O médico belga Crocq contou como, após ter obtido maravilhosos resultados com o hipnotismo, acabou tomando ciência de determinados fatos:

Pratiquei muita experimentação hipnótica e obtive resultados aparentemente maravilhosos; é por isso que me tornei extremamente cauteloso. Suscitei, da maneira mais surpreendente, a exteriorização da sensibilidade, a visibilidade dos eflúvios magnéticos e elétricos, e quase me tornei vítima de meus próprios sujeitos, de tão maravilhosamente bem-sucedidos que foram os experimentos. Mas um cuidadoso escrutínio dos fatos convenceu-me de que isso não passava do efeito do autossugestionamento. Não se deve esquecer que o sujeito hipnotizado luta, com todos os meios que tem à disposição, para satisfazer os desejos do hipnotista e levar a cabo não apenas as suas ordens, mas também os seus pensamentos. O hipnotizado escrutina o cérebro do hipnotista, que geralmente não atenta para a extraordinária sensibilidade do sujeito e não percebe que um sinal, que é imperceptível em estado de vigília, pode se tornar da maior importância para o indivíduo hipnotizado.

Crocq acrescentou que o mesmo se aplicava à histeria, e advertiu: "Se quiserem ser enganados, façam experimentos com pacientes histéricos."[207]

Delboeuf, outro belga, que visitou a Salpêtrière e a Escola de Nancy em 1886, comentou acerca das flagrantes diferenças obtidas por Charcot, por Bernheim e pelo hipnotista de palco Donato[208]. Delboeuf concluiu que não só havia uma inegável ação do hipnotista sobre o seu sujeito ("tal mestre, tal discípulo"), mas que havia, em grau ainda maior, uma ação sugestiva do hipnotizado sobre o hipnotista ("tal discípulo, tal mestre"). O primeiro sujeito hipnotizado imprime no hipnotista um método e uma dada expectativa de resultados que estabelecem o padrão para o método e para os resultados do hipnotista com os novos sujeitos. Ademais, o hipnotista que foi treinado de uma dada maneira passa adiante o seu método e a sua expectativa de resultados aos seus discípulos, o que explica a origem de escolas rivais, cada qual com um monopólio de fenômenos hipnóticos específicos. A propósito, é digno de nota que esses achados de Delboeuf tenham sido recém-replicados com base na pesquisa, atual e independente, de Martin Orne[209]. Não é de admirar que o estado hipnótico tenha sido frequentemente comparado a uma *folie à deux*[210], em que "não se sabe qual dos dois é mais louco". Nos últimos anos do século XIX, esses relatos negativos se acumularam a tal ponto que ocorreu uma vigorosa reação contra o uso do hipnotismo e as teorias da histeria que lhe eram contemporâneas. Entre os líderes dessa reação estiveram homens que, por anos a fio, haviam feito experimentos com recursos como a metaloscopia, a ação de medicamentos à distância e a transferência de sintomas de um paciente para outro. Janet, que havia sido mais cauteloso e feito experimentos com o hipnotismo e com pacientes histéricos sem cair em nenhuma de suas armadilhas, foi um dos poucos a dar sequência aos ensinamentos da primeira psiquiatria dinâmica que se haviam provado sólidos.

A rejeição da primeira psiquiatria dinâmica foi tão irracional e repentina quanto o fora a moda que havia causado a sua ascensão à fama nos anos de 1880. Isso ocorreu a despeito da grande resistência oferecida por parte de certos adeptos da primeira psiquiatria dinâmica que estavam descobrindo fatos novos e promissores. Havia, por exemplo, os novos métodos de catarse hipnótica – com que Janet fez experimentos a partir de 1886; e Breuer e Freud, em 1893 e 1895 –, dos quais falaremos em outras partes deste livro. Havia também um método elaborado por Oskar Vogt, ao qual ele deu o nome de "hipnose parcial"[211]. Esse método requeria sujeitos facilmente hipnotizáveis, que também fossem capazes de conservar afiado o seu senso crítico sob hipnose: o sujeito era hipnotizado e a sua atenção mantinha-se focada num fato ou numa memória claramente delineados, que o permitissem explorar o substrato inconsciente de um sentimento particular – presente ou passado –, uma associação, um sonho ou um sintoma psicopatológico. A propósito, essa forma particular de hipnose é notavelmente similar ao que Ainslie Meares descreveu como "Estado-Y"[212]. Frederic Myers – que estava bem familiarizado com as armadilhas e falácias da hipnose, da histeria e da dupla personalidade – enfatizou, consistentemente, o efetivo progresso que essas noções tinham trazido para o nosso conhecimento da mente humana e o progresso adicional que poderia ser esperado no futuro[213]. Um ponto era que uma personalidade secundária não era necessariamente inferior a uma personalidade principal, mas às vezes significava, pelo contrário, uma melhora acentuada – ideia que foi desenvolvida por Jung posteriormente. Contudo, "as sucessivas descobertas de intoxicantes, narcóticos propriamente ditos e anestésicos constituíram três importantes estágios no nosso crescente controle do sistema nervoso", e a descoberta da hipnose foi um estágio posterior. A hipnose arca, para muitas pessoas, com uma expansão e uma liberdade da mente que elas estão impossibilitadas de alcançar no estado de vigília: "Sustento que o transe hipnótico […] tem alguma analogia com o gênio criativo, bem como com a histeria. Sustento que, para sujeitos sem instrução, foi o estado mental mais elevado que já acessaram; e que, quando mais bem compreendido e aplicado a sujeitos de tipo superior, ele pode predispor a fluxos de pensamento mais tranquilos e estáveis do que se pode garantir por meio do esforço de vigília dos nossos dias agitados e fragmentários." Pode ser que chegue o momento em que o homem não só irá alternar entre estado de vigília e adormecimento, mas em que "outros estados poderão vir a coexistir com esses". Por fim, Myers lembrou que houve curas notáveis e permanentes alcançadas sob hipnose. No que diz respeito ao futuro, ele sentia que o nosso conhecimento desses estados podia ser expandido e utilizado de três novas maneiras: a primeira, produzindo uma melhora moral por meio da impressão de "sugestionamentos hipnóticos de tipo salutar"; a segunda, adquirindo "um estado de não susceptibilidade à dor física"; e a terceira, ganhando poder através da dissociação dos elementos de nosso ser de formas inovadoras. Essas previsões de Myers iriam se materializar no método do autossugestionamento de Coué, na técnica do parto indolor e no treinamento autógeno de Schultz.

Porém, decerto é mais fácil rejeitar em bloco um ensinamento que incorporou erros do que empreender a difícil tarefa de separar o joio do trigo. Assim, como Janet havia de concluir, "o hipnotismo está morto… até o dia em que ressuscitar".

Conclusão

A primeira psiquiatria dinâmica constituiu um corpo de conhecimento bem construído que, a despeito das inevitáveis oscilações, foi de uma unidade orgânica muito maior do que geralmente se supõe. A opinião comum assevera

186

que a primeira psiquiatria dinâmica desapareceu por volta de 1900, para ser substituída por sistemas de psiquiatria dinâmica totalmente novos. Mas um cuidadoso escrutínio dos fatos revela que não houve revolução repentina, e sim, pelo contrário, uma transição gradual; e, além disso, que as novas psiquiatrias dinâmicas assumiram muito mais da primeira do que se havia imaginado. A influência cultural da primeira psiquiatria dinâmica foi extremamente persistente e ainda permeia a vida contemporânea em um grau insuspeitado.

As novas psiquiatrias dinâmicas, tendo incorporado muito da primeira, também assimilaram uma grande quantidade de conhecimento de outras fontes. As novas psiquiatrias dinâmicas só podem ser compreendidas caso se faça, primeiramente, um levantamento de todo o pano de fundo sociológico e cultural durante todo o século XIX. Será esse o assunto do próximo capítulo.

Notas

1. Ver J. Kerner, *Geschichten Besessener neuerer Zeiten: Beobachtungen aus dem Gebiete kakodämonischer-magnetischer Erscheinungen, nebst Reflexionen von C.A. Eschenmayer über Besessenseyn und Zauber*, 2. ed., Karlsruhe: G. Braun, 1835.
2. Michel de Montaigne [1581], *Essais*, Paris: Gallimard, 1940, p. 110-120. (Col. Bibliothèque de la Pléiade.) (Trad. bras.: *A Força da Imaginação, Ensaios*, v. 1, trad. S. Milliet, São Paulo: Nova Cultural, 2000, p. 105-114.)
3. Ver Lodovico Antonio Muratori, *Della forza della fantasia umana*, Venezia: Giambatista Pasquali, 1745.
4. Ver Otto Stoll, *Suggestion und Hypnotismus in der Völkerpsychologie*, 2. ed., Leipzig: Von Weit, 1904.
5. Ver James Braid, *Neurypnology; or, the Rationale of Nervous Sleep, Considered in Relation with Animal Magnetism*, London: John Churchill, 1843.
6. Segundo Janet, essa teoria era defendida por Bertrand, Deleuze, Braid, Noizet, Liébeault, Charcot e a Escola da Salpêtrière. Na realidade, Puységur havia escrito a respeito do "somnambulisme magnétique" (sonambulismo magnético) já em 1809: *Suite des mémoires pour servir à l'histoire et à l'établissement du magnétisme animal*, 2. ed., Paris: Cellot, 1809, p. 221.
7. Pierre Janet, *Les Médications psychologiques*, v. 1, Paris: Félix Alcan, 1919, p. 267-271.
8. Ver Mouillesaux apud Rudolf Tischner, "Franz Anton Mesmer: Leben, Werk und Wirkungen", *Münchner Beiträge zur Geschichte und Literatur des Naturwissenschaften und Medizin*, Band I, n. 9-10, 1928, p. 541-714.
9. Joseph Philippe Fraçois Deleuze, *Instruction pratique sur le magnétisme animal*, Paris: Germer Baillière, 1825, p. 118.
10. Alexandre Jacques François Bertrand, *Traité du somnambulisme*, Paris: Dentu, 1823, p. 298-299.
11. Conde de Lövenhielm, *Bibliothèque du magnétisme animal*, v. v, 1818, p. 228-240.
12. P. Janet, *Les Médications psychologiques*, v. 1, Paris: Félix Alcan, 1919, p. 281-283.
13. Louis Joseph Jules Charpignon, *Physiologie, médicine et métaphysique du magnétisme*, Paris: Germer Baillière, 1848, p. 364-365.
14. Barão Du Potet, citado em P. Janet, *Les Médications psychologiques*, p. 141.
15. Eugen Bleuler, Zur Psychologie der Hypnose, *Münchener medizinische Wochenschrift*, Band XXXVI, 1889, p. 76-77.
16. Berthold Stokvis, Selbsterleben im hypnotischen Experiment, *Zeitschrift für Psychotherapie*, Band VI, 1956, p. 97-107.
17. Do francês: "sonâmbulos extralúcidos". (N. da T.)
18. Ver Albert de Rochas, *Les Vies successives: Documents pour l'étude de cette question*, Paris: Chacornac, 1911.
19. Ver T. de Montravel, *Essai sur la théorie du somnambulisme magnétique*, London: [s.n.], 1785.
20. A. Teste, *Manuel pratique du magnétisme animal*, 3. ed., Paris: J.B. Baillière, 1846, p. 486-493.
21. Pierre Jean Corneille Debreyne, *Pensées d'un croyant catholique*, Paris: Poussielgue-Rusand, 1844, p. 340-457.
22. B. Du Potet, *La Magie dévoilée, ou principes de science occulte*, 3. ed., Paris: Vigot, 1893, p. 1-58.
23. Do francês: "extralucidez". (N. da T.)
24. Hippolyte Bernheim, Les Hallucinations rétroactives sugérées dans le sommeil naturel ou artificiel, *Premier Congrès International de l'Hypnotisme Expérimental et thérapeutique, Paris, du 8 au 12 août 1889*, Paris: Doin, 1890, p. 291-294.
25. Jean-Martin Charcot, *Leçons du mardi à la Salpêtrière: Policlinique, 1888-1889*, Paris: Progrès Médical, 1889, p. 247-256.
26. Na literatura moderna, ver particularmente Johannes Heinrich Schultz, *Gesundheitsschädigungen nach Hypnose, Ergebnisse einer Sammelforschung*, Halle: C. Marhold, 1922.

27. Reimpresso em Claude Burdin; Frédéric Dubois, *Histoi-re académique du magnétisme animal*, Paris: J.B. Bail-lière, 1841.

28. Theodor Meynert, *Klinische Vorlesungen über Psychia-trie auf wissenschaftlichen Grundlagen*, Wien: Braumül-ler, 1889-1890, p. 197.

29. Do francês: "sugestionamento em estado de vigília". (N. da T.)

30. Frederic William Henry Myers, Automatic Writing, *Pro-ceedings of the Society for Psychical Research*, v. III, 1885, p. 1-63; v. IV, 1886-1887, p. 209-261.

31. William James, Automatic Writing, *Proceedings of the American Society for Psychical Research*, v. I, 1885-1889, p. 548-564.

32. Ver B. Du Potet, *La Magie dévoilée, ou principes de scien-ce oculte*, Paris: Pommaret et Moreau, 1852.

33. Ver Théodore Flournoy, *Des Indes à la planète Mars: Etude Sur Un Cas de Somnambulisme Avec Glossolalie*, Genève: Atar, 1900; idem, *Esprits et médium: mélanges de métapsychique et de psychologie*, Genève: Kündig, 1909.

34. Ver Jacques-Henri-Désiré Petetin, *Mémoire sur la dé-couverte des phénomènes que présentent la catalepsie et le somnambulisme, symptômes de l'affection hystérique essentielle*, Lyon: [s.n.], 1785; idem, *Mémoire sur la décou-verte des phénomènes de l'affection hystérique essentielle et sur la méthode curative de cette maladie, Parte II*, 1785.

35. Ver Claude-Étienne Bourdin, *Traité de la catalepsie*, Paris: Rouvier, 1841.

36. Ver Timothée Puel, *De la catalepsie*, Paris: J.B. Bail-lière, 1856.

37. Do latim: "flexibilidade cérea". (N. da T.)

38. Ver Pierre Briquet, *Traité clinique de thérapeutique de l'hystérie*, Paris: J.B. Baillière, 1859.

39. James Cowles Prichard, *A Treatise on Insanity and Other Disorders Affecting the Mind*, London: Sherwood, Gil-bert and Piper, 1835, p. 454-458.

40. G. de Nerval [1842], Octavie, *Œuvres*, Paris: Gallimard, 1952, p. 305-312. (Col. Bibliothèque de la Pléiade.)

41. Ver W. Jensen, *Gradiva: Ein pompejanisches Phantasies-tück*, Dresden/Leipzig: C. Reissner, 1903.

42. Ver A. Breton, *Les Vases communiquants*, Paris: Cah-iers Libres, 1932.

43. Ver Paul Johann Anselm Feuerbach, *Aktenmässige Darstel-lung merkwürdiger Verbrechen*, Giessen: Heyer, 1828. 2 v.

44. J.M. Charcot, op. cit., p. 317-322.

45. M. Naef, Ein Fall von temporärer, totaler, theilweise re-trograder Amnesie (durch Suggestion geheilt), *Zeitschrift für Hypnotismus*, Band VI, 1897, p. 321-354.

46. F. Raymond; P. Janet, Les Délires ambulatoires ou les fugues, *Gazette des Hôpitaux*, v. LXVIII, 1895, p. 754-762.

47. Santo Agostinho, *Confissões*, trad. Lorenzo Mammì, São Paulo: Penguin Classics/Companhia das Letras, 2017, p. 279.

48. Ver Auguste Jundt, *Rulman Merswin et l'ami de Dieu de l'Oberland: Un problème de psychologie religieuse, Avec Documents Inédits Et Fac-Similes En Phototypie*, Paris: Fischbacher, 1890.

49. Eberhard Gmelin, *Materialien für die Anthropologie*, v. 1. Tübingen: Cotta, 1791, p. 3-89.

50. Johann Christian Reil, *Rhapsodien über die Anwendung der psychischen Curmethode auf Geisteszerrüttungen*, Halle: Curt, 1803, p. 71-78, 93-96.

51. E. Darwin, *Zoonomia, or the Laws of Organic Life*, v. 2, 3. ed., London: J. Johnson, 1801, p. 131.

52. Supõe-se que J.K. Mitchell tenha publicado a história de Mary Reynolds no *Medical Repository* em 1815 ou nos anos seguintes. A sra. Alice D. Weaver, bibliotecária da Academia de Medicina de Nova York, analisou a cole-ção e não encontrou nenhuma menção a artigo ou car-ta do dr. Mitchell a respeito do caso de Mary Reynolds.

53. William S. Plumer, "Mary Reynolds: A Case of Double Consciousness", *Harper's New Monthly Magazine*, v. XX, 1859-1860, p. 807-812.

54. Robert Macnish, *The Philosophy of Sleep*, 3. ed., Glas-gow: W.R. M'Phun, 1836, p. 187.

55. Do francês: "a Dama de Macnish". (N. da T.)

56. P. Janet, *Les Névroses*, Paris: Flammarion, 1909, p. 246-259.

57. Ver Dr. Despine Père, *De l'Emploi du magnétisme ani-mal et des eaux minérales dans le traitement des mala-dies nerveuses, suivi d'une observation très curieuse de guérison de névropathie*, Paris: Germer Baillière, 1840.

58. Do francês: "senhor". (N. da T.)

59. Do francês: "você". (N. da T.)

60. O autor agradece ao sr. A. Schnegg (arquivista de Neu-châtel) e ao sr. H. Jung (cônsul da Suíça em Le Havre) por esses detalhes.

61. Entre os levantamentos gerais a respeito da personali-dade múltipla, os mais importantes são, em ordem cro-nológica, os seguintes: Théodule Ribot, *Les Maladies de la personnalité*, Paris: Félix Alcan, 1888; Henri Bourru; Ferdinand Burot, *Variations de la personnalité*, Paris: J.B. Baillière, 1888; J.M. Charcot, op. cit.; Alfred Binet, *Les Altérations de la personnalité*, Paris: Félix Alcan, 1892; Max Dessoir, *Das Doppel-Ich*, Leipzig: Gunther, 1892; F.W.H. Myers, *Human Personality and Its Sur-vival from Bodily Death*, London: Longmans, Green, 1903. 2 v. (Trad. bras.: *A Personalidade Humana*, trad. S.O. Freitas, São Paulo: Edigraf, 1971); Traugott Kons-tantin Oesterreich, *Die Phänomenologie des Ich in ihren Grundproblem*, Leipzig: Barth, 1910; Morton Prince, *The Unconscious: the Fundamental of Human Personality, Normal and Abnormal*, New York: Macmillan, 1914, p. 147-310; T.W. Mitchell, Divisions of the Self and Co--Consciousness, em Charles Macfie Campbell (org.), *Problems of Personality: Studies Presented to Dr. Mor-ton Prince, Pioneer in American*, New York: Harcourt,

Brace, 1925, p. 191-203; P. Janet, *L'Evolution psychologique de la personnalité*, Paris: Chahine, 1929, p. 483-506; W.S. Taylor; Mabel F. Martin, *Multiple Personality*, *Journal of Abnormal and Social Psychology*, v. XXXIX, 1944, p. 281-300; Gardner Murphy, *Personality: A Biosocial Approach to Origins and Structure*, New York: Harper & Row, 1947, p. 433-451.

62. T. Flournoy, *Des Indes à la planète Mars...* (Trad. ingl.: *From India to the Planet Mars*, New York: Harper & Row, 1900, p. 119.)

63. G.E. Morselli, Mescalina e Schizofrenia, *Revista de Psicologia*, v. XL-XLI, 1944-1945, p. 1-23.

64. Maximilian Bircher-Benner, *Der Menschenseele Not: Erkrankung und Gesundung*, v. 2, Zürich: Wendepunkt, 1933, p. 288-310.

65. C.E. Cory, A Divided Self, *Journal of Abnormal Psychology*, v. XIV, 1919-1920, p. 281-291.

66. Richard Hodgson, A Case of Double Consciousness, *Proceedings of the Society of Psychical Research*, v. VII, 1891-1892, p. 221-255.

67. W. James, *The Principles of Psychology*, New York: Holt, 1890. 2 v.

68. Shepherd Ivory Franz, *Persons One and Three: A Study in Multiple Personalities*, New York: McGraw-Hill, 1933.

69. Do francês: "desdobramento da personalidade". (N. da T.)

70. Ver Étienne Eugène Azam, *Hypnotisme, double conscience et altération de la personnalité*, préface de J.M. Charcot, Paris: J.B. Baillière, 1887.

71. G.E. Morselli, Sulla dissociazione mentale, *Rivista Sperimentale di Freniatria*, v. LIV, 1930, p. 209-322.

72. P. Janet, *L'Automatisme psychologique*, Paris: Félix Alcan, 1889, p. 318.

73. Ver M. Prince, *The Dissociation of a Personality*, New York/London: Longmans, Green, 1906.

74. Ver W.F. Prince, The Doris Case of Quintuple Personality, *Journal of Abnormal Psychology*, v. XI, 1916-1917, p. 73-122; James Hervey Hyslop; Walter Franklin Prince, The Doris Fisher Case of Multiple Personality, *Journal of the American Society of Psychical Research*, v. X, 1916, p. 381678.

75. Ver Alfred Binet, *La Suggestibilité*, Paris: Schleicher, 1900.

76. Emil Lucka, Verdoppelungen des Ich, *Preussische Jahrbücher*, Band CXV, n. 1, 1904, p. 54-83.

77. Do francês: "falso reconhecimento". (N. da T.)

78. G. Murphy, op. cit., p. 433-451.

79. G.E. Morselli, Le personalità alternante, *Revista de psicologia normale, patologica e applicata*, v. XLII, 1946, p. 24-52.

80. Idem, Personalità alternante e patologia affetiva, *Archivio di psicologia, neurologia e psichitria*, v. XIV, 1953, p. 579-589.

81. Hans Binder, Das anonyme Briefschreiben, *Schweizer Archiv für Neurologie und Psychiatrie*, Band LXI, 1948, p. 41-43; Band LXII, p. 11-56 (casos de Albert F. e Heinrich L.).

82. Ver Corbett H. Thipgen; Hervey Cleckley, *The Three Faces of Eve*, New York: McGraw-Hill, 1957.

83. Ver P. Briquet, op. cit.

84. William Lang, *Mesmerism: Its History, Phenomena, and Practice; with Reports of Cases Developed in Scotland*, Edinburgh: Fraser, 1843, p. 101-106.

85. Ver P. Richer, *Études cliniques sur l'hystéro-épilepsie ou grande hystérie*, Paris: Delahaye et Lecrosnier, 1881.

86. Ver A. Binet, *On Double Consciousness: Experimental Psychological Studies*, Chicago: Open Court, 1889-1890.

87. A.F.A. King, Hysteria, *The American Journal of Obstetrics*, v. XXIV, n. 5, May 1891, p. 513-532.

88. Isso foi bem compreendido e comentado por Jules de Gaultier, *Le Génie de Flaubert*, Paris: Mercure de France, 1913, p. 101-110.

89. Ver M. Dessoir, *Das Doppel-Ich*, Leipzig: Günther, 1890. As edições posteriores, ampliadas, foram enriquecidas com fatos emprestados de Binet, Janet, Myers, Gurney, entre outros.

90. Richard Carl Gustav Hennig, Beiträge zur Psychologie des Doppel-Ich, *Zeitschrift für Psychologie*, v. XLIX, 1908, p. 1-55.

91. Ver Alexis, *Le Sommeil magnétique expliqué par le somnambule Alexis en état de lucidité*, introduction de Henri Delaage, Paris: Dentu, 1856.

92. Ver Joseph-Pierre Durand (de Gros), *Polyzoïsme ou pluralité animale chez l'homme*, Paris: Hennuyer, 1868; idem, *Ontologie et psychologie physiologiques*, Paris: J.B. Baillière, 1871; idem, *Electrodynamisme vital*, Paris: J.B. Baillière, 1855.

93. Ver Edmond Colsenet, *Études sur la vie inconsciente de l'esprit*, Paris: Germer Baillière, 1880.

94. J.C. Reil, op. cit., p. 93.

95. *Mt* 8:28-34; *Mc* 5:1-20; *Lc* 8:26-39. (N. da T.)

96. George Nugent Merle Tyrrell, *Personality of Man*, Baltimore: Penguin Books, 1947, p. 158-.

97. Segundo Georges de Morsier, o princípio do ideodinamismo foi introduzido na psiquiatria por Esquirol, que o havia retomado da psicologia das "faculdades da alma" ensinada por Laromiguière, cujos cursos ele havia frequentado. G. de Morsier, Les Hallucinations, *Revue d'Oto-Neuro-Opthalmologie*, v. XVI, 1938, p. 244-352.

98. Ambroise-Auguste Liébeault, *Ébauche de psychologie*, Paris: Masson, 1873, p. 176.

99. J.M. Charcot, *Œuvres complètes, Leçons sur les maladies du système nerveux*, tome 3, Paris: Progrès Médical, 1890, p. 335-337.

100. P. Janet, *L'Automatisme psychologique*, p. 436.

101. Do francês: "ideia fixa subconsciente". (N. da T.)

102. Poul Bjerre, *The History and Practice of Psychoanalysis*, transl. by Elizabeth N. Barrow, Boston: Badger, 1920, p. 198-217.

103. Ver H. Bernheim, *De la suggestion et de ses applications à la thérapeutique*, Paris: Doin, 1886.

104. A. Huxley, *The Devils of Loudun*, New York: Harper & Row, 1952, p. 183.

105. François Joseph Noizet, *Mémoire sur le somnambulisme et le magnétisme animal. Adressé en 1820 l'Académie Royale de Berlin*, Paris: Plon, 1854, p. 96.

106. Jacques Cambry, *La Vision, contenant l'explication de l'écrit intitulé: Traces du magnétisme, & la théorie des vrais sages*, Paris: Couturier, 1784, p. 22, 26.

107. Ver T. de Montravel, *Essais sur la théorie du somnambulisme magnétique*, London: [s.n.], 1785.

108. Ver Charles De Villers, *Le Magnétiseur amoureux*, Genève: [s.n.], 1787.

109. Ver J.A. Klinger, *De magnetismo animali*, Würzburg: Nitribitt, 1817.

110. F. Hufeland, *Über Sympathie*, Weimar: Verlag des Landes-Industrie Comptoir, 1811, p. 110.

111. Ver L.J.J. Charpignon, op. cit.

112. Ver Gotthilf Heinrich von Schubert, *Ansichten van der Nachtseite der Naturwissenschaft*, Leipzig: Weigel, 1808.

113. W. Lang, op. cit., p. 101-106.

114. Albert Ruault, Le Mécanisme de la suggestion hypnotique, *Revue Philosophique*, tome XX, 1886, p. 676-697.

115. P. Janet, *L'Automatisme psychologique*, p. 283-290.

116. Albert Moll, *Der Rapport in der Hypnose, Schriften der Gesellschaft für psychologische Forschung*, v. III-IV, Leipzig: Abel, 1892, p. 273-514.

117. L'Influence somnambulique et le besoin de direction, *III Internationaler Congress für Psychologie in München, 1896*, München: J.F. Lehmann, 1897, p. 143-147.

118. L'Influence somnambulique et le besoin de direction, *Revue Philosophique*, tome XLIII, 1897, p. 113-143.

119. Paul Sollier, *L'Hystérie et son traitement*, Paris: Félix Alcan, 1901, p. 161.

120. A. Gauthier, *Traité pratique du magnétisme et du somnambulisme*, Paris: Germer Baillière, 1845, p. 20-75, 309-354.

121. B. Du Potet, *La Magie dévoilée, ou principes de science occulte*, 3. ed., Paris: Vigot, 1893, p. 1-58.

122. Ver Conde R. de Maricourt, *Souvenirs d'un magnétiseur*, Paris: Plon, 1884.

123. Ver C. Lafontaine, *Mémoires dun magnétiseur*, Paris: Germer Baillière, 1886. 2 v.

124. Ver A. Lassaigne, *Mémoires d'un magnétiseur, contenant la biographie de la somnambule Prudence Bernard*, Paris: Germer Baillière, 1851.

125. Ludwig Christian Lichtenberg, *Magazin für das Neueste aus der Physik und Naturgeschichte*, 1786, v. IV, p. 201-203.

126. Henri Brunswig, *La Crise de l'état prussien à la fin du XVIIIe siècle et la genèse de la mentalité romantique*, Paris: Presses Universitaires de France, 1947, p. 197-200.

127. Xavier Léon, *Fichte et son temps*, v. II, Fichte à Berlin (*1789-1813*), parte II, Paris: Armand Colin, 1927, p. 280-282.

128. Ver Wilhelm Gwinner; Charlotte von Gwinner, *Arthur Schopenhauer aus persönlichem Umgang dargestellt: Ein Blick auf sein Leben, seinen Charakter und seine Lehre*, Leipzig: Brockhaus, 1922.

129. Arthur Schopenhauer, *Versuch über das Geistersehn und was damit zusammenhängt: Parerga und Paralipomena, Band I, Sämmtliche Werke*, v. 4, Leipzig: Reclam, [s.d.], p. 304.

130. Ver Karl Joseph Hieronymus Windischmann, *Versuch über den Gang der Bildung in der heilenden Kunst*, Frankfurt: Andreä, 1809; *Ueber Etwas, das der Heilkunst Noth thut, Ein Versuch Zur Vereinigung Dieser Kunst Mit Der Christlichen Philosophie*, Leipzig: Cnobloch, 1824.

131. Ver Joseph Ennemoser, *Der Magnetismus nach der allseitigen Beziehung seines Wesens, seiner Erscheinungen, Anwendung und Enträthselung in einer geschichtlichen Entwickelung von allen Zeiten und bei allen Völkern*, Leipzig: Brockhaus, 1819; idem, *Der Magnetismus im Verhältnis zur Natur und Religion*, Stuttgart/Tübingen: Cotta, 1842.

132. Ver Johann Nepomuk von Ringseis, *System der Medizin*, Regensburg: Manz, 1841.

133. E.T.A. Hoffmann, Das Sanktus, em Rudolf Frank (Hrsg.), *Sämtliche Werke*, v. 9. München/Leipzig: Rösl, 1924, p. 143-163.

134. Ver Paul Sucher, *Les Sources du merveilleux chez E.T.A. Hoffmann*, Paris: Félix Alcan, 1912.

135. Conde de Las Cases [1823], *Le Mémorial de Ste-Hélène*, Paris: Gallimard, 1956, p. 918. (Col. Bibliothèque de la Pléiade.)

136. Henri Dominique Lacordaire, *Conférences de Notre-Dame de Paris*, v. 2, Paris: Sagnier & Bray, 1847, p. 467-470.

137. Ver Fernand Baldensperger, *Orientations étrangères chez Honoré de Balzac*, Paris: Champion, 1927.

138. Paul Charles Joseph Bourget, *Au Service de l'ordre*, v. 1, Paris: Plon, 1929, p. 243.

139. Ver Joseph Adolphe Gentil, *Initiation aux mystères secrets de la théorie et de la pratique du Magnétisme, suivie d'expériences faites à Monte-Cristo chez Alexandre Dumas*, Paris: Robert, 1849.

140. Ver A. Dumas, *Mémoires d'un médecin, Joseph Balsamo*, Paris: Fellens et Dufour, 1846-1848.

141. Ver F. Soulié, *Le Magnétiseur*, Paris: Ambroise Dupont, 1834. 2. v.

142. Ver Jerome M. Schneck, Robert Browning and Mesmerism, *Bulletin of the Medical Library Association*, v. XLIV, 1956, p. 443-451.

143. Ver Joseph Jackson (ed.), *The Philosophy of Animal Magnetism by a Gentleman of Philadelphia*, Philadelphia: Patterson & White, 1928.

144. Ver Edgar Allan Poe, The Facts in the Case of Mr. Valdemar, *The American Review*, Dec. 1845. (Trad. bras.: O Caso do Sr. Valdemar, *Contos de Terror, de Mistério e de Morte*, trad. O. Mendes, Rio de Janeiro: Nova Fronteira, 1981, p. 223-232); idem, *Mesmerism "in Articulo*

Mortis": An Astounding and Horrifying Narrative, Shewing the Extraordinary Power of Mesmerism in Arresting the Progress of Death, London: Short, 1846.

145. G. Mabru, Les Magnétiseurs jugés par eux-mêmes: nouvelle enquête sur le magnétisme animal, Paris: Mallet-Bachelier, 1858, p. 512-517.

146. Um levantamento a respeito da bibliografia relevante foi feito por E. Menninger-Lerchenthal, Der eigene Doppelgänger, Bern: Hans Huber, 1946, p. 75-83.

147. Die Elixiere des Teufels, em Rudolf Frank (org.), Sämtliche Werke, v. 4, München/Leipzig: Rösl, 1924, p. 13-365. (Trad. bras.: Os Elixires do Diabo, trad. Maria Aparecida Barbosa, São Paulo: Estação Liberdade, 2022.)

148. "William Wilson", publicado pela primeira vez na Burton's Gentleman's Magazine em outubro de 1839. (Trad. bras.: Edgar Allan Poe, "William Wilson", Histórias Extraordinárias, trad. Brenno Silveira et al., São Paulo: Abril Cultural, 1981, p. 85-107.)

149. Fiódor Dostoiévski, Dvoinik, publicado pela primeira vez no periódico Otetchesvennyia zapiski, 1846. (Trad. bras.: O Duplo, 2. ed., trad. Paulo Bezerra, São Paulo: Editora 34, 2013.)

150. Ver Gustave Simon, Les Tables tournantes de Jersey, Paris: Conard, 1923.

151. Ver Camille Flammarion, Les Habitants de l'autre monde: Révélations d'outre-tombe publiees par Camille Flammarion. Communications dictees par coups frappes et par l'ecriture medianimique, Paris: Ledoyen, 1862-1863.

152. Do inglês: "Mérito da Paciência". (N. da T.)

153. Ver Patience Worth; Pearl Lenore Pollard Curran, The Sorry Tale: A Story of the Time of Christ, New York: Holt, Rinehart and Winston, 1917; idem, Hope Trueblood, New York: Holt, Rinehart and Winston, 1918; idem, The Pot Upon the Wheel, St. Louis: Dorset, 1921; idem, Light from Beyond: Poems of Patience Worth, Brooklyn: Patience Worth, 1923; idem, Telka: An Idyl of Medieval England, New York/London: Patience Worth/Routledge and Kegan Paul, 1928.

154. Ver Casper Salathiel Yost, Patience Worth: A Psychic Mystery, New York: Holt, Rinehart and Winston, 1916.

155. Ver Walter Franklin Prince, The Case of Patience Worth: A Critical Study of Certain Unusual Phenomena, Boston: Boston Society for Psychical Research, 1927.

156. G.N.M. Tyrrell, op. cit., p. 134-143.

157. Jules Bois, Le Miracle moderne, Paris: Ollendorf, 1907, p. 145-163.

158. Ver Rapports du magnétisme avec la jurisprudence et la médecine légale, Paris: Germer Baillière, 1860.

159. Apud Jean Crocq, L'Hypnotisme scientifique, Paris: Société d'Éditions Scientifiques, 1900, p. 267-269.

160. Barão von Schrenck-Notzing, La Suggestion et l'hypnotisme dans leurs rapports avec la jurisprudence, IIe Congrès International d'Hypnotisme, Paris, 1900, compte-rendu, Paris: Vigot, 1902, p. 121-131.

161. Ver G. Le Bon, Psychologie des foules, Paris: Félix Alcan, 1895.

162. Ver Émile Magnin, L'Art et l'hypnose: interpretation plastique d'oeuvres littéraires et musicales, Paris: Félix Alcan, 1907.

163. Ver Hector Malot, Conscience, Paris: Charpentier, 1888.

164. Ver Gilbert Augustin Thierry, Marfa. Le Palimpseste, Paris: Dumont, 1887.

165. Ver Jules Claretie, Jean Mornas, Paris: Dentu, 1885.

166. Ver G. du Maurier, Trilby, New York: Harper & Row, 1894.

167. Ver Guy de Maupassant [1886], Le Horla, Œuvres complètes, v. 12, Paris: Louis Conard, 1927. (Trad. bras.: O Horla, em Flávio Moreira da Costa (org.), Os Melhores Contos Fantásticos, trad. A. Lisboa et al., Rio de Janeiro: Nova Fronteira, 2006, p. 239-265.)

168. Ver Léon Gozlan, Le Médecin du Pecq, Paris: Werdet, 1839, 3 v.

169. Ver J. Claretie, L'Obsession: Moi et l'autre, Paris: Lafitte, 1908.

170. C. Epheyre, Sœur Marthe, Revue des Deux Mandes, v. XCIII, 1889, p. 384-431.

171. Ver Léon Hennique, Minnie Brandon, Paris: Charpentier, 1899.

172. Ver William Mintorn, Le Somnambule, Paris: Ghio, 1880.

173. Ver P. Lindau, Der Andere: Schauspiel in vier Anfängen, New York: Druck von I. Goldmann, 1893. Adaptação francesa: Le Procureur Hailers, Petite Illustration, n. 46, Paris, janv. 1914.

174. Ver Robert Louis Stevenson, Strange Case of Dr. Jekyll and Mr. Hyde, London: Longmans, Green, 1886 (Trad. bras.: O Médico e o Monstro: o Estranho Caso do Dr. Jekyll e Sr. Hyde, trad. Jorio Dauster, São Paulo: Penguin Classics/Companhia das Letras, 2015.)

175. Idem, A Chapter on Dreams, Across the Plains, with Other Memories and Essays, New York: Scribner's Sons, 1892.

176. Ver P.C.J. Bourget, L'Irréparable, Paris: Alphonse Lemerre, 1883.

177. Ver M. Prévost, Le Jardin secret, Paris: Alphonse Lemerre, 1897.

178. M. Proust, Le Temps retrouvé (1927), tome 7: A la recherche du temps perdu, Paris: Gallimard, 1961, p. 716. (Trad. bras.: O Tempo Redescoberto, v. 7: Em Busca do Tempo Perdido, trad. Lúcia Miguel Pereira, Rio de Janeiro: Biblioteca Azul, 2013.)

179. A. Proust, Automatisme ambulatoire chez un hystérique, Bulletin Médical, v. IV, 1890, p. 107-108.

180. Ver Hippolyte Taine, De l'Intelligence, Paris: Hachette, 1870. 2 v.

181. Ver T. Ribot, Les Maladies de la mémoire, Paris: Germer Baillière, 1885; idem, Les Maladies de la personnalité, Paris: Félix Alcan, 1885.

182. P. Janet, The Major Symptoms of Hysteria, New York: Macmillan, 1907, p. 78.

183. Do francês: "ideias-forças". (N. da T.)

184. Elizabeth Ganne de Beaucoudrey, *La Psychologie et la métaphysique des idées-forces chez Alfred Fouillée*, Paris: Vrin, 1936, p. 87-88.

185. Ver Gilbert Maire, *Bergson, mon maître*, Paris: Grasset, 1935.

186. Henri Bergson, De la simulation inconsciente dans l'état d'hypnotisme, *Revue Philosophique*, tome XXII, 1886, p. 525-531.

187. Ver idem, *Essai sur les données immédiates de la conscience*, Paris: Félix Alcan, 1889.

188. Ver Jean Edouard Spenlé, *Novalis: Essai sur l'idéalisme romantique en Allemagne*, Paris: Hachette, 1904.

189. Paul Valéry, *Svedenborg, Nouvelle Revue Française*, n. CLVI, 1936, p. 825-844; idem, *Œuvres*, v. 1, Paris: Gallimard, 1957, p. 867-883. (Col. Bibliothèque de la Pléiade.)

190. F. Galton, *Antechamber of Consciousness*. Reimpresso em: *Inquiries into Human Faculty and its Development*, London: Dent, 1907, p. 146-149.

191. Ver Paul Chabaneix, *Physiologie cérébrale: Le Subconscient chez les artistes, les savants et les écrivains*, Paris: J.B. Baillière, 1897.

192. Ver C.G. Jung, *Zarathustra-lectures*, Zürich: C.G. Jung Institute, 1934. Esses versos de Nietzsche são do poema "Sils-Maria", provavelmente dedicado a Lou Andreas-Salomé. (N. da T.: Os seminários de Jung foram publicados anos depois, sob a organização de James L. Jarret: *Jung's Seminar on Nietzsche's Zarathustra*, Princeton: Princeton University Press, 1988.)

193. Friedrich Wilhelm Nietzsche, Apêndice, Sils-Maria, *A Gaia Ciência*, trad. Paulo César de Souza, São Paulo: Companhia das Letras, 2001, p. 311; trad. modificada. (N. da T.)

194. J. Romains, *Souvenirs et confidences d'un écrivain*, Paris: Fayard, 1958, p. 113239; idem, *Saints de notre calendrier*, Paris: Flammarion, 1952, p. 46-47.

195. Ver J. Delay, *La Jeunesse d'André Gide*, Paris: Gallimard, 1956-1957. 2 v.

196. Entre muitos outros exemplos, ver Henry Freeborn, Temporary Reminiscence of a Long-Forgotten Language During the Delirium of Broncho-Pneumonia, *The Lancet*, v. LXXX, 1902, p. 1685-1686.

197. Ver C.G. Jung, *Zur Psychologie und Psychopathologie sogenannter occulter Phänomene*, Leipzig: Oswald Mütze, 1902. (Trad. bras.: Sobre a Psicologia e Psicopatologia dos Fenômenos Chamados Ocultos, *Estudos Psiquiátricos*, trad. L.M.E. Orth. Petrópolis: Vozes, 1993, p. 15-96.)

198. Lou Andreas-Salomé, *Friedrich Nietzsche in seinen Werken*, Wien: Carl Konegen, 1894, p. 189-190.

199. H. Wagenvoort, Die Entstehung von Nietzsches Geburt der Tragödie, *Mnemosyne*, Ser. XII, v. 4, 1959, p. 1-23.

200. Ver Régis Michaud, *Autour d'Emerson*, Paris: Bossard, 1924.

201. P. Valéry, *Autres Rhumbs*, Paris: Gallimard, 1927. Reimpresso em: *Œuvres*, v. 2, Paris: Gallimard, 1960, p. 677. (Col. Bibliothèque de la Pléiade.)

202. Moritz Benedikt, *Hypnotismus und Suggestion: Eine klinisch-psychologische Studie*, Leipzig/Wien: Breitenstein, 1894, p. 66-67.

203. Conde de Lutzelbourg, *Extraits des journaux d'un magnétiseur attaché à la Société des Amis Réunis de Strasbourg*, Strasbourg: Librairie Académique, 1786, p. 47.

204. Dr. Bonjour, La Psychanalyse, *Bibliothèque Universelle et Revue Suisse*, 125e année, v. 97, 1920, p. 226354.

205. H. Bernheim, De l'action médicamenteuse à distance, *Revue de l'Hypnotisme*, 1888, p. 164.

206. Henri Bergson, De la simulation inconsciente dans l'état d'hypnotism, *Revue Philosophique*, tome XXII, 1886, p. 525-531.

207. Crocq, Discussion d'une communication de Félix Régnault, *IIe Congrès International de l'Hypnotisme*, Paris, 1900, Paris: Vigot, 1902, p. 95-96.

208. J. Delboeuf, De l'Influence de l'éducation et de l'imitation dans le somnambulisme provoqué, *Revue Philosophique*, tome XXXII, 1886, n. 2, p. 146-171.

209. Martin Theodore Orne, Implications for Psychotherapy Derived from Current Research on the Nature of Hypnosis, *American Journal of Psychiatry*, v. CXVIII, 1962, p. 1097-1103.

210. Do francês: "loucura a dois". (N. da T.)

211. O. Vogt, Valeur de l'hypnotisme comme moyen d'investigation psychologique, *IIe Congrès International de l'Hypnotisme, Paris, 1900*, Paris: Vigot, 1902, p. 63-71.

212. A. Meares, The Y-State: An Hypnotic Variant, *International Journal of Clinical and Experimental Hypnosis*, v. VIII, 1960, p. 237-241.

213. Frederic William Henry Myers, Multiplex Personality, *The Nineteenth Century*, v. XX, 1886, p. 646-666.

4

O Pano de Fundo
da Psiquiatria Dinâmica

Passamos em revista a ascendência da psiquiatria dinâmica (capítulo 1), o seu nascimento, por volta de 1775, e a sua evolução histórica de Mesmer a Charcot (capítulo 2), e fizemos um levantamento geral da primeira psiquiatria dinâmica como um sistema orgânico e coerente (capítulo 3). Agora iremos averiguar o seu pano de fundo social, econômico e cultural, a fim de ver em que medida a primeira psiquiatria dinâmica pode ser explicada por condições existentes na Europa no final do século XVIII, e como mudanças nessas condições durante o século XIX levaram à formação de novos sistemas de psiquiatria dinâmica. Os ensinamentos de Janet, Freud, Adler e Jung foram, em diferentes medidas, os herdeiros da primeira psiquiatria dinâmica, mas eles próprios foram determinados por fatores sociais e por correntes filosóficas, científicas e culturais que iremos averiguar da forma mais sucinta que uma matéria tão complexa nos permitir.

O Pano de Fundo Social

O advento do magnetismo animal e a passagem de Mesmer a Puységur não podem ser devidamente compreendidos sem levar em consideração as condições sociais prevalecentes na Europa no final do século XVIII. Cento e oitenta anos são um curto período em comparação com a história da humanidade de que se tem registro; ainda assim, é extremamente difícil imaginarmos o modo de vida e o sentimento desses ancestrais cujas línguas e nacionalidades nós herdamos. Contudo, vamos imaginar que estamos viajando de volta no tempo em direção à Europa dos anos 1780. Que esquisito nos pareceria tudo! Que estranho o modo de vida dos nossos antepassados! Teríamos, é claro, de esquecer a bomba atômica, a televisão, o rádio, os aviões, os automóveis, o telefone, as ferrovias e centenas de invenções e produtos que, para nós, hoje são algo dado. Homens e mulheres daquela época nos pareceriam quase exóticos, como que de outra raça; eles se diferenciavam de nós até biologicamente: eram de menor estatura, mais robustos e extremamente durões – a anestesia cirúrgica não existia, os sedativos e narcóticos eram pouco conhecidos, as pessoas estavam acostumadas a passar pelo sofrimento físico e a assisti-lo. Mesmo os abastados, em meio a seus luxos, viviam em condições que nos pareceriam incrivelmente desconfortáveis. A grande maioria da população comia alimentos que eram rústicos e ofereciam pouca variedade. Como a higiene pública era rudimentar, as pessoas eram acometidas por muito mais doenças infecciosas, a ponto de um quarto da população portar as marcas da varíola. Não existia canalização; havia sujeira espalhada por toda parte e as pessoas estavam acostumadas com cheiros fortes. Voltando a esse período, também teríamos de esquecer muitos dos nossos mais apreciados modos de pensar, acreditar e se relacionar com os outros. Para a maioria das pessoas, havia muito menos estimulação intelectual que hoje. Basta ler um romance – digamos, *O Sofrimento do Jovem Werther*, de Goethe – e imaginar viver a vida de uma de suas personagens; tal modo de vida nos pareceria intoleravelmente enfadonho, ao passo que o nosso muito provavelmente os teria espantado, como um frenesi perigoso. A vasta maioria da população vivia na zona rural, onde lobos e animais selvagens circulavam livremente. As cidades eram menores, e mesmo nas cidades grandes – como Viena e Paris – as pessoas levavam vidas que consideraríamos "provincianas", em que todo mundo se conhecia e vivia em unidades mais estreitamente conectadas que nós hoje em dia.

A perspectiva de vida dos nossos antepassados não nos pareceria menos estranha. Seu modo de pensar era geralmente menos preciso que o nosso. Eles sem dúvida conheciam muitas coisas curiosas que hoje se encontram esquecidas, mas também tinham muitas ideias, muitas superstições e muitos preconceitos que nos pareceriam absurdos. A ciência, por exemplo, era uma noção bastante vaga para a maioria das pessoas. Alguns grandes pioneiros, como Priestley e Lavoisier, encontravam-se isolados em meio a uma multidão de cientistas amadores. A física foi primordialmente utilizada para demonstrações de palco, divertimento ou charlatanice, ou era um passatempo para os aristocratas e os burgueses abastados que possuíam um *cabinet de physique*. Contudo, havia um sentimento predominante de que a humanidade estava chegando à maioridade após longos séculos de trevas, e essa opinião ia sendo reforçada por um fluxo ininterrupto de descobertas. Franklin era aclamado como o homem que havia domado o relâmpago; Montgolfier, como aquele que havia inaugurado a conquista do ar. Exploradores traziam notícias da descoberta de novos países e de novas populações no Pacífico Sul e noutros lugares. Em 1771, após completar uma circunavegação do mundo, o navegante francês Bougainville publicou uma narrativa de suas viagens, atiçando as imaginações com sua descrição da suposta felicidade natural e máxima liberdade sexual entre os nativos do Tahiti[1]. Comentando sobre a narrativa de Bougainville, Diderot concluiu que os benefícios da civilização e da moralidade – que ele não negava – haviam sido adquiridos à custa da felicidade natural do homem[2]. O homem civilizado, dizia ele, é presa dos conflitos internos entre o "homem natural" e o "homem moral e artificial": se um ou outro triunfa nesse conflito, o homem civilizado permanece para sempre uma criatura infeliz – uma ideia que seria assumida por Nietzsche e Freud, posteriormente. A Guerra de Independência dos Estados Unidos e o estabelecimento da Primeira República do outro lado do oceano despertou o entusiasmo do público francês, que imaginou essa nova nação como tendo Esparta ou o início da República Romana como modelo. Acreditava-se que Court de Gébelin – um dos admiradores de Mesmer – havia decifrado os mais antigos mitos e reconstruído a língua primordial da humanidade. Em resumo, o público "esclarecido" tinha a impressão de viver numa era de maravilhas em que nada era impossível.

A estrutura política e social da sociedade não era menos diferente da nossa. A monarquia prevalecia por toda parte de várias formas – com a exceção de pequenas repúblicas, como os cantões suíços –, e é difícil de imaginar hoje em dia o quão incrível era a noção de que um país grande como as Colônias Britânicas da América do Norte havia adotado uma constituição republicana. Reis, imperadores, príncipes e pequenos soberanos desfrutavam de um grande respeito da parte de seus súditos. Contudo, viam-se forçados a aceitar muitas limitações a seus poderes impostas pelos costumes, pela lei ou pela opinião pública. Uma diferença fundamental das pessoas dessa época em relação a nós era a rigorosa divisão da sociedade em classes. Teoricamente, havia um grande número delas, na prática, havia uma distinção básica: a classe dos aristocratas e a dos plebeus. Os fidalgos eram originalmente os descendentes de antigas famílias feudais, mas poucas famílias eram realmente tão antigas; além disso, a maioria das famílias aristocráticas havia adquirido sua nobreza como recompensa por serviços prestados ao Estado, por meio de funções públicas, ou simplesmente porque haviam comprado propriedades a custos elevados ou funções públicas que incluíam um título de nobreza. Não só havia uma distinção hierárquica na aristocracia, como também havia uma divisão entre a nobreza militar e a nobreza judicial. Quaisquer que fossem as distinções, havia certos traços comuns: todos os aristocratas tinham privilégios em relação aos impostos, à ação da justiça e às escolas para as quais enviavam seus filhos. Podiam portar espadas e caçar onde bem quisessem. Mas também tinham obrigações muito claras, e um número grande de ocupações lucrativas lhes eram proibidas. Além disso, se tinham o privilégio de portar uma espada, era considerado seu dever natural defender seu soberano. Os aristocratas também desempenhavam funções na marinha, nos serviços diplomáticos e nos altos postos eclesiásticos. Os castelos medievais ainda existentes haviam saído de moda e eram assunto de lendas e "contos sinistros". Cada vez mais a alta nobreza escolhia viver no campo, em mansões elegantes e tranquilas, possuía casas na cidade e tinha o máximo de contato possível com a corte. Essa classe havia desenvolvido um tipo novo e extremamente sofisticado de vida social, que tinha como marca uma requintada polidez e as inimitáveis sutilezas da conversação, algo em que os franceses se sobressaíam – daí a prevalência da língua e dos modos franceses entre a nobreza da maior parte da Europa. Os aristocratas dos escalões mais altos sentiam-se obrigados a manter um padrão de vida muito elevado e dispendioso. Assim, enormes somas eram frequentemente esbanjadas em luxos e jogatina. Contudo, a nobreza estava passando por uma crise, que era particularmente notável na França[3]. Um número cada vez maior de jovens nobres franceses já não encontrava saída suficiente para as suas ambições e sua carência de atividades. Além disso, a hostilidade contra a aristocracia continuava a se espalhar entre a burguesia, que lhe invejava os privilégios. A reação da nobreza francesa era variada: muitos se agarravam desesperadamente aos seus privilégios e tentavam fazê-los valer. Um número razoavelmente grande se voltava para atividades filantrópicas, alguns até simulavam ideais republicanos e mostravam entusiasmo pela Guerra de Independência dos Estados Unidos. Já que havia uma limitação nas atividades que lhes eram acessíveis, e como a vida social não absorvia todas as suas energias, uma série deles esforçava-se para encontrar novas saídas, como as empreitadas coloniais ou a pesquisa científica – que eles levavam a sério, por sinal, apesar do fato de que hoje a maior parte dos seus empreendimentos seria classificada como amadorística.

Entre os plebeus, a burguesia estava em ascensão e se tornava cada vez mais abundante e poderosa. Seu modo de vida era bastante diferente do aristocrático. Uma das principais virtudes desse último consistia em sua forma generosa e ostentatória de gastar dinheiro, ao passo que a burguesia considerava a parcimônia, aliada ao trabalho duro, como sendo a virtude principal. O proletariado quase inexistia no continente: a Revolução Industrial, que tinha começado na Inglaterra nos anos de 1760, ainda não havia cruzado o Canal. Na base da pirâmide social estavam os camponeses, de longe a grande maioria da população. As reais condições do campesinato foram avaliadas diferentemente: são muitos os historiadores que as retratam de modo sombrio, enfatizando a vida miserável e os sofrimentos. Outros apontam para as grandes melhorias que aconteceram ao longo do século XVIII. O quinhão do camponês sem dúvida era pesado, mesmo considerando o fato de que a vida naquela época era mais pesada para todo mundo. Na Rússia e em algumas partes da Europa Central, a servidão ainda era frequente para milhões de pessoas. Mesmo na Europa Ocidental, a servidão ainda não havia desaparecido por completo, o que facultou a um príncipe alemão, o landgrave de Hesse, vender seus súditos homens como soldados para potências estrangeiras. Os métodos agrícolas eram no mínimo primitivos, se comparados aos modernos. Os camponeses eram acachapados com impostos e tinham de se submeter ao trabalho compulsório – que, na Áustria, era chamado de *Robot*[4] – para o senhorio ou o Estado. Na maior parte da Europa, os camponeses eram iletrados, falavam inúmeros dialetos e mal entendiam a língua oficial de seus países. Mas eles possuíam uma subcultura própria bem desenvolvida – praticamente desconhecida pelo restante da população –, que consistia em costumes populares, práticas medicinais, artes populares, um patrimônio em literatura oral, e várias tradições que incluíam a crença em fontes e árvores sagradas.

Assim, o modo de vida de cada classe era muito diferente; e as relações entre classes, extremamente complexas. A relação entre os criados e seus senhores aristocratas era de uma qualidade peculiar, que não é fácil de entender hoje em dia. Vivendo em suas propriedades rurais, as famílias nobres mantinham uma íntima relação com as mesmas famílias camponesas, geração após geração. O mesmo homem podia ser camponês do seu senhorio e, temporariamente, dele se tornar criado ou soldado, quando o senhor assumia o comando do seu regimento. Tais relações podiam se estender por muitas gerações. Essa inter-relação entre o senhor e seu criado era, indubitavelmente,

bastante autoritária. Na Rússia, era habitual os aristocratas punirem seus camponeses com o açoite. Mesmo na França, o costume de um senhor bater em seu criado ou
esquecer de pagar seus ordenados ainda existia até pouco antes dessa época. Contudo,
era frequente haver uma forte devoção mútua e muita franqueza na fala entre criado e
nobre senhor. Podemos encontrar relações como essa ilustradas em peças por Molière,
Marivaux e Beaumarchais, e ver quão diferentes elas eram das relações entre um mestre
burguês e seu criado. Com a aristocracia, era uma relação de despotismo e submissão,
mas também de simbiose com um peculiar misto de respeito e familiaridade. Com a
burguesia, era uma relação mais impessoal de exploração e ressentimento.

Visto da perspectiva de hoje, a história do magnetismo animal parece repleta de
paradoxos. Parece inacreditável que Mesmer tenha conseguido tratar pacientes a troco
de honorários altíssimos, reunindo-os ao redor de um reservatório cheio de água magnetizada, ou que uma prática como essa fizesse com que distintas senhoras tivessem
crises nervosas. Seria fácil demais falar em charlatanismo e histeria coletiva. Também
não deixa de ser estranho que proeminentes membros da aristocracia pagassem para
Mesmer, que era um estrangeiro, enormes somas em dinheiro a fim de adquirir um
suposto "segredo" que os possibilitaria curar pacientes de graça, ou que um homem
como Puységur magnetizasse uma árvore a fim de curar os pacientes ao redor dela.
E por fim, resta por explicar como as duas primeiras ondas de magnetismo animal
(uma com a técnica de Mesmer, a outra com a de Puységur) foram seguidas, após a
Revolução Francesa, por um terceiro – e, em muitos aspectos, diferente – método de
empregar o magnetismo. Acreditamos, contudo, que o estranhamento irá desaparecer
e os fatos irão se tornar compreensíveis quando vistos à luz do pano de fundo sociológico, tal como esboçado acima.

A vitória de Mesmer contra Gassner foi tripla: representou a vitória do Iluminismo contra o espírito barroco em declínio, a vitória da ciência contra a teologia e
a vitória da aristocracia contra o clero. Em sua primeira fase, o magnetismo animal
precisa ser compreendido no interior do quadro de referência da aristocracia e do
seu sistema de valores. Não sendo fidalgo de nascença, Mesmer, que se casara com
uma dama da aristocracia vienense, levava uma vida de patrício abastado, e era entre
os nobres que conseguia os seus clientes. Do ponto de vista de então, era bastante
natural que ele devesse cobrar honorários elevados; de fato, teria sido absurdo de sua
parte não tirar dinheiro de pessoas que, sem pensar duas vezes, esbanjavam-no em
jogatinas e noutros passatempos similares.

Em relação ao seu *baquet*, tratava-se de um aparato ingênuo inspirado por aquelas descobertas físicas recém-realizadas que emocionaram os aristocratas amadores.
Acreditando ter descoberto um novo fluido físico, era natural que Mesmer tentasse
acumulá-lo num reservatório da mesma forma que os físicos acumulavam eletricidade na garrafa de Leyden. Mesmer havia moldado sua teoria física imitando a teoria
da eletricidade vigente à época, daí a noção da conexão e da corrente formada por
pacientes, através da qual o fluido supostamente circulava. Seria possível então perguntar por que a maioria de seus pacientes acreditava estar sentindo efeitos fisiológicos

desse fluido; basta lembrar, porém, que os efeitos placebo ocorrem não apenas com drogas e medicamentos, mas com qualquer agente físico. Mesmo o mais proeminente cientista da época tinha dificuldade em apreciar os efeitos fisiológicos da eletricidade. Bertrand, um físico que se tornou um dos maiores estudiosos do magnetismo animal, contava histórias curiosas acerca dos primeiros experimentadores, que poderiam sentir terríveis choques com uma descarga elétrica que nós consideraríamos apenas ligeiramente desagradáveis; e sobre como eles ficavam assustados a ponto de passarem dois dias acamados, enquanto outros físicos realizaram inocentemente muitos experimentos perigosos, que por vezes poderiam matá-los[5]. Levou um bom tempo até que os verdadeiros efeitos fisiológicos dos agentes físicos fossem compreendidos.

Uma outra pergunta que se poderia fazer é por que as distintas senhoras sentadas ao redor do *baquet* de Mesmer sentiam o efeito do suposto fluido magnético apenas na forma de crises. A explicação parecerá lógica a quem tiver ouvido falar dos *vapeurs*[6], que era a neurose das mulheres da alta sociedade da época. Havia, na verdade, duas neuroses em voga durante a segunda metade do século XVIII: uma delas, a hipocondria, afetava distintos cavalheiros e consistia em ataques de depressão e irritabilidade; a outra eram os *vapeurs*, a neurose das distintas senhoras, que desmaiavam e tinham vários tipos de ataque nervoso. Essas neuroses foram detalhadamente descritas em tratados que se tornaram clássicos, como o *Traité des affections vaporeuses* (Tratado das Afecções Vaporosas), de Joseph Raulin[7], e o de Pierre Pomme[8]. Os médicos da moda tratavam os *vapeurs* com todo tipo de dispositivos "modernos", como hidroterapia e eletricidade. Assim, para essas senhoras, algo muito em voga era consultar-se com Mesmer, que havia inaugurado um novo método terapêutico e que, ademais, gozava do prestígio de ser um estrangeiro – um tipo peculiar de xenofilia que permeava a França daquela época. O tipo de crise produzida ao redor do *baquet* não passava de um ataque de *vapeurs*. Poderíamos, então, dizer que essas crises eram uma ab-reação da neurose atual, desencadeada por uma terapia sugestiva que o seu autor considerava uma aplicação racional da pesquisa física recente. Na opinião de Mesmer, os sucessos terapêuticos que ele obtinha ao redor do *baquet* só podiam ser uma confirmação de sua teoria; daí a sua indignação com o Relatório dos Comissários, que ele acusou de serem tendenciosos contra ele.

Qual era a razão por trás da passagem abrupta e radical que ocorreu das técnicas e dos conceitos de Mesmer para os de Puységur no ano de 1784? Parece que aqui, também, uma explicação pode ser encontrada no pano de fundo sociológico. Recordemos, primeiro, que Amand-Marie Jacques de Chastenet, marquês de Puységur, descendia de uma das mais antigas famílias da nobreza francesa, que, ao longo dos séculos, havia dado à França muitos homens proeminentes, em especial no campo militar, e que ele próprio havia construído uma brilhante carreira no exército. Como muitos de seus contemporâneos aristocratas, ele mantinha um *cabinet de physique*, no qual realizava vários experimentos com eletricidade. Dividia o tempo entre a sua vida militar e o seu castelo em Buzancy, onde possuía uma extensa propriedade que estava na família há muitas gerações. O marquês, assim como seus dois irmãos, pertencia visivelmente à ala progressista da aristocracia francesa que canalizava suas forças para atividades filantrópicas. Isso explica por que Puységur e seus colegas da Société de l'Harmonie praticavam o magnetismo gratuitamente. Em vista de sua posição, era óbvio que não poderiam utilizar do conhecimento do magnetismo para fins lucrativos – como bem lembramos, afinal, quase todas as atividades lucrativas eram proibidas aos nobres franceses. Além disso, não podiam cobrar honorários de seus próprios camponeses. Todos os discípulos aristocratas de Mesmer compartilhavam dessa opinião, assim como os nobres da Alsácia.

Retornando a Buzancy, vemos que o marquês não organizava o seu tratamento coletivo em volta de um *baquet* como Mesmer fazia, mas sim em volta de uma árvore que ele havia magnetizado – procedimento que Mesmer utilizara muito pouco. Para Puységur, a magnetização da árvore era um procedimento científico; mas para os camponeses, a árvore tinha um significado e um apelo específico, que podem ser explicados pelas crenças e costumes populares. Em sua obra monumental, *Le Folk-lore de la France* (O Folclore da França), Sébillot dedica um capítulo a crenças e práticas populares relacionadas a árvores. Ele afirma que:

as florestas e árvores sagradas eram provavelmente as divindades mais respeitadas pelos antigos gauleses, e por séculos os missionários e bispos cristãos encontraram a maior dificuldade em erradicar a adoração de árvores; esse culto acabou desaparecendo mais por causa do desmatamento e da reivindicação da terra para fins agrícolas do que por causa das proibições religiosas. Contudo, o culto de certas árvores continuou de forma mais ou menos disfarçada até os tempos modernos. Ainda em 1854, um levantamento mostrou que só no Départment de l'Oise ainda havia nada menos que 253 árvores em torno das quais havia um culto mais ou menos secreto ou disfarçado. Entre elas, 74 eram olmeiros e 27, carvalhos. Ademais, até a Revolução Francesa, muitas árvores eram associadas ao fazimento de justiça, e acreditava-se que muitas outras fossem dotadas de virtudes profiláticas ou terapêuticas. Durante o século XVII, e mesmo depois, era frequente pessoas doentes se prenderem a troncos de árvores com o auxílio de cordas, ou de algum outro meio, a fim de transferir suas doenças para a árvore.

Sébillot enumera uma longa série de outras práticas, algumas das quais ainda persistiam no início do século XX.

Vista sob essa óptica, a história do olmeiro magnetizado de Buzancy perde muito de seu caráter paradoxal. A utilização de árvores magnetizadas não desapareceu depois de Puységur, mas parece ter passado para o segundo plano. O manual de Gauthier sobre magnetismo contém um capítulo sobre o assunto, e nele notamos que apenas determinadas espécies de árvores eram consideradas adequadas para a magnetização, sendo essas precisamente do mesmo tipo de árvore que, no passado, havia sido venerado como sagrado[9]. Talvez a última menção a uma árvore magnética possa ser encontrada no romance póstumo de Flaubert, *Bouvard e Pécuchet*[10]. As duas personagens excêntricas desse romance organizam um tratamento ao redor de uma pereira magnetizada – o que, para o leitor advertido, era um disparate, já que nenhuma árvore frutífera era considerada apta à magnetização.[11]

Como explicar que o mesmo procedimento dos passes suscitasse crises no paciente quando utilizado por Mesmer, e sono magnético quando utilizado por Puységur? Mesmer havia produzido inúmeras crises em seus pacientes, mas quase nenhum sono magnético; porém, de 1784 em diante, os casos de sonambulismo estavam na casa dos milhares. Aqui também a resposta será encontrada no pano de fundo sociológico dos pacientes. Como vimos, quando Mesmer magnetizava uma mulher da alta sociedade, era bastante natural se ela respondesse com uma crise, que reproduzia um de seus velhos ataques de vapor. Porém quando os camponeses e servos eram magnetizados, outra espécie de patologia, relacionada às suas classes sociais, era desencadeada. Mas por que o camponês Victor manifestou inesperadas habilidades quando colocado em sono magnético? A resposta deve, sem dúvida, ser encontrada na peculiar relação entre um fidalgo francês do final do século XVIII e o seu camponês. A família Race tinha vivido na propriedade dos Puységur, no vilarejo de Buzancy, e servido a eles por muitas gerações. O visconde Du Boisdulier, um descendente contemporâneo do marquês de Puységur, forneceu as seguintes informações: "A família Race serviu aos Puységur por muitos séculos. Uma pintura representando um piquenique de caça organizado pelo marechal de Puységur, avô do magnetizador, incluía dois cavalariços, um dos quais era um Race. Um de seus descendentes, Gabriel, que ainda é vivo, prestou serviços para minha mãe como encarregado de caça, em 1914."[12]

No relato que Puységur fornece dos vários episódios com Victor, notamos a peculiar mistura de familiaridade e respeito, cujo tom, no entanto, variava muito – a depender se Victor estava acordado ou em sono magnético. Nesse último estado, ele ostentava não apenas mais atenção e inteligência, mas também muito mais confiança no marquês, confidenciando-lhe as suas preocupações e pedindo pelos seus conselhos. Ele era bastante franco e não se abstinha de criticar os erros do marquês em seu manejo do magnetismo.

O tratamento magnético que Puységur realizou com Victor exibe dois traços notáveis: o primeiro era o aparecimento de uma dupla personalidade, com a nova sendo menos inibida e mais brilhante que a ordinária; o segundo era a qualidade de diálogo – ou mesmo de barganha – entre o magnetizador e o magnetizado, o que muitas vezes dava ao tratamento o aspecto de uma "terapia dirigida pelo paciente". No caso de Victor, assim como em todos os exemplos contemporâneos de sono magnético, notamos que o paciente magnetizado proferia o seu próprio diagnóstico, anunciava a evolução de sua afecção, e muitas vezes prescrevia a sua própria terapia, ou ao menos discutia a que era prescrita pelo magnetizador. Acreditamos que, mais uma vez, todos esses traços encontram uma explicação no pano de fundo sociológico.

A hipnose foi definida como a quintessência da relação de dependência de um indivíduo em relação a outro. Ela é uma rendição da vontade de alguém à vontade de outrem, e é mais propensa a ocorrer quando há uma distância psicológica ou social considerável entre dois indivíduos – um dotado de poder e prestígio; o outro, passivo e submisso. Um observador crítico, o médico Virey, escreveu em 1818:

São sempre senhorios manejando seus subalternos, nunca o contrário; parece que o magnetismo sempre funciona de cima para baixo, nunca de baixo para cima. Os oficiais que tão avidamente magnetizavam suas guarnições sem dúvida realizavam maravilhas com pobres soldados que se sentiam muito honrados com o fato de marqueses, condes e valetes quererem gesticular sobre eles.[13]

Esses traços estavam eminentemente presentes nas curas de Buzancy. O mando de Puységur sobre os sujeitos era poderoso porque seus ancestrais haviam governado aquele território por séculos, e os camponeses sempre os consideraram como seus legítimos senhores. Só assim é possível entender a autoridade exercida pelo marquês sobre os seus sujeitos e a sua habilidade de ganhar a confiança deles e reuni-los, para o tratamento, ao redor do olmeiro magnetizado. Decerto o seu prestígio era potencializado pelo fato de ele ser próximo da Corte Real, possuir grande autoridade militar e manter um *cabinet de physique* onde realizava experimentos misteriosos.

Por que a nova personalidade que aparecia em sono magnético era mais brilhante que a habitual? Não estamos lidando, aqui, com um fato isolado. Muitas vezes também se observou, na manifestação de possessão, que o "espírito" que supostamente falava pela boca do possuído revelava-se uma personalidade mais brilhante que seu "hospedeiro". Mühlmann apontou para o fato de que os espíritos que possuíam um indivíduo num país conquistado tendiam a falar na língua do opressor[14]. Relatou-se muitas vezes que camponesas ou servos hipnotizados tendem a falar mais corretamente que em estado normal. Esse fenômeno poderia ser chamado de "identificação com uma classe social mais alta". Somos levados a assumir que havia uma tendência semelhante entre camponeses e servos franceses antes da Revolução Francesa. Um episódio na autobiografia de madame Roland é muito significativo:

Quando criança, sua mãe a havia levado a um castelo onde ela tinha alguns negócios a tratar, e elas foram convidadas a jantar com os criados. Ficaram impressionadas com a descoberta de um mundo do qual nunca suspeitaram. As empregadas repercutiam em seus trajes e modos o comportamento das patroas, e os criados também se esforçavam por imitar seus senhores, falando exclusivamente de marqueses, condes e outras pessoas distintas, e discutindo questões que a elas diziam respeito como se as conhecessem profundamente. A louça e o serviço eram muito parecidos com os dos senhores, e a refeição era seguida de partidas nas quais estavam em jogo somas razoavelmente grandes, no melhor estilo aristocrático.[15]

De uma maneira semelhante, e desconhecida para Puységur, deve ter havido um desejo profundo em Victor de ser como seu senhor ou, no linguajar moderno, de identificar-se com ele. É também a relação social entre o senhor aristocrata e seu camponês que poderia explicar por que o tratamento hipnótico que Puységur realizou com Victor assumiu a forma peculiar de uma terapia de barganha, um traço que era muito comum à época e que foi regredindo gradativamente após a Revolução.

As implicações sociológicas do estilo puységuriano de tratamento magnético são bem ilustradas pelos relatos das curas registradas em Estrasburgo, de 1786 a 1788. Vimos que o marquês, em agosto de 1785, havia fundado uma próspera filial da Société de l'Harmonie, e que vários centros de tratamento foram abertos na Alsácia sob a sua supervisão. Esses relatos são de especial interesse porque cada histórico clínico contém o nome, a patente e a profissão do magnetizador – assim como, muitas vezes, indicações acerca do paciente. O volume, publicado em 1787, contém os relatos de 82 curas, 53 delas tendo sido realizadas por fidalgos: barão Klinglin d'Esser, 26; baronesa de Reich, 13; conde de Lutzelbourg, 6; Flachon de la Jomarière, 6; barão de Dampierre, 1; barão Krook, 1[16]. O relatório publicado em 1788 faz o levantamento de 104 curas; os nomes dos magnetizadores são indicados em 95 curas, das quais 56 foram realizadas por fidalgos[17]. Dentre os pacientes curados, cujas ocupações estão listadas, encontramos uma maioria de camponeses, artesãos e criados, que serviam principalmente a famílias burguesas ou aristocráticas.

A nova escola de magnetismo animal, que surgiu após a era napoleônica, era diferente, em muitos aspectos, das escolas dos primeiros dois períodos. A mudança pode ser compreendida à luz da convulsão social ocasionada pela Revolução Francesa, com a derrocada da nobreza e a ascensão da burguesia. Havia ainda uma série de fidalgos entre os magnetizadores na França, mas eles eram, em sua maior parte, como o barão Du Potet, descendentes de famílias arruinadas; e cada vez mais burgueses estavam entrando para a profissão. Independentemente de suas origens sociais, agora os magnetizadores tinham de ganhar o seu sustento, e é fácil ver por que os tempos de tratamento gratuito eram coisa do passado. Com a passagem do magnetismo ao hipnotismo, em meados do século, a estrutura autoritária foi reforçada. O *baquet* e a árvore magnetizada eram agora obsoletos; o método de barganha e direção pelo paciente recuou diante do método de ordens dadas sob hipnose – um procedimento que, ao final do século, veio a ser identificado com o próprio hipnotismo. Os hipnotistas vinham sobretudo da alta e média burguesias, e seus pacientes eram, em sua maior parte, operários, soldados e camponeses. Quiçá o caráter burguês que o hipnotismo passou a assumir também possa responder pela abordagem mais racional e sistemática dos aspectos teóricos e didáticos do hipnotismo. Mas, como veremos adiante, novos fatores sociais contribuíram, no final do século XIX, para o advento de novos tipos de psicoterapia.

Enquanto isso, novas forças motrizes de natureza econômica e política tornaram-se manifestas, e delas faremos uma breve revisão a fim de avaliar sua influência no desenvolvimento da psiquiatria dinâmica.

O Pano de Fundo Econômico e Político

Juntamente com os fatores sociais, poderosos fatores econômicos e políticos já haviam ocasionado uma transformação da vida. Entre eles, a Revolução Industrial e o princípio das nacionalidades.

A *Revolução Industrial,* o nascimento e o desenvolvimento da grande indústria, ocorreu na Inglaterra entre 1760 e 1830[18]. Máquinas novas e aperfeiçoadas, utilizando fontes naturais e artificiais de energia (água, vapor, eletricidade), aumentaram a produção enormemente, conservando as mesmas necessidades de mão de obra. Os ofícios tradicionais foram desaparecendo gradativamente, e uma nova onda de vida econômica emergiu, centrada no conceito de lucro. Isso implicou uma ampla concorrência econômica, que foi transformando gradualmente o mundo em um gigantesco mercado, vigorosamente disputado pelas grandes indústrias de várias nações, em conjunto com um florescente sistema de transporte e comunicação, que, por sua vez, levou à abertura de novos mercados. Novas fábricas brotaram por toda parte, fazendo com que os camponeses deixassem a zona rural, ocasionando uma urbanização em larga escala e uma proletarização das massas, intensos problemas sociais e a ascensão do socialismo. Simultaneamente, um rápido aumento da população na Europa foi seguido de uma emigração em larga escala rumo à América do Norte e a outros países de além--mar. Pelo mundo todo, estavam abertas as "porteiras" para o domínio do homem branco, que chegava ou como colonizador, dominando novo países, ou como colono ou mercador, explorando os países e seus povos[19].

O principal aspecto da vida política era a tendência ao *estabelecimento de estados nacionais.* Vários estados nacionais se haviam erguido lentamente das ruínas do feudalismo e do velho sonho da unidade europeia sob a égide do papa e do imperador. Até o final do século XVIII, Espanha, Inglaterra e França haviam se tornado estados nacionais unificados, ao passo que Itália e Alemanha ainda estavam subdivias em muitos pequenos estados soberanos e a monarquia austríaca permanecia um vasto conglomerado de povos sob o cetro dos Habsburgos. Enquanto a dominação napoleônica agitava os povos da Europa contra ele, um renascimento do espírito nacional começava a ser sentido por toda parte, e esse movimento continuou após a derrocada do Imperador[20]. Muitos povos que haviam estado sob dominação estrangeira tomaram ciência de suas identidades nacionais, que estava intimamente conectada a suas línguas nacionais. Proclamou-se o princípio de que toda nação tinha o direito de constituir um estado nacional próprio. E visto que havia uma identificação entre nação e língua, implacáveis guerras linguísticas foram travadas no Centro e no Sudeste da Europa.

Essa conjuntura teve um forte impacto na ciência e na cultura. Por muitos séculos, o latim foi língua comum da Igreja, da administração e das universidades em toda a Europa. A sua supremacia, já desafiada pela Reforma, seria derrubada pela ascensão do nacionalismo. Ele permaneceu, contudo, a língua oficial do Parlamento, do Estado e da administração da Hungria até os anos 1840, e de toda pessoa culta na Europa Ocidental ainda era esperado que soubesse falá-lo com fluência[21]. Mas na maioria dos países, os cientistas já haviam começado a utilizar suas próprias línguas nacionais, e o uso do latim decaiu rapidamente após o advento da Revolução Francesa.

A razão para o desaparecimento do latim como língua europeia internacional não se encontra em sua inadequação científica: Newton, Harvey e Lineu haviam publicado suas descobertas em latim. Mach sugere que a razão era que a nobreza queria saborear os frutos da literatura e da ciência sem ter de aprender essa língua acadêmica[22]. Condorcet proclamava que, por meio do uso de sua língua nacional, as publicações de cientistas franceses deixariam de ser um domínio inacessível ao francês comum; ele deixava aos cientistas a tarefa de aprender as línguas de seus colegas estrangeiros[23]. Quando a elite utiliza a língua nacional para fins filosóficos e científicos, segundo ele, essa língua irá necessariamente se tornar enriquecida e aperfeiçoada; isso, por sua vez, dará às pessoas a vantagem de ter à disposição uma ferramenta linguística mais perfeita e, com ela, acesso facilitado à cultura geral. Não há dúvida de que o abandono do latim e a adoção de línguas nacionais alavancou enormemente o desenvolvimento da ciência nos países da Europa Ocidental – como o desenvolvimento da psicologia e da psiquiatria –, mas a ciência tendia a ser menos universal do que havia sido até então, e se tornou um interesse nacional, às vezes até uma arma política.

O Pano de Fundo Cultural:
o Iluminismo

A história da civilização ocidental é, em grande medida, a de alguns grandes movimentos culturais (o Renascimento, o barroco, o Iluminismo e o romantismo) que foram se sucedendo desde o final da Idade Média até o século XIX. Cada um deles não apenas exibiu traços específicos em sua filosofia, literatura, arte e ciência, como também implicou um novo estilo de vida e culminou na formação de um tipo de homem ideal[24]. Cada movimento teve o seu centro de origem em um país, do qual conservou certas características à medida que foi se espalhando pelo resto da Europa: o Renascimento e o barroco, na Itália; o Iluminismo, na França; o romantismo, na Alemanha. Esses movimentos – assim como outros menos importantes – não podem ser definidos como entidades cronológicas estritas; eles foram se propagando lentamente de um país a outro e sobrepondo-se uns aos outros.

O Renascimento desenvolveu-se na Itália durante os séculos XIV, XV e parte do começo do XVI. Floresceu na corte de príncipes e em cidades-estados num período de intensos embates, quando o feudalismo começava a ser abalado pela burguesia em ascensão. Propagou-se pela França e por outros lugares durante o século XVI. Seus principais traços eram um interesse passional pela cultura greco-romana antiga, não meramente como fonte de informações e instrução, mas como modelo de vida, associado a uma tomada de consciência da personalidade humana, de sua natureza e de seu lugar no universo[25]. Nas artes, o Renascimento ambicionou o ideal da proporção perfeita em sua forma estática, descobriu as leis da perspectiva e enfatizou sua importância. Seu tipo de homem ideal foi descrito por Baldassare Castiglione como sendo de estirpe nobre, versado em exercícios físicos, de uma educação refinada – incluindo arte, música e literatura –, combinando dignidade com espontaneidade e graça nos modos, e pouco preocupado com religião. O Renascimento também exaltava o político astuto, o gênio pujante e o grande acadêmico[26]. Dali até o final do século XIX, era considerado óbvio que uma pessoa instruída devesse possuir um excelente conhecimento de latim e grego, e de suas literaturas, bem como dos clássicos modernos nas línguas nacionais. Assim, não se pode compreender homens como Janet, Freud e Jung sem reconhecer que eles estiveram mergulhados, desde a infância, numa atmosfera de intensa cultura clássica, e que essa cultura lhes permeava todo o conhecimento. Um aspecto negativo do Renascimento era o seu menosprezo pelo vulgo, pelo iletrado e pelo "tolo". Mas havia também um grande interesse pela afecção mental e, como vimos, pelas manifestações multiformes atribuídas àquela peculiar faculdade da mente, a *imaginatio*. O estudo da imaginação, um dos legados do Renascimento para os séculos seguintes, iria se tornar a principal fonte da psiquiatria dinâmica inicial.

Na época do nascimento da psiquiatria dinâmica, o Renascimento havia chegado ao fim, e a corrente cultural seguinte, o barroco, ainda estava florescendo na Espanha e na Áustria. O movimento barroco estava relacionado com a ascensão de poderes centralizados, nos quais o monarca se empenhava por manter a nobreza e a burguesia intimamente ligadas à sua pessoa. Os modelos de vida não eram mais buscados na Antiguidade grega e romana, mas giravam em torno das idealizadas figuras dos grandes monarcas – como o rei da Espanha e o *Roi Soleil*[27] francês –, em grandes impérios, envolvendo solenidades, vestimentas e mobílias elaboradas. O barroco também estava intimamente conectado ao movimento da Contrarreforma. Nas artes, em vez do ideal estático e perfeitamente proporcionado do Renascimento, ele buscava movimento, mudança e crescimento. Tinha muitas vezes uma predileção pelo que é ilimitado, pelo colossal, pela ornamentação desproporcional e exagerada. Seu homem ideal era descrito por Baltasar Gracián como um homem de estirpe nobre e fina educação, para quem a religião e a honra eram sagradas; ele almejava, acima de tudo, a grandeza interior, embora com ostentação: "o homem de majestosas qualidades e conquistas"[28]. Em um estilo frequentemente bombástico, a literatura barroca narrava histórias de heróis que enfrentavam incríveis dificuldades e obstáculos, e que eram joguetes do destino. O barroco foi um período de grandes sistemas filosóficos e de grandes descobertas em todos os ramos da ciência. De acordo com Sigerist, o interesse barroco pelo movimento e pelo desenvolvimento foi expresso na medicina com a descoberta feita por Harvey da circulação sanguínea e com seus estudos em embriologia[29]. Na psiquiatria, tendeu à construção de sistemas e elaboradas classificações. Infelizmente, o barroco foi também um dos piores períodos da caça às bruxas e da crença na possessão demoníaca. O nascimento da psiquiatria dinâmica, no final do século XVIII, só pode ser plenamente compreendido quando ressituado na perspectiva cultural e histórica do declínio do barroco e do triunfo do Iluminismo. Como vimos, isso é simbolizado pela contenda, em 1775, entre Gassner (o sacerdote devoto e exorcista convicto) e Mesmer (o leigo esclarecido e aspirante a cientista).

O terceiro grande movimento cultural, o *Iluminismo*, foi definido por Troeltsch como "o movimento espiritual que conduziu à secularização do pensamento e do Estado"[30]. De acordo com a conhecida definição de Kant:

Iluminismo é a saída do homem de sua menoridade, da qual ele próprio é culpado. A menoridade é a incapacidade de fazer uso de seu entendimento sem a direção de outro indivíduo. O homem é o próprio culpado dessa menoridade se a causa dela não se encontra na falta de entendimento, mas na falta de decisão e coragem de servir-se de si mesmo sem que um outro o guie. *Sapere aude!* Tem coragem de fazer uso de teu *próprio* entendimento, tal é o lema do Iluminismo.[31]

O Iluminismo, que estava intimamente conectado com a ascensão e consolidação da burguesia, originou-se na França por volta de 1730, espalhou-se rapidamente pela Inglaterra e pela Alemanha, e culminou em torno de 1785. Ele assumiu formas diferentes em cada um desses países. Na França, tornou-se político e, às vezes, antirreligioso. Na Inglaterra, desenvolveu especial interesse pela economia. Na Alemanha, manteve-se dentro dos limites da religião estabelecida e foi adotado pelos príncipes governantes na forma do despotismo esclarecido, tipicamente representado por Frederico II, rei da Prússia. Apesar de sua postura despótica, Frederico se pensava e se proclamava o primeiro servo de seu povo, em contraste com o típico barroco soberano, Luís XIV, que dizia: "O Estado sou eu" (*L'État, c'est moi*). Mas por toda parte reinava a convicção de que a humanidade havia finalmente amadurecido, depois de um período extremamente longo de ignorância e servidão; e de que agora, sob o controle da razão, ela poderia se encaminhar para um futuro de progresso ilimitado[32]. A característica mais fundamental do Iluminismo era o culto à razão, considerada uma entidade universal, que era a mesma para todos os homens de todas as gerações e países. A razão opunha-se à ignorância, ao erro, ao preconceito, à superstição, às crenças impostas, à tirania das paixões e às aberrações da fantasia. Na esteira dessas ideias estava a noção de que o homem era um ser sociável, e de que a sociedade fora criada para o homem. O tipo ideal de homem pertencia à aristocracia ou à burguesia, e a sua vida era conduzida em conformidade com as exigências da razão e da sociedade. Na França, ele foi representado pelo *honnête homme*[33], uma figura sociável. Na Inglaterra, possuía um espírito mais público e preocupava-se com problemas econômicos. A filosofia do Iluminismo era otimista e prática, e ela proclamava que a ciência podia e tinha de ser aplicada ao bem-estar da humanidade. O progresso era entendido não apenas em seu sentido material, mas também como um progresso qualitativo e moral, implicando reformas sociais. Outro traço do Iluminismo era também a sua fé na – e profunda preocupação com a – educação.

Na ciência, o Iluminismo eliminou o princípio de autoridade, e começou a aplicar a análise – que até então era utilizada na matemática – a outros ramos do conhecimento, inclusive ao estudo da mente humana, da sociedade e da política. A psicologia empenhou-se em analisar os elementos básicos da mente (sensações e associações), e então a reconstruir, por meio de síntese, todo o tecido da mente humana. De igual maneira, homens como Rousseau tentaram imaginar a evolução da sociedade, começando com indivíduos separados que se reuniram e celebraram entre si um "contrato social". Até então, a ciência havia progredido principalmente por meio do trabalho individual de grandes cientistas que viviam isolados e mantinham correspondência ativa um com o outro. O Iluminismo impulsionou a criação de uma rede de sociedades científicas, que publicavam os anais de suas atividades. Os membros, que muitas vezes contavam com muitos amadores entre si, consideravam que era seu dever frequentar as sessões e comunicar suas descobertas.

Os traços racionais, pragmáticos e otimistas do Iluminismo convergiram na preocupação com reformas e auxílio aos membros menos privilegiados da grande família humana. O Iluminismo proclamava os princípios da liberdade religiosa e da mútua tolerância entre as várias religiões, como ilustrado por Lessing em sua célebre peça *Nathan der Weise* (Natã, O Sábio - 1779)[34]. Lutava pela emancipação dos protestantes em países católicos, dos católicos em países protestantes, e dos judeus por toda a Europa. Havia um movimento entre cristãos pela emancipação de judeus, e entre comunidades judaicas pela emancipação dos rígidos grilhões da tradicional ortodoxia e modo de vida judaicos[35]. O movimento pela abolição da servidão e da escravatura também tem suas raízes no Iluminismo. Entre os protestantes, uma corrente chamada "racionalismo" desenvolveu o que foi bem definido pelo título do tratado de Kant *A Religião Dentro dos Limites da Simples Razão*. O elemento de razão na fé era mais enfatizado que o da tradição cega ou do elã místico[36]. Foram realizadas tentativas de encontrar racionalizações para milagres, isto é, de encontrar supostas explicações científicas para milagres bíblicos. Roskoff mostrou que a crença no diabo foi sendo gradativamente dissipada nos círculos religiosos influenciados pelo Iluminismo, o que responde em parte pelo gradual recuo dos julgamentos por bruxaria[37]. No âmbito da justiça, o Iluminismo lutou contra o uso da tortura e de outros abusos severos que ainda eram praticados. O movimento na direção de uma reforma judicial e penal é ilustrado pelo famoso tratado de Beccaria, *Dei delitti e delle pene* (Dos Delitos e das Penas - 1764), e pela atividade filantrópica de Howard com vistas à melhoria das prisões e dos hospitais.

O enorme impacto do Iluminismo na medicina é pouco conhecido, em geral[38]. Ele deu início à pediatria, à ortopedia, à higiene pública e à profilaxia, entre outras áreas, com a sua campanha de vacinação contra a varíola. Influenciou a psiquiatria de muitos modos, a começar pela sua laicização. Muitos sintomas que haviam sido considerados efeitos de bruxaria ou possessão passaram a ser considerados formas de afecção mental. Foram feitos esforços no sentido de compreender a afecção mental de uma forma científica. O rápido progresso da mecânica e da física sugeriram a adoção de modelos mecanicistas na fisiologia e a redução da vida psíquica à atividade do sistema nervoso. Devido à ênfase dada à faculdade da razão, a afecção mental era considerada, em sua essência, um distúrbio da razão. Acreditava-se que as suas causas eram ou alguma lesão física, especialmente do cérebro, ou os efeitos de paixões desenfreadas. Logo, os representantes do Iluminismo ensinavam princípios disso que chamaríamos de higiene mental, baseada no treino da vontade e na subordinação das paixões à razão. O próprio Kant, num de seus livros, escreveu um capítulo intitulado "Von der Macht des Gemüths, durch den blossen Vorsatz seiner krankhaften Gefühle Meister zu sein" (Do Poder da Mente em Ser Mestre de Seus Sentimentos Mórbidos Mediante Simples Premeditação), no qual forneceu regras para superar a insônia, a hipocondria e vários males físicos por meio de dieta correta, respiração correta e, particularmente, por meio do trabalho sistemático intercalado com períodos de total relaxamento e do estabelecimento de hábitos sólidos – em especial, a efetuação de atos de vontade frequentes e conscientes[39]. O interesse do Iluminismo pela afecção mental também foi evidenciado pelo número crescente de tratados sobre o assunto publicados na segunda metade do século XVIII, alguns dos quais já apresentavam contornos similares aos dos manuais modernos. Porém o mais importante é que o Iluminismo foi o período em que primeiro se fizeram esforços na direção da reforma dos hospitais psiquiátricos; reformas que, até o final do século, foram realizadas por homens que estiveram entre os mais típicos representantes do Iluminismo: Chiarugi, Tuke, Daquin e Pinel. A preocupação com os pacientes mentais também se alastrou para fora do mundo médico; pessoas como o pastor alsaciano Oberlin levaram pacientes mentais para suas respectivas casas e os trataram com um misto de terapia de suporte e terapia laboral[40]. Foi também o espírito do Iluminismo que inspirou Itard em seus esforços pela educação especial de crianças com deficiências mentais, o ab. De l'Epée, pela dos surdos-mudos, e Haüy, pela dos cegos.

Não se trata de superestimar a importância histórica e cultural do Iluminismo: ele constitui a espinha dorsal da civilização ocidental moderna. Os princípios de liberdade religiosa, de pensamento e de expressão, os princípios de justiça social e de igualdade, o Estado social, a noção de bem-estar público mais como função normal do Estado do que como ato de caridade, o princípio da educação obrigatória e gratuita, as conquistas positivas das revoluções estadunidense e francesa, tudo isso brotou do Iluminismo, assim como a fundação da psiquiatria moderna.

Contudo, o Iluminismo também teve seus pontos negativos. Ele tendeu a colocar todos os homens na mesma categoria e a subestimar diferenças de composição física e mental, assim como tradições culturais. Fomentou um conceito unilateral das emoções como distúrbio da mente racional, sem reconhecê-las em seu próprio direito. Ao mesmo tempo que fomentou uma metodologia histórica, careceu de uma perspectiva histórica. A despeito da forte ênfase dada à razão, ela ainda não era suficientemente crítica, e a ciência ainda se encontrava naquilo que Bachelard chamou de era pré--científica[41]. Uma curiosa mescla de racionalismo e especulação irracional podia ser encontrada em muitos cientistas do Iluminismo. Havia, por exemplo, várias especulações no âmbito das ciências naturais. A descoberta newtoniana da lei universal da gravitação fascinou os cientistas, que estavam à procura da força universal: fogo, flogisto, eletricidade, e até magnetismo animal. Uma outra preocupação frequente era a busca pelo "mundo primitivo" que deveria ter existido na origem da humanidade: um mundo dotado de supremo conhecimento e insondável sabedoria. Acreditava-se que esse mundo havia sido destruído por alguma catástrofe, mas que algumas partes das suas tradições haviam sido secretamente transmitidas por uma série de alguns poucos sábios iniciados. Havia quem pensasse que esse mundo primitivo teria se localizado na Atlântida submersa; outros, na Ásia Central. Boulanger argumentava que a civilização humana havia sido destruída várias vezes, mas reconstruída, a cada uma delas, por um punhado de sobreviventes. A mais recente dessas catástrofes, segundo ele, tinha sido o dilúvio bíblico, cuja intolerável memória fora recalcada pela humanidade, mas sobreviveu em inúmeros mitos mundo afora, e que Boulanger empenhou-se em interpretar – o batismo cristão, por exemplo, era para ele uma evocação simbólica das águas do dilúvio[42]. Segundo uma outra crença, a sabedoria submersa do mundo primitivo havia sido escrita em hieróglifos não decifrados e mantida no Egito Antigo. Um romance do ab. Terrasson, *Séthos*, retratou a vida dos sábios do Egito e seus ritos misteriosos[43]. Supunha-se que os ritos maçônicos reproduzissem alguns desses ritos antigos e misteriosos. Antoine Court de Gébelin publicou uma série de volumes, enormes e magníficos, explanando em detalhe uma reconstituição do mundo primitivo – tirada dos mitos gregos, dentre outros –, e até mesmo reconstruindo a língua primitiva da humanidade a partir da análise das línguas existentes[44]. Emblematicamente, Court de Gébelin tornou-se um entusiasmado seguidor de Mesmer, e muitos acreditavam que Mesmer havia redescoberto um dos segredos do mundo primitivo.

Podemos ver como o nascimento da psiquiatria dinâmica pode, assim, ser entendido como uma manifestação do Iluminismo em seus aspectos tanto racional quanto irracional. Fundamentalmente, Mesmer foi um dos representantes do Iluminismo. Ele acreditava ser um cientista que continuou de onde Newton havia parado. Seu superficial conhecimento da física levou-o a elaborar teorias que aspiravam a teorias físicas, mas que não eram muito mais especulativas que as de muitos *physiciens amateurs*[45]; entretanto, a atmosfera geral também levou muitos de seus contemporâneos a considerá-lo um cientista. Puységur e os membros da Société de l'Harmonie revelavam uma outra faceta do Iluminismo: a tendência filantrópica de colocar as descobertas da ciência e os seus benefícios à disposição de toda a humanidade, e não os restringir somente a quem pudesse pagar. Na Alsácia, a Société de l'Harmonie inaugurou uma série de serviços ambulatoriais gratuitos a qualquer pessoa que necessitasse de magnetização – isso, pelo que temos conhecimento, é a primeira ocorrência historicamente registrada de tratamento psiquiátrico disponível, sem custos, aos menos privilegiados.

Assim, vemos que o magnetismo foi uma criação do Iluminismo. Mais irônico ainda é o fato de que o magnetismo logo seria apropriado e reinterpretado de um modo bastante diferente pela corrente cultural seguinte, o romantismo. Mas o antagonismo e a interação entre o Iluminismo e o romantismo podem ser acompanhados ao longo da história da psiquiatria dinâmica, de Mesmer até os tempos modernos. Como veremos nos capítulos seguintes, o ensino de Janet pode definitivamente ser associado às tradições oriundas do Iluminismo, enquanto Freud e Jung podem ser identificados como epígonos tardios do romantismo.

O Pano de Fundo Cultural:
o Romantismo

O romantismo originou-se na Alemanha, lá atingindo o seu máximo desenvolvimento entre 1800 e 1830, entrando então em declínio, ainda que tenha se propagado pela França, pela Inglaterra e por outros países. Seu impacto foi tamanho que teve efeitos duradouros na vida cultural europeia ao longo do século XIX. Em seu sentido mais estrito, o romantismo aplicava-se a uma série de pequenos grupos informalmente conectados de poetas, artistas e filósofos do começo do século XIX. Em seu sentido mais amplo, aplicava-se a um vasto movimento que se expressava por meio de uma perspectiva característica sobre a vida[46].

O romantismo foi muitas vezes considerado uma reação cultural contra o Iluminismo. Enquanto o segundo proclamava os valores da razão e da sociedade, o romantismo cultuava o irracional e o individual. Tendências místicas, que haviam sido relegadas ao segundo plano pelo Iluminismo, agora estavam liberadas. Uma teoria política considerou o romantismo como um movimento de renovação nacional alinhada ao princípio das nacionalidades. Esse movimento foi mais forte na Alemanha do que em qualquer outra parte do mundo, como resultado das infelizes circunstâncias políticas que ali prevaleceram durante séculos: a Alemanha tinha passado pela Guerra dos Trinta Anos, havia sido reduzida à impotência política por Richelieu, Luís XIV e Napoleão, e encontrava-se dividida numa multiplicidade de pequenos estados soberanos – sendo, assim, uma nação sem Estado. Até sua língua e sua cultura haviam sido ameaçadas por uma excessiva influência estrangeira. O romantismo devolveu à Alemanha o sentimento de identidade nacional própria, contribuindo assim para a sua renovação política. Brunschwig correlacionou a ascensão do romantismo ao desequilíbrio demográfico na Alemanha ao final do século XVIII[47]. A população urbana da Alemanha aumentou enormemente e uma nova geração de burgueses e intelectuais jovens, privados de oportunidades profissionais e enfrentando um presente sombrio, adotou uma mentalidade irracional – voltada para o passado remoto ou para o futuro distante – e viveu uma espera constante por milagres na religião, na medicina, no amor, na profissão e na vida diária.

Sejam quais forem as explicações acerca de sua origem, vários traços do romantismo são essenciais:

1. O principal era o seu profundo sentimento pela natureza, em contraste com o Iluminismo, que estava centrado no homem e encontrava a sua expressão num verso de Pope que é muito citado: "O estudo adequado da humanidade é o homem." O romantismo apreciava a natureza com um sentimento de profunda reverência, com *Einfühlung* ("sentir para dentro" ou empatia), com um anseio de penetrar em suas profundezas, a fim de descobrir a verdadeira relação do homem com a natureza. Esse sentimento pela natureza era exibido na poesia lírica romântica, assim como nas especulações da filosofia da natureza. Era encontrado até mesmo no interesse dos fisiologistas pelo ritmo e pela periodicidade no organismo humano, e pela relação deles com os movimentos cósmicos;

2. por trás da natureza visível, o romântico buscava penetrar nos segredos do "fundamento" (*Grund*) da natureza, que ele considerava ser, ao mesmo tempo, o fundamento da sua própria alma. O meio de alcançar esse fundamento residia não apenas no intelecto, mas também no *Gemüt*, isto é, a mais íntima qualidade da vida emocional. Daí o

interesse que o romantismo demonstrava por todas as manifestações do inconsciente (os sonhos, o gênio criativo, a afecção mental, a parapsicologia, os poderes ocultos do destino), bem como seu interesse pela psicologia animal. Daí também o seu interesse pelos contos populares e pelo folclore, bem como pela expressão espontânea do gênio popular. Isso também explica o entusiasmo com o magnetismo. Esse princípio, também chamado de "lado noturno" da natureza, continha os símbolos universais, bem como a semente das coisas que virão a ser. O estudo sistemático dos mitos e símbolos foi iniciado por pensadores como Christian Gottlieb Heyne, Friedrich Schlegel, Creuzer e Schelling, para os quais eles não consistiam em meros erros históricos ou conceitos abstratos, mas sim forças vivas e realidades;

3. o terceiro era o sentimento de "devir" (*Werden*). Enquanto o Iluminismo acreditava na razão eterna e em sua permanente manifestação na forma do progresso da humanidade, o romantismo sustentava que todos os seres se originavam de princípios seminais, que se desenvolviam em indivíduos, sociedades, nações, línguas e culturas. A vida humana não era apenas um longo período de maturidade subsequente a um período mais curto de imaturidade, mas era também um processo espontâneo de desdobramento, uma série de metamorfoses – que mais tarde C.G. Jung chamaria de individuação. O *Bildungsroman*[48], romance que descrevia o processo de desenvolvimento intelectual e emocional de um indivíduo, tornou-se uma das formas favoritas de literatura, provavelmente inspirando psiquiatras a escreverem históricos clínicos em conexão com toda a história de seus pacientes;

4. o romantismo se preocupava com nações e culturas particulares, não apenas com a sociedade em geral. Os românticos alemães não só restituíram a língua e a cultura alemãs ao seu lugar de direito, como também estudaram avidamente um grande número de outras culturas com seus folclores, contos populares, mitos, literaturas e filosofias. A sua *Einfühlung* para com outras culturas encontra-se mais bem apresentada na estupenda perfeição das traduções que faziam de autores estrangeiros, com as quais os poetas românticos lograram, por exemplo, fazer de Shakespeare um poeta nacional alemão. Como proclamou Friedrich Schlegel, "uma pessoa verdadeiramente livre e instruída deve ser, segundo a sua própria vontade, capaz de afinar-se filosófica ou filologicamente, crítica ou poeticamente, histórica ou retoricamente, com o antigo ou o moderno, do modo como se afina um instrumento, a qualquer tempo e em qualquer grau"[49]. Novalis também pensava que "a pessoa perfeita tem de viver igualmente em vários lugares e entre vários povos"[50];

5. o romantismo trouxe um novo sentimento para a história, empenhando-se em evocar, por assim dizer, o espírito dos séculos passados. Dizia-se que o romantismo conseguiu ter *Einfühlung* para com todo e qualquer período possível da história, com exceção apenas do Iluminismo. Mas sua predileção era pela Idade Média, que ele redescobriu da mesma forma como o Renascimento havia redescoberto a Antiguidade greco-romana;

6. em contraste com o Iluminismo, o romantismo dava uma forte ênfase à noção de indivíduo. Em 1800, nos seus *Monologen* (Monólogos), Schleiermacher[51] enfatizou

o caráter absolutamente único de cada indivíduo, um conceito sustentado por todos os românticos. O conceito tipicamente romântico de *Weltanschauung* (cosmovisão) indica um modo específico de perceber o mundo particular a uma nação, a um período histórico ou a um indivíduo. De acordo com Max Scheler, essa palavra foi cunhada por Wilhelm von Humboldt, que alegava que a ciência de um determinado período era sempre inconscientemente determinada pela sua *Weltanschauung*[52]. Enquanto o Iluminismo havia tendido a considerar a sociedade como um produto mais ou menos voluntário – se não artificial – da vontade humana ou de um contrato social, o romantismo considerava a vida comunitária como dada pela natureza e independente da vontade do homem. Muitas vezes os românticos trabalhavam ou viviam juntos como dois amigos, dois irmãos, irmão e irmã, ou em pequenos grupos de amigos que se encontravam em intervalos regulares para trocar perspectivas e ideias. Na relação entre os sexos, os românticos demandavam, acima de tudo, uma qualidade emocional e espiritual, e abominavam a ideia iluminista do matrimônio com a razão. Em 1799, Friedrich Schlegel despertou muita controvérsia com seu romance autobiográfico, *Lucinde*[53], no qual exaltava a noção de amor duradouro (amor romântico) como uma fusão entre paixão física e atração espiritual. Novalis expressou a opinião de que o amor deve transmitir "o ímpeto de aperfeiçoar-se com a pessoa amada e auxiliá-la a alcançar a perfeição"[54] – uma noção que antecipava a de C.G. Jung, como veremos num próximo capítulo.

Assim como os movimentos culturais anteriores, o romantismo produziu o seu tipo ideal de Homem. Seus principais traços eram: uma extrema sensibilidade, que facultava ao Homem "sentir para dentro" a Natureza e "sentir com" outros homens; uma rica vida interior; a crença no poder da inspiração, da intuição e da espontaneidade; e a importância atribuída à vida emocional. Por vezes os românticos foram criticados por sua tendência ao entusiasmo fácil e ao sentimentalismo. Mas Friedrich Schlegel e os primeiros românticos salientavam a virtude da "ironia", no sentido romântico do termo: uma postura de desapego em relação aos próprios sentimentos, por mais íntimos que sejam[55]. Contudo, muitas vezes aconteceu de homens e mulheres românticos serem acometidos por aquela doença que Schlegel retratou em *Lucinde*, uma *Sehnsucht*[56]: uma aspiração por algo indefinível e extraordinário, com o herói, em contínua inquietação, vagando sem rumo, levando uma vida errática que o conduz, por fim, à beira do colapso. Muitos românticos eram realmente inquietos e carentes de autodisciplina, oferecendo o seu melhor ao improviso e a conversas, e deixando para trás obras inacabadas. Alguns morreram prematuramente, ou em decorrência de doenças físicas, como Novalis; outros, com alguma afecção mental, como Hölderlin, ou por suicídio, como Kleist. A doença romântica também despontou na Inglaterra e na França, dando origem a brilhantes relatos literários realizados por Chateaubriand e por Alfred de Musset.

Quando se fala em romantismo, geralmente se pensa em sua expressão na literatura, na música e nas artes; mas na Alemanha, o romantismo também permeou os campos da filosofia, da ciência e da medicina. Tendo em vista a sua particular importância no que se refere aos desenvolvimentos posteriores no campo da psiquiatria dinâmica, devemos olhar mais de perto para as implicações do romantismo nessas esferas.

Filosofia da Natureza e Filosofia Romântica

Uma escola de pensamento específica, a da *Naturphilosophie* (filosofia da natureza), foi fundada como uma ramificação do romantismo alemão pelo filósofo Friedrich Wilhelm von Schelling (1775-1854) e incluiu entre os seus adeptos tanto cientistas quanto filósofos[57].

O ponto de partida da filosofia de Schelling era a alegação de que a natureza e o espírito brotaram, ambos, da unidade absoluta, constituída e indissolúvel. "Natureza é Espírito visível, Espírito é Natureza invisível." Logo, a natureza não pode ser compreendida somente em termos de conceitos mecânicos e físicos, mas tem de ser compreendida em termos das leis espirituais subjacentes, as quais a filosofia da natureza empenhava-se em elucidar. Na natureza visível, o mundo orgânico e visível surgia de um princípio espiritual comum, a alma do mundo (*Weltseele*), que – para além de si mesma e por uma série de gerações – produziu sucessivamente a matéria, a natureza viva e a consciência no homem. A natureza orgânica e os vários reinos do mundo vivo difeririam quanto ao grau de perfeição, mas obedeciam às mesmas leis. Logo, as leis que governam um dos reinos podiam ser descobertas por meio da exploração de outros reinos e do uso da analogia, que era a varinha de condão da filosofia romântica.

Um dos princípios básicos da filosofia da natureza era a unidade essencial entre homem e natureza; a vida humana era vista como uma participação em um tipo de movimento cósmico no interior da natureza. O universo se tratava de um todo organizado no qual cada uma das partes estava conectada a todas as demais por meio de uma relação de simpatia[58]. Daí o interesse que os filósofos da natureza demonstravam pela teoria do magnetismo animal elaborada por Mesmer, a qual eles interpretavam conforme suas próprias teorias.

Outro princípio básico da filosofia da natureza era a "lei das polaridades", pares de forças antagônicas e complementares que podem se unir sob a forma da indiferença. De acordo com Schelling, havia polaridades no interior da natureza, como dia e noite, força e matéria, gravidade e luz. À polaridade masculino e feminino foi atribuída uma grande importância, estendendo os limites do mundo animado. Schelling e seus discípulos buscavam polaridades por toda parte. Os tratados de química foram escritos sob o aspecto da polaridade ácido e base. A fisiologia humana foi interpretada em termos das polaridades desperto e dormente, esfera vegetativa e esfera animal (Reil), sistema cerebral e ganglionar (Von Schubert)[59]. Muitas vezes as polaridades foram concebidas como uma interação dinâmica de forças antagônicas. O fisiologista August Winkelmann[60], em sua *Einleitung in die dynamische Physiologie* (Introdução à Fisiologia Dinâmica - 1802), afirmava que "a natureza é o embate de forças, o conflito entre uma força positiva e uma negativa". Ele embasou todo um sistema de fisiologia dinâmica nessa concepção de polaridades conflitantes, como o sistema nervoso e o sistema circulatório.

Um outro conceito básico da filosofia romântica era o de fenômenos primordiais (*Urphänomene*), assim como a série de metamorfoses que deles derivam. Goethe, que havia antecipado a abordagem da filosofia da natureza de muitas formas, aplicava esses dois conceitos em seus estudos acerca das metamorfoses das plantas[61]. A palavra "metamorfose", tal como utilizada por ele, não designava nem uma transformação material visível ao observador, nem uma abstração pura, mas uma suposta mudança na "força formativa" – tal como formulado por Agnes Arber[62]. Assim, Goethe acreditava na *Urpflanze* (planta primordial) como um modelo para todas as plantas, do qual cada uma das espécies botânicas participaria em algum grau. Curiosamente, Goethe chegou a acreditar que a *Urpflanze* existisse, e ele esteve à sua procura – muito embora, na concepção original, a sua real existência não fosse necessária. O que C.G. Carus chamava de "método genético" era uma forma de conectar um fenômeno primordial com as metamorfoses dele derivadas e encontrar as leis que regem a sua conexão[63]. Entre outros *Urphänomene* estava o mito do Andrógino. Em seu *Banquete*, Platão contou, de uma forma figurada, que o ser humano primordial possuía ambos os sexos; eles haviam sido posteriormente separados um do outro por Zeus e, desde então, homem e mulher procuravam um pelo outro num esforço de reunificação. Esse mito – recuperado por Boehme, Baader, entre outros – era bem adequado para expressar a ideia romântica da bissexuação fundamental do ser humano, e ele foi elaborado de muitas formas pelos românticos[64]. Não menos básica para eles era a noção de inconsciente. Essa palavra já não significava as memórias esquecidas de santo Agostinho ou as "percepções confusas" de Leibniz, mas era o próprio fundamento do ser humano enquanto radicado na vida invisível do universo e, portanto, o verdadeiro vínculo do homem com a natureza. Intimamente relacionada à noção do inconsciente estava a noção de "sentido interno" ou "onissentido" (*Allsinn*), por meio da qual o homem, antes da queda, era capaz de perceber a natureza. Por mais que esse sentido tenha se tornado imperfeito, ele ainda nos possibilitava, como diziam os românticos, obter algum entendimento direto do universo – seja no êxtase místico, na inspiração poética e artística, no sonambulismo magnético ou nos sonhos. Estes eram também uma preocupação central desses homens, e dificilmente há um filósofo ou poeta romântico que não tenha expressado as suas ideias acerca dos sonhos[65].

Os conceitos e formas de pensamento da filosofia romântica podem parecer estranhos para nós, que nos acostumamos aos métodos da ciência experimental. Contudo, eles reapareceram inconfundivelmente na nova psiquiatria dinâmica. Leibbrand dizia que "os ensinamentos de C.G. Jung no campo da psicologia não são inteligíveis, a não ser que sejam conectados a Schelling." Ele também apontava a influência que a concepção schellinguiana dos mitos exercia na psiquiatria dinâmica moderna; e também se pode dizer que Leibbrand demonstrou analogias entre o conceito schellinguiano de afecção mental como uma reação não específica da substância viva e as teorias modernas de Selye e de Speransky[66]. Jones também observou que o conceito freudiano de vida anímica estava dominado por polaridades (dualismo de instintos, polaridades de sujeito-objeto, prazer-desprazer, ativo-passivo), e acrescenta que um traço peculiar do pensamento freudiano, ao longo da vida, era a "sua constante tendência a ideias dualistas"[67]. Esse era um modo de pensar tipicamente romântico. O conceito filosófico romântico do *Urphänomen* não só reaparece na obra de Jung sob o nome de "Arquétipo", como também é encontrado em Freud. O que são o complexo de Édipo, o assassinato do pai primordial, se não *Urphänomene* que são postulados para a humanidade como um todo e descritos nos indivíduos em suas várias metamorfoses? Para Freud, não importava se o assassinato do pai primordial havia sido realmente perpetrado ou não; não mais do que interessava a Goethe se a *Urpflanze* existia realmente como uma espécie botânica. Importantes eram apenas as relações que podiam ser dela deduzidas em relação à cultura humana, à religião, à ordem social e à psicologia do indivíduo. Do mesmo modo, a ideia romântica da bissexuação fundamental do ser humano foi parar nos sistemas psiquiátricos de Freud e Jung. O conceito junguiano de *animus* e *anima* não passam de uma reencarnação posterior do *Urphänomen* romântico, expresso no mito do Andrógino. Fundamentalmente românticos também são os conceitos de inconsciente, particularmente tal como revividos no "inconsciente coletivo" de Jung e na ênfase dada aos sonhos e aos símbolos. Como veremos nas páginas seguintes, é difícil haver um único conceito de Freud ou Jung que não tenha sido antecipado pela filosofia da natureza e pela medicina romântica.

Além desses traços gerais referentes aos conceitos românticos de homem e natureza, cada um dos pensadores românticos tinha o seu próprio sistema. Alguns deles – como Von Schubert, Troxler e C.G. Carus – ostentavam uma notável antecipação dos ensinamentos da nova psiquiatria dinâmica. Schopenhauer, embora não fosse exatamente um romântico, pertenceu à mesma época e esteve, definitivamente, entre os ancestrais da psiquiatria dinâmica moderna.

Gotthilf Heinrich von Schubert (1780-1860) foi o responsável por uma perspectiva altamente poética sobre a natureza – que, ao leitor moderno, às vezes lembra Bergson e Teilhard de Chardin –, e são flagrantes as suas similaridades com certos conceitos freudianos e junguianos[68]. Segundo Von Schubert, o homem em estado primevo vivia em harmonia com a natureza, e depois separou-se dela por meio de sua *Ich-Sucht* (egolatria), mas a ela regressará posteriormente numa forma aperfeiçoada. Conforme ele acreditava, a intuição a respeito desse fato era expressa por antigas religiões agrícolas em suas representações dos mistérios da morte e da ressureição de Isis, Adônis e Mitra. Von Schubert fez um imponente esboço da evolução da Terra – o sucessivo aparecimento dos reinos mineral, vegetal e animal, bem como seu coroamento com o homem, o portador do espírito – e das inter-relações entre os reinos mineral, vegetal e animal no interior do universo e da natureza humana. Segundo Kern, Von Schubert ofereceu uma indicação clara daquilo que von Uexküll[69] iria chamar de *Umwelt*[70]. Von Schubert distinguiu três partes constitutivas do ser humano – *Leib* (o corpo vivo), alma e espírito –, e acrescentou que elas passam por um processo de "devir". A vida humana seria uma série de metamorfoses; às vezes uma delas ocorre, repentinamente, logo antes da morte ou depois de se atingir metade da vida. Assim, o homem é uma "estrela binária"; ele é dotado de um segundo centro, sua *Selbstbewusstein*[71], que emerge gradualmente em sua alma. No homem, assim como em todos os seres vivos, o anseio (*Sehnsucht*) por amor não pode ser facilmente separado do anseio pela morte (*Todessehnsucht*), que é o afã de voltar para a "casa", para a natureza, mas que também aponta para uma vida futura.

Em outra obra, *Die Symbolik des Traumes* (O Simbolismo do Sonho), Von Schubert declarou que quando o homem adormece, a sua mente começa a pensar numa "linguagem visual", em contraste com a linguagem verbal da vida desperta[72]. Por um tempo, ambas as línguas podem fluir paralelamente ou mesclar-se, mas nos sonhos propriamente ditos apenas a linguagem visual (*Traumbildsprache*) subiste. Ela é uma linguagem hieroglífica, no sentido de que pode combinar muitas imagens ou conceitos em uma mesma imagem. Os sonhos utilizam uma linguagem universal de símbolos, que é a mesma para todos os homens mundo afora e se aplica tanto aos do passado quanto aos contemporâneos. A linguagem visual dos sonhos é "uma espécie mais elevada de álgebra". Às vezes ela assume uma qualidade poética, às vezes, irônica – como nos sonhos em que a imagem do nascimento significa morte, na verdade, ou em que excrementos significam ouro. À noite, às vezes a mente humana é capaz de perceber visões de acontecimentos por vir, mas os sonhos têm, com mais frequência, um caráter amoral e demoníaco porque os aspectos negligenciados, recalcados e profanados (*vergewaltigte*) da personalidade passam para o primeiro plano.

Podemos sintetizar graficamente algumas das similaridades entre os conceitos de Von Schubert e os de Freud e Jung na tabela seguinte:

SCHUBERT	FREUD	JUNG
Tríplice natureza do Homem:		
Leib (corpo vivo)	Isso	
Alma	Eu	
Espírito	Supereu	
Ich-Sucht (egolatria)	Narcisismo	
Mudanças no decorrer da vida		Individuação
Segundo centro da alma humana		*Selbst* (si-mesmo)
Todessehnsucht (anseio pela morte)	Pulsão de morte	
Sonho: linguagem vocabular e linguagem visual	Mesmo conceito	
Hieróglifos	Condensação	Arquétipos
Símbolos universais	Símbolos universais	

Um outro filósofo da natureza, o suíço Ignaz Paul Vital Troxler (1780-1866), foi um discípulo de Schelling, amigo de Beethoven, médico experiente e educador que lecionou filosofia na Basileia e em Berna[73]. Recentemente, após um século de esquecimento, ele foi redescoberto e revelado. Troxler pregava que o ser humano é composto não de três princípios – corpo, alma e espírito, tal como professado por outros românticos –, mas quatro, aos quais se chegava por meio da distinção entre *Körper* e *Leib* – *Körper* sendo o corpo tal como visto pelo anatomista ou cirurgião, e *Leib* sendo o corpo animado e sensível (que pode ser traduzido por *soma*). O *Tetraktys* consiste em duas polaridades: soma-alma, que estão num mesmo nível e complementam-se um ao outro; e espírito-corpo, com o segundo sendo subordinado ao primeiro. Esses quatro princípios são mantidos juntos pelo *Gemüt*, que é o centro vivo do *Tetraktys* e, nas palavras de Troxler: "a verdadeira individualidade do Homem, por meio da qual ele é, em si mesmo, o mais autêntico, o cerne de sua individualidade, o ponto central mais vivo de sua existência". O decorrer da vida é uma sucessiva emergência de graus mais elevados de consciência. A criança pequena primeiro aprende a distinguir entre o eu e o não-eu, e então entre a alma e o soma. Depois de a alma se desvincular do soma, o homem pode se satisfazer com um conhecimento puramente intelectual, mas também lhe é dada a liberdade de escolher atingir um terceiro nível de desenvolvimento, que é o do espírito, abrindo-se assim para a luz divina. O verdadeiro objetivo da filosofia é tornar o espírito um órgão do conhecimento por meio do qual o homem possa tomar ciência de realidades espirituais mais elevadas – o que Troxler chamou de antroposofia. Há inegáveis similaridades entre a doutrina troxleriana do desenvolvimento da mente humana e o conceito junguiano de individuação, bem como entre o *Gemüt* de Troxler e o *Selbst* (si-mesmo) de Jung.

Carl Gustav Carus (1789-1869), médico e pintor, é conhecido pelo seu trabalho acerca da psicologia animal e da fisionomia, e particularmente por seu livro *Psyche* (Psiquismo), que foi a primeira tentativa de apresentar uma teoria completa e objetiva sobre a vida psicológica inconsciente. O livro começa com as seguintes palavras:

> A chave para o conhecimento da natureza da vida consciente da alma encontra-se no reino do inconsciente. Isso explica a dificuldade, se não a impossibilidade, de obter uma real compreensão do segredo da alma. Se for de uma impossibilidade absoluta encontrar o inconsciente no consciente, então o Homem deve perder as esperanças de algum dia tomar conhecimento de sua alma, isto é, um conhecimento de si mesmo. Mas se essa impossibilidade é apenas aparente, então a primeira tarefa de uma ciência da alma é declarar como o espírito do Homem é capaz de descer a essas profundezas.[74]

Carus define a psicologia como a ciência do desenvolvimento da alma do inconsciente ao consciente. De acordo com ele, a vida humana é dividida em três períodos: 1. um período pré-embrionário, no qual o indivíduo meramente existe como uma pequena célula no interior do ovário da mãe; 2. o período embrionário, através da fecundação, na qual o indivíduo é repentinamente despertado de seu longo sono e o inconsciente formativo se desenvolve; 3. o período após o nascimento, em que o inconsciente formativo continua a dirigir o crescimento do indivíduo e a função dos seus órgãos. A consciência vai emergindo gradativamente, mas permanece sempre sob a influência do inconsciente, e em seu sono o indivíduo a ele retorna periodicamente.

> Carus distingue três camadas do inconsciente: 1. o *inconsciente absoluto geral*, que é total e permanentemente inacessível à nossa consciência; 2. o *inconsciente absoluto parcial*, ao qual

pertencem os processos de formação, crescimento e atividade dos órgãos. Essa parte do inconsciente exerce uma influência indireta em nossa vida emocional. Carus descreve os "distritos da alma", tais como a respiração, a circulação sanguínea e a atividade hepática; cada um desses distritos tem uma tonalidade emocional própria e contribui para a constituição do sentimento vital que subjaz a vida emocional. Pensamentos e sentimentos conscientes também exercem uma ação lenta e mediadora no inconsciente absoluto parcial; isso explica por que a fisionomia de uma pessoa pode refletir a sua personalidade consciente; 3. o *inconsciente relativo ou secundário*, compreendendo a totalidade de sentimentos, percepções e representações que foram nossos num momento ou noutro, e que se tornaram inconscientes.

Carus atribui as seguintes características ao inconsciente: 1. o inconsciente tem aspectos "prometeicos" e "epimeteicos" – ele se volta para o futuro e para o passado, mas não conhece o presente; 2. o inconsciente está em constante movimento e transformação – os pensamentos ou sentimentos conscientes, quando se tornam inconscientes, sofrem modificação e maturação contínuas; 3. o inconsciente é infatigável – ele não precisa de repouso periódico, ao passo que a nossa vida consciente precisa de repouso e restabelecimento mental, o que ela encontra mergulhando no inconsciente; 4. o inconsciente é basicamente sadio e desconhece doenças – uma de suas funções é "o poder curativo da Natureza"; 5. o inconsciente opera por suas próprias leis inelutáveis e não possui liberdade; 6. o inconsciente possui sua própria sabedoria inata – nele não há julgamento e erro, não há aprendizado; 7. sem que tenhamos consciência disso, nós permanecemos em conexão com o resto do mundo – em particular com os nossos semelhantes – por meio do inconsciente.

Carus distingue quatro formas de relação interpessoal: 1. de consciente com consciente; 2. de consciente com inconsciente; 3. de inconsciente com consciente; 4. de inconsciente com inconsciente. Ele formulou o princípio de que o inconsciente individual se relaciona com o inconsciente de todos os homens.

Há, como ele disse, três tipos de sonhos, cada qual pertencendo a um dos três "círculos vitais" (*Lebenskreise*): mineral, vegetal e animal. É digno de nota que Carus tenha tentado interpretar sonhos mais de acordo com a forma do que com o conteúdo.

O *Psyche* de Carus corresponde à obra de uma vida desse médico e arguto observador da mente humana. Ele mostra a forma atingida pela teoria do inconsciente no final do período romântico, antes de a corrente positivista se tornar dominante. Carus foi a fonte de Von Hartmann e dos filósofos do inconsciente que vieram em seguida, bem como da teoria dos sonhos de Scherner. A sua noção de uma função autônoma, criativa e compensatória do inconsciente seria enfatizada meio século mais tarde por C.G. Jung.

Arthur Schopenhauer (1788-1860) havia publicado a sua obra principal, *O Mundo Como Vontade e Representação*, no ano de 1819 – muito antes de Carus publicar o seu *Psyche* –, mas ela passou despercebida para filósofos e críticos durante vinte anos. Foi só depois de 1850 que Schopenhauer alcançou a fama. Tornou-se mestre de Wagner e Nietzsche, e sua obra obteve um grande sucesso nos anos de 1880[75]. Kant distinguia o mundo dos fenômenos e o mundo da coisa em si, que é inacessível ao nosso conhecimento. Schopenhauer chamava os fenômenos de representações, e a coisa em si de vontade, equiparando a vontade com o inconsciente tal como concebido por alguns românticos. A vontade schopenhaueriana terá o caráter dinâmico de forças cegas e impulsionadoras, que não apenas reinariam sobre o Universo como também conduziriam o homem. Assim, o homem é um ser irracional guiado por forças internas, que lhe são desconhecidas e das quais ele mal está ciente. Schopenhauer comparava a consciência à superfície da Terra, cujo interior nos é desconhecido. Essas forças irracionais consistem em duas pulsões: a pulsão de conservação e a pulsão sexual – essa última sendo de longe a mais importante. Ele compara a pulsão ao traço interno (*innere Zug*) de uma árvore da qual o indivíduo não passa de uma folha, que dela extrai seu alimento e, ao mesmo tempo, participa de sua alimentação[76]. "O homem é pulsão sexual encarnada, pois deve sua origem à copulação, e o desejo dos seus desejos é copular." A pulsão sexual é a maior afirmação da vida, "a mais importante preocupação do Homem e do animal [...]. Em conflito com ela, nenhuma motivação, por mais forte que seja, teria certeza da vitória [...]. O ato sexual é o pensamento incessante do incasto e o devaneio involuntário, sempre recorrente, do casto; a chave de todas as insinuações, uma matéria sempre pronta para diversão, uma fonte inesgotável de piadas". Mas, ele é "um delírio do indivíduo, que acredita cuidar de seu bem-estar, ao passo que cumpre o objetivo da Espécie". Esse é um exemplo de como somos iludidos pela vontade. A vontade conduz nossos pensamentos e é o antagonista secreto do intelecto. A vontade pode compelir o homem a evitar a intrusão de pensamentos que lhe seriam desprazerosos: o que for contrário ao nosso desejo, não conseguiremos perceber. Em um famoso parágrafo sobre a "insanidade" (*Wahnsinn*), Schopenhauer explica isso com a ocorrência do recalcamento: "A oposição da Vontade a deixar o que lhe é repelente chegar ao conhecimento do intelecto é o ponto por meio do qual a insanidade pode penetrar o espírito."[77]

As similaridades entre certos ensinamentos essenciais de Schopenhauer e Freud foram demonstradas por Cassirer[78], Scheler[79], e particularmente por Thomas Mann[80]. Mann, que durante a juventude havia estado profundamente imerso na metafísica de Schopenhauer, declara que, ao se familiarizar com a psicanálise de Freud, "foi sendo preenchido com um sentimento de reconhecimento e familiaridade". Sentia que a descrição freudiana do isso e do eu era "exatamente" a descrição schopenhaueriana da vontade e do intelecto, traduzida da metafísica para a psicologia. A psicologia do sonho, a grande importância dada à sexualidade e todo o complexo do pensamento são "uma antecipação filosófica das concepções analíticas, em larguíssima medida". O fato é que, se por vezes a psicanálise de Freud foi chamada de "pansexualismo", o termo se aplicaria muito mais à doutrina de Schopenhauer. A principal diferença é que Schopenhauer considerava a pulsão sexual sobretudo como um truque da vontade a serviço da reprodução, ao passo que Freud considerava a pulsão em si mesma, e raramente falou de sua relação com a procriação. Luis S. Granjel diz que Schopenhauer e Freud têm em comum três pontos principais: uma concepção irracionalista do homem, a identificação do impulso vital geral com o instinto sexual, e o pessimismo antropológico radical[81]. Essas similaridades, segundo Granjel, não podem ser explicadas somente em termos de uma influência direta de Schopenhauer sobre Freud, mas também em termos da similaridade de personalidade entre esses dois pensadores: uma reação contra a sociedade burguesa contemporânea da parte desses homens, que, por diferentes razões, estiveram impregnados de ressentimento.

As especulações e descobertas da filosofia romântica alemã nos primeiros dois terços do século xix culminaram, em 1869, no famoso *Philosophie des Unbewussten* (Filosofia do Inconsciente), de Eduard von Hartmann[82]. Por fim, a "vontade" de Boehme, Schelling e Schopenhauer ganhou o nome, muito mais apropriado, de "inconsciente". O inconsciente hartmanniano adquirira aparentemente as qualidades da *Idee*[83] hegeliana; assim, trata-se de um dinamismo altamente inteligente – embora cego – que subjaz o universo visível. Von Hartmann descreveu três camadas do inconsciente: 1. o inconsciente absoluto, que constitui a substância do universo e é a fonte das outras formas do inconsciente; 2. o inconsciente fisiológico, que, como o inconsciente de Carus, está em ação na origem, no desenvolvimento e na evolução dos seres vivos, inclusive do homem; 3. o inconsciente relativo ou psicológico, que reside na fonte da nossa vida mental consciente. O principal interesse de *Philosophie des Unbewussten* não reside tanto em suas teorias filosóficas, e sim na riqueza de seus materiais de apoio. Von Hartmann recolheu vários fatos relevantes concernindo à percepção, à associação de ideias, ao chiste, à vida emocional, ao instinto, aos traços de personalidade, ao destino individual, bem como ao papel do inconsciente na língua, na religião, na história e na vida social.

A Medicina Romântica

Embora muitas vezes a medicina romântica tenha sido vista como um caos de especulações vagas e confusas, ela comportou, segundo Leibbrand, um número considerável de ideias valiosas[84]. A natureza da afecção, para a qual foram oferecidas dezenas de teorias engenhosas, era a principal de suas preocupações. Novalis, ele próprio um homem adoentado, dizia que as doenças deveriam ser a mais importante das preocupações do homem, que "talvez elas sejam o mais interessante estímulo e alimento para o nosso pensar e agir, e que sabemos pouquíssimo sobre a arte de utilizá-las"[85]. Ele acrescentava que há dois tipos de hipocondria, uma comum e uma sublime, e que a segunda podia proporcionar uma abordagem à investigação da alma. Isso leva a crer que Novalis tenha antecipado o conceito de afecção criativa. Na verdade, não há dúvida quanto à existência de algo como a afecção criativa, da qual uma pessoa emerge com uma nova visão do mundo ou com uma nova filosofia – como vimos ao falar dos xamãs, e como veremos ao falar de Fechner, Nietzsche, Freud e Jung[86]. A higiene mental também era uma das preocupações dos românticos, embora ali, em contraste com a postura otimista do Iluminismo, ela havia adquirido uma conotação algo pessimista. Feuchtersleben, em seu livro *Zur Diätetik der Seele* (Dietética da Alma), diz que toda pessoa abriga em si a terrível semente da insanidade, e ele aconselha: "Lutai, com o auxílio de todas as forças alegres e ativas, para impedir que ela desperte."[87] Nenhum meio é mais eficiente para domar as emoções que obter um entendimento a seu respeito; além disso, convém mergulhar num trabalho que absorva, que demande total empenho de todas as forças da pessoa. Qualquer arrefecimento significa moléstia ou morte.

O interesse dos românticos pela afecção mental foi impulsionado pelo fato de que, naquele período, várias instituições de saúde mental foram abertas e começaram a ser comandadas por médicos especialistas que viviam constantemente com seus pacientes. Um tipo específico de psiquiatria desenvolveu-se nesse universo. Os médicos asilares, bastante independentes, podiam desenvolver, cada um deles, diferentes pontos de vista no que se refere à natureza e ao tratamento da afecção mental, o que bem pode explicar a originalidade e a audácia desses pioneiros – quer pertencessem à escola dos *Physiker* (organicistas) ou à escola dos *Psychiker* (que enfatizavam as raízes psicológicas da afecção mental). Alguns desses médicos asilares foram fortemente influenciados pela maré romântica. Infelizmente, é difícil explorar esse esquecido capítulo da história psiquiátrica: os escritos desses homens são difíceis de achar e eles frequentemente se encontram redigidos em terminologia obsoleta[88]. Mas quem quer que os estude ficará surpreso de ver em que medida eles anteciparam noções que hoje acreditamos ser muito novas. Vamos nos restringir a quatro desses pioneiros: Reil, Heinroth, Ideler e Neumann.

Johann Christian Reil (1759-1813) foi um estudioso de anatomia cerebral e um dos mais proeminentes clínicos de sua época. Kirchhoff chama-o de "o cônscio descobridor e fundador da psicoterapia racional". O grande interesse e, em particular, o caráter moderno de sua obra foram apontados por Ernest Harms[89]. Sob o título de *Rhapsodien über die Anwendung der psychischen Cur-Methoden auf Geisteszerrüttungen* (Rapsódias Sobre a Aplicação dos Métodos de Cura Psíquica às Perturbações do Espírito), Reil elabora todo um programa para o tratamento da afecção mental com métodos que já existiam, bem como com outros que ele propõe introduzir:

Primeiro, o nome das instituições deve ser mudado – a famigerada palavra *Tollhaus* (manicômio) deve ser substituída por "hospital para métodos de cura psíquica" ou semelhantes – e elas devem ser colocadas sob a direção tríplice de um administrador, um médico e um psicólogo. O hospital deve estar localizado em uma paisagem agradável e subdividido em pavilhões, devendo ter uma chácara em suas dependências. Ele deve ser concebido com duas seções, as quais diferem radicalmente em termos de objetivo e construção: uma delas, dedicada àqueles pacientes que são obviamente incuráveis, deve objetivar não apenas a proteção da sociedade, mas esforçar-se para tornar a vida dos pacientes o mais agradável possível e mantê-los ocupados; a outra, de caráter bastante diverso, deve ser dedicada ao tratamento da afecção mental e da neurose. [Reil distingue três tipos de tratamento:] tratamentos químicos (que incluem dieta e tratamento medicamentoso); tratamentos mecânicos e físicos (que incluem cirurgia); e tratamentos psíquicos, que [como Reil enfatiza] são por si só um ramo da terapia, tão importante quanto a cirurgia ou a farmacologia. Para aqueles casos em que uma causa física subjaz ao distúrbio mental, será oferecido tratamento médico apropriado. O tratamento psíquico deve estar baseado em um preciso sistema de "psicologia empírica prática". O método de tratamento deve ser adaptado às necessidades específicas de cada paciente, embora provindo de um sistema geral. [Reil distingue] três classes de meios psíquicos de tratamento: 1. estimulações corporais destinadas a uma modificação do sentimento corporal geral. Essas estimulações, dependendo do caso, serão prazerosas ou desprazerosas, a fim de corrigir o que hoje chamamos de "tônus vital"; 2. estimulações sensoriais, incluindo toda uma gama de procedimentos que hoje seriam chamados de "reeducação da percepção". Cada um dos sentidos é objeto de reeducação por meio de métodos específicos de treinamento. Entre esses métodos está o "teatro terapêutico", em que os funcionários da instituição desempenharão vários papéis, e no qual os pacientes também receberão as suas partes conforme as questões específicas de cada um; 3. o método dos "signos e símbolos" é uma espécie de ferramenta baseada na leitura e na escrita. Também inclui uma variedade de terapias ocupacionais, que englobam trabalho físico, exercício e arteterapia.[90]

Ernest Harms considera a concepção reiliana de afecção mental "a mais magnífica filosofia psicológico-biológica com a qual já me deparei"[91]. Reil não acreditava que todas as doenças mentais fossem inteiramente psíquicas: ele deu a devida atenção ao substrato orgânico, mas sustentou que havia também doenças do psiquismo causadas por um afrouxamento ou uma desintegração do *Gemeingefühl*, o sentimento básico de "centricidade" da nossa vida mental que subjaz ao eu consciente. Um grande número de manifestações psicopatológicas é descrito nesse quadro de referência.

Johann Christian August Heinroth (1773-1843) é muitas vezes ridicularizado, hoje em dia, como o homem que proclamou que a principal causa da afecção mental era o pecado. O fato é que bastaria substituir o termo "pecado" por "sentimento de culpa" para fazê-lo parecer quase contemporâneo. Homem culto e clínico proeminente, Heinroth foi o autor de uma teoria completa da mente humana, sã e doente. Entre suas muitas obras está o seu *Lehrbuch* (Manual), um livro que começa com uma descrição da mente humana em seu estado normal e da emergência de graus de consciência: primeiro o *Selbstbewusstein* (autoconsciência), por meio de uma confrontação com a realidade externa; depois o *Bewusstsein* (consciência) propriamente dito, por meio de uma confrontação com a autoconsciência; e por fim o *Gewissen* (consciência moral), um "estranho no interior de nosso eu"[92]. A consciência moral não se origina nem no mundo externo nem no eu, mas num *Über-Uns* (supernós), que Heinroth parece equiparar com a razão e com um caminho em direção a Deus. Segundo ele, a saúde é liberdade e a afecção mental, por sua vez, uma redução ou perda da liberdade. Essa perda de liberdade é resultado da *Ich-Sucht* (egolatria) e das várias paixões. O delírio é um distúrbio do intelecto, muito embora a sua causa resida na paixão. O segundo volume do manual de Heinroth contém uma descrição sistemática de seus métodos psicoterapêuticos. O primeiro passo consiste em determinar o grau em que um estado patológico requer assistência terapêutica, e então desenvolver um plano terapêutico específico que irá considerar não apenas os sintomas, mas também o sexo, a idade, a profissão, a personalidade e as condições econômicas e sociais do paciente. Esse plano de tratamento também devia se estender à família do paciente e aos seus próximos. Uma preocupação principal é abster-se de todo e qualquer tratamento desnecessário ou perigoso. Heinroth descreve, então, de forma detalhada e prática, os vários tratamentos que deveriam ser oferecidos aos pacientes agitados e deprimidos, bem como aos pacientes em todas as situações. Mais uma vez, o leitor se maravilha com o caráter moderno de muitos desses conceitos[93].

Karl Wilhelm Ideler (1795-1860) desenvolveu o ensinamento de Stahl e Langermann a respeito da importância primordial das paixões como causa da afecção mental. Escritor prolífico, as obras publicadas de Ideler incluem um manual de cerca de 1,8 mil páginas, cuja primeira parte é dedicada a uma descrição da mente humana com especial ênfase à vida emocional[94]. Cada impulso emocional é capaz de desenvolvimento ilimitado[95], e toda paixão é o começo de uma afecção emocional, de modo que a psicoterapia deveria começar nesse ponto. Uma lei básica, que Ideler retomou de Stahl e que ele chama de Lei da Vida, é que o ser humano está em constante processo de autodestruição e autorreconstrução, e que, a fim de manter um equilíbrio correto, ele deve constantemente se apropriar dos elementos necessários vindos do mundo externo. Na segunda parte do seu livro, Ideler expõe a patogênese das doenças mentais. Ele descreve em detalhe a origem das várias paixões, o embate de uma contra a outra, bem como o efeito destrutivo da solidão e da necessidade de atividades não satisfeitas. Uma grande parte na psicogênese da afecção mental é atribuída a sentimentos sexuais não satisfeitos. A natureza, diz Ideler, quis que o amor sexual fosse o sentimento mais forte de que os seres humanos são capazes, a fim de aumentarem suas potencialidades rumo a um desenvolvimento mais livre e rico. Daí o acirrado conflito resultante da não gratificação. Ele descreve a desolação da amável virgem que tem de substituir sua necessidade de aconchego por frívolos entretenimentos sociais. "Antes de demandar a renúncia de sua parte, treinem o seu autocontrole; deixem-na se fortalecer com a ação enérgica por meio do cumprimento do dever, e forneçam-lhe substitutos para a privação das mais belas e ardentes emoções." Os ataques histéricos, acrescenta Ideler, não passam de um embate da alma consigo mesma. A doença mental, contudo, nunca é resultado de uma única causa. A predisposição também desempenha uma parcela, assim como a discrepância entre desejo avassalador e realidade restrita. Consequentemente, desgostoso com a realidade, o homem alça voo na fantasia, onde pode se deleitar no imensurável regozijo de seu mundo dos sonhos ou justificar para si mesmo os seus sofrimentos em imagens horrivelmente distorcidas[96]. Ideler insiste que a gênese do delírio pode ser remontada à mais tenra infância (*bis in die früheste Kindheit*). Com relação ao tratamento, ele acredita piamente na possibilidade de uma psicoterapia das psicoses. Contudo, argumenta que "o tratamento do delírio só pode ser realizado pela autoatividade psíquica que o médico deve tão somente estimular e dirigir". Essa direção implica um hospital bem-organizado e as figuras bem equilibradas e dedicadas do médico e de seus colaboradores.

Um dos últimos representantes dessa corrente psiquiátrica foi Heinrich Wilhelm Neumann (1814-1884), cujo manual também inicia com um sistema original de psicologia médica[97]. Não há acontecimentos fortuitos na vida mental, diz Neumann.

Assim como Ideler, ele defende que a vida é um constante processo de autodestruição e reconstrução: ao primeiro pertence o esquecimento; ao segundo, a memória. Ao longo do seu desenvolvimento, o homem vai adquirindo cada vez mais capacidade de autocontrole, que pode ser equiparada ao "grau de liberdade" individual. Com relação à psicopatologia, Neumann atribui a maior importância aos distúrbios das pulsões (*Triebe*). As necessidades instintuais se expressam na consciência por aquilo que Neumann chama de *Aesthesis*, que tem não só as características da sensação, mas também de um desafio para o organismo como um todo. A *Aesthesis* também atua como alerta a um potencial perigo, ensinando ao mesmo tempo como o perigo deve ser enfrentado. Há casos em que o alarme é acionado, mas a *Aesthesis* está "metamorfoseada" de tal modo que fracassa em mostrar como se deve enfrentar o perigo. O resultado disso é o medo (*Angst*). Neumann enfatiza a relação entre pulsão e medo: "A pulsão que não pode ser satisfeita torna-se medo."[98] E ele acrescenta que o medo se origina apenas quando funções vitais são ameaçadas e quando a ameaça nos chega à consciência.

Dentre os muitos tópicos desenvolvidos por Neumann está o das manifestações clínicas do instinto sexual que se originam em pacientes mentais. Os seguintes sintomas podem ser observados: interesse pela limpeza ou pela sujidade corporal; cabelo desgrenhado; lavar o corpo incessantemente ou – "o que considero patologicamente equivalente" – absoluta falta de asseio e encardimento do corpo; aversão por roupas ou esfarrapamento; fazer as necessidades de modo desinibido na presença do médico; irritação com as funcionárias, que são chamadas de nomes como "putas", ou acusações de natureza sexual feitas contra mulheres conhecidas; falação sobre casamentos outros que não o próprio; cuspir com frequência; religiosidade mórbida e interesse exagerado pelo culto e pelo pastor. Neumann proclamava que o médico deve tratar não de doenças, mas de pacientes, e que deve tratar tanto do corpo quanto da mente, de modo simultâneo. Contudo, o tratamento específico da afecção mental, acrescenta ele, reside em meios de ordem psíquica.

A partir dessas breves discussões sobre Reil, Heinroth, Ideler e Neumann, podemos ver a originalidade do pensamento de cada um, e o mesmo vale para uma série de seus contemporâneos[99]. No âmbito da psiquiatria romântica, identificamos que todos esses homens tinham uma série de traços em comum. Eles desconfiavam das classificações psiquiátricas. Diagnóstico, como dizia Neumann, não tem nada a ver com nomeação; trata-se de encontrar uma chave que tornará os sintomas inteligíveis. Cada um deles insistiu na necessidade de considerar cada caso individual como um caso específico de pleno direito. Todos eles, seguindo a tradição de Stahl e Langermann, distinguiam causas físicas e psíquicas de afecção mental, mas acreditavam que causas psíquicas eram o suficiente para causar afecções mentais severas. Contudo, eles diferiam com relação à importância atribuída às diversas paixões: Heinroth insistia quanto ao papel do "pecado" (na verdade, dos sentimentos de culpa); Guislain, quanto ao papel do medo; Ideler e Neumann, dos impulsos e frustrações sexuais.

Cada um desses homens elaborou um sistema de psicologia médica altamente original. Entre outros conceitos, desenvolveram a lei do equilíbrio entre entrada e saída psíquicas – reconhecendo, assim, o papel dos estímulos excessivamente inten-sivos. Lembremos do conceito neumanniano de *Aesthesis* e das "metamorfoses", bem como da conexão entre pulsões insatisfeitas e medo.

Todos eles ficavam profundamente impressionados com a terapia, particularmente com a psicoterapia, mesmo para a afecção mental severa. Reil e Heinroth idealizaram elaborados sistemas de métodos psicoterapêuticos que iam da terapia laboral à tera-pia de choque, até ao que hoje seria chamado de psicodrama (Reil).

Infelizmente, esses homens viveram em relativo isolamento e, ao que parece, encontraram pouca ou nenhuma compreensão da parte das autoridades públicas. A primeira metade do século ainda não havia terminado quando novos conceitos científicos vieram à tona. O estudo da anatomia cerebral passou a ser de suma impor-tância, e a obra desses pioneiros caiu em descrédito ou no esquecimento. Mas qualquer pessoa familiarizada com a obra de Reil, Heinroth, Ideler, Neumann e Guislain reco-nhecerá um retorno a essas fontes esquecidas em muitas das descobertas realizadas por Bleuler, Freud, Jung e a psiquiatria dinâmica mais recente.

Os Epígonos do Romantismo:
Fechner e Bachofen

Após 1850, a filosofia da natureza e o romantismo pareciam ter desaparecido por completo. Era o período do positivismo e o triunfo da *Welt-anschauung* mecanicista. Contudo, o romantismo produziu representantes tardios, incluindo dois que nos são de particular importância: Fechner e Bachofen.

Gustav Theodor Fechner (1801-1887), filho de um ministro protestante, estudou medicina em Leipzig, onde permaneceu até sua morte[100]. Seu primeiro interesse o levou à física experimental. Conseguiu um cargo universitário não remunerado e ganhava a vida realizando traduções científicas e compilando manuais elementares e enciclo-pédias populares. De tempos em tempos, publicava breves panfletos literários sob o pseudônimo de "Dr. Mises". Em um deles, *Vergleichende Anatomie der Engel* (Anato-mia Comparada dos Anjos), Fechner seguiu a curva da evolução do reino animal – da ameba até o homem –, e depois, por extrapolação, tentou construir a forma ideal de um ser ainda mais elevado, um anjo[101]. Ele concluiu que esses seres têm de ser esféri-cos, perceber a gravitação universal da mesma forma que os humanos percebem a luz, e comunicar-se uns com os outros por meio de uma linguagem de sinais luminosos, assim como os humanos conversam entre si por meio de uma linguagem acústica. Em 1836, utilizando o seu próprio nome, Fechner publicou *Das Büchlein vom Leben nach dem Tode* (O Pequeno Livro da Vida Após a Morte)[102], no qual escreveu que a vida humana é dividida em três períodos: da concepção ao nascimento, do nascimento à morte, e após a morte. A vida embrionária é um sono contínuo; a vida presente, uma oscilação entre sono e estado de vigília; e a vida após morte pode ser um contínuo estado de vigília.

Em 1833, aos 32 anos de idade, Fechner casou-se e conseguiu um cargo de pro-fessor de física na Universidade de Leipzig. Nas palavras de Wundt, "do momento em que ele atingiu uma posição independente, que conferiria liberdade ao seu próprio trabalho, bem a partir daquele momento, a sua força se perdeu. O trabalho em excesso o havia exaurido. Ele tinha dificuldades de concluir suas palestras". Durante os seis anos que se seguiram, de 1834 a 1840, Fechner continuou fazendo seu trabalho sob considerável pressão, e realizou consigo mesmo alguns experimentos em torno de fenômenos visuais subjetivos. Sua visão foi prejudicada e, em 1840, aos 39 anos de idade, ele teve um colapso e se viu obrigado a abrir mão de suas atividades profissionais pelos próximos três anos. Na nosologia moderna, a afecção de Fechner receberia o nome de depressão neurótica severa com sintomas hipocondríacos, possivelmente agravados por uma lesão da retina causada por olhar diretamente para o Sol. Com efeito, ela também pode ser considerada um exemplo do que Novalis chamava de hipocondria sublime, uma afecção criativa da qual um homem emerge com uma nova percepção filosófica e uma transformação em sua personalidade.

> Durante a maior parte do tempo em que esteve doente, Fechner sentiu-se compelido a viver em completa reclusão, permanecendo num quarto que tinha as paredes pintadas de preto ou usando uma máscara no rosto de modo a bloquear a luz. Era incapaz de tolerar a maioria das comidas, não sentia fome e comia muito pouco, de modo que sua condição física se tornou precária. Seu tratamento, de acordo com seu próprio relato, ocorreu de modo pouco usual. Uma senhora, amiga da família, sonhou que estava preparando para ele um prato à base de presunto muito condimentado, cozido em vinho do Reno e suco de limão. No dia seguinte, ela de fato preparou o referido prato, levou-o para ele e insistiu que ao menos deveria prová-lo. Ele o fez, com relutância, e se sentiu melhor. Desse dia em diante, passou a comer regularmente pequenas porções daquele prato e sentiu sua força física retornando. Começou, então, a forçar suas faculdades mentais de volta à ação, o que requereu um tremendo esforço de sua parte ao longo de um ano. Em suas próprias palavras, ele se "sentia feito um cavaleiro tentando conter um cavalo em fuga". Teve, então, um sonho no qual viu o número 77, que ele compreendia significar que seria curado no septuagésimo sétimo dia. E, conforme ele diz, foi de fato o que aconteceu.
>
> O triênio de depressão foi seguido de um período mais curto de elação. Fechner desfrutou de um sentimento crescente de bem-estar, expressou ideias de grandeza, sentiu como se tivesse sido escolhido por Deus e fosse agora capaz de solucionar todos os enigmas do mundo. Tudo isso culminou em sua convicção de que havia descoberto um princípio universal tão fundamental para o mundo espiritual quanto o princípio da gravitação de Newton para o mundo físico. Fechner o chamou de *das Lustprinzip* (o princípio de prazer): sua euforia hipomaníaca havia sido transformada num conceito filosófico. Ao abrir os olhos no jardim pela primeira vez, após três anos de escuridão, ficou impressionado com a beleza das flores; compreendeu que elas possuíam alma, e isso levou ao seu livro *Nanna, ou A Alma das Plantas*.[103]

Após sua recuperação, Fechner viveu o resto de sua vida em perfeita saúde, mas uma notável metamorfose havia ocorrido em seu interior. Antes da afecção, ele era um médico que, segundo Wundt, desprezava a filosofia da natureza. Agora, porém, havia se tornado um filósofo dessa escola. Trocou, então, a cátedra de física na Universidade de Leipzig pela de filosofia. Sua primeira série de palestras dedicou-se ao princípio de prazer, e ele as publicou num pequeno livro[104] e num periódico filosófico[105]. Desde então, Fechner nunca mais parou de desenvolver esse conceito e de aplicá-lo a novos campos da psicologia.

Na segunda metade da vida, Fechner escreveu muitos tratados bem articulados e originais, por vezes com um estilo belo e lírico. Com o antigo pseudônimo de "Dr. Mises", publicou uma coleção dos enigmas que ele compôs no período da afecção[106]. Com seu nome real, escreveu duas das mais icônicas obras da filosofia da natureza: a primeira delas, *Nanna*[107], foi provavelmente a primeira monografia dedicada à psicologia das plantas, um ramo eminentemente romântico da psicologia; o seguinte, *Zend-Avesta*, cujo título fora emprestado dos livros sagrados dos antigos persas, destinava-se, na mente de Fechner, a ser uma Bíblia da filosofia da natureza[108]. Fechner sustenta que a Terra é um ser vivo de nível mais elevado que o homem, um nível que corresponde ao dos anjos, tal como ele os havia deduzido hipoteticamente em sua obra anterior *Vergleichende Anatomie der Engel*. Todas as formas de vida terrena provêm do ser vivo ("Acaso poderia uma mãe morta gerar filhos vivos?"); essa é também a razão pela qual todas as criaturas vivas ajustam-se tão bem ao seu ambiente físico e são complementares umas às outras. Nesse reino vivo, o homem ocupa uma posição privilegiada: "ele foi feito para a Terra assim como a Terra foi feita para ele". Ao discutir o lugar da Terra no interior do sistema solar, Fechner introduz os princípios de "estabilidade" e "repetição". O sistema solar se mantém por meio do fato de que posições idênticas e tipos idênticos de movimento são repetidos periodicamente; a estabilidade assume, assim, a forma específica da repetição. O *Zend-Avesta* contém as primeiras pistas da aplicação do princípio de estabilidade e repetição à fisiologia e à psicologia humanas, e a primeira menção à "lei psicofísica" de Fechner.

Essas obras filosóficas foram publicadas em um período altamente desfavorável, visto que a filosofia da natureza havia saído completamente de moda. Contudo, Fechner nunca perdeu as esperanças de propagar sua filosofia; segundo Wundt, ele mudou sua tática e voltou-se para a psicologia experimental. Por muitos anos, Fechner esteve preocupado com a relação entre os mundos físico e espiritual. Ele sentia que tinha de haver uma lei geral governando essa relação, e tentou descobrir qual fórmula matemática seria a mais provável para uma lei como essa. De acordo com seu próprio relato, essa fórmula – que ele chamou de lei psicofísica – ocorreu-lhe repentinamente na manhã do dia 22 de outubro de 1850, a tempo de lhe ser dado mencioná-la brevemente em seu livro *Zend-Avesta*. Procedeu, então, à elaboração de uma longa série de experimentos para averiguar se essa lei se verificava, e foi absorvido por essa pesquisa nos dez anos que se seguiram. Suas descobertas foram reunidas nos dois volumes do *Psychophysik* (Psicofísica), publicado em 1860, que despertaram considerável interesse e foram o ponto de partida da psicologia experimental moderna[109].

Em um levantamento crítico da teoria darwiniana sobre a evolução das espécies, Fechner formulou seu "princípio da tendência à estabilidade", um princípio finalístico universal afirmado como complementar ao princípio causal[110]. Este, depois do princípio de prazer e da "lei psicofísica básica", foi o terceiro grande princípio universal enunciado por ele. Em 1876, Fechner publicou sua obra sobre estética experimental, uma tentativa de embasar a estética em pesquisa experimental e de entendê-la do ponto de vista do princípio de prazer-desprazer[111]. Ele também aplicou esse princípio à psicologia do chiste e das piadas. Em 1879, aos 78 de idade, publicou *Die Tagesansicht gegenüber der Nachtansicht* (A Visão Diurna em Contraste Com a Visão Noturna), no qual a sua própria visão panteísta do mundo (a "visão diurna") é oposta à concepção árida e desconsolada do cientificismo materialista contemporâneo (a "visão noturna")[112].

Em 1879, o primeiro instituto de psicologia experimental foi inaugurado em Leipzig pelo grande discípulo de Fechner, Wilhelm Wundt. Leipzig, a cidade que Fechner adotou, havia se tornado o centro da nova ciência, e de todas as partes do mundo iam estudantes para lá. O próprio Fechner já era, a essa altura, uma figura lendária – sua cabeça calva coroada com longos cabelos brancos, suas roupas antiquadas e sua desatenção proverbial. Quando Fechner morreu, aos 86 anos de idade, em 1887, havia conquistado uma fama tardia e era aclamado como o pai da psicologia experimental.

Ao final do século XIX, parecia que Fechner seria lembrado apenas como um pioneiro da psicologia experimental e como autor da "lei psicofísica fundamental". Ironicamente, contudo, foi da filosofia fechneriana da natureza que Freud tomou emprestado vários conceitos básicos que ele incorporou à sua metapsicologia. A influência de Fechner na psicanálise é evidenciada pelo fato de que Freud o citou em *A Interpretação dos Sonhos*, *O Chiste e Sua Relação Com o Inconsciente* e *Além do Princípio de Prazer*[113]. Freud tomou de Fechner o conceito de energia mental, o conceito "topográfico" da mente, o princípio de prazer-desprazer, o princípio de constância e o princípio de repetição. Grande parte do arcabouço teórico da psicanálise dificilmente teria surgido sem as especulações do homem que Freud chamava de "o grande Fechner".

Johann Jakob Bachofen (1815-1887), o promulgador da teoria do matriarcado, nasceu na Basileia, na Suíça, em 1815, numa antiga e abastada família patrícia[114]. Bachofen estudou direito em Berlim, Paris e Cambridge, mas um forte interesse pela arqueologia o levou à Itália. Ali, ao examinar os adornos sobre túmulos antigos e suas representações do culto aos mortos, começou a pensar que essa arte continha os vestígios simbólicos de um mundo esquecido. Após passar vários anos como juiz e professor de Direito Romano na Basileia, Bachofen renunciou à maioria de suas atividades para se dedicar aos seus estudos prediletos. Decifrando os símbolos da arte antiga e da mitologia, concluiu que eles expressavam a memória esquecida de um período da humanidade que não deixara registros históricos – quando o poder estava nas mãos das mulheres, não nas dos homens. A correta interpretação desses símbolos nos possibilitaria reconstruir os traços sociais e políticos, bem como a *Weltanschauung* e o aspecto geral desse período do matriarcado, bem como do período ainda mais primitivo que o havia precedido. Foi assim que Bachofen se tornou, nas palavras de Turel, "o historiador de uma época sem história". Em 1861, Bachofen publicou sua obra

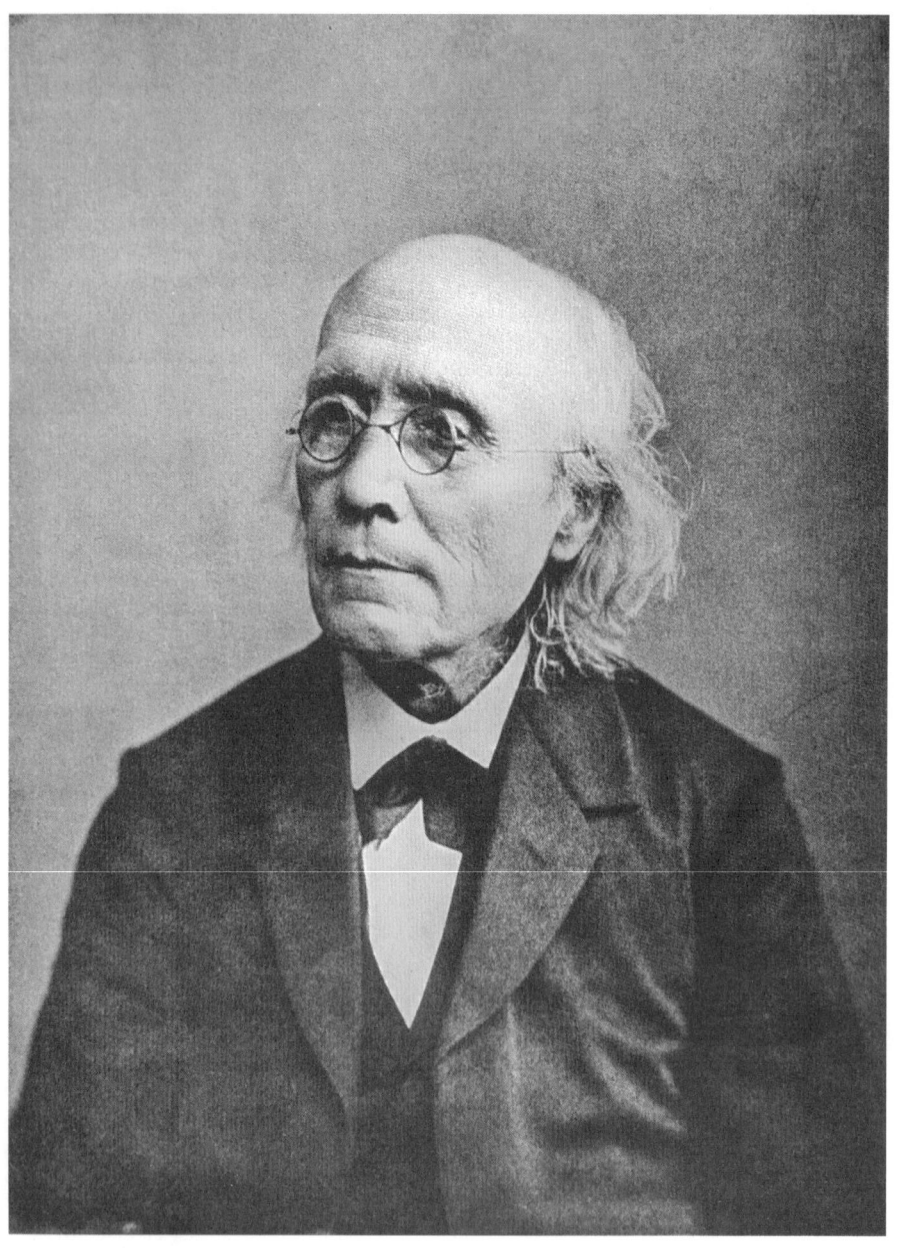

Gustav Theodor Fechner *(1801-1887) foi um médico, filósofo da natureza e fundador da psicologia experimental. Fechner era muito admirado por Freud, que dele extraiu vários dos conceitos básicos de sua metapsicologia. (Fotografia de Georg Brokesch, Leipzig.)*

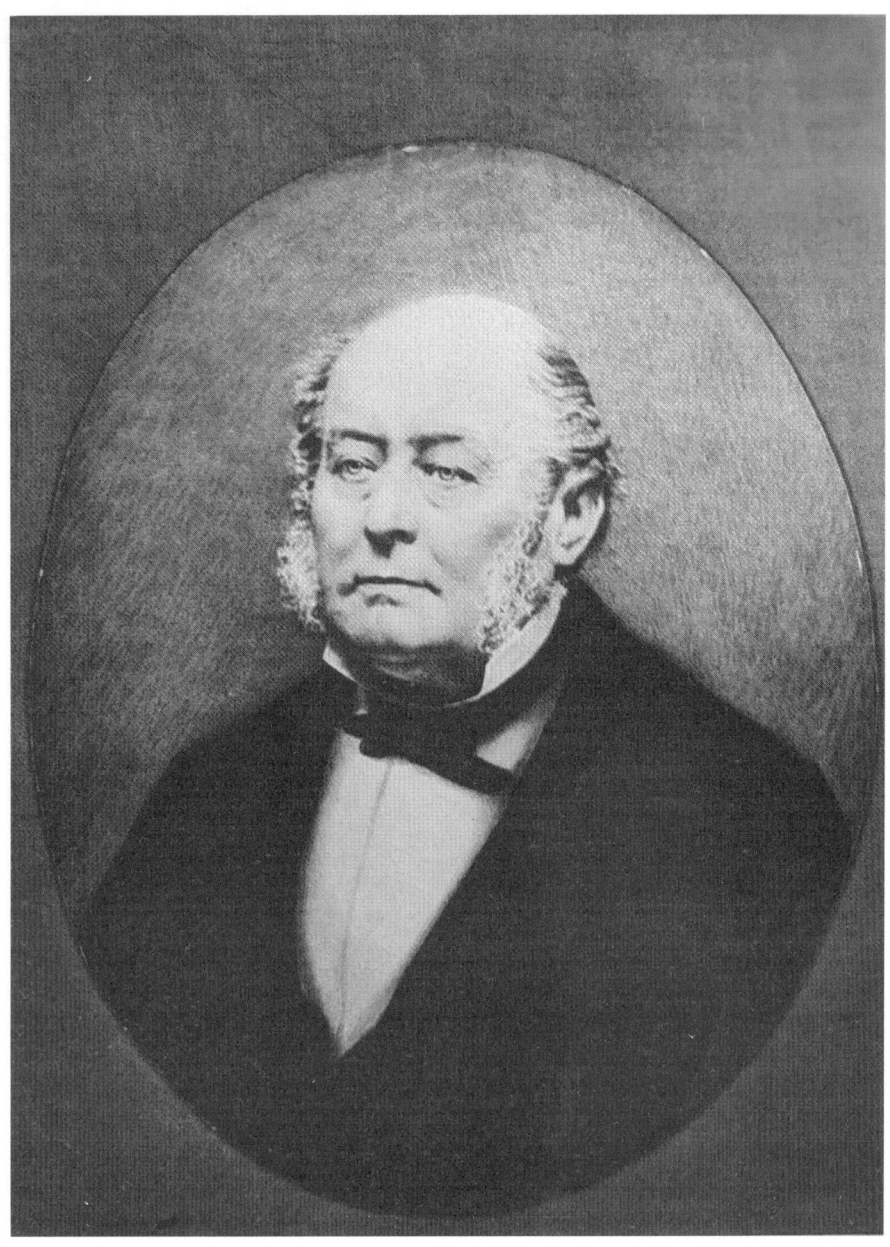

Johann Jakob Bachofen *(1815-1887), o fundador da teoria do matriarcado, exerceu uma intensa influência, ainda que indireta, na psiquiatria dinâmica de Freud, Adler e Jung. (Acervo de retratos da Biblioteca da Universidade da Basileia.)*

principal, *Das Mutterrecht* (O Matriarcado), que foi recebido ou com indiferença ou com duras críticas da parte dos especialistas[115]. Vivendo na Basileia, Bachofen, um decoroso cavalheiro barbado com modos cerimoniosos, levava uma vida de *Privatgelehrter* (pesquisador independente), dividindo seu tempo entre escrever livros e estudar na Itália e na Grécia. Solteiro, vivera na casa dos pais até os cinquenta, quando se casou com uma bela e jovem prima que tinha vinte anos. Em sua cidade natal, ele era considerado um velho estudioso ligeiramente excêntrico. Quando morreu, em 1887, a sua fama mal havia começado a se espalhar pelo mundo.

Sem que Bachofen soubesse, a teoria do matriarcado já havia sido antecipada por Joseph-François Lafitau (1681-1746), um estudioso jesuíta que passou cinco anos entre os iroqueses[116]. O padre Julien Garnier, que havia passado sessenta anos de sua vida com os algonquinos, os hurões e os iroqueses, contou a Lafitau tudo o que ele sabia a respeito de seus costumes e de sua organização social. A propriedade e o poder verdadeiro pertenciam às mulheres, que, em questões civis e militares, delegavam uma parcela de seu poder aos chefes. Lafitau comparava esse sistema ao dos antigos lícios e de várias outras civilizações antigas, e sustentava que a ginecocracia já havia sido difundida entre as antigas populações mediterrâneas e asiáticas. Outro estudioso francês, o ab. Desfontaines, descreveu, em um romance que tinha como propósito relatar as aventuras do filho de Gulliver, a ilha imaginária de Babilary, onde o poder residia nas mãos de mulheres que o utilizavam da mesma maneira que os homens na maioria das civilizações contemporâneas[117]. O livro continha um apêndice supostamente escrito por um estudioso, que, depois de ler a história do Gulliver-filho, descobriu que não havia nada em sua ilha que fosse novo para qualquer um que estivesse familiarizado com a história dos antigos lícios e citas.

Na opinião de Bachofen, o matriarcado era mais que meramente um sistema social e político. Era uma noção mais ampla que envolvia religião, *Weltanschauung* e a totalidade da cultura, relacionada a todo e qualquer aspecto possível da vida. Ademais, Bachofen sustentava que o desenvolvimento da humanidade havia passado por três estágios ("heterismo", matriarcado e patriarcado), cada um deles conservando vestígios simbólicos do anterior.

O primeiro, o heterismo, era um estágio de promiscuidade sexual. Nele as mulheres estavam indefesas, expostas à brutalidade dos homens, e as crianças não conheciam os próprios pais. Era também o período do "telurismo", cujo símbolo era o pântano lamacento e cuja divindade era a deusa Afrodite (Vênus).

O segundo estágio, o matriarcado, foi estabelecido após milhares de anos de embate. As mulheres fundaram a família e a agricultura, e exerciam o poder social e político. As mães favoreciam um sistema social de liberdade geral, de igualdade e de relações pacíficas entre os cidadãos. A principal virtude residia no amor pela mãe; o matricídio era considerado o mais hediondo de todos os crimes. O matriarcado também era uma civilização materialista que enaltecia a educação do corpo sobre a educação do intelecto e na qual prevaleciam os valores práticos. E ele encontrou a sua expressão no desenvolvimento da agricultura e na construção de enormes muralhas em torno das cidades. Sua divindade mais elevada era a deusa Deméter (Ceres). Entre seus traços simbólicos estava a primazia da noite. O tempo era computado de acordo com o número de noites; as batalhas eram travadas, os conselhos eram dados, a justiça era feita e os cultos eram realizados durante a noite. Outros traços incluíam a primazia da Lua, da Terra, dos mortos; dava-se preferência às irmãs em relação aos irmãos, às crianças que nasceram por último em relação às mais velhas; por fim, preferia-se o lado esquerdo ao direito.

Bachofen considerava a passagem do matriarcado para o patriarcado como um progresso rumo a um estágio mais elevado da civilização. Essa transição se deu após conflitos acirrados, dos quais Bachofen acreditou ter encontrado várias provas na mitologia grega. Também houve recidivas temporárias do patriarcado ao matriarcado – assim como, antes, do matriarcado ao heterismo. Bachofen interpretava os fenômenos do amazonismo e o culto dionisíaco desse ponto de vista.

O amazonismo, tal como expresso nas antigas lendas das amazonas, era uma espécie de imperialismo feminino – como disse Turel –, que ocorreu durante o velho embate entre o heterismo e o matriarcado; e, posteriormente, como uma degeneração do matriarcado durante o seu embate contra o patriarcado que estava emergindo.

O culto a Dionísio, que havia sido um episódio no embate entre o heterismo e o matriarcado, ocorreu como uma rebelião de mulheres contra o patriarcado. O sistema dionisíaco privilegiava as belas-artes, mas, em contraste com a pura disciplina que prevalecia no matriarcado demétrico, produziu corrupção moral; e, sob o pretexto de emancipação das mulheres, na verdade as levou a serem exploradas pelos homens. Era um sistema preferido por tiranos.

Uma vez solidamente estabelecido o sistema patriarcal, a memória do matriarcado tornou-se tão intolerável aos homens que ele foi "esquecido" – lembramos que uma ocorrência similar de esquecimento coletivo já havia sido invocada por Boulanger em sua teoria sobre a destruição de uma civilização anterior pelo dilúvio. Mas a memória do matriarcado sobreviveu na forma de símbolos e mitos; e, segundo Bachofen, inspirou indiretamente algumas das grandes obras-primas da literatura grega. A trilogia de Ésquilo, *Oresteia*, era interpretada por Bachofen como a representação simbólica da vitória do matriarcado, a vingança do princípio patriarcal e o triunfo derradeiro deste último. No mito de Édipo, Bachofen considera a esfinge como sendo o símbolo do antigo estágio heterístico. Matando a esfinge, Édipo contribuiu para o estabelecimento do matriarcado em Tebas, sob o cetro da rainha Jocasta, mas o desastre que se seguiu significou o colapso do matriarcado, que teria sido substituído pelo patriarcado[118].

Bachofen descrevia o patriarcado como uma completa inversão da organização política e social do matriarcado, bem como de seus princípios religiosos e filosóficos. O patriarcado privilegia a independência individual e isola os homens uns dos outros, mas alça-os a um patamar espiritual mais elevado. Os seres humanos amam primeiro as suas mães, e vêm a amar seus pais apenas em um estágio posterior. A maternidade implica uma relação mais direta e material com a criança por causa da gravidez e da amamentação. O amor paterno eleva-se acima de tais traços e é um princípio mais abstrato. Isso se expressou em termos legais por meio do procedimento de adoção e pelo conceito de "procriação espiritual". E também se viu expresso na passagem simbólica da noite para o dia, do meio-dia para o Sol, da Terra para o céu, do lado esquerdo para o direito. A divindade mais elevada do patriarcado é Apolo, o deus da luz e das belas-artes.

A falta de sucesso da obra de Bachofen deveu-se, em parte, à organização precária de seu livro, às suas várias digressões e às longas citações, sem tradução, em grego e em latim. Porém, sobretudo porque suas teorias abalaram a noção, até então incontteste, de que a família patriarcal havia sido uma instituição permanente ao longo de toda a história da humanidade. Na Basileia, nem mesmo um acadêmico como Jacob Burckhardt compreendeu essas teorias. Contudo, o velho Bachofen encontrou um admirador no jovem Nietzsche, que adotou seus conceitos das civilizações dionisíacas e apolíneas – com a diferença de que Nietzsche considerava a civilização dionisíaca como sendo viril, e não feminina[119]. Em sua primeira obra filosófica, *O Nascimento da Tragédia*, Nietzsche explicou a origem da tragédia grega como resultado da fusão de duas correntes: a impetuosa inspiração "dionisíaca" e o princípio de ordem e perfeição "apolíneo" – tal como Freud explicou posteriormente a origem da obra de arte por meio da fusão do princípio de prazer com o princípio de realidade[120].

Mas historiadores, sociólogos e antropólogos também ignoraram Bachofen por um longo tempo. Foram poucas as exceções, como Lewis Morgan: o pai da etnologia estadunidense, que já havia realizado uma excelente descrição do sistema matriarcal predominante entre certas tribos indígenas estadunidenses e, ao descobrir as teorias de Bachofen, citou-o copiosamente em seu livro *Ancient Society* (Sociedade Antiga)[121]. Morgan foi fundamental para que sociedades científicas e o governo do Estados Unidos enviassem como presente vários livros sobre os índios estadunidenses para Bachofen. A obra de Bachofen veio a inspirar o conceito de *Kulturkreis*[122], popular entre os antropólogos alemães (Wilhelm Schmidt, Koppers e Gräbner), bem como tentativas de certos historiadores da pré-história de reconstruir estágios passados da cultura, dentre os quais o matriarcado. Friedrich Engels fez uma interpretação socialista da obra de Bachofen no seu *A Origem da Família*[123]. Mathilde e Mathias Vaerting esforçaram-se por distinguir entre uma sociedade dominada por homens e uma sociedade dominada por mulheres, e concluíram que aquilo que chamamos de características masculinas e femininas correspondem tão somente às características do sexo dominante e do sexo dominado. Assim, segundo eles, numa sociedade dominada por mulheres, elas é que teriam as ditas "características masculinas", e vice-versa[124]. Outro teórico socialista, August Bebel, explicou que as mulheres haviam sido os primeiros seres humanos a serem escravizados[125]. Entretanto, Bachofen também havia sido interpretado por Élisée Reclus e por Bakunin no sentido de suas ideologias anarquistas, e chegou até a ser popularizado entre as sufragistas.

Inesperadamente, a fama de Bachofen alcançou um público mais amplo no começo do século XX por causa de um grupo de poetas, filósofos e artistas neorromânticos[126] de Munique que se autodenominavam os *Kosmiker*[127]. Eles ficaram entusiasmados com as descrições de culturas anteriores realizadas por Bachofen e com seu método de interpretar os símbolos. Proclamaram-no profeta e o chamaram de "mitologista do romantismo"[128]. Textos escolhidos de suas obras foram publicados sob influência deles, e as suas ideias, assim propagadas, por fim alcançaram círculos mais amplos. Embora quase nenhuma das obras de Bachofen tenha sido traduzida para outras línguas, muitos de seus conceitos tornaram-se populares e são encontrados – de forma mais ou menos distorcida – em várias publicações realizadas por historiadores, etnólogos, sociólogos, escritores políticos, psicólogos e psiquiatras, geralmente sem referência a seu nome.

A influência das ideias de Bachofen alcançou os círculos psiquiátricos por meio de diversos canais, e a sua influência na psiquiatria dinâmica foi imensa. Turel apontou certas similaridades entre os conceitos básicos de Bachofen e os de Freud[129]. Bachofen, escreveu ele, descobriu o fenômeno do recalcamento meio século antes de Freud. Seria possível acrescentar que também descobriu o fenômeno da formação reativa: ele salientou, nas imagens de batalha com as amazonas, que as guerreiras eram sempre retratadas derrotadas, feridas e mortas. Bachofen também afirmou que, se os romanos destruíram a cultura etrusca até seus últimos vestígios, foi por causa de seu excessivo medo e ódio do matriarcado etrusco. Há uma grande similaridade, diz Turel posteriormente, entre Bachofen e Freud em suas concepções de interpretação de símbolos. Ambos alegam haver um limite além do qual a memória do indivíduo ou da humanidade não pode ir, e é ali que Bachofen reconstrói a história da humanidade, mediante a interpretação dos mitos, e Freud, a história do indivíduo, mediante a interpretação dos sintomas. Baeumler salientou que, muito antes de Nietzsche e Freud, Bachofen havia perturbado o sistema de valores da burguesia do século XIX ao mostrar que a esfera da vida sexual não era originalmente subordinada a valores morais, mas que tinha dimensões insuspeitas e um elaborado simbolismo próprio[130].

As comparações entre Bachofen e Freud poderiam ser levadas adiante. A partir de pensamentos por vezes expressos por Bachofen, parece que ele tinha a noção de que os estágios da evolução que ele descreveu para a sociedade como um todo eram também válidos para o indivíduo. Se este pensamento fosse seguido e transposto da sociedade para o indivíduo, obteríamos o seguinte quadro:

BACHOFEN	FREUD
Período "hetérico" de promiscuidade primitiva	Período infantil da "perversão polimorfa"
Matriarcado: dominação das "Mães", ginecocracia	Período pré-edípico, "incestuoso", forte apego à mãe
Período dionisíaco	Fase fálica
Mitos de Orestes e Édipo, simbolizando a passagem do matriarcado para o patriarcado	Complexo de Édipo
Patriarcado	Fase adulta genital
Recalcamento da memória do matriarcado	"Amnésia infantil"
Mitos	Memórias encobridoras, sintomas

O conceito bachofeniano da origem do amazonismo também poderia ser comparado com a teoria freudiana da origem da homossexualidade feminina.

A influência de Bachofen chegou a Alfred Adler por meio de intermediários: Engels e Bebel. Adler argumenta que a atual opressão das mulheres pelos homens era uma supercompensação da dominação masculina contra um estágio anterior de dominação feminina. O homem internaliza a noção do conflito ancestral entre os sexos. De acordo com Adler, o neurótico, obstaculizado por um temor em relação às mulheres, desenvolve dentro de si um "protesto viril", de modo que ele é, em sua neurose, o joguete desse conflito entre os princípios masculinos e femininos.

Quanto a C.G. Jung, o mais provável é que ele tenha lido as principais obras de Bachofen. Seu ensino é repleto de conceitos que podem, ao menos parcialmente, ser atribuídos à influência bachofeniana – como Anima e Animus, "Velho Sábio" e "Magna Mater".

A Crise de Meados do Século xix

Poderosas transformações sociais, políticas e culturais aconteceram durante o século xix. Essas transformações não se deram de modo uniforme, mas em ciclos de aceleração e desaceleração. A maior das crises ocorreu em meados do século; o seu aspecto mais notório foi a Revolução de 1848 e a sua subsequente repressão que abalou a Europa. Mas ela se estendeu por todos os outros campos da atividade humana, e suas consequências foram decisivas inclusive para o destino da psiquiatria dinâmica.

Muitas mudanças aconteceram durante a primeira metade do século. Após sua origem na Inglaterra, a Revolução Industrial expandiu-se por toda a Europa e pela América do Norte, resultando em aumento nas forças de produção, na produção industrial, no volume de transações comerciais e na criação de novos meios de transporte. Paralelamente à Revolução Industrial, ocorreu um considerável aumento na taxa de natalidade da população europeia. As condições relativamente precárias em que os camponeses viviam fez com que muitos deles migrassem para os centros urbanos. O processo generalizado de urbanização foi particularmente acentuado na França. Paris concentrava o melhor da vida econômica, política e intelectual da nação. O efeito combinado de urbanização e industrialização resultou na emergência de uma nova classe social, as "massas" proletárias, que se tornaram terreno fértil para a disseminação do socialismo. Depois de Owen e Saint-Simon, que foram os primeiros pioneiros dessa doutrina, entre 1830 e 1848 veio uma nova geração de homens como Proudhon, que possuíam inspiração generosa, mas ideias frequentemente vagas, e que foram posteriormente chamados de socialistas utópicos. O Manifesto Comunista, publicado em 1848 por Karl Marx e Friedrich Engels, marcou um novo ponto de inflexão; e depois de 1860, o movimento socialista identificou-se cada vez mais com a ideologia e o movimento criados por eles dois.

Como consequência da mudança demográfica, multidões de europeus afluíram para os países da América do Norte e para a Argentina, a Austrália e a Sibéria. Países que não estavam aptos à imigração em massa viram-se abertos à exploração pelos homens brancos[131]. Esses desenvolvimentos industriais, demográficos e científicos, bem como a rápida conquista política e econômica da Terra, encheram o homem branco do otimismo, da autoconfiança e da agressividade que foram próprias da cultura ocidental da segunda metade do século xix.

A burguesia – classe dominante, criadora e operadora da grande indústria – estava passando a ter medo da nova classe em expansão, o proletariado. O socialismo tornou-se o pesadelo da burguesia.

O mundo estava cada vez mais dividido em grandes nações soberanas e independentes. A Inglaterra era a principal potência e o centro do Império Britânico. A França era a segunda, ao passo que Alemanha e Itália ainda lutavam por sua unidade nacional. Expressava-se certa preocupação acerca das novas nações emergentes, os Estados Unidos e a Rússia. Em 1840, Alexis de Tocqueville profetizou que elas emergiriam repentinamente como as duas principais potências que, algum dia, dominariam o mundo e o dividiriam entre si[132]. Em 1869, Bachofen previa que os historiadores do século xx só falariam dos Estados Unidos da América e da Rússia, e que o velho papel da Europa iria se restringir ao de professora dos novos mestres[133]. Mas ideias como essas dificilmente eram levadas a sério. A agitação nacionalista que havia sido estimulada pelo romantismo começava a abalar os grandes impérios plurinacionais: Áustria, Rússia e Turquia. A Revolução de 1848 deu ainda mais provas da força das aspirações nacionais.

Enquanto isso, havia emergido uma nova filosofia, que se tornaria cada vez mais popular: o positivismo. Sua origem pode ser remontada aos enciclopedistas franceses do século xviii, e particularmente a Condorcet, que sustentava que o progresso da mente humana seria atingido por meio do progresso da ciência. A nova filosofia, que havia sido inaugurada na aurora do século xix por Saint-Simon, foi sistematizada por Auguste Comte e seu discípulo Littré, na França; e por John Stuart Mill e Herbert Spencer, na Inglaterra. O princípio básico do positivismo era o culto aos fatos: os positivistas não procuravam pelo incognoscível, pela coisa em si, pelo absoluto, mas pelo tipo de certeza assegurada pela ciência experimental e por leis constantes, como as leis da física. O positivismo rejeita qualquer especulação semelhante à filosofia da natureza. Um outro traço do positivismo é seu interesse pela ciência aplicada e sua busca pelo que é útil. Na linha do Iluminismo, ele se preocupa com o homem como ser social. Foi Auguste Comte quem criou a palavra "sociologia" e estabeleceu as bases dessa ciência, que ele dividiu em sociologia estática e dinâmica.

Foram essas as principais tendências que trilharam seus caminhos na primeira metade do século e que, em meados dele, foram precipitadas pela crise. A sua faceta mais notória foi a Revolução de 1848. Essa revolução foi um movimento político com fortes implicações emocionais. O entusiasmo juvenil com que foi recebida por toda a Europa foi tamanho que era chamada de "primavera dos povos"[134]. Tratava-se da escalada da democracia contra o conservadorismo, do socialismo contra os privilégios da burguesia, das nações oprimidas contra a autoridade das nações estrangeiras. Foi, em muitos aspectos, um renascimento temporário do romantismo e um conflito entre gerações. Na Alemanha, ela assumiu a especial aparência de uma busca por unidade nacional, mas a convocatória do Parlamento em Frankfurt foi secundada por um lamentável fracasso, resultando no fato de que a tão buscada unidade apenas se concretizou depois, com Bismarck e sob a hegemonia prussiana. Por toda parte da Europa continental, a revolução começou com entusiasmo, foi seguida por um período de euforia, e depois foi derrotada, levando consigo o triunfo da reação política. Para a juventude, isso resultou em um período de depressão. Muitos dos mais progressistas e ativos jovens europeus, especialmente na Alemanha, cansaram-se da Europa (*Europa-müde*) e emigraram para os Estados Unidos.

As manifestações psicológicas difusas e coletivas que acompanharam e seguiram a Revolução de 1848 não foram objeto de sistemática investigação. Dentre as suas várias facetas encontra-se uma elevada importância do magnetismo animal. Em muitos lugares, ocorreram epidemias psíquicas após apresentações de palco. Ao mesmo tempo, a grande onda do espiritismo – já mencionada no capítulo 2 – tomou conta dos Estados Unidos e, em seguida, da Inglaterra e da Europa continental. A conexão entre as epidemias espíritas e a Revolução de 1848 foi bem compreendida por Littré, que escreveu: "Nesta nossa época de revoluções, consideráveis convulsões perturbaram a sociedade muitas vezes, enchendo alguns de medos profundos; outros, de esperança sem limites. O sistema nervoso tornou-se mais sensível [...]. São essas as circunstâncias que favoreceram a explosão contemporânea."[135]

A crise de meados do século consumou a derrota do romantismo. Seus poucos epígonos, como Fechner e Bachofen, foram certamente malcompreendidos. A segunda metade do século pertenceu à ciência e à crença na ciência. Durante a Revolução Francesa e o reinado de Napoleão, os cientistas foram chamados – talvez pela primeira vez – a contribuir, por meio de suas descobertas, para a defesa de seus países. Possivelmente foi isso que inspirou certas propostas ousadas. Em 1803, Henri de Saint-Simon proclamou que a ciência fosse organizada em um corpo de conhecimento unificado, e que os cientistas fossem organizados em um corpo hierárquico, nos moldes do clero católico, sob a direção de um Conselho de Newton[136]. Johann Christian Reil propôs que a ciência fosse organizada de um modo militar, como uma instituição estatal[137]: cientistas de diversas especialidades trabalhariam de maneira disciplinada sob o comando de seus superiores hierárquicos e se dedicariam à pesquisa das ciências práticas e aplicadas. Em seu tempo livre, teriam permissão para pesquisar ciências puras.

Contudo, o tipo de organização científica que prevaleceu no século XIX esteve tão longe do caos construtivo do século XVIII quanto da ciência regrada proposta por Saint-Simon e Reil. A pesquisa passou a ser efetuada principalmente nas universidades. Embora as universidades fossem independentes umas em relação às outras, certa relação entre elas era assegurada por uma rede de sociedades e de periódicos científicos. Um acontecimento decisivo foi a fundação da Universidade de Berlim (1806), um gesto extremamente ousado para a época, visto que a Prússia havia sido derrotada e arruinada. Fundar a universidade destinava-se a ser um primeiro passo rumo à regeneração da nação. Ela foi estruturada com alto nível científico, e a um custo elevado, sob a liderança de Wilhelm von Humboldt[138]. A Universidade de Berlim logo se tornou o modelo com base no qual outras universidades alemãs foram estruturadas e novas universidades foram criadas. Por fim, tornou-se um padrão para toda a Europa Central. Assim, a ciência alemã fez rápidos avanços e começou a suplantar a França por volta de meados do século, e a Alemanha se tornou a maior potência científica do mundo.

Sob as influências combinadas da filosofia positivista, da concentração da pesquisa científica em universidades e da onda de otimismo cultural, a ciência ocidental foi impregnada por uma fé quase religiosa na ciência, que alcançava cada vez mais camadas da população. Considerava-se que a ciência satisfazia a imparcial sede do homem pelo conhecimento acima de tudo. "Então vocês acham", perguntou Nietzsche, "que as ciências teriam surgido e progredido se magos, alquimistas, astrólogos e bruxas não as tivessem precedido, como aqueles que tinham antes de criar, com suas promessas e miragens, a sede, a fome e o gosto por potências escondidas e proibidas?"[139].

Isso também significava que a ciência tinha de provar sua eficácia protegendo a vida do homem, e superando e conquistando a natureza em benefício dele. A ciência passou a ser também uma síntese de técnicas testadas e tinha de seguir uma rigorosa metodologia de eficiência prática. Ademais, ela era agora considerada um corpo unificado de várias disciplinas e um tesouro de conhecimento comum para toda a humanidade, do qual todos se poderiam beneficiar e para o qual todos poderiam contribuir. Isso rejeitava a existência de ciências ocultas e também de "escolas" científicas dependentes de sistemas filosóficos específicos, tal como havia existido na Grécia Antiga. Seguindo a tradição do Iluminismo, o positivismo afirmava que a ciência solucionaria os enigmas do universo. Estava-se a um passo de afirmar que a ciência seria um substituto para a religião.

Deve-se dizer, contudo, que nunca foi fácil encontrar um critério para o que a ciência é e o que ela não é. O magnetismo animal, a frenologia e a homeopatia foram aclamados como descobertas científicas maravilhosas e como novos ramos da ciência. Tiveram milhares de discípulos entusiasmados e chegaram a ser ensinados em universidades; porém, no decorrer do século XIX, foram descartados pela maior parte dos cientistas.

A crença universal na ciência assumiu muitas vezes a forma de uma fé religiosa e produziu a mentalidade que foi chamada de "cientificismo". A voga cientificista chegou ao ponto de negar a existência de tudo o que não fosse acessível aos métodos científicos, e muitas vezes ela se fundiu com o ateísmo. Após 1850, uma onda de livros populares propagando a crença exclusiva na ciência combinava-a com o ateísmo e, às vezes, com uma doutrina demasiado simplificada do materialismo. Assim foram os trabalhos de Buchner, Moleschott e Vogt – e, posteriormente, os de Haeckel.

Quer a crença na ciência tenha assumido essa forma extrema, quer tenha permanecido mais moderada, o otimismo geral continuou sendo um traço característico até o final do século; e ele é bem ilustrado nos romances de Júlio Verne, que retrata as maravilhas científicas por um prisma cheio de esperança. O cientista se tornou uma personagem bem conhecida da sociedade sob o estereótipo do *savant*[140]. O *savant*[141] pertence necessariamente a uma universidade – fora da qual quase não havia ciência.

Mas ele não era apenas o acadêmico de tempos passados: era agora um pesquisador, bem como um professor. Seu traço mais manifesto era a imparcialidade. A Ciência era para ele uma religião, e a descoberta da verdade, a meta dessa religião, que tinha seus santos e mártires. O *savant* também era necessariamente um trabalhador dedicado, absorto em sua pesquisa a ponto de ser desatento para as outras coisas. Embora a modéstia nem sempre fosse a sua principal virtude, com frequência ele parecia tímido, era alguém de poucas palavras e tinha pouco tempo para a vida social – exceto a que era necessária às suas legítimas ambições acadêmicas. Sua vida emocional era envolta em sigilo; sua esposa era uma pessoa modesta e valente, preocupada apenas com o bem-estar do marido e das crianças – e muitas vezes incapaz de compreender o trabalho do esposo, mas sempre do seu lado. O *savant* acreditava na ciência "pura" e não sentia nada além de menosprezo pelo pesquisador industrial cujo trabalho era aplicado a fins práticos. Sabia-se, decerto, que a ciência também podia ser aplicada aos meios utilizados para matar, mas era considerado um engraçado paradoxo quando alguém – como o anarquista Bakunin[142] ou Ernest Renan – expressava a ideia de que ciência poderia algum dia ser utilizada para a opressão e a destruição da humanidade[143].

A fé generalizada na ciência foi conservada não apenas pela adoração dos positivistas, mas também pelas inúmeras descobertas e invenções que vieram incessantemente a aumentar essa crença, sucedendo-se uma à outra tão rapidamente que, por assim dizer, era possível ver a face da Terra mudar com o seu impacto. O progresso da medicina e da higiene estava alterando as condições da vida humana, cuja média nunca parou de aumentar desde o início do século XIX. Esse progresso teve implicações sociais e biológicas[144]. Por fim, a descoberta da anestesia cirúrgica, entre 1840 e 1850, não só tornou possível o progresso da cirurgia como também eliminou a experiência da dor física, sendo incrementada pela subsequente descoberta dos analgésicos e sedativos. O homem não estava mais condicionado à dor como antes, e ele se tornou mais sensível e também mais receoso em relação a ela[145]. Assim, no final do século o homem já não era exatamente o mesmo ser biológico que havia sido no início; logo, não é surpreendente que ele não apresentasse exatamente a mesma psicopatologia.

A Nova Doutrina:
Darwin e Marx

As grandes mudanças sociológicas e políticas que ocorreram no mundo ocidental durante o século XIX, e mais particularmente após 1850, resultaram em uma necessidade de novas ideologias. O romantismo parecia ter colapsado por completo. O Iluminismo nunca recobrou o prestígio do qual havia gozado no final do século XVIII; entretanto, permaneceu suficientemente forte para produzir a emancipação dos servos na Rússia e dos escravos nas colônias europeias e nos Estados Unidos. Contudo, o espírito do Iluminismo era cada vez mais combatido por novas correntes culturais. A filosofia da Revolução Industrial, a livre iniciativa, a concorrência, a formação de novos países e o intenso embate por mercados mundiais encontraram uma racionalização aparentemente científica no *darwinismo*, enquanto o *marxismo* fornecia uma base filosófica para os partidos socialistas que surgiram com o desenvolvimento de um crescente proletariado industrial e com a intensificação da luta de classes. Essas duas doutrinas, o darwinismo e o marxismo, exerceram uma influência avassaladora depois de 1860; influência que se fez sentir em todas as áreas, inclusive na psiquiatria dinâmica.

Charles Darwin (1809-1882)

Charles Darwin tornou-se conhecido primeiramente como um jovem cientista talentoso que, na qualidade de naturalista, participou da circunavegação realizada por *Beagle*, um barco cuja missão era fazer levantamentos geodésicos e cartográficos das áreas costeiras no hemisfério Sul[146]. O resultado das observações de Darwin durante aqueles cinco anos de viagem ao redor do mundo (1831-1836) estabeleceu-o, de imediato, como um dos eminentes naturalistas de seu tempo. Alguns anos mais tarde, sua saúde precária forçou-o a ficar recluso em sua propriedade perto de Londres, onde as poucas horas do dia em que ele se sentia bem o suficiente eram dedicadas ao trabalho com as ciências naturais. Em outubro de 1838, Darwin teve a oportunidade de ler o *An Essay on the Principle of Population* (Ensaio Sobre o Princípio da População), de Malthus, no qual a "luta pela existência" era concebida como um princípio que governa o desenvolvimento das populações humanas. Ocorreu-lhe que a "luta pela existência" também poderia fornecer uma explicação para a seleção natural de que o progresso e a transformação das espécies naturais se originam. Ele escreveu breves esboços dessa teoria em 1842 e 1844. Durante os vinte anos que se seguiram, continuou a escrever monografias acerca de vários temas da geologia e da zoologia, enquanto aperfeiçoava lentamente a sua teoria sobre a evolução das espécies e coletava uma grande quantidade de fatos relevantes. Começou a escrever sua *magnum opus* no mês de maio de 1856; e ele já havia redigido metade quando, em junho de 1858, recebeu um manuscrito de Alfred Wallace no qual estava desenvolvida a mesma teoria da evolução das espécies por meio da seleção natural e da luta pela existência. Os amigos de Darwin providenciaram uma apresentação conjunta do artigo de Wallace e excertos do esboço de Darwin de 1844 na Sociedade Lineana, em julho de 1858, bem como uma publicação conjunta[147]. A partir dali, Darwin começou a escrever uma versão condensada de seu livro, e em 1859 a publicação de *A Origem das Espécies* lhe trouxe fama mundial[148]. Ele se viu, de repente, no centro das controvérsias científicas, filosóficas e religiosas que tentou evitar tanto quanto pôde. Entre suas últimas obras estava *A Descendência do Homem*, que estendeu ao homem as teorias desenvolvidas em *A Origem das Espécies*, e *A Expressão das Emoções*, em que se busca uma pista para esse antigo problema numa análise dos instintos que subjazem às várias emoções. Quando Darwin morreu, em 1882, uma petição parlamentar requereu que o seu sepultamento fosse realizado na Abadia de Westminster, onde seu túmulo pode ser encontrado próximo ao de Newton.

A fama de Darwin é associada principalmente ao transformacionismo (que ele chamou de teoria da descendência) e à evolução das espécies (uma teoria que se opunha à concepção da constância e da imutabilidade das espécies). Na verdade, a teoria do transformacionismo pode ser remontada aos filósofos gregos Anaximandro e Empédocles, bem como a seu contemporâneo chinês, Zhuangzi – que, segundo Nehru, havia escrito o seguinte no século IV a.C.: "Todos os organismos originam-se de uma só espécie. Essa espécie única passou por muitas mudanças graduais e contínuas e, então, deu origem a todos os organismos das mais diferentes formas. Tais organismos não foram diferenciados de imediato, mas, ao contrário, adquiriram suas diferenças por meio de uma mudança gradual, geração após geração."[149]

Historiadores da ciência descobriram uma série de precursores de Darwin durante e após o século XVII, e concluíram que o pensamento evolucionista já estava razoavelmente difundido no século anterior a ele[150]. O ponto fraco dos primeiros sistemas era a falta de argumentos convincentes corroborando a teoria, assim como de uma explicação plausível para o mecanismo da transformação das espécies. Lamarck (1744-1829) explicou a transformação das espécies por meio do efeito de adaptação, do uso prolongado e da não utilização dos órgãos, bem como da transmissão de características adquiridas, mas havia uma escassez de evidências. O mérito de Charles Darwin não foi o de introduzir a noção de transformacionismo, mas foi o de propor uma nova explicação causal e substanciar sua teoria com uma quantidade avassaladora de argumentos pacientemente recolhidos ao longo de vinte anos.

Darwin começou com o fato de que muitas variações aleatórias espontâneas ocorrem em plantas e animais e são transmitidas aos seus descendentes. Esse fato é bem familiar aos criadores de plantas e animais, que selecionam variedades com determinadas características, cruzam-nas entre si, e assim obtêm novas raças que portam as características buscadas. Às vezes, os criadores apenas selecionam aquelas amostras que eles consideram melhores e, ao cruzá-las, obtêm variações novas e imprevistas (o que Darwin chamou de "seleção inconsciente"). E lá se foi a seleção artificial realizada pelos criadores! Com relação à seleção natural, Darwin presumiu que as novas espécies podiam se originar por meio de variações aleatórias, e que a sua transmissão hereditária poderia ocorrer da mesma forma como com novas raças. Mas como a natureza realiza um processo de seleção comparável à seleção direcionada feita pelos criadores? Darwin pensou que o principal agente havia de ser a luta pela existência no interior da natureza, um processo similar àquele invocado por Malthus no campo da demografia. Isso significaria que, numa dada espécie de planta ou animal, o número de indivíduos excede as limitações estabelecidas pelo espaço e pelo alimento; que há uma luta incessante pela existência e que sobreviverão aqueles indivíduos pertencentes a uma variação espontânea que os torne mais aptos para a luta, ao passo que os inaptos serão eliminados. Constantemente, entretanto, as modificações no ambiente estabelecem desafios à aptidão dos seres vivos.

Entre os argumentos aventados por Darwin em favor do transformacionismo estiveram fatos como a estrutura homóloga em indivíduos de espécies relacionadas, a existência de órgãos rudimentares (remanescentes de espécies ancestrais anteriores), fenômenos de reversão, o ressurgimento de formas ancestrais, e vários fatos referentes à distribuição de animais nos períodos geológicos e no espaço. Porém, a fim de tornar sua teoria explanatória consistente, Darwin teve de assumir várias outras hipóteses: que variações espontâneas podiam dar origem a novas espécies, não apenas a novas raças; que características adquiridas poderiam ser transmitidas hereditariamente; que a duração dos períodos geológicos havia sido imensamente longa; e que o progresso da paleontologia forneceria os elos perdidos que conectam as espécies conhecidas com as suas supostas formas ancestrais.

Em *A Origem das Espécies*, Darwin não havia dito nada acerca da espécie humana, mas sua teoria logo foi estendida à origem do homem por Thomas Huxley, na Inglaterra, e por Ernst Haeckel, na Alemanha. Em seu segundo maior livro, *A Descendência do Homem*, Darwin aventou a hipótese de que "o homem descende de um quadrúpede peludo, dotado de cauda e orelhas pontudas, provavelmente de hábitos arbóreos, habitante do Velho Mundo"[151]. Esse ancestral do homem era tão diferente dos mais primitivos selvagens vivos hoje em dia quanto esses selvagens são diferentes do homem civilizado. Darwin tentou reconstruir uma imagem desse ancestral e realizar uma explicação puramente biológica de sua evolução rumo à espécie humana atual. A sociedade, segundo ele, advinha do instinto de amor parental e filial, do instinto de simpatia e ajuda mútua entre animais da mesma espécie. A linguagem, por sua vez, advinha dos gritos emitidos como acompanhamento de certas emoções e da imitação dos gritos emitidos por outros animais. A moral resultava principalmente dos instintos supracitados, reforçada pela sensibilidade do homem à opinião pública e, posteriormente, pela razão, pela instrução e pelo hábito. Em *A Descendência do Homem*, Darwin se afasta do papel quase exclusivo que, em *A Origem das Espécies*, ele havia atribuído à luta pela existência. Ele fala do instinto de ajuda mútua e declara que, na evolução do homem, o fator mais importante foi a seleção sexual, isto é, o fato de que os indivíduos mais fortes tendem a escolher as fêmeas mais atraentes, que essas fêmeas demonstram uma preferência pelos machos mais fortes, e que esses indivíduos selecionados têm prole mais numerosa.

A história do darwinismo é um típico exemplo de uma teoria que se emancipa do fundador e toma um rumo autônomo e inesperado. *A Origem das Espécies* mal havia sido publicada quando Darwin se viu identificado a muitas interpretações contraditórias de sua obra e tornou-se uma lenda viva[152]. Dizia-se que ele – um velho patriarca das ciências naturais, de barbas brancas e saúde debilitada, vivendo em isolamento e reclusão – havia concretizado a mais importante revolução intelectual desde Copérnico[153]. Diziam que Darwin havia sido o primeiro a enunciar a teoria da evolução; antigos defensores dessa teoria – incluindo o seu avô, Erasmus Darwin – foram chamados de precursores, quando não simplesmente ignorados. Além do mais, esquecendo que Darwin havia proposto a teoria da evolução como uma hipótese, passou-se a assumir que ele a havia provado e alçado ao patamar de verdade científica incontestável. A noção de luta pela existência, longe de ser apenas uma hipótese explanatória, era agora considerada o pilar fundamental do darwinismo. Negligenciou-se o fato de que Darwin havia proposto vários outros mecanismos – dentre eles, a seleção sexual. A luta pela vida – agora compreendida, num sentido mais hobbesiano, como uma "guerra de todos contra todos" – foi proclamada lei universal descoberta e demonstrada por Darwin: uma "lei de ferro" governando o mundo vivo e a humanidade, bem como estabelecendo um parâmetro para a ética. No entanto, houve alguns cientistas que tentaram verificar, de modo objetivo, o real significado dos pensamentos de Darwin, avaliá-los cientificamente e desfazer os equívocos de seus apoiadores entusiasmados, assim como os de seus cegos opositores[154].

A importância histórica de uma teoria não se restringe àquilo que o seu autor tinha em mente na origem. Ela também consiste nas extensões, aditamentos, interpretações e distorções às quais é submetida, e nas reações que resultam do impacto da teoria e de suas distorções.

O campo da teoria darwiniana propriamente dito era a história natural, e ela foi oferecida pelo autor como uma hipótese com vistas a substanciar a teoria do transformacionismo. Nesse sentido, seus efeitos foram múltiplos. Ela forneceu um forte impulso às ciências naturais. A busca pelos elos perdidos na reconstrução das transformações das espécies fomentou o progresso da paleontologia, e os argumentos embriológicos em favor do transformacionismo foram o ponto de partida de novos estudos em embriologia comparada. Fundamentalmente, a publicação de *A Origem das Espécies* mudou o panorama geral dos naturalistas; a teoria do fixismo perdeu praticamente todos os seus apoiadores, e o transformacionismo – agora chamado de Teoria da Evolução – foi adotado pela ampla maioria dos cientistas. Mas se isso significa que as hipóteses particulares formuladas por Darwin para explicar o mecanismo da evolução foram confirmadas é uma das questões mais controversas na ciência moderna. A despeito da difundida aceitação da teoria darwiniana, dúvidas ainda vêm sendo expressas com relação ao verdadeiro papel desempenhado pela luta pela existência[155] e com relação aos seus efeitos na evolução quanto a se variações aleatórias podem resultar em novas espécies – não apenas novas raças – e quanto à existência da maioria dos tais elos perdidos[156]. Gertrude Himmelfarb cita declarações de vários naturalistas contemporâneos proeminentes que afirmam que a aceitação coletiva do darwinismo não é resultado de nenhuma evidência satisfatória, mas provém do temor que existe na mente humana em relação a toda e qualquer lacuna em nosso conhecimento – os cientistas preferindo uma explicação insatisfatória a nenhuma explicação[157].

Caso tivesse ficado restrito ao seu campo original, o darwinismo nunca teria alcançado a fama que alcançou. Porém seus princípios logo foram estendidos a outras ciências. Os biólogos chamaram de "intrasseleção" o suposto conflito entre partes do organismo durante o seu desenvolvimento. Os psicólogos assumiram que os instintos e as faculdades mentais também se originaram num processo de seleção natural. A evolução das sociedades humanas, da família, das línguas, das instituições morais ou das religiões foi reconstruída de modo similar, e nenhum ramo da ciência se viu livre dessa especulação[158].

Darwin havia tido a cautela de não se intrometer no campo da filosofia, mas seus seguidores decidiram que um sistema filosófico podia ser deduzido das ideias do autor – em particular, um novo conceito da evolução e do progresso. O Iluminismo havia entendido a ideia de progresso como um processo contínuo, que a humanidade havia percorrido sob o comando da razão; um processo visando ao bem e à felicidade da humanidade, incluindo aí seus membros deserdados. Os românticos haviam especulado a respeito de um processo oculto subjazendo à natureza; de forças irracionais inconscientes, que, contudo, trabalhavam na direção de um objetivo racional. O darwinismo, por sua vez, apontava para a existência de um progresso biológico entre espécies vivas – mas também de um progresso social, e até mesmo moral, no interior da humanidade – como resultado do efeito automático e mecânico de acontecimentos aleatórios e de uma luta cega e universal. Quem se apoderou dessa ideia foram os ateus, que a utilizaram como arma contra a crença religiosa na criação e contra a própria religião. Mas enquanto certos círculos que se identificavam com o fundamentalismo bíblico prosseguiram combatendo o darwinismo, a maioria dos teólogos logo reconciliou a ideia da evolução com a religião. O botânico estadunidense Asa Gray (1810-1888), o primeiro defensor de Darwin na América, havia integrado a "ala teísta" do pensamento evolucionário desde os primórdios[159].

Nos Estados Unidos, o darwinismo exerceu uma forte influência na filosofia. Ali emergiu um novo modo de pensar que já não considerava as coisas como sendo entidades permanentes, e sim do ponto de vista universal da evolução[160]. Instrumentalismo, pragmatismo e utilitarismo são as expressões favoritas desse posicionamento filosófico.

Na Alemanha, o darwinismo filosófico assumiu uma forma diferente sob a influência de Ernst Haeckel, biólogo que havia sido enaltecido por sua excelente pesquisa sobre infusórios, medusas e esponjas. Haeckel se autoproclamava o profeta do darwinismo, e entendia substanciá-lo com uma nova prova: a "lei biogenética fundamental"[161]. Em seus estágios embrionários, segundo ele, qualquer ser vivo passa pelas transformações pelas quais passaram os seus ancestrais ao longo de toda a evolução ("a ontogênese recapitula a filogênese"). Posteriormente, contudo, reconheceu que essa lei não era constante, visto que a série de metamorfoses poderia ser abreviada, ou mesmo alterada. Porém Haeckel incorporou o transformacionismo darwiniano em um vasto sistema filosófico chamado de monismo. A natureza, dizia ele, é palco de um processo universal de evolução, desde a molécula até os corpos celestiais. Não há diferença entre natureza orgânica e inorgânica; a vida é um fenômeno físico caracterizado por um tipo peculiar de vibração na matéria. Todas as espécies vivas na natureza originaram-se da matéria por intervenção de um ser vivo elementar, a "monera", um ser unicelular sem núcleo. Haeckel alegava ter visto a monera pelo microscópio. Todo o processo de transformacionismo, começando com a monera, abarca os três reinos: "protistas", plantas e animais. Haeckel reconstruiu toda a árvore genealógica do homem em vinte e dois graus, dos quais a monera era o primeiro e o homem, o vigésimo segundo; todos os outros eram seres hipotéticos. O vigésimo primeiro – isto é, o ancestral mais próximo do homem – deveria ser um "pitecantropo", aparentado aos macacos. O homem havia surgido na Lemúria, um continente hoje submerso entre a Índia e África; havia doze espécies e trinta e seis raças de homens. Haeckel pregava que as células, e até mesmo as moléculas, são dotadas de uma consciência elementar, e ele propunha a criação de uma nova religião baseada na adoração ao Cosmos. Haeckel sempre pensou o seu sistema como tão somente um ressurgimento tardio da filosofia da natureza. Ele o considerava absolutamente científico, e hoje é difícil de imaginar o fantástico sucesso que as suas teorias fizeram durante várias décadas, especialmente na Alemanha, onde eram frequentemente identificadas com o darwinismo. Num primeiro momento, foi sobretudo sob o manto de Haeckel que os jovens da geração de Freud tomaram conhecimento do darwinismo; e o seu prestígio permaneceu tão elevado que, quando o jovem Rorschach hesitou, em 1904, entre as vocações artísticas ou a ciência natural, escrever a Haeckel pedindo o seu conselho era algo lógico.

A influência mais importante do darwinismo foi sentida por meio do *darwinismo social*, isto é, a indiscriminada aplicação dos conceitos de "luta pela vida", "sobrevivência do mais apto" e "eliminação do inapto" aos fatos e problemas das sociedades humanas. Foi o naturalista Thomas Huxley, um dos primeiros discípulos de Darwin, quem sintetizou essa filosofia num famoso discurso realizado em 1888, relatando a situação contemporânea da Inglaterra:

> Do ponto de vista do moralista, o mundo animal está praticamente no mesmo nível que um espetáculo de gladiadores. As criaturas encontram-se razoavelmente bem tratadas e dispostas a lutar; assim, são as mais fortes, as mais velozes e as mais astutas que vivem para lutar mais um dia. O expectador não precisa virar os polegares para baixo, visto que não há trégua [...]. No ciclo dos fenômenos apresentados pela vida do homem – o animal –, não se discerne maiores fins morais que os apresentados pelas vidas do lobo e do cervo [...]. Assim, entre os homens primitivos, os mais fracos e estúpidos pereceram, ao passo que os mais resistentes e espertos – aqueles que estavam mais aptos a lidar com as circunstâncias, mas não os melhores em qualquer outro sentido – sobreviveram. A vida era uma franca luta contínua e, para além das relações familiares, limitadas e temporárias, a guerra hobbesiana de todos contra todos era o estado normal da existência [...]. Mas o esforço do homem ético para trabalhar na direção de um fim moral de modo algum aboliu – e quiçá mal tenha modificado – os arraigados impulsos orgânicos que impelem o homem em seu estado natural a seguir seu código não moral.[162]

Se o ensino de Darwin pôde ser interpretado dessa forma por um naturalista, pode-se facilmente imaginar como ele foi distorcido nos escritos de autores do campo da sociologia e da política que dele tomaram conhecimento apenas por boatos. Em nome dessa fantasia, o darwinismo – essa lei supostamente universal – foi utilizado como racionalização para justificar o extermínio de populações primitivas pelo homem branco. Os marxistas utilizaram-no como argumento em prol da luta de classes e da revolução. Os criminologistas Ferri e Garofalo, da escola positivista italiana, utilizaram o conceito de "eliminação do inapto" como argumento para a preservação da pena de morte. Atkinson estendeu ao âmbito da família a noção de luta universal, e descreveu o assassinato do velho pai pelos filhos adultos como sendo a regra entre os homens primitivos[163]. Militaristas por todo o mundo fizeram dele um argumento científico para a necessidade da guerra e para a manutenção dos exércitos. A filosofia pseudodarwiniana que persuadiu a elite europeia de que a guerra é uma necessidade biológica e uma lei inescapável foi considerada responsável pelo desencadeamento da Primeira Guerra Mundial[164]. Uma longa série de políticos proclamou o mesmo princípio, culminando em Hitler, que invocou Darwin repetidas vezes[165]. Em resumo, como asseverado por Kropótkin: "Não há infâmia na sociedade civilizada, ou nas relações dos Brancos com as ditas raças inferiores, ou do forte com o fraco, que não tenha encontrado pretexto nessa fórmula."[166] Essa linha de pensamento – que poderia ser traçada desde o princípio hobbesiano de que "o homem é o lobo do homem" até Malthus, e desde Darwin até a descrição literária de Kipling sobre "a lei da selva" – conferiu seu matiz específico ao mundo ocidental, particularmente nas últimas décadas do século xix e início do xx.

O impacto de qualquer doutrina consiste também em suas distorções e nas contradições que surgem tanto contra a doutrina quanto contra as suas distorções. Desde o início, houve uma forte oposição à ideologia derivada de Darwin. Durante o período em que esteve preso em Clairvaux (1883-1886), o anarquista russo Kropótkin viu a necessidade de reexaminar a fórmula de Darwin com base nos dados que ele havia encontrado nas obras dos zoologistas russos Kessler e Severtsov. Ele elaborou sua teoria de apoio mútuo como a lei de base dos seres vivos[167]. Essa teoria também parece ter ganhado algum terreno, emblematicamente, entre os naturalistas britânicos contemporâneos[168]. Outros naturalistas apontaram há tempos que, mesmo que a dita luta pela vida fosse aplicável ao mundo animal, isso ainda não seria motivo para aplicá-la à sociedade humana, que tem suas leis e estrutura específicas[169]. O economista inglês Norman Angell advertiu, antes da Primeira Guerra Mundial, quanto à falácia dessa suposta lei, que estava conduzindo as nações da Europa à catástrofe[170].

O próprio princípio da evolução deparou-se com contradições. O biólogo francês René Quinton anunciou o "princípio da constância". Ele dizia que, se o mar havia sido o berço de todas as coisas vivas, inclusive do homem, estas, por sua vez, haviam retido, em todas as fases da evolução, o *milieu intérieur*[171] – que, dos pontos de vista físico e químico, é muito similar à composição da água do mar[172]. Rémy de Gourmont aplicou esse princípio à vida intelectual e negou que tenha havido qualquer progresso real no desenvolvimento da inteligência do homem. Inventores e artistas de tempos pré-históricos, dizia ele, possuíam tanto gênio criativo quanto qualquer inventor ou artista modernos. O nível mais elevado de inteligência humana permanecera o mesmo em todas as fases da evolução cultural[173].

A lei da "sobrevivência do mais apto" e da "eliminação do inapto" é de particular interesse para a psiquiatria dinâmica. Na verdade, poucos homens foram menos aptos a uma vida de feroz competição que o próprio Darwin, cuja ambição inicial havia sido tornar-se um clérigo de província e dedicar seu tempo livre ao seu passatempo, a história natural. Sua saúde precária o teria barrado de qualquer carreira universitária. Não teria sido capaz de desempenhar seu trabalho, não fosse a sua fortuna pessoal e os cuidados de uma esposa dedicada. Ele evitava participação pessoal nas controvérsias suscitadas por suas teorias, deixando isso para os seus colaboradores.

Alfred Adler inverteu sistematicamente o princípio da "eliminação do inapto". Ele mostrou que muitas vezes as inferioridades orgânicas deram impulso à compensação biológica. Estendeu então esse princípio também ao âmbito psicológico, fazendo da "compensação" um conceito básico de seu sistema. Assim, a inferioridade, longe de ser uma causa de fracasso, parece, ao contrário, o melhor estímulo para a luta e a vitória sociais.

Como muitos de seus contemporâneos, Freud foi um entusiasmado leitor de Darwin, e as influências do darwinismo na psicanálise são múltiplas[174]. Em primeiro lugar, Freud seguiu Darwin ao elaborar uma psicologia baseada no conceito biológico das pulsões. Uma psicologia desse tipo já havia sido formulada por Gall e seus seguidores, e por alguns psiquiatras como J.C. Santlus[175]. Mas a teoria das pulsões freudiana é visivelmente derivada de Darwin. É digno de nota que Freud começou com a consideração exclusiva da libido, chegando posteriormente à assunção de uma pulsão agressiva e destrutiva independente, ao passo que Darwin havia seguido o caminho oposto: em *A Origem das Espécies*, havia centrado sua teoria em torno do fato da luta pela existência, ao passo que em *A Descendência do Homem*, suplementou-a atribuindo o papel primário, na origem e no desenvolvimento do homem, à atração sexual. Em segundo lugar, Freud seguiu Darwin em sua visão genética sobre as manifestações da vida. Darwin desvendou fatos relativos a paralizações no desenvolvimento e à "reversão", que mais tarde Freud chamou de fixação e regressão. Em terceiro lugar, Freud parece ter transposto para a psicologia e para a antropologia a "lei da recapitulação" de Haeckel: o princípio de que "a ontogênese recapitula a filogênese" encontra seu equivalente na assunção freudiana de que o desenvolvimento individual do homem passa pelas mesmas fases que a evolução da espécie humana, e de que o Complexo de Édipo é o renascimento individual do assassinato do velho pai pelos filhos. Por fim, a influência de Darwin pode ser reconhecida na elaboração freudiana de uma teoria biológica sobre a origem da sociedade humana e da moral, tomando como ponto de partida a consideração de um primeiro e hipotético ancestral do homem que vivera em pequenos grupos ou hordas. Outra influência indireta de Darwin sobre Freud também pode ser detectada. Paul Rée explicou a elaboração da consciência moral como sendo oriunda de um tipo de luta pela vida darwiniana legalizada, tal como se relata ter existido entre os antigos islandeses[176]. Eles proclamavam que o homem não tem direito ao que não pode defender, de modo que, se alguém queria a propriedade de outrem, podia desafiar o proprietário a um duelo. Se o proprietário recusasse, ou se ele fosse morto na luta, a sua propriedade passaria legalmente para aquele que o desafiou. Mas chegou um momento em que a lei já não tolerava esse costume primitivo, e a pulsão agressiva e gananciosa frustrada do homem tornou-se a raiz do remorso; logo, da consciência. Essa teoria foi desenvolvida por Nietzsche em sua *Genealogia da Moral*, que foi o protótipo das noções posteriormente elaboradas por Freud em *O Mal-Estar na Civilização*[177].

Karl Marx (1818-1883)

Vimos como o darwinismo, que originalmente havia sido um sistema de hipóteses enunciado em apoio à Teoria da Evolução, fora transformado, pelos seguidores de Darwin, no darwinismo social: uma filosofia que ofereceu uma racionalização aparentemente científica ao espírito de impiedosa competição que animava o mundo industrial, comercial, político e militar durante as últimas décadas do século XIX. Em contraste com o darwinismo social, o marxismo era um sistema filosófico desde o começo, mas também logo se tornou uma filosofia da história, uma teoria econômica, uma doutrina política, e até um modo de vida. Seu autor foi Karl Marx, que colaborou com seu amigo Friedrich Engels (1820-1895).

Marxismo e darwinismo compartilham a noção do progresso da humanidade, mas suas doutrinas divergem quanto aos pontos de vista sobre a natureza do processo subjacente. O darwinismo atribui o progresso – na evolução das espécies, assim como na evolução da humanidade – ao efeito mecânico e determinístico dos fenômenos biológicos; o marxismo, por sua vez, o atribui a um processo "dialético" que, contudo, precisa ser auxiliado pelo esforço consciente do homem.

Um outro traço que marxismo e darwinismo também compartilham é a ideia de que justiça e moralidade não são absolutas – princípios permanentes, como havia sido ensinado pelas filosofias tradicionais e pelo Iluminismo –, mas relativas. Para Darwin, elas são o desfecho da evolução social; para Marx, são inteligíveis em termos de "materialismo histórico" e da história da luta de classes.

Enquanto sistema filosófico, a principal fonte do marxismo foi Hegel, tanto diretamente quanto por meio de alguns de seus discípulos. A filosofia de Hegel proporcionou a Marx o "método dialético", isto é, um método para analisar conceitos aparentemente contraditórios e para descobrir o princípio comum que iria uni-los em uma síntese mais elevada – progredindo, assim, de noção a noção rumo ao absoluto. Porém, enquanto Hegel havia utilizado seu método dialético para a construção de um poderoso sistema de idealismo filosófico, Marx o aplicou a uma filosofia materialista.

Marx também tomou de Hegel o conceito de "alienação": que o homem é "alienado" (afastado) de si mesmo. A "alienação" significa que o homem externalizou uma parte de si, a qual ele então percebe como uma verdade exterior. Entre os seguidores de Hegel, houve extensivas discussões acerca da alienação. Um deles, Ludwig Feuerbach, considerava que o homem é "alienado de si" porque criou um Deus à sua própria imagem e semelhança, projetando assim a melhor parte de seu espírito para fora de si e adorando-a como se fosse um ser superior. Colocando um fim a essa "alienação", o homem reconstruiria a síntese de seu próprio ser. Marx modificou e ampliou o conceito de alienação. Não são apenas a religião e as filosofias abstratas que são alienações, mas há também uma alienação política, social e econômica. O homem é alienado de si, argumenta Marx, por causa da divisão da sociedade em classes, com a classe dominante oprimindo e explorando as classes dominadas. Logo, dizia ele, uma sociedade desprovida de classes – socialista – ocasionaria o desaparecimento da alienação e de todas as suas manifestações.

Marx considerava que até aquela época a filosofia havia tentado *explicar* o mundo, enquanto o verdadeiro problema consistia em *mudá-lo*. Sua filosofia é, portanto, inseparável da ação, isto é, em termos práticos, da ação revolucionária. Na verdade, Marx e Engels não se contentaram em dirigir organizações revolucionárias, mas participaram de vários movimentos revolucionários na Alemanha.

Assim como faz Hegel, Marx diz que a espécie humana sofre um processo dialético de evolução, mas ele vê esse processo de um modo substancialmente diferente. A filosofia da história elaborada por Marx baseia-se na ideia de que a história pode ser interpretada pela luta de classes, e a luta de classes pode, ela própria, ser compreendida pela noção de uma superestrutura ideológica sobreposta a uma infraestrutura social[178]. A descoberta dos meios de produção determinou mudanças na estrutura social, isto é, na divisão das classes e na relação dessas classes umas com as outras. As classes dominantes oprimem as classes inferiores; para esse fim, elas impõem seus sistemas e organizações políticas. Contudo a classe dominante também cria uma "ideologia", que inclui as religiões, a moral e a filosofia, e que é, ao mesmo tempo, um reflexo da estrutura social e um meio de oprimir as classes inferiores. Por meio dessa ideologia, a classe dominante estabelece um corpo de leis e o aparelho judicial requerido para manter sua dominação sobre as classes inferiores.

Ao aplicar sua ideologia, os homens das classes dominantes muitas vezes não têm ciência do que estão fazendo. Nas palavras de Friedrich Engels, "o reflexo das relações econômicas, sob a forma de princípios jurídicos [...], opera-se sem que os que o elaboraram tenham consciência disso; o jurista acredita manejar normas estabelecidas *a priori*, sem se dar conta de que essas normas nada mais são do que simples reflexos econômicos"[179]. Logo, uma regra prática da análise marxista é a seguinte: "sob o que *dizem* as pessoas e sob o que *pensam* de si mesmas, descobrir o que elas *são*, analisando o que fazem"[180]. A obra de Marx contém muitas análises do que ele chama de "mistificações", isto é, aqueles processos pelos quais as pessoas enganam tanto a si próprias quanto aos outros em benefício próprio.

A superestrutura ideológica determinada pela infraestrutura social deve necessariamente acompanhar suas mudanças. Contudo, pode haver atrasos, discrepâncias e resistência a essas mudanças. Isso é particularmente verdadeiro quando a estrutura de relação entre classes foi modificada de tal forma que a classe superior se encontra em declínio e a classe inferior, em condições de derrubá-la. Em casos assim, as pessoas da classe inferior podem não estar cientes da situação, e os homens da classe superior podem resistir conscientemente à mudança ou elaborar novas ideologias a fim de enganar a classe mais baixa. Segundo Marx, a guerra é uma "mistificação" das classes mais baixas pelas classes dominantes, que assim esperam descaminhar uma revolução iminente.

Como uma doutrina política, o marxismo clássico – tal como expresso em *O Manifesto Comunista*, de Marx e Engels (1848), e noutros trabalhos – não acredita na possibilidade de uma passagem de poder gradual e pacífica de uma classe para outra. A estrutura de relação de classes pode ser gradualmente modificada até um ponto crítico no qual a atividade revolucionária deve interferir e ocasionar a mudança inevitável.

A intervenção revolucionária implica primeiro uma "análise dialética" da situação econômica e social a fim de avaliar suas contradições internas e a direção que está sendo visada. Nesse ponto, a primeira fase da atividade revolucionária consiste em conscientizar as classes baixas, ou ao menos sua elite, e o último passo é a atividade revolucionária propriamente dita. Uma outra afirmação do marxismo é a de que, em dadas circunstâncias, pode ser necessário provocar a "situação revolucionária" a fim de precipitar a crise.

Não é necessário para os nossos propósitos desenvolver ainda mais essas considerações. Com relação à psiquiatria dinâmica, o que foi dito deveria ser suficiente para iluminar certos traços das psicologias dinâmicas de Freud e de Adler. No caso de Adler, a relação com Marx é bastante óbvia e direta, visto que – embora não fosse um comunista ou um marxista ortodoxo – ele era um defensor do socialismo. Em certa medida, Adler considera as neuroses como reflexos das relações sociais internalizadas pelo indivíduo. A influência do socialista August Bebel é aparente no conceito adleriano das relações entre homem e mulher.

Curiosos paralelos foram apontados entre algumas das ideias básicas de Freud e as de Marx[181]. Tanto Marx quanto Freud possuíam rabinos entre os seus ancestrais; ambos pertenciam a famílias dentro do círculo judaico que havia sido influenciado pelo Iluminismo; na obra de ambos, a teoria está indissoluvelmente vinculada à prática – na forma da atividade revolucionária, para Marx, e da psicoterapia, para Freud. Tanto um quanto outro considerava a religião como sendo uma "ilusão". Na opinião de Marx, a religião é um sonho de consolação criado pela classe dominante para o proletariado frustrado a fim de explorá-lo e perpetuar sua opressão. "A religião é o ópio do povo." Do ponto de vista de Freud, a religião é uma ilusão determinada por caraminholas, conforme indicado em *O Futuro de uma Ilusão*. Embora não haja evidência de que Freud leu as obras de Marx ou de seus seguidores, podem ser encontradas similaridades em seus modos de pensar. Se transpuséssemos certos conceitos marxistas dos campos social e político para os campos da psicologia e da terapia, obteríamos os seguintes paralelos:

MARX	FREUD
Ênfase no aspecto econômico do homem	Ênfase na parte sexual do homem (teoria da libido)
A cultura de uma sociedade é uma superestrutura construída sobre uma infraestrutura de relações de classe e fatores econômicos	A vida consciente é uma superestrutura construída sobre a infraestrutura do inconsciente e das forças conflitantes
A classe dominante cria uma ideologia para promover seus interesses de classe, e os indivíduos, sob influência dessa ideologia, acreditam inconscientemente estar agindo e pensando livremente	O indivíduo acredita pensar e agir livremente, ao passo que seus pensamentos e ações conscientes são determinados por complexos inconscientes (racionalização)
As classes inferiores são vítimas de "mistificações", por meio das quais as classes dominantes também enganam a si próprias (por exemplo, a guerra)	Isso seria, ao mesmo tempo, uma "racionalização" e um "mecanismo de defesa"
O homem é "alienado" de si mesmo por causa da divisão da sociedade em classes sociais, o que origina a luta de classes	O indivíduo neurótico é alienado de si mesmo por causa de seus conflitos internos.

A fim de provocar a revolução, é necessário efetuar uma "análise dialética", conscientizar e provocar uma "situação revolucionária"	A fim de tratar o paciente, o terapeuta deve efetuar uma análise "dinâmica", conscientizar o indivíduo ("Onde era isso, há de ser eu") e provocar uma neurose de transferência para solucionar isso
A meta é o estabelecimento de uma sociedade desprovida de classes, em que o homem já não estaria alienado de si mesmo	A meta é obter uma pessoa curada, desprovida de conflito e plenamente cônscia de si mesma

Essas similaridades não devem ser levadas longe demais. Contudo, não há dúvidas de que existia um padrão comum de pensamento que Marx aplicou a fatos econômicos e sociais, e Freud, à psicologia do indivíduo.

Mudanças na Psiquiatria Novecentista

Havia uma dualidade durante o século XIX entre a primeira psiquiatria dinâmica, oriunda de Mesmer e Puységur, e a psiquiatria oficial. Apesar de algumas influências recíprocas, cada uma delas tinha o seu próprio desenvolvimento e passou por mudanças que iremos sintetizar brevemente.

"Psiquiatria oficial" era nome dado pelos magnetizadores à psiquiatria reconhecida pelo Estado, ensinada nas escolas de medicina e explanada em seus manuais. Entre 1850 e 1860, ocorreu uma passagem gradativa da psiquiatria institucional (*Anstalts-psychiatrie*) para a psiquiatria universitária[182]. Durante a primeira metade do século XIX, os manicômios haviam sido os cernes do progresso psiquiátrico, onde teorias originais foram desenvolvidas e o tratamento moral foi aplicado a pacientes mentais. Por volta da metade do século, a psiquiatria foi fortemente influenciada pelo positivismo e pelo cientificismo, e o ponto de vista organicista prevaleceu, ao passo que a psiquiatria romântica declinou rapidamente. Homens como Reil, Ideler, Neumann e Heinroth haviam sido esquecidos ou eram então ignorados, e o tratamento moral foi impedido em quase todos os lugares.

Nesse ponto de inflexão encontra-se o nome de um grande pioneiro, Wilhelm Griesinger (1817-1869), o psiquiatra representativo dos meados do século. Em 1845, ele publicou um manual de psiquiatria; depois, passou vários anos no Egito atuando como diretor do serviço público de saúde e como médico do quediva[183]. Após seu retorno à Europa, tornou-se, em 1860, o primeiro diretor do recém-fundado Hospital Psiquiátrico da Universidade de Zurique, o Burghölzli. Em 1867, publicou uma segunda edição consideravelmente ampliada de seu manual de psiquiatria, que se tornou referência para o campo por toda uma geração. Griesinger é muitas vezes considerado o homem que garantiu a vitória dos *Somatiker* contra os *Psychiker*. É bem verdade que ele proclamou que "as doenças mentais são doenças cerebrais", assim como previa que o segredo da afecção mental seria elucidado pelo progresso da anatomopatologia do cérebro; ademais, ele introduziu o conceito fisiológico dos reflexos na teoria das doenças mentais. Porém, apesar disso, Griesinger era tudo menos exclusivamente *Somatiker*. Ele aplicou à psiquiatria os conceitos associacionistas dinâmicos de Herbart e conservou muitos dos princípios dos *Psychiker*. Estudos recentes mostraram, surpreendentemente, a que ponto Griesinger foi um representante da psiquiatria dinâmica[184]. Ele proclamava que a maior e mais importante parte dos processos psíquicos era inconsciente. Retomou dos *Psychiker*, desenvolvendo-o, o conceito do papel patogênico das emoções, e foi assim que ele explicou a psicogênese das ideias fixas. "Quase todas as ideias fixas são, essencialmente, expressões de uma frustração ou satisfação do próprio interesse emocional de alguém", de modo que, em certos casos, a terapia só pode basear-se em averiguar quais são os estados psíquicos subjacentes. Griesinger também desenvolveu toda uma psicologia do eu. Distorções do eu podem resultar de feixes não assimilados de representações, que podem então confrontar o eu, como se fossem estranhos, e entrar em conflito com ele. Griesinger encontra-se, assim, no entroncamento da maioria das correntes psiquiátricas do século XIX: anatomopatologia do cérebro e neuropsiquiatria, psiquiatria clínica e psiquiatria dinâmica. Além do mais, foi um bom coordenador de hospitais psiquiátricos. Também é visto como fundador da psiquiatria universitária e, depois dele, as grandes lideranças no campo da psiquiatria foram, necessariamente, professores universitários. Por fim, inaugurou a predominância da psiquiatria alemã em relação à francesa. Até 1860, a psiquiatria francesa estava tão em primeiro plano que a maioria dos históricos clínicos apresentados no próprio manual de Griesinger havia sido tomada emprestada de autores franceses.

Seguidores de Griesinger – homens como Westphal, Meynert e Wernicke – retomaram e desenvolveram sua abordagem orgânica da afecção mental, mas aparentemente com um ponto cego em relação à parte de seu ensino referente à psicologia dinâmica. Uma nova síntese da psiquiatria orgânica e dinâmica só seria atingida mais tarde, por um remoto sucessor de Griesinger no Burghölzli, Eugen Bleuler.

Ao mesmo tempo, também havia uma psiquiatria oficial das neuroses, que era praticada sobretudo por neurologistas – visto que os pacientes relutavam a procurar psiquiatras em hospitais de saúde mental. Esse ramo da psiquiatria também passou por algumas mudanças importantes no decorrer do século XIX, sendo que a mais importante delas ocorreu nas próprias neuroses. A possessão demoníaca andava sumida, embora casos esporádicos ainda pudessem ser observados – como visto no capítulo 1, com o caso de Gottliebin Dittus e o reverendo Blumhardt –, e as duas neuroses típicas do século XVIII haviam decaído rapidamente: os *vapeurs* das mulheres da alta sociedade desapareceram com a derrocada da aristocracia, e a hipocondria, que havia sido a neurose masculina em voga, foi tornando-se obsoleta gradativamente. Porém uma nova entidade patológica tomou o seu lugar. Ela apareceu primeiro com o nome de "síndrome da estafa". Tal como salientado por Ilza Veith[185], o médico inglês James Johnson a descreveu em 1831 como uma doença peculiar aos ingleses – em oposição a seus vizinhos franceses –, e lhe atribuiu ao esgotamento físico e mental e às múltiplas tensões que resultam da vida contemporânea na Inglaterra sob o impacto da Revolução Industrial[186]. Johnson enfatizava o papel desempenhado pelo excesso de trabalho, pela carência de exercícios ao ar livre e pela fumaça turva que pairava sobre as cidades. Ele não via remédio para ela, a não ser o repouso anual e viagens para o estrangeiro.

Em 1869, uma doença algo similar, a neurastenia, foi descrita nos Estados Unidos por George M. Beard[187]. O sintoma básico da neurastenia, segundo ele, era a exaustão física e mental manifestada na impossibilidade de executar trabalhos físicos e mentais. O paciente se queixa de dores de cabeça, neuralgias, de uma hipersensibilidade mórbida às mudanças do tempo, ao ruído, à luz, à presença de outras pessoas e a qualquer tipo de estímulo sensório ou mental, de insônia, perda de apetite, disfagia, distúrbios das secreções e tremores dos músculos. A neurastenia, no entanto, era compatível com uma vida longa: um dos pacientes de Beard, um ativo "homem de negócios" de setenta anos, havia sofrido com essa doença todos os dias dos últimos 55 anos. Num primeiro momento, Beard atribuiu a neurastenia a uma desfosforização do sistema nervoso. Como terapia, ele recomendava um abundante uso de "tônicos" – físicos e químicos – do sistema nervoso, incluindo exercícios musculares, "eletrização generalizada", fósforo, estricnina e arsênico. Posteriormente, Beard revisou sua descrição: passou então a ver a neurastenia como uma neurose essencialmente estadunidense[188]. Suas causas residem no clima (extremos de calor e frio, umidade e sequidão, eletricidade no ar) e, sobretudo, no peculiar modo de vida da América do Norte – uma nação jovem e que crescia rapidamente com liberdade religiosa ("a liberdade como uma causa do nervosismo") no processo de um desenvolvimento econômico intensivo. Esse modo de vida acarretou maior quantidade de trabalho, antecipação e pontualidade, um aumento na velocidade da vida (as ferrovias, o telégrafo), e também o recalcamento da emoção ("um processo exaustivo"). Beard anteviu que a neurastenia atingiria o velho continente caso a Europa se tornasse americanizada. Em publicações ulteriores, reinterpretou a neurastenia em termos do equilíbrio da energia nervosa própria aos indivíduos. Há pessoas com muito poucos recursos, dizia ele, e há "milionários da força nervosa": alguns têm uma pequena quantidade de força reserva; outros, uma quantidade grande. "Os homens, como as baterias, precisam de uma força reserva; e os homens, como as baterias, precisam ser medidos pelo montante da reserva, e não pelo que são compelidos a despender na vida cotidiana ordinária." Beard gostava de expressar essas ideias fazendo uso de comparações de ordem financeira: "o homem com uma renda pequena é um homem rico, na verdade, desde que não exceda o limite de sua conta; assim, o homem nervoso pode estar realmente bem e em condições operacionais razoáveis, desde que não recorra ao seu limitado estoque de força nervosa". Por outro lado, "um milionário pode recorrer maciçamente a seus fundos e ainda conservar um grande excedente". O que importa, pois, é não despender mais forças do que aquelas que se pode bancar. Um neurastênico é uma pessoa que excede o limite de sua conta e, se persistir, ele vai à "bancarrota nervosa". É digno de nota que tanto a noção do orçamento de forças nervosas quanto as comparações de ordem financeira seriam encontradas novamente, e de um modo mais sistematizado, nos escritos de Janet. Na descrição de Beard, a neurastenia era uma doença própria dos homens. As mulheres beneficiavam-se daquilo que chamou de "posição social incomum", de modo que, nas palavras dele, "a fenomenal beleza da garota estadunidense da mais alta classe" era a contraparte dos fatores sociais que tornaram a neurastenia prevalente entre os homens. Em uma obra póstuma, ele colocou uma ênfase maior na etiologia sexual da neurastenia[189].

Beard foi um dos primeiros, se não o primeiro médico, a buscar uma explicação psicológica dinâmica para o alcoolismo. O século xix viu um extremo crescimento e alastramento do alcoolismo, e clínicos de toda parte descreveram e classificaram os vários estados resultantes da ingestão de álcool. Patologistas descreveram as lesões, mas ninguém parece ter investigado o problema de por que eles, cientes dos perigos do álcool, recorriam à bebida. Beard sugeriu que os eles começavam a beber quando havia uma discrepância entre o esforço que tiveram de mobilizar e a quantidade de força nervosa que sentiam dentro de si[190]. Mais tarde, curiosamente, uma teoria similar da psicogênese do alcoolismo foi proposta por Janet.

As ideias de Beard fizeram muito sucesso. A neurastenia não era apenas uma doença dos profissionais e operários, mas era a neurose da própria vida moderna. Sanatórios para o seu tratamento foram construídos na América e na Europa. Contudo, à medida que a neurastenia foi se tornando um diagnóstico mais difundido, sua origem foi atribuída mais a fatores constitucionais e a fatores outros que não o trabalho duro – por exemplo, a distúrbios sexuais e à masturbação.

Os estudos clínicos de Beard acerca da neurastenia tiveram mais sucesso que as terapias que ele propôs contra a enfermidade. Coube a outro médico estadunidense, Silas Weir Mitchell (1829-1914), elaborar um método-padrão para o tratamento[191]. Weir Mitchell, que se tornara conhecido como um dos neurologistas mais proeminentes dos Estados Unidos da América, possuía o consultório mais badalado da Filadélfia[192]. Seu método[193] baseava-se no repouso, no isolamento e num tratamento alimentar. O paciente ficava isolado em um sanatório, deitado na cama, recebia uma dieta rica e era submetido a pelo menos uma massagem diária de uma hora. A fim de compensar os efeitos do repouso prolongado e da dieta rica, massagem e eletricidade eram consideradas partes indispensáveis do programa de tratamento. Esse tratamento podia durar meses, e às vezes anos, e tornou-se moda entre os abastados. Foi apelidado de "o método do dr. Dieta e da dra. Aquieta". Aparentemente, Weir Mitchell não suspeitou de que boa parte do sucesso terapêutico desse método podia ser atribuída à forte conexão psicológica que era estabelecida entre paciente e massagista.

No final do século xix, duas questões eram universalmente consideradas como sendo as principais neuroses: a histeria e a neurastenia – a primeira, uma neurose principalmente de mulheres; a segunda, uma neurose predominantemente de homens. Histeria e neurastenia foram muitas vezes descritas lado a lado, e contrastadas uma com a outra. Contudo, essa concepção foi alvo de críticas e esforços foram realizados no sentido de delinear outros tipos específicos de neurose.

Antes mesmo da descrição beardiana da neurastenia, Bénédict Augustin Morel (1809-1873) havia descrito uma nova neurose com o nome de *délire émotif* (delírio emotivo)[194]. Ele apresentou notáveis históricos clínicos dessa questão supostamente nova, que considerou ser uma doença do sistema vegetativo. Após Morel, o "delírio emotivo" recebeu o nome de "fobia", e houve uma competição pelo isolamento e pela descrição de novas subformas: agorafobia, claustrofobia, topofobia e similares. A situação nosológica dessas fobias era controversa, e muitas vezes elas foram incorporadas como subformas da neurastenia.

Em 1873, Krishaber descreveu 38 observações de um novo tipo de neurose, que ele chamou de neuropatia cerebrocardíaca[195]. Seus pacientes eram repentinamente tomados por ataques de ansiedade, palpitações e tontura. Eles também sofriam de insônia e pesadelos. Esses sentimentos de ansiedade não estavam relacionados a nenhum objeto de medo definido, como era o caso com as fobias, e essa neurose era obviamente idêntica ao que foi posteriormente chamado de neurose de ansiedade.

Com o avançar do século, o campo da neurose parece ter se tornado cada vez mais complexo. Além das duas grandes neuroses, histeria e neurastenia, agora havia uma multiplicidade de casos neuróticos difíceis de classificar. Com o desenvolvimento da indústria e a multiplicação dos acidentes industriais, de um lado, e o desenvolvimento das companhias de seguro, do outro, surgiram as neuroses traumáticas que os autores classificaram sob a rubrica ou de *histeria*, ou de *neurastenia*. Cada vez mais a "medicina oficial" estava à procura de novas teorias e novos métodos terapêuticos para essas neuroses.

Era essa a situação por volta de 1880, e isso explica, ao menos em certa medida, o súbito renascimento do interesse pela hipnose. Esperava-se que a hipnose providenciasse uma nova solução para os problemas das neuroses. Mas, com veremos, tal esperança permaneceu não atendida, e coube a Janet e a Freud encontrar novos modos de abordar esse velho problema.

Conclusão

A história da psiquiatria dinâmica só se torna totalmente inteligível após considerarmos os seus panos de fundo sociológico, econômico, político, cultural e médico.

No final do século XVIII, as populações da Europa estavam divididas em rígidas classes sociais, as duas principais sendo os aristocratas e plebeus. Isso explica por que o magnetismo animal assumiu características diferentes com Mesmer e com Puységur. Ao tratar as distintas senhoras de sua clientela aristocrática, Mesmer desencadeava crises que na verdade eram ab-reações da neurose que estava na moda: os *vapeurs*. Quando Puységur tratava seus camponeses, ele provocava sono magnético, um fenômeno que expressava uma relação de autoridade e subordinação entre o mestre aristocrata e seu camponês-criado – relação que não estava isenta, contudo, de um traço peculiar de barganha. O *baquet* de Mesmer, um aparato aspirante a instrumento físico, apelava ao gosto que a aristocracia contemporânea apresentava pela física amadora. A árvore magnetizada de Puységur encaixava-se no folclore camponês e na sua crença em árvores sagradas. A derrocada da aristocracia e a subsequente ascensão da burguesia resultaram na propagação de um modo mais autoritário de psicoterapia individual e coletiva: o sugestionamento hipnótico.

O nascimento da psiquiatria dinâmica também pode ser compreendido como uma manifestação da vitória do movimento cultural do Iluminismo sobre o espírito do barroco em seu último reduto: a Áustria. As vicissitudes da psiquiatria dinâmica durante o século xix podem ser consideradas manifestações do conflito entre o Iluminismo (que ressaltava o culto da razão e da sociedade) e romantismo (que enfatizava o culto do irracional e do indivíduo). A filosofia e a psiquiatria românticas exerceram uma influência particularmente grande na psiquiatria dinâmica. Após a crise política e cultural de meados do século, o romantismo foi derrotado e deu lugar ao positivismo, que foi um desdobramento tardio da filosofia do Iluminismo – daí um temporário declínio da psiquiatria dinâmica.

Enquanto isso, a Revolução Industrial, o crescimento do proletariado e o crescimento do nacionalismo fomentaram o advento de duas novas doutrinas: o darwinismo – e sua distorção em darwinismo social – e o marxismo. Essas duas novas ideologias também se refletiram na psiquiatria dinâmica. Todas essas mudanças também encontraram uma expressão na forma das neuroses, das quais se desenvolveram dois novos tipos (a neurastenia e as fobias), trazendo consigo a necessidade de novos métodos de psicoterapia.

Por meio da ação conjunta de todos esses fatores, por fim emergiu um novo tipo de psiquiatria dinâmica suplantando o primeiro. As circunstâncias que precederam e acompanharam seu nascimento precisam de um exame mais aprofundado e serão tratadas no próximo capítulo.

Notas

1. Ver Louis-Antoine de Bougainville, *Voyage autour du monde*, 2. ed., Paris: Saillant et Nyon, 1772. Ver particularmente: tome ii, p. 44-47, 86-88.

2. Ver Denis Diderot [1772], Supplément au voyage de Bougainville, *Œuvres*, Paris: Gallimard, 1957, p. 993-1032. (Trad. bras.: Suplemento à Viagem de Bougainville, trad. J. Guinsburg, *Obras*, v. 2, São Paulo: Perspectiva, 2000.)

3. Ver Henri Carré, *La Noblesse en France et l'opinion publique au xviiie siècle*, Paris: Champion, 1920.

4. No universo eslavo, o termo genérico para "trabalho" consiste em variações da palavra *robota*, que originalmente significava "tarefa forçada". (N. da T.)

5. Alexandre Bertrand, *Lettres sur la physique*, Paris: Bossange, 1825, p. 422-432.

6. Do francês: "vapores". (N. da T.)

7. Ver Joseph Raulin, *Traité des affections vaporeuses du sexe, avec l'exposition de leurs symptomes, de leurs différentes causes, et la méthode de les guérir*, 2. ed., Paris: Hérissant, 1759.

8. Ver Pierre Pomme, *Traité des affections vaporeuses des deux sexes, ou maladies nerveuses vulgairement appelées maux de nerfs*, Paris: Desaint et Saillant, 1760.

9. Aubin Gauthier, *Traité pratique du magnétisme et du somnambulisme*, Paris: Germer Baillière, 1845, p. 154-162.

10. Gustave Flaubert [1881], Bouvard et Pécuchet, em *Œuvres complètes*, v. 2, Paris: Gallimard, 1952, p. 888-891. (Col. Bibliothèque de la Pléiade.)

11. Paul Sébillot, *Le Folk-lore de France*, v. 3, Paris: Guilmoto, 1906, p. 367-442.

12. Visconde Du Boisdulier, Carta de 22 de maio de 1963.

13. Julien-Joseph Virey, Magnétisme animal, *Dictionnaire des Sciences Médicales*, tome xxix, Paris: Panckoucke, 1818, p. 495, 547.

14. Wilhelm Mühlmann, *Chiliasmus und Nativismus*, Berlin: Reimer, 1961, p. 215-217.

15. [Madame] Roland, *Œuvres de J.M. Ph. Roland, femme de l'ex-Ministre de l'Intérieur*, v. 1, Paris: Bideault, p. 148-150.

16. Ver *Exposé des diférentes cures opérées depuis le 25 d'août 1785 jusqu'au 12 du mois de juin 1786*, 2. ed., Strasbourg: Librairie Académique, 1787.

17. Ver *Suite des cures faites par différents magnétiseurs, membres de la Société Harmonique des Amis-Réunis de Strasbourg*, v. 2, Strasbourg: Lorenz et Schouler, 1788.

18. Ver Thomas Southcliffe Ashton, *The Industrial Revolution,*

256

1760-1830, New York: Oxford University Press, 1948; Paul Mantoux [1906], *La Revolution industrielle au xviiie siècle: Essai sur les commencements de la grande industrie moderne en Angleterre*, Paris: Génin, 1959.

19. Ver Walter Prescott Webb, *The Great Frontier*, Boston: Houghton Mifflin, 1952.

20. Ver Georges Weill, *L'Europe du xixe siècle et l'idée de la nationalité*, Paris: Albin Michel, 1938.

21. Boswell menciona que Johnson passou dois meses em Paris no ano de 1775 e que só falou latim durante toda a estada. Ver James Boswell [1791], *The Life of Samuel Johnson*, Chicago: Encyclopedia Britannica, 1922, p. 272. (Col. Great Books of the Western World, v. 44.)

22. Ernst Mach, *Popular Lectures*, Chicago: Chicago Open Court, 1897, p. 309-345.

23. Condorcet, *Esquisse d'un tableau historique des progrès de l'esprit humain*, Gènes: Yves Gravier, 1798, p. .

24. F. Baldensperger, *Études d'histoire littéraire*, Paris: Hachette, 1907, p. 46-53 (uma descrição resumida dos sucessivos tipos ideais de homens na Europa desde o Renascimento).

25. Ver Jacob Burckhardt, *Die Cultur der Renaissance in Italien, ein Versuch*, Basel: Schweighauser, 1860.

26. O tipo ideal do homem renascentista foi descrito no famoso livro *Il Libro del cortegiano*, de Baldassare Castiglione (Venezia: Aldo Romano, 1528). (Trad. ingl.: *The Book of the Courtier*, New York: Scribner's Sons, 1903.)

27. Do francês: "Rei Sol" (Luís xiv). (N. da T.)

28. Baltasar Gracián, *Oráculo Manual y Arte de Prudencia*, Huesca: Juan Nogués, 1647. (Trad. ingl.: *The Art of Worldly Wisdom*, London/New York: Macmillan, 1892.)

29. Henry Ernest Sigerist, *Grosse Ärzte: Eine Geschichte der Heilkunde in Lebensbildern*, 5. ed., München: Lehmanns, 1965, p. 115-122.

30. Ernst Troeltsch [1897], *Die Aufklärung*. Reimpresso em: *Gesammelte Schriften*, v. 4, Tübingen: Mohr, 1925, p. 338-374.

31. Immanuel Kant [1784], Beantwortung der Frage: Was ist Aufklärung?, *Werke*, v. 4, Berlin: Buchenau-Cassirer, 1913, p. 167-176. (Trad. bras.: Resposta à Pergunta: Que é "Esclarecimento"?, *Immanuel Kant: Textos Seletos*, 2. ed., trad. Raimundo Vier; Floriano de Sousa Fernandes, Petrópolis: Vozes, 1985, p. 100; trad. modificada.)

32. Ver William Edward Hartpole Lecky, *History of the Rise and Influence of the Spirit of Rationalism in Europe*, London: Longmans, Green, 1865, 2 v.; Ernst Cassirer, *Die Philosophie der Aufklärung*, Tübingen: J.C.B. Mohr, 1932. (Trad. ingl.: *The Philosophy of Enlightenment*, Princeton: Princeton University Press, 1951.); Daniel Mornet, *La Pensée française au xviiie siècle*, Paris: Armand Colin, 1932; Barão Cay von Brockdorff, *Die englische Aufklärungsphilosophie*, München: Ernst Reinhardt, 1924; Emil Ermattinger, *Deutsche Kultur in Zeitalter der Aufklärung*, Potsdam: Athenaion, 1935; Hans M. Wolff, *Die*

Weltanschauung der deutschen Aufklärung in geschichtlicher Entwicklung, Bern: Francke, 1949.

33. Do francês: "homem honesto", honrado, respeitável. (N. da T.)

34. Essa peça pode ser encontrada no volume da editora Perspectiva *Lessing: Obras* (*Crítica e Criação*), com organização e tradução de J. Guinsburg e Ingrid D. Koudela, São Paulo: Perspectiva, 2016. (N. da E.)

35. Isso é particularmente bem ilustrado pela vida de Moses Mendelssohn. Ver Bertha Badt-Strauss, *Moses Mendelssohn, der Mensch und das Werk*, Berlin: Welt, 1929.

36. I. Kant [1793], Die Religion innerhalb der Grenzen der blossen Vernunft, em Ernst Cassirer (ed.), *Immanuel Kants Werke*, v. 6, Berlin: Bruno Cassirer, 1914, p. 139-353. (Trad. port.: *A Religião nos Limites da Simples Razão*, trad. Artur Morão, Lisboa: Edições 70, 2008.)

37. Ver Gustav Roskoff, *Geschichte des Teufels*, v. 2, Leipzig: F.A. Brockhaus, 1869.

38. E.H. Ackerknecht, Medizin und Aufklärung, *Schweizerische medizinische Wochenschrift*, v. lxxxix, 1959, p. 20.

39. I. Kant, Von der Macht des Gemüths, durch den blossen Vorsatz seiner krankhaften Gefühle Meister zu sein, em Ernst Cassirer (Hrsg.), *Immanuel Kants Werke*, v. 7, Berlin: Bruno Cassirer, 1916, p. 411-431.

40. Um exemplo literário do tratamento que um paciente mental recebeu nesse tipo de ambiente familiar foi mostrado por Johann Wolfgang von Goethe em *Wilhelm Meisters Lehrjahre*, livro iv, capítulo 16.

41. Ver Gaston Bachelard, *La Formation de l'esprit scientifique: Contribution à une psychanalyse de la connaissance objective*, Paris: Vrin, 1947. (Trad. bras.: *A Formação do Espírito Científico*, trad. Estela dos Santos Abreu, Rio de Janeiro: Contraponto, 1996.)

42. Ver John Hampton, *Nicolas-Antoine Boulanger et la science de son temps*, Genève: Droz, 1955.

43. Ver Abade Terrasson, *Séthos. Histoire ou vie des monumens anecdotes de l'ancienne Egypte. Traduite d'un manuscrit grec*, Paris: Jacques Guérin, 1731. 3 v.

44. Ver Antoine Court de Gébelin, *Le Monde primitif, analysé et comparé avec le monde moderne*, Paris, 1773-1782. 9 v.

45. Do francês: "físicos amadores". (N. da T.)

46. Ver Rudolf Haym, *Die romantische Schule. Ein Beitrag zur Geschichte des deutschen Geistes*, Berlin: Rudolf Gaertner, 1870; Ricarda Huch, *Die Romantik, Band 1, Blütezeit der Romantik*, Leipzig: Haessel, 1920; idem, *Die Romantik. Ausbreitung, Blütezeit und Verfall*, Tübingen/Stuttgart: Hermann Leins, 1951; Richard Benz, *Die deutsche Romantik. Geschichte einer geistigen Bewegung*, Leipzig: Reclam, 1937; Paul Kluckhohn, *Das Ideengut der deutschen Romantik*, Halle: Max Niemeyer, 1942.

47. Ver Henri Brunschwig, *La Crise de l'état prussien la fin du xviiie siècle et la genèse de la mentalité romantique*, Paris: Presses Universitaires de France, 1947.

48. Do alemão: "romance de formação". (N. da T.)

49. Karl Wilhelm Friedrich von Schlegel Schlegel apud Ricarda Huch, *Die Romantik: Ausbreitung, Blütezeit und Verfall*, Tübingen/Stuttgart: Hermann Leins, 1951, p. 257.

50. Novalis (Georg Philipp Friedrich Freiherr von Hardenberg), Neue Fragmente n. 146, *Werke und Briefe*, München: Winkler, [s.d.], p. 452-453.

51. Ver Friedrich Daniel Ernst Schleiermacher [1800], Monologen, em Friedrich Michael Schiele (Hrsg.), *Kritische Ausgabe*, Leipzig: Dürr'schen, 1902.

52. M. Scheler, *Vom Umsturz der Werte: Abhandlungen und Aufsätze*, 4. ed., Bern: Francke, 1951, p. 126.

53. Ver Friedrich Schlegel, *Lucinde*, Berlin: Fröhlich, 1799.

54. Novalis, citado em R. Huch, *Die Romantik. Blütezeit der Romantik*, Leipzig: Haessel, 1920, p. 258.

55. Ver Fritz Ernst, *Die romantische Ironie*, Zürich: Schulthess, 1915.

56. Do alemão: "anseio". (N. da T.)

57. Ver, em especial, de Friedrich Wilhelm von Schelling, *Ideen zu einer Philosophie der Natur*, Leipzig: Breitkopf und Härtel, 1797; idem, *Von der Weltseele: Eine Hypothese der höhern Physik zur Erklärung des allgemeinen Organismus*, Hamburg: F. Perthes, 1798; e idem *Werke*, v. 1, Leipzig: Fritz Eckard, 1907.

58. Ver Friedrich Hufeland, *Ueber Sympathie*, Weimar: Landes-Industrie-Comptoirs, 1811.

59. Karl Eduard Rothschuh, *Geschichte der Physiologie*, Berlin: Springer, 1953, p. 112-118.

60. Ver August Winkelmann, *Einleitung in die dynamische Physiologie*, Göttingen: Dieterich, 1802.

61. Ver J.W. von Goethe, *Versuch, die Metamorphosen der Pflanzen zu erklären*, Gotha: C.W. Ettinger, 1790.

62. Agnes Arber, *Goethe's Botany: The Metamorphosis of Plants (1790); Tobler's Ode to Nature (1782), Chronica Botanica*, v. 10, Massachusetts: Chronica Botanica, 1946, p. 63-126.

63. Ver Adolf Meyer-Abich, *Biologie der Goethezeit*, Stuttgart: Hippokrates, 1949.

64. Ver Fritz Giese, *Der romantische Charakter, v. 1: Die Entwicklung des Androgynenproblems in der Fröhromantik*, Langensalza: Wendt & Klauwell, 1919; Ernst Benz, *Adam. Der Mythus vom Urmenschen*, München/Planegg: Otto-Wilhelm-Barth, 1955.

65. Ver Philipp Lersch, *Der Traum in der deutschen Romantik*, München: M. Hueber, 1923; Albert Béguin, *L'Âme romantique et le rêve: Essai sur le romantisme allemand et la poésie française*, Marseille: Cahiers du Sud, 1937. 2 v.

66. Ver Werner Leibbrand, Schellings Bedeutung für die moderne Medizin, *Atti del XIV Congresso Internazionale di Storia della Medicina*, v. 2. Roma, 1954.

67. Ernest Jones, *The Life and Work of Sigmund Freud*, v. 2, New York: Basic Books, 1955, p. 318. (Trad. bras.: *A Vida e a Obra de Sigmund Freud*, v. 2, Rio de Janeiro: Imago, 1989, p. 321.)

68. Ver G.H. von Schubert, *Ahndungen einer allgemeinen Geschichte des Lebens*, Leipzig: C.R. Reclam, 1820; idem, *Ansichten von der Nachtseite der Naturwissenschaft*, Dresden/Leipzig: Weigel Schultz, 1808.

69. Ver Hans Kern, *Die Seelenkunde der Romantik*, Berlin/Lichterfelde: Widukind, 1937.

70. Do alemão: "ambiente". (N. da T.)

71. Do alemão: "autoconsciência". (N. da T.)

72. Ver G.H. von Schubert [1814], *Die Symbolik des Traumes. Neue, verbesserte und vermehrte Auflage*, Leipzig: F.A. Brockhaus, 1837.

73. Duas de suas obras são particularmente importantes: *Blicke in das Wesen des Menschen*, Aarau: Sauerländer, 1812; e *Naturlehre des menschlichen Erkennens oder Metaphysik*, Aarau: Sauerländer, 1828.

74. C.G. Carus, *Psyche, zur Entwicklungsgeschichte der Seele*, Pforzheim: Flammer und Hoffmann, 1846.

75. Paul Janet (*Principes de métaphysique et de psychologie*, Paris: Delagrave, 1897, p. 189-390) afirma que a fama tardia de Schopenhauer resultou não de uma conspiração de silêncio – como Schopenhauer acreditava –, mas do fato de que a sua filosofia, que era incompatível com o *Zeitgeist* do período entre os anos 1820 e 1840, pôde ser mais bem compreendida após a desilusão de 1848.

76. Ver Arthur Schopenhauer [1819], *Die Welt als Wille und Vorstellung*. As citações seguintes foram tiradas do Livro IV, v. 2, da edição de Julius Frauenstädt (Leipzig: F.A. Brockhaus, 1873, p. 584643).

77. Ibidem, livro III, v. 2, p. 456-460.

78. E. Cassirer, *The Myth of the State*, New Haven: Yale University Press, 1946, p. 31-32.

79. Ver M. Scheler, *Mensch und Geschichte*, Zürich: Neuen Schweizer Rundschau, 1929.

80. Ver T. Mann, *Freud und die Zukunft*, Wien: Bermann-Fischer, 1936. (Trad. ingl.: *Essays of Three Decades*, New York: A.A. Knopf, 1947, p. 411-428).

81. Luis S. Granjel, Schopenhauer y Freud, *Actas Luso-Españolas de Neurología y Psiquiatría*, v. IX, 1950, p. 120-134.

82. Ver E. von Hartmann, *Philosophie des Unbewussten*, Berlin: Carl Duncker, 1869.

83. Do alemão: "ideia". (N. da T.)

84. Ver W. Leibbrand, *Romantische Medizin*, Hamburg/Leipzig: H. Goverts, 1937.

85. Novalis, Fragmente über Ethisches, Philosophisches und Wissenschaftliches, em Carl Meissner (Hrsg.), *Sämmtliche Werke*, v. 3, Florenz/Leipzig, Eugen Diederichs 1898, p. 164, 169-170

86. H.F. Ellenberger, La Notion de maladie créatrice, *Dialogue: Canadian philosophical review/Revue canadienne de philosophie*, v. III, 1964, p. 25-41.

87. Ernst Freiherr von Feuchtersleben [1838], *Zur Diätetik der Seele*, 2. ed., Wien: Gerold, 1861, p. 144.

88. As melhores fontes disponíveis são: Theodor Kirchhoff, *Deutsche Irrenärzte*, Berlin: Julius Springer, 14, 2

v.; Werner Leibbrand; Annemarie Wettley, *Der Wahnsinn: Geschichte der abendländischen Psychopathologie.* Freiburg/München: Karl Alber, 1961.

89. E. Harms, Modern Psychotherapy – 150 Years Ago, *Journal of Mental Science*, v. CIII, 1957, p. 804-809.

90. Johann Christian Reil, *Rhapsodien über die Anwendung der psychischen Cur-Methoden auf Geisteszerrüttungen*, Halle: Curt, 1803.

91. E. Harms, "Johann Christian Reil", *American Journal of Psychiatry*, v. CXVI, 1960, p. 1037-1039.

92. Ver Johann Christian August Heinroth, *Lehrbuch der Störungen des Seelenlebens oder der Seelenstörungen und ihrer Behandlung: Vom rationalen Standpunkt aus entworfen*, Leipzig: F.C.W. Vogel, 1818. 2 v.

93. E. Harms, An Attempt to Formulate a System of Psychotherapy in 1818, *American Journal of Psychotherapy*, v. XIII, 1959, p. 269-282.

94. Ver Karl Wilhelm Ideler, *Grundriss der Seelenheilkunde*, Berlin: T.C.F. Enslin, 1835. 2 v.

95. "Jeder Gemütstrieb ist einer unbegrenzten Entwicklung fähig."

96. "und mit Abscheu und Widerwille aus demselben in das Gebiet der Phantasie sich flüchtet" (v. 1, p. 365).

97. Ver H.W. Neumann, *Lehrbuch der Psychiatrie*, Erlangen: Ferdinand Enke, 1859.

98. "Also, der Trieb, wenn er nicht befriedigt werden kann, wird Angst" (p. 43).

99. Esses psiquiatras eram, em sua maioria, alemães. Contudo, o psiquiatra belga Guislain – que expôs ideias originais a respeito do papel do medo na gênese da afecção mental – pertence ao mesmo grupo. Ver Joseph Guislain, *Traité sur les phrénopathies, ou doctrine nouvelle des maladies mentales*, Bruxelles: Établissement Encyclopédique, 1833; idem, *Traité sur l'aliénation mentale et sur les hospices des aliénés*, Amsterdam: J. van der Hey et Fils/Héritiers H. Gartman, 1826; idem, *Leçons orales sur les phrénopathies, ou traité théorique et pratique des maladies mentales: cours donné à la clinique des établissements d'aliénés à Gand*, Gand: L. Hebbelynck, 1852. 2 v.

100. Ver Johannes Emil Kuntze, *Gustav Theodor Fechner (Dr. Mises): Ein deutsches Gelehrtenleben*, Leipzig: Breitkopf und Härtel, 1892; Wilhelm Max Wundt, *Gustav Theodor Fechner: Rede zur Feier seines hundertjährigen Geburtstages*, Leipzig: W. Engelmann, 1901; Kurd Lasswitz, *Gustav Theodor Fechner*, Stuttgart: Fromanns, 1902.

101. Ver Dr. Mises (G.T. Fechner), *Vergleichende Anatomie der Engel: Eine Skizze*, Leipzig: Baumgartner, 1825.

102. Ver *Das Büchlein vom Leben nach dem Tode*, Dresden: Grimmer, 1836.

103. Uma tradução para o inglês do relato fechneriano a respeito de sua afecção pode ser encontrada em Walter Lowrie (ed.), *Religion of a Scientist: Selections from Gustav*

Theodor Fechner, transl. by W. Lowrie, New York: Pantheon Books, 1946, p. 36-42.

104. Ver G.T. Fechner, *Über das höchste Gut*, Leipzig: Breitkopf und Härtel, 1846.

105. Idem, Über das Lustprinzip des Handelns, *Fichtes-Zeitschrift für Philosophie und philosophische Kritik*, v. XIX, 1848, p. 1-30, 163-194.

106. Ver *Rätselbüchlein*, Leipzig: G. Wigard, 1850.

107. Ver G.T. Fechner, *Nanna, oder über das Seelenleben der Pflanzen*, Leipzig: L. Voss, 1848. Nanna era o nome da deusa da vegetação entre os antigos germânicos.

108. Ver *Zend-Avesta, oder Über die Dinge des Himmels und des Jenseits: Vom Standpunkt der Naturbetrachtung*, Leipzig: L. Voss, 1851. 2 v.

109. Ver *Elemente der Psychophysik*, Leipzig: Breitkopf und Härtel, 1860. 2 v.

110. Ver *Einige Ideen zur Schöpfungs-und Entwicklungsgeschichte der Organismen*, Leipzig: Breitkopf und Härtel, 1873.

111. Ver *Vorschule der Aesthetik*, Leipzig: Breitkopf und Härtel, 1873. 2 v.

112. Ver *Die Tagesansicht gegenüber der Nachtansicht*, Leipzig: Breitkopf und Härtel, 1900.

113. Ver Imre Hermann, "Gustav Theodor Fechner", *Imago*, v. 11, 1925, p. 371-421; Maria Dorer, *Historische Grundlagen der Psychoanalyse*, Leipzig: F. Meiner, 1932; Siegfried Bernfeld, Freud's Earliest Theories and the School of Helmholtz, *Psychoanalytic Quarterly*, v. XIII, 1944, p. 341-362; Rainer Spehlmann, *Sigmund Freuds neurologische Schriften*, Berlin: Springer, 1953; H.F. Ellenberger, Fechner and Freud, *Bulletin of the Menninger Clinic*, v. XX, 1956, p. 201-214.

114. Uma pequena biografia de Bachofen, escrita por Karl Meuli, pode ser encontrada em *Johann Jakob Bachofens Gesammelte Werke*, v. 3, Basel: Benno Schwabe, 1948, p. 1011-1128.

115. Ver Johann Jakob Bachofen, *Das Mutterrecht: Eine Untersuchung über die Gynaekokratie der alten Welt nach ihrer religiösen und rechtlichen Natur*, Stuttgart: Kreis & Hoffman, 1861. Reeditado em: H. von K. Meuli (Hrsg.), *Johann Jakob Bachofens Gesammelte Werke*, v. 2 u 3, Basel: Benno Schwabe, 1948.

116. J.F. Lafitau, *Mœurs des sauvages amériquains, comparées aux mœurs des premiers temps*, v. 1, Paris: Saugrain, 1724, p. 69-89.

117. Ver Pierre-François Guyot Desfontaines, *Le nouveau Gulliver, ou Voyage de Jean Gulliver, fils du capitaine Lemuel Gulliver*, Paris: Clouzier, 1730. 2 v.

118. A interpretação feita por Bachofen do mito de Édipo será encontrada em *Das Mutterrecht: Eine Untersuchung über die Gynaekokratie der alten Welt nach ihrer religiösen und rechtlichen Natur*, Stuttgart: Kreis & Hoffman, 1861. Reeditado em Karl Meuli (Hrsg.), *Johann Jakob Bachofens Gesammelte Werke*, v. 2, Basel: Benno Schwabe, 1948, p. 439-448.

119. Ver Charles Andler, *Nietzsche, sa vie et sa pensée, v. 2: La jeunesse de Nietzsche*, Paris: Bossard, 1921, p. 258-266; Carl Albrecht Bernoulli, *Nietzsche und die Schweiz*, Frauenfeld: Huber, 1922; Alfred Baeumler, *Bachofen und Nietzsche*, Zürich: Neuen Schweizer Rundschau, 1929.

120. Ver Friedrich Wilhelm Nietzsche, *Die Geburt der Tragödie aus dem Geiste der Musik*, Leipzig: Fritzsch, 1872.

121. Ver Lewis Morgan, *Ancient Society, or Researches in the Lines of Human Progress from Savagery through Barbarism to Civilization*, New York: Macmillan, 1877.

122. Do alemão: "círculo cultural". (N. da T.)

123. Ver F. Engels, *Der Ursprung der Familie, des Privateigenthums und des Staats*, Hottingen/Zürich: Schweizerischen Volksbuchhandlung, 1884. (Trad. bras.: *A Origem da Família, da Propriedade Privada e do Estado*, trad. Nélio Schneider, São Paulo: Boitempo, 2019.)

124. Ver Mathias Vaerting; Mathilde Vaerting, *Neubegründung der Psychologie von Mann und Weib*, Karlsruhe/Braunschweig: Hofbuchdruckerei, 1921-1923. 2 v. (Trad. ingl.: *The Dominant Sex: A Study in the Sociology of Sex Differentiation*, transl. by Eden Paul; Cedar Paul, London: Allan and Unwin, 1923.)

125. Ver A. Bebel, *Die Frau und der Sozialismus*, Stuttgart: Dietz, 1879.

126. Ver particularmente: Ludwig Klages, *Vom kosmogonischen Eros*, Jena: Eugen Diederichs, 1922; idem, *Der Geist als Widersacher der Seele*, Leipzig: J.A. Barth, 1929.

127. Do alemão: "cósmicos". (N. da T.)

128. Ver Edgar Salin, *Bachofen als Mythologe der Romantik*, *Schmollers Jahrbuch*, v. v, 1926.

129. Ver Adrien Turel, *Bachofen-Freud: Zur Emanzipation des Mannes vom Reich der Mitter*, Bern: Hans Huber, 1939.

130. Ver A. Baeumler, op. cit.

131. Ver W.P. Webb, op. cit.

132. A. de Tocqueville, *De la Démocratie en Amérique*, v. 3, Brussels: Méline, Gans, 1840, p. 283-284. (Trad. bras.: *A Democracia na América*, Belo Horizonte/São Paulo: Itatiaia/Universidade de São Paulo, 1987, p. 476-477.)

133. Citado em H. von K. Meuli (Hrsg.), *Johann Jakob Bachofens Gesammelte Werke*, v. 3, Basel: Benno Schwabe, 1948, p. 1011-1128.

134. Ver François Fejto (éd.), *1848 dans le monde: Le Printemps des peuples*, Paris: Minuit, 1948. 2 v.

135. Emile Littré [1856], Des tables tournantes et des esprits frappeurs, *Revue des Deux Mondes*. Reimpresso em: *Médecine et Médecins*, 2. ed., Paris: Didier, 1872.

136. Ver Comte Henri de Saint-Simon [1803], *Lettres d'un habitant de Genève à ses contemporains*, Paris: Félix Alcan, 1925.

137. J.C. Reil, op. cit., p. 42-43.

138. Heinrich Deiters, Wilhelm von Humboldt als Gründer der Universitat Berlin, em Willi Göber; Friedrich Herneck (Hrsg.), *Forschen und Wirken: Festschrift zur 150-Feier der Humboldt Universität zu Berlin*, v. 1, Berlin: VEB Deutscher Verlag der Wissenschaften im Komm, 1960, p. 15-39.

139. F.W. Nietzsche [1882], Die fröhliche Wissenschaft, *Nietzsches Werke*, v. 6, Leipzig: C.G. Naumann, 1906, p. 255. (Trad. bras.: *A Gaia Ciência*, trad. Paulo César de Souza, São Paulo: Companhia das Letras, 2001, p. 203.)

140. Ver Charles Richet, *Le Savant*, Paris: Hachette, 1923.

141. Do francês: "douto, cientista". (N. da T.)

142. Mikhail Bakunin, citado em G.P. Maximoff (ed.), *The Political Philosophy of Bakunin: Scientific Anarchism*, Glencoe: The Free Press, 1953, p. 77-81.

143. E. Renan [1876], Dialogues et fragments philosophiques, *Œuvres complètes*, v. 1, Paris: Calmann-Lévy, 1876, p. 614-619.

144. Alfred Sauvy, *Théorie générale de la population*, v. 2, Paris: Presses Universitaires de France, 1954, p. 75.

145. René Leriche, Règles générales de la chirurgie de la douleur, *Anesthésie et Analgésie*, II, 1936, p. 218-240.

146. Ver C.R. Darwin, *Life and Letters*, ed. F. Darwin, London: Appleton, 1887, 3 v.; idem, *The Autobiography of Charles Darwin*, ed. Nora Barlow, New York: Harcourt, Brace, 1959; Walter von Wyss, *Charles Darwin, ein Forscherleben*, Zürich: Artemis, 1959; Gertrude Himmelfarb, *Darwin and the Darwinian Revolution*, London: Chatto & Windus, 1959.

147. Charles Robert Darwin et al., On the Tendency of Species to Form Varieties, and on the Perpetuation of Varieties and Species by Natural Means of Selection (Communicated by Sir Charles Lyell et al.), *Journal of the Proceedings of the Linnean Society of London. Zoology*, v. III, n. 9, 1858, p. 45-62.

148. Ver C.R. Darwin, *The Origin of Species by Means of Natural Selection, or the Preservation of Favoured Races in the Struggle for Life*, London: John Murray, 1859. (Trad. bras.: *A Origem das Espécies por Meio de Seleção Natural: Ou A Preservação das Raças Favorecidas na Luta Pela Vida*, trad. Pedro Paulo Pimenta, São Paulo: Ubu, 2018.)

149. Jawaharlal Nehru, *Glimpses of World History*, New York: John Day, 1942, p. 525-526.

150. Ver Heinrich Schmidt, *Geschichte der Entwicklungslehre*, Leipzig: A. Kröner, 1918; John C. Greene, *The Death of Adam: Evolution and Its Impact on Western Thought*, Ames: The Iowa State University Press, 1959; Gerhard Wichler, *Charles Darwin, der Forscher und der Mensch*, München: Ernst Reinhardt, 1959; Bentley Glass, *Forerunners of Darwin*, Baltimore: Johns Hopkins, 1959.

151. C.R. Darwin, *The Descent of Man, and Selection in Regard to Sex*, v. 2, London: John Murray, 1871, p. 389. (Trad. bras.: *A Origem do Homem e a Seleção Sexual*, trad. Eugênio Amado, Belo Horizonte: Itatiaia, 2004, p. 538, trad. modificada.)

152. Reza a lenda que os 1.250 exemplares da primeira edição de *A Origem das Espécies* foram vendidos no primeiro dia. Segundo Gertrude Himmelfarb (*Darwin and the Darwinian Revolution*, p. 395), o termo "esgotado" significa, na verdade, que a tiragem inteira fora comprada adiantado pelos vendedores.

153. Darwin foi comparado a Copérnico por Emil du Bois-Reymond (Darwin und Kopernikus, Friedrichs-Sitzung der Akademie der Wissenschaften, 25 de janeiro de 1883, *Reden*, v. 2, Leipzig: Von Veit, 1912, p. 243-248) e por Thomas Henry Huxley (*Lectures and Lay Sermons*, New York: E.P. Dutton, 1926).

154. Por exemplo: Armand de Quatrefages de Bréau, *Les Émules de Darwin*, Paris: Félix Alcan, 1894. 2 v.

155. O zoólogo Adolf Portmann (*Natur und Leben im Sozialleben*, Basel: Friedrich Reinhardt, 1946) faz uma devastadora crítica do conceito de "luta pela vida" na ciência natural. Já Éttiene Rabaud (L'Interdépendance générale des organismes, *Revue Philosophique*, tome LIX, n. 2, 1934, p. 171-209) diz que a lei de base do mundo vivo é a interdependência – o papel da competição seria secundário e de importância limitada.

156. Ver Evan Shute, *Flaws in the Theory of Evolution*, London/Ontario: Temside, 1961.

157. G. Himmelfarb, op. cit., p. 366-367.

158. Carl Du Prel aplicou seriamente o darwinismo à astronomia e descreveu a "eliminação" dos corpos celestes "inaptos" do sistema solar, como os meteoros, os asteroides e certos cometas. Citado em Oscar Hertwig, *Zur Abwehr des ethischen, des sozialen, des politischen Darwinismus*, Jena: Gustav Fischer, 1918.

159. Ver A. Hunter Dupree, *Asa Gray*, Cambridge: Harvard University Press, 1959.

160. Ver John Dewey, *The Influence of Darwin on Philosophy, and Other Essays in Contemporary Thought*, New York: H. Holt, 1910.

161. E. Haeckel, *Anthropogenie, oder Entwicklungsgeschichte des Menschen*, Leipzig: W. Engelmann, 1874 – e outras obras.

162. T.H. Huxley [1888], *The Struggle for Existence in Human Societies*. Reimpresso em *Evolution and Ethics, and Other Essays*, New York: D. Appleton, 1914, p. 195-236.

163. Ver J.J. Atkinson, *Primal Law*. Publicado como a segunda parte de Andrew Lang, *Social Origins*, London: Longmans, Green, 1903, p. 209-294.

164. Ver Gottfried Benn, *Das moderne Ich*, Berlin: Erich Reiss, 1920.

165. Ver, entre outros, Henry Picker (Hrsg.), *Hitlers Tischgespräche, 1941-1942*, Bonn: Athenaeum, 1951, p. 227.

166. Petr Alekseevich Kropotkin, *Memoirs of a Revolutionist*, Boston: Houghton, Mifflin, 1899, p. 498.

167. Petr Alekseevich Kropótkin, série de oito artigos em *Nineteenth Century* (1890-1896). Posteriormente, em

forma de livro: *Mutual Aid: a Factor of Evolution*, New York: McClure, Phillips, 1902.

168. Ver Ashley Montagu, *On Being Human*, New York: Henry Schuman, 1950.

169. Ver O. Hertwig, *Das Werden der Organismen: Eine Widerlegung von Darwins Zufallstheorie*, Jena: Gustav Fischer, 1916; idem, *Zur Abwehr des ethischen, des sozialen, des politischen Darwinismus*, Jena: Gustav Fischer, 1918; Adolf Portmann, op. cit.

170. Ver N. Angell, *The Great Illusion, a Study of the Relation of Military Power in Nations to Their Economic and Social Advantage*, London: W. Heinemann, 1910.

171. Do francês: "meio interno". (N. da T.)

172. Ver R. Quinton, *L'Eau de mer, milieu organique*, Paris: Masson, 1904.

173. R. de Gourmont, Le Principe de constance intellectuelle, *Promenades Philosophiques*, 2e série, Paris: Mercure de France, 1908, p. 5-96.

174. Ver, entre outros, W. von Wyss, op. cit.

175. Ver Jakob Christoph Santlus, *Zur Psychologie der menschlichen Triebe*, Neuwied/Leipzig: Heuser, 1864.

176. Ver P. Rée, *Die Entstehung des Gewissens*, Berlin: Carl Duncker, 1885. (Trad. bras.: *A Origem dos Sentimentos Morais*, trad. André Itaparica; Clademir Araldi, São Paulo: Ed. da Unifesp, 2018.)

177. Ver F.W. Nietzsche, Zur Genealogie der Moral, *Nietzsches Werke*, v. 8, Leipzig: C.G. Naumann, 1906. (Trad. bras.: *Genealogia da Moral*, trad. Paulo César de Souza, São Paulo: Companhia das Letras, 1998.)

178. Decerto a interpretação econômica e social da história existe por si só, independentemente do marxismo. São exemplos disso as obras do historiador estadunidense Charles Austin Beard: *An Economic Interpretation of the Constitution of the United States*, New York: Macmillan, 1913; *Economic Origins of Jeffersonian Democracy*, New York: MacMillan, 1915; *The Economic Basis of Politics*, New York: Knopf, 1945.

179. F. Engels, Brief an Conrad Schmidt in Berlin, London, October 27, 1890, Karl Marx & Friedrich Engels, *Ausgewählte Briefe*, Berlin: Dietz, 1953, p. 508. (Trad. bras.: Carta a Schmidt. Londres, 27 de outubro de 1890, *Obras Escolhidas*, v. 3, trad. L. Konder; A. de Carvalho, Rio de Janeiro: Vitória, 1963, p. 290.)

180. Henri Lefebvre, *Pour connaître la pensée de Karl Marx*, Paris: Bordas, 1947, p. 42-43. (Trad. port.: *Para Compreender o Pensamento de Karl Marx*, trad. Laurentino Capela, Lisboa: Edições 70, 1981, p. 65.)

181. Ver sobretudo Max Eastman, *Marx and Lenin: The Science of Revolution*, New York: Albert and Charles Boni, 1927, em especial, capítulo 8.

182. Esse ponto foi enfatizado por Karl Jaspers, *Allgemeine Psychopathologie*, Berlin: Springer, 1913.

183. W. Griesinger, *Die Pathologie und Therapie der psychischen*

Krankheiten: Für Aerzte und Studirende dargestellt, Stuttgart: Adolph Krabbe, 1845, p. 60.

184. Ver Mark D. Altschule, *Roots of Modern Psychiatry: Essays in the History of Psychiatry*, New York: Grune & Stratton, 1957; Roland Kuhn, Griesingers Auffassung der psychischen Krankheiten und seine Bedeutung für die weitere Entwicklung der Psychiatrie, *Bibliotheca psychiatrica et neurologica*, 1957, p. 41-67.

185. I. Veith, The Wear and Tear Syndrome, *Modern Medicine*, Dec. 1961, p. 97-107.

186. Ver James Johnson, *Change of Air; or, the Diary of a Philosopher in Pursuit of Health and Recreation Illustrating the Beneficial Influence of Bodily Exercise Change of Scene-Pure Air and Temporary Relaxation as Antidotes to the Wear and Tear of Education and Avocation*, London: S. Highley, 1831.

187. George M. Beard, Neurasthenia, or Nervous Exhaustion, *Boston Medical and Surgical Journal*, v. III, 1869, p. 217-221.

188. Ver idem, *A Practical Treatise on Nervous Exhaustion (Neurasthenia): Its Symptoms, Nature, Sequence, Treatment*, New York: W. Wood, 1880; idem, *American Nervousness: Its Causes and Consequences*, New York: Putnam's Sons, 1881.

189. Ver *Sexual Neurasthenia (Nervous Exhaustion)*, ed. A.D. Rockwell, New York: E.B. Treat, 1884.

190. Ver Neurasthenia (Nervous Exhaustion) as a Cause of Inebriety, *Quarterly Journal of Inebriety*, Sept. 1879.

191. Ver Anna Robeson Burr, *Weir Mitchell: His Life and Letters*, New York: Duffield, 1929.

192. Ver S.W. Mitchell, *Wear and Tear; or, Hints for the Overworked*, Philadelphia: J.B. Lippincott, 1871.

193. Idem, *Fat and Blood: And How to Make Them*, Philadelphia: J.B. Lippincott, 1877.

194. B.A. Morel, Du Délire émotif, névrose du système nerveux ganglionnaire viscéral, *Archives Générales de Médecine*, 6e série, v. VII, 1866, p. 385-707.

195. Ver Maurice Krishaber, *De la névropathie cérébro-cardiaque*, Paris: Masson, 1873.

5

No Limiar de uma
Nova Psiquiatria Dinâmica

O período que vai de 1880 a 1900 foi crucial em dois aspectos. Foi nessa época que a primeira psiquiatria dinâmica foi, por fim, reconhecida pela "medicina oficial" e conheceu uma grande difusão; e foi também esse o período da aurora de uma nova psiquiatria dinâmica. A história desses dois processos não pode ser separada do novo contexto social, político e cultural.

O Mundo em 1880

O mundo havia mudado radicalmente de cara no decorrer do século, por meio da Revolução Francesa e das guerras napoleônicas, da ascensão dos novos Estados nacionais, do rápido progresso da ciência, da indústria e do comércio, e da exploração das regiões do mundo que permaneciam desconhecidas. Prevalecia a sensação de que a cultura humana estava atingindo um pico. Contudo, em retrospectiva, aquele mundo era muito diferente do nosso em diversos aspectos, e é preciso um real esforço para visualizá-lo tal como era.

Prevalecia, acima de tudo, um sentimento de segurança profundamente arraigado. Apesar das guerras locais e limitadas, das greves operárias, da agitação socialista e dos atentados criminais dos anarquistas, o mundo parecia inabalável. O mesmo se aplicava a assuntos de ordem econômica, a despeito das periódicas crises. Não havia problemas de desvalorização ou de variações nas taxas cambiais entre as moedas nacionais. Uma vez que as transações financeiras eram efetuadas com moedas de ouro, o dinheiro parecia algo constante, confiável e de valor universal e duradouro. Apesar das rivalidades nacionais, nessa época de "paz armada", por vezes quase era possível esquecer das fronteiras: qualquer pessoa podia sair de sua residência a qualquer hora e, desde que pudesse pagar por isso, viajar para qualquer parte do mundo sem passaporte, visto ou qualquer outra formalidade – exceto a Rússia e a Turquia. Essa base de vida firme e estável também se refletia na arquitetura: bancos e hotéis foram construídos com paredes tão resistentes quanto as de uma fortaleza, moradias particulares muitas vezes eram cercadas de muros de pedra. A vida parecia tão segura que muitas pessoas perderam o interesse pelos problemas sociais e políticos, e viviam um dia de cada vez.

Havia uma grande ênfase na dominação masculina. Era um mundo moldado pelo homem e para o homem, no qual a mulher ocupava o segundo lugar. Direitos políticos para as mulheres era algo que não existia. A separação e a disparidade entre os sexos eram mais acentuadas que hoje. O Exército era uma organização exclusivamente masculina – um serviço auxiliar feminino era algo inaudito. O corpo de funcionários de escritório, inclusive o secretariado, era todo masculino. As universidades não admitiam alunas – as primeiras a fazê-lo surgiram no começo dos anos 1890. Havia muitos clubes de cavalheiros, e mesmo nos encontros sociais mistos os homens iam para a sala de fumantes enquanto as senhoras, depois de terminado o jantar, iam para a sala de visitas. As virtudes masculinas (ambição, agressividade, tenacidade) eram exaltadas na literatura. Modos viris incluíam uso de barba, bigode ou costeletas, caminhar com um bastão ou uma bengala e – mais que outros esportes mais difundidos hoje – a prática de atletismo, equitação e esgrima. Outro costume viril, o duelo, existia entre oficiais, em associações estudantis alemãs e em certos círculos aristocráticos e de "vida boa"[1]. Contudo, as mulheres tinham seus salões, comitês e jornais, e os trens possuíam compartimentos especiais para damas. Era difícil encontrar mulheres que vestissem calças, usassem cabelo curto ou fumassem. A autoridade do homem em relação aos filhos e também à esposa era inquestionável. A educação era autoritária; o pai despótico era uma figura comum, e só era particularmente notório quando ele se tornava extremamente cruel. Conflitos entre gerações, particularmente entre pai e filho, eram mais frequentes que hoje em dia. Mas o autoritarismo era um traço da época e reinava por toda parte, não apenas no âmbito da família. Os militares, juízes e desembargadores gozavam de grande prestígio. As leis eram mais repressoras, a delinquência juvenil, severamente punida, e o castigo físico era considerado indispensável. Tudo isso tem de ser considerado no que tange à gênese do Complexo de Édipo freudiano.

Algumas classes eram mais estritamente divididas do que são hoje em dia. A aristocracia – embora desprovida de autoridade de fato – gozava de muito prestígio, especialmente na maioria dos países que possuíam uma corte real ou imperial (na Europa, apenas França e Suíça eram repúblicas). Mas por toda parte a alta burguesia era a classe dominante. A maior parte da riqueza e do poder político estava em suas mãos, e ela controlava a indústria e as finanças. Abaixo da burguesia estavam as classes trabalhadoras. Decerto as condições dos trabalhadores haviam melhorado muito desde o início do século, porém, a despeito do progresso realizado, os operários eram muito mais pobres do que hoje, e também menos protegidos por leis sociais. As jornadas eram longas; muitos se sentiam explorados, e as manifestações durante as greves ou no dia 1º de maio aconteciam, muitas vezes, em uma atmosfera "carregada". A mão de obra infantil havia sido proibida, entretanto o trabalho e a exploração das mulheres não eram lendas. As condições materiais do campesinato também haviam melhorado em grande medida, mas não o suficiente para evitar um constante fluxo de agricultores emigrando para os distritos e cidades. O empobrecimento ou desaparecimento do folclore era notável por toda parte. O nível mais baixo da pirâmide social era ocupado pelo dito *Lumpenproletariat*, isto é, pessoas que viviam em favelas na mais completa miséria. Problemas sociais inextricáveis estavam ligados à existência dessas classes. Outro traço desse período era a existência de um grande número de empregados domésticos. Praticamente toda família burguesa possuía ao menos um criado, e muitas vezes as famílias abastadas e aristocráticas possuíam uma dúzia ou mais. As condições materiais dessas pessoas eram, em sua maioria, medíocres. A relação entre mestres e servos já não era patriarcal, como havia sido um século antes, mas era autoritária e desprovida de sentimento, em sua maioria.

A dominação do homem branco, celebrada na obra de Kipling, era inquestionável e proclamada como uma necessidade para o bem-estar dos povos coloniais. Quando se chamou a atenção para o rápido desaparecimento das populações primitivas em várias partes do mundo, ele muitas vezes foi explicado como consequência triste, porém necessária, do progresso ou da luta pela vida. Os objetores foram repudiados com frases que envolviam a missão civilizatória dos europeus e o "fardo do homem branco".

Outro traço característico era a grande quantidade de lazer desfrutado por certas classes. Não eram só as mulheres da sociedade aristocrática e burguesa que não trabalhavam, mas também havia muitos homens ociosos entre os aristocratas, os abastados e os homens de posses. Havia também um mundo especial de artistas, escritores, jornalistas e pessoas do teatro que passavam boa parte do tempo em cafés e outros locais públicos. Nesse período – quando não existiam nem rádio, nem televisão, nem cinema –, o teatro tinha uma importância enorme. Os grandes atores gozavam de imensa popularidade, comparável às mais famosas estrelas de cinema de hoje em dia. Uma indústria publicitária como a que existe atualmente mal era conhecida naquele tempo, de modo que todo homem tinha de fazer a sua própria publicidade, seja por meio de conhecidos na área jornalística ou de fofocas de salão, seja tornando-se notório de alguma outra forma. Daí o modo de vida teatral, as poses, a violência verbal, as querelas e reconciliações públicas de figuras proeminentes. A obra de Marcel Proust captou o espírito da época em suas descrições desses homens e mulheres ociosos, suas voltas de carruagem, sua conversa fiada. Muitas vezes se perguntou por que a histeria era tão frequente nos anos 1880 e decaiu tão rapidamente após 1900. Uma explicação plausível é que ela estava em consonância com o modo de vida teatral e afetado daquele período.

Em um mundo de lazeres, o amor era naturalmente uma questão primordial para homens e mulheres. Não é de admirar que o espírito da época estivesse permeado por um erotismo refinado. As pessoas que estavam "apaixonadas pelo amor" conferiam às suas intrigas voluptuosas o caráter peculiarmente formal ou teatral do período, como visto na literatura e no teatro – por exemplo, na obra de Arthur Schnitzler. Essa mesma atmosfera criou súbitos modismos, como a febre pela música de Wagner, pelas filosofias do inconsciente de Schopenhauer e Von Hartmann, depois, pelos escritos de Nietzsche, pelos simbolistas, pelos neorromânticos, dentre outros. É somente nessa perspectiva particular que a origem da nova psiquiatria dinâmica pode ser compreendida.

O Pano de Fundo Político

O nascimento da nova psiquiatria dinâmica também precisa ser visto dentro de seu estabelecimento no pano de fundo político do período. O mundo estava então dividido entre potências, Estados nacionais soberanos, que se encontravam em forte concorrência uns com os outros, ligados por uma complexa rede de tratados e alianças instáveis.

A potência dominante era o Império Britânico, embora estivesse sendo seguido cada vez mais de perto pelos Estados Unidos. A Marinha Britânica controlava os sete mares, sua bandeira tremulava por sobre vastas colônias e por territórios espalhados por todo o globo, a moeda britânica era a mais sólida e Londres, o maior centro comercial e financeiro do mundo. A rainha Vitória – que, em 1876, também havia sido coroada imperatriz da Índia – era a incorporação do poder da Inglaterra e de suas tradições de dignidade e respeitabilidade.

Para as gerações atuais, o espírito vitoriano representa um estilo arquitetônico feio, mobiliário desengonçado, drapejados pesados, cerimônias pomposas, fraseologia solene, preconceitos antiquados e um pudor ridículo. Contudo, aos seus contemporâneos, a palavra "vitoriano" remetia, antes, a "vitória" – e, de fato, a Inglaterra foi constantemente vitoriosa, tanto em terra quanto no mar. O que seus descendentes atuais denominam hipocrisia era, para os antepassados vitorianos, autodisciplina e dignidade. O espírito vitoriano era, na verdade, o desfecho de uma mudança cultural que havia ocorrido durante os cinquenta anos que precederam a coroação da rainha Vitória, em 1837[2]. Ele começou como uma reação contra a vida dissoluta da sociedade inglesa oitocentista e contra o perigo mortal que havia ameaçado a Inglaterra durante a Revolução Francesa e o domínio de Napoleão. Um movimento de zelo religioso foi iniciado por William Wilberforce, influente membro do Parlamento que também foi uma figura crucial para a abolição do tráfico de escravos. O movimento em favor da reforma religiosa e moral ocorreu em paralelo a uma série de movimentos em favor de reformas sociais e educacionais de todo tipo[3]. Sentia-se também que a Inglaterra, tendo de governar um grande império, também tinha a tarefa de formar gerações de servidores públicos eficientes e honestos. Contrariamente aos pressupostos atuais, as questões relativas ao sexo eram tratadas com franqueza na literatura médica e antropológica. Elas também eram discretamente insinuadas na literatura. Longe de ser antiquada, a Inglaterra estava no auge de sua força e produziu muitas personalidades heroicas, construtores de impérios, exploradores e filantropos, assim como muitas mulheres notáveis, como Florence Nightingale. Basta olhar para retratos de personalidades vitorianas e ver suas expressões de energia calma e concentrada. O verso de Longfellow "Vida é real! Coisa séria!" parecia ser o lema. Eles não se ressentiam do fato de a

Inglaterra, sendo tão poderosa, ter muitos inimigos. A Grã-Bretanha também exerceu uma grande atração sobre os estrangeiros, que imitavam entusiasmadamente os modos britânicos. Mas o espírito vitoriano, que havia começado antes da rainha Vitória e prevaleceu durante a maior parte do século XIX, já se encontrava em acentuado declínio no ano de 1880.

No continente, a potência dominante era agora a Alemanha que, após ter sido por vários séculos uma "nação sem um Estado", havia, por fim, alcançado sua unidade. Contudo, isso não havia acontecido sob o democrático Parlamento de Frankfurt, em 1848, e sim no ano de 1871, sob a liderança da Prússia com o seu Chanceler de Ferro, Bismarck. Durante o período não estatal, a Alemanha havia oscilado entre dois polos de atração: a Áustria e a Prússia. A primeira havia sido eliminada pela vitória prussiana sobre a Áustria em 1866, e a unificação alemã foi, por fim, alcançada como um resultado da vitória da Alemanha sobre a França na Guerra Franco-Prussiana de 1870-1871. Na Europa, até então os alemães tinham sido considerados uma nação de românticos, músicos, filósofos, poetas e cientistas abnegados; agora, depois de terem atingido plena consciência política, passavam muitas vezes a impressão de serem pessoas agressivas que só respeitavam a força. A população alemã aumentou enormemente, a despeito da emigração maciça e incessante para a América. Havia uma expansão industrial e comercial extraordinária, e a Alemanha construiu um exército gigantesco e bem treinado. Até o momento, contudo, as outras nações europeias dividiam entre si os melhores territórios ultramarinos, e a Alemanha, que entrou na competição colonial apenas nos anos 1890, teve de se contentar, relutante, com as sobras. Então, lembrando que na Idade Média a Alemanha havia possuído uma armada poderosa, o Imperador Guilherme II decidiu construir uma nova, para o grande aborrecimento da Grã-Bretanha. O ressentimento alemão aumentou com o medo da vingança francesa e das ambições russas. Com o passar do tempo, os alemães ficaram obcecados com o medo de sofrer um "cerco" pelas forças conjuntas da França, da Inglaterra e da Rússia. A liderança alemã permaneceu quase incontestada nos campos da ciência e da cultura – com exceção das belas-artes, em que prevaleciam os franceses. O alemão havia se tornado a principal língua científica do mundo ocidental, a ponto de o fato de não o conhecer poder consistir numa desvantagem severa para os cientistas em muitos campos – a psicologia e a psiquiatria, inclusive.

A vitória da Alemanha sobre a França na guerra de 1870-1871 teve consequências desastrosas para a Europa. Aos olhos de muitos alemães, a anexação da Alsácia não passou de uma reconquista do antigo território alemão "roubado" por Luís XIV – o que, no entanto, não justificava a simultânea anexação de grande parte da Lorena francófona, que possuía importância estratégica. Mas, sob o governo de Napoleão III, a França havia proclamado o direito de autodeterminação dos povos – um princípio que os franceses aplicaram ao se apropriarem das províncias de Saboia e de Nice, no ano de 1860. Uma vez que a população de Alsácia e Lorena haviam claramente manifestado o seu desejo de ser francesa, sua anexação pela Alemanha era vista pelos franceses como um anacronismo político, assim como um crime, e eles permaneceram irreconciliáveis. Um sentimento coletivo de inferioridade permeou a França em decorrência de sua derrota pela Alemanha e da sua posição inferior em relação ao Império Britânico. Porém isso encontrou uma compensação parcial na aquisição de um novo império colonial, na brilhante prosperidade financeira e em suas conquistas culturais e científicas que desafiavam as da Alemanha. Em contraste com os austeros, disciplinados e autoritários alemães, os franceses reivindicavam personificar a criatividade espontânea e a liberdade intelectual. Um traço peculiar da França era a extraordinária concentração da vida intelectual do país inteiro em sua capital. Arte, música, literatura e ciência floresceram em Paris, a *Ville Lumière*[4], que os franceses consideravam a capital do mundo civilizado. Embora a língua francesa estivesse perdendo gradativamente a sua antiga preponderância, ela ainda era amplamente utilizada e continuava sendo a língua oficial da diplomacia internacional. Aos olhos de muitos franceses, seu país era o paladino do "espírito", fazendo frente ao pesado "culto da força" alemão. Entretanto a população da França não aumentou como a dos demais países, o que contribuiu para a imagem estereotipada da França como uma "nação em declínio" – uma sensação amplamente partilhada na Alemanha.

Na Europa central, a monarquia austro-húngara ocupava uma vasta área entre a Alemanha ao norte, a Suíça e a Itália a oeste, a Rússia a leste e as novas nações balcânicas e a Turquia ao sul. O Império Austro-Húngaro não era um Estado nacional unificado como a França ou a Alemanha, mas era descrito como "um mosaico de nações e restos de nações" misturadas da forma mais complexa. Com frequência, a opinião atual vê a monarquia austro-húngara como ridiculamente antiquada, com a sua Corte Imperial e a sua aristocracia que ainda conservavam tradições do barroco. Ela é acusada de ter "oprimido" algumas de suas nações e, às vezes, ao contrário, de ter-lhes outorgado liberdade demais. Na verdade, como bem expresso por Somary, longe de ser um anacronismo político, o Império Austro-Húngaro esteve bem à frente de outros países no estabelecimento do que hoje seria chamado de "Estado supranacional" – estudado com admiração por aqueles que hoje se empenham pela unificação da Europa[5]. Depois de o imperador ter renunciado ao seu poder absoluto em 1859, e após alguns anos de crise, o Império recebeu uma constituição baseada no *Ausgleich* (compromisso) de 1867. O Império foi dividido em dois estados com direitos estritamente iguais, ambos sujeitos ao mesmo soberano, que era o imperador da Áustria e "rei apostólico" da Hungria. Cada um desses estados compreendia uma nação dominante e várias minorias nacionais. Os dois estados eram unidos não apenas pela lealdade ao soberano, o imperador Habsburgo, mas por um governo "imperial e real" (*k.u.k.*)[6], que era responsável por certos assuntos como a guerra e a diplomacia. Os assuntos internos eram responsabilidade, na Áustria, do governo e da administração "imperial-real" (*k.k.*)[7]; na Hungria, do governo e da administração "real" (*kgl.*)[8]. As relações entre a administração central e as minorias nacionais no interior de cada um dos dois Estados eram regidas por complexos regulamentos. A maior parte das minorias nacionais eram turbulentas e exigentes, e era uma preocupação constante do governo dos Estados garantir-lhes os direitos considerados necessários ou admissíveis

sem perturbar a coesão do Império. A unidade dessa vasta estrutura política era assegurada não apenas pela lealdade ao imperador Francisco José, mas também por um
funcionalismo público eficiente e pelo Exército. A monarquia austro-húngara era considerada, por algumas pessoas, um castelo no ar que colapsaria ao menor toque; e,
por outras, um milagre da sabedoria política e um elemento indispensável do equilíbrio europeu. Muitos austríacos e húngaros consideravam o país o posto avançado
da civilização. Problemas espinhosos resultaram da proximidade com a Turquia. Por
causa da corte despótica do sultão, com seu harém e seus eunucos, e os periódicos
massacres de armênios e de outras minorias cristãs, a Turquia não era considerada
um país civilizado. Porém a decomposição do Império Turco, chamado de "o doente
da Europa", provocou a ascensão de países recém-independentes cujas turbulência
e agressividade eram uma ameaça à paz. Mas a monarquia dual sentiu-se ameaçada
pela Rússia, cujo governo, enquanto oprimia as minorias eslavas dentro de seu próprio território, declarava protegê-las e incentivava suas rebeliões no exterior.

A monarquia austro-húngara compreendia um país grande e diversificado com
toda a gama de paisagens, de zonas costeiras a montanhas, planícies amplas, lagos e
florestas, e três belas cidades históricas: Viena, Budapeste e Praga. Capital do Império e sede de uma gloriosa e antiga corte, Viena era uma das cidades mais famosas do
mundo. A despeito do caráter multilíngue da monarquia, o alemão era a sua língua
principal, sendo falada na corte e possuindo prestígio cultural. Viena era a sede de
muitos órgãos públicos, um importante centro diplomático e um local de grande concentração cultural onde o nível de educação era extremamente elevado. Vários artistas,
músicos, poetas, escritores e dramaturgos – assim como cientistas da mais alta distinção – viviam ali. Por causa do constante fluxo de pessoas pertencendo a várias minorias
do Império, a vida em Viena era bastante pitoresca. Mas muitos de seus habitantes
levavam um tipo de vida mais provinciano. A população vienense – muito diferente
dos frios, austeros e disciplinados alemães – era cordial, pacata, bem-humorada e afi-
cionada por piadas. Falavam alemão com um sotaque específico e utilizavam termos
e expressões idiomáticas particulares que constituíam o chamado "dialeto vienense".
Um traço típico da vida vienense eram os cafés, que à época ainda eram frequentados
somente por homens. Muitos desses cafés possuíam uma distinta clientela de classe
social, profissão e perfil político específicos.

Na Europa Oriental, a Rússia era um império em rápida expansão, e após a emancipação dos mais de 22 milhões de servos pelo tsar Alexandre II no ano de 1861, ela
também se tornou o cenário de uma rápida expansão industrial e comercial. O governo
autocrático havia garantido uma série de liberdades às pessoas. As artes estavam florescendo. A Rússia havia produzido alguns dos maiores escritores do mundo e cientistas
destacados em várias disciplinas – inclusive a psiquiatria. Dois outros traços merecem especial menção. O primeiro é o fato de que, enquanto no resto da Europa as
classes altas olhavam o campesinato de cima para baixo, havia entre a *intelligentsia*
russa uma difundida crença de que a fonte de toda cultura era o povo. Sob o lema de
"retorno ao povo", muitos intelectuais e artistas tentaram renovar sua inspiração com

essa fonte ainda intocada. Na verdade, o campesinato russo ainda gozava de seu rico folclore e de suas artes populares, e era dotado de um senso de beleza intrínseco. Um segundo traço era que a Rússia havia sido o terreno escolhido para o "niilismo", uma corrente que poderia ser definida como um fascínio pela ideia de destruição. Fontes remotas do niilismo podem ser remontadas ao genocídio em larga escala perpetrado pelos mongóis que, do século xiii ao xv, infestaram metade da Ásia e da Rússia Central, massacraram incontáveis milhões de seres humanos, reduziram países inteiros a desertos e destruíram cidades pujantes até o último morador. Na Rússia, por sua vez, o assassinato em massa tornou-se método político nas mãos do tsar Ivan, O Terrível. Mas uma mentalidade apocalíptica se espalhou entre as pessoas, resultando em autodestruição em massa. Assim, em meados do século xvii, os *raskol'niki* (antigos fiéis) destruíram suas fazendas e queimaram a si mesmos até a morte, em vez de aceitar certas modificações nos livros eclesiásticos. Os *raskol'niki* inspiraram uma série de seitas nas quais tendências autodestrutivas eram notáveis (como os *skoptzy*, ou "autocastrados", e os *khlisty*, ou "autoflagelantes"). Foi também entre as comunidades *raskol'niki* que os políticos niilistas se originaram, particularmente o notório Netchaiev – com seu *Katekhizis revoliutsionera* (O Catecismo do Revolucionário), um manual sobre a ciência da destruição da sociedade por meios violentos[9]. A história política da Rússia do século xix foi dominada pelas atividades de grupos revolucionários mais ou menos influenciados por correntes niilistas, e o niilismo era uma preocupação geral de pensadores e escritores. Podemos nos perguntar se foi puro acaso o conceito de pulsão de morte ter sido apresentado por dois cientistas russos por volta do final do século xix: o psiquiatra Tokarski[10] e o fisiologista Metchnikoff[11]. Para outros europeus, as correntes russas de "retorno ao povo" e de niilismo surgiram como inquietantes traços da alma russa, que não lhes diziam respeito diretamente.

A maioria dos europeus ainda considerava seus respectivos países como sendo protagonistas do mundo, e a Rússia e os Estados Unidos da América como estando na fronteira. A imagem dos Estados Unidos aos olhos europeus, contudo, havia mudado consideravelmente desde a época da Revolução Estadunidense. Os franceses – que, num primeiro momento, haviam olhado para a nova república como um renascimento da antiga democracia grega ou romana – passaram a vê-la como um experimento político em massa. Tocqueville, um representante da aristocracia francesa decadente, estudou o desenvolvimento da democracia estadunidense com acalorado interesse, e previu o modelo dos governos europeus do futuro. Uma visão romântica sobre a América como sendo a terra de nobres índios e vaqueiros despreocupados também era popular na Europa, e sem dúvida contribuiu para promover a emigração em massa da juventude alemã em direção aos Estados Unidos. A América também logo passou a ser elogiada por seus cientistas engenhosos e, nos anos 1880, Edison tornou-se uma figura popular na Europa. Os europeus começaram a olhar com admiração para o desenvolvimento econômico e industrial estadunidense, que não conhecia precedentes; e pouco antes do final do século, em 1898, a Guerra Hispano-Americana trouxe a súbita revelação de que os Estados Unidos haviam ocupado um lugar entre as potências líderes mundiais. As conquistas culturais estadunidenses eram menos conhecidas na Europa. Contudo, como veremos no próximo capítulo, a obra psiquiátrica de George Beard e S. Weir Mitchell, assim como a filosofia de Josiah Royce e a psicologia de William James e James Mark Baldwin, exerceram grande influência na psiquiatria dinâmica de Pierre Janet.

Cultura, Ciência e Universidade

Dois fatos básicos são característicos desse período: o predomínio da cultura clássica na educação e o predomínio da universidade como centro da ciência.

O significado da cultura greco-latina havia mudado desde o Renascimento e o barroco. O latim não era mais a grande língua universal da ciência, da cultura, da Igreja ou do governo. Ele perdeu o seu último bastião quando, em seu lugar, a língua magiar foi proclamada idioma oficial da Hungria nos anos 1840. No entanto, o latim não havia desaparecido por completo como língua científica: uma dissertação em latim foi requisito compulsório para a obtenção do *doctorat ès lettres*[12] na França até 1900. Além da dissertação principal em francês, Bergson, Durkheim, Pierre Janet, dentre outros, ainda tiveram de escrever uma tese em latim. Acreditava-se que nada era mais importante que a transmissão de um minucioso conhecimento do latim nas escolas secundárias por meio do método de análise e síntese. Primeiro, o jovem estudante tinha de memorizar as declinações, conjugações e regras gramaticais, assim como o vocabulário; em seguida, passava a compor frases, traduzir do e para o latim, redigir composições – primeiro em prosa, depois em verso –, prestando muita atenção ao estilo, de modo que fosse o mais próximo possível dos grandes clássicos romanos. Após seis ou oito anos de estudo, ele possuiria um domínio perfeito do latim, mas a língua era utilizada apenas para escrever, raramente para falar. Algumas pessoas zombavam das "horas perdidas com o aprendizado de uma língua morta, que não teria nenhuma utilidade na vida"; porém, visto da perspectiva daquele período, isso se encaixava perfeitamente na lógica do que se esperava de uma educação liberal. Como disse o filólogo Wilamowitz-Moellendorff, tratava-se de um *exercitio intellectualis*[13] comparável aos exercícios espirituais dos jesuítas[14]. Era um método para adquirir cada vez mais capacidade de concentração e síntese mentais, o que também pode ser comparado ao estudo da matemática. Os homens que passavam por um treinamento como esse tornavam-se capazes de construir uma vasta síntese própria. É assim que podemos compreender que Janet, Freud ou Jung estivessem bem-preparados para a construção de um edifício de conhecimento imensamente sistematizado. Outra vantagem da educação e da cultura clássicas era que elas forneciam ao estudante a chave para a cultura greco-romana antiga, e para tudo o que havia sido escrito em latim no decorrer de vinte e cinco séculos. Janet (que leu as obras de Bacon em latim), Freud (que leu no original velhos livros sobre bruxaria) e Jung (que leu os alquimistas medievais em seu latim difícil) não eram exceções entre os homens instruídos daqueles tempos.

O ensino de latim era priorizado ao de línguas estrangeiras, porque aprender latim significava adquirir um conhecimento das raízes da própria cultura nacional, ao passo que aprender uma língua estrangeira era adquirir inconscientemente o padrão de pensamento de uma cultura alheia. Um francês, um inglês ou um alemão que passasse por uma educação clássica era, assim, mais francês, inglês ou alemão que os seus descendentes atuais; ao mesmo tempo, porém, era mais europeu, porque cada um deles dividia o conhecimento da base comum de sua respectiva cultura. E eles também dividiam um tesouro comum a partir de seu conhecimento dos clássicos: eram capazes de reconhecer muitas citações de – e alusões a – autores gregos e latinos que, hoje em dia, seriam poucos os que conseguiriam reconhecer. Por exemplo, não havia nada de extraordinário em inserir como epígrafe de um livro científico um verso de Virgílio, como fez Freud em seu *A Interpretação dos Sonhos*. Não apenas Rousseau ou Puységur, mas também contemporâneos, como Frazer ou Myers, o fizeram. Esses homens esperavam que o leitor entendesse a citação, a localizasse no contexto do poema e captasse o seu significado.

Além do estudo da cultura greco-romana antiga, despendia-se muito tempo no estudo dos clássicos nacionais e estrangeiros. Na França, um conhecimento funcional do alemão era considerado indispensável para qualquer intelectual. Na Alemanha, o conhecimento do francês era considerado essencial, e a familiaridade com Goethe e Shakespeare, algo lógico. Outro elemento de base da cultura era a filosofia. Na França, o último ano do liceu era dedicado ao seu estudo; na Alemanha e na Áustria, aqueles que aspirassem a um doutorado tinham de cursar uma disciplina obrigatória em filosofia.

O principal centro de ciência e cultura era a universidade. Todo homem cultivado havia passado por uma, e uma carreira científica estava necessariamente vinculada a uma carreira universitária. Exceções como Bachofen e Darwin eram muito raras; e, nesses casos, ambos gozavam da vantagem de uma fortuna pessoal considerável. O objetivo da universidade não era tanto graduar especialistas, e sim preparar homens com cultura geral que se especializassem em um ramo da ciência. Ela enfatizava o valor da pesquisa não enviesada. Com frequência, a pesquisa "pura" tinha mais *status* que a pesquisa "aplicada", especialmente se a aplicada estivesse sendo realizada fora da universidade. Dentro dela, os professores gozavam de ampla autonomia e havia um respeito generalizado pelas profissões de nível superior, ao menos na Europa continental.

Uma carreira universitária era geralmente longa e penosa. Era extremamente raro um acadêmico ser designado professor universitário titular ainda jovem. Nietzsche – que, com seus vinte e cinco anos de idade, foi nomeado professor em 1869 – era uma notória exceção. Não bastasse a competição acirrada, as condições materiais nos graus universitários mais baixos eram precárias. Foi-se o tempo em que os jovens acadêmicos podiam esperar por vagas nas universidades enquanto ministravam aulas particulares para crianças de famílias abastadas – uma tarefa tão malquista por Fichte, Hegel, dentre outros. Na Alemanha e na Europa Central, o sistema predominante era o do *Privatdozent*, que consistia em palestrar na universidade e receber como remuneração apenas as importâncias pagas pelos alunos que assistiam às conferências. Mesmo no melhor dos cenários, isso nunca enriqueceria o palestrante. Assim, o jovem cientista poderia passar os melhores anos de sua vida numa tediosa e desgastante espera pela tão desejada designação como *extraordinarius*[15], que traria alguma segurança financeira, pelo menos. Quanto à designação como *ordinarius*, ou professor titular – que era o coroamento de uma carreira universitária de sucesso –, "muitos eram os citados; poucos, os escolhidos". Além do mais, não era suficiente ser talentoso ou diligente: também era preciso se conformar a certas regras. Embora fosse necessário ser ambicioso, não era menos necessário evitar ser o que os alemães chamam de *Streber*, e o franceses, *arriviste*[16]. Albert Fuchs conta como seu pai, cuja vida havia sido dedicada à carreira universitária em Viena, ensinou-o cuidadosamente a distinguir entre essas duas coisas. Os esforços na direção de garantir um título superior na hierarquia universitária competiam aos legitimamente ambiciosos, mas era considerado *Streberei*[17] procurar obter um título de nobreza ou uma condecoração[18]. Fuchs admite que a diferença entre ambições legítimas e *Streberei* era, por vezes, algo bastante nebuloso.

Em suas memórias, Max Dessoir esboçou as regras para o sucesso universitário na Alemanha por volta de 1885[19]. A forma mais segura era vincular-se a alguma personalidade de uma universidade de prestígio. Outra, escrever artigos que seriam notados por especialistas e por meio dos quais seria possível entrar em contato com personalidades de prestígio. Contudo, era prudente evitar escrever demais e se tornar um "narciso do tinteiro". A forma mais rápida era ter uma pesquisa ativa numa das conhecidas correntes predominantes, o que também significava que era perigoso se afastar demais do caminho já trilhado. Devia-se evitar também ser demasiado versátil, procurando dominar um campo restrito, preferencialmente. Era bom ter o nome associado a determinado livro, determinada invenção ou determinada teoria. Porém era indesejável e perigoso ser mais bem conhecido pelo público em geral do que pelos círculos universitários, como foi o caso de Haeckel, que havia começado uma brilhante carreira universitária, mas cujos escritos populares sobre ciência e filosofia suscitaram ferozes ataques contra ele por parte de seus colegas.

Fica óbvio, a partir da literatura da época, que uma carreira universitária vinha carregada de muitas limitações, e que não era preciso muito para destruí-la. O anatomopatologista Lubarsch conta como a sua carreira quase foi arruinada por um passo em falso. Trabalhando como assistente no Instituto Patológico Rostock, certa manhã ele perguntou "quem era o idiota que havia posto uma peça anatômica numa dada solução química"[20], ao que o segundo assistente respondeu dizendo que aquilo havia sido feito por ordem do *Herr Professor*[21]. No dia seguinte, Lubarsch recebeu uma carta do professor Thierfelder que, por conta do insulto a ele dirigido, o demitira do instituto imediatamente. Lubarsch acrescenta que em alguns campos científicos – como a anatomia, a fisiologia, a bacteriologia e a química –, o jovem cientista era totalmente dependente do material e da oportunidade de trabalho oferecida por um instituto. Assim, ser forçado a deixar o instituto podia equivaler a uma carreira arruinada. Também era perigoso mudar repentinamente a direção do trabalho ou migrar para outro campo. Foi assim que Bachofen, que havia embarcado numa promissora carreira como historiador do direito, viu essa mesma carreira em frangalhos quando publicou sua obra sobre os túmulos antigos. O mesmo aconteceu com Nietzsche, cuja brilhante carreira como filólogo viu-se ameaçada ao publicar *O Nascimento da Tragédia*, e chegou definitivamente ao fim quando, depois, publicou as suas obras filosóficas. A posse de uma grande fortuna também era uma faca de dois gumes: podia fazer com que os anos enquanto *Privatdozent* fossem toleráveis, mas complicava as coisas quando, mais tarde, o cientista se tornava seu próprio mecenas. O fisiologista Czermak, por exemplo, enfrentou dificuldades por ter construído um grande auditório em Leipzig, às suas próprias expensas, projetado especialmente para demonstrações experimentais. Obersteiner, professor de anatomia e patologia do sistema nervoso, lecionou sem remuneração na Universidade de Viena por 37 anos. Ele fundou um instituto às suas próprias expensas, e depois doou à universidade todo o seu material, as suas coleções e a sua biblioteca de sessenta mil volumes; porém, encontrou muita resistência e hostilidade por parte da administração da universidade e de alguns de seus colegas. Aqueles que não tinham a vantagem de possuir uma grande fortuna, não raro morriam na pobreza a despeito de sua fama. Benedikt relata que, quando morreu o ilustre patologista Rokitansky, sua viúva foi deixada com uma pequena pensão, que só foi suplementada depois porque Benedikt interveio pessoalmente[22]. O mesmo se aplicava à clínica médica. Embora um médico pudesse contar com a sua clientela, isso nunca substituiria as fontes científicas fornecidas por um hospital ou outra instituição oficial.

As relações entre acadêmicos universitários eram marcadas por intensas rivalidades, paradoxalmente aliadas a um rígido *Korpsgeist*[23], ou a tradicional solidariedade profissional. Por conta do *Korpsgeist*, as universidades às vezes mantinham em seus quadros antigos professores cujo ensino havia se tornado totalmente obsoleto ou que eram excêntricos ou incapazes. Um trágico exemplo foi o caso do Hospital Obstétrico da Universidade de Viena nos anos que vão de 1844 a 1850. Ali, centenas de mães perderam suas vidas por causa da febre puerperal endêmica, enquanto o outro hospital obstétrico vinculado à Universidade, que servia como escola de formação de parteiras, não exibia índices de mortalidade como esses. O assistente principal, dr. Semmelweiss, apontou incansavelmente a fonte do mal e denunciou a incapacidade do seu superior, o professor Johann Klein, contra quem nenhuma providência foi tomada. O conselho universitário, que era formado por pessoas honestas e responsáveis, não interferiu por conta do *Korpsgeist*. Quando o professor finalmente saiu, Semmelweiss não recebeu o cargo porque havia infringido uma regra ética ao denunciar o chefe[24]. Essa história, que provocou muita indignação na época, teve uma contraparte recente no que se passou com o professor Ferdinand Sauerbruch (1875-1951), um cirurgião brilhante cuja presunção a respeito de suas próprias capacidades havia se tornado patológica. Em seus últimos anos, morria um paciente após o outro em sua mesa operatória, sem que ninguém ousasse intervir[25].

Era inevitável que um sistema que acarretou dificuldades e competições dessa ordem também produzisse muita inveja, ciúme e ódio entre os rivais. Mas esses sentimentos tinham de ser recalcados a fim de obedecer aos padrões oficiais de comportamento. Daí a manifestação de ressentimento tão apropriadamente analisada por Nietzsche e Scheler. O escritor francês Léon Daudet havia descrito, sob o nome de *invidia*, o tipo de ressentimento profissional que surgia entre escritores, mas sua descrição seria igualmente aplicável aos acadêmicos universitários do período[26]. Raramente a *invidia* degenerava em conflito aberto entre professores de uma mesma universidade. Um dos poucos exemplos é a disputa entre os professores vienenses Hyrtl e Brücke. Esses dois renomados acadêmicos moravam no Instituto de Anatomia: Brücke, no térreo; Hyrtl, no piso superior. Hyrtl gozava da reputação de ser um dos maiores anatomistas de seu tempo; era extremamente abastado, mas igualmente mesquinho e excêntrico, e vivamente odiado por todos os colegas. Brücke – um prussiano austero, rígido e disciplinado – odiava Viena e, por sua vez, era odiado por muitos de seus alunos em razão de sua severidade excessiva. O conflito com Hyrtl começou no dia em que ele anunciou que ministraria um curso de "anatomia superior" (*höhere Anatomie*). Essa forma de designar a histologia atingiu Hyrtl como um insulto pessoal. Hyrtl passou a utilizar ferramentas que faziam barulho quando sabia que Brücke estava com alguma companhia no apartamento de baixo. Brücke retaliou colocando os cães, com os quais fazia experimentos envolvendo fome, embaixo das janelas de Hyrtl, no intuito de perturbá-lo com os uivos. Para o seu espanto, contudo, Brücke notou que os animais não perdiam peso como esperado, até que um dia descobriu que Hyrtl alimentava secretamente os pobrezinhos, jogando carne pela janela[27]. Mas geralmente, dentro da mesma universidade, professores que não se gostavam mantinham uma fachada de retidão, se não de cortesia, e nunca falavam mal um do outro em público. Porém, de uma universidade para outra, eles se sentiam menos obrigados ao comedimento, atacando com veemência uns aos outros, quer verbalmente (um exemplo é o vitriólico discurso que Virchow realizou em Munique contra Haeckel, em 1877), quer na forma de panfletos venenosos. Quando Nietzsche publicou *O Nascimento da Tragédia*, o filólogo Von Wilamowitz-Moellendorff fez uma crítica severa por escrito[28]. Amigo de Nietzsche, o filólogo Erwin Rohde[29] respondeu com um virulento panfleto que começava com a famosa frase: "Quando uma cabeça e um livro se chocam e algo soa oco, seria necessariamente o livro?"[30] Às vezes, novas ideias e descobertas eram imediatamente aceitas com entusiasmo – como a descoberta dos raios x, feita por Röntgen –, mas não raro suscitavam controvérsias tempestuosas. Quando Pasteur inventou seu tratamento preventivo contra a raiva, ele foi alvo de ataques tão violentos da parte do clínico-geral Peter que entrou em depressão e teve de tirar alguns meses de férias[31]. Na Alemanha, quando Ehrlich descobriu o tratamento para a sífilis com arsenobenzenos, por vários anos ele foi atacado impiedosamente. Certos tópicos como o hipnotismo foram constantemente trazidos de volta à luz e abandonados novamente por causa de ataques como esses. Quando Krafft-Ebing, então professor em Graz, começou a trabalhar com hipnose, foi furiosamente atacado por Benedikt, que disse que o submeteria a uma "análise psicológica", isto é, que ele teria sua personalidade analisada e reconstruída por meio de síntese[32]. Seja qual for a explicação, não há dúvida de que havia muito mais violência verbal no mundo científico do que hoje em dia, e isso deve ser levado em consideração ao avaliar as controvérsias atuais contra Freud, Adler e Jung.

Contudo, cumpre dizer com toda justeza que a falta de confiança em novas ideias e descobertas teve, não raro, as suas justificativas. Seria fácil listar supostas descobertas que acabaram por se revelar errôneas. Quantas vezes arqueólogos afirmaram ter decifrado a língua etrusca; físicos, ter descoberto novos raios; médicos, um tratamento para o câncer; ou historiadores da literatura, ter identificado o verdadeiro autor do drama shakespeariano. Às vezes uma descoberta errônea induzia outros pesquisadores às mesmas ilusões, trazendo assim uma falsa confirmação que tinha de ser refutada por um levantamento mais crítico. Foi o que aconteceu em Nancy com o médico Blondlot, que acreditava ter descoberto um novo tipo de raio, os raios N, que por fim se mostraram fruto de uma ilusão[33]. Outra ilusão coletiva, e mais longeva, foi a suposta descoberta dos canais do planeta Marte pelo astrônomo italiano Schiaparelli, em 1879. Vários astrônomos mundo afora começaram a acreditar que viam esses canais, e outros similares, em um número cada vez maior; mapas de Marte foram publicados mostrando até oitocentos deles. Concluiu-se, então, que Marte era habitado por seres inteligentes[34]. Contudo, ninguém nunca foi capaz de obter uma fotografia dos canais. Neste caso, a ilusão era mais tenaz por causa da conotação emocional relacionada ao problema da existência de seres inteligentes noutros mundos. Não se pode ignorar que a ciência oficial também tinha de resistir a persistentes ataques por parte de várias pseudociências como a frenologia, a homeopatia e a astrologia, que gozavam de popularidade entre importantes segmentos do público e do mundo intelectual.

A intensidade da competição entre cientistas também explica a extraordinária inclemência das disputas em torno da prioridade de autoria. Alguns cientistas de caráter gentil ficariam enraivecidos caso alguém publicasse como uma descoberta nova algo que eles já tivessem publicado. No século XVIII, houve uma controvérsia entre Leibniz e Newton acerca da descoberta do cálculo infinitesimal que amargou os últimos anos de Newton. Nesse caso, tratava-se de uma das maiores descobertas da história da ciência, mas por todo o século XIX foram acesas controvérsias a respeito da prioridade em assuntos que, em retrospectiva, parecem insignificantes ou ridículos. Raramente uma questão de prioridade foi concluída da forma generosa com que Darwin e Wallace resolveram sua disputa em 1858, sob os auspícios da Sociedade Lineana. Tampouco era muito frequente ver uma descoberta ser verdadeiramente roubada de seu descobridor, embora vários casos tenham sido reportados. August Forel insiste ter descoberto o núcleo da origem do nervo auditivo do coelho, em 1884, e enviado um artigo acerca dessa descoberta ao professor Bêkhterev, em Petersburgo, que divulgou a descoberta como tendo sido dele próprio, publicando-a algum tempo depois no *Neurologisches Zentralblatt* (Gazeta Neurológica Central). Forel nunca teve dúvidas de que Bêkhterev havia roubado sua descoberta[35]. Na maioria dessas controvérsias, contudo, as disputas eram sobre a prioridade de autoria quanto ao descobrimento. Estabeleceu-se a regra de que a prioridade seria atribuída ao primeiro que publicasse a descoberta, sendo considerada decisiva a data oficial de publicação. Como resultado disso, surgiram as disputas a respeito do tempo que os autores tinham de esperar entre a data de envio do manuscrito e a data de sua publicação impressa nos periódicos. Forel afirmou ter descoberto a unidade da célula nervosa em 1886 e enviado seu trabalho para o *Archiv für Psychiatrie* (Arquivo de Psiquiatria), que só o publicou em janeiro de 1887. A mesma descoberta foi feita simultaneamente por His, que havia encaminhado seu artigo para outro periódico, que o publicou em outubro de 1886, o que lhe garantiu a atribuição de prioridade da autoria. Depois deles, Ramon y Cajal, Kölliker e, por fim, Waldeyer publicaram a mesma descoberta, mas o último – que cunhou o termo "neurônio" – é quem geralmente é creditado pela descoberta[36]. Circulavam rumores de que alguns autores não hesitavam em alterar a data de publicação de seus livros ou panfletos a fim de garantirem a prioridade.

Controvérsias científicas também foram acirradas por paixões nacionalistas. Desde o início do século, vinham crescendo as rivalidades entre a ciência alemã, a ciência francesa e a ciência inglesa, com cada um desses países tentando projetar os seus cientistas no primeiro plano. A Guerra Franco-Prussiana de 1870-1871 inflamou ainda mais as paixões. Surgiram disputas entre cientistas de ambos os países, às vezes de forma decorosa (como entre Renan e David Strauss), às vezes de uma maneira mais hostil (como entre Fustel de Coulanges e Mommsen). Às vezes havia trocas de insultos. Após a derrota militar, os franceses promoveram Pasteur – com suas descobertas que marcaram época em benefício da humanidade – como um símbolo da superioridade francesa no âmbito intelectual. A Alemanha opunha Koch a Pasteur. No ano de 1882, em Genebra, no Congresso Internacional de Higiene, Pasteur apresentou uma comunicação em defesa de suas descobertas, contra os argumentos de Koch. Aconteceu de ele citar um *Recueil allemand* (coletânea alemã) de artigos sobre higiene. Koch, que estava no encontro, entendeu que Pasteur havia dito *Orgueil allemand* (presunção alemã), levantou-se e interrompeu Pasteur com veementes protestos – para a surpresa do público, que não entendia a razão pela qual Koch estava protestando[37]. Não há dúvida de que a ciência havia perdido muito do caráter internacional que ela ainda tinha no século XVIII. As tentativas de criar uma nova ciência internacional foram encontrando cada vez mais dificuldades por causa da expansão da ciência nesse ínterim, e do número cada vez maior de cientistas. No passado, um acadêmico podia passar anos concentrado em torno de um importante volume, que seria a síntese do trabalho e do pensamento de uma vida. Com o desenvolvimento do movimento científico, adentrou-se numa era de academias e sociedades eruditas que se encontravam regularmente, nas quais os cientistas anunciavam resumidamente qualquer nova descoberta tão logo as tivessem feito. Era também a época dos vários congressos, nos quais os cientistas anunciavam apressadamente descobertas que ainda estavam em andamento e resultados que esperavam encontrar. Geralmente não se percebe que os congressos científicos são algo relativamente novo. Realizavam-se reuniões nacionais anuais de associações científicas profissionais, e também encontros de cientistas delegados por seus respectivos governos para a discussão de problemas determinados, mas os grandes congressos que nos são familiares eram algo bastante novo nos anos 1880[38]. Os primeiros congressos internacionais eram pequenas reuniões. Como exemplo, o primeiro Congresso Internacional de Psicologia, em 1886, teve 160 participantes registrados; o segundo, no ano de 1889, em Paris, 210; o terceiro, no ano de 1892, em Londres, trezentos; o quarto, no ano de 1896, em Munique, 503. As línguas oficiais eram o francês, o alemão, o inglês e, às vezes, o italiano. Esperava-se que cientistas de todos os países fossem capazes de compreender uns aos outros sem intérpretes, não havendo tradução simultânea, é claro – um procedimento que não existia sequer na ficção científica daquela época.

A história da ciência, tal como geralmente é ensinada, exalta os vitoriosos e ignora os muitos que foram vencidos nessa luta feroz. Alguns destes eram homens das mais brilhantes qualidades, quando não gênios. Citaremos apenas um exemplo, o de Moritz Benedikt (1835-1920), cujas *Erinnerungen* (Memórias) narram um desolado relato de uma vida de frustração científica e profissional em Viena[39]. À primeira vista, parece que Benedikt teve uma carreira de sucesso: foi um pioneiro na neurologia, na eletrologia, na criminologia e na psiquiatria; lecionou na Universidade de Viena; teve uma rica clientela particular; publicou vários artigos e viajou consideravelmente por países estrangeiros onde era aclamado como uma das grandes cabeças da medicina austríaca. Conseguiu a admiração e a amizade de Charcot, que deu seu nome a uma doença rara, a Síndrome de Benedikt – que, de fato, Benedikt havia sido o primeiro a descrever. Contudo, as *Erinnerungen* de Benedikt são as de um homem frustrado que se afoga, literalmente, em ressentimento. Ele conta como suas descobertas foram sendo, um após a outra, apropriadas e desenvolvidas por outros cientistas que ganharam o crédito que lhe era devido; reclama ainda como nunca foi designado para a cátedra que sentia lhe ser de direito e como seus méritos nunca foram reconhecidos por seus conterrâneos. Descreve a hostilidade dos austríacos para com todo tipo de grandiosidade e recorda a ingratidão desse povo para com grandes artistas – músicos como Mozart, Haydn, Schubert, o poeta Grillparzer, entre outros. É verdade incontestável que a contribuição de Benedikt para a psiquiatria dinâmica foi de grande valor, como veremos adiante.

Seria uma grande contribuição para a história secreta da ciência analisar em detalhe os fatores que trazem fama a alguns cientistas e, a outros, esquecimento. Como exemplo, poderia ser feita uma comparação com Champollion (1790-1832), que é aclamado como gênio por ter decifrado os hieróglifos egípcios, e Grotefend (1775-1853), que, embora tenha decifrado a antiga escrita cuneiforme persa, encontra-se praticamente esquecido hoje em dia[40]. Não há evidência para assumir que existia mais mérito em uma das decifrações do que na outra. Como pode ser então explicada a diferença de postura em relação a elas? Em primeiro lugar, Champollion beneficiou-se de uma lenda centenária em torno do Egito Antigo. Supunha-se que os hieróglifos (escrita sagrada) contivessem os mistérios de uma prodigiosa e esquecida sabedoria de uma antiguidade insondável. Por outro lado, a Pérsia Antiga havia sido tão completamente destruída pelos conquistadores islâmicos e mongóis que pouco havia sobrevivido. Só depois, com o *Zend-Avesta* de Fechner e o *Zaratustra* de Nietzsche,

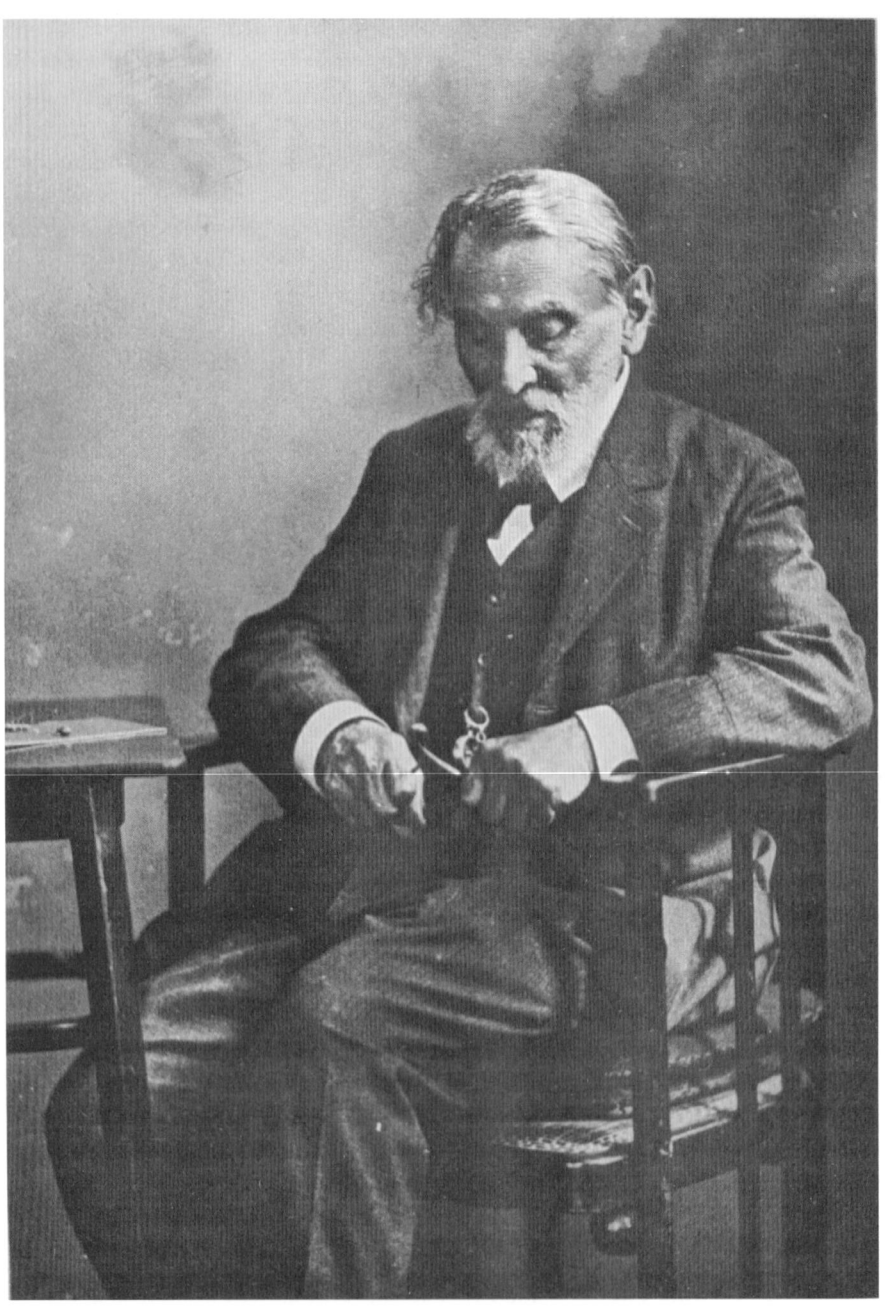

Moritz Benedikt *(1835-1920), que possuía uma mente muitíssimo versátil, foi um esquecido pioneiro da psiquiatria dinâmica. O retrato mostra-o idoso, arruinado pela inflação do pós-guerra e esquecido pela nova geração, fazendo experimentações com a forquilha divinatória. (Acervo de retratos do Instituto de História da Medicina, Viena.)*

ela entrou um pouco mais em voga. Em segundo lugar, os caracteres cuneiformes eram mais abstratos e menos decorativos que os hieróglifos egípcios, altamente artísticos. Em terceiro, a descoberta de Champollion tinha um pano de fundo político: a expedição egípcia de Napoleão – ela própria um dos episódios mais românticos da história – foi frustrada pelos ingleses, e a rixa anglo-francesa prosseguiu no campo científico. Apesar de os acadêmicos britânicos estarem no caminho, a decifração dos hieróglifos foi alcançada primeiro por um francês, o que significou uma retaliação para a França. A descoberta de Grotefend, contudo, ocorreu em um momento de pouca receptividade na Alemanha. Em quarto lugar, a vida do próprio Champollion é repleta de episódios aventureiros e românticos. Ainda criança, experimentou a emoção das expedições egípcias. Aos doze, fez um juramento solene de que iria decifrar os hieróglifos. Conheceu então um monge egípcio que lhe ensinou a língua copta, que ele logo dominou e, por volta dos dezesseis, conhecia tão bem quanto sua língua materna. Seu primeiro artigo sobre o copta foi recebido com entusiasmo no Institut de France. Quando fez sua descoberta decisiva, correu até o irmão, gritando: "*Je tiens l'affaire!*" (Consegui!), desmaiando e tendo de ficar em repouso por cinco dias. Sua descoberta foi celebrada como um triunfo nacional pelos franceses perante violentos protestos britânicos. A vida de Grotefend, ao contrário, era a de um filho de sapateiro que a muito custo se tornou professor numa pequena faculdade tradicional e que não conseguiria ascender mais na escala acadêmica. Sua descoberta deparou-se com incredulidade, suspeição e hostilidade por parte dos orientalistas, que consideravam inadmissível uma descoberta tão grandiosa e importante ter sido feita fora dos círculos universitários. Com muito esforço, Grotefend fora capaz de publicar parte de sua descoberta, e passou o resto da vida lutando desesperadamente para ganhar o reconhecimento que só lhe foi dado postumamente. Muitos paralelos às sinas de Champollion e Grotefend podem ser traçados em outras ciências. De fato, o verso de Kipling talvez tenha se aplicado mais ao mundo científico que a qualquer outro: "Triunfo e desastre... esses dois impostores."

O Profeta de uma Nova Era: Nietzsche

Por volta de 1880, o mundo ocidental encontrava-se sob a influência do positivismo, do cientificismo e do evolucionismo. As correntes predominantes eram, além dos vestígios da velha filosofia iluminista, o darwinismo social, o marxismo e as filosofias materialista e mecanicista mais recentes. Entre os principais pensadores estavam os utilitaristas e filósofos sociais Herbert Spencer, John Stuart Mill e Hippolyte Taine. Na literatura, o naturalismo objetivava reproduzir o mais exatamente possível as imagens da vida e os fatos, como Balzac havia feito e como vinha sendo feito por Flaubert, Maupassant e Zola. O romantismo parecia coisa do passado.

Contudo, por volta de 1885, uma nova virada cultural e uma acentuada mudança na orientação intelectual puderam ser sentidas na Europa. Ela afetou muitos aspectos da cultura, e o nascimento da psiquiatria dinâmica mais recente só pode ser entendido nesse contexto. Friedrich Nietzsche destaca-se entre os líderes do novo movimento. Nietzsche (1844-1900) era filho de um ministro protestante que havia morrido quando ele era muito jovem. Sua primeira vocação foi a filologia greco-latina. Aluno excepcionalmente brilhante, foi designado professor de filologia clássica na Universidade da Basileia, em 1869, aos vinte e cinco anos de idade – uma lendária façanha. Em 1872, surpreendeu e desapontou seus colegas com o livro *O Nascimento da Tragédia*. A doença forçou-o a demitir-se do cargo em 1879. Ele já havia começado a escrever uma série de livros nos quais proclamava, num estilo aforístico brilhante e num tom profético, a necessidade de derrubar os valores aceites da sociedade contemporânea, o princípio da vontade de potência, e a mais obscura doutrina do super-homem e do eterno retorno. Em 1889, foi acometido por uma paresia geral e passou os anos que lhe restaram em total alienação mental até sua morte, em 1900.

Nietzsche representa, num alto grau, aquilo que os alemães chamam de uma natureza problemática, isto é, uma personalidade que é difícil de avaliar e suscita opiniões conflitantes. Todo o seu desenvolvimento seguiu um padrão de crises sucessivas. Após a dramática perda da fé cristã na tenra juventude, veio o seu entusiasmo por Schopenhauer e Wagner, a sua migração da filologia para a filosofia, e então a abrupta ruptura de sua amizade com Wagner. Essas experiências somaram-se a uma sucessão de sofrimentos físicos e neuróticos graves, dos quais a cada vez ele emergia com novas concepções filosóficas – a última delas, seu célebre livro *Assim Falou Zaratustra*. É difícil de averiguar em que medida as últimas obras de Nietzsche expressam uma evolução adicional em seu pensamento ou sua distorção pela afecção mental.

Três fatos contribuíram para que se conferisse uma particular importância a Nietzsche no mundo europeu contemporâneo: sua lenda, seu estilo e suas ideias. A lenda em torno dele havia começado ainda em vida: a de um homem que se aparta da sociedade, vive em solidão nas montanhas suíças, como Zaratustra em sua caverna, e lança um anátema sobre a sociedade contemporânea[41]. Depois veio a sua afecção mental, que alguns supunham ser a vingança do destino contra um ser humano que se imaginava acima de seus semelhantes. Depois da sua morte, a lenda de Nietzsche foi fomentada principalmente pelos Arquivos Nietzsche, cujo verdadeiro propósito parece ter sido o de propagar essa lenda, conforme os desejos de sua irmã e de um pequeno grupo de seguidores que não hesitavam em publicar versões falsificadas de obras póstumas do autor[42]. A lenda de Nietzsche, por sua vez, seria explorada por várias ideologias, inclusive o nazismo.

A influência da obra de Nietzsche talvez se deva tanto ao seu estilo quanto ao seu conteúdo. *O Nascimento da Tragédia* é seu único livro cujo contorno é consistentemente claro. As obras seguintes foram sucessões de aforismos reluzentes. *Assim Falou Zaratustra*, a história de um profeta e de suas declarações, um livro repleto de alegorias e mitos, exerceu extraordinária fascinação na juventude europeia entre 1890 e 1910.

As ideias nietzschianas são particularmente difíceis de valorar, por causa de sua falta de sistematização e inúmeras contradições. Não admira que tenham dado origem a tantas interpretações conflitantes. Os contemporâneos ficavam impressionados com seu caráter polêmico e com os ataques veementes de Nietzsche contra as ideologias correntes, a ordem social, a religião estabelecida e a moralidade convencional. Ele negava a existência da causalidade, as leis naturais e a possibilidade de o homem alcançar qualquer verdade – uma conclusão expressa num de seus aforismos: "Nada é verdadeiro, tudo é permitido!" Dessa perspectiva, o pensamento nietzschiano foi compreendido como um sistema radical de niilismo filosófico e moral[43]. A maioria dos intérpretes de Nietzsche, contudo, considera o aspecto negativo do seu pensamento como preliminar a uma reconstrução filosófica do homem, da sociedade e da ética.

Em seus aspectos positivos, Nietzsche é importante tanto por seus conceitos psicológicos quanto pelos filosóficos. A novidade de tais conceitos foi tardiamente reconhecida, principalmente por meio da obra de Ludwig Klages[44], Karl Jaspers[45] e Alwin Mittasch[46]. Klages chega ao ponto de chamar Nietzsche de o verdadeiro fundador da psicologia moderna. Thomas Mann considerava Nietzsche "o maior crítico e psicólogo da moral conhecido na história da mente humana"[47]. Mesmo as suas ideias sobre crime e castigo mostraram-se de grande originalidade e interesse do ponto de vista da criminologia moderna[48].

Alwin Mittasch retratou a conexão entre as ideias psicológicas de Nietzsche e as descobertas contemporâneas no campo da energia física. Nietzsche transpôs para a psicologia o princípio de conservação e transformação da energia elaborado por Robert Mayer. Do mesmo modo que a energia física pode permanecer potencial ou ser atualizada, Nietzsche visualizava como "um *quantum* de energia (psíquica) represada" podia esperar até que pudesse ser utilizado, e como às vezes uma ligeira causa precipitadora podia liberar uma poderosa descarga de energia psíquica. A energia mental também poderia ser voluntariamente acumulada com vistas a uma utilização posterior num nível mais elevado. Também poderia ser transferida de uma pulsão para outra. Isso levou Nietzsche a considerar a mente humana como um sistema de pulsões; e, por fim, a emoção como um "complexo de representação inconsciente e estados da vontade".

Ludwig Klages caracterizou Nietzsche como um eminente representante de uma corrente que prevaleceu nos anos 1880, a psicologia do "descortinamento" ou do "desmascaramento", que Dostoiévski e Ibsen desenvolveram noutras direções. O interesse de Nietzsche era desvelar como o homem é um ser autoenganador, que também está constantemente enganando seus semelhantes. "Em tudo o que uma pessoa deixa ver, pode-se perguntar: o que isso esconderá? De que deve distrair o olhar? Que preconceito deve suscitar? E também: até onde vai a finura dessa dissimulação? E onde ele se equivoca nisso?"[49] Visto que o homem mente para si até mais que para os outros, o psicólogo deve tirar conclusões a partir do que as pessoas realmente querem dizer, não a partir do que elas dizem ou fazem. Por exemplo, o dizer do Evangelho "Os humilhados serão exaltados" deve ser traduzido por "Quem se rebaixa *quer* ser exaltado"[50]. Ademais, aquilo que o homem acredita serem seus próprios sentimentos e convicções verdadeiros não passam, muitas vezes, de restos de convicções – ou meras asserções – de seus pais e antepassados. Assim, vivemos da tolice, bem como da sabedoria de nossos ancestrais. Nietzsche é incansável em suas tentativas de mostrar como todo tipo possível de sentimento, opinião, postura, conduta e virtude está enraizada no autoengano ou numa mentira inconsciente. Assim, "cada qual é o mais distante de si mesmo"; o inconsciente é a parte essencial do indivíduo, e a consciência é apenas um tipo de fórmula cifrada do inconsciente, "um comentário, mais ou menos fantástico, sobre um texto inconsciente, talvez 'incognoscível', porém *sentido*"[51].

Nietzsche concebia o inconsciente como uma área de pensamentos, emoções e pulsões confusos; e, ao mesmo tempo, como uma área de reencenação de estágios passados do indivíduo e da espécie. A obscuridade, a desordem e a incoerência de nossas representações em sonho lembram a condição da mente humana em seus estágios mais iniciais. As alucinações de sonhos também nos lembram daquelas alucinações coletivas que tomavam comunidades inteiras de homens primitivos. "Portanto: no sono e no sonho, repetimos o *pensum* (a tarefa) da humanidade primitiva."[52] O sonho é uma reencenação de fragmentos do nosso próprio passado e do passado da humanidade. O mesmo se aplica a episódios de paixão descontrolada e afecção mental[53].

Klages e Jaspers mostraram, ambos, o grande interesse das teorias nietzschianas das pulsões, sua interação, seus conflitos e suas metamorfoses. Em suas primeiras obras, ele fala da necessidade de prazer e embate, das pulsões sexuais e dos instintos gregários, e até mesmo da pulsão por conhecimento e pela verdade. Foi dando prevalência, gradativamente, a uma pulsão de base: a vontade de potência. Nietzsche descreve sobretudo os destinos das pulsões, suas compensações ilusórias e descargas vicárias, suas sublimações, inibições, o retorno contra a própria pessoa, sem esquecer a eventualidade de seu controle consciente e voluntário.

O conceito de sublimação, que não era novo, foi aplicado por Nietzsche tanto às pulsões sexuais quanto às agressivas[54]. Ele considerava a sublimação como sendo resultado da inibição ou de um processo intelectual, e uma manifestação muito difundida. "As boas ações são más ações sublimadas."[55] Mesmo em suas formas mais sublimadas, as pulsões conservam sua importância: "O tipo e o grau da sexualidade de um homem atingem os ápices mais elevados do seu espírito."[56]

Sob o nome de inibição (*Hemmung*), Nietzsche descreve o que hoje é chamado de recalcamento, e aplica isso à percepção e à memória. "Esquecer não é uma simples *vis inertiae* (força inercial) [...], mas uma força inibidora ativa, positiva no mais rigoroso sentido."[57] "'Eu fiz isso', diz minha memória. 'Eu não posso ter feito isso', diz meu orgulho, e permanece inflexível. Por fim, a memória cede."[58]

Quanto ao retorno contra a própria pessoa, isso fornece a chave para vários dos conceitos nietzschianos básicos: o ressentimento, a consciência moral e a origem da civilização.

A palavra "ressentimento" – que compreendia toda sorte de sentimentos de rancor, despeito, inveja, ciúme e ódio – recebeu com Nietzsche um significado novo. Quando tais sentimentos são inibidos – e, logo, tornados inconscientes para o sujeito –, eles se manifestam de formas disfarçadas, notadamente como falso moralismo[59]. A moralidade cristã, tal como Nietzsche proclamava, era uma forma refinada de ressentimento; era uma moralidade de escravos que, incapazes de se rebelarem manifestamente contra seus opressores, partiram para essa forma desviada de rebelião – sentindo-se superiores, assim, enquanto humilham seus inimigos. O mandamento cristão "Ama teu inimigo", diz Nietzsche, é uma forma sutil de levar os inimigos à exasperação; logo, uma vingança das mais cruéis. O conceito nietzschiano de ressentimento seria retomado, modificado e desenvolvido por Max Scheler[60] e Marañon[61].

A teoria nietzschiana da origem da consciência moral foi inspirada por seu amigo Paul Rée, que sustentava que a consciência se originava na impossibilidade de descarregar as pulsões agressivas – algo com o qual o homem se deparou num dado período da história[62]. Em sua *Genealogia da Moral*, Nietzsche, assim como Rée, imaginava o homem primitivo como uma "fera selvagem", um "animal de rapina", "a magnífica besta loura que vagueia ávida de espólios e vitórias"[63]. Mas com a fundação da sociedade humana, as pulsões do homem selvagem e livre já não podiam ser descarregadas; assim, tinham de ser voltadas para dentro. Era essa a origem dos sentimentos de culpa, que, por sua vez, foram as primeiras raízes da consciência moral na humanidade. No indivíduo, esse processo é reforçado pela ação dos mandamentos morais e inibições de todo tipo. "O conteúdo de nossa consciência moral é tudo que, nos anos da infância, foi de nós exigido regularmente e sem motivo por seres que adorávamos ou temíamos. [...] A crença em autoridades é a fonte da consciência moral: logo, não é a voz de Deus no coração da pessoa, mas a voz de algumas pessoas na pessoa."[64] Além do mais, o indivíduo carrega em si mesmo todo tipo de opiniões e sentimentos decorrentes de seus pais e antepassados, mas que ele acredita serem seus próprios. "No filho torna-se convicção o que no pai ainda era mentira."[65] Não só os pais, mas também as mães determinam a conduta do indivíduo. "Todo indivíduo traz em si uma imagem de mulher que provém da mãe: é isso que o leva a respeitar as mulheres, a menosprezá-las ou a ser indiferente a elas em geral."[66]

Nietzsche explica a origem da civilização de um modo idêntico ao da origem da consciência: a partir de uma renúncia à satisfação das nossas pulsões. Reconhecemos aqui a velha teoria de Diderot e seus seguidores. A civilização é equiparada à afecção e ao sofrimento da humanidade, porque ela é o "resultado de uma violenta separação do seu passado animal [...] uma declaração de guerra aos velhos instintos nos quais até então se baseavam a sua força, o seu prazer e o temor que inspiravam"[67].

Um traço notório da psicologia nietzschiana é a importância que ele atribui não apenas às pulsões agressivas, mas também às autodestrutivas. Entre as manifestações destas últimas, segundo Nietzsche, está a sede por conhecimento. Nas palavras de Nietzsche, a ciência é "um princípio destruidor, inimigo da vida. Vontade de verdade – poderia ser uma oculta vontade de morte"[68]. A ciência é uma afirmação de um mundo outro que não o nosso; logo, a negação do nosso mundo, que é o mundo da vida.

Entre as ideias nietzschianas propriamente filosóficas, duas merecem especial atenção: a do super-homem e a do eterno retorno. O conceito do super-homem deu origem a uma ampla gama de interpretações. Ele não tem nada em comum com a imagem de um "super-homem" como um indivíduo extraordinariamente forte e vigoroso, dotado de poderes misteriosos. O super-homem não era um conceito novo, mas o que Nietzsche quis dizer exatamente com isso ainda é uma questão controversa[69]. Uma interpretação possível deriva da alegação nietzschiana de que "o homem é algo que deve ser superado" – a primeira mensagem dada por Zaratustra em suas predicações[70]. O homem tem de conquistar a si mesmo, mas como e com que propósito? Pode ser que ele esteja sofrendo por estar preso entre seu falso moralismo e suas profundas pulsões animais agressivas. A fim de resolver esse conflito, o homem deve descartar todos os valores estabelecidos, e experimentar, no interior de si mesmo, a escalada de toda as pulsões violentas e recalcadas; assim, os pensamentos de um homem sedento por vingança devem se deleitar *ad nauseam* em tais sentimentos, até que ele se sinta pronto para perdoar, bendizer e honrar seu inimigo[71]. Tendo assim reavaliado todos os seus valores, o homem estabelece então a sua própria escala de valores e a sua própria moralidade, e vive em conformidade com elas[72]. Esse homem, o super-homem, agora é forte, e até mesmo rígido, porém bondoso para com os fracos; e ele segue a mais elevada regra moral possível, a do eterno retorno. Essa última ideia também deu origem a muitas interpretações divergentes. Ela não deve ser entendida no sentido da "palingênese cíclica", proclamada por alguns filósofos antigos que pregavam que, em vista da constituição física do universo, os mesmos eventos irão necessariamente se repetir *ad infinitum* em determinados intervalos. Como disse W.D. Williams, a ideia de Nietzsche é a seguinte:

> Voltamos repetidamente não a uma vida precisamente como esta, mas a *esta mesma vida*... O ponto de vista nietzschiano é o de que *toda* vida – a mais elevada e a mais inferior, a nobre e a mesquinha, a boa e a má – é eterna, queiramos ou não... Podemos ver nessa ideia uma expressão extrema da consciência de nossa responsabilidade derradeira como seres humanos, da qual não há escapatória. Devemos responder por cada momento de nossas vidas, reencenando-a na eternidade.[73]

Isso é também o que Nietzsche expressou na concisa fórmula "Esta vida – tua vida eterna."[74] Ele vinculava os conceitos do super-homem e do eterno retorno. O super-homem conforma sua vida ao princípio do eterno retorno, vivendo, assim, *sub specie aeternitatis*[75] – daí a impressionante magnanimidade de cada ato humano.

Certa vez, Nietzsche disse que todo sistema filosófico não passa de uma confissão disfarçada. "Por mais que o homem se estenda em seu conhecimento, por mais objetivo que pareça a si mesmo: enfim, nada tirará disso, a não ser sua própria biografia."[76] Talvez isso seja mais verdadeiro para Nietzsche que para qualquer outro. Lou Andreas-Salomé foi a primeira a compreender a íntima relação entre os sofrimentos físico e nervoso de Nietzsche e a produtividade de sua mente[77]. Segundo Andreas-Salomé, Nietzsche passou por uma série de ciclos que foram marcados por fases de afecção e recuperação, acompanhados do ganho de novas ideias filosóficas, e um período de euforia que precedia a próxima recidiva na afecção. Isso também pode explicar a sua inabalável convicção de que ele trazia uma nova mensagem para a humanidade e era o profeta de uma nova era, assim como também pode explicar o sucesso verdadeiramente fantástico de que as ideias de Nietzsche gozaram na Europa dos anos 1890. Toda uma geração foi permeada pelo pensamento nietzschiano – independentemente da interpretação que lhe fosse dada – da mesma forma que a geração anterior havia caído nos encantos do darwinismo. É importante frisar, também, a influência de Nietzsche na psiquiatria dinâmica. Mais ainda que Bachofen, Nietzsche pode ser considerado a fonte comum de Freud, Adler e Jung.

Para quem está familiarizado com Nietzsche e Freud, a similaridade do pensamento de ambos é tão óbvia que não pode haver dúvidas quanto à influência do primeiro sobre o segundo. Freud fala de Nietzsche como um filósofo "cujas intuições e percepções frequentemente coincidem de modo espantoso com os laboriosos resultados da psicanálise", acrescentando que por um longo tempo ele evitou a leitura de Nietzsche por esse mesmo motivo, a fim de manter sua mente livre de influências externas[78]. Cumpre lembrar, contudo, que na época do início da maturidade de Freud, não era preciso ter estudado Nietzsche para ser impregnado por seu pensamento, haja vista como ele era citado, analisado e discutido em todo círculo e em todo periódico especializado ou jornal de grande circulação.

A psicanálise pertence, evidentemente, à corrente "desmascaradora", àquela busca por ocultas motivações inconscientes característica dos anos 1880 e 1890. Tanto em Freud como em Nietzsche, as palavras e feitos são vistos como manifestações de motivações inconscientes, principalmente de pulsões e conflitos entre pulsões. Para ambos os homens, o inconsciente é o domínio do selvagem; das pulsões brutas que não podem encontrar saídas permitidas, que derivam de estágios anteriores do indivíduo e da humanidade e encontram expressão na paixão, nos sonhos e na afecção mental. Até o termo "isso" (*das Es*) tem sua origem em Nietzsche[79]. A concepção dinâmica da mente – com as noções de energia mental, *quanta* de energia latente ou inibida, ou liberação de energia ou transferência de uma pulsão para outra – também se encontra em Nietzsche. Antes de Freud, Nietzsche concebeu a mente como um sistema de pulsões que podem colidir ou fundir-se uma na outra. Em contraste com Freud, contudo, Nietzsche não deu primazia à pulsão sexual – cuja importância ele reconheceu, devidamente –, mas às pulsões agressivas e autodestrutivas. Nietzsche compreendeu bem aqueles processos que foram chamados por Freud de mecanismos de defesa, particularmente a sublimação (um termo que aparece ao menos uma dúzia de vezes nas obras de Nietzsche), o recalcamento (sob o nome de inibição) e o retorno das pulsões contra a própria pessoa. Os conceitos de imago paterna e materna também se encontram, implícitos, em Nietzsche. A descrição do ressentimento, da falsa consciência e do falso moralismo anteciparam as descrições freudianas da culpa neurótica e do superego. *O Mal-Estar na Civilização* de Freud também ostenta um paralelismo digno de nota com a *Genealogia da Moral* de Nietzsche. Ambos conferem uma nova expressão ao velho pressuposto diderotiano de que o homem moderno é afligido por uma afecção peculiar vinculada à civilização porque a civilização demanda do homem que ele renuncie à satisfação de suas pulsões. Encontram-se espalhadas pelas obras de Nietzsche inúmeras ideias ou frases cujos paralelos podem ser encontrados em Freud. Nietzsche dizia que ninguém se queixa ou acusa a si mesmo sem um desejo secreto de vingança. Assim, "toda queixa (*Klagen*) é dar queixa (*Anklagen*)"[80]. A mesma ideia, com o mesmo jogo de palavras, é encontrada no célebre artigo freudiano "Luto e Melancolia": "Para eles, queixar-se é dar queixa."[81]

Se acaso a interpretação do super-homem sugerida por Lou Andreas-Salomé for a correta, ele contém a semente da concepção freudiana do tratamento psicanalítico. O super-homem, que tem de superar o conflito entre sua moralidade convencional e seus ímpetos pulsionais, tornou-se livre em seu interior; ele erigiu a sua própria escala de valores e a sua própria moralidade autônoma. Se ele é "bom", não é por outra razão, a não ser a de que decidiu sê-lo. De algum modo, ele se superou da mesma forma que o neurótico após uma psicanálise bem-sucedida.

Embora a influência de Nietzsche sobre a psicanálise ainda não tenha sido investigada muito minuciosamente[82], Crookshank realizou um detalhado estudo de Nietzsche e Adler[83]. Paralelos extensivos podem ser traçados. Para Nietzsche, assim como para Adler, o homem é um ser incompleto que precisa, ele próprio, atingir a sua própria completude. O princípio nietzschiano de que "o homem é algo que deve ser superado" encontra o seu equivalente no princípio adleriano de que "ser humano significa ser estimulado por um sentimento de inferioridade que visa ser superado". O conceito nietzschiano tardio de que, no homem, a pulsão basal é a vontade de potência encontra-se refletido no ensinamento adleriano do afã basilar do homem em direção à superioridade. Nesse aspecto, as obras de Nietzsche são uma fonte inesgotável de exemplos que mostram como a vontade de potência se manifesta de inúmeras formas disfarçadas, incluindo até mesmo o asceticismo e a sujeição voluntária a outros homens – no linguajar moderno, o masoquismo moral. A principal divergência entre Adler e Nietzsche é que o primeiro equipara, no homem, a superação de si com a aceitação do "sentimento de comunidade", ao passo que Nietzsche, um individualista radical, fala com menosprezo do "instinto gregário". Contudo, a ideia nietzschiana de que "o erro é uma condição vital", e de que o autoengano é necessário ao indivíduo, antecipa o conceito adleriano da "ficção orientadora" no neurótico.

Diferentemente de Freud, Jung sempre declarou abertamente o enorme estímulo que ele recebia de Nietzsche. As teorias junguianas são repletas de conceitos que podem ser remontados, de formas mais ou menos modificadas, a Nietzsche. É o caso das reflexões junguianas sobre o problema do mal, sobre as pulsões superiores no homem, sobre o inconsciente, o sonho, os arquétipos, a sombra, a persona, o Velho Sábio, e muitos outros conceitos. Jung também ofereceu uma interpretação da personalidade nietzschiana. *Zaratustra*, disse ele, era uma personalidade secundária nietzschiana, que se havia formado e desenvolvido lentamente em seu inconsciente até que irrompeu de repente, trazendo consigo uma enorme quantidade de material arquetípico. As aulas de Jung sobre *Zaratustra* estão contidas em dez volumes datilografados inéditos, que constituem a mais minuciosa exegese já empreendida da célebre obra de Nietzsche[84].

Neorromantismo e *Fin-de-siècle*

Como já foi dito, uma rápida e acentuada mudança de orientação intelectual ocorreu na Europa por volta de 1885. Esse movimento foi uma reação contra o positivismo e o naturalismo e, em certa medida, um retorno ao romantismo, razão pela qual recebeu o nome de neorromantismo[85]. Ele não suplantou as correntes positivista e naturalista, mas com elas caminhou lado a lado pelo resto do século. Afetou a filosofia, a literatura, as artes, a música e o modo de vida em geral, e exerceu inequívoca influência sobre as profundas mudanças que à época ocorreram na psiquiatria dinâmica.

Em seu sentido estrito, o termo "neorromantismo" designa uma série de poetas alemães, incluindo Stefan Georg, Gerhart Hauptmann, Hugo von Hofmannsthal e Rainer Maria Rilke. Em seu sentido amplo, inclui uma gama muito mais vasta de poetas, artistas, músicos e pensadores que pertenceram a uma variedade de grupos locais e temporários. Foi o caso dos pré-rafaelitas, na Inglaterra, dos simbolistas, na França, e do movimento *Jugendstil*, na Alemanha. Culminou na "decadência" e no espírito de *fin-de-siècle*.

A despeito do nome, esse movimento estava longe de ser simplesmente um retorno ao romantismo. Em certos aspectos, podia ser chamado de uma imitação distorcida, quase uma caricatura, do romantismo. A relação com a natureza, antes de mais nada, não teria como ser a mesma. Devido à industrialização em larga escala, à urbanização e às novas descobertas científicas, a vida no decorrer do século XIX vinha se tornando cada vez mais artificial. Não é de admirar que não se encontre no neorromantismo aquele sentimento imediato e pungente de contato íntimo com a natureza que estava na raiz do romantismo. Mesmo quando não havia busca direta pelo artificial e quando se chegou mais perto da natureza, os neorromânticos a enxergavam estilizada, tal como vista pelos olhos de artistas e estetas. Enquanto o romantismo via tudo como estando em processo de crescimento e evolução, o neorromantismo estava inclinado a ver o processo de degradação. Enquanto o romantismo tinha a peculiar habilidade da empatia com quase todos os períodos da história, o neorromantismo exibia uma predileção pelos períodos de decadência. O neorromantismo tampouco conseguiria encontrar um contato direto com a alma da população, como os românticos alemães haviam encontrado. Com o declínio do campesinato, o folclore, que havia sido uma rica fonte de inspiração para os românticos, estava desaparecendo no século XIX, e os neorromânticos tiveram de se contentar com uma busca mais ou menos vaga pelo mito. O romantismo havia enfatizado o valor único e insubstituível do indivíduo, vendo-o ao mesmo tempo no contexto dos contatos interpessoais na amizade, no amor, em pequenos grupos e na comunidade. O neorromantismo reforçou a adoração do indivíduo a ponto de isolá-lo dos demais, de modo que o narcisismo é um de seus traços comuns. Nunca, na história da literatura, os poetas celebraram Narciso e os heróis narcísicos a esse ponto. Mostrou-se que a figura de Narciso era um símbolo geral e a encarnação do espírito daquela época[86]. Contudo, os neorromânticos não estiveram menos preocupados que seus antecessores com o irracional, o oculto e a exploração das profundezas obscuras da mente humana. Como os românticos haviam se voltado para Mesmer e o magnetismo animal, agora os neorromânticos se encontravam entusiasmados com a hipnose, e procuravam novas evidências do inconsciente.

Em suas memórias, Jules Romains salientou o extraordinário contraste entre o movimento simbolista na França e a marcha geral da civilização no mundo contemporâneo:

> O mundo estava numa marcha ascendente e transbordava em vitalidade. Por toda parte, a liberdade política e a justiça social estavam progredindo. A condição material do homem melhorava incessantemente, não para poucos privilegiados, mas para a maioria das pessoas. A ciência e a técnica moderna só haviam mostrado os seus aspectos benéficos, e elas pareciam prometer apenas uma melhoria contínua da vida terrena… Em um mundo que se tornava repleto de empresas, fábricas e máquinas gigantes – no qual um imenso poder se revelava e onde um dos principais problemas era ter ciência disso tudo, incorporar tudo isso na vida do espírito, dominar toda essa agitação a fim de extrair dela a harmonia de uma nova civilização –, o puro simbolista, em sua torre de marfim, conta lendas para si mesmo, às vezes agradáveis, às vezes livrescas ou infantis […]. [Ele considerava sua época uma decadência, uma podridão bizantina] […] o que é, certamente, o mais fenomenal dos erros de interpretação já cometidos pela literatura. Havia uma espécie de esquizofrenia coletiva, cujo significado provavelmente não era de negligenciar.[87]

O que Jules Romains diz do movimento simbolista na França poderia, decerto, ser dito exatamente da mesma forma de outros movimentos similares pela Europa, isto é, de todos aqueles que proclamavam a decadência da civilização moderna e pertenciam à corrente neorromântica.

Um historiador da literatura, A.E. Carter, descreve essa tendência de um modo similar:

> Quase todos os autores da época pensavam que os tempos eram de decadência. Não era veleidade de alguns excêntricos, mas a opinião estabelecida de patologistas, filósofos e críticos… Visto das ruínas do presente, o século XIX parece quase inacreditavelmente enorme; um acúmulo de vapor, ferro fundido e autoconfiança, um pouco como as suas exposições internacionais. Foi o século que incorporou continentes e conquistou o mundo… O porquê de uma era como essa, que viveu vigorosamente uma vida vigorosa, ter gastado tanto tempo com a soturna meditação a respeito de sua própria "decadência", real ou imaginada, é um estranho problema para o qual não se pode dar nenhuma resposta simples.[88]

Como mostrado por Carter, a palavra "decadência" havia mudado de sentido e, no final do século XIX, adquirido uma conotação peculiar de suntuosa e tentadora corrupção. Os homens daquele tempo comparavam sua era à do declínio de Roma – ou, antes, a uma imagem lendária e extravagante da Roma imperial –, a uma não menos lendária imagem da decadência bizantina, e à frívola devassidão da corte de Luís XV.

Por toda parte encontravam-se expressões da ideia de que o mundo havia envelhecido, amparada por teorias pseudocientíficas, particularmente as da degeneração. Daí o sucesso do livro de Max Nordau, *Entartung* (Degeneração), que continha uma radical condenação dos movimentos culturais contemporâneos daquele tempo[89].

As noções de decadência e degeneração, em todas as formas e disfarces imagináveis, impregnou o pensamento da época. Nos anos 1850, Morel havia formulado uma teoria psiquiátrica na qual quase todos os distúrbios mentais crônicos se encontravam unidos sob o nome de "degeneração mental". A teoria moreliana fez muito sucesso e, nos anos 1880, dominou a psiquiatria francesa junto de Magnan. A certa altura, quase todos os laudos diagnósticos nos hospitais psiquiátricos franceses começavam com as palavras *dégénérescence mentale, avec...* (degenerescência mental, com...), onde os principais sintomas eram listados. No início dos anos 1880, Lombroso falou sobre o "criminoso nato", que supostamente resultava de uma regressão a um tipo ancestral de homem. As teorias médicas de Morel e Magnan foram popularizadas pelos romances de Zola e de outros escritores naturalistas. Mas também se alastraram de uma forma mais sutil pelos grupos neorromânticos. O conde de Gobineau sustentou que as raças humanas eram desiguais e que todas as civilizações existentes haviam sido fundadas por raças superiores, que, por meio de uniões conjugais com raças inferiores, foram por estas absorvidas, de modo que a humanidade estava condenada a um estado final de mongrelização, no qual terá perdido toda a sua habilidade criativa[90]. Mais frequentemente, contudo, os pensadores contentavam-se em descrever a suposta decadência de uma raça ou nação específicas. Na França e na Itália, mas também na Espanha – após a derrota de 1898 na Guerra Hispano-Americana –, a ideia da inferioridade dos povos latinos era razoavelmente difundida, sendo muitas vezes associada a uma obsessão dos anglo-saxões por superioridade[91]. Não obstante, o britânico Houston Stewart Chamberlain afirmou a superioridade dos alemães e a necessidade de que eles se protegessem por meio da seleção racial[92]. Uma outra versão do conceito de decadência era a ideia de "degradação aristocrática": como consequência da disseminação universal da democracia, os indivíduos e famílias superiores seriam engolidos pelas massas. Por fim, havia a afirmação nietzschiana de que a espécie humana como um todo estava em declínio, porque a civilização é incompatível com a natureza do homem. Daí também a então atual nostalgia da vida primitiva, das populações primitivas e da arte primitiva.

Essa corrente geral culminou no espírito do *fin-de-siècle*. Essa expressão parece ter surgido em Paris no ano de 1886, entrando em voga com Paul Bourget, em 1887, por meio de seu romance *Mensonges* (Mentiras). Por volta de 1891, tornou-se uma "calamidade literária", que ocorria a todo momento durante as conversas e podia ser lida às dúzias em todas as páginas de jornal[93]. Assim como a época do romantismo havia experimentado o *mal du siècle*, o período antes do final do século estava agora impregnado com o ânimo do *fin-de-siècle*. Havia, primeiramente, um sentimento geral de pessimismo supostamente baseado na doutrina filosófica de Von Hartmann e de Schopenhauer. Para nós, hoje é difícil imaginar a fascinação que a filosofia de Schopenhauer exerceu na elite intelectual daqueles tempos. Malwida von Meysenbug, uma amiga de Wagner e Nietzsche, conta em suas *Memoiren* (Memórias) como a descoberta da obra de Schopenhauer foi uma espécie de conversão religiosa para ela[94]. Os problemas filosóficos que a haviam preocupado por anos foram repentinamente elucidados. Ela encontrou uma nova interpretação da fé cristã, junto com a paz de espírito e um novo sentido para a vida. O mais frequente, no entanto, era o pessimismo de Schopenhauer e de Von Hartmann ser expresso de formas menos dignas, inspirando ensaios, peças e romances sombrios e mórbidos.

Um segundo traço do *fin-de-siècle* era o culto da *antiphysis*, isto é, de tudo o que é o oposto da natureza. Ao passo que, no século XVIII, o mito predominante era o do "nobre selvagem", do homem vigoroso e primitivo vivendo em sua floresta e lutando por sua liberdade, agora havia um mito invertido de um "homem civilizado corrompido", enfraquecido e sofisticado em meio aos luxos da cidade grande[95]. Em contraste direto com a comunhão romântica com a natureza, o homem do *fin-de-siècle* sente-se em casa nas cidades monstruosas e dispersas, as *villes tentaculaires*[96] do poeta Verhaeren, e se revela nos luxos corrompidos e pervertidos que elas oferecem. Tudo isso se aliava ao culto do estetismo, da refinada elegância no vestuário e na mobília, e da busca pelo elemento invulgar que conduzia a todo tipo possível de excentricidade. Raras vezes na história da cultura houve tantos excêntricos como nesse período.

Uma outra característica do espírito de *fin-de-siècle* foi o seu misticismo vago. Nos casos mais favoráveis, ela levou alguns literatos a uma conversão religiosa mais ou menos sensacional – como também aconteceu com vários românticos –, mas levou outros a integrar seitas espíritas ou ocultas de um ou outro tipo. Ela aumentou, frequentemente, o interesse pelos fenômenos da hipnose, do sonambulismo, da dupla personalidade e da afecção mental. Um novo dispositivo literário, o monólogo interior, foi adotado com o intuito de ser uma reprodução exata do fluxo de consciência do indivíduo. O escritor francês Édouard Dujardin[97] e o austríaco Arthur Schnitzler[98] começaram a escrever romances nos quais não havia ação, apenas descrição do suposto desenrolar do fio de pensamentos da personagem durante um dado intervalo de tempo.

Outra característica capital do espírito do *fin-de-siècle* foi o seu culto ao erotismo. O dito espírito vitoriano, que reinara principalmente na Inglaterra até meados do século, havia entrado em declínio por toda parte e dele pouco restava na Europa continental. Ao contrário, livros, periódicos especializados e jornais estavam repletos de preocupações eróticas, embora com um comedimento ligeiramente maior e com mais sutileza de expressão do que hoje em dia. A abundância de literatura obscena era tamanha que Jules Claretie, numa análise sobre 1880, escreveu o epitáfio: "Aqui jaz o ano pornográfico de 1880"[99]. O erotismo dominava a literatura desde o topo, nas refinadas obras de homens como Anatole France e Arthur Schnitzler, até as mais baratas publicações destinadas às pessoas pouco instruídas. Uma abundante literatura médica ou pseudomédica sobre as perversões estava prontamente disponível e encontrava uma grande audiência. As perversões sexuais também foram descritas, de uma forma mais ou menos velada, em muitos romances da época. Na verdade, foi ali que algumas perversões sexuais receberam os nomes pelos quais são tecnicamente referidas ainda hoje – sadismo, masoquismo, fetichismo –, e muitas vezes a descrição científica acompanhou a literária. Mario Praz mostrou o papel desempenhado pelo vampirismo no século XIX, e que a personagem do "vampiro" (sedutor destrutivo ou insaciável) foi sendo gradativamente substituída pela personagem da "vampira" (a *femme fatale*[100]) ao final do século[101]. Outro tema notável era o culto à prostituta: artistas como Toulouse-Lautrec e Klimt pintavam essas mulheres com certo afeiçoamento; escritores como Maupassant, Wedekind, Wildgans e Popper-Lynkeus as glorificavam.

O espírito do *fin-de-siècle* prevaleceu particularmente em duas cidades: Paris e Viena. Os historiadores do pensamento enfatizam que a geração que tinha entre vinte e trinta anos na França em 1890 foi uma das mais talentosas que a França já conheceu. Havia uma florescência do engenho e do talento nos âmbitos filosóficos, científicos, artísticos e literários, e um turbilhão de novas ideias contraditórias. Muitas vezes, os representantes das gerações mais velhas ficavam apreensivos com essa anarquia espiritual; eles não suspeitavam que o *fin-de-siècle* fosse um estado de espírito temporário e que as formas originais de pensamento estavam em processo. Escritores como Paul Morand, olhando para esse período em retrospectiva, são propensos a vê-lo como um período frívolo que não produziu nada além de trivialidades, e insistiram no erotismo mórbido que permeava a vida[102]. André Billy, contudo, alega que esse erotismo – o qual ele não nega – era de alta qualidade e parte da então atual busca pela felicidade[103]. Ele pensa que o período do *fin-de-siècle* sofria, sobretudo, de uma superabundância de riquezas culturais.

Viena foi o outro grande centro da atmosfera *fin-de-siècle*. Na Áustria, a ideia de decadência que prevalecia na Europa ganhou um significado especial porque estava sendo aplicada à monarquia e ao império, dos quais muitos previam a futura derrocada e desintegração. Como em Paris, a jovem geração vienense era extraordinariamente talentosa e brilhante. Entre os membros do círculo da "Jovem Viena" estavam poetas como Hermann Bahr, Richard Beer-Hofmann, Hugo von Hofmannsthal, Richard Schaukal e Arthur Schnitzler. Ali, também, o principal mal era provavelmente a superabundância de ideias e riquezas culturais.

A profunda afinidade entre a nova e incipiente psiquiatria dinâmica e o espírito dos tempos revela-se pela similaridade entre os pacientes descritos pelos psiquiatras e pelos romancistas e dramaturgos. Já foi salientado que muitos dos históricos clínicos de Pinel parecem ter sido emprestados dos romances de Balzac. Da mesma forma, os pacientes de Janet exibem similaridades notáveis com algumas das personagens de Zola: a Irène de Janet, por exemplo, com Pauline, a heroína do romance de Zola *La Joie de vivre* (A Alegria de Viver). Contudo, a Elektra de Hofmannsthal assemelha-se mais à célebre Anna O., de Josef Breuer, que à Elektra de Eurípides, e a Dora de Sigmund Freud parece ter saído de um dos contos de Schnitzler. Isso não é de admirar, já que tais escritores e psiquiatras cresceram na mesma geração e viveram na mesma atmosfera; e já que foi do mesmo ambiente de *fin-de-siècle*, refinado e altamente erotizado, que uns tiraram suas personagens literárias e outros, seus pacientes.

Psiquiatria e Psicoterapia

Como vimos no capítulo anterior, duas principais correntes psiquiátricas prevaleceram nas primeiras décadas do século XIX: a dos *Somatiker* e a dos *Psychiker* – como eles eram chamados na Alemanha. A primeira atribuía as doenças mentais a causas físicas e a questões no cérebro, a segunda enfatizava as causas emocionais dessas doenças. Como também vimos, a segunda tendência entrou em declínio por volta de 1840, e uma combinação de ambas as correntes foi tentada por Griesinger. Depois dele, contudo, a tendência organicista dominou todo o campo da psiquiatria. Por toda a Europa, dois grandes princípios aparentemente presidiram o tratamento de pacientes mentais. Primeiro, um princípio humanitário oriundo de Pinel e de seus contemporâneos: os pacientes mentais devem ser tratados o mais humanamente possível. O segundo era o princípio de que "as doenças mentais são doenças do cérebro"; logo, a melhor coisa que um psiquiatra poderia fazer por seus pacientes era estudar anatomia e patologia cerebrais, na esperança de que essa investigação conduzisse, por fim, à descoberta de tratamentos específicos para doenças da mente. Essa postura resultou no fato de que muitos hospitais psiquiátricos se tornaram centros para o estudo da anatomia e da patologia do cérebro. Acontecia de um médico ser designado diretor de um hospital psiquiátrico tendo como única qualificação o fato de ter sido um bom aluno de Anatomia Cerebral. Várias descobertas excepcionais nesse campo foram, de fato, feitas assim, em hospitais psiquiátricos pequenos e remotos.

Com o mote de que "as doenças mentais são doenças do cérebro", Griesinger declarou guerra contra os sobreviventes da velha psiquiatria romântica. Naquela época, Rokitansky e Virchow estavam lançando os alicerces da anatomopatologia celular, que parecia ser a única base firme de toda a medicina. A partir dali, Meynert, Wernicke e seus seguidores tentaram fundamentar a psiquiatria nessa mesma base. Theodor Meynert (1833-1892) e Carl Wernicke (1848-1905), dois argutos estudiosos da anatomia cerebral e habilidosos clínicos, tentaram construir um sistema geral de psiquiatria orgânica e mecanicista. Mas muitas vezes eles suplementaram as suas descobertas objetivas com hipóteses acerca do substrato anatômico e fisiológico da atividade psíquica; e no final do século XIX, muitos psiquiatras formularam distúrbios psicopatológicos com termos emprestados da anatomia do cérebro – isso era chamado de *Hirnmythologie* (mitologia cerebral).

O crédito pela superação dessa tendência é atribuído a Emil Kraepelin (1856-1926), com sua múltipla abordagem da psiquiatria: neurologia e anatomia cerebral, psicologia experimental com aplicação de novos métodos de testagem elaborados, e minuciosa investigação da história de vida do paciente. Kraepelin tornou-se o bode expiatório de muitos psiquiatras atuais que alegam que a única preocupação que ele possuía em relação aos pacientes era a de lhes colocar rótulos diagnósticos, sem fazer nada mais para ajudá-los depois disso. Mas, na verdade, ele cuidava ao máximo para que cada um de seus pacientes recebesse o melhor tratamento disponível na época, e era uma pessoa extremamente humanizada[104]. Uma de suas maiores conquistas foi a construção de uma nosologia e de uma classificação racionais da afecção mental, com as concepções de "demência precoce" e "afecção maníaco-depressiva". Por volta de 1900, Kraepelin era exaltado como o homem que havia introduzido clareza no capítulo das doenças mentais, e o seu sistema foi gradativamente encontrando aceitação por toda parte.

Enquanto isso, o trabalho de homens como Heinroth, Ideler, Neumann e os demais *Psychiker* – que talvez nunca tenham sido completamente esquecidos – experimentaram um renascimento nos anos 1880. Dois homens merecem menção especial nesse contexto: Forel e Bleuler.

August Forel (1848-1931) foi uma personalidade extraordinariamente vigorosa, cuja vida é razoavelmente bem conhecida graças à sua autobiografia[105] e a uma biografia elaborada por Annemarie Wettley[106]. Sua vida é um típico exemplo do jovem que padece de sentimentos de inferioridade, encontrando uma compensação e tornando-se um dos mais proeminentes cientistas de sua geração. A compensação que ele encontrou na infância foi o estudo das formigas, a respeito das quais ele se tornou provavelmente o maior especialista do mundo. O desejo de Forel era estudar ciências naturais, mas ele escolheu a medicina por razões práticas e logo se destacou por meio de suas descobertas no campo da anatomia cerebral, o que o levou ao posto de professor de psiquiatria na Universidade de Zurique – função que incluía a supervisão do Hospital Psiquiátrico Burghölzli. Nessa instituição ele promoveu uma reforma muitíssimo necessária, com tamanho sucesso que o Burghölzli alcançou renome mundial. Inicialmente, Forel pertenceu à escola dos organicistas, mas sua postura foi mudando gradativamente. Ele se perguntava por que os psiquiatras eram incapazes de tratar alcoolistas, ao passo que alguns leigos tinham sucesso. Perguntou a um desses leigos, o sapateiro Bosshardt, qual era o seu segredo, e ele disse: "Não é à toa, *Herr Professor*, que eu sou abstêmio e o senhor, não."[107] Essa resposta impressionou Forel de tal forma que ele próprio firmou uma promessa de abstinência, e dali em diante conseguiu ter êxito no tratamento de alcoolistas. Esse foi o primeiro passo de Forel rumo a se dar conta de que o segredo da terapia exitosa residia na postura pessoal do psicoterapeuta. Seu segundo passo nessa direção foi a descoberta da hipnose. Tendo ouvido falar do trabalho de Bernheim, viajou imediatamente para Nancy e lá permaneceu tempo o suficiente para se apropriar da técnica do tratamento hipnótico, que ele então levou de volta a Zurique. Forel logo se tornou um dos principais especialistas nesse método. Organizou um serviço ambulatorial em que o tratamento hipnótico também era aplicado, com sucesso, a pacientes afligidos por reumatismo e vários males físicos. Entre os alunos de Forel estiveram Eugen Bleuler (1857-1939), que se tornou o mais proeminente psiquiatra da Suíça, e Adolf Meyer (1866-1950), que se tornou o maior psiquiatra dos Estados Unidos.

Eugen Bleuler[108] é universalmente conhecido por sua teoria e descrição da "esquizofrenia" – termo que ele cunhou para substituir a expressão "demência precoce", cujo significado original já não era compreendido[109]. É quase impossível compreender a obra de Bleuler sem levar em consideração o pano de fundo dos embates sociais e políticos no cantão de Zurique no século xix. Eugen Bleuler nasceu em 1857 em Zolli-kon, à época um vilarejo agrícola e hoje um subúrbio de Zurique. Seus ancestrais eram lavradores, mas seu pai era um comerciante que também administrava a escola local. O pai e o avô de Bleuler, assim como todos os membros de sua família, ainda pos-suíam uma vívida recordação dos tempos em que a população rural do cantão estava sob o domínio das autoridades da cidade de Zurique, que restringiam estritamente o acesso dos rurícolas a certos ofícios, certas profissões e, acima de tudo, à educa-ção superior. A população rural possuía consciência de classe, às vezes de um modo agressivo ou revolucionário, às vezes de uma forma mais progressista. Eles organiza-vam círculos de leitura e outras atividades culturais. Em 1831, a família Bleuler havia participado do embate político que levou, por fim, ao ganho de direitos iguais para os rurícolas e à fundação da Universidade de Zurique, em 1833 – o que estava desti-nado a fomentar o desenvolvimento intelectual da jovem geração campesina. Muitos professores estrangeiros foram chamados para ocupar os cargos que não poderiam ser preenchidos pelos cidadãos suíços.

Os primeiros professores que foram lecionar psiquiatria em Zurique eram ale-mães: Griesinger, Gudden e Hitzig. Eles também foram os primeiros diretores do Hospital Psiquiátrico Burghölzli. Surgiram queixas de que esses homens se ocupavam mais com seus microscópios que com seus pacientes, e de que eles eram incapazes de se fazerem entender pelos pacientes porque falavam apenas alto-alemão e não estavam familiarizados com o dialeto local. Durante os anos que passou na escola secundária, com frequência Bleuler ouvia queixas assim de pessoas de seu próprio entorno. Ele decidiu se tornar um psiquiatra que entenderia pacientes mentais e se faria entender por eles.

Tão logo obteve seu diploma, Bleuler se tornou residente no hospital psiquiátrico de Waldau, próximo de Berna, onde exibia uma dedicação incomum aos pacientes. Partiu de lá para estudar com Charcot e Magnan em Paris, viajou para Londres e Muni-que, e passou a integrar a equipe do Hospital Psiquiátrico Burghölzli, à época sob a direção de Forel. Em 1886, Bleuler foi designado médico-diretor do hospital psiquiá-trico de Rheinau, um grande manicômio habitado por velhos pacientes demenciados que era considerado uma das instituições mais atrasadas da Suíça. Bleuler assumiu a tarefa de reabilitar esse hospital e cuidou de seus pacientes com um altruísmo inco-mum. Solteiro, morava no hospital e passava todo o tempo com os pacientes, de manhã cedo até tarde da noite, participando do tratamento físico, organizando tera-pia laboral e logrando um estreito contato emocional com cada um deles. Assim, ele obteve um entendimento único dos pacientes mentais e os mais íntimos detalhes de suas vidas psicológicas. A partir dessa experiência, extraiu o conteúdo do seu futuro manual sobre esquizofrenia e do seu livro sobre psiquiatria.

Em 1898, Bleuler foi escolhido para suceder Forel na chefia do Burghölzli. Suas obrigações incluíam a docência, o que lhe deu a possibilidade de transmitir aos alu-nos os resultados de sua experiência em Rheinau, e essas palestras tornaram-se o núcleo do seu célebre livro sobre esquizofrenia, por ele publicado tardiamente em

1911[110]. Enquanto isso, continuou as suas investigações com o auxílio de sua equipe, que, após 1900, incluía C.G. Jung.

Como a doutrina bleuleriana sobre a esquizofrenia foi frequentemente mal compreendida, talvez não seja despropositado recordar aqui os seus traços principais. Seu ponto de partida foi o próprio esforço de Bleuler para compreender uma categoria de pessoas que até então nunca haviam sido compreendidas, isto é, os esquizofrênicos. Durante os doze anos que passou em Rheinau, convivendo regularmente com um grande número de pacientes como esses, ele não apenas conversou com eles em seu próprio dialeto, mas fez todo esforço possível para compreender o significado das suas elocuções supostamente "insensatas" e dos seus delírios. Assim, Bleuler foi capaz de estabelecer uma "conexão afetiva" (*affektiver Rapport*) com cada um de seus pacientes. Essa abordagem clínica foi posteriormente suplementada, no Hospital Psiquiátrico Burghölzli, com uma pesquisa por meio do teste de associação de palavras sob a condução de Jung, e depois com o auxílio dos conceitos psicanalíticos de Freud.

Com base em sua pesquisa clínica, Bleuler desenvolveu uma nova teoria da esquizofrenia. Em contraposição às teorias puramente *organicistas* que prevaleciam em sua época, Bleuler professou uma teoria que hoje seria chamada de organodinâmica. Ele assumiu que a esquizofrenia derivava de uma causa desconhecida – talvez da ação de substâncias tóxicas no cérebro –, na qual a hereditariedade desempenhava um importante papel. No caos dos múltiplos sintomas da esquizofrenia, entre eles Breuler distinguia os sintomas primários (ou fisiogênicos), causados diretamente por processo orgânico desconhecido, e os secundários (ou psicogênicos), que derivam dos sintomas primários. Essa distinção era provavelmente inspirada no conceito janetiano de psicastenia. Tal como Janet distinguiu um distúrbio de base na psicastenia – isto é, a redução da tensão psicológica –, Bleuler também concebeu os sintomas primários da esquizofrenia como um afrouxamento da tensão das associações, de forma mais ou menos similar ao que acontece nos sonhos ou nos devaneios. Ele pensava que todas as ricas variedades de sintomas secundários derivavam desses sintomas básicos, notadamente as *Spaltungen*, ou cisões, entre as várias funções psíquicas – por exemplo, entre a afetividade e o intelecto e entre a afetividade e a vontade. O autismo – isto é, a perda de contato com a realidade – era, na concepção original de Bleuler, uma consequência da dissociação; só depois seus alunos viram nele o sintoma de base da esquizofrenia. Aqui poderia ser feita uma curiosa comparação entre o conceito bleuleriano de esquizofrenia e a teoria filosófica schlegeliana[111] de que o homem se encontra apartado da comunicação com Deus, com a natureza e com o universo porque ele é cindido, no interior de si mesmo, entre a razão, a vontade e a fantasia – e que é a tarefa da filosofia reestabelecer a harmonia no interior do homem. É improvável, contudo, que essas ideias de Schlegel tenham influenciado a teoria bleuleriana da esquizofrenia, a despeito das similaridades de pensamento.

Do ponto de vista nosológico, o conceito bleuleriano de esquizofrenia é mais amplo que a *dementia praecox*[112] kraepeliniana, já que Bleuler inclui na esquizofrenia várias questões agudas anteriormente consideradas entidades patológicas independentes.

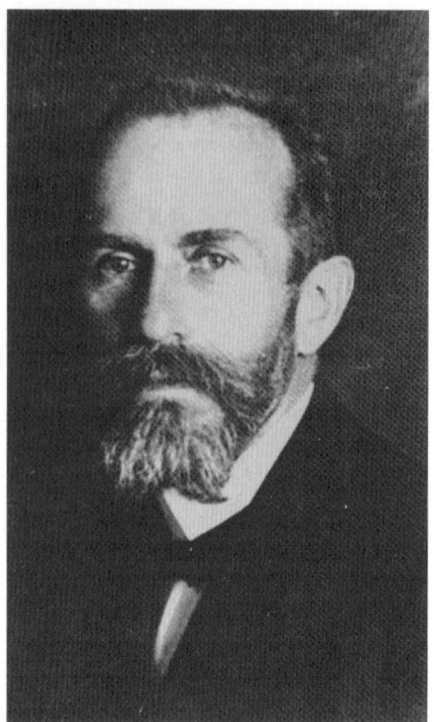

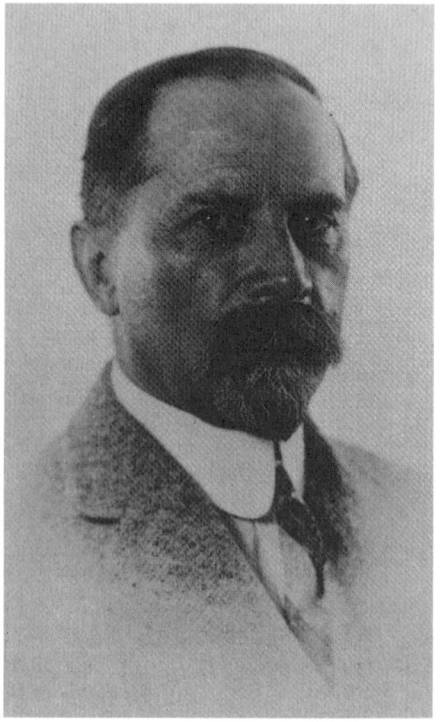

Eugen Bleuler *(1857-1939). Um dos pioneiros da abordagem psicológica da psicose no início dos anos 1890, Bleuler foi notado tanto por sua ilimitada dedicação aos pacientes quanto por suas conquistas científicas. (Cortesia do professor Manfred Bleuler.)*

Como Bleuler, **Adolf Meyer** *(1866-1950) foi discípulo de Forel no Burghölzli e, também como ele, fomentou uma nova abordagem psicológica para o estudo e o tratamento das psicoses. (Acervo de retratos do Instituto de História da Medicina, Zurique.)*

Isso era mais que uma sutileza diagnóstica. Bleuler sustentava que, se os pacientes com essas questões agudas recebessem cuidados intensivos adequados, teriam boas chances de recuperação, ao passo que, se fossem negligenciados ou tratados de modo inadequado, muitos deles evoluiriam para a esquizofrenia crônica.

O conceito bleuleriano de esquizofrenia não era apenas uma nova teoria, mas, como enfatizado por Minkowski, possuía em si mesmo uma implicação terapêutica[113]. Bleuler introduziu a otimista noção de que a esquizofrenia poderia ser detida ou regredida em qualquer estágio de sua evolução; e, num tempo em que não existiam métodos de tratamento fisiológico e farmacológico, utilizou uma série de dispositivos que – de acordo com o testemunho de todos aqueles que haviam trabalhado no Burghölzli naquela época – algumas vezes produziram efeitos milagrosos. Por exemplo, ele lançaria mão da alta precoce de pacientes que aparentavam estar gravemente doentes, ou de uma transferência súbita e inesperada para outra ala, ou da atribuição de uma responsabilidade ao paciente. Ele também organizou um sistema de terapia laboral e providenciou um período destinado ao lazer dos pacientes, assim como o funcionamento de uma coletividade humana no hospital psiquiátrico. Bleuler não foi o único psiquiatra que, entre os anos 1890 e 1900, se empenhou em introduzir entendimento e tratamento psicológicos de pacientes mentais, mas é provável que ele tenha sido o único cujos esforços nessa direção foram mais bem-sucedidos. Ele foi pioneiro no caminho posteriormente seguido, nos Estados Unidos, por Adolf Meyer[114]. Na Alemanha, experimentos similares foram conduzidos em muitos hospitais psiquiátricos, e gradualmente foram sendo promovidas melhorias que muitas vezes embasbacavam visitantes estrangeiros. Em 1906, Stewart Paton enfatizou o otimismo dos psiquiatras alemães e enalteceu os institutos psiquiátricos de Erlangen, Würzburg e Munique como hospitais psiquiátricos modelo[115]. Observou também a criação de serviços ambulatoriais e a consequente melhora na saúde mental geral da população. Esses esforços culminaram na *aktivere Therapie* (terapia mais ativa) de Hermann Simon, um método que ele desenvolveu poucos anos antes da Primeira Guerra Mundial[116]. Tratava-se de um elaborado sistema de terapia laboral em que cada paciente recebia uma tarefa particular com uma determinada quantidade de trabalho a realizar, e que foi concebido para produzir neles o máximo de melhora, tendo como resultado o completo desaparecimento da agitação no hospital psiquiátrico – isso num tempo em que tratamentos fisiológicos e farmacológicos eram desconhecidos. A terapia laboral também havia sido promovida em instituições privadas – por Möbius, Grohmann, dentre outros – para o tratamento de neuróticos[117].

Um outro traço dos anos que vão de 1880 a 1900 foi a elaboração gradual da noção de psiquiatria dinâmica. A palavra "dinâmica" passou a ser usada comumente na psiquiatria, embora com uma variedade de significados que muitas vezes causaram certa confusão. Ela havia sido utilizada por filósofos e fisiologistas com significados que muitas vezes eram pouco claros, de modo que o dicionário da Sociedade Francesa de Filosofia advertia contra o seu uso. "A palavra 'dinâmica'", ele diz, "é sedutora em seu aspecto científico, porém, especialmente como adjetivo, é atualmente uma das mais falsas moedas no linguajar filosófico de estudantes e escritores pseudofilosóficos."[118] Examinemos agora os vários significados que o termo adquiriu na neuropsiquiatria.

1. Leibniz é geralmente creditado por ter cunhado a palavra "dinâmico" em contraposição às palavras "estático" e "cinemático". Ela a utilizava na mecânica. O termo foi retomado e aplicado à psicologia por Herbart, que distinguiu os estados estáticos e dinâmicos de consciência; e à sociologia, posteriormente, por Auguste Comte, que distinguiu entre uma sociologia estática e uma sociologia dinâmica. Na fisiologia, a palavra já era utilizada em 1802, e os magnetizadores alemães falavam comumente em forças "dinâmico-psíquicas"[119]. Contudo, a principal figura a impulsionar o conceito de energia psíquica foi Fechner; e, como veremos a seguir, na segunda metade do século XIX houve teorias da energia nervosa e da energia mental moldadas mais ou menos na teoria física da energia.

2. Os fisiologistas franceses, contudo, utilizaram a palavra "dinâmico" para expressar a noção de "funcional", em oposição a "orgânico". Macario escreveu um estudo, que é citado com frequência, acerca das "paralisias dinâmicas" – com o que ele queria dizer paralisia sem lesões do sistema nervoso[120]. Posteriormente, Charcot pregou

as distinções entre as paralisias "orgânica" e "dinâmica", o segundo grupo incluindo aquelas paralisias que resultam da histeria, da hipnose e do trauma psíquico.

3. Um terceiro significado foi introduzido por Brown-Séquard, com sua teoria das "ações dinâmicas" no sistema nervoso[121]. Uma estimulação de uma parte do sistema nervoso, dizia ele, poderia produzir efeitos numa de suas outras partes, seja como "dinamogênese" (uma estimulação do funcionamento), seja como "inibição" (uma redução do funcionamento). Os psiquiatras começaram a aplicar esses conceitos aos fenômenos de distúrbio mental, especialmente à neurose, às vezes suplementados por outros conceitos retomados da fisiologia cerebral, como o de "facilitação"[122].

4. Enquanto isso, o termo "dinâmico" havia sido aplicado à potência motriz das imagens, um conceito que datava provavelmente do filósofo Malebranche e de seus sucessores. Segundo De Morsier, esse conceito foi transferido da filosofia para a psiquiatria por Esquirol, que frequentou as palestras do filósofo Laromiguière de 1811 a 1813[123]. Esse conceito foi retomado por Bernheim, que centrou em torno dele a sua teoria do sugestionamento. Com o nome de "lei do ideodinamismo", ele expôs sua opinião de que "toda ideia sugestionada e aceita tende a converter-se em atos"[124].

Em 1897, Aimé esboçou uma teoria da psicologia dinâmica baseada nos ensinamentos de Brown-Séquard e da Escola de Nancy[125]. Distinguiu três classes de distúrbios nervosos: os puramente orgânicos, os puramente dinâmicos (sem lesão conhecida) e os estados intermediários (que hoje seriam chamados de organodinâmicos). Ele pregava que ideias e emoções são "fatos nervosos dinâmicos", isto é, expressões de fenômenos dinamogênicos ou inibitórios em certas estruturas nervosas. Um verdadeiro diagnóstico visa fazer uma avaliação dos respectivos papéis dos fatores orgânicos e dinâmicos na afecção. Há duas classes de tratamentos dinâmicos: os que se baseiam na inibição e os que se baseiam na dinamogênese. Entre os últimos estão o sugestionamento propriamente dito, o sugestionamento hipnótico, "o sugestionamento materializado" (hoje chamado de terapia placebo) e, por fim, os métodos de treinamento. O autor atribui um papel particularmente importante à terapia dinâmica no tratamento – ou, ao menos, na atenuação – de muitas doenças físicas.

5. Por fim, a palavra "dinâmico" adquiriu ainda outro significado, relacionado aos conceitos de evolução e regressão. Parece que o primeiro a aplicar essas noções à psiquiatria – ainda sem utilizar o termo "dinâmica" – foi Moreau (de Tours), que pregava que a afecção mental é um mundo em si mesmo, basicamente diferente do nosso e comparável ao mundo dos sonhos, muito embora seus elementos sejam todos tirados do mundo real[126]. O fato de base que subjaz a esse mundo de delírio e alucinação não é o estímulo de nenhuma função cerebral, mas, ao contrário, uma modificação que provoca uma diminuição de funções intelectuais e um desenvolvimento desproporcional de atividades psíquicas vestigiais. Janet sempre insistiu que a sua própria teoria dinâmica havia sido inspirada por aquilo que chamava de "lei fundamental da afecção mental", de Moreau de Tours[127]. Henry Ey frisa repetidas vezes a originalidade das ideias de Moreau[128]. Um conceito similar foi posteriormente introduzido em neurologia por Hughlings Jackson, o primeiro a aplicá-lo ao estudo da afasia e

da epilepsia[129]. Jackson levava em consideração a evolução do sistema nervoso. No sistema nervoso humano, alguns centros apareceram numa fase mais recente da evolução humana. Quanto mais recentes, mais vulneráveis eles são; e quando um deles é prejudicado, a atividade dos centros mais antigos aumenta. Daí a distinção feita entre lesões nervosas com sintomas negativos (causadas diretamente pela lesão) e com sintomas positivos (resultantes da reativação das funções dos centros mais antigos). Na verdade, o termo "dinâmico", tal como utilizado por Jackson, combinava vários dos significados anteriores da palavra. Ele designava o aspecto fisiológico em contraste com o anatômico, o funcional em contraste com o orgânico, o regressivo em contraste com o *status quo*, e expressava ao mesmo tempo o aspecto energético, chegando por vezes a incluir a conotação de conflito e resistência. A concepção jacksoniana, como é bem conhecido hoje, exerceu uma grande influência não apenas sobre neurologistas como Head e Goldstein, mas também sobre psiquiatras: provavelmente sobre Freud, e certamente sobre Adolf Meyer – que estudou com Jackson, em Londres, no ano de 1891.

Psicologia e Patologia Sexuais, 1880-1900

Uma das características dos anos 1880 e 1890 foi o rápido progresso das investigações no campo da psicologia e da psicopatologia sexuais. Embora esse período não seja muito distante, é muito difícil captar exatamente o seu espírito. O estereótipo habitual o representa como uma era de ignorância, repressão e hipocrisia sexuais, que transformou em tabu temas relacionados ao sexo. Contudo, uma análise mais detida revela que nos anos 1880 a "hipocrisia vitoriana" era, em grande parte, coisa do passado, embora ela ainda persistisse em alguns círculos burgueses "de boas maneiras". A imagem estereotípica que temos desse período pode resultar da nossa incompreensão quanto ao fato de que o seu código social fazia as pessoas se referirem a questões de ordem sexual de uma forma mais discreta do que hoje, e que certas questões, como a homossexualidade, eram ignoradas e banidas. A repressão sexual, um traço supostamente característico desse período, era muitas vezes apenas a expressão de dois fatos: a ausência de difusão de contraceptivos e o medo das doenças venéreas. A gonorreia implicava vários meses de um tratamento doloroso, e a sífilis, via de regra, permanecia com o paciente pelo resto da vida, muitas vezes sob a ameaça de acabar em paresia geral. A sífilis foi causa de inúmeras tragédias, que a literatura refletiu em obras como *Espectros*, de Ibsen, *Les Avariés* (Os Deteriorados), de Brieux, e os poemas de Anton Wildgans. Mas a literatura era incapaz de expressar todo o horror das sinas individuais que ocorriam na realidade. O jovem Nietzsche, que aos vinte anos de idade pernoitou em Colônia no mês de fevereiro de 1865 e foi levado desprevenidamente a uma casa de prostituição, contraiu sífilis e nunca foi tratado. A afecção seguiu o seu curso insidiosamente, levando à paresia geral e à derradeira catástrofe de 1889[130]. As doenças venéreas eram algo ainda mais perigoso por causa do grande alastramento da prostituição, e porque as prostitutas eram quase invariavelmente contaminadas e, portanto, potenciais fontes de contágio.

Hoje dificilmente conseguimos imaginar quão monstruosa a sífilis aparentava ser para as pessoas daquela época, agravada pela suscetibilidade de ser transmitida à próxima geração na forma da "sífilis hereditária", que, por sua vez, havia se tornado um mito atemorizante ao qual muitos médicos atribuíam todas as doenças de origem desconhecida. Assim, quando Freud considerou a sífilis hereditária uma das principais causas das neuroses, ele simplesmente refletiu uma opinião que era comum aos círculos médicos da época.

Um outro traço desse período foi a luta por reconhecimento dos direitos das mulheres. O movimento feminista remontava a Mary Wolstonecraft e a algumas revolucionárias francesas do final do século XVIII, mas ele se desenvolveu lentamente. No período de 1880 a 1900, contudo, retomou-se o embate com um vigor renovado, muito embora a maioria dos contemporâneos o vissem como idealista e sem esperança. Não obstante, resultou em discussões ideológicas sobre a igualdade natural ou a desigualdade dos sexos e sobre a psicologia das mulheres. Várias opiniões encontraram-se representadas.

A opinião comum sustentava que o homem era naturalmente superior à mulher, não apenas em força física, mas em caráter, vontade de potência, inteligência e criatividade. Em 1901, o psiquiatra alemão Möbius publicou um tratado, *Über den physiologischen Schwachsinn des Weibes* (Sobre a Imbecilidade Fisiológica da Mulher), segundo o qual a mulher é física e mentalmente intermediária entre a criança e o homem[131]. Ela tem uma natureza mais animal que o homem e exibe uma total falta de crítica e autocontrole; porém, isso é uma sorte, porque, nas palavras de Möbius, "se a mulher não fosse corporal e mentalmente débil, ela seria extremamente perigosa". Não faltaram homens, e até mulheres, que apoiassem esse ponto de vista. Mesmo no início do século XX, a inferioridade da mulher era algo geralmente dado como certo, e o único problema discutido a esse propósito era quanto à razão para a sua inferioridade. O tema oposto – o da superioridade natural da mulher – foi reivindicado por algumas poucas feministas apaixonadas, e ninguém poderia ter adivinhado que mais tarde também haveria homens em sua defesa[132].

A tese da igualdade natural dos sexos foi reivindicada pela maioria das feministas, que, ao argumento da menor criatividade da mulher, respondiam que essa inferioridade intelectual era o resultado de séculos de opressão masculina. Os escritos de Bachofen foram utilizados como argumento em discussões como essas, notadamente pelo socialista Bebel, que reivindicava exatamente os mesmos direitos e deveres para mulheres e homens, assim como educação igualitária para ambos os sexos.

Uma terceira tese era a de uma diferença qualitativa – mais que uma superioridade ou inferioridade – que sustentava que os sexos eram psicologicamente complementares um ao outro. Essa teoria foi por vezes associada à da bissexuação fundamental dos seres humanos. Era o velho mito romântico do Andrógino voltando à luz sob o manto psicológico. Michelet já havia dito que "homem e mulher são dois seres incompletos e relativos, visto que não passam de duas metades do mesmo todo"[133]. Agora, essa teoria ia sendo revivida de várias formas.

É digno de nota que cada um dos três grandes pioneiros – Freud, Adler e Jung – adotaram posteriormente uma dessas três teorias. Freud parece ter tomado como certa a inferioridade natural da mulher, visto que, num de seus escritos iniciais, assumiu que a repressão sexual mais forte na mulher é a causa de sua inferioridade intelectual. Depois, chegou a falar do masoquismo natural da mulher. Adler, por outro lado, era um ferrenho defensor da teoria da igualdade natural dos sexos. Quanto a Jung, é óbvio que sua teoria da *anima* no homem e do *animus* na mulher está relacionada com o terceiro ponto de vista.

Durante as últimas duas décadas do século XIX, muitas ideias brotaram em torno dessas discussões, e muitas delas foram posteriormente parar nas teorias psiquiátricas dinâmicas mais recentes. Uma ideia favorita sustentava que o homem, em vez de ver a mulher como ela realmente é, nela projeta imagens que poderiam ser classificadas em três categorias: 1. o ideal imaginário; 2. imagens retiradas de seu próprio passado; e 3. o que se poderia chamar de "imagens arquetípicas". E.T.A. Hoffmann, Achim von Arnim e outros românticos já haviam retratado em detalhe o caráter imaginário e ilusório da imagem da pessoa amada tal como vista por quem ama, e haviam escrito a respeito das consequências destrutivas de tais delírios. O conflito entre a mulher ilusória e a real foi posteriormente utilizado por Spitteler como tema de seu romance *Imago*, um romance muitíssimo admirado por Freud e Jung, cujo título guarneceu a psicanálise com um dos termos prediletos de seu vocabulário[134]. Outro tema era o da duradoura influência do primeiro amor, fosse ele esquecido ou não. Em *Os Discípulos em Saís*, Novalis já havia contado a história de um jovem que vaga de um lugar para outro, procurando pelo objeto da visão que tivera; quando chega, por fim, ao templo de Isis, esse objeto lhe é revelado e ele reconhece nela o seu amor de infância[135]. O tema desse romance antecipa o *Gradiva*, de Wilhelm Jensen, que Freud tanto admirou e homenageou com um comentário[136]. Para outros como Nietzsche, a figura norteadora ideal era pensada como sendo a mãe. Karl Neisser sustentava que, para uma mulher ser amada por um homem, ela tem de se assemelhar às suas ancestrais – aquelas mulheres que, no passado, despertaram o amor de seus antepassados[137]. O que Neisser explicou numa centena de páginas de linguajar psicológico foi expresso por Verlaine em seu belo soneto "Meu Sonho Familiar", e esse conceito não é muito distante do conceito junguiano de *anima*. Um terceiro tema favorito foi o de que o homem projeta na mulher uma das várias imagens prontas que ele carrega em si: a imagem do mero objeto sexual, da *femme fatale*, da musa, a Virgem Mãe, aquelas figuras que competem ao que Jung posteriormente chamou de arquétipos. Alguns desses arquétipos foram objeto de muita discussão na época.

Uma dessas figuras arquetípicas – ou *Frauenphantome*[138], como foram chamadas em países de língua alemã – era a da mulher como mero objeto sexual, uma imagem que poderia ser localizada de Lutero a Schopenhauer, e vinha sendo revivida àquela época nos escritos de Laura Marholm: o objetivo da mulher é gratificar os desejos do homem, sendo este o único sentido de sua vida[139]. Essa ideia seria desenvolvida e levada ao extremo por Weininger em seu célebre livro *Geschlecht und Charakter* (Gênero e

Caráter)[140]. Ele sustentava que a mulher não possuía nem inteligência, nem caráter, nem qualquer relação com o mundo das ideias ou com Deus; que ela é um indivíduo, mas não uma pessoa; que a essência do seu ser é sexo; que ela é uma prostituta nata; e que, ao envelhecer, ela conspira para que as mulheres jovens sigam o mesmo caminho. O livro de Weininger fez um enorme sucesso e foi muitíssimo admirado por vários escritores proeminentes da época.

Outro "espectro", ou arquétipo, era a musa – ou o que os franceses chamavam de *femme inspiratrice*[141] –, que desempenhou muitas vezes um importante papel na vida e na obra de escritores e pensadores[142]. As biografias de um autor seriam divididas em períodos de acordo com as mulheres que sucessivamente o haviam inspirado. Havia uma variedade de *inspiratrices*, indo desde a *aventurière*[143], buscando casos amorosos com homens famosos, até a idealista, procurando amizades platônicas com pensadores – dos quais, por sua vez, elas poderiam ser discípulas, colaboradoras espirituais ou protetoras. Uma célebre *femme inspiratrice* foi Malwida von Meysenbug: uma mulher que, oriunda de uma família aristocrática alemã, fugiu para a Inglaterra por causa de suas convicções democráticas, viveu na França e na Itália, e desempenhou um importante papel nas vidas de Alexander Herzen e Richard Wagner[144]. Suas *Memoiren* (Memórias) descrevem uma impressionante galeria de homens: patriotas e revolucionários, compositores, romancistas e dramaturgos, filósofos e acadêmicos[145]. Ela foi uma figura determinante para que Nietzsche conhecesse uma outra jovem *femme inspiratrice*, Lou Andreas-Salomé. Esta desempenharia um importante papel nas vidas de uma série de grandes homens, de Nietzsche a Rilke, e remataria sua carreira atuando como psicanalista.

A *femme fatale* também era um "espectro" popular. Ela é a mulher que destrói a genialidade de um homem, ou até mesmo o conduz à morte. Às vezes, é ainda mais perigosa porque aparece disfarçada de musa inspiradora – como Rebecca, no drama *Rosmersholm*, de Ibsen. Não muito diferente dela, mas com um caráter um pouco mais ambíguo, é o tipo de mulher que Jung denominava *Anima-Figur*[146], da qual ele vê um exemplo na Ayesha do romance *Ela*, de Rider Haggard – a mulher que é fascinante para o homem e que poderia facilmente destruí-lo, mas cujos encantos podem ser vencidos – como na história de Ulisses com a feiticeira Circe.

Uma outra figura arquetípica, a da Virgem Mãe, foi definida por Ria Claassen como a mulher que ajuda o homem a "sublimar e espiritualizar" seus instintos inferiores[147]. Era esse o papel da imagem da Mãe Santíssima na vida espiritual dos monges católicos, e a imagem da Beatriz para Dante.

Um curioso produto literário dessas preocupações a respeito das mulheres é encontrado no romance *L'Eve future* (A Eva Futura), de Villiers de L'Isle-Adam, no qual podemos encontrar vários desses arquétipos femininos[148]. Há a vampe Evelyn, que seduz um honesto homem de família e o conduz à ruína e ao suicídio. Há Alicia, a mulher que é bela, porém estúpida e vulgar. Há uma mulher de faz-de-conta, inventada por Thomas Edison para ser fisicamente idêntica a Alicia, mas cujo vazio interior é preenchido com o espírito de uma falecida, Hadaly, que será a *femme inspiratrice* do herói do romance. É indicativo do espírito desse período que o autor também recorra a temas como a dupla personalidade e o espiritismo ao escrever essa típica obra-prima da ficção científica de 1886.

Enquanto ocorriam todas essas discussões psicológicas sobre os sexos, os biólogos buscavam novas abordagens para os mesmos problemas em seus laboratórios. Um progresso decisivo foi realizado por volta de 1830, quando Baer, na Alemanha – e, depois dele, outros cientistas – descobriu ou aclarou os fenômenos da ovulação. Michelet, na França, enfatizou a importância dessas descobertas para a compreensão da psicologia da mulher e vulgarizou-as num tom algo romântico[149]. Posteriormente, nos anos 1880, quando os fisiologistas estavam começando a lançar os alicerces da endocrinologia, o fisiologista Brown-Séquard, aos 72 anos de idade, apresentou à Sociedade de Biologia[150], em Paris, no dia 1º de junho de 1889, uma comunicação acerca dos efeitos produzidos no homem por injeções subcutâneas de um produto extraído dos testículos de porquinhos da Índia e cães[151]. Ele relatava que havia ministrado uma série de oito injeções do produto a um idoso, tendo como resultado um extraordinário rejuvenescimento fisiológico e psicológico. O sujeito era o próprio Brown-Séquard, e os ouvintes que o conheciam só puderam reconhecer o fato de que ele parecia vinte anos mais jovem. Era sabido há séculos, a partir do exemplo dos *castrati*[152], que as glândulas sexuais masculinas continham um produto que possuía uma ação poderosa sobre o organismo masculino e estimulava a agressividade, entre outros. Agora estava dada uma prova da ação "dinamogênica" dessa secreção glandular, o que seria posteriormente confirmado pela descoberta do próprio hormônio masculino. Brown-Séquard enfatizou o paralelismo entre o fenômeno fisiológico e os efeitos psicológicos. Esse pode muito bem ter sido o ponto de partida para a teoria freudiana da libido, que Freud primeiro concebeu como um fenômeno psicobiológico no substrato de uma substância química desconhecida.

A abordagem psicológica do estudo dos fatos sexuais não foi menos frutífera, mas aqui são necessárias duas observações. Primeiro, é uma ocorrência frequente na história da ciência que certos fatos são de conhecimento comum aos cientistas numa dada disciplina e são completamente negligenciados em outras. Certos fatos poderiam ser bem conhecidos pelos ginecologistas e desconhecidos pelos neurologistas, bem conhecidos pelos educadores e desconhecidos pelos médicos. O outro fato é a grande persistência de certos erros, uma vez que estivessem enraizados. Assim, durante os séculos XVIII e XIX havia falsas ideias correntes acerca dos supostos perigos da masturbação, como a crença de que ela poderia ser causa de graves doenças da medula e do cérebro, ou de hebefrenia. No final do século XIX, tais opiniões começaram a ser questionadas, mas ainda reinavam na literatura popular e em parte da literatura científica. Era comum acreditar que a masturbação fosse uma das principais causas da neurastenia, e essa ideia pode ser encontrada até mesmo nos escritos iniciais de Freud.

Enquanto os médicos geralmente consideravam a sexualidade infantil uma rara anormalidade, por um longo tempo ela havia sido dada como certa por sacerdotes e educadores. Em seus livros, o padre Debreyne – um teólogo moral que também era médico – insistiu a respeito da grande frequência da masturbação infantil e das brincadeiras sexuais entre crianças pequenas, bem como da sedução de crianças bem pequenininhas por amas de leite e criadas[153]. Em sua obra, o bispo Dupanloup de Orleans – um eminente educador – enfatizou repetidas vezes a extrema frequência de brincadeiras sexuais entre as crianças, e asseverou que a maioria delas adquiria "maus hábitos" entre as idades de um e dois anos[154]. Ideias similares foram brilhantemente expostas por Michelet em algumas das obras que ele escreveu para a educação popular. Em *Nos Fils* (Os Nossos Filhos), advertiu os pais quanto aos perigos daquilo que hoje seria chamado de sexualidade infantil e de Complexo de Édipo[155]. Ele cita, com aprovação, os antigos escritos judaicos que recomendam que o pai mantenha certa distância da filha, e os moralistas católicos que recomendavam o mesmo comportamento da parte das mães para com os filhos homens. Michelet diz que a ciência moderna confirma a sabedoria de tais mandamentos, e mostra que o garoto já é quase um homem ao nascer: "Se lhe falta a potência, ele tem os ímpetos e sonhos de vaga sensualidade." Os bebês de berço já podem ser voluptuosos, ele diz; logo, a mãe deve ser cuidadosa a esse respeito. Quase sempre o bebê tem ciúmes dos irmãos e do pai. Michelet descreve, de modo perspicaz, como a criança simula o sono a fim de melhor observar, com aguda atenção, as conversas e intimidades entre os pais. Se a mãe tem o hábito de levar a criança para a cama com ela, estabelece-se um laço "magnético" entre eles, podendo resultar em graves perigos para a criança no futuro. Michelet também adverte contra vínculos incestuosos entre irmãos em tenra idade, e diz ter observado ao menos cinco ou seis famílias estimadas e conhecidas nas quais tais vínculos produziram frutos amargos. Como muitos de seus contemporâneos, Michelet também adverte acerca da possível sedução de crianças jovens por criados, e contra os perigos de uma acentuada preferência da mãe por um dos filhos. As obras de Michelet foram amplamente lidas e, a partir de seu exemplo – bem como do exemplo de muitos dos seus contemporâneos –, fica óbvio que, a seu ver, a "angélica pureza das criancinhas" não era, de forma alguma, uma crença comum[156].

O estudo médico e psiquiátrico dos desvios sexuais também registrou progressos decisivos após 1880, mas não era novidade[157]. O tema havia sido tratado durante séculos por teólogos morais; por exemplo, no século XVII, por Sánchez em seu *De sancto matrimonii sacramento* (Do Santo Sacramento do Matrimônio) – uma obra enorme, da qual versões condensadas eram conhecidas por muitos párocos[158]. No século XVIII, uma obra de Alphonse de Liguori atingiu um público ainda mais amplo[159]. Do ponto de vista teológico do pecado, Liguori distinguiu entre atos cometidos de acordo com a natureza (como estupro, adultério e incesto) e aqueles cometidos contrariamente à natureza (como sodomia e bestialidade). Foi realizada uma distinção adicional entre "atos consumados" e "atos não consumados" – estes incluindo toda uma gama que ia de pensamentos impuros e palavras obscenas a contato físico sem real consumação. Essa classificação foi expandida pelo padre Debreyne, que, sendo também médico, desenvolveu o aspecto psicológico do problema e deve ser considerado um dos pioneiros da patologia sexual.

Rémy de Gourmont dizia que a patologia sexual tinha sua origem em duas fontes principais: as obras dos teólogos morais católicos e as dos escritores pornográficos.

Mas chegou um momento em que os escritores começaram a tratar as questões sexuais de uma forma objetiva e não pornográfica. Jean-Jacques Rousseau (1712-1778) alegava realizar em suas *Confissões* um completo e sincero relato das mais íntimas experiências de sua vida, incluindo as suas experiências sexuais relacionadas com a masturbação, a inibição sexual, o exibicionismo e o masoquismo moral. Uma geração depois, Restif de La Bretonne (1734-1806) descreveu o próprio fetichismo em vários de seus romances, particularmente em *Monsieur Nicolas* (Senhor Nicolas). O Marquês de Sade (1740-1814), membro de uma aristocrática família francesa, era um psicopata de costumes dissolutos, mas brilhante inteligência, que, como resultado de vários delitos, passou quatorze anos de sua vida na prisão e treze anos em hospitais psiquiátricos[160]. Ele utilizou seu ócio compulsório para escrever romances que, por um longo tempo, foram considerados enfadonhos. Recentemente, acreditou-se que Sade fosse um profundo gênio e um grande pioneiro no campo da patologia sexual. Deve-se lembrar, contudo, que ele havia passado a infância e a juventude com o tio, o culto e abastado bispo de Sade. Se o jovem Sade leu tratados de teologia moral na enorme biblioteca do tio, ele pode ter tirado de lá uma boa parte de seus conceitos supostamente originais a respeito da patologia sexual. Entre os escritores mais recentes, Leopold Sacher-Masoch (1836-1895) descreveu as próprias tendências sexuais anormais em vários romances, principalmente em *A Vênus das Peles*[161]. O herói desse romance deseja ser humilhado pela mulher que ama e sente-se morbidamente atraído por suas peles.

Enquanto isso, um médico russo, Kaan, publicou um tratado em latim, *Psychopathia sexualis* (Psicopatia Sexual), em 1844, descrevendo sucintamente as modificações do *nisus sexualis* (pulsão sexual)[162]. Um psiquiatra alemão, Jakob Christoph Santlus, embasou um sistema de psicologia e psicopatologia numa teoria das pulsões[163]. A pulsão-a-ser (*Seinstrieb*) de base era dividida por Santlus nas partes animal e espiritual do homem, daí as duas pulsões fundamentais: a sexual e a espiritual. Essas duas pulsões se desenvolvem, mas há interações entre elas que incluem muitos desvios dos quais uma variedade é descrita por Santlus. Entre outros, ele enfatiza a conexão entre delírios religiosos e as pulsões sexuais. Na França, Paul Moreau (de Tours) escreveu um clássico tratado sobre desvios sexuais[164]. Em 1870, com o nome de "sentimento sexual contrário", Westphal inaugurou o estudo psiquiátrico objetivo da homossexualidade masculina[165]. Mas o prestígio de fundador da patologia sexual científica moderna ficou para o clínico austríaco Richard von Krafft-Ebing (1840-1902), já conhecido como um proeminente psiquiatra forense. Em 1886, ele publicou o seu *Psychopathia sexualis*, baseado em muitos históricos clínicos de indivíduos sexualmente anormais. O livro fez um enorme sucesso e foi regularmente editado à medida que Krafft-Ebing ia modificando o conteúdo do texto e as suas classificações das anormalidades sexuais de uma edição a outra. Ele cunhou os termos "sadismo" e "masoquismo": o primeiro, em memória do Marquês de Sade, para designar o desvio no qual o prazer sexual encontra-se associado à crueldade física infligida no parceiro; e o termo "masoquismo", em memória de Sacher-Masoch, para designar uma associação do prazer sexual com a ideia ou o fato de ser humilhado e maltratado por uma mulher[166]. Contrário ao que

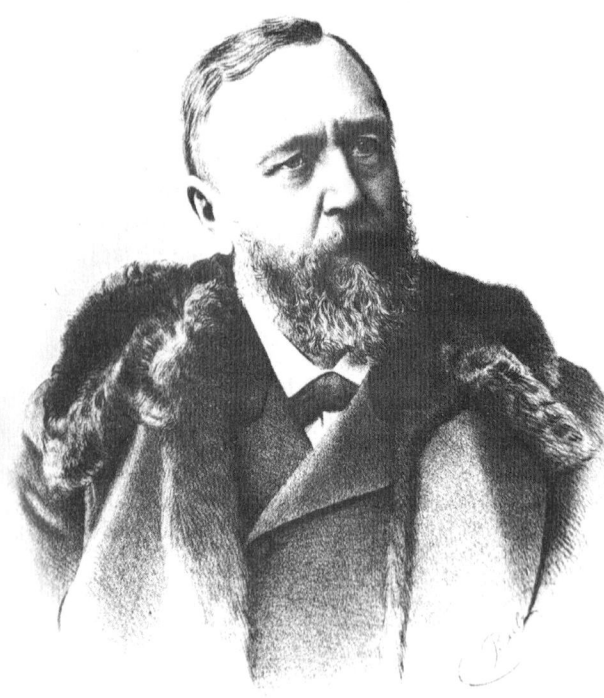

Richard Von Krafft-Ebing *(1840-1903), o célebre psiquiatra austríaco, perito forense e fundador da psicopatologia sexual moderna, teve muito trabalho para responder a cada um dos muitos desconhecidos desviantes que lhe escreveram a respeito de seus incômodos problemas. (Acervo de retratos do Instituto de História da Medicina, Viena.)*

frequentemente se assume, Krafft-Ebing não falava de dor física nesse contexto; ao contrário, dizia que os masoquistas abominavam a ideia de flagelação. Ele a considerava uma condição bastante diferente, não necessariamente conectada a patologias sexuais. A primeira classificação que Krafft-Ebing realizou da patologia sexual distinguia quatro classes de anormalidades sexuais: 1. ausência de apetite sexual; 2. aumento patológico do apetite sexual; 3. emergência do apetite sexual em período anormal (ou demasiado cedo, ou demasiado tarde na vida); 4. perversões: sadismo, necrofilia e "sentimento sexual contrário" [167]. Nas edições seguintes de *Psychopathia sexualis*, ele modificou sua classificação diversas vezes e, por fim, acabou distinguindo dois grupos principais: o primeiro conforme a meta (sadismo, masoquismo, fetichismo e exibicionismo); o segundo conforme o objeto (homossexualidade, pedofilia, zoofilia, gerontofilia e autoerotismo). Krafft-Ebing impulsionou tremendamente o estudo da patologia sexual, e após 1880 os estudos sobre o assunto começaram a surgir em número cada vez maior, particularmente na Alemanha. Em 1899, Magnus Hirschfeld fundou o primeiro periódico especializado no campo, o *Jahrbuch für sexuelle Zwischenstufen* (Anuário de Estágios Sexuais Intermediários), e foi o primeiro a fazer uma distinção radical entre a homossexualidade e o travestismo. Entre outros estudos estiveram os de Iwan Bloch, Löwenfeld, Marcuse, Moll e os dos antropólogos alemães sobre a psicopatologia sexual comparada. Na França, Lasègue já havia apresentado o primeiro estudo psiquiátrico do exibicionismo em 1877[168], Alfred Binet cunhara a palavra "fetichismo" em um extensivo estudo dedicado a esse desvio[169] e um dos discípulos de Charcot, Chambard, mencionou as zonas erógenas, pela primeira vez, em

1881 – termo que será retomado por Krafft-Ebing e que, posteriormente, foi parar na psicanálise[170]. Na Inglaterra, Havelock Ellis tornou-se conhecido principalmente por sua grande compilação sobre *Psicologia do Sexo*.

Esses estudos de Krafft-Ebing e outros suscitaram um profundo interesse que logo alcançou um público amplo, o qual, como vimos, já dispunha de um grande número de romances sobre o tema do sexo. Contrariamente à lenda atual que nos faria acreditar que aqueles foram dias de obscurantismo sexual, no continente não havia barreiras à publicação, à distribuição e ao acesso a escritos como esses. Era também uma época em que livros populares sobre assuntos de ordem sexual começavam a surgir por toda parte. Na Alemanha, por exemplo, um livro de Bölsche, *Das Liebesleben in der Natur* (A Vida Amorosa na Natureza), descrevendo em detalhe as múltiplas variedades dos processos de reprodução no reino animal, tornou-se um sucesso de vendas[171]. É verdade que a crítica contra esse transbordamento de literatura sexual estava aumentando, mas o real significado dessa crítica é mal compreendido hoje em dia. Moritz Benedikt relata que quando o *Psychopathia sexualis* de Krafft-Ebing foi publicado, ele teve de dissuadir o comitê da Associação Médico-Psicológica Britânica de cancelar a afiliação honorária do autor na instituição[172]. A queixa contra Krafft-Ebing não era por ter publicado o livro, mas por não ter impedido que ele fosse vendido indiscriminadamente. Benedikt observou que, "hoje, as alunas das escolas superiores para moças conhecem mais acerca do tema das perversões sexuais do que nós, quando jovens médicos". Benedikt acrescenta que Mantegazza, um professor italiano, publicara um livro sobre questões sexuais que também se tornou um sucesso de vendas e foi traduzido para várias línguas, e ele se justificava dizendo que, por causa de sua modesta remuneração como professor, teve de encontrar outras fontes de renda. Obviamente, era difícil determinar a linha divisória entre vulgarização científica e pornografia desde o início. Outra objeção que Moritz Benedikt e outros fizeram aos novos "sexólogos" era que estes haviam criado um tipo de "romantização" da perversão sexual. Enquanto no passado os sexualmente desviantes eram vistos como fora da lei, agora eram muitas vezes retratados como pessoas que passam por sofrimentos inauditos. Também a esse respeito, nem sempre era fácil delinear os escritos de psiquiatras profissionais e os dos sexualmente desviantes defendendo as suas causas.

Uma questão muito debatida à época era se os desvios sexuais eram inatos ou adquiridos. Aqui também se pode ver a diferença de perspectiva entre as pessoas conforme o seu campo de atuação. Para os educadores, o problema era simples: eles viam a homossexualidade como um resultado quase natural de certas condições desfavoráveis entre adolescentes e rapazes. O mesmo se aplicava ao Exército, à Marinha e às prisões. Krafft-Ebing – que, enquanto perito forense, tinha de examinar os mais graves casos de anormalidade sexual levados aos tribunais, e que havia sido influenciado pela teoria da degeneração de Morel e Magnan – estava inclinado a atribuir as perversões sexuais mais severas a uma origem constitutiva. Inicialmente, essa opinião foi compartilhada por muitos psiquiatras; contudo, a noção de que causas psicológicas podem ser a origem da perversão sexual ganhou terreno. A origem de muitas perversões era remontada a um acontecimento particular na infância. Rousseau já havia descrito como uma surra que ele havia levado de uma garota, aos oito anos de idade, havia sido o ponto de partida de seu desvio sexual. Binet, sem negar o papel da predisposição, observou na história de seus fetichistas uma ocorrência que deu à perversão a sua forma característica. Em 1894, Féré contou de duas mulheres que, na tenra infância, haviam sido objeto de carícias sexuais por criados, sem nenhum efeito imediato; contudo, posteriormente, sob estresse circunstancial, um desvio sexual apareceu[173]. Féré acreditava que o mesmo poderia ocorrer em casos de sedução sexual de bebês. Em 1901, Moll enfatizou o perigo de castigar fisicamente crianças pequenas, advertindo que isso poderia ser tornar motivo de estimulação sexual para o professor, para os colegas que testemunhavam o castigo e, particularmente, para a criança castigada – em quem isso pode ter um efeito duradouro[174].

A ocorrência do desvio sexual como algo que se origina em certas situações interpessoais na tenra juventude era algo pregado por Theodor Meynert[175]. Ele dizia que a experiência clínica o havia levado a descobrir que a homossexualidade era sempre de origem adquirida. Como exemplo, relatou a história de um homem que se sentia atraído pelo próprio sexo, e cuja mãe havia se tornado viúva muito cedo e convidava garotos com a idade do filho para lhe fazerem companhia, sendo incapaz, contudo, de notar que ele percebia os próprios sentimentos eróticos dela para com eles. Apenas seguindo o seu exemplo, o filho se viu então atraído pelo próprio sexo. Meynert também conta a história de um necrófilo cujo desvio se originara no fato de ele ter trabalhado em um necrotério onde teve a sua primeira estimulação sexual vendo cadáveres nus de mulheres.

Tornou-se prevalente a ideia de que os distúrbios sexuais poderiam resultar de causas psicológicas inconscientes cujas origens deveriam ser encontradas na infância. Dallemagne falou em excitações sexuais transitórias aos cinco ou seis anos de idade, produzindo associações que, por sua vez, anos depois, formavam o substrato inconsciente dos nossos atos e sentimentos[176]. Ribot, em 1886, ofereceu uma classificação dos distúrbios sexuais baseada na origem: 1. causas anatômicas e fisiológicas; 2. causas sociológicas (comunidades fechadas de homens); 3. causas psicológicas inconscientes do tipo descrito por Dallemagne, expressando a ação de uma subpersonalidade inconsciente que dirige a personalidade consciente; e 4. causas psicológicas conscientes (o trabalho da imaginação sobre um tema erótico, como bem poderia ser realizado acerca de um tema artístico ou científico)[177].

A suposição de uma psicogênese das perversões sexuais naturalmente conduziu a tentativas de tratá-las por meio de psicoterapia. Foi o caso de um paciente de Charcot e Magnan que, aos seis anos de idade, havia visto soldados se masturbando e, desde aquela época, só se sentia estimulado ao avistar homens, não manifestando interesse algum pelas mulheres[178]. O tratamento consistiu em substituir a imagem de um homem pela de uma mulher nua, e após alguns meses o paciente se tornou capaz de ter relações satisfatórias com uma mulher. Vinte anos depois, Magnan publicou a continuação dessa história: o paciente havia se convencido de que a sua "obsessão" não era invencível; e após um grande esforço com vistas a criar associações novas e heterossexuais, ele foi capaz de se casar e, até a época da publicação, jamais recaiu em seus hábitos antigos[179].

Durante o período entre 1880 e 1900, houve um interesse crescente nas manifestações veladas da pulsão sexual, que anteriormente haviam sido objeto de investigações para Ideler, Neumann, Santlus, dentre outros. O papel da pulsão sexual na histeria era dado como certo por quase todos os médicos até Briquet, que, como vimos acima, negou isso expressamente em seu manual escrito em 1859. Após Briquet, as opiniões sobre o assunto ficaram divididas. Aqui ocorreu uma dessas curiosas cisões que às vezes acontecem na história da ciência: enquanto a maioria dos neurologistas tendia a seguir o ponto de vista de Briquet e Charcot, os ginecologistas ainda acreditavam na psicogênese sexual da histeria. Nós descrevemos no capítulo 3 como o ginecologista estadunidense A.F.A. King, após adotar a teoria de Binet da dupla personalidade dos pacientes histéricos, sustentou que essas duas personalidades são o "eu reprodutivo" e o "eu autopreservativo"[180]. Se uma mulher decide dizer "não" às exigências das funções reprodutivas, a histeria é passível de ocorrer, a não ser que a sua necessidade por atividade seja totalmente absorvida na luta pela existência. Entre os neurologistas, contudo, havia um que não aceitava a teoria de Briquet: Moritz Benedikt sustentou, em 1864, que a histeria dependia de distúrbios sexuais funcionais (não físicos)[181]. Em 1868, substanciou essa teoria com observações clínicas sobre a relação da histeria com distúrbios da libido (tal como ele denominava), publicou quatro casos de histeria masculina cuja culpa ele atribuía a maus-tratos na infância, e defendeu a necessidade de psicoterapia[182]. Em 1891 e nos anos seguintes, descreveu o que chamou de segunda vida: a existência e a importância, para muitas pessoas – particularmente para as mulheres –, de uma vida secreta; e o papel patogênico de um segredo, que ele dizia quase sempre concernir a algum aspecto da vida sexual do paciente[183]. Ele deu exemplos de estados histéricos graves que foram rapidamente curados por meio da confissão de tais segredos patogênicos, e do subsequente desaparecimento dos problemas do paciente.

Com relação à outra neurose corrente, a neurastenia, a maior parte dos especialistas ainda acreditava que a masturbação era uma de suas causas mais frequentes; no entanto, a crença de que havia outras causas sexuais – o coito interrompido, em especial – começou a ganhar força. Alexander Peyer, médico zuriquense, citou uma dúzia de autores que compartilhavam dessa sua opinião[184]. Peyer também sustentou que havia uma forma especial de asma causada por uma variedade de distúrbios na vida sexual, especialmente pelo coito interrompido[185].

Outro tópico frequente de discussão eram as várias reações assumidas quando os instintos sexuais permaneciam insatisfeitos, além da psicose ou da neurose clássica. O criminologista austríaco Hans Gross concedeu especial atenção a esse problema, porque assumia que o instinto sexual frustrado poderia, em dadas circunstâncias, se tornar o ponto de partida de crimes; e que, portanto, era necessário ao investigador judicial conhecer as várias máscaras da sexualidade oculta[186]. Uma delas, segundo ele, é a falsa devoção; outra, o tédio, isto é, um vazio interior que, independentemente de quão movimentada possa ser a vida, nunca é preenchido. Uma terceira ele descrevia como "vaidade mórbida", e uma quarta, o ressentimento. Uma questão muito debatida era se a abstinência sexual podia ser nociva. A maioria dos autores acreditava que sim. Krafft-Ebing, contudo, era um dos que pensavam que a abstinência sexual só podia ser prejudicial a indivíduos com predisposição, nos quais os seus efeitos podiam ir de leve agitação, ou insônia, a alucinações[187].

Não menos debatidas eram as metamorfoses normais ou superiores da pulsão sexual. Muito curiosamente, Gall, embora criador de uma psicologia baseada no estudo das pulsões, fez objeção a essa ideia e exclamou: "Quem ousaria derivar a poesia, a música e as artes visuais de alguma questão com os órgãos de procriação?"[188] Ostwald, em sua biografia dos grandes cientistas, salientou que suas vidas amorosas haviam sido de pouca importância e não exerceram influência em suas descobertas[189]. Mas Metchnikov, seguido pela maioria dos autores, acreditava na importância da sexualidade na criatividade dos gênios, e reuniu muitos documentos acerca desse problema[190].

Muitos foram ainda mais longe e atribuíram uma origem sexual ao sentimento de beleza. Espinas apresentou uma teoria do senso estético originando-se na competição entre machos para ganhar as fêmeas na forma de uma plumagem brilhante, canto e danças, e no esforço da fêmea em se fazer atraente para o macho[191]. Nietzsche disse que "toda beleza estimula a procriação [...] é esse o *proprium* (característico) de seu efeito, do que é mais sensual até o mais espiritual"[192]. Steinthal sustentou que, no decorrer da escalada do homem desde o mundo animal, uma parte de sua pulsão sexual foi transformada no senso de beleza[193]. Möbius pregava que tudo que achamos belo na natureza tem sua origem na pulsão sexual, e que o próprio sentimento estético revela uma conexão direta com isso[194]. Santayana pregava que o impulso sexual irradia para a religião, a filantropia, o amor pela natureza e pelos animais, e o senso de beleza[195]. Naumann ressaltou que "a fonte primitiva e onipotente de atividade estética, assim como o deleite, é a vida sexual"[196]. Yrjö Hirn, de modo mais moderado, via o instinto sexual como um dos quatro fatores básicos da origem da arte, e considerava o erotismo um meio de seleção na evolução e um estimulante emocional[197]. Rémy de Gourmont argumentava que nem homens, nem mulheres são belos em si mesmos; a mulher ainda menos que o homem. Se o corpo feminino se tornou a encarnação da beleza, foi por meio de uma ilusão sexual do homem[198]. Em resumo, esse conceito da origem sexual do sentimento de beleza era o mais prevalente, e se encaixava bem no quadro geral da época.

Também nesse período, começaram investigações sobre os estágios de evolução do instinto sexual, tanto na história da espécie humana quanto no desenvolvimento do indivíduo. Em 1894, Dessoir fez uma descrição da evolução da pulsão sexual em pessoas jovens[199]. Há, segundo ele, uma fase de indiferenciação seguida de uma fase de diferenciação que conduz normalmente à heterossexualidade ou anormalmente à homossexualidade. Distúrbios nesse processo de diferenciação podem conduzir a anormalidades sexuais, mas o sentimento sexual também pode permanecer num estágio tão "embrionário" que o indivíduo permanece sexualmente indiscriminado, sentindo-se atraído por qualquer corpo quente e vivo, até mesmo o de um animal. É importante distinguir entre homossexuais verdadeiros e os indivíduos que, permanecendo num estágio de indiferenciação, podem sentir-se atraídos por ambos os sexos. Albert Moll, em seu livro *Untersuchungen über die Libido sexualis* (Investigações Sobre a *Libido Sexualis*), deu continuidade à ideia de Dessoir a respeito de uma fase de indiferenciação sexual antes da puberdade, precedendo a fase de diferenciação[200]. A propósito, a palavra "libido" foi utilizada muitas vezes antes por aqueles médicos que, de forma mais ou menos livre, mesclavam palavras latinas em sua terminologia. Para eles, significava simplesmente desejo sexual. Havia sido usada ocasionalmente por Meynert[201], mais frequentemente por Benedikt[202] e por Krafft-Ebing[203], e muito correntemente por autores menos conhecidos como Effertz[204] e Eulenburg[205]. Parece que foi Moll quem deu a ela o sentido mais amplo de pulsão sexual em seu sentido evolucionário, e Freud se refere a Moll nesse contexto.

Em 1886, o filósofo francês Arréat sugeriu que, assim como o ato sexual não passa de um momento do instinto sexual, o instinto sexual poderia ser uma parte de um instinto mais geral[206]. No caso de duas pessoas casadas, há um círculo mais amplo de amor conjugal ao redor do núcleo de pura sexualidade que é impregnado, contudo, de sentimento sexual. No amor dos pais pelos filhos, há mais que apenas amor parental: o pai tem ciúme da filha, até mesmo mais frequentemente que a mãe tem do filho. O inverso é algo que já se vê na criança, na lúbrica avidez com a qual o bebê suga o seio da mãe e crianças pequenas beijam os pais. Arréat conta de uma menina de seis ou sete anos de idade que se enrolava nas roupas sujas do pai, dizendo "tem cheiro do papai". Ele também cita Perez e muitos outros quanto ao papel do sexo nos sentimentos emocionais de jovens irmãos. Em atos comuns de polidez – especialmente de um homem para com uma jovem mulher – e de "pura amizade" há sempre um tom sexual. A contribuição do instinto sexual para os sentimentos sociais é considerável, segundo ele. Nesse quadro de referência, as anormalidades sexuais poderiam ser consideradas, no sentido lombrosiano, um desenvolvimento interrompido.

Do acima exposto, pode-se ver que em 1900 a psicologia e a psicopatologia sexuais já estavam em pleno desenvolvimento há vinte anos, e haviam feito várias contribuições que tendiam a ser sintetizadas na nova ciência da sexologia.

O Estudo dos Sonhos

Por causa da importância que a teoria e a interpretação dos sonhos estavam destinadas a adquirir na psicologia dinâmica, é apropriado averiguar o seu desenvolvimento durante o período decisivo que vai de 1880 a 1900. De fato, naquela época havia uma grande quantidade de pesquisas sendo feitas sobre os sonhos. Contudo, para compreender o seu significado, devemos voltar algumas décadas.

Lembramos que o romantismo colocava uma enorme ênfase nos sonhos; que quase todos os românticos tinham ou uma teoria completa, ou ideias esparsas a respeito deles, e a maioria desses autores insistia no processo criativo dos sonhos.

Ennemoser[207] disse que "a essência do sonho é uma vida potencial de um gênio". Troxler[208] chegou a dizer que sonhar era um processo mais fundamental que a vida de vigília; aparentemente, com isso queria dizer que o processo onírico era contínuo no estado consciente, mas dele só nos conscientizamos ao sonhar dormindo. A concepção romântica dos sonhos culminou com Von Schubert, cujas ideias foram resumidamente revistas no capítulo 4.

Após o declínio do romantismo, a era do positivismo trouxe a noção de que os sonhos eram um subproduto insignificante da atividade cerebral automática e descoordenada que ocorre durante o sono. Contudo, foi durante esse período que surgiram os trabalhos de três grandes pioneiros da investigação onírica: Scherner, Maury e Hervey de Saint-Denys. Seus trabalhos foram a base para a elaboração posterior da teoria do sonho, de 1880 a 1900; e mais adiante, das teorias oníricas de Freud e Jung.

Enquanto isso, os estudiosos de sonhos estabeleceram gradativamente um conjunto de técnicas para a investigação onírica baseadas na observação, na experimentação e no controle dos sonhos. Descobriu-se que a observação poderia ser conduzida ao adormecer, ao ser despertado durante o sono, ou ao acordar espontaneamente. É importante permanecer quieto depois de acordar a fim de se lembrar do sonho, que deve então ser escrito imediatamente numa folha de papel deixada por perto, a postos. Hervey de Saint-Denys suplementava a escrita de seus sonhos desenhando-os. Os estudiosos de sonhos notaram que poderiam facilmente se treinar a ponto de serem capazes de se lembrar dos sonhos razoavelmente bem. O método de produzir sonhos experimentalmente foi inaugurado por Maury, e o de controlar os sonhos de alguém, por Hervey de Saint-Denys.

O livro de Scherner, *Das Leben des Traums* (A Vida do Sonho), foi publicado em 1861 como o único de uma série proposta de oito descobertas no âmbito da alma[209]. A obra de Scherner nunca se popularizou. Alguns leitores não gostaram do tom romântico com o qual, na introdução, ele falava da alma, que se manifestaria em sonhos "como quem ama se manifesta para quem é amado". Outros leitores foram desencorajados pela aridez do texto principal, e o que eles sentiam era uma exagerada tendência à classificação. Quando acrescentamos que o livro é extremamente condensado e que se tornou difícil de encontrar, pode-se compreender por que é tão raro ele ser lido atualmente. Scherner começa sua investigação com o que hoje seria chamado de fenomenologia dos sonhos. A luz nos sonhos, ele diz, é a expressão do pensamento claro e da agudeza da vontade; *chiaroscuro*[210], a expressão de sentimentos imprecisos. Ele também descreve os estágios de sonho ao adormecer, em sono total e despertando. Com relação à organização interna do sonho, ele distingue entre a descentralização (que hoje seria chamada de dissolução ou regressão) e as manifestações positivas da fantasia onírica. Sua ideia principal é que a atividade psíquica em sonhos é diretamente expressa numa língua de símbolos, daí a possibilidade de interpretá-la. Scherner propôs um sistema de interpretação onírica baseado numa teoria plausível, que resultou de prolongadas observações objetivas.

Alguns símbolos são determinados por estimulação do espírito; outros, por estimulação do corpo. Sentimentos religiosos são expressos na forma de revelação trazida por um mestre respeitado; sentimentos intelectuais, na forma de discussão entre iguais; sentimentos de vitalidade reduzida são enxergados na visão de um indivíduo doente, e assim por diante. Grande parte do livro de Scherner é dedicada a uma análise dos símbolos obtidos de sensações corporais. Determinados símbolos correspondem a certos órgãos e não são arbitrários, mas revelados pela experiência. Scherner estudou a correlação entre os sonhos e as doenças físicas ou modificações funcionais do sonhador no momento do despertar. Ele descobriu, por exemplo, que os sonhos com voo estavam relacionados ao funcionamento intensificado dos pulmões; sonhos com tráfego intenso nas ruas expressariam, por vezes, questões cardíacas ou circulatórias. Segundo Scherner, há um símbolo onírico básico: a imagem de uma casa, que é a expressão do corpo humano, com as partes do imóvel representando partes do corpo. Ele relata a história de uma senhora que foi para a cama com uma violenta dor de cabeça e sonhou que se encontrava num cômodo cujo teto estava coberto com teias enfestadas de aranhas enormes e repugnantes. No livro de Scherner há uma dúzia de páginas dedicadas a símbolos relacionados a órgãos sexuais. Como símbolos masculinos, ele menciona torres elevadas, cachimbos, clarinetes, facas e armas pontiagudas, cavalos de corrida e aves em estado de agitação sendo caçadas; entre os símbolos do sexo feminino, um pátio estreito e uma escadaria que se deve subir.

Depois de Scherner, vários autores – fazendo, ou não, referência a ele – encontraram os mesmos símbolos relacionados às mesmas partes do corpo[211]. Em sua explicação dos símbolos sexuais, Freud se refere a Scherner; contudo, os símbolos freudianos são unidades de sentido mais abstratas e independem de questões fisiológicas. Mas a obra de Scherner conheceu outros desdobramentos inesperados. Friedrich Theodor Vischer mostrou o paralelismo do simbolismo scherneriano com o simbolismo arquitetônico de templos no Egito Antigo e na Índia, os quais parecem ter sido concebidos como representação simbólica do corpo humano. Recentemente, muita especulação desse tipo foi feita quanto ao Templo de Luxor[212]. A ideia de Scherner também foi ponto de partida de um novo conceito de estética, expresso primeiramente por Robert Vischer e desenvolvido por Friedrich Theodor Vischer[213]. Temos tendência a projetar (*hineinversetzen*) nossos sentimentos corporais nas coisas, tal como revelam algumas expressões (por exemplo, "uma árvore anã"), tanto no estado de vigília como nos sonhos. A empatia (*Einfühlung*) artística repousa numa obscura pulsão de se unir com outros seres (no linguajar moderno diríamos: projetar a nossa imagem corporal noutros seres ou representações).

O clássico livro de Maury, *Le Sommeil et les rêves* (O Sono e os Sonhos), foi publicado no mesmo ano que o de Scherner; porém, em contraste com este, foi reeditado diversas vezes[214]. Maury fez experimentos consigo mesmo com dois métodos de investigação onírica. Primeiro, treinou-se a escrever os sonhos assim que acordava, e dedicou considerável atenção a escrever todas as circunstâncias que poderiam ter levado a cada um deles. Ficava impressionado com a grande sensibilidade de seus próprios sonhos a qualquer mudança na dieta ou nas condições atmosféricas. Também acreditava observar que as ilusões hipnagógicas das alucinações forneciam a "embriogênese" do sonho noturno. Seu outro método era a experimentação com estimulação sensorial. O assistente lhe dava perfume para cheirar durante o sono e Maury sonhava que estava no Cairo, na loja de um vendedor de perfumes. O assistente fazia um barulho com vibrações metálicas e Maury sonhava ouvir o alarme, e que uma revolução havia se deflagrado.

Maury compreendeu que a estimulação sensorial não respondia pela maior parte dos sonhos. A observação e a anotação dos sonhos por um longo tempo levaram-no a reduzir a parcela de participação da fantasia e da criatividade nos sonhos. Ele percebeu que muitas coisas que acreditava ter imaginado em sonho não passavam de memórias esquecidas, às vezes remontando à primeira infância. Maury também acreditava que a velocidade dos sonhos excedia em muito o pensamento no estado de vigília.

O trabalho de Maury inaugurou o estudo da estimulação experimental dos sonhos. John Mourly Vold, da Noruega, realizou experimentos – em si mesmo e em seus alunos – nos quais os membros eram atados e descobriu que isso induzia sonhos de movimento (o sonhador via a si mesmo, ou a outrem, em movimento)[215]. A propósito, posteriormente isso se tornou a base teórica do conceito de "respostas cinestésicas" de Hermann Rorschach, em seu teste com manchas de tinta. A crítica de Sante de Sanctis a respeito dos experimentos de Maury era a de que a expectativa em ter determinados sonhos era o suficiente para engendrar no sonhador sonhos aptos a confirmar a teoria do sonhador-experimentador – crítica que também se aplicava a todos aqueles que faziam experimentos com sonhos[216].

O terceiro grande pioneiro da psicologia onírica foi o marquês Hervey de Saint-Denys (1823-1892), que lecionou língua e literatura chinesa no Collège de France. Seu livro *Les Rêves et les moyens de les diriger* (Os Sonhos e os Meios de Direcioná-los), publicado anonimamente em 1867, é um dos mais extensos e minuciosos estudos já dedicados aos sonhos do próprio autor[217]. No âmbito da literatura onírica, é também um dos livros mais citados, porém menos lidos porque é extremamente raro. Freud declarou nunca ter sido capaz de encontrar uma cópia. A raridade do livro é o mais lamentável, porque ele contém os achados de uma vida de investigação onírica realizada por um homem que abriu caminhos novos, os quais poucos foram capazes de seguir.

Na primeira parte, Hervey de Saint-Denys conta como, quando era um garoto de treze anos, ocorreu-lhe a ideia de desenhar um curioso sonho que ele havia tido na noite anterior. Ficou satisfeito com o resultado e começou um álbum no qual desenhava todos os seus sonhos. Ele notou que estava se tornando cada vez mais capaz de se lembrar deles, de modo que, depois de seis meses, raramente se esquecia de algum. Mas ele ficou tão absorto nessa atividade que não conseguia pensar em mais nada e sentia dores de cabeça, de modo que foi obrigado a parar por um tempo. Retomou em seguida, continuando a anotar e desenhar seus sonhos pelos próximos vinte anos. Ele dizia que nunca perdeu um só sonho durante todo esse tempo, obtendo assim 22 cadernos que continham os sonhos de 1946 noites. Hervey descreve os sucessivos estágios do treinamento pelo qual passou a fim de controlar seus sonhos. O primeiro passo foi dado quando, alguns meses após o início, começou a ter consciência de que estava sonhando. O segundo passo foi alcançado quando ele se tornou capaz de acordar deliberadamente a fim de anotar sonhos interessantes. O terceiro passo foi adquirir a habilidade de se concentrar deliberadamente em qualquer parte do sonho que desejasse explorar mais profundamente. O quarto e último passo era o direcionamento voluntário de ao menos uma parte dos sonhos, embora ele tivesse de reconhecer que havia certas limitações. Para dar apenas um exemplo, Hervey desejava sonhar com a sua própria morte: direcionou o sonho para levá-lo ao topo de uma torre da qual se atirou; porém, bem nesse ponto, ele se viu sonhando que estava entre a multidão de espectadores que assistia a um homem que se havia atirado do alto de uma torre.

A segunda parte do livro de Hervey é dedicada a um levantamento crítico das teorias oníricas anteriores, às quais ele acrescenta uma grande quantidade de material retirado de sua experiência própria. A primeira pergunta é: de onde vêm as imagens oníricas? Aqui, Hervey confirma a observação de Maury de que o papel da memória é muito maior do que imaginamos. Como Maury, ele cita exemplos de imagens oníricas que lhe pareciam totalmente novas, mas que depois, por acaso, foi capaz de identificar como memórias esquecidas – imagens oníricas que eram, em sua maioria, reproduções de *clichés-souvenirs* (que poderia ser traduzido como "fotolembranças"). À pergunta "Por que às vezes os sonhos são confusos ou absurdos?", Hervey responde que a percepção pode ter sido rápida e pouco clara, de modo que a reprodução no sonho é, ela própria, pouco clara e indefinida. Às vezes os sonhos são obscuros porque há dois ou mais *clichés-souvenirs* sobrepostos um ao outro. Por fim, às vezes há uma "abstração", isto é, certa qualidade é subtraída de um objeto e atribuída a outro. Assim, o que Hervey chama de "abstração" e "sobreposição" é o que hoje é chamado de "deslocamento" e "condensação". A conversa entre várias pessoas – outra ocorrência em sonhos – representa, segundo Hervey, um conflito no interior do sonhador.

As memórias-imagens, contudo, não respondem por todo o material dos sonhos, diz Hervey. A fantasia criativa também tem a sua parte nisso. Embora certa vez ele tenha relatado a história de um problema de xadrez solucionado num sonho, Hervey enfatiza as apresentações oníricas imaginativas. Na verdade, vários de seus sonhos são de elevada qualidade poética e beleza. Num deles, Hervey olha para um espelho mágico, vê a si mesmo como um jovem que envelhece até se tornar um velho feio, e acorda assustado. Um outro (p. 322-323) antecipa curiosamente um episódio de *O Homem Invisível*, de H.G. Wells. Ainda mais notável são os sonhos que, na terminologia junguiana, seriam chamados de arquetípicos e que, na verdade, ao leitor atual, pareceriam emprestados de um dos escritos de Jung.

Hervey também contribuiu para o estudo experimental dos sonhos. Enquanto Maury contentou-se em fazer experimentos com simples estimulações sensoriais e a resposta a elas, Hervey imaginou uma técnica de *solidarité remémorative*[218], isto é, algo similar ao condicionamento onírico. Durante uma estada de duas semanas numa parte pitoresca do interior da França, colocou uma gota de um determinado perfume em seu lenço todo dia, parando de fazê-lo ao retornar a Paris. Vários meses depois, pediu que seu assistente colocasse algumas gotas daquele mesmo perfume em seu travesseiro durante o sono. De fato, doze dias depois ele sonhou com Vivarais – a região onde havia passado as férias – e, ao acordar, deu-se conta de que o perfume havia sido colocado em seu travesseiro naquela noite. Em seguida, ele elaborou experimentos mais complicados. Em um baile onde estava dançando com duas moças, pagou os músicos para que sempre tocassem uma determinada música quando ele estivesse dançando com cada uma delas. Algum tempo depois, colocaram as músicas para tocar para ele numa caixa de música, durante o sono, e ele descobriu que cada uma das duas valsas trazia a imagem onírica da moça com a qual havia dançado.

É de Hervey o crédito por ter chamado atenção para a plasticidade do processo onírico. Mas a técnica que ele elaborou para controlar e direcionar conscientemente os seus próprios sonhos era tão difícil que foram poucos aqueles que o imitaram. Um desses poucos foi o psiquiatra e poeta holandês Frederik van Eeden, que em 1896 começou a estudar seus sonhos com uma técnica similar à de Hervey. Como Hervey – a quem faz referência –, Van Eeden diz que, como primeiro passo, ele se tornou consciente de seus sonhos, adquirindo depois a habilidade de direcioná-los conforme a vontade. Primeiro ele condensou suas observações num romance, *De Nachtbruid* (A Noiva da Noite)[219]. Relutou em publicar os achados como sendo seus, por causa de seu caráter incomum. Contudo, relatou-os numa comunicação apresentada em uma reunião da Sociedade de Pesquisa Psíquica, ali distinguindo várias classes de sonhos, entre eles os demoníacos, nos quais tinha de lidar com personalidades demoníacas – isto é, não humanas – que agiam e falavam como seres independentes[220]. Ele também tinha sonhos lúcidos, nos quais se dirigia ao encontro de pessoas mortas que eram conhecidas suas. Também alegava ter sido capaz, num sonho lúcido, de transmitir uma mensagem subliminar a um médium. Os experimentos de Hervey podem ter inspirado o romance de George du Maurier, *Peter Ibbetson*, um sucesso de vendas dos anos 1890 no qual dois amantes, que estão separados, conseguem se encontrar toda noite em seus sonhos e, juntos, explorar o mundo de suas infâncias, de seus ancestrais e dos séculos passados[221]. A vida onírica de Robert Louis Stevenson, que mencionamos no capítulo 3, poderia ser chamada de "semiconscientemente direcionada"[222]. Ele relata ter se valido da ajuda de suas "pessoinhas", ou "duendes", como colaboradores para a escrita de seus romances. É estranho ver como, após Hervey de Saint-Denys, o poder plástico dos sonhos – conscientes ou inconscientes – foi negligenciado pelos estudiosos dos sonhos, com poucas exceções[223].

O trabalho dos três pioneiros (Scherner, Maury e Hervey de Saint-Denys) dominou a subsequente investigação onírica durante o último terço do século XIX. Durante esse período, uma quantidade considerável de pesquisa foi dedicada aos sonhos por autores que, em sua maior parte, hoje se encontram esquecidos e que quase não foram mencionados pelos historiadores, com exceção de Binswanger[224]. Strümpell, professor na Universidade de Leipzig, perguntou-se por que nos sonhos o mundo é tão diferente daquilo que ele é na vida desperta, e deu a seguinte resposta: quando acordamos, somos incapazes de situar o sonho em nosso passado ou em nosso presente, e é também por isso que os homens tenderam a buscar seu significado no futuro[225]. À pergunta "Por que o sonhador acredita que o sonho é real?", ele responde que a alma sonhadora edifica um "espaço onírico" em que as imagens e memórias são projetadas, dando a impressão de uma verdadeira percepção no momento em que a distinção entre o objetivo e o subjetivo, assim como o senso de causalidade, desaparecem. À questão "Por que se esquece o sonho tão facilmente?" Strümpell aponta para a fraqueza, a dispersão e a incoerência da maioria das imagens oníricas, e diz que a verdadeira pergunta deveria ser "Por que nós nos lembramos tanto dele?" Ele também apontou para o papel, nos sonhos, das figuras de linguagem.

O livro de Volkelt, *Die Traum-Phantasie* (A Fantasia Onírica), critica os estudiosos dos sonhos que o precederam porque deram demasiada importância aos processos negativos, e não o suficiente – com a única exceção de Scherner – ao elemento positivo, a fantasia onírica[226]. Também deram importância demais, acreditava ele, ao papel das associações, e não suficientemente ao fato mostrado por Scherner de que a fantasia onírica traduz impressões corporais diretamente em símbolos. Volkelt traz vários exemplos pessoais de sonhos em que são confirmados os símbolos de Scherner. Longe de fazer como a maioria dos românticos e admitir que, ao sonhar, a alma escapa das amarras do corpo, Volkelt diz que, pelo contrário, ela entra numa dependência mais imediata em relação ao corpo. A percepção do corpo de alguém como um todo se dá, nos sonhos, de uma forma muito diferente daquela que ocorre durante o estado de vigília. Volkelt enfrenta aqui o problema da modificação da imagem corporal nos sonhos.

Naquele mesmo ano, 1875, foi publicado o estudo de Friedrich Theodor Vischer sobre os sonhos, apresentando uma densa análise do processo pelo qual o sonhador se rende às suas imagens, criando assim a possibilidade de nelas se ver espelhado[227]. As ideias de Scherner são desenvolvidas do ponto de vista de sua aplicação à teoria da estética.

Em 1876, foi publicado o estudo de Hildebrandt sobre os sonhos e sua utilização na vida[228]. Ele distingue quatro possibilidades a esse respeito. Primeiro, a beleza de alguns sonhos pode ser um conforto para o sonhador. Segundo, o sonho confere ao sonhador uma imagem engrandecida de suas tendências morais. As palavras das Escrituras "Todo o que odeia a seu irmão é homicida" são confirmadas nos sonhos em que o sonhador comete um ato imoral que o angustia quando acordado. Num exame mais atento, ele descobre que o sonho era a materialização de algum pensamento imoral incipiente. Hildebrandt conclui que um homem perfeitamente moral jamais sonharia algo impuro. Terceiro, o sonho pode oferecer uma visão clara a respeito de certas coisas que, na vida desperta, eram percebidas de modo obscuro – por exemplo, que alguém quer prejudicar o sonhador. Quarto, há aqueles sonhos que anunciam uma enfermidade, como foi relatado desde Aristóteles, e aqueles que nos informam sobre questões fisiológicas do corpo, tais como os descritos por Scherner.

A propósito, a discussão hildebrandtiana acerca da responsabilidade moral do sonhador pelos seus sonhos foi posteriormente recuperada por Josef Popper, que, em um curioso ensaio, descreve como – quer desperto ou dormindo – é a mesma pessoa que tem os mesmos pensamentos e sentimentos; logo, se há algo dissimulado ou impudico em alguém, os seus sonhos parecerão sem sentido, ou mesmo absurdos[229]. Reconhecemos aqui a noção que se tornaria a pedra angular da teoria freudiana sobre os sonhos.

Binz, em 1878, apontou o papel das causas químicas e toxicológicas na gênese de sonhos[230]. Algumas substâncias químicas produzem sonhos específicos, como o sonho produzido por ópio, atropina, álcool, haxixe e éter. Segundo Binz, os estudiosos de sonhos enfatizaram demasiadamente o lado psicológico e ignoraram, em grande parte, os fatores fisiológicos causadores de sonhos.

Robert introduziu um novo ponto de vista[231]. A natureza, conforme ele acredita, não faz nada desnecessário. Se o sonho existe, deve haver uma função necessária. O que poderia ser? Robert assume que é um processo de eliminação que ocorre no cérebro e cujo reflexo nós percebemos como sonho. Portanto, não é que o homem possa sonhar, ele precisa sonhar a fim de eliminar as imagens que sobrecarregam a sua mente. É esse o caso quando há um transbordamento de percepções vindas de fora, ou de imagens fantasiosas. E é esse particularmente o caso para percepções pouco claras ou ideias que não foram completamente pensadas. A eliminação ocorre por meio de um processo que Robert chama de "trabalho onírico" (*Traumarbeit*), através do qual elas são ou incorporadas na memória ou esquecidas. As imagens eliminadas são percebidas por nós como imagens oníricas; elas são "aparas da oficina da mente". Uma importante consequência disso é que "uma pessoa da qual se retirasse a capacidade de sonhar se tornaria, mais cedo ou mais tarde, mentalmente transtornada", e o tipo do transtorno mental seria determinado pelo tipo de preocupação que não fora eliminado nos sonhos. Ele dá o exemplo de dois comerciantes, cada um dos quais recebe uma carta em seu escritório, recusando-se a lê-la. O primeiro está com grandes dificuldades nos negócios, ao passo que o segundo acabou de se recuperar. Logo, eles estão com ânimos diferentes e isso irá se refletir em seus sonhos. Mas se esses comerciantes não conseguissem descarregar as suas mentes em sonho, o primeiro desenvolveria delírios de perseguição e o segundo, delírios de grandeza.

Yves Delage, um biólogo francês, dedicou muitos anos ao estudo dos sonhos. Ele realizou um primeiro esboço de sua teoria em 1891[232]. Começou sua investigação partindo de uma perspectiva original: quais são as coisas com as quais *não* sonhamos? Ele descobriu que as coisas que ocupam muito a mente durante o dia não aparecem nos sonhos, nem os acontecimentos importantes da vida. Os amantes, por exemplo, não sonham um com o outro antes do casamento, durante a lua de mel, ou algum tempo depois dela; é só mais tarde, quando se habituaram um com o outro, que têm sonhos assim. À pergunta "Com o que sonhamos, de fato?" ele respondeu que a grande maioria das imagens oníricas vêm de atos ou pensamentos inacabados, ou de percepções fugidias, a maioria deles do dia anterior – Delage parece não ter tido conhecimento de Robert. Isso não exclui o fato de que os sonhos podem ser desencadeados por uma real estimulação sensorial, tal como descrito por Maury. A psicologia delagiana é energético-dinâmica, na mesma linha da psicologia herbartiana. As nossas impressões, ele diz, são "acumuladoras de energia"; noutras palavras, cada uma tem a sua própria carga de energia – e, a depender da carga, repelem ou inibem umas às outras. Embora em nossos sonhos recentes imperem os pensamentos ou imagens inacabados, as impressões que são completas podem irromper, se tiverem uma carga muito forte de energia; isso é precisamente o que acontece nos pesadelos. Porém, há também uma atividade independente no sonhar, a qual procede de forma decrescente do sonho diurno ao semissonho, e do sonho parcialmente direcionado ao sonho comum. Mas o sonho não consiste apenas em recentes imagens inalteradas. A esse respeito, Delage menciona dois processos que já haviam sido descritos por Maury e Hervey de Saint-Denys. Um é a fusão de representações numa imagem; o outro, a atribuição de um ato neutro a outro sujeito (em termos modernos, condensação e deslocamento). Ademais, não são só as memórias recentes, as antigas também podem ocorrer em sonho. Acredita-se que as memórias antigas sejam trazidas de volta por meio de associações com memórias recentes, e cadeias de associações às vezes podem ser reconstruídas – como fez Maury com as cadeias de associação verbal. Delage acreditava que tais cadeias de associações devem existir no interior dos sonhos.

A partir dessa breve revisão pode-se ver que, entre 1860 e 1899, os investigadores de sonhos já haviam descoberto quase todas as noções que seriam sintetizadas por Freud, Jung e muitos outros que ainda não receberam atenção suficiente. Nas teorias de Freud podem-se reconhecer as influências de Maury, Scherner, Strümpell, Volkelt e Delage. Quanto a Jung, sua teoria de sonhos nos lembra mais Von Schubert e os românticos – mostrando, por vezes, flagrantes analogias com Hervey de Saint-Denys.

A Exploração do Inconsciente

Nas últimas décadas do século XIX, o conceito filosófico de inconsciente, tal como pregado por Schopenhauer e Von Hartmann, era extremamente popular, e a maioria dos filósofos contemporâneos admitia a existência de uma vida mental inconsciente. Os psicólogos buscavam evidências científicas e, nesse sentido, foram realizadas contribuições decisivas entre os anos 1880 e 1900. Aqui também temos de voltar no tempo a fim de ver o problema em seu devido contexto. A suposição de que uma parte da vida psíquica escapa ao conhecimento consciente do homem havia sido sustentada por muitos séculos. Nos séculos XVII e XVIII, atraiu mais atenção; no XIX, na qualidade de um dos problemas mais altamente debatidos, tornou-se por fim uma das pedras angulares da psiquiatria dinâmica moderna. A abordagem especulativa tradicional, que foi também a dos românticos, era agora suplementada por duas outras: a experimental e a clínica[233].

A abordagem especulativa era a de filósofos e místicos panteístas da Índia e da Grécia, os vedantas, Plotino, Dionísio Areopagita, muitos místicos da Idade Média, Boehme, Schelling e os filósofos da natureza, Schopenhauer, C.G. Carus e Von Hartmann. Deve-se observar, contudo, que no decorrer do tempo os argumentos produzidos por esses filósofos eram cada vez mais de natureza psicológica. A abordagem especulativa também era utilizada por certos psicólogos-filósofos. Foi Leibniz quem propôs a primeira teoria da mente inconsciente respaldada em argumentos puramente psicológicos[234]. Ele apontou para as pequenas percepções, isto é, aquelas que estão abaixo do limiar da percepção, muito embora desempenhem um papel importante em nossa vida mental. Os conceitos de pequenas percepções e de limiar, Herbart pegou de Leibniz, mas ele introduziu um ponto de vista dinâmico[235]. Herbart pensou o limiar como uma superfície onde uma multiplicidade de percepções e representações em constante mutação lutam permanentemente entre si. As mais fortes empurram as mais fracas para baixo do limiar; as representações recalcadas esforçam-se para reemergir e, por essa razão, muitas vezes se associam a outras representações. Sob o limiar, as representações obscuras formam um tipo de coro que acompanha o drama encenado no palco consciente. Jazendo abaixo do limiar também está a massa aperceptiva, um agrupamento compacto e organizado de representações inconscientes. Se uma nova percepção será retida ou não, depende de ela se encaixar na massa aperceptiva e poder ser facilmente assimilada por ela. Herbart realizou formulações matemáticas das relações de força entre percepções. Embora sua teoria do inconsciente fosse amplamente especulativa, ela exerceu grande influência na psicologia alemã ao longo do século XIX, estendendo-se até Griesinger e a concepção psicanalítica de Freud. Uma abordagem biológica e especulativa foi utilizada por Hering, que argumentava que a memória é uma função geral de material organizado, e que, para além da memória do indivíduo, há também uma memória da espécie – da qual o instinto é uma manifestação. Ideias similares foram expressas na Inglaterra pelo romancista Samuel Butler, e posteriormente desenvolvidas por Richard Semon, Hans Driesch e Eugen Bleuler.

A abordagem experimental do estudo do inconsciente foi introduzida por Fechner com a sua psicofísica[236]. A fim de checar sua hipótese metafísica acerca da relação entre mente e corpo, por volta de 1850 ele deu início a uma longa série de experimentos sobre a relação matemática entre a intensidade dos estímulos e a intensidade das percepções. Ao computar a intensidade das percepções, atribuiu valores negativos àqueles que ficam abaixo do limiar da percepção. Contudo, descobriu que a diferença entre o estado de vigília e o estado de sono não era, primordialmente, uma diferença na intensidade de uma determinada função mental. Era como se as mesmas atividades mentais fossem exibidas alternadamente em diferentes cenas ou palcos teatrais – observação que seria, para Freud, o ponto de partida da concepção topográfica da mente. Enquanto Fechner e seus sucessores tentaram mensurar as percepções inconscientes, Helmholtz descobriu o fenômeno da "inferência inconsciente": nós percebemos os objetos não como a impressão por eles causada em nossos órgãos sensoriais, mas "como eles deveriam ser"[237]. A percepção é um tipo de reconstrução, instantânea e inconsciente, daquilo que a nossa experiência passada nos ensinou a respeito do objeto. Ela não apenas acrescenta à sensação, também subtrai dela, retendo apenas o que é utilizável para o nosso conhecimento dos objetos, a partir dos dados sensoriais.

Uma nova abordagem experimental foi elaborada por Chevreul[238], que foi capaz de mostrar que os movimentos da varinha divinatória e do pêndulo resultavam de movimentos musculares inconscientes do sujeito causados por pensamentos inconscientes. Chevreul estendeu sua pesquisa aos movimentos das "mesas girantes": não são "espíritos", disse ele, que movem as mesas, mas os movimentos musculares inconscientes dos participantes; as supostas mensagens dos "espíritos" são a expressão de pensamentos inconscientes do médium[239]. A concepção chevreuliana de pensamentos inconscientes expressos por meio de movimentos inconscientes foi posteriormente aplicada aos fenômenos de "cumberlandismo" – isto é, leitura de mentes – e de escrita automática. Uma outra abordagem experimental foi concebida por Galton ao elaborar o teste de associação de palavras. Ele descobriu que as respostas não eram dadas ao acaso, mas possuíam alguma relevância para os pensamentos, sentimentos e memórias do indivíduo[240]. Contudo, esse aspecto do teste de associação de palavras foi negligenciado pelos seguidores de Galton, e foi C.G. Jung quem primeiro utilizou esse teste como um detector de representação inconsciente. Por fim, Narziss Ach – que, numa série de investigações laboratoriais aprimoradas, enfrentou diretamente o problema da atividade inconsciente no pensamento e na vontade – mostrou experimentalmente o papel do inconsciente em determinar tendências na execução de atos conscientes de vontade e pensamento[241].

Outra abordagem foi realizada pela nova pesquisa parapsicológica, que teve as suas origens na Inglaterra. Nos anos 1870, surgiu um movimento na Universidade de Cambridge para explorar a profundidade da mente desconhecida e, em particular, os fatos da clarividência, da presciência do futuro e das supostas comunicações com os falecidos. Após um longo período de associação informal, a Sociedade de Pesquisa Psíquica foi fundada em 1822: por um médico, William Barrett; um sacerdote, o reverendo Stainton Moses; um filósofo, Henry Sidgwick; e um jovem acadêmico clássico, Frederic Myers, que desempenharia o papel principal nos primeiros vinte anos da Sociedade[242]. A base do pensamento de Myers era a indagação filosófica: "O Universo é amistoso?" Ele pensava que uma resposta satisfatória somente seria dada após responder a uma pergunta preliminar, "A vida do homem possui alguma continuidade além-túmulo?", a fim de garantir desenvolvimento e realização posteriores. Assim, o problema da sobrevivência após a morte foi posto no primeiro plano da pesquisa parapsicológica. Nesse contexto, muitos outros problemas surgiram, e Myers acreditou que cumpria fazer uma análise minuciosa dos problemas da hipnose e da dupla personalidade, bem como dos fenômenos parapsicológicos correntes, antes que a questão da comunicação com os espíritos de falecidos pudesse ser abordada propriamente. Ele deu início a um exame crítico de toda a literatura que lidava com esses tópicos. Os resultados desse levantamento, além dos resultados de sua própria pesquisa parapsicológica e da pesquisa de seus colegas, foram compilados numa obra enciclopédica que foi publicada postumamente, em 1903[243]. Assim, Myers foi não apenas um parapsicólogo, mas também um dos grandes sistematizadores da noção de mente inconsciente. Na opinião de Myers, o "si-mesmo subliminar" (como ele o chamava) tinha funções inferiores e superiores. As funções inferiores são exibidas nos processos de dissociação, descritos pelos parapsicólogos, e as funções superiores são reveladas em certas obras de gênios, as quais poderiam ser compreendidas como a "súbita emergência subliminar" de ricos depósitos de informação, sentimento e reflexão que jazem abaixo da consciência do pensador criativo. Myers acreditava que, por meio das funções superiores, a mente humana também pode ocasionalmente se comunicar com os espíritos dos falecidos. Uma terceira função do inconsciente foi chamada por ele de função mitopoética, isto é, a tendência inconsciente de tecer fantasias. É uma pena que Myers não tenha acompanhado em toda a sua amplitude as implicações dessa tão frutífera noção.

A abordagem clínica da exploração do inconsciente foi amplamente utilizada durante todo o século XIX, uma vez que grande parte do trabalho dos magnetizadores e hipnotistas era, basicamente, uma investigação clínica do inconsciente, embora ela tenha sido feita de modo assistemático e frequentemente sem crítica ou suficiente distinção entre noções experimentais e teoria.

Na França, o interesse por tais pesquisas foi renovado após a publicação de Charles Richet, em 1875[244]. No início dos anos 1880, quando Charcot e Bernheim iniciaram o estudo clínico da hipnose, um fluxo contínuo de pesquisa e publicações começou a emergir. O estado do problema do inconsciente, tal como ele se encontrava no final da década de 1880, foi esboçado por Héricourt em um levantamento publicado no ano de 1889, afirmando que a atividade mental inconsciente é uma verdade científica estabelecida para além de qualquer dúvida – e ele deu crédito a Chevreul por tê-la provado experimentalmente[245]. Como manifestações cotidianas da vida inconsciente, Héricourt menciona: os hábitos e o instinto; as memórias esquecidas, que vêm espontaneamente à mente; os problemas que são solucionados durante o sono; os movimentos inconscientes que possuem conteúdo e significado psicológicos; e os inexplicáveis sentimentos de simpatia e antipatia. Mesmo na vida cotidiana, a nossa mente consciente permanece sob a direção do inconsciente. Recebemos sugestionamentos do entorno não apenas em experimentos hipnóticos, mas também no estado de vigília, e os transformamos em pensamentos e sentimentos que acreditamos serem nossos. Outras provas da atividade do inconsciente são encontradas na histeria, na mediunidade e na escrita automática. A relação entre a mente consciente e a inconsciente pode ser de três tipos: 1. normalmente deve haver uma colaboração pacífica com o inconsciente contentando-se em ser um auxiliar silencioso; 2. mas pode ocorrer um tipo de afastamento, e então o inconsciente se organiza na forma de uma "segunda personalidade" – é o que ocorre temporariamente na hipnose, e permanentemente em pacientes como Félida; 3. por fim, uma franca rebelião da mente inconsciente contra a consciente pode se dar, com um embate mais ou menos prolongado, e uma variedade de resultados pode ocorrer – tais como ímpetos, fobias e obsessões. A insanidade é manifesta quando a mente consciente cedeu ao inconsciente.

Entre 1889 e 1900, foram realizados grandes avanços na exploração clínica do inconsciente. Janet publicou seu *L'Automatisme psychologique* (O Automatismo Psicológico) em 1889, cujo impacto, como veremos no próximo capítulo, foi considerável e dominou a exploração do inconsciente por algum tempo. Janet prosseguiu suas investigações nessa linha por vários anos. Enquanto isso, Breuer e Freud publicaram seu "artigo preliminar" em 1893, e seus *Estudos Sobre a Histeria* em 1895 – aos quais voltaremos no capítulo 7. Ao mesmo tempo, em Genebra, Flournoy conduzia independentemente uma pesquisa de grande originalidade.

Theodore Flournoy (1854-1920) – médico, filósofo e psicólogo, discípulo de Wundt – foi designado professor de psicologia na Universidade de Genebra em 1891. Ele havia aprendido as técnicas de psicologia experimental e se pôs a aplicá-las a problemas de parapsicologia. Tomou como máximas o que chamou de *princípio de Hamlet* ("tudo é possível") e *princípio de Laplace* ("o peso da evidência deve ser proporcional à estranheza do fato"). Ele realizou um longo estudo com os médiuns de Genebra. Em dezembro de 1894, foi convidado para uma sessão na qual uma médium, Catherine Müller, estava dando mostras de suas habilidades. Ele ficou intrigado ao ouvir a médium contar certos acontecimentos que haviam ocorrido há muito tempo em sua própria família, e se perguntou como ela poderia saber aquilo. Porém Flournoy não se apressou em tirar nenhuma conclusão. Efetuou um longo levantamento acerca das origens e do histórico da médium e descobriu que, muito tempo atrás, houve alguma conexão temporária entre os pais dela e os seus, de modo que ela poderia ter ouvido a respeito desses acontecimentos e os esquecido. Flournoy tornou-se um participante regular das sessões com a mulher e, daquele momento em diante, a mediunidade dela passou por uma mudança notável[246]. Agora ela entrava num estado totalmente sonambúlico e manifestava mudanças de personalidade nas quais supostamente reencenava cenas de suas vidas passadas. Esse foi o início de uma investigação que durou cinco anos. Catherine Müller, a médium, mais conhecida pelo pseudônimo de Hélène Smith, era uma mulher alta e bonita de trinta anos de idade que trabalhava como vendedora numa loja de departamentos. Acreditava fervorosamente no espiritismo e nunca aceitou nenhum dinheiro por seu trabalho mediúnico. Seus enunciados eram considerados pelo círculo de admiradores como sendo revelações de outro mundo, ao passo que os céticos a consideravam uma fraude. Flournoy declarava que ela não era nem uma coisa, nem outra, e que uma explicação natural poderia ser dada. Ele começou analisando os três ciclos da médium. No primeiro ciclo, ela reencenava a suposta vida passada, como princesa indiana do século x. No segundo ciclo, reencenava episódios da vida de Maria Antonieta, de quem também afirmava ser uma reencarnação. No ciclo marciano, ela fingia conhecer o planeta Marte, suas paisagens, seus habitantes e a sua língua, que ela era capaz de falar e escrever. Flournoy conseguiu identificar que grande parte desse material vinha de livros que ela havia lido quando criança. Em *História da Índia*, ele encontrou os principais detalhes que haviam dado origem ao ciclo hindu. O resultado dos cinco anos de investigação realizada por Flournoy foi publicado num livro intitulado *Des Indes la Planète Mars* (Das Índias ao Planeta Marte), no qual ele mostrou que as revelações da médium eram "romances da imaginação subliminar" baseados em memórias esquecidas e expressando realizações de desejo, e que o espírito-guia de Hélène Smith, Leopold, era uma subpersonalidade inconsciente da médium[247]. Cada um dos ciclos, acrescentou Flournoy, foi construído sobre uma "reversão" da personalidade

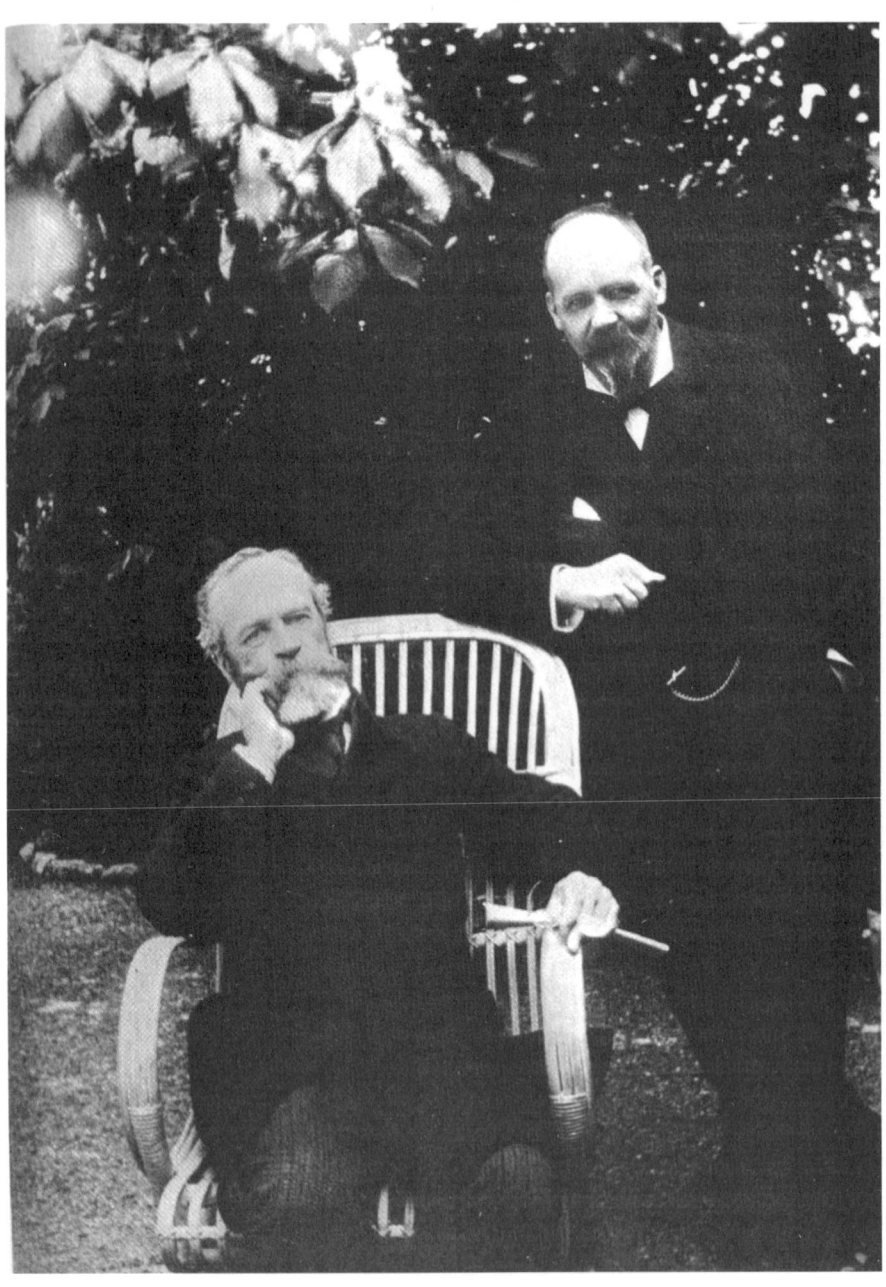

Théodore Flournoy *(1854-1920), um dos grandes pioneiros da exploração do inconsciente, foi amigo íntimo de William James. A fotografia mostra James sentado com seu anfitrião no jardim de Flournoy, em Genebra, no mês de maio de 1905. (Cortesia da sra. Ariane Flournoy.)*

a uma idade diferente: o ciclo de Maria Antonieta, aos dezesseis; o ciclo hindu, aos doze; e o romance marciano, à primeira infância. Flournoy concluiu que, "assim como a teratologia ilustra a embriologia – que, por sua vez, explica a teratologia –, e ambas unem-se lançando luz sobre a anatomia, pode-se esperar que o estudo dos fatos de mediunidade possa algum dia auxiliar com alguma visão justa e profícua da psicogênese normal". Um aspecto da investigação que parece insuficiente hoje em dia é o da conexão (no linguajar atual, transferência) entre o médium e o investigador. O apego de Hélène Smith por Flournoy é insinuado mais de uma vez no livro. Segundo Claparède, Flournoy havia compreendido muito bem a sua natureza psicossexual, mas a discrição impediu-o de ampliar as coisas nesse sentido, visto que ele sabia que o livro seria lido pela médium e pelo círculo de conhecidos da moça[248].

A publicação do livro conheceu repercussões inesperadas. Enquanto Flournoy havia mostrado que a língua "marciana" foi erigida sobre o padrão gramatical da língua francesa, um linguista, Victor Henry, sustentou que grande parte do vocabulário era composta de palavras húngaras distorcidas[249] – húngaro era a língua materna do pai da médium. A partir dali, Hélène Smith rompeu com Flournoy e com seus amigos espíritas. Uma abastada estadunidense deu-lhe uma fortuna grande o suficiente para que ela se dedicasse integralmente à atividade mediúnica. Isso foi um golpe fatal para a saúde mental da médium. Ela deixou o trabalho, cortando assim seu último laço com a realidade, e viveu em quase completo isolamento, entrando em sonambulismo para pintar quadros religiosos[250]. Após sua morte, essas pinturas foram exibidas em Genebra e Paris[251].

Essa foi a mais conhecida das investigações de Flournoy no âmbito do inconsciente, e mostra a direção que ele seguiu. A sua primeira preocupação foi evitar hipóteses desnecessárias envolvendo processos parapsicológicos. Ele pôde remontar muitos desses fenômenos a memórias inconscientes esquecidas – para as quais cunhou a palavra "criptomnésia". Da mesma maneira, demonstrou a origem psicológica, embora inconsciente, de certas mensagens espíritas[252]. Outra preocupação principal de Flournoy foi a investigação das várias funções do inconsciente, a primeira delas sendo a atividade criativa. Ele descreve uma jovem mãe que, de tempos em tempos, ditava fragmentos filosóficos que se encontravam muito acima do escopo de seus interesses e conhecimento[253]. Em segundo lugar, relatou que o inconsciente tem funções protetivas. Flournoy menciona casos em que o inconsciente adverte, conforta ou fornece meios para se recuperar de um erro cometido. Uma terceira função é a compensação, e isso foi particularmente notável no caso de Hélène Smith, uma jovem bem instruída e ambiciosa que se sentia frustrada em suas condições sociais e financeiras e para quem romances de fantasia subliminar trouxeram vicárias realizações de desejo. Por fim, a função lúdica – ou de jogo – do inconsciente é manifesta nesses romances de imaginação subliminar. Segundo Flournoy, isso é essencial para a compreensão do psicológico do médium. A maioria dos médiuns não deseja enganar, eles apenas desejam brincar, feito garotinhas com as suas bonecas – porém, às vezes a vida de fantasia assume o controle.

No final do século XIX, o problema do inconsciente havia sido abordado de vários pontos de vista. Para sintetizar, podemos dizer que, até o ano de 1900, quatro diferentes aspectos da atividade do inconsciente haviam sido demonstrados: o conservativo, o dissolutivo, o criativo e o mitopoético.

1. as funções *conservativas* foram reconhecidas como o registro de um grande número de memórias, até mesmo de percepções inconscientes, que foram armazenadas e das quais o indivíduo consciente nada sabe. Houve históricos de casos de pacientes que, durante uma febre, falavam uma língua que haviam aprendido quando criança e esquecido por completo[254]. O hipnotismo proporcionou abundantes exemplos de "hipermnésia", e vimos que astutos estudiosos de sonhos – como Maury e Hervey de Saint-Denys – foram capazes de identificar imagens oníricas aparentemente novas como sendo memórias esquecidas. A ação contínua de percepções e memórias esquecidas foi ilustrada por Korsakoff, que relatou a respeito de um paciente amnésico que manifestava seu medo de máquinas elétricas, embora sempre parecesse ter se esquecido de seus tratamentos elétricos prévios[255]. Flournoy insistiu na ação perseverante da criptomnésia e como ela poderia explicar supostos fatos de clarividência ou telepatia. Uma discussão clássica ao final do século XIX entre psicólogos e filósofos foi se o indivíduo retém, ou não, um registro inconsciente da totalidade de memórias de sua vida inteira;

2. as funções *dissolutivas* do inconsciente foram compreendidas como incluindo dois conjuntos de fenômenos. Um é composto daqueles fenômenos psíquicos que em algum momento foram conscientes, mas tornaram-se automáticos – é esse o caso com os hábitos. O outro é composto de partes dissociadas da personalidade que ainda podem levar a uma existência parasitária e interferir em processos normais. O exemplo clássico era o sugestionamento pós-hipnótico. Havia também os fatos investigados por Charcot, Binet, Janet, Delboeuf e Myers. Por volta de 1895, "a suposição de que tendências perturbadoras eram forçadas a entrar no inconsciente era algo lógico"[256]. Esses fenômenos foram o ponto de partida das pesquisas tanto de Janet quanto de Freud;

3. a função *criativa* do inconsciente havia sido enfatizada há muito tempo pelos românticos, naquele momento de uma forma mais psicológica por Galton, e depois por Flournoy e Myers[257];

4. a função *mitopoética* – um termo aparentemente cunhado por Myers – é uma "região média" do si-mesmo subliminar onde uma estranha fabricação de romances internos prossegue perpetuamente[258]. O seu grande explorador foi Flournoy, com a sua pesquisa sobre Hélène Smith e outros médiuns. Nessa concepção, o inconsciente parece estar continuamente preocupado em criar ficções e mitos, que às vezes permanecem inconscientes ou surgem apenas em sonhos. Às vezes, assumem a forma de devaneios que se desenvolvem espontaneamente no segundo plano da mente do sujeito – um fato insinuado por Charcot. Às vezes, essas ficções são atuadas em forma de sonambulismo, hipnose, possessão, transe mediúnico, mitomania ou certos delírios. Às vezes, as funções mitopoéticas expressam-se organicamente, e isso sugere uma das possíveis concepções da histeria. É

surpreendente, contudo, ver que a noção da função mitopoética do inconsciente, que parecia tão promissora, não foi objeto de uma investigação mais aprofundada.

O Grande Ano

Os últimos quinze anos do século XIX não podem ser bem compreendidos sem a noção do *fin-de-siècle* que permeou a vida e o pensamento daquela era. Mas à medida que o século se aproximava do fim, a preocupação do *fin-de-siècle* foi sendo substituída pela do Grande Ano, que iria encerrar o século e abrir o caminho para uma era nova e desconhecida. O ano de 1900 adquiriu o valor de um símbolo, significando ao mesmo tempo o fim de um século e o nascimento de um novo. Os astrônomos, é claro, salientaram que o ano 1900 seria um ano como outro qualquer, mas o sentimento popular persistia com o significado simbólico que os etruscos ou os astecas haviam dado à mudança de séculos e ao Grande Ano. Era, ao menos, a oportunidade de ouro para filósofos, professores, cientistas e escritores fazerem o balanço do século XIX e as suas previsões para o século XX.

Alfred Wallace, em seu *The Wonderful Century* (O Século Maravilhoso), tentou avaliar os êxitos e fracassos do século XIX[259]. Os aspectos positivos incluíam um catálogo de descobertas em todos os campos da ciência – desde a física e a astronomia até as ciências naturais, incluindo a teoria da seleção natural – e da aplicação dessas ciências às modalidades de deslocamento, à manifestação do pensamento, às máquinas que poupam mão de obra, e por aí vai. Do lado negativo, Wallace agrupava a vacinação (um delírio) e sua coerção penal (um crime), o vergonhoso descaso pela frenologia – que, conforme ele previa, iria "seguramente obter aceitação geral no século XX" –, e também o hipnotismo e a pesquisa psíquica. As três grandes pragas do século XIX haviam sido, sobretudo, o "demônio da ganância", a "espoliação da terra" e o "vampiro da guerra". O primeiro havia trazido consigo um enorme aumento da miséria no mundo, a segunda foi um dano infligido à posteridade e o terceiro havia feito do mundo "o tabuleiro das seis grandes potências", para não falar do extermínio de populações nativas. Visto por esse lado, as perspectivas para o século XX pareciam bastante sombrias.

A maioria dos novos profetas viu o futuro do ponto de vista de seus próprios interesses. Um autor de livros muito conhecidos sobre ciência popular, Büchner, previu que o século XX realizaria tudo o que o XIX havia deixado por fazer, e promoveria a síntese entre a ciência e a vida[260]. Ellen Key, uma sueca que havia despontado na luta pelos direitos das mulheres, anunciou que o século XX se conscientizaria dos direitos – e se preocuparia com o bem-estar – das crianças; seria "o século da criança"[261]. Num romance, o socialista Hertzka descreveu o mundo futuro como um paraíso socialista guarnecido com todos os tipos de melhorias técnicas, incluindo viagens de avião[262]. Haeckel profetizou o desaparecimento das antigas religiões baseadas em crenças supersticiosas e o surgimento de uma nova religião, a Igreja Monista – baseada na ciência, mas realizando ritos estéticos em imitação às cerimônias religiosas antigas[263]. Nos novos templos, não haveria nem cruzes nem estátuas de santos, mas belas palmeiras e aquários com medusas, corais e estrelas marinhas. O altar seria substituído por um globo celestial mostrando os movimentos das estrelas e dos planetas.

Os marxistas não deixaram de fazer prognósticos com base em sua análise dialética. Friedrich Engels escreveu que a "espada de guerra de Dâmocles" se encontrava sobre as cabeças da humanidade; e que, no primeiro dia dessa guerra, todos os tratados e alianças seriam violados. Seria uma guerra de raças, com os alemães de um lado e os povos latinos e eslavos do outro. Haveria de quinze a vinte milhões de combatentes, e a única razão para essa guerra ainda não se ter deflagrado era a total imprevisibilidade de seu desfecho[264].

H.G. Wells empreendeu previsões racionais baseadas numa cuidadosa análise das correntes sociais, políticas e científicas do final do século xix[265]. Ele anteviu um espantoso desenvolvimento da ciência, da tecnologia e do tráfego; a morte das ferrovias, que seriam substituídas pelo tráfego motorizado – o tráfego aéreo ele considerava impraticável –; uma enorme expansão das cidades; a emergência de uma nova classe média composta, em sua maioria, por técnicos; o desaparecimento da classe camponesa e dos parasitas sociais, isto é, tanto dos ricos ociosos quanto dos pobres improdutivos; o desaparecimento das "línguas secundárias", ficando apenas o inglês e o francês; novos tipos de guerra, que seriam "uma força e uma pressão monstruosas de pessoas contra pessoas"; e o desrespeito aos direitos das populações civis. Mas em meio a essas turbulências, a emergência de um grupo de "homens cinéticos" promoveria uma nova filosofia e uma nova moralidade.

Talvez a mais amplamente lida dentre todas essas previsões fossem os "romances do século xx" do escritor francês Albert Robida, que os ilustrou com extravagantes desenhos de pessoas à moda de 1895, em meio a máquinas fantásticas e edifícios gigantescos em "estilo moderno"[266]. Ele também anteviu um fabuloso desenvolvimento da ciência e da tecnologia, e que todas as manifestações da vida dependeriam da eletricidade. O clima seria controlado pelo instituto meteorológico, os desertos seriam irrigados e toda terra sem uso, reavida e povoada. As cidades se alastrariam por toda parte, a população de Paris subiria para a casa de onze milhões de habitantes. Haveria um trânsito incessante de um lugar para outro por meio de túneis pneumáticos e aviões. Seria possível comunicar-se instantaneamente com pessoas por todo o mundo através do "tele", isto é, um telefone conjugado a um tipo de espelho no qual se poderia ver a pessoa com quem se estivesse falando. As pessoas já não escreveriam mais umas para as outras, mas enviariam gravações. Os livros seriam substituídos, em sua maioria, por "fonolivros". Seria uma era de confusão linguística e cultural na qual os velhos clássicos seriam lidos apenas de forma condensada. As donas de casa não cozinhariam mais; um instituto alimentício supervisionado enviaria as refeições por meio de tubos pneumáticos. A ciência possibilitaria ouvir vozes do passado, trazer de volta à vida espécies animais extintas, produzir artificialmente um ser humano vivo sob condições experimentais artificiais. Por toda parte, a mulher seria igual ao homem. Uma nova feudalidade empresarial emergiria e seria uma vida terrivelmente dura para milhões de trabalhadores. A vida seria febril, perturbadora e sob constante superestimulação. Haveria novas formas de arte e novos esportes, como a caça submarina. A privacidade desapareceria porque a ciência forneceria meios ilimitados de espionagem. Haveria guerras aterrorizantes, não mais por ideais ultrapassados, mas pela conquista de mercados comerciais. A coragem individual pareceria já não ter serventia em guerras como essas, onde gases venenosos e micróbios seriam utilizados. Permaneceriam, contudo, alguns poucos refúgios de paz. A Bretanha, por exemplo, seria transformada numa reserva em que os bretões viveriam exatamente no estilo do século XIX, ao passo que a Itália seria transformada num gigantesco parque de atrações para turistas.

Ao menos um psiquiatra colocou suas fichas nesse jogo. Concluindo um livro sobre as grandes psicoses coletivas do século XVI ao XIX, Regnard tentou esboçar o que seria a psicose de massa do século XX[267]. Levando em consideração o declínio da família, da aristocracia e da religião, o desencadeamento da competição social desenfreada, a propagação de ideologias revolucionárias e a ação perniciosa do alcoolismo, ele previu que a psicose de massa do século XX provavelmente seria "o desvario da matança, a loucura de sangue e destruição".

Na psicologia e na psiquiatria, como em qualquer outro lugar, poucas pessoas pareciam duvidar de que o futuro traria grande progresso e, quiçá, grandes surpresas. Em 1892, Janet sustentou que no século XX "todo paciente, do simples reumático ao parético generalizado, terá o seu psicológico minuciosamente investigado em todos os detalhes" – uma suposição que parecia paradoxal naquela época[268]. Bergson declarou em 1901: "Explorar o inconsciente, trabalhar no subsolo do espírito com os métodos especialmente apropriados, será essa a principal tarefa da psicologia no século que se inaugura. Não duvido que belas descobertas estejam reservadas, quiçá tão importantes quanto tenham sido, nos séculos anteriores, as das ciências físicas e naturais."[269]

Enquanto isso, um novo termo entrou em voga, a palavra "psicoterapia", utilizada primeiro por algum dos discípulos de Bernheim[270]. Ela foi rapidamente adotada por escritores e pelo público, e foram feitas suposições a respeito da psicoterapia do futuro[271]. Van Eeden reconheceu que a hipnose e o sugestionamento só funcionavam com pacientes das classes baixas: "é inadmissível que uma terapia seja adequada apenas para pacientes hospitalares", acrescentava ele[272]. Era preciso encontrar uma psicoterapia para pessoas instruídas; seria um método não autoritário, que conservaria intacta a liberdade pessoal, explicaria ao paciente o que se passa em sua mente, e garantiria "que todos os métodos empregados agem apenas por meio de seu próprio psiquismo".

Assim, em 1900, muitas pessoas estavam à espera do surgimento de uma nova psiquiatria dinâmica. Porém, ao que parece, foram poucas as que se deram conta de que ela já havia nascido.

330

Notas

1. Segundo André Billy (*L'Epoque 1900: 1885-1905*, Paris: Tallandier, 1951), entre os anos 1895 e 1905 houve ao menos 150 duelos políticos, jornalísticos e literários em Paris, dois dos quais resultaram em morte.
2. Ver Muriel Jaeger, *Before Victoria*, London: Chatto & Windus, 1956.
3. Ver Strathearn Gordon; T.G.B. Cocks, *A People's Conscience*, London: Constable, 1952.
4. Do francês: "Cidade Luz". (N. da T.)
5. Ver Felix Somary, *Erinnerungen aus meinem Leben*, Zürich: Manasse, 1959.
6. Do alemão: "kaiserlich und königlich". (N. da T.)
7. Do alemão: "kaiserlich-königlich". (N. da T.)
8. Do alemão: "königlich". (N. da T.)
9. Ver Robert Payne, *Zero, The Story of Terrorism*, New York: John Day, 1950.
10. A. Tokarski, *Voprosy filosofii i psikhologii*, Moskvá, n. 40, 1897, p. 93.
11. Elie Metchnikoff, *Études sur la nature humaine: Essai de philosophie optimiste*, 3. ed., Paris: Masson, 1905, p. 343-373.
12. Do francês: "doutorado em letras". (N. da T.)
13. Do latim: "exercício intelectual". (N. da T.)
14. Ulrich von Wilamowitz-Moellendorff, *Erinnerungen, 1848-1914*, Leipzig: Koehler, 1928, p. 70.
15. Do latim ao alemão: "professor associado". (N. da T.)
16. Do alemão e do francês: "arrivista". (N. da T.)
17. Do alemão: "arrivismo". (N. da T.)
18. A. Fuchs, *Geistige Strömungen in Oesterreich*, Wien: Globus, 1949, p. viii.
19. M. Dessoir, *Buch der Erinnerungen*, Stuttgart: Enke, 1946, p. 217.
20. Otto Lubarsch, *Ein bewegtes Gelehrtenleben: Erinnerungen und Erlebnisse Kämpfe und Gedanken*, Berlin: Springer, 1931, p. 107.
21. Do alemão: "senhor professor". (N. da T.)
22. Moritz Benedikt, *Aus meinem Leben: Erinnerungen und Erörterungen*, Wien: Carl Konegen, 1906, p. 66.
23. Do alemão: "espírito de equipe", "corporativismo". (N. da T.)
24. M. Benedikt, op. cit., p. 76-77.
25. Ver Jürgen Thorwald, *Die Entlassung*, München/Zürich: Droemersche, 1960. (Trad. ingl.: *The Dismissal*, New York: Pantheon, 1962.)
26. L. Daudet, L'Invidia littéraire, *Le Roman et les nouveaux écrivains*, Paris: Le Divan, 1925, p. 106-111.
27. Dora Stockert-Meynert, *Theodor Meynert und seine Zeit*, Wien/Leipzig: Österreichischer, 1930, p. 52; M. Benedikt, op. cit., p. 58.
28. Ver *Zukunftsphilologie!*, Berlin: Bornträger, 1872-1873. 2v.
29. Ver E. Rohde, *Afterphilologie*, Leipzig: Fritzsch, 1872.
30. "Wenn ein Kopf und ein Buch zusammenstossen, und es klingt hohl, ist denn das allemal im Buche?"

31. Ver René Vallery-Radot, *La Vie de Pasteur*, Paris: Hachette, 1900.
32. Ver *Hypnotismus und Suggestion*, Leipzig/Wien: Breitenstein, 1894.
33. Henri Piéron, Grandeur et décadence des Rayons N. Histoire d'une croyance, *L'Année Psychologique*, v. XIII, 1907, p. 143-169.
34. Ver Percival Lowell, *Mars and Its Canals*, New York: Macmillan, 1906.
35. Auguste Forel, *Mémoires*, Neuchâtel: La Baconnière, 1941, p. 125. Na tradução inglesa (*Out of My Life and Work*, London: Allen & Unwin, 1937, p. 157), o relevante parágrafo foi editado de tal modo que o incidente se torna incompreensível. Numa nota biográfica sobre Forel, Hans Steck não hesita em escrever que Bêkhterev havia roubado a descoberta de Forel. *Schweizer Archiv für Neurologie und Psychiatrie*, Band LXV, 1950, p. 421-425.
36. A. Forel, op. cit., p. 131-133.
37. Pasteur Vallery-Radot, *Pasteur inconnu*, Paris: Garnier-Flammarion, 1954, p. 101-102.
38. Ver Werner Leibbrandt, Der Kongress, *Medizinische Klinik*, Band LVI, 1961, p. 901-904.
39. Ver M. Benedikt, op. cit.
40. Ver Cyrus H. Gordon, *Forgotten Scripts: How They Were Deciphered and Their Impact on Contemporary Culture*, New York: Basic Books, 1968.
41. Geneviève Bianquis, em sua obra *Nietzsche devant ses contemporains: Textes recueillis et choisis* (Monaco: Éditions du Rocher, [s.d.]), mostrou que Nietzsche não era, nem de longe, tão solitário quanto reza a lenda, e que, pelo contrário, ele teve amigos extremamente dedicados.
42. Ver Erich F. Podach, *Friedrich Nietzsches Werke des Zusammenbruchs*, Heidelberg: Wolfgang Rothe, 1961.
43. Ver Hans M. Wolff, *Friedrich Nietzsche: Der Weg zum Nichts*, Bern: Francke, 1956.
44. Ver L. Klages, *Die psychologischen Errungenschaften Nietzsches*, Leipzig: Johann Ambrosius Barth, 1926.
45. K. Jaspers, *Nietzsche: Einführung in das Verständnis seines Philosophierens*, Berlin: De Gruyter, 1936, p. 105-146.
46. Ver A. Mittasch, *Friedrich Nietzsche als Naturphilosoph*, Stuttgart: Alfred Kröner, 1952.
47. Ver T. Mann, *Nietzsche's Philosophy in the Light of Contemporary Events*, Washington: Library of Congress, 1947.
48. Ver Kurt Heinze, *Verbrechen und Strafe bei Friedrich Nietzsche: Versuch einer Deutung and Zusammenschau seiner Gedanken zum Strafrecht*, Berlin: De Gruyter, 1939.
49. F. Nietzsche, Morgenröthe, *Nietzsches Werke*, Band 5, n. 523, Leipzig: C.G. Naumann (Taschen-Ausgabe), 1906, p. 338. (Trad. bras.: *A Aurora*, trad. Paulo César de Souza, São Paulo: Companhia das Letras, 2004.)

50. Idem, Menschliches, Allzumenschliches, I, n. 87, *Nietzsches Werke*, Band 3, Leipzig: C.G. Naumann, 1906, p. 91. (Trad. bras.: *Humano, Demasiado Humano*, trad. P.C. de Souza, São Paulo: Companhia das Letras, 2000.)

51. Idem, Morgenröthe, *Nietzsches Werke*, Band 5, n. 119, Leipzig: C.G. Nauman (Taschen-Ausgabe), 1906, p. 123. (Trad. bras.: *A Aurora...*, p. 119; trad. modificada.)

52. Idem, Menschliches, Allzumenschliches, I, n. 12, *Nietzsches Werke*, Band 3, Leipzig: C.G. Naumann, 1906, p. 27.

53. Idem, Morgenröthe, *Nietzsches Werke*, Band 6, n. 312, Leipzig: C.G. Nauman (Taschen-Ausgabe), 1906, p. 253-254.

54. Ver Walter Kaufmann, *Nietzsche-Philosopher-Psychologist-Antichrist*, Princeton: Princeton University Press, 1950.

55. F. Nietzsche, Menschliches, Allzumenschliches, I, n. 107, *Nietzsches Werke*, Band 3. Leipzig: C.G. Naumann, 1906, p. 110.

56. Idem, Jenseits von Gut und Böse, IV, n. 75, *Nietzsches Werke*, Band 8, Leipzig: C.G. Nauman, 1906, p. 95. (Trad. bras.: *Além do Bem e do Mal*, 2. ed., trad. P.C. de Souza, São Paulo: Companhia das Letras, 1992, p. 69.)

57. Idem, Zur Genealogie der Moral, II, n. 1, *Nietzsches Werke*, Band 8, Leipzig: C.G. Naumann, 1906, p. 343. (Trad. bras.: *Genealogia da Moral*, trad. P.C. de Souza, São Paulo: Companhia das Letras, 1998, p. 47.)

58. Idem, Jenseits von Gut und Böse, IV, n. 68, *Nietzsches Werke*, Band 8, Leipzig: C.G. Naumann, 1906, p. 94. (Trad. bras.: *Além do Bem e do Mal...*, p. 68.)

59. Isso é explicado principalmente em Nietzsche, Zur Genealogie der Moral, II, n. 1, *Nietzsches Werke*, Band 8, Leipzig: C.G. Naumann, 1906.

60. M. Scheler, Ueber Ressentiment und moralisches Werturteil, *Zeitschrift für Pathopsychologie*, I, 1911-1912, p. 269-368.

61. Gregorio Marañon, Theorie des Ressentiments, *Merkur*, VI, p. 241-249; idem, *Tiberius: A Study in Resentment*, London: Hollis & Carter, 1956.

62. Ver P. Rée, *Der Ursprung der Moralischen Empfindungen*, Chemnitz: Ernst Schmeitzner, 1875.

63. F. Nietzsche, Zur Genealogie der Moral, I, n. 11, *Nietzsches Werke*, Band 8, Leipzig: C.G. Naumann, 1906, p. 322. (Trad. bras.: *Genealogia da Moral...*, p. 32.)

64. Idem, Der Wanderer und sein Schatten, n. 52, *Nietzsches Werke*, Band 4, Leipzig: C.G. Naumann, 1906, p. 230-231. (Trad. bras.: *O Andarilho e Sua Sombra, Humano, Demasiado Humano*, v. 2, trad. P.C. de Souza, São Paulo: Companhia das Letras, 2002, p. 195.)

65. Idem, Der Antichrist, n. 55, *Nietzsches Werke*, Band X, Leipzig: C.G. Naumann, 1906, p. 438. (Trad. bras.: *O Anticristo*, trad. P.C. de Souza, São Paulo: Companhia das Letras, 2016.)

66. Idem, Menschliches, Allzumenschliches, I, n. 380, *Nietzsches Werke*, Band 3, Leipzig: C.G. Naumann, 1906, p. 301. (Trad. bras.: *Humano, Demasiado Humano*, trad. P.C. de Souza, São Paulo: Companhia das Letras, 2000.)

67. Idem, Zur Genealogie der Moral, II, n. 16, *Nietzsches Werke*, Band 8, Leipzig: C.G. Naumann, 1906, p. 380-381.

68. Idem, Die fröhliche Wissenschaft, n. 344, *Nietzsches Werke*, Band 6, Leipzig: C.G. Naumann, 1906, p. 301. (Trad. bras.: *A Gaia Ciência*, trad. P.C. de Souza, São Paulo: Companhia das Letras, 2001, p. 236.)

69. Ver Ernst Benz (Hrsg.), *Der Übermensch*, Zürich: Rhein, 1961; Julius Wolff, Zur Genealogie des Nietzsche'schen Uebermenschen, *Veröffentlichungen der Deutschen Akademischen Vereinigung zu Buenos Aires*, Band I, n. 2.

70. Fritz Ernst (*Die romantische Ironie*, Zürich: Schulthess, 1915, p. 125) mostrou que essa célebre frase já estava presente no *Athenäum* (Ateneu), de Friedrich Schlegel.

71. F. Nietzsche, Die fröhlische Wissenschaft, n. 49, *Nietzsches Werke*, Band 6, Leipzig: C.G. Naumann, 1906, p. 111-112. (Trad. bras.: *A Gaia Ciência*, trad. P.C. de Souza, São Paulo: Companhia das Letras, 2001, p. 90.)

72. Essa é a interpretação sugerida por Lou Andreas-Salomé, *Friedrich Nietzsche in seinen Werken*, Wien: Carl Konegen, 1894, p. 205.

73. W.D. Williams, *Nietzsche and the French*, Oxford: Basil Blackwell, 1952, p. 100.

74. *Sämtliche Werke: Kritische Studienausgabe*, Band 11, 1881. (N. da T.)

75. Do latim: "sob o aspecto da eternidade". (N. da T.)

76. Menschliches, Allzumenschliches, I, n. 513, *Nietzsches Werke*, Band 3, Leipzig: C.G. Naumann, 1906, p. 369. (Trad. bras.: *Humano, Demasiado Humano*, trad. P.C. de Souza, São Paulo: Companhia das Letras, 2000.)

77. Ver L. Andreas-Salomé, op. cit.

78. Ver Sigmund Freud, Selbstdarstellung, *Gesammelte Werke*, Band XIV, 1925, p. 119-182. (Trad. bras.: Autobiografia, *Obras Completas*, v. 16: O Eu e o Isso, Autobiografia e Outros Textos, trad. P.C. de Souza, São Paulo: Companhia das Letras, 2011, p. 148; trad. modificada.)

79. Ver Zarathustra, I, Von den Verächtern des Leibes, *Nietzsches Werke*, Band 7, Leipzig: C.G. Naumann, 1906, p. 46-48. (Trad. bras.: *Assim Falou Zaratustra*, trad. P.C. de Souza, São Paulo: Companhia das Letras.)

80. Em alemão: "Alles Klagen ist Anklagen". F. Nietzsche, Der Wanderer und sein Schatten, II, n. 78, *Nietzsches Werke*, Band 4, Leipzig: C.G. Naumann, 1906, p. 45.

81. Em alemão: "Ihre Klagen sind Anklagen". S. Freud, Trauer und Melancholie, *Internationale Zeitschrift für Ärztliche Psychotherapie*, 1916-1917, IV, p. 288-301. (Trad. bras.: *Luto e Melancolia*, trad. M. Carone, São Paulo: Cosac Naify, 2011, p. 59-61.)

82. Algumas observações foram feitas por Charles Baudouin em Nietzsche as a Forerunner of Psychoanalysis, *Contemporary Studies*, London: Allen & Unwin, 1924, p. 40-43.

83. Ver Francis Graham Crookshank, Individual Psychology and Nietzsche, *Individual Psychology Pamphlets*, n. 10, London: C.W. Daniel, 1933.

84. A.J. Leahy, Nietzsche interprété par Jung, *Études nietzschéennes*, I, n. 1, Aix-en-Provence: Societé Française d'Etudes Nietzschéennes, 1948, p. 36-43.

85. Ver Ika Thomese, *Romantik und Neu-Romantik*, Den Haag: Martinus Nijhoff, 1923; Eudo C. Mason, *Rilke, Europe and the English-Speaking World*, Cambridge, England: Cambridge University Press, 1961, p. 67-80.

86. Heinz Mitlacher, Die Entwicklung des Narziss-Begriffs, *Romanisch-germanische Monatsschrift*, Band XXI, 1933, p. 373-383.

87. Jules Romains, *Souvenirs et confidences d'un écrivain*, Paris: Fayard, 1958, p. 15-16.

88. A.E. Carter, *The Idea of Decadence in French Literature, 1830-1900*, Toronto: University of Toronto Press, 1958, p. 144-151.

89. Ver M. Nordau, *Entartung*, Berlin: C. Duncker, 1892.

90. Ver Conde Arthur de Gobineau, *Essai sur l'inégalité des races humaines*, Paris: Firmin-Didot, 1853-1855. 4 v.

91. A expressão mais conhecida desse sentimento pode ser encontrada no livro do escritor francês Edmond Demolins, *À quoi tient la supériorité des Anglo-Saxons?*, Paris: Firmin-Didot, 1897.

92. Ver H.S. Chamberlain, *Die Grundlagen des neunzehnten Jahrhunderts*, München: F. Bruckmann, 1899.

93. Keith G. Millward, *L'Œuvre de Pierre Loti et l'esprit "fin de siècle"*, Paris: Nizet, 1955, p. 11-36.

94. Malwida von Meysenbug, *Memoiren einer Idealistin*, v. 3, Berlin: Auerbach, [s.d.], p. 223-234.

95. Essa antítese foi bem descrita por A.E. Carter, op. cit.

96. Do francês: "cidades tentaculares". (N. da T.)

97. Ver É. Dujardin, *Les Lauriers sont coupés*, Paris: Revue Indépendante, 1888.

98. Ver A. Schnitzler, *Leutnant Gustl*, Berlin: S. Fischer, 1901.

99. Em francês: "Ci-gît 1880 – L'Année pornographique". J. Claretie, *La Vie à Paris, 1880*, Paris: Victor Havard, 1881, p. 507.

100. Do francês: "mulher fatal". (N. da T.)

101. Ver Mario Praz, *The Romantic Agony*, London: Oxford University Press, 1933.

102. Ver P. Morand, *1900*, Paris: Les Éditions de France, 1931.

103. Ver André Billy, op. cit.

104. Seu primeiro livro foi um apelo contra a pena de morte. Ver Emil Kraepelin, *Die Abschaffung des Strafmasses*, Stuttgart: F. Enke, 1880.

105. Ver *Rückblick auf mein Leben*, Zürich: Europa, 1935. Amiúde, a edição francesa é mais completa: *Mémoires*, Neuchâtel: La Baconnière, 1941.

106. Ver A. Wettley, *August Forel: Ein Arztleben im Zwiespalt seiner Zeit*, Salzburg: O. Müller, 1953.

107. A. Forel, *Rückblick auf mein Leben*, Zürich: Europa, 1935, p. 126-127.

108. Nenhuma biografia de Eugen Bleuler foi publicada até o momento. Foram consultados os seguintes textos:

Manfred Bleuler, Eugen Bleuler, die Begründung der Schizophrenie-Lehre, *Gestalter unserer Zeit, IV, Erforscher des Lebens*, Oldenburg: Gerhard Stalling, [s.d.], p. 110-117; Jacob Wyrsch, Eugen Bleuler und sein Werk, *Schweizerische Rundschau*, Band XXXIX, 1939-1940, p. 625-627; M. Bleuler, Geschichte des Burghölzli und der psychiatrischen Universitätsklinik, *Zürcher Spitalgeschichte: Regierungsrat des Kantons Zürich*, 1951, p. 317-425.

109. Em 1852, Morel havia cunhado o termo *démence précoce* (demência precoce) para rotular pacientes que entravam em estado de grave debilidade mental logo após o surgimento da afecção. (Bénédict Augustin Morel, *Études cliniques*, tome I, Paris/Nancy: Grimblot et veuve Raybois/Victor Masson, 1852, p. 37-38.) Acreditava-se que todas as doenças mentais, mais cedo ou mais tarde, terminariam em debilidade mental severa – denominada *démence*, embora lhe faltasse a atual conotação de deterioração intelectual. Assim, o termo *démence précoce* significava, na verdade, "súbita debilidade mental". Mais tarde, veio a ser mal interpretado como significando "demência em idade precoce".

110. Ver Eugen Bleuler; Gustav Aschaffenburg, Dementia Praecox, oder Gruppe der Schizophrenien, *Handbuch der Psychiatrie*, Wien: F. Deuticke, 1911.

111. Friedrich Schlegel [1827], Philosophie des Lebens, em Ernst Behler (Hrsg.), *Schriften und Fragmente*, Stuttgart: Alfred Kroner, 1956, p. 245-249.

112. Do latim: "demência precoce". (N. da T.)

113. Eugène Minkowski, *La Schizophrénie: Psychopathologie des schizoïdes et des schizophrènes*, Paris: Payot, 1927, p. 249-265.

114. O artigo de Adolf Meyer intitulado Fundamental Concepts in Dementia Praecox (*British Medical Journal*, v. II, 1906, p. 757-760; *Journal of Nervous and Mental Disease*, v. XXXIV, 1907, p. 331-336) foi um marco na história da psiquiatria.

115. S. Paton, The Care of the Insane and the Study of Psychiatry in Germany, *Journal of Nervous and Mental Disease*, v. XXXIII, 1906, p. 225-233.

116. Ver H. Simon, *Aktivere Krankenbehandlung in der Irrenanstalt*, Berlin: De Gruyter, 1929.

117. Ver A. Grohmann, *Technisches und Psychologisches in der Beschäftigung von Nervenkranken*, Stuttgart: Enke, 1899.

118. André Lalande (éd.), *Vocabulaire technique et critique de la philosophie*, 5. ed., Paris: Presses Universitaires de France, 1947, p. 246.

119. Ver Stephan August Winkelmann, *Einleitung in die Dynamische Physiologie*, Göttingen: Dieterich, 1803.

120. Ver Maurice Martin Antonin Macario, Mémoire sur les paralysies dynamiques ou nerveuses, *Gazette médicale de Paris*, 1857-1858.

121. Ver Charles-Édouard Brown-Séquard, Inhibitions et dynamogénie, *Académie des sciences*, 1885.

122. Sigmund Exner, *Entwurf zu einer physiologischen Erklärung der psychischen Erscheinungen*, Band 2, Leipzig/Wien: Deuticke, [s.d.], p. 69-82.

123. Georges De Morsier, Le Mécanisme des hallucinations, *Annales médico- psychologiques*, v. LXXXVIII, 1930, p. 365-389; idem, Les Hallucinations, *Revue d'oto- neuro-ophthalmologie*, tome XVI, 1938, p. 244-248.

124. Em francês: "Toute idée suggérée et acceptée tend se faire acte."

125. Ver Henri Aimé, *Étude clinique du dynamisme psychique*, Paris: Doin, 1897.

126. Ver Jacques-Joseph Moreau (de Tours), *Du Hachisch et de l'aliénation mentale*, Paris: Fortin, 1845.

127. Pierre Janet, *Névroses et idées fixes*, tome I, Paris: Félix Alcan, 1898, p. 469.

128. Henri Ey; Hubert Mignot, La Psychopathologie de J. Moreau (de Tours), *Annales Médico-Psychologiques*, v. II, 1947, p. 225-241.

129. Ver John Hughlings Jackson, The Factors of Insanity, *Medical Press and Circular*, 1874. Reimpresso em *Selected Writings*, v. I, London: Hodder & Stoughton, 1932, p. 411-421. Ver também A. Stengel, The Origin and the Status of Dynamic Psychiatry, *British Journal of Medical Psychology*, v. XXVII, 1954, p. 193-200.

130. Hellmut Walther Brann, *Nietzsche und die Frauen*, Leipzig: Felix Meiner, 1931, p. 139208. Esse incidente foi transposto por Thomas Mann para o seu romance *Doktor Faustus* (Stockholm: Bermann-Fischer, 1947, capítulos 16 e 17).

131. Ver Paul Julius Möbius, *Über den physiologischen Schwachsinn des Weibes*, Halle: Carl Marhold, 1901.

132. Lester Ward citado em Samuel Chugerman, *Lester F. Ward: The American Aristotle*, Durham: Duke University Press, 1939, p. 378-395; e Ashley Montagu, *The Natural Superiority of Women*, New York: Macmillan, 1953.

133. Jules Michelet, La Femme, *Œuvres complètes*, v. XXXIV, Paris: Garnier-Flammarion, 1860, p. 605.

134. Ver Carl Spitteler, *Imago*, Jena: Diederichs, 1906.

135. Ver Novalis [1802], Die Lehrlinge zu Saïs, em Jacob Minor (Hrsg.), *Schriften*, Band 4, Jena: Diederichs, 1907. (Trad. port.: *Os Discípulos em Saïs*, trad. Luís Bruhein, Lisboa: Hiena, 1989.)

136. Ver Wilhelm Jensen, *Gradiva, Ein pompejanisches Phantasiestück*, Dresden/Leipzig: Reissner, 1903.

137. Ver K. Neisser, *Die Entstehung der Liebe*, Wien: Carl Konegen, 1897.

138. Do alemão: "espectros femininos". (N. da T.)

139. Ver Laura Marholm [1897], *Zur Psychologie der Frau*, Berlin: C. Duncker, 1903. 2 v.

140. Ver Otto Weininger, *Geschlecht und Charakter*, Wien: Wilhelm Braunmüller, 1903.

141. Do francês: "mulher inspiradora". (N. da T.)

142. Ver Hugues Rebell, *Les Inspiratrices*, Paris: Dujarric, 1902; Édouard Schuré, *Femmes inspiratrices et poètes*

annonciateurs, Paris: Perrin, 1908.

143. Do francês: "aventureira". (N. da T.)

144. Ver Emil Reicke, *Malwida von Meysenbug*, Berlin/Leipzig: Schuster & Loeffler, 1911.

145. Ver Malwida von Meysenbug, *Memoiren einer Idealistin*, Berlin/Leipzig: Schuster & Loeffler, 1922, 3 v.; idem, *Das Lebensabend einer Idealistin*, Berlin/Leipzig: Schuster & Loeffler, 1922.

146. Do alemão: "figura da *anima*". (N. da T.)

147. Ver R. Claassen, Das Frauenphantom des Mannes, *Zürcher Diskussionen, Flugblätter aus dem Gesamtgebiet des modernen Lebens*, Band I, n. 4, 1897-1898.

148. Ver Villiers de l'Isle-Adam [1886], L'Eve future, *Œuvres complètes*, v. 1, Paris: Mercure de France, 1922.

149. Jules Michelet, La Femme, op. cit., p. 13-17.

150. Do francês: "Sociedade de Biologia". (N. da T.)

151. Charles-Édouard Brown-Séquard, Des Effets produits chez l'homme par des injections sous-cutanées d'un liquide retiré des testicules frais de cobayes et de chiens, *Comptes-Rendus hebdomadaires des séances et Mémoires de la Société de Biologie, Neuvième*, série I, 1889, p. 415-419.

152. Do italiano: "castrados". (N. da T.)

153. Ver P.J.C. Debreyne, *Essais sur la théologie morale considérée dans ses rapports avec la physiologie et la médecine*, Paris: Poussielgue-Rusand, 1844; idem, *Moechialogie: Traité sur les péchés contre le sixième et le neuvième commandements du Décalogue*, 2. ed., Paris: Poussielgue-Rusand, 1846.

154. Bishop Dupanloup, *De l'éducation*, Paris: Douniol, 1866. 3 v. Ver, em especial, v. I, p. 86; v. III, p. 444-460.

155. Jules Michelet [1869], Nos Fils, *Œuvres complètes*, Paris: Garnier-Flammarion, 1895, v. XXXI, p. 283-588.

156. A frequência da masturbação entre os bebês, assim como seu substituto, a sucção do polegar, também eram conhecidos pelos sexólogos da época. Ver Hermann Rohleder, *Vorlesungen über Sexualtrieb und Sexualleben des Menschen*, Berlin: Fischer, 1941; Albert Fuchs, *Zwei Fälle von sexueller Paradoxien*, *Jahrbuch für Psychiatrie und Neurologie*, Band XXIII, 1903, p. 206-213.

157. A história da patologia sexual foi tratada em Maurice Heine, *Confessions et observations psychosexuelles tirées de la littérature médicale*, Paris: Crès, 1936; e Annemarie Wettley, *Von der "Psychopathia sexualis" zur Sexualwissenschaft*, Stuttgart: Enke, 1959.

158. Ver Thomas Sanchez, *De Sancto Matrimonii Sacramento*, Anvers: Martin Nutius, 1607. 3 v.

159. Alphonse de Liguori, *Œuvres Complètes*, v. IX, Paris: Vivès, 1877, p. 217-223.

160. Ver Gilbert Lely, *Vie du marquis de Sade*, Paris: Gallimard, 1957. 2 v.

161. Ver Leopold Ritter von Sacher-Masoch, *Venus in Pelz*, Dresden: Dohrn, 1901. (Trad. ingl.: *Venus in Furs*, Paris: C. Carrington, 1902; trad. bras.: *A Vênus das Peles*, trad. S. Krieger, São Paulo: Hedra, 2011.)

162. Ver Heinrich Kaan, *Psychopathia sexualis*, Lipsiae: Voss, 1844.

163. Ver Jakob Christoph Santlus, *Zur Psychologie der menschlichen Triebe*, Neuwied/Leipzig: Heuser, 1864.

164. Ver Paul Moreau, *Des aberrations du sens génésique*, Paris: Asselin, 1880.

165. C. Westphal, Die Conträre Sexualempfindung, *Archiv für Psychiatrie*, Band II, 1870, p. 73-100.

166. Richard von Krafft-Ebing, Beiträge zur Kenntnis des Masochismus, *Arbeiten aus dem Gesammtgebiet der Psychiatrie und Neuropathologie*, Band IV, Leipzig: Barth, 1897-1899, p. 127-131.

167. Idem, Über gewisse Anomalien des Geschlechtstriebes, *Archiv für Psychiatrie und Nervenkrankheiten*, Band VII, 1876-1877, p. 291-312.

168. Ernest-Charles Lasègue, Les Exhibitionnistes, *Union médicale*, mai 1877, citado em R. von Krafft-Ebing, *Psychopathia sexualis*, Stuttgart: Enke, 1893, p. 380.

169. A. Binet, Le Fétichisme dans l'amour, *Revue philosophique*, tome XII, 1887, p. 143-167.

170. Ernest Chambard, *Du Somnambulisme en général*, thèse de médecine, n. 78, Paris: Parent, 1881, p. 55, 65.

171. Ver Wilhelm Bölsche, *Das Liebesleben in der Natur*, Jena: Diederichs, 1898-1902. 3 v.

172. M. Benedikt, op. cit., p. 163.

173. Charles Féré, Contributions à l'histoire du choc moral chez les enfants, *Bulletin de la Societé de Médecine mentale de Belgique*, v. LXXIV, 1894, p. 333-340.

174. Albert Moll, Über eine wenig beachtete Gefahr der Prügelstrafe bei Kindern, *Zeitschrift für Psychologie und Pathologie*, v. III, 1901, p. 215-219.

175. T. Meynert, *Klinische Vorlesungen über Psychiatrie auf wissenschaftlichen Grundlagen*, Wien: Braunmüller, 1889-1890, p. 185.

176. Jules Dallemagne, *Dégénérés et déséquilibrés*, Bruxelles: H. Lamertin, 1894, p. 525-527.

177. Théodule Ribot, *La Psychologie des sentiments*, Paris: Félix Alcan, 1896, p. 253-.

178. Jean-Martin Charcot; Valentin Magnan, Inversion du sens génital, *Archives de Neurologie*, tome III, 1882, p. 53-60; tome IV, p. 296-322.

179. V. Magnan, Inversion sexuelle et pathologie mentale, *Bulletin de l'Académie de Médecine*, v. LXX, 1913, p. 226-229.

180. Albert Freeman Africanus (A.F.A.King), Hysteria, *American Journal of Obstetrics and Diseases of Women and Children*, v. XXIV, 1891, p. 513-532.

181. Ver Beobachtung über Hysterie, reimpresso a partir de *Zeitschrift für practisehe Heilkunde*, [S.l.: s.n.], 1864.

182. Ver *Elektrotherapie*, Wien: Tendler, 1868, p. 413-445.

183. Ver Second Life: Das Seelenbinnenleben des gesunden und kranken Menschen, *Wiener Klinik*, Band XX, 1894, p. 127-138.

184. Ver A. Peyer, *Der unvollständige Beischlaf (Congressus Interruptus, Onanismus Conjugalis) und seine Folgen beim männlichen Geschlecht*, Stuttgart: Enke, 1890.

185. Idem, *Asthma und Geschlechtskrankheiten (Asthma sexuale), Berline Klinik, Sammlung klinischer Vorträge*, n. 9. Berlin: Fischer, 1889.

186. Ver H. Gross, *Criminalpsychologie*, Graz: Langsehner und Lubensky, 1898.

187. R. von Krafft-Ebing, Über Neurosen und Psychosen durch sexuelle Abstinenz, *Jahrbuch fir Psychiatrie*, VIII, 1889, p. 1-6.

188. Franz Joseph Gall, *Sur les fonctions du cerveau et sur celles de chacune de ses parties, avec des observations sur la possibilité de reconnâitre les instincts, les penchans, les talens ou les dispositions morales et intellectuelles des hommes et des animaux par la configuration de leur cerveau et de leur tête*, Paris: J.B. Baillière, 1825.

189. Ver Wilhelm Ostwald, *Grosse Manner*, Leipzig: Akademische Verlags Gesellschaft, 1909.

190. Elie Metchnikov, *Souvenirs. Recueil d'articles autobiographiques*, Moskvá: Éditions en Langue Étrangère, 1959, p. 261.

191. Ver Alfred Espinas, *Des sociétés animales*, Paris: Germer Baillière, 1877.

192. Götzendämmerung, *Nietzsches Werke*, Band 10, Leipzig: C.G. Naumann, 1906, p. 22. (Trad. bras.: *Crepúsculo dos Ídolos*, trad. P.C. de Souza, São Paulo: Companhia das Letras, 2006.)

193. Heymann Steinthal, *Einleitung in die Psychologie und Sprachwissenschaft*, Berlin: Dümmlers, 1881, p. 351-353.

194. P.J. Möbius, *Ueber Schopenhauer*, Leipzig: J.A. Barth, 1899, p. 204-205.

195. George Santayana, *The Sense of Beauty*, New York: C. Scribner's Sons, 1896, p. 57-60.

196. Ver Gustav Naumann, *Geschlecht und Kunst: Prolegomena zu einer physiologischen Aesthetik*, Leipzig: Haessel, 1899.

197. Ver Y. Hirn, *Origins of Art*, London: Macmillan, 1900.

198. R. de Gourmont, La Dissociation des idées, reimpresso como: *La Culture des idées*, Paris: Mercure de France, 1900, p. 98-100.

199. M. Dessoir, Zur Psychologie der Vita sexualis, *Allgemeine Zeitschrift für Psychiatrie*, v. L, 1894, p. 941-975.

200. Ver A. Moll, *Untersuchungen über die Libido sexualis*, Berlin: Kornfeld, 1898.

201. Ver T. Meynert, op. cit., p. 195.

202. Ver M. Benedikt, *Elektrotherapie*, Wien: Tendler, 1868. A palavra "libido" ocorre nove vezes entre as páginas 448 e 454.

203. Ver R. von Krafft-Ebing, op. cit. A palavra "libido" ocorre nove vezes entre as páginas 1 e 6.

204. Ver Otto Effertz, *Ueber Neurasthenie*, New York: [s.n.], 1894.

205. Ver Albert Eulenburg, *Sexuale Neuropathie, genitale Neurosen und Neuropsychosen der Männer und Frauen*, Leipzig: Vogel, 1895.

206. Ver Lucien Arréat, Sexualité et altruisme, *Revue philosophique*, tome xxii, 1886, p. 620-632.

207. Joseph Ennemoser, Das Wesen des Traumes ist ein potentielles Geniusleben, *Der Magnetismus in Verhältnisse zur Natur und Religion*, Stuttgart/Tübingen: Cotta, 1842, p. 335-336.

208. Ver Ignaz Troxler, *Blicke in das Wesen des Menschen*, Aarau: Sauerländer, 1812.

209. Ver Karl Albert Scherner, *Das Leben des Traums*, Berlin: Heinrich Schindler, 1861.

210. Do italiano: "luz e sombra". (N. da T.)

211. "Sonhos cardíacos" com símbolos similares aos de Scherner podem ser encontrados, por exemplo, em F.J. Soesman, Rêves organo-génésiques, *Annales médico-psychologiques*, v. lxxxvi, 1928, p. 64-67; Jean Piaget, *La Formation du symbole chez l'enfant*, Neuchâtel: Delachaux et Niestlé, 1959, p. 213; Marcel Déat, L'Interprétation du rythme du cœur dans certains rêves, *Journal de psychologie*, v. xviii, 1921, p. 555-557.

212. Ver R.A. Schwaller de Lubicz, *Le Temple de l'homme: Apet du Sud Louqsor*, Paris: Caractères, 1958. 3 v.

213. Ver Robert Vischer, *Über das optische Formgefühl*, Leipzig: Credner, 1873.

214. Ver Louis F. Alfred Maury, *Le Sommeil et les rêves*, Paris: Didier, 1861. Edição revista e ampliada, 1878.

215. Ver J.M. Vold, Einige Experimente über Gesichtsbilder in Traume, *Dritter Internationaler Congress für Psychologie in München 1896*, Münichen: J.F. Lehmann, 1897; Otto Klemm (Hrsg.), *Über den Traum: Experimental-psychologische Untersuchungen*, Leipzig: Barth, 1910-1912, p. 338. 2 v.

216. Ver S. de Sanctis, *Die Träume, Medizin-psychologische Untersuchung*, Halle: Marhold, 1901.

217. Ver Marie-Jean-Léon Hervey de Saint-Denys, *Les Rêves et les moyens de les diriger*, Paris: Amyot, 1867.

218. Do francês: "solidariedade rememorativa". (N. da T.)

219. Ver Frederik van Eeden, *De Nachtbruid*, Amsterdam: Versluys, 1909. (Trad. ingl.: *The Bride of Dreams*, New York/London: Mitchell Kennerley, 1913.

220. Idem, A Study of Dreams, *Proceedings of the Society for Psychical Research*, v. 26, 1913, p. 413-461.

221. Ver George Du Maurier, *Peter Ibbetson*, New York: Harper & Brothers, 1891.

222. Ver Robert Louis Stevenson, A Chapter on Dreams, *Across the Plains*, London: Chatto & Windus, 1898, em especial, capítulo 8.

223. George Dumas, Comment on gouverne les rêves, *Revue de Paris*, année xvi, 1909, p. 344-367.

224. Ver Ludwig Binswanger, *Wandlungen in der Auffassung und Deutung des Traumes, on den Griechen bis zur Gegenwart*, Berlin: Springer, 1928.

225. Ver Ludwig Strümpell, *Die Natur und Entstehung der Träume*, Leipzig: Von Veit, 1874.

226. Ver Johannes Immanuel Volkelt, *Die Traum-Phantasie*, Stuttgart: Meyer & Zeller, 1875.

227. Der Traum, reproduzido em: *Altes und Neues*, v. 1, Stuttgart: Adolf Bonz, 1882, p. 187-232.

228. Ver F.W. Hildebrandt, *Der Traum und seine Verwertung für's Leben: Eine psychologische Studie*, Leipzig: Reinboth, [s.d.].

229. Lynkeus (pseudônimo de Josef Popper), *Phantasien eines Realisten*, v. 2, Dresden: Reissner, 1899, p. 149-163.

230. Ver Carl Binz, *Über den Traum: Nach einem 1876 gehaltenen öffentlichen Vortrag*, Bonn: Adolph Marcus, 1878.

231. W. Robert, *Der Traum als Naturnothwendigkeit erklärt*, 2 Aufl., Hamburg: Hermann Seippel, 1886, p. 13-17.

232. Y. Delage, Essai sur la théorie du rêve, *Revue scientifique*, tome xlviii, n. 2, 1891, p. 40-48. Esse trabalho foi posteriormente ampliado em forma de livro: *Le Rêve, étude psychologique, philosophique et littéraire*, Paris: Presses Universitaires de France, 1919.

233. A história das teorias do inconsciente foi tratada muitas vezes. Ver, entre outros, James Grier Miller, *Unconsciousness*, New York: John Wiley, 1942; Donald Brinkmann, *Probleme des Unbewussten*, Zürich: Rascher, 1943; Edward L. Margetts, The Concept of the Unconscious in the History of Medical Psychology, *Psychiatric Quarterly*, v. xxvii, 1953, p. 115; H. Ellenberger, The Unconscious Before Freud, *Bulletin of the Menninger Clinic*, v. xxi, 1957, p. 3-15; Lancelot Law Whyte, *The Unconscious Before Freud*, New York: Basic Books, 1960.

234. Ver Gottfried Wilhelm von Leibniz, *Nouveaux essais sur l'entendement humain*, [S.l.: s.n.], 1704; *Monadologie*, [S.l.: s.n.], 1714.

235. Ver Johann Friedrich Herbart [1824], Psychologie als Wissenschaft, neugegründet auf Erfahrung, Metaphysik und Mathematik, *Sämtliche Werke*, Band 5 u 6, Leipzig: Voss, 1850.

236. Ver Gustav Theodor Fechner, *Elemente der Psychophysik*, Leipzig: Breitkopf & Härtel, 1860. 2 v.

237. Hermann von Helmholtz, *Handbuch der physiologischen Optik*, Band ii, 3 Aufl., 1859, Hamburg: Voss, 1910, p. 3-7.

238. Michel-Eugène Chevreul, Lettre à M. Ampère, *Revue des deux mondes*, 1833, tome ii, p. 258-266.

239. Ver idem, *De la Baguette divinatoire, du pendule explorateur, des tables tournantes, au point de vue de l'histoire, de la critique et de la méthode éxpérimentale*, Paris: Mallet-Bachelier, 1854.

240. Francis Galton, Antechamber of Consciousness, *Inquiries into Human Faculty and Its Development*, London: Dent, 1907, p. 146-149.

241. Ver N. Ach, *Über die Willenstätigkeit und das Denken*, Göttingen: Vandenhoek und Ruprecht, 1905.

242. Gardner Murphy, The Life and Work of Frederic W.H. Myers, *Tomorrow*, v. ii, Winter, 1954, p. 33-39.

243. Ver Frederic W.H. Myers, *Human Personality and Its Survival of Bodily Death*, London: Longmans, Green,

1903. 2 v. (Trad. bras.: *A Personalidade Humana*, trad. S.O. Freitas, São Paulo: Edigraf, 1971.)

244. C. Richet, Du Somnambulisme provoqué, *Journal de l'anatomie et de la physiologie normales et pathologiques de l'homme et des animaux*, v. II, 1875, p. 348-377.

245. Jules Héricourt, L'Activité inconsciente de l'esprit, *Revue scientifique*, 3ème série, II, année XXVI, 1889, p. 257-268.

246. Édouard Claparède, Théodore Flournoy: Sa vie et son œuvre, *Archives de psychologie*, v. XVIII, 1923, p. 1-125.

247. Ver T. Flournoy, *Des Indes à la planète Mars: Étude sur un cas de somnambulisme avec glossolalia*, Paris/Genève: Félix Alcan, 1900. (Trad. ingl.: *From India to the Planet Mars: A Study of a Case of Somnambulism with Glossolalia*, New York/London: Harper, 1900.)

248. É. Claparède, op. cit., p. 1-125.

249. Ver Victor Henry, *Le Langage martien: Étude analytique de la genèse d'une langue dans un cas de glossolalie somnambulique*, Paris: Maisonneuve, 1901.

250. Ver H. Cuendet, *Les Tableaux d'Hélène Smith peints à l'état de sommeil*, Genève: Atar, 1908.

251. Um acompanhamento detalhado da médium foi realizado por Waldemar Deonna, *De la planète Mars en Terre Sainte*, Paris: De Boccard, 1932.

252. Genèse de quelques prétendus messages spirites, *Annales des sciences psychiques*, v. IX, 1899, p. 199-216.

253. *Congrès international de psychologie*, München, 1896, p. 417-420.

254. Henry Freeborn, Temporary Reminiscence of a Long-Forgotten Language During the Delirium of Broncho-Pneumonia, *Lancet*, v. LXXX, 1902, p. 1685-1686.

255. Sergei Korsakoff, Étude médico-psychologique sur une forme de maladies de la mémoire, *Revue philosophique de la France et de l'étranger*, v. XXVIII, 1889, p. 501-530.

256. G. Murphy, *Historical Introduction to Modern Psychology*, New York: Harcourt Brace, 1949, p. 204.

257. F. Galton, op. cit., p. 146-149.

258. Gardner Murphy; Robert O. Ballou, *William James on Psychical Research*, London: Chatto & Windus, 1961, p. 221.

259. Ver A. Russel Wallace, *The Wonderful Century: Its Successes and Failures*, London: Swan Sonnenschein, 1898.

260. Ver Ludwig Büchner, *Am Sterbelager des Jahrhunderts: Blicke eines freien Denkers aus der Zeit in die Zeit*, Giessen: Emil Roth, 1898.

261. Ver Ellen Key [1899], *The Century of the Child*, London/New York: G.P. Putnam's Sons, 1909.

262. Ver Theodor Hertzka, *Entrückt in die Zukunft: Sozialpolitischer Roman*, Berlin: F. Dümmlers, 1895.

263. Ver Ernst Haeckel, *Die Welträthsel*, Bonn: Emil Strauss, 1899.

264. Friedrich Engels, Einleitung zu "Der Bürgerkrieg in Frankreich" von Karl Marx Ausgabe, *Karl Marx-Friedrich Engels Werke*, Band XVII, Berlin: Dietz, 1962, p. 616.

265. Ver H.G. Wells, *Anticipations of the Reaction of Mechanical and Scientific Progress upon Life and Thought*, New York/London: Harper & Bros., 1902.

266. Ver A. Robida, *Voyage de fiançailles au XXe siècle*, Paris: Conquet, 1892; idem, *Le Vingtième siècle: La Vie électrique*, Paris: Librairie Illustrée, 1895; idem, *Le Vingtième siècle: Texte et dessins*, Paris: Librairie Illustrée, 1880.

267. Paul Regnard, *Les Maladies épidémiques de l'esprit*, Paris: Plon, 1887, p. 423-429.

268. P. Janet, L'Anesthesie hystérique, *Archives de Neurologie*, v. XXIII, 1892, p. 323-352.

269. Henri Bergson, Le Rêve, *Bulletin de l'Institut psychologique international*, année I, 1900-1901, p. 97-122. (Trad. bras.: O Sonho, trad. J.G. Coelho, *Trans/Form/Ação*, v. 27, n. 1. 2004, p. 109; trad. modificada.)

270. Ver F. Van Eeden, em sua autobiografia *Happy Humanity* (New York: Doubleday, Page, 1912), afirma ter introduzido o termo – acrescentando, no entanto, que Hack Tuke já utilizava a palavra "psicoterapêutica".

271. Ver Maurice Barrès, *Trois stations de psychothérapie*, Paris: Perrin, 1891.

272. The Theory of Psycho-Therapeutics, *The Medical Magazine*, v. I, 1895, p. 230-257.

6

Pierre Janet
e a Análise Psicológica

Cronologicamente falando, Pierre Janet foi o primeiro a fundar um novo sistema de psiquiatria dinâmica com vistas a substituir os sistemas do século XIX e, por causa disso, a sua obra é também o elo entre a primeira psiquiatria dinâmica e os sistemas mais recentes. Nenhum dos novos pioneiros teve um maior conhecimento da primeira psiquiatria dinâmica ou dela bebeu mais – ou, em todo caso, mais conscientemente. A sua obra também foi uma das principais fontes para Freud, Adler e Jung, que, diferentemente de Janet, derivaram mais ou menos diretamente do romantismo – ao passo que Janet seguiu um desenvolvimento próprio. No contraste entre Janet, de um lado, Freud, Adler e Jung, do outro, pode-se ver uma manifestação tardia do contraste entre o espírito do Iluminismo e o do romantismo.

O Contexto de Vida de Pierre Janet

Pierre Janet nasceu em Paris no ano de 1859, ali morrendo em 1947. Tirante os sete anos que passou lecionando em províncias e em diversas viagens pelo exterior, viveu a vida inteira em Paris e era completamente parisiense nos modos e costumes.

Quando do nascimento de Janet, em 1859, o reinado de Napoleão III estava em seu zênite. Alguns anos depois, contudo, Napoleão III se envolveu na desastrosa guerra mexicana, o regime entrou em declínio e acabou sendo arrasado pela derrota na Guerra Franco-Alemã de 1870. Aos onze anos de idade, Janet enfrentou, com sua família, o cerco de Paris, com a fome e os bombardeios que o acompanharam. Estrasburgo, terra natal de sua mãe, foi ocupada e anexada pelos alemães. Seus anos de adolescência e juventude foram os de rápida recuperação e grande prosperidade econômica e intelectual da França, bem como da constituição do império colonial francês. Em 1886, quando Janet publicou os seus primeiros artigos científicos, a França estava passando pela febre do movimento boulangista, que despertou temporariamente uma exaltação patriótica e o desejo de reanexar a Alsácia e Lorena. As primeiras grandes obras de Janet foram publicadas durante o período relativamente pacífico de 1889 a 1905. Tensões crescentes foram sentidas na Europa entre 1905 e 1914, manifestadas por uma série de crises, cuja seriedade foi aumentando até que, em 1914, eclodiu a Primeira Guerra Mundial. Janet estava com sessenta anos quando o conflito terminou, com a vitória dos Aliados e o Tratado de Versalhes. A França, exaurida pela guerra, havia perdido o seu estatuto de grande potência mundial e passou por uma crise intelectual e moral. Janet começou a reconsiderar suas teorias em 1925 e construiu um novo sistema que passou quase despercebido em meio à confusão política e moral. Quando Hitler subiu ao poder na Alemanha, em 1933, Janet tinha 63 anos. Aposentou-se dois anos depois, mas permaneceu produtivo. Com a deflagração da Segunda Guerra Mundial, ele havia completado oitenta. Passou então pela invasão e ocupação alemãs na França e, à época da liberação de Paris, em 1944, ele era um idoso de 84 anos. Parecia ser um "homem de outra era" quando morreu, em 1947, aos 87 anos de idade.

Janet vinha da classe média alta, de uma família com muitos acadêmicos, advogados e engenheiros. Frequentava os círculos profissionais e tinha proximidade com os mais proeminentes *savants* franceses de seu tempo. Era agnóstico e liberal, mas nunca participou da política. De 1907 até o fim da vida, morou na Rue de Varennes, num ambiente exclusivamente aristocrático e diplomático. Contudo, a maioria dos pacientes que tratou, e que forneceram material para o seu trabalho psiquiátrico, pertencia às classes mais pobres.

Assim, Janet pode ser retratado como um representante da classe média alta francesa cuja vida, que cobriu todo o período da Terceira República, foi passada quase que inteiramente em Paris.

Histórico Familiar[1]

O avô de Pierre Janet, Pierre-Étienne Janet (1746-1830), foi o próspero fundador e proprietário de uma livraria que ele havia montado na Rue Saint-Jacques, em Paris[2]. Cultivou nos seis filhos um gosto pela literatura e pelo teatro. Um desses filhos foi Pierre-Honoré Janet, que também se tornou livreiro, especializando-se em música. Morreu prematuramente em 1832, deixando dois filhos e uma filha, Jules, Paul e Félicité. O menino mais novo, Paul (1823-1899), tornou-se o conhecido filósofo e o orgulho da família. O mais velho, Jules (1813-1894), deu início a uma carreira comercial, embora – segundo registros familiares – tenha sido incentivado por Paul a estudar direito. Contudo, muito embora em certos documentos Jules seja referido como um *avocat*[3], parece que ele nunca chegou, de fato, a advogar, mas ganhou a vida como editor jurídico. Casou-se duas vezes. A primeira esposa, uma prima sua, foi Adelaïde-Antoinette Janet, com quem casou-se no dia 5 de setembro de 1832. Em 1850, ela deu à luz uma filha, Berthe; e pouco tempo depois, veio a falecer. Vários anos mais tarde, quando Jules estava visitando o irmão – que era então professor universitário em Estrasburgo –, ele conheceu Fanny Hummel, uma jovem vizinha de Paul. Casaram-se em 10 de abril de 1858 e tiveram três filhos: Pierre, Marguerite e Jules[4].

Pouco se sabe a respeito da família Hummel. O pai de Fanny Hummel, François-
-Jacques Hummel, foi um empreiteiro em Estrasburgo. Teve cinco filhos, dos quais
Fanny – nascida em 4 de setembro de 1836 – era a mais velha. Os Hummel eram católicos devotos e Fanny, mãe de Pierre Janet, foi muito apegada à sua fé durante toda a
vida. A irmã dela, Marie, nascida em 2 de maio de 1838, tornou-se freira na ordem da
Assomption[5] e passou a vida em conventos, primeiro na França e, depois, na Inglaterra – a filha de Janet, madame Hélène Pichon-Janet, lembra-se de na infância ir
visitar a tia em Londres, para onde o pai a havia levado. Os Hummel pertenciam ao
grupo dos alsacianos que eram fervorosos patriotas franceses e para os quais a anexação da Alsácia e Lorena pela Alemanha era considerada uma tragédia familiar[6]. Em
muitas dessas famílias, alguns membros permaneceram na Alsácia enquanto outros
foram viver na França. Reza a lenda familiar que um dos irmãos de Fanny fugiu para
a França e entrou para o Exército francês, onde se tornou oficial – suspeito, portanto,
do ponto de vista alemão –, e que certa vez ele retornou, com trajes civis e acompanhado de seu jovem sobrinho Pierre, para uma visita clandestina a Estrasburgo.

Pouco se sabe a respeito da personalidade do pai de Pierre Janet. Segundo a lenda
familiar, ele era um homem muito gentil, embora tímido, isolado e "psicastênico". Detalhes a seu respeito são escassos e difíceis de interpretar. Certa vez, Pierre Janet mencionou
um incidente de infância. Estava no escritório do pai, indo de um lado a outro e chu-
tando a porta, enquanto o pai permanecia olhando placidamente sem dizer uma só
palavra. Por fim, o jovem Pierre cansou-se da brincadeira e deixou o cômodo. Acaso
isso significava que o pai era tão passivo que era incapaz de exibir uma reação, ou, ao
contrário, um homem muito sábio que vencia o temperamento ruim da criança por
meio de sua demonstração de paciência?

Dizem que a mãe de Pierre Janet era uma pessoa muito sábia, sensível e calorosa. Pierre era extremamente apegado a ela e sempre falava a seu respeito com a
mais profunda afeição. Ele era o filho mais velho de uma mãe jovem, que tinha 21
anos quando ele nasceu, enquanto o pai tinha 45 – uma geração acima. A meia-irmã
de Pierre Janet e os irmãos mais novos de sua mãe pertenciam, cronologicamente,
a uma geração intermediária.

Jules e Fanny tiveram três filhos: Pierre, Jules e Marguerite. Marguerite, que se
casou com um homem chamado Vuitel, continuou sendo uma devota católica, como
a mãe. Jules – nascido em 22 de dezembro de 1861 – tornou-se médico e um conhecido especialista em urologia. Ele tinha muito interesse pela psicologia e, durante seus
anos de internato, colaborou com o irmão em experimentos hipnóticos. Sua dissertação médica, dedicada a distúrbios neuróticos da micção, é uma bela contribuição
ao que hoje é chamado de medicina psicossomática, como foi o caso de um estudo
posterior que ele realizou a respeito da anúria. Pierre e Jules permaneceram próximos de suas respectivas famílias por toda a vida[7].

A pessoa na família que exerceu uma enorme influência em Pierre Janet foi seu
tio, Paul. Ele não só auxiliou Pierre em sua carreira, como parece ter sido o modelo
que o jovem se esforçou por imitar. Notáveis paralelos podem ser traçados entre as

340

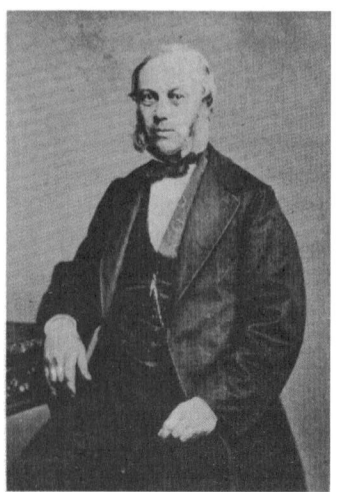
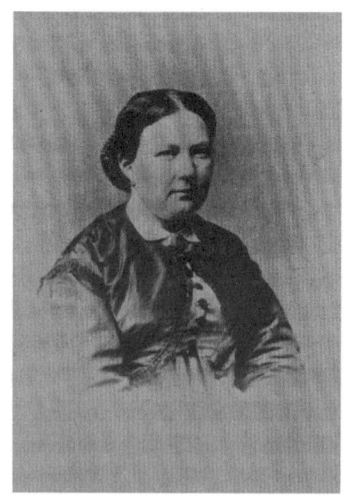
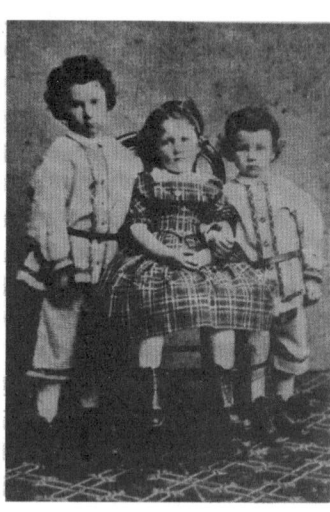

Família de Pierre Janet

Jules Janet, seu pai. *Fanny, nascida Hummel, sua mãe.* *Os três irmãos, Pierre, Marguerite, Jules.*

vidas desses homens. Ambos haviam sido garotos tímidos e isolados que passaram por um período de depressão na adolescência, e que, após superá-la, engrenaram uma carreira de sucesso. Ambos frequentaram o Lycée[8] Louis-le-Grand, entraram para a École Normale Supérieure[9], tornaram-se *agrégés de philosophie*[10], lecionaram filosofia em um liceu, e então se tornaram professores universitários e membros do Institut de France. Paul Janet também foi autor de manuais de filosofia, que foram clássicos na França por duas ou três gerações, e também escreveu diversos estudos sobre história da filosofia. O filho do filósofo, cujo nome também era Paul Janet, tornou-se um conhecido engenheiro elétrico que fundou o Instituto Eletrotécnico, em Grenoble, e posteriormente a École Supérieure d'Électricité[11], em Paris. Ele também possuía vocação filosófica e escreveu estudos sobre filosofia da ciência e psicologia das descobertas científicas[12]. Por meio de seus muitos parentes, Pierre Janet estabeleceu várias outras conexões no mundo da universidade, da engenharia e da administração pública.

Acontecimentos na Vida de Pierre Janet

Pierre Janet nasceu em Paris em 30 de maio de 1859, no número 46 da Rue Madame, uma ruazinha próxima ao Jardim de Luxemburgo. Logo depois, seus pais mudaram-se para Bourg-la-Reine, onde haviam comprado uma casa. Bourg-la-Reine, hoje um subúrbio de Paris, à época ainda era um pequeno povoado. A casa era velha e, em contraste com as outras residências na área, havia sido construída em estilo renascentista, com telhados de ardósia inclinados e paredes cor-de-rosa. Reza a lenda familiar que a casa era o último vestígio de uma residência oferecida pelo garboso rei Henrique IV à sua célebre amante Gabrielle d'Estrées. Até hoje a rua leva, de fato, o nome "Impasse[13] Gabrielle d'Estrées". Pierre Janet conservou sempre com carinho a imagem dessa casa e do seu jardim.

Ele frequentou a escola no Collège[14] Sainte-Barbe-des-Champs, na cidade vizinha de Fontenay-aux-Roses. Dizem ter sido um garoto muito tímido, que considerava difícil o contato com os colegas. Alguns anos depois ele foi para o Collège Sainte-Barbe, em Paris, que foi a escola principal. O Collège Sainte-Barbe é uma das escolas mais antigas e de maior reputação na França. Poucas escolas podem se gabar de terem produzido uma lista tão impressionante de homens grandiosos como Santo Inácio de Loyola, São Francisco Xavier e Calvino, e vários cientistas, escritores, políticos e militares proeminentes. O nível do ensino era elevado, como era de esperar de uma instituição tão honrada ao longo do tempo. Quando Janet tinha onze anos, na deflagração da Guerra Franco-Prussiana de 1870, seus pais tiveram a infeliz ideia de deixar Bourg-la-Reine para se instalar temporariamente em Paris, pensando que lá estariam mais seguros. Como resultado, a família Janet sofreu o cerco de Paris e as suas consequências. Tão logo acabou o combate, as crianças foram enviadas para a família da mãe em Estrasburgo. Consequentemente, o jovem Pierre testemunhou a dor e a angústia de que sofreram os alsacianos que, como a família de sua mãe, eram fervorosos patriotas franceses, e viram a Alsácia ser arrancada da França e anexada pela Alemanha[15].

Aos quinze anos de idade, Pierre passou por um período de depressão, que interrompeu seus estudos por vários meses e que era, ao mesmo tempo, uma crise religiosa. Contudo, ele foi capaz de superar a depressão e encontrar um novo equilíbrio. Dali em diante, Janet tornou-se um aluno brilhante e decidiu se dedicar à filosofia.

Após ser aprovado na prova de *baccalauréat*[16], em 10 de julho de 1878, e completar um ano de um curso preparatório especial no Lycée Louis-le-Grand, Janet teve sucesso na competição acirrada para admissão na École Normale Supérieure. Essa é uma conhecida escola preparatória onde um grupo de elite de estudantes vive por três anos e é treinado de forma intensiva rumo às cátedras dos liceus franceses. Ela também produz muitos professores universitários. A École Normale Supérieure proporciona aos estudantes uma educação da mais alta qualidade, mas também oferece uma grande liberdade e tempo livre aos alunos, a fim de permitir que eles desenvolvam seu próprio pensamento independente. Apesar da afeição pelo cinismo

Pierre Janet, *aos dezessete anos.*

e pela polêmica – o dito espírito normalista que é frequentemente a forma assumida por esse pensamento independente –, o ambiente é altamente propício para o estabelecimento de amizades duradouras entre homens que estão destinados a serem os líderes intelectuais de sua geração[17]. Quando Janet foi aprovado no competitivo processo seletivo de 1879, havia, entre os candidatos selecionados, vários que se tornariam acadêmicos conhecidos – particularmente Durkheim (o futuro sociólogo) e Goblot (o lógico). Muito pouco se sabe a respeito dos três anos que Janet passou nessa escola[18], embora seja sabido que ele obteve a sua *Licence ès Lettres*[19] no dia 3 de agosto de 1880, e que o dir. Ernest Bersot[20], filósofo e moralista, morreu no mesmo ano, em 1º de fevereiro, e foi substituído pelo historiador Fustel de Coulanges. Janet passava parte do tempo livre estudando ciência e obteve o grau de *baccalauréat restreint*[21] em ciências no dia 7 de abril de 1881[22]. Em 7 de setembro de 1882, obteve o segundo lugar nas avaliações rígidas e competitivas da Agrégation de Philosophie – apenas oito candidatos foram beneficiados, dentre os quais Durkheim, que passou em sétimo. Durante a estada de Janet na École Normale Supérieure, em 1881, a Exposição Internacional de Eletricidade foi organizada em Paris, levando a revelação de um novo mundo do futuro no qual a vida seria dominada pela ciência, tecnologia e eletricidade. Outro evento sensacional em 1882 foi a comunicação apresentada por Charcot na Academia de Ciências, promovendo uma reabilitação oficial da hipnose, que de repente adquiriu estatuto científico. Charcot foi amplamente debatido naquela época e, segundo Parodi, Janet já estava visualizando o seu futuro como médico capaz de debater as teorias de Charcot[23]. Entre os alunos que foram admitidos um ano antes de Janet estavam Bergson e Jaurès. O segundo adquiriria fama como grande líder socialista francês; o primeiro iria se tornar o mais célebre filósofo francês de sua geração. Bergson e Janet permaneceriam em íntimo contato intelectual a vida toda.

Após ficar em segundo lugar na Agrégation de Philosophie, em 7 de setembro de 1882, Janet embarcou imediatamente em sua carreira profissional. Naquela época, os normalistas eram dispensados do serviço militar: os dez anos de magistério com os quais haviam se comprometido eram considerados serviço suficiente [24].

O professor de 22 anos foi designado por uma decisão ministerial, que data de 23 de setembro de 1882, a lecionar filosofia no Liceu de Châteauroux, na província rural de Berry, onde ele assumiu seu cargo em 4 de outubro de 1882. Muito curiosamente, deixou o Liceu em 2 de fevereiro de 1883, tendo sido designado para o Liceu em Le Havre[25]. Era bastante incomum um professor ser transferido de um liceu para outro no meio do ano letivo; a única explicação plausível é que, como resultado de uma vacância repentina em Le Havre, precisaram que um professor fosse para lá urgentemente. Le Havre era considerado um posto muito superior a Châteauroux. Pouco antes de sua partida de Châteauroux, em 10 de fevereiro de 1882, Janet ministrou a palestra "Le Fondement du droit de propriété" (A Fundação do Direito de Propriedade)[26]. É interessante ver, nessa que é a primeira publicação conhecida de Pierre Janet, o perfil lógico, a firmeza de pensamento e a clareza de estilo que ele demonstraria em todos os seus escritos subsequentes. A propriedade privada, escreveu ele, nem sempre existiu; não é nem uma necessidade metafísica, nem uma necessidade natural, mas foi inventada pelo homem em razão de sua utilidade. Ela deveria ser aperfeiçoada, e o objetivo deveria ser o de reconciliar interesse e justiça.

Pierre Janet passou os seis anos e meio que se seguiram (de fevereiro de 1883 a julho de 1889) em Le Havre, uma cidade marítima, industrial e comercial que possuía cento e cinco mil habitantes na época. Era administrada por um prefeito progressista, Jules Siegfried, que pertencia a uma família alsaciana protestante que havia deixado a Alsácia após a anexação alemã. Siegfried era um administrador ativo e enérgico, muito preocupado com o bem-estar da cidade. Uma análise dos dois semanários locais da época, *Le Passe-Temps du Havre* (O Passatempo de Havre) e *Le Carillon* (O Carrilhão), mostra que o espírito vitoriano – que, ao que se supõe, era predominante na Europa daquela época – certamente não tinha nenhum reduto em Le Havre: ambos os jornais repletos de escárnios a um prefeito puritano que tentava controlar a prostituição e os vícios na cidade. Um outro aspecto da vida da cidade era o fervor político; de tempos em tempos, ondas de sentimentos nacionalistas e antialemães tomavam conta de Le Havre. Com relação ao entretenimento e à atividade social, havia, além de frequentes apresentações de grupos teatrais de Paris, espetaculares apresentações de palco realizadas por hipnotistas. Em maio de 1883, por exemplo, os semanários noticiaram um professor que havia tido a infeliz ideia de tentar expor os truques utilizados por Donato, mas foi forçado a deixar o local sob as zombarias da plateia. Casos de mulheres se apaixonando por músicos, ou enviando cartas anônimas, eram atribuídos à "histeria" – que, por sua vez, era considerada o resultado da não gratificação sexual nas mulheres. Nesses jornais, tais histéricas eram sarcasticamente aconselhadas a se consultar com Charcot. Não se sabe em que medida Janet esteve interessado por essa vida febril ou se participava de tudo na vida social da cidade. Para ele, uma grande vantagem de viver em Le Havre era que a comunicação com Paris era rápida e fácil, de modo que era capaz de visitar a família com uma frequência razoável. Durante suas estadas em Paris, também costumava ir ver os pacientes junto com seu irmão Jules, que era estudante de medicina e também estava profundamente interessado pelas neuroses e pela hipnose. Foi também durante esses anos que Pierre Janet perdeu sua mãe, que morreu no dia 3 de março de 1885, aos 49 anos de idade.

Não sabemos muito a respeito das atividades professorais de Janet. Não há dúvida de que ministrou um curso de filosofia cuidadosamente preparado e original, como se pode ver a partir do manual que ele publicou posteriormente. Nas escolas francesas, o costume é a cerimônia de conclusão do ano letivo ser dedicada à *distribution des prix* (a entrega de prêmios aos alunos que se saíram melhor), que é precedida por uma fala realizada por um dos membros mais jovens do corpo docente, que escolhe o seu próprio tema. Assim, no dia 5 de agosto de 1884, Pierre Janet realizou um discurso intitulado "Sur l'enseignement de philosophie" (Sobre o Ensino de Filosofia), em sessão presidida pelo prefeito Jules Siegfried[27]. Tomamos por certo, disse Janet, que a filosofia está sendo ensinada em todos os liceus franceses; mas nós nos esquecemos das lutas travadas por nossos predecessores a fim de estabelecer o direito de lecionar uma filosofia independente em nossas escolas. Agora que gozamos de tantas liberdades civis e políticas, o ensino de filosofia tornou-se ainda mais importante, visto que o verdadeiro objetivo da filosofia é ensinar o homem a se atentar para suas próprias opiniões preconcebidas e respeitar as opiniões de seus semelhantes. Dois anos depois, em 1886, Janet publicou uma edição de uma das obras de Malebranche, com introdução e notas para uso em escolas secundárias[28].

Em Le Havre, Janet dividia uma casa com um amigo. Ela era cercada por um jardim, no qual ele podia desfrutar de seu passatempo favorito: a jardinagem. Por algum tempo, o outro morador da casa foi o matemático Gaston Milhaud, um colega e, assim como Janet, solteiro. Sabe-se que Janet dedicou a maior parte de seu tempo livre ao trabalho voluntário no hospital de Le Havre e à pesquisa psiquiátrica que ele realizava por conta própria.

Numa nota autobiográfica[29], Janet descreveu sua chegada em Le Havre como um jovem professor ávido por encontrar um tema apropriado para sua tese de *Doctorat* ès *Lettres*[30]. Cogitando fazer uma tese acerca das alucinações em conexão com o mecanismo de percepção, procurou um conhecido médico em Le Havre, o dr. Gibert; este, por sua vez, não possuía um paciente adequado para sugerir, mas falou para Janet de uma pessoa notável, Léonie – ela podia ser hipnotizada à distância. A pedido do dr. Gibert, Léonie foi chamada a Le Havre e submetida aos experimentos de Janet por um período que durou vários anos, em muitos intervalos. Os primeiros experimentos de Janet com Léonie se deram entre 24 de setembro e 14 de outubro de 1885. Ele pôde comprovar que, de fato, era fácil hipnotizar Léonie – não apenas diretamente, mas também à distância – e realizar sugestionamentos "mentais" que ela levaria a cabo de um modo exato. Acerca de seus primeiros experimentos, ele escreveu um artigo, que foi lido por Paul Janet em nome do sobrinho na Sociedade de Psicologia Fisiológica[31], em Paris, no dia 30 de novembro de 1885, em sessão presidida por Charcot[32]. Não se sabe se Pierre Janet estava presente. Contudo, o artigo causou um frisson, como se pode ver a partir da discussão que se seguiu à leitura, tal como relatado por um dos participantes, o dr. Ochorowicz[33]. Janet havia tido o cuidado de afirmar suas observações sem tirar conclusões; porém, como resultado dessa comunicação, muitos distintos visitantes foram até Le Havre, ávidos para ver Léonie. De Paris foram Charles Richet, Julian Ochorowicz e Marillier; e da Inglaterra foi uma delegação da Sociedade de Pesquisa Psíquica, com Frederic Myers, seu irmão (A. Myers) e Sidgwick. O tio de Janet (Paul) e o irmão (Jules) também integraram o grupo. Os experimentos preliminares tiveram início em 13 de abril, e os experimentos principais se deram entre 21 e 24 de abril de 1886. O resultado parecia confirmar a existência do fenômeno do sugestionamento à distância. Ao que parece, entretanto, esses experimentos foram mantidos longe do público, numa época em que havia toda uma moda em torno da hipnose de palco em Le Havre[34]. Não obstante, esses experimentos foram muito estimados no mundo científico, e Janet conheceu Charcot, Richet, Myers e outros. Mas para o "assombro e arrependimento" de Janet, muitas pessoas o citaram a partir de boatos, em vez de escreverem para ele para obter informações exatas. Ele sentiu que não haviam sido tomadas precauções o suficiente a fim de evitar sugestionamento indireto e que os relatos publicados não eram suficientemente precisos. Também ficou muito ressabiado com a pesquisa parapsicológica, e decidiu se restringir, ao menos temporariamente, à sistemática investigação dos fenômenos elementares da hipnose e do sugestionamento.

Enquanto isso, Janet já havia iniciado o trabalho clínico regular no hospital de Le Havre, no qual o dr. Powilewicz lhe havia disponibilizado uma pequena enfermaria, onde ele poderia examinar mulheres histéricas. Relata-se que Janet, brincando, chamava essa sala de *Salle Saint-Charcot*[35] – naquela época, as enfermarias de muitos hospitais franceses recebiam nomes de santos. A grande vantagem de trabalhar em Le Havre, considerava Janet, era que ali os pacientes eram novos e pouco sofisticados; e, diferentemente dos internos da Salpêtrière, não haviam sido examinados centenas de vezes por médicos e estudantes. Mas Janet estava prestes a fazer uma descoberta inesperada: Léonie já havia sido magnetizada no passado. Suas atuais apresentações eram repetições de exercícios magnéticos que ela havia realizado anteriormente e que então Janet encontrava descritos nos escritos dos magnetizadores da geração passada. Tudo o que era ensinado por Charcot e Bernheim como novidade surpreendente já era conhecido por esses homens obscuros. Era um mundo de conhecimentos esquecidos que Janet estava redescobrindo; e ao voltar ao passado, de geração em geração, ele descobriu que mesmo os primeiríssimos magnetizadores, Puységur e Bertrand, já conheciam mais do que os modernos acreditavam ter descoberto. Janet começou reunindo as obras desses velhos pioneiros e, posteriormente, utilizou esse conhecimento para a parte histórica de *Les Médications psychologiques* (Os Medicamentos Psicológicos).

Com base em sua experiência com Léonie e com a delegação que foi examiná-la em Le Havre, Janet impôs a si mesmo três regras metodológicas: primeiro, sempre examinar seus pacientes sozinho, sem testemunhas; segundo, fazer um registro exato de tudo o que os pacientes disseram ou fizeram (isso ele chamou de método da caneta-tinteiro); e terceiro, escrutinar toda a história de vida dos pacientes, bem como seus tratamentos passados. Tais princípios podem parecer óbvios hoje em dia, mas naqueles tempos eles eram novidade. Os primeiros resultados dessas investigações foram publicados serialmente na *Revue philosophique* (Revista Filosófica) de 1886 a 1889 e constituíram a base para a tese principal de Janet, *L'Automatisme psychologique* (O Automatismo Psicológico).

O *Doctorat ès Lettres* requeria a elaboração de uma tese principal em francês e uma secundária, em latim, sobre um assunto diferente. Para a dissertação em latim, Janet escolheu como tema Francis Bacon e os alquimistas[36]. A figura de Bacon, que foi ao mesmo tempo um pupilo dos antigos alquimistas – logo, herdeiro de um conhecimento obsoleto – e um pioneiro da nova ciência experimental, parece ter fascinado Janet. Pode-se assumir que ele encontrou um reflexo do seu próprio problema. Ele também era herdeiro de uma tradição centenária de psicologia filosófica – da qual seu tio Paul foi um dos representantes tardios – e, ao mesmo tempo, sentia-se convocado a participar da fundação de uma nova psicologia experimental, para a qual

Ribot apontava e para a qual a sua tese principal, *L'Automatisme psychologique*, foi um primeiro passo.

Um retrato de 1889 mostra Janet aos trinta anos, sentado ao pé de sua árvore favorita no seu jardim em Le Havre, no final de sua estada na cidade. Ele estava prestes a partir para Paris a fim de encarar a *soutenance de thèse*[37], depois da qual começaria uma nova carreira científica. Seu rosto carrega um semblante de energia calma e pensamento concentrado, que é encontrado na maioria dos retratos que foram tirados dele ao longo desses anos.

A cerimônia da apresentação da tese se deu na Sorbonne em 21 de junho de 1889, em sessão presidida pelo decano Himly[38]. A banca era composta pelos professores Boutroux, Marion, Séailles, Waddington e Paul Janet[39]. Muitas objeções e muitos argumentos foram apresentados contra a tese, mas Janet impressionou a banca com a sua mente astuta, as sutilezas de seus argumentos e a sua eloquência. A banca parabenizou-o e reconheceu o fato de que ele havia permanecido firme em solo filosófico e se havia abstido, cuidadosamente, de invadir o campo médico.

Janet, que já era bem conhecido nos círculos filosóficos e psicológicos por suas publicações durante os últimos três anos e meio, adquiria agora a reputação de mestre. Mudou-se para Paris, onde foi designado para um novo cargo. A cerimônia de defesa da sua tese aconteceu durante a grande Exposição Universal de 1889, em Paris. Cientistas de todo o mundo se encontravam na *Ville Lumière*, em congressos que ocorriam na proporção de três ou mais de uma só vez, sem interrupção. Entre muitos outros eventos, o Congresso Internacional de Hipnose Experimental e Terapêutica ocorreu de 8 a 12 de agosto[40]. Janet era um dos membros do comitê, junto de Liébeault, Bernheim, Déjerine e Forel, e teve grandes oportunidades de conhecer celebridades do mundo psicológico e psiquiátrico. Entre os trezentos participantes do congresso estavam Dessoir, Myers, William James, Lombroso e um neurologista vienense chamado Sigmund Freud.

Janet sabia, desde o começo, que seria incapaz de dar continuidade à sua pesquisa psicopatológica caso não obtivesse o título de médico, e ele decidiu iniciar seus estudos em medicina enquanto prosseguia com a sua profissão e a sua pesquisa própria. Os anos de 1889 a 1893 viram-no intensamente absorvido em seu trabalho, tendo de cumprir seus compromissos docentes no Lycée Louis-le-Grand durante o ano letivo de 1889-1890, e a partir de então no Collège[41] Rollin. O único vestígio de suas atividades durante esse período é o discurso que ele realizou na entrega de prêmios de 30 de julho de 1892, no qual falou o seguinte para os formandos: "O que os senhores aprenderam durante os seus dez anos de escola secundária? Algum conhecimento e ciência básica, certamente, e também o hábito do trabalho intelectual adquirido por meio de exercícios como a tradução e a composição. Mas há algo mais: o objetivo da educação secundária é auxiliar no entendimento dos outros, bem como dos problemas sociais; adquirir uma postura de dúvida razoável e tolerância para com as opiniões alheias."[42]

Janet deu início aos estudos de medicina no mês de novembro de 1889[43]. Naquela época, os estudos médicos levavam apenas quatro anos – incluindo um ano preparatório de física, química e ciência natural –, e geralmente requeria um quinto ano para as provas de conclusão e a tese. No entanto, Janet, foi dispensado do primeiro ano. Além disso, tendo a sorte de ser liberado de muitas obrigações pela benevolência de seus professores, de 1890 em diante ele passou muito tempo examinando pacientes nas enfermarias de Charcot na Salpêtrière. Também há registros de seus estágios clínicos nos hospitais Laennec e St. Antoine. No segundo, acompanhou o caso de uma garota de quatorze anos que fora internada com sintomas aparentemente neuróticos e logo veio a falecer. Uma autópsia revelou que ela tinha um cisto hidático no cérebro. Janet publicou um artigo acerca desse caso, indagando-se como uma lesão cerebral de tamanha importância pôde produzir tão poucos sintomas clínicos[44]. A paciente, acrescentou ele, pertencia a uma família fortemente acometida por uma hereditariedade neuropática, o que talvez pudesse ter sido responsável pelo fato de o cisto se localizar no cérebro, e não em outro órgão. Janet realizou suas avaliações finais em 31 de maio de 1893, e defendeu sua tese em medicina no dia 29 de julho do mesmo ano. Charcot era o presidente e Charles Richet, um dos três outros membros da banca. Ele foi aprovado com distinção e louvor.

Enquanto isso, em 1890, Janet retomou novamente sua pesquisa clínica, investigando na Salpêtrière os pacientes madame D., Marcelle, Isabelle e Achille, que desempenharam um importante papel na elaboração de suas teorias. Com base em seus achados, construiu sua teoria da histeria, que ele expôs primeiro em vários periódicos e, depois, em sua tese em medicina, no ano de 1893. A sua reputação já havia cruzado o Canal da Mancha e, no Congresso Internacional de Psicologia Experimental, em Londres, no mês de julho de 1892, apresentou uma comunicação sobre a sua pesquisa acerca da relação da amnésia com ideias fixas inconscientes[45].

Há tempos Charcot tinha um grande interesse pela psicologia. Com Charles Richet, fundou a Sociedade de Psicologia Fisiológica[46]. Desejando incorporar a psicologia experimental na grande unidade de pesquisa que ele havia construído na Salpêtrière, abriu para esse fim um laboratório, que confiou a Pierre Janet. Já que Charcot precisava de Janet nesse sentido, e Janet precisava de Charcot por conta do rico material clínico encontrado na Salpêtrière, esse prometia ser o começo de uma longa e profícua colaboração. Mas em 17 de agosto de 1893, apenas três semanas depois de Janet ter obtido o título de médico – com Charcot entre os examinadores –, chegou a notícia da morte repentina e inesperada do mestre.

Durante o período de 1893 a 1902, Janet trabalhou com relativa liberdade na Salpêtrière. Sucessor de Charcot, o neurologista professor Fulgence Raymond não estava pessoalmente interessado pelas neuroses, mas manteve o laboratório psicológico na Salpêtrière e concedeu sua anuência à pesquisa de Janet. Na medida em que concerniam a pacientes da Salpêtrière, por muitos anos a maioria dos artigos de Janet foram publicados com a assinatura conjunta de Raymond e Janet. Foi também um período de intenso trabalho em outras áreas. Janet ainda lecionou filosofia no Collège Rollin até 1897 e, durante o ano letivo de 1897-1898, no Lycée Condorcet. Foi então designado primeiro como *chargé de cours*[47] (1898-1899) de psicologia experimental na Sorbonne;

depois, como *maître de conférences*[48] (1898-1902). Durante esse mesmo período, Ribot pediu que o substituísse temporariamente no Collège de France entre dezembro 1895 e agosto de 1897[49]. Em 1894, Janet publicou o manual de filosofia no qual havia trabalhado por doze anos e do qual falaremos adiante.

A vida privada de Janet também havia sofrido mudanças. Em 1894, casou-se com Marguerite Duchesne, filha de um leiloeiro em Le Havre, que havia ido morar em Paris após a morte do pai. O jovem casal alugou um apartamento na Rue de Bellechasse e mudou-se, em 1889, para a Rue Barbet-de-Jouy, perto do Quartier Latin. Eles tiveram três filhos: Hélène (que se casaria com o psicanalista Édouard Pichon), Fanny (que se tornou professora de francês) e Michel (que teve uma breve carreira de engenheiro e morreu prematuramente). Janet levava a vida acadêmica habitual, isto é, lecionava nove meses em Paris, tirando três meses de férias nos quais escrevia ou preparava suas palestras para o ano acadêmico seguinte. Ele geralmente passava as férias em Fontainebleau, onde fazia longas caminhadas botânicas pela floresta. Seu pai morreu em 2 de outubro de 1894, aos 82 anos de idade.

Durante esses anos, o interesse de Janet recobriu um vasto campo, como mostrado pelas suas resenhas de livro sobre tópicos que iam da histologia do cérebro à psicologia experimental e à criminologia. O foco de sua pesquisa clínica passou da investigação clínica da histeria para a investigação da neurastenia. A pesquisa de Janet era ao mesmo tempo extensiva, na medida em que ele atendia muitos pacientes na clínica ambulatorial e na enfermaria, e intensiva, na medida em que escolhia um pequeno número de pacientes, que ele submetia a estudos cuidadosos e prolongados, com anos de duração. Entre esses últimos estava uma mulher que ele chama de "Madeleine", internada na Salpêtrière no mês de fevereiro de 1896 com um êxtase religioso delirante e estigmas. Ela ocuparia um lugar quase central em seus estudos por vários anos. Além disso, ele possuía uma clínica com os seus próprios pacientes particulares num sanatório em Vanves. A sua reputação como proeminente especialista em neuroses já estava bem estabelecida, de modo que muitos estrangeiros iam visitá-lo. Em 1896, no Congresso Internacional de Psicologia, em Munique, ele apresentou uma comunicação sobre "influência sonambúlica", que era uma nova elaboração do velho conceito de conexão.

Por muitos anos, Janet pensou em fundar uma nova sociedade psicológica para substituir a Sociedade de Psicologia Fisiológica, que não sobreviveu muito depois da morte de Charcot. Em 1900, um Instituto Psicológico Internacional foi fundado em Paris com o auxílio financeiro de uma série de doadores, entre os quais estava Serguêi Yuriêvitch, um adido da Embaixada Imperial Russa. E isso sob o patrocínio de um comitê internacional entre cujos membros estavam William James, Frederic Myers, Lombroso, Théodore Flournoy e Théodule Ribot[50]. Os objetivos desse instituto não parecem ter sido bem definidos; era destinado a possuir uma clínica psicopatológica, laboratórios, uma biblioteca, e a publicar um boletim. A maioria desses projetos ambiciosos não conseguiria ser realizada, mas ao menos uma nova sociedade psicológica foi fundada com quarenta membros fundadores, que realizavam as suas reuniões mensais nas dependências do instituto e utilizavam seu boletim para publicar atas. Entre seus membros ativos estiveram Pierre Janet e um colega mais jovem, o dr. Georges Dumas, que foi designado secretário da nova sociedade. A história desse Instituto Psicológico nunca foi escrita; seria interessante saber por que ele não se desenvolveu, desaparecendo poucos anos depois.

Em 1902, Théodule Ribot deixou seu cargo de professor titular de psicologia experimental no Collège de France. Havia dois candidatos para a sua vaga, Pierre Janet e Alfred Binet. Na assembleia dos docentes, em 19 de janeiro de 1902, a candidatura de Janet foi defendida por Bergson, e a de Binet, pelo fisiologista Marey[51]. Marey enumerou os muitos experimentos conduzidos por Binet em vários campos da psicologia e enfatizou sua habilidade em psicologia experimental. Bergson frisou a forma metódica e concentrada com a qual Janet conduzia sua pesquisa e seus experimentos, e a extrema importância de suas descobertas no campo da mente subconsciente. A decisão ficou nas mãos do ministro da Educação, que, em 17 de fevereiro de 1902, decidiu a favor de Janet. Este já havia substituído Ribot de dezembro de 1895 a agosto de 1897 e de novembro de 1900 em diante. A partir daquele momento, o Collège de France tornou-se o centro de suas atividades. As suas palestras ali eram frequentadas, em sua maioria, por visitantes estrangeiros, por não especialistas e por pouquíssimos alunos. A regra no Collège de France é os professores palestrarem uma vez por semana e escolherem um novo tema para cada ano acadêmico, anunciando esse tema de antemão. Entre 1902 e 1912, Janet lecionou acerca das emoções normais e mórbidas, a consciência, a histeria e a psicastenia, a psicoterapia, a psicologia das tendências, a percepção e as tendências sociais. Parte do material foi incorporada em seus livros, particularmente em *Les Obsessions et la psychasthénie* (As Obsessões e a Psicastenia) e em *Les Médications psychologiques*. Em 1904, Janet fundou o *Journal de psychologie* (Jornal de Psicologia) com seu amigo Georges Dumas, em que publicou a maioria de seus artigos dali em diante. Em 1907, mudou-se para um grande e belo apartamento, no qual viveria até o fim da vida. Ele se localizava no número 44 da Rue de Varenne, no dito Faubourg Saint-Germain, o bairro aristocrático dos romances de Marcel Proust. O apartamento tinha sete cômodos grandes, um hall esplêndido e uma varanda onde Janet criava flores e cactos.

Enquanto isso, na Salpêtrière, Raymond havia morrido em 1910 e foi substituído por Déjerine, que era hostil a Janet e ao seu trabalho. Por outro lado, homens como Babinski – que haviam conservado apenas a parte neurológica do ensino charcotiano – tinham muitas desconfianças em relação a Janet, a quem acusavam de perpetuar os erros de Charcot. Não é claro que tipo de intriga foi tramada para desligar Janet de seu laboratório e das antigas enfermarias de Charcot. Contudo, dentro da Salpêtrière havia enfermarias administradas por outros médicos, entre eles o dr. Nageotte, um neurologista cujo interesse quase exclusivo era a histologia do cérebro. Ele lecionava essa matéria no Collège de France. Nageotte colocou à disposição de Janet uma sala de sua enfermaria, onde ele poderia manter um pequeno número de pacientes e visitá-los regularmente. Essas condições precárias não permitiram que Janet lecionasse clínica, de modo que ele foi forçado a recusar candidaturas de alunos[52].

Contudo, a fama de Janet continuou se espalhando no exterior. Em 24 de setembro de 1904, palestrou sobre psicopatologia no Congresso Internacional, durante a grande Exposição Universal em St. Louis, Missouri, em sessão presidida pelo dr. Edward Cowles e com o dr. Adolf Meyer como secretário de seção[53]. Segundo relatos de família, Janet ficou entusiasmado com os Estados Unidos e a esplêndida recepção que ele recebeu em St. Louis, Boston, Chicago e demais lugares. Visitou as Montanhas Rochosas e as Cataratas do Niágara. Em junho de 1906, foi um dos delegados do Collège de France que viajaram a Londres para participar das festividades organizadas pela Universidade de Londres. Em outubro e novembro do mesmo ano, foi convidado pela Universidade de Harvard para ir pela segunda vez aos Estados Unidos, onde ministrou uma série de quinze palestras sobre histeria[54]. Também participou de vários congressos internacionais em Roma (1905), Amsterdã (1907) e Genebra (1909).

Em agosto de 1913, o Congresso Internacional de Medicina ocorreu em Londres. Na seção psiquiátrica, foi organizada uma sessão para discutir a psicanálise de Freud. Janet iria ler uma crítica e Jung a defenderia. A principal crítica de Janet dizia respeito a dois pontos. Primeiro, ele reivindicava prioridade de autoria quanto à descoberta do tratamento catártico das neuroses produzido pelo esclarecimento de origens traumáticas, e acreditava que a psicanálise era simplesmente um desenvolvimento dessa concepção fundamental. Segundo, ele criticava duramente o método freudiano de interpretação simbólica de sonhos, bem como a sua teoria da origem sexual da neurose. Considerava a psicanálise um "sistema metafísico"[55]. Retornaremos, posteriormente, a uma sessão memorável do dia 8 de agosto de 1913, com o relatório de Jung sobre a psicanálise, bem como a discussão que se seguiu. Nessa circunstância, Janet parece ter deixado a sua postura geralmente conciliatória em discussões científicas. Normalmente, ele sempre tomava o maior cuidado em enumerar suas fontes e reconhecia aos seus antecessores, em detalhe, o que lhes era de direito. Contudo, esperava a mesma cortesia dos outros, e sem dúvida logo se viu ferido e irritado ao ver Freud desenvolver o que ele considerava serem originalmente as suas próprias ideias com quase nenhuma menção de débito. Janet lamentou ter demonstrado sua irritação, mas continuou convencido pelo resto da vida de que Freud lhe havia feito uma injustiça. No entanto, quando Freud foi ferozmente atacado numa reunião da Sociedade de Psicoterapia[56], em 16 de junho de 1914, Janet o defendeu – um ato que exigiu coragem, considerando o crescente sentimento antialemão na França. A sua intervenção foi publicada na *Revue de psychothérapie* (Revista de Psicoterapia) em 1915, quando a guerra já estava tempestuosa[57].

De 1910 em diante, Janet desenvolveu seu ensino na direção de um sistema mais aperfeiçoado das "funções hierárquicas da mente". Seu estudo sobre o alcoolismo, em 1915, também revelou uma preocupação com problemas sociais e nacionais. Na onda de jingoísmo que inundou a França, assim como a Alemanha, durante a Primeira Guerra Mundial, apenas alguns cientistas permaneceram imunes ao contágio mental. Em todos os escritos janetianos daquela época não se pode encontrar o menor vestígio de chauvinismo, a despeito – ou talvez por causa – de sua mãe ser alsaciana e alguns de seus parentes alsacianos provavelmente servirem ao Exército alemão, enquanto alguns membros da família Janet estavam no Exército francês.

A publicação de *Les Médications psychologiques*, obra na qual Janet havia se empenhado por muitos anos, foi adiada até 1919. Entretanto, o completo e sistemático tratado sobre psicologia – com mais de 1.100 páginas – não condizia, em termos de organização e estilo, com a visão e o sentimento do pós-guerra. O espírito dos tempos havia mudado. De todas as obras de Janet, essa foi a última a ser traduzida para o inglês.

Mas Janet havia começado a desenvolver o seu sistema em novas direções. Em 1921 e 1922, ministrou uma disciplina sobre a evolução da conduta moral e religiosa. Um estadunidense que frequentou o curso – o reverendo W.M. Horton, de Nova York – publicou um resumo no *American Journal of Psychology* (Revista Americana de Psicologia)[58]. Janet, que há 25 anos estava fascinado pelo caso de Madeleine, fez dele um ponto de partida em torno do qual organizou grande parte da pesquisa psicológica que foi exposta em seu livro *De l'angoisse à l'extase* (Da Angústia ao Êxtase). Os contatos científicos entre a França e outros países foram retomados gradativamente e, em maio de 1920, Janet ministrou três palestras na Universidade de Londres. Em maio de 1921, foi convidado para participar das cerimônias do Centenário do Hospital Bloomingdale, perto de Nova York, onde ministrou uma palestra no dia 26 de maio. Em maio de 1922, participou das cerimônias que marcaram o centenário da independência do Brasil como delegado do Institut de France e do Collège de France. Participou também do Congresso Internacional de Psicologia, em Oxford, de 27 de julho a 2 de agosto de 1923. Em 1925, foi delegado pelo governo francês como professor visitante no México e recebeu uma grande acolhida na Universidade da Cidade do México, onde ministrou quinze palestras em francês[59]. Também ministrou duas em Puebla e uma em Guadalajara. Em sua viagem de volta para a França, visitou novamente os Estados Unidos com escalas em Princeton (Nova Jersey), na Philadelphia e na Universidade de Columbia, em Nova York.

De 1925 em diante, Janet desenvolveu mais o seu novo sistema da Psicologia da Conduta. Seus cursos ministrados no Collège de France entre 1925 e 1930 foram publicados numa versão que não foi revisada por ele. Nos anos seguintes, começou a redigir seus cursos, utilizando-os depois para a preparação de seus últimos livros. Mas a despeito da enorme quantidade de trabalho dedicado a esse novo sistema e da originalidade de suas novas teorias, parece que não foram muitas as pessoas que, na França, foram capazes de acompanhar Janet em seu novo caminho. Aparentemente, seu nome havia sido identificado por muito tempo aos conceitos de automatismo psicológico e de psicastenia. Sua fama, contudo, ainda era grande no estrangeiro. Em setembro de 1932, foi convidado para ministrar uma série de palestras em Buenos Aires, e ele viajou pelo país até as Cataratas do Iguaçu[60]. Em 1933, ministrou novamente uma série de vinte palestras no Rio de Janeiro. Em abril de 1937, foi também para Viena e visitou Wagner von Jauregg. Freud, porém, recusou-se a vê-lo[61].

Em fevereiro de 1935, Janet se aposentou do Collège de France, mas continuou com sua clínica particular. Então voltou a sua curiosidade para os novos domínios da psicologia – como a grafologia – e para os novos tipos de paciente. Examinou casos de paranoia no Hôpital[62] Henri-Rousselle e foi levado a modificar e completar sua teoria dos delírios de perseguição[63]. Ele também examinou mulheres delinquentes e criminosas na penitenciária Petite-Roquette[64]. É lamentável, contudo, que ele nunca tenha escrito nada a respeito de sua pesquisa criminológica. Entre 1935 e 1937, publicou seus três últimos livros; e, em 1938, escreveu um esboço condensado de todo o seu sistema psicológico na forma de uma contribuição à Enciclopédia Francesa oficial[65]. Foi convidado, em setembro de 1936, a participar das cerimônias do tricentenário da Universidade de Harvard, onde também palestrou.

Janet comemorou seu aniversário de oitenta anos em 1939. Um *Festschrift*[66] em sua homenagem foi organizado por seu genro, Édouard Pichon, contendo artigos escritos por parentes. Seu irmão (Jules) escreveu recordações acerca do caso Léonie e dos experimentos em Le Havre[67]. Em 22 de junho de 1939, o centenário de Théodule Ribot foi comemorado na Sorbonne, e os organizadores decidiram combinar a celebração de Janet com a de seu mestre, Ribot. Janet havia defendido sua tese *L'Automatisme psychologique* há exatamente cinquenta anos e um dia. Houve discursos em homenagem a Janet realizados por Piaget, Minkowski, dentre outros; depois, o próprio Janet leu um discurso em memória de Ribot[68].

Mas o ano ainda não havia terminado quando a Segunda Guerra Mundial eclodiu. No início da invasão da França, Janet e sua esposa saíram de Paris e passaram um tempo em Lédignan, no Sul da França, com seus amigos, o professor e a sra. Georges Dumas, mas escolheram voltar para Paris. Paralelamente às atribulações generalizadas do povo francês, Janet sofreu a perda de seus familiares e amigos mais próximos. Ele já havia perdido o genro, Édouard Pichon, em janeiro de 1940; sua irmã (Marguerite) e seu irmão (Jules) morreram em 1942, e sua esposa, em outubro de 1943, pouco antes de seu aniversário de cinquenta anos de casamento; seu filho (Michel), em janeiro de 1944; sua cunhada, em 1945, assim como muitos de seus velhos amigos queridos.

Após a morte da esposa, Janet continuou vivendo em seu grande apartamento na Rue de Varenne, com a filha (Fanny). Em 1942, o dr. Jean Delay, que havia sido seu aluno, foi designado professor de psiquiatria e chefe da Clínica Psiquiátrica Universitária de Sainte-Anne, em Paris. Ele convidava Janet para ver alguns pacientes toda semana[69]. Janet foi tomado por um renovado interesse pela psiquiatria e, durante o ano letivo de 1942-1943, aos 83 anos de idade, frequentou regularmente as aulas do professor Delay, sem perder uma sequer, para a tremenda admiração dos alunos que também faziam a disciplina. Não ficavam nem um pouco surpresos de ver o interesse apaixonado daquele grande senhor. Ele também foi chamado para ministrar várias palestras aos alunos. Arguto observador, Janet testemunhou as conquistas de uma nova psiquiatria, completamente diferente daquela que ele havia aprendido na Salpêtrière. Também ficou encantado em ver como algumas de suas próprias ideias haviam assumido uma nova forma. A narcoanálise era a consumação de sua antiga previsão de que um novo tipo de hipnose seria induzido por substâncias químicas, e ele notava a similaridade do tratamento narco-hipnótico de traumas psíquicos com os seus antigos experimentos com os primeiros pacientes em Le Havre[70]. Ficou muitíssimo interessado pela eletroterapia ao ver um paciente deprimido que, após ser submetido à psicanálise por quase um ano sem sucesso, curou-se depois do terceiro eletrochoque[71].

Em agosto de 1946, Janet foi convidado para ir a Zurique e foi recebido no Hospital Psiquiátrico Burghölzli pelo professor Manfred Bleuler, filho de Eugen Bleuler, que era conhecido seu. Ministrou palestras no Burghölzli e na Sociedade Suíça de Psicologia Aplicada.

Ele ainda estava trabalhando em um livro sobre psicologia da crença em 1947, mas essa obra permaneceu inacabada. Morreu na noite de 23 para 24 de fevereiro do ano de 1947, aos 87 anos de idade. O funeral ocorreu no dia 27 de fevereiro na Igreja Sainte Clotilde, em Paris, e ele foi sepultado no jazigo da família no cemitério de Bourg-la-Reine, ao lado da mãe, do pai, da esposa, do irmão e da cunhada. Em seu túmulo, apenas esta simples inscrição: Pierre Janet, † 1859-1947.

A Personalidade de Pierre Janet

Não é fácil realizar uma avaliação exata acerca da personalidade de Pierre Janet. Ele sempre fez uma distinção clara entre as suas vidas pública e privada, e evitou toda publicidade. Por exemplo, nunca concedeu entrevistas a jornalistas[72]. Mesmo ao falar livremente com amigos íntimos, não revelava facilmente os seus próprios sentimentos.

Pierre Janet era um homem de estatura bem baixa, magro na juventude, mas atarracado nos anos tardios, com cabelo castanho, olhos escuros, grossas sobrancelhas negras e uma barba bem-cuidada. Muitas pessoas se lembram dele como um homem muito ativo e animado, vívido, perspicaz e um brilhante conversador. Outros descrevem-no como alguém tranquilo, que escutava com uma expressão de atenção concentrada, mas que também ficava absorto em sua meditação, muitas vezes parecia ausente e tinha uma tendência à depressão. Parece que essas duas facetas refletiam as personalidades de sua mãe, ativa e vivaz, de um lado, e do seu pai, "psicastênico", de outro. Ambas também se encontravam refletidas nas fotografias de Pierre Janet. Essas fotografias, nas quais ele geralmente aparece sentado, mostram-no numa postura de atenção plácida. Alguns instantâneos tirados inesperadamente mostram-no engajado em conversas animadas. A sua caligrafia era clara e legível. Como a maioria dos acadêmicos de seu tempo, manteve uma correspondência ativa com colegas. Nunca ditava as suas cartas: ele próprio as escrevia e, depois, datilografava os próprios manuscritos.

Janet escreveu breves notas autobiográficas em dois momentos. A primeira delas, para *A History of Psychology in Autobiography* (Uma História da Psicologia em Autobiografia), de Carl Murchison[73]. Na segunda, escrita um ano antes de sua morte e mais completa que a primeira, explica sua vocação psicológica como uma espécie de compromisso entre sua definitiva inclinação para a ciência natural e os fortes sentimentos religiosos de sua infância e adolescência[74]. Ele sempre reprimiu tendências místicas e, como Leibniz, sonhava com atingir uma reconciliação entre ciência e religião na forma de uma filosofia aperfeiçoada que pudesse satisfazer tanto a razão quanto a fé. "Não descobri essa maravilha", escreveu ele, "mas permaneci um filósofo." Voltando os seus esforços para a psicologia, Janet construiu um sistema extremamente vasto e abrangente no qual quase todo aspecto possível dessa ciência encontrava o seu lugar. Há uma notável continuidade entre os seus primeiros escritos filosóficos e aqueles que a morte o impediu de finalizar. É claro que houve muitas mudanças, mas elas assumiram mais o caráter de novos desenvolvimentos, os quais raramente substituíram suas teorias anteriores. A mesma continuidade também pode ser notada no desdobramento de sua vida. Diziam que Janet era tímido e isolado quando criança. Daí veio a crise de seus dezessete anos, com a depressão e as preocupações religiosas, após a qual tornou-se um aluno brilhante e o trabalhador diligente que ele continuou sendo por toda a vida. Infelizmente, temos poucos testemunhos sobre os sete anos que ele passou em Le Havre, mas as suas publicações dessa época mostram-no não apenas como um acadêmico, mas também como clínico e psicoterapeuta extremamente habilidoso. Essas qualidades brilhantes devem ter se desenvolvido ainda mais em Paris, após ele ter ampliado a sua experiência clínica na Salpêtrière. Max Dessoir, que visitou Janet em Paris no ano de 1894, falou a seu respeito da seguinte forma: "Era um acadêmico reputado e um especialista em doenças nervosas bastante procurado... Era um homem vivaz, de cabelo escuro, que falava francês à parisiense e que gostava de falar sobre as suas experiências."[75] Dessoir acrescenta que, embora Janet tivesse realizado experimentos bem-sucedidos com telepatia e sugestionamento à distância, permaneceu cético a respeito desses assuntos. "A sua crítica continha um ácido capaz de dissolver a platina dos fatos. Mas ele sempre se mantinha cortês nos modos." Nesta altura, uma hipótese pode ser proposta: em 1893, Marcel Prévost publicou um romance, L'Automne d'une femme (O Outono de uma Mulher), descrevendo várias pessoas neuróticas, assim como um tal de dr. Daumier, da Salpêtrière, que oferece tratamentos psicoterapêuticos extremamente habilidosos com métodos que lembram os de Janet[76]. Não se pode evitar pensar que o dr. Daumier, tal como descrito em seus maneirismos e fala, fosse um retrato do próprio Janet.

Durante toda a sua carreira parisiense, Janet foi não só um médico ocupado e um acadêmico diligente, mas também esteve engajado numa vida social agitada, oferecendo distintas recepções em seu apartamento. Ele tinha amigos próximos entre os colegas, no país e no exterior – dois desses sendo Morton Prince e James Mark Baldwin. Segundo todos os depoimentos, Janet era um homem de fino trato; no entanto, tinha um pendor para o paradoxo, de modo que as pessoas que não o conheciam bem ficavam em dúvida, às vezes, se estava falando sério. Assim, certas vezes ele passava a impressão de estar brincando com pensamentos, e não buscando uma troca séria de ideias.

Em seus últimos anos, parece que os traços psicastênicos, que nunca deixaram totalmente de estar presentes em Janet, tornaram-se mais notórios. Ele pode ter sido mais afetado do que gostaria de revelar pela hostilidade de seus colegas na Salpêtrière

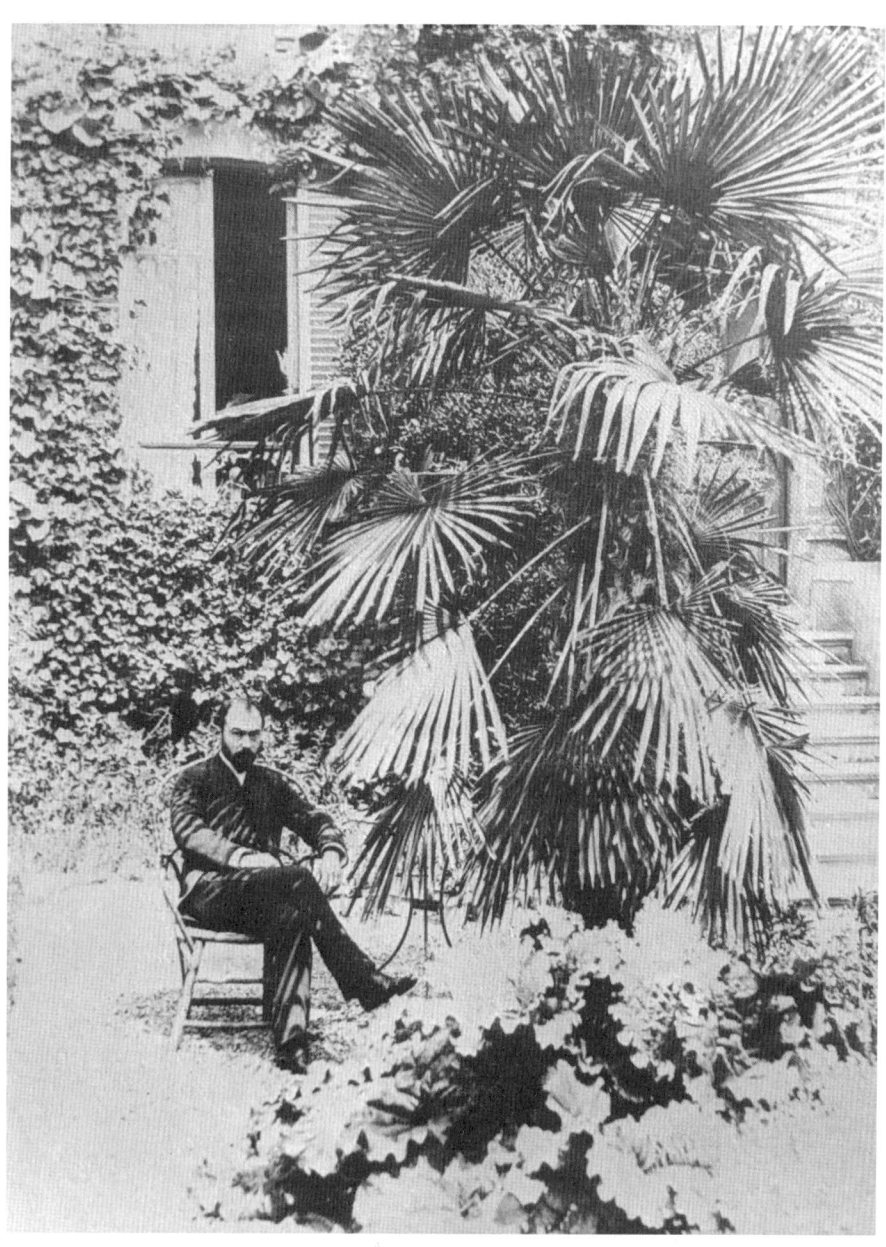

Pierre Janet *(1859-1947), sentado ao pé de sua árvore favorita no seu jardim em Le Havre. Ele estava prestes a se mudar para Paris para fazer seu Doctorat ès Lettres e dar início aos seus estudos em medicina, bem como à sua pesquisa na Salpêtrière. (Cortesia da sra. Hélène Pichon-Janet.)*

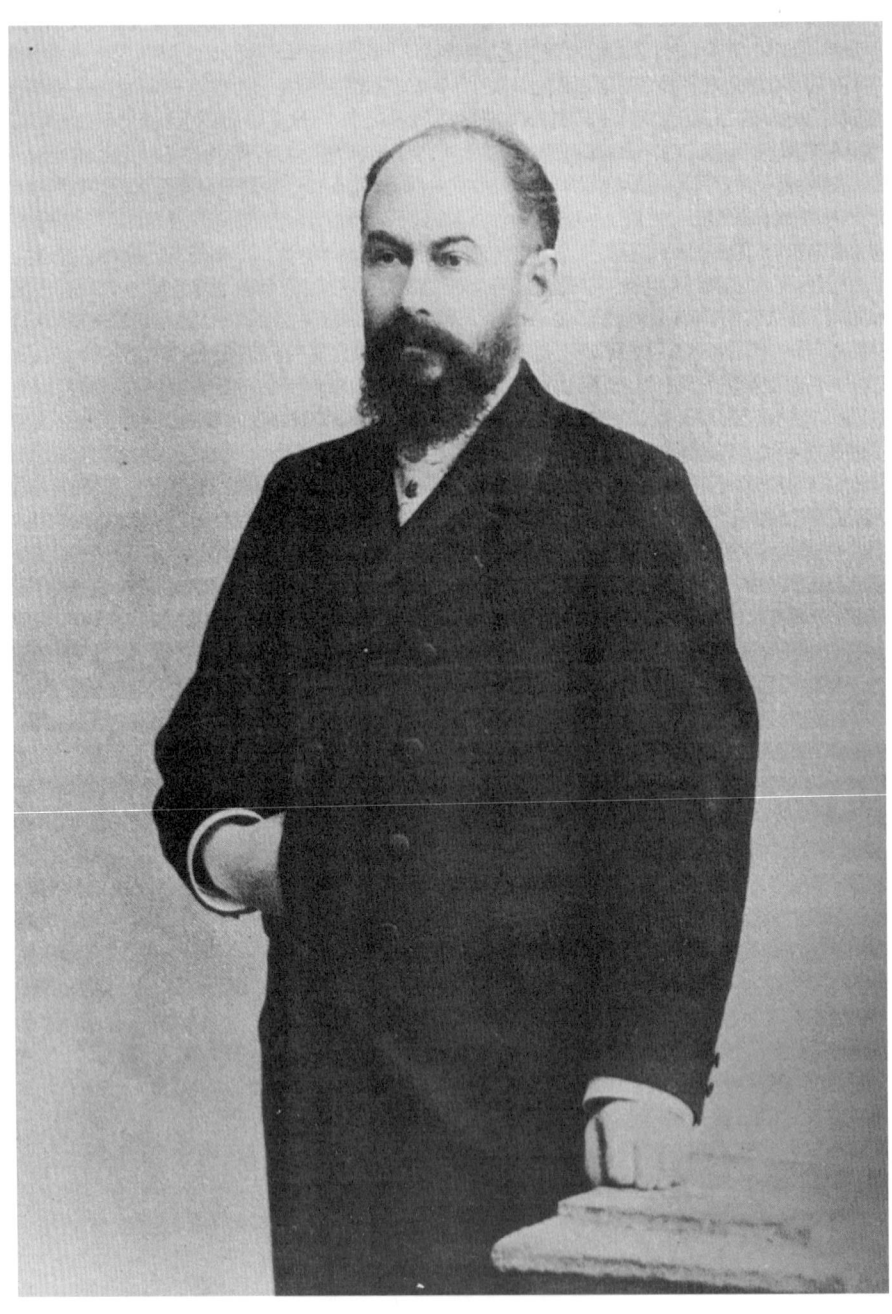

Pierre Janet *no auge da fama: professor reconhecido, psicoterapeuta muito procurado, um homem vivido. (Cortesia da sra. Hélène Pichon-Janet.)*

e pelo relativo isolamento que se seguiu. Talvez o trabalhador tenha ido além do limite de suas forças. Janet é descrito como alguém com humores depressivos cada vez mais frequentes, e também como alguém que foi se tornando cada vez menos prático e presente. De acordo com a família, o seu julgamento a respeito de quem ele conhecia no dia a dia era muitas vezes superficial, a não ser que se tornassem seus pacientes. Esses traços ficaram mais pronunciados durante os últimos anos de sua vida, em meio aos sombrios acontecimentos mundiais e às perdas pessoais. Relatou-se também que Janet se agarrava obstinadamente a velhos hábitos e noções. Contudo, quando chegava a aceitar novas ideias, demonstrava um renovado frescor mental. Madame Pichon-Janet relata que, uma vez convencido de que tinha de ir além de seus velhos autores favoritos – como Victor Hugo –, ele se tornou entusiasta de Marcel Proust e Paul Valéry, a ponto de citar frequentemente o primeiro e aprender de cor *Le Cimetière marin* (O Cemitério Marinho).

Janet era um homem de hábitos regulares, parcimonioso e organizado, e era um fervoroso colecionador. Sua principal coleção era a de históricos de caso dos seus pacientes, minuciosamente registrados à mão. Por fim, chegaram à cifra de mais de cinco mil e ocupavam um cômodo inteiro do seu apartamento. Outro cômodo ficava tomado por sua extensa biblioteca, que continha uma coleção única das obras dos velhos magnetizadores e hipnotistas, e também um número enorme de livros presenteados pelos seus respectivos autores. Ele mantinha um catálogo de cartões com todos os seus livros. Uma terceira coleção era o seu herbário de grande porte, que continha plantas coletadas e classificadas ao longo de toda a vida.

Pierre Janet pertenceu àquela geração de cientistas que considerava ter o dever de dispor muito do tempo e da atividade a organizações acadêmicas oficiais, bem como a sociedades e periódicos científicos reconhecidos. Foi então um membro ativo da Sociedade de Neurologia, da Sociedade Médico-Psicológica e, particularmente, da Sociedade de Psicologia, desempenhando várias funções na Academia de Ciências Morais e Políticas. De acordo com todos os relatos, Janet era sempre meticuloso em suas relações com os colegas. Na Sociedade de Psicologia, não falava com frequência, mas participava regularmente das reuniões, ouvia atentamente os oradores e, às vezes, tomava notas. Caso discutisse os artigos, ele "traduzia" os conteúdos, por assim dizer, para a língua de suas próprias teorias.

Não encontramos descrições da atuação de Janet como professor de filosofia nos liceus, mas é provável que o seu desempenho tenha sido o mesmo de quando palestrou depois no Collège de France e noutros lugares. O consenso universal é que ele era um palestrante admirável. Qualquer que fosse o assunto, seu público era cativado desde o início. O reverendo Walter Horton, de Nova York, que frequentou palestras de Janet no inverno de 1921-1922, escreveu o seguinte a respeito dos ouvintes:

> eles abarrotavam a saleta de conferências na primeira sessão, e por todo o inverno suportavam alegremente o desconforto dos bancos sem encosto e a má ventilação, sem nunca perder o interesse. A popularidade do curso se devia, é claro, em alguma medida, às cintilações da sagacidade voltairiana de Janet – que nenhuma reprodução sem graça seria capaz

de esperar preservar incólume –, mas principalmente, creio eu, à intrínseca importância do assunto e à originalidade das ideias apresentadas. Tenho certeza de que eu não era o único expectador estrangeiro a ter a impressão de que só essas palestras já haviam ressarcido a viagem para a França[77].

A forma como Janet falava era clara e animada; e o seu estilo, algo entre o oral e o escrito. Seu modo de palestrar é ilustrado na publicação dos registros estenográficos de suas palestras de 1926 a 1929, uma vez que não foram revisados por ele antes da publicação – contendo, às vezes, até lapsos como "Arnold Meyer" em vez de "Adolf Meyer", ou algumas daquelas piadinhas que um professor às vezes conta em aula, mas não conserva nos artigos publicados. Ele diria, por exemplo, que o "amor é uma hipótese transformada em ideia fixa"[78]. Às vezes, ao discutir um assunto que lhe era muito caro, Janet falava com mais vivacidade e fazia movimentos com as mãos para realçar seus pensamentos. Uma testemunha ocular diz que no Congresso Internacional de Psicologia, em Paris, no ano de 1937, pediram que Janet falasse devagar por causa do intérprete, mas ele se esqueceu desse pedido após alguns minutos e começou a falar com empolgação. O intérprete, em sua cabine, sem poder vê-lo, foi tomado pela mesma empolgação e fez os mesmos gestos de Janet, "como se numa espécie de telepatia".

Na relação de Janet com seus pacientes, dois traços saltam à vista. O primeiro é a sua perspicácia. Ele era extremamente arguto em discernir o que era autêntico no paciente e o que era fingimento. Insistiu repetidas vezes no fato de que o comportamento de muitos pacientes continha um elemento de jogo – isto é, a mesma "função lúdica" que Flournoy havia mostrado operando em seus médiuns –, assim como a necessidade de ser admirado. Isso era particularmente verdadeiro, dizia ele, em relação às perversões sexuais. Numa reunião da Sociedade de Psicologia em 1908[79], Janet expressou dúvidas quanto à sinceridade de muitos desviantes sexuais e, em seu prefácio para a tradução francesa do *Psychopathia sexualis*, de Krafft-Ebing[80], não hesitou em dizer que grande parte do comportamento sexual anormal não passa de atuação e jogo. Ele chegou até a questionar a sinceridade de muitos psicóticos graves: "O mais das vezes, os psicóticos estão atuando. Não acreditem num quarto do que dizem. Eles tentam impressioná-los com sua grandiosidade ou culpa, nas quais eles próprios acreditam apenas pela metade ou nem um pouco."[81]

Um outro traço de Janet era a sua habilidade como psicoterapeuta, "sua prodigiosa engenhosidade", nos termos dos editores de *Hommage à Janet* (Homenagem a Janet)[82]. Embora exemplos disso possam ser encontrados em *Médications psychologiques*, eles não esgotam o assunto, e deve-se ler muitos de seus artigos curtos para aprender a respeito da quase ilimitada variedade de seus dispositivos psicoterapêuticos. Contudo, parece não haver registro de um tratamento com Janet escrito por um de seus antigos pacientes, embora um deles, Raymond Roussel – que Janet havia tratado por vários anos em razão de suas ideias megalomaníacas, e depois se tornou conhecido como escritor surrealista –, reproduziu num de seus livros, sem nenhum comentário, o que Janet havia escrito acerca de sua enfermidade[83]. Pouquíssimos alunos puderam aprender psicoterapia com Janet – que, como já mencionado, havia sido despojado da possibilidade material de oferecer qualquer ensino clínico consistente por conta das intrigas na Salpêtrière. O dr. Ernest Harms, que visitou Janet na Salpêtrière, escreveu o seguinte:

> Quando fui a Paris estudar as técnicas de Janet, me encaminharam para me familiarizar com os internos e seus alojamentos. Eu, que vinha de um trabalho com Kraepelin, em Zurique, fiquei assustado com as instalações. Encontrei muitos pacientes persecutórios alocados juntos, alvejando emocionalmente uns aos outros com narrativas fantásticas. Quando perguntei a Janet qual era a sua abordagem terapêutica ali, recebi a estranha resposta: "Acredito nessas pessoas, até que me seja provado que aquilo que elas dizem é falso." Eu havia acabado de ver um jovem que evitava pisar em qualquer sombra porque era nas sombras que perambulava Napoleão, que queria recrutá-lo para o Exército. Ao seu lado havia uma mulher com mais de 70 que temia a perseguição do prefeito de Paris, que queria fazer amor com ela. Achei difícil ver qualquer verdade naquelas ideias fixas. Janet notou minha perplexidade com suas palavras oraculares. Ele veio até mim. "Veja só, essas pessoas são perseguidas por algo, e você precisa investigar cuidadosamente para chegar à raiz." O que ele queria me fazer enxergar era que não se deve descartar as fantasias de perseguição como ridículas, ou vê-las apenas sintomaticamente; deve-se levá-las a sério e analisá-las, até as condições causais serem reveladas. Jamais esqueci as sábias palavras de Janet sobre perseguição, nem as muitas outras que foram elemento importante em suas relações com seus alunos. Elas representavam uma arte socrática que eu jamais havia testemunhado com nenhum outro proeminente professor de psiquiatria. No caso de Janet, isso era inseparável da sua concepção de psiquiatria.[84]

Um pequeno incidente mostra a consideração por seus pacientes hospitalares e como ele os protegia de indiscrições e da curiosidade inoportuna: durante uma das estadas de Madeleine na Salpêtrière, o presidente da República fez uma visita ao hospital. O médico assistente – que era ninguém menos que Jean Charcot, filho do grande neurologista – chamou-a para mostrá-la ao Presidente. "Imediatamente", escreveu Madeleine para a irmã em carta de 26 de junho de 1898, "o dr. Janet, que conhece a minha relutância, deu um passo à frente e pediu ao sr. Charcot que nada dissesse."[85] Algumas pessoas pensavam que Janet ia longe demais para ocultar a identidade dos pacientes cujos históricos clínicos ele publicava. Quando morreu, os seus arquivos – na casa dos cinco mil ou mais – relacionados a pacientes foram incinerados conforme o testamento. Não se pode deixar de lamentar a perda desse material extraordinariamente rico e bem catalogado, e particularmente dos arquivos de pacientes como Léonie e Madeleine; porém, ao mesmo tempo, sentimo-nos compelidos a respeitar esse ato de reverência ao sigilo profissional.

Sobre a vida familiar de Janet, algumas notas foram escritas pela madame Hélène Pichon-Janet. Seus pais eram bastante reservados na expressão de seus sentimentos, disse ela, mas nunca se abandonaram e eram inseparáveis: madame Janet acompanhava o marido em todas as viagens e lhe era indispensável em sua vida social e em questões práticas. Ela acrescenta que ele era um pai meigo e afetuoso. Por exemplo, embora ficasse extremamente absorto em seu trabalho, sempre encontrava um momento para ler para os filhos depois do almoço.

Como é o caso com muitos cientistas, Janet começou com múltiplos interesses em sua juventude, mas foi restringindo gradativamente o seu campo de interesse a fim de se concentrar em sua vida profissional. Na época em que estudava na École Normale Supérieure, o ensino de grego e latim era excelente e os estudantes de filosofia estavam completamente familiarizados com Cícero e Virgílio, assim como com os clássicos franceses. Janet parece ter perdido um pouco o contato vivo com os clássicos, embora pudesse ocasionalmente demonstrar sua habilidade com a língua latina. Reza a lenda familiar que, em seu primeiro encontro com J.M. Baldwin, nenhum deles conseguia falar a língua do outro, de modo que recorreram a uma conversa em latim, que a diferença de pronúncia tornou bastante trabalhosa. Janet havia aprendido alemão na escola, mas – possivelmente devido à influência de sua mãe patriótica – ele parece ter desenvolvido uma inibição para essa língua. A falta de um conhecimento fluente de alemão era uma severa limitação para ele. Quanto ao inglês, aprendeu depois e chegou a dominá-lo, embora sempre com um acentuado sotaque francês.

Talvez por causa da falta de tempo, Janet não lia muito além da literatura psicológica e psiquiátrica. Tampouco esteve particularmente interessado por música, arte ou arquitetura, mas nada estaria mais distante da verdade que retratá-lo como um velho acadêmico ou bibliófilo com a cabeça nas nuvens. Profundamente arraigado em sua alma estava o amor pela natureza. O herbário, que ele possuiu por tantos anos, era apenas um aspecto do seu amor pelas flores. Começando pela infância, quando cuidava de um pequeno jardim, ele gostava de cultivar plantas de todos os tipos. Cada espécie de flores, dizia ele, tinha a sua própria individualidade, que ele descrevia em termos poéticos. Janet havia praticado equitação com um de seus tios por parte de mãe. Posteriormente, aprendeu a andar de bicicleta – que, à época, era uma invenção recente. Porém a sua preferência era pela caminhada. Mesmo em idade avançada, gostava de vagar pelas ruas de Paris. Ele descansava de seu trabalho durante o ano caminhando e herborizando nos bosques de Fontainebleau. Os pontos altos de sua vida foram as viagens para as Montanhas Rochosas e para o Parque Yellowstone, bem como para as matas virgens brasileiras e as Cataratas do Iguaçu.

Antes de se tornar psicólogo e psiquiatra, Janet foi filósofo por um bom tempo. Seus manuais de filosofia revelam sua opinião a respeito de muitos assuntos. Ele se mostra preocupado com a justiça social e a futura emancipação das colônias. Diz que a ideia de propriedade privada é uma noção que deveria ser aperfeiçoada; que a pena de morte é um resto da barbárie, e que seria bom para a humanidade ter uma língua artificial internacional[86]. Embora tomasse muito cuidado em nunca misturar conceitos filosóficos com teorias psicológicas, há uma ideia metafísica que ocorre repetidas vezes em seus escritos como uma espécie de mote condutor: a ideia de que o passado da humanidade como um todo foi preservado na íntegra de alguma maneira[87]. Ele chegou a prenunciar que chegaria o tempo em que o homem seria capaz de viajar pelo passado da mesma forma como agora viaja pelos ares. "Tudo o que existiu", disse ele, "ainda existe e perdura num local que não compreendemos, aonde não conseguimos ir." Ele também disse que se o "paleoscópio" fosse inventado, o homem aprenderia coisas extraordinárias acerca das quais não temos o mínimo indício hoje em dia.

No pano de fundo de todas as suas ideias filosóficas jazem não apenas a influência da "filosofia espiritualista" de seu tio, Paul Janet, mas os sentimentos religiosos suprimidos da infância. Embora fosse comumente designado como ateu, Janet era na verdade um agnóstico que provavelmente nunca renunciou por completo aos laços com a religião. Sua esposa, que havia sido criada num convento, parece ter ido mais longe que ele em sua dissociação da religião, opondo-se abertamente à Igreja Católica. Madame Hélène Pichon-Janet contou ao autor a respeito da insistência de seu pai para que os três filhos frequentassem o ensino religioso protestante numa das igrejas de Paris. Ao que parece, foi ideia dele que os filhos pudessem querer recorrer à religião mais tarde na vida, e que, nessa eventualidade, não os privaria do ensino religioso elementar. Quando da morte de madame Janet, ele insistiu que ela tivesse um sepultamento católico, como ele próprio iria receber dali a alguns anos. Quanto mais se estuda os trabalhos de Janet, mais se tem a sensação de que o seu sorriso socrático escondia uma sabedoria que ele levou para o túmulo.

Os Contemporâneos de Janet

Uma mente criativa nunca trabalha sozinha. Os maiores pioneiros têm não apenas mestres e discípulos, mas também companheiros de viagem, homens da mesma geração que podem ser cordiais, hostis ou indiferentes, mas que seguem um curso de evolução paralelo e cujas ideias estão sujeitas a se influenciar.

Se observamos a geração de Pierre Janet, vemos que ela é composta de homens que nasceram no mesmo ano, ou com um ou dois anos de diferença. Encontramos, na França, uma impressionante lista de grandes pensadores. Pertencem à geração de Pierre Janet, entre outros, os filósofos Henri Bergson (1859-1941), Émile Meyerson (1859-1933), Edmond Goblot (1858-1935) e Maurice Blondel (1861-1949), os sociólogos Émile Durkheim (1858-1917) e Lucien Lévy-Bruhl (1857-1939), o líder socialista Jean Jaurès (1859-1914), o matemático e filósofo Gaston Milhaud (1858-1918) e o psicólogo Alfred Binet (1857-1911).

Uma rápida passada de olhos na biografia de Bergson mostra certo paralelismo entre a sua vida e a de Janet[88]. Ambos nasceram em Paris no ano de 1859. Ambos estudaram em liceus de Paris (Bergson, no Lycée Condorcet; Janet, no Collège Sainte-Barbe). Ambos foram aprovados na École Normale Supérieure: Bergson, em 1878; Janet, em 1879. Ambos lecionaram filosofia primeiro num liceu de província (Bergson passou um ano em Angers e cinco em Clermont-Ferrand; Janet, meio ano em Châteauroux e seis anos e meio em Le Havre). Para ambos os homens, esses anos passados em províncias foram um período de maturação e trabalho intensivo. Os dois fizeram experimentos com hipnotismo. O primeiro artigo de Bergson, em 1886, foi dedicado ao tema da simulação inconsciente em hipnose, e o primeiro artigo de Janet, no mesmo ano, foi sobre os seus experimentos com Léonie[89]. Ambos os artigos revelaram o ceticismo de seus autores acerca das interpretações parapsicológicas. Os dois também organizaram a obra de um filósofo[90], e ambos defenderam as suas teses na Sorbonne em 1889. Cada um desses homens procurou encontrar um ponto de partida para a psicologia nos fenômenos psicológicos mais elementares: Bergson, em seu *Ensaio Sobre os Dados Imediatos da Consciência*, e Janet, em seu *L'Automatisme psychologique*, abordaram o mesmo problema, embora de forma diferente. Ambos foram designados para lecionar filosofia num liceu parisiense; Bergson chegou um pouco mais cedo no Collège Rollin, onde Janet se tornaria seu sucessor imediato. Ambos também lecionaram na Sorbonne e, depois, no Collège de France, onde Bergson havia sido designado mais cedo e defendido a candidatura de Janet na assembleia de professores. Em seguida, foram colegas no Collège de France por muitos anos, depois, na Academia de Ciências Morais e Políticas, e também se encontravam em contextos sociais. Por fim, é notável ainda que ambos tenham revelado profunda preocupação com a religião no fim da vida.

A influência de Bergson na obra de Janet foi extremamente importante, como Janet reconheceu devidamente. A noção bergsoniana de "atenção à vida" (*attention à la vie*) mostra muita similaridade com a *fonction du réel*[91] janetiana, e o que Bergson disse a respeito da ponta de lança da vida como sendo a vanguarda da evolução também mostra muita similaridade com o conceito janetiano de "tensão psicológica". Janet também reconhecia que, quando começou a apresentar fatos psicológicos como condutas, foi muito provavelmente pela influência dos primeiros livros de Bergson[92]. Mas a influência de Janet sobre Bergson não foi de menor importância. Em *Matéria e Memória*, Bergson se refere à pesquisa de Janet sobre as dissociações da personalidade, e ele também tomou emprestado o termo *fonction fabulatrice*[93] de Janet, um conceito que talvez não seja muito diferente daquele que Frederic Myers havia chamado de função mitopoética do inconsciente.

Não menos complexas eram as influências recíprocas entre Janet e Binet. Alfred Binet era dois anos mais velho que Janet, tendo nascido em 1857 na cidade de Nice[94]. Primeiro ele estudou no liceu de Nice, depois em Paris, no Lycée Louis-le-Grand, onde foi colega de Babinski. O seu primeiro interesse foi o direito, depois a biologia, e então a psicologia. Daí ele conheceu Ribot e Charcot, que lhe facultou examinar pacientes em suas enfermarias. Um de seus primeiros trabalhos de pesquisa foi sobre a "vida psíquica de micro-organismos"[95]. Como Janet e Bergson, Binet também se interessou pelo problema da forma mais elementar de vida psicológica, e abordou o problema examinando criaturas que ele considerava estar no grau mais baixo da escala vital, isto é, os infusórios, e acreditou ter evidenciado neles manifestações de atividade sensorial, inteligência e até rudimentos de ajuda mútua. Seu primeiro livro, publicado em 1886, foi *La Psychologie du raisonnement* (A Psicologia do Raciocínio), no qual escolheu o hipnotismo como método de abordagem, e concluiu que há um permanente e automático processo de raciocínio inconsciente na base da atividade psíquica do homem[96]. Por vários anos ele se dedicou a investigações sobre hipnose, histeria e dupla personalidade. As investigações de Binet correram em paralelo às de Janet, de modo que ora um ora outro estava à frente em sua pesquisa em determinado momento. Quando Janet publicou o seu *L'Automatisme psychologique*, Binet escreveu uma detalhada resenha para a *Revue philosophique* (Revista Filosófica), na qual reconhecia que Janet havia antecipado alguns resultados que ele esperava encontrar em sua própria pesquisa, tornando assim desnecessário que ele continuasse[97]. Como Janet, Binet também se interessou pela história do magnetismo animal e escreveu um livro sobre o assunto em colaboração com Féré[98]. Contudo, faltava-lhe o grande conhecimento que Janet possuía a respeito do tema. Nos anos seguintes, Janet e Binet devem ter se encontrado com uma frequência razoável. Eles se referiam ao trabalho um do outro, e ambos trabalharam por algum tempo no laboratório de psicologia experimental da Sorbonne. Mas parece que, por alguma razão, ocorreu um afastamento entre eles. Em 1893, Binet lançou *L'Année psychologique* (Anuário Psicológico), um conhecido anuário de psicologia em que ele costumava publicar seus vários artigos, mas que nunca contou com nenhuma contribuição de Janet. Binet sofreu sérios contratempos em sua carreira. Quando se inscreveu para uma cátedra no Collège de France, perdeu para Janet; e quando se inscreveu para uma cátedra na Sorbonne, preferiram Georges Dumas. Isso fez com que Binet fosse se retirando gradativamente do contato com os colegas. Seu laboratório na Sorbonne ficava localizado num sótão distante para o qual poucas pessoas conseguiam encontrar o caminho, e, devido à sua extrema timidez, ele nunca participava de nenhum congresso. Contudo era muito diligente e foi pioneiro em muitos campos da psicologia. Em seu *L'Étude expérimentale de l'intelligence* (Estudo Experimental da Inteligência), publicou uma detalhada investigação das funções intelectuais de suas duas filhas, Armande e Marguerite, conduzida com o auxílio de testes psicológicos, e mostrou que elas representavam dois tipos psicológicos – precisamente os que, alguns anos depois, C.G. Jung iria chamar de "introvertido" e "extrovertido"[99]. Foi Binet quem estabeleceu a primeira escala para medir a inteligência de crianças em idade escolar: o teste Binet e Simon, em 1905. Ele foi pioneiro em psicologia infantil e em pedagogia experimental, assim como em psicologia sexual. Descreveu o fetichismo, termo cunhado por ele. Assinando com um pseudônimo, Binet também escreveu peças de teatro sombrias, tanto sozinho quanto em coautoria. Era um escritor infatigável que, infelizmente, dispersou suas atividades em muitos campos e nunca logrou criar a obra final em que concentraria o resultado do trabalho de sua vida. Quando morreu prematuramente, em 1911, tinha perdido aparentemente todo contato com Janet, com quem sua obra tinha estado relacionada tão de perto por um longo período.

Outros paralelos poderiam ser traçados entre Janet e Durkheim, Lévy-Bruhl e outros contemporâneos seus. Seria um empreendimento impossível tentar apurar as influências que esses homens exerceram um em relação ao outro. Vistos de longe, eles parecem estátuas posicionadas em majestoso isolamento; vistos de perto, torna-se aparente que estiveram engajados em diálogos mais ou menos intermitentes.

A Obra de Pierre Janet:
1. Filosofia

Não se pode compreender totalmente o sistema psicológico de Pierre Janet sem levar em consideração sua subestrutura filosófica. Ele havia estudado filosofia no Lycée Louis-le-Grand, e depois na École Normale Supérieure, onde essa disciplina era ministrada pelo moralista Bersot, o lógico Rabier, o filósofo acadêmico Ollé-Laprune e o neokantiano Boutroux. Sem dúvida, também estava familiarizado com os trabalhos de seu tio, Paul Janet. Como diz em sua autobiografia, Janet havia mostrado profundos sentimentos religiosos em sua juventude e passou por uma crise religiosa aos dezessete anos de idade. Sonhara construir uma filosofia que chegaria a uma reconciliação entre ciência e religião. "Não descobri essa maravilha", admitiu na velhice, acrescentando que seus esforços para erigir uma nova psicologia haviam sido um substituto para o sonho de juventude. Há razão para acreditar, contudo, que Janet fez mais que apenas sonhar por algum tempo: ele, de fato, buscou esse sistema filosófico. A única forma de obter alguma clareza nessa questão é examinar os escritos filosóficos de Janet, ou seja, os seus manuais de filosofia.

Em seu primeiro manual, publicado em 1894, Janet faz uma nítida distinção entre filosofia científica e filosofia moral[100]. A primeira parte começa com uma definição de ciência: os homens defenderam-se contra forças naturais, controlaram-nas, e então tentaram modificar o mundo. A ciência nasceu da urgência do homem em conquistar o mundo, o que implicava compreendê-lo, adquirindo conhecimento a seu respeito, primeiramente – daí a necessidade de um método apropriado, baseado em análise e síntese. Janet oferece então uma classificação das ciências e um levantamento das principais: matemática, ciências naturais, ciências morais (que incluem psicologia e sociologia) e história. Depois vem um capítulo sobre as grandes hipóteses científicas; ele inclui uma crítica à teoria darwiniana e ao exagerado culto ao progresso, dizendo que é perigoso esperar demais do progresso porque ele leva ao menosprezo pelo presente e à destruição do passado. A segunda parte do livro, dedicada à filosofia moral, inclui uma análise de problemas tais como liberdade, responsabilidade, consciência e justiça; e, por fim, a existência de Deus e a religião. O livro, que havia começado com um enfoque baconiano, termina com uma citação de Epiteto: "Sou um ser racional e tenho de louvar a Deus; é esse o meu chamado e eu o sigo." É claro que Janet dedicou um cuidado e uma reflexão consideráveis nesse livro. Ele contém quase textualmente a palestra por ele ministrada em 1882, em Châteauroux, aos 22 anos de idade, sobre o conceito de propriedade. Cada termo filosófico recebe uma definição clara. Para cada problema, as principais teorias são expostas de forma objetiva. Parece que, sob o pretexto de um manual escolar, Janet ofereceu um esboço de sua própria filosofia. Dois anos depois, em 1896, a segunda edição foi totalmente reformulada. Ela continha o mesmo material, mas agora sistematizado conforme o programa de ensino oficial de filosofia nos liceus – assim como aconteceria com as edições seguintes, muitas delas ampliadas.

Não é claro em que medida o principal interesse de Janet migrou da filosofia para a psicologia, como havia migrado anteriormente da religião para a filosofia. A sua atitude posterior em relação à filosofia pode ser inferida a partir do que ele escreveu na introdução à sua edição de Malebranche: a ciência só é possível por meio da inspiração de algumas ideias gerais que fornecem um método e um meio de explicação. Essas ideias gerais são inventadas por filósofos que, a fim de concebê-las, precisam de um arcabouço metafísico ou místico[101]. Nesse sentido, é interessante ver o que Janet extraiu da filosofia quando se voltou para a psicologia. Sua preocupação era utilizar um método estritamente científico; abordar fenômenos psicológicos num espírito científico, cuja base ele dizia ser a curiosidade e a independência, excluindo o princípio de autoridade e tradição. Janet definiu o método científico como uma combinação de análise e síntese. Análise significa fragmentar um todo em seus elementos, contanto que estes sejam os verdadeiros elementos constituintes. Um anatomista, por exemplo, não corta o corpo em quatro ou uma centena de partes, mas separa músculos, nervos, vasos sanguíneos e outras partes. Janet enxergava a psicologia científica da mesma maneira: deve começar com a análise psicológica, isto é, a identificação e o estudo em separado das funções psicológicas elementares – uma fase que, posteriormente, seria seguida pela síntese psicológica, isto é, a reconstrução do todo com base nas partes separadas.

A Obra de Pierre Janet:
II. Automatismo Psicológico

Um grande número de filósofos antes de Janet havia tentado reconstruir o psiquismo humano por meio de análise e síntese. A maioria deles havia utilizado a sensação como elemento de base e ponto de partida. Condillac imaginou o mito filosófico de uma estátua que fosse sendo dotada de um sentido após o outro, e com esse ponto de partida ele descreveu o desenvolvimento hipotético da mente da estátua – o único inconveniente era que se tratava de uma construção puramente fictícia. Quando Janet embarcou numa empreitada similar, permaneceu nas sólidas bases da psicologia experimental. A sua tese principal, *L'Automatisme psychologique* (O Automatismo Psicológico), carrega um subtítulo revelador: "Ensaio experimental-psicológico sobre as formas inferiores da atividade humana." Assim, diferentemente de Condillac, Janet não parte da "pura sensação", mas da "atividade" – ou, antes mesmo, ele nunca dissocia consciência e atividade.

L'Automatisme psychologique contém o fruto da pesquisa realizada por Janet em Le Havre de 1882 a 1888. Os artigos que ele publicou sequencialmente na *Revue philosophique* (Revista Filosófica) durante aquele período nos permitem acompanhar o desenvolvimento dessa pesquisa. Após os primeiros experimentos com hipnose à distância com Léonie, os quais Janet considerou pouco convincentes, ele examinou Lucie, uma jovem de dezenove anos que era tomada por acessos de terror sem motivação aparente. Por meio da escrita automática, Janet encontrou tanto a causa quanto o significado dos acessos. Quando ela estava com sete anos, dois homens escondidos por trás de uma cortina lhe haviam pregado uma peça, assustando-a. Uma segunda personalidade no interior de Lucie, Adrienne, revivia esse episódio inicial quando ela tinha os acessos de terror. Janet descreveu como ele fez uso da conexão a fim de aliviar a paciente de seus sintomas, e como a segunda personalidade acabou desaparecendo[102]. Lucie teve uma recidiva oito meses depois, a qual, contudo, recuou rapidamente com o auxílio de uma terapia que combinou hipnose e escrita automática. Janet descreveu o fenômeno da conexão de um modo mais preciso, e particularmente o seu característico traço de eletividade, isto é, o permanente estado de sugestionabilidade em relação a uma só pessoa (Janet), excluindo-se todas as demais[103].

Novos experimentos com Léonie conduziram Janet a uma série de descobertas de particular interesse[104]. Ele mostrou que, sob hipnose, podem ser obtidos dois conjuntos muito diferentes de manifestações psicológicas: de um lado estão os "papéis" desempenhados pelo sujeito a fim de satisfazer o hipnotista; do outro, a personalidade desconhecida, que pode se manifestar espontaneamente, em particular como um retorno à infância. Sob hipnose, Léonie refere-se a si mesma pelo sobrenome de infância, Nichette. Mas por trás dessa personalidade hipnótica, pode existir uma terceira personalidade oculta; e ela, por sua vez, emerge quando da hipnotização da segunda. Digno de nota era o fato de que essa terceira personalidade era uma revivescência, vinte anos depois, de uma antiga personalidade hipnótica que, no passado, os magnetizadores haviam suscitado em Léonie. Ela nunca se manifestou nesse ínterim, mas surgiu agora exatamente como havia sido no passado. Janet descobriu que um caso similar já havia sido publicado por Bertrand em 1823.

L'Automatisme psychologique foi dedicado aos doutores Gibert e Powilewicz, que haviam proporcionado pacientes a Janet: quatorze mulheres histéricas, cinco homens histéricos, e oito psicóticos e epiléticos. A maior parte da pesquisa, contudo, baseou-se na investigação de quatro mulheres: Rose, Lucie, Marie e, sobretudo, a célebre Léonie. Janet esforçou-se para permanecer no sólido terreno dos fatos objetivos, e por essa razão absteve-se de falar dos experimentos parapsicológicos com Léonie. Ele também precisou ter cuidado com – e se abster de – relatar as implicações terapêuticas de sua pesquisa, primeiro porque a Faculté des Lettres[105] era sensível quanto a esse ponto e, segundo, a fim de não suscitar a suspeição dos médicos.

O termo "automatismo psicológico" não era novo. Havia sido utilizado, entre outros, por Despine, que o definiu como "atos muito complexos e inteligentes atingindo um objetivo perfeitamente específico e ajustado às circunstâncias; atos exatamente similares àqueles que o eu comanda noutras ocasiões por meio do mesmo aparelho"[106]. Contudo, para Despine, o automatismo psicológico é o produto de uma máquina viva desprovida de consciência, ao passo que, para Janet, ele é um fenômeno psicológico de pleno direito, implicando sempre uma consciência rudimentar.

Janet classificou as manifestações de automatismo psicológico em dois grupos: automatismo total, um processo que se estende ao sujeito como um todo; e automatismo parcial, que implica que uma parte da personalidade se encontre cindida da compreensão da personalidade e siga um desenvolvimento autônomo e subconsciente[107]. A forma mais rudimentar de automatismo total, disse ele, é a catalepsia. O estado de consciência de um cataléptico poderia ser comparado ao de um indivíduo que começa a se recuperar de uma síncope: há alguma consciência sem consciência do eu. As investigações de Janet sobre a catalepsia revelaram três descobertas: 1. que esses estados de consciência tendem a continuar sem modificação, a não ser que haja alguma estimulação de fora; 2. que não há consciência sem alguma forma de motilidade; 3. que qualquer emoção suscitada durante esse estado tende a determinar um movimento adequado a esse sentimento, desde que o sentimento não seja contrário à personalidade do sujeito.

Um estado menos rudimentar do que a catalepsia é o sonambulismo artificial, isto é, o estado hipnótico ao qual Janet oferece três critérios: 1. amnésia ao despertar; 2. memória de estados hipnóticos anteriores durante a hipnose; e 3. memória do estado de vigília durante estados hipnóticos. Mas as coisas são mais complexas, e aqui Janet oferece uma descrição de seus experimentos com Léonie e seus três estados: Léonie I, Léonie II e Léonie III (codinome: Léonore), e das relações dessas três existências entre si. Janet acreditou ter encontrado correlações definitivas entre os vários estados de amnésia e memória, de um lado, e os vários estados de amnésia e memória, do outro; e ele interpreta o fenômeno de amnésia pós-hipnótica como um estado de alteração na sensibilidade.

Mais complexo que o estado hipnótico é aquilo que Janet chama de "existências sucessivas" – evitando, assim, a expressão "personalidades alternantes". Janet analisa como cada uma dessas personalidades sente as demais: às vezes as outras não são percebidas como tais, mas há a sensação de algo em si mesmo que é estranho ou peculiar; às vezes elas são percebidas com um sentimento de hostilidade ou menosprezo. Às vezes a outra personalidade é mais infantil e adota o apelido de sua infância.

Janet começa o estudo do automatismo parcial com as suas formas mais simples, a catalepsia parcial e as distrações, isto é, estados de ausência peculiares. Nesse último, enquanto a atenção do sujeito mantém-se absorvida com outra coisa, o médico sussurra uma pergunta à qual o sujeito responderá desavisadamente. Janet mostrou que, por meio de distrações, sugestionamentos ou até alucinações pode-se inserir impressões no sujeito, que produzirá curiosas misturas e interferências entre manifestações conscientes e subconscientes. Intimamente relacionado às distrações encontra-se o fenômeno da escrita automática, amplamente praticada pelos espíritas desde 1850. Colocando um lápis na mão de um indivíduo, e mantendo a sua atenção noutro lugar, é possível vê-lo começar a escrever coisas das quais não está ciente, e obter, dessa forma, grandes fragmentos de material subconsciente. Uma outra manifestação de automatismo parcial é o sugestionamento pós-hipnótico, um controverso problema para o qual Janet propôs a seguinte explicação: a mente subconsciente, que foi trazida à tona durante a hipnose e agora recuou, persiste e zelará pela execução pontual das ordens dadas pelo hipnotista durante hipnose. O difícil problema das existências simultâneas é interpretado pela teoria geral janetiana das *désagrégations psychologiques*[108], um conceito não muito diferente do conceito de dissolução psicológica, proposto primeiramente por Moreau (de Tours) e, depois, por Hughlings Jackson.

O restante do livro é dedicado à descrição e à interpretação de várias formas de automatismo psicológico parcial: varinha divinatória; espiritismo e mediunidade; impulsos obsessivos; ideias fixas e alucinações de pacientes psicóticos; e, por fim, aquilo que ele chama de "possessão", isto é, as atitudes, os atos e os sentimentos do indivíduo que é controlado por uma ideia subconsciente, que lhe é desconhecida – como era o caso com "Lucie". Ela dizia, com gestos de terror: "Estou com medo e não sei por quê." Janet explica: "É porque o inconsciente está sonhando; ele vê homens por trás das cortinas e deixa o corpo com a postura de terror." Quando Léonie diz "Estou chorando e não sei por quê", pode-se também assumir que uma ideia subconsciente está agindo por trás das coisas. "Cumpre passar por todo o campo das doenças mentais e por uma parte das doenças físicas para mostrar os distúrbios mentais e corporais resultantes do fato de banir um pensamento da consciência pessoal", conclui Janet.

L'Automatisme psychologique, do qual algumas partes foram conhecidas por meio da publicação de excertos na *Revue philosophique*, foi saudado desde o princípio como um clássico das ciências psicológicas. Ele aclarou muitas questões controversas, ao mesmo tempo que levantou novas questões. Seus principais traços podem ser sintetizados da seguinte maneira: 1. visto que trabalhava com pacientes novos, Janet escapou à objeção de que os sintomas investigados fossem produto do cultivo em estufa na Salpêtrière e de seu contágio mental. Porém, uma paciente – Léonie – já havia sido objeto de experimentações de velhos magnetizadores e, ao investigar a sua história de vida, Janet foi levado a descobrir o mundo esquecido de um século de pesquisas realizadas por magnetizadores e hipnotistas[109]; 2. em sua análise psicológica, Janet partia do quadro de referência da psicologia clássica, com sua nítida distinção entre intelecto, afetividade e vontade. Ele argumentou que, mesmo nos mais baixos níveis de vida psíquica, não havia sensação ou sentimento sem movimento, e concordou com Fouillée que a tendência natural de uma ideia é evoluir para o ato; 3. Janet utilizou a abordagem dinâmica em termos de força e fraqueza psíquicas. Em casos graves de histeria, ele falava em miséria psicológica (*misère psychologique*); 4. Janet enfatizou a noção de "campo de consciência" e o seu estreitamento em pacientes histéricos como resultado de fraqueza psicológica; 5. no grau mais baixo de vida mental, Janet encontrou os dois níveis do sentimento *per se*, e o sentimento em relação ao eu consciente. Isso o levou a formular o conceito de função de síntese – o embrião do seu futuro conceito de hierarquia das funções psíquicas e de tensão psicológica; 6. voltando ao centenário conceito da conexão, Janet o concebeu como uma forma particular de *anestesia*, isto é, uma distorção na percepção do mundo – em outras palavras, como um peculiar modo de percepção do mundo centrado na pessoa do hipnotista; 7. Janet argumentava que certos sintomas histéricos podem estar relacionados com a existência de partes cindidas da personalidade (ideias fixas subconscientes) dotadas de uma vida e de um desenvolvimento autônomos. Ele mostrou sua origem em acontecimentos traumáticos do passado e a possibilidade de um tratamento de sintomas histéricos por meio da descoberta e da subsequente dissolução desses sistemas psicológicos subconscientes. Nesse aspecto, a história da afecção e o tratamento psicológico de Marie merece especial menção:

Essa jovem foi trazida do campo até o hospital de Le Havre aos dezenove anos de idade porque era considerada insana, e quase já não havia esperança de vê-la curada. O fato era que ela apresentava períodos de ataques convulsivos com *delirium* que duravam dias. Após um período de observação, ficou claro que a moléstia consistia em manifestações periódicas que ocorriam regularmente na época em que estava menstruada, e de manifestações menos severas que eram mais prolongadas e ocorriam em momentos irregulares nos intervalos.

Vamos começar com as primeiras. No momento que antecedia suas menstruações, o caráter de Marie mudava; ela ficava sombria e violenta – o que não era de seu feitio –, e sofria de dores, espasmos nervosos e tremores por todo o corpo. Contudo, as coisas prosseguiam de modo quase regular durante o primeiro dia, mas intensamente 20 horas depois do início – a menstruação parava de repente e um grande tremor tomava o corpo inteiro –, então, uma dor aguda subia devagar do abdômen em direção à garganta, e uma grande crise histérica se seguia. Os ataques, embora muito violentos, nunca duravam muito tempo, e nunca lembravam tremores epileptoides; em vez disso, havia um *delirium* muito longo e severo. Em alguns momentos, proferia gritos de terror, falando incessantemente de sangue e fogo, fugindo para escapar das labaredas; noutros, brincava feito criança, falava com a mãe, subia no fogão ou na mobília, e gerava um caos na enfermaria. Esse *delirium* e as violentas contorções corporais alternavam com curtos períodos de repouso durante 48 horas. Várias vezes o ataque terminava em vômitos de sangue, e depois disso tudo voltava aproximadamente ao normal. Após um ou dois dias de repouso, Marie se acalmava e não se lembrava de nada do episódio. Durante os intervalos dessas intensas manifestações mensais, conservava limitadas contraturas nos braços ou nos músculos intercostais ou vários, anestesias inconstantes, e sobretudo uma completa e permanente cegueira do olho esquerdo [...]. Ademais, ocasionalmente ela tinha crises menores sem o grande *delirium*, mas que eram caracterizadas predominantemente por posturas de terror. Essa moléstia, que estava tão obviamente ligada aos períodos de menstruação, parecia unicamente física e de pouco interesse para o psicólogo. Logo, no início, lidei muito pouco com essa pessoa. Quando muito, nela realizei alguns experimentos hipnóticos e alguns estudos a respeito de sua anestesia, mas evitei qualquer coisa que pudesse perturbá-la no momento em que suas manifestações principais estavam se aproximando. Ela permaneceu no hospital por sete meses, tempo em que várias medicações e hidroterapia não produziram a menor modificação. Além do mais, sugestionamentos terapêuticos – notadamente os sugestionamentos concernindo à sua menstruação – não resultavam em nada além de efeitos ruins e aumento do *delirium*.

Por volta do final do oitavo mês, ela se queixou de sua triste sina e disse, com uma espécie de desesperança, que estava bem ciente de que os sintomas continuariam a retornar. "Olha só", eu lhe disse por curiosidade, "explique aqui para mim o que acontece quando você está para ficar mal." "Mas o senhor sabe... tudo para, me dá uma grande tremedeira, e eu não sei o que acontece depois." Quis obter a informação precisa a respeito do modo como as suas regras começaram e foram interrompidas. Ela não deu uma resposta clara; parecia ter esquecido a maioria dos acontecimentos acerca do que eu lhe perguntava. Ocorreu-me, então, colocá-la em estado sonambúlico profundo, um estado em que – como vimos – é possível trazer de volta memórias aparentemente esquecidas; e assim fui capaz de descobrir a memória exata de um incidente que, até então, só havia sido conhecido de modo muito incompleto.

Aos treze anos de idade, ela havia tido a sua primeira menstruação; porém, como resultado de uma ideia infantil ou de algo que havia ouvido e compreendido mal, ela imaginou que tinha algo de vergonhoso nisso, e tentou encontrar uma forma de deter o fluxo assim que possível. Após vinte horas do início, saiu secretamente e mergulhou num grande balde de água fria. O sucesso foi completo: a menstruação cessou de repente e, a despeito de uma violenta tremedeira, ela foi capaz de voltar para casa. Ficou doente por um tempo bastante longo e teve vários dias de *delirium*. Contudo, tudo se acalmou, e a menstruação só foi aparecer de novo cinco anos depois. Quando reapareceu, trouxe de volta os distúrbios que observei. Agora, se comparamos a repentina cessação, a tremedeira e as dores que ela descreve hoje em estado de vigília com o que ela descreve em estado sonambúlico – o que, a propósito, foi confirmado por outras fontes –, chegamos à seguinte conclusão: todo mês a cena do banho frio se repete, produz o mesmo cessar da menstruação e um *delirium* que é, decerto, muito mais severo que antes, até ocorrer uma hemorragia suplementar pelo estômago. Mas, em seu estado normal de consciência, ela nada sabe a respeito disso tudo, nem mesmo que a tremedeira é produzida pela alucinação do frio. Logo, é provável que essa cena ocorra abaixo da consciência, e os outros distúrbios irrompam daí.

Fazendo essa suposição – fosse ela verdadeira ou falsa –, e depois de consultar o dr. Powilewicz, tentei tirar da consciência sonambúlica essa ideia fixa e absurda de que a menstruação era interrompida por um banho frio. Num primeiro momento, não consegui fazê-lo: a ideia fixa persistia e a menstruação, que era para dali a dois dias, ocorreu como de costume. Mas, já que agora eu dispunha de mais tempo, tentei novamente: só consegui graças a um meio singular. Foi necessário levá-la de volta, por meio de sugestionamento, à idade de treze anos, colocá-la de volta nas circunstâncias iniciais do *delirium*, convencê-la de que a menstruação havia durado três dias e não foi interrompida por nenhum lamentável incidente. Isso feito, a próxima menstruação veio na hora certa e durou três dias, sem nenhuma dor, convulsão ou *delirium*.

Depois de notar esse resultado, os outros sintomas seriam investigados. Omito os detalhes da exploração psicológica, que às vezes era difícil. Os ataques de terror eram a repetição de uma emoção que essa jovem garota havia sentido ao ver, aos dezesseis anos de idade, uma idosa matar-se escada abaixo; o sangue, do qual ela sempre falava durante as crises, era a memória dessa cena. Em relação à imagem do fogo, era provavelmente uma associação de ideias, porque não estava ligada a nada preciso. Através dos mesmos procedimentos de antes – levando o sujeito de volta, por sugestionamento, ao instante do acidente –, logrei, não sem dificuldade, mostrar-lhe que a idosa apenas havia tropeçado, e não se matado: os ataques de terror não se repetiram.

Por fim, eu queria estudar a cegueira do olho esquerdo; mas Marie opôs-se a isso e disse que ela era assim desde o nascimento. Foi fácil checar, por meio do sonambulismo, que ela estava errada; se a transformamos, pelos famosos métodos, numa criança de cinco anos, ela ganha de volta a sensibilidade que possuía naquela época e observamos que enxerga bem com ambos os olhos. Logo, foi aos seis anos de idade que teve início a cegueira. Em que ocasião? Marie afirma, em estado de vigília, que ela não sabe. Durante o sonambulismo, faço com que interprete as principais cenas de sua vida naquela época, e vejo que a cegueira começa numa certa altura, quando de um trivial incidente. Ela foi compelida, a despeito de suas crises, a dormir com uma criança da mesma idade que estava com impetigo em todo o lado esquerdo do rosto. Algum tempo depois, Marie desenvolveu um impetigo quase idêntico no mesmo lugar. Então as feridas apareceram novamente, por várias vezes, mais ou menos na mesma época do ano e foram, por fim, curadas; mas ninguém notou que, doravante, ela apresentava uma anestesia do lado esquerdo do rosto e era cega do olho esquerdo! Desde aquela época, a anestesia havia persistido; ou, a fim de não ir além do que pode ser observado, essa anestesia permaneceu constante pelo menos em todos os períodos para os quais, por meio de sugestionamento, eu a enviei de volta – embora, às vezes, as suas várias outras anestesias desaparecessem por completo. Tentei o mesmo de antes no tratamento. Fiz com que ela regressasse junto da criança que tanto a havia horrorizado, e que acreditasse que a criança era muito agradável e não estava com impetigo; ficou parcialmente convencida, mas depois de duas reedições da cena, me saí melhor – ela acaricia sem temor a criança imaginária. A sensibilidade do olho esquerdo reaparece sem dificuldade e, quando a acordo, Marie consegue ver claramente.

Faz cinco meses que esses experimentos foram realizados. Marie nùnca mostrou o menor sinal de histeria; ela está bem e, sobretudo, tornando-se mais forte. O seu aspecto físico mudou completamente. Não dou a esse tratamento mais importância do que ele merece, e não sei quanto irá durar, mas achei essa história interessante na medida em que mostra a importância de ideias fixas subconscientes e o papel que elas desempenham em determinadas afecções físicas, assim como em afecções emocionais.[110]

A Obra de Pierre Janet:
III. Análise Psicológica

Assim que começou seus estudos médicos em Paris no final de 1899, Janet retomou suas investigações psicológicas na Salpêtrière, onde possuía à sua disposição os pacientes das enfermarias de Charcot, Falret e Séglas.

Um dos primeiros pacientes em quem demonstrou seu método de análise e síntese psicológicas foi Marcelle, uma jovem de vinte anos[111]. Ela havia sido internada na enfermaria do dr. Falret em razão de graves distúrbios mentais que haviam começado aos quatorze e pioraram gradativamente. Embora ela não estivesse paralisada, exibia uma peculiar dificuldade em mover as pernas, e também tinha graves distúrbios de memória e pensamento. Como uma paciente como essa poderia ser abordada do ponto de vista da psicologia experimental? Janet advertia que seria infrutífero qualquer tipo de mensuração psicológica das funções. "Uma abordagem experimental", dizia ele, "consiste sobretudo em conhecer bem o paciente – sua vida, sua escolarização, seu caráter e suas ideias – e estar convencido de que nunca se o conhece o suficiente… Então é preciso colocar essa pessoa em circunstâncias simples e específicas, e anotar com precisão o que irá fazer e dizer." A observação tem de se dirigir primeiro ao comportamento do paciente, começando com suas ações e palavras, depois escrutinando cada função específica. O sintoma mais notório em Marcelle era a dificuldade de movimento. Parecia que movimentos automáticos habituais eram fáceis, ao passo que movimentos implicando uma decisão voluntária eram dificultados. O fluxo de pensamento era frequentemente interrompido por aquilo que a paciente chamava de nuvens, durante as quais sua mente era invadida por todo tipo de ideias confusas e alucinações. A memória se mostrava boa para todos os acontecimentos que haviam ocorrido antes da idade de quinze anos; vaga, para os acontecimentos que iam dos quinze aos dezenove; e havia completa amnésia para tudo o que aconteceu dessa época em diante. A paciente era absolutamente incapaz de imaginar o futuro e sentia-se alienada de sua própria personalidade.

Nessa altura, Janet empreendeu a sistematização dos sintomas conforme a profundidade (*profondeur*). No nível mais superficial estavam as nuvens, que ele comparou aos efeitos de sugestionamentos pós-hipnóticos. Ele se perguntava se o conteúdo delas não seria um reflexo parcial dos romances populares que a moça havia lido apaixonadamente por vários anos. Num nível intermediário, estavam os impulsos que Janet imputava à ação de ideias fixas subconscientes oriundas de certas memórias traumáticas. No fundo estava o solo mórbido, conforme à hereditariedade, a graves afecções físicas passadas e aos primeiros acontecimentos traumáticos.

A análise psicológica tinha de ser seguida de uma síntese psicológica, isto é, uma reconstrução do desenvolvimento da afecção. Primeiro houve a constituição hereditária, depois, uma febre tifoide grave aos quatorze anos de idade, que havia desferido um golpe fatal ao tirar da paciente a capacidade de adaptação. Isso resultou num círculo vicioso: incapaz de se adaptar a novas situações, Marcelle se retraía em seus devaneios, o que a tornou ainda mais desajustada, e assim por diante. Outro trauma ocorreu um ano depois. Seu pai, que há dois anos era paraplégico, morreu. Um caso de amor infeliz foi o golpe derradeiro, provocando ideias suicidas. A essa altura, a paciente perdeu a memória dos acontecimentos recentes.

O que se poderia fazer por essa paciente? Primeiro, Janet tentou em vão desenvolver a função de síntese por meio de exercícios de leitura elementar. Em seguida, tentou utilizar sugestionamento para combater as ideias fixas; porém, um sintoma dificilmente era dissipado ao ser substituído por outro, ao passo que a resistência da paciente durante a hipnose aumentava. Tentativas com escrita automática resultaram em crises histéricas clássicas. Contudo, Janet logo notou que essas várias tentativas não eram infrutíferas. Decerto a hipnose e a escrita automática desencadearam crises; em seguida, porém, a mente ficou mais clara. As crises tornaram-se cada vez mais graves, e as ideias fixas que emergiam eram de origem cada vez mais antiga. Todas aquelas ideias que a paciente havia desenvolvido no decorrer da vida apareciam uma após a outra, em ordem invertida. "Ao remover a camada superficial dos delírios, favoreci o surgimento de ideias fixas antigas e tenazes que ainda habitavam o fundo de sua mente. Elas desapareceram, por sua vez, produzindo assim uma grande melhora." Entre outros pontos discutidos nesse histórico clínico estava a declaração, enfatizada por Janet, de que "na mente humana nada se perde", e de que "as ideias fixas subconscientes são tanto o resultado da debilidade mental quanto uma fonte de maior debilidade mental".

Embora Janet fosse cuidadoso em escolher apenas pacientes novos na Salpê-trière, a fim de evitar os efeitos nocivos do contágio mental que ali eram galopantes, ele fez uma exceção no caso de uma paciente quase lendária, madame D., em torno de quem Charcot havia desenvolvido o seu conceito de amnésia dinâmica. Numa vila na França ocidental, a costureira de 34 anos, casada, foi encontrada em estado de extrema ansiedade no dia 29 de agosto de 1891. Um desconhecido, disse ela, havia acabado de chamá-la pelo nome e disse-lhe que seu marido havia morrido. A notícia não era verdadeira e o incidente nunca foi esclarecido, mas por três dias a paciente permaneceu em letargia histérica e *delirium*. Em 31 de agosto, manifestou uma amné-sia retrógrada que se estendeu por seis semanas. Ela se lembrava de toda a sua vida até o dia 14 de julho de 1891. Durante as seis semanas anteriores, ocorreram alguns acontecimentos em sua vida tais como a cerimônia de entrega de prêmios na escola de seus filhos e uma viagem que havia feito para Royan, mas ela não se lembrava de nada disso. Teve também uma amnésia anterógrada completa. Esqueceu-se de uma hora para outra, como os pacientes acometidos pela doença de Korsakoff. Assim, foi mordida por um cão supostamente raivoso, queimada com um cautério, levada ao Instituto Pasteur, em Paris, pelo marido, mas não conseguia se lembrar de nada disso. Antes de ir embora de Paris, o marido levou-a até Charcot, na Salpêtrière, onde foi internada. Observou-se que ela falava à noite, sonhando, e contava de inci-dentes aparentemente esquecidos. Isso fez com que Charcot colocasse um de seus assistentes para hipnotizá-la. Numa das memoráveis palestras clínicas de Charcot, em 22 de dezembro de 1891, madame D. foi exibida ao público antes de ser hipnoti-zada. Charcot perguntou-lhe a respeito da morte do marido, de Royan, da mordida do cachorro, da Torre Eiffel, do Instituto Pasteur e da Salpêtrière. Ela não conseguia se lembrar de nada. Após esse primeiro interrogatório, a paciente foi levada embora, hipnotizada, e trazida de volta ao auditório. Dessa vez, quando Charcot fez as mes-mas perguntas, ela foi capaz de responder a todas[112]. A paciente foi confiada a Janet para psicoterapia. Ele notou que, a despeito da amnésia contínua, memórias recentes devem ter sido retidas de alguma forma – caso contrário, a paciente não poderia ter se adaptado tão bem à vida hospitalar. Então Janet empreendeu a exploração dessas memórias subconscientes. Além da manifestação de memórias esquecidas em sonhos e em estado hipnótico, ele foi capaz de obtê-las por meio de escrita automática e dis-trações; e por meio de um novo procedimento, a fala automática – que consistia em deixar o paciente falar alto, aleatoriamente, em vez de escrever automaticamente[113]. Mas por que a paciente havia sido incapaz de se lembrar dessas memórias latentes? Janet assumiu que era por causa do trauma psíquico, e então começou a empreen-der a dissolução das ideias fixas. Sob hipnose, ele cautelosamente evocou a figura do homem que a havia assustado e sugestionou à paciente uma modificação da imagem deste. Fez então com que ela reencenasse o episódio, no qual o desconhecido era agora substituído pelo próprio Janet perguntando a ela se ele poderia se hospedar em sua casa. As memórias voltaram todas para a consciência, mas então a paciente teve graves dores de cabeça e impulsos suicidas que acabaram desaparecendo. O tratamento hipnótico foi suplementado por um programa especialmente elaborado de exercício intelectual. Também aqui Janet enfatizou o duplo aspecto das ideias fixas, como sendo tanto resultado quanto causa da debilidade mental[114]. No último volume de *Clinique des maladies du système nerveux* (Clínica das Doenças do Sistema Nervoso), de Charcot, a história de Madame D. foi incluída com uma nota que reconhecia o resultado favorável do tratamento realizado por Janet[115].

Outra das primeiras pacientes de Janet em Paris foi Justine, uma mulher casada de quarenta anos que chegou ao serviço ambulatorial do dr. Séglas, na Salpêtrière, em outubro de 1890. Por vários anos ela sentia um medo mórbido do cólera e gritava repetidas vezes "O cólera... ele veio me pegar!", o que sinalizaria uma crise histérica. Quando criança, já havia sentido um medo mórbido da morte, provavelmente porque às vezes auxiliava a mãe, que era enfermeira e cuidava de pacientes moribundos. Certa vez, também viu os cadáveres de dois pacientes que haviam morrido de cólera. Janet tratou Justine como paciente ambulatorial por três anos, e com ela alcançou uma de suas mais célebres curas[116]. Também aqui a análise psicológica não podia ser separada do processo terapêutico.

Janet começou analisando o conteúdo das crises histéricas. Era inútil tentar falar com Justine durante a crise. Ela parecia não ouvir. Janet logo adentrou o drama privado de sua crise como um coadjuvante. Quando a paciente gritava "Cólera! Ele vai me pegar!", Janet respondia "Sim, ele está te pegando pela perna direita!", e a paciente repuxava essa perna. Janet então perguntava "Onde ele está, o seu cólera?", ao que ela respondia: "Aqui! Olha ele, é azulado e fede!" Janet podia então começar um diálogo com ela, e era capaz de levá-lo adiante por toda a crise, transformando-a gradativamente num estado hipnótico ordinário. Depois ele conseguia facilmente suscitar a hipnose diretamente e obter uma descrição completa da experiência subjetiva da paciente durante a crise. Ela via dois cadáveres de pé nas proximidades, um dos quais ficava mais perto dela: um velho feio e desnudo, de tonalidade esverdeada, fedendo a podre. Simultaneamente, ela ouve sinos dobrando e grita "Cólera, cólera!". Uma vez terminada a crise, Justine parecia ter esquecido tudo, menos a ideia do cólera, que permanecia constante em sua mente. Janet elaborou a respeito de como a hipnose poderia ser utilizada num caso como esse. Ordens dadas ao paciente hipnotizado eram de utilidade limitada. A decomposição da imagem alucinatória foi mais efetiva, mas era um procedimento lento e também possuía suas limitações. O método que se provou mais efetivo foi a substituição, isto é, sugestionamentos de uma transformação gradual da imagem alucinatória. O cadáver nu recebeu roupas e foi identificado com um general chinês que Justine ficou muito impressionada de ver na Exposição Universal. O general chinês começou a andar e gesticular, de modo que, em vez de ser aterrorizante, a sua imagem se tornou cômica. O ataque histérico mudou, na medida em que agora consistia em alguns gritos seguidos de acessos de riso. Depois os gritos desapareceram e as visões do cólera persistiam apenas quando ela sonhava, até que Janet as expulsasse, por sua vez, sugestionando sonhos inócuos. Esse resultado exigiu cerca de um ano de tratamento. Mas a ideia fixa do cólera persistiu tanto no nível consciente quanto no subconsciente. Às vezes, Justine era observada sussurrando a palavra "cólera", enquanto a sua mente estava ocupada com alguma outra atividade. Tentativas com a escrita automática não produziram nada além de infinitas repetições da palavra "cólera, cólera…". Janet dirigiu então a sua ofensiva contra a própria palavra, e sugestionou que *Có-le-ra* era o nome do general chinês. A sílaba *có* foi associada a outras terminações, até que chegou o dia em que a palavra "cólera" perdeu suas conotações malignas.

Contudo a paciente ainda não estava curada. Após o desaparecimento da ideia fixa principal, ideias fixas secundárias começaram a se desenvolver. Janet classificou-as em três grupos: 1. as *ideias fixas derivadas*, que resultam da associação com a principal (por exemplo, o medo mórbido de caixões e cemitérios); 2. as *ideias fixas estratificadas*: após ter removido uma ideia fixa, a pessoa é surpreendida com a emergência de uma outra que não tem conexão com a primeira, ou qualquer relação com circunstâncias em torno dela. É então uma ideia mais antiga, anterior à que acabou de ser tratada, que reaparece. Quando, por sua vez, esta é removida, descobre-se uma terceira, ainda mais antiga, de modo que o tratamento das ideias fixas principais de que o paciente havia sofrido durante a vida tem de ser aplicado em ordem inversa; 3. as *ideias fixas acidentais*, que são absolutamente novas e provocadas por qualquer incidente na vida cotidiana. São fáceis de apagar, desde que sejam tratadas imediatamente. O fato de que elas podem ocorrer tão facilmente prova que o paciente está num estado de alta perceptividade, o que, por sua vez, cria a necessidade de tratamento adicional. O tratamento sugestivo não pode ser aplicado aqui. Mais propriamente, a solução do problema reside em desenvolver a capacidade de atenção e síntese mental no paciente. Para esse fim, Janet elaborou um programa de exercícios de escola primária para Justine, começando com operações aritméticas fáceis ou algumas linhas de escrita, para o que ele conseguiu a cooperação do marido dela, que era muito compreensivo. Após um ano de treino, isto é, no final do terceiro ano, a paciente estava numa condição aparentemente normal, mas Janet ainda advertia contra falar em recuperação total.

Na reconstrução sintética da afecção de Justine, Janet levou em consideração a hereditariedade e a história de vida da paciente. A respeito da segunda, ele discutiu a ação recíproca das afecções físicas e do trauma psíquico. Aos seis ou sete anos de idade, Justine teve uma doença grave de natureza desconhecida, talvez meningite. Depois, teve febre tifoide – Janet ressalta que, em muitos pacientes, muitas vezes ocorre febre tifoide ou gripe antes de uma neurose grave. Quando criança, Justine havia sofrido vários sustos e abalos emocionais, culminando no episódio dos cadáveres dos pacientes que haviam morrido de cólera. Reconstruindo a genealogia da paciente por três ou quatro gerações, Janet descobriu, nas gerações mais velhas, a existência de impulsos mórbidos e obsessões, assim como de alcoolistas; nas gerações mais jovens, descobriu epiléticos e imbecis, exatamente como naquelas linhagens com base nas quais Morel fundamentou sua teoria da degeneração mental. Contudo, Janet não acreditava no caráter fatal da degeneração; ele argumentava que as doenças de família podem recuar, assim como as doenças dos indivíduos. O principal ponto, dizia ele, era entender que a doença se estende para além do indivíduo, sendo esta também a razão pela qual, num caso desse tipo, nunca se deve esperar recuperação completa. Alertando contra outra ilusão, ele frisava que, "quanto mais fácil o tratamento parece ser, mais doente a mente realmente está", porque uma alta sugestionabilidade é a marca da grande fraqueza da mente, o que leva o paciente a uma necessidade de sonambulismo – necessidade que pode se tornar um tipo de adição, que Janet considerava tão perigoso quanto o morfinismo. Pacientes assim não apenas anseiam ser hipnotizados, como também possuem uma necessidade permanente de confessar ao psiquiatra, cuja imagem eles sempre conservam em sua mente subconsciente, e ser repreendidos e dirigidos por ele. Justine tinha visões frequentes de Janet e ouvia a sua voz. Num estado alucinatório, ela lhe pediu orientação, e ele respondeu com um bom conselho que, curiosamente, foi mais que uma mera repetição daquilo que ele havia realmente dito, mas provou ser de uma natureza inédita e sábia. O problema terapêutico, concluiu Janet, consiste primeiro em assumir a orientação da mente do paciente, e segundo, em reduzir essa orientação ao mínimo necessário, particularmente por meio do espaçamento das sessões com o paciente. Primeiro, ele via Justine várias vezes na semana; depois, uma vez por semana; e no terceiro ano, uma vez por mês. Por quanto tempo esse tratamento teria de continuar? Janet responde citando a história de Morel, que havia magnetizado e curado uma paciente psicótica em seu hospital psiquiátrico. A paciente foi liberada, mas vinha vê-lo em intervalos regulares. Contudo, quando Morel morreu, ela teve uma recaída brusca e precisou ser internada permanentemente. "Esperemos que esse acidente não aconteça tão cedo com os nossos pacientes", concluiu Janet.

Outra das célebres curas de Janet foi a de Achilles. Esse homem de 33 anos foi levado à Salpêtrière no final de 1890 com manifestações de possessão demoníaca. Ele havia vindo de um ambiente supersticioso e diziam que, certa vez, seu pai havia encontrado o Diabo ao pé de uma árvore. Achilles estava num estado de agitação furiosa, golpeando-se repetidamente, proferindo blasfêmias e falando em alguns momentos com a voz do diabo, que alternava com a sua própria. Charcot pediu que Janet tratasse esse paciente. A história da afecção não esclareceu muito as coisas. Cerca de seis meses antes, o paciente havia partido numa curta viagem de negócios por alguns dias e, ao retornar, a sua esposa notou que ele estava preocupado, sombrio e taciturno. Os médicos que o examinaram não conseguiram encontrar nada de errado com ele. Repentinamente, o homem teve um tremendo ataque de riso, que durou duas horas, e alegou ter visto o inferno, Satanás e os demônios. Então, depois de amarrar as pernas, atirou-se num lago, do qual o retiraram; e ele disse que aquilo havia sido um teste para ter certeza se estava, ou não, possuído. Achilles permaneceu nesse estado de possessão demoníaca por vários meses, e Janet notou que ele portava os velhos estigmas clássicos da possessão demoníaca. Porém Achilles recusava-se a falar, e mostrou-se impossível hipnotizá-lo.

Janet tirou proveito, então, das distrações do paciente; colocou um lápis na mão dele e sussurrou perguntas pelas suas costas. À medida que a mão começou a escrever respostas, Janet sussurrou: "Quem é você?" O escrito respondeu: "O Diabo." E Janet retorquiu: "Então podemos conversar", e exigiu, como prova da identidade do Diabo, que ele erguesse o braço contra a vontade do paciente – o que o Diabo fez. Como prova adicional, pediu que o Diabo colocasse o paciente num estado hipnótico mesmo contra a vontade, o que também foi feito. Uma vez hipnotizado, o próprio paciente começou a responder e contou a sua própria história. Durante a viagem de negócios, seis meses antes, ele havia sido infiel à esposa. Tentara esquecer o incidente, mas então descobriu que não conseguia falar. Começou a sonhar muito com o Diabo, e de repente se viu possuído.

Como explicou Janet, os delírios do paciente eram mais que mero desdobramento dos seus sonhos: "Ele é a combinação, ou seja, a reação de dois grupos de pensamentos que dividem essa pobre mente; é a mútua interação do sonho que ele tem e da resistência da pessoa normal." Esse é um dos motivos pelos quais o sugestionamento seria um tratamento insuficiente. "É preciso buscar o fato de base que está na origem do delírio... A afecção de nosso paciente não reside em pensar no demônio. Esse pensamento é secundário e é, antes mesmo, a interpretação fornecida por suas ideias supersticiosas. A verdadeira afecção é o remorso." Janet certificou o paciente hipnotizado quanto ao perdão da esposa. O delírio desapareceu externamente, mas persistiu nos sonhos, dos quais, por sua vez, ele tinha de ser expulso. Quando publicou essa observação em dezembro de 1894, Janet disse que o paciente estava curado há três anos, e tirou a seguinte conclusão: "O homem, todo orgulhoso, acha que é o senhor de seus movimentos, das suas palavras, das suas ideias e de si mesmo[117]. Talvez seja de nós mesmos que temos o menor controle. Há um monte de coisas que operam dentro de nós sem a nossa vontade." Ele acrescenta que os humanos possuem uma propensão a se confortar contra a realidade monótona contando a si mesmos belas histórias. Em algumas pessoas, essas histórias tomam o controle, a ponto de assumirem mais importância que a realidade[118].

Outro caso clássico, que veio um pouco depois, foi o de Irène, que foi levada à Salpêtrière aos 23 anos de idade com distúrbios histéricos graves, crises, alucinações sonambúlicas e amnésia[119]. A afecção havia tido início após a morte de sua mãe, dois anos antes. Irène era filha única de um operário alcoolista e de uma mãe neurótica. Ela era muito inteligente, zelosa e diligente, porém ansiosa e extremamente tímida. Aos vinte, precisou tomar conta da mãe, que teve um caso grave de tuberculose, ao mesmo tempo que estava sobrecarregada com ter de ganhar o sustento para a família toda. Durante os dois últimos meses de vida da mãe, Irène havia cuidado dela dia e noite, sem sequer ir para a cama. Na morte da mãe, em julho de 1900, o comportamento de Irène mudou completamente. Ela riu no cemitério, não entrou em luto e começou a ir ao teatro. Sabia que a mãe havia morrido, mas falava disso como um incidente histórico que não lhe dizia respeito. Uma amnésia severa atingiu os três ou quatro meses que antecederam a morte da mãe, e ela também teve um grau razoavelmente alto de amnésia para os acontecimentos que se seguiram. De tempos em tempos, contudo, tinha alucinações em que via a imagem da mãe e ouvia a sua voz, que às vezes lhe mandava cometer suicídio. Em especial, tinha ataques sonambúlicos nos quais reencenava a morte da mãe. Isso durava horas; Janet dizia que era um "espetáculo dramático admirável", e que atriz alguma teria realizado essas cenas sombrias com tamanha perfeição. Então Irène falava por algum tempo com a mãe morta e, ao comando dela, estirava-se sobre trilhos de trem, exibindo terror de uma forma impressionante quando o trem chegava para esmagá-la. Ela também reencenava outras experiências traumáticas, como a de testemunhar um homem atirando em si mesmo com um revólver. Irène havia passado três meses em isolamento no hospital e sido tratada com hidro e eletroterapia, sem resultado algum. Quando Janet tentou hipnotizá-la, encontrou uma resistência muito forte. As memórias só retornavam com uma grande quantidade de esforço e estimulação por parte do terapeuta. Além do mais, a recaptura de memórias perdidas vinha acompanhada de severas dores de cabeça, como havia sido o caso com madame D., e as memórias recuperadas recaíam facilmente em amnésia. O principal agente terapêutico era a estimulação da memória: "A partir do momento em que Irène se tornou capaz de pensar na mãe deliberadamente, parou de pensar nela involuntariamente; em seguida, não permaneceram nem a amnésia, nem a hipermnésia; as crises histéricas, as alucinações e os terrores súbitos de origem subconsciente desapareceram por completo."

Janet notou que, no caso de Irène, o processo terapêutico havia sido o contrário do caso de madame D., em quem a dissolução da ideia fixa havia produzido o desaparecimento da amnésia. Janet concluiu que, em casos histéricos como esses, "a enfermidade consiste em duas coisas, simultaneamente: 1. a inabilidade do paciente para evocar, consciente e voluntariamente, certas memórias; 2. o automático, irresistível e inoportuno renascimento dessas mesmas memórias. Assim, temos de lidar com um sistema psicológico que escapa ao controle da consciência e se desenvolve independentemente". No caso de Irène, como nos demais, o tratamento hipnótico e sugestivo teve de ser suplementado por um tratamento de estimulação e reeducação mental.

Gradualmente, Janet foi estendendo a noção de ideias fixas subconscientes para além do campo da histeria clássica; por exemplo, às ocorrências de insônia persistente, lembrando que Noizet e os antigos magnetizadores haviam enfatizado o papel da vontade e do sugestionamento no sono. Janet salientou que uma forma de insônia é causada por ideias fixas subconscientes, das quais ele deu a seguinte ilustração: uma mulher de 37 anos, que havia perdido um filho, sofreu de febre tifoide severa quatro meses depois, na esteira da qual manifestou uma preocupação obsessiva com a criança morta por um ou dois meses[120]. Quando essa obsessão desapareceu, a sua insônia teve início e durou três anos. A medicação soporífera acarretou dores de cabeça e confusão mental, mas nada de sono. A paciente foi internada na Salpêtrière e observada durante a noite. Em nenhum momento foi encontrada dormindo. Quando Janet começou a hipnotizá-la, ela primeiro adormecia por dois ou três minutos, daí acordava aterrorizada. Assim, comprovou-se que ela podia adormecer, mas não permanecer dormindo. Janet logrou estabelecer uma conexão com ela durante seus poucos minutos de sono espontâneo e, falando-lhe gentilmente, conseguiu mantê-la adormecida por duas horas. Durante esse tempo, ela foi capaz de falar com ele e contar que era constantemente confrontada com a ideia fixa da morte e do enterro da criança, que às vezes era substituída pela ideia da morte de seu pai. Assim, num primeiro momento, a ideia fixa havia sido uma ideia consciente obsessiva, e depois se tornou subconsciente, causando a insônia. Aqui também o tratamento consistiu na dissociação da ideia fixa; porém, após o desaparecimento dos sintomas, a paciente continuou precisando da contínua orientação de Janet.

Num estudo envolvendo oito pacientes que sofriam de espasmos dos músculos do tronco, Janet descobriu que cada um deles havia sofrido algum trauma psíquico ou abalos emocionais[121]. A contratura persiste porque a emoção persiste, dizia ele. É um tipo de "emoção congelada" da qual o paciente não tem ciência. O tratamento sugestivo, continuava ele, não é o bastante. É preciso tratar a ideia fixa subconsciente e suplementar o tratamento psicológico com massagem, cujos resultados, segundo Janet, dependem grandemente da influência pessoal exercida no paciente pelo massagista.

A obra de Janet apresenta várias outras detalhadas histórias de doenças curadas por meio da identificação e da dissolução de "ideias fixas subconscientes", começando com a história de Lucie (1886), Marie (1889) e Marcelle (1891), de cuja pesquisa Janet tiraria a conclusão de que "a análise psicológica também pode ter um valor terapêutico"[122].

Iremos agora sintetizar brevemente os principais achados da "análise psicológica" de Janet:

1. houve a descoberta das "ideias fixas subconscientes" e seu papel patogênico. Sua causa era geralmente um acontecimento traumático ou assustador que se tornou subconsciente e foi substituído por sintomas. Esse processo estava conectado, pensava Janet, com um estreitamento do campo da consciência;

2. Janet encontrou níveis intermediários de ideias subconscientes entre a consciência clara e a composição constitutiva dos pacientes estudados. Ademais, parecia haver uma complexidade ainda maior na medida em que, por meio de associação ou substituição, ideias fixas secundárias emergiam em torno de ideias fixas primárias. Às vezes, pode até haver toda uma gama de ideias fixas subconscientes, cada uma delas originada num dado ponto da vida do paciente;

3. as ideias fixas subconscientes, de acordo com Janet, são ao mesmo tempo causa e efeito de debilidade mental; e, nesse aspecto, elas constituem um círculo vicioso patológico. Elas passam por mudanças lentas. Às vezes, desenvolvem-se espontaneamente e aumentam; às vezes, tornam-se modificadas no interior da mente subconsciente;

4. nem sempre é fácil identificar essas ideias fixas subconscientes. Às vezes o conteúdo da crise é revelador – como, no caso de Irène, as reencenações sonambúlicas da morte de sua mãe. Mais frequentemente, as crises histéricas são reencenações disfarçadas da ideia fixa subconsciente. Por vezes Janet mencionou o caráter simbólico dos sintomas – por exemplo, no caso de Marie. A ideia fixa subconsciente tem de ser procurada por meios objetivos de investigação. Às vezes – como com madame D. –, um levantamento dos sonhos do paciente poderia dar algumas pistas, mas a principal abordagem de Janet era por meio de hipnose, pela qual o paciente entregaria suas memórias esquecidas com mais ou menos resistência. Muitas vezes a hipnose poderia

ser suplementada pela escrita automática ou pelo uso da distração. Janet também utilizou ocasionalmente o método da fala automática – como no caso de madame D. – ou da contemplação de cristais[123];

5. as ideias fixas subconscientes são um traço característico da histeria, em contraste com as neuroses obsessivas, nas quais elas são conscientes. Contudo, Janet logo descobriu a existência de ideias fixas subconscientes em estados como a insônia grave e os espasmos musculares. Seu estudo acerca do automatismo ambulatório, publicado em parceria com Raymond, parece ter sido o primeiro estudo no qual os vários atos realizados durante as fugas foram explicados como efeitos coordenados de uma variedade de ideias fixas subconscientes[124];

6. a terapia deve ter como alvo a ideia fixa subconsciente, mas Janet enfatizou, desde o início, que trazer as ideias subconscientes à consciência não era suficiente para curar o paciente. Isso poderia apenas transformar essa ideia numa obsessão fixa consciente. Ideias fixas têm de ser destruídas por meio de dissociação ou transformação. Obviamente, visto que a ideia fixa é, ela própria, uma parte da afecção, a sua eliminação tem de ser suplementada por um tratamento sintetizador na forma da reeducação, ou outras formas de exercício mental. Eletricidade e massagem, pensava Janet, operam em grande medida como forças disfarçadas de psicoterapia[125];

7. Janet frisou o papel da conexão no processo terapêutico. Em *L'Automatisme psychologique*, ele já havia discutido a conexão do ponto de vista do estreitamento eletivo do campo da consciência em torno da pessoa do hipnotista. Janet prestou devido reconhecimento ao trabalho dos velhos magnetizadores que haviam descrito e investigado a conexão, e mostrado como ela se estendia para além do tempo da sessão hipnótica (a "influência sonambúlica" de Janet). Em seu artigo de 1891 sobre Marcelle, Janet forneceu as regras para o manejo da "influência" para o benefício do paciente. No primeiro período, deveria ser estabelecida a conexão; no segundo, era preciso evitar o seu desenvolvimento indevido e restringi-lo por meio do espaçamento das sessões terapêuticas. Em agosto de 1896, no Congresso Internacional de Psicologia, em Munique, Janet apresentou uma comunicação sobre "L'Influence somnambulique et le besoin de direction" (A Influência Sonambúlica e a Necessidade de Orientação)[126]. Ele notou que o intervalo entre duas sessões hipnóticas poderia ser dividido em dois períodos: no primeiro, o paciente sentia-se aliviado, mais feliz e mais eficiente, e ele não pensava muito no hipnotista; no segundo, o paciente ficava deprimido e sentia necessidade da hipnose, e ele pensava constantemente no hipnotista. O sentimento pelo hipnotista variava: amor passional, terror supersticioso, veneração ou ciúme. Alguns pacientes aceitavam essa influência, outros rebelavam-se contra ela. Mas mesmo quando a influência não era tão claramente consciente, ela existia sob a superfície e poderia ser evidenciada, por exemplo, nos sonhos do paciente, na contemplação de cristais e na escrita automática. Janet logo notou que existia um fenômeno análogo em pacientes não histéricos. Porém, enquanto assumia, com histéricos, a forma de uma necessidade de ser hipnotizado, desenvolvia-se em pacientes obsessivos ou deprimidos como uma "necessidade de ser orientado". Tais manifestações de dependência psicológica, pensava Janet, seriam um bom ponto de

partida para o estudo da psicologia dos sentimentos sociais e inter-relações entre as pessoas em geral. Ele desenvolveu essas ideias com mais detalhes em publicações posteriores[127]. Quando falou em análise psicológica, Janet nunca alegou ser esse o seu próprio método. Aparentemente, ele utilizava esse termo no mesmo sentido geral que os matemáticos, ao falarem em análise algébrica, e os químicos, em análise química. Não obstante, parece que as palavras "análise psicológica" foram, por vezes, identificadas com a exploração janetiana dos processos subconscientes[128].

A Obra de Pierre Janet:
IV. A Exploração das Neuroses

Janet começou sua pesquisa clínica com pacientes histéricos, e daí passou para outros neuróticos, tendo à sua disposição vários pacientes ambulatoriais da Salpêtrière e, posteriormente, também os seus clientes particulares. Tentou colocar alguma ordem nesse campo e elaborou uma teoria sintética da neurose, que ele expôs em dois longos livros: *Névroses et idées fixes* (Neurose e Ideias Fixas)[129] e *Les Obsessions et la psychasthénie* (As Obsessões e a Psicastenia)[130]. Os traços essenciais dessa concepção foram sintetizados posteriormente em um livro curto, *Les Névroses* (As Neuroses)[131].

Janet nunca separou o seu trabalho teórico da observação clínica e, nesse sentido, independentemente do que venha a mudar na teoria das neuroses, os históricos clínicos de Janet conservam o seu valor em relação à descrição de sintomas. Esse material clínico foi classificado e integrado numa síntese caracterizada pela distinção de duas neuroses de base: *histeria* e *psicastenia*. Janet descartou a palavra "neurastenia", que implicava uma teoria neurofisiológica para a qual não havia evidência, e cunhou o termo "psicastenia" para um grupo de neuroses nas quais ele incorporou as obsessões, as fobias e várias outras manifestações neuróticas.

A pesquisa de Janet sobre a histeria foi publicada numa série de artigos de 1886 a 1893; e ela foi compilada em sua dissertação em medicina (1893)[132], que foi seguida, dois anos depois, por uma contribuição sobre a psicoterapia da histeria[133]. Posteriormente, ele realizou algumas revisões, como se pode ver no livro *Les Névroses*. A essência da concepção janetiana da histeria é a distinção entre dois níveis de sintomas: os "acidentes" (sintomas acidentais ou contingentes) e os "estigmas" (sintomas permanentes, de base). Os "acidentes" dependem da existência de ideias fixas subconscientes. Os "estigmas", que Janet também denomina sintomas negativos, são a expressão de um distúrbio básico que Janet chama de "estreitamento do campo da consciência".

Em 1893, Janet fez um levantamento e uma revisão das várias teorias da histeria que haviam sido propostas até aquela época[134]. Ele rejeitava tanto a teoria puramente neurológica quanto a teoria segundo a qual os sintomas histéricos eram "fingidos". De acordo com Briquet e Charcot, Janet considerava a histeria uma doença psicogênica – embora ela se desenvolva na base de uma constituição fisiológica anormal. A teoria das "representações mórbidas", defendida por Möbius e Strümpell, foi aceita por Janet no que se refere à patogênese de "acidentes" histéricos. Ele concordava com a teoria binetiana da histeria como uma forma de dupla personalidade; dizia que, em pessoas histéricas, há de fato uma existência subconsciente que se manifesta abertamente durante os ataques e sob hipnose, e que é a causa invisível de "acidentes". Contudo, uma descrição completa da natureza da histeria deve envolver um traço mais basal, o "estreitamento do campo da consciência". Citando Janet, "a personalidade histérica não consegue perceber todos os fenômenos; ela definitivamente sacrifica algum deles. É um tipo de autotomia, e os fenômenos abandonados desenvolvem-se independentemente, sem o sujeito estar ciente deles"[135]. O "estreitamento da consciência", por sua vez, é condicionado pela falta de força psicológica no paciente.

As descrições e investigações janetianas da histeria não mencionam a metaloscopia e os fenômenos "transferenciais", nos quais alguns dos alunos de Charcot estiveram fortemente interessados. Obviamente, Janet nunca acreditou neles, mas se absteve de contradizê-los.

Janet também reuniu uma grande quantidade de material sobre psicastenia, que sistematizou num extenso quadro teórico. Ele também distinguiu dois níveis de sintomas. No nível mais superficial estavam os vários tipos de crises psicastênicas, acessos de ansiedade, e todo tipo de manifestações notórias relacionadas a ideias fixas; mas, em contraste com a histeria, essas ideias fixas eram conscientes na forma de obsessões e fobias. No nível mais baixo estavam os "estigmas" psicastênicos, que Janet relacionava a um distúrbio de base da "função de realidade". "A operação mental mais difícil, por ser a que desaparece primeiro e mais frequentemente, é a *fonction du réel*", diz Janet. Ele a equiparava ao que Bergson havia chamado de "atenção à vida presente", mas dela ofereceu uma análise mais detalhada[136].

A manifestação mais notória da função de realidade é a habilidade de agir sobre objetos externos e mudar a realidade. A dificuldade aumenta quando é preciso lidar com o âmbito social, com as mais complexas atividades da profissão da pessoa, com a necessidade de ajustar-se a novas situações; e quando é preciso ostentar o selo da nossa liberdade e personalidade, isto é, quando a ação tem de ser coordenada tanto com os requisitos do mundo exterior quanto com o conjunto da nossa personalidade. A função de realidade implica atenção, que é o ato de perceber a realidade externa assim como as nossas próprias ideias e pensamentos. Essas duas operações, ação voluntária e atenção, são combinadas numa operação sintética, *présentification* – a formação, na mente, do momento presente. A tendência natural da mente é vaguear pelo passado e pelo futuro; ela requer certo esforço para manter a atenção da pessoa no presente, e ainda mais para concentrá-la na ação presente. "O presente real é, para nós, um ato de certa complexidade que captamos como um só estado de consciência, a despeito dessa complexidade e a despeito de sua real duração, que pode ser de maior ou menor extensão [...]. A presentificação consiste em tornar presente um estado da mente e um grupo de fenômenos."[137] As operações da mente num nível mais baixo são chamadas por Janet de "atividade desinteressada" (ações habituais, ações indiferentes e automáticas). Num nível ainda mais baixo estão as funções da imaginação (memória representativa, fantasia, raciocínio abstrato, devaneio). Há, por fim, dois níveis inferiores, o das reações emocionais e o dos movimentos musculares sem serventia.

Pode-se ver como os conceitos de Janet se desenvolveram. Em *L'Automatisme psychologique*, ele distinguia apenas dois níveis: a função de síntese e a função automática. Posteriormente, concebeu um sistema de hierarquia das funções com cinco níveis, no topo da qual se encontra a função de realidade, cujo ponto mais alto é a *présentification* – isto é, a capacidade de captar a realidade ao máximo – e possui, em seu nível mais baixo, as descargas motoras. Essa nova concepção possibilita atribuir a cada operação da mente um "coeficiente de realidade", o qual fornece a chave para o entendimento dos sintomas da psicastenia. "Se consideramos a ordem de frequência e celeridade na qual as funções psicológicas desaparecem no paciente, vemos que quanto mais alto o coeficiente de realidade, mais rápido elas regridem, mas quanto mais baixo o coeficiente, mais elas persistem."

Janet passou então a supor não ser suficiente pensar a energia mental em termos de quantidade, mas também ser preciso levar em consideração a "tensão psicológica" do indivíduo, isto é, a sua habilidade de elevar essa energia a um determinado nível na hierarquia das funções. A tensão psicológica, tal como definida por Janet em 1903, consiste na combinação de dois fatores: 1. o ato de concentrar e unificar fenômenos psicológicos em uma nova síntese mental; 2. o número de fenômenos psicológicos que são sintetizados dessa forma[138]. O grau de tensão psicológica de um indivíduo é manifestado pelo nível mais elevado que ele atinge na hierarquia das funções mentais. Em *Les Obsessions et la psychasthénie*, Janet assim esboçou a teoria dinâmica que ele iria desenvolver consideravelmente nos anos seguintes.

A concepção janetiana das neuroses não faz parte nem das teorias puramente organicistas, nem das puramente psicogênicas. Na histeria, assim como na psicastenia, ele distinguia um processo psicogênico – que deriva de vivências e de ideias fixas – e um substrato orgânico, isto é, uma predisposição neurótica. Atribuía essa última àqueles fatores hereditários e constitutivos que, no final do século XIX, foram agrupados na França sob o termo impróprio de "degeneração mental" – um termo que, herdado de Morel, havia perdido todo o seu significado, mas ainda era rotineiramente utilizado.

A dualidade entre o papel da psicogênese na formação dos sintomas e o papel de fatores orgânicos na causa da própria doença foi bem ilustrada num artigo de 1906: um paciente foi internado na Salpêtrière com delírios de perseguição que haviam tido início há muito tempo e podiam ser parcialmente explicados por algumas vivências. Contudo, um exame posterior mostrou que o paciente havia sido acometido por uma paresia geral, e, em seus delírios paréticos, "ele caíra para o lado para o qual pendia"[139].

A Obra de Pierre Janet:
v. A Teoria Dinâmica

A distinção feita por Janet entre as duas principais neuroses (histeria e psicastenia) foi assumida por C.G. Jung, que fez delas protótipos das personalidades extrovertida e introvertida – a segunda também ligada à teoria bleuleriana da esquizofrenia. Enquanto isso, ao menos na França, a escola neurológica que havia sucedido Charcot questionava a própria existência de uma neurose histérica, e os pacientes histéricos foram desaparecendo gradativamente dos hospitais franceses. O conceito de psicastenia também foi criticado: seria ele realmente uma entidade nosológica?

Janet revisou sua pesquisa sobre as neuroses e desenvolveu uma teoria dinâmica da qual havia fornecido o primeiro esboço em *Les Obsessions et la psychasthénie* (As Obsessões e a Psicastenia, 1903). Esses desenvolvimentos mais recentes serão encontrados em *Les Médications psychologiques* (Os Medicamentos Psicológicos, 1919) e, mais tarde, em *La Force et la faiblesse psychologiques* (A Força e a Fraqueza Psicológicas, 1930). Com o tempo, tornou-se uma construção elaborada, que iremos sintetizar aqui tão resumidamente quanto a sua complexidade o permita.

Na época de Janet, muitos autores assumiam a existência de uma hipotética energia nervosa ou mental cuja insuficiência resultaria em distúrbios neurastênicos. Porém, eles ficavam confusos com alguns fatos, por exemplo, um indivíduo que parecia completamente exausto, mas que podia, repentinamente, mediante certos estímulos, encontrar a força necessária para realizar ações difíceis. Janet superou essas aparentes contradições por meio da elaboração de um sistema no qual a energia psicológica é caracterizada por dois parâmetros: força e tensão.

Força psicológica é a quantidade de energia psíquica elementar, isto é, a capacidade de realizar atos psicológicos diversos, prolongados e rápidos. Ela existe em duas formas: latente e manifesta. Mobilizar energia significa fazê-la passar da forma latente para a forma manifesta.

Tensão psicológica é a capacidade que um indivíduo possui de utilizar a sua energia psíquica a um nível mais ou menos elevado na hierarquia de tendências tal como descrita por Janet. Quanto maior o número de operações sintetizadas, mais inovadora a síntese – e, assim, maior a tensão psicológica correspondente[140].

Foram feitas comparações com fenômenos físicos. A relação entre força e tensão psicológicas foi comparada ao calor enquanto expresso em termos de calorias e em termos de temperatura; e à eletricidade, em termos de corrente e voltagem.

Essas relações entre força e tensão psicológicas são manifestadas por vários fenômenos. As agitações ocorrem quando a quantidade de força é conservada, ao passo que a tensão psicológica é diminuída. As crises psicolépticas e outras descargas são efeito de uma baixa repentina da tensão psicológica. A drenagem ocorre quando a energia psicológica de um determinado nível é utilizada em um nível mais elevado. Deve haver um equilíbrio entre força e tensão. Muitas vezes esse equilíbrio é difícil de manter, daí as oscilações – que, de acordo com Janet, desempenham um importante papel na patologia mental.

Com o auxílio dos conceitos de força psicológica e tensão psicológica, bem como de suas inter-relações, Janet foi capaz de construir um novo modelo teórico atinente a questões neuróticas e à psicoterapia.

"É provável que algum dia sejamos capazes de estabelecer o equilíbrio do orçamento do espírito como se faz hoje no mundo dos negócios. O psiquiatra será então capaz de utilizar recursos parcos de forma efetiva, evitando gastos desnecessários e direcionando o esforço exatamente para onde for necessário; melhor ainda, ele ensinará seus pacientes a aumentar seus rendimentos, a enriquecer as suas mentes."[141] Esse é o princípio que Janet desenvolveu nas 1.100 páginas das suas *Médications psychologiques*. Posteriormente, o seu sistema foi elaborado e codificado por seu discípulo suíço Leonhard Schwartz[142]. O material a seguir baseia-se tanto nos princípios de Janet quanto nas elaborações de Schwartz[143].

Ao lidar com qualquer paciente neurótico, a primeira preocupação deveria ser a de fazer uma avaliação de sua força e tensão psicológicas. Isso implica que é preciso prestar muita atenção na descrição que o paciente faz de seu modo de vida e das suas relações no meio social. Esse levantamento sistemático facultará ao médico destrinçar as respectivas partes das duas síndromes de base da neurose: a síndrome astênica e a hipotônica, que quase sempre se encontram mescladas uma com a outra.

A *síndrome astênica*, definida como insuficiência da força psicológica, é manifestada sobretudo por uma lassidão, que aumenta após o esforço e diminui após o repouso.

Há uma grande variedade de estados astênicos. Janet distinguiu três grupos principais[144]. Em astenias leves, os pacientes encontram-se insatisfeitos consigo mesmos, incapazes de desfrutar plenamente da felicidade ou do prazer, e tornam-se facilmente ansiosos ou deprimidos. Sabendo que se cansam facilmente, evitam esforços, iniciativas e relações sociais, e são considerados egoístas ou embotados. Restringem seus interesses, sentimentos e ações o máximo possível, a ponto de levar uma vida ascética (ascetismo neurótico). São desconfiados em relação aos outros, instáveis, e demoram a se ajustar a situações novas; tentam ser reservados, mas não conseguem guardar um segredo facilmente, e com frequência são grandes mentirosos. Como consequência de sua astenia, despendem muito esforço e atenção a coisas que outras pessoas considerariam desnecessárias.

O grupo intermediário das astenias, que Janet também chama de "astenias sociais", inclui pacientes que padecem do sentimento de vazio (*sentiment du vide*): as coisas ou pessoas, ou as suas próprias personalidades, parecem-lhes ocas – ou mesmo repulsivas, se a astenia é pior. Eles não gostam de pessoas, e tampouco se sentem bem quistos pelos outros, daí o sentimento de isolamento. Muitas vezes procuram por alguém a quem se poderiam submeter; parte de suas atividades é dedicada a encontrar meios de evitar esforço. Muitos alcoolistas fazem parte dessa categoria.

O terceiro grupo engloba aqueles pacientes cuja astenia é tão grave que são incapazes de permanecer numa ocupação constante. Dele fazem parte os estados esquizofrênicos graves – que, à época, ainda eram chamados de demência precoce. Janet costumava dizer que *la démence précoce est une démence sociale* (a demência precoce é uma demência social).

A "síndrome hipotônica", definida por meio de uma insuficiência da tensão psicológica, é caracterizada por suas ordens de sintomas: sintomas primários, que resultam da incapacidade de desempenhar atos de síntese psicológica em certo nível psicológico;

e sintomas secundários (ou derivações), que expressam um resíduo de força nervosa que não pode ser utilizado no nível desejado. O sintoma subjetivo de base é um sentimento de insuficiência (*sentiment d'incomplétude*[145]) expressando o fato de que, devido à sua inabilidade para desempenhar atos completos num certo nível, o indivíduo tem de operar num nível inferior de atividade. Os sintomas secundários consistem numa ampla gama das agitações das quais Janet fez minuciosas descrições em *Les Obsessions et la psychasthénie*, em 1903: agitações motoras, tiques, gesticulação, garrulice, ansiedade, obsessão, ruminações mentais; e também asma, palpitações cardíacas e enxaquecas. Emblematicamente, o cansaço é aqui aumentado pelo repouso e, muitas vezes, diminui com o esforço. Além disso, esse tipo de paciente busca espontaneamente por estimulação, porque a estimulação não apenas mobiliza forças latentes, mas também eleva essas forças a um nível mais alto de tensão psicológica.

É óbvio, então, que essas duas síndromes demandam diferentes tipos de tratamento, que às vezes podem ser diametralmente opostos, inclusive.

O tratamento da síndrome astênica deve considerar que o indivíduo astênico é psicologicamente pobre. O tratamento pode ser sintetizado em três pontos: 1. aumentar a receita; 2. diminuir o gasto; e 3. liquidar os débitos.

Primeiro: aumentar a receita. Não sabemos a natureza exata das forças psicológicas. Janet nunca duvidou de que elas são de natureza fisiológica, e parece ter acreditado que estava para chegar o dia em que poderiam ser aferidas. Ele considerava que essas forças estavam, em grande medida, conectadas ao estado do cérebro e dos órgãos, bem como relacionada a várias tendências. Cada tendência tem uma determinada carga de energia psíquica que difere de um indivíduo para outro. Essas forças podem obviamente ser reconstituídas e armazenadas de algum modo. "Não sei onde essas reservas estão, mas sei que elas existem", disse Janet. Uma das principais fontes dessa recomposição é o sono; daí a importância, para o terapeuta, de ensinar ao paciente o melhor modo de se preparar para o sono. O mesmo poderia ser dito a respeito das várias técnicas de repouso e relaxamento; da distribuição das pausas durante o dia, dos dias de descanso durante o mês, e das férias durante o ano. Uma outra fonte de forças reside na alimentação: não no sentido do método de superalimentação elaborado por Weir Mitchell; mas, antes, no sentido de uma dieta qualitativa utilizando a ação de vitaminas e outros agentes dietéticos ainda insuficientemente conhecidos.

Estimulantes não são convenientes aqui, em regra, porque tendem a mobilizar reservas – que, muitas vezes, são insuficientes – e gastá-las. Contudo, parece que alguns tipos de estimulação são realmente energizantes. Eles incluem certos produtos endócrinos e métodos fisioterápicos que exercem uma ação estimulante na pele[146].

Segundo: diminuir o gasto é aquilo que Janet chamou de economias psicológicas (*économies psychologiques*). Aqui também cumpre recordar que as forças psicológicas são, em certa medida, idênticas às forças fisiológicas. Logo, é preciso procurar por todos os possíveis vazamentos de força fisiológica, às vezes atrelados a infecções crônicas, doenças do trato digestivo e cansaço visual. Há também atividades supérfluas ou que consomem energia de modo excessivo. Mas, como enfatizado por Leonhard

Schwartz, os dois pontos fracos são geralmente encontrados na relação do paciente com seu meio social e sua atividade profissional.

O médico irá primeiro sondar a respeito das várias pessoas com quem o paciente entra em contato, e a respeito de sua relação com cada uma delas, a fim de determinar em que grau elas lhe dão força ou dela o despojam. As mais perigosas são as devoradoras de energia (ou "sanguessugas"), isto é, aquelas pessoas que, por meio de um perpétuo mau humor, querelas, ciúmes e autoritarismo, exaurem os seus semelhantes. Sua ação é, às vezes, tão nociva que o psiquiatra pode sentir-se autorizado a levar a cabo uma operação de "cirurgia social", como dizia Janet, isto é, espaçar ou apartar indivíduos, ou mesmo separá-los permanentemente. Mulheres astênicas, por exemplo, não deveriam ter filhos. Ou, se os tiverem, eles devem ficar durante algum tempo aos cuidados de uma instituição ou de um acampamento de férias. Em casos mais leves, seria suficiente fornecer a uma família certas regras ou recomendações no que se refere ao manejo da situação e ao tratamento do paciente. É lícito acrescentar aqui que o próprio paciente neurótico é, muitas vezes, um devorador de energia em relação ao seu ambiente, e que ele é muito carente de aconselhamento acerca de suas atitudes para com as pessoas ao seu redor. O objetivo mais importante é chegar, de um modo ou de outro, à resolução dos conflitos[147].

Também seria da maior importância oferecer ao paciente conselhos a respeito de sua atividade profissional. Esse é um ponto que o dr. Leonhard Schwartz elaborou por causa do seu conhecimento das psicotécnicas e da psicologia do trabalho. Schwartz havia averiguado em detalhe as exigências feitas ao trabalhador por várias profissões com relação à força e à tensão psicológicas. É lamentável que ele nunca tenha publicado mais que um esboço preliminar de suas descobertas[148]. Muitos neuróticos, dizia ele, podem ser consideravelmente auxiliados pela simples mudança de ocupação, ou talvez dos horários ou da duração de seu trabalho. O elemento humano – a relação com os superiores, colegas e subordinados – também deve ser considerado. Os conceitos janetianos teriam, portanto, uma grande relevância para a higiene industrial, bem como para a psicologia industrial.

Terceiro: liquidar os débitos. Quando o paciente, graças aos tratamentos acima mencionados, recuperou uma determinada quantidade de força, a liquidação de débitos psicológicos pode então ser efetuada. Em certos casos, será considerado o que Janet chamou de moratória: após um excesso de trabalho físico ou emocional, um indivíduo pode aparentar normalidade por um determinado tempo e, então, colapsar de repente. Isso acontece quando ele viveu por algum tempo às expensas de suas reservas latentes e as esvaziou. O psiquiatra que atende um indivíduo nesse período latente deve ser capaz de diagnosticar a real exaustão sob a máscara da aparente saúde e oferecer o tratamento que ofereceria a um astênico.

Disso também fazem parte as ideias fixas subconscientes ou as reminiscências traumáticas, com as quais Janet havia se preocupado tanto no passado. Posteriormente, chegou a considerá-las uma forma particular de um fenômeno mais geral, o dos atos não liquidados. Qualquer acontecimento, qualquer conflito, qualquer enfermidade, até mesmo qualquer fase da vida deveriam ser liquidados a certa altura; caso contrá-rio, vestígios patogênicos podem subsistir e causar uma perda contínua e invisível de energia mental. Na companhia do psiquiatra, o paciente deveria realizar um levanta-mento de toda a sua história de vida; com ele discutir a interpretação de certos fatos, bem como a conveniência de realizar certos atos de renúncia e liquidação. Janet insis-tia na grande importância dos atos de encerramento. É impressionante ver, ao olhar as histórias de vida dos neuróticos e dos pacientes psiquiátricos, o número e a importân-cia de situações inadequadamente encerradas, não liquidadas, entre as quais a própria doença mental pode ser alocada[149].

O tratamento da síndrome hipotônica inclui dois grupos de dispositivos tera-pêuticos, cuja proporção irá variar caso a caso. O primeiro grupo está relacionado às derivações; o segundo visa ao aumento da tensão psicológica.

Primeiro: é necessário *reabsorver as derivações*. Seria possível diminuir as deri-vações em certa medida por meio do enfraquecimento da energia do paciente, como acontece naturalmente numa febre. De acordo com Janet, brometos e sedativos ope-ram de forma semelhante, oferecendo assim apenas uma espécie de vitória pírrica.

Um método muito melhor consiste em canalizar as agitações transferindo-as para atividades úteis ou toleráveis. Isso é similar à estratégia de uma mãe astuta que indica aos filhos brincadeiras e ocupações específicas, de modo que, em vez de brigarem e perturbarem a paz da família, cada um deles fique absorto em sua própria tarefa. Esse princípio também reside na base do método de terapia laboral sistematizada elabo-rado na Alemanha por Hermann Simon[150]. Determinando o tipo exato de trabalho que, para cada paciente, traria uma reabsorção de sua agitação, Simon conseguiu fazer com que todo e qualquer ruído e agitação desaparecesse de seu hospital psiquiátrico – isso numa época em que os métodos de tratamento fisiológico não existiam e quase não havia sedativos. Com relação aos neuróticos hipotônicos, um psiquiatra não pode-ria cometer um erro maior que o de tratá-los com repouso, como é aconselhável para pacientes astênicos. Dependendo da força dos indivíduos e do grau de suas agitações, eles devem ser engajados em ocupações ativas: caminhada, esportes, caça ou trabalho manual. O problema se torna mais difícil quando as derivações assumiram um cará-ter de organização autônoma, como é o caso nas síndromes obsessivas compulsivas. Em casos como esses, as prescrições mencionadas acima precisam ser combinadas com outros dispositivos, com vistas a obter a dissociação dessas atividades autônomas.

Segundo: é necessário *aumentar a tensão psicológica*. Aumentando a tensão psicoló-gica a um nível suficientemente elevado, os sintomas hipotônicos primários desaparecem, assim como os sintomas secundários resultantes das derivações. Em termos janetianos, o excedente de energia psicológica é então drenado, isto é, utilizado num nível superior.

Um primeiro meio de aumentar a tensão psicológica é a estimulação, um pro-cedimento que o paciente tem uma tendência natural a buscar. A estimulação é um complexo fenômeno que combina a mobilização de forças latentes com um aumento dessas forças a um nível mais elevado de tensão psicológica. Janet descreveu em deta-lhe os vários tipos de estimulantes, tanto os de tipo químico (álcool, café e estricnina) quanto os de tipo psicológico (emoções, viagens, mudanças na vida e casos de amor estimulantes), que os pacientes buscam espontaneamente. Mas a estimulação não passa de um deslocamento ou de uma transformação da energia; portanto, ela é um método temporário e antieconômico.

Um procedimento muito melhor, embora mais longo e difícil, é o treino; seu princípio subjacente é o de que, ao realizar uma ação completa e consumada, um aumento de tensão psicológica é obtido. Esse método, tal como aplicado e aperfeiçoado por Schwartz, consiste em quatro passos:

1. determinar o nível em que um paciente é capaz de realizar uma ação completa;
2. fazê-lo executar e completar uma tarefa dessa espécie, primeiro lenta e minuciosamente, depois mais rápido, mas sempre por completo, até que a tarefa não apresente mais dificuldades;
3. passar o paciente para outro tipo de trabalho, mais difícil, e de nível um pouco mais elevado;
4. encontrar vários outros investimentos psicológicos.

Esse é, de fato, exatamente o princípio de todas as variedades de educação e reeducação dignas desses nomes.

Janet e Schwartz salientaram que distúrbios exatamente similares aos da síndrome hipotônica podem surgir em indivíduos compelidos a trabalhar num nível de tensão psicológica mais baixo que os seus próprios – por exemplo, em imigrantes que têm de trabalhar numa ocupação inferior à profissão prévia e, é claro, ainda mais em trabalhadores desempregados.

A teoria janetiana da energia mental vai muito além da interpretação dos estados neuróticos supramencionados. Há infinitas transições entre os indivíduos normais, os neuróticos e os psicóticos. Janet nunca elaborou uma tipologia baseada em seus conceitos de energia dinâmica, mas seria fácil estabelecer uma reunindo várias observações espalhadas pela sua obra.

Janet às vezes menciona os milionários psicológicos, isto é, aquelas pessoas dotadas de uma grande quantidade de força psicológica combinada a um alto nível de tensão psicológica. Essas pessoas são capazes de realizar um grande número de atos altamente sintetizados. Poderíamos pensar em Napoleão no campo de batalha, combinando um número grande de dados conhecidos e supostos acerca da força e dos movimentos do inimigo e tendo de adivinhar, ponderar e tomar decisões rapidamente por um longo período de tempo.

Outro tipo frequentemente referido por Janet são aqueles indivíduos propensos a uma baixa repentina da tensão psicológica. A crise epiléptica não passa de um colapso repentino da tensão psicológica na forma de uma descarga de energia, com o indivíduo decaindo a um nível baixo do qual ele se eleva lentamente. Menos espetacular são as crises psicolépticas dos psicastênicos[151]. Há um repentino embaçamento da ação e da percepção e uma perda do sentimento de realidade, e o seu encerramento pode ser súbito ou gradual. Janet assumiu que as oscilações da tensão psicológica descrevem um padrão cíclico em determinados indivíduos: esses pacientes podiam viver por certo tempo em estado de perfeito equilíbrio; então, devido à exaustão ou ao efeito de acontecimentos externos, a sua tensão psicológica poderia baixar e ficar num nível inferior por um dado período, e isso daria a certos pacientes o aspecto de quem sofre de uma afecção maníaco-depressiva.

O tipo de indivíduo cuja tensão psicológica está permanentemente abaixo do nível desejável, embora ele tenha força psicológica suficiente, também é frequentemente referido por Janet. Essa constituição não só é responsável por um grande número de psicastênicos nas formas clássicas de obsessão, fobias e similares, como também possibilita um entendimento de uma variedade de distúrbios psicopatológicos. A necessidade de estimulação pode levar tais indivíduos a recorrer a modos artificiais de aumento da tensão psicológica. Essa, na opinião de Janet, é a principal psicogênese do alcoolismo, sendo também responsável por muitos casos de drogadição, perversão sexual e certas formas de criminalidade[152]. A relação entre cleptomania e depressão mental foi bem ilustrada no caso de uma paciente que havia aprendido acidentalmente a aliviar sua depressão por meio da estimulação proporcionada pelo furto[153].

O indivíduo que possui uma quantidade muito pequena de energia psicológica, num nível baixo, seria o contrário do milionário psicológico. Esses homens às vezes são capazes de atingir certo ajustamento na vida, adotando um modo de vida humilde e restrito. Seus trabalhos podem ser mal pagos, mas tranquilos e seguros. Têm poucos conhecidos; não têm esposa, nem amante. Janet escreveu: "As pessoas os consideram egoístas e covardes; talvez sejam apenas indivíduos sábios."[154]

Em um nível ainda mais baixo encontram-se certos esquizofrênicos acerca dos quais Janet fala em termos de demência astênica.

Embora sempre reconhecendo a importância de fatores hereditários, congênitos e orgânicos, Janet atribui um lugar considerável ao dinamismo autônomo da energia psíquica. Desde que o psiquiatra entenda e saiba como utilizar as leis desse dinamismo psicológico, ele está no direito de esperar resultados psicoterapêuticos substanciais. Nesse aspecto, a principal lei do dinamismo psicológico poderia ser formulada da seguinte maneira: "O ato completo e encerrado aumenta a tensão psicológica do indivíduo, ao passo que um ato incompleto e inacabado a diminui." Janet faz comparações com investimentos financeiros: um investimento seguro traz benefícios; uma sucessão de bons investimentos traz ganhos crescentes e um aumento em fortuna. Um investimento ruim traz uma perda; uma sucessão de investimentos ruins acaba em dívidas e ruína[155]. Isso é exatamente o que acontece espontaneamente com vários indivíduos. Deixando de lado todas as formas intermediárias, consideremos os dois casos extremos. De um lado estaria a pessoa que, graças a uma ininterrupta sequência de atos bem executados e consumados, torna-se capaz de aumentar sua tensão psicológica. Janet refere-se particularmente ao caso de pessoas tímidas que podem fazer esforços para aprender condutas sociais, de modo que acabam superando a timidez e tornando-se capazes de desfrutar de conquistas sociais.

Diametralmente oposto é o caso do indivíduo que deixa suas ações incompletas e inacabadas, o que diminui a cada vez a sua tensão psicológica e deixa-o cada vez menos capaz de ajustamento; e ele entra, assim, num círculo vicioso cujo encerramento lógico é uma síndrome astênica-hipotônica, cuja expressão extrema é a esquizofrenia hebefrênica. Essa concepção é surpreendentemente próxima da teoria que Adolf Meyer elaborou da esquizofrenia como sendo o desfecho de uma longa série de reações inadequadas e da deterioração dos hábitos.

O conceito janetiano também pode aclarar o tão discutido mecanismo da terapia laboral. Está claro que, na mente de Janet, havia dois tipos diferentes de terapia laboral. O primeiro opera por meio da canalização das derivações. É o tipo de terapia que se encontra recomendada em certos livros populares escritos para neuróticos e que aconselham que os indivíduos nervosos se ocupem e se dediquem à maior quantidade de passatempos e ocupações possível[156]. Na psiquiatria, esse é também o princípio que Hermann Simon desenvolveu em sua máxima extensão com o método de terapia mais ativa das doenças mentais.

O segundo, um método bastante diferente, é o do treino, isto é, dar ao paciente uma tarefa manual ou intelectual que requer que ele opere num nível razoavelmente alto de sua habilidade, instruindo-o a fazer isso lenta, completa e perfeitamente; e então, gradativamente, ir aumentando o nível. Esse era o princípio da educação clássica e também das escolas profissionais, mas pode ser utilizado com pacientes mentais ao lhes ensinar uma nova habilidade, um novo ofício ou uma nova língua. Os resultados desse método podem não ser tão imediatamente óbvios como os de Hermann Simon, mas são mais recompensatórios a longo prazo.

Podemos nos perguntar qual o lugar da hipnose no interior desse quadro de referência. Janet nunca desistiu desse método e o utilizou com pacientes histéricos. Do seu novo ponto de vista dinâmico, a hipnose era um meio de regular a energia mental em pacientes nos quais havia ocorrido uma distribuição desigual[157].

O velho conceito de conexão terapêutica – que Janet havia estudado em 1886 sob o seu aspecto de eletividade, e em 1896 sob os aspectos mais gerais de influência sonambúlica e necessidade de orientação – também foi ampliado e tornou-se o ato de adoção. Na relação entre o paciente e o orientador, como dizia Janet, mais cedo ou mais tarde aparecia, às vezes muito repentinamente, uma mudança notável. O paciente exibiria um comportamento específico com o terapeuta – um comportamento que ele não possuía com mais ninguém. Afirmaria que o terapeuta era um ser excepcional e que ele, o paciente, finalmente havia encontrado alguém que conseguiria entendê-lo e levá-lo a sério. Isso significava, na realidade, que o paciente era agora capaz de contar a respeito dos seus próprios sentimentos e falar seriamente sobre si mesmo. A imagem irreal que ele possuía do orientador era uma mistura de todos os tipos de inclinação prévios, mais ou menos similares, em relação a outras pessoas, agora sintetizados de uma forma particular. Essas opiniões e atitudes do paciente, expressas no ato de adoção, e a sua autoestima elevada, possibilitavam que ele lograsse atos que até então havia sido incapaz de realizar, e também facultaria ao terapeuta auxiliar o paciente a sair de muitas das suas dificuldades.

Seria possível dizer mais acerca da psicoterapia dinâmica de Janet; contudo, o que foi dito acima deve ser o bastante para mostrar que ela é um método flexível e inclusivo que pode ser ajustado a qualquer doença e a qualquer paciente. Mais que uma psicoterapia específica, ela é um sistema geral de economia psicoterapêutica.

A Obra de Pierre Janet:
VI. A Grande Síntese

Para Janet, a análise psicológica sempre foi a primeira fase de um método cuja segunda fase deveria ser a síntese psicológica. Em *L'Automatisme psychologique*, ele fez a distinção entre a mente consciente e a mente subconsciente, com uma função de síntese desempenhada pela mente consciente. Em *Les Obsessions et la psychasthénie*, apresentou uma hierarquia mais complexa da mente, contendo cinco níveis, o conceito de tensão psicológica, e a interpretação da psicastenia como sendo uma baixa da tensão psicológica ao longo desses níveis. De 1909 em diante, em suas palestras no Collège de France, Janet começou a criar uma síntese maior e mais completa, cujo primeiro esboço surgiu em 1926, no primeiro volume de *De l'angoisse a l'extase*[158.] Certa vez Janet declarou que, no final do século XIX, os psicólogos haviam escrito monografias demais sobre tópicos limitados, a ponto de criarem uma grande confusão. Havia então uma carência de sistemas abrangentes que possibilitassem aos psicólogos ordenar, classificar e interpretar fatos, bem como provocar uma discussão que levasse, posteriormente, à suplantação desses sistemas.

Janet empreendeu a construção de um vasto modelo conceitual baseado não apenas na psicologia e na psicopatologia do adulto, mas também em dados fornecidos pela psicologia infantil, pela etnologia e pela psicologia animal. No interior desse quadro de referência, dificilmente há um fenômeno da mente que não possa ser iluminado de alguma forma. Percepção, memória, crença e personalidade recebem novas interpretações, assim como manifestações anormais como alucinações e delírios.

Nesse sistema aperfeiçoado, Janet conserva os seus antigos conceitos de energia e tensão psicológicas, mas agora ele se concentra na análise psicológica das tendências – um conceito que ele prefere ao conceito de instinto (tendências são mais flexíveis e podem combinar-se umas com as outras). Cada tendência é dotada de certa carga de energia latente que difere de um indivíduo a outro. Cada tendência, uma vez ativada por uma estimulação adequada, pode se aproximar mais ou menos de sua completa realização. Cada tendência é ordenada num nível da hierarquia de tendências, e isso fornece a chave para o entendimento de muitos estados psicopatológicos. Nesse novo quadro de referência, um ato subconsciente passa a ser definido como "um ato que conservou uma forma inferior em meio a atos de nível superior"; noutras palavras, um ato em qualquer nível pode se tornar subconsciente quando o indivíduo estiver realizando, conscientemente, atos de nível superior[159].

A grande síntese psicológica de Janet é um monumento de tamanha amplitude que requereria um volume de ao menos quatrocentas, quinhentas páginas para explanar os seus elementos. Janet nunca concebeu esse volume[160]. O autor que chegou mais perto de escrevê-lo foi Leonhard Schwartz, cujo livro póstumo permaneceu inacabado – faltando, entre outras coisas, os capítulos sobre as concepções janetianas de alucinações e delírios[161].

A seguir, tentaremos fazer uma análise extremamente sucinta da grande síntese de Janet. Lembremos que, em sua obra, isso requer cerca de vinte livros e várias dúzias de artigos.

As nove tendências são divididas em três grupos:

I. As tendências inferiores
    1. tendências refletidas;
    2. tendências perceptossuspensivas;
    3. tendências sociopessoais;
    4. tendências intelectuais elementares;
II. As tendências médias
    5. ações imediatas e crenças assertivas;
    6. ações e crenças refletidas;
III. As tendências superiores
    7. tendências racionais-ergéticas[162];
    8. tendências experimentais;
    9. tendências progressivas.

Faremos agora um breve resumo de cada uma dessas tendências:

1.1. TENDÊNCIAS REFLETIDAS: são atos explosivos desencadeados apenas quando um estímulo atingiu determinado grau; possuem uma forma organizada e são ajustados a algum objeto ou situação exteriores. Às vezes consistem em movimentos de repulsão, atração, excreção ou incorporação. Às vezes são atos mais complexos, cadeias de reflexos, melodias cinéticas. Aqui não há regulações psicológicas como nas emoções e, uma vez iniciado, o movimento deve seguir seu curso até o final. A psicopatologia nos mostra, no comportamento de certos casos de idiotia severa, exemplos dessas tendências refletidas. Um ataque epiléptico é uma regressão transitória a esse nível;

1.2. TENDÊNCIAS PERCEPTOSSUSPENSIVAS: são tendências cuja ativação plena requer uma estimulação em dois passos – a primeira estimulação atiça a tendência e é seguida por um período de suspense (período de espera), após o qual uma segunda estimulação é necessária para levar o ato à conclusão. Às vezes a tendência é mais complexa e inclui uma sequência de ações. Em contraste com as tendências meramente explosivas, as tendências perceptossuspensivas, uma vez desencadeadas por um estímulo externo, visam modificar algo no mundo exterior (essa é a ação da fera selvagem sobre a sua presa), implicando assim um determinado grau de ajustamento. As tendências perceptossuspensivas são o ponto de partida de toda forma de ação que implica fases de espera ou busca. Elas são a base do ato de percepção e da noção de objetos. A percepção é o meio do caminho entre a primeira e a segunda estimulações. Um objeto é, basicamente, um esquema perceptivo – por exemplo, a percepção de uma poltrona é um esquema perceptivo dos movimentos envolvidos no ato de sentar-se nela. Entre os vários objetos, um tem uma condição privilegiada: o corpo, por causa de sua falta de exterioridade e por causa da nossa conduta conservativa em relação a ele.

Uma ilustração psicopatológica desse nível é a história, contada por Janet, do ciclista que começa a corrida num espírito competitivo (tendência sociopessoal), mas, sob o efeito da exaustão crescente, torna-se indiferente aos espectadores, à paisagem e à ideia de vencer. Seu campo de percepção é estreitado na forma do estágio intermediário da tendência perceptossuspensiva. O próximo passo na regressão seria pegar no sono e pilotar de forma puramente refletida[163];

I.3. TENDÊNCIAS SOCIOPESSOAIS: uma diferenciação ocorreu entre dois grupos de condutas, as que se direcionam para o *socius* e as que se direcionam para o nosso próprio corpo. Contudo, há interações e influências recíprocas entre essas duas linhas de conduta.

O indivíduo ajusta os seus próprios atos aos atos do *socius*. Como resultado, tais atos sempre são, em proporções variáveis, atos combinados – ou, como diz Janet, *actes doubles*[164]. Entre esses atos estão a imitação, a colaboração, o mando e a obediência. Relativamente à imitação, Janet adota a definição de Durkheim: a percepção do ato de outrem parece controlar a execução do ato do imitador, mas a imitação é um "ato duplo" que implica uma ação não apenas do imitador, mas também do imitado. A imitação espontânea é aprimorada pela imitação consciente que as crianças aprendem no processo de brincar. Em colaboração, dois *socii* participam de uma ação comum que visa a um resultado comum e oferece a ambos o sentimento de triunfo. O ato de mandar e obedecer pode ser considerado um tipo especial de colaboração no qual os membros de um grupo aceitam o ato do chefe como parte do ato total e os outros papéis são distribuídos entre os participantes. Mas como os *socii* chegam a essa distribuição de papéis? Por meio de atos de *valorisation sociale* (valorização social), atribuindo a alguém um determinado valor e levando os demais a o aceitarem. Entre vários outros atos no mesmo nível, Janet analisa a pena, a rivalidade, o embate, a dádiva e o furto, o esconder e o mostrar, a conduta sexual, e assim por diante.

Mas o indivíduo não apenas ajusta os seus próprios atos aos atos do *socius*, ele faz o mesmo ajustamento consigo mesmo. Em outras palavras, ele age consigo da mesma forma como age com os outros. Eis o ponto de partida daquilo que Janet chama de "ato de sigilo", uma conduta à qual atribui a maior importância, visto que o seu remate derradeiro é o pensamento interior[165]. Estar sozinho significa não ser observado e não ter de manter as obrigações de respeito e consideração (*égards*); significa uma simplificação da conduta, um menor gasto de energia.

Do ponto de vista da psicologia social, as cerimônias integram esse mesmo nível. Em seus estudos sobre os *intichiuma* dos australianos, Durkheim enfatizou o papel da mútua estimulação proporcionada pelos participantes. Segundo Janet, esse é também o nível de que fazem parte as quatro emoções de base. O maior número de sentimentos que constituem a vida emocional de uma pessoa depende da combinação de certas condutas sociais com quatro emoções básicas: esforço, fadiga, tristeza e alegria. Esses quatro sentimentos de base correspondem a mecanismos de regulação de ações. Como uma comparação, há não apenas funções de respiração e circulação sanguínea, mas também mecanismos regulatórios que, a depender da necessidade ou da circunstância, aumentam ou diminuem a respiração e a circulação. Da mesma forma, há regulações psicológicas que aumentam ou diminuem a energia necessária para ativar uma tendência. Depois de ter aprendido a reagir aos atos de seus *socii*, o homem aplica as mesmas condutas a si mesmo, aprendendo assim a reagir às suas próprias ações. Em algumas condições, essas regulações estão em falta, e o paciente experimenta um sentimento de vazio – ou *sentiment du vide*. Duas emoções elementares, o esforço e a fadiga, são comparadas por Janet à ação do acelerador e do freio num carro. Os neuróticos obsessivos são pessoas que sempre fazer esforços exagerados e desnecessários, ao passo que a preguiça é uma propensão ao esforço insuficiente. Na mesma teoria, a tristeza é o medo da ação e uma reação ao fracasso perpétuo, ao passo que a alegria é um excedente de energia deixado após uma ação concluída com sucesso – a reação de triunfo. Janet compara a tristeza a uma passagem para a marcha ré ao dirigir. Nesse caso, a alegria seria comparada a um gasto a mais de combustível após o acionamento do freio. O fato, no entanto, é que a teoria janetiana das emoções é infinitamente mais complexa. Em seu livro sobre o amor e o ódio, por exemplo, Janet faz uma análise profunda que compreende muitas nuances e implicações desses dois sentimentos[166].

Do ponto de vista da psicopatologia, Janet esteve muitíssimo interessado em todas as formas de conduta social abaixo do nível da fala, como aquelas que ocorrem entre os idiotas. Por outro lado, a regressão ao nível das tendências sociopessoais ofereceu-lhe a pista para muitas manifestações psicopatológicas em níveis mais elevados. Os distúrbios nas *valorisations sociales* são manifestados de duas formas diferentes entre os tímidos e os autoritários. É também uma falta de *valorisation sociale* que ocasiona a reação de fracasso. Delírios de perseguição originam-se por meio do processo de objetivação social e intencional. Um outro tipo de delírio de perseguição, o delírio de referência – como em pacientes que acreditam que são constantemente observados e que os outros leem os seus pensamentos –, é atribuído por Janet a deficiências na habilidade que o paciente tem para realizar o "ato de sigilo";

I.4. TENDÊNCIAS INTELECTUAIS ELEMENTARES: este nível tornou-se um dos temas prediletos de Janet, ao qual dedicou dois de seus últimos livros[167]. É o nível de inteligência antes da língua e dos primórdios da linguagem, da memória, do pensamento simbólico, da produção e da explicação.

O ato de inteligência mais elementar, de acordo com Janet, consiste na confrontação e na combinação de duas condutas com dois objetos diferentes. Como ilustração, Janet analisou a conduta com o cesto de maçãs. Ela consiste em duas ações que não fazem parte nem do cesto, nem das maçãs: encher e esvaziar o cesto. Da mesma maneira, Janet analisou o significado da ferramenta elementar, do retrato ou da estátua, da gaveta do armário, da porta, da rua e do espaço público. Em cada uma dessas análises sutis, Janet mostrou como há uma combinação de duas ações nas quais estão envolvidos dois objetos.

Trata-se também do nível dos primórdios da linguagem, que também é um *acte double*, isto é, uma combinação de interpelar com ser interpelado[168]. Janet pensava a linguagem como tendo se originado numa transformação de atos de mandar e obedecer. Atos vocais como um grito de guerra substituem, para o comandante, a necessidade de gesticular uma ordem. Uma teoria similar explicaria os primórdios da memória. A memória é uma transformação da ação como aquela que pode ser comunicada até mesmo aos ausentes – por exemplo, uma sentinela, com a chegada do inimigo, soará o alarme, e isso é linguagem incipiente; na ausência do inimigo, ele relatará ao comandante, e isso é memória incipiente. Assim, "a memória é a ordem dada aos ausentes, antes de se tornar a ordem dada pelos ausentes".

Outra conduta intelectual elementar também explica a origem da produção. A seu ver, o oleiro combina duas representações: a do ato para o qual o objeto servirá e a do ato que ele está realizando. Passa incessantemente de um ponto de vista ao outro, inventando ações que combinem as duas perspectivas. Próximo da origem da produção está a origem da explicação, a tomada de consciência de outros atos de produção.

Nesse nível há também implicações psicopatológicas. Certos idiotas e imbecis que estão no nível pré-linguístico são capazes de realizar certos atos de inteligência rudimentar. Regressões a esse nível podem ocorrer em determinados estados de confusão mental e onirismo;

II.5. AÇÕES IMEDIATAS E CRENÇAS ASSERTIVAS: uma vez nascida, a linguagem desenvolveu-se enormemente, estendendo-se a todo ato humano. Cada ato motor passou a ter um ato de fala correspondente. Esse desenvolvimento teve consequências marcantes. A linguagem foi dissociada da ação e o homem a utilizou para falar tanto consigo mesmo quanto com os *socii*. A conduta humana começou a ser dissociada em conduta corporal e conduta verbal. Nesse estágio, nas palavras de Janet, "toda a conduta do homem torna-se a análise das relações entre a conduta corporal e a fala". A conduta corporal – a única que pode mudar o mundo imediata e diretamente – é a única eficiente, mas é lenta, pesada e exaustiva. A conduta verbal é fácil, rápida e não dispendiosa, mas não pode mudar o mundo imediatamente. Janet pensava que essa grande diferença entre as duas condutas era o ponto de partida da ideia de separação entre o corpo e a mente.

No início, a palavra falada era apenas o princípio de uma ação. Mas a fala então se emancipou da conduta corporal; o homem começou a brincar com a língua, e isso é o que Janet chama de "linguagem inconsistente"[169]. A linguagem inconsistente pode ser observada em crianças de três a seis anos de idade, as quais, muitas vezes, falam juntas sem prestar atenção ao que o outro está dizendo – tal como descrito por Piaget. Ela, acrescenta Janet, também é vista nos monólogos coletivos de certos imbecis, e por vezes até entre adultos normais. Uma reação contra a linguagem inconsistente manifestou-se de duas formas: primeiro, por meio da *afirmação*, que Janet equipara a uma promessa e considera ser a origem da crença; segundo, pelo ato de *vontade*, que é um modo de forjar uma estreita ligação entre a linguagem e o ato.

Por fim, a linguagem foi empregada pelo homem para falar consigo na forma da linguagem interna. Essa foi a origem do pensamento. Janet dedicou toda uma série de palestras à origem do pensamento interior[170]. Um dos principais traços desse estágio é o que Janet chama de "crença assertiva", isto é, o fato de que a crença é adequada mais a sensações que a fatos; logo, muitas vezes é contraditória ou absurda. Nesse estágio, o homem acredita no que ele deseja ou teme. É o tipo de crença que é usual em crianças, nos de espírito débil ou no processo de sugestionamento, e ocasionalmente entre muitas pessoas normais. A representação que o homem faz do mundo assume a forma daquilo que Janet chama de "mundo da crença assertiva": assim como a conduta perceptiva criou objetos, a conduta afirmativa cria agora os *seres* – e os seres não são nada além de objetos aos quais o nome e a crença adicionam persistência e estabilidade.

A memória nesse estágio passa por um processo similar ao da língua: a memória inconsistente é emancipada da memória congruente com os atos. A memória inconsistente ignora uma acurada localização no tempo e é o ponto de partida das lendas e dos mitos.

A essa altura, o indivíduo se desenvolve na forma da personagem, caracterizada por atitudes e papéis. A personagem é um indivíduo que age de acordo com a imagem que ele criou de si e que ele apresenta aos demais. Daí a sua sugestionabilidade e plasticidade; ele também atribui papéis aos outros.

Do ponto de vista psicopatológico, esse é o nível não apenas da linguagem e da memória inconsistentes, mas da sugestionabilidade – que é um tipo de crença inconsistente – e da confabulação. Janet faz uma nítida distinção entre a confabulação e a mitomania. Nesta, o indivíduo está consciente de que está mentindo, mas o nível de crença assertiva fica abaixo do nível da conduta de mentir, que é mais complexa;

II.6. AÇÕES E CRENÇAS REFLETIDAS: a reflexão, segundo Janet, é oriunda da discussão entre um indivíduo e vários *socii*. Essa conduta coletiva foi internalizada na forma de uma discussão interna na qual podem ser distinguidas várias fases. Primeiro vem a dúvida, que é uma suspensão da afirmação; depois a deliberação, que é um embate entre tendências e argumentos; e depois uma conclusão, num ato de decisão. O embate entre essas tendências é chamado de deliberação quando acaba com uma vontade ou crença. Ações e crenças refletidas ainda não se encontram no nível lógico. Não obstante, implicam um conhecimento coerente de um objeto externo e de si mesmo.

A representação que o homem faz do mundo nesse estágio assume a forma do mundo da crença refletida – que Janet também chama de *le réel réfléchi*, o real refletido –, em que há não apenas seres, mas corpos e espíritos. A essa altura, Janet proporciona um novo conceito do real, mais complexo que o proposto por ele em 1903. Essa é a parte do ensino de Janet que possui as ligações mais próximas com as suas teorias das alucinações e dos delírios. A realidade consciente, diz Janet, é uma estrutura complexa com a interação de três níveis de realidade: o *réel complet* (o real completo), o *presque réel* (o quase real) e o *demi-réel* (o semirreal).

O real completo é fruto de uma crença vinculada à possibilidade de uma ação imediata ou permanência intangível. Ele abarca corpos e espíritos. Um corpo é uma realidade persistente acerca da qual se afirma, com reflexão, que ele possui um lugar, uma forma, qualidades perceptivas – que ele é distinto e desprovido de intencionalidade. Um espírito é uma realidade invisível distinta do indivíduo que fala e distinta de outros espíritos, e é dotado de intencionalidade. Essas duas realidades distintas (corpo e espírito) podem estar unidas no homem, em geral, e em si próprio, em particular.

O quase real está vinculado à conduta da expectativa e ao reporte a si próprio, e corresponde um pouco ao que Janet havia chamado anteriormente de presentificação. Ele inclui a noção do instante presente – da ação que estamos realizando e temos imediatamente em mente –, bem como o reporte a si próprio; e abriga o mundo da consciência, que é a regulação das nossas ações presentes.

O semirreal abrange as margens da realidade, que são, em ordem de proximidade decrescente: a percepção do futuro próximo, do passado recente, do ideal, do futuro remoto, do imaginário e, por fim, da ideia abstrata.

No estado normal deve haver uma adequação entre a realidade e a sensação que temos dela. Na doença mental ocorrem inadequações, seja na forma de *surréalisation* (super-realização), isto é, como quando um acontecimento do passado distante é dotado de uma sensação de crença que o coloca no presente; ou sub--realização, isto é, a inabilidade de sentir os objetos do presente como realmente perceptíveis, como quando aquilo que o paciente reporta já não corresponde às ideias que seus *socii* têm acerca dos mesmos acontecimentos ou objetos. Para o entendimento dos delírios, Janet encontrou nesses conceitos uma chave, a qual desenvolveu em vários artigos elaborados.

Desse mesmo nível fazem parte a memória consistente, os atos de vontade consciente, e um ulterior desenvolvimento do indivíduo na forma do si-mesmo refletido (*moi réfléchi*, eu). Comparado com o *personnage*, o eu consciente implica uma organização temporal de personalidade e uma biografia integrada.

Esse nível é de particular importância do ponto de vista psicopatológico. A regressão a esse nível, ou distúrbios no processo de crença refletida, são evidenciados nos indivíduos que se queixam de uma perda do sentimento de realidade e desenvolvem uma ansiosa busca pelo real. Esse é também o nível de que fazem parte distúrbios da vontade como a abulia e, como já mencionado, a mitomania. Indivíduos que não vão além do nível de ação e crença refletidas exibem características tais como paixão, egoísmo, preguiça e falsidade;

III.7. TENDÊNCIAS RACIONAIS-ERGÉTICAS: o nível racional-ergético é o primeiro das tendências superiores. Uma nova função é acrescida aqui, a saber, a tendência ao trabalho. Não existe trabalho entre os animais, "o esforço de um boi não é um trabalho real"; o trabalho quase inexiste entre as pessoas primitivas. Ele desaparece em certas categorias de indivíduos civilizados como criminosos e prostitutas, assim como em muitos neuróticos e psicóticos.

O trabalho implica uma particular distribuição da força. A força é extraída não apenas das tendências inferiores, mas também de uma reserva especial. Isso significa que um indivíduo nesse nível cumpre decisões e promessas mesmo sem tirar satisfação disso. Foi o que Kant expressou em linguajar filosófico com o seu conceito de "imperativo categórico". Janet acrescenta que "o valor de um homem é medido pela sua capacidade de efetuar tarefas" (*corvées*)[171]. O dever é uma das muitas tarefas que o homem superior é capaz de impor a si mesmo. Disso também fazem parte a ação voluntária, a iniciativa, a perseverança e a paciência, isto é, a capacidade de suportar a espera, o tédio e a fadiga. Disso também faz parte o conceito de verdade: a verdade implica a crença individual numa realidade permanente que se estende além do campo do conhecimento atual do homem. E, segundo Janet, disso também fazem parte as regras da lógica: antes de haver conceitos abstratos, havia regras de conduta que o homem impunha a si mesmo. Disso faz parte, além do mais, o ato de ensinar: um procedimento que, em toda a sua extensão, permeia a cultura inteira. Nesse nível, a individualidade se desenvolve mais, do eu à pessoa. A diferença entre o eu e a pessoa é que a pessoa implica uma coerência de atos e uma unidade de vida.

Embora as tendências racionais-ergéticas integrem os níveis superiores, elas não são completamente desprovidas de implicações psicopatológicas. Uma pessoa que permanece nesse nível corre o risco de se tornar irrealista e um *esprit faux*[172], um indivíduo dogmático e pedante cujo juízo se baseia mais em sistemas teóricos e princípios rígidos do que na experiência.

III.8. TENDÊNCIAS EXPERIMENTAIS: em contraste com o nível racional-ergético, a conduta experimental leva em consideração a experiência e submete-se aos fatos. Essa conduta é, portanto, o ponto de partida da ciência. O sentimento do absoluto é substituído pelo conceito do possível. A natureza é agora concebida como um sistema de leis naturais. O homem sente a necessidade de "averiguar tanto um aparato quanto o que é dito", e de criticar um sistema segundo seu sucesso prático. Essas tendências também incluem o que os moralistas chamam de conduta virtuosa, na qual há humildade, firmeza de caráter e aceitação da verdade objetiva;

III.9. TENDÊNCIAS PROGRESSIVAS: o que Janet chama de "tendências progressivas" é o mais elevado desenvolvimento da conduta individual e original. Neste nível, o homem atinge a sua própria individualidade única, mas também reconhece a mais plena individualidade de cada um de seus semelhantes, estabelecendo com eles uma relação de intimidade espiritual. A busca por individualidade estende-se também aos acontecimentos, notadamente aos históricos. Janet chega aqui a uma de suas especulações prediletas, que ele expressa em termos velados: "Crescemos no tempo feito plantas no espaço." Isso significa que a evolução do homem, mesmo do homem como entidade biológica, está aberta para o futuro. Nesse aspecto, Janet parece concordar com certos pensamentos expressos por Bergson em sua obra *A Evolução Criadora*[173]: "A evolução", conclui ele, "não está terminada, e a ação humana foi e será fonte de maravilhas."

A Obra de Pierre Janet:
VII. Psicologia da Religião

Janet nunca perdeu a profunda preocupação – que havia marcado a sua juventude – com a religião, e no decorrer de sua obra clínica encontrou vários casos de particular interesse do ponto de vista da psicologia e da psicopatologia religiosas. Posteriormente, elaborou toda uma teoria psicológica da religião, que ele expôs em suas palestras de 1921-1922. Janet nunca escreveu o livro que planejou sobre o tema, mas estamos familiarizados com as suas teorias a partir de uma versão condensada publicada por um ouvinte, o reverendo Walter Horton, e de pistas dadas por Janet em várias de suas publicações tardias[174].

Pode ser apropriado descrever brevemente alguns dos casos clínicos de Janet. Um deles foi a célebre história de Achilles, o homem que, em 1891, havia sido internado na Salpêtrière com possessão demoníaca e que Janet conseguiu curar por meio do desvendamento das ideias subconscientes fixas do paciente. Outro caso foi o de Meb, uma senhorita de 26 anos que chegou à Salpêtrière por causa de alucinações histéricas com temas místicos e eróticos[175]. A paciente alegava ter tido alucinações dos oito aos dozes anos de idade. Recebia visitas de anjos, um dos quais ela chamava de Santa Filomena. Aos dezessete, depois de um trauma emocional, as alucinações começaram de novo. A mãe e a tia da paciente eram espíritas fervorosas. Uma das manifestações que ocorriam na casa eram os *apports*[176]: pedrinhas brilhantes foram encontradas nas escadas; penas de pássaros caíram sobre a mesa durante as refeições; na mesa de seu quarto, Meb encontrou pedacinhos de vidro em forma de cruz – e a família toda acreditava que esses objetos haviam sido colocados ali por espíritos. Sob hipnose, a paciente contou a Janet que se lembrava de ter feito a cruz durante a noite, em estado sonambúlico. Ela também havia colocado as pedras na escada, acreditando ter visto isso sendo feito por Santa Filomena. Também lembrou que, durante o dia, havia entrado numa espécie de transe ou estado sonambúlico em que acreditava ser Santa Filomena. Ela reencenou como aconteceu: havia subido numa mesa e grudado as penas no forro com uma pasta de farinha e água, e depois elas descolaram e caíram por sobre a mesa durante a refeição. Também foi exorcizada por Janet, da mesma forma que Achilles.

A terceira paciente, de longe a mais interessante, era Madeleine, uma mulher acerca de quem muito foi escrito, tanto por Janet como por teólogos católicos. A mulher de 42 anos, que havia sido internada na Salpêtrière em fevereiro de 1896, ficou sob os cuidados de Janet de 10 de maio de 1896 a 2 de dezembro de 1901; e, novamente, de 2 de janeiro de 1903 a 5 de março de 1904. Depois da alta até o fim da vida, em 1918, ela escreveu a Janet quase diariamente, de modo que ele pôde acompanhá-la por 25 anos. A vida de Madeleine foi extraordinária desde o início[177]. Ela nasceu em 1853, em uma parte tradicionalmente católica da França ocidental. Desde a tenra infância, foi extremamente devota. Quando estava com dezoito anos, foi para a Inglaterra ser governanta, mas voltou depois de alguns meses e indispôs a família ao dizer que queria viver uma vida de absoluta pobreza e anonimato. Manteve comunicação com a família por meio da irmã. Passou muito tempo auxiliando os pobres, cuidando de uma mulher que tinha câncer e cumpriu uma pena de reclusão por se ter recusado a revelar seu verdadeiro nome às autoridades. Na verdade, Madeleine havia sido internada na Salpêtrière por causa de uma peculiar e dolorida contratura dos músculos da perna, o que só lhe permitia caminhar nas pontas dos dedos. Esses distúrbios motores haviam sido atribuídos à histeria. Janet suspeitou de siringomielia ou alguma outra lesão da medula, mas o diagnóstico definitivo nunca foi dado. Madeleine também tinha delírios místicos peculiares. Ela acreditava ter revelações divinas e ser capaz de levitação.

Durante a sua estada na Salle[178] Claude Bernard – onde Janet mantinha os seus poucos pacientes –, observou-se que às vezes Madeleine apresentava peculiares lesões hemorrágicas na pele das costas das mãos, nos pés, e uma no lado esquerdo do tórax. Esses cinco pontos sangravam todos de uma vez só, em intervalos irregulares, várias vezes ao ano, e correspondiam aos estigmas da Paixão, tal como relatada por são Francisco de Assis e por vários outros santos. Durante todo o tempo que foi acompanhada por Janet, Madeleine foi submetida a uma dupla orientação: possuía um orientador religioso e tinha Janet como psicoterapeuta, que ela sempre chamava de *mon père* (meu pai). É óbvio que, a partir das cartas de Madeleine e das publicações católicas, Janet sempre teve o mais profundo respeito pela sua pessoa; porém, como psicólogo, abordou o caso de uma forma estritamente objetiva. Janet observou grandes oscilações no estado de Madeleine e distinguiu cinco estados normais, que ele chamou de estados de consolação, êxtase, tentação, aridez e tortura; assim como o estado de equilíbrio, que era temporário no início, mas ganhou predominância nos últimos anos de sua vida. Esses vários estados foram pormenorizadamente descritos por Janet no primeiro volume de seu livro *De l'angoisse à l'extase*. Foi dessas observações, em grande medida, que Janet desenvolveu a sua teoria das emoções e parte de seus conceitos da psicologia religiosa.

A publicação do livro de Janet, em 1926, suscitou controvérsias em certos círculos católicos. Janet tornou-se alvo de ataques veementes e foi rotulado como ateu. Por outro lado, um teólogo católico, o padre Bruno de Jésus-Marie, escreveu uma descrição do caso de Madeleine que suplementou as publicações de Janet de uma forma muito interessante. Do seu ponto de vista, Madeleine era indubitavelmente neurótica, mas era também uma pessoa boa e notável, cujo misticismo era uma mistura de psicopatologia e genuínos sentimentos religiosos.

A psicologia janetiana da religião tem de ser vista no interior do quadro de referência de seus conceitos de energia psíquica e hierarquia de tendências. A conduta moral-religiosa, diz Janet, é originalmente uma função de administração, isto é, a função de controlar o orçamento das forças mentais. O instinto de economia é a raiz de toda moralidade. O homem aplica-o, primordialmente, à economia de seus recursos mentais; e, secundariamente, aplica esses princípios à economia de seus recursos financeiros. A economia financeira não passa de um fruto do controle original do orçamento mental. A conduta moral é basicamente o controle do indivíduo sobre todas as suas funções em prol da conservação da energia mental. Mas no nível sociopessoal, ele dá um passo a mais, visto que ali ocorre uma consideração recíproca da energia mental do indivíduo e dos *socii* no processo de imitação. A energia mental é manejada de uma forma diferente pelos imitadores e pelo líder. Para o imitador, a imitação é uma ação menos dispendiosa. Para o líder, dar o exemplo é uma ação dispendiosa pela qual ele é mais do que ressarcido, através do sentimento de satisfação que obtém do fato de ser imitado. Assim, a imitação poupa energia tanto para o líder imitado quanto para os seus imitadores. No nível das tendências inteligentes elementares, a especialização social aumenta. O líder tende não apenas a continuar desempenhando as suas funções, mas a majorá-las; e ele insiste em ser obedecido.

No nível assertivo, ritos e mitos são criados. Ritos são condutas complexas nas quais os mínimos detalhes encontram-se rigidamente fixados, os quais os homens se compelem a observar, e para os quais razão alguma – nem lógica, nem moral – pode ser atribuída. Os mitos, diz Janet, não são tão primitivos quanto os ritos, e geralmente a eles se encontram apensos como uma consideração *a posteriori*, para explicá-los. A função do rito é a estimulação das reservas mentais, a tonificação do conteúdo emocional da consciência. Em seu grau mais elevado, os ritos coletivos produzem uma espécie de intoxicação coletiva. Não é surpreendente que em muitas religiões primitivas eram realizados ritos orgíacos nos quais a intoxicação alcoólica desempenhava um papel proeminente. Mesmo as cerimônias de luto visam aumentar a energia dos participantes, como salientado por Durkheim.

O nível reflexivo é, segundo Janet, aquele em que surge a ideia de deus. Janet diz não haver religião real em que não haja deuses. A característica de um deus – ou espírito – é ser antropomórfico, invisível, poderoso, e possuir uma função especial que nenhum ser humano ordinário poderia desempenhar. Essas funções variam conforme as necessidades do adorador. As características do deus são correlatas à conduta do fiel, que reverencia o deus como lisonjearia os homens. Ele se humilha como se diante de um chefe; roga por favores e agradece por favores passados. Em troca, o fiel espera uma resposta do deus. O deus responde por meio do fiel ou, em todo caso, por meio do sacerdote – cuja função é "fazer o deus responder".

Para explicar como essas crenças e práticas surgiram, Janet recorre à análise do fenômeno do pensamento. O pensamento é uma linguagem interiorizada e, tal como mencionado anteriormente, com essa internalização originou-se a ideia de um duplo, ou espírito, existindo invisivelmente por trás das ações visíveis do indivíduo. Essa foi também a origem do animismo. "O animismo brota espontaneamente no momento em que você aprende a necessidade de distinguir entre o homem que fala e age como se fosse seu amigo, e o inimigo invisível, inaudível, que espreita por trás dele." A ideia de deus-espíritos também se desenvolveu a partir da conduta em relação aos ausentes, dos quais uma categoria especial é a dos mortos. Mas por que deus, ou os espíritos, chegam a desempenhar um papel tão importante? Janet responde que todas as religiões possuem alianças (pactos) com um deus, seja por medo, seja em prol do fortalecimento moral, ou porque o homem anseia por orientação e amor. O homem busca um orientador e amigo ideal, invisível, que tudo sabe e compreende – isto é, um deus. Revela-se aqui a função da religião, que é a de "fazer o deus falar"; e, de acordo com Janet, "não devemos supor que a religião teria podido perseverar se os deuses nunca tivessem falado".

Há várias formas de fazer com que os deuses falem. Uma delas é a oração, que é uma conversa interior. O fiel pede algo do deus, e alguma coisa dentro dele próprio lhe dá então a resposta e o conforto em nome desse deus. Eis aqui uma participação do automatismo, que em estados patológicos pode ser observado como se estivesse sob uma lupa. Meb, por exemplo, invocava Santa Filomena, cujo papel ela própria iria encenar quando em estado sonambúlico, atendendo aos seus próprios pedidos. Madeleine também desempenha alternadamente o papel da humilde suplicante e do Cristo que lhe oferece resposta e conforto. Janet assume que o mesmo ocorre nas orações, embora o fiel não tenha ciência disso. Um pouco mais complexo é o culto tromba, em Madagascar, no qual a tribo inteira reza para os espíritos, depois do que algumas pessoas em meio à multidão são possuídas pelos espíritos e assim revelam as suas respostas à comunidade. Contudo, também ocorre de a resposta esperada não vir, como em situações de acédia, um estado que era frequente em mosteiros na Idade Média; a acédia poderia ser explicada como um gradual empobrecimento da energia mental. O inverso da acédia é a "conversão", que envolve uma recuperação da fé e um novo sentido do poder e da estabilidade mentais, depois de certo processo de recuperação da energia mental e de certas estimulações.

É também aqui que entram os fenômenos do fanatismo e do proselitismo. O fanatismo pode ser explicitado saliendo a diferença entre uma discussão filosófica e uma discussão religiosa. Numa discussão filosófica há aceitação de uma possível derrota, respeito pelo adversário e honestidade intelectual. Numa discussão religiosa há falta de resignação científica, desprezo pelo adversário e falta de honestidade intelectual – por exemplo, na forma de citações incorretas dos escritos do adversário. O zelo proselitista é outra marca característica de toda religião real. Dependendo da época, os convertidos podem ser impelidos para dentro do rebanho através do medo, ou seduzidos até ele pela promessa de benefícios. Entre os argumentos na discussão religiosa, um proeminente é a ocorrência de milagres, que Janet define como "acontecimentos que sucedem algum ato religioso e carregam o selo religioso oficial". O mais alto grau de proselitismo é a perseguição religiosa, que Janet explica como um desejo por domínio, por unidade intelectual e por alívio da depressão mental.

O fenômeno da possessão demoníaca é considerado por Janet como sendo o inverso da oração. Como na oração, trata-se de uma dupla conduta na qual o sujeito desempenha dois papéis; no entanto, ao passo que na oração a segunda personalidade é boa (um deus ou santo), na possessão ela é má (um diabo ou demônio). Na oração, o fiel permanece mestre do drama interior – a fala da divindade pode ser interrompida conforme a vontade –, ao passo que na possessão o segundo papel fica fora do controle e o primeiro, desaparece.

No que se refere ao êxtase, que os místicos consideram a autêntica forma de comunhão com o divino, Janet refere-se a suas observações sobre Madeleine. Durante o êxtase, os movimentos são reduzidos ao mínimo, o extasiado deseja que o deixem sozinho, o seu tônus psicológico aumenta, e uma onda de calma, passiva e bem-aventurada alegria toma conta dele. Ele se sente iluminado e possui uma enfática convicção de que, independentemente do que esteja em sua mente, trata-se de algo verdadeiro e imensamente importante. Em alguns aspectos, assemelha-se ao sonambulismo, mas dele difere no sentido de que a memória da experiência é preservada e muitas vezes os seus efeitos duram a vida toda. É uma experiência que a religião aprecia, mas da qual também desconfia, pois o extasiado é propenso a ter revelações privadas, fora do dogma eclesiástico.

A pergunta "Os deuses existem?" é abordada por Janet do ponto de vista da análise psicológica da crença. Os deuses não são nem "coisas", nem "fatos", mas – na terminologia de Janet – "seres", isto é, entidades religiosas. Os fatos estão no nível da verificação experimental, mas as entidades religiosas estão nos níveis assertivos e reflexivos. A crença num fato científico e a crença numa realidade religiosa são dois assuntos inteiramente diferentes. Na primeira, a crença vem passo a passo, da hipótese e da experimentação. A crença religiosa vem toda de uma vez, e experiência alguma pode desacreditá-la. Ela também pode ir toda de uma vez, e a perda da crença é frequentemente acompanhada de um colapso nervoso. Verdades científicas ou filosóficas nunca convocam nossa lealdade como a crença religiosa o faz, pela qual se pode morrer como quem morre por um país.

A influência da religião, diz Janet, é mensurável. Foi a religião que criou a moralidade no sentido moderno. Comparado com os mandos habituais do líder, os mandamentos morais têm dignidade (qualidade categórica), uma qualidade imperativa (isto é, também devem ser obedecidos em segredo), e a obediência a eles confere um sentimento de orgulho. A razão para essa diferença, diz Janet, é que os deveres são mandamentos não do chefe ou líder, mas dos deuses. Assim, a moralidade tem um cunho religioso e é uma consequência da religião. Por causa da moralidade religiosa, o homem tornou-se um eu, isto é, aprendeu a subordinar e organizar os seus desejos. A lógica, acrescenta Janet, que é moralidade intelectual, também carrega as marcas da influência religiosa.

Os níveis racional-ergético e experimental introduziram influências que contribuem para a destruição da religião. De acordo com Janet, quatro importantes tipos de conduta aparecem pela primeira vez no nível ergético ou no nível experimental: trabalho, educação, filosofia e ciência. Todos eles são fruto da religião, direta ou indiretamente; porém, todos tendem a exercer sobre ela uma influência destrutiva. A religião é desafiada pela filosofia, e sobretudo pela ciência, de modo que surge o problema do que irá acontecer à humanidade se a religião for destruída. Por causa do enorme papel que a religião desempenhou, e ainda desempenha, na vida da humanidade, o problema é encontrar um substituto para ela. Nos últimos anos, a religião tem se desintegrado em seus momentos constituintes, tal como explicitado nas três fases da oração: a interrogação (a busca pelo deus), a resposta do deus e a satisfação com a resposta. O momento interrogativo foi assumido pela filosofia, que, no entanto, nunca será capaz de substituir a religião. O momento responsivo foi assumido pelo espiritismo, um movimento ao qual Janet dedicou muita atenção[179]. O espiritismo – enquanto tentativa de conversar, por meio de "médiuns", com espíritos desencarnados – é um fenômeno muito antigo, mas o espiritismo moderno, que se desenvolveu por volta de 1850, é diferente de tudo o que havia antes, por ser analítico e por ser realizado numa atmosfera de curiosidade científica. Assim, o espiritismo forneceu, involuntariamente, valiosas contribuições à psicologia científica – tal como a obra de Flournoy –; porém, para a maioria de seus adeptos, o espiritismo tornou-se uma espécie de metafísica popular, um substituto barato e insatisfatório para a religião. Quanto ao "momento de satisfação" na religião, ele foi assumido pelo romantismo – termo que Janet utiliza aqui, em sentido lato, como a religião do sentimento. A sua premissa fundamental é a de que, onde quer que você encontre alegria, força e satisfação, ali você tem a evidência imediata do divino. O exemplo clássico seria a obra *As Variedades da Experiência Religiosa*, de William James. Contudo, como observado por Boutroux em sua introdução à edição francesa dessa obra, "não há evidência de que o entusiasmo e a alegria sempre andem junto com a verdade".

Procurando por substitutos mais satisfatórios para a religião, Janet pensou em dois. Um deles – que ele pensava estar "destinado, talvez mais que todos os outros, a tirar a religião de moda" – era a psicoterapia científica, que visa tratar cientificamente aqueles estados da mente para os quais a religião é o remédio popular soberano, porém imperfeito. Um segundo substituto seria o culto ao progresso. Janet não toma essa palavra no sentido do progresso material ou mecânico, e parece pensar em algo que vai além do progresso intelectual e social. A sua máxima central é a de Guyau, um filósofo que ele admirava muito: "Ter confiança em nós mesmos e no mundo."

Esse é um resumo extremamente esquemático da descrição que o reverendo Horton fez das palestras ministradas por Janet em 1921-1922. O livro que Janet havia planejado escrever sobre a psicologia da religião nunca se materializou. Uma razão para isso pode ser o fato de que, no período que lhe restou de vida, os seus pensamentos acerca da religião desenvolveram-se numa nova linha. Uma inferência pode ser feita a partir de um artigo publicado por Janet em 1937[180]. Nesse meio-tempo, o livro de Bergson *As Duas*

Fontes da Moral e da Religião havia sido publicado, assim como outros estudos sobre o misticismo. Janet não parecia mais considerar o misticismo uma espécie de crença meramente assertiva. Ele agora tendia a considerar os místicos um grupo de pensadores progressistas que tentaram ir além dos tipos de crença que a ciência e a lógica de sua época lhes ofereciam. Os místicos abriram novos caminhos para a humanidade: "Muitas noções que hoje são correntes tiveram início nas obras dos místicos como meras aspirações a um conhecimento mais perfeito." Eles foram os primeiros a considerar a verdade como "uma virtude adquirida por práticas ascéticas e merecida através da conduta moral". Os místicos também inauguraram um novo tipo de lógica, que considerava os sentimentos humanos, particularmente o amor, como possuindo um valor demonstrativo. Nessa mesma articulação, Janet salienta como o conceito de individualidade atravessa até mesmo a física, o conceito de valor adentra a sociedade e como a história no século XIX estava impregnada pelos dois princípios de "verdade histórica" e de "progresso", isto é, dois conceitos absolutamente alheios às ciências positivas. É como se a história assumisse que o passado da humanidade é um espaço permanente que algum dia deverá estar acessível à investigação direta do homem. Aqui, mais uma vez, Janet conclui com o seu pensamento prometeico favorito: o de que a evolução da humanidade não está terminada e acabará por tomar um rumo jamais sonhado.

As Fontes de Janet

A primeira e mais imediata fonte de qualquer pensador criativo é a sua própria personalidade. Embora Janet evitasse rigorosamente falar de si, deu algumas dicas que aclaram determinados aspectos de sua obra. Em *L'Automatisme psychologique*, ele menciona incidentalmente que pertence ao tipo motor:

> Quando estou desperto, só consigo pensar falando em voz alta, ou escrevendo, e o meu pensamento é sempre um gesto semidetido. À noite, pelo contrário, conservo, como notei com frequência, a mais absoluta imobilidade. Sou mero espectador e não mais agente; imagens e sons formando quadros e cenas passam em minha frente. Vejo-me agindo, ou me ouço falando, embora raramente; e conservo sempre, ao mesmo tempo, um vago sentimento de minha imobilidade e impotência. Precisamente por causa dessa grande diferença entre meus sonhos e o meu pensamento no estado de vigília, tenho dificuldade de me lembrar dos sonhos.[181]

Noutro lugar do mesmo livro, Janet faz uma curiosa digressão sobre o fenômeno do apaixonamento, que ele considera uma espécie de afecção que não ocorreria numa pessoa perfeitamente saudável ou equilibrada[182]. Nesses dois lugares, Janet dá um indício que poderia explicar a direção geral de seu pensamento. Ele obviamente faz parte do tipo ativo de indivíduos, não do emocional. Todos aqueles que o conheceram enfatizavam sua prodigiosa atividade, assim como a sua serenidade. Não é surpreendente que Janet tenha sido levado a elaborar uma teoria psicológica centrada na noção de atividade e na qual as emoções eram consideradas um distúrbio um bocado problemático da ação – ou, na melhor das hipóteses, das regulações da ação. Não foi à toa que Jean Delay chamou Janet de "o psicólogo da eficiência".

Dois outros traços da personalidade de Janet também são dignos de nota. O primeiro é o episódio da depressão pela qual passou aos quinze anos de idade; e a tendência à psicastenia, que não era muito visível em seus anos de maturidade, mas passou para o primeiro plano mais tarde na vida. Pode-se assumir que as finas análises da psicastenia por ele realizadas foram, em certa medida, derivadas da auto-observação. O segundo traço é a crise religiosa pela qual ele passou aos dezessete, e que, sem dúvida, também foi um acontecimento decisivo em sua vida. É de duvidar que ele teria acompanhado tão atentamente o caso de Madeleine por 25 anos, não fosse a sua contínua preocupação com a fé perdida da juventude.

Na família de Janet, o tio Paul esteve entre as principais fontes do pensamento do sobrinho. Paul Janet foi um representante da escola espiritualista na filosofia, uma escola cuja convicção pode ser sintetizada em três pontos: a crença na liberdade humana baseada no testemunho direto da consciência – uma moralidade baseada no princípio do bem absoluto – e a crença no dever absoluto, que relaciona a liberdade humana ao bem absoluto, como um meio para atingir seu fim. Paul Janet elaborou sua filosofia em muitos livros cujo principal mérito, de acordo com Fouillée, era o grande número de questões, exemplos e argumentos secundários por ele tratados e não encontrados noutro lugar[183]. Embora Janet, sob influência do espírito positivista que prevalecia naquela época, tenha se distanciado da perspectiva espiritualista professada pelo tio, e passado da psicologia filosófica para a científica, a duradoura influência do pensamento de Paul Janet pode ser reconhecida na obra do sobrinho. O que Paul Janet elaborou em detalhe sob o nome de "moral" foi incorporado por Pierre Janet em sua hierarquia de tendências sob o nome de condutas "racionais-ergéticas", "experimentais" e "progressivas". Uma influência mais pessoal sobre Janet foi a de J.M. Guyau, autor de *L'Irréligion de l'avenir* (A Irreligião do Futuro), que influenciou fortemente os jovens intelectuais franceses da geração de Janet[184]. A *Weltanschauung*[185] de Guyau era a de um homem profundamente religioso sem filiação a nenhuma religião estabelecida, e que não poderia abraçar um credo religioso nem o ateísmo.

Não se sabe quais filósofos foram objeto específico dos estudos de Janet na École Normale Supérieure e durante os seus anos de docência. Ele parece ter tido um conhecimento razoavelmente bom da história da filosofia em geral[186]. Entre os filósofos que citou com mais frequência estiveram Francis Bacon – tema de sua tese em latim –, Malebranche, Condillac, a escola dos ideologistas e, particularmente, Maine de Biran. Este último é tanto fonte direta quanto indireta da psicologia de Janet. No século XVIII, uma teoria prevalente era a de que a sensação era a substância primária a partir da qual toda a vida da mente se desenvolveu. Por volta de 1750, os filósofos se interessaram por casos em que pessoas cegas tornaram-se capazes de ver após operações cirúrgicas. Eles começaram a especular a respeito do papel da visão e de cada um dos outros tipos de percepção sensorial na vida mental. A partir daí, Condillac (1715-1780) publicou seu outrora famoso *Tratado das Sensações* (1754), no qual imaginou o mito de uma estátua cuja constituição física seria a de um ser humano, mas que estaria desprovida de vida psíquica e iria então sendo dotada de um sentido após o outro. Condillac especulou a respeito de como a estátua se tornaria animada, passando de sensações a imagens, ideias, pensamentos, juízos, até a elaboração da ciência. Maine de Biran (1766-1824) elaborou uma nova construção teórica da mente humana na qual o fato de base é o esforço[187]. A consciência é a apercepção do esforço. O princípio cartesiano do "Penso, logo sou" é substituído por "Desejo, logo sou". O esforço voluntário cria a consciência e eleva a mente da sensação à percepção e às operações mentais superiores, assim como faculta as noções de força, causalidade, unidade, identidade e liberdade. Sob essa vida propriamente humana de esforço consciente há uma vida animal que é o domínio do hábito, das emoções elementares e dos instintos, uma vida que continua abaixo da consciência e é manifestada no sono e no sonambulismo. Mais tarde na vida, Maine de Biran veio a afirmar que, acima da vida propriamente humana de esforço voluntário, havia uma terceira vida, espiritual e religiosa.

A influência de Maine de Biran na psicologia janetiana foi tanto direta, visto que ele havia lido seus trabalhos, quanto indireta, por conta da grande influência exercida por Maine de Biran sobre os *aliénistes*[188] franceses de meados do século XIX. Henri Delacroix bem mostrou como os conceitos teóricos de Baillarger e Moreau de Tours derivaram do ensino de Maine de Biran[189]. Em sua teoria das alucinações, Baillarger argumentava que as alucinações e os delírios ocorreriam quando a memória e a imaginação se emancipam da personalidade consciente. A mesma ideia é mais sistematicamente expressa na teoria moreauniana da *désagrégation*[190] – que hoje seria chamada de regressão. "Alucinação e delírio ocorrem por meio de um gradativo enfraquecimento do livre-arbítrio, do poder pelo qual unimos e coordenamos as nossas ideias." Por essa razão, Moreau de Tours considerava o sonho como sendo a chave para o conhecimento da afecção mental. Janet referiu-se constantemente ao que ele chamava de "a lei de base da vida psíquica, de Moreau de Tours".

Entre os psicólogos, o mestre de Janet foi sem dúvida Théodule Ribot, por quem ele tinha o mais profundo respeito e afeição pessoais. Enquanto na Alemanha, sob a influência de Wundt, a psicologia experimental da época desenvolveu-se como ciência da mensuração dos fatores psicológicos, a escola francesa, com Taine e Ribot, preferiu a abordagem psicopatológica. Ribot havia tomado emprestado de Claude Bernard a ideia de que a doença é uma experiência instituída pela natureza. Ele aplicou essa ideia no campo da psicologia. A fim de estudar as funções normais da memória, da vontade e da personalidade, Ribot investigou as doenças dessas funções, e dedicou uma monografia a cada uma delas. Contudo, sem ser médico, Ribot teve de contar com descrições feitas por um psiquiatra, ao passo que Janet obteve sua titulação em medicina a fim de realizar estudos clínicos diretos. Ribot também introduziu na França os princípios jacksonianos da evolução e da dissolução, bem como dos sintomas positivos e negativos na afecção nervosa. Ribot aplicou esse princípio à psicopatologia da memória (o fato de que, na amnésia senil, as memórias mais recentes desaparecem antes das mais antigas, foi chamado de "lei de Ribot") e à vontade (em doenças da vontade, dizia Ribot, as atividades voluntárias desaparecem antes das automáticas, e é essa a origem da teoria janetiana da psicastenia).

Do ponto de vista clínico, Janet geralmente é visto como discípulo de Charcot. Geralmente se ignora que, antes de chegar à Salpêtrière, em 1899, Janet já possuía seis ou sete anos de experiência em trabalho clínico com neuroses e doenças mentais em Le Havre, com o dr. Gibert e o dr. Powilewicz, de modo que chegou à Salpêtrière não como aluno, e sim como colaborador experiente. Ele aprendeu a lidar com psicóticos principalmente nas enfermarias do dr. Séglas e do dr. Falret, na Salpêtrière.

Outra fonte fundamental da obra de Janet foi a primeira psiquiatria dinâmica. Nós lembramos que, em Le Havre, ele descobriu o trabalho do dr. Perrier e o pequeno grupo de magnetizadores em Caen, e que depois explorou todo o mundo do esquecido conhecimento investigado por homens como Puységur, Deleuze, Bertrand, Noizet, Teste, Gauthier, Charpignon, os dois Despine, Du Potet, e uma longa série de pioneiros cujos méritos e descobertas Janet nunca deixou de mencionar.

As teorias janetianas da energia psicológica muito possuem em comum com ideias que haviam sido expressas por George Beard e S. Weir Mitchell e, particularmente, por William James. O artigo de William James "The Energies of Man" (As Energias do Homem) trata dos problemas do nosso orçamento energético, da taxa de energização, e dos vários modos de mobilizar energia[191]. William James menciona o esforço, a oração e a conversão religiosa entre os fatores dinamogênicos. Noção predileta de Janet, a tensão psicológica é prefigurada ali.

As teorias janetianas posteriores sobre a hierarquia de tendências, o seu comportamentalismo ampliado, sem dúvida também foram amplamente inspiradas pelas obras de Josiah Royce e James Mark Baldwin. Josiah Royce argumentou que "a distinção entre o Si e o não-Si possuía uma *origem social*, predominantemente". A nossa autoconsciência empírica, acrescentava ele, depende de uma série de efeitos de contraste, cuja origem psicológica reside na vida social. O Si-Mesmo da criança cresce e se forma por meio da imitação. "Na origem, então, o Ego empírico é secundário a nossa experiência social. Na vida social literal, o Ego é sempre conhecido como em contraste ao Alter." A criança, diz Royce, idealiza – isto é, internaliza – as suas relações sociais, de modo que o contraste entre *Ego* e *Alter* "pode ser refinado no contraste consciente entre o Si presente e o Si passado, […] entre meu Si superior e meu Si inferior, ou entre a minha Consciência e os meus impulsos. Minha vida reflexiva, tal como ela ocorre empiricamente em mim de momento em momento, é um tipo de resumo e epítome de minha vida social como um todo"[192]. Royce também tirou implicações psicopatológicas dessas teorias[193]. O si-mesmo social possui as suas enfermidades; ele pode deprimir, se exaltar ou iludir. Delírios de suspeição, perseguição e grandeza são variações patológicas do aspecto social da autoconsciência que, em estados normais, significaria ser uma pessoa consciente de sua posição social, de sua dignidade, do seu lugar no mundo e do seu caráter.

As teorias de J.M. Baldwin são similares às de Royce, mas com mais ênfase no aspecto genético desse desenvolvimento. Baldwin distingue três estágios na gênese do Eu e do

Outro[194]. Primeiro, há um estágio projetivo no qual o recém-nascido "projeta" – em outras palavras, pressente – outras personalidades antes de possuir um senso próprio. Após o sétimo mês chega o estágio subjetivo no qual a imitação possibilita à criança "passar da minha experiência do que você é para uma interpretação do que eu sou". Então vem o estágio "ejetivo", no qual a criança inverte o processo, o que significa voltar, "do sentido mais pleno do que eu sou, a um conhecimento mais pleno do que você é". Isso também significa que o *Ego* e o *Alter* nascem juntos. "O meu senso de mim cresce por imitação de você, e o meu senso de você cresce em termos do meu senso de mim. Tanto o *Ego* quanto o *Alter* são, assim, essencialmente sociais; cada um é um *socius* e cada um é uma criação imitativa."

Janet nunca escondeu o fato de que muitas das ideias que ele desenvolveu tão extensivamente em sua grande síntese foram inspiradas por Royce e Baldwin. Mesmo o termo *socius*, de que ele tanto gostava, foi retomado de Baldwin.

A influência da psicologia alemã na obra janetiana não é fácil de apurar. Embora Janet não tenha lido os psicólogos alemães diretamente, ele sabia a respeito deles através de Ribot e de outras fontes. A influência da psicologia de Herbart é particularmente suscetível a indagações. Um dos conceitos favoritos de Janet, "a estreiteza do campo da consciência", parece ter sido desconhecido pelos psicólogos franceses antes dele, mas definitivamente pode ser remontado a Herbart. Na teoria herbartiana, o recalcamento e a estreiteza do campo da consciência eram dois aspectos do mesmo fenômeno. Uma vez que o campo da consciência é estreito demais, um número limitado de representações pode passar para o primeiro plano simultaneamente; daí um embate entre as representações mais fortes e as mais fracas, e o recalcamento das mais fracas pelas mais fortes[195].

Torna-se impossível rastrear as fontes de Janet entre os seus contemporâneos. Como já mencionado com relação a Bergson, Durkheim e Binet, trata-se mais de uma questão de influências recíprocas, as quais muitas vezes surgiram mais por meio de conversa e contato pessoal do que pela escrita.

Um outro problema é apresentado pelas similaridades que podem ser encontradas nas teorias de Janet em comparação a teorias de alguns de seus contemporâneos estrangeiros. W. Drabovitch salientou a "convergência de doutrina" entre Janet e Pavlov[196]. Ambos proclamavam a importância da força ou da energia na atividade psíquica, embora Pavlov expressasse isso em termos fisiológicos e Janet, em termos psicológicos. De acordo com Drabovitch, os conceitos janetianos de tensão psicológica, "escoamento", sugestionamento e hipnose são paralelos aos conceitos pavlovianos. Pavlov ocasionalmente comentou as teorias de Janet[197].

As similaridades entre as teorias de Janet e McDougall foram salientadas por Kerris[198]. Ambos descrevem o processo do desenvolvimento e da construção da personalidade com base nas tendências. McDougall, contudo, não fornece um quadro ou escala tão elaborado da hierarquia de tendências. Ele mostra mais a rivalidade e o embate entre as tendências e enfatiza o processo integrativo do sistema nervoso. Por outro lado, Janet se mantém mais perto da experiência clínica.

As analogias entre as teorias tardias de Janet e os ensinamentos de George Herbert Mead são particularmente flagrantes. O sistema de Mead também é um comportamentalismo social que toma como ponto de partida a atividade social do indivíduo e a cooperação de vários indivíduos em torno de um objeto social[199]. A consciência, de acordo com Mead, é uma interiorização da ação dos outros, e o raciocínio é a interiorização simbólica da discussão entre vários indivíduos[200]. Mead também considera a emoção como sendo a resposta do organismo humano às nossas próprias atitudes. Ele vê a percepção como um estágio intermediário que evolui da impulsão à manipulação (a conduta "perceptossuspensiva" de Janet). Mead distingue na personalidade consciente o *I*, o *Me* e o *Self*[201], que correspondem razoavelmente bem ao que Janet denomina *individu, personnage* e *moi*[202]. O *me* – o mesmo que o *personnage* de Janet – é uma coleção de papéis internalizados. Outras similaridades poderiam ser citadas e levantar, inevitavelmente, a questão: Mead influenciou Janet ou Janet influenciou Mead? O problema é particularmente dificultado pelo fato de os trabalhos de Mead terem sido publicados postumamente, em 1934 e depois, embora em vida tenham aparecido de forma fragmentada em artigos espalhados por periódicos não facilmente acessíveis na Europa. Por outro lado, a primeira publicação importante que Janet realizou de seu sistema tardio apareceu em 1926 em seu livro *De l'angoisse à l'extase*, embora ele também já tivesse ensinado essas teorias por quinze anos em suas palestras no Collège de France. Não há evidência de que Janet e Mead se tenham conhecido pessoalmente. Uma possível explicação talvez seja a de que tenham, cada um, desenvolvido separadamente os mesmos conceitos por eles encontrados nas obras de Josiah Royce e James Mark Baldwin.

A Influência de Janet

Janet está no limiar de todas as psiquiatrias dinâmicas modernas. Suas ideias tornaram-se tão amplamente conhecidas que muitas vezes a sua verdadeira origem não é reconhecida, sendo atribuída a outros. Poucas pessoas se dão conta, por exemplo, que a palavra "subconsciente" foi cunhada por Janet.

A concepção bleuleriana de esquizofrenia como consistindo em sintomas primários (com uma diminuição da tensão da associação) e sintomas secundários (derivados dos primários) foi, em grande medida, uma transposição do conceito janetiano de psicastenia (com a sua diminuição da tensão psicológica). O próprio Bleuler dizia que a palavra "autismo" designa, essencialmente, do ponto de vista positivo, aquilo que Janet denominava, do ponto de vista negativo, "perda do senso do real"[203].

C.G. Jung referiu-se repetidas vezes a Janet, de cujas palestras ele havia participado em Paris durante o semestre de inverno de 1902-1903. A influência de *L'Automatisme psychologique* pode ser vista na forma como Jung considera a mente humana: algo que abrange uma série de subpersonalidades (as "existências psicológicas simultâneas" de Janet). Originalmente, o que Jung chamava de "complexo" não passava do equivalente da "ideia fixa subconsciente" janetiana.

A obra de Janet também exerceu uma grande influência na psicologia individual adleriana. Adler reconheceu que o seu trabalho sobre o sentimento de inferioridade constituía um desenvolvimento da observação janetiana sobre o *sentiment d'incomplétude*[204].

A influência de Janet sobre Freud é um problema controverso que será tratado noutro capítulo. Nós nos contentaremos, agora, em fornecer alguns vislumbres disso. Em seu relatório preliminar (1893) e em seus *Estudos Sobre a Histeria* (1895), Breuer e Freud fizeram referência à obra de Janet. Os históricos clínicos janetianos de Lucie (1886) e Marie (1889), Marcelle (1891), madame D. (1892), Achilles (1893) – e vários outros, mais breves, publicados entre 1886 e 1893 – continham exemplos de pacientes histéricos sendo curadas quando ideias fixas subconscientes eram trazidas de volta à consciência e elaboradas. A íntima afinidade do conceito freudiano de transferência com o conceito janetiano de influência sonambúlica e necessidade de orientação foi observado por Jones num de seus primeiros escritos[205].

Em "Formulação Sobre os Dois Princípios do Funcionamento Psíquico", Freud, ao definir o seu princípio de realidade, refere-se à função do real janetiana. A função de síntese, tal como proposta por Janet – e posteriormente ampliada em sua psicologia das tendências e em sua teoria da construção da personalidade –, antecipou a passagem da psicanálise de Freud de uma psicologia do inconsciente a uma psicologia do eu.

Também foi considerável a influência janetiana na psiquiatria francesa e em seus três principais líderes contemporâneos: Henri Baruk, Henri Ey e Jean Delay. No centenário de Janet, Henri Baruk aclamou-o como o homem que forneceu bases clínicas ao desenvolvimento da psicofisiologia moderna e proclamou que, no futuro, a obra de Janet levaria ao desenvolvimento de novas descobertas em neurofisiologia[206]. A psicologia organodinâmica de Henry Ey, assim como a sua teoria da estrutura dos estados de consciência, é em grande medida um desenvolvimento do pensamento de Janet[207]. Jean Delay acredita que as descobertas modernas em neurofisiologia dão suporte ao conceito janetiano de tensão psicológica. As funções de vigília, assim como a *présentification* janetiana, possuem um substrato em certas partes do diencéfalo. A psicofarmacologia, acrescenta Delay, trouxe uma confirmação de algumas das ideias de Janet; por essa razão, Delay classificou as drogas psicotrópicas como "psicolépticas", "psicoanalépticas" e "psicodislépticas" – uma classificação baseada nos conceitos janetianos[208].

Pierre Janet é um notável exemplo do modo como a fama e o esquecimento são desigualmente distribuídos entre os cientistas. Por volta de 1900, os seus contemporâneos tinham a impressão de que ele logo seria o fundador de uma grande escola. Contudo, a despeito do constante desenvolvimento de sua obra, é como se aos poucos ele fosse ficando à margem da corrente geral. Muitos psiquiatras e psicólogos, assim como o público culto, ainda o viam apenas como o autor de *L'Automatisme psychologique* e o clínico que havia realizado precisas descrições da neurose obsessiva. Comparativamente, poucos pareciam notar que ele estava criando uma síntese de escopo e dimensões imensos.

É tentador, neste ponto, especular acerca das razões pelas quais Janet foi agraciado mais por Lesmosine, a deusa do esquecimento, que por Mnemosine, a deusa da memória. Podem ser encontradas explicações nos inimigos de Janet, no próprio Janet, e nas flutuações no espírito dos tempos.

Ao longo de sua carreira, ao menos três vezes Janet se deparou com fortes resistências ou inimizades implacáveis. A primeira foi após a morte de Charcot. Já dissemos, em outro momento, a respeito da forte reação que então surgiu contra o ensino charcotiano sobre a histeria e a hipnose. Embora Janet se tenha abstido cuidadosamente de seguir as imprudentes especulações acerca da metaloterapia e da transferência, mesmo assim ele ficou associado aos ensinamentos de Charcot simplesmente porque, na Salpêtrière, era o único que persistia em utilizar a hipnose e em acreditar que a histeria não se reduzia a uma farsa. A reação contra Charcot chegou ao ponto de promover um espírito rigidamente organicista, antipsicológico, entre os neurologistas franceses. Homens como Babinski e Déjerine eram abertamente hostis a Janet e, por fim, conseguiram colocar em xeque a sua influência na Salpêtrière. Janet não foi menos atacado pela Escola de Nancy, contra a qual sustentava a distinção entre hipnose e sugestionamento. Uma segunda onda de ataques contra Janet, desencadeada por uma série de teólogos católicos e leigos, acompanhou a publicação de sua obra *De l'angoisse à l'extase*. Contudo, os ataques mais ferozes vieram dos psicanalistas. Embora, em 1893 e em 1895, Freud tenha reconhecido suscintamente a pesquisa prévia de Janet, foi se tornando cada vez mais crítico a ele. O relatório de Janet sobre a psicanálise no Congresso de Londres, em 1913, no qual reivindicava prioridade de autoria quanto à descoberta das ideias fixas subconscientes e da terapia catártica, foi o sinal para violentos ataques contra Janet por parte de certos psicanalistas. Ernest Jones acusou-o pública e expressamente de desonestidade, afirmando que as descobertas de Freud nada deviam a ele[209]. Em 1945, a psicanalista francesa Madeleine Cavé, desafiando a cronologia, acusou Janet de um açodado plágio da publicação do artigo de Breuer e Freud de 1893[210]. Janet, disse ela, havia publicado em 1889 o caso de Marie sem compreender como e por que a paciente havia sido curada, mas que, após a publicação do artigo de Breuer e Freud em 1893, ele compreendeu e se apressou a aplicar essa terapia e a publicar outros casos, referindo-se a Breuer e Freud como imitadores. O homem de 86 anos talvez não tivesse ciência desse ataque, deixando-o sem resposta, mas isso certamente contribuiu para a manutenção de uma atitude hostil em relação a ele entre a geração psicanalítica mais jovem.

Outras razões para a falta de fama de Janet poderiam ser encontradas em sua personalidade. Ele sempre manteve uma implacável independência, inclusive não possuindo mestres – nem mesmo Charcot ou Ribot. Tampouco pertenceu a um grupo ou equipe. Não teve discípulos, nem escola, e todo tipo de proselitismo lhe era absolutamente alheio. Para ter alunos, Janet precisava ou de um cargo na Sorbonne, onde ele lecionaria psicologia, ou uma enfermaria própria na Salpêtrière, o que lhe facultaria oferecer um ensino clínico a estudantes de medicina. Contudo, não teve nenhum dos dois, e sua atividade docente restringiu-se ao Collège de France – um local de ensino superior independente de qualquer universidade e, portanto, frequentado principalmente mais por especialistas, visitantes estrangeiros e o público instruído do que por estudantes. Um pequeno número de seus ouvintes entusiasmou-se com o ensino de Janet e tentou propagá-lo. Entre eles estavam o reverendo Horton, que publicou uma versão condensada das palestras de Janet sobre psicologia da religião, o dr. Benjamín Subercaseaux, do Chile[211], que explanou a teoria janetiana da hierarquia de tendências em espanhol, e o dr. Leonhard Schwartz, da Basileia, cujo livro postumamente publicado sobre a psicologia de Janet infelizmente permaneceu inacabado[212].

A terceira razão pela qual a fama de Janet não se desenvolveu como era de esperar pode ser buscada no *Zeitgeist*[213]. As palestras de Janet sobre psicoterapia foram ministradas em 1909 e, em 1910, ele dava início à psicologia das tendências. Mas foi preciso vários anos para que escrevesse as *Médications psychologiques*, cuja publicação teve de ser adiada por conta da guerra. Quando o livro foi publicado, em 1919, o público teve a impressão de que os conceitos de Janet não haviam mudado naqueles dez anos; e poucos se deram conta de que, naquela época, os seus interesses haviam tomado um novo rumo. Por outro lado, o pós-guerra foi um período de convulsão geral e iconoclastia, tanto no campo das ideias como no da política e dos costumes; e quanto mais o tempo passava, maior se tornava a lacuna entre Janet e as preocupações dos psiquiatras jovens.

Era quase como se algum destino misterioso tivesse decretado o apagamento da memória de Janet. Quando ele morreu, em 24 de fevereiro de 1947, nenhum jornal foi publicado em Paris em consequência de uma greve das gráficas; logo, a sua morte quase passou despercebida. Quando os jornais voltaram a ser publicados em 18 de março, ela foi mencionada em duas linhas, em meio a um grande acúmulo de informações de todo tipo[214]. As salas de cinema anunciaram a morte, mas já que ele nunca havia sido filmado, tiveram de se contentar em projetar na tela a foto de Janet. O único registro de sua voz parece ter desaparecido. Em 1956, o centenário de Freud foi celebrado na Salpêtrière e foi erigido um monumento em memória de sua visita à clínica de Charcot em 1885-1886. Mas ninguém pensou em erigir na Salpêtrière um monumento a Janet em seu centenário, no ano de 1959, embora tenha sido lá que ele realizou os seus célebres estudos sobre madame D., Marcelle, Justine, Achilles, Irène, a famosa Madeleine, e tantos outros. Em 1960, quando foi publicado um volume para comemorar a fundação do Collège Sainte Barbe, a lista dos homens ilustres que ali haviam estudado não continha o nome de Janet. Pior ainda: as obras de Janet nunca foram reimpressas; elas estão se tornando cada vez mais raras ou impossíveis de serem adquiridas[215].

Assim, a obra de Janet pode ser comparada a uma grande cidade enterrada debaixo de cinzas, como Pompeia. O destino de qualquer cidade soterrada é incerto. Pode permanecer enterrada para sempre. Pode permanecer escondida enquanto é pilhada por saqueadores. Mas também pode ser desenterrada algum dia e trazida de volta à vida.

E assim, enquanto o véu de Lesmosine caía sobre Janet, o véu de Mnemosine era levantado para iluminar o seu grande rival, Sigmund Freud.

Notas

1. O autor é particularmente grato à madame Hélène Pichon-Janet e à *mademoiselle* Fanny Janet, que lhe forneceram muitas informações acerca da vida de seu pai e da história da família Janet.

2. Esses detalhes são emprestados de uma biografia do tio de Pierre Janet, escrita por Georges Picot, cujo título é *Paul Janet: Notice historique, lue en séance publique, le 6 décembre 1902*, Paris: Hachette, 1903.

3. Do francês: "advogado". (N. da T.)

4. As informações sobre nomes e datas da família Janet foram fornecidas pelos Archives du Département de la Seine.

5. Do francês: "Assunção". (N. da T.)

6. Philippe Dollinger, diretor do Arquivo de Estrasburgo, gentilmente forneceu ao autor fotocópias relativas à família Hummel, oriundas do cartório municipal.

7. Ver Jules Janet, *Les Troubles psychopathiques de la miction: Essai de psycho-physiologie normale et pathologique*, Paris: Lefrançois, 1890.

8. Do francês: "liceu". (N. da T.)

9. Do francês: "Escola Normal Superior". (N. da T.)

10. Do francês: "professor concursado de filosofia". (N. da T.)

11. Do francês: "Escola Superior de Eletricidade". (N. da T.)

12. Ver Paul Janet, *Notes et souvenirs*, Paris: Gauthier-Villars, 1933.

13. Do francês: "beco". (N. da T.)

14. Do francês: "colégio". (N. da T.)

15. Esses detalhes são emprestados do artigo de madame Hélène Pichon-Janet, Pierre Janet-Quelques notes sur sa vie, *L'Evolution psychiatrique*, n. 3, 1950, p. 345-364.

16. Na França, exame de conclusão do ensino médio. (N. da T.)

17. Jules Lemaître, *L'Esprit normalien*, Le Centenaire de l'École Normale Supérieure, 1795-1895, Paris: Hachette, 1895, p. 566-571.

18. O professor Martin, da École Normale Supérieure – que teve a gentileza de levar o autor aos arquivos da Escola e de localizar a pasta de Pierre Janet –, ali encontrou apenas dois documentos: a candidatura de Janet, em 1º de fevereiro de 1879, e a autorização de seu pai por escrito.

19. Do francês: "Licenciatura em Letras". (N. da T.)

20. Bersot também foi autor de um livro (*Mesmer et le magnétisme animal*, Paris: Hachette, 1852) que havia acabado de ser reeditado em 1879, numa edição ampliada e que pode ter chamado a atenção do jovem Pierre Janet para a história do magnetismo animal.

21. No *baccalauréat* restrito, instituído na França em 1858, uma grade de história natural substituía a grade de matemática. (N. da T.)

22. Esses detalhes foram retirados da pasta de Pierre Janet no arquivo da Faculté de Médecine de Paris.

23. Dominique Parodi, Obituário de Pierre Janet, *Association Amicale de Secours des Anciens Élèves de L'École Normale Supérieure*, 1948, p. 27-30.

24. O serviço militar obrigatório de um ano foi imposto mais tarde aos normalistas por uma nova lei de 1888. Ver André Lalande, L'instruction militaire à l'école, *Le Centenaire de l'École Normale Supérieure*, p. 544-551.

25. O autor deve esses detalhes a J. Dupré, diretor do Lycée Jean Giraudoux, em Châteauroux.

26. Ver Pierre Janet, Conférence: Le Fondement du droit de propriété, *Ligue Française de l'enseignement, cercle de Châteauroux*, Châteauroux: Imprimerie Gablin, 1883. Uma cópia, talvez a única existente, encontra-se na Bibliothèque Nationale, em Paris.

27. O autor deve ao sr. Alekan, diretor do Lycée du Havre, uma cópia desse discurso, que foi publicado no *palmarès* (lista de laureados) do Lycée du Havre, em 1884.

28. Ver Nicolas Malebranche, *De la recherche de la vérité*, tome II, édité par Pierre Janet, Paris: Félix Alcan, 1886.

29. Ver P. Janet, Psychological Autobiography, em Carl Murchison (ed.), *A History of Psychology in Autobiography*, v. 1, Worcester: Clark University Press, 1930, p. 123-133.

30. Do francês: "Doutorado em Letras". (N. da T.)

31. Do francês: "Sociedade de Psicologia Fisiológica". (N. da T.)

32. P. Janet, Note sur quelques phénomènes de somnambulisme, *Bulletins de la Société de Psychologie Physiologique*, v. 1, 1885, p. 24-32.

33. J. Ochorowicz, *De la suggestion mentale*, Paris: Doin, 1887, p. 118.

34. Não pôde ser encontrada nenhuma menção a esses experimentos em *Le Passe-temps du Havre* e *Le Carillon*. O sr. A. Lecrocq, arquivista-chefe de Le Havre, que teve a gentileza de ler os jornais diários do Havre durante esse período crítico e nas semanas seguintes, disse ao autor que não encontrou nenhuma menção a esses experimentos.

35. Do francês: "Sala São Charcot". (N. da T.)

36. Ver P. Janet, *Baco verulamius alchemicis philosophis quid debuerit*, Angers: Burdin, 1889.

37. Do francês: "defesa de tese". (N. da T.)

38. Esses detalhes são emprestados de um discurso de Edmond Faral na sessão comemorativa na Sorbonne, em 22 de junho de 1939. Ver *Le Centenaire de Théodule Ribot et Jubilé de la psychologie scientifique française*, Agen: Moderne, 1939.

39. As objeções e críticas de Paul Janet a *L'Automatisme psychologique* estão contidas em sua obra *Principes de métaphysique et de psychologie*, v. 2, Paris: Delagrave, 1897, p. 556-572.

40. Ver *Premier congrès international de l'hypnotisme expérimental et thérapeutique*, Paris, 8-12 de agosto de

1889. Relatórios publicados por Edgar Bérillon (Paris: Doin, 1890).

41. Do francês: "colégio". (N. da T.)

42. *Discours de M. Pierre Janet à la distribution des prix du Collège Rollin*, 30 juillet 1892, Paris: Chaix, 1892.

43. O autor é muitíssimo grato ao dr. Hahn, bibliotecário-chefe e arquivista da Faculté de Médecine, em Paris, por fornecer-lhe uma fotocópia de todo o arquivo de Pierre Janet.

44. P. Janet, Kyste parasitaire du cerveau, *Archives générales de médecine*, v. II, 7e série, tome XXVIII, 1891, p. 464-472.

45. Idem, Étude sur quelques cas d'amnésie antérograde dans la maladie de la désagrégation psychologique, *International Congress of Experimental Psychology*, second session, London, 1892, London: Williams & Norgate, 1892, p. 26-30.

46. Do francês: "Sociedade de Psicologia Fisiológica". (N. da T.)

47. Do francês: "professor temporário". (N. da T.)

48. Do francês: "professor associado". (N. da T.)

49. Até o momento não foi possível encontrar uma lista dos tópicos sobre os quais Janet lecionou na Sorbonne e no Collège de France naqueles anos.

50. Ver Réunion constitutive de l'Institut Psychique, *Bulletin de l'Institut Psychique International*, v. I, 1900, p. 13-21.

51. Esses detalhes foram recolhidos da pasta de Pierre Janet nos arquivos do Collège de France.

52. Foi o caso de Ernest Jones, como ele mesmo disse em sua autobiografia, *Free Associations*, London: Hogarth, 1959, p. 175.

53. Ver The Relationships of Abnormal Psychology, em Howard J. Rogers (ed.), *International Congress of Art and Science, Universal Exposition, St. Louis, 1904*, v. V, Boston: Houghton, Mifflin, 1906, p. 737-753.

54. Essas palestras foram publicadas por Pierre Janet em uma obra intitulada *The Major Symptoms of Hysteria* (London: Macmillan, 1907).

55. Na cabeça de Janet, esse termo era sem dúvida uma referência à ideia de Auguste Comte de que a interpretação humana da Natureza passou por três etapas: uma "religiosa", em que os fenômenos naturais eram explicados através da intervenção de deuses ou espíritos; uma "metafísica", em que eram utilizados conceitos abstratos fictícios; e uma "científica", em que apenas dados experimentais são levados em consideração para a formulação de leis gerais.

56. Do francês: "Sociedade de Psicoterapia". (N. da T.)

57. P. Janet, Valeur de la psycho-analyse de Freud, *Revue de psychothérapie et de psychologie appliquée*, v. XXIX, 1915, p. 82-83.

58. Walter M. Horton, The Origin and Psychological Function of Religion According to Pierre Janet, *American Journal of Psychology*, v. XXXV, 1924, p. 16-52.

59. Ver Ézéquiel Adeodato Chavez, Le Docteur Pierre Janet et son œuvre: Discours prononcé dans le grand auditoire de l'Université Nationale de Mexico, le 14 août 1925, *Publicaciones de la Secretaría de Educación Pública*, Ciudad de México: Editorial Cultura, 1925.

60. Janet deixou suas impressões sobre a Argentina no *Journal des nations américaines: Argentine*, nouvelle série, v. I, n. 7, 18 juin 1933.

61. Freud comentou esse incidente em uma carta a Marie Bonaparte, cujo texto original pode ser encontrado na edição alemã da biografia redigida por Ernest Jones, *Das Leben und Werk von Sigmund Freud*, Band 3, Bern: Huber, 1962, p. 254.

62. Do francês: "hospital". (N. da T.)

63. Eugène Minkowski, À propos des dernières publications de Pierre Janet, *Bulletin de psychologie*, tome XIV, nov. 1960, p. 121-127.

64. Conforme declarado por Janet em Perspectives d'application de la psychologie a l'industrie, premier cycle d'étude de psychologie industrielle, *Psychologie et travail*, fascicule n. 1, Paris: Cégos, 1943, p. 3-8.

65. P. Janet, La Psychologie de la conduite, em Henri Wallon (éd.), *Encyclopédie française*, tome VIII (La Vie mentale), 1938, p. 8 08-11 a 8 08-16.

66. Do alemão: "publicação comemorativa". (N. da T.)

67. Ver *Mélanges offerts à Monsieur Pierre Janet par sa famille, ses amis et ses disciples à l'occasion de ses quatre-vingts ans*, Paris: D'Artrey, 1939.

68. Ver *Centenaire de Théodule Ribot: Jubilé de la psychologie française*, Agen: Moderne, 1939.

69. Esses detalhes foram gentilmente fornecidos pelo professor Jean Delay.

70. P. Janet, *Les Medications psychologiques*, v. 1, Paris: Félix Alcan, 1919, p. 280.

71. Janet é creditado por ter dito que, se pudéssemos encontrar um meio de provocar voluntariamente ataques epilépticos, eles poderiam ser aplicados com sucesso no tratamento de certos pacientes. O autor não foi capaz de encontrar e formular isso definitivamente em seus trabalhos, mas a ideia está implícita em *Les Medications...*, p. 124.

72. A única entrevista dada por Janet, até onde sabemos, foi publicada por Frédéric Lefèvre e data de 17 de março de 1928. Ela foi reproduzida em F. Lefèvre, *Une Heure avec...*, 6e série, Paris: Garnier-Flammarion, 1933, p. 48-57. Não é uma entrevista propriamente dita, mas o relato de um debate – entre Janet e um certo Marcel Jousse – no qual o jornalista havia estado presente.

73. Ver C. Murchison, op. cit., p. 123-133.

74. P. Janet, Autobiographie psychologique, *Les Études philosophiques*, nouvelle série, n. 2, avril-juin 1946, p. 81-87.

75. Max Dessoir, *Buch der Erinnerungen*, Stuttgart: Enke, 1946, p. 122.

76. Ver Marcel Prévost, *L'Automne d'une femme*, Paris: Calmann-Lévy, 1893. Madame Hélène Pichon-Janet, em resposta a uma consulta do autor, disse-lhe que Marcel Prévost era um conhecido do pai dela.

77. W.M. Horton, op. cit., p. 16-52.

78. P. Janet, *L'Évolution psychologique de la personnalité*, Paris: Chahine, 1929, p. 332. *L'Amour n'est autre chose qu'une hypothèse transformée en idée fixe.*

79. *Journal de psychologie*, v. v, 1908, p. 516-526.

80. Richard Krafft-Ebing, Préface, *Psychopathia sexualis*, trad. René Lobstein, Paris: Payot, 1931, p. 4-8.

81. P. Janet, *L'Évolution psychologique…*, p. 328.

82. Ver *L'Évolution psychiatrique*, n. 3, 1950, p. 344.

83. Ver R. Roussel, *Comment j'ai écrit certains de mes livres*, Paris: Alphonse Lemerre, 1935, p. 27, 175-183.

84. Ernest Harms, Pierre M.F. Janet, *American Journal of Psychiatry*, v. cxv, 1959, p. 1036-1037.

85. Bruno de Jésus-Marie, À propos de la "Madeleine" de Pierre Janet, *Études carmélitaines*, v. xvi, n. 1, 1931, p. 20-61.

86. Num congresso internacional em Amsterdã, no ano de 1907, sete dos participantes assinaram um discurso a favor do uso do esperanto em congressos internacionais. Um deles era Pierre Janet. Ver *Compte-rendu des travaux du Ier congrès international de psychiatrie et de neurologie, tenu a Amsterdam en 1907*, Amsterdam: J.H. de Bussy, 1908, p. 908.

87. Ver P. Janet, La Tension psychologique, ses degrés, ses oscillations, *British Journal of Psychology, medical section*, v. i, 1920-1921, p. 164; idem, Les souvenirs irréels, *Archives de psychologie*, v. xix, 1925, p. 17; idem, *L'Évolution de la mémoire et la notion du temps*, Paris: Maloine, 1928, p. 491; idem, *L'Évolution psychologique…*, p. 579; idem, *Les Débuts de l'intelligence*, Paris: Garnier-Flammarion, 1935, p. 166-168; idem, La Psychologie de la croyance et le mysticisme, *Revue de métaphysique et de morale*, tome xliii, 1936, p. 399; idem, L'acte de la destruction, *Revue générale des sciences*, v. li, 1940-1941, p. 145-148.

88. Ver Jean Guitton, *La Vocation de Bergson*, Paris: Gallimard, 1960.

89. Ver Henri Bergson, De la simulation inconsciente dans l'état d'hypnotisme, *Revue philosophique*, tome xxii, 1886, p. 525-531.

90. Bergson publicou uma edição comentada de excertos do *De natura rerum*, de Lucrécio (1883); e Janet, uma edição comentada do Livro ii da *Recherche de la vérité*, de Malebranche (1886).

91. Do francês: "função do real". (N. da T.)

92. *Revue de métaphysique…*, tome xliii, 1936, p. 531.

93. Do francês: "função fabuladora". (N. da T.)

94. Ver François-Louis Bertrand, *Alfred Binet et son œuvre*, Paris: Félix Alcan, 1930.

95. A. Binet, La Vie psychique des micro-organismes, *Revue philosophique*, tome xxiv, 1887, p. 449611.

96. Idem, *La Psychologie du raisonnement*, Paris: Félix Alcan, 1886.

97. Idem, *Revue philosophique*, tome xxix, 1890, p. 186-200.

98. Ver Charles Féré; Alfred Binet, *Le Magnétisme animal*, Paris: Félix Alcan, 1887.

99. Ver A. Binet, *L'Étude expérimentale de l'intelligence*, Paris: Schleicher, 1903.

100. Ver P. Janet, *Manuel du baccalauréat de l'enseignement secondaire classique Philosophie*, Paris: Nony, 1894.

101. Ver N. Malebranche, op. cit., p. 22.

102. P. Janet, Les Actes inconscients et le dédoublement de la personnalité pendant le somnambulisme provoqué, *Revue philosophique*, tome xxii, 1886, p. 577-592.

103. Idem, L'Anesthésie systématisée et la dissociation des phénomènes psychologiques, *Revue philosophique*, tome xxiii, 1887, p. 449-472.

104. Idem, Les Actes inconscients et la mémoire pendant le somnambulisme, *Revue philosophique*, tome xxv, 1888, p. 238-279.

105. Do francês: "Faculdade de Letras". (N. da T.)

106. Prosper Despine, *Psychologie naturelle*, v. i, Paris: Savy, 1868, p. 490-491.

107. Pierre Janet sempre argumentou que foi ele o criador da palavra *subconsciente* – o autor não encontrou nenhum exemplo dessa palavra sendo utilizada antes dele. Ao que parece, ele a cunhou para mostrar que utilizava uma abordagem psicológica bastante distinta do conceito metafísico do inconsciente de Von Hartmann, que estava tão em voga naquela época.

108. Do francês: "desagregações psicológicas". (N. da T.)

109. Janet estava bem ciente da plasticidade dos fenômenos histéricos e menciona que três pacientes histéricos, que tinham tido crises de tipos muito diferentes, foram colocados na mesma enfermaria, e depois disso os seus sintomas se fundiram no mesmo tipo de crise. Um novo tipo de histeria, portanto, estava em construção naquela enfermaria: um tipo que se poderia ter estudado como natural, caso não se soubesse a sua origem. (*L'Automatisme psychologique*, Paris: Félix Alcan, 1889, p. 449.)

110. P. Janet, *L'Automatisme…*, p. 436-440. Esse foi o segundo caso de cura catártica publicado por Janet; o primeiro, de Lucie, havia sido publicado em 1886.

111. Idem, Étude sur un cas d'aboulie et d'idées fixes, *Revue philosophique*, tome xxxi, 1891, p. 258-407.

112. J.M. Charcot, Sur un cas d'amnésie rétro-antérograde probablement d'origine hystérique, *Revue de Médecine*, v. xii, 1892, p. 81-96 (com uma continuação por A. Souques, no mesmo periódico, mesmo ano e volume, p. 267-400, 867-881).

113. P. Janet, Étude sur un cas d'amnésie antérograde dans la maladie de la désagrégation psychologique, *International*

Congress of Experimental Psychology, London, 1892, London: Williams & Norgate, 1892, p. 26-30.

114. P. Janet, L'Amnésie continue, *Revue générale...*, tome IV, 1893, p. 167-179.

115. J.M. Charcot, *Clinique des maladies du système nerveux*, v. 2, Paris: Progrès Médical, 1893, p. 266-288.

116. P. Janet, Histoire d'une idée fixe, *Revue philosophique*, tome XXXVII, 1894, p. 121-168.

117. P. Janet, Un cas de possession et l'exorcisme moderne, *Bulletin de l'Universite de Lyon*, v. VIII, 1894, p. 41-57. Janet já havia resumido a história desse paciente em sua tese de medicina *Contribution à l'étude des accidents mentaux chez les hystériques*, Paris: Rueff, 1893, p. 252-257.

118. Em seu prefácio a *Névroses et idées fixes*, Janet menciona que Achilles ainda se encontrava bem de saúde sete anos após o tratamento.

119. P. Janet, L'Amnésie et la dissociation des souvenirs, *Journal de psychologie*, v. I, 1904, p. 28-37.

120. L'Insomnie par idée fixe subconsciente, *Presse médicale*, v. V, 1897, p. 41-44.

121. Note sur quelques spasmes des muscles du tronc chez les hystériques, *La France médicale et Paris médical*, v. XLII, 1895, p. 769-776.

122. A análise psicológica de Janet tinha, desde o início, implicações terapêuticas; porém, enquanto não desse início aos seus estudos em medicina, Janet não poderia enfatizar esse aspecto de seu trabalho.

123. Sur la divination par les miroirs et les hallucinations subconscientes, *Bulletin de l'Université de Lyon*, v. XI, juil 1897, p. 261-274.

124. Fulgence Raymond; Pierre Janet, Les Délires ambulatoires ou les fugues, *Gazette des hôpitaux*, v. LXVIII, 1895, p. 754-762.

125. Eu seu artigo L'Anesthésie hystérique (*Archives de neurologie*, tome XXIV, 1892, p. 29-55), Janet mencionou o fenômeno da "eletrização imaginária", que ele observou em 1887, no hospital de Le Havre. Ao oferecer tratamento elétrico a um paciente acometido de paralisia histérica, ele se maravilhou com a reação favorável do paciente ao contato do eletrodo, até que de repente percebeu que a tomada não estava conectada.

126. L'Influence somnambulique et le besoin de direction, *III. Internationaler Congress für Psychologie, vom 4, bis 7, August 1896*, München: J.F. Lehmann, 1897, p. 143-145.

127. P. Janet, L'Influence somnambulique et le besoin de direction, *Revue philosophique*, tome XLIII, 1897, p. 113-143; idem, *Névroses et idées fixes*, v. 2, Paris: Félix Alcan, 1903, p. 423-480.

128. Como em uma resenha da tese de medicina de Janet em *Mind*, new series, II, 1893, p. 403.

129. Ver *Névroses et idées fixes*, 2 v., Paris: Félix Alcan, 1898.

130. Ver *Les Obsessions et la psychasthénie*, 2 v., Paris: Félix Alcan, 1903.

131. Ver *Les Nevroses*, Paris: Garnier-Flammarion, 1909.

132. Ver *Contribution à l'étude des accidents mentaux chez les hystériques*, Paris: Rueff, 1893.

133. Traitement psychologique de l'hystérie, em Albert Robin (éd.), *Traité de thérapeutique appliquée*, fascicule XV, IIe partie, Paris: Rueff, 1898, p. 140-216.

134. Quelques définitions récentes de l'hystérie, *Archives de neurologie*, tome XXV, 1893, p. 417-438; tome XXVI, p. 1-29.

135. Ibidem.

136. H. Bergson, *Matière et mémoire*, Paris: Félix Alcan, 1896, p. 119.

137. P. Janet, *Les Obsessions et la psychasthénie*, v. 1, Paris: Félix Alcan, 1903, p. 491.

138. Ibidem, p. 505.

139. P. Janet, Un cas de délire systématisé dans la paralysie générale, *Journal de psychologie*, v. II, 1906, p. 329-331. Um estudo um pouco semelhante foi feito por S. Ferenczi e S. Hollos, *Zur Psychoanalyse der paralytischen Geistesstörung*, Wien: Internationaler Psychoanalytischer, 1922. (Trad. ingl.: *Psychoanalysis and the Psychic Disorders of General Paralysis, Nervous and Mental Disease Monograph Series*, n. 42, 1925.)

140. É desnecessário ressaltar que a "tensão psicológica", no sentido janetiano, não tinha nada em comum com o que é chamado de "tensão" no sentido coloquial de ansiedade ou irritação, que na terminologia de Janet seriam, ao contrário, estados *baixos* de "tensão psicológica".

141. P. Janet, *Les Médications psychologiques*, v. 3, Paris: Félix Alcan, 1919, p. 469-470.

142. Ver L. Schwartz, *Neurasthenie: Entstehung, Erklärung und Behandlung der nervösen Zustände*, Basel: Benno Schwabe, 1951.

143. É difícil distinguir até que ponto Schwartz elaborou em cima dos princípios de Janet. Como ele disse ao autor, manteve uma correspondência constante com Janet e com ele discutiu esses problemas.

144. Eles são descritos extensivamente em um curso multigrafado: P. Janet, *Psychologie expérimentale: Compterendu du cours de M. Janet, Collège de France*, Paris: Chahine, 1926, p. 223-317.

145. Do francês: "sentimento de incompletude". (N. da T.)

146. P. Janet, *La Force et la faiblesse psychologiques*, Paris: Maloine, 1930, p. 127-128.

147. A propósito, Ernst Kretschmer, em seus *Psychotherapeutische Studien* (Stuttgart: Georg Thieme, 1949, p. 198), argumentou que "o esclarecimento e a liquidação total e completa dos conflitos atuais é o alfa e o ômega de qualquer terapêutica da neurose".

148. Ver Leonhard Schwartz, Berufstätigkeit und Nervosität, *Schweizerische Zeitschrift fir Hygiene*, n. 4, 1929.

149. Aqui convém uma nota pessoal. Um paciente muito inteligente, após recuperar-se de um episódio esquizofrênico agudo, relatou ao autor a história de sua afecção e acrescentou: "Doutor, o senhor nunca deve dar alta a um paciente sem explicar a ele a sua doença." Com certeza, quando um paciente recebe alta de um hospital psiquiátrico, o residente "terminará" o seu histórico clínico, mas muitas vezes não ocorrerá a ninguém ajudar o paciente a realizar um "ato de terminação" quanto à afecção pela qual passou.

150. Ver H. Simon, *Aktivere Krankenbehandlung in der Irrenanstalt*, Berlin/Leipzig: De Gruyter, 1929.

151. P. Janet, *The Psycholeptic crises*, *Boston Medical and Surgical Journal*, v. CLII, 1905, p. 93-100.

152. Idem, *L'Alcoolisme et la dépression mentale*, *Revue internationale de sociologie*, v. XXIII, 1915, p. 476-485.

153. Idem, *La Kleptomanie et la dépression mentale*, *Journal de psychologie*, v. VIII, 1911, p. 97-103.

154. Idem, *Les Médications psychologiques*, v. 2, Paris: Félix Alcan, 1919, p. 97-98.

155. Ibidem, p. 249-297; idem, *La Force et la faiblesse psychologiques*, Paris: Maloine, 1930, p. 179-180.

156. Ver, por exemplo, Marie Beynon Ray, *How Never to Be Tired*, Indianapolis/New York: Bobbs Merrill, 1938. O conselho dado nesse livro seria bastante recomendável aos neuróticos hipotônicos, mas desastroso para os astênicos.

157. P. Janet, *Les Médications psychologiques*, v. 2, Paris: Félix Alcan, 1919, p. 414-417.

158. Idem, *De l'angoisse a l'extase: études sur les croyances et les sentiments*, v. 1, Paris: Félix Alcan, 1926, p. 210-234.

159. Idem, *Les Débuts...*, p. 44-45.

160. A melhor descrição geral realizada por Janet foi a sua contribuição La Psychologie de la conduite, *Encyclopédie française*, tome VIII, 1938, p. 8 08-11 a 8 08-16.

161. Ver L. Schwartz, *Die dynamische Psychologie von Pierre Janet*, Basie: B. Schwabe, 1951. Ver também: I. Meyerson, Janet et la théorie des tendances, *Journal de psychologie*, XL, 1947, p. 5-19.

162. Do francês *ergétique*: termo cunhado por Pierre Janet a partir do grego *ergon* (ἔργον: trabalho, atividade), denotando o que se baseia na ação, que possui uma capacidade de realizar trabalho. (N. da T.)

163. Ver *De l'angoisse à l'extase*, v. 2, Paris: Félix Alcan, 1928, p. 262.

164. Do francês: "atos duplos". (N. da T.)

165. Ver *La Pensée intérieure et ses troubles*, Paris: Maloine, 1927.

166. Ver *L'Amour et la haine*, Paris: Maloine, 1937.

167. Ver P. Janet, *Les Débuts...*, 1935; idem, *L'Intelligence avant le langage*, Paris: Garnier-Flammarion, 1936.

168. Janet aparentemente não suspeitava que essa teoria da linguagem já havia sido estabelecida por Heymann Steinthal, *Einleitung in die Psychologie der Sprachwissenschaft*, 2. Aufl., Berlin: Dümmler, 1881, p. 372-374.

169. P. Janet, Le Langage inconsistant, *Theoria*, v. III, 1937, p. 57-71.

170. Idem, *La Pensée intérieure et ses troubles*, Paris: Maloine, 1927.

171. Idem, *De l'angoisse à l'extase*, v. 1, Paris: Félix Alcan, 1926, p. 229.

172. Do francês: "espírito fajuto". (N. da T.)

173. H. Bergson, *L'Évolution créatice*, Paris: Félix Alcan, 1907. (Trad. bras.: *A Evolução Criadora*, trad. Bento Prado Neto, São Paulo: Martins Fontes, 2005.) Pensamentos semelhantes foram expressos por Gardner Murphy, *Human Potentialities*, New York: Basic Books, 1958.

174. W.M. Horton, op. cit., p. 16-52.

175. P. Janet, Un cas du phénomène des apports, *Bulletin de l'Institut Psychologique International*, v. I, 1900-1901, p. 329-335. Ver também o prefácio de Janet a Joseph Grasset, *Le Spiritisme devant la Science*, Montpellier/Paris, 1904, p. VII-XXIX.

176. Do francês: "aportes". (N. da T.)

177. Ao falar de Madeleine, Janet se esforçou muito para disfarçar os detalhes factuais quanto ao nome e o local. Os detalhes biográficos aqui apresentados foram recolhidos da descrição – que é provavelmente a mais precisa – de sua vida, realizada por Bruno de Jésus-Marie, op. cit., p. 20-61.

178. Do francês: "sala". (N. da T.)

179. P. Janet, Le Spiritisme contemporain, *Revue philosophique*, tome XXXIII, 1892, p. 413-442.

180. Ver P. Janet, La Psychologie de la croyance et le mysticisme, *Revue de métaphysique...*, tome XLIII, 1936, p. 327532; tome XLIV, 1937, p. 369-410.

181. Idem, *L'Automatisme psychologique*, Paris: Félix Alcan, 1889, p. 118-119.

182. Ibidem, p. 466-467.

183. Alfred Fouillée, *Critique des systèmes de morale contemporaine*, 4. ed., Paris: Félix Alcan, 1883, p. 281-317.

184. Ver Jean-Marie Guyau, *L'Irréligion de l'avenir: Étude Sociologique*, Paris: Félix Alcan, 1887.

185. Do alemão: "visão de mundo", "cosmovisão". (N. da T.)

186. No *Manuel du Baccalauréat* (Paris: Vuibert, 1925), de Pierre Janet, Henri Piéron e Charles Lalo, o capítulo sobre História da Filosofia (p. 329-367) é de Pierre Janet.

187. Ver P. Janet, *Les Maîtres de la pensée modern*, Paris: Calmann Lévy, 1888, p. 363-403; André Cresson, *Maine de Biran, sa vie, son œuvre*, Paris: Presses Universitaires de France, 1950. Ver também a edição especial do *Bulletin de la Société Française de Philosophie*, v. XXIV, 1924, dedicada a Maine de Biran.

188. Do francês: "alienistas". (N. da T.)

189. Henri Delacroix, Maine de Biran et l'école médico-psychologique, *Bulletin de la Société Francaise de Philosophie*, v. XXIV, 1924, p. 51-63.

190. Do francês: "desagregação". (N. da T.)

191. Ver William James, The Energies of Man, *The American Magazine*, 1907, reproduzido em: *Memories and Studies*, New York/London: Longmans Green, 1911, p. 229-264.

192. Josiah Royce, *The World and the Individual*, New York: Macmillan, 1901, p. 245-266.

193. Idem, *Studies of Good and Evil*, New York: Appleton, 1898, p. 169-197.

194. James Mark Baldwin, *Mental Development in the Child and the Race, Methods and Processes*, New York: Macmillan, 1895, p. 334-338.

195. Essa parte das teorias de Herbart podem ter chegado ao conhecimento de Janet através de um artigo de Straszewski, Herbart, sa vie et sa philosophie, *Revue philosophique*, tome VII, 1879, p. 504673.

196. Ver Wladimir Drabovitch, *Fragilité de la liberté et séduction des dictatures: Essai de psychologie sociale*, Paris: Mercure de France, 1934.

197. Ivan Pavlov, Lettre ouverte a Janet, Les sentiments d'emprise et la phase ultraparadoxale, *Journal de psychologie*, tome XXX, 1933, p. 849-854.

198. Ver Felicitas Kerris, *Integration und Desintegration der Persönlichkeit bei Janet und McDougall*, Bonn/Würzburg: Richard Mayr, 1938.

199. Ver Charles W. Morris, em sua introdução a George Hebert Mead, *Mind, Self and Society*, Chicago: University of Chicago Press, 1934.

200. David Victoroff, *G.H. Mead, sociologue et philosophe*, Paris: Presses Universitaires de France, 1953, p. 62-63. Victoroff argumenta que as teorias de Mead e Janet sobre o pensamento refletido são idênticas e expressas quase nos mesmos termos.

201. Do inglês: "eu, mim, si-mesmo". (N. da T.)

202. Do francês: "indivíduo, personagem, mim". (N. da T.)

203. Eugen Bleuler, Dementia Praecox oder Gruppe der Schizophrenien (1911), em Gustav Aschaffenburg, *Handbuch der Psychiatrie*, Spezieller Teil, 4. Abt., 1. Hälfte, p. 52.

204. Alfred Adler, *Über den nervösen Charakter*, Wiesbaden: J.F. Bergmann, 1912, p. 3.

205. E. Jones, The Action of Suggestion in Psychotherapy, *Journal of Abnormal Psychology*, v. V, 1911, p. 217-254.

206. *Revue philosophique*, tome CL, 1960, p. 283-288.

207. Henri Ey, La Psychopathologie de Pierre Janet et la conception dynamique de la psychiatrie, *Mélanges offerts à Monsieur Pierre Janet par sa famille, ses amis et ses disciples à l'occasion de ses quatre-vingts ans*, Paris: D'Artrey, 1939, p. 87-100.

208. J. Delay, Pierre Janet et la tension psychologique, *Psychologie française*, v. V, 1960, p. 93-110.

209. E. Jones, Professor Janet on Psychoanalysis: A Rejoinder, *Journal of Abnormal Psychology*, v. IX, 1914-1915, p. 400-410.

210. Ver Madeleine Cavé, *L'Œuvre paradoxale de Freud: Essai sur le théorie des nevroses*, Paris: Presses Universitaires de France, 1945.

211. Ver B. Subercaseaux, *Apuntes de Psicología Comparada*, Santiago: Bardi, 1927.

212. Ver L. Schwartz, *Die Neurosen und die dynamische Psychologie von Pierre Janet*, Basel: Benno Schwabe, 1950.

213. Do alemão: "espírito da época". (N. da T.)

214. Ver *Le Monde*, 18 de março de 1947.

215. Um dos antigos editores de Janet, com quem o autor levantou a questão, declarou enfaticamente: "Não, senhor. As obras de Janet *nunca* serão reimpressas".

7

Sigmund Freud
e a Psicanálise

Com Sigmund Freud, enxerga-se um novo traço na história da psiquiatria dinâmica. Enquanto homens como
Pierre Janet mantiveram-se dentro dos limites das organizações científicas tradicionais,
da universidade, de sociedades eruditas já estabelecidas, escreveram em periódicos
abertos a qualquer ponto de vista psicológico ou médico e nunca tentaram fundar
uma escola, Freud rompeu abertamente com a medicina oficial. Com Freud começa
a era das escolas dinâmicas recentes, com uma doutrina oficial, uma organização
rígida, periódicos especializados, uma adesão restrita, e um longo período de iniciação imposto a seus membros. A fundação desse novo tipo de psiquiatria dinâmica
estava ligada a uma revolução cultural comparável em escopo à revolução desencadeada por Darwin.

O Contexto de Vida de Sigmund Freud

Sigmund Freud nasceu em Freiberg, Morávia, em 1856,
e morreu em Londres, em 1939. Exceto pelos seus primeiros quatro anos e pelo último,
passou a vida inteira em Viena.

Em 1856, o império austríaco ainda estava sentindo o choque da revolução de
1848, que havia sido reprimida pelo Exército, e o imperador Francisco José I, então
com 26 anos de idade, tentava conter os militares e implementar o seu poder pessoal[1]. A Guerra da Crimeia havia tornado a Áustria o poder dominante na Europa
Central. Em 1857, o jovem imperador decidiu fazer de Viena a capital moderna de
um grande império. As velhas muralhas da cidade foram demolidas para dar espaço
ao *Ring*[2], uma avenida ampla rodeando a cidade; e, nas décadas seguintes, esplêndi-
dos palácios e edifícios seriam construídos dos seus dois lados. Durante esses anos
de fundação, o império gozou de um desenvolvimento industrial e econômico sem
precedentes, embora também tenha sofrido abalos políticos. Em 1859, a Áustria foi
derrotada na Itália pelos piemonteses e franceses, perdendo assim a Lombardia. Em
1866, em guerra com a Prússia, sofreu uma rápida e esmagadora derrota em Sadowa

e perdeu Veneza. O império austríaco teve de abandonar suas ambições em relação à Alemanha e à Itália; assim, para a sua expansão política e econômica, começou a ter em vista a Península Balcânica, onde encontrou a crescente rivalidade da Rússia. Em 1867, o império austríaco tornou-se a monarquia dual Austro-Húngara. Em 1875, as províncias vizinhas Bósnia e Herzegovina rebelaram-se contra os turcos, o que gerou uma Guerra Russo-Turca (1877-1878). Esse conflito foi solucionado pelo Congresso de Berlim, que colocou as duas províncias sob a proteção e administração do Império Autro-Húngaro. Em 1890, os subúrbios de Viena foram incorporados à capital, que agora contava com mais de um milhão de habitantes e havia se tornado uma das mais belas cidades do mundo.

O assassinato do rei Alexandre da Sérvia e de sua esposa, em 1903, inaugurou um período de franca hostilidade por parte da Sérvia em relação ao Império Austro-Húngaro. Em 1908, ocorreu a revolução dos Jovens Turcos, e Bósnia e Herzegovina foram anexadas pelo Império Austro-Húngaro. Conflitos étnicos e problemas relacionados aos idiomas administrativos oficiais foram se tornando cada vez mais complexos dentro da monarquia dual. A opinião pública estava preocupada com as Guerras Balcânicas, acirradas durante os anos de 1912 e 1913.

Em junho de 1914, em Sarajevo, o assassinato do arquiduque Francisco Ferdinando – herdeiro do trono – e de sua esposa desencadeou a Primeira Guerra Mundial e, posteriormente, a derrota e o colapso do Império Austro-Húngaro, em novembro de 1918. A pequena república austríaca que emergiu de suas ruínas foi abalada por convulsões sociais e políticas. Em 1926, a situação econômica e política melhorou temporariamente na Áustria, mas logo depois ocorreram os motins de 1927, a insurreição socialista, o assassinato do chanceler Dollfuss e, por fim, a ocupação nazista de Viena em fevereiro de 1938. Freud foi salvo pela intervenção de amigos influentes. Foi embora para a Inglaterra e morreu em Londres no dia 23 de setembro de 1939, aos 83 anos de idade, três semanas depois da eclosão da Segunda Guerra Mundial.

A vida de Sigmund Freud é um exemplo de gradativa ascensão social da classe média baixa à alta burguesia. Após os difíceis anos de *Privatdozent*, ele se tornou um dos mais conhecidos médicos de Viena, com o invejado título de professor associado. Os pacientes com quem realizou seus estudos neurológicos faziam parte dos estratos mais baixos da população, mas sua clínica particular, na qual embasou a sua psicanálise, era composta de pacientes dos círculos sociais elevados. Entrando na casa dos cinquenta, viu-se líder de um movimento cuja influência se espalhou gradativamente pela vida cultural do mundo civilizado, de modo que, ao sair dos sessenta, havia atingido fama mundial. Quando morreu exilado na Inglaterra, era celebrado como símbolo do embate da liberdade contra a opressão fascista.

Histórico Familiar

Muito do histórico familiar de Sigmund Freud ainda é desconhecido ou pouco claro. O pouco que sabemos precisa ser compreendido no interior do quadro de referência mais amplo das condições dos judeus no Império Austro--Húngaro, no século xix. Antes da Emancipação, os judeus da Áustria e da Hungria faziam parte de vários grupos que viviam em condições políticas, sociais e econômicas amplamente diferentes[3].

Em Viena havia as famílias ditas "toleradas"[4]. Embora os judeus tivessem sido banidos da cidade em 1421, e novamente em 1670, na segunda metade do século xviii uma "terceira comunidade" foi reconstituída em torno de várias famílias abastadas e influentes. No *Vormärz*[5] (o período de 1790 a 1848), o seu número aumentou, e a despeito das regulações restritivas, eles conquistaram um importante papel na vida econômica, controlando, em especial, o comércio têxtil e de cereais.

Um outro grupo judaico em Viena, a dita comunidade turco-israelita, consistia em judeus sefarditas vindos de Constantinopla e Tessalônica, e que por muito tempo gozaram da proteção do sultão[6]. Falavam um dialeto judeo-espanhol e pronunciavam o hebraico de uma maneira diferente dos judeus falantes de alemão. Supostamente, eram invejados pelos outros judeus, e havia rumores de que alguns destes tentavam entrar para a comunidade judeo-espanhola, mas eram desdenhosamente rejeitados.

Havia também os judeus dos guetos de algumas cidades. O modo de vida dos judeus de Pressburg foi bem descrito por Sigmund Mayer, um rico mercador nascido e formado lá[7]. Pressburg, que à época era uma cidade de quarenta mil habitantes, contava com cinco mil judeus, todos eles vivendo numa rua comprida e estreita, fechada em ambas as pontas por um portão que era fechado pela polícia toda noite. Um lado dessa rua pertencia à cidade; o outro fazia parte do patrimônio do conde Pálffy, um magnata húngaro, e os inquilinos deste sofriam menos restrições despóticas. Contudo, ninguém de nenhum dos lados possuía o direito de comprar uma casa ou terreno. Ambos os lados consistiam em lojas e moradias onde as pessoas viviam aglomeradas. Alguns dos judeus eram artesãos, mas a maioria era comerciante. Poucos tinham empresas grandes, particularmente no ramo têxtil. Visto que os judeus eram os únicos comerciantes na cidade, as ruas do gueto estavam o dia todo abarrotadas de clientes. Os judeus viviam sob grande pressão devido à competição, e trabalhavam febrilmente de manhãzinha até tarde da noite, seis dias por semana. O restante do tempo era absorvido pela religião. Iam para a sinagoga para fazer as orações duas vezes ao dia, e celebravam o Shabat e os feriados judaicos de uma forma estritamente ortodoxa. As crianças frequentavam a escola na sinagoga, onde a maior parte do ensino consistia em ler os Livros Sagrados em hebraico, sem compreender o significado – um suplício para a maioria delas. A vida familiar era rigorosamente patriarcal: o homem era a autoridade incontestável na casa. A disciplina era rígida, mas os pais faziam o máximo para garantir um futuro melhor para os filhos. Nessas condições de confinamento, em que todo mundo sabia o que o outro estava fazendo, desenvolveu-se uma especial mentalidade de severa repressão dos instintos, honestidade inevitável, humor ligeiro de veia sarcástica – como visto em escritores como Heinrich Heine e Ludwig Borne, que cresceram em guetos. O principal traço era o medo: medo dos pais, dos professores, dos maridos, dos rabinos, de Deus e, sobretudo, dos gentios.

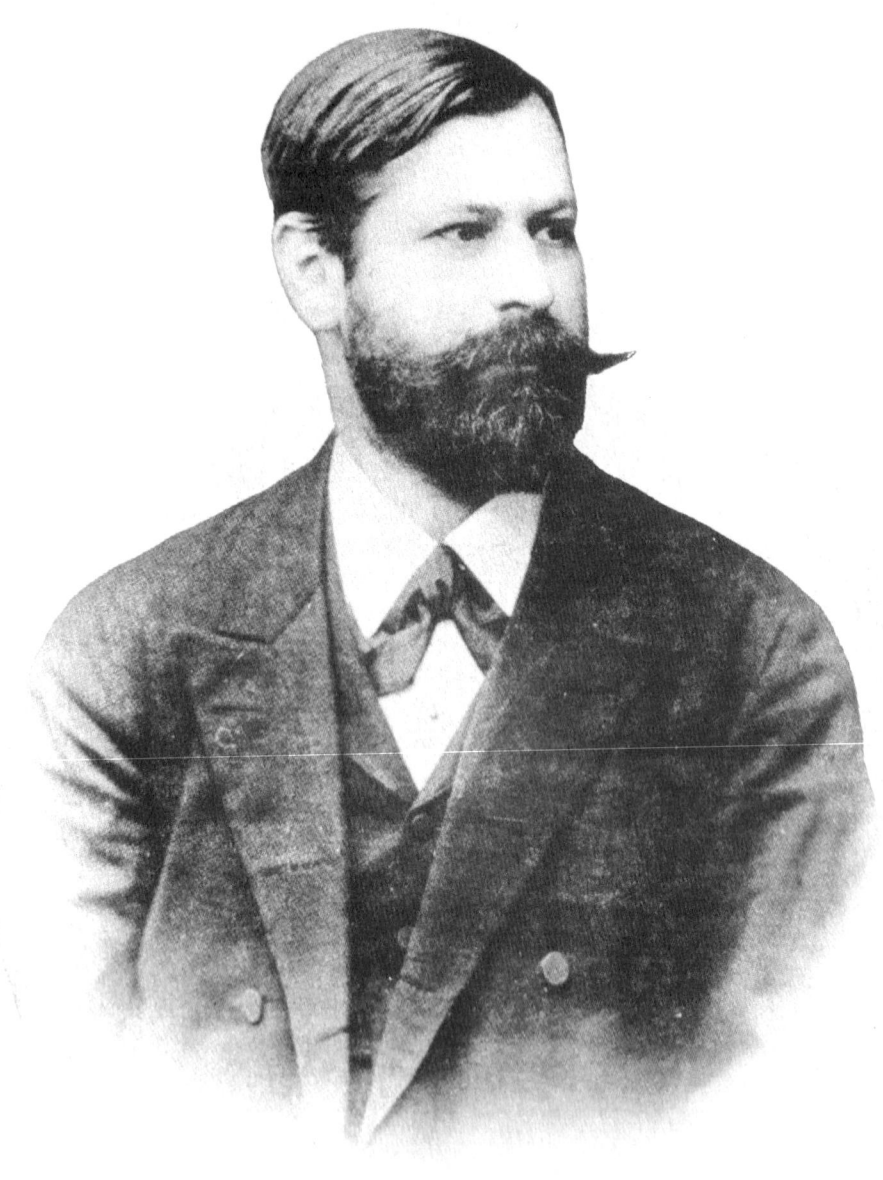

Sigmund Freud *em 1891, aos 35 anos de idade (Do v. 1 de A Vida e a Obra de Sigmund Freud, de Ernest Jones [Rio de Janeiro: Imago, 1989].)*

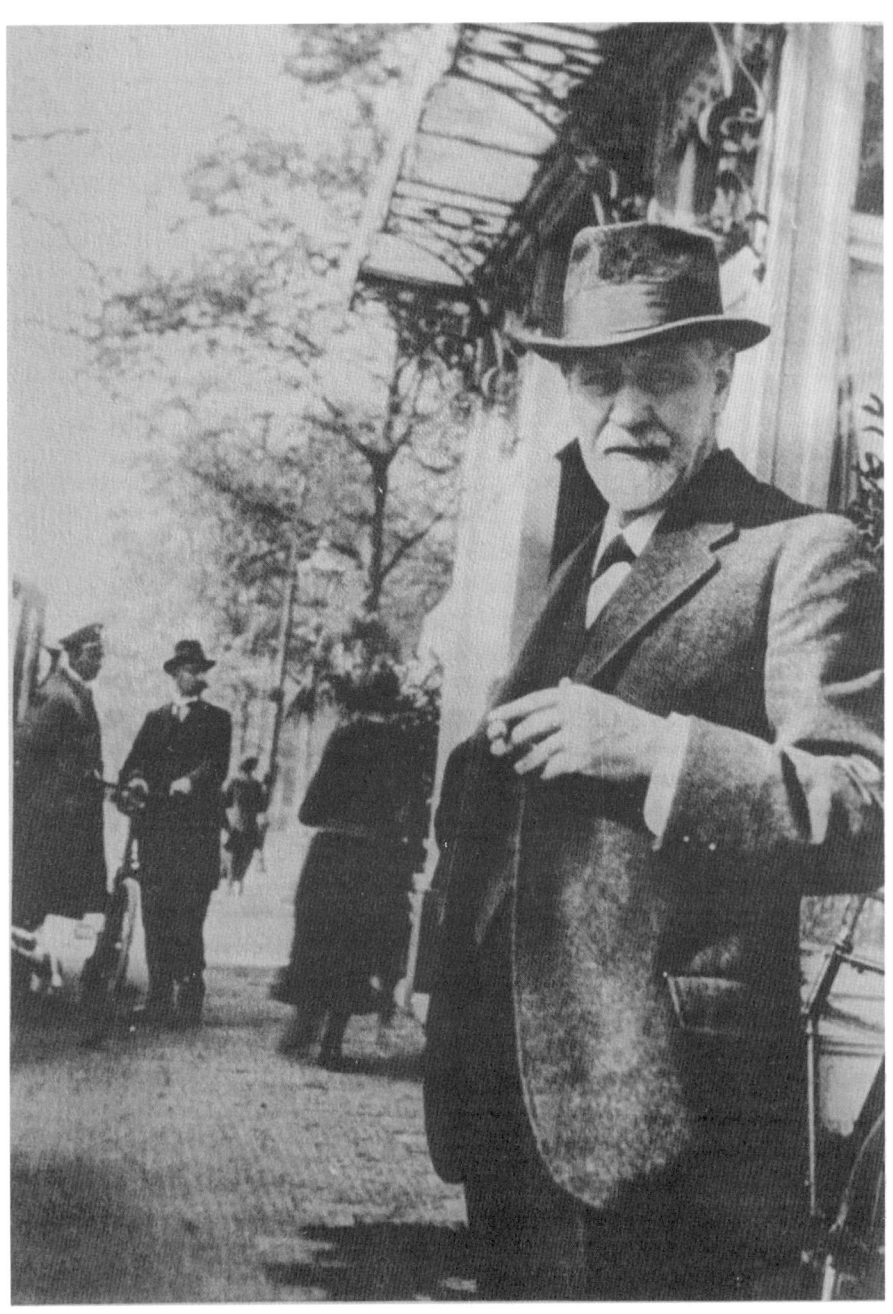

A despeito de suas assoberbantes atividades profissionais, **Freud** *encontrava tempo para caminhar pelas ruas de Viena, onde pouca coisa escapava ao seu olhar perscrutador. (Cortesia do dr. Emil Oberholzer.)*

"Em Pressburg, nenhum judeu ousaria revidar um tapa recebido de um cristão; e nem mesmo nós, crianças, ousaríamos reagir contra crianças cristãs que nos tivessem atacado", escreveu Sigmund Mayer. Por fim, dentro do gueto havia certa estrutura social que consistia em bem-sucedidos e malsucedidos, ricos e pobres, e uma aristocracia de poucas famílias abastadas, como os Gomperz, os Todesco, os Ullmann e os Pappenheim, que mantinham uma ampla rede de negócios e contatos.

Outros grupos judaicos estavam espalhados por lugares onde viviam em condições muito diferentes. Havia uma comunidade judaica ativa e próspera na pequena cidade de Kittsee, entre Viena e Pressburg, ao pé do castelo do conde Batthyány. Eram comerciantes de cereais que tinham seus armazéns e suas casas ali, gozavam de relativa liberdade e possuíam um ativo envolvimento comercial com Viena e Budapeste.

O grosso da população judia da Áustria vivia em cidadezinhas e vilarejos na Galícia, em relação tão íntima com os camponeses da Polônia que muitas vezes se dirigiam um ao outro com o familiar *Du* (você). A mentalidade desses judeus era diferente da mentalidade dos judeus dos guetos. Entre eles havia mercadores ambulantes: os pobres saíam a pé com suas mercadorias nas costas; outros tinham carroças puxadas a cavalo. Havia também muitos negociantes e artesãos, estalajadeiros e pequenos agricultores. A vida dessas comunidades judaicas da Galícia no final do século XVIII foi retratada de forma vigorosa nas memórias de Ber de Bolechów (1723-1805), um mercador judeu que tinha muito interesse pela vida cultural de sua comunidade[8]. Ele descreveu seu ofício, as regras de negócio, negociações comerciais, sistema e unidade monetários, crédito e preços, a íntima relação de alguns deles com centros comerciais estrangeiros, as longas viagens a cavalo, o conhecimento de línguas e as relações amistosas com os gentios. Ber também descreveu a autonomia dessas comunidades judaicas sob a administração do *Qahal*, cujas funções abrangiam questões legais, atividades econômicas e instituições beneficentes, e que também coletavam os impostos pelos quais era responsável. O *Qahal* possuía a sua administração própria e contava com um serviço policial. Além do *Qahal* havia o rabino (chefe religioso) e o *Daian* (juiz). Um traço flagrante na descrição de Ber é a intensidade da vida cultural. Para além do respeito geral pela erudição e a reverência pelos sábios rabinos, havia animadas controvérsias entre judeus ortodoxos e os seguidores do hassidismo e da Haskalá. Ber fala com ironia de sua educação talmúdica e do *pilpul*, isto é, uma intensa discussão entre homens cultos a respeito de pontos obscuros do *Talmude*, cada um rivalizando com os demais em argumentos sutis, distinções minuciosas e audaciosas asserções obtidas de engenhosas combinações do texto. Entre esses judeus da galícia, o renascimento da língua e da literatura hebraicas havia ocorrido na primeira metade do século XVIII. Logo, não há nada surpreendente no fato de que Jacob Freud (pai de Sigmund), oriundo de Tysmenytsia, pudesse escrever hebraico fluentemente.

Na Morávia, os judeus não tinham permissão para se estabelecerem permanentemente. Os judeus morávios eram, em sua maioria, imigrantes da Galícia com uma autorização de residência limitada a seis meses, que tinha de ser renovada após esse período. Ademais, só podiam viver em hospedarias especiais, as ditas *städtische*

Bestandshäuser[9], pertencentes à cidade e arrendada aos estalajadeiros. A permissão para ficar em alojamentos privados poderia ser outorgada mediante o pagamento de um imposto especial. Essas condições drásticas não impediam que muitos judeus da Morávia realizassem atividades comerciais, que eram encorajadas pelas autoridades locais desde que fossem de proveito para a comunidade.

Eram essas as condições dos judeus antes da Emancipação. A malsucedida Revolução de 1848 foi seguida de uma pequena – mas violenta – reação, que também afetou os judeus; porém, em 1852 teve início um período de política liberal. Em 1867, foram oficialmente concedidos aos judeus direitos políticos iguais, algo de que, na prática, eles já gozavam por uma década. Houve uma grande afluência de judeus de todas as partes da monarquia em direção a Viena, e também das partes vizinhas do Império Russo para o Império Austro-Húngaro.

A Emancipação e a abolição dos guetos mudaram a vida dos judeus por completo. Não só muitos deles migraram do campo para as cidades, e do interior para Viena, mas a maioria passou por uma radical modificação nos modos de vida. Uma parte substancial dos judeus, especialmente nas cidades, esforçou-se na direção da "assimilação", adotando os costumes, as maneiras, as roupas e o modo de vida da população ao redor; e os judeus que falavam ídiche (um dialeto alemão do século XIV entremeado com palavras hebraicas) adotaram o uso do alemão moderno padrão. Muitos desses judeus "assimilados" conservaram a religião na forma do dito judaísmo liberal; outros, que tinham pouco ou nenhum sentimento religioso, permaneceram ligados a suas comunidades pela via da tradição. Alguns judeus foram mais longe e abandonaram sua fidelidade à religião dos ancestrais, que já não significava nada para eles e, visto que era obrigatório ser classificado numa religião, registravam-se como católicos ou protestantes. Algumas poucas comunidades de judeus ortodoxos conservavam rigorosamente as crenças, os ritos e os costumes. Ao ler certas descrições da vida nos guetos, como as de Sigmund Mayer[10] ou H. Steinthal[11], sente-se um curioso tom de nostalgia por aquele tempo em que a vida religiosa e a disciplina moral eram tão estritas.

É claro que uma revolução social, política, econômica e cultural tão difundida acarretou difíceis problemas para as famílias ou os indivíduos em questão. A situação era um pouco parecida com a dos imigrantes europeus nos Estados Unidos, no processo de passar de uma cultura para outra. Para muitos homens jovens a Emancipação foi uma experiência tremenda, que lhes abriu um insuspeitado universo de possibilidades. A respeito de seu pai, Leopold Breuer, Josef Breuer disse o seguinte: "Ele fez parte daquela geração de judeus que foi o primeiro passo do gueto espiritualizado rumo aos ares do mundo ocidental [...]. Não se pode avaliar o suficiente a energia espiritual demonstrada por essa geração. Trocar o jargão para o alemão correto, a tacanhez do gueto pela polidez do mundo ocidental, ter acesso à literatura, à poesia e à filosofia da nação alemã."[12]

Por outro lado, surgiram vários conflitos entre pais ortodoxos e filhos desgarrados, que não eram capazes de conceber as duras condições em que os pais haviam vivido. Freud relata que, quando ele tinha dez ou doze anos, seu pai lhe contou como certa vez, na juventude, ao andar pela rua, um gentio passou por ele e jogou o quipá do jovem Jacob na lama, dizendo: "Sai da calçada, judeu!" Sigmund perguntou ao pai o que ele fez então, e Jacob respondeu: "Fui até a via e peguei de volta."[13] O jovem garoto ficou indignado com isso que ele sentiu como sendo covardia do pai. Uma anedota desse tipo ilustra o abismo entre a geração jovem e os mais velhos, e pode ajudar a explicar a gênese do conceito do Complexo de Édipo.

Como consequência adicional da Emancipação, os judeus tiveram de se submeter ao mesmo registro civil que os outros cidadãos. Muitos adotaram novos nomes e sobrenomes, bem como datas de nascimento fictícias; eram registrados na comunidade judaica com um nome hebreu e com outro nome no registro comunitário, de modo que possuíam uma espécie de dupla identidade. Na Áustria, muitas vezes o registro civil era conduzido de forma aleatória. Em certidões de casamento ou óbito, o registro das datas de nascimento se pautava em informações dadas verbalmente, e também podia acontecer de o local de nascimento num documento oficial ter sido fruto de confusão com um antigo local de residência. Por essas razões, os historiadores devem ter cuidado na utilização de documentos oficiais austríacos dessa época, especialmente os relacionados a pessoas judias.

A tendência à assimilação era facilitada pelo fato de que, por duas ou três décadas, o antissemitismo foi quase completamente desconhecido na Áustria. Em Viena, a população judia aumentava de forma constante: de poucas centenas no início do século xix, seus membros atingiram 72 mil em 1880; 118 mil em 1890; e 147 mil em 1900[14]. Havia muitos advogados, médicos e cientistas judeus. Entre os professores judeus da Faculdade de Medicina de Viena, Max Grunwald menciona o oftalmologista Mauthner, o fisiologista Fleischl von Marxow, o anatomista Zuckerkandl, os dermatologistas Kaposi e Zeissl, os laringologistas Stoerk e Johann Schnitzler, o hidrologista Winternitz, o pediatra Kassowitz, o otologista Politzer, o patologista experimental Stricker, e o neurologista Moritz Benedikt[15]. Também havia Josef Breuer, os ganhadores de dois prêmios Nobel, Fried e Bárány, e muitos outros. Parece que os primeiros sinais de antissemitismo surgiram depois do pânico na Bolsa de Valores de 1873; e parece ainda que ele foi aumentando lentamente nos anos 1880 e 1890, embora certos judeus proeminentes que viviam em Viena naquela época afirmassem não perceber nada, ou muito pouco[16]. Contudo, mesmo nessas duas ou três décadas durante as quais o antissemitismo era praticamente inexistente em Viena, muitos judeus permaneceram hipersensíveis a tudo o que parecesse implicar o mais ligeiro antagonismo. Josef Breuer criticou essa postura num artigo que escreveu no ano de 1894 em resposta a um levantamento feito pela Kadimah, uma associação estudantil judaica: "Nossa epiderme se tornou quase demasiado sensível, e gostaria que nós, judeus, tivéssemos uma consciência firme de nosso próprio valor, tranquilos e meio indiferentes ao julgamento dos outros, em vez desse *point d'honneur*[17] hesitante, facilmente afrontado e hipersensível. Seja como for, esse *point d'honneur* é certamente um produto da 'Assimilação.'"[18]

Entre os judeus que viviam em Viena na segunda metade do século xix, um olhar perspicaz poderia reconhecer vários traços relacionados ao histórico familiar. A depender de terem suas origens em famílias vienenses "toleradas" na comunidade "turco-espanhola", noutras comunidades privilegiadas, no gueto ou em alguma municipalidade da Galícia, a visão geral que tinham sobre a vida estava fadada a ser muito diferente. Não é irrelevante notar que, na juventude, o pai de Josef Breuer se havia emancipado de uma comunidade rígida e coesa, que o avô de Bertha Pappenheim havia sido um homem proeminente no gueto de Pressburg, que o pai de Adler provinha da próspera comunidade judaica de Kittsee, que Moreno era oriundo de uma família judeo-espanhola e que os ancestrais de Freud tinham vivido na Galícia e na Rússia.

O que precede irá nos ajudar a compreender o problema do histórico familiar freudiano em sua total complexidade. Dados factuais e fidedignos sobre os ancestrais de Freud, até mesmo sobre os seus pais, são escassos. Como muitos de seus contemporâneos, eles eram muito discretos no que divulgavam a respeito de seus passados. Quase tudo sobre a vida e a personalidade de Jacob Freud é obscuro. Apenas recentemente meticulosas pesquisas realizadas pela dra. Renée Gicklhorn e pelo dr. J. Sajner trouxeram alguma luz[19].

O documento mais antigo que possuímos acerca da história da família Freud é uma carta que data do dia 24 de julho de 1844, escrita por um negociante judeu, Abraham Siskind Hoffman, que vivia na pequena cidade de Klogsdorf, perto de Freiberg, na Morávia. Ele informou às autoridades que, "quando era um senhor de 69 anos de idade", teve como parceiro comercial seu neto Jacob Kelemen (Kallamon) Freud, de Tysmenytsia, na Galícia. Abraham Hoffman lembra as autoridades que ele compra tecidos de lã em Freiberg e arredores, tinge, ornamenta e envia para a Galícia, e traz produtos regionais da Galícia para Freiberg. Acrescenta que obteve para si e para o neto um passaporte de viagem emitido pelo governo de Lemberg, válido até maio de 1848. Ele solicita às autoridades a permissão para ambos residirem em Freiberg durante o mesmo período.

Após a aprovação da Guilda dos Fabricantes de Tecido, o pedido de Abraham Hoffman foi concedido. A idade de Jacob Freud é indicada como sendo de 29 anos nessa época. Sabemos, por outros feitos, que ele era filho de Salomon Freud, um negociante, e de Pepi Hoffman, de Tysmenytsia. Sua esposa, Saly Kanner, permaneceu em Tysmenytsia com os dois filhos. Tanto Abraham Hoffman quanto Jacob Freud faziam parte do grupo de *Wanderjuden* (judeus viajantes), que transitavam constantemente entre a Galícia e Freiberg. Todos eles tinham parentes de Tysmenytsia, Stanislau e Lemberg. Sabemos, pelo cartório de Freiberg e pelo passaporte de Jacob Freud, que nos anos seguintes ele passou seis meses em Klogsdorf ou Freiberg, e viajou o restante do ano para a Galícia, Budapeste, Dresden e Viena.

Em fevereiro de 1848, a cidade de Freiberg decidiu fixar um imposto sobre o grupo de oito mercadores judeus da Galícia. Isso implicou um inquérito sobre o negócio de cada um deles. A Guilda dos Fabricantes de Tecido declarou que Abraham Hoffman e Jacob Freud eram conhecidos como empresários honestos, e que a sua presença era de grande proveito para a população. Isso aconteceu pouco antes da Revolução de 1848, que garantiu aos judeus a liberdade de residência. Evidência documental aponta para o fato de que os negócios de Jacob Freud atingiram o auge em 1852. No mesmo ano, a sua segunda esposa, Rebecca, foi residir em Freiberg com os dois filhos da primeira esposa: Emanuel, de 21 anos, e Philip, de dezesseis. Emanuel era casado e tinha um filho. Rebecca Freud morreu em algum momento entre 1852 e 1855. Jacob Freud casou--se pela terceira vez no dia 29 de julho de 1855, em Viena, com Amalia Nathanson[20].

Não se sabe quando Jacob assumiu os negócios do avô. Tampouco sabemos por que razão ele o deixou para o filho, Emanuel, em 1858. Em 1859, solicitou das autoridades um atestado de moralidade e boa conduta, e pouco depois partiu para Freiberg. Isso, aliás, ocorreu no ano em que todas as restrições legais para os judeus foram oficialmente abolidas na Áustria.

Além desses poucos dados documentais, não sabemos muito sobre Jacob Freud, e até a sua data de nascimento é incerta[21]. Nada sabemos acerca de sua infância, de sua juventude, da sua primeira esposa e do seu primeiro casamento, nem a respeito de onde ele viveu até 1844 ou sobre a sua segunda esposa, tampouco sobre quando e como conheceu a terceira, o que fez em Leipzig em 1859 e, por fim, como ganhou a vida em Viena e como era a sua situação financeira.

A profissão de Jacob Freud em Viena é geralmente referida como "negociante de lã", mas mesmo isso é incerto. Renée Gicklhorn assevera não ter conseguido encontrar nenhuma menção a ele no Registro Comercial (*Gewerberegister*) vienense, ou no Cadastro Fiscal do Comércio (*Gewerbesteuerkataster*), o que excluiria a possibilidade de ele ter praticado qualquer atividade comercial em Viena[22]. Segundo Jones, Jacob Freud sempre esteve numa situação financeira precária e recebia dinheiro da família da esposa[23]. Contudo, como Siegfried Bernfeld observa:

> Jacob Freud tinha, de fato, conseguido de alguma forma manter a família razoavelmente bem alimentada e vestida, e vivendo num apartamento espaçoso. Nenhum dos filhos teve de interromper os estudos, e tinham até mesmo algumas regalias. Havia dinheiro para livros, para ingressos de teatro, para um piano, para aulas de música, para uma pintura a óleo de Sigmund aos nove anos de idade, e de todos os filhos vários anos depois, para a moderna e aperfeiçoada lamparina a petróleo – a primeira do tipo em Viena – e até mesmo para férias de verão em uma estância na Morávia.[24]

Renée Gicklhorn acrescenta que, de acordo com dados de arquivo, Jacob Freud sempre pagou mensalidade integral para o filho no ginásio, muito embora o garoto pudesse facilmente ter obtido uma isenção, já que sempre foi o primeiro da turma – contudo, isso teria acarretado uma investigação a respeito do estado financeiro da família.

Ainda mais obscuras são as figuras dos irmãos de Jacob Freud, particularmente do tio de Sigmund, Josef, e os seus conflitos com a lei.

A terceira esposa de Jacob, Amalia Nathanson, de acordo com a certidão de casamento, era "de Brody" – o que não significa, necessariamente, que ela tenha nascido lá –, tinha dezenove anos, logo, o ano de nascimento dela seria 1836, e seu pai, Jacob Nathanson, era um "agente comercial" (*Handelsagent*) em Viena. Uma parte da infância ela havia passado em Odessa, no sul da Rússia, de onde seus pais se mudaram para

Viena numa data desconhecida. Os testemunhos a seu respeito convergem em três pontos: a beleza, a personalidade autoritária e a irrestrita admiração por seu primogênito, Sigmund. Ela morreu em 1931, aos 95 anos de idade.

Jones salientou a configuração incomum da família Freud, com os dois meios-irmãos Emanuel e Philipp tendo a mesma idade da mãe de Sigmund, e Sigmund sendo um pouco mais novo que o seu sobrinho, John[25]. Dos seus irmãos mais novos, apenas um (Anna) nasceu em Freiberg; os outros cinco (Rosa, Marie, Adolfine, Paula e Alexander) nasceram em Viena. Os sete filhos de Jacob e Amalia Freud nasceram no espaço de dez anos.

Obviamente, a família Freud seguiu a mesma tendência de um grande número de judeus em Viena rumo à assimilação. Independentemente de qual tenha sido a língua materna de Jacob Freud e Amalia Nathanson, parece que eles só falavam alemão padrão dentro de casa, e que logo adotaram o modo de vida da classe média vienense. Quanto à religião, não faziam parte do grupo ortodoxo, mas uma vez que o ensino religioso era compulsório, Sigmund recebeu-o de professores judeus.

Embora não tenha sido criado nos moldes judaicos ortodoxos, e fosse incapaz de ler hebraico, Freud conservou um apego pelo judaísmo que parece ter se desenvolvido sob o impacto do antissemitismo crescente e se refletiu, mais tarde, em seu fascínio pela figura de Moisés. A personalidade de Freud foi fortemente moldada pelas tradições de sua comunidade judaica[26]. Ele conservou a ideologia patriarcal, com a sua crença na dominação do homem e a subordinação da mulher, a sua devoção pela família estendida, e os seus severos costumes puritanos. Também sempre teve um profundo respeito pelos seus mestres, homenageando-os com a escolha do nome de alguns de seus filhos. Outro traço típico era o seu humor ligeiro e sarcástico, e sua predileção por anedotas judaicas.

Freud tinha em comum com alguns judeus austríacos a sua extrema sensibilidade a qualquer forma – genuína ou suposta – de antissemitismo, assim como sua discrição em falar da família e de si mesmo, nada revelando embora aparentasse dizer muito. Ele atribuía à origem judaica a sua capacidade de não se deixar influenciar pelas opiniões da maioria; a isso poderia ter acrescentado a sua predisposição para acreditar que havia sido rejeitado.

Acontecimentos na Vida de Sigmund Freud

A dificuldade em escrever sobre Freud deriva da profusão de literatura a seu respeito, e do fato de que em torno dele construiu-se uma lenda, o que torna a tarefa de um biógrafo objetivo extremamente custosa e ingrata. Detrás dessa montanha de material factual e lendário há grandes lacunas em nosso conhecimento a respeito de sua vida e de sua personalidade. Além do mais, muitas das fontes conhecidas não se encontram disponíveis, particularmente aquelas contidas nos Arquivos Freud, alocados na Biblioteca do Congresso, em Washington. As fontes disponíveis podem ser divididas, de modo aproximado, em quatro grupos:

1. além de um esboço autobiográfico[27], Freud menciona muitos detalhes de sua vida ao longo de sua obra, particularmente em *A Interpretação dos Sonhos*. Uma porção relativamente pequena de sua vasta correspondência encontra-se publicada, como parte de suas cartas a Fliess[28], Pfister[29], Abraham[30], Lou Andreas-Salomé[31] e algumas cartas escolhidas[32]. Das novecentas cartas para a sua noiva, apenas algumas poucas foram publicadas, mas muitas outras foram utilizadas por Jones;

2. as memórias de Freud foram publicadas por seu filho Jean-Martin e por vários discípulos, colegas, visitantes e entrevistadores[33]. A maioria dessas publicações relaciona-se aos últimos anos da vida de Freud;

3. uma acurada investigação da vida de Freud, baseada em material de arquivo, foi iniciada por Siegfried Bernfeld, com seus artigos sobre a infância de Freud[34], os estudos médicos[35], as primeiras pesquisas[36], os estudos sobre cocaína[37] e o seu primeiro ano de prática médica[38]. De valor elementar são as pesquisas documentais feita por Josef e Renée Gicklhorn sobre a carreira acadêmica de Freud[39], suplementadas pela aclaração realizada por Renée Gicklhorn a respeito de certos episódios da vida de Freud, e por seu livro sobre o dito "Processo Wagner-Jauregg"[40]. Outros documentos foram recuperados por K.R. Eissler[41]. O estudo objetivo das fontes de Freud foi iniciado por Maria Dorer[42], e um levantamento acerca do desenvolvimento dos conceitos freudianos com base em fonte material foi empreendido por Ola Andersson[43];

4. esboços biográficos sobre Freud foram publicados por Wittels[44], Puner[45] e Sachs[46]. A biografia principal – e, por assim dizer, oficial –, redigida por Ernest Jones[47], é inestimável, porque o autor teve acesso a muitos materiais que estavam – e provavelmente irão permanecer por um longo tempo – indisponíveis a outros pesquisadores. Ela, contudo, não está livre de imprecisões. No geral, acerca da vida de Freud, estamos longe de possuir o conhecimento exaustivo e exato que geralmente se supõe existir. Mas mesmo uma completa reconstrução da vida de Freud e do desenvolvimento de sua obra não bastaria para fornecer um retrato fiel, porque tudo isso precisa ser visto contra o pano de fundo dos acontecimentos contemporâneos, e a originalidade de sua obra não pode ser mensurada sem o conhecimento das ideias preexistentes e contemporâneas.

Seria redundante escrever uma nova biografia de Freud. Nossa preocupação aqui será fornecer um panorama cronológico, tentando separar o certo do incerto, os dados históricos da lenda, e situar as conquistas pessoais de Freud em seu contexto histórico.

Sigmund Freud nasceu em Freiberg (em checo, Příbor), na Morávia[48]. Na bíblia da família de Jacob Freud, seu nascimento foi registrado com o nome judeu de Schlomo, tendo ocorrido na terça-feira, Rosch Hodesch Iyar 5616 do calendário judaico, isto é, 6 de maio de 1856[49]. Em 1931, quando a câmara municipal decidiu colocar uma placa comemorativa na casa onde ele nasceu, teriam supostamente descoberto no cartório da cidade que a verdadeira data de nascimento seria 6 de março de 1856. Jones assumiu que se tratava de um lapso do escrivão. De fato, Renée Gicklhorn e o dr. Sajner mostraram que a data de nascimento era, incontestavelmente, o dia 6 de maio de 1856[50].

Os primeiros três anos da vida de Freud foram passados em Freiberg. Tratava-se, naquela época, de uma cidadezinha com cerca de cinco mil habitantes, numa paisagem pitoresca de prados e bosques, longe da linha do trem. Os judeus falantes de alemão eram uma minoria entre os checos. A casa onde Freud nasceu pertencia à família do serralheiro Zajić e levava o número 117 em Freiberg. Havia dois cômodos embaixo para a oficina, e dois cômodos em cima, um para a família do senhorio e outro para a família de Jacob e Amalia. Emanuel Freud e sua família viviam noutra casa e empregavam Monica Zajíc, que tinha de cuidar dos filhos de ambas as famílias Freud – provavelmente era ela a "babá" das primeiras memórias de Freud. A alegação de que Jacob Freud possuía uma fábrica de tecelagem faz parte da lenda, assim como a história de que ele foi embora de Freiberg em razão do antissemitismo violento.

Não menos fragmentário é o nosso conhecimento do ano seguinte, em Leipzig, bem como da viagem de lá para Viena, onde Jacob Freud se estabeleceu por volta de fevereiro de 1860.

Também não se sabe quase nada acerca da primeira infância de Freud em Viena. A única certeza é de que Jacob Freud mudou de residência várias vezes entre 1860 e 1865, e depois disso viveu na Pfeffergasse, no bairro predominantemente judeu de Leopoldstadt[51]. Tampouco se sabe se a escolarização inicial de Sigmund ocorreu em casa, com o pai, ou se ele frequentou uma das escolas primárias judaicas da vizinhança.

Sigmund Freud frequentou a escola secundária de 1866 a 1873. Essa escola, o primeiro Ginásio Comunitário de Leopoldstadt – comumente chamado de *Sperlgymnasium* ou *Sperläum* – tinha padrões de ensino elevados. Entre os professores estavam o naturalista Alois Pokorny, o historiador Annaka, e o futuro político Victor von Kraus. A pesquisa dos Bernfeld e de Renée Gicklhorn trouxe a público informações precisas acerca do currículo dessa escola e do desempenho de Freud. A afirmação de Freud segundo a qual, ao longo de sua escolaridade, ele havia sido seguidamente o primeiro da classe foi confirmada pelos arquivos escolares. Freud também relata que, quando tinha quinze anos, a sua turma decidiu revoltar-se coletivamente contra um professor ignorante e impopular, e que ele foi escolhido por aclamação comum para atuar como porta-voz do grupo[52]. Nenhuma menção a esse incidente foi encontrada nos preservados arquivos da escola, mas um outro episódio emergiu através da pesquisa de R. Gicklhorn[53]. Em junho de 1869 – Freud estava com treze anos –, o corpo docente aborreceu-se ao tomar conhecimento de que vários alunos haviam visitado locais de reputação duvidosa. Foram feitas investigações, e foi convocada uma reunião do diretor com os professores da escola para instituir uma ação disciplinar contra os culpados. Sigmund Freud não estava entre eles, e o seu nome é meramente mencionado como um dos que contou o que havia ouvido a respeito.

Não se sabe muito a respeito da vida doméstica do jovem Sigmund durante esses anos. Algo a respeito pode ser divisado por meio de uma descrição da residência de Jacob Freud, escrita por Judith Bernays-Heller, que ficou com os avós durante um ano, em 1892 e 1893[54]. Nessa época, Jacob Freud não estava mais trabalhando, e Judith se perguntou "quem realmente bancava as coisas". Ele dividia o tempo entre a leitura do *Talmude* e de muitos outros livros em hebraico e alemão, sentado numa cafeteria e passeando por parques. Vivia um pouco distante dos outros membros da família e não participava realmente da conversa durante as refeições. A avó, Amalia, por outro lado, é retratada como tirânica, egoísta e sujeita a explosões emocionais. Nessa época, Sigmund já havia deixado a casa fazia tempo, mas todos os detalhes de que dispomos apontam para o fato de que, enquanto esteve ali, gozou de uma posição privilegiada.

Os biógrafos de Freud ficaram intrigados com o seu conhecimento de espanhol, uma língua geralmente não estudada na Áustria daquela época. A língua da comunidade sefardita, não muito numerosa, era justamente um dialeto judeo-espanhol. Acaso o prestígio dessa comunidade teria instigado o jovem Sigmund a aprender a língua? Por outro lado, descobriu-se que Freud aprendera espanhol com um colega de escola chamado Eduard Silberstein. Os dois adolescentes fundaram entre si uma espécie de "Academia Espanhola" de dois membros, com uma "mitologia" própria. Depois, Silberstein estudou direito e se estabeleceu na Romênia. Eles trocaram cartas por um período de dez anos, e as cartas de Freud para Silberstein foram descobertas recentemente. Quando forem publicadas, sem dúvida oferecerão informações valiosas acerca da vida de Freud entre os dezesseis e vinte e seis anos de idade[55].

Sigmund saiu do Ginásio em meados de 1873. Foi um ano de acontecimentos dramáticos em Viena. Uma Exposição Internacional mal havia sido inaugurada quando uma epidemia de cólera eclodiu e os visitantes de fora de Viena fugiram em pânico, o que foi sucedido por uma queda na Bolsa de Valores, provocando falências, suicídios e uma profunda depressão econômica. Se, e em que medida, isso afetou os negócios de Jacob Freud é algo de que não se sabe. Em todo caso, não parece ter dissuadido Sigmund de seus estudos. De acordo com seu próprio relato, ele foi influenciado em sua escolha vocacional quando assistiu a uma palestra do zoologista Carl Brühl, que leu um poema ("A Natureza") atribuído a Goethe[56]. Para muitos moços daquela época, o estudo de medicina era um meio de satisfazer o interesse pelas ciências naturais. August Forel e Adolf Meyer também chegaram à medicina dessa forma.

Naquela época, os estudos médicos na Áustria duravam no mínimo dez semestres (cinco anos). O ano acadêmico era dividido em semestre de inverno, que ia de outubro a março, e semestre de verão, que ia de abril a julho. O aluno podia iniciar os estudos em qualquer semestre. Na escola de medicina, assim como na universidade em geral, imperava a liberdade acadêmica. Isso significava que o aluno possuía absoluta liberdade para trabalhar ou não trabalhar; que não havia controles de presença, avaliações ou trabalhos, e nem provas – a não ser as finais. O aluno poderia escolher quaisquer matérias para as quais se matriculasse e pagasse as mensalidades. Contudo, havia uma série de disciplinas obrigatórias. Poucos estudantes se restringiam às obrigatórias; a maioria deles também se matriculava em disciplinas médicas alinhadas com seus interesses pessoais ou com especializações futuras. Frequentemente, um aluno pegava uma ou duas matérias em outra faculdade, especialmente se a disciplina fosse ministrada por um professor excepcional. A maioria dos estudantes não fazia mau uso da "liberdade acadêmica"; eles sabiam que teriam de passar por provas finais cuja exigência era alta. Os estudantes de medicina tinham de fazer três *Rigorosa*[57], os dois primeiros em determinadas alturas ao longo dos cinco anos, e o terceiro, no fim; contudo, tinham direito de protelar os dois primeiros *Rigorosa* até o final. Muitos deles faziam trabalho extra, particularmente durante as férias da universidade, contratados como *Famuli*[58] em hospitais ou laboratórios, isto é, realizando afazeres menores a fim de, aos poucos, receberem permissão para desempenhar trabalhos mais importantes, até mesmo remunerados, caso demonstrassem zelo e capacidade. Muitos alunos também dedicavam uma parte do seu tempo livre às "Corporações Estudantis" (irmandades).

Freud começou seus estudos em medicina no semestre de inverno do ano de 1873, colando grau em 31 de março de 1881. O fato de que seus estudos médicos levaram oito anos intrigou seus biógrafos, ainda mais porque se diz que sua família era pobre. Siegfried Bernfeld publicou uma lista das disciplinas cursadas por Freud durante os estudos em medicina com base num levantamento realizado nos arquivos da Universidade de Viena[59]. Durante os três primeiros semestres, Freud acompanhou os mesmos cursos que os outros alunos, com algumas poucas matérias adicionais. A partir do quarto semestre, empreendeu um estudo intensivo de ciências naturais, particularmente zoologia. No final do quinto semestre, começou a trabalhar regularmente no laboratório do professor de anatomia comparada, Carl Claus. Ficou nesse trabalho por dois semestres, com dois estágios na Estação Zoológica Marinha, em Trieste, período coroado com a publicação de seu primeiro artigo científico. Freud parece ter se desapontado com Claus e, após dois semestres com ele, mudou de seu laboratório para o de Brücke, que lecionava fisiologia e "anatomia superior" (tal como chamava a histologia). Freud adotou Ernst Brücke (1819-1892) como seu professor venerado, e encontrou em seu laboratório um ambiente agradável onde trabalharia nos próximos seis anos. Em suas memórias, Benedikt ofereceu uma curiosa descrição desse prussiano rígido e autoritário, que nunca se sentiu confortável em Viena e que impressionava os vienenses na sua qualidade de estrangeiro, com seu cabelo ruivo, seu semblante rígido e seu sorriso mefistofélico[60]. O nível científico de seu ensino era elevado demais para os alunos, e nunca se dignou a lecionar no nível deles. O mais temido de todos os examinadores, ele fazia apenas uma pergunta; se o candidato não soubesse a resposta, ele jamais fazia a segunda. Num silêncio impassível, Brücke esperava passar os quinze minutos estipulados. "Isso mostra o enorme respeito que ele infundia nos alunos, que nunca se revoltavam contra ele", acrescenta Benedikt. A história de sua longa e feroz inimizade com o anatomista Hyrtl tornou-se lendária no mundo científico de Viena[61]. Brücke havia sido discípulo de Johannes von Müller, o grande fisiologista e zoologista alemão que marcou a passagem da filosofia da natureza para a nova corrente mecânico-organicista inspirada pelo positivismo[62]. Isso significa que, junto com Helmholtz, Dubois-Reymond, Carl Ludwig e alguns outros, Brücke rejeitou qualquer tipo de vitalismo ou finalismo na ciência, mas se esforçou para reduzir os processos psicológicos a leis fisiológicas, e os processos fisiológicos a leis físicas e químicas[63]. O interesse de Brücke abrangia muitos campos; ele escreveu sobre os princípios científicos das belas-artes, a base fisiológica da poesia alemã, e inventou a *Pasigraphia*, uma escrita universal pretensamente aplicável a todas as línguas do mundo.

No Instituto de Brücke, Freud conheceu seus dois assistentes seniores – o fisiologista Sigmund Exner e o talentosíssimo Fleischl von Marxow –, bem como o dr. Josef Breuer, que ali estava realizando algumas pesquisas. Freud encontrou em Breuer um colega estimulante, um amigo paternal que o auxiliou anos depois com empréstimos substanciais de dinheiro e que também aguçou sua curiosidade a respeito da história da extraordinária afecção e cura de uma jovem histérica que se tornaria famosa sob o pseudônimo de Anna O.

Josef Breuer (1842-1925) nasceu em Viena, onde seu pai, Leopold, era professor de religião na comunidade judaica[64]. Numa breve nota autobiográfica, Breuer diz que perdeu a mãe muito cedo, e que passou a infância e a juventude "sem miséria e sem luxo"[65]. Rasgava os maiores elogios ao pai, um educador dedicado, sempre pronto para ajudar os membros da comunidade – o pai era obviamente o modelo que Breuer esforçou-se por imitar ao longo da vida. Leopold Breuer redigiu um manual de religião, que foi utilizado nas escolas judaicas de Viena por muitos anos[66]. Josef Breuer, contudo, deixou o judaísmo ortodoxo[67] e adotou a perspectiva do dito "judaísmo liberal". Estudou medicina, mas também frequentou cursos em muitas outras ciências. Seu ávido interesse por – e grande talento para – as ciências experimentais manifestaram-se por duas excepcionais obras de pesquisa: uma sobre o mecanismo da autorregulação da respiração e a outra sobre o mecanismo da percepção dos movimentos corporais e posições por meio do labirinto auditivo. Segundo seus biógrafos, ele havia começado uma brilhante carreira científica, mas abriu mão do cargo de *Privatdozent* e recusou o título de professor associado. Uma explicação é que ele era tão completamente dedicado aos pacientes que não quis sacrificá-los por uma carreira científica; outra, é que abriu mão de seu cargo como *Privatdozent* após intrigas de colegas seus. Ele certamente não possuía uma natureza beligerante. Todos aqueles que o conheceram concordam em dizer que era "o homem mais despretensioso que se possa imaginar". Clínico admirável, combinava perspicácia científica com humanidade. Ele tratava dois grupos de pacientes gratuitamente – os colegas e seus familiares, de um lado; e pessoas carentes, do outro –, e eram muitos os que expressavam sua gratidão por ele de formas tocantes[68]. Como um dos médicos mais procurados de Viena, a sua renda era grande e ele podia custear um padrão de vida elevado, incluindo viagens regulares para a Itália. Homem excepcionalmente culto, era conhecedor de música, pintura e literatura, bem como um conversador instigante. Conhecia pessoalmente o compositor Hugo Wolf, o escritor Schnitzler, o filósofo Brentano, e manteve uma correspondência com a poetisa Maria Ebner-Eschenbach[69]. De acordo com algumas testemunhas, ele era altruísta além da conta e confiava demais nos outros[70]. O fisiologista De Kleyn, que o visitou na velhice, admirou "seu perfeito vigor mental, sua familiaridade com as publicações médicas mais recentes, e o juízo infalível do quase octogenário"; também

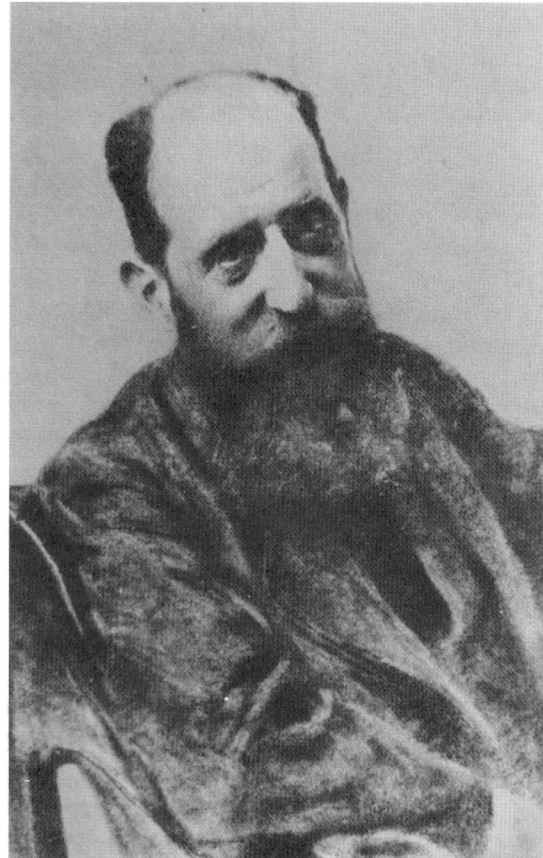

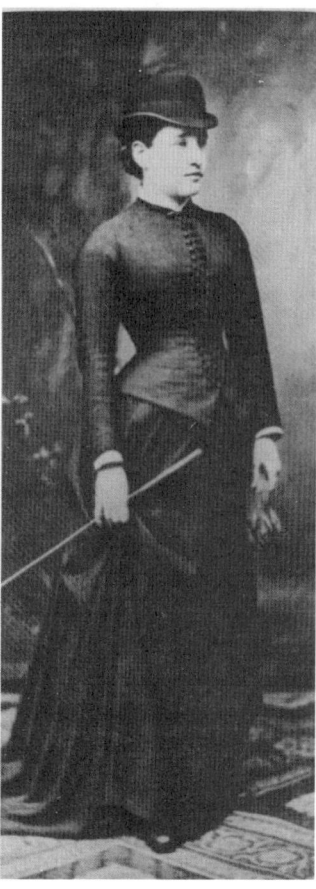

Josef Breuer *(1842-1925) foi um eminente médico vienense que também se destacou na pesquisa fisiológica; a semilendária história de sua paciente "Anna O." tornou-se um dos pontos de partida da psicanálise. (Acervo de retratos do Instituto de História da Medicina, Viena.)*

Bertha Pappenheim *(1860-1936) foi a misteriosa paciente de Breuer, "Anna O.". A fotografia foi tirada em Konstanz, Alemanha, em 1882, numa época em que – de acordo com a versão de Jones – ela estaria gravemente doente em um sanatório próximo de Viena. (Reprodução da fotografia original, com a permissão do Ner-Tamid Verlag e da Congregation Solel.)*

falou que se tratava de alguém "extremamente simples e, pessoalmente, muito caloroso", assim como dotado de uma faculdade crítica que "permaneceu notavelmente aguçada, embora benevolente, até o fim"[71]. Ele possuía tantos amigos dedicados e admiradores em Viena que, quando Sigmund Exner organizou uma campanha em homenagem ao septuagésimo aniversário de Breuer, em 1912, as personalidades mais conhecidas de Viena fizeram suas contribuições. Assim foi fundada a Breuer-Stiftung[72], uma fundação cujo objetivo era premiar pesquisas científicas pelo mérito e convidar cientistas proeminentes para ministrar palestras em Viena[73].

Freud ainda não havia concluído os estudos em medicina quando teve de prestar um ano de serviço militar (1879-1880). A sua principal conquista durante esse período foi a tradução de um volume das *Collected Works* (Obras Completas), de John Stuart Mill[74]. Ele se deu conta de que tinha de se concentrar em obter a titulação em Medicina. Em *A Interpretação dos Sonhos*, diz que estava adquirindo a reputação de eterno estudante. Embora ainda trabalhasse no laboratório de Brücke, fez seus dois primeiros *Rigorosa* em junho de 1880, e o terceiro *Rigorosum* em 30 março de 1881, de modo que recebeu o título de médico em 31 de março de 1881. A partir dali, conseguiu um cargo temporário de "demonstrador" (uma espécie de professor assistente) no laboratório de Brücke, com um pequeno salário, e prosseguiu com a sua pesquisa histológica. Ele também trabalhou por dois semestres no laboratório de química do professor Ludwig, mas essa não era a sua especialidade, obviamente.

A essa altura, ocorreu uma notável mudança na vida de Freud. Até então ele parecia decidido a ter uma carreira científica. Aí, em junho de 1882, saiu repentinamente do laboratório de Brücke, onde havia trabalhado por seis anos – conservando uma boa relação com ele – e se voltou para uma carreira de medicina clínica, visivelmente sem grande entusiasmo.

Naquela época, havia três caminhos para uma carreira médica. O primeiro implicava cinco anos de trabalho concentrado com ênfase em clínica, e trabalhar como *Famulus* em hospitais durante as férias, para depois poder colocar uma placa na porta e esperar os pacientes aparecerem. O segundo era complementar os estudos regulares com dois ou três anos de internato voluntário, para adquirir mais experiência ou especializar-se. O terceiro e mais difícil era, depois de concluir os estudos, disputar os sucessivos postos da carreira acadêmica num dos ramos da medicina teórica ou clínica. Levava de dois a cinco anos para se tornar *Privatdozent*, e mais cinco ou dez anos de árdua competição para se tornar professor associado. Pouquíssimos eram capazes de atingir o posto de professor titular, um cargo com vantagens substanciais e elevado *status* social. Freud, em 1882, parecia voltar-se para a segunda solução – a saber, a da prática médica especializada –, mas não desistiu de seu interesse pelo trabalho com a histologia do cérebro, no qual talvez já tivesse enxergado por onde realizar uma futura carreira científica. Foram dadas duas explicações para essa mudança: o próprio Freud explicou que Brücke havia salientado a falta de perspectivas em seu instituto, visto que seus dois assistentes, Exner e Fleischl, tinham dez anos de senioridade – o que significava que Freud teria de se contentar por muito tempo com um cargo inferior e mal remunerado. Siegfried Bernfeld e Jones, por sua vez, sugeriram que a verdadeira razão estaria nos novos planos de Freud, relacionados ao casamento e à construção de uma família.

Freud havia conhecido Martha Bernays e se apaixonado, noivando em junho de 1882. De acordo com Jones, ela fazia parte de uma conhecida família judia de Hamburgo[75]. Seu pai, um negociante, havia ido para Viena vários anos antes e morrido em 1879. Aqueles que a conheceram descreveram-na como sendo muito atraente e dotada com uma firmeza de caráter. Nesses dois aspectos, parecia-se com a mãe de

Freud. Ambas viveram muito tempo: Martha Bernays nasceu em 26 de julho de 1861 e morreu em 2 de novembro de 1951, aos noventa anos de idade. Seguindo o costume da época, um casamento só deveria ocorrer depois de estabelecida uma situação financeira apropriada. Noivados longos, que implicavam distância e uma assídua correspondência, eram frequentes. Os laços entre as famílias Freud e Bernays foram reforçados pelo casamento do irmão de Martha, Eli, com a irmã de Sigmund, Anna.

Nesse ponto de inflexão de sua vida, a situação de Freud estava longe de ser tranquila. Ele deu início a um período de três anos de residência hospitalar com um salário baixo, e se viu quatro anos atrás daqueles que haviam optado de saída pela medicina clínica. As suas perspectivas eram brilhantes, mas situadas num futuro remoto. A única forma de encurtar essa longa e árdua carreira seria fazer uma brilhante descoberta que lhe trouxesse rápida fama – a esperança secreta de muitos médicos jovens.

O antigo Hospital Geral de Viena, com suas quatro ou cinco centenas de pacientes, era um dos mais famosos centros de ensino do mundo, onde quase todo chefe de departamento era uma celebridade do mundo médico. Havia grande emulação entre a equipe médica e uma intensa competição pelas vagas cobiçadíssimas e mal remuneradas[76]. Sigmund Freud começou trabalhando por dois meses no Departamento Cirúrgico; depois, na categoria de aspirante, trabalhou com o grande clínico-geral Nothnagel, de outubro de 1882 a abril de 1883. Em 1º de maio de 1883, foi designado *Sekundararzt*[77] no Departamento Psiquiátrico, chefiado pelo ilustre Theodor Meynert. Freud logo se envolveu com uma pesquisa histológica sobre a medula oblonga no laboratório de Meynert, onde permaneceu e trabalhou de 1883 a 1886 – e ele parecia, então, ter encontrado um novo mestre.

Theodor Meynert era uma figura proeminente em Viena, mas também possuía aquilo que os alemães chamam de natureza problemática[78]. Bernard Sachs, que trabalhou em seu laboratório durante o mesmo período que Freud, descreve-o como possuindo "uma aparência bastante marcante – uma cabeça enorme sobre um corpo pequeno –, com desgrenhados tufos de cabelo que possuíam o irritante costume de cair sobre a testa e tinham de ser empurrados para trás com frequência"[79]. Meynert era considerado o maior estudioso em anatomia do cérebro da Europa, junto com Flechsig. Infelizmente, ele foi caindo gradativamente na "mitologia cerebral", a tendência então vigente de descrever fenômenos psicológicos e psicopatológicos em termos de estruturas cerebrais reais ou hipotéticas. August Forel conta, em suas memórias, o quão desapontado ficou quando foi trabalhar com Meynert e se deu conta de que muitos dos setores cerebrais supostamente descobertos por ele não passavam de criações da sua imaginação[80]. Meynert era conhecido como bom clínico, mas um docente tedioso, e ele possuía pouco contato com os alunos. Era também poeta[81], conhecedor de música e arte, e seu círculo social era constituído pela elite intelectual de Viena, muito embora ele fosse uma pessoa difícil e possuísse violentas inimizades[82].

Depois de passar cinco meses no departamento de Meynert, em setembro de 1883, Freud mudou-se para a quarta Divisão Médica, conduzida pelo doutor Scholtz, onde adquiriu uma excelente experiência clínica com pacientes neurológicos.

Enquanto isso, um artigo escrito pelo dr. Aschenbrandt, em dezembro de 1883, salientou o interesse pela cocaína, o alcaloide da coca[83]. Freud fez experimentos, em si mesmo e noutras pessoas, com a substância supostamente inofensiva, que ele descobriu ser efetiva contra a fadiga e os sintomas neurastênicos. Em julho de 1884, Freud publicou um artigo no qual enalteceu as virtudes da nova droga com eloquência[84]. Afirmou que a cocaína poderia ser utilizada como estimulante, afrodisíaco, contra distúrbios estomacais, caquexia, asma, e para a remoção dos dolorosos sintomas que acompanham a retirada da morfina em adictos. De fato, ela foi por ele utilizada dessa forma para tratar seu amigo Fleischl, que, depois de uma neuralgia grave, havia se viciado em morfina. Contudo, esse tratamento tornou Fleischl um severo adicto de cocaína.

Ao falar sobre a cocaína com seus colegas Leopold Königstein (um *Privatdozent* seis anos mais velho) e Carl Koller (um ano mais novo que ele próprio), Freud mencionou que a cocaína causava uma dormência da língua. Koller estava à procura de um produto que produzisse anestesia do olho. Quando Freud saiu de férias para visitar a noiva em Wandsbek (um subúrbio de Hamburgo), em agosto de 1884, Koller foi até o laboratório de Stricker e fez experimentos com cocaína nos olhos de animais, e ele rapidamente descobriu suas propriedades anestésicas. Como era de costume entre cientistas ávidos por garantir a prioridade de autoria quanto a uma descoberta, guardou silêncio e apressou-se por enviar um relatório preliminar para ser lido por um amigo, o dr. Brettauer, no Congresso de Oftalmologia em Heidelberg, no dia 15 de setembro[85]. A comunicação causou um frisson. Königstein foi correndo realizar experimentos do mesmo tipo e aplicar a descoberta à cirurgia humana. Ele e Koller apresentaram a descoberta para a Sociedade de Médicos em 17 de outubro de 1884. Quando Freud voltou de Wandsbek, descobriu que Koller era o afortunado vitorioso que havia ganhado fama repentina; e para ele era ainda mais frustrante, visto ter sido ele próprio a dar a Koller a pista que o levou à descoberta. Mas Freud não desistiu de seus estudos sobre a cocaína[86]. Fez experimentos com o seu efeito na força muscular e continuou a advogar pelo uso médico da nova droga. Não demorou muito para que Albrecht Erlenmeyer publicasse um artigo advertindo contra o perigo do vício em cocaína, e seria esse o início de uma investida contra Freud[87].

Enquanto isso, em 21 de janeiro de 1885, Freud candidatou-se ao cargo de *Privatdozent* em Neuropatologia e, em março, a uma bolsa de intercâmbio, com a duração de seis meses, oferecida pela Universidade de Viena. Trabalhou no Departamento de Oftalmologia de março até o fim de maio, e no Departamento de Dermatologia em junho. Seu artigo sobre as raízes e conexões do nervo acústico também foi publicado em junho e foi bem recebido. No mesmo mês, realizou a prova oral para *Privatdozent* e ministrou a aula teste[88]. Foi designado em 18 de julho, e então tomou conhecimento de que, como resultado da intercessão de Brücke e Meynert, havia sido selecionado para a bolsa entre dois outros candidatos – bolsa que ele decidiu utilizar estudando em Paris, com Charcot.

Em 1º de agosto de 1885, Freud saiu do Hospital Geral de Viena, onde havia passado os três últimos anos. Então tirou seis semanas de férias em Wandsbek, junto da noiva, e em 11 de outubro partiu para Paris. Aparentemente, ele considerava esse está-gio em Paris a grande oportunidade de sua vida[89].

Para um jovem cientista sério e pouco vivido como Freud, deve ter sido uma expe-riência avassaladora ser atirado repentinamente no universo febril da capital francesa. Com profundo interesse, observou o cotidiano de Paris, visitou os museus e a Cate-dral de Notre Dame, e assistiu a peças que contavam com a atuação de grandes atores. Mas, a princípio, ele não tinha como não se sentir perdido na Salpêtrière. A despeito da carta de apresentação de Benedikt, Freud era, para Charcot, apenas mais um dos muitos visitantes que chegavam à Salpêtrière. Ele começou pesquisando no laboratório de Patologia com o neurologista russo Darkchevitch, e aparentemente ficou desapon-tado com as condições de trabalho. Freud então ofereceu a Charcot os seus préstimos como tradutor de alguma obra sua para o alemão. O grande homem convidou Freud para algumas de suas glamorosas recepções. Já no começo, Freud ficou encantado com Charcot, que o impressionava não apenas pela ousadia de suas concepções sobre a hipnose, a histeria e as neuroses traumáticas, mas também pelo imenso prestígio e pela vida suntuosa do Príncipe da Ciência. Ao que parece, Freud não se deu conta de que Charcot estava cercado por inimigos ferozes, e ele não ficou tempo suficiente para sentir – como fez Delboeuf, que lá esteve no mesmo período – o montante de sugestionamento que era recebido por muitos dos pacientes histéricos de Charcot.

Freud gostava de dizer que ele havia sido aluno de Charcot em Paris durante 1885 e 1886. Às vezes isso levava as pessoas a acreditarem que havia ficado lá por um longo tempo. Na verdade, Jones assevera, com base em cartas de Freud para a noiva, que Freud viu Charcot pela primeira vez em 20 de outubro de 1885, e dele se despe-diu em 23 de fevereiro de 1886, e que desses quatro meses precisa ser subtraída uma semana do recesso natalino, que Freud passou com a noiva na Alemanha, e "algu-mas semanas" em que Charcot esteve doente. Podemos assumir que o encontro de Freud com Charcot foi mais da natureza de um encontro existencial que de uma rela-ção normal entre mestre e discípulo. Freud foi embora de Paris em 28 de fevereiro de 1886, com a impressão de ter conhecido um grande homem, alguém com quem manteria contato para a tradução de seus livros, e que lhe havia proporcionado um mundo de ideias novas[90].

Depois de passar o mês de março em Berlim estudando pediatria com Baginsky, Freud voltou para Viena no dia 4 de abril de 1886. Alugou um apartamento na Rathaus-strasse e deu início à sua clínica no final de abril de 1886. Foi um período atribulado em sua vida, com os preparativos para o casamento e a preocupação com o trabalho científico. Ele escreveu para o colegiado de professores um relatório sobre as ativida-des durante a bolsa[91] e, em maio, apresentou comunicações sobre hipnose no Clube de Fisiologia e na Sociedade de Psiquiatria[92]. No mesmo mês, foi publicado um segundo artigo de Erlenmeyer alertando quanto aos perigos da cocaína e mencionando o nome de Freud criticamente[93]. Freud tinha poucos pacientes pagantes e preenchia o ócio forçado traduzindo um volume das palestras de Charcot, que foi publicado com um prefácio redigido por Freud, datado de 18 de julho de 1886[94].

De 11 de agosto a 9 de setembro, Freud completou um período de serviço militar com a patente de médico de infantaria num regimento germanófono que realizava manobras em Olomouc. É curioso comparar a carta de Freud a Breuer[95], expressando suas queixas acerca da vida militar e o seu menosprezo por ela, com a ficha preenchida pelos superiores de Freud após a conclusão desse período de serviço[96]. Em 30 de setembro de 1886, o casamento de Sigmund Freud com Martha Bernays ocorreu em Wandsbek, e eles passaram o resto do mês em lua de mel, às margens do Mar Báltico.

Com o retorno para Viena, Freud mudou sua clínica para um novo apartamento na Kaiserliches Stiftungshaus, um grande prédio de apartamentos construído por iniciativa do imperador Francisco José I no local do Teatro Ring, que havia pegado fogo em 8 de dezembro de 1881, com uma perda de cerca de quatrocentas vidas. Ele ainda não havia conseguido dar início à docência como *Privatdozent*, mas começou a trabalhar no Instituto Kassowitz, um hospital pediátrico privado, para cujo departamento de neurologia ele havia sido designado e onde reuniria um rico material para seus estudos clínicos[97].

Freud havia retornado de Paris entusiasmado com o que aprendera na Salpêtrière e ávido para que isso fosse conhecido em Viena. A comunicação que ele apresentou na Sociedade de Médicos de Viena deixou-o desapontado, e esse incidente deu azo a uma lenda tenaz. Visto que nos é impossível discutir os vários episódios da vida de Freud no âmbito deste livro, iremos destacar esse episódio particular como um exemplo.

A versão convencional sobre esse acontecimento é a seguinte: Freud apresentou uma comunicação sobre histeria masculina na Sociedade de Médicos em 15 de outubro de 1886. Essa comunicação foi recebida com incredulidade e hostilidade. Freud foi desafiado a apresentar para a Sociedade um caso de histeria masculina, e embora ele tenha enfrentado esse desafio em 26 de novembro do mesmo ano, a recepção foi fria, e esse foi o ponto de partida da rixa de uma vida inteira entre Freud e o mundo médico vienense.

Ao averiguar essa história, quatro pontos precisam ser aclarados: 1. que tipo de corpo científico era a Sociedade de Médicos?; 2. o que o conceito de histeria masculina significava naquela época?; 3. O que de fato ocorreu durante o encontro?; e 4. como os acontecimentos da reunião podem ser explicados?

A Sociedade Imperial de Médicos (Kaiserliche Gesellschaft der Ärzte in Wien) era uma das mais reputadas sociedades de medicina da Europa[98]. Sua origem remonta a um grupo de médicos que, por volta de 1800, havia começado a se reunir uma vez por semana para discutir problemas de medicina e higiene pública. Após vários reveses, a Sociedade recebeu reconhecimento oficial e o seu presente *status* em 1837. A Sociedade havia conservado sua preocupação especial originária relativa aos problemas de saúde pública, mas também lidava com todos os ramos da medicina e esforçava-se por manter o mais elevado padrão científico possível em cada ramo. Muitas descobertas importantes foram anunciadas pela primeira vez diante dessa Sociedade. Em 1858, Czermak demonstrou o laringoscópio descoberto por Türck. Em 15 de maio de 1850, Semmelweiss explicou sua descoberta de que a infecção na maternidade de um hospital vinha das salas de anatomia. Em 1879, Nitze e Leiter demonstraram seu citoscópio; e em outubro de 1884, dois anos antes da comunicação de Freud, Königstein e Koller anunciaram a utilização da cocaína na cirurgia ocular. Outro traço da Sociedade era que qualquer médico podia apresentar comunicações, desde que oferecesse algo original. Mas embora os oradores nunca abandonassem os modos decorosos e corteses, as contribuições eram expostas a críticas severas. O cirurgião Breitner descreveu em sua autobiografia como, durante a discussão em torno de uma de suas comunicações, Wagner-Jauregg "esmagou-o contra a parede feito uma mosca"[99]. As sessões ocorriam toda sexta à noite, nas dependências da Academia de Ciências, de um modo bastante formal. As discussões eram registradas por um secretário (*Schriftführer*) e sintetizadas no boletim quinzenal da Sociedade. As sessões eram frequentadas por jornalistas da área médica, que reportavam aos seus respectivos periódicos.

O que de fato ocorreu na reunião de 15 de outubro de 1886 é ininteligível caso não se defina o que o termo "histeria masculina" significava na época, e para fazê-lo temos de voltar alguns decênios. Na década anterior, havia ocorrido um enorme aumento do tráfego ferroviário, de acidentes de trem e de acionamentos de seguro. Inaugurou-se um novo capítulo da patologia, desbravada por médicos britânicos, que descreveram a "espinha de ferrovia" e o "cérebro de ferrovia", e distinguiram o choque nervoso do choque traumático. Na Inglaterra, o dr. Page argumentava que muitos casos de espinha de ferrovia não resultavam de lesões nervosas, mas de distúrbios funcionais, que ele chamou de histéricos; ele descobriu nesses pacientes uma hemianestesia e outros sintomas geralmente considerados estigmas da histeria[100]. As asserções do dr. Page criaram intensas discussões em torno de dois pontos: primeiro, a frequência comparada de lesões orgânicas e dinâmicas (em linguajar moderno, funcionais); e segundo, se essas questões nervosas não orgânicas eram idênticas à histeria. Esses pontos eram de considerável importância prática para os pacientes, para as seguradoras e para os peritos médicos que tinham de avaliar os sinistros. O ponto de vista do dr. Page foi amplamente compartilhado na Inglaterra e aceito nos Estados Unidos por Walton[101], Putnam e outros[102]. Na Alemanha, dois neurologistas proeminentes, Thomsen e Oppenheim, objetaram que a hemianestesia não era prova de histeria – porque, como mostraram, ela podia ser encontrada em muitos outros estados –, e que em seus próprios casos de espinha de ferrovia eles descobriram que a hemianestesia era muito mais severa que em pacientes histéricos, que a depressão era mais profunda, e que havia pouca resposta à terapia[103]. Casos não orgânicos de espinha de ferrovia foram descritos por eles como uma neurose traumática específica distinta da histeria. Na França, Charcot negou a existência da neurose traumática de Thomsen e Oppenheim; ele admitiu que casos não orgânicos de espinha de ferrovia possuíam certas particularidades sintomáticas – como afirmado pelos alemães –, mas insistiu que faziam parte da histeria. Como prova, Charcot disse que, sob hipnose, ele havia produzido paralisias que eram sintomaticamente idênticas a paralisias traumáticas. Visto que muitos acidentados eram homens, o diagnóstico de histeria masculina, anteriormente restrito a homens com sintomas histéricos clássicos, passaram a se estender a homens com distúrbios funcionais pós-traumáticos. Assim, a frequência da histeria masculina aumentou na França, ao menos como rótulo diagnóstico, e passou a haver dois tipos de histeria masculina em Paris: o clássico (no qual a hereditariedade era considerada fator etiológico principal) e o pós-traumático (no qual a hereditariedade desempenhava um papel menor, caso desempenhasse algum). Em Viena, a existência da histeria masculina clássica já não era questionada, mas os neurologistas de ponta não aceitavam a identificação de Charcot entre a paralisia traumática em homens e a histeria masculina.

Assim, para compreender a discussão que sucedeu a comunicação de Freud, dois fatos devem ser lembrados: que o termo "histeria masculina" se aplicava a dois estados diferentes, a saber, a histeria masculina clássica (cuja existência era aceita por todos) e a histeria masculina traumática, de Charcot (que era pauta de acaloradas discussões entre os neurologistas); e que a discussão a respeito da histeria masculina traumática era, ela própria, parte de uma controvérsia mais ampla relativa às consequências de acidentes ferroviários e outros traumas.

A melhor maneira de reconstruir o que aconteceu na reunião de 5 de outubro de 1886 é se fiar nos relatórios publicados imediatamente depois. Nós não possuímos o texto da comunicação de Freud, mas provavelmente era similar ao relatório[104] que ele enviou ao *Professoren-Collegium*[105]. Um breve inventário da discussão que sucedeu à apresentação de Freud foi registrado no número seguinte do boletim da Sociedade de Médicos, e atas mais detalhadas foram lavradas em cinco periódicos médicos[106].

A comunicação de Freud foi antecedida pela apresentação clínica de um caso de lúpus da laringe e do palato, feita por um laringologista, o dr. Grossmann. Então, Freud contou à Sociedade como havia passado alguns meses em Paris com Charcot, e explicou a concepção do médico francês a respeito da histeria. Charcot, explicou ele, fazia uma distinção entre *grande hystérie*[107] (com um tipo específico de convulsões, hemianestesia e vários outros estigmas) e *petite hystérie*[108]. Charcot, acrescentou ele, tinha o mérito de mostrar que os pacientes histéricos não eram fingidos, que a histeria não era oriunda de distúrbios dos órgãos genitais, e que a histeria masculina era mais frequente do que geralmente se supunha. Freud então relatou um caso de histeria masculina que ele havia visto quando no serviço de Charcot. Tratava-se de um jovem que havia sofrido um acidente no trabalho e desenvolvido paralisia num braço, bem como toda uma gama de estigmas. Com base em casos assim, Charcot estava inclinado a equiparar à histeria masculina a maioria dos casos de espinha e cérebro de ferrovia.

Quem abriu a discussão foi o professor Rosenthal, um neurologista. A histeria masculina, disse ele, não era raridade. Ele havia descrito dois casos assim dezesseis anos antes. O professor Meynert afirmou ter observado repetidas vezes casos de convulsões epilépticas e distúrbios da consciência pós-trauma, e que seria interessante verificar se esses casos sempre apresentaram os sintomas descritos por Freud.

O professor Bamberger, presidente da sessão, reconheceu os méritos de Charcot, mas não viu nada de novo na interessante comunicação de Freud. Questionou a distinção charcotiana entre *grande* e *petite hystérie* porque alguns dos casos mais graves de histeria não se enquadravam na *grande hystérie*. Quanto à histeria masculina, tratava-se de um estado bem conhecido; porém, com base em suas próprias observações, Bamberger discordou de equiparar a espinha de ferrovia com a histeria masculina genuína, a despeito de certas similaridades no quadro clínico.

O professor Leidesdorf mencionou ter muitas vezes examinado pacientes que, em seguida a um acidente de trem ou trauma similar, desenvolveram sintomas orgânicos que nada tinham em comum com a histeria. Ele não negou que havia casos em que o choque foi sucedido pela histeria, mas advertiu contra concluir que a histeria fosse uma consequência do trauma, porque a verdadeira extensão das lesões ainda não podia ser avaliada nesse estágio.

A comunicação de Freud foi seguida por uma outra, apresentada pelo professor Latschenberger, sobre a presença de pigmento galvânico em tecidos e fluidos em doenças graves em animais. O professor Bamberger objetou severamente às asserções de Latschenberger: a frieza era obviamente o tom da Sociedade – nesse sentido, a despeito de seu título de professor, Latschenberger não foi mais bem tratado que Freud.

Nos lendários relatos dessa reunião, era como se tremendas descobertas, que ainda não tinham chegado a Viena, houvessem sido reveladas a Freud em Paris – como a existência da histeria masculina –, e que, ao agir como missionário de Charcot junto aos "pânditas" vienenses, ele tivesse sido vergonhosamente desdenhado e rejeitado. Na verdade, foi bem o contrário. Freud havia voltado de Paris com uma imagem idealizada de Charcot. Muito do que atribuía a Charcot eram ideias de autores que tinham vindo antes, e a histeria masculina era um estado bem conhecido, a respeito do qual, em Viena, históricos clínicos haviam sido publicados há tempos por Benedikt[109], Rosenthal e outros[110]. Charcot era popular em Viena; Benedikt o visitava todo ano. Meynert[111] mantinha com ele uma relação em bons termos, e Leidesdorf falava muito bem a seu respeito[112]. Mas o mundo médico de língua alemã fora perturbado pelo novo rumo tomado pela pesquisa de Charcot a partir de 1882. É emblemático que o *Neurologisches Zentralblatt* (Gazeta Neurológica Central) tenha publicado uma resenha detalhada da tradução feita por Freud das palestras de Charcot, na qual foram tecidos os maiores elogios a Freud como tradutor, mas uma incisiva – embora polida – crítica tenha sido expressa acerca da nova doutrina charcotiana[113].

A partir das atas fica óbvio que ninguém negava a existência da histeria masculina clássica. Dos quatro debatedores, dois deles, Rosenthal e Bamberger, declararam expressamente que a histeria masculina era bem conhecida, e Leidesdorf falou dela como uma noção atual. Meynert compartilhava da mesma opinião, necessariamente, visto que um caso de histeria masculina clássica oriundo de suas enfermarias havia sido publicado sob os seus auspícios fazia apenas um mês, não porque a histeria masculina fosse incomum, mas o resultado de um raro sintoma histérico que o caso apresentava[114]. Fica claro que o cerne da discussão era a equivalência, feita por Charcot, entre neurose traumática e histeria masculina.

Ao que parece, os neurologistas vienenses contestaram três pontos na comunicação de Freud. Primeiro: Freud não estava em conformidade com a tradição da Sociedade, de que o orador trouxesse algo novo e original – esse é o significado da observação de

Bamberger: "Tudo muito interessante, mas não vejo nada de novo." Freud provavel-mente teria sido mais bem recebido se, em vez de relatar um dos históricos clínicos de Charcot, tivesse levado um de sua própria lavra. Segundo: a intervenção de Freud se respaldava apenas na autoridade de Charcot, numa controvérsia cujas complexidade e implicações práticas ele não parecia ter apreendido. Na verdade, a postura cautelosa dos neurologistas vienenses com relação ao diagnóstico dos distúrbios histéricos vinha em benefício dos pacientes – é esse o significado da observação de Leidesdorf. Terceiro: pode ter sido irritante para esses neurologistas o fato de que Freud tenha atribuído a Charcot a descoberta de que a histeria não era nem fingimento, nem o resultado de distúrbios dos órgãos genitais – dois pontos que eram conhecidos em Viena há muito tempo, de modo que Freud parecia tratá-los como ignorantes, falando com eles de cima para baixo.

É possível se perguntar como Freud não se deu conta de que estava ofendendo aqueles homens que o receberam de bom grado[115]. Uma razão era que Freud, que sempre esteve sujeito a entusiasmos fortes e imediatos, agora estava sob os encantos de Charcot. Uma outra razão era o anseio de Freud pela grande descoberta que lhe traria fama. Ele ainda estava sofrendo com a decepção causada pelo episódio com a cocaína, e aparentemente pensava que a revelação que havia recebido na Salpêtrière poderia ser o ponto de partida para mais descobertas. Assim, a recepção fria ofere-cida à sua comunicação foi ainda mais dolorosa para ele.

Não há evidência documental de que Freud fora desafiado a mostrar para a Sociedade um caso de histeria masculina. Seja como for, ele próprio se sentiu obri-gado a fazê-lo. Conseguiu encontrar um caso uma semana após a reunião; o exame oftalmológico foi realizado pelo dr. Königstein no dia 24 de outubro, e a apresenta-ção ocorreu em 26 de novembro. Freud começou a comunicação afirmando que ele estava ali enfrentando o desafio, feito pelo professor Meynert, de demonstrar para a Sociedade um caso de histeria masculina com os estigmas descritos por Charcot[116]. O paciente era um operário de 29 anos de idade que, aos oito, fora atropelado na rua, perdeu um dos tímpanos e foi acometido por convulsões de uma natureza incerta durante os dois anos que sucederam ao acidente. Agora, após um choque nervoso experimentado três anos antes, ele havia desenvolvido sintomas histéricos. Exibia uma hemianestesia severa e outros estigmas histéricos, tais como descritos por Char-cot. O fato é que se tratava de um caso ambíguo que poderia ser diagnosticado ou como histeria traumática reativada (por causa do antigo acidente), ou como histeria masculina clássica (por causa do choque nervoso), e dificilmente poderia contribuir para elucidar o ponto que havia sido criticado durante a reunião de 15 de outubro. Dessa vez não houve debate, talvez por conta da intensa programação. Freud decla-rou posteriormente, em sua autobiografia, que essa comunicação foi aplaudida, mas aparentemente isso não desfez a impressão criada pela reunião anterior.

Contrariamente à lenda, Freud não rompeu seus laços com a Sociedade após a reunião. Sua candidatura foi submetida por sete membros proeminentes no dia 16 de fevereiro de 1887, e ele foi eleito em 18 de março. Até ir embora de Viena, ele nunca deixou de ser membro da Sociedade[117].

A sessão de 15 de outubro de 1886 foi evocada três meses depois por Arthur Schnitzler, numa resenha da tradução que Freud havia feito do livro de Charcot[118]. Schnitzler conta da "fantasia do médico engenhoso" (*die Phantasie des geistreichen Arztes*), isto é, Charcot, e como o seu conceito de histeria masculina traumática foi recebido com reserva[119]. Isso havia sido confirmado "quando, recentemente, o doutor Freud falou acerca do tópico perante a Sociedade Imperial-Real de Médicos de Viena, desdobrando-se numa animada discussão". A controvérsia sobre neurose traumática *versus* histeria masculina continuou a se acirrar na Europa por alguns anos, até que, por volta de 1900, o mundo médico perdeu o interesse pela histeria, parou de acreditar na existência dos estigmas de Charcot, e a própria doença se tornou muito menos frequente[120].

Nos dez anos que se seguiram, Freud lutou para sustentar a família, construiu sua clínica, logrou uma obra neurológica e criou uma nova psicologia. Ele estava começando, em 1886, com a habitual desvantagem do jovem doutor, com dívidas e sem fortuna. Pacientes particulares chegavam lentamente, e ele tinha dificuldades em encontrar casos para as suas apresentações como *Privatdozent*. Alguns fatos mostram que ele deve ter sido alvo de algumas críticas durante esse período. Foi acusado de ter lançado sobre a humanidade esta "terceira maldição", o vício em cocaína – os outros dois sendo o alcoolismo e o morfinismo. Num último artigo sobre a cocaína, que data de julho de 1887, Freud tentou se justificar: a cocaína, disse ele, era perigosa apenas para os viciados em morfina, mas resultados maravilhosos poderiam ser obtidos ao tratar morfinistas com cocaína durante a fase de abstinência[121]. E acrescentou: "Quiçá não seja supérfluo observar que não se trata de experiência pessoal, mas de conselho dado a outrem." Um periódico médico que havia publicado uma breve resenha realizada por Freud de um livro da autoria de Weir Mitchell trouxe, logo a seguir, uma resenha mais extensa do mesmo livro escrita por outro resenhista[122]. Freud havia rompido com Meynert, e uma ácida querela deflagrou-se entre eles no ano de 1889. Num artigo sobre neuroses traumáticas, Meynert criticou as teorias de Charcot sobre as paralisias traumáticas e acrescentou em nota de rodapé que as opiniões de Freud eram mais dogmáticas que científicas, e contradiziam o ensino charcotiano[123]. Freud respondeu a isso com um veemente ataque contra Meynert, a quem acusou de preconceito. Esses episódios ilustram a atmosfera de isolamento e desconfiança em que Freud começou a carreira.

Porém Freud também tinha os seus trunfos. O velho amigo Josef Breuer, que gozava de uma das mais abastadas clientelas de Viena, lhe enviava pacientes. Além do mais, Freud, após o retorno de Paris, havia sido colocado ao encargo do departamento neurológico do Instituto Kassowitz[124]. Diligente em seu trabalho, foi criando gradativamente para si a sua posição social e a sua reputação como especialista.

De acordo com todos os depoimentos, seu casamento com Martha era feliz. Tiveram seis filhos: Mathilde, em 16 de outubro de 1887; Jean-Martin, em 7 de dezembro de 1889; Oliver, em 19 de fevereiro de 1891; Ernst, em 6 de abril de 1892; Sofie, em 12 de abril de 1893; e Anna, em 3 de dezembro de 1895[125]. O lar também era composto pela cunhada de Freud, Minna Bernays, e por dois ou três criados. No verão de 1891, a família mudou-se para o apartamento na Berggasse 19, do qual Freud só sairia em 1938.

O apartamento de Freud localizava-se num bairro residencial, perto do *Innere Stadt*, ou cidade velha, nas proximidades quase imediatas da Universidade, dos museus, da ópera, do Burgtheater, dos grandes edifícios do governo e, por último, mas não menos importante, da Corte Imperial. Esta incluía o Palácio Imperial (*Hofburg*), seus jardins, suas galerias de arte, sua biblioteca, as joias da coroa (*Schatzkammer*) e a Escola de Montaria Imperial Espanhola. Assim, a família viveu e cresceu perto do coração pulsante do grande império. Era frequente ver o imperador passeando pela vizinhança em sua carruagem. Em muitos aspectos, a vida era muito diferente do que é hoje. Os profissionais recebiam seus clientes em seu local de residência, de modo que era fácil interromper o trabalho para ver a família. As crianças tinham vislumbres da atividade exercida pelo pai, que gozava de um enorme prestígio aos seus olhos. Não era incomum trabalhar de manhãzinha até tarde da noite, seis dias por semana; porém, profissionais e pessoas abastadas tiravam três meses de férias de verão, as quais passavam ou no campo, ou viajando com um *Baedeker*[126] em mãos.

A evolução científica de Freud durante esses dez anos é evidenciada pelo fato de que, em 1886, ele era sobretudo um neurologista que aceitava completamente as teorias charcotianas sobre a neurose, ao passo que em 1896 já não estava interessado em neurologia e, após ter desistido das ideias de Charcot e Bernheim, aos poucos vinha se aproximando de elaborar o seu próprio sistema.

O primeiro passo foi o seu crescente interesse em Bernheim, cujo manual ele traduziu; e então, em julho de 1889, foi para Nancy visitar a ele e a Liébeault, participando em seguida do Congresso Internacional de Psicologia, em Paris[127].

Em 1891, o livro de Freud sobre paralisia cerebral em crianças foi publicado em colaboração com Oscar Rie, assim como o seu estudo crítico da teoria da afasia, e, em 1892, Freud publicou a tradução de outro livro de Bernheim[128]. Num ciclo de duas palestras que ele ministrou em 27 de abril e 4 de maio de 1892, no Wiener Medizinischer Klub[129], o conceito de sugestionamento por ele exposto era quase exatamente o de Bernheim[130]. Mas Freud também traduziu outro volume das palestras de Charcot, que ele guarneceu com notas de rodapé – algumas explicando as ideias do autor, outras indicando a sua própria concepção da histeria ou contrapondo-se a Meynert[131].

Em 1893, um esboço biográfico de Freud foi publicado em *Das geistige Wien* (A Viena Intelectual), uma espécie de *Who's Who*[132] das celebridades vienenses[133]. Freud publicou vários artigos sobre histeria, notadamente a sua "Comunicação Preliminar", com Josef Breuer, intitulada "Sobre o Mecanismo Psíquico dos Fenômenos Históricos". A concepção charcotiana do mecanismo da neurose traumática foi estendida à histeria em geral, e foi proposto um método psicoterapêutico baseado nas ideias de catarse e ab-reação. Em 1894, em seu artigo "As Neuropsicoses de Defesa", Freud havia passado da histeria para as fobias, obsessões, e até mesmo alucinações. Pressionou Breuer para concluírem os *Estudos Sobre a Histeria*, e o livro foi publicado em 1895. Tratava-se de um volume bem-organizado. Após um breve prólogo declarando que eles não haviam utilizado tantos históricos clínicos quanto desejavam por razões de sigilo profissional, a "Comunicação Preliminar" de 1893 foi republicada, seguida do caso da paciente Anna

O., dado como protótipo de um tratamento catártico. Então vinham quatro históricos clínicos de Freud, o primeiro deles sendo o de Emmy von N. – o primeiro tratamento catártico de Freud. O livro era rematado por um capítulo de Breuer sobre o conceito de histeria, e outro de Freud sobre a sua psicoterapia. Retornaremos depois ao efeito causado por esse livro e pelos artigos de Freud que lhe foram contemporâneos. Naquela época, a posição profissional e econômica de Freud havia melhorado a ponto de ele poder custear viagens periódicas pela Itália e colecionar objetos de arte. No ano seguinte, sentiu que a sua teoria e o seu método terapêutico eram suficientemente originais para receberem um nome novo e específico: psicanálise. Mas o nascimento dessa nova ciência iria passar por um processo muito incomum que, à época, já havia principiado.

Por um período de cerca de seis anos (de 1894 a 1899), quatro acontecimentos encontram-se inextricavelmente embrenhados na vida de Freud: a sua íntima relação com Wilhelm Fliess, os seus distúrbios neuróticos, a sua autoanálise e a sua elaboração dos princípios básicos da psicanálise. Iremos primeiro sintetizar os fatos conhecidos, e então propor uma interpretação. As duas principais fontes são *A Interpretação dos Sonhos*, de Freud, que analisa dezenas de sonhos que o autor teve naquele período, e a parte de sua correspondência com Fliess que se encontra publicada – a publicação completa dessas cartas possivelmente irá modificar um pouco a imagem que fazemos do período.

Freud havia conhecido Wilhelm Fliess em 1887, um berlinense especialista em ouvido e nariz. Fliess era autor de teorias cujos três pontos principais eram a correspondência entre a mucosa nasal e os órgãos genitais, a bissexuação dos seres humanos e a existência, em cada indivíduo, de uma dupla periodicidade: uma feminina, com um ciclo de 28 dias; e uma masculina, com um ciclo de 23 dias[134]. A primeira carta de Freud a Fliess, de 24 de novembro 1887, diz respeito ao diagnóstico de um paciente. Desenvolveu-se uma amizade, marcada em junho de 1892 pela adoção do modo familiar de endereçamento: *Du* (você). Logo adquiriu um caráter mais afetivo. Para Freud, Fliess era um correspondente científico, um médico que tratava o seu problema nasal, e um confidente que também o estimulava e em cujo julgamento ele depositava total confiança.

No início de 1894, Freud sofreu de sintomas cardíacos. Aconselhado por Fliess, parou de fumar e, a despeito de muita dificuldade, manteve-se firme em sua decisão. Nessa época aconteceu algo, como descrito por Max Schur[135]. Freud estava tratando uma mulher, Emma, de histeria, e ele chamou Fliess para determinar se havia uma conexão entre os sintomas dela e um possível problema no nariz. Fliess operou o nariz de Emma e voltou para Berlim. A paciente, contudo, sofreu de graves complicações pós-operatórias, e outro especialista descobriu que Fliess havia deixado acidentalmente um pedaço grande de gaze iodofórmica na cavidade. Semanas depois, a paciente teve uma hemorragia de tamanha gravidade que o seu estado permaneceu crítico por bastante tempo. De acordo com Schur, Freud expressou, em cartas até então inéditas, a sua plena confiança em Fliess, que continuou sendo para ele o médico "em cujas mãos alguém confia totalmente a sua vida". Esses acontecimentos ocorreram num momento em que Freud estava inteiramente absorto em sua cogitação sobre uma nova psicologia. Em junho de 1895, ele escreveu para Fliess dizendo que havia voltado a fumar depois de quatorze meses de interrupção. Não conseguia mais aguentar. Foi durante a noite de 23 para 24 de julho de 1895 que Freud teve o seu célebre sonho da injeção de Irma, o primeiro sonho do qual ele fez uma análise completa com a sua nova técnica de associações. Ela se tornaria o protótipo da análise de sonhos, não apenas na *Traumdeutung* de Freud, mas aos olhos de todos os psicanalistas. Max Schur mostrou que os elementos básicos desse sonho estavam presentes na história da paciente Emma, e que ele pode ser interpretado como a tentativa que o sonhador fez de abonar Fliess. Freud tinha a sensação de que havia solucionado o mistério dos sonhos e encontrado uma chave para a sua interpretação – uma chave que então ele poderia utilizar na investigação e no tratamento de seus pacientes.

No período de julho de 1895 até a morte de seu pai, em 23 de outubro de 1896, Freud publicou, junto com Breuer, os *Estudos Sobre a Histeria*, rompeu a sua relação com Breuer e escreveu um *Projeto de uma Psicologia Científica* que, contudo, ele logo abandonou, de modo que permaneceu inédito. Os sofrimentos de Freud aumentaram. Durante um passeio pelas montanhas, ficou sem ar e se viu obrigado a voltar. Mais uma vez parou de fumar, mas logo retornou. A sensação de que havia feito grandes descobertas foram acompanhadas por dúvidas tormentosas. Jacob Freud, que ficou gravemente doente por vários meses, morreu em 23 de outubro de 1896. Na noite depois do funeral, Sigmund sonhou que estava num lugar onde leu um pôster: "Necessário fechar os olhos."[136] Havia uma conotação de autorrepreensão no sonho. Freud então se deu conta de quanto o seu pai lhe significava. Muito provavelmente teve sentimentos de culpa pela hostilidade que sentiu durante muito tempo em relação a ele. A partir dali, a autoanálise de Freud, que parece ter acontecido de forma intermitente até então, tornou-se sistemática e o absorveu cada vez mais – particularmente a análise dos seus sonhos. Edith Buxbaum[137], num artigo, e Didier Anzieu, num livro[138], tentaram reconstruir a autoanálise de Freud colocando os sonhos em ordem cronológica e em justaposição com a correspondência com Fliess.

Cerca de um ano depois da morte do pai, os sofrimentos internos de Freud pioraram, como mostram as suas cartas a Fliess. Ele passava dia e noite matutando sobre o aparelho psicológico e a raiz das neuroses. Estava prestando mais atenção às fantasias que revestiam algumas memórias. Sentia-se prestes a descobrir grande segredos, ou já tê-los descoberto, mas logo retrocedia, vitimado pelas dúvidas. Falava da sua neurose, sua histeriazinha. Alegava ser indiferente às intrigas que podem ter ocorrido na Universidade. Em 4 de agosto de 1897, contou a Fliess que "o paciente que mais o ocupa é ele próprio", e que a sua análise era mais árdua que qualquer outra.

Em 21 de setembro de 1897, Freud fez uma surpreendente confidência a Fliess. As histórias da sedução precoce pelo pai, tal como contada por todas as suas pacientes histéricas, eram mera fantasia, de modo que toda a sua teoria da histeria foi abalada. A falta de sucesso terapêutico, a improbabilidade de que tantas seduções pelo pai pudessem passar despercebidas, e a impossibilidade de distinguir, no inconsciente,

uma memória de uma ficção eram as principais razões que então o levavam a desistir da esperança de elucidar o mistério da neurose. E lá se foram as expectativas de uma grande descoberta que iria lhe trazer fama e riqueza. Contudo, o tom dessa carta era otimista. Restava a Freud o seu método de interpretar sonhos, bem como a sua metapsicologia incipiente – seu sistema do aparelho psíquico. Desse momento em diante, a sua autoanálise passou por uma fase produtiva. Pulul
aram as memórias de infância. A "babá" feia e velha, que contou a ele sobre Deus e o inferno, passou a ser vista como a raiz de sua experiência sexual mais precoce, ao passo que a libido em relação à mãe se havia despertado aos 2,5 anos de idade. O relacionamento com o sobrinho, um ano mais velho, forneceu o padrão para a faceta neurótica de suas amizades ulteriores. Lembrou-se do ciúme que sentia do irmão pequeno e os subsequentes sentimentos de culpa após a sua morte. Procurando por memórias acerca da babá, descobriu um exemplo daquilo que posteriormente chamou de memória encobridora. Ele assumiu que os sentimentos voluptuosos do menininho pela mãe e o ciúme do pai eram fenômenos generalizados. Invocou os nomes de Édipo e Hamlet. Deu cada vez mais importância à resistência, que passou a ser considerada a persistência de características infantis. Reformulou sua ideia a respeito da origem da histeria e das obsessões. Nesse processo, a autoanálise e a análise de seus pacientes estavam muito entremeadas, e Freud contou a Fliess: "Não consigo lhe dar ideia da beleza intelectual do trabalho."

Em novembro de 1897, Freud escreveu que a sua autoanálise estava estagnando novamente. Devagar, mais memórias de infância iam emergindo. Freud estava preocupado com problemas referentes às antigas zonas sexuais, particularmente as memórias e fantasias anais. Ele comparou sonhos, fantasias, sintomas neuróticos, chistes e criações artísticas. Sentiu uma melhora em sua neurose, emancipou-se da influência de Brücke e Charcot, e identificou-se com Goethe. Suas cartas a Fliess tornaram-se menos frequentes, mais breves, e manifestavam uma passagem da dependência para a competição. No início de 1898, começou a escrever um livro sobre os sonhos. Esse trabalho foi interrompido pelas férias de verão e, no outono, por um novo período de depressão e inibição, mas foi retomado e concluído em setembro de 1899.

A publicação de *A Interpretação dos Sonhos* marcou o fim da neurose de Freud, mas ele nunca parou com sua autoanálise e, a partir de então, dedicou um momento a isso diariamente. Saiu dessa experiência com uma profunda transformação interior. Superou sua dependência em relação a Fliess e a grande amizade acabou no início de 1902. Freud foi capaz de superar uma misteriosa inibição que o havia impedido de visitar Roma e, em setembro de 1901, ele passou doze dias na cidade de seus sonhos. Por fim, tomou medidas para promover sua nomeação como professor, e agora se sentia pronto para reunir em torno de si um pequeno círculo de adeptos.

A estranha doença pela qual Sigmund Freud passou entre 1894 e 1900, junto com a sua autoanálise, deram origem a várias interpretações. Alguns de seus adversários afirmam que ele era um homem gravemente doente, e a psicanálise seria a expressão de uma neurose. Seus seguidores, como Jones, alegam que sua autoanálise foi um feito heroico sem precedentes, que nunca mais seria realizado de novo, por meio do qual os abismos do inconsciente foram revelados pela primeira vez à humanidade. Nossa hipótese é de que a autoanálise de Freud foi um dos aspectos de um processo complexo – os demais aspectos sendo a sua relação com Fliess, a sua neurose e a elaboração da psicanálise –, e que esse processo era um exemplo do que se pode chamar de "afecção criativa".

Isso nos compele a definir a afecção criativa e a oferecer os seus traços principais[139]. Ela ocorre em vários âmbitos e é encontrada entre os xamãs, entre os místicos de várias religiões, em certos filósofos e escritores criativos. Um exemplo já mencionado neste livro é o de Fechner[140], e num próximo capítulo descreveremos a afecção criativa de C.G. Jung[141]. Uma afecção criativa sucede a um período de intensa preocupação com uma ideia e de busca por uma certa verdade. É um estado polimorfo que pode assumir a forma da depressão, da neurose, dos males psicossomáticos, ou mesmo da psicose. Quaisquer que sejam os sintomas, eles são sentidos como dolorosos – se não torturantes – pelo sujeito, com períodos alternados de atenuação e piora. No decorrer da afecção, o sujeito nunca perde o fio de sua preocupação dominante. Muitas vezes ela é compatível com a atividade profissional normal, bem como com a vida familiar. Mas ainda que continue com as suas atividades sociais, ele fica quase inteiramente absorto em si mesmo. Padece de sentimentos de total isolamento, mesmo quando tem um mentor que o guie pela provação – como o aprendiz de xamã com seu mestre. O encerramento é frequentemente rápido e marcado por uma fase de inebriamento. O sujeito emerge de sua provação com uma transformação permanente em sua personalidade, bem como a convicção de ter descoberto uma grande verdade ou um novo mundo do espírito.

No caso de Freud, todos esses traços são encontrados. Desde a sua visita a Charcot, em 1885 e 1886, ele esteve preocupado com o problema da origem da neurose – problema que, a dada altura, tornou-se uma preocupação dominante. De 1894 em diante, os sofrimentos de Freud, como descritos em suas cartas a Fliess, seriam sem dúvida classificados como neuróticos, e às vezes como psicossomáticos. Mas diferentemente da neurose, a concentração numa ideia fixa possuía não só um caráter obsessivo, mas também criativo. A especulação intelectual, a autoanálise e o trabalho com seus pacientes ocorreram numa espécie de busca desesperada por uma verdade elusiva. Sentiu repetidas vezes que estava à beira de descobrir um grande segredo ou já estar em posse dele, para então ser novamente consumido pelas dúvidas. O sentimento característico de total isolamento é um dos motes condutores em suas cartas para Fliess. Não há evidência de que Freud estivesse realmente isolado, e menos ainda de que fosse tratado como doente por seus colegas durante aqueles anos. Suas três palestras perante o *Doktorenkollegium*[142] foram bem recebidas, a despeito da estranheza das teorias. Uma outra – sobre os sonhos, no B'nai B'rith –, obteve uma recepção entusiasmada, diz Freud. Mais ainda, pode-se falar de genuíno respeito e tolerância em relação a Freud por parte de seus colegas. Em 2 de maio de 1896, quando Freud ministrou uma palestra perante a Sociedade de Psiquiatria e Neurologia, expondo a sua teoria da sedução precoce como causa da histeria, Krafft-Ebing, que era o presidente, tão somente observou que aquilo soava como um conto de fadas científico; não obstante, propôs a nomeação de Freud ao título de *extraordinarius*[143] no ano seguinte[144]. Quanto ao público, quem o culparia pelo ceticismo quando o próprio Freud, alguns meses depois, descobriu que havia cometido um erro? Um traço frequente na neurose é a abundância de julgamentos pejorativos; eram assim os que Freud emitia nessas cartas em relação aos seus colegas. Já em 1º de agosto de 1888, ele dizia que os seus colegas tinham de moderá-lo em seus ataques a Meynert. Seu livro sobre a afasia é um ataque a vários colegas, e particularmente ao "ídolo poderosíssimo" Meynert. Até o bondoso Breuer era tratado com menosprezo. Nessas cartas também aparece uma forte intolerância a qualquer tipo de crítica. A resenha escrita por Strümpell a respeito dos *Estudos Sobre a Histeria*, que reconhece os méritos do livro, ainda que com certas reservas, Freud qualificou como "infame" (*niederträchtig*)[145]. Quando C.S. Freund publicou um artigo sobre paralisias psíquicas[146], Freud chamou de "quase um plágio"[147], embora o artigo expressasse uma teoria bastante diferente da teoria de Freud, que o autor chega a mencionar, inclusive. Freud era sensível em matéria de prioridade autoral e ansiava não ser antecipado – por exemplo, por Möbius ou Janet. A sua postura em relação aos colegas aparecia nessas cartas na forma de uma desconfiança ou de uma provocação em relação a eles[148].

A relação de Freud com Fliess, que intrigou muitos psicanalistas, pode ser facilmente compreendida quando situada no contexto da afecção criativa. A pessoa tem a sensação de trilhar um caminho num mundo desconhecido em completo isolamento. Ele carecia desesperadamente de um guia para auxiliá-lo nessa provação. Freud havia deixado para trás figuras paternas (Brücke, Meynert, Breuer e Charcot), e agora recorria a uma amizade com um homem da mesma geração que a sua. Em seus anos de adolescente, havia tido uma grande amizade com um colega de escola, Eduard Silberstein, com quem passava a maior parte do tempo livre. Os dois amigos estudaram espanhol para utilizar como uma espécie de língua secreta, assumiram nomes espanhóis, fundaram uma Academia Castelhana e continuaram a se corresponder por cerca de dez anos. Num modelo algo similar, Freud e Fliess engrenaram uma estreita amizade. Trocavam ideias e, em particular, novos lampejos e descobertas ainda mantidos em segredo do resto do mundo. Contudo, um exame das cartas de Freud a Fliess revela que a relação inicial entre os dois amigos, que era entre iguais, foi gradativamente sendo substituída por uma outra, de subordinação intelectual de Freud a Fliess, até que Freud acabou recuperando a sua antiga posição como um igual. Isso mostra que, durante o período crucial da afecção criativa de Freud, Fliess havia assumido, involuntária e inconscientemente, o papel do mestre xamã perante o aprendiz de xamã, e de orientador espiritual para o místico.

Típica da afecção criativa é a espontânea e rápida recuperação, acompanhada por um sentimento de elação. Lembramos como Fechner passou por uma fase ligeiramente hipomaníaca durante a qual pensava que decifraria todos os enigmas do mundo. Um sentimento um pouco similar é expresso na frase: "Quem tem olhos para ver e ouvidos para escutar, logo se convence de que os mortais não são capazes de esconder segredo algum. Quem silencia com os lábios, fala com a ponta dos dedos;

delata-se por todos os poros."[149] Todos os anos de sofrimento haviam desaparecido, mas permaneceu a impressão de ter passado por um longo período de terrível isolamento num mundo hostil. Típico do fim da afecção criativa é a gradativa passagem de interesse do mundo interno para o externo. Ao passo que em suas cartas ele havia contado a Fliess que era indiferente à nomeação, e até vislumbrava um rompimento completo com a Universidade, Freud passou a intervir ativamente junto ao ministério para defender seus interesses.

Como a personalidade de um cientista pode ser afetada por sua descoberta é algo que se deixa ver, por exemplo, no caso de Robert Bunsen, tal como retratado por Von Uexküll[150]. Quando Bunsen descobriu a análise espectral, sua visão do mundo mudou, e aconteceu o mesmo com a sua personalidade; dali em diante, "portou-se feito um rei viajando incógnito". Paul Valéry mostrou como a personalidade de um escritor criativo também pode ser remodelada à imagem de sua obra[151]. Com relação à afecção criativa, a transformação da personalidade que dela resulta é ainda mais profunda. É como se o indivíduo tivesse atendido ao apelo de santo Agostinho: "Não saias de ti, mas volta para dentro de ti mesmo, a Verdade habita no coração do homem."[152] Também por essa razão, a transformação da personalidade está indissociavelmente unida à convicção de ter descoberto uma verdade grandiosa que tem de ser anunciada à humanidade. No caso de Freud, era a descoberta do método psicanalítico e de uma nova teoria da mente, e a primeira evidência disso se encontra em seu livro *Die Traumdeutung* (A Interpretação dos Sonhos).

Freud sempre considerou *A Interpretação dos Sonhos* o seu trabalho crucial, e certamente é um livro extraordinário. Ao passo que muita coisa havia sido publicada, todos os anos, acerca dos sonhos, o tópico de sua interpretação não se havia renovado desde Scherner, em 1855. Em segundo lugar, o livro trazia não só uma teoria dos sonhos original, mas também a fundação de uma nova psicologia. E em terceiro, o livro estava, num grau sem precedentes, vinculado à vida e à personalidade de seu autor. Hervey de Saint-Denys e outros abarrotaram livros inteiros com os seus próprios sonhos e explicações a respeito, porém nenhum deles havia analisado os sonhos que haviam ocorrido durante uma afecção criativa.

Hoje *A Interpretação dos Sonhos* é um clássico, e estamos tão familiarizados com ele que nos é difícil vislumbrar a impressão que causou em 1900. A versão que hoje é atual é a de que Freud, naquela época, era um neurologista obscuro que foi "ostracizado" pelos colegas, e que o livro que trazia tantas inovações foi desprezado ou recebido com um silêncio mortal. Um escrutínio objetivo dos fatos mostra um cenário diferente. Durante os anos de afecção criativa, a reputação de Freud havia crescido lentamente em Viena e no estrangeiro. No Congresso Internacional de Psicologia, em Munique, em agosto de 1896, o nome de Freud foi mencionado como uma das principais autoridades em histeria[153]. Van Renterghem, no ano de 1897, listou Freud entre os maiores representantes da Escola de Nancy[154]. Como mencionado anteriormente, um esboço biográfico sobre Freud foi publicado em 1901, numa espécie de *Who's Who* das celebridades médicas[155]. Além do mais, já em 1895 em Lyon, um ginecologista, o dr. Cesar Toumier, ficou profundamente interessado nas ideias de Freud sobre a sexualidade infantil[156]. A afirmação de que Freud foi ostracizado em Viena carece de fundamento. Ele nunca deixou de ser membro da Sociedade Imperial-Real de Médicos[157] e, ao menos em 1899-1900, foi assessor da Associação de Psiquiatria e Neurologia[158] – o mesmo grupo onde a sua palestra sobre histeria havia sido recebida com incredulidade no ano de 1896. Um registro oficial de 4 de outubro de 1897 afirma que "Freud vive obviamente em muito boas circunstâncias; possui três criados e goza de uma clínica não muito grande, porém lucrativa", e é claro que a sua posição havia melhorado ainda mais nesse meio tempo[159].

A despeito de sua fama, *A Interpretação dos Sonhos* é um dos trabalhos de Freud menos compreendidos hoje em dia, e isso por várias razões. Primeiro, porque o texto passou por muitas mudanças, acréscimos e subtrações de uma edição a outra, de modo que a edição disponível hoje é muito diferente, em forma e conteúdo, se comparada à edição original. Segundo: o livro era difícil de traduzir, e muitas nuances do original escapam nas melhores das traduções[160]. O único modo de obter um conhecimento real do conteúdo é ler a edição original alemã, que infelizmente é muito rara. Terceiro: *A Interpretação dos Sonhos* é repleto de alusões a acontecimentos e costumes que eram familiares ao leitor contemporâneo, mas que são quase incompreensíveis hoje sem um comentário[161]. Ele está literalmente infestado de detalhes humorísticos sobre a vida na Viena do *fin-de-siècle*.

Ademais, o livro poderia ser chamado de "autobiografia disfarçada". Freud menciona o seu nascimento e a predição que uma velha camponesa fez à época, a educação rígida que recebeu de uma velha enfermeira, a peculiar mistura de amizade e hostilidade entre ele e seu sobrinho John, um ano mais velho que ele, a emigração de seus meios-irmãos para a Inglaterra, um pesadelo de infância no qual viu a mãe e figuras com bicos de pássaro, sua posição como primeiro da turma na escola, a "conspiração contra o professor impopular", os primeiros indícios que ele teve do antissemitismo nos colegas de escola, e muitos outros detalhes. Freud também menciona acontecimentos políticos: o governo liberal em 1866, em que havia dois ministros judeus, a Guerra Hispano-Americana de 1898, os atentados criminosos anarquistas em Paris. Ele conta a respeito de sua obra pregressa, de sua decepção no caso da cocaína, da sua sensação de inebriamento quando botou os pés em Paris no ano de 1885, e de seu amigo Fliess. Dá pistas das suas descobertas sobre as memórias encobridoras, a sexualidade infantil e o Complexo de Édipo. Oculta cuidadosamente tudo o que se refere à própria vida amorosa, mas conta a respeito dos filhos e dá exemplos de seus sonhos. Ele não esconde seus sentimentos ateístas, tampouco sua descrença na imortalidade.

Por outro lado, Freud fez uso do estratagema ao qual recorreu Dante quando colocou no inferno as pessoas de que não gostava. Foi assim com o tio Josef, a ovelha negra da família, por quem Freud afirmou, "jamais, é claro, ter sentido calorosa afeição"; foi assim com a velha babá, que o tratava de forma rude quando criança, e o estúpido professor do ginásio contra quem houve uma rebelião. O severíssimo Brücke foi retratado num sonho convencendo Freud a dissecar as próprias perna e pelve. Foi dito que Meynert havia sido tratado por conta do vício em clorofórmio num hospital psiquiátrico particular. Foi feita uma menção ao embate acirrado de Meynert contra Freud, e que pouco antes de sua morte Meynert confessou a Freud que sofria de histeria masculina, algo que havia ocultado cuidadosamente a vida toda[162]. O mais flagrante são as reminiscências relativas ao pai de Freud: quando Sigmund tinha seis anos, Jacob deu a ele e à sua irmã um livro ilustrado para rasgar em pedaços, o que, "do ponto de vista educacional, tratava-se de uma medida injustificável". Depois de o pequeno Sigmund ter urinado no quarto dos pais, seu pai lhe disse que ele não seria nada na vida. Houve também o incidente do cristão que havia insultado Jacob, e do seu comportamento covarde. Num dos sonhos ele aparece embriagado e preso. Houve ainda os sintomas dolorosos que afligiram Jacob e a família nos últimos dias antes de sua morte. Não há muita coisa positiva, e isso faz pensar se Freud acaso não possuía razões mais profundas para essa postura em relação ao pai do que apenas a rivalidade pela mãe na tenra infância.

Um traço peculiar do livro é um elemento de provocação deliberada, mas bem escondida. Naquela época, a palavra *Traumdeutung* era utilizada para designar a interpretação onírica popular realizada por adivinhos, tanto que o filósofo Gomperz[163] havia publicado um panfleto intitulado *Traumdeutung und Zauberei* (Interpretação dos Sonhos e Magia). Para os cientistas contemporâneos, o título *Traumdeutung* carregava algo de intrigante e surpreendente[164]. Freud colocou no início do livro um lema emprestado da *Eneida* de Virgílio:

Flectere si nequeo Superos, Acheronta movebo!
(Vou, se não dobro o Céu, mover o Inferno!)[165]

Essas foram as palavras de Juno quando Júpiter se recusou a impedir que Eneias se tornasse rei do Lácio; ela então invocou do Inferno a fúria Alecto, que com um bando de mulheres enraivecidas atacou os troianos. Esse lema pode ser interpretado como uma alusão à sina das pulsões recalcadas, mas também como referência ao fracasso de Freud em obter reconhecimento acadêmico e a sua revolução da ciência da mente. Freud, numa carta a Fliess de 9 de fevereiro de 1898, escreve que está desfrutando em pensamento de todas as "cabeças balançando" sobre as "indiscrições e ousadias" que o livro contém[166].

Esses traços incomuns da *Traumdeutung*, o título e o lema provocantes, a alta qualidade literária, sua íntima conexão com a vida e a personalidade de Freud, suas alusões humorísticas à vida vienense daqueles tempos, tudo isso contribuiu para o efeito que o livro teve sobre os leitores. Alguns foram críticos ao que lhes parecia falta de rigor científico, mas para outros tratava-se de uma revelação que os sacudiu e colocou suas vidas num rumo novo. O psiquiatra alemão Blüher[167] conta em sua autobiografia quão pouco era o seu interesse pelo trabalho de Freud até que um amigo lhe emprestou *A Interpretação dos Sonhos*, que ele não conseguiu largar até que tivesse terminado e que foi decisivo na orientação de sua carreira. Foi através de experiências similares que Stekel, Adler e Ferenczi se tornaram discípulos de Freud. Quanto à afirmação de que o livro fora recebido com silêncio ou com uma crítica avassaladora, isso foi refutado por Ilse Bry e Alfred Rifkin[168].

Um ponto obscuro na vida de Freud é por que sua nomeação como professor associado veio tão tardiamente. A história tradicional fala em antissemitismo, do escândalo causado pelas teorias sexuais de Freud, e da mesquinhez de seus colegas, que se ressentiam pela sua superioridade. A derradeira nomeação de Freud, acrescenta a lenda, foi obtida quando um de seus pacientes ricos subornou o ministro da Educação para nomeá-lo, presenteando-o com uma pintura de Böcklin para a galeria de arte da qual ele era mecenas. Uma investigação objetiva dos fatos foi possibilitada quando Joseph e Renée Gicklhorn encontraram uma série de quarenta documentos referentes à carreira universitária de Freud nos arquivos da Universidade de Viena e no Arquivo Nacional Austríaco[169]. Dois outros documentos foram acrescentados posteriormente por K.R. Eissler[170]. É fato comprovado que em janeiro de 1897 os professores Nothnagel e Krafft-Ebing solicitaram à assembleia de docentes a indicação de Freud para o cargo de professor associado. Na reunião de 13 de fevereiro de 1897, a assembleia deixou um comitê de seis professores a cargo de uma relatoria sobre o assunto. Em 12 de junho de 1897, após um relatório favorável ser lido por Krafft-Ebing, a assembleia propôs ao ministério a nomeação de Freud como professor associado. Contudo, foi só em 27 de fevereiro de 1902 que o ministro da Educação Pública, *Freiherr*[171] W. von Hartel, propôs a nomeação, que foi firmada pelo imperador Francisco José no dia 5 de março de 1902. O que aconteceu nesse intervalo de cinco anos não é suficientemente explicado pelos documentos disponíveis. Numa carta a Fliess, que data de 11 de março de 1902, Freud conta como, quando voltou de Roma, deu-se conta de que ele próprio tinha de agir, se acaso quisesse receber a tão protelada nomeação; como lhe havia sido informado por Sigmund Exner que "influências" estavam atuando contra ele no ministério, e que era bom ele ir atrás de "contrainfluências"; como ele as encontrou numa ex-paciente, *Frau*[172] Elise Gomperz; e como ele pediu para Nothnagel e Krafft-Ebing reiterarem o pedido em seu favor. Por fim, como resultado da intervenção de outra ex-paciente, a baronesa Von Ferstel, o título de professor associado lhe foi outorgado.

É certo que o pedido reiterado por Nothnagel e Krafft-Ebing em 5 de dezembro de 1901 foi sucedido pela nomeação de Freud, mas isso ainda não explica a razão pela qual a primeira solicitação da assembleia de professores ficou mais de quatro anos engavetada. Para isso, os Gicklhorn deram a seguinte explicação: em 28 de maio de 1898, por meio de um decreto sigiloso (*Geheimerlass*), o Ministério da Educação decidiu reduzir o número de nomeações para o título de professor associado, estipulando que os nomeados deveriam ser capazes de substituir o professor titular, e também que era preciso considerar os *Privatdozenten* que já possuíam uma experiência didática extensa. Segundo os Gicklhorn, Freud não atendia essas condições: ele possuía o título de *Privatdozent* em Neurologia, mas não – como era o caso com Wagner-Jauregg – em Psiquiatria. Além disso, havia se dedicado mais à sua rentável clínica que à atribuição de *Privatdozent*. Essas conclusões dos Gicklhorn foram contestadas ponto por ponto por K.R. Eissler[173]. O fato é que candidatos indicados ao mesmo tempo que Freud, e depois dele, foram nomeados antes. Decerto haviam ocorrido mudanças no ministério, e não se podia esperar que o novo ministro, Wilhelm von Hartel – um homem extraordinariamente ativo, que era responsável por todo o sistema educacional austríaco, bem como pelas questões envolvendo religião e cultura – estivesse a par de cada candidatura individual[174]. Mas ele estava sujeito a todo tipo de pressão política; muitas nomeações de professores eram obtidas mais por causa de influências políticas que pelos méritos dos candidatos. Por essa razão, Von Hartel foi alvo de ataques veementes vindos de Karl Kraus[175]. Von Hartel também foi atacado por antissemitas porque ele havia sido uma figura fundamental no agraciamento de Arthur Schnitzler com um prêmio literário e porque havia condenado o antissemitismo publicamente perante o Parlamento Austríaco. Logo, o fato de que Freud não tenha sido nomeado antes não pode ser atribuído ao antissemitismo. Quanto à lenda de que a nomeação de Freud fora obtida por *Frau* Ferstel em troca de uma pintura de Böcklin (*Die Burgruine*)[176], Renée Gicklhorn mostrou que essa pintura permaneceu com seus proprietários, a família Thorsch, até 1948, e que a Galeria Moderna já havia adquirido uma outra tela de Böcklin[177]. K.R. Eissler retorquiu que a Galeria Moderna recebeu, de fato, uma pintura da baronesa Marie von Ferstel em 1902, da autoria do artista Emil Orlik: *Igreja em Auscha*[178]. Tendo em vista o baixo valor da pintura, seria antes uma confirmação da improbabilidade da história de que a nomeação de Freud havia sido obtida por meio de suborno[179]. Possivelmente, esse presente não passava de um gesto de gratidão da baronesa para com o ministro. Pode-se concluir que a maior razão para o atraso na nomeação de Freud foi a burocrática *vis inertiae*[180], e que sempre se deu prioridade aos candidatos com recomendação, enquanto Freud esteve absorto demais em sua autoanálise para cuidar de seus interesses.

Assim, em 1902, Freud viu realizada uma de suas ambições. O título de professor associado era um reconhecimento de seu trabalho científico e também permitia que ele praticasse honorários mais altos. Freud passou então por um período de intensa produtividade. No outono de 1902, reuniu um pequeno grupo de interessados que se encontrava em sua casa toda quarta-feira à noite para discutir problemas de psicanálise. Eles se chamavam de Sociedade Psicológica das Quartas-Feiras. Os primeiros seguidores foram Kahane, Reitler, Adler e Stekel. Foi esse o início do movimento psicanalítico, que iria expandir até alcançar dimensões mundiais.

Desse período em diante, a história de vida de Freud é, em grande parte, a história do movimento psicanalítico. Em 1904, ele publicou em forma de livro *Psicopatologia da Vida Cotidiana*. A despeito de uma desagradável polêmica com Fliess, foi obtendo cada vez mais reconhecimento em vários círculos. Em setembro, começou a se corresponder com Eugen Bleuler. Em 1905, três de seus trabalhos mais conhecidos foram publicados: *Três Ensaios Sobre a Teoria da Sexualidade*, *O Chiste e Sua Relação Com o Inconsciente*, e a história da paciente Dora. A perspectiva daqueles que viam a psicanálise de fora mudou. Ao passo que, por volta de 1900, Freud era visto como um explorador do inconsciente e intérprete de sonhos, agora ele surge como o proponente de uma teoria sexual. A história tradicional é que essas novas teorias provocaram uma tempestade de indignação e insultos; mas também aqui um exame objetivo revela um cenário diferente. Bry e Rifkin, com base em resenhas de trabalhos escritos por Freud naquela época, concluem que "o conhecimento e a apreciação da obra de Freud disseminaram-se ampla e rapidamente"; que, "na época em que Freud era supostamente ignorado, um grande número de sinais de reconhecimento e respeito extraordinário poderia ser adicionado às poucas ilustrações dadas em seu trabalho"[181]. Freud havia se tornado uma celebridade e um terapeuta muito procurado. Em 1906, por ocasião de seu quinquagésimo aniversário, ele recebeu de seus discípulos uma medalha com a sua efígie gravada. Com exceção de uma polêmica com Fliess, cuja antiga amizade se havia convertido em ódio, Freud recebeu sinais de reconhecimento e devoção de toda parte.

Em março de 1907, C.G. Jung e Ludwig Binswanger foram visitar Freud e, ao retornarem a Zurique, fundaram um pequeno grupo psicanalítico. Em 1908, o movimento adquiriu um caráter internacional e o primeiro Congresso Internacional de Psicanálise ocorreu em Salzburgo; em 1909, foi fundado o primeiro periódico psicanalítico. Freud foi convidado a ministrar palestras na Universidade de Clark, em Worcester, Massachusetts, e fez a viagem para a América com Jung e Ferenczi. Esse ponto alto na vida de Freud foi, como disse ele, "o fim do isolamento".

Isso nos leva a examinar o significado desse isolamento do qual Freud tanto se queixou. Em sua autobiografia, ele fala em "dez anos ou mais de isolamento", sem especificar em que ano começou ou terminou. Esse suposto isolamento certamente não foi em relação ao seu círculo imediato: ele tinha uma vida familiar feliz, e Jones fala de seu "vasto círculo" de amizades[182]. Há pouca evidência de inveja e maldade por parte dos colegas. E quando a animosidade sucede à amizade – como nos casos de Meynert, Breuer e Fliess –, é difícil avaliar o culpado. Até onde se sabe, nunca um artigo de Freud foi recusado por uma revista, assim como nenhum de seus livros foi rejeitado por um editor. Contrariamente à afirmação habitual, suas publicações não se depararam com o silêncio glacial ou a crítica depreciativa que dizem ter existido. Na verdade, a recepção foi sobretudo favorável, embora às vezes viesse acompanhada por uma mistura de surpresa e perplexidade. Foram raras as rejeições diretas, e nesse sentido outros não se saíram melhor que ele. Pode ser que o sentimento de extremo e amargurado isolamento, que é um traço característico da neurose criativa, tenha persistido em Freud e sido reforçado porque naqueles anos ele se havia isolado significativamente do mundo médico vienense.

Durante o ano de 1910, a vida de Freud e a história da psicanálise atingiram um ápice. A Sociedade Psicológica das Quartas-Feiras – que, em 1908, se havia tornado a Sociedade Psicanalítica de Viena –, com um número cada vez maior de membros, já não podia se reunir no apartamento de Freud. No segundo Congresso Internacional, em Nuremberg, foi fundada a Associação Psicanalítica Internacional, assim como um segundo periódico psicanalítico. Freud publicou *Uma Recordação de Infância de Leonardo da Vinci*. Mas o próprio fato de a psicanálise ter sido proclamada um "movimento" – e não só um novo ramo da ciência – inevitavelmente provocou oposição nos círculos psiquiátricos, bem como crises no interior do grupo inicial, e logo surgiu um sentimento antipsicanalítico nos círculos psiquiátricos[183]. Em junho de 1911, Alfred Adler deixou Freud e fundou uma sociedade dissidente. Em outubro de 1912 foi a vez de Stekel, mas por algum tempo as deserções foram, em grande parte, compensadas pelas progressões. A grande crise veio em setembro de 1913, quando Freud e Jung romperam relações e o grupo suíço foi desestruturado. Naquele ano, Freud publicou outra de suas obras principais, *Totem e Tabu*.

No final de julho de 1914, eclodiu a Primeira Guerra Mundial. Freud – com os dois filhos, Jean-Martin e Ernst, alistados no Exército austríaco – seguiu a tendência geral de entusiasmo patriótico. Sua clínica se viu drasticamente reduzida. Ele escreveu as suas considerações sobre guerra e morte, e suas últimas palestras na Universidade foram publicadas sob o título de *Conferências Introdutórias à Psicanálise*. A preocupação com as neuroses de guerra reviveu o interesse pela psicanálise, e um congresso para esse fim foi organizado em Budapeste em setembro de 1918. Porém, logo depois veio a derrota, a desintegração do Império Austro-Húngaro, e os anos de ruína econômica e carestia. Freud foi oficialmente nomeado professor titular em janeiro de 1920, e no mês seguinte participou do chamado "Processo Wagner-Jauregg".

Gradativamente, os laços internacionais foram sendo renovados. A clínica de Freud cresceu novamente com pacientes vindos de países estrangeiros. Ele explanou suas teorias revisadas em *Além do Princípio de Prazer* e em *Psicologia das Massas e Análise do Eu*.

O ano de 1923 foi crítico e nefasto[184]. Em fevereiro, Freud detectou uma leucoplasia no palato e no maxilar. Em abril, consultou um especialista, que realizou uma cirurgia e descobriu que se tratava de um câncer. Essa foi a primeira de uma série de trinta operações pelas quais ele passaria até a morte. Naquela época, Freud havia acabado de perder uma filha, Sophie; e seu neto, Heinerle Halberstadt – a quem ele era particularmente apegado e que estava hospedado com eles –, morreu em 19 de junho de 1923. Isso causou a Freud o maior sofrimento de sua vida. Nos dias 4 e 11 de outubro daquele ano, Freud passou por uma cirurgia de grande porte na qual o maxilar superior e o palato foram parcialmente removidos e substituídos por uma prótese. Durante aquele ano, escreveu *O Eu e o Isso*. Dali em diante – até o fim da vida, dezesseis anos depois –, viveu com a aura da fama mundial, mas sua vida também consistia numa longa série de sofrimentos suportados com uma coragem estoica. O movimento psicanalítico se espalhou rapidamente; em 1925, Freud escreveu *Inibição, Sintoma e Medo* e um esboço autobiográfico. Em 1926, seu panfleto sobre a análise leiga foi um forte apelo em prol da prática da psicanálise por leigos. A psicanálise tornou-se imensamente popular na Inglaterra, e ainda mais nos Estados Unidos, para a surpresa – e, às vezes, apreensão – do próprio Freud.

Em 1927, Freud lançou *O Futuro de uma Ilusão*, uma das mais duras críticas à religião já publicadas, e em 1929 foi a vez de *O Mal-Estar na Civilização*. Em agosto de 1930, ele foi agraciado com o Prêmio Goethe e, em outubro de 1931, foi realizada uma cerimônia na cidade de seu nascimento, Freiberg – agora chamada Příbor. Em

1932, Freud revisou parte de suas ideias escritas na forma de palestras para um público imaginário, as *Novas Conferências Introdutórias à Psicanálise*. Em 1933, Hitler tomou o poder, e o futuro parecia sombrio para a Europa. Em 1934, os livros de Freud foram queimados em Berlim e, em 1936, todo o estoque da Editora Psicanalítica Internacional foi confiscado em Leipzig. Naquele ano, por ocasião do octogésimo aniversário de Freud, um discurso foi lido por Thomas Mann[185]. No mês seguinte, houve uma recidiva do câncer.

Amigos e discípulos de Freud tentaram persuadi-lo a emigrar, mas ele se recusou. Em 12 de março de 1938, os nazistas invadiram Viena, e Freud acabou tendo de se resignar à emigração, o que foi dificultado pelos nazistas. A saída de Freud foi conseguida por meio de árduas negociações por parte da princesa Marie Bonaparte e de outros amigos influentes e dedicados. Seu filho Ernst já lhe havia providenciado asilo em Londres, e ele foi embora de Viena no dia 4 de junho de 1938. Passando por Paris, foi saudado na estação ferroviária pelo embaixador estadunidense Bullitt.

Freud foi recebido em Londres com grande reverência. A despeito da idade e dos sofrimentos insuportáveis, sua mente permanecia ágil. Após alguma hesitação, publicou *O Homem Moisés e a Religião Monoteísta*, talvez o seu escrito mais controverso. Recebeu visitas e homenagens de muitos admiradores fervorosos, e tornaram-no membro da Real Sociedade de Medicina; a delegação fez a exclusiva exceção de levar o ato de nomeação até a sua casa. Desde a primeira cirurgia, em abril de 1923, Freud passou por outras 32 operações, assim como tratamentos de raios x e rádio. Havia cicatrizes em sua boca, e por anos ele teve de utilizar uma prótese desajeitada. Tinha momentos em que não conseguia falar, mal conseguia engolir e ouvia com dificuldade. Freud não demonstrava nem impaciência, nem irritação, sem nunca ceder à autocomiseração. Recusou todos os analgésicos a fim de conservar a mente totalmente alerta. Sigmund Freud morreu em Londres na casa do filho, em Hampstead, no dia 23 de setembro de 1939, aos 83 anos de idade. Foi cremado no Crematório de Golders Green. Não houve cerimônia religiosa, mas tributos foram prestados pelo dr. Ernest Jones, em nome da Associação Psicanalítica Internacional, pelo dr. P. Neumann, em nome do Comitê dos Austríacos na Inglaterra, e por outro proeminente refugiado, o escritor Stefan Zweig[186].

A Personalidade de Sigmund Freud

Freud faz parte dos poucos homens que viram a vida e a personalidade postas no centro das atenções, e a si mesmos expostos como objeto à curiosidade da humanidade. Tentou se proteger detrás de um anteparo de sigilo, mas as lendas cresceram ainda mais ao seu redor, e ele se viu sujeito a muitos julgamentos contraditórios.

Uma razão para tanto pode ser que a sua personalidade tenha sofrido mudanças substanciais ao longo da vida. Relatos de sua infância o retratam como primogênito de uma mãe jovem, que esbanjava amor e tranquilidade. Muito provavelmente foi ela quem o inspirou com a ambição que ficaria cada vez mais forte ao longo da vida. Nas recordações de sua irmã, Anna, Sigmund aparece como o menino mais velho e privilegiado, e um jovem tirano da família, que a proibia de ler Balzac e Dumas; que era o único que possuía um quarto e uma lamparina a óleo para si[187]. Ele se opunha à perturbação causada pela prática do piano, fazendo com que o instrumento fosse vendido e sua irmãs se vissem privadas da formação musical que era comum em Viena. Na escola, foi um aluno brilhante, sempre à frente da turma. Isso é confirmado pelos arquivos da escola, que também revelam que num escândalo escolar ele não estava entre os contraventores, mas foi um dos que cooperaram com as autoridades fornecendo informações[188]. Quando estudante de medicina, Sigmund ainda parecia ambicioso e diligente, mas os estudos demorados e os cursos extracurriculares parecem sugerir certa falta de senso prático.

Dos 27 anos até os trinta, sua correspondência com a noiva ainda refletia ambição e diligência; Freud se mostrava um homem de gostos e antipatias fortes, um parceiro amoroso e dedicado, embora às vezes possessivo e ciumento.

Não sabemos muito sobre a relação de Freud com Martha após o casamento. Discípulos e visitantes apenas falam dela como uma boa dona de casa e mãe, embora não muito familiarizada com o trabalho científico do marido. Diz-se que ela afirmou que "a psicanálise para na porta do quarto das crianças", e uma insinuação numa carta a Fliess, de 8 de fevereiro de 1897, parece corroborar com isso. Laforgue relata que, ao caminhar em sua companhia pelos bosques vienenses, ela fez a enigmática observação de que a "natureza fez com que as árvores não crescessem nos céus"[189]. Seu filho, Jean-Martin, descreve Freud como bom educador e um pai atencioso, que tinha tempo para a família aos domingos e durante as férias de verão[190]. Ele também conta da rígida adesão de Freud às convenções da vida profissional, e da sua relutância em aceitar inovações como a bicicleta, o telefone e a máquina de escrever.

O primeiro documento disponível que oferece uma descrição substancial do caráter de Freud é uma ficha sobre as suas qualificações como oficial médico, preenchida após um período de serviço militar no Exército austríaco, de 11 de agosto a 9 de setembro de 1886. Ofereceremos uma tradução das partes essenciais[191]:

Ficha de Qualificação

Nome:	*Dr. Sigmund Freud.*
Patente:	*K.K. Oberarzt[192], designado em 13 de junho de 1882.*
Promoção militar:	*De 11 de agosto a 9 de setembro de 1886, durante o exercício principal, Médico-Chefe de Batalhão; e durante a concentração do Regimento, de 31 de agosto a 6 de setembro, Chefe de Regimento.*
Conhecimento de línguas:	*Alemão perfeito na fala e na escrita, francês e inglês bons, italiano e espanhol razoavelmente bons.*
Aptidões profissionais e conhecimento do serviço sanitário:	*Muito hábil em seu ofício, conhece as prescrições sanitárias e o serviço sanitário exatamente.*

Goza da confiança de militares e civis?	*Goza de grande confiança entre militares e civis.*
Qualidades mentais e de caráter:	*Honesto, firme de caráter, sereno.*
Zelo, ordenação e fiabilidade em serviço:	*Muito zeloso na realização dos deveres, ordeiro e muito fiável em serviço.*
Possui o uniforme prescrito e material para bandagens?	*Possui uniforme prescrito e material para bandagem.*
Conduta em serviço:	
Perante o inimigo:	*Não se aplica.*
1. Com superiores:	*Obediente e aberto, também modesto.*
2. Com iguais:	*Amistoso.*
3. Com subordinados:	*Benevolente e exerce boa influência.*
4. Com pacientes:	*Muito solícito com o bem-estar alheio, humano.*
5. Conduta fora de serviço:	*Muito decente e modesto, boas maneiras.*
Condição de saúde, aptidão para o serviço de guerra:	*Delicado, mas totalmente saudável, apto para o serviço.*
Qualificações para promoção:	*Por ordem de classificação.*

Essa avaliação confirma outras declarações que retratam Freud como um homem de caráter sólido e um forte senso de dever. Digna de nota é a palavra "sereno" (*heiter*), que nem sempre foi associada com a descrição tradicional de seu caráter[193].

As cartas para Fliess, escritas durante o período seguinte da vida de Freud, revelam sua ambição, seu desejo de realizar uma obra de grande magnitude, sua passional amizade por Fliess, muitas reclamações a respeito de males depressivos, seu juízo crítico sobre muitas pessoas, e seu sentimento de estar isolado num mundo hostil.

De 1900 em diante, a personalidade de Freud surge sob uma nova luz. Sua autoanálise havia transformado o jovem clínico inseguro no confiante fundador de uma nova doutrina e de uma nova escola; convenceu-o de que havia feito uma grande descoberta, que ele via como sua missão oferecer ao mundo. Infelizmente, faltam-nos descrições de Freud durante esse período realizadas à época. A maioria das descrições foram escritas muito depois, após 1923.

Nesse período, a personalidade de Freud foi transformada pela sua fama mundial e pelos sofrimentos físicos causados por uma afecção implacável. Suas cartas, assim como os depoimentos de seus discípulos, mostram-no como um bom marido, pai, filho, amigo e médico, bondoso de coração, cortês na escrita das cartas e na escolha de presentes, desprovido de todo tipo de pose ou teatralização, como um mestre capaz de conduzir um movimento em meio a circunstâncias difíceis, e como um homem que confronta seus sofrimentos físicos e o conhecimento de sua morte iminente com máxima coragem. Assim, para as pessoas próximas, ele parecia uma rara personificação de um sábio e de um herói.

Alguns exemplos da impressão que Freud causou naqueles que o entrevistaram são os seguintes:

A primeira entrevista oferecida por Freud de que se tem notícia foi concedida durante a sua viagem estadunidense a um jornalista de Boston que o retratou da seguinte maneira: "Logo se vê que é um homem de grande refinamento, de intelecto e de uma formação multifacetada. Seus afiados, porém amáveis, olhos cristalinos de imediato sugerem o doutor. Sua testa alta, com o franzido da observação, e suas belas e enérgicas mãos são muito flagrantes."[194]

Há uma grande lacuna entre essa entrevista e as demais, que se inscrevem no período seguinte a 1923, isto é, quando a personalidade de Freud havia sofrido uma transformação causada pela sua fama mundial e o câncer que fez de sua vida um martírio. Foi durante esse período que ele recebeu mais visitas e que foram escritas a maioria das coisas a seu respeito.

Recouly, um jornalista francês, descobriu que o apartamento de Freud parecia um museu, e que o próprio Freud era como que um velho rabino:

> Vemos um tipo judaico extremamente acentuado, o ar de um velho rabino recém-chegado da Palestina, o rosto fino e emaciado de um homem que passou dias e noites discutindo com seus seguidores iniciados nas sutilezas da Lei, no qual se sente uma vida cerebral muito intensa e o poder de brincar com ideias como um oriental brinca com as contas de âmbar do seu terço. Quando fala de sua doutrina, de seus discípulos, ele o faz com uma mistura de orgulho e desapego. Contudo, é o orgulho que domina.[195]

Max Eastman, em 1926, foi pego de surpresa pelo ultrajante preconceito que Freud manifestou contra os Estados Unidos e a forma chocantemente explícita com que o expressou diante de visitantes estadunidenses[196].

André Breton relatou que "o maior psicólogo destes tempos vive numa casa de aparência medíocre, num bairro perdido de Viena"[197]. Ele não achou bonita a criada que abriu a porta. Quando, por fim, chegou ao escritório de Freud, diz Breton, "eu me vi na presença de um senhorzinho pequeno e despretensioso que me recebeu em seu escritório mequetrefe, feito um médico de pobres".

O dramaturgo Lenormand considerou o escritório de Freud "como o de qualquer professor universitário"[198]. Freud mostrou-lhe as obras de Shakespeare e dos trágicos gregos em sua estante e disse: "Aqui estão meus mestres." Argumentou que os temas essenciais de suas teorias se baseavam na intuição dos poetas.

Schultz, um psiquiatra alemão, via Freud como um homem de pouco mais que a estatura mediana, ligeiramente arqueado, com uma compleição forte e o estilo típico de professor, que lembra Paul Ehrlich de uma maneira surpreendente[199]. Possuía uma barba curta e cheia, usava óculos e tinha um olhar penetrante. Combinava uma postura objetiva e intelectual com um espírito alegre e uma típica amabilidade austríaca, e se expressava num linguajar com estilística clássica. Schultz classificava Freud como um homem extraordinariamente dotado de uma harmonia de personalidade. "O senhor não acredita mesmo ser capaz de curar?", Freud lhe perguntou. Ao que Schultz replicou: "De forma alguma, mas é possível, feito um jardineiro, remover os obstáculos ao crescimento pessoal." "Então nós vamos nos entender", respondeu Freud.

Viktor von Weizsäcker descreveu Freud como um "homem culto do mundo, da alta cultura burguesa"[200]. Em seu escritório havia uma longa fileira de estatuetas antigas em bronze e terracota; sátiros, deusas e outras raridades. "Não mostrava nenhum traço de pedantismo acadêmico, e a conversa com ele deslizava facilmente de temas sérios e difíceis a papos leves e agradáveis. O homem eminente estava sempre presente." É óbvio que Freud estava sofrendo fisicamente, mas isso não era opressivo para os que se encontravam ao seu redor.

Emil Ludwig contou da visita que fez a Freud no outono de 1927, e de como achou fantástica a interpretação que ele fazia das vidas de Goethe, Napoleão e Leonardo da Vinci[201].

Uma entrevista foi extorquida de Freud por uma jornalista francesa, Odette Pannetier, que construiu para si uma reputação associada a embustes literários[202]. Sabendo que o octogenário, que estava sofrendo fisicamente, havia fechado a sua porta para jornalistas, ela fingiu ser uma paciente com uma fobia de cachorros e trouxe a Freud uma carta de recomendação de um psiquiatra francês. A entrevista, tal como ela o relatou, longe de fazer Freud parecer ridículo, mostrou-o como um senhor agradável e bem-humorado que não parecia ter levado a sua fobia muito a sério. Ele pediu para ver o marido dela, explicou os custos e as dificuldades do tratamento: "Estendi-lhe um envelope. Os seus modos pareciam mais amistosos que profissionais. Mas ele pegou o envelope."

Relatos feitos por pessoas que foram analisadas por Freud datam, em sua maioria, dos últimos anos de sua atividade. Roy Grinker retrata Freud como um sábio e um manancial de sabedoria[203]. Hilda Doolittle descreve a inspiração que ela extraiu de sua análise com ele em termos altamente poéticos. Joseph Wortis, que passou por uma análise didática de quatro meses com Freud, em 1934, manteve um diário de suas sessões e reformulou-o em livro[204]. Seu relato mostra muito da técnica utilizada por Freud, e que Freud referia sua opinião em todos os tópicos possíveis: dinheiro, socialismo, velhice, mulheres estadunidenses, a questão judaica, e assim por diante; ele também fazia comentários mordazes sobre determinados colegas.

Para concluir, mencionaremos as entrevistas que Bruno Goetz fez com Freud em 1904 e 1905, e que ele relatou de memória quase meio século depois[205]. Naqueles anos, Goetz era um estudante pobre e faminto em Viena, sofrendo de uma violenta neuralgia facial. Um de seus professores aconselhou que ele se consultasse com o dr. Freud, para quem havia mostrado alguns dos poemas de Goetz. Goetz ficou impressionado com a forma como Freud olhava atentamente para ele com seus "olhos maravilhosamente bondosos, calorosos, acabrunhados e sábios". Freud lhe disse que achou seus poemas muito belos, porém: "Você se esconde por trás das suas palavras, em vez de se deixar levar por elas." Freud também perguntou por que o mar se repetia em seus versos, e se era um símbolo ou uma realidade para ele. Goetz então despejou sua vida, contando-lhe que o pai havia sido capitão de navio, sobre como havia passado a infância com marinheiros, e muitos outros detalhes. Freud disse que ele não precisava de uma análise e prescreveu-lhe um remédio para neuralgia. Freud investigou a situação financeira de Goetz, e assim tomou conhecimento de que ele havia comido um bife pela última vez quatro semanas antes daquele encontro. Pedindo desculpas por desempenhar o papel de um pai, entregou-lhe um envelope com "um pequeno estipêndio pelo prazer que me proporcionou com seus versos e a história de sua juventude". O envelope continha duzentas coroas. Um mês depois, Goetz, cuja neuralgia já havia desaparecido a essa altura, fez uma segunda visita a Freud, que o advertiu contra o seu entusiasmo pelo *Bhagavad-Gita* e revelou a ele as suas ideias sobre poesia. Vários meses depois, antes de voltar para Munique, Goetz foi despedir-se de Freud, que criticou alguns dos seus artigos que ele havia lido nesse ínterim, e acrescentou: "É bom que não nos vejamos por um tempo e fiquemos sem nos falar", e pediu que Goetz não lhe escrevesse[206].

Freud era um homem de estatura mediana – alguns o achavam baixo –, esguio em sua juventude, mais corpulento com o passar dos anos. Seus olhos eram castanhos; seu cabelo, castanho-escuro; sua barba, bem-cuidada, era mais longa quando jovem do que depois. Ele era diligente e assim permaneceu, mesmo durante o pior período de sua afecção. Seu único esporte eram as caminhadas durante as férias de verão. Tornou-se um fumante inveterado de charutos, a ponto de colocar sua vida em perigo, mas as tentativas de parar de fumar lhe causaram tamanho desconforto que acabou tendo recaídas todas as vezes. Das descrições que possuímos a seu respeito, dois retratos muito diferentes podem ser traçados. Algumas pessoas ficavam impressionadas com aquilo que diziam ser a frieza de Freud, e C.G. Jung até asseverou que a sua principal característica era a amargura, "de que toda palavra vinha carregada […] sua postura era a amargura da pessoa que é inteiramente incompreendida, e seus modos sempre pareciam dizer: 'Se não compreendem, eles que vão para o inferno'"[207]. Freud sem dúvida estava entre os que "não suportavam de bom grado os idiotas". Também podia ir longe com os rancores e o ressentimento contra aqueles que acreditasse, com ou sem razão, tê-lo ofendido[208]. Muitos outros o retrataram como um homem extremamente gentil e cortês, espirituoso e divertido, e completamente encantador. Era como se tanto a fria indiferença de sua mãe quanto a natureza pacata de seu pai se encontrassem reunidas nele.

Um traço básico de Freud era a sua tremenda energia; ele combinava uma ilimitada capacidade de trabalho com uma intensa concentração num objetivo. A coragem física se encontrava aliada à coragem moral, que culminou na postura estoica em seus dezesseis últimos anos de vida. A sua convicção quanto à verdade de suas teorias era tão completa que ele não admitia que o contestassem. Isso era chamado de intolerância pelos oponentes, e de paixão pela verdade pelos seguidores.

Freud viveu – moral, social e profissionalmente – de acordo com os mais elevados padrões para um homem de seu tempo e do seu *status*. Homem de escrupulosa honestidade e dignidade profissional, ele rejeitou desdenhosamente toda e qualquer sugestão de emprestar seu nome para fins comerciais. Era extremamente meticuloso, cumpria seus compromissos à risca e estabelecia um cronograma para todas as suas atividades, com hora, dia, semana e ano. Era igualmente meticuloso com a aparência. Em retrospectiva, alguns desses traços foram considerados obsessivo-compulsivos; porém, se vistos no contexto da época, são perfeitamente normais[209]. Dignidade e decoro consideráveis eram esperados dos profissionais na sua posição. Chamar Freud de não vienense demonstra uma confusão entre o estereótipo de uma opereta vienense e a realidade histórica[210].

A dificuldade em compreender a complexa personalidade de Freud levou muitos a buscarem uma noção de base que o tornasse inteligível. Foram feitas interpretações de Freud como um judeu, como um profissional vienense de sua época, como um romântico, como um homem de letras, como um neurótico e como um gênio.

Freud[211] escreveu, em 1930, que era completamente distante da religião de seus ancestrais – assim como de qualquer outra –, e que não podia abraçar a ideia nacionalista judaica. Porém, nunca negou o fato de que pertencia ao seu povo, o fato de que sentia sua singularidade como judeu, e que não desejava que fosse diferente, e o fato de que, se alguém estivesse se perguntando o que nele ainda havia de judeu, ele responderia: "Não muito, mas provavelmente o principal."[212] Seu sentimento judaico parece ter seguido a mesma curva que o de muitos de seus contemporâneos austríacos. O antissemitismo era quase inexistente na Áustria à época de seu nascimento. Havia um pouco em certas associações estudantis durante a sua juventude. Nas últimas duas décadas do século XIX, o antissemitismo aumentou, mas dificilmente prejudicaria a carreira de um profissional. Proporcionalmente ao aumento do antissemitismo, em particular depois da Primeira Guerra Mundial, o sentimento de identidade judia foi reavivado, e muitos judeus que estiveram inclinados a rejeitar sua identidade judaica passaram a enfatizá-la. Provavelmente, a melhor interpretação da personalidade de Freud como judeu foi feita por Hyman:

Lá estava o garoto, crescendo numa família judia de classe média com a fábula de uma descendência de eruditos famosos, e uma lendária história de família que remonta à destruição do Templo. Era o primogênito e o preferido da mãe, e o "erudito" mimado e o orgulho do pai, o queridinho dos professores. Sabemos que ele será um pouco radical quando jovem, mas irá sossegar, e que se tornará um bom marido e um pai amoroso e indulgente, um jogador de baralho passional, um grande conversador entre os camaradas. É ambivalente a respeito de sua judeidade, como uma centena de semi-intelectuais de que temos conhecimento. Tem aversão ao cristianismo como por nenhum outro novo credo; os seus amigos são quase todos judeus; é fascinado pelos rituais judaicos, mas zomba de todos como superstição; brinca com a ideia de conversão, mas nunca é algo sério; possui uma candente ambição pelo sucesso e pela fama e um menosprezo correspondente pelos *goyim*[213] sem ambições; não acreditava que uma autora gentia – no caso, George Eliot – poderia escrever sobre os judeus e conhecer coisas que "nós só falamos entre nós"; sofre de fantasias de *Schnorrer*[214] (o termo é do próprio Freud), com herdar uma imerecida riqueza; identifica-se com o heroísmo judaico na história e nas lendas ("Senti muitas vezes como se tivesse herdado toda a paixão de nossos ancestrais quando defenderam seu Templo"). Certeza que esse camarada iria terminar no B'nai B'rith, como de fato aconteceu. Se nos dissessem que esse dr. Freud ganhou bem como clínico geral, garantiu uma educação de primeira classe aos filhos, e que dele nunca se ouviu falar fora da vizinhança, não ficaríamos surpresos.[215]

Sem dúvida houve muitos entre os contemporâneos judeus de Freud cujas vidas e carreiras seguiram um padrão semelhante – sem, contudo, ganhar fama mundial. Uma comparação entre Freud e Breuer pode ser instrutiva: Breuer, que havia sido vítima de intrigas e que perdeu a oportunidade de uma carreira acadêmica brilhante, nunca atribuiu nenhum de seus contratempos ao antissemitismo, e declarava que ele estava perfeitamente satisfeito com a vida que tinha; enquanto isso, Freud mencionou repetidas vezes a postura hostil de colegas e autoridades antissemitas. Ao falar do pai, Breuer enfatizava quão maravilhoso havia sido para um homem de sua geração estar livre do gueto e ser capaz de adentrar o resto do mundo; a única referência de Freud à juventude do pai era a história da afronta que ele sofreu de um gentio. Breuer dedicou metade de sua autobiografia a um tributo ao pai; o contrário de Freud, que não tinha compunção em expressar sentimentos hostis em relação ao próprio pai. Breuer criticou a hipersensibilidade dos judeus à mais leve pitada de antissemitismo, e imputava isso à assimilação imperfeita; desde o início, Freud sentia-se parte de uma minoria perseguida e atribuía sua criatividade parcialmente ao fato de que havia sido compelido a pensar diferentemente da maioria. Benedikt, em sua autobiografia, ofereceu uma longa lista de queixas acerca de muitos de seus contemporâneos, mas nunca os acusou de antissemitismo. Assim, ser um judeu em Viena poderia levar a pessoa a adotar posturas diferentes em relação ao judaísmo e ao mundo gentio, e isso não era obstáculo para, ao mesmo tempo, sentir-se totalmente vienense.

Também se poderia compreender Freud vendo-o como um típico representante do mundo profissional vienense do fim do século XIX. Não era incomum em Viena, um grande caldeirão étnico e social, que um homem talentoso de classe média baixa pudesse escalar a pirâmide social e alcançar, na meia-idade, um *status* social e econômico razoavelmente alto, desde que ele tivesse feito escola secundária e uma faculdade. Um exemplo era Josef Breuer, filho de um modesto professor, que se tornou um dos médicos mais prósperos de Viena, e que certamente poderia ter ido mais longe se tivesse querido. O homem, é claro, tinha de ter talento, ser diligente e ambicioso – e Freud era tudo isso. Para um médico, isso significava enfrentar um período de trabalhos mal pagos em hospitais, lecionar como *Privatdozent*, uma intensa competição, e anos de labuta com um trabalho científico pouco reconhecido. Freud foi um dos que passou, com êxito, por essas provações. Dos trinta anos em diante, conseguiu viver a vida de um burguês vienense abastado, que possuía um apartamento grande com vários criados num dos melhores bairros residenciais de Viena, tirava três meses de férias de verão na Áustria e no estrangeiro, lia a *Neue Freie Presse* (Nova Imprensa Livre) e se encontrava em estrita conformidade com as obrigações de seu ofício. Freud também dispunha, em grau elevado, das boas maneiras da alta burguesia vienense de seu tempo, da cultura refinada e multifacetada, da urbanidade requintada, do bom humor e da arte da conversação. *A Interpretação dos Sonhos, Psicopatologia da Vida Cotidiana* e *O Chiste e Sua Relação Com o Inconsciente* são cheios de alusões à vida vienense e aos acontecimentos locais que lhes eram contemporâneos. Freud era vienense até os fios do cabelo – incluindo a característica afetação de odiar Viena.

Freud também compartilhava dos valores de sua classe. David Riesman, ao tentar reconstruir a *Weltanschauung* de Freud a partir de seus escritos, enfatizou as noções que ele tinha de trabalho e de diversão[216]. Freud via o mundo do trabalho como o mundo real, chegando até mesmo a estendê-lo ao inconsciente na forma do "trabalho onírico" e do "trabalho de luto", como oposto ao mundo do prazer, que é o mundo da criança, do imaturo, do neurótico, da mulher e do aristocrata. Critérios de saúde mental, segundo Freud, eram as capacidades para trabalhar e desfrutar do prazer. Nessa fórmula, Freud expressou o ideal do burguês vienense esforçado, em conformidade com os exigentes requisitos de sua posição, mas reivindicava o seu quinhão dos prazeres da cidade. Freud via a sociedade como sendo – necessária e naturalmente – autoritária; e a família, como paternalista. Como ele havia respeitado os seus mestres, esperava que seus discípulos o respeitassem. Decerto não era em todos os detalhes que Freud condizia com um determinado tipo de vienense de classe alta. Não era frequentador do teatro ou da ópera, tampouco teve casos com atrizes. Mas o comportamento puritano e a monogamia, como os de Freud, não eram tão excepcionais como reza a lenda. Os que chamam Freud de não vienense entenderam mal tanto o caráter de Freud quanto o de Viena.

A personalidade de Freud também poderia ser vista como a de um romântico. Wittels havia dito que, embora Freud fosse contemporâneo da Alemanha bismarkiana, ele fazia parte, idealmente, da Alemanha de Goethe[217]. Em seu estilo de vida havia muito do romantismo. Suas cartas para a noiva mostram a exaltação que se encontra, por exemplo, nas cartas de Herzen à sua amada. A relação passional de Freud com Fliess, que é tão estranha aos padrões dos nossos dias, era similar àquelas encontradas entre os jovens do romantismo. É como se Freud se identificasse com a figura byroniana do herói solitário que luta contra um bando de inimigos e dificuldades. Reuniões semanais de amigos em *cénacles*[218] eram um hábito entre os poetas, estudantes e jovens cientistas românticos. Em 1900, contudo, os cientistas se reuniam em encontros de sociedades oficiais. O grupo de Freud, nas noites de quarta-feira, teria estado mais dentro do contexto entre os poetas neorromânticos, ou um século mais cedo, entre os cientistas românticos. A formação de um grupo secreto de seis discípulos escolhidos que prometeram sua lealdade à defesa da psicanálise, cada um deles recebendo um anel de Freud, era uma ideia eminentemente romântica. Que de repente, após um longo período de indiferença política, Freud fosse ter sentimentos de patriotismo austríaco quando a guerra eclodiu, trata-se de uma reminiscência do fervor patriótico dos jovens românticos alemães em 1806. Por fim, muito na psicanálise pode ser compreendido como um renascimento dos conceitos da filosofia da natureza e da medicina romântica.

Wittels descobriu a chave para a personalidade de Freud em sua identificação com Goethe, lembrando que a escolha vocacional de Freud foi feita após ouvir o poema de Goethe sobre "A Natureza". A ideia goethiana de beleza, o interesse goethiano pela arte e pela arqueologia, assim como o conceito goethiano de ciência – com a sua busca por padrões arquetípicos – podem ser encontrados em Freud. O estilo literário de Freud segue os moldes do estilo de Goethe; a influência de Goethe pode ser encontrada até na predileção de Freud por certas palavras, como "internacional" (no sentido de supranacional).

Freud também pode ser compreendido como um homem de letras. Ele possuía em altíssimo grau os atributos de um grande escritor. Primeiro: possuía talentos linguísticos e verbais, amor por sua língua materna, riqueza vocabular, e o *Sprachgefühl* (sensibilidade linguística) que o levava infalivelmente a escolher a palavra apropriada[219]. Mesmo os seus primeiros artigos sobre histologia foram escritos num estilo magnífico. Como escreveu Wittels:

> Para os leitores não profissionalmente interessados, muitas vezes o que ele diz não é tão importante quanto o modo fascinante como ele diz. As traduções de seus escritos não conseguem reproduzir o espírito completamente alemão que os trabalhos de Freud exalam. A magia da língua não pode ser transposta. Caso se deseje realmente compreender a psicanálise de Freud a partir de suas bases, é preciso ler seus livros em sua própria língua.

Segundo: ele possuía aquele dom de curiosidade intelectual que impele um escritor a observar seus semelhantes, tentar penetrar em suas vidas, seus amores, suas posturas íntimas – tipo de curiosidade candente que foi bem descrita por Flaubert e Dostoiévski. Terceiro: Freud adorava escrever e tinha um pendor para a escrita de cartas, diários, ensaios e livros: *nulla dies sine linea*[220]. Para um homem de letras, escrever os pensamentos e impressões é mais importante que averiguar sua exatidão. Esse é o princípio do método de Börne, isto é, escrever as impressões imediatas de tudo, buscando a sinceridade acima de qualquer coisa; este é também o modo como Popper-Lynkeus escrevia os seus ensaios. Os ensaios de Freud sobre Michelangelo e Leonardo da Vinci poderiam ser considerados ensaios escritos à maneira de Börne. Quarto: Freud possuía uma das mais raras qualidades num grande escritor, que Paul Bourget chamava de credibilidade. Escritores medíocres farão uma história verdadeira parecer fabricada, ao passo que um grande escritor pode fazer a mais implausível das histórias parecer verdadeira. Um historiador hebraico, ao comentar *O Homem Moisés e a Religião Monoteísta*, descreveu uma longa lista de imprecisões e impossibilidades ali contidas, mas acrescentou que, por meio de seu grande talento, Freud havia feito uma história plausível a partir dessa rede de impossibilidades[221]. Freud mencionou repetidas vezes o fato de que os grandes poetas e escritores haviam precedido os psicólogos na exploração da mente humana. Citava com frequência os trágicos gregos, Shakespeare, Goethe, Schiller, Heine e muitos outros escritores. Sem dúvida, Freud poderia ter sido um dos maiores escritores do mundo, mas em vez de utilizar seu profundo e intuitivo conhecimento da alma humana para a criação de obras literárias, tentou formulá-lo e sistematizá-lo.

Houve interpretações da personalidade de Freud na forma daquelas "patografias" que se tornaram famosas com Möbius, e depois foram desenvolvidas por psicanalistas[222]. Maylan explicou a obra e a personalidade de Freud por meio do seu complexo paterno[223]. Dos escritos de Freud e do material biográfico disponível, Natenberg coletou toda e qualquer evidência de neurose, construindo a figura de um indivíduo profundamente perturbado com um sistema delirante[224]. Na patografia de Erich Fromm, Freud é considerado um fanático pela verdade que, auxiliado por vários traços neuróticos, estava imbuído com a convicção de que era sua missão liderar uma revolução intelectual para transformar o mundo por meio do movimento psicanalítico[225]. Percival Bailey retrata Freud como um tipo de gênio excêntrico e desajeitado que invocou o antissemitismo e a hostilidade de seus colegas como uma desculpa para os seus fracassos, e que se perdeu construindo teorias fantásticas[226]. Maryse Choisy vê na raiz de sua personalidade e de sua obra a fraqueza de sua libido: "Acaso a teoria de Freud não seria uma racionalização de sua própria inibição sexual?"[227] Segundo Alexander, Freud sofria de um conflito não resolvido entre ter de permanecer na oposição e o seu anseio de ser plenamente reconhecido[228].

Uma porção de outros traços foi salientada em Freud e chancelada como neurótica. Dizem que Freud era ingênuo em determinados assuntos – ele acreditava, por exemplo, na propaganda bélica dos impérios centrais –, que cometeu erros de julgamento com relação a certas pessoas, que guardou ressentimentos injustificados contra outras, assim como teve preconceitos contra a civilização americana, que foi intolerante, que cometeu indiscrições ao falar de alguns de seus pacientes, que demonstrou uma preocupação excessiva com assuntos relacionados à prioridade autoral, enquanto fingia não se importar com isso, que atribuiu a si mesmo a origem de muitos conceitos existentes, e que era viciado em tabaco[229]. Até seu comportamento puritano e sua monogamia estrita foram considerados anormais: a poeta Anna de Noailles, depois de lhe fazer uma visita, ficou chocada com o fato de que um homem que havia escrito tanto sobre sexualidade nunca tivesse sido infiel à esposa[230]. Marthe Robert justificava o modo de vida puritano de Freud dizendo que, na época em que ele adquiriu conhecimento sobre a sexualidade, estava velho demais para mudar[231]. Na verdade, em nada disso há o que justifique um diagnóstico de neurose. Um problema muito mais difícil é como a hipersensibilidade e a sensação subjetiva de isolamento freudianas podem tê-lo levado a ter a convicção de que era rejeitado e ostracizado – uma convicção que todos os documentos disponíveis mostram ser infundada[232].

Até onde nos consta, K.R. Eissler é o único autor que procurou fazer um estudo sistemático de Freud como um gênio[233]. Em um livro anterior sobre Goethe, Eissler define homens geniais como "pessoas capazes de recriar o cosmo humano, ou parte dele, de um modo que é compreensível à humanidade e contém um aspecto novo, até então imperceptível, da realidade"[234]. A genialidade é resultado de uma extraordinária combinação de fatores e circunstâncias. Em sua raiz jaz um fato inato, biológico: em Goethe, era a intensidade e a qualidade da função onírica, que estava a serviço da criação; em Freud, um perfeito domínio da língua. Mas a emergência da genialidade também requer todo um conjunto de fatores ambientais. Sendo o amado primogênito de uma mãe jovem, que era a segunda esposa de um homem mais velho com o nome de Jacó, Freud estava predestinado a uma precoce identificação com a personagem bíblica de José, o intérprete de sonhos que acabou superando o pai e os irmãos. O jovem Sigmund havia investido sua libido no trabalho científico e nas ambições; seu encontro com Martha Bernays levou-o a voltar parte de sua libido para ela e para o mundo externo, mas os quatro anos de noivado acarretaram uma severa frustração, daí um grau maior de sublimação. Por Martha, Freud abriu mão de seus sonhos de ambição científica, voltando-se para o trabalho clínico, e foi essa renúncia que possibilitou que ele fizesse descobertas no campo das neuroses. A correspondência diária com Martha apurou sua habilidade para a observação psicológica e para a introspecção. Eissler acredita que esse período de quatro anos de noivado foi decisivo no desencadeamento de uma reestruturação da personalidade de Freud que, por sua vez, tornou sua autoanálise possível – e, posteriormente, a gradual emergência de uma nova visão de mundo, isto é, a psicanálise.

Contudo, ainda não nos encontramos em um momento em que se possa fazer uma apreciação verdadeiramente satisfatória da personalidade de Freud. Os dados ainda são insuficientes; nosso conhecimento a respeito de sua infância é tão escasso quanto era o nosso conhecimento de sua autoanálise antes da publicação da correspondência com Fliess. Não é inconcebível que, com o passar do tempo, ficará cada vez mais difícil compreendê-lo. Freud fazia parte de um grupo de homens de mesma têmpera, incluindo Kraepelin, Forel e Bleuler, que passaram por um longo exercício de disciplina intelectual e emocional; eram homens de cultura elevada, costumes puritanos, energia ilimitada e fortes convicções, que eles afirmaram com vigor. A despeito de toda divergência pessoal ou doutrinal, esses homens eram capazes de compreender um ao outro de imediato, ao passo que sua estirpe ascético-idealista vai se tornando cada vez mais estranha a uma geração hedonista-utilitária.

Os Contemporâneos de Freud

A personalidade de Freud, como a de qualquer pessoa, não pode ser plenamente compreendida se isolada do contexto de seus contemporâneos, de seus paralelismos e de suas divergências e inter-relações. Dentre esses homens, escolheremos Wagner von Jauregg, que, seguindo o caminho tradicional, fez descobertas excepcionais na psiquiatria, e Arthur Schnitzler, que começou como neuropatologista e se tornou um dos grandes escritores austríacos.

Julius Wagner von Jauregg, filho de um servidor público, nasceu em 7 de março de 1857, um ano depois de Freud[235]. De acordo com sua autobiografia, escolheu a medicina sem ter vocação especial para tanto, e matriculou-se na Escola de Medicina de Viena em outubro 1874 – um ano depois de Freud[236]. Diferentemente de Freud, concluiu seus estudos médicos no tempo mínimo, embora também tenha feito trabalhos extras em laboratórios desde o terceiro ano. Seu grande mestre era o professor de patologia experimental, Salomon Stricker. Assim como Freud, sua primeira publicação científica apareceu nas *Atas da Academia Imperial-Real de Ciências*, quando era quartanista. Colou grau em medicina em 14 de julho de 1880, e permaneceu no laboratório de Stricker, onde conheceu Freud, e eles passaram a se dirigir um ao outro pelo familiar *Du*. Percebendo que não havia futuro para ele com Stricker, Wagner-Jauregg foi para a medicina clínica, flertou algum tempo com a ideia de emigrar para o Egito, estudou com Bamberger e Leidesdorf e, ao mesmo tempo, até se interessou pela pesquisa das propriedades anestésicas da cocaína. Em 1885, tornou-se *Privatdozent* em neuropatologia, após seu mestre Leidesdorf ter superado a forte oposição de Meynert. Três anos depois, o cargo que Wagner-Jauregg tinha como *Privatdozent* estendeu-se à psiquiatria. Esse passo – que Freud não havia dado – abriu-lhe a possibilidade de uma posterior designação como professor titular. Em 1889, foi designado professor associado de Psiquiatria em Graz e, em 1893 – quando Freud e Breuer haviam acabado de publicar sua "Comunicação Preliminar" –, ele foi designado professor titular de psiquiatria em Viena.

O trabalho psiquiátrico de Wagner-Jauregg foi marcado por três grandes realizações. A primeira: tendo em vista o fato de que o cretinismo está relacionado a uma deficiência de iodo e pode ser evitado pela ingestão regular de sal iodado, ele lutou pela aplicação dessa medida profilática em larga escala, o que resultou no desaparecimento quase total do cretinismo em certas partes da Europa. A segunda foi sua descoberta do tratamento da paresia geral – um estado até então considerado incurável – por meio de malarioterapia. Essa descoberta foi o desfecho de sistemáticos experimentos conduzidos por muitos anos. A terceira grande conquista foi a proposição e a realização de uma reforma na legislação no que se refere aos pacientes mentais. Wagner-Jauregg foi agraciado com muitas honrarias, culminando, em 1927, com o Prêmio Nobel. Ele foi o primeiro psiquiatra a recebê-lo.

Wagner-Jauregg era um ativo montanhista e cavaleiro, e havia recebido uma formação multifacetada. Escrevia num estilo claro e conciso, evitando comparações e imagens literárias. Como professor, era considerado bom, mas não eloquente. Conta-se que a sua postura com os estudantes era tanto autoritária quanto benevolente. Além da docência, da pesquisa, das responsabilidades hospitalares e de sua clínica particular, ele foi ativo em muitas sociedades científicas e cargos acadêmicos.

As orientações da personalidade de Freud e Wagner-Jauregg eram tão diferentes que dificilmente se poderia esperar que os dois se entendessem. Wagner-Jauregg reconhecia plenamente o valor da obra neurológica de Freud, e possivelmente os seus estudos iniciais sobre as neuroses, mas não podia aceitar como cientificamente válidos os desenvolvimentos freudianos que vieram em seguida, como a interpretação dos sonhos e a teoria da libido. Muito se disse da hostilidade de Wagner-Jauregg para com Freud, embora em sua autobiografia Wagner-Jauregg tenha sustentado que nunca expressou nenhuma animosidade em relação a ele, exceto por algumas poucas palavras em tom de brincadeira em reuniões privadas. Contudo, um de seus discípulos, Emil Raimann, tornou-se um brutal adversário de Freud, que parecia culpar

Wagner-Jauregg por esses ataques. Wagner-Jauregg disse que Freud, sendo um homem intolerante, não conseguia entender que alguém pudesse permitir que os discípulos tivessem opiniões próprias, mas a pedido de Freud, Wagner-Jauregg pediu que Raimann parasse de criticá-lo, ao que Raimann aquiesceu. Quando, por fim, Freud recebeu o título de *Ordentlicher*[237] *Professor* (professor titular) em 1920, foi Wagner-Jauregg quem escreveu o relatório recomendando a sua nomeação. Os freudianos salientaram que, ao final desse relatório, Wagner-Jauregg cometeu um lapso de escrita, recomendando a designação de Freud como *Außerordentlicher*[238] *Professor* (professor associado), em que se marca o prefixo "extra" (*Außer*). Pode-se tirar a conclusão de que Wagner-Jauregg estava relutante, mas apoiou a candidatura de Freud por solidariedade profissional.

Surgiram muitas declarações contraditórias em torno do dito "Processo Wagner-Jauregg" de 1920, um acontecimento ao qual voltaremos adiante[239]. Mesmo que o relatório pericial de Freud sobre o processo de Wagner-Jauregg fosse, em termos, moderado, é claro que ele, por sua vez, estava relutante. A relutância surgiu mais abertamente durante as discussões, e Wagner-Jauregg se ressentiu, como ficaremos sabendo a partir de sua autobiografia. Quando esses dois homens haviam ficado velhos e mundialmente famosos, contudo, trocaram congratulações em seus aniversários de oitenta anos, de uma forma que beirava a realeza. Como disse K.R. Eissler:

> Dada a enorme diferença em termos de personalidade e temperamento, o desenvolvimento de uma inimizade pessoal entre Freud e Wagner era algo de se esperar. A amizade que havia se estabelecido nos anos de juventude, contudo, sobreviveu a todas as adversidades da vida. O respeito mútuo e a estima amistosa não foram destruídos pelas diferenças científicas, e esse é um episódio verdadeiramente exemplar na biografia dos dois pesquisadores.[240]

Paralelos entre Sigmund Freud e Arthur Schnitzler foram traçados repetidas vezes. Numa carta a Schnitzler, por ocasião de seu sexagésimo aniversário, Freud escreveu: "Mas quero fazer-lhe uma confissão [...] Penso que o evitei por uma espécie de receio do duplo (*Doppelgänger-Scheu*)."[241] Como Freud, Schnitzler fazia parte de uma família judia que rompera laços com a religião de seus ancestrais. Ele nasceu em Viena em 15 de maio de 1862 – o que o faz seis anos mais novo que Freud. Seu pai, um afamado laringologista e professor na Universidade de Viena, era editor de um periódico médico e tinha atrizes e cantores de ópera entre os seus clientes. Arthur estudou medicina em Viena de 1879 a 1885; assim, graduou-se três anos depois de Freud. Como Freud, passou três anos no Hospital Geral de Viena, era discípulo de Meynert e estava interessado nas discussões atuais sobre a histeria e a hipnose. O seu primeiro artigo dizia respeito a seis pacientes que ele havia curado de afonia histérica com uma ou duas sessões hipnóticas cada. Preferia chamar de "afonia funcional" porque tinha algumas dúvidas sobre o diagnóstico e a abordagem da histeria[242].

Seguindo as pegadas do pai, Schnitzler lançou-se no jornalismo médico como carreira. Atuou como repórter para a *Wiener Medizinische Presse* (Imprensa Médica de Viena), nos encontros da Sociedade Imperial-Real de Médicos, e foi assim que acabou relatando a reunião de 15 de outubro de 1886, na qual Freud falou sobre histeria masculina[243]. Num artigo subsequente, recordando aquela animada discussão, Schnitzler expressou seu temor de que, como consequência, muitos casos de suposta histeria masculina fossem apresentados em futuros encontros; mas o excesso de avidez, disse ele, certamente era mais benéfico à ciência que uma postura negativa[244]. Schnitzler também escreveu muitas resenhas de livros médicos na *Internationale Klinische Rundschau* (Panorama Clínico Internacional), dando preferência aos relacionados à histeria, à neurose e à hipnose. Comentando sobre as traduções dos livros de Charcot e Bernheim realizadas por Freud, elogiou a sua habilidade como tradutor, mas questionou alguns conteúdos. Em sua resenha do livro de Berheim sobre o sugestionamento, Schnitzler falou da "representação" e da "atuação" do indivíduo hipnotizado, com base em sua própria experiência[245]. Da mesma forma, Schnitzler deu o devido crédito a Liébeault, mas lamentou as "fantasias cheias de engenho" (*geistvolle Phantastereien*) às quais ele se entregou. Em 14 de outubro de 1895, quando Freud apresentou a célebre comunicação no *Doctorencollegium*, em que propôs sua classificação de quatro neuroses básicas, com uma origem sexual específica para cada, foi Schnitzler quem escreveu a resenha mais detalhada e objetiva[246].

Enquanto isso, o tempo e o interesse de Schnitzler foram sendo cada vez mais absorvidos pela literatura e pelo teatro, e a sua clínica foi minguando gradativamente. Casos de amor tempestuosos com atrizes fizeram-no sofrer, mas forneceram material para as suas peças. Por volta de 1890, reuniu um grupo de poetas e dramaturgos austríacos jovens e talentosos, que se chamavam de Jovem Viena[247]. A fama literária de Schnitzler começou com *Anatol*, a história de um mauricinho vienense da época[248]. Um episódio de sua peça trata de hipnose: Max parabeniza Anatol pela maneira como hipnotiza sua jovem amante e faz com que ela desempenhe vários papéis. Ele sugere que, por meio de hipnose, Anatol descubra se ela lhe é fiel. Anatol hipnotiza Cora, que lhe conta que ela tem 21 anos, e não dezenove, como o havia feito acreditar, e que ela o ama. Anatol receia perguntar mais e a desperta. Max conclui: "Uma coisa está clara para mim: que nós, homens, também falamos mentira sob hipnose."

Uma das peças seguintes de Schnitzler, *Paracelsus* (Paracelso), também gira em torno da hipnose[249]. Na Basileia do século XVII, Paracelso é rejeitado pelas autoridades como um charlatão, mas ele atrai as massas e realiza curas milagrosas. Hipnotiza Justina, a esposa de um cidadão rico, dizendo que pode fazê-la sonhar com qualquer coisa que ela queira. Justina faz então revelações surpreendentes. Ninguém sabe o quanto disso é verdade. O ponto em que ela desperta do estado hipnótico não fica claro. A moral da peça é a relatividade e a incerteza, não apenas da hipnose, mas da própria vida mental. Paracelso defende que, se um homem pudesse ver seus anos passados, dificilmente poderia reconhecê-los, "porque a memória engana quase tanto quanto a esperança", que nós estamos sempre atuando, mesmo em questões mais profundas, e que "quem sabe, é sábio". Assim, o *Paracelsus* de Schnitzler oferece uma imagem da hipnose e da vida mental que é muito diferente da imagem oferecida por

immer angehören mag, nach Wien zu berufen, damit er hier in einer oder in mehreren Vorlesungen über die Methoden und Resultate seiner eigenen Forschung berichtet, oder jene Korporation soll jeweilig einen Preis für eine wissenschaftliche Arbeit verleihen, die sich auf ein begrenztes, von Dir näher zu bestimmendes Fach bezieht. Und so soll der Name desjenigen, der sein ganzes Leben lang an jedem Fortschritte unserer Erkenntnis den regsten Anteil nahm, auch noch für spätere Generationen mit der Wissenschaft und ihrem Streben verknüpft bleiben.

Wien, den 15. Jänner 1912.

Anliegend der Ausweis über K 58.125.—.

In Treue und Ergebenheit

Sigmund Exner

im eigenen Namen und im Namen von:

Karoline Adam	Otto und Mina v. Fleischl
Marie Auspitz	Paul und Cécile v. Fleischl
Hedwig Benedikt	Gertrud Fleischmann
Elise Bettelheim	Karl und Mathilde Fleischmann
Else Billroth	Artur und Helene Foges
Artur und Marie v. Boschan	Betty Fränkel
Eugen und Frieda v. Boschan	Heinrich Friedjung
Hermann Breßlauer	Anton und Marie v. Frisch
Theodor und Milly v. Brücke	Hugo und Margarethe Fürth
Josefine Brüll	Robert Gersuny
Marie Brüll	Anita Goldschmidt
Marie v. Ebner-Eschenbach	Harry Gomperz
Viktor und Adele v. Ebner-Rofenstein	Theodor und Elise Gomperz
Ignaz Eisenschitz	Karl und Hilde Grünberg
Wilhelm Englmann	Anna v. Hackländer
Viktor v. Ephrussi	Albert und Leontine Hammerschlag
Konstanze Exner	Emil und Marie Hammerschlag
Alfons Feldmann	Bertha Hartmann

28. October 1886.   Nr. 25.

Anzeiger

der

k. k. Gesellschaft der Aerzte in Wien.

Inhalt: Protokoll der Sitzung vom 15. October 1886. — Summarischer Bericht der Sitzung vom 22. October 1886. — Programm der Sitzung am 29. October 1886.

Protokoll der Sitzung vom 15. October 1886.

Vorsitzender: Herr Hofr. Prof. v. Bamberger.
Schriftführer: Herr Doc. Dr. Bergmeister.

Herr Dr. Grossmann stellt einen Fall von Lupus des Larynx vor.

Herr Doc. Dr. Freud hält seinen angekündigten Vortrag: Ueber männliche Hysterie.

Herr Prof. Rosenthal bemerkt, dass die Hysteria virilis in ihrem Symptomenbilde mit der in der Neuzeit besser gezeichneten vulgären Hysterie übereinstimme. Die männliche Hysterie wird bereits von Romberg erwähnt. Sie fand sich unter 1000 von Briquet gesammelten Fällen von Hysterie fünfzigmal; der Mann wäre demnach zwanzigmal weniger zur Hysterie disponirt als das Weib. Redner erwähnt ferner, dass er bereits im Jahre 1870 in seinem Handbuche der Nervenkrankheiten einen Fall von Knabenhysterie beschrieb (mit Streckkrämpfen, Aphonie und Rülpsen, Lähmung des M. transversus und spastischen Bewegungen des Oesophagus). Bei einem anderen 18jährigen Manne waren Gemüthsbewegungen, Gliederzittern, Zuckungen und Anästhesie an der Vorderseite der Unterextremitäten erweislich. Am Oberkörper allenthalben normale Sensibilität. Aehnliche Formen wurden wiederholt beobachtet. Auch der Traumatismus von Charcot wirke nur als psychischer Shok, die örtliche Verletzung sei eine ganz geringfügige.

Noch gestattet sich Redner zur Charakteristik der wenig gewürdigten hysterischen Convulsionen einiges beizufügen. Bei initialen, sich langsamer entwickelnden hysterischen Krämpfen konnte R. beobachten, wie letztere von den Gesichts-, Hals-, Kiefer- und Nackenmuskeln sich über die oberen und unteren Gliedmassen verbreiteten. Bei einem anderen Cyklus folgten auf

Em 1912, um grupo de amigos e admiradores de Josef Breuer organizou uma campanha em sua homenagem e constituíram a **Fundação Breuer**, para promover pesquisa científica e ensino. Esta é a reprodução do microfilme de uma das páginas do documento original. (Cortesia do sr. George Bryant, Vancouver.)

A primeira página da edição de 28 de outubro de 1886 do **Boletim da Sociedade Imperial-Real de Médicos em Viena** relata a discussão que se seguiu à comunicação de Freud sobre histeria masculina. (Do acervo do Instituto de História da Medicina, Viena.)

Breuer e Freud em seus estudos sobre a histeria. Breuer e Freud pareciam tomar as revelações dos sujeitos hipnotizados em seu valor nominal, e construir teorias com base nisso, ao passo que Schnitzler sempre enfatizou o elemento de fabricação e atuação na hipnose e na histeria.

Nunca é demais enfatizar as similaridades entre Schnitzler e Freud. Se Freud introduziu o método de associação livre na psicoterapia, Schnitzler foi um dos primeiros a escrever um romance inteiramente no estilo de "fluxo de consciência"[250]. Schnitzler e Freud tinham em comum o interesse pelos sonhos. Dizem que Schnitzler registrava os próprios sonhos, e ele fez um uso extenso do mote onírico em suas obras. Em seus romances, as pessoas têm sonhos em que acontecimentos recentes, memórias passadas e preocupações atuais são distorcidos e entremeados em múltiplas variações. Porém, não há nada de "símbolos freudianos" ali; e a despeito de sua beleza artística e riqueza, esses sonhos oferecem pouco material para interpretações psicanalíticas. A mesma independência em relação à psicanálise de Freud é exibida no romance de Schnitzler *A Senhora Beate e Seu Filho*, uma história de incesto entre um jovem e sua mãe viúva[251]. Ali, não foi feita nenhuma referência ao Complexo de Édipo ou às conjunturas infantis; uma extraordinária combinação de circunstâncias fez o desfecho parecer quase inevitável.

A Primeira Guerra Mundial fez com que muitos homens refletissem acerca da tragédia de que estavam participando. Freud concluiu suas "Considerações Contemporâneas Sobre a Guerra e a Morte" asseverando que as pulsões agressivas eram mais fortes do que o homem civilizado contemporâneo havia acreditado, e ele via o manejo e a canalização da agressividade como o problema principal[252]. Schnitzler contestava o papel do ódio: nem soldados, nem oficiais, nem diplomatas, nem estadistas odeiam realmente o inimigo[253]. O ódio é artificialmente introduzido na opinião pública pela imprensa. As verdadeiras causas da guerra são a malevolência de alguns indivíduos que possuem interesse bélico declarado, a estupidez de alguns homens no poder que recorrem à guerra para solucionar problemas que poderiam ser resolvidos de outra forma e, sobretudo, a incapacidade das massas de visualizar o real cenário da guerra. Por fim, uma ideologia de guerra é imposta às pessoas com alegações pseudofilosóficas e pseudocientíficas, e falsos imperativos políticos, utilizando um vocabulário carregado emocionalmente. A prevenção da guerra, disse Schnitzler, pressupunha a erradicação de todas as possibilidades de exploração, um Parlamento de Nações permanente com vistas a solucionar os problemas que geralmente levam à guerra, o desmascaramento da ideologia de guerra e o silenciamento dos belicistas.

Após a Primeira Guerra Mundial, a nova geração austríaca desprezou Schnitzler como um protótipo do "espírito corrompido da monarquia decadente" e da "vida frívola da classe ociosa de Viena". Em 1927, ele publicou um livreto, *Der Geist im Wort und der Geist in der Tat* (O Espírito na Palavra e o Espírito na Ação), uma curiosa tentativa de estabelecer uma tipologia das variedades de homens como o poeta, o filósofo, o sacerdote, o jornalista, o herói, o organizador, o ditador, e assim por diante[254]. Uma outra coletânea de pensamentos e fragmentos teria requerido apenas uma pequena organização para constituir o esboço de uma filosofia[255]. Schnitzler revelou-se muito menos cético do que se poderia imaginar a partir de sua obra inicial. Posicionou-se contra a teoria do determinismo universal. Via a liberdade do arbítrio não apenas como base da moralidade, mas também como base da estética; sua crença na existência de Deus é expressa, embora em termos velados.

Tanto Freud quanto Schnitzler passaram por sofrimentos físicos no fim de suas vidas: Freud com seu câncer, e Schnitzler com otosclerose. Nesses últimos anos dolorosos, Schnitzler escreveu o romance que é geralmente considerado a sua obra-prima, *Flucht in die Finsternis* (Fuga Para a Escuridão): o estado subjetivo da mente esquizofrênica de um homem é descrito de uma forma que o desenvolvimento de sua afecção a ponto de assassinar seu médico-irmão se torna inteligível[256].

Freud via similaridades entre o seu pensamento e o de Schnitzler, mas Schnitzler, a despeito de toda a admiração pelos escritos de Freud, enfatizou sua discordância com os principais pressupostos da psicanálise[257]. Ambos os homens realmente exploraram, cada um a seu modo, o mesmo domínio, mas chegaram a conclusões diferentes. É fácil imaginar que tipo de psicologia profunda Schnitzler poderia ter elaborado: ele teria enfatizado a encenação e o elemento enganoso na hipnose e na histeria, a falta de fiabilidade da memória, a função mitopoética do inconsciente, o elemento temático – mais que o simbólico – nos sonhos, e o componente autoenganador – mais que o agressivo – na origem da guerra. Ele também teria escrito ensaios filosóficos num estilo menos pessimista que Freud. Pode-se especular livremente acerca das possibilidades literárias caso Freud tivesse deixado a medicina para desenvolver seu grande talento como escritor. Emmy von N., Elisabeth von R. e a jovem Dora teriam se tornado heroínas em contos à la Schnitzler. As obsessões do Homem dos Lobos teriam virado um romance horripilante à moda de Hoffmann, e uma história sobre Leonardo da Vinci teria ofuscado a ficção histórica de Merezhkóvski. Um romance de Freud sobre o velho pai cruel e a horda teria levado à perfeição aquele gênero literário de romances pré-históricos que os irmãos Rosny popularizaram na França, embora Freud provavelmente o concebesse mais no estilo do *O Conjurador da Chuva*, de Hesse[258]. A história de Moisés teria sido um romance comparável aos romances bíblicos de Sholem Asch e Thomas Mann. Caberia então aos discípulos de Schnitzler analisar esses escritos e reconstruir o sistema psicológico neles implícito. Freud, contudo, anulou essa possibilidade, visto que escolheu a psicologia com o objetivo de anexar à ciência um sistema dessa intuição e conhecimento psicológicos possuídos pelos grandes escritores.

A Obra de Sigmund Freud:
i. Da Anatomia Microscópica à Neurologia Teórica

Foram feitas tantas descrições da obra de Freud, que não tencionaremos aqui mais que um breve levantamento, com especial atenção às suas fontes, à sua relação com a ciência contemporânea e, particularmente, à sua linha de evolução.

Os primeiros historiadores da psicanálise dividiram a carreira científica de Freud em dois períodos: um pré-psicanalítico e outro psicanalítico. Eles consideraram Freud um neurologista que deixou sua primeira vocação para fundar uma nova psicologia. Reconheceu-se, posteriormente, que é necessário um conhecimento do primeiro período para uma plena compreensão da origem da psicanálise. Um exame dos fatos ainda mais atento revela uma clara linha de evolução ao longo do período pré-psicanalítico.

Quando Sigmund Freud, o estudante de dezenove anos, começou a pesquisar no Instituto de Anatomia Comparada do professor Claus, ele estava enveredando por uma carreira de natureza particularmente exigente. O trabalho com um microscópio era uma escola de ascetismo científico e abnegação. Agassiz bem descreveu o longo e árduo treinamento dos olhos, da mão e do intelecto necessário antes que se possa trabalhar eficientemente com o microscópio ou com o telescópio:

> Creio que as pessoas geralmente não estejam cientes da dificuldade da observação micros-cópica, ou da quantidade de espinhosos preparativos requeridos tão somente para adaptar os órgãos da visão e do tato para o trabalho [...]. Parece fácil sentar e olhar objetos através de um vidro que amplia tudo para a visão; mas há temas de pesquisa microscópica tão obs-curos que o estudioso tem de respeitar uma alimentação especial antes de empreender a investigação, a fim de que até mesmo a pulsação de suas artérias não perturbe a firmeza de sua mira, e o estado do sistema nervoso esteja tão calmo que todo o seu corpo vá permane-cer por horas em rígida obediência à sua mirada fixa e concentrada.[259]

Muitas vezes é preciso anos de formação antes de o jovem cientista ser capaz de fazer sua primeira descoberta; e como salientou Agassiz, o trabalho da vida de um cientista pode se resumir a uma frase[260]. Mas mesmo os adeptos desse método não estiveram imunes ao autoengano: Haeckel descreveu e ilustrou configurações imaginárias que confirmaram as suas teorias e lhe renderam acusações de fraude; Meynert descre-veu áreas ilusórias na substância cerebral; e várias gerações de astrônomos viram e mapearam os "canais" de Marte.

O jovem estudante geralmente recebia um pequeno trabalho de pesquisa para fazer, tanto para testar suas capacidades quanto para obter resultados. A primeira investigação de Freud foi sobre a estrutura gonadal da enguia. Jones contou como Freud dissecou cerca de quatrocentas enguias, sem chegar a nenhuma conclusão deci-siva. Apesar da satisfação de Claus com o trabalho de Freud, e de ter apresentado sua comunicação na Academia de Ciências, Freud não estava satisfeito[261] – aparentemente, o ambicioso jovem ainda não havia entendido a filosofia da pesquisa microscópica.

Durante os seis anos que passou no laboratório de Brücke, Freud desenvolveu uma pesquisa de alta qualidade em temas restritos. Naquela época, a anatomia cere-bral era um campo recém-inaugurado, onde qualquer pesquisador diligente poderia fazer descobertas. Havia três soluções para esse fim: a primeira era a investigação roti-neira de novos casos com técnicas atuais; a segunda, o aperfeiçoamento de uma nova técnica – como um micrótomo ou um agente de coloração – para trazer novas possi-bilidades aos estudos; e a terceira, a conceituação – abordagem adotada por aqueles que apresentaram a teoria neuronal. Freud, por sua vez, tentou todas essas soluções. Começou com uma restrita investigação a respeito de determinadas células da medula espinhal numa espécie de peixe, o Petromyzon[262]. Também aqui o mestre ficou mais satisfeito com os resultados que o discípulo. Um traço digno de nota é a alta qualidade do estilo em que esse artigo técnico foi escrito. Freud então voltou suas investigações para as regiões menos conhecidas do sistema nervoso. Foi o caso de seu trabalho sobre o *corpus restiforme*[263], bem como sobre o núcleo do nervo acústico. Era esse o tipo de trabalho por meio do qual homens como August Forel e Constantin von Monakow estavam se fazendo conhecer pelo mundo neurológico. Em relação à segunda solução, Freud apresentou um método de coloração com cloreto de ouro, o qual, contudo, não produziu resultados uniformes, não sendo amplamente adotado[264]. Do ponto de vista conceitual, Freud escreveu um artigo sobre "Die Struktur der Elemente des Nervensystems" (A Estrutura dos Elementos do Sistema Nervoso), que alguns historiadores consideram uma antecipação da teoria neuronal[265].

Durante seus três anos de residência no Hospital Geral de Viena, Freud entrou em contato com pacientes pela primeira vez, e em função disso a sua pesquisa mudou. Esse foi o período de suas investigações com cocaína, durante o qual também fez experimentos com o método anatomoclínico, isto é, a verificação de diagnósticos clínicos em relação aos resultados de autópsias. Freud demonstrou habilidade nessa arte e publicou três dos casos que ele diagnosticou em 1884[266].

No período que se seguiu, depois de Freud deixar o Hospital Geral de Viena e o laboratório de Meynert, ele se voltou à neurologia clínica pura. Naquela época, o neurologista dependia grandemente do hospital ou de uma instituição para ter contato com pacientes. Freud foi encarregado do setor de neurologia do Instituto Kassowitz, onde examinou tantas crianças com paralisia cerebral que se tornou especialista nesse quadro. Em 1891, conseguiu publicar, com Oscar Rie, um estudo envolvendo 35 casos de hemiplegia em paralisia cerebral[267]. Esse estudo aponta para a existência de dois tipos extremos: um de início de paralisia agudo e outro de início gradual, com coreia e toda combinação intermediária possível de sintomas. Isso é um exemplo daquilo que Freud chamou, posteriormente, de série complementar.

Em 1891, Freud publicou um livro sobre afasia dedicado a Josef Breuer[268]. Esse livro foi negligenciado durante muito tempo pelos psicanalistas; depois, enaltecido como marco na história do estudo da afasia e anunciador dos conceitos psicanalíticos ulteriores. Na verdade, é mais fácil determinar sua relevância na evolução da obra de Freud que na história da afasia. Na época, havia uma torrente de literatura sobre afasia. Hoje esses escritos não são facilmente acessíveis; muitos deles foram escritos no estilo da mitologia cerebral que lhe era contemporânea. As teorias prevalentes da afasia, como as de Wernicke e Lichtheim, baseavam-se no pressuposto de que as imagens sensoriais eram armazenadas em determinados centros do cérebro, e de que as lesões nessas áreas eram a causa da afasia. No início da década de 1880, Heymann Steinthal[269] propôs o que hoje seria chamado de teoria dinâmica da afasia; porém, como era linguista, foi ignorado pelos neuropatologistas[270]. Os historiadores da afasia[271] apontam que, desde a época de Bastian até a de Déjerine, ocorreu um gradativo reconhecimento dos fatores dinâmicos na afasia. Em sua monografia, Freud prenunciou os conceitos de Déjerine; ele provavelmente foi o primeiro no continente a se referir ao trabalho de Hughlings Jackson, e introduziu e definiu o termo "agnosia". Ao que parece, Freud não considerava esse trabalho uma grande contribuição para o problema da afasia; era uma discussão teórica sem observações clínicas novas ou novos achados patológicos. A história tradicional de que o livro de Freud sobre as afasias não fez sucesso algum e nunca foi citado por outros autores é, para dizer o mínimo, um exagero[272].

Em 1892, Rosenthal – que era discípulo de Freud – publicou em sua dissertação em medicina 53 observações sobre casos de formas diplégicas de paralisia cerebral que ele havia atendido no serviço coordenado por Freud[273]. Em 1893, Freud expôs a sua concepção da diplegia cerebral em crianças[274]. Uma resenha anônima do livro argumentou que Freud havia descrito a anatomia patológica desse estado não a partir de suas próprias observações, mas de uma compilação das descobertas de outros autores, o que tornou as interpretações fisiopatológicas de Freud pouco convincentes, porque a conexão sugerida por ele entre certos grupos de sintomas e certos fatores etiológicos não era suficientemente substanciada pelos fatos[275]. Por outro lado, o estudo de Freud recebeu os maiores elogios de Pierre Marie, e Freud escreveu um artigo em francês sobre o mesmo tópico para a *Revue Neurologique* (Revista Neurológica)[276].

A reputação de Freud como especialista em paralisia cerebral estava agora tão bem estabelecida que Nothnagel pediu-lhe para escrever uma monografia a respeito desse tópico, que foi publicada tardiamente em 1897[277]. Esse trabalho recebeu grande reconhecimento na França, por parte de Brissaud e Raymond[278]. Na Bélgica, a teoria freudiana da paralisia cerebral e sua classificação das subformas foi criticada por Van Gehuchten, que descobriu que se tratava de uma concepção artificial carente de toda e qualquer base anatomopatológica[279]. Esses fatos são de interesse porque mostram que, em seu período neurológico, Freud também recebeu louros e críticas, contrariamente à suposição de que ele teria recebido apenas louros enquanto era neurologista, e apenas insultos tão logo se voltou para o estudo das neuroses. Desde o início, a tendência de Freud foi a de fazer generalizações ousadas que ensejaram críticas.

Assim, vemos que, durante os vinte anos de seu período pré-psicanalítico, Freud havia seguido uma longa linha de evolução, indo da anatomia microscópica à neurologia anatomoclínica, e daí à neurologia puramente clínica, e até mesmo a um tipo de neurologia teórica não clínica, manifesta em seu livro sobre as afasias. Essa última corrente alcançaria seu auge com o *Projeto de uma Psicologia Científica*, de Freud, ao qual nos voltaremos agora.

A Obra de Sigmund Freud:
II. A Busca Por um Modelo Psicológico

Há dois modos de construir uma teoria psicológica. O primeiro é reunir fatos e encontrar fatores comuns dos quais deduzir leis e generalizações. O segundo é construir um modelo teórico e ver como os fatos nele se encaixam a fim de, se necessário, reformular o modelo. Seguindo uma corrente comum em sua época, a preferência de Freud foi para o segundo. Entre aqueles que tentaram correlacionar funções psicológicas com a estrutura do cérebro, Meynert se distinguiu, mas infelizmente muitas vezes resvalou na mitologia cerebral. Outros, inspirados pela psicofísica de Fechner, postularam a existência de energia nervosa nos moldes da energia física, e tentaram expressar fenômenos mentais em termos dessa hipotética energia nervosa.

Foram realizadas tentativas ainda mais ousadas de interpretar fenômenos mentais em termos tanto da anatomia cerebral quanto da energia nervosa.

Freud dedicou uma grande quantidade de tempo à elaboração de um modelo teórico desse tipo. Sua correspondência com Fliess preservou o rascunho de 1895 conhecido como *Projeto de uma Psicologia Científica*[280]. Os estudiosos de psicanálise concordam acerca de dois fatos: primeiro, que esse modelo era altamente artificial; segundo, que ele pode nos ajudar a entender a origem de alguns conceitos psicanalíticos.

A ideia principal do *Projeto* é a correlação de processos psicológicos com a distribuição e a circulação de quantidades de energia através de certos elementos materiais, isto é, estruturas cerebrais hipotéticas.

A energia chamada de "quantidade" por Freud é equiparada a somas de excitação oriundas ou do mundo externo, através dos órgãos sensoriais, ou do mundo interno, isto é, do corpo. A quantidade é regida por dois princípios: a inércia, que é a tendência à descarga completa da energia; e a constância, que é a tendência a manter constante a soma de excitação.

Os elementos materiais de Freud eram os neurônios, dos quais ele postulou três tipos. Os neurônios *phi* recebem quantidades de excitação do mundo externo, mas não retêm a corrente porque são regulados pelo princípio de inércia. Os neurônios *psi* recebem quantidades de excitação, do corpo ou dos neurônios *phi*, porém, como são regidos pelo princípio da constância, retêm traços de qualquer estimulação recebida – logo, constituem o substrato da memória. Os neurônios ômega recebem quantidades de estimulação do corpo e dos neurônios *phi*, e possuem a peculiaridade de transformar quantidade em qualidade, por causa de um período de movimento. Esses neurônios constituem o substrato da percepção. O princípio de prazer-desprazer é explicado no sentido de que o desprazer é um aumento do nível de quantidade, e o prazer, uma descarga.

O eu é uma organização de neurônios dotada de uma reserva constante de quantidade e capaz de inibir o recebimento de excitação. Isso proporciona um critério de realidade; o teste de realidade é equiparado a uma inibição pelo eu.

Freud distinguiu um processo primário e um secundário. No primário, uma quantidade de excitação estimulava imagens mnêmicas nos neurônios *psi*, e então revertia para os neurônios ômega, causando alucinação; nesse processo, a energia era tônica e ligada, e as alucinações eram detidas pela inibição pelo eu.

Esses são alguns dos princípios básicos do *Projeto* de 1895. Eles foram desenvolvidos num sistema extraordinariamente complexo; dentro dessa estrutura, quase qualquer função psicológica e várias manifestações psicopatológicas recebiam uma explicação.

Para tornar o *Projeto* inteligível, ele precisa ser situado em seu contexto, isto é, na longa linha de evolução que se havia iniciado com Herbart. Ao longo do século XIX, a anatomia e a fisiologia cerebrais foram construídas numa base científica e experimental, mas também havia uma linha paralela de anatomofisiologia cerebral especulativa, que na última parte do século foi chamada de *Hirnmythologie* (mitologia cerebral). Muito curiosamente, às vezes os mesmos que desbravavam a anatomofisiologia científica do cérebro também eram aqueles que condescendiam com a mitologia cerebral, embora concebessem a si mesmos como "positivistas" e desprezassem a filosofia da natureza. O *Projeto* de Freud não passa de um temporão dessa sequência especulativa. A sua filosofia dinâmico-especulativa inicial pode ser remontada a Herbart, e a maior parte de sua energética, a Fechner[281]. O princípio da inércia e o princípio da constância são muito similares ao que Fechner chamou de estabilidade absoluta e estabilidade aproximativa. Fechner já havia conectado o princípio de prazer-desprazer com a ideia de aproximação e afastamento da estabilidade aproximativa, e ele também equiparou a qualidade da percepção com a periodicidade de um movimento estável. Esses princípios fechnerianos foram posteriormente complementados por Heinrich Sachs, com a sua pretensa lei da quantidade constante de energia psíquica: "A soma das tensões de todas as ondas moleculares presentes é, dentro de certos limites temporais, no mesmo indivíduo, aproximadamente constante."[282] As três outras principais fontes do *Projeto* são Brücke, Meynert e Exner. Isso foi bem demonstrado num estudo de Peter Amacher[283].

Brücke era um daqueles que reduziam a psicologia à neurologia, e explicava todo o funcionamento do sistema nervoso como uma combinação de reflexos[284]. A estimulação dos mesmos órgãos determinava quantidades de excitação, que eram transmitidas pelo sistema nervoso, transferidas de célula a célula, acumulando-se muitas vezes em determinados centros até que pudessem ser descarregadas na forma de movimentos. Brücke, assim como Meynert e Exner, descreveu os processos mentais indiferentemente em termos físicos e psicológicos.

Meynert também descreveu os processos psicológicos em termos de quantidades de excitação e de neurologia reflexa, embora de forma mais elaborada que Brücke[285]. Extraiu de Herbart e dos empiristas ingleses a doutrina do associacionismo, mas reduziu-a a uma neurologia reflexa similar à de Brücke, e aos seus próprios conceitos de estrutura e funcionamento do cérebro. Ele distinguia dois tipos de respostas reflexas: aquelas determinadas no nascimento, que seguiam caminhos subcorticais; e aquelas que foram adquiridas, que seguiam caminhos corticais. Havia feixes de associações entre centros corticais, e quando um influxo de excitação chegava simultaneamente a dois centros, um caminho cortical era aberto e ocorria um fenômeno de indução, o concomitante físico de uma associação e uma função lógica elementar. Tais experiências, tendo início no primeiro dia de vida, desenvolvem um sistema de caminhos corticais – isto é, de associações – que constituíam o eu primário, que é o núcleo da individualidade. Mais tarde era constituído um eu secundário, com a função de controlar o eu primário, e que era a subestrutura de processos de pensamento ordenado. Como clínico, Meynert descreveu a *amência*, um estado mental com alucinações e delírios incoerentes, que reproduzia um estado de confusão infantil, quando não havia controle do eu. Meynert equiparou a atividade cortical durante o sonho com a atividade cortical que produzia amência.

Exner, o terceiro dos professores de neurologia de Freud, publicou o seu *Entwurf* (Projeto) em 1894, que pode ser considerado uma síntese dos sistemas de Brücke e

Meynert[286]. Nesse ínterim, contudo, a teoria neuronal havia surgido, e Exner discutiu como as quantidades de excitação podiam ser transferidas para as junções entre neurônios, onde ele acreditava que se produziam somatórios de excitações. Exner também assumia que as junções podiam ser alteradas durante a vida do indivíduo por meio da excitação simultânea de duas células. Exner chamou esses processos de *Bahnung* (trilhamento), por meio do qual a excitação simultânea de duas células corticais poderia abrir um caminho neural entre elas e transferir a excitação de uma para a outra, quando qualquer uma delas estivesse posteriormente investida de excitação. Ele descreveu centros emocionais, particularmente o centro de dor ou desprazer. Sob o nome de instintos, descreveu associações entre ideias e centros emocionais. Desenvolveu extensivamente a sua psicologia neurológica, oferecendo explicações a respeito da percepção, do juízo, da memória, do pensamento e de outros processos mentais.

O *Projeto* freudiano de 1895 pode ser compreendido como um desenvolvimento lógico das teorias de seus antecessores, particularmente de seus mestres Brücke, Meynert e Exner. É o desfecho e o legado de um século de mitologia cerebral. Foi provavelmente por isso que Freud abandonou esse *Projeto* tão logo o concluiu. Mas muitas das ideias formuladas no *Projeto* iriam reaparecer, de diversas outras formas, nas teorias psicanalíticas de Freud que vieram em seguida.

A Obra de Sigmund Freud:
iii. A Teoria das Neuroses

As circunstâncias que levaram Freud a elaborar uma nova teoria das neuroses são parte tanto do *Zeitgeist* quanto de experiências pessoais específicas. Ao passar da neuroanatomia para a neurologia anatomoclínica, e daí para uma concepção dinâmica das neuroses, Freud seguiu um padrão contemporâneo também ilustrado por Charcot, Forel e, depois, por Adolf Meyer. A neuropatologia – que, naquela época, era muito distinta da psiquiatria – estava começando a se tornar a especialização médica da moda. Duas experiências pessoais orientaram Freud ao longo desse caminho: sua visita a Charcot e a história da paciente de Breuer, Anna O.

Freud viu o ponto de partida da psicanálise na experiência de Breuer com Anna O. Até hoje, a descrição mais elementar da psicanálise começa com a história dessa senhorita, cujos vários sintomas histéricos desapareceram um a um à medida que Breuer foi capaz de fazê-la evocar as circunstâncias específicas que haviam levado ao seu surgimento. O véu que envolve essa história foi apenas parcialmente soerguido pela pesquisa objetiva.

Ernest Jones revelou o real nome da paciente: Bertha Pappenheim (1860-1936). Sua vida é conhecida por meio de uma breve nota biográfica publicada após sua morte[287], e uma breve biografia escrita por Dora Edinger[288]. Bertha Pappenheim fazia parte de uma distinta e antiga família judia. O avô, Wolf Pappenheim, foi uma personalidade proeminente do gueto de Pressburg; e o pai, Siegmund Pappenheim, era um abastado comerciante em Viena. Pouco se sabe de sua infância e juventude. Ela havia recebido uma educação refinada, falava inglês perfeitamente e lia francês e italiano. De acordo com seu próprio relato, levava a vida habitual de uma senhorita da alta sociedade vienense, fazendo muito bordado e atividades ao ar livre, incluindo passeios a cavalo. Nas notas biográficas de 1936, nada se dizia a respeito de uma afecção nervosa em sua juventude. Relatou-se que, depois da morte do pai, ela e a mãe foram embora de Viena para se estabelecer em Frankfurt, onde Bertha foi se envolvendo gradativamente com trabalhos sociais. No final da década de 1880, começou a exibir uma atividade filantrópica notável. Por cerca de doze anos, foi diretora de um orfanato judaico em Frankfurt. Viajou para os países balcânicos, o Oriente Próximo e para a Rússia a fim de investigar a respeito da prostituição e da escravidão branca. Em 1904, fundou o *Jüdischer Frauenbund* (Liga de Mulheres Judias) e, em 1907, fundou uma instituição de ensino filiada a essa organização. Entre os seus vários escritos encontram-se contos, peças de teatro sobre temas sociais, relatos de viagem, estudos acerca da condição das mulheres judias e sobre a criminalidade entre judeus[289]. Nos seus últimos anos, reeditou antigas obras religiosas judaicas em forma modernizada, e uma história de seus ancestrais com extensas tabelas genealógicas. Ao final da vida, era descrita como uma pessoa profundamente religiosa, rigorosa e autoritária, totalmente altruísta e dedicada à sua missão; alguém que conservou de sua educação vienense um vívido senso de humor, um gosto por boa comida e o amor pela beleza, e que possuía uma impressionante coleção de bordados, porcelanas e cristais. Morreu em março de 1936, cedo o bastante para escapar à sina de mártir, mas tarde o suficiente para antever o iminente extermínio de seu povo e a destruição do trabalho de sua vida. Depois da dominação nazista, foi lembrada quase como uma figura lendária, na medida em que o governo da Alemanha Ocidental honrou a sua memória em 1954, emitindo um selo postal com a sua efígie.

Há uma grande lacuna entre as descrições acerca da filantropa e assistente social pioneira judia (Bertha Pappenheim) e a paciente histérica de Breuer (Anna O.). Nada na biografia de Bertha Pappenheim nos deixaria adivinhar que se tratava de Anna O.; e nada na história de Anna O., tampouco, nos deixaria adivinhar que ela seria conhecida como Bertha Pappenheim. Se Jones não tivesse revelado a identidade das duas figuras, é provável que ninguém nunca tivesse descoberto[290]. Quanto à história de Anna O., há duas versões: uma fornecida por Breuer, em 1895[291], e a outra por Jones, em 1953[292].

Segundo Breuer, *Fräulein*[293] Anna O. era uma senhorita charmosa, inteligente, dotada de uma grande força de vontade e de muita imaginação. Era gentil e caridosa, mas sofria de certa instabilidade emocional. Fora criada numa família muito puritana e havia um nítido contraste entre a educação refinada que ela tinha recebido e a monótona vida doméstica que levava. Isso fez com que encontrasse uma fuga nos devaneios, que ela chamava de seu "teatro particular". Sua afecção, como contado por Breuer, passa por quatro períodos:

1. De julho de 1880 a dezembro de 1880, cuidou do pai – que se encontrava gravemente doente – e manifestou sinais de debilidade física. Isso foi o que Breuer chamou de período de incubação latente.

2. De dezembro de 1880 a abril de 1881, houve um período de psicose manifesta. Uma grande variedade de sintomas surgiu num curto período: paralisias, contrações, distúrbios oculares, desorganização linguística. Falava uma espécie de jargão agramatical. A sua personalidade cindiu-se em uma pessoa normal, consciente e triste; e numa pessoa mórbida, rude e agitada, que às vezes tinha alucinações com serpentes negras. Durante esse período, Breuer a atendeu com frequência; sob hipnose, contava a ele os seus últimos devaneios, e depois disso sentia-se aliviada. Era o que ela chamava de *talking cure*[294].

3. De abril a dezembro de 1881, seus sintomas tornaram-se visivelmente piores. A morte do pai, no dia 5 de abril, foi um grande choque. Ela não reconhecia ninguém, exceto Breuer, que teve de alimentá-la por um tempo, e ela só falava inglês. Foi transferida para um sanatório particular perto de Viena, onde a cada três ou quatro dias Breuer a visitava. Seus sintomas surgiam agora num ciclo regular, e eram amenizados pelas sessões hipnóticas de Breuer. Em vez de contar a ele os seus devaneios, ela lhe contava as alucinações que havia tido recentemente.

4. De dezembro de 1881 a junho de 1882, a recuperação veio lentamente. As duas personalidades eram agora significativamente distintas, e Breuer conseguia fazê-la passar de uma para a outra mostrando-lhe uma laranja. O traço principal era que a personalidade doente vivia 365 dias antes da saudável. Graças ao diário mantido pela mãe, Breuer foi capaz de averiguar que os acontecimentos que ela alucinava haviam ocorrido, dia por dia, exatamente um ano antes. Certa vez, sob hipnose, ela contou a Breuer como a sua dificuldade para engolir água havia iniciado depois de ter visto um cão bebendo do seu copo. Após contar isso a Breuer, o sintoma desapareceu. Começou ali uma nova espécie de tratamento: ela contava para Breuer, em ordem cronológica inversa, cada surgimento de um determinado sintoma com datas exatas, até chegar à manifestação original e ao acontecimento inicial, e então o sintoma desaparecia. Dessa forma enfadonha, Breuer foi erradicando cada um dos sintomas. Por fim, o último sintoma foi remontado a um incidente que ocorrera quando ela estava cuidando do pai doente; ela havia tido uma alucinação com uma serpente negra, ficou perturbada e murmurou uma oração em inglês – a única que lhe veio à mente. Tão logo Anna recuperou essa memória, a paralisia deixou-lhe o braço, e ela conseguiu falar alemão. Anna se havia decidido e anunciou, de antemão, que estaria curada até o final de junho de 1882 – a tempo para as férias de verão. Então, segundo Breuer, ela partiu de Viena para uma viagem, mas levou algum tempo até que restabelecesse pleno equilíbrio.

As descrições atuais da afecção de Anna O. não enfatizam os traços incomuns dessa história. Primeiro: a coexistência entre uma personalidade vivendo no presente e uma vivendo 365 dias antes. Segundo: o fato de que cada um dos sintomas supostamente apareceu imediatamente depois do acontecimento traumático, sem nenhum período de incubação. Terceiro: que era possível fazer os sintomas desaparecerem. Contudo, não era de modo algum suficiente – como gostariam as descrições atuais – "recordar as circunstâncias em que os sintomas haviam aparecido pela primeira vez". Anna tinha de se lembrar de cada uma das ocorrências quando aparecia o sintoma, independentemente do número, na ordem cronológica exatamente inversa. Esses traços fazem da história de Anna O. um caso único do qual não se conhece nenhum outro exemplo – nem antes, nem depois dela.

Num seminário ministrado em Zurique no ano de 1925, Jung revelou que Freud lhe havia contado que, na verdade, a paciente não havia sido curada[295]. Em 1953, Jones publicou uma versão da história que difere sensivelmente da de Breuer. De acordo com essa versão, Freud havia contado a Jones que, na época da suposta extinção da doença, a paciente estava longe de ser curada, e se encontrava em meio a um parto histérico após uma gravidez fictícia; que Breuer a havia hipnotizado e então saiu da casa suando frio, partindo então para Veneza para passar uma segunda lua de mel, que resultou na concepção de uma filha, Dora. A paciente Anna O. foi internada numa instituição em Gross-Enzersdorf, onde permaneceu doente por vários anos. A versão de Jones indica que Breuer havia sido enganado pela paciente, e que o suposto "protótipo de uma cura catártica" não era cura nenhuma.

Comparando a biografia de Bertha Pappenheim com as duas versões da história de Anna O., observa-se que, na primeira, Bertha partiu de Viena para Frankfurt em 1881, ao passo que Anna permaneceu no sanatório vienense até junho de 1882, segundo Breuer – e muito mais tempo que isso, segundo Jones[296]. Um fato ainda mais estranho é que a fotografia de Bertha – cujo original o autor chegou a ver – leva a data de 1882, gravada pelo fotógrafo, e exibe uma mulher de aparência saudável, desportiva, num traje de montaria, em nítido contraste com o que é retratado por Breuer: uma senhorita caseira que não tinha como dar vazão a suas energias físicas e mentais.

No que se refere à versão de Breuer, cumpre lembrar que, naquela época, os psiquiatras se esforçavam muitíssimo para ocultar a identidade de seus pacientes quando publicavam seus históricos – alterando nomes, locais, profissões e, às vezes, datas[297]. O histórico clínico de Breuer é obviamente uma reconstrução de memória, escrito treze ou quatorze anos depois, como ele próprio disse, "a partir de anotações incompletas", e publicado meio a contragosto para agradar a Freud.

Quanto à versão de Jones, ela é cheia de impossibilidades. Primeiro: o último filho de Breuer, Dora, nasceu em 11 de março de 1882 – como comprovado pela *Heimatrolle*[298], em Viena –, e assim não poderia ter sido concebido depois do suposto incidente terminal de junho de 1882[299]. Segundo, jamais houve um sanatório em Gross-Enzersdorf; o sr. Schramm, que escreveu uma história da localidade, contou ao autor que deve ter havido uma confusão com Inzersdorf, onde havia um sanatório sofisticado. Após um levantamento, o autor tomou conhecimento de que ele havia fechado, e seus arquivos médicos foram transferidos para o Hospital Psiquiátrico de Viena. Contudo, ali não foi possível encontrar nenhum histórico clínico de Bertha Pappenheim[300]. A versão de Jones, publicada mais de setenta anos depois do acontecido, baseia-se em rumores, e deveria ser considerada com cautela[301].

Voltando ao histórico de Anna O., redigido por Breuer, está claro que ele difere radicalmente dos outros casos de histeria da época, mas é análogo aos grandes casos exemplares de enfermidade magnética da primeira metade do século XIX, como os de Katharina Emmerich, Friederike Hauffe ou Estelle L'Hardy[302]. As alucinações de Anna O. acerca do que lhe aconteceu, dia após dia, exatamente um ano antes, poderiam ser comparadas às visões noturnas de Katharina, que coincidiam exatamente com o calendário eclesiástico. As recordações que Anna O. possuía de todas as ocorrências de cada um de seus sintomas, com as datas exatas, lembram um dos prodigiosos feitos mnemônicos da Vidente de Prevorst. A partida entre Breuer e sua paciente foi um jogo apertado, assim como, no passado, a de Despine com Estelle – embora Breuer tenha sido menos bem-sucedido que Despine. Para os antigos magnetizadores, a história de Anna O. não teria parecido tão extraordinária como pareceu a Breuer. Tratava-se de um daqueles casos – tão frequentes nos anos 1820, embora escassos na década de 1880 – em que o paciente ditava ao médico os dispositivos terapêuticos que ele tinha de utilizar, profetizava o curso da afecção e anunciava a data em que ela findaria. Mas em 1880, quando o uso autoritário da hipnose havia suplantado a antiga terapia de barganha, uma história como a de Anna O. já não podia mais ser compreendida. Juan Dalma[303] mostrou a conexão entre o tratamento de Anna O. e o grande interesse pela catarse que sucedeu à publicação, em 1880, de um livro sobre o conceito aristotélico de catarse por Jacob Bernays[304] (tio da futura esposa de Freud). Por um tempo, a catarse foi um dos temas mais discutidos entre os acadêmicos e era o assunto das conversas de salão vienenses[305]. Não admira uma senhorita da alta sociedade tê-la adotado como um dispositivo para um tratamento autodirigido, mas é irônico que o tratamento malsucedido de Anna O. tenha se tornado, para a posteridade, o protótipo de um tratamento catártico.

A segunda experiência pessoal que orientou Freud na direção da sua nova teoria das neuroses foi sua visita a Charcot, onde ele o viu realizando demonstrações de paralisias traumáticas e a reprodução destas sob hipnose. A opinião comum hoje em dia é que esses experimentos com pacientes histéricos não tinham valor científico, porque com sujeitos tão sugestionáveis e mitomaníacos qualquer um poderia ter demonstrado qualquer coisa. Não obstante, juntamente com a história de Anna O., eles serviram de incentivo para a criação da psicanálise de Freud.

O desenvolvimento da nova teoria freudiana das neuroses, de 1886 a 1896, pode ser acompanhado por meio de suas publicações e de suas cartas para Fliess[306].

Em 1886 e 1887, Freud sentia um profundo respeito por Charcot, mostrava-se um discípulo zeloso, e apresentava as teorias do mestre tal como as entendia. Em 1888, uma enciclopédia médica publicou um artigo não assinado sobre a histeria, quase certamente escrito por Freud[307]. O autor mencionava a teoria de Charcot, embora apenas questionasse a localização cerebral da histeria e mencionasse o método terapêutico de Breuer.

Em julho de 1889, Freud, que havia acabado de traduzir um dos manuais de Bernheim, foi fazer uma visita a ele e a Liébeault, em Nancy, e dali foi para o Congresso Internacional de Psicologia, em Paris. É provável que tenha visto Janet por lá, embora não haja registro desse encontro. Independentemente de Freud já conhecer Janet, ou não, não teria como ele não estar familiarizado com *L'Automatisme psychologique* (O

Automatismo Psicológico), com a história dele com Marie e seu tratamento catártico. Por volta da mesma época, Freud experimentou um método terapêutico similar com uma paciente sua, Emmy von N.[308]. Como de costume em casos assim, ele alterou muitos fatos para proteger a paciente, cuja verdadeira identidade foi descoberta posteriormente por Ola Andersson[309]. O relato de Freud passa a impressão de que o tratamento se deu num período antes de sua ida a Paris, mas as descobertas de Andersson indicam que, na verdade, o tratamento ocorreu em dois períodos: antes e depois da viagem de Freud. Leibbrand assume que o interesse pelo caso de Anna O. foi reavivado pela publicação do livro de Janet; isso explicaria por que Freud esperou de 1882 a 1889 para aplicar o mesmo método[310]. De fato, a cronologia do caso de Emmy von N. é tão obscura[311] que nenhuma conclusão pode ser tirada dos dados existentes[312]. Essa história mostra a primeira tentativa realizada por Freud no trabalho com o método de Breuer, com a diferença de fazer a paciente relembrar, sob hipnose, apenas o acontecimento traumático inicial; e, uma vez relembrado o acontecimento, o médico sugestionava o desaparecimento do sintoma. Esse procedimento era, então, idêntico ao instituído por Janet em 1886.

Em 1892 e 1893, Freud parecia oscilar entre a Escola de Nancy, sua antiga fidelidade a Charcot, e a adoção do método catártico de Breuer. Numa palestra ministrada em 27 de abril de 1892 ao Clube Médico de Viena, Freud defendeu abertamente a concepção bernheimiana de hipnose, recomendou sua aplicação e aconselhou os médicos a irem para Nancy aprendê-la[313]. Em 1893, ele publicou o histórico clínico de uma mulher que se via impedida de amamentar o filho por causa de vários sintomas histéricos; duas sessões de sugestionamentos hipnóticos foram o suficiente para remover todos os sintomas, e o mesmo aconteceu após o nascimento de outra criança, um ano depois[314]. Ali não se tratava de catarse. Era um tratamento no estilo bernheimiano. Em 24 de maio de 1893, perante o Clube Médico de Viena, Freud ministrou uma palestra sobre paralisias histéricas[315], que redigiu em francês para os *Archives de Neurologie* (Arquivos de Neurologia) de Charcot[316]. Nela, ele se referiu constantemente a Charcot, fazendo apenas uma ligeira modificação em sua teoria: em vez de partir do princípio de uma lesão dinâmica dos centros cerebrais motores, assumiu que a representação do braço estava dissociada das outras representações. Fazendo referência a Janet, Freud enfatizou que as paralisias histéricas não correspondem à distribuição dos nervos, como se a histeria não soubesse nada de anatomia. Quatro meses antes, porém, no dia 11 de janeiro de 1893, Freud já havia comunicado àquele mesmo público a nova teoria da histeria na qual estava trabalhando com Breuer[317]. Essa foi a base para a "Comunicação Preliminar", que muitos consideram a primeira pedra na construção da psicanálise.

> Os autores estenderam o conceito charcotiano de histeria traumática à histeria em geral. Os sintomas histéricos, diziam eles, estão relacionados – ora claramente, ora sob um disfarce simbólico – a um trauma psíquico determinado. Esse trauma pode ter ocorrido durante um estado de ligeira auto-hipnose, ou o seu caráter doloroso fez com que ele

fosse excluído da consciência. Em ambos os casos, não foi seguido de uma reação suficiente – por exemplo: choros ou atos de vingança –, e desapareceu da consciência. Sob hipnose, contudo, a memória do trauma é tão vívida quanto o verdadeiro acontecimento o havia sido. A psicoterapia cura os sintomas histéricos – embora não a predisposição histérica –, trazendo o trauma para a consciência e descarregando-o por meio de afeto, palavras ou associação corretiva. Essa teoria pode ser considerada uma combinação do conceito benediktiano de segredo patogênico e da terapia janetiana de trazer as "ideias fixas subconscientes" de volta à consciência. No que se refere a Janet, os autores relembram em nota de rodapé o caso, atendido por ele, de uma jovem histérica que havia sido curada "por meio da aplicação de um procedimento análogo ao nosso próprio". Outra nota dizia que "a abordagem mais próxima de nossas declarações teóricas e terapêuticas com que nos deparamos encontra-se nas observações ocasionalmente publicadas por Benedikt, das quais trataremos noutra oportunidade" – no entanto, não houve mais nenhuma referência a Benedikt.[318]

O artigo de Breuer-Freud suscitou muito interesse e foi resenhado positivamente em diversos periódicos de neurologia[319].

No mesmo ano, Freud escreveu um elogio a Charcot, creditando a ele uma teoria da histeria que, de fato, estava entre seus precursores, e acrescentou uma crítica respeitosa[320]. Ele se perguntou o que Charcot teria descoberto caso tivesse tomado como ponto de partida a descarga de fortes emoções durante os ataques histéricos. Ele poderia ter procurado pelo trauma na história de vida do paciente, do qual este não tinha ciência. Isso teria explicado essas emoções. Estranhamente, isso não estava muito distante da teoria charcotiana da *grande hystérie* (grande histeria), como se pode ver na tese de seu discípulo Richer[321].

Em 1894, algo definitivamente novo emergiu na escrita de Freud, o conceito de defesa (*Abwehr*)[322]. Esse termo veio de Meynert, que distinguia duas posturas básicas do organismo, ataque e defesa, que se refletiam nos temas das ideias delirantes. Freud deu à palavra "defesa" o significado de "esquecimento" de memórias ou ideias dolorosas, e enfatizou quatro pontos: não é o trauma em si mesmo que é patogênico, mas a sua representação ou ideia; a defesa é direcionada contra ideias sexuais; a defesa é um traço comum nas neuroses e foi encontrada num caso de psicose; a teoria da degeneração é negada.

Em 1895, Freud publicou uma contribuição sobre a neurose de angústia, isto é, sobre pacientes que sofriam constantemente de um medo difuso e tinham ataques agudos de angústia sem saber a causa[323]. Essa neurose já havia sido descrita por Hecker[324] como uma subforma da neurastenia, por Krishaber[325], como uma entidade específicam, e por Kowalewsky[326], como uma intoxicação do organismo seguida de estimulação e uma exaustão consecutivas de certos centros cerebrais. A pressuposição de que a frustração sexual causava sintomas de medo já era algo razoavelmente difundido, e a inovação de Freud foi conectar uma forma específica de neurose de angústia com uma teoria etiológica da frustração sexual.

Foi também no ano de 1895 que ocorreu a publicação, por Breuer e Freud, dos *Estudos Sobre a Histeria*[327]. A "Comunicação Preliminar" foi reeditada. Depois foi a vez de uma reconstrução, realizada por Breuer, do caso de Anna O. – dado como protótipo de um tratamento catártico –, e de quatro dos históricos clínicos de Freud: o primeiro deles era o de Emmy von N. (o primeiro tratamento catártico de Freud, em 1889), seguido pelas histórias de Lucie R., Katharina e Elisabeth von R. (todas as três na última parte do ano de 1892). O livro terminava com um capítulo sobre a teoria da histeria, redigido por Breuer; e outro, por Freud, sobre a psicoterapia da histeria. Freud declarava ali abertamente as suas divergências em relação a Breuer; ele só via uma origem possível para a histeria: a *Abwehr*. Na história de Elisabeth von R., descreveu o novo método da "associação livre", que lhe havia sido sugerido pela própria paciente. Os quatro históricos clínicos de Freud lembram fortemente os de Benedikt. A influência de Janet também se deixava ver no uso que Freud fazia dos termos "análise psicológica" e "miséria psicológica".

No início de 1896, Freud esboçou a sua nova classificação das neuroses[328]. Ele ainda invocava o grande nome de Charcot, mas enfatizava a sua divergência em relação a Janet. Assim, Freud não falou mais em análise psicológica, chamando o seu próprio método de "psicanálise". As neuroses foram divididas em neuroses atuais, cuja fonte se encontrava na vida sexual atual do paciente, e as psiconeuroses, cujas fontes se encontravam em sua vida sexual pregressa. As neuroses atuais eram subdivididas em neurastenia (cuja origem específica era a masturbação) e neurose de angústia (cuja origem específica era a estimulação sexual frustrada, particularmente na forma do coito interrompido). As psiconeuroses eram subdivididas em histeria e obsessões. A causa específica da histeria era o abuso sexual por um adulto, sofrido passivamente na infância. Tais traumas às vezes causavam pouca impressão aparente, podendo parecer que foram esquecidos até a puberdade, quando uma ligeira causa reaviva a impressão inicial, atuando como um trauma atual. A etiologia específica das neuroses obsessivas era a mesma da histeria, com a diferença de que o papel da criança era mais ativo, que ela sentia prazer. Ideias obsessivas eram apenas autorrepreensão numa forma modificada. Freud explicava dessa forma a prevalência da histeria nas mulheres e das obsessões nos homens.

No mesmo ano, o artigo de Freud "A Etiologia da Histeria" marcou um ponto de conquista na teoria da histeria em que ele havia trabalhado por dez anos[329]. A pedra angular de sua teoria continuava sendo o pressuposto breueriano de que a histeria é determinada por experiências traumáticas cuja memória ressurge inconscientemente de um modo simbólico nos sintomas da afecção[330], e que pode ser curada convocando a memória para a consciência[331]. Baseando-se nisso, Freud então assevera que as coisas são consideravelmente mais complexas.

O trauma deve ter tanto uma qualidade determinante (uma conexão lógica entre causa e efeito) quanto um poder traumático (ele deve ser capaz de causar uma reação intensa). A dificuldade era que, na procura pelo trauma, muitas vezes se encontravam acontecimentos que ou não tinham relação com os sintomas, ou eram inofensivos.

A dificuldade poderia ser explicada por meio da ideia breueriana de que o trauma ocorrera durante um estado hipnoide, mas Freud rejeitava essa teoria e assumia que os temas registrados pelo paciente eram apenas elos numa série, e que por trás deles havia traumas mais formais e elementares. Na verdade, dizia Freud, à medida que cadeias de memórias iam sendo reveladas, elas divergiam e convergiam em pontos nodais, chegando por fim em acontecimentos de natureza sexual na puberdade. Aqui surge uma nova dificuldade, porque esses acontecimentos pubertários eram muitas vezes de caráter bastante trivial, o que dificilmente justificava que dessem origem à histeria. Então, Freud assumiu que os acontecimentos pubertários eram apenas causas precipitadoras que reavivavam memórias inconscientes de traumas muito mais antigos na infância, que eram sempre de natureza sexual. Em dezoito casos plenamente analisados, Freud disse ter descoberto que o paciente havia sido vítima de uma sedução por um adulto de seu entorno imediato, frequentemente seguido por uma experiência sexual com crianças da mesma idade. Essas experiências, acrescentava ele, não haviam deixado nenhuma impressão aparente naquele momento; o efeito traumático foi reavivado por acontecimentos pubertários triviais, embora a experiência de infância permanecesse perdida na memória.

Freud apregoou essa teoria como uma grande descoberta, que ele comparou à da "cabeceira do Nilo" da neuropatologia. Em contraste com a "Comunicação Preliminar" de 1893, ele agora afirmava ser capaz de tratar não só os sintomas da histeria, mas a própria histeria. Na verdade, apenas um ano se passou até que Freud, como visto numa carta a Fliess, teve de admitir que havia sido enganado pelas fantasias de seus pacientes[332]. Esse foi um ponto de inflexão decisivo na psicanálise: Freud descobriu que no inconsciente é impossível distinguir fantasias de memórias, e desse momento em diante ele passou a não se preocupar muito com a reconstrução dos acontecimentos do passado por meio do descortinamento de memórias suprimidas, e sim com a exploração das fantasias.

As fontes da nova teoria freudiana da histeria são múltiplas. Primeira: a teoria breueriana da histeria deduzida do incompreendido caso de Anna O. e as concepções de *grande hystérie* de Charcot e Richer, bem como os experimentos de Charcot com seus pacientes da Salpêtrière. Segunda: Janet, que havia explicado – particularmente no caso de Marcelle, em 1891 – que na exploração e no tratamento de pacientes histéricos é preciso retraçar uma cadeia de ideia fixas inconscientes. Terceira: a psicologia associacionista de Herbart. O manual de Lindner, que Freud havia utilizado no ginásio, explicava como cadeias de associações podiam divergir e convergir em pontos nodais. Quarta: a ênfase de Benedikt na extrema importância da vida fantasística entre as pessoas normais e as neuróticas, e na frequência do trauma sexual precoce na histeria. Quinta: um corrente interesse pela sexualidade infantil – a esse respeito, Freud citou um artigo de Stekel. Em 1894, Dallemagne havia argumentado que muitos desvios sexuais na adolescência resultavam de experiências sexuais infantis que haviam sido reavivadas na puberdade. A parte que coube a Freud foi a ênfase particular no papel da defesa (*Abwehr*), bem como a confiança com que ele sintetizou esses elementos numa teoria geral da histeria.

Tendo em vista a sua grande importância, mostraremos aqui uma representação gráfica desse modelo. (O diagrama é do autor, não de Freud, mas segue o seu pensamento da forma mais exata possível.)

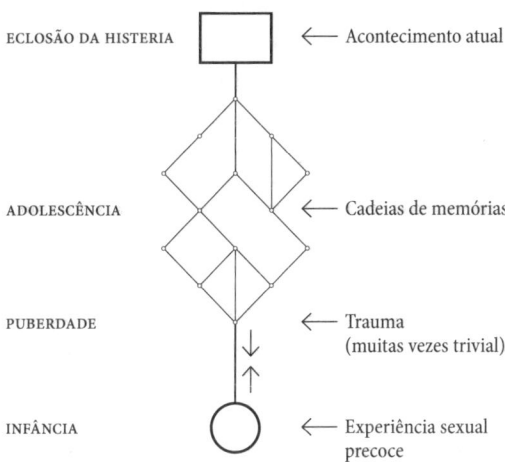

ECLOSÃO DA HISTERIA ← Acontecimento atual

ADOLESCÊNCIA ← Cadeias de memórias

PUBERDADE ← Trauma (muitas vezes trivial)

INFÂNCIA ← Experiência sexual precoce

A Obra de Sigmund Freud:
IV. Psicologia das Profundezas

Em 1896, bem poderia parecer que Freud havia atingido o seu objetivo de construir uma nova teoria das neuroses, explicando cada detalhe de seus sintomas e origens. Essa teoria foi vista por alguns, como Krafft-Ebing, com um ceticismo indulgente; e por outros, como Löwenfeld, com interesse. Porém, na literatura da época não se encontra nenhuma expressão de hostilidade. Para Freud, contudo, esse foi apenas o ponto de partida para a criação do que veio a ser chamado de psicologia das profundezas[333]. A psicologia das profundezas pleiteava fornecer uma chave para a exploração da mente inconsciente e, por meio dela, um conhecimento renovado da mente consciente, com aplicação mais ampla ao entendimento da literatura, da arte, da religião e da cultura.

A primeira psiquiatria dinâmica foi, essencialmente, a sistematização de observações feitas em pacientes hipnotizados. Com o método freudiano da associação livre, uma nova abordagem foi implementada. O paciente ficava relaxado num divã e lhe era ditada a regra básica: falar o que vier à mente, por mais fútil, absurdo, constrangedor – ou mesmo ofensivo – que pareça. Ao tentar fazer isso, o paciente sentia momentos de inibição e outras dificuldades internas, que Freud denominou "resistência". À medida que as sessões iam acontecendo dia após dia, o paciente começava a manifestar sentimentos irracionais de amor ou hostilidade para com o terapeuta; Freud os chamou de "transferência".

Na verdade, tanto a "resistência" quanto a "transferência" eram familiares aos magnetizadores e hipnotistas. Os hipnotistas sabiam que muitas vezes os seus sujeitos mostravam resistência a entrar em sono hipnótico, e que, uma vez hipnotizados, resistiam a certos comandos, ou realizavam atos sugestionados de uma forma distorcida ou incompleta. Forel havia descrito como, ao relembrar acontecimentos esquecidos, sob hipnose, o procedimento ia ficando cada vez mais difícil quanto mais perto ele chegava dos pontos críticos que eram dolorosos para o paciente[334]. Quanto à transferência, ela era uma reencarnação do que há um século era conhecido como conexão, e que recentemente Janet havia trazido de volta ao foco como influência sonambúlica[335]. A inovação de Freud reside não em introduzir as noções de resistência e transferência, mas na ideia de analisá-las como ferramentas básicas de terapia.

A psicologia das profundezas pode ser compreendida como a combinação das descobertas da autoanálise de Freud e das análises de seus pacientes. A seu ver, as descobertas confirmavam uma à outra e confirmavam muito da teoria da neurose e do modelo da mente que ele havia formulado anteriormente.

Os principais aspectos da psicologia das profundezas eram a teoria onírica de Freud e sua teoria das parapraxias, as duas primeiras generalizações do modelo que ele havia elaborado para a histeria. Essas teorias foram elaboradas simultaneamente e apresentadas em dois de seus livros mais conhecidos: *A Interpretação dos Sonhos*, em 1900, e *Psicopatologia da Vida Cotidiana*, em 1904.

Falou-se tanto na teoria dos sonhos de Freud que ela se tornou conhecimento comum. Vista na linha de desenvolvimento da psicanálise, ela seguiu quase o mesmo padrão de sua teoria da histeria de 1896. Isso fica óbvio se a teoria onírica também é representada graficamente e os gráficos das duas são comparados.

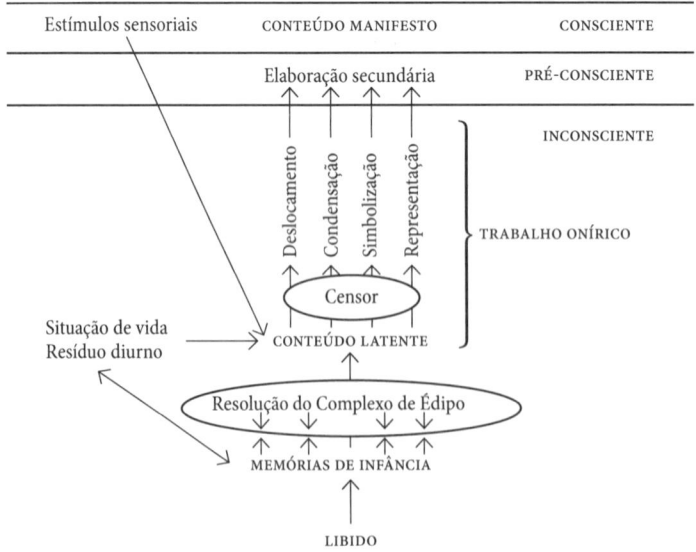

No topo do gráfico temos o conteúdo manifesto, isto é, o próprio sonho, até onde somos capazes de nos lembrar dele. Os psicólogos experimentais tentaram conectar esse conteúdo manifesto com as estimulações sensoriais ou motoras reais que ocorrem durante o sono. Freud considerava os papéis de ambas como sendo algo menor. Ele via como ponto principal da relação entre o conteúdo manifesto e o latente uma relação similar à que ele havia encontrado em seus pacientes entre o sintoma histérico e as memórias patogênicas. Para detectá-los e distingui-los um do outro, ele utilizava o mesmo método, isto é, a associação livre. Entre o sintoma histérico e a memória patogênica estendia-se uma rede de associações divergentes e convergentes. Da mesma maneira, entre o conteúdo manifesto e o latente, Freud descreveu o trabalho onírico com seu mecanismo de deslocamento e condensação, em que o processo de simbolização também ocorria. Assim como o sintoma histérico expressava o trauma de forma simbólica, no sonho o conteúdo latente também tende a se expressar em símbolos oníricos. Por que o trabalho onírico transforma o latente em manifesto? Porque assim como há um conflito dinâmico entre o trauma e o sintoma histérico, há um fator dinâmico, com o censor esforçando-se para conter o conteúdo latente no inconsciente. O censor não permite que o conteúdo latente encontre expressão no sonho, a não ser que ele seja modificado por meio de deslocamento, condensação e simbolização.

Mas a teoria freudiana do sonho, assim como a sua teoria da histeria, era um edifício de dois andares. O andar superior era o próprio sonho, com seus conteúdos latente e manifesto. No conteúdo latente, Freud identifica como elemento constante o *resíduo diurno*, isto é, algum acontecimento mais ou menos insignificante do dia que precede o sonho. E assim como conectou um trauma pubertário com uma esquecida experiência sexual dos primórdios, Freud também encontrou uma conexão entre o resíduo diurno e as memórias de infância. Entre os acontecimentos muito triviais do dia, o sonho escolhe um que mostra alguma relação com uma memória de infância; e, como diz Freud, o sonho tem um pé no presente e um pé na infância. Assim, a partir do conteúdo latente, somos levados de volta ainda mais longe, até uma memória infantil que expressa um desejo não realizado daquela época remota. Aqui Freud introduziu a noção que ele havia descoberto em sua autoanálise e em seus pacientes, o *Complexo de Édipo*: o menino pequeno quer possuir a mãe, deseja se ver livre do pai, mas tem medo desse rival ameaçador e da castração como um castigo por seus sentimentos incestuosos pela mãe. É esse, segundo Freud, o terrível segredo que todo homem mantém guardado no fundo do peito, recalcado e esquecido, e que aparece em sonho, de forma velada, todas as noites.

Para completar o panorama, devemos acrescentar a elaboração secundária, isto é, as mudanças que ocorrem no conteúdo manifesto quando o sonhador desperta. Devemos compará-la à edição feita por certos periódicos em artigos enviados pelos autores: o artigo pode adquirir uma forma mais organizada e agradável, ao passo que o autor pode achar que muito do que ele queria de fato dizer se perdeu ou foi distorcido.

Freud considerou como sendo a sua principal descoberta o fato de que o sonho é a realização de um desejo – ou, para ser mais preciso, a realização vicária de um desejo sexual recalcado, inaceitável –, e é por isso que o censor precisa intervir, para conter ou permitir o seu surgimento apenas de forma disfarçada. Freud também definia o sonho como guardião do sono: os sentimentos que podem despertar o sonhador são disfarçados de forma que não o perturbem. Se esse mecanismo falha, o sonhador tem um pesadelo e acorda. O sonho também é, segundo Freud, um processo de regressão que se manifesta simultaneamente de três maneiras: como regressão tópica, do consciente para o inconsciente; como regressão temporal, do presente para a infância; e como regressão formal, do nível da língua para o das representações pictóricas e simbólicas.

As fontes da teoria onírica de Freud são várias. Para começar, Freud era um bom sonhador; alguém que se lembrava dos sonhos e, anos antes, deles manteve um registro por algum tempo. O sonho da injeção de Irma (24 de julho de 1895) forneceu-lhe um protótipo da análise onírica e a noção de que a essência dos sonhos é a realização de desejo. Como os grandes estudiosos de sonho do passado (Scherner, Maury e Hervey de Saint-Denys), ele se utilizou de muita experiência íntima refletida em seus sonhos para alimentar seu livro. Decerto Saint-Denys revelou mais do aspecto voluptuoso da sua vida, mas Freud revelou mais a respeito de sua infância, de sua família e das suas ambições.

A segunda fonte foi o levantamento realizado por Freud na vasta literatura sobre sonhos do século XIX[336]. Suas queixas para Fliess acerca da futilidade dessa literatura não devem ser levadas muito ao pé da letra, já que se valeu muito dela. Contudo, ele não conseguiu encontrar um exemplar do livro de Hervey de Saint-Denys, e aparentemente só conheceu o trabalho de Scherner por meio dos relatos de Volkelt, de modo que subestimou a originalidade do primeiro[337]. Foi Scherner quem afirmou que os sonhos podem ser interpretados cientificamente segundo regras inerentes à sua natureza, e que certos símbolos oníricos possuem um valor geral. Entre outros estavam os símbolos sexuais, que eram muito parecidos com os que foram posteriormente descritos por Freud[338]. O mecanismo do deslocamento e da condensação foi descrito com outros nomes por muitos autores. O termo "trabalho onírico" (*Traumarbeit*) foi utilizado por Robert. Muito da teoria freudiana pode ser encontrado em Maury, Strümpell, Volkelt e, particularmente, em Delage. Delage propunha um conceito de energia dinâmica, sugerindo que as representações carregadas com energia psíquica recalcam ou inibem umas às outras, ou podem fundir-se; que nos sonhos há cadeias de associações que podem, às vezes, ser parcialmente reconstruídas; e que memórias antigas podem ser suscitadas a partir de sonhos por meio de associação com imagens recentes.

A originalidade de Freud reside em quatro inovações. A primeira delas é o seu modelo do sonho, que distingue entre conteúdo manifesto e latente, e o esquema específico de ser vivido simultaneamente no presente e no passado remoto. O segundo é a alegação freudiana de que o conteúdo manifesto é uma distorção do conteúdo latente, resultante do recalcamento pelo censor. Decerto Popper-Lynkeus havia expressado recentemente a ideia de que a absurdidade e a insensatez dos sonhos derivavam de algo impudico e oculto no sonhador[339], porém Freud certamente não extraiu dele a sua teoria[340].

A terceira inovação de Freud foi a aplicação da associação livre como método para a análise de sonhos, e a quarta, a introdução da interpretação onírica sistemática como ferramenta de psicoterapia.

Muito curiosamente, Freud atribuiu a Liébeault a ideia de que o sonho é o guardião do sono, ao passo que nada do tipo pode ser encontrado nas obras do autor[341]. Em edições posteriores, Freud deu mais exemplos de sonhos e ampliou a seção dedicada a símbolos oníricos, parcialmente sob a influência de Abraham, Ferenczi, Rank e Stekel. Ele também incorporou as descobertas de Silberer acerca da representação em sonhos hipnagógicos. Tratou tipos específicos de sonho em maior detalhe, como os sonhos com provas, com estar sem roupas ou com a morte de pessoas amadas.

Após a teoria da histeria e a teoria dos sonhos, a terceira grande contribuição de Freud para a psicologia das profundezas foi a sua "Psicologia da Vida Cotidiana", que também foi desenvolvida por ele durante e a partir de sua autoanálise. Ela foi publicada sequencialmente num periódico psiquiátrico, de 1898 a 1903[342], e a maior parte foi publicada em livro, no ano de 1904[343].

Na primeira contribuição de 1898, Freud tratou da situação da pessoa que esquece repentinamente um nome, não consegue se lembrar dele, a despeito de seus esforços, e o reconhece imediatamente caso chegue a ouvi-lo. Fazer esforços para encontrar o nome esquecido só traz outras palavras à mente. Freud descobriu que essas outras palavras não vêm ao acaso, que elas formam cadeias de associações que divergem e convergem em pontos nodais, e que essas associações dizem respeito a materiais recalcados. Esquecer é, assim, o desfecho de um conflito entre o consciente e o inconsciente, em vez de mero resultado do enfraquecimento da representação.

Em 1899, o artigo de Freud "Sobre Memórias Encobridoras" (*Deckerinnerungen*) foi publicado. Entre as nossas memórias mais antigas, algumas são aparentemente insignificantes, embora notavelmente vívidas. Freud distinguiu dois tipos de memórias encobridoras. No tipo mais simples, a memória preservada não passa de uma parte de um todo mais significante, que foi recalcado. Por exemplo, um homem possuía uma memória que datava do seu quarto ano de vida: a imagem de uma mesa com uma bacia cheia de gelo. Isso estava ligado a um acontecimento desolador, a morte de sua avó, e apenas essa imagem fragmentária não havia submergido por meio de recalcamento. No tipo mais complexo, a memória, tal como ela surge para o indivíduo, é uma construção na qual um determinado acontecimento da tenra infância foi combinado a um acontecimento recalcado da adolescência. A memória anterior não é necessariamente falsa, mas um substituto inofensivo para a memória de uma representação posterior inaceitável. Como exemplo, Freud contou sobre uma análise da memória encobridora de um suposto paciente, que Siegfried Bernfeld mostrou convincentemente se tratar de um relato autobiográfico ligeiramente modificado.

O narrador conta como, quando tinha três anos de idade, a sua família foi obrigada a mudar de uma vida feliz no campo para uma vida mais difícil na cidade. Lembrava-se de brincar, quando tinha dois anos e meio, numa pradaria cheia de dentes-de-leão com um primo e uma prima que tinham a mesma idade que ele. Ele e o primo arrancaram da garota o ramo de dentes-de-leão que ela havia apanhado, e como consolo ela ganhou de uma camponesa um pedaço de pão preto. Os garotos também receberam pedaços do pão delicioso. Essa memória ocorreu ao narrador aos dezessete anos idade, após ter visitado sua cidadezinha natal e ficar enamorado por uma garota de quinze anos com vestido amarelo. Quando estava com vinte anos, o narrador visitou um tio abastado e encontrou, novamente, a prima da velha lembrança; os dois jovens não se apaixonaram e casaram como desejavam os respectivos pais – plano que teria garantido a segurança financeira do narrador. O significado da memória encobridora era, assim, oferecer uma inocente "defloração" infantil como um substituto para o desejo adolescente, e do anseio de provar do pão da segurança financeira. A partir desse exemplo se vê que a relação entre o acontecimento mais recente da juventude e a memória da tenra infância é similar à relação entre o "resíduo diurno" e os acontecimentos de infância na teoria freudiana do sonho.[344]

O grosso de *Psicopatologia da Vida Cotidiana* consiste em outros artigos sobre lapsos de língua, de escrita, e demais atos que foram agrupados sob o nome de "parapraxias". Embora a fonte desses estudos resida primordialmente na autoanálise de Freud e nas observações de seus pacientes, o campo não era muito novo. Schopenhauer e Von Hartmann já haviam ressaltado tais fatos como manifestações do inconsciente[345]. Goethe, que costumava ditar seu trabalho, certa vez analisou os erros cometidos por seus secretários[346]. Ele descobriu que alguns erros eram dele próprio, alguns se deviam à falta de familiaridade do secretário com palavras difíceis ou estrangeiras, mas outros vinham do estado emocional do secretário, que, por exemplo, acreditou ter ouvido o nome da pessoa que ele amava e o escreveu no lugar daquilo que, de fato, havia sido dito. Na época de Freud, a psicologia já havia começado a investigar o problema. Em 1895, Meringer e Mayer haviam publicado um estudo sobre os lapsos de língua, porém estavam mais preocupados com a pronúncia que com os significados[347]. Várias outras fontes estiveram mais próximas da abordagem de Freud: uma delas eram os estudos de Hans Gross, o célebre criminalista de Graz e fundador da psicologia judicial[348]. Nos anos de 1880, Gross examinou sistematicamente o depoimento de testemunhas e acusados buscando por lapsos de língua significativos e manifestações desse gênero e publicou relevantes observações em seus artigos e manuais. Ele contou de um homem que substituiu uma testemunha genuína, a fim de prestar falso testemunho, primeiro verbalmente e depois por escrito, e que ela acabou se traindo no ultimíssimo momento ao assinar, inadvertidamente, o seu nome real no testemunho falso. Gross descobriu que as testemunhas falsas acabam se traindo, invariavelmente, mesmo que por meio de uma só palavra, e também através da postura, do semblante ou dos gestos. Também havia um romance humorístico de Theodor Vischer, no qual ele criou e popularizou o termo "malícia dos objetos" (*Tücke des Objekts*) para descrever as desventuras que aconteciam constantemente a algumas pessoas, como se algum diabrete controlasse os objetos, escondendo-os ou substituindo-os[349].

A noção de parapraxia, quando não a sua teoria, era bem conhecida de alguns dos contemporâneos de Freud. Karl Kraus, em seu jornal *Die Fackel* (A Tocha), costumava colecionar divertidos erros de impressão que mostravam que o tipógrafo havia adivinhado – e entregado, involuntariamente – o verdadeiro pensamento do escritor.

Alguns escritores se valiam de parapraxias como um dispositivo que, de tão óbvio, não era necessário explicar ao leitor.

Em sua *Viagem ao Centro da Terra*[350], Júlio Verne retratou um velho professor alemão que tentava decifrar um criptograma com o auxílio do sobrinho, que está secretamente apaixonado por Gräuben, filha do professor. O rapaz acredita ter encontrado a chave e, para o seu espanto, ela consiste nas seguintes palavras: "Estou apaixonado por Gräuben." Em *Vinte Mil Léguas Submarinas*[351], o mesmo autor fala do professor Arronax, que procura por pérolas gigantes no fundo do mar. Ele omite dos camaradas a informação de que o local é infestado por tubarões, mas quando lhes conta a respeito de uma ostra gigante, diz que ela contém "não menos que cento e cinquenta tubarões". Ao ver a surpresa dos companheiros, exclama de imediato: "Eu falei tubarões? Eu quis dizer cento e cinquenta pérolas! Tubarões não faria sentido."

Psicopatologia da Vida Cotidiana foi bem recebida, reeditada com frequência, ampliada e traduzida para muitas línguas, e os psicanalistas começaram a publicar as suas próprias coleções de parapraxias[352].

A quarta grande contribuição de Freud para a psicologia das profundezas foi seu livro *O Chiste e Sua Relação Com o Inconsciente*, um tópico com o qual ele havia começado a trabalhar em 1897[353]. Surgiram muitas teorias a respeito da psicologia dos chistes, do cômico e do humor. Freud havia sido estimulado pelo livro de Theodor Lipps, *Komik und Humor* (Comicidade e Humor), mas o seu verdadeiro ponto de partida foi a observação de certas similaridades entre os mecanismos dos chistes e dos sonhos[354].

Freud distinguiu nos chistes uma certa técnica e uma certa tendência; noutras palavras, um elemento de forma e um de conteúdo. Identificou técnicas de condensação, deslocamento, expressão de uma ideia pelo contrário, e assim por diante, similares às do trabalho onírico. No que se refere às tendências, ele fez uma distinção entre os chistes inofensivos (cujo prazer advinha apenas da técnica) e os chistes tendenciosos (cujo propulsor eram a agressividade ou a obscenidade, ou ambos). Chistes obscenos implicam a presença de ao menos três pessoas: o chistoso, o sujeito e um espectador. Eles expressam mentalmente o desejo de desnudar ou seduzir. Os chistes são desfrutados tanto por causa das tendências quanto por causa das técnicas. Os chistes tendenciosos também nos ajudam a tolerar necessidades recalcadas, facultando um modo socialmente aceitável de a elas dar vazão. As duas principais diferenças que Freud encontrou entre sonhos e chistes era que sonhos expressam realização de desejo, ao passo que os chistes satisfazem o prazer de brincar; os sonhos são uma regressão do nível da linguagem ao pensamento imagético, mas nos chistes a regressão é da linguagem lógica à linguagem da diversão (a função lúdica da linguagem na qual as crianças pequenas encontram tanto prazer).

O livro de Freud sobre os chistes é um de seus trabalhos menos lidos. Ele é repleto de trocadilhos divertidos, porém intraduzíveis, e implica o conhecimento, por parte do leitor, de clássicos alemães como Heine e Lichtenberg. Suas "histórias judaicas" eram mais engraçadas para os leitores daquela época do que para os de hoje. Trata-se da obra de um homem que desfrutava imensamente de anedotas temáticas e gracejos, mas hoje em dia boa parte precisaria de um comentário. Num grau maior que *A Interpretação dos Sonhos*, esse livro reflete a vida vienense que lhe era contemporânea. Com essa obra, Freud erigiu um pequeno memorial ao espírito da Viena da monarquia dual[355].

Até o momento, sintetizamos as premissas da psicologia das profundezas referentes à histeria, aos sonhos, às parapraxias e aos chistes; agora tentaremos definir os dois modelos comuns que subjazem essas premissas. Um é simples; o outro, mais complexo.

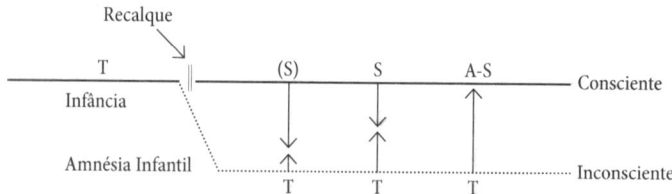

O modelo simples pode ser expresso graficamente por duas linhas correndo em paralelo: a superior é o nível da consciência e das manifestações aparentes; a inferior, o nível da inconsciência e das manifestações ocultas que são causa das manifestações conscientes. A vida psicológica é apresentada simultaneamente nesses dois níveis, que podem ser muito diferentes um do outro e podem conflitar. Esse modelo foi desenvolvido originalmente por Breuer e Freud em seus *Estudos Sobre a Histeria*. Na linha superior, inscrevemos os sintomas histéricos; na inferior, as motivações inconscientes que Breuer e Freud – seguindo Charcot e Janet – descobriram ser representações inconscientes (ou, no linguajar da época, reminiscências traumáticas). Supondo que o sintoma s se encontra na linha superior e a reminiscência traumática T se encontra na inferior, a associação entre s e T é tríplice. Há uma relação hermenêutica: o sintoma é como a cifra numa língua conhecida que ajuda a decifrar o texto numa língua desconhecida. Há uma relação de causa e efeito e, em terceiro lugar, há uma relação terapêutica. s pode ser removido exercendo uma determinada manobra sobre T, tal como trazê-lo para a consciência e ab-reagi-lo. Assim, a interpretação clínica, o entendimento científico e a remoção terapêutica do sintoma quase coincidem.

Esse é um desenvolvimento do que Janet e Breuer haviam descoberto. A inovação de Freud foi a sua concepção dinâmica da relação entre s e T. T possui uma tendência a se expressar na consciência, mas T é controlado e mantido no inconsciente por meio de uma força ativa chamada *recalque*. Esse conflito absorve a energia psicológica que pode ser liberada quando o paciente é curado de seu sintoma.

O sucesso do recalque é variável. Se o recalcamento é extremamente forte, as reminiscências traumáticas podem permanecer latentes e s desaparece, ao menos temporariamente. Se o recalcamento é extremamente fraco, T emerge diretamente à superfície e se expressa sem disfarce; aqui s e T são tão similares que não há necessidade de decifração. Temos de lidar, assim, com uma ação sintomática. Nos casos intermediários, quando o recalcamento é incapaz de conservar T inteiramente no inconsciente, há uma espécie de balanceamento ou compromisso entre ambas as forças na forma de um sintoma. s expressa T de forma disfarçada e precisa ser decifrado.

O mesmo modelo se aplica à psicologia dos sonhos, com a diferença de que: no lugar do sintoma s, temos o conteúdo manifesto; no lugar do trauma T, temos o conteúdo latente; e entre eles, as forças do recalcamento são chamadas de censor e resultam nos mecanismos de deslocamento e condensação. Aqui, também, encontramos três tipos de sonhos. Os do primeiro tipo são irremediavelmente perdidos assim que o sonhador desperta, comparáveis aos sintomas latentes em que o recalcamento é tão poderoso que nada aparece na superfície. Os do tipo oposto são aqueles sonhos infantis, lúcidos, comparáveis aos atos sintomáticos; o recalcamento é tão fraco que o conteúdo latente é exibido sem disfarce no conteúdo manifesto. A maioria dos sonhos é do tipo intermediário: um compromisso entre as forças inconscientes que aspiram se expressar na consciência e as forças de recalcamento.

O mesmo esquema também se aplica às parapraxias. No caso do esquecimento sintomático, por exemplo, temos como s a perda da memória, no lugar do T, a representação latente perturbadora, e entre eles, a força de recalcamento. Aqui também vemos os três tipos, tais como distinguidos por Dalbiez[356]. O primeiro são os atos inibidos em que há recalcamento completo e bem-sucedido, como no esquecimento de algo importante que se conhece bem. O oposto são os atos sintomáticos realizados sob influência de um impulso inconsciente, em que o indivíduo não sabe por que está agindo assim. Entre os dois se encontra um grupo de atos perturbados em que o recalcamento é incompleto. A maioria dos lapsos de língua e de escrita fazem parte desse grupo.

No que se refere aos chistes, pode ser aplicado um modelo semelhante, contanto que o próprio jogo de palavras seja posto no lugar do s, o pensamento subjacente, no lugar do T, e a técnica do gracejo, no lugar do recalque.

Até o momento, nós descrevemos o modelo mais simples de psicologia das profundezas, mas há também um modelo mais complexo que abrange um piso superior e um piso inferior. Na histeria, no piso superior encontramos os sintomas conectados por cadeias de memória a alguma reminiscência traumática da puberdade, e dali à memória de infância no piso inferior. No sonho, o piso superior exibe o conteúdo manifesto conectado, através do trabalho onírico e do censor, ao conteúdo latente. Este último está relacionado com o piso inferior, a sede dos desejos de infância recalcados. Em *Psicopatologia da Vida Cotidiana*, um modelo igualmente complexo se aplica às memórias encobridoras em que um acontecimento da adolescência, entre a memória presente e o acontecimento da infância, oferece a pista. Por fim, o modelo de dois andares aplica-se aos chistes, em que o prazer preliminar é oferecido pela "técnica" (comparável ao trabalho onírico), mas no nível inferior um prazer malicioso ou sexual encontra satisfação.

Porém, isso não é tudo, visto que a psicologia das profundezas oferece o cerne de um terceiro modelo, ainda mais complexo. Assim como na mente adulta Freud descobriu a influência do esquecido mundo infantil, ele avistou uma camada mais profunda, comum à humanidade, da qual fazem parte muitos dos símbolos sexuais universais encontrados nos sonhos. Não demorou muito até que Freud deduzisse do caráter universal do Complexo de Édipo o conceito do assassinato do pai primevo pelos filhos.

Todos esses conceitos de psicologia das profundezas podem parecer teóricos e abstratos, mas eles se tornam uma realidade viva quando ilustrados com um caso clínico. É assim com a clássica história de Dora, que foi tratada por Freud em 1900, embora ele só tenha publicado o seu histórico em 1905[357]. Esse histórico é notável pelo seu valor literário e pela habilidade com que o autor mantém o leitor em suspenso durante todo o tempo. No início, Freud se esforça muito para explicar que não há nada de errado em discutir temas de cunho sexual de um ponto de vista científico (essa precaução parece estranha quando se considera a torrente de literatura sexual-patológica que seguia inundando a Europa desde Krafft-Ebing). A história de Dora também pode ser vista como parte da literatura contemporânea do descortinamento. De modo verdadeiramente ibseniano, primeiro somos confrontados com uma situação aparentemente inofensiva; porém, à medida que a história se desdobra, vamos sendo levados a descobrir relações complexas, e segredos importantes são revelados.

Dora, uma senhorita de dezoito anos, acometida de alguns sintomas clássicos de *petite hystérie*, mora com o pai (um industrial abastado), a mãe (que vive totalmente absorta em suas tarefas domésticas) e um irmão mais velho. Como em muitas famílias, a filha é apegada ao pai, e o filho, à mãe. Os pais de Dora possuem uma estreita amizade com o sr. e a sra. K., com quem frequentemente passam as férias, e Dora oferece os seus cuidados afetuosos aos dois filhinhos do casal.

Uma primeira investigação já mostra uma situação nebulosa. O pai de Dora, que adoece com frequência, é cuidado pela sra. K., e Dora fica ressentida com isso. O sr. K. abarrota Dora com presentes e flores, o que lhe incomoda. Indignada, Dora revela à mãe que o sr. K. tem feito propostas a ela, algo em que o pai se recusa a acreditar. O sr. K. nega tudo e retruca ter ficado sabendo, por meio da esposa, que Dora tem lido os escritos semipornográficos de Mantegazza[358]. Aos poucos, Dora faz confissões cada vez mais surpreendentes ao analista. Ela está plenamente ciente da relação adúltera do pai com a sra. K. Quatro anos antes, o sr. K. a havia beijado e ela se sentiu fortemente repelida por ele. Ela sente que foi entregue ao sr. K. pelo pai em troca do consentimento do sr. K. com o caso entre o pai e a sra. K. Por outro lado, fica óbvio que Dora incentivava as ações do pai. A partir de então, também tomamos conhecimento de uma governanta que a havia esclarecido acerca de assuntos sexuais; explicou-lhe a natureza da relação do pai da moça com a sra. K. e, estando ela própria apaixonada pelo pai de Dora, prodigalizou seus cuidados à jovem. Mas quando Dora se deu conta disso, fez com que os pais demitissem a governanta. Em contrapartida, fica claro que, se Dora é tão fortemente apegada aos filhinhos dos K., é porque está profundamente apaixonada pelo sr. K., a despeito de suas declarações em sentido contrário. Não obstante, Dora é muito apegada ao pai, e afigura-se que o objetivo secreto de sua neurose histérica é sensibilizar o pai e separá-lo da sra. K.

Mas isso não é tudo. Por meio de declarações veladas, Dora dá a entender que ela está ciente de que o pai é sexualmente impotente e que, portanto, suas relações com a sra. K. devem, necessariamente, ser de natureza anormal. De fato, parece que Dora é muito mais bem informada sobre assuntos de cunho sexual do que parecia inicialmente. É aí que o analista encontra a chave para um entendimento da tosse histérica de Dora. Mas Dora não está apenas apaixonada pelo pai e pelo sr. K., ela também tem um apego romântico pela sra. K. Em anos anteriores, Dora costumava dividir um quarto com ela e ainda fala de seu "corpo branco encantador", e foi a sra. K. que, mesmo antes da governanta, lhe havia instruído a respeito de assuntos sexuais e emprestado os livros de Mantegazza. Mas a partir do momento em que Dora compreendeu que a sra. K. cuidava dela somente porque gostava de seu pai, rejeitou-a exatamente como veio a fazer depois com a governanta.

Nesse ponto, a psicanálise se mostra capaz de ir mais longe que qualquer "literatura do descortinamento". Freud quer demonstrar como a interpretação dos sonhos irá fomentar um tratamento preenchendo as lacunas da memória e fornecendo uma explicação para os sintomas. Os dois sonhos de Dora e suas interpretações são complexos demais para sintetizar aqui. Digamos apenas que o primeiro sonho expressava o seu desejo de que o pai a ajudasse a afastar a tentação do sr. K., que ele revela o seu antigo amor incestuoso pelo pai, que ela se havia entregado à masturbação na infância, que ela sabia que o pai havia contraído sífilis e transmitido para a mãe, e que ela havia escutado intimidades sexuais entre os pais. O segundo sonho leva o leitor ainda mais longe nos âmbitos dos desejos sexuais secretos de Dora e do simbolismo de uma espécie de "geografia sexual".

Essa breve descrição é incapaz de transmitir a total complexidade da história de Dora com os meandros das relações interpessoais e o reflexo delas como sintomas neuróticos. Assim, vemos como a mãe de Dora adoece regularmente na véspera do retorno do marido, ao passo que Dora fica doente enquanto o sr. K. está longe e se recupera quando ele volta. Também tomamos conhecimento de como as pessoas pegam emprestado, por assim dizer, os sintomas neuróticos umas das outras, como, noutras instâncias, sintomas somáticos são a expressão de sentimentos ocultos ou inconscientes, como uma negação pode ser equivalente a uma confissão e como acusações contra os outros podem se revelar autoacusações. A importância hermenêutica e terapêutica da transferência também é trazida à luz.

Os psicanalistas de hoje em dia considerariam os três meses de tratamento de Dora algo demasiadamente breve, e a técnica empregada, inadequada em muitos sentidos. Mas além de seu interesse intrínseco, o caso Dora mostra exatamente o estágio alcançado pela psicologia das profundezas no início dos anos 1900. O próprio Freud havia proclamado que o inconsciente não faz distinção entre fatos e fantasias. Alguns leitores acharam que essa distinção não estava nítida o bastante no caso Dora e permaneceram pouco convencidos disso. É por esse prisma que as primeiras controvérsias em torno da psicanálise devem ser vistas.

A Obra de Sigmund Freud:
v. A Teoria da Libido

Em 1905, Freud publicou seus *Três Ensaios Sobre a Teoria da Sexualidade*[359]. Esse conciso panfleto passa mais a impressão de ser um resumo de um livro mais extenso do que um trabalho original em si mesmo. Aqui, também, edições posteriores foram consideravelmente ampliadas, e para entender a teoria original seria preciso ler a edição de 1905.

O primeiro ensaio classifica os desvios sexuais conforme o objeto e a meta. No primeiro grupo está a inversão (homossexualidade), em cuja etiologia Freud salienta a bissexuação basal dos seres humanos e a falta de delineamento entre perversão e variedades normais de sexualidade. Na sexualidade dos neuróticos, Freud enxergou três traços: o vigoroso recalcamento de uma pulsão sexual forte, uma sexualidade de qualidade perversa (a neurose é o negativo da perversão), e suas características infantis (pulsões ainda não unificadas, parciais, localizadas em zonas erógenas).

O segundo ensaio lida com a sexualidade infantil. "Por que esse fenômeno é quase desconhecido?", indagou Freud. Não apenas por causa das ideias convencionais acerca da inocência da criança, mas porque uma amnésia peculiar, semelhante à causada pelo recalcamento nos neuróticos, bloqueia a memória dos primeiros seis ou oito anos de vida. "Essa amnésia serve para cada indivíduo como uma pré-história." O "período de latência" que se segue resulta não apenas de condições culturais, mas também orgânicas, e possibilita a sublimação de instintos sexuais em benefício da sociedade. Freud descreveu, então, as sucessivas fases do desenvolvimento da sexualidade infantil. Primeiro há uma fase autoerótica, na qual qualquer parte do corpo pode ser uma zona erógena, mas o seu local habitual é a boca, com satisfação na forma do mamar. Após essa "fase oral", o ânus se torna a zona erógena principal, e a retenção de fezes proporciona satisfação. Essa zona é substituída na terceira fase pelos genitais, daí a frequência da masturbação infantil. Durante essas fases, a criança é "polimorficamente perversa", o que significa que as potencialidades para todas as perversões se encontram presentes e, em circunstâncias específicas, podem ser desenvolvidas em muitos adultos. Freud também apresentou uma lista de fontes de estimulação sexual (incluindo movimentos rítmicos, atividade muscular, emoções fortes e atividade intelectual intensa), e ressaltou o elemento constitutivo nas variedades individuais da sexualidade. Em edições posteriores, acrescentou a esse segundo ensaio detalhes a respeito das teorias sexuais infantis, e dos efeitos da "protocena" (a observação, por parte da criança, do intercurso sexual dos pais).

O terceiro ensaio é intitulado "As Transformações da Puberdade". Em seguida à convulsão biológica da puberdade, há uma passagem do autoerotismo para os objetos sexuais, das pulsões parciais para a sua unificação sob o primado da zona genital, e do prazer individual para a função procriadora. Nesse estágio, o prazer sexual, tal como existia na criança, sobrevive na forma do "prazer preliminar", um incentivo à satisfação mais plena. Freud comparou esse mecanismo ao dos chistes, em que a técnica proporciona prazer preliminar e estimula uma satisfação mais profunda por meio da liberação de sentimentos agressivos ou eróticos. A isso se segue a diferenciação psicossexual de homens e mulheres. A libido, diz Freud, é de natureza fundamentalmente masculina, mesmo ocorrendo em homens ou mulheres, e independentemente de seu objeto; ao mesmo tempo, porém, Freud adotou de Fliess a bissexuação fundamental dos seres humanos. Ele descreveu, então, o desenvolvimento da psicossexualidade em homens, nos quais ela é simples; e em mulheres, em que é mais complexa – daí a maior predisposição das mulheres à histeria. O restante do ensaio é dedicado ao problema da busca por um objeto de amor. O primeiríssimo objeto da sexualidade infantil é o próprio corpo e o seio da mãe; após o desmame, a sexualidade torna-se autoerótica, e só depois a sexualidade há de ser redirecionada para um objeto. O primeiro objeto, a mãe, beijando e afagando o bebê, desperta a sua sexualidade infantil, que leva à situação edípica – um ponto que seria consideravelmente desenvolvido na literatura psicanalítica posterior. Freud salientou a importância dessa formação inicial para a futura escolha amorosa e o destino do indivíduo. Em sua recapitulação, enfatizou o papel do elemento constitutivo, referindo-se também, a esse respeito, à frequência da sífilis hereditária nos neuróticos.

A despeito da concisão, os *Três Ensaios* contêm uma síntese de amplitude e escopo consideráveis, que seria expandida pelo próprio Freud e por gerações de psicanalistas. Não vamos nos deter nesses desenvolvimentos que foram explicados em detalhe por tantos autores. Tentaremos apenas situar as teorias de Freud no contexto da patologia sexual que lhe era contemporânea.

As teorias sexuais freudianas giram em torno de vários temas. Primeiro: o conceito de libido, isto é, do instinto sexual com a sua embriologia, sucessivas fases da evolução e metamorfoses. Segundo: uma ênfase nas vicissitudes da escolha de objeto amoroso, particularmente no Complexo de Édipo. Terceiro, com base no que precede: uma interpretação de certos tipos de caráter (notadamente os tipos oral e anal), de neuroses e desvios sexuais. Quarto: um sistema de simbolismo sexual. E, por fim, um levantamento dos acontecimentos precoces da vida sexual, as fantasias sexuais precoces e seus papéis na vida emocional subsequente.

Quando os *Três Ensaios* foram publicados, em 1905, o *Zeitgeist* era de extremo interesse pelos problemas sexuais, e é difícil distinguir o limite entre as fontes de Freud e os desenvolvimentos paralelos que estavam ocorrendo ao seu redor[360]. Os costumes sexuais contemporâneos à época haviam conservado pouco – se é que conservaram algo – das posturas simbolizadas pela palavra "vitorianismo". August Forel, em suas memórias, oferece uma vívida descrição do laxismo dos costumes sexuais em Viena, acrescentando que as coisas em Paris não eram nada melhores[361]. Zilboorg menciona que "ligas de amor livre" prosperavam por todo o império tsarista entre estudantes e adolescentes, e que isso era "um fenômeno de natureza sociológica" de modo algum limitado à Rússia[362]. Os problemas relacionados a doenças venéreas, contracepção e esclarecimento sexual das crianças eram debatidos livremente por toda parte. Todas as possíveis facetas da vida sexual apareciam "com gritante franqueza" (nos termos de Zilboorg) nas obras de Maupassant, Schnitzler, Wedekind, e de muitos outros; e também eram discutidos de forma um bocado veemente em periódicos como o *Die Fackel*, de Karl Kraus. Schopenhauer já havia dado à metafísica do *Sexus* um lugar central em sua filosofia; agora, Weininger trazia a público uma doutrina do misticismo sexual num livro que fez enorme sucesso[363]. Outros sistemas similares seriam desenvolvidos por Rozanov e Winthuis[364]. Fundamentalmente, a nova ciência da patologia sexual, que havia crescido lentamente durante o século XIX, recebera o seu impulso decisivo trinta anos antes com a publicação do *Psychopathia sexualis*, de Krafft-Ebing. Desde 1886, o fluxo de literatura sobre o assunto havia aumentado continuamente e ficou difícil de inventariar. Em 1899, Magnus Hirschfeld havia dado início à publicação de um anuário, do qual uma parte tentava cobrir a bibliografia então atual[365]. Enquanto o primeiro volume possuía 282 páginas, o quarto (em 1902) contava com 980, o quinto (em 1903) tinha 1.368, o sexto (em 1904), 744, e o de 1905, 1.084. Não é de admirar que não haja muito nos *Três Ensaios* de Freud que não possa ser encontrado entre os fatos, as teorias e as especulações contidas nessa torrente de literatura.

As fontes da teoria da libido são múltiplas. Lembremos que os termos *autoerotismo*, *zonas erógenas* e *libido* já estravam em uso[366]. Os primeiros modelos de um conceito unificado do instinto sexual haviam sido elaborados por filósofos, a começar por Platão. Tanto Platão quanto Freud falavam da bissexuação original do ser humano e da sublimação do instinto sexual. Georgiades ressalta que Freud considerava a libido como sendo masculina, enquanto Platão valorizava mais o amor homossexual que o heterossexual e considerava a sublimação de um amor homossexual como sendo a origem de todos os sentimentos superiores[367]. Analogias profundas entre a teoria freudiana da libido e a filosofia de Schopenhauer foram mencionadas anteriormente[368], assim como o conceito ampliado de instinto sexual, de Arréat[369]. Os biólogos seguiram os passos dos filósofos. Gley, em 1884, sugeriu que a bissexuação anatômica original poderia deixar vestígios fisiológicos no humano, e que eles poderiam ser o ponto de partida para a homossexualidade[370]. Por sua vez, teorias similares foram sendo desenvolvidas por clínicos. Dessoir[371], em 1894, e Moll[372], em 1898, descreveram dois estágios de evolução do instinto sexual: um estágio indiferenciado seguido de um diferenciado. Alguns indivíduos, diziam eles, permanecem ao menos parcialmente no estágio indiferenciado, daí a ocorrência da homossexualidade ou demais perversões. Em 1903, dois trabalhos propuseram uma teoria baseada no conceito da bissexuação fundamental do homem. Um era o célebre *Geschlecht und Charakter* (Gênero e Caráter), de Weininger, já mencionado; o outro, numa abordagem menos filosófica e mais clínica, era o livro de Herman, *Libido und Manie* [373]. Todos os desvios sexuais, diz Herman, originam-se do efeito combinado da bissexuação humana e dos distúrbios nos estágios de evolução da *libido* – no sentido que Moll dá ao termo. As anormalidades sexuais são classificadas em três grupos: primeiro, as várias formas de "assexualismo" (infantilismo sexual, autoerotismo e similares); segundo, as derivadas do "bissexualismo"; terceiro, as que fazem parte do "suprassexualismo" (sobretudo a sexualidade anormal e senil). O grosso dos desvios sexuais faz parte do segundo grupo, e Herman os classifica em pares (uranismo-lesbianismo, sadismo-masoquismo, e assim por diante). Se a libido indiferenciada será direcionada a um homem ou a uma mulher, isso depende consideravelmente do acaso – Meynert é mencionado a esse respeito[374]. O *Libido und Manie* de Herman certamente era conhecido por Freud, visto que ele o mencionou em seus *Três Ensaios*.

As noções de sexualidade infantil e fases iniciais do desenvolvimento sexual não eram muito novas. A ideia de que o prazer do bebê ao peito da mãe encontrava expressões posteriores no prazer estético já era divisada por Erasmus Darwin[375]. O investigador pioneiro do erotismo oral em crianças foi o pediatra húngaro Lindner, que descreveu muitas variedades de sucção do polegar, simples e combinadas, e assumiu que se tratava de expressões da satisfação erótica infantil[376]. Esse artigo havia chamado certa atenção de Krafft-Ebing e de outros, que assumiram que algumas lactantes também obtêm satisfação erótica com a amamentação.

A concepção freudiana de erotismo anal parece mais original, embora alguns de seus aspectos tenham sido antecipados. Charles Fourier, o socialista utópico francês, classificava o ímpeto de brincar com lama e sujeira como uma fase infantil transitória em meio aos instintos humanos básicos[377]. Fourier propunha socializar esse ímpeto: as crianças nessa fase deveriam ser organizadas em "pequenos bandos" de coletores de esterco, para o seu próprio deleite e o benefício da sociedade. Em um nível mais especulativo, um representante da medicina romântica, K.R. Hoffmann, havia desenvolvido uma teoria de que excretar era não só uma função corporal, mas também uma "pulsão básica da vida" (*Grundtrieb des Lebens*), a qual eventualmente retorna contra o indivíduo[378]. Uma correlação entre a teoria do erotismo anal freudiana e o *Zeitgeist* também pode ser ressaltada. É uma tendência humana negligenciar coisas que são demasiado óbvias, e nelas prestar atenção quando desaparecem. Assim, o folclore dos camponeses europeus permaneceu desconhecido pelos cientistas ou foi por eles menosprezado até que começou a decair, e só então surgiram os folcloristas para registrá-lo. De forma semelhante, por séculos a humanidade subestimou a visão e o odor dos excrementos, mas quando, no final do século XIX, a canalização se tornou algo geral, quando os homens começaram a viver num mundo edulcorado e desodorizado, voltou-se a atenção para esse tema. A nova preocupação foi ilustrada por uma compilação, de seiscentas páginas, realizada por Krauss e Ihm, fazendo um levantamento geral dos papéis dos excrementos em várias populações do mundo, com um elogioso prefácio escrito por Freud, no qual ele fala das manifestações coprofílicas em crianças, da sua repressão e da sua conexão com a pulsão sexual[379].

O que Freud dizia da fase fálica da libido refletia uma preocupação geral de seu tempo. Educadores, pediatras e patologistas sexuais, todos eles sabiam da frequência da masturbação entre bebês e crianças pequenas, e preocupavam-se com as possibilidades de sedução de crianças por criados e demais adultos[380]. Sem dúvida, a existência da sexualidade infantil era ignorada por muitos, ou considerada uma ocorrência rara e anormal; porém, havia quem tivesse uma noção melhor a esse respeito. Uma menção especial deve ser feita aos livros populares de Michelet: *Nos fils* (Nossos Filhos) e *A Mulher*[381] – o segundo era conhecido por Freud, pois ele o citou noutro contexto[382].

O termo e a concepção de sublimação eram bem conhecidos, e Freud nunca reivindicou tê-los instituído. Eles são mencionados como uma ideia atual num romance publicado em 1785, e depois utilizados por Novalis, Schopenhauer e, particularmente, por Nietzsche[383].

Freud sistematizou a ideia de que a pulsão sexual passava as suas primeiras fases de desenvolvimento na infância, seguida de um período de latência; que o seu aparente início na puberdade era, na realidade, um renascimento e uma reorganização. Fatos similares foram observados e descritos primeiro por Dallemagne e, depois, por Ribot, mas tais autores consideravam esse desenvolvimento uma exceção[384].

A ideia de o instinto sexual voltar-se para o próprio sujeito em vez de para um objeto externo era razoavelmente difundida. O conceito de amor narcísico, tendo sido fartamente desenvolvido por poetas e escritores, chegou até os psiquiatras[385]. Havelock Ellis descreveu várias formas de "autoerotismo" e Näcke introduziu o termo "narcisismo".

A grande importância das imagens da mãe e do pai para a futura vida amorosa do indivíduo também já havia sido antecipada, e Nietzsche não foi o único a acreditar que "todo homem carrega em si a imagem de sua mãe", e que "da qualidade dessa imagem dependerá a sua atitude futura em relação às mulheres". Num célebre romance, Laclos faz com que o seu arquissedutor Valmont explique não ser possível seduzir uma senhorita inocente e honesta até que se tenha destruído nela o respeito pela mãe[386]. Jules Laforgue explicava ter sido a perda de respeito pela mãe que fez Hamlet tratar Ofélia de forma tão rude[387]. A inovação de Freud foi a introdução e a sistematização desse conceito de *imago*, paterna e materna, na psiquiatria.

Que pudesse surgir um vínculo erótico entre o bebê e a mãe era algo de que muitos educadores sabiam bem. Stendhal havia contado a respeito de seu precoce amor incestuoso pela mãe[388]. Michelet popularizou essa noção. Agora, Freud afirmava que, no limite, esse vínculo é natural e normal; e acrescentou tanto a ideia dos desejos mortíferos da criança em relação ao pai quanto a ideia do medo de ser castigada e castrada pelo pai. O conceito completo do Complexo de Édipo, tal como Freud iria sistematizar posteriormente, incluía estes três componentes: um desejo incestuoso pela mãe, um desejo de matar o pai e a imagem de um pai cruel e castrador.

Na verdade, o modelo mitológico desse complexo não se encontra tanto no drama de Édipo, mas sim no mito de Saturno e Júpiter. Saturno foi ameaçado de morte pelo pai, Urano, o primeiro deus do mundo, mas foi salvo pela mãe. Então Saturno castrou o pai. Depois, ele devorou seus próprios filhos, exceto o caçula, Júpiter, que foi salvo pela mãe. Júpiter então suplantou o pai. O mesmo mito foi encontrado na Índia e entre os hititas[389]. Para Dumézil, um historiador das religiões, esse mito é tão somente um reflexo de conjunturas que já existiram[390]. Em antigas dinastias da Índia, os poderes político e sexual identificavam-se um ao outro, e o rei era um grande macho tirânico, que receava ser destronado e defraudado de sua virilidade pelos filhos. Por outro lado, filósofos indianos explicaram o processo de renascimento atribuindo ao reencarnado sentimentos similares aos do Complexo de Édipo. Vasubandhu descreveu isso da seguinte maneira:

O ser intermediário [...] possui o olho divino. Vê o local de seu nascimento, por mais longe que seja. Vê seu pai e sua mãe unidos. Seu espírito é perturbado pelo efeito de complacência e hostilidade. Se varão, é tomado pelo desejo de um varão pela mãe; se mulher, é tomado pelo desejo da mulher pelo pai; por outro lado, odeia o pai ou a mãe, que considera ou como um rival ou como uma rival. Como dito no Prajnapti: "então ocorre na Gandharva ou um pensamento de lascívia ou um pensamento de ódio". O Espírito é tão perturbado por esses dois pensamentos inadequados que, por voluptuoso desejo, prende-se ao lugar onde os dois órgãos estão acoplados, fantasiando ser ele próprio que se torna unido [...] e o ser intermediário goza, assim, do prazer de instalar-se na matriz.[391]

Um dos aspectos da psicanálise que se tornaram mais populares diz respeito aos símbolos sexuais (os "símbolos freudianos"). Nesse campo, os muitos predecessores de Freud podem ser alocados em quatro grupos:

1. Os antropólogos fizeram compilações de símbolos obscenos tradicionais encontrados na poesia priápica, e de "Kryptádia"[392] de todos os países. Assim, Freud foi solicitado a fazer comentários psicanalíticos para uma compilação desse tipo, que havia sido realizada pelo folclorista Oppenheim[393];

2. O interesse pelos símbolos oníricos também chamou a atenção para aqueles com significado sexual. De acordo com Laignel-Lavastine e Vinchon, um livro de sonhos do Renascimento, o de Pierus, descreve sonhos com serpentes, árvores, flores, jardins, dentes, colunas e grutas como possuindo significados similares aos do simbolismo freudiano[394]. O primeiro estudo objetivo do simbolismo onírico foi feito por Scherner, e lembramos que os símbolos considerados por ele como sendo sexuais eram idênticos aos descritos 39 anos depois em *A Interpretação dos Sonhos* de Freud[395];

3. Amplas investigações do simbolismo sexual em cultos, mitos e religiões foram efetuadas ao longo do século XIX. O pioneiro desses estudos, Jacques-Antoine Dulaure, argumentava que as primeiras civilizações que adoravam o Sol incorporavam as suas forças regenerativas na imagem do falo[396]. Ele descreveu em detalhe o culto do falo e o seu simbolismo, com inúmeros exemplos de antigas civilizações. Esse livro fez um enorme sucesso e popularizou a ideia de que havia existido um culto universal do falo. Muitos arqueólogos amadores se empolgaram na busca de relíquias simbólicas desse culto. Para dar apenas um exemplo: no romance de Flaubert, *Bouvard e Pécuchet*, os dois heróis da história, preocupados com a "arqueologia celta", dão como certo que o *tumulus*[397] simboliza o órgão feminino e a *pierre levée*[398], o masculino; que as torres, pirâmides, círios, pilares e árvores eram símbolos fálicos. Eles criaram um Departamento de Falos em seu museu particular. Enquanto isso, um acadêmico sério, Adalbert Kuhn, interpretava o ato de acender o fogo como simbólico da geração humana[399]. Em meados da era vitoriana, na Inglaterra, George Cox explicou o simbolismo sexual de antigas religiões: a vara, a árvore, o cajado dos pastores, o cetro, a serpente e o touro eram símbolos masculinos; e a arca, o navio, o cálice (o Santo Graal, inclusive), a fonte, o cesto, a luminária e a lótus eram símbolos femininos. Já que "os pensamentos suscitados pelo reconhecimento da diferença entre homens e mulheres estão entre os mais misteriosos frêmitos do coração humano", Cox admitia que "uma filosofia que professasse a reconciliação dos impulsos naturais dos devotos

com um senso de direito e dever traria consigo uma estranha e quase irresistível fascinação"[400]. Na Alemanha, Nagele interpretou o culto da serpente, na Antiguidade, como um culto fálico[401]. Na Itália, Gubernatis desenvolveu uma teoria sistemática do simbolismo sexual universal extraída da botânica[402] e da zoologia[403];

4. A experiência clínica forneceu muitos dados sobre o simbolismo sexual. A psiquiatria romântica insistiu quanto ao papel dos impulsos e frustrações sexuais nas psicoses[404]. Neumann, depois Santlus e, em menor extensão, Griesinger descreveram as manifestações veladas do instinto sexual em seus pacientes. A consciência de que muitas formas de misticismo patológico resultavam da sexualidade reprimida era um conhecimento corrente entre romancistas, psiquiatras e escritores religiosos[405]. O criminologista Hans Gross também fez um sistemático levantamento das formas veladas de sexualidade frustrada, bem como de seu papel na criminalidade.

Outro campo de investigação de Freud foram as variedades e vicissitudes das fantasias sexuais e seu subsequente papel na vida emocional. Freud argumentava que o fato de as crianças pequenas observarem o intercurso sexual dos pais – isto é, o que ele chamou de cena primeva – possuía uma influência profundamente perturbadora sobre a criança, especialmente quando interpretado como um ato sádico. Freud também atribuía grande importância às teorias que as crianças pequenas imaginam a fim de responder suas próprias perguntas sobre como os bebês vêm ao mundo e sobre as relações sexuais dos pais. Ele mencionou isso como argumento adicional em prol da tendência contemporânea de oferecer às crianças um esclarecimento a respeito da sexualidade. Outra fantasia era o "romance familiar" que ocorre em certas crianças que imaginam que os pais legítimos possuem uma condição social muito mais elevada do que os pais reais. Esse tópico foi consideravelmente desenvolvido por Otto Rank[406]. Aqui encontramos, mais uma vez, uma reflexão psicanalítica a respeito de um tema contemporâneo e popular. Nesse período, quando a maioria dos países europeus possuía um rei ou um imperador, muitos pacientes mentais alegavam ser descendentes de famílias soberanas, ou até mesmo o autêntico monarca. Krafft-Ebing descreveu uma variedade de delírios como esses sob o nome de *origenäre Paranoia*[407] (muitas vezes esse termo foi mal compreendido como "delírio sobre a origem da própria família"; na verdade, significava uma forma de paranoia cuja "origem" poderia ser remontada à era da memória inicial). Na França, uma célebre paciente, Hersilie Rouy, após reivindicar sua origem real, foi internada num hospital psiquiátrico; porém, ela foi solta com uma indenização substancial por causa de um erro técnico na ordem de internação. Publicou duas "autobiografias": numa, dissimulou grande parte de suas ideias delirantes; noutra, expressou-as integralmente[408]. A originalidade de Freud estava em mostrar que o "romance familiar" não existe apenas em formas paranoides extremas, mas entre crianças é frequente em sua forma embrionária, possuindo também alguma relevância para o folclore e a mitologia.

Atuais descrições da vida de Freud afirmam que a publicação de suas teorias sexuais despertou ira por causa de sua originalidade insólita numa sociedade "vitoriana".

Evidências documentais mostram que isso não corresponde aos fatos. Os *Três Ensaios* de Freud surgiram em meio a uma profusão de literatura contemporânea sobre sexologia e foram recebidos positivamente[409]. A principal originalidade de Freud foi sintetizar ideias e conceitos, a maioria deles esparsos ou parcialmente organizados, e aplicá-los diretamente à psicoterapia. Uma ilustração clínica disso foi o caso do pequeno Hans, que foi para a teoria da libido o que o caso Dora havia sido para a psicologia das profundezas.

A história possui menos qualidade literária que o caso Dora e faz com que a leitura seja mais delongada. Ela foi contada pelo pai do pequeno Hans e comentada por Freud.

Hans era o primogênito de um psicanalista que foi um dos mais próximos discípulos de Freud. Sua mãe era muito carinhosa com ele. Ela o levava com frequência para a sua cama e, muitas vezes, como aparece mais tarde, até para o banheiro. Com três anos de idade, Hans ficou muito interessado em seu "pipi". Ao perguntar para a mãe se ela tinha um, obtém como resposta: "Tenho." Quando ele estava com três anos e meio, a mãe descobriu que ele se masturbava e ameaçou-o com a castração. Por volta da mesma época, nasceu a sua irmãzinha. Contaram a Hans que a cegonha a havia trazido, mas ele ficou impressionado com a maleta do médico e as bacias cheias d'água e sangue no quarto da mãe. Ficou preocupado se as outras pessoas e os animais tinham "pipi", e parecia particularmente interessado nos dos cavalos, que eram de grande porte. Chegou à conclusão de que a presença desse órgão distinguia os seres animados dos inanimados; contudo, notou que a irmãzinha não possuía um, e disse que o dela iria crescer. Mesmo antes dos quatro anos, Hans possuía uma disposição "poligâmica"; ele se apaixonou por uma série de meninas que tinham entre sete e onze anos de idade, mas também envolvia ternamente em seus braços um primo de cinco.

Aos quatro anos, Hans – como se vem a saber depois – viu um cavalo, que estava puxando uma charrete muito pesada, cair no chão. Logo depois, foi ficando cada vez mais ansioso, agarrou-se mais ainda à mãe e expressou medo de ir à rua e ser mordido por um cavalo. Freud aconselhou que o pai contasse a Hans que o medo de cavalos vinha do fato de ele estar muito interessado em seus "pipis", e que começasse a lhe oferecer algum esclarecimento sexual.

Esse foi o início de um processo que durou quatro meses (janeiro a maio de 1908). Os dizeres, sonhos e brincadeiras espontâneas do garoto foram registrados pelo pai e comunicados a Freud. A fobia se estendeu a girafas, elefantes e pelicanos, após uma visita ao zoológico de Schönbrunn. Certa manhã, Hans contou que havia visto duas girafas em seu quarto, uma grande e uma amassada; a grande gritou porque Hans pegou a amassada. Isso foi interpretado pelo pai como uma transposição de uma pequena cena familiar. Hans tinha o hábito de ir para quarto dos pais de manhã cedo. O pai disse à mãe que não o levasse para a cama dela; e ela, por sua vez, que não teria problema levá-lo só um pouquinho – o que ela fez. A girafa grande foi interpretada como sendo o grande pênis do pai; a amassada, os órgãos genitais da mãe.

Em 30 de março de 1908, o pai levou Hans para uma breve visita ao consultório de Freud. Freud explicou ao garoto que ele tinha medo do pai porque amava muito a mãe. Essa visita foi seguida de uma melhora substancial, mas a fobia logo se expandiu para novos tópicos, a saber: cavalos grandes e brutos puxando carroças cheias de carga, charretes de mobília, e coisas semelhantes; Hans falava sobre cavalos caindo e lhe dando coices. Depois tomou aversão pelas calcinhas amarelas das senhoras e ficou cismado com excrementos, banheiras, carriolas, caixas cheias de coisas, e assim por diante. Certa manhã, Hans fantasiou que, enquanto estava no banho, o encanador desatarraxou a banheira e cavoucou-lhe a barriga com uma broca. A interpretação do pai foi a seguinte: estando na cama da mãe, o pai o empurrou para fora com seu pênis grande. Uma interpretação posterior foi no sentido de uma fantasia com a concepção: o pai, com seu pênis grande, colocou-o no ventre da mãe. A aversão de Hans por banhos estava conectada com seu desejo de que a mãe tirasse a mão enquanto banhava a irmãzinha, de modo que a criança se afogasse. A fantasia do cavalo caindo foi interpretada como sendo o desejo – e, ao mesmo tempo, o medo – de que o pai caísse e morresse, e também como uma fantasia com a mãe no trabalho de parto. De fato, constatou-se que Hans não havia acreditado na história da cegonha e tinha compreendido um bocado a respeito da gravidez da mãe.

Assim, na raiz da fobia de Hans apareciam: o seu desejo de possuir a mãe, e de que o pai e a irmãzinha morressem; o seu complexo de castração; a influência das teorias sexuais infantis precoces; e o seu ressentimento contra os pais, por lhe terem contado a inverídica história sobre a cegonha.

Em 25 de abril de 1908, Hans, que havia acabado de completar cinco anos, estava respondendo a algumas perguntas do pai. Num clima de confiança e aceitação, admitiu que queria vê-lo morto e casar-se com a mãe. Esse foi o ponto culminante do processo terapêutico; e dali em diante, os vestígios da fobia recuaram gradativamente – o Complexo de Édipo havia sido superado.[410]

A história do pequeno Hans não foi aceita tão facilmente quanto o haviam sido as publicações freudianas anteriores, mas o significado desse ceticismo foi mal compreendido. Não é que ela tenha sido considerada imoral, mas sim que alguns leitores consideraram que a criança, antes de sua fobia, era eroticamente precoce numa medida pouco usual. Eles também se perguntaram se a própria fobia não se havia desenvolvido como consequência da postura inquisitiva do pai e das perguntas sugestivas. A psicologia do testemunho – que, em 1909, era um novo e badalado ramo da psicologia – trouxe vários exemplos de crianças prestando falsos testemunhos, os quais se provaram ser respostas ao sugestionamento inconsciente (crianças com uma assombrosa habilidade de sentir o que os adultos esperam que elas testemunhem). Os psicanalistas aclamaram a história do pequeno Hans como a primeira confirmação da teoria freudiana da sexualidade infantil obtida por meio da observação direta de uma criança. Era também o primeiro exemplo de análise com crianças – algo que, no entanto, iria se desenvolver posteriormente, em diferentes linhas –, bem como a primeira supervisão de que se tem registro.

O reverendo Oskar Pfister[411] comentou acerca das mudanças que haviam ocorrido na psicanálise. Originalmente, Freud atribuía os sintomas neuróticos ao recalcamento de memórias dolorosas, em sua maior parte de natureza sexual (o termo "sexualidade" sendo tomado aqui em seu sentido habitual); e a cura era atingida por meio da ab-reação.

Em 1913, a psicanálise falou do recalcamento de fantasias, assim como de memórias, e de sintomas neuróticos originando-se no Complexo de Édipo; a cura ocorria através da análise da transferência e da resistência: o conceito de sexualidade passou a ser estendido para incluir, sob o nome de "psicossexualidade", todas as categorias abrangidas pela palavra *Liebe* (amor). Isso absolveria a psicanálise da acusação de pansexualismo. Contudo, certos críticos sentiam que o conceito de psicossexualidade fazia com que a teoria da libido e, especialmente, a da sublimação fossem ainda mais difíceis de apreender.

A Obra de Sigmund Freud:
VI. Da Metapsicologia à Psicanálise do Eu

Em 1913, parecia que a teoria psicanalítica havia atingido a sua consumação. Contudo, e para a surpresa dos seguidores de Freud, uma grande metamorfose ainda estava por ocorrer. Dessa vez, o ensino mais recente não estava contido num único livro – como *A Interpretação dos Sonhos* e os *Três Ensaios* –, mas numa série de artigos e breves monografias espaçadas dentro de um período de dez anos.

Em 1914, na *Introdução ao Narcisismo*, Freud propôs suas novas perspectivas como uma hipótese que ele estava disposto a retratar ou alterar, caso os fatos a contradissessem[412]. Até então, as noções do conflito entre consciente e inconsciente, e o dualismo entre libido e pulsões egoicas, havia sido fundamental na psicanálise. Nos *Três Ensaios*, Freud já havia falado de um estágio inicial de autoerotismo que precedia o investimento da libido no primeiro objeto, a mãe. Nesse ínterim, Jung havia explicado que a esquizofrenia resultava de uma "introversão da libido", e Adler havia enfatizado a importância da autoestima. Havelock Ellis (na Inglaterra) e Näcke (na Alemanha) haviam descrito o narcisismo como uma forma específica de desvio sexual em que o indivíduo se apaixona por si mesmo. A teoria freudiana do narcisismo parece ter sido projetada para atender a tudo isso.

Essa teoria acarretou uma nova sistematização da teoria pulsional. A antiga distinção freudiana entre as pulsões egoicas (não sexuais) e a libido (sexual) foi modificada pelo novo conceito de libido egoica, de modo que havia agora dois tipos de pulsões egoicas: as libidinais e as não libidinais. Freud continuou com a concepção de um estágio inicial de autoerotismo, mas disse que, à medida que o eu começa a se diferenciar, a libido, até então difusa, se concentra nele – e esse é o narcisismo primário. No estágio seguinte, uma porção do narcisismo primário é retida, e a libido é em grande parte investida na mãe e, subsequentemente, noutros objetos. A libido objetal pode se retrair e ser reinvestida no eu, o que posteriormente Freud chamou de "narcisismo secundário".

Um resíduo do narcisismo primário será encontrado pela análise de indivíduos normais, e mais ainda em neuróticos, homossexuais e outros. A retração da libido objetal explica questões como delírios de grandeza, hipocondria, esquizofrenia e parafrenia.

Normalmente, o sentimento voluptuoso procede diretamente da libido objetal e isso é o amor anaclítico. Se toda a libido é investida noutra pessoa, e não suficientemente retida pelo eu, trata-se do apaixonamento. O amor de tipo narcísico acontece quando o narcisismo primário foi indevidamente prolongado: o indivíduo vê no objeto, então, apenas aquilo que ele próprio é, foi e gostaria de ser.

Essa teoria do narcisismo seria o prelúdio de uma completa reformulação da estrutura da teoria psicanalítica. Em 1915, Freud anunciou que estava trabalhando num livro intitulado *Introdução à Metapsicologia*, que consistia em doze ensaios, dos quais apenas cinco foram publicados. Ele sentiu a necessidade de reconstruir uma estrutura conceitual que fosse suficientemente abrangente para englobar todos os fatos e aspectos da psicanálise. Definiu a *metapsicologia* como um sistema que descreveria fatos psicológicos dos pontos de vista topográfico, dinâmico e econômico. O topográfico – remetendo a uma conhecida citação de Fechner – denotava a distinção entre inconsciente, pré-consciente e consciente. O dinâmico referia-se às forças psíquicas em conflito umas com as outras. O econômico denotava a regulação das forças mentais por meio do princípio de prazer-desprazer.

Em *As Pulsões e Seus Destinos*, Freud definiu as pulsões como representantes psíquicas de "origem em fontes estimuladoras no interior do organismo", ocorrendo "como força constante", em contraste com os estímulos sensoriais, que têm sua origem numa excitação externa específica[413]. Freud definiu então os traços gerais das pulsões, sua pressão, sua meta, sua fonte e seus destinos: reversão em seu contrário, retorno em direção ao sujeito, recalcamento e sublimação. Ele também mencionou o processo de introjeção (o bebê introjeta prazer e projeta desprazer). Por fim, Freud abordou a gênese do amor e do ódio, argumentando que, embora formem um par de opostos, o ódio possui sua raiz num estágio da vida psíquica que é anterior ao amor. O último ponto, que contradiz a teoria libidinal original, foi o precursor de outras mudanças.

O artigo sobre o recalcamento surpreendeu os analistas que consideravam o recalque como sendo o único conceito explicativo da patogênese[414]. O recalcamento (agora em terceiro entre os destinos das pulsões) foi dividido em recalque primário, no qual as representações mentais de instintos nunca receberam permissão de entrar na consciência; e recalque posterior, no qual as representações conscientes são arrastadas para a inconsciência pelas suas associações com uma das ideias recalcadas primevas. Quando ideias emocionalmente carregadas são recalcadas, os destinos da ideia e da emoção podem ser diferentes; as ideias recalcadas organizam-se em fantasias e as emoções são transformadas em medo.

No terceiro artigo metapsicológico, Freud enfatizou que o inconsciente contém mais do que material recalcado, e reafirmou os principais traços da mente inconsciente (anteriormente chamada de processo primário)[415]. O inconsciente não possui relação com a realidade, ele não conhece os princípios de contradição ou tempo; a energia inconsciente é desvinculada. Freud também frisou a importância das fantasias inconscientes, e que as representações inconscientes devem passar por um estágio de verbalização no nível pré-consciente antes de se tornarem conscientes.

Num quarto ensaio, Freud reafirmou alguns aspectos da teoria onírica do ponto de vista da metapsicologia[416]. No quinto, "Luto e Melancolia", ofereceu uma interpretação da depressão melancólica em termos da nova metapsicologia, comparando-a com a reação de luto normal que sucede à morte de um ente querido[417]. O trabalho de luto consiste numa lenta e gradativa dissolução dos laços emocionais com o objeto perdido, e a incorporação de sua imagem idealizada no sujeito. Na melancolia, é como se o paciente tivesse perdido inconscientemente um objeto pelo qual ele guardava sentimentos ambivalentes de amor e ódio. Como uma consequência de sua incorporação, "a sombra do objeto caiu sobre o eu", daí o ódio-próprio melancólico e as tendências suicidas.

Em 1920, mais uma vez Freud surpreendeu muito os seus seguidores com a publicação de seu livro *Além do Princípio de Prazer*, que parecia conferir à metapsicologia a sua forma final[418]. Se o título evocava Nietzsche, o conteúdo era definitivamente inspirado em Fechner. Um dos três elementos da metapsicologia, o aspecto econômico, havia sido até então equiparado por Freud com o princípio de prazer-desprazer – um conceito emprestado de Fechner. Antes de Fechner, o princípio de prazer era comumente compreendido como mera busca de prazer e evitação de desprazer. Fechner relacionou isso com o princípio de estabilidade; Freud, seguindo Fechner, relacionou o desprazer ao aumento da tensão e o prazer à redução da tensão a um nível ótimo. Assim, a regra básica da vida era a regulação do *quantum* de estimulação pelo mecanismo do princípio de prazer-desprazer. Freud, contudo, já havia reconhecido que o princípio de prazer-desprazer era limitado: primeiro, por conta do princípio de realidade, que teve de ser levado em conta ao longo do desenvolvimento humano; segundo, por causa das pulsões originalmente prazerosas, que, uma vez recalcadas, perdiam essa qualidade. Agora, ele argumentava que essas limitações iam "além do princípio de prazer". Um outro princípio, mais antigo, a "compulsão à repetição", passou a ser visto por ele como a única explicação possível para certos fatos clínicos. Nos sonhos repetitivos de neuroses traumáticas, em ataques histéricos, em certas formas de brincadeira infantil, vemos acontecimentos desagradáveis serem repetidos. A transferência durante a análise revela-se como o renascimento inconsciente de situações de infância. Na neurose, como na vida normal, certos indivíduos encontram-se repetidas vezes nas mesmíssimas situações, levando a crer em predestinação. Freud diferenciou o princípio de prazer-desprazer, que é benéfico ao organismo, e o caráter demoníaco da compulsão à repetição, e isso o levou a fazer uma incursão pela filosofia.

Após várias considerações sobre o *Reizschutz*[419] (a tendência do organismo a proteger-se da superestimulação), ele propôs uma nova definição das pulsões. As pulsões não possuem um caráter progressivo, elas não tendem a fomentar o desenvolvimento do indivíduo e da espécie. Seu objetivo é conservativo, elas tendem a restabelecer estados prévios. Num estilo verdadeiramente fechneriano, Freud chega ao ponto de dizer que a evolução dos organismos é o reflexo da história evolucionária da Terra e da sua relação com o Sol. Ele agora sugeria, como hipótese, uma nova classificação dual dos instintos: *Eros* (agrupando todas as formas de instintos libidinais), e a *pulsão de morte* (que os seguidores de Freud iriam logo chamar de *Thanatos*). Nesse sistema dual, Freud parecia postular que a pulsão de morte era a mais fundamental. Como Schopenhauer, ele passou a proclamar que "o objetivo da vida é a morte"; que o próprio instinto de preservação é um aspecto da pulsão de morte porque ele protege contra a morte acidental, causada a partir de fora, a fim de preservar o indivíduo para a morte por meio de causas internas. Eros passa a ser muito mais que instinto sexual. Ele existe em cada célula viva e impele a substância vivente a constituir seres maiores; é uma protelação da morte por meio de uma fuga desenfreada. A pulsão de morte é a tendência à dissolução da substância vivente e o retorno a um estado de matéria inanimada. Os dois instintos são inseparáveis, e a vida é um compromisso entre Eros e a pulsão de morte até que a última prevaleça. Freud expressou a esperança de que o progresso da biologia possibilitaria uma formulação dessas especulações em termos científicos. Enquanto isso, teve de reformular grande parte de suas concepções clínicas. Por muitos anos, ele havia proclamado a primazia da libido e, em 1908, rejeitou a ideia adleriana de uma pulsão agressiva autônoma. Em seu primeiro artigo metapsicológico, em 1915, contudo, atribuíra a origem do ódio a pulsões egoicas não libidinais, situando a sua origem antes da origem do amor. Agora, com suas novas teorias, teve de admitir que havia um masoquismo primário que não era simplesmente sadismo voltado para dentro, e em seus escritos subsequentes foi atribuindo cada vez mais importância ao papel das pulsões agressivas e destrutivas. Ele parecia colocar tanta ênfase nelas quanto havia posto anteriormente na libido.

As teorias contidas em *Além do Princípio de Prazer* não eram todas tão novas quanto pareceram a alguns dos seguidores de Freud. Freud estava fazendo um retorno à tendência à especulação – que ele havia satisfeito em 1895, ao escrever o seu *Projeto de uma Psicologia Científica* –, assim como a Fechner, que havia inspirado seus antigos trabalhos especulativos. No início de *Além do Princípio de Prazer*, conectou o princípio de prazer-desprazer e o princípio fechneriano de constância[420]. Como ele observou: o princípio de constância é apenas um caso particular do princípio fechneriano mais geral de tendência à estabilidade. Fechner distinguia três formas de estabilidade: estabilidade absoluta (implicando uma imobilidade permanente das partes de um todo), estabilidade total (as partes do todo são animadas por movimentos tão regulares que cada parte do todo volta ao mesmo lugar em intervalos regulares) e "estabilidade aproximada" (uma tendência mais ou menos imperfeita de voltar ao mesmo lugar em intervalos regulares, como nos movimentos do coração e noutras atividades psicológicas rítmicas). Parece que essa sistematização de Fechner inspirou às ideias de Freud uma estrutura semelhante. Ao princípio de prazer-desprazer, ele adicionou a pulsão de morte (um retorno à estabilidade total de Fechner) e a compulsão à repetição, como intermediário entre estabilidades aproximada e absoluta.

A noção de compulsão à repetição era, do ponto de vista clínico, a contribuição mais original contida em *Além do Princípio de Prazer*, embora tivesse sido expressa por outros autores. Tarde já havia descrito a propensão de um criminoso a reviver, na imaginação, o crime por ele cometido – retornar à cena do crime e repeti-lo – como um exemplo particular de uma tendência mais geral a repetir, conscientemente ou não, atos e situações da própria história[421].

O conceito freudiano de pulsão de morte também teve muitos precursores. Entre os românticos, Von Schubert o havia expressado de forma clara – principalmente como um desejo, ao final da vida, de morrer[422]. Mais próximo da ideia de Freud, Novalis declarou que "a vida existe para a morte", e que "característico da afecção é o instinto de autodestruição"[423]. No oposto do instinto de morte, Novalis situou o instinto de organização, cuja expressão mais elevada era a linguagem humana, a cultura e a filosofia. Ao final do século xix, o psiquiatra russo Tokarski escreveu um ensaio filosófico sobre a morte, no qual, ao modo dos antigos estoicos, dissociou os vários sentimentos e imagens que são associados à ideia de morte, até não restar nada de assustador nela[424]. Ele citou um centenário que dizia que, a certa altura da vida, a necessidade de morrer bate tão naturalmente quanto a de dormir. Outro russo, Metchnikoff, argumentou que havia algo como um instinto de morrer[425]. Ele acrescentou mais observações, presumindo que o desejo de morrer deve ser um sentimento particularmente prazeroso, mas que poucas pessoas o experimentam, seja porque morrem cedo, seja por causa de doenças da velhice. Esses dois russos, contudo, viam o instinto de morte simplesmente como um desejo de morrer, ao passo que a ideia de instintos destrutivos e autodestrutivos era muito mais difundida ao longo do século xix. Ela seguia uma tradição que remontava a Hobbes e popularizou-se com Darwin e os darwinistas sociais, com Lombroso e Nietzsche. Fechner havia escrito um pequeno ensaio curioso, no qual aventou a ideia de que a destruição era um princípio mais fundamental que a criação[426]. No princípio era a destruição; depois, a destruição começou a destruir-se, e isso foi a criação. Mesmo entre psicanalistas, o conceito de uma pulsão de morte havia sido ocasionalmente expresso. Sabina Spielrein havia escrito sobre "A Destruição Como Origem do Devir"[427]. A teoria rankiana de que todo homem almeja retornar ao ventre materno foi considerada por Moxon uma antecipação da concepção freudiana da pulsão de morte[428].

Os clássicos pares de opostos eram *Eros-Neikos* (Amor-Discórdia), e *Bios-Thanatos* (Vida-Morte), mas não *Eros-Thanatos*, embora um escritor austríaco, Schaukal, houvesse publicado uma série de cinco contos bastante sombrios com esse título[429]. Freud primeiro trouxe a público os seus conceitos como hipóteses; porém, em escritos posteriores, mostrou acreditar firmemente neles. Em todo processo psicológico ele via a presença dos dois processos: Eros como uma tendência a formar unidades maiores, e a pulsão de morte, Tânatos, como a tendência inversa – este último conceito era muito próximo da definição de evolução e dissolução, de Spencer. Mais uma vez, Freud se viu compelido a reinterpretar suas teorias acerca de vários estados clínicos; a melancolia, por exemplo, passou a ser vista como desintricação entre libido e pulsão de morte.

O conceito freudiano de pulsão de morte encontrou resistência, mesmo entre os psicanalistas mais fiéis. Brun, na Suíça, objetou não haver suporte biológico para a noção de uma pulsão de morte; a morte, dizia ele, era o *finis* (encerramento), mas não o *telos* (finalidade) da vida. Psicanalistas como Karl Menninger, que utilizam a noção de pulsões de vida e morte, fazem-no mais de um ponto de vista empírico e clínico que de um ponto de vista biológico[430]. Na verdade, como mostrado por Mechler, o conceito freudiano de pulsão de morte pode ser mais bem entendido contra o pano de fundo da preocupação com a morte compartilhada por uma série de eminentes contemporâneos seus: biólogos, psicólogos e filósofos existenciais[431].

Enquanto as noções em *Além do Princípio de Prazer* foram recebidas com sentimentos contraditórios pelos psicanalistas, as apresentadas três anos depois, em *O Eu e o Isso*, gozaram de grande sucesso, embora significassem extensas modificações na teoria psicanalítica[432]. Por muitos anos, a psicanálise havia sido considerada uma psicologia das profundezas, focada sobretudo na mente inconsciente e em sua influência na vida consciente. Freud havia distinguido três camadas da mente: o consciente, o pré-consciente e o inconsciente. As neuroses eram manifestações de conflitos entre o consciente e o inconsciente – o primeiro sendo implicitamente equiparado ao eu. Freud passou a sentir que sua estrutura conceitual se havia tornado inadequada; considerou a vida mental como sendo produzida pela interação de três instâncias (*Instanzen*) psíquicas: o eu, o isso e o supereu. O eu foi definido como "a organização coerente dos processos mentais na pessoa". Havia, no eu, uma parte consciente e uma inconsciente. Do eu consciente faziam parte a percepção e o controle motor, e do eu inconsciente, o censor onírico e o processo de recalcamento. A linguagem era uma função do eu; os conteúdos inconscientes tornavam-se pré-conscientes por meio das palavras.

O isso não era muito diferente do que Freud havia originalmente descrito como sendo o inconsciente, a sede tanto do material recalcado quanto das pulsões, à qual foram adicionados as fantasias inconscientes os sentimentos inconscientes – em especial, os sentimentos de culpa. A palavra "inconsciente" passou a ser um adjetivo, utilizado para qualificar não apenas o isso, mas partes do eu e do supereu. O termo "isso" (*das Es*) poderia ser localizado em Nietzsche, mas Freud admitiu tê-lo emprestado de *O Livro d'Isso*, de George Groddeck, um admirador da psicanálise[433].

A parte mais inovadora de *O Eu e o Isso* é aquela dedicada à terceira instância, o supereu, embora Freud já tivesse tocado em alguns de seus aspectos sob o nome de ideal do eu. O supereu é a instância vigilante, julgadora e punitiva no indivíduo, a fonte de sentimentos sociais e religiosos na humanidade. Sua origem se encontrava nas antigas configurações egoicas do indivíduo, que foram superadas, e sobretudo na introjeção da figura paterna como parte da resolução do Complexo de Édipo.

A construção do supereu num indivíduo é, portanto, dependente da maneira como o Complexo de Édipo foi resolvido. Por outro lado, o supereu recebe sua energia do isso, daí sua qualidade frequentemente cruel e sádica. Esse novo conceito explicou o papel dos sentimentos neuróticos de culpa nas obsessões, na melancolia, na histeria e na criminalidade. As ideias de autopunição e criminalidade por causa de sentimentos de culpa seriam posteriormente expandidas e enfatizadas na psicanálise e na criminologia. Freud concluiu que "o isso é totalmente amoral, o eu se empenha em ser moral, e o supereu pode ser hipermoral e tornar-se cruel como apenas o isso vem a ser".

Como consequência dessas novas teorias, o eu passou a estar no centro das atenções da psicanálise, especialmente como o lugar do medo: angústia com a realidade, isto é, o medo causado pela realidade; angústia pulsional, advinda de pressões do isso; e angústia de culpa, resultando das pressões do supereu. Freud concluiu com uma descrição do estado deplorável do eu, sofrendo sob as pressões de seus três senhores.

Ficou claro que a principal preocupação da psicoterapia seria, então, aliviar o eu reduzindo essas pressões e ajudando-o a adquirir alguma força.

Para muitos contemporâneos de Freud, a teoria da estrutura psicológica humana consistindo nessas três entidades (o eu, o isso e o supereu) era algo que parecia desconcertante, muito embora não houvesse nada de revolucionário nisso. Como já mencionado, a noção do isso pode ser localizada nos românticos, e a essência do supereu originava-se inequivocamente com Nietzsche, especialmente na *Genealogia da Moral*. Definir o eu como organização coordenadora dos processos mentais numa pessoa era uma reminiscência da função de síntese proposta por Janet; e a força egoica não era muito diferente da tensão psicológica janetiana. O eu era um velho conceito filosófico com uma nova roupagem psicológica. A definição nachtiana do eu como "a entidade por meio da qual o indivíduo se torna consciente de sua própria existência e da existência do mundo externo" é quase idêntica à que Fichte havia dado em termos filosóficos[434].

Em 1936, Freud publicou *Inibição, Sintoma e Medo*, um livro que alguns analistas consideraram o seu trabalho mais difícil. A inibição foi redefinida como uma limitação das funções do eu; o medo, como uma condição emocional penosa, acompanhada de processos de descarga (ambos percebidos pelo indivíduo). O medo já não era mais um sintoma, mas uma condição necessária para a formação de sintomas. Como já afirmado em *O Eu e o Isso*, o eu é o único lugar do medo, e o medo pode ocorrer em duas circunstâncias: ou quando as barreiras de proteção do eu são ultrapassadas, ou como um sinal de alerta contra o perigo das pulsões – ao qual o eu reage com várias formas de "defesa" (*Abwehr*). O recalcamento não passa, então, de uma das defesas; as outras são a formação reativa, o isolamento e a anulação. O recalcamento é característico da histeria; os outros três, de neuroses obsessivo-compulsivas. Nessa nova teoria, o recalcamento já não é a causa do medo; pelo contrário, o medo dá origem ao recalcamento e a outras defesas.

Inibição, Sintoma e Medo marcou uma nova fase na transformação das teorias de Freud, da metapsicologia à psicologia do eu. Parece que esse livreto era, ao menos parcialmente, uma refutação da teoria rankiana de que todo medo tem sua origem no trauma do nascimento. Com o aumento da importância atribuída ao eu por Freud, ele chegou mais perto das concepções de Janet (por exemplo, a ideia do mecanismo de isolamento nas neuroses compulsivas) e de Adler (a formação reativa como forma de compensação). Há também notáveis similaridades entre as novas teorias freudianas do medo e as expressas em 1859 por Heinrich Neumann[435].

Como consequência dessas novas teorias, o foco da terapia freudiana passou da análise das forças pulsionais à análise do eu, do recalcado para o recalcante. A análise das defesas necessariamente descortinaria o medo, e a tarefa do analista passou a ser dissipar o excesso de medo e fortalecer o eu, de modo que ele pudesse encarar a realidade e controlar a pressão das pulsões e do supereu.

Um passo adicional na direção da psicanálise do eu foi dado por Anna Freud, com seu livro *O Eu e os Mecanismos de Defesa*, descrevendo uma variedade de mecanismos defensivos do ponto de vista teórico e prático[436]. O próprio Freud havia redefinido o eu como um sistema de funções (encarar a realidade, controlar as pulsões e integrar as três "instâncias" da personalidade), como um sistema que funciona com sua própria energia dessexualizada. Em seus últimos trabalhos, enfatizou os aspectos biológicos do eu, sugeriu que ele possuía características herdadas e indicou a autopreservação como sendo uma de suas funções principais[437].

O passo final para a psicanálise moderna do eu foi marcado pela célebre monografia de Heinz Hartmann, publicada em 1939, que enfatizou a autonomia do eu e sua função de adaptação. Esse escrito iria inspirar uma geração de psicanalistas, mas Freud, na época, já havia consumado o seu trabalho[438].

A Obra de Sigmund Freud:
VII. A Técnica Psicanalítica

A criação freudiana de um novo método psicoterapêutico foi um longo processo que passou por uma sucessão de metamorfoses desde os seus esforços iniciais até o final de sua vida, e que seria continuado por seus discípulos após a sua morte.

Não se sabe ao certo como Freud tratou seus primeiros pacientes neuróticos. Pode ter utilizado uma abordagem assistemática e intuitiva, tradicional para os médicos que entendiam os problemas de seus pacientes e auxiliavam-nos com apoio e orientação. Ele muito provavelmente se beneficiou dos ensinamentos de Moritz Benedikt acerca da importância da segunda vida (devaneios, desejos suprimidos e ambições) e do segredo patogênico, e sabe-se que aplicava a técnica bernheimiana de sugestionamento hipnótico.

A primeira descrição de uma psicoterapia propriamente freudiana surgiu em 1895, na contribuição de Freud aos *Estudos Sobre a Histeria*. Nesse estágio, tratava-se de uma adaptação do tratamento catártico breueriano, quase idêntico ao procedimento de Janet. Provavelmente inspirado pelo tratamento de Weir Mitchell, estava presente o uso adjuvante do relaxamento físico – que iria se tornar o divã psicanalítico. Tendo em vista a dificuldade que ele tinha para hipnotizar os seus próprios pacientes, e lembrando que Bernheim, no estado de amnésia pós-hipnótica, era capaz de fazer o sujeito recordar do que havia acontecido sob hipnose, Freud falou para seus pacientes fecharem os olhos e se concentrarem. Enquanto pressionava uma das mãos na testa dos pacientes, assegurava-lhes que a memória esquecida iria voltar. Algumas vezes isso acontecia diretamente; noutras, por meio de cadeias de associações. Freud também notou a intensificação dos sintomas neuróticos quando ele se aproximava do núcleo patogênico.

Nessa mesma contribuição, os conceitos de "resistência" e "transferência" são definidos pela primeira vez. Freud notou uma desaceleração ou uma interrupção da associação livre em alguns casos; chamou esse fenômeno de resistência e tentou analisá-lo[439]. Ele considerava a resistência como sendo o resultado ou de causas internas (do próprio material) ou de causas externas relacionadas, de alguma forma, ao terapeuta. Às vezes o paciente sentia-se negligenciado pelo médico e uma simples explicação bastaria para restaurar o fluxo. Às vezes o paciente tinha receio de se tornar demasiado dependente do médico. Às vezes, também, o paciente transferia memórias dolorosas para o médico, e a tarefa deste era deixá-lo ciente da resistência e encontrar a sua origem na história de vida.

Cinco anos depois, em 1900, *A Interpretação dos Sonhos* facultou à psicoterapia um método prático para a interpretação onírica.

Uma descrição do método psicanalítico de Freud, redigida em 1904 a pedido de Loewenfeld, mostra as modificações que ela havia sofrido nos dez anos anteriores[440]. O paciente ainda se reclinava num divã, mas o médico agora se sentava numa cadeira atrás de seu campo de visão. O paciente não fechava mais os olhos, tampouco Freud colocava sua mão na testa do paciente. O método de associação livre era agora dominado por uma regra básica: o paciente deveria dizer qualquer coisa que lhe viesse à mente, independentemente de quão absurdo, imoral ou doloroso lhe parecesse. Freud explicava como ele analisava a resistência com as lacunas e as distorções no material obtido. Uma técnica de interpretação nova e abrangente utilizava como material não só as associações livres e a resistência, mas as parapraxias do paciente, atos sintomáticos, e também sonhos. Freud passou a rejeitar o uso da hipnose e argumentou que a técnica psicanalítica era muito mais fácil do que o leitor poderia depreender de sua descrição por escrito.

Um ano depois, em 1905, Freud mostrou, no caso Dora, como a interpretação onírica poderia ser utilizada para a psicoterapia. A transferência foi redefinida como um renascimento inconsciente dos acontecimentos da vida, em que o terapeuta é visto como se ele tivesse sido um dos participantes. A transferência, o grande obstáculo do tratamento, passou a ser considerada a ferramenta terapêutica mais poderosa, se manuseada com habilidade pelo médico.

Em 1910, Freud chamou a atenção para a contratransferência, isto é, os sentimentos irracionais do terapeuta para com o paciente[441]. Em seu panfleto sobre "análise selvagem", afastou-se da opinião que havia sustentado em 1904, dizendo que era muito difícil aprender psicanálise e que, tendo em vista o perigo da "análise selvagem", era preciso criar uma organização para ensinar a psicanálise e qualificar os analistas[442].

Em 1912, Freud afirmou não ser preciso interpretar todos os sonhos de um paciente; muitos não requerem interpretação completa, e muitas vezes nenhuma interpretação é necessária[443]. Noutro artigo, distinguiu entre transferência positiva e transferência negativa, acrescentando que havia formas mistas (ambivalentes) e que a transferência era um fenômeno geral na vida humana[444]. Num terceiro artigo, introduziu o princípio de atenção flutuante: o analista, longe de se concentrar de modo muito intenso nos enunciados do paciente, deveria confiar em sua "memória inconsciente"; ele não deveria tomar muitas notas, mas contentar-se com anotar datas, fatos importantes e textos de sonhos[445]. Não deveria especular acerca das causas e da estrutura do caso até que estivesse bem avançado: "proceda sem intenção definida", aconselhou Freud. O analista deveria seguir o modelo do cirurgião no que se refere à frieza emocional para com o paciente; sua preocupação deveria ser a de agir como um espelho, refletindo para o paciente o que ele mostra ao analista – e o analista, portanto, deve ser opaco ao paciente. O analista também não deveria exigir tarefas intelectuais do paciente – como a de pensar num determinado período da vida –, nem procurar direcionar o processo sublimatório do paciente. Freud proclamava ser necessário a um psicanalista ter passado por uma análise didática. Em 1914, ele explicou que, na situação de transferência, todos os sintomas substituem seu significado anterior por um novo significado dentro da estrutura de uma neurose de transferência, que pode ser curada[446]. A neurose de transferência é uma afecção artificial, um território intermediário entre a afecção e vida real, uma transição da neurose para a saúde. Assim, não são só os enunciados do paciente que são analisados, mas também o seu comportamento; e uma vez que tudo foi interpretado ao paciente, espera-se que ele aplique esse novo discernimento. Na presença de uma paciente que manifesta amor de transferência, acrescentou Freud em 1915, o papel do analista é mostrar a ela que o suposto amor é uma forma de resistência[447].

Em 1919, Freud alertou os analistas contra a tomada de falsos caminhos[448]. Ele desaprovou a inovação ferencziana e seu preceito do papel ativo do analista, assim como se ergueu contra a ideia de o analista oferecer satisfação emocional ao paciente: a análise deveria ser conduzida numa atmosfera de abstinência. Freud também não consentiu com a ideia de que uma psicanálise devesse ser suplementada por uma psicossíntese, tampouco que ela devesse fazer frente à religião ou à filosofia, bem como comprometer-se com educar o paciente. Não obstante, ele se preocupava com a futura aplicação da psicanálise aos menos favorecidos; nesse caso, considerava que ela teria de ser suplementada pela hipnose.

Em *Além do Princípio de Prazer*, Freud reinterpretou o significado da transferência como sendo a manifestação da compulsão à repetição. O conceito de pulsão de morte e as novas teorias que vieram logo em seguida acarretaram profundas modificações nas técnicas psicanalíticas, e outras mais foram introduzidas pelos defensores da psicanálise do eu. O foco do trabalho analítico passou a ser não mais a investigação direta do inconsciente, mas a exploração das defesas do eu. As pulsões inconscientes eram sentidas pelo eu como ameaças, e ele experimentava o medo e se protegia por meio de um sistema de defesas. A tarefa do analista era o cauteloso descortinamento dessas defesas e a perlaboração de ao menos uma parte do medo subjacente (agora Freud admitia que o medo não poderia ser completamente removido). O terapeuta analisava essas defesas, se eram anacrônicas ou inapropriadas, bem como a sua relação com os sintomas neuróticos. Ele ensinava o paciente a utilizar defesas mais apropriadas, permitindo um melhor ajustamento.

Nas últimas publicações de Freud, era possível perceber um tom quase pessimista. Ele conjecturou que o futuro atribuiria uma importância muito maior à psicanálise como uma ciência do inconsciente que como um método terapêutico. Em *A Análise Finita e a Infinita*, Freud admitiu que certos tratamentos psicanalíticos têm de ser retomados depois de alguns anos, ao passo que outros devem ser continuados, embora de forma intermitente, por toda a vida[449]. As perspectivas terapêuticas são limitadas por fatores biológicos, pela força constitutiva das pulsões, pela fraqueza do eu e, particularmente, pela pulsão de morte. Menos acessível à psicanálise são o desejo que a mulher tem de possuir um pênis e a postura feminina do homem em relação ao seu próprio sexo. No póstumo *Compêndio de Psicanálise*, Freud acrescentou a esses fatores negativos a inércia psíquica, uma espécie de viscosidade da libido e uma fraca capacidade de sublimação[450]. Ele visualizou o resultado final do tratamento como dependendo do equilíbrio entre as forças que analista e paciente são capazes de mobilizar a seu favor e a soma das forças negativas trabalhando contra.

O melhor modo de avaliar a inovação e a originalidade dos métodos psicanalíticos de Freud é contrastá-los com os preexistentes, dos quais ele partiu.

Freud não foi o primeiro terapeuta a despender um tempo considerável com seus pacientes, a permitir que falassem numa atmosfera de benevolência, a escutar todas as suas queixas, a registrar toda as suas histórias de vida e a levar em conta as causas emocionais da doença. Tudo isso foi feito por Janet, por Bleuler e por muitos outros antes deles, e constituía algo preliminar à utilização de um método particular. Porém a psicanálise pode ser compreendida, primordialmente, como uma modificação das técnicas de hipnotismo que existiam antes dela.

O hipnotista, sentado numa cadeira, encarava seu sujeito sentado noutra cadeira e lhe instruía a respeito de como atingir o sono hipnótico; o paciente mostrava mais ou menos resistência, mas acabava cedendo nos casos favoráveis. Essas sessões eram repetidas, muitas vezes em ritmo diário, até o paciente aprender a entrar rapidamente em sono hipnótico. O tratamento hipnótico podia, então, levar semanas ou meses. Capacidades desconhecidas e memórias esquecidas eram descortinadas em sono hipnótico, novos papéis eram desempenhados pelo sujeito, e o hipnotista era capaz de induzir regressão a períodos anteriores na vida do paciente. Mas muitas vezes o paciente opunha uma resistência às intervenções do hipnotista. No decorrer do tratamento hipnótico, uma singular conexão era estabelecida entre o sujeito e o hipnotista. O forte elemento erótico da conexão, assim como a possibilidade de dependência infantil por parte do paciente – que tornavam o encerramento do tratamento hipnótico um exercício delicado –, foram enfatizados por muitos autores.

Na técnica psicanalítica, o paciente reclina-se num divã e o terapeuta fica sentado numa cadeira atrás dele, vendo sem ser visto. O analista explica a regra básica, que é a de dizer qualquer coisa que vier à cabeça. É claro que essa regra é difícil de seguir, e o paciente tem de superar resistências – as quais, no melhor dos casos, nunca desaparecem por completo. Após algumas semanas, contudo, o paciente aprende a superar sua resistência, e até a obter prazer de falar aleatoriamente. Um gradativo afrouxamento das associações ocorre, e em vez de seguir uma linha de pensamento, o sujeito pula de uma ideia para outra. À medida que a análise prossegue, mais e mais memórias de acontecimentos de infância ainda mais remotos vão surgindo, intercalados com memórias de sonhos e fantasias, e o paciente começa a fazer uma imagem estranhamente distorcida do analista. O analista oferece interpretações, as quais o paciente aceita, ou não. Ao passo que com a hipnose a resistência é considerada meramente um aborrecimento, na psicanálise ela se torna um fenômeno relevante a ser analisado. O que o hipnotista chama de "conexão", o analista denomina "transferência", e considera que seja uma revivescência das posturas precoces em relação aos pais, requerendo análise.

O vagaroso desenvolvimento e a subsequente resolução da neurose de transferência são considerados as ferramentas principais da técnica psicanalítica.

O contraste pode ser sintetizado como na tabela a seguir:

HIPNOSE	PSICANÁLISE
Configuração: *Paciente sentado. Sujeito de frente para o hipnotista.*	Configuração: *Paciente deitado. Analista sentado atrás do paciente, vendo sem ser visto.*
Instruções preliminares: *Como ser hipnotizado.*	Instruções preliminares: *Regra psicanalítica básica.*
Primeira semana: *O sujeito aprende a ser hipnotizado.*	Primeira semana: *O paciente supera a aversão à regra básica.*
Semanas ou meses seguintes: *Emergência de capacidades desconhecidas, novos papéis, memórias latentes.*	Semanas, meses ou anos seguintes: *Afrouxamento do processo de associação, memórias fragmentárias e fantasias, imagem distorcida do analista.*
Regressão hipnótica.	*Regressão psicanalítica aos estágios pré-edípicos.*
Sugestionamentos hipnóticos (anteriormente, a "barganha", utilizada pelos magnetizadores).	*Interpretações oferecidas ao sujeito, que é livre para aceitá-las ou não.*
Resistência como elemento perturbador.	*Resistência e análise da resistência.*
Conexão frequentemente utilizada como ferramenta terapêutica.	*Transferência utilizada e analisada como ferramenta terapêutica.*
O risco de dependência hipnótica dificulta o encerramento do tratamento.	*O tratamento finda por meio da resolução da neurose de transferência.*

Certos traços da técnica psicanalítica podem ser compreendidos no contexto daquilo que os neuropatologistas escreveram no final do século XIX acerca da "diabólica esperteza" dos histéricos para enganar o terapeuta e envolvê-lo em seus jogos. É como se cada regra da técnica freudiana fosse elaborada para derrotar a astúcia desses pacientes. A configuração específica (o psicanalista vendo sem ser visto) priva o paciente de uma plateia e da satisfação de assistir as reações do terapeuta.

A regra básica, junto com a postura neutra do analista, evita que o paciente distorça as palavras deste e o coloque na posição de um pai ou mãe sensíveis que ignoram os enunciados tolos de uma criança pequena. A regra de que todas as consultas têm de ser pagas, e com antecedência – tenha o paciente estado presente, ou não –, evita que o paciente puna o terapeuta com o absenteísmo e o não pagamento. A análise da transferência, quando ocorre, frustra o objetivo oculto – mas sempre presente – do histérico: a sedução do terapeuta. Pela mesma razão, é dada total liberdade de verbalização, mas qualquer espécie de atuação é proibida, e nenhum contato com o terapeuta é permitido fora dos horários de tratamento. Por causa da tendência do histérico a frustrar o terapeuta por todo e qualquer meio, mesmo à custa de permanecer doente, nunca é prometida uma remissão, e é dito ao paciente que a cura depende de seus próprios esforços.

As técnicas psicanalíticas podem, assim, ser consideradas uma transformação das velhas técnicas dos hipnotistas, especialmente elaboradas para frustrar a malícia subjacente dos histéricos e seu empenho constante em iludir o hipnotista. Contudo, parece que a resistência sempre presente nos sujeitos psicanalisados herdou esse traço histérico.

A psicanálise também incorporou os princípios de outras técnicas psicoterapêuticas anteriormente conhecidas. O alívio de segredos patogênicos dolorosos por meio da confissão desempenha, sem dúvida, um papel em certos tratamentos psicanalíticos. A exploração da vida interior de desejos e ambições frustrados, assim como de fantasias, tal como pregada por Benedikt, é parte integrante da psicanálise. O alívio de sintomas por meio da tomada de consciência quanto às influências inconscientes não era desconhecido. Numa carta a seu amigo Chanut, Descartes contou a respeito de sua propensão a se apaixonar por mulheres vesgas[451]. Ao pensar a respeito, lembrou-se de que, quando criança, gostava de uma garota que tinha esse defeito. Depois de ter reconhecido e compreendido a conexão, sua predileção desapareceu. Nessa carta, encontramos a teoria do complexo (determinação de um ato consciente por uma memória inconsciente ou semiconsciente) e a noção de sua terapia através da tomada de consciência e da interpretação[452]. A utilização terapêutica da neurose de transferência é comparável à conjuração de uma possessão latente no exorcismo, ou às técnicas de Mesmer de produzir crises a fim de controlá-las gradativamente[453]. O próprio conceito de transferência não passava da metamorfose tardia da conexão, cuja longa evolução foi descrita aqui, em capítulos anteriores, assim como a sua utilização terapêutica por Janet[454].

Certos escritores ou filósofos recorreram ao pensamento espontâneo como um auxílio para o trabalho criativo. O poeta e médico romântico, Johann Wilhelm Ritter, costumava tomar nota de quaisquer pensamentos que lhe ocorressem, às vezes de forma incompleta e pouco clara, pois em meio a esse emaranhado poderiam emergir brilhantes aforismos e sugestões de experimentos científicos[455]. Uma técnica um pouco diferente era a de Ludwig Börne. Num ensaio intitulado "Die Kunst, in drei Tagen ein Originalschriftsteller zu werden" (A Arte de se Tornar um Escritor Original em Três Dias), Börne recomendava trancafiar-se por três dias com um suprimento de papel e escrever "sem falsidade e sem hipocrisia" acerca de todo e qualquer tema que vier à mente[456]. A ideia era a de que os homens são sufocados pelo fardo das ideias convencionais e que não ousam pensar por si mesmos. Seu objetivo era libertar a mente do pensamento adulterado. "A sinceridade é a fonte de qualquer tipo de genialidade", proclamou Börne[457]. Noutro ensaio, o autor disse que "o que é perigoso é a palavra *recalcada*; o que foi desprezado, vinga-se, mas o proferido nunca é em vão"[458]. A obra de Börne era tida em alta estima pelos membros da geração de Freud, e pelo próprio Freud.

Outras técnicas de espontaneidade utilizaram-se do automatismo psíquico. Desde o início do magnetismo, sabia-se que num transe hipnótico um sujeito poderia ser levado a desenhar, pintar, escrever, e assim por diante; e que ele não se lembraria de nada disso no estado de vigília. Mais tarde, a escrita automática (uma atividade na qual o sujeito estava consciente de estar escrevendo, mas não do que escrevia) foi introduzida na psicopatologia por Charles Richet e utilizada como dispositivo psicoterapêutico por Janet. A contemplação de cristais também se tornou objeto de estudos sistemáticos: um indivíduo ficava olhando para uma superfície refletora qualquer e começava a ver nuvens que ganhavam a forma de projeções visuais de pensamentos inconscientes. O desenho automático também entrou em voga nos anos 1880; e vimos que Janet utilizou a fala automática com sua paciente, madame D., em 1892. Essa foi a abordagem mais próxima da técnica freudiana de associação livre.

Freud fazia com que as associações livres de seus pacientes se deparassem com a atenção flutuante do analista, e nisso ele também teve um predecessor. Em sua auto-biografia, Galton disse que, a certa altura da vida, interessou-se pelo mesmerismo e magnetizou cerca de oitenta pessoas; nesse processo, fez uma inesperada observação:

> Estava seguro de que o sucesso era efeito da força de vontade por parte do magnetizador. Então, primeiramente exerci toda a força de que minha vontade dispunha, o que era fati-gante; em seguida, a título de experimentação, intermiti um pouco, olhando todo o tempo da mesma forma que antes, e vi-me igualmente bem-sucedido. Então, intermiti cada vez mais e, por fim, consegui deixar minha mente divagar livremente enquanto conservava a mesma pose de coruja. Funcionou igualmente bem.[459]

Todos esses dispositivos técnicos, e talvez muitos outros, podem ser reconhecidos no interior do procedimento terapêutico de Freud. Mas isso não garante a sua caracterís-tica verdadeiramente única, isto é, ter-se originado na autoanálise de Freud. A análise de Freud foi uma aplicação a outras pessoas do autotratamento que ele imaginou para a sua própria neurose criativa. Isso não exclui o fato de que ele possa ter aplicado ante-riormente alguns desses dispositivos – por exemplo, a associação livre –, e que tenha simultaneamente analisado seus pacientes e a si próprio. A psicanálise difere essen-cialmente de outros métodos psicoterapêuticos porque o paciente repete a experiência da própria afecção criativa de Freud, embora de forma atenuada e sob uma orientação qualificada. Submeter-se a uma psicanálise bem-sucedida equivale, assim, a uma jor-nada pelo inconsciente; uma viagem da qual a pessoa emerge, necessariamente, com uma personalidade modificada. Mas isso, por sua vez, leva a um dilema. Os psicana-listas proclamam que seu método é superior a qualquer outro tipo de terapia, sendo ele o único capaz de reestruturar a personalidade. Por outro lado, um número cada vez maior de limitações, contraindicações e perigos foi sendo evidenciado por Freud e por seus sucessores. Será que a psicanálise, como terapia, chegará a ser substituída por outras terapias menos laboriosas e mais efetivas, considerando que poucos privi-legiados poderão custeá-la na qualidade de única experiência apta a mudar sua visão sobre o mundo, sobre os seus semelhantes e sobre si mesmos?

A Obra de Sigmund Freud:
VIII. Filosofia da Religião, Cultura e Literatura

Logo depois de ter concebido a sua teoria psicanalítica, Freud expandiu sua reflexão para os campos da religião, da sociologia, da história cultural, da arte e da literatura. Os trabalhos que ele escreveu sobre esses tópicos deram origem a opiniões conflitantes. Alguns críticos estiveram inclinados a compreendê-los como ensaios à maneira de Börne, isto é, como pensamentos anotados para aclarar o pensamento, descartando toda ideia meramente convencional e tomando nota de tudo o que se sente, sinceramente, a respeito de um assunto. Mas houve freudianos e não freudianos que os consideraram uma legítima extensão da pesquisa psicanalítica nos campos da filosofia, da cultura, da sociologia, bem como da teoria da arte e da literatura.

Embora Freud alegasse desdenhar da filosofia, ele sem dúvida formulou ideias filosóficas, no sentido de uma ideologia materialista, ateísta. A sua filosofia era uma forma extrema de positivismo, que considerava a religião perigosa e a metafísica, supérflua. Em 1907, ele comparou os sintomas obsessivo-compulsivos de neuróticos com ritos e credos religiosos e concluiu que a religião é uma neurose obsessiva universal, e a obsessão, uma religião individualizada[460]. Vinte anos depois, em *O Futuro de uma Ilusão*, definiu a religião como uma ilusão inspirada por uma crença infantil na onipotência do pensamento; uma neurose universal, uma espécie de narcótico que obstrui o livre exercício da inteligência, e algo do qual o homem jamais abrirá mão[461]. Psicanalistas religiosos objetaram que Freud havia ultrapassado os limites da psicanálise e estava expressando a sua opinião filosófica pessoal; mas, sem dúvida, Freud acreditava que a psicanálise podia desmascarar a religião como seria capaz de fazer com qualquer sintoma neurótico.

Com *Totem e Tabu*, Freud comprometeu-se a retraçar a origem não apenas da religião, mas da cultura humana, e encontrar um elo entre o Complexo de Édipo individual e a pré-história da humanidade[462]. Lendo os trabalhos de Tylor, Lang, Frazer e outros etnólogos, Freud notou que: em populações primitivas, assim como nos neuróticos, havia a mesma aversão ao incesto; o mesmo caráter irracional no tabu primitivo e nas fobias neuróticas; a mesma onipotência dos pensamentos em procedimentos mágicos e nas fantasias neuróticas. Freud propôs uma teoria abrangente que fornecia uma base comum para explicar sintomas neuróticos, manifestações sociais e culturais em povos primitivos, e a origem da civilização. O núcleo comum é demonstrado na história do assassinato do pai primevo, uma extensão da noção do Complexo de Édipo. Todo menino, disse Freud, tem de superar seu desejo secreto de matar o pai e desposar a mãe. Se consegue superar essa provação, a criança incorpora em si a imagem do pai, o seu supereu é construído, e ela estará pronta para uma maturidade e uma vida adulta normais; se falha, está fadada a ser neurótica. É essa a sina de todo homem; porém, essa sina individual é reflexo de um acontecimento decisivo que ocorreu na pré-história da humanidade. Eras atrás, os homens viviam em hordas sob o despotismo de um velho pai cruel, que ficava com todas as fêmeas para si e exilava os filhos que iam crescendo. Os filhos banidos viviam numa comunidade unida por sentimentos e comportamento homossexuais. Por fim, os filhos mataram e comeram o pai, satisfazendo seu ódio, mas este foi o início do totemismo. Eles veneravam esse animal como um ancestral benévolo – como o pai deveria ter sido –, mas em intervalos regulares matavam-no e devoravam-no. Depois de matarem o pai, não ousaram tomar suas mulheres, como efeito de uma obediência tardia; além do mais, a nova organização estaria ameaçada caso os machos brigassem pelas fêmeas. Essa foi a origem dos dois primeiros mandamentos da humanidade, a proibição do parricídio e a proibição do incesto, o início da cultura humana, da moral e da religião, e, ao mesmo tempo, o protótipo do Complexo de Édipo.

A ideia da humanidade primitiva vivendo em hordas sob a liderança de um macho tirânico era uma assunção hipotética de Darwin. J.J. Atkinson ampliou a descrição darwiniana. Como resultado de o pai exilar os filhos rivais, havia dois grupos vivendo em estreita proximidade: um era a "família ciclópica", que compreendia o macho chefe, as fêmeas capturadas, sua própria prole feminina adulta e uma tropa de crianças de ambos os sexos; o outro, um bando de filhos exilados "vivendo muito provavelmente num estado de poliandria" e numa "união pacífica"[463]. Quando uma tropa de machos se sentiu mais forte que o pai, o atacou e matou, e o jovem mais forte o sucedeu. Essa luta pode ter se perpetuado, mas Atkinson supôs que em algum momento uma esposa foi capaz de persuadir o patriarca a manter um dos filhos, de modo que ele pudesse sucedê-lo, com a condição de não tocar nas mulheres dos homens mais velhos, e foi esse o início da proibição do incesto. Freud também se inspirou na teoria de William Robertson Smith sobre a origem dos cultos semíticos: na época em que os homens viviam em pequenos clãs sob a crença e o regime do totemismo, costumavam sacrificar um animal totêmico em intervalos regulares e comê-lo num banquete cerimonial[464].

É possível que *Wandlungen und Symbole der Libido* (Mudanças e Símbolos da Libido), de C.G. Jung, tenha focalizado o interesse de Freud pela história cultural, mas entre os seus contemporâneos etnólogos também havia um grande interesse pelo tema do totemismo. Várias teorias, muitas delas esquecidas hoje em dia, brotaram por toda parte[465]. Durkheim argumentava que o totemismo havia sido a raiz comum de todas as religiões da humanidade. Frazer enunciou três teorias sucessivas, a terceira delas sendo exposta em seu livro, *Totem and Exogamy* (Totem e Exogamia), que foi uma das principais fontes de Freud. Em 1912, Wundt tentou fazer uma reconstrução dos sucessivos estágios pelos quais a humanidade passou, sendo um deles o totemismo.

Na verdade, não é impossível que a inspiração para *Totem e Tabu* tenha vindo menos de uma pré-história insondável que de acontecimentos contemporâneos. Naquele período, a Turquia, um império anacrônico vizinho da Áustria, era governada pelo "Sultão Vermelho", Abdul Hamid II. Esse déspota tinha poder sobre a vida e a morte dos seus súditos, mantinha centenas de esposas num harém guardado por eunucos e, de tempos em tempos, massacrava populações inteiras de seu império. Em 1908, "os filhos uniram-se contra o velho cruel": os jovens turcos se rebelaram e derrubaram o sultão a fim de dar início a uma comunidade nacional onde a civilização e as artes pudessem florescer. Na Áustria, mais que em qualquer outro lugar, esses acontecimentos foram assistidos com o maior interesse. Independentemente do que os etnólogos possam pensar a respeito do assassinato do pai primevo, a história preserva o seu valor como um mito filosófico, correspondendo ao mito hobbesiano da origem da sociedade[466]. A condição original da humanidade, segundo Hobbes, era "a guerra de todos contra todos"; daí um número de homens uniu-se e delegou os seus direitos a um soberano, e esse poder seria utilizado por ele para o bem comum e da forma como ele pensasse ser conveniente. Foi essa a origem da monarquia absolutista, que por muitos séculos foi a forma mais comum de governo, para o bem e para o mal. Assim como Hobbes ofereceu um mito filosófico da origem da monarquia absolutista, Freud ofereceu um mito de sua dissolução.

Em *Psicologia das Massas e Análise do Eu*, em 1921, Freud propôs os rudimentos de uma sociologia que rejeitava a ideia de um instinto social autônomo, e era baseada na teoria da libido[467]. Ele discutiu as teorias de Le Bon, MacDougall e Trotter. A teoria leboniana das massas, disse Freud, não explicava o segredo do poder do líder, que reside em "Eros, que une tudo no mundo". A libido vincula o indivíduo ao líder e o induz a abrir mão de sua individualidade. Além das massas transitórias e desorganizadas, há também "massas duradouras e artificias", como a Igreja e o Exército, em que o laço do indivíduo com o líder é um laço de amor, fortalecido pela ilusão de que o líder o ama. Os indivíduos se identificam com o líder, e são ligados entre si por meio de uma identificação comum. Além disso, todas essas manifestações da libido abarcam algo mais fundamental: as pulsões agressivas. Quando um grupo colapsa, a agressividade é liberada na forma de explosões de violência, ou a perda de segurança produz o medo que assume a forma do pânico. O que de fato liga os indivíduos entre si são os sentimentos elementares de inveja e agressividade. Quando um cantor famoso atrai um enxame de garotas, a admiração comum que elas possuem por ele é a única coisa que as impede de puxar os cabelos uma da outra. "O sentimento social, portanto, reside na transformação de um sentimento anteriormente hostil em uma ligação acentuadamente positiva da natureza de uma identificação [...] Todos os indivíduos devem ser iguais uns aos outros, mas eles todos querem ser dominados por um só" – uma suposição não muito distante da teoria hobbesiana da origem da sociedade. Freud concluiu frisando a similaridade entre esses grupos de iguais com seu líder e a horda primeva.

A obra *Psicologia das Massas e Análise do Eu* obviamente foi inspirada pelo colapso do império Habsburgo no final de 1918, com o pânico e a aflição que se seguiram. Mas ela também se inseria no contexto de uma corrente anterior de "psicologia das massas", cuja origem e história geralmente não são conhecidas. Como mostrado por Dupréel, após a insurreição da Comuna de Paris, em 1871, houve na Europa Ocidental uma "onda de pessimismo antidemocrático", que foi mantida viva pela agitação socialista, pelas greves e pelos sangrentos motins tão frequentes naquela época[468]. O filósofo Taine voltou sua atividade para a escrita de uma história da Revolução Francesa, na qual uma atenção especial foi dedicada aos motins e aos assassinatos coletivos, com uma análise de suas causas sociais e psicológicas. As descobertas de Taine foram desenvolvidas e sistematizadas por Tarde, na França, e por Sighele, na Itália.

Tarde postulou um processo interpsicológico de base, que ele chamou de "imitação"[469]. A imitação pode ser consciente ou inconsciente; aplica-se tanto a indivíduos como a grupos. Segundo Tarde, o pai é o primeiro senhor, sacerdote e modelo para o filho; a imitação que o filho faz do pai é o fenômeno primevo que jaz na raiz da sociedade. Essa imitação não se atém à força ou à astúcia, mas ao prestígio – um fenômeno que Tarde, a princípio, comparou com o hipnotismo. Depois ele explicou que o prestígio não deriva nem da inteligência, nem da força de vontade, mas de "uma ação física inanalisável" que "possivelmente poderia estar relacionada, por meio de alguma conexão invisível, à sexualidade"[470]. Tarde enfatizou o papel do inconsciente na psicologia das massas. Ele descreveu multidões unidas por amor e outras por ódio. Quanto a Sighele, ele ressaltou que nenhum fenômeno de massa poderia ser entendido sem uma análise do contexto histórico e social, bem como da composição específica das dadas multidões[471].

Esses ensinamentos de Tarde, Taine e Sighele foram adotados, simplificados e popularizados por Le Bon em sua *Psicologia das Massas*[472]. Qualquer homem numa multidão, dizia Le Bon, perde a sua individualidade e adquire uma parcela da "alma da massa"; a "alma da massa" é intelectualmente inferior e exibe uma espécie de malignidade intrínseca. Isso só pode ser explicado por meio de um tipo de regressão hipnótica a um estágio mental pré-histórico da humanidade. Le Bon aplicou esses conceitos da alma da multidão à psicologia de grupos sociais e às vicissitudes da história. Esse livro fez um enorme sucesso. A teoria de Le Bon foi considerada por muitos uma verdade científica incontestável. Podemos nos perguntar se Freud a tomou como ponto de partida para a sua própria teoria. Como mostrado por Reiwald, as teorias de Freud, ao passo que contradizerem Le Bon, mostram notáveis similaridades com as de Tarde[473]. O que Tarde havia chamado de "imitação", Freud chamou de "identificação", e em muitos aspectos as ideias de Freud pareciam ser as de Tarde transpostas em conceitos psicanalíticos.

Em 1930, em *O Mal-Estar na Civilização*, Freud apresentou pontos de vista adicionais sobre as origens da civilização[474]. Uma série de pessoas descobriu que, caso pusessem limites à satisfação de suas pulsões instintuais, seriam capazes de construir uma comunidade forte e unida. Essa situação, contudo, levou inevitavelmente a um conflito insolúvel entre os ímpetos do indivíduo e as exigências da sociedade. Estas foram aumentando no decorrer do progresso da civilização, aprofundando o conflito, e Freud se perguntou se as exigências da sociedade contemporânea civilizada não excediam o poder que o indivíduo possui de reprimir seus instintos, criando assim uma neurose de civilização. O problema discutido nesse ensaio às vezes lembra Hobbes, mas pode ser distintamente remontado à *Genealogia da Moral* de Nietzsche e, através dele, ao *Suplemento à Viagem de Bougainville*, de Diderot[475].

No mesmo ensaio, Freud propôs uma nova hipótese acerca do controle do fogo. Sempre que o homem primitivo se deparava com fogo, iria apagá-lo por meio da urina. Devido à forma fálica das chamas, ele tinha uma sensação erótica de uma disputa homossexual. O primeiro homem a renunciar a esse prazer erótico foi capaz de fazer um uso prático do fogo. "Essa grande conquista cultural foi, assim, a recompensa por uma renúncia instintual." A mulher foi constituída guardiã do braseiro porque era anatomicamente incapaz de extinguir o fogo como um homem. Noutro momento, Freud sugere que a mulher foi a inventora das roupas porque queria esconder a sua vergonhosa falta de pênis; os pelos pubianos haviam inspirado a invenção da tecelagem[476].

Apesar de achar a religião nociva e a filosofia, inútil, Freud considerava a arte benéfica ao homem. Mas qual é a essência da arte? Freud a definiu como "uma combinação de princípio de prazer e princípio de realidade" – assim como Nietzsche a havia considerado uma fusão entre os princípios dionisíacos e apolíneos[477]. Quando criança, o indivíduo vive inteiramente de acordo com o princípio de prazer, mas este vai recuando gradativamente em favor do princípio de realidade, que imperará ao longo da vida adulta. O artista conserva o princípio de prazer mais do que outros o fazem, mas se compromete com o princípio de realidade ao criar obras de arte que irão satisfazer o princípio de prazer em outras pessoas. Noutro artigo, referindo-se mais ao poeta que ao artista, Freud enfatizou o papel do fantasiar: predominante na criança, ele recua gradativamente, mas o escritor criativo é capaz de conservá-lo e convertê-lo em obra literária por meio de certos dispositivos, principalmente ao proporcionar o prazer preliminar em elementos formais[478]. Uma outra contribuição de Freud para a estética é sua análise do incômodo, o peculiar sentimento de horror sinistro que permeia os trabalhos de um escritor como E.T.A. Hoffmann[479]. Às vezes ele aparece na inexplicável recorrência de acontecimentos que, em si mesmos, podem ser inofensivos; às vezes, na crença em um duplo, ou no pavor de fantasmas ou de outros seres malévolos. A sensação do incômodo, acreditava Freud, surge em situações nas quais um material profundamente recalcado ou posturas animistas da infância são estimulados.

A única obra de crítica de arte deixada por Freud foi o seu artigo sobre o *Moisés*, de Michelangelo, que, num primeiro momento, foi publicado anonimamente[480]. Binswanger observou que o método utilizado por Freud nesse estudo é da ordem da psicologia da expressão, que é também um dos primeiros estágios da metodologia psicanalítica[481]. Quanto à crítica literária, Freud dedicou uma monografia de 81 páginas a um romance curto, *Gradiva*, de Wilhelm Jensen[482]. Ele mostrou que era possível realizar uma interpretação psicanalítica dos delírios e sonhos do herói dessa história, mas não prosseguiu com suas interpretações no que se refere à personalidade do autor.

Sob o nome de "patografias", Möbius havia publicado uma série de monografias com o intuito de elucidar o pensamento de um escritor por meio de uma avaliação de sua hereditariedade, de sua constituição e da sua história de vida. Não tardou até que discípulos de Freud escrevessem monografias semelhantes baseadas em conceitos psicanalíticos. O próprio Freud forneceu o modelo clássico desses estudos com o seu ensaio "Uma Recordação de Infância de Leonardo da Vinci".

> Leonardo da Vinci é geralmente considerado um gênio universal que não foi compreendido pelos seus contemporâneos. Freud enfatizou três traços de sua personalidade. Primeiro: que a sua sede por conhecimento o levou a negligenciar seus dons excepcionais e a voltar o seu interesse cada vez mais para a investigação científica. Segundo: que, sendo alguém que trabalha devagar, ele deixou vários esboços, mas a maioria de suas obras permaneceu inacabada. Terceiro: a "fria negação da sexualidade", que fez com que se presumisse a sua homossexualidade. Freud localizou a raiz comum desses três traços na sexualidade infantil de Leonardo. Filho ilegítimo, ele passou os três ou quatro primeiros anos de sua vida com a mãe abandonada, até que o pai, então casado, o adotou. Uma mãe, nessas circunstâncias, está propensa a voltar sua libido para o seu bebê, determinando assim

um incestuoso apego por ele, no qual a psicanálise vê uma possível raiz da homossexualidade tardia. Na verdade, não existe nenhum registro objetivo da primeira infância de Leonardo, mas o artista registrou uma memória desse período: certa vez, quando bebê, ele estava deitado no berço e um pássaro (chamado *nibbio*, em italiano) voou até ele, abriu sua boca e nela enfiou a cauda. Essa fantasia poderia ser o significado de um tipo passivo de perversão sexual, ou uma reminiscência de mamar os seios da mãe. O texto alemão utilizado por Freud traduzia *nibbio* como "abutre", e Freud comentou que, no antigo Egito, um abutre era o hieróglifo para mãe; que a deusa com cabeça de abutre, *Mut* (que lembra o alemão *Mutter*, mãe), possuía uma estrutura andrógina e um órgão masculino; que, ademais, na Idade Média, o abutre era uma espécie considerada inteiramente feminina, fecundada pelo vento. Tudo isso, disse Freud, é reminiscente das teorias sexuais infantis. A curiosidade sexual infantil de Leonardo foi estimulada de modo incomum por causa de sua situação familiar, e tornou-se a raiz de sua insaciável curiosidade ulterior. A sua fixação inconsciente pela imagem da mãe pode ser detectada, segundo Freud, em suas obras de arte. Freud assumiu que o incidente com o abutre era uma memória simbólica dos beijos passionais que Leonardo recebera da mãe; que o sorriso da *Mona Lisa* evocava em Da Vinci uma reminiscência do enigmático sorriso materno, de modo que apareceu na *Mona Lisa* e em várias outras pinturas. Na pintura da *Virgem e o Menino Com Santa Ana*, Ana parece tão jovem quanto Maria, e ambas estão sorrindo. Freud enxergou ali uma síntese da infância de Leonardo, dividido entre a verdadeira mãe e a madrasta. Por fim, a revolta do artista contra o pai foi outro fator determinante na pesquisa científica e na crença não cristã de Leonardo[483].

O ensaio freudiano sobre Leonardo da Vinci deu azo a opiniões conflitantes. O reverendo Oskar Pfister acreditava que se poderia detectar o abutre como um enigma imagético em *A Virgem e o Menino Com Santa Ana*, de Leonardo. Meyer Schapiro compilou críticas realizadas por historiadores da arte[484]. A palavra *nibbio*, erroneamente traduzida como "abutre", na verdade significa "milhafre". A fantasia do milhafre enfiando a cauda na boca da criança era – como mostrado por paralelos no folclore – um presságio de inspiração. Antes dele, artistas haviam pintado Santa Ana e Maria juntas, parecendo ter a mesma idade; o mote do rosto sorridente fazia parte da Escola de Verrocchio, mestre de Leonardo. Não há evidência de que Leonardo passou os primeiros anos sozinho com a mãe; há razões, de fato, para assumir que ele foi levado pelo pai ao nascer. Alguns desses argumentos foram questionados por K.R. Eissler[485]. O ensaio de Freud sobre Leonardo da Vinci, geralmente admirado por seu belo estilo e seu encanto indefinível, foi comparado ao enigmático sorriso da *Mona Lisa*. Possivelmente, algumas das interpretações que Freud fez de Leonardo aplicavam-se àquilo que a sua autoanálise lhe havia revelado acerca de sua própria infância.

Pode-se classificar entre as patografias o estudo de Freud dedicado ao caso de um magistrado alemão, Daniel Paul Schreber[486]. Um homem de inteligência e competência excepcionalmente altas, Schreber passou dez anos em instituições mentais em razão de uma afecção mental grave. Após sua alta, publicou, em 1903, uma longa narrativa de seus delírios, com o texto dos laudos judiciais escritos a seu respeito por especialistas. A despeito de seu grande interesse fenomenológico, esse livro era um embasamento bastante restrito para uma patografia; faltavam dados sobre a família de Schreber, sua infância e sua história de vida antes da internação. A própria afecção não era apresentada em sua evolução cronológica, mas tão somente na forma que ela havia atingido após longos anos de evolução[487]. Ademais, os editores haviam cortado das *Memórias* de Schreber as partes que teriam sido as mais importantes do ponto de vista psicanalítico. Não obstante, restou uma inextricável quantidade de ideias delirantes de todo tipo. Schreber contou como ele conversava com o Sol, as árvores, os pássaros – que eram fragmentos de almas de pessoas falecidas –, como Deus falava com ele num alemão solene, como quase todos os órgãos de seu corpo foram altera-dos, como o fim do mundo estava chegando, como Deus o havia escolhido para salvar a humanidade, e assim por diante. Entre todos esses delírios, Freud destacou dois, em particular, que considerou fundamentais: primeiro, Schreber afirmava estar em pro-cesso de transição de homem para mulher; segundo, ele se queixava de ter sofrido investidas homossexuais por parte de seu primeiro médico, o neurologista Flechsig. Freud assumiu que a homossexualidade reprimida era a causa da afecção paranoide de Schreber. O objeto de amor homossexual de Schreber havia sido o pai, depois Flech-sig, e depois Deus ou o Sol. Freud explicou que, na homossexualidade reprimida, a frase "eu o amo" poderia ser negada de diferentes formas, cada uma delas dando origem a uma variedade de delírios (perseguição, erotomania, delírios de ciúme, de grandeza). O fundamental nos delírios de perseguição era o mecanismo da *projeção*. A frase negada "eu o amo" foi substituída por "eu não o amo", "eu o odeio…" "porque ele me odeia e me persegue".

A teoria freudiana da origem homossexual da paranoia foi adotada por muitos psicanalistas, enquanto outros sentiam que ela era válida apenas para algumas for-mas dessa afecção. Alguns críticos salientaram que o desvio de Schreber era mais transexualidade que a homossexualidade, e que a sua afecção mental era esquizofrenia, e não paranoia. Acrescentaram que mesmo que se provasse ter havido homossexuali-dade recalcada, isso não explicaria o desencadeamento da afecção, mas apenas o seu quadro sintomático. Macalpine e Hunter propuseram uma outra interpretação psi-canalítica do caso Schreber: uma profunda regressão a um estágio inicial de libido indiferenciada acarretaria a reativação das fantasias infantis de procriação[488].

Freud também analisou o caso de Christoph Haizmann, um pintor do século XVII que supostamente assinou dois pactos com o Diabo – um firmado com tinta; o outro, com seu próprio sangue –, mas conseguiu se redimir e voltar atrás em ambos[489]. Com base em documentos disponíveis – que incluíam pinturas de sua autoria e fragmen-tos de seu diário –, Freud concluiu que Haizmann, como Schreber, foi vítima de um poderoso complexo paterno. O Diabo era uma projeção de sua hostilidade contra o pai, e também havia ali um conflito acerca da homossexualidade e da angústia de cas-tração. Macalpine e Hunter reinterpretaram a história de Haizmann como haviam feito com o caso Schreber, à luz das noções de confusão sexual e fantasias de procriação[490]. Vandendriessche encontrou novos documentos sobre Haizmann, mas eles não mudaram substancialmente o nosso conhecimento do caso[491]. Até então, parece que nenhum crítico se perguntou se uma parte dos delírios de Schreber e Haizmann não poderia ser atribuída ao exagero ou à mitomania.

Uma apreciação psicanalítica de Dostoiévski foi realizada por Freud como prefácio à publicação dos rascunhos, até então desconhecidos, de *Irmãos Karamázov*[492]. Freud disse que Dostoiévski fora capaz de fazer uma narrativa inesquecível de um parricídio porque ele próprio sofria de um complexo paterno devastador. Durante esses surtos paroxísticos em que parecia estar morto, Dostoiévski se identificava com o pai da forma como desejava que ele estivesse – isto é, morto –, e ao mesmo tempo tratava-se de um castigo por esse desejo. A paixão de Dostoiévski pela jogatina originou-se em suas tendências autodestrutivas, ligadas ao seu complexo paterno. "Enfim, também o destino é apenas uma projeção posterior do pai", concluiu Freud.

O Homem Moisés e a Religião Monoteísta, que foi publicado sequencialmente na *Imago* em 1937 e 1938, não é nem uma patografia, nem um livro acadêmico, tampouco um romance[493]. Embora admitisse que muito ali era hipotético, Freud acreditava ser plausível o suficiente para justificar sua publicação.

> Em resumo, Freud começou com a alegação de que Moisés não era um hebreu, mas um egípcio de alto escalão e prestígio.
>
> O rei egípcio, Akhenaton, proclamou uma religião monoteísta; porém, após a sua morte uma contrarrevolução fomentada por sacerdotes restabeleceu os cultos pagãos. Recusando-se a deixar o monoteísmo de lado, Moisés foi rejeitado pelos egípcios e escolheu os hebreus como seu povo. Com o auxílio de seus seguidores, os levitas, Moisés transmitiu o monoteísmo aos judeus e os guiou em sua saída do Egito rumo à península do Sinai, onde eles se uniram aos midianitas, uma tribo que adorava uma divindadezinha local chamada Javé. Uma rebelião insurgiu contra Moisés e ele foi morto pelo seu próprio povo. Cerca de sessenta anos depois, contudo, as duas populações foram reunidas por um novo chefe, que também se chamava Moisés – mais tarde, os dois foram confundidos e considerados um só –, que firmou um compromisso entre o monoteísmo e o culto a Javé. Essa estrutura dual da nação e da religião hebraicas continha os germes das secessões e vicissitudes políticas ulteriores. A memória do primeiro Moisés foi revivida nos ensinamentos dos profetas que vieram depois, e o desejo pelo retorno do Moisés assassinado resultou na crença do retorno do Messias. A história de Jesus Cristo era um reencenação da história do primeiro Moisés.

O Homem Moisés e a Religião Monoteísta desnorteou muitos discípulos de Freud e provocou protestos indignados por parte dos círculos judaicos. Os historiadores da religião salientaram seus erros e impossibilidades. Também foi lembrado que, em torno de Moisés, haviam surgido inúmeras lendas, de séculos antes de Cristo até aquela época. A ideia de que Moisés era um egípcio havia sido aventada muitas vezes, tanto por Eduard Meyer quanto por outros autores cujos trabalhos eram conhecidos por Freud[494]. Muito do que Freud aventou também poderia ser localizado em Schiller[495] e em Karl Abraham[496]. De acordo com David Bakan, o objetivo de Freud era apartar o antissemitismo por meio da separação entre as características mosaicas (o fardo do supereu histórico) e a imagem do judeu, e só um judeu seria capaz de fazer isso[497]. Assim, Freud desempenharia o papel de "um novo Moisés, que desce com uma nova lei dedicada à liberdade psicológica pessoal". Uma outra interpretação, tão plausível quanto quaisquer outras, seria a de que Freud se identificava com o primeiro Moisés, e os seus próprios seguidores fiéis, com os levitas; que ele via sua partida de Viena como a fuga de Moisés do Egito, e a psicanálise contemporânea como uma mistura da sua própria doutrina com ensinamentos pseudoanalíticos "impuros" – de fato, ele estava preocupado com a guinada do movimento e temia as suas distorções no universo anglo-saxão. Freud previu uma longa desavença interna entre esses dois elementos na psicanálise, mas também surgiriam profetas para restabelecê-la em sua pureza original.

A despeito de sua rejeição pela filosofia e sua falta de interesse pela política, Freud não teve como não expressar opiniões sobre muitos problemas de interesse geral. É preciso fazer ao menos uma breve menção à sua opinião acerca da guerra e da paz, e a respeito dos fenômenos parapsicológicos.

Numa carta a Einstein, em setembro de 1932, Freud expressou a sensação de que o maior obstáculo à criação de uma organização central para assegurar a paz reside na existência de pulsões agressivas e destrutivas no homem[498]. A pulsão de morte pode se voltar para dentro ou para fora. Não raro, ela se volta para fora a fim de preservar o indivíduo. Em confronto com esses instintos encontram-se as várias formas da libido que podem ser utilizadas para, em certa medida, neutralizar instintos destrutivos; contudo, Eros e a pulsão de morte estão sempre ligados entre si. Outra seria a formação de uma classe superior de intelectuais independentes e destemidos, capazes de guiar as massas para o caminho da razão.

Por um longo tempo, Freud permaneceu cético no que se refere a fenômenos parapsicológicos, mas em 1911 tornou-se membro da Sociedade de Pesquisa Psíquica[499]. Em setembro de 1913, contou a Lou Andreas-Salomé[500] acerca de estranhos casos de transmissão de pensamento que haviam chegado ao seu conhecimento, mas que ele não publicou; e também de outros casos semelhantes, muito tempo depois[501]. Freud argumentou que a situação da transferência psicanalítica inaugurava uma nova abordagem para a exploração de fenômenos telepáticos e afins. Sua postura em relação à parapsicologia permaneceu cautelosa, como mostra a entrevista por ele concedida a Tabori, em 1935[502]. Freud comparou as discussões acerca dos ditos "fenômenos ocultos" com um argumento a respeito da composição do interior da Terra. Não temos certeza de nada, mas inferimos que é composto de metais pesados em altíssima temperatura. Uma teoria de que é composto de água saturada com ácido carbônico não parece lógica, mas mereceria alguma discussão. Contudo, caso alguém surja com uma teoria de que o interior da Terra é feito de geleia, isso não seria digno de nenhuma atenção científica.

Uma nota tomada por Freud em 1938, talvez o seu último pensamento, possui a enigmática simplicidade de um oráculo délfico: "O misticismo é a obscura autopercepção do reino exterior ao eu, o isso."[503]

As Fontes de Freud

As fontes da psicanálise de Freud são múltiplas e ainda incompletamente conhecidas. Homem de grande cultura científica e literária que se encontrou na encruzilhada das principais correntes culturais de seu tempo, e leitor onívoro, capaz de captar rapidamente o interesse que havia nas novas ideias a fim de adotá-las e dar a elas uma forma original, Freud foi autor de uma poderosa síntese, e é uma tarefa quase sem esperanças discernir o que veio de fora e o que era contribuição pessoal sua. De fato, muitas das teorias de Freud eram conhecidas antes dele ou faziam parte de correntes a ele contemporâneas. Ele bebeu de seus mestres, colegas, rivais, colaboradores, pacientes e discípulos. "Um bom escritor", dizia Nietzsche, "não tem apenas o seu próprio espírito, mas também o espírito de seus amigos."[504] Grande parte do presente livro foi dedicado a autores e sistemas de pensamento que, conforme o ponto de vista, poderiam ser chamados de fontes ou precursores de Freud. A seguir, tentaremos oferecer uma sucinta lista dessas fontes, tanto quanto são conhecidas hoje em dia.

A primeira e principal fonte de qualquer pensador criativo reside em sua própria personalidade. Freud possuía esse tipo de asceticismo que constitui o pesquisador científico, bem como um superior domínio de sua língua nativa que, junto com o grande interesse pela vida secreta das pessoas e pela intuição psicológica, produz um grande escritor. Ele também era o bom sonhador, que iria ilustrar *A Interpretação dos Sonhos* com as suas próprias produções oníricas. E, fundamentalmente, conforme acreditamos, foi de sua afecção criativa que se originaram os principais pressupostos da psicanálise: as noções de sexualidade infantil, de libido (com seus sucessivos estágios, fixações e transformação em medo), e de situação edípica; o romance familiar; a teoria dos sonhos, das parapraxias e das memórias encobridoras; o conceito dos sintomas como vicária realização de desejos; a noção de que as fantasias desempenham um papel capital nas neuroses e na criação poética, e de que essas primeiras fantasias, assim como genuínas experiências sexuais precoces, desempenham um papel capital no destino do indivíduo[505].

Os mestres imediatos de Freud – Brücke, Meynert e Exner – foram defensores de uma abordagem positivista e estritamente científica do estudo da neurofisiologia e da neuropsiquiatria. Contudo, como vimos, esses homens aquiesceram à corrente contemporânea da mitologia cerebral. Eles produziram vastas construções especulativas que, aparentemente desconhecidas para eles, não passavam do ressurgimento tardio da filosofia da natureza. Ali se encontrava a fonte do "modelo da mente" freudiano de 1895, cuja influência pode ser seguida em suas construções metapsicológicas tardias. Maria Dorer enfatizou a influência de Meynert nas teorias de Freud[506]. O pressuposto básico de Meynert era de que as partes do cérebro filogeneticamente mais antigas eram o centro de movimentos involuntários; de que elas eram controladas pelo córtex, que surgia num estágio mais recente da evolução, e era o lugar da função formadora do eu. Meynert distinguia um eu primário, oriundo do funcionamento imediato dos centros corticais, e um eu secundário, resultante da atividade dos feixes de associação. Ele pensava que quando a atividade de centros mais recentes era perturbada, a atividade dos centros filogeneticamente mais antigos ganhava mais importância. Dessa forma explicava a origem das ideias de grandeza e perseguição. Ele considerava esses delírios uma manifestação psicológica de dois instintos básicos – ataque e defesa – que a afecção havia trazido à tona. O conceito freudiano de regressão foi construído num padrão parecido. Vimos que Meynert e Freud discordavam a respeito da hipnose; Meynert era um dos que questionavam fortemente a sua eficácia e objetavam à sua utilização devido à sua natureza erótica; Freud não aceitava esses argumentos, mas depois ele próprio sustentou ideias semelhantes. Ele também adotou ideias anteriormente pregadas por Meynert acerca da psicogênese da perversão sexual e, particularmente, da homossexualidade[507].

Entre os mestres imediatos de Freud também estiveram Moritz Benedikt e Josef Breuer. A influência de Breuer era de natureza tal que ele foi considerado, por vezes, o cofundador da psicanálise. Vimos como o caso incompreendido – e o tratamento fracassado – de Anna O. inspirou Freud a buscar por uma teoria e um tratamento das neuroses. Parece que Breuer também inspirou Freud com algo de sua mitologia cerebral. Geralmente, o papel de Benedikt na origem da psicanálise é negligenciado, embora uma nota de rodapé na "Comunicação Preliminar" de Breuer e Freud devesse ter chamado atenção[508]. Vimos como Benedikt[509] instruía a respeito da importância da vida secreta, dos devaneios, das fantasias, dos desejos e ambições reprimidos, da importância do elemento sexual na histeria e nas demais neuroses, e como ele realizou curas psicoterapêuticas brilhantes, aliviando os pacientes de seus segredos patogênicos[510].

Maria Dorer mostrou que uma das principais fontes da psicanálise foi a psicologia de Herbart, que predominava na Áustria quando Freud era jovem[511]. Herbart instruiu a respeito do conceito dinâmico de um limiar flutuante entre o consciente e o inconsciente, dos conflitos entre representações que lutam umas contra as outras para ganhar acesso ao consciente e são recalcadas por representações mais fortes, mas esforçam-se para retornar ou produzem um efeito indireto na consciência, e da noção de cadeias de associações que se cruzam em pontos nodais, mas também de "livres associações emergentes" – a ideia de que os processos mentais como um todo são regidos por um esforço de equilíbrio. Tudo isso é encontrado na psicanálise, embora às vezes de forma modificada. Se Freud leu Herbart, isso não se sabe; porém, é certo que ele havia sido apresentado à psicologia de Herbart quando estudava no Sperläum, por meio do manual de Lindner[512]. A psicologia de Griesinger e Meynert também era, em grande medida, herbartiana. Freud também se refere à ideia griesingeriana de que, em certas psicoses alucinatórias, o paciente nega o acontecimento que suscitou a afecção mental[513].

Um problema mais obscuro é o da possível influência da psiquiatria romântica sobre Freud[514]. Vimos que Reil pregava que muitas doenças mentais tinham uma causa psicogênica e poderiam ser curadas mediante psicoterapia. Ideler considerava as paixões como sendo a principal causa das psicoses – especialmente o amor sexual frustrado. Ele falava em fuga na afecção, argumentava que a origem dos delírios pode ser remontada à infância, e era um adepto da psicoterapia das psicoses. Heinroth enfatizava o efeito nocivo dos sentimentos de culpa e utilizava uma psicoterapia diferenciada. Neumann salientava a relação entre medo e pulsões frustradas; ele explicava o sentido sexual oculto dos vários tipos de delírio e do comportamento psicótico. É possível questionar em que medida esses autores haviam sido esquecidos na Europa Central no fim do século XIX. Provavelmente, durante aquele século uma corrente subterrânea da psiquiatria romântica, que seria revivida nos anos de 1890, nunca deixou de fluir. Grande parte dos pontos que, em retrospectiva, nos parecem novidades surpreendentes nas teorias da psicose elaboradas por homens como Bleuler, Freud e Jung, aos seus contemporâneos pareciam um retorno a concepções psiquiátricas antiquadas.

A origem da psicanálise não pode ser compreendida sem levar em conta várias correntes científicas das últimas décadas do século XIX. Três delas foram descritas em capítulos anteriores. Uma era a nova ciência da patologia sexual, que recebeu seu impulso decisivo de Krafft-Ebing[515], a segunda era o estudo psicológico dos sonhos[516] e a terceira, a exploração do inconsciente[517].

Outra fonte importante do pensamento freudiano, a "corrente desmascaradora", merece ser mencionada aqui em maior detalhe, porque foi geralmente negligenciada. Trata-se da sistemática caça ao engano e ao autoengano, assim como do descortinamento da verdade subjacente – conhecida atualmente na França como *démystification*[518]. Essa corrente parece ter tido início com os moralistas franceses do século XVII. La Rochefoucauld, em suas *Máximas*, desmascarou posturas e atos virtuosos como dissimuladas manifestações de *amour-propre* (no linguajar de hoje em dia, narcisismo). Schopenhauer descreveu o amor como uma mistificação do indivíduo por meio do Gênio da Espécie, significando que as qualidades atribuídas à pessoa amada são ilusões oriundas da vontade inconsciente da espécie. Karl Marx asseverou que as opiniões de um indivíduo que lhe são desconhecidas são condicionadas pela classe social, o que é determinado por fatores econômicos. Guerra e religião são "mistificações" nas quais as classes dominantes ludibriam as classes mais baixas e a si mesmas. Nietzsche, que era um admirador tanto dos moralistas franceses quanto de Schopenhauer, foi outro expoente da corrente desmascaradora. Ele acossou infatigavelmente as manifestações da vontade de potência sob os seus muitos disfarces, e as do ressentimento sob o pretexto do idealismo e do amor pela humanidade. Enfatizou a necessidade do homem por "ficções". Na literatura contemporânea, o "desmascaramento" tornou-se um tema exagerado. Nas peças de Ibsen, por exemplo, algumas das personagens vivem em completa insciência a respeito da horrorosa realidade por trás das fachadas de suas vidas, até que ela é – lenta ou brutalmente – revelada. A destruição de suas ilusões provoca então uma catástrofe, como em *Rosmersholm* e *O Pato Selvagem*. Em *Espectros* (1881), Ibsen dramatizou a ideia de que muitas de nossas ações livres e voluntárias são apenas a reencenação de ações realizadas pelos nossos pais – "vivemos em um mundo de espectros". O conceito ibseniano de espectro foi citado diversas vezes por Freud em *A Interpretação dos Sonhos* e pode ser reconhecido em seu conceito de transferência. O ensaísta Max Nordau escreveu livros denunciando as "convencionais mentiras da civilização". O economista Vilfredo Pareto enfatizou a importância do autoengano em fenômenos sociais e econômicos[519]. Hans Gross, o fundador da psicologia judicial, conduziu pesquisas com parapraxias e com manifestações de sentimentos sexuais ocultos ou reprimidos[520].

Uma outra fonte importante da psicanálise foi a psiquiatria dinâmica que a precedeu, da qual ela extraiu muito mais do que em geral se acredita. Basta remeter aos seus cinco traços característicos[521]. Primeiro: a hipnose – a abordagem principal – foi praticada por algum tempo por Freud, e a técnica psicanalítica surgiu mediante uma gradativa modificação da hipnose[522]. Segundo: a primeira psiquiatria dinâmica dedicou particular interesse a certos quadros clínicos, particularmente a histeria, e foi com pacientes histéricos que Freud fez as suas investigações mais decisivas. Terceiro: a primeira psiquiatria dinâmica elaborou dois modelos da mente humana – um baseado na coexistência entre as psiques consciente e inconsciente; o outro, na forma de um feixe de subpersonalidades. Freud começou com um modelo do primeiro tipo, e depois adotou o modelo do eu, isso e supereu – que é de tipo feixe. Quarto: a primeira psiquiatria dinâmica embasou suas teorias da patogênese da enfermidade nervosa nos conceitos de um fluido indeterminado, da energia mental e da atividade autônoma de fragmentos cindidos da personalidade. Há uma ligação identificável entre esses conceitos e os conceitos de libido e de complexos inconscientes. Por fim, a ferramenta psicoterapêutica essencial dos magnetizadores e hipnotistas foi a conexão, e vimos que a transferência psicanalítica era uma dentre as várias metamorfoses da conexão.

Nos anos 1880, por fim, a primeira psiquiatria dinâmica havia recebido uma chancela de aprovação oficial por parte de Charcot (de quem Freud afirmava orgulhosamente ter sido discípulo) e de Bernheim (que Freud visitou em Nancy). Não é fácil avaliar a influência de Charcot sobre Freud. Como mencionado anteriormente, essa influência parece ter sido, em grande parte, de uma natureza pessoal, na forma de um encontro existencial. Freud tinha uma imagem idealizada do mestre francês e não permaneceu na Salpêtrière tempo o suficiente para se dar conta de que as demonstrações de Charcot com histéricos hipnotizados careciam de qualquer valor científico. Freud dramatizou a importância que Charcot atribuía à hereditariedade dissimilar (degeneração, no jargão médico da época) na etiologia da histeria; e aparentemente ele não leu o livro de Richer em que se mostra que os ataques histéricos eram reencenações de traumas psíquicos que, em sua maior parte, eram de natureza sexual – uma ideia que, posteriormente, Freud iria desenvolver como sendo sua. Tudo isso mostra, mais uma vez, que muitas vezes a influência de um mestre se exerce menos em seus ensinamentos factuais do que nas destorcidas percepções das mentes dos discípulos. O mesmo é verdade para a influência exercida pela Escola de Nancy sobre Freud, que atribuiu a Liébeault a ideia de que "o sonho é o guardião do sono" – uma declaração em oposição direta à teoria do sono de Liébeault. O fenômeno de pacientes dando explicações racionais para o fato de obedecerem a sugestionamentos pós-hipnóticos era bem conhecido; Freud não teria precisado ir a Nancy para aprendê-lo com Bernheim. O procedimento bernheimiano de fazer com que os seus sujeitos recobrassem a memória do que havia acontecido sob hipnose não tinha a significância que Freud lhe atribuiu, porque na demonstração de Bernheim isso ocorria imediatamente após um estado hipnótico curto e leve. É mérito de Freud isso ter dado ideia de fazer os pacientes recobrarem memórias há muito esquecidas em estado de vigília. Esse é outro exemplo de uma descoberta que se deu por meio de uma má interpretação dos fatos.

A influência de Janet sobre Freud é um controverso problema que nunca foi estudado objetivamente. Em seus escritos iniciais, Freud reconheceu a prioridade autoral de Janet no que se refere à descoberta do papel das "ideias fixas subconscientes" (em termos janetianos) na etiologia dos sintomas histéricos, e de seu tratamento subsequente por meio da "catarse" (nas palavras de Breuer e Freud). Quando Breuer e Freud publicaram a sua "Comunicação Preliminar", em 1893, a prioridade de Janet já contava sete anos, e ele havia publicado seis ou sete históricos de casos relevantes[523]. Para os contemporâneos familiarizados com as literaturas psiquiátricas francesa e alemã, a prioridade autoral de Janet e a similaridade do seu procedimento com o procedimento de Breuer e Freud eram incontestáveis. Janet também antecipou Freud ao mostrar, desde o início, que a mera recuperação da memória traumática não bastava, e que o "sistema psicológico" (o "complexo") tinha de ser "dissociado" ("perlaborado", em termos freudianos). A influência de Janet sobre Freud é óbvia nos *Estudos Sobre a Histeria*, até mesmo em sua terminologia; Freud utilizou "miséria psicológica" e "análise psicológica", que eram palavras de Janet. Em 1896, Freud chamou seu sistema de "psicanálise" a fim de distingui-lo da "análise psicológica" janetiana, e começou a enfatizar as diferenças entre as suas ideias e as de Janet. Ao fazê-lo, ele construiu uma imagem distorcida dos conceitos de Janet, afirmando que a teoria janetiana da histeria baseava-se no conceito da "degeneração". Na verdade, Janet pregava que a histeria era resultado da interação, em diferentes proporções, de fatores constitutivos e traumas psíquicos, e isso é exatamente o que Freud chamou, posteriormente, de "série complementar". Freud enfatizou o papel do recalcamento na patogênese dos sintomas histéricos, mas negligenciou o "estreitamento do campo da consciência" na teoria janetiana. Janet argumentava que "Freud chama de 'recalque' o que eu chamei de 'estreitamento do campo da consciência'"[524], e é digno de nota que o dois podem ser remontados a Herbart[525], para quem eles eram dois aspectos do mesmo fenômeno. Freud também criticou a concepção janetiana da histeria como resultante de uma fraqueza da "função de síntese". Um conceito similar, contudo, foi posteriormente adotado pela psicanálise sob o nome de "fraqueza do eu". A passagem realizada por Janet do estudo dos fenômenos "subconscientes" para os da "tensão psicológica" anteciparam a passagem da psicanálise da "psicologia das profundezas" para a "psicologia do eu". A "função de realidade" janetiana foi transposta para a psicanálise com o nome de "princípio de realidade". No que se refere à técnica psicanalítica, há certa analogia entre a "fala automática", utilizada por Janet no caso de madame D., e o método freudiano da associação livre[526]. Uma similaridade mais notável é aquela entre a transferência psicanalítica e o uso sistemático, feito por Janet, daquelas variedades de conexão entre terapeuta e paciente que ele chamou de "influência sonambúlica" e "necessidade de orientação"[527] – uma similaridade que foi identificada por Jones[528]. De fato, é difícil estudar os períodos iniciais da análise psicológica janetiana e da psicanálise freudiana sem chegar à conclusão, expressa por Régis e Hesnard, de que "os métodos e conceitos de Freud foram moldados conforme os de Janet, em quem ele parece ter constantemente se inspirado", até que os caminhos dos dois divergiram[529].

Freud sempre reconheceu os grandes escritores como seus mestres: os trágicos gregos, Shakespeare, Goethe e Schiller. Sem dúvida ele recebeu muita inspiração dessas figuras, mas a influência de escritores de menor magnitude sobre o seu pensamento não deve ser esquecida, particularmente a de Heine, Börne[530] e Lichtenberg[531]. A psicanálise ostenta uma analogia definitiva com certas correntes literárias que lhe eram contemporâneas, como o círculo da Jovem Viena, o neorromantismo e, como já mencionado, a forma ibseniana de desmascarar mentiras e insciências convencionais.

As fontes filosóficas de Freud são muitas; porém, a despeito de muitas investigações, elas ainda não são bem conhecidas[532]. Embora Freud tenha expressado repetidas vezes um menosprezo pela filosofia, sem jamais aceitar a ideia de fazer da psicanálise uma filosofia, ele possuía uma nítida base filosófica – a qual se revelou em sua *Weltanschauung*, bem como na forma como ele psicologizou certos conceitos filosóficos.

Freud esteve exposto, desde a juventude, ao tipo de pensamento filosófico prevalente na Europa depois de 1850, que reivindicava rejeitar toda e qualquer espécie de metafísica e estudar o mundo apenas de um ponto de vista científico. De fato, essa rejeição da filosofia equivale a uma filosofia específica, o cientificismo: doutrina segundo a qual o conhecimento do mundo só poderia ser adquirido por meio da ciência. Mas visto que a ciência tem os seus limites, uma grande parte – talvez a maior – da realidade é incognoscível. Logicamente, o positivismo deveria implicar agnosticismo, visto que a existência de Deus não pode ser provada ou refutada pela ciência. Contudo, Freud, como muitos outros cientistas contemporâneos, era um ateu inveterado. Essa mistura de positivismo, cientificismo e ateísmo é revelada no seu *O Futuro de uma Ilusão*.

Muito curiosamente, esse pensamento positivista extremo levou a um ressurgimento da filosofia da natureza de uma forma disfarçada durante a segunda metade do século XIX. Os adeptos do positivismo, em seu esmero de expurgar a ciência de todo e qualquer vestígio de metafísica, expulsaram a alma da psicologia, o vitalismo da biologia, e a finalidade da evolução. Os neurofisiologistas afirmavam poder explicar processos mentais em termos de estruturas cerebrais, existentes ou hipotéticas (a mitologia cerebral já mencionada), ou mesmo exclusivamente em termos de processos físicos e químicos. Esses fisiologistas ignoraram a máxima de Bichat, que afirmava que "dizer que a Fisiologia é a Física dos animais é [...] como se eu dissesse que a Astronomia é a Fisiologia dos astros"[533]. Os princípios de conservação e transformação de energia foram transpostos para a fisiologia e a psicologia como base de construções especulativas que poderiam ser chamadas de Mitologia da Energética. A hipótese darwiniana de que a evolução da espécie é dirigida pela transmissão hereditária de modificações fortuitas através da luta pela vida e pela eliminação da unidade tornou-se um dogma científico. Coube a Haeckel transformar o darwinismo numa pseudorreligião com o nome de "monismo". Freud estava imerso nesse tipo de pensamento filosófico. Vimos como a mitologia cerebral de Meynert, a mitologia energética de Brücke e a combinação de ambas em Exner levaram Freud a construir o seu *Projeto de uma Psicologia Científica*, em 1895.

A influência de Darwin sobre Freud foi tratada num capítulo anterior[534]. Lembremos que Darwin implementou uma psicologia centrada nos instintos, com especial referência aos instintos agressivos e amorosos. Entre as provas darwinianas da teoria da evolução estavam os fenômenos de "reversão", que Freud, no campo psicológico, denomina "regressão". Darwin também esboçou uma teoria biológica da origem da sociedade e da moral. Foi dele que Freud tirou a imagem dos homens primitivos como seres brutos vivendo em bandos sob a tirania de um velho (o Pai, velho e cruel, de *Totem e Tabu*). Lombroso também compartilhava da ideia de que o homem pré-histórico era um ser bruto e sanguinário. Ele acreditava que o "criminoso nato" era um ressurgimento desse homem primitivo, e a imagem que Freud fazia do inconsciente do homem civilizado não era muito diferente da imagem lombrosiana do homem primitivo. À doutrina darwiniana, Haeckel acrescentou a sua dita lei biogenética fundamental[535], que Freud parece ter tomado como certa. Vimos também como os padrões de pensamento de Karl Marx podem ser identificados em certos aspectos da psicanálise[536].

O único filósofo cujas palestras Freud frequentou, Franz Brentano, era defensor de uma filosofia bastante diferente. Brentano vinha de uma família ilustre que incluía o poeta Clemens Brentano, e era um irmão do afamado economista Lujo Brentano. Tornou-se sacerdote dominicano e professor de filosofia em Würzburg; porém, como não conseguia aceitar o dogma da infalibilidade do Papa, deixou a Igreja e foi para Viena lecionar filosofia como *Privatdozent* – um exemplo único de inversão da carreira universitária habitual. Brentano pregava uma nova psicologia baseada no conceito de intencionalidade, que ele tinha reavivado da filosofia escolástica medieval. Rudolf Steiner, um dos que o assistiu, dizia que Brentano era um perfeito lógico para o qual todo conceito tinha de ser impecavelmente claro e possuir o seu lugar numa argumentação dialética; porém, às vezes ele passava a impressão de que o seu pensamento era um mundo em si mesmo, fora da realidade. Brentano era um orador brilhante e as distintas senhoras de Viena infestavam as suas palestras. Em meio aos que o assistiam, estiveram homens com interesses muito variados, como Edmund Husserl, Tomáš Masaryk, Franz Kafka, Rudolf Steiner e Sigmund Freud. Brentano era uma figura eminente na vida social vienense. Dora Stockert-Meynert descreveu-o como sendo alguém que parece um Cristo bizantino; de fala suave, pontuando a sua eloquência com gestos de uma graça inimitável, "a aparência de um profeta com o espírito de um homem vivido"[537]. Brentano possuía um dom linguístico prodigioso, e além de sua fama de erudito e filósofo original, era conhecido pela improvisação de elaborados jogos de palavras. Ele concebeu uma nova espécie de charada, com o nome de *daldaldal*, que se tornou uma febre nos salões vienenses; eram imitadas e muitas delas foram publicadas por ele anonimamente. Freud as mencionou numa nota de rodapé em *O Chiste e Sua Relação Com o Inconsciente*; é a única menção a Brentano em seus escritos[538]. Qualquer evidência de que Freud possa ter sido influenciado por Brentano só teria como ser apresentada por meio de um cuidadoso estudo dos escritos freudianos, ali encontrando ideias específicas de Brentano. James Ralph Barclay fez isso e concluiu que vários dos conceitos freudianos poderiam ser localizados em Brentano[539]. A noção de intencionalidade aparece em Freud na forma modificada de uma energia psíquica canalizada para fins pulsionais e realização de desejo. A "existência intencional" de Brentano tornou-se o "investimento" de Freud. Para Freud, assim como para Brentano, a percepção não era um processo passivo, mas uma atividade dotada de energia psíquica. A evolução do processo primário ao processo secundário, tal como descrita por Freud, também pode ser localizada em Brentano.

A influência da filosofia romântica em Freud também não pode ser diretamente localizada, embora ali esteja inequivocamente. Falamos num capítulo anterior a respeito das similaridades entre o pensamento romântico, Goethe e Von Schubert, de um lado, e alguns dos conceitos de Freud, do outro[540]. Contudo, a principal influência exercida sobre Freud pela filosofia da natureza originou-se de dois epígonos: Bachofen e Fechner[541]. Um estreito paralelo pode ser traçado entre os estágios bachofenianos de evolução da sociedade humana e os estágios freudianos da libido. Freud, contudo, jamais menciona Bachofen. No que se refere a Fechner, cumpre lembrar que Freud o citou repetidas vezes e dele extraiu o conceito topográfico da mente, o conceito de energia psíquica, o princípio de prazer-desprazer, de constância, de repetição, e, possivelmente, a ideia da predominância do instinto destrutivo em relação a Eros. Assim, os principais conceitos da metapsicologia freudiana derivam de Fechner.

Contudo, a abordagem mais próxima da psicanálise encontra-se nos filósofos do inconsciente: Carus, Von Hartmann e, particularmente, Schopenhauer e Nietzsche. Para quem está familiarizado com os dois últimos, não pode haver a menor dúvida de que o pensamento freudiano os ecoava. Thomas Mann[542] disse que os conceitos psicanalíticos eram ideias de Schopenhauer "traduzidas da metafísica para a psicologia". F.W. Foerster[543] chegou ao ponto de dizer que ninguém deveria se ocupar da psicanálise antes de ter estudado Schopenhauer a fundo. Um estudo como esse mostraria aos psicanalistas que estão mais certos do que eles próprios acreditam. Isso é ainda mais verdadeiro com relação a Nietzsche, cujas ideias permeiam a psicanálise e cuja influência é óbvia, até no estilo literário de Freud – algo que não escapou à atenção de alguns psicanalistas. Wittels, por exemplo, falou da "divisão nietzschiana entre dionisíaco e apolíneo, que é quase inteiramente idêntica à divisão entre função primária e a secundária"[544]. Freud, em seu célebre artigo sobre o "os criminosos por sentimento de culpa", observou que Nietzsche havia descrito os mesmos indivíduos sob o nome de "criminosos pálidos"[545]. Tipicamente nietzschianos são o conceito de autoengano da consciência pelo inconsciente e pelo pensamento emocional, os destinos das pulsões (suas combinações, conflitos, deslocamentos, sublimações, recalcamentos e retornos sobre a própria pessoa), a carga de energia das representações, as pulsões autodestrutivas na pessoa, a origem da consciência e da moral mediante o retorno das pulsões agressivas para dentro, ressentimento e sentimentos de culpa neurótica, a origem da civilização na repressão de instintos, isso para não falar dos ataques contra os costumes e a religião que lhe eram contemporâneos[546].

A enumeração das fontes de Freud também deve levar em conta os seus pacientes e discípulos. Foram dados exemplos em capítulos anteriores deste livro, ilustrando o papel desempenhado pelos pacientes na história da psiquiatria dinâmica. Freud também aprendeu muito com vários dos seus pacientes. Foi um deles, Elisabeth von R., quem lhe sugeriu o procedimento de associação livre. Quantas sugestões mais ele recebeu de outros pacientes é algo que não se sabe. Mas ao menos um homem desempenhou um importante papel como paciente exemplar com quem Freud aprendeu muito – tal como Janet com Madeleine. Esse paciente ficou conhecido com o nome de "Homem dos Lobos". A seguir, um resumo:

O homem de vinte e três anos chegou em Viena no início de 1910 e começou um tratamento analítico com Freud. Filho de um abastado latifundiário russo, era inteligente, lúcido, benévolo, mas estava sofrendo de uma abulia em grau extraordinário, que o tornava incapaz de realizar qualquer coisa na vida. Na verdade, esse caso deve ter parecido menos estranho na Rússia que no resto da Europa; tratava-se exatamente do quadro de um estado que, em russo, é chamado de *oblomovshtchina*[547] – estado que não era excepcional entre os filhos de latifundiários abastados, que levavam uma vida completamente passiva e ociosa. O paciente foi chamado de Homem dos Lobos por conta de um aterrorizante sonho com lobos que ele havia tido aos três anos e meio. Por causa de sua postura incomumente passiva na situação analítica, como no resto de sua vida, não houve progresso durante quatro anos, até que Freud estipulou um fim para o tratamento e declarou que ele seria concluído em junho de 1914. Essa decisão acarretou uma rápida melhora e o paciente conseguiu voltar para a Rússia. Seu caso foi de enorme interesse para Freud por causa da quantidade de materiais que emergia, alguns dos quais confirmavam as próprias teorias freudianas e contradiziam as de Adler e Jung. Mas alguns também eram bastante novos e lhe soavam quase inacreditáveis. Freud publicou, em 1918, um resumo do caso, ampliado numa edição posterior; nunca, porém, o histórico clínico todo[548]. Quando o Homem dos Lobos fugiu para Viena depois de perder sua fortuna com a Revolução Bolchevique, Freud o analisou gratuitamente por alguns meses e organizou uma campanha para levantar recursos, de modo que o homem pudesse viver em Viena com a esposa e depois receber tratamento psicanalítico suplementar da sra. Ruth Mack Brunswick[549]. O Homem dos Lobos tornou-se uma figura conhecida nos círculos psicanalíticos e uma espécie de especialista em problemas de ordem psicanalítica. Sem dúvida, ele desempenhou um papel significativo na evolução de Freud rumo à "metapsicologia", auxiliando-o também a compreender o fenômeno da contratransferência.

Outro problema que necessita de esclarecimento é a influência dos discípulos de Freud sobre o pensamento do mestre. É certo que Freud extraiu muitas ideias de Stekel, Adler, Ferenczi, Abraham, Rank, Silberer, Pfister, Jung, dentre outros. Os psicólogos individuais ressaltam o fato de que, em 1908, Adler propôs o conceito de uma pulsão agressiva primária, que Freud negou, mas adotou sob outra forma no ano de 1920; ele também tomou de Adler o conceito de confluência de pulsões – que teve sua origem em Nietzsche. Jung introduziu na psicanálise os termos "complexo" e "imago", enfatizou a ideia da identificação do menino com o pai, estimulou o interesse de Freud pelo estudo dos mitos, e também promoveu a instituição da análise didática compulsória para o futuro psicanalista. Na verdade, é praticamente impossível discernir o papel que os discípulos desempenham na moldagem das ideias de um mestre. Os discípulos não trazem novos avanços, apenas; os seus interesses particulares, as suas indagações e o desafio trazido pelas contradições às opiniões do mestre, tudo isso está além do alcance de qualquer apreciação.

É bem possível que outras fontes de Freud, até então não detectadas, sejam descobertas. Um esforço nessa direção foi feito por David Bakan, que alegou ter rastreado a conexão entre Freud e a tradição cabalística[550]. Todo judeu, disse Bakan, quer aprenda hebraico ou não, irá inevitavelmente absorver algo da tradição mística judaica; ainda mais um judeu de extração galiciana como Freud, cujos pais e antepassados há muito haviam estado imersos nas correntes do hassidismo. Na história bastante tempestuosa do misticismo judaico, a psicanálise freudiana pareceria ser, assim, um dentre os seus muitos destinos. O pensamento cabalístico é permeado por um sentido de mistério e poder, visa extrair significados ocultos das Escrituras e prega uma espécie de metafísica do sexo. Segundo Bakan, o antissemitismo reinante fez com que Freud escondesse a sua identidade judaica, de modo que ele apresentou uma derivação do misticismo judaico de uma maneira velada em seus escritos. Um objetivo escrutínio dos fatos mostra, contudo, que Bakan exagerou consideravelmente a intensidade de antissemitismo em Viena na juventude e nos anos de maturidade de Freud, e muitas de suas interpretações das obras freudianas são discutíveis. Decerto, algumas das analogias que ele traça entre conceitos psicanalíticos – em especial os relacionados à sexualidade – e ensinamentos cabalísticos são flagrantes, mas a questão é mais complexa que isso. Não há evidências de que Freud tinha algum conhecimento dos escritos místicos judaicos. Por outro lado, a metafísica cabalística do sexo é apenas um episódio de uma corrente de misticismo sexual cuja história não é bem conhecida. Trata-se de um campo vasto, do qual encontramos representantes maiores e menores, anteriores e contemporâneos a Freud.

Lembremos que a filosofia de Schopenhauer era, em grande medida, um tipo de misticismo sexual entre vários outros. Dos posteriores representantes dessa corrente, dois conheceram Freud: Wilhelm Fliess e Otto Weininger. Wilhelm Fliess combinava misticismo sexual com um misticismo numerológico. Como vimos, Fliess argumentava ter encontrado uma correlação entre a mucosa nasal e os órgãos genitais, e que ele havia descoberto a bissexuação fundamental dos humanos[551]. Tanto nos homens quanto nas mulheres havia componentes fisiológicos masculinos e femininos; em cada um deles havia uma lei de periodicidade, que se baseava no número 28 para o componente feminino e 23 para o masculino. Utilizando os dois números em várias combinações, Fliess era capaz de computar, em retrospectiva, a ocorrência de qualquer acontecimento biológico. Durante esses anos, Freud e Fliess eram entusiastas das teorias um do outro. Posteriormente, Fliess consumou e rematou a sua própria teoria. Havia uma acirrada disputa entre Fliess e Weininger acerca da prioridade autoral em relação à teoria da bissexuação fundamental; uma estranha ilusão em ambos os casos, já que a teoria estava longe de ser nova. Algo característico daqueles tempos foi o fato de que Fliess tenha sido criticado por sua teoria nasal-genital e sua numerologia, mas não pelo seu pansexualismo[552]. Quanto a Otto Weininger, o seu célebre livro *Geschlecht und Charakter* (Gênero e Caráter) foi o esboço de um sistema metafísico centrado no conceito da bissexuação fundamental do ser vivo[553]. À luz desse princípio básico, Weininger tentou encontrar respostas para problemas filosóficos não resolvidos. O misticismo sexual que permeava a atmosfera intelectual em Viena no final do século XIX e no início do XX expandiu-se também para a nova ciência da patologia sexual. Vimos que certos autores romantizaram as perversões sexuais, insistindo nos inauditos sofrimentos emocionais dos desviantes sexuais[554]. Nada está mais longe da verdade que o habitual pressuposto de que Freud teria sido o primeiro a apresentar teorias sexuais inéditas numa época em que qualquer coisa sexual era "tabu". É digno de nota que outros sistemas de misticismo sexual foram desenvolvidos contemporaneamente a Freud, mas de um modo muito independente dele. Na Rússia, Vassili Rózanov, defensor do transcendentalismo sexual, pregava a respeito da santidade do sexo, que ele identificava com Deus[555]. Para sintetizar:

"O ato sexual", dizia ele, "é o centro da existência e o momento no qual o homem se torna um deus. O sexo é a fonte metafísica da mente, da alma e da religião." As antigas religiões orientais e o hebraísmo primitivo eram chamados por ele de religiões solares, porque eram terrenos e mundanos, exaltavam a procriação e a fertilidade, a continuidade da família e a perpetuação da espécie. A civilização egípcia antiga era "um tipo de lirismo fálico". "O cristianismo – que prega o ascetismo, a castidade e a virgindade – é uma religião da morte. A vida é o lar; o lar deve ser cálido, agradável e harmonioso feito um útero. Os homossexuais criaram a civilização grega e foram os maiores gênios. A prostituição é 'o fenômeno mais social; em certa medida, o protótipo da sociabilidade; [...] os primeiros Estados nasceram dos instintos de mulheres em direção à prostituição." Rózanov interpretou escritores por meio de suas vidas íntimas (suas "roupas de baixo", como ele dizia); seu extenso simbolismo sexual o levou a enxergar o falo por toda parte na natureza[556].

Outro sistema de misticismo sexual muito discutido foi o de Winthuis.

O missionário católico Josef Winthuis[557], que trabalhou com a tribo gunantuna, na Nova Guiné, alarmou os círculos etnológicos com um livro, *Das Zweigeschlechterwesen* (O Ser Ambigênero)[558]. Ele dizia que a língua gunantuna continha um grande número de palavras e expressões com duplo sentido; que essas pessoas também possuíam uma língua de sinais – na qual todo gesto tinha um significado sexual – e uma língua de símbolos pictóricos baseados em duas linhas fundamentais: reta (o falo) e curva (a vagina). Tendo registrado trinta canções aparentemente inofensivas dos gunantunas, Winthuis descobriu que 29 delas possuíam um sentido oculto tão rude que ele se sentiu obrigado a traduzi-las para o latim, e não para o alemão. Winthuis concluiu que a mente primitiva é permeada de sexualidade. Desenvolveu então uma teoria da religião primitiva como uma adoração de um deus bissexuado; uma teoria que ele foi estendendo gradativamente a todas as populações primitivas, aos povos pré-históricos e à história da religião como um todo[559]. A essência dessa religião era a crença em – e a adoração de – um deus bissexuado. A sexualidade nessa religião é sagrada porque o ato sexual é uma repetição do acontecimento primevo por meio do qual o deus bissexuado criou o mundo; logo, uma perpetuação do ato divino de criação em nome de Deus, e por Sua ordem. Polêmicas violentas surgiram em torno dessas teorias, que Winthuis defendia com uma convicção quase fanática.

Podemos nos perguntar a respeito das similaridades e da possível conexão entre o misticismo cabalístico, a metafísica do *Sexus* de Schopenhauer, os sistemas de Fliess e Weininger, o transcendentalismo sexual de Rózanov, e a suposta descoberta winthuisiana de uma adoração universal de um deus bissexuado. Infelizmente, o misticismo sexual é uma das correntes menos exploradas na história das ideias, e seria prematuro tentar avaliar o papel que ele desempenhou na atmosfera cultural em que a psicanálise de Freud se desenvolveu.

Nessa enumeração incompleta das fontes de Freud, podemos ver que elas pertencem a três períodos distintos de duração desigual. No primeiro período, Freud bebeu direta ou indiretamente de seus mestres e dos vários autores que ele lia. No segundo e relativamente curto, que foi o período de sua autoanálise, aprendeu primordialmente consigo mesmo. No terceiro, período que se estendeu de 1902 até a sua morte, ele aprendeu sobretudo com alguns pacientes privilegiados e com os seus discípulos.

A Influência de Freud

Uma apreciação objetiva da influência de Freud é extraordinariamente difícil. A história é demasiado recente, distorcida pela lenda, e nem todos os fatos vieram à luz.

O consenso é que Freud exerceu uma influência poderosa, não só na psicologia e na psiquiatria, mas em todos os campos da cultura; e que ela chegou a ponto de mudar a nossa forma de vida e o conceito que temos do humano. Uma questão mais intricada diz respeito às divergências que surgem tão logo se tenta avaliar em que medida essa influência foi, ou não, benéfica. De um lado, há quem inclua Freud entre os livradores do espírito humano, e quem chegue a pensar que o futuro da humanidade depende de ela aceitar ou descartar os ensinamentos da psicanálise[560]. Do outro, há quem alegue que o efeito da psicanálise foi desastroso. LaPiere, por exemplo, afirma que o freudismo arruinou a ética do individualismo, da autodisciplina e da responsabilidade que prevalecia no mundo ocidental[561].

Qualquer tentativa de oferecer uma resposta objetiva para essas perguntas – a saber, quanto à extensão e à natureza da influência da psicanálise – há de enfrentar três grandes dificuldades.

Primeira: como no caso de Darwin, a importância histórica de uma teoria não se restringe ao que ela originalmente fora na mente de seu autor, mas também contempla as extensões, os aditamentos, as interpretações e as distorções dessa teoria[562]. Assim, uma avaliação da influência de Freud deve começar com uma descrição histórica da escola freudiana e das várias correntes que dela se originaram: os freudianos ortodoxos; os sucessores mais originais (por exemplo, os defensores da psicanálise do eu); as escolas desviantes propriamente ditas, com seus próprios cismas e ramos desviantes; e as outras escolas (Adler e Jung), que foram fundamentadas em princípios básicos radicalmente diferentes, embora como resposta à psicanálise. E por último, mas não menos importante: é preciso levar em conta os conceitos pseudofreudianos distorcidos que foram amplamente vulgarizados pelos jornais, revistas e literatura popular.

Segunda: uma dificuldade ainda maior surge do fato de que, desde o início, a psicanálise se desenvolveu numa atmosfera de lendas, o que resulta no fato de não ser possível uma apreciação objetiva antes de os verdadeiros fatos históricos serem completamente separados da lenda. Seria inestimável conhecer o ponto de partida da lenda freudiana, bem como os fatores que a fizeram chegar até o desenvolvimento atual. Infelizmente, o estudo científico das lendas, da sua estrutura temática, do seu crescimento e das suas causas é uma das áreas da ciência que são menos conhecidas[563]; e até o presente momento nada foi escrito em relação a Freud que pudesse ser comparado ao estudo feito por Étiemble a respeito da lenda que cresceu em torno do poeta Rimbaud[564]. Uma passada de olhos sobre a lenda freudiana revela dois traços principais. O primeiro é o tema do herói solitário lutando contra um bando de inimigos, sofrendo "as poucas e boas de uma sina ultrajante", mas triunfando no final. A lenda exagera consideravelmente a extensão e o papel do antissemitismo, da hostilidade do mundo acadêmico e dos supostos preconceitos vitorianos. O segundo traço da lenda freudiana é o apagamento da maior parte do contexto científico e cultural em que a psicanálise se desenvolveu, daí o tema da absoluta originalidade das realizações, em que o herói é creditado com as conquistas de seus predecessores, associados, discípulos, rivais e contemporâneos.

Descartada a lenda, podemos enxergar os fatos por um prisma diferente. Freud é mostrado como alguém que possui a carreira mediana de um acadêmico contemporâneo na Europa Central; uma carreira cujos primórdios foram apenas ligeiramente dificultados pelo antissemitismo, e sem maiores contratempos do que muitos outros. Ele viveu num tempo em que as polêmicas científicas tinham um tom mais veemente do que hoje, e jamais sofreu o grau de hostilidade que sofreram homens como Pasteur e Ehrlich[565]. A lenda corrente, por outro lado, atribui a Freud muito do que pertence, notadamente, a Herbart, Fechner, Nietzsche, Meynert, Benedikt e Janet, e negligencia o trabalho de exploradores do inconsciente, dos sonhos e da patologia sexual que vieram antes dele. Muito do que é creditado a Freud era uma difusa tradição corrente, e o seu papel foi o de cristalizar essas ideias e dar a elas uma forma original.

Chegamos agora à terceira grande dificuldade em avaliar a extensão e a natureza da influência exercida pela psicanálise. Muitos autores tentaram fazer um inventário do impacto das ideias de Freud sobre a psicologia dos fenômenos normais e anormais, a sociologia, a antropologia, a criminologia, a arte, o teatro e o cinema, assim como sobre a filosofia, a religião, a educação e os costumes. Não tentaremos reiterar esses levantamentos, tampouco sintetizá-los, mas precisamos apontar um fato que foi por vezes negligenciado: a própria psicanálise esteve, desde o início, ligada a outras correntes – preexistentes ou contemporâneas – de natureza mais geral. Por volta de 1895, a profissão de neuropsiquiatria havia entrado em voga; havia uma busca ativa por novos métodos psicoterapêuticos, e homens como Bleuler e Möbius estavam tentando "repsicologizar" a psiquiatria – as primeiras publicações de Freud surgiram como manifestações dessa nova disciplina. No mesmo período, houve um intensivo desenvolvimento da psicopatologia sexual – a teoria freudiana da libido era uma dentre as muitas novidades nesse campo. Já mencionamos as afinidades entre a psicanálise inicial e as obras literárias de Ibsen, Schnitzler, o grupo Jovem Viena e os neorromânticos, e a estes precisam ser acrescentados os movimentos de vanguarda que surgiram depois, a saber: os futuristas, dadaístas e surrealistas[566]. O ateísmo declarado de Freud estava em sintonia com a postura de muitos cientistas contemporâneos e lhe valeu o favorecimento do Monisten-Bund[567], de Haeckel[568]. Seu sistema foi julgado materialista o bastante para ser adotado pelos psicólogos soviéticos russos antes de ser substituído pela psiquiatria pavloviana[569]. A Primeira Guerra Mundial deu lugar a uma corrente de "declínio do Ocidente", da qual as "Considerações Contemporâneas Sobre a Guerra e a Morte", de Freud, foram apenas uma dentre as muitas manifestações[570]. Os desastres da Primeira e a iminente catástrofe da Segunda Guerra Mundial compeliram os pensadores a buscar formas de salvar o mundo[571]. A tarefa da psicoterapia era então oferecer ao indivíduo um meio de tolerar as tensões e a angústia, daí a passagem realizada na psicanálise da psicologia das profundezas à psicanálise do eu[572].

Porém, isso não era tudo, porque nesse ínterim o progresso da tecnologia havia inaugurado a sociedade afluente. Um sistema baseado no trabalho pesado e na intensa competição, ao qual o darwinismo social havia concedido a sua ideologia, foi sucedido por um sistema baseado no consumo de massa, com uma filosofia hedonista-utilitária. Foi essa a sociedade que adotou, com entusiasmo, a psicanálise freudiana, amiúde em sua forma mais distorcida. Os fatos trazidos por LaPiere em seu livro *The Freudian Ethic* (A Ética Freudiana) podem ser precisos, mas responsabilizar Freud por eles é tão equivocado quanto responsabilizar Darwin pela forma como militaristas, colonialistas e outros grupos predatórios – e, por fim, Hitler e os nazistas – se valeram de teorias pseudodarwinistas. Assim, com Freud aconteceu o mesmo que havia acontecido com

Darwin e com outros antes deles: pareciam ter iniciado uma revolução cultural avassaladora, quando na verdade se tratava de uma revolução enraizada em mudanças socioeconômicas que as implicavam. Voltando a Freud, certamente levará um bom tempo até que se possa discernir o que pode ser atribuído ao impacto direto de seu ensino, e em que medida as difusas correntes sociais, econômicas e culturais prevaleceram nos conceitos freudianos, ou pseudofreudianos, para os seus próprios fins.

Talvez estejamos preparados, agora, para dar uma resposta para esta difícil pergunta: o que certamente pertence a Freud e constitui a mais íntima originalidade de sua obra? Podemos distinguir três grandes contribuições: a teoria psicanalítica, o método psicanalítico e a organização psicanalítica.

Sejam quais forem o número de suas fontes e as complexidades de seu contexto, a teoria psicanalítica é universalmente reconhecida como uma síntese poderosa e original que incentivou vários pesquisadores e descobertas no campo da psicologia, tanto dos fenômenos normais quanto dos anormais. Contudo, o problema de seu estatuto científico ainda não está esclarecido. Nesse sentido, a situação da psicanálise é surpreendentemente similar à do magnetismo animal em 1818, quando o médico Virey se perguntou por que as descobertas feitas no campo da Física na época de Mesmer haviam passado a ser tomadas como certas, ao passo que a validade da doutrina de Mesmer ainda era pauta de discussões carregadas de emoção[573]. Em contrapartida, as descobertas feitas na época de Freud nos campos da endocrinologia, da bacteriologia e afins são inequivocamente integradas à ciência, ao passo que a validade dos conceitos psicanalíticos ainda é questionada por muitos psicólogos experimentais e epistemólogos[574]. Esse paradoxo fez com que muitos freudianos vissem a psicanálise como uma disciplina que está fora do campo da ciência experimental – e mais próxima da história, da filosofia, da linguística[575] –, ou como uma variedade da hermenêutica[576].

Ainda mais que a estrutura conceitual da psicanálise, o método psicanalítico é criação de Freud e constitui a mais íntima originalidade de sua obra. Freud foi o inventor de um novo modo de lidar com o inconsciente, isto é: a situação psicanalítica com a regra básica (a associação livre), e a análise das resistências e da transferência. Essa é a incontestável inovação de Freud.

Porém, a mais flagrante das novidades freudianas provavelmente tenha sido a fundação de uma "escola" segundo um padrão que não possuía paralelo algum nos tempos modernos, mas é um renascimento das velhas escolas filosóficas da Antiguidade greco-romana, como descrevemos num capítulo anterior[577]. Praticamente desde o início Freud fez da psicanálise um movimento, com sua organização e editora próprias, as suas regras estritas de afiliação e a sua doutrina oficial, a saber: a teoria psicanalítica. A similaridade entre a escola psicanalítica e as escolas filosóficas greco-romanas foi reforçada depois da imposição de uma iniciação na forma da análise didática. A análise didática não apenas exige um pesado sacrifício financeiro, como também uma renúncia à privacidade e a si mesmo como um todo. Dessa forma, um seguidor é integrado à Sociedade mais indissociavelmente do que um pitagórico, estoico ou epicureu o eram em suas respectivas organizações. O exemplo de Freud a esse respeito seria seguido por Jung e por alguns outros movimentos psiquiátricos dinâmicos. Assim, somos levados a ver a mais flagrante conquista de Freud no renascimento do tipo greco-romano de escolas filosóficas, e esse é sem dúvida um notável acontecimento na história da cultura moderna.

Notas

1. Seguimos aqui a cronologia oferecida por Alfred Kasamas, *Österreichische Chronik*, Wien: Hollinek, 1948.
2. Do alemão: "anel". (N. da T.)
3. Ver Gerson Wolf, Die Juden, *Die Völker Oesterreich-Ungarns: Ethnographische und culturhistorische Schilderung*, Band 7, Wien/Teschen: Karl Prochaska, 1883.
4. Ver Hans Tietze, *Die Juden Wiens: Geschichte-Wirtschaft-Kultur*, Leipzig/Wien: E.P. Tal, 1933.
5. Do alemão: "Pré-Março". (N. da T.)
6. Ver Adolf von Zemlinsky, *Geschichte der Türkisch-Israelitischen Gemeinde zu Wien*, Wien: M. Papo, 1888.
7. Ver S. Mayer, *Ein Jüdischer Kaufmann, 1831 bis 1911: Lebenserinnerungen von Sigmund Mayer*, Leipzig: Duncker & Humblot, 1911.
8. Ver Mark Vishnitzer (ed.), *The Memoirs of Ber of Bolechow (1723-1805)*, London: Oxford University Press, 1922.
9. Do alemão: "domicílios municipais". (N. da T.)
10. Ver S. Mayer, op. cit.
11. Ver Heymann Steinthal, *Ueber Juden und Judentum: Vorträge und Aufsätze*, Hrsg. von G. Karpeles, Berlin: Poppelauer, 1906.
12. J. Breuer, Curriculum Vitae, em Hans Meyer, Dr. Josef Breuer, 1842-1925, *Nachruf, gesprochen bei der Feuerbestattung Josef Breuers im Krematorium der Stadt Wien am 23. Juni 1925*, Wien: [s.n.], 1925, p. 9-24.
13. Sigmund Freud, *Die Traumdeutung*, Leipzig/Wien: Franz Deuticke, 1900, p. 135. (Trad. bras.: *Obras Completas, v. 4: A Interpretação dos Sonhos [1900]*, trad. P.C. de Souza, São Paulo: Companhia das Letras, 2019, p. 236; trad. modificada.)
14. H. Tietze, op. cit., p. 231.
15. Max Gruenwald, *Vienna*, Philadelphia: Jewish Publication Society of America, 1936, p. 518-523.
16. Tais eram, por exemplo: Stefan Zweig [1944], *Die Welt von Gestern*, Stockholm: S. Fischer, 1958; Otto Lubarsch, *Ein bewegtes Gelehrtenleben*, Berlin: J. Springer, 1931.
17. Do francês: "questão de honra". (N. da T.)
18. Carta ao presidente da Kadimah, assinada por Josef Breuer, stirpe Judaeus, natione Getmanus (Josef Breuer, judeu de origem, alemão de nacionalidade). O autor é muito grato à sra. Käthe Breuer, que lhe mostrou essa carta e concedeu autorização para citá-la.
19. R. Gicklhorn; F. Kalivoda; J. Sajner, Nové archivní nálezy o dědictví Sigmunda Freuda v Příbore, *Československá Psychiatria*, v. LXIII, 1967, p. 131-136; R. Gicklhorn;

J. Sajner, The Freiberg Period of the Freud Family, *Journal of the History of Medicine*, v. XXIV, 1969, p. 37-43.
20. Uma fotocópia da certidão de casamento dos pais de Freud encontra-se reproduzida no artigo de Willy Aron, Notes on Sigmund Freud's Ancestry and Jewish Contacts, *YIVO Annual of Jewish Social Sciences*, v. XI, 1956-1957, p. 286-295.
21. A cronologia da vida de Jacob Freud é incerta. Diz-se que tinha 29 anos em 1844 e que havia se casado aos dezesseis. Isso situaria o seu ano de nascimento em 1815 e o seu primeiro casamento em 1832. Porém, diz-se que Emanuel tinha 21 anos em 1852, o que situa a sua data de nascimento em 1831. Nesse caso, seu pai teria dezesseis anos na época de seu nascimento.
22. R. Gicklhorn, Eine Episode aus Freuds Mittelschulzeit, *Unsere Heimat*, v. XXXVI, 1965, p. 18-24; p. 23n.
23. Ernest Jones, *The Life and Work of Sigmund Freud*, v. 1, New York: Basic Books, 1953, p. 1, 2, 17, 60. (Trad. bras.: *A Vida e a Obra de Sigmund Freud, v. 1: Os Anos de Formação e as Grandes Descobertas [1856-1900]*, Rio de Janeiro: Imago, 1989, p. 16, 17, 31.)
24. S. Bernfeld, Sigmund Freud, M.D., 1882-1885, *International Journal of Psychoanalysis*, v. XXXII, 1951, p. 204-217; excerto da p. 207.
25. E. Jones, *The Life and Work...*, v. 1, p. 1, 9-11. (Trad. bras.: *A Vida e a Obra ...*, v. 1, p. 16, 21-23.)
26. Ernest Simon, Sigmund Freud, the Jew, *Leo Baeck Institute Yearbook*, v. II, 1957, p. 270-305.
27. S. Freud, Selbstdarstellung, em L.R. Grote (Hrsg.), *Die Medizin der Gegenwart in Selbstdarstellung*, Band 4, Leipzig: Felix Meiner, 1925, p. 1-52; com um pós-escrito na 2ª edição, 1935. (Trad. bras.: Autobiografia, *Obras Completas, v. 16: O Eu e o Id, Autobiografia e Outros Textos [1923-1925]*, trad. P.C. de Souza, São Paulo: Companhia das Letras, 2011, p. 75-167.)
28. Ver S. Freud, *Aus den Anfängen der Psychoanalyse: Briefe an Wilhelm Fliess, Abhandlungen und Notizen aus den Jahren 1887-1902*, London: Imago, 1954. (Trad. bras.: Jeffrey Moussaieff Masson [org.], *A Correspondência Completa de Sigmund Freud para Wilhelm Fliess*, trad. Vera Ribeiro, Rio de Janeiro: Imago, 1986.)
29. Ver Sigmund Freud; Ernst Pfister, *Briefe (1909-1937)*, Frankfurt: S. Fischer, 1963.
30. Ver Sigmund Freud; Karl Abraham, *Briefe (1907-1926)*, Frankfurt: S. Fischer, 1965.

31. Ver Sigmund Freud; Lou Andreas-Salome, *Briefwechsel*, Frankfurt: S. Fischer, 1966.

32. Ver S. Freud, *Briefe (1873-1939)*, Frankfurt: S. Fischer, 1960.

33. Ver Martin Freud, *Glory Reflected: Sigmund Freud - Man and Father*, London: Angus and Robertson, 1957.

34. Siegfried Bernfeld; Suzanne Bernfeld, Freud's Early Childhood, *Bulletin of the Menninger Clinic*, v. VIII, 1944, p. 107-114.

35. S. Bernfeld, Sigmund Freud, M.D., op. cit., p. 204-217.

36. Idem, Freud's Scientific Beginnings, *American Imago*, v. VI, 1949, p. 165-196.

37. Idem, Freud's Studies on Cocaine, 1884-1887, *Journal of the American Psychoanalytic Association*, v. I, 1953, p. 581-613.

38. Siegfried Bernfeld; Suzanne Bernfeld, Freud's First Year in Practice, 1886-1887, *Bulletin of the Menninger Clinic*, v. XVI, 1952, p. 37-49.

39. Ver Josef Gicklhorn; Renée Gicklhorn, *Sigmund Freuds akademische Laufbahn im Lichte der Dokumente*, Wien: Urban & Schwarzenberg, 1960.

40. R. Gicklhorn, *Der Wagner-Jauregg "Prozess"* (não publicado).

41. Ver Kurt Robert Eissler, *Sigmund Freud und die Wiener Universität*, Bern/Stuttgart: Hans Huber, 1966.

42. Ver M. Dorer, *Historische Grundlagen der Psychoanalyse*, Leipzig: F. Meiner, 1932.

43. Ver O. Andersson, *Studies in the Prehistory of Psychoanalysis*, Stockholm: Svenska Bokfürlaget, 1962.

44. Ver Fritz Wittels, *Sigmund Freud: Der Mann, die Lehre, die Schute*, Leipzig: Tal, 1924.

45. Ver Helen Walker Puner, *Freud: His Life and His Mind*, New York: Howell, Soskin, 1947.

46. Ver Hanns Sachs, *Freud, Master and Friend*, Cambridge: Harvard University Press, 1945.

47. Ver *The Life and Work…*, 15, 1957. 3v.

48. A razão pela qual seu primeiro nome foi posteriormente mudado para Sigmund não é conhecida.

49. Willy Aron, op. cit., p. 286-295.

50. A palavra "maio" foi escrita com a antiga grafia *May* em vez de *Mai*, de modo que era fácil confundir com *März* (março).

51. Renée Gicklhorn informou o autor de que, de acordo com os diretórios municipais, Jacob Freud viveu em 1860 na Weissgärberstrasse 114, em 1864 na Pillersdorfgasse 5, em 1865 na Pfeffergasse 1 e, em 1872, na Pfeffergasse 5. Não se sabe em que data ele se mudou mais tarde para a Kaiser Josefstrasse.

52. S. Freud, *Die Traumdeutung*, Leipzig/Wien: Franz Deuticke, 1900, p. 146. (Trad. bras.: *Obras Completas, v. 4*, trad. P.C. de Souza, São Paulo: Companhia das Letras, 2019, p. 253.)

53. Eine Episode aus S. Freuds Mittelschulzeit, *Unsere Heimat*, v. XXXVI, 1965, p. 18-24.

54. J.B. Heller, Freud's Mother and Father, *Commentary*, v. XXI, 1956, p. 418-421.

55. Heinz Stanescu, Unbekannte Briefe des jungen Sigmund Freud an einen Rumänischen Freund, *Neue Literatur: Zeitschrift des Schriftstellerverbandes der RVD*, XVI, n. 3, Juni 1965, p. 123-129.

56. Esse célebre poema, uma imitação de um Hino Órfico, foi incluído nas obras completas de Goethe e entendido como uma obra inédita de sua juventude. Pesquisas posteriores, no entanto, mostraram que o verdadeiro autor era Georg Christoph Tobler (1757-1812), um jovem poeta suíço que o havia enviado a Goethe. Ver Rudolph Pestalozzi, Sigmund Freuds Berufswahl, *Neue Zürcher Zeitung*, n. 179, 1º Juli 1956.

57. Do latim ao alemão: "avaliações rigorosas" realizadas durante o doutoramento. No singular, *Rigorosum*. (N. da T.)

58. Do latim ("escravo doméstico") ao alemão: "auxiliar" que, estudante de medicina nos semestres clínicos, faz seu estágio durante as férias sob a orientação de um profissional experiente. (N. da T.)

59. Ver S. Bernfeld, Sigmund Freud, M.D., op. cit., p. 204-217. A lista completa das disciplinas em que Freud se matriculou encontra-se nas p. 216-217.

60. Moritz Benedikt, *Aus meinem Leben: Erinnerungen und Erörterungen*, Wien: Carl Konegen, 1906, p. 60-62.

61. Ver capítulo 5, p. 273-274.

62. Nunca existiu uma "escola de Helmholtz", no sentido suposto por Siegfried Bernfeld. É lamentável que essa falsa concepção tenha sido aceita de forma acrítica por tantos historiadores.

63. Karl Eduard Rotschuh, *Geschichte der Physiologie*, Berlin: Springer, 1953, p. 139-141.

64. Erna Lesky, *Die Wiener medizinische Schule im 19. Jahrhundert*, Graz: Böhlau, 1965, p. 535-537.

65. *Dr. Josef Breuer, 1842-1925: Curriculum Vitae und Nachruf*, von Hofrat. Prof. Dr. Hans Meyer am 23. Juni 1925.

66. Ver L. Breuer, *Leitfaden beim Religionsunterrichte der Israelitischen Jugend*, 2. ed., Wien: Klopfsen und Eurich, 1855.

67. Da carta ao Kadimah (1894), com a gentil autorização da sra. Käthe Breuer.

68. Esses detalhes foram fornecidos pela sra. Käthe Breuer.

69. Uma cópia dessa correspondência encontra-se em posse da sra. Käthe Breuer, que muito gentilmente autorizou o autor a lê-la.

70. Rudolf Steiner, *Mein Lebensgang*, Dornach: Philos.-Anthropos., 1925, p. 134-135.

71. A. de Kleyn, Josef Breuer (1842-1925), *Acta Otolaryngologica*, v. X, 1926, p. 167-171.

72. Do alemão: "Fundação Breuer". (N. da T.)

73. Ver capítulo 10, p. 798. O autor é grato à sra. Käthe Breuer, que lhe mostrou os documentos do Breuer-Stiftung, e ao

neto de Josef Breuer, George Bryant, de Vancouver, por informações adicionais.

74. Ver J.S. Mill, *Gesammelte Werke*, Autorisierte Uebersetzung unter Redaktion von Prof. Dr. Theodor Gompertz, Band XII, Uebersetzung von Siegmund Freud, Leipzig: Fues, 1880.

75. Ver *The Life and Work...*, v. 1, capítulo 7. (Trad. bras.: *A Vida e a Obra ...*, v. 1, capítulo 7.)

76. Até o momento, nenhum levantamento documental foi conduzido nos arquivos do Hospital Geral de Viena. Estamos seguindo o relato de Jones, que foi baseado nas cartas de Freud para a noiva.

77. Do alemão: "médico residente". (N. da T.)

78. E. Lesky, op. cit., p. 373-379.

79. Bernard Sachs, *Barnay Sachs (1858-1944)*, New York: [s.n.], 1949, p. 55.

80. A. Forel, *Rückblick auf mein Leben*, Zürich: Europa, 1935, p. 64.

81. Ver Theodor Meynert, *Gedichte*, Wien/Leipzig: Wilhelm Braumüller, 1905.

82. Ver Dora Stockert-Meynert, *Theodor Meynert und seine Zeit*, Wien/Leipzig: Öesterreichischer, 1930.

83. Theodor Aschenbrandt, Die physiologische Wirkung und Bedeutung des Cocain. muriat. auf den menschlichen Organismus, *Deutsche medizinische Wochenschrift*, Band IX, 1883, p. 730-732.

84. S. Freud, Ueber Coca, *Centralblatt für die gesamte Therapie*, Band II, 1884, p. 289-314.

85. Carl Koller, Vorläufige Mitteilung über locale Anästhesierung am Auge, *Klinische Monatsblätter für Augenheilkunde*, Band XXII, 1884, p. 60-63.

86. S. Freud, Beitrag zur Kenntnis der Cocawirkung, *Wiener medizinische Wochenschrift*, Band XXXV, 1885, p. 129-133.

87. A. Erlenmeyer, Ueber die Wirkung des Cocain bei Morphiumentziehung, *Centralblatt für Nervenheilkunde*, Band VIII, 1885, p. 289-299.

88. S. Freud, Ueber den Ursprung des Nervus acusticus, Monatsschrift für Ohrenheilkunde, *Neue Folge*, Band XX, 1886, p. 245282.

89. Em *A Interpretação dos Sonhos*, Freud diz que Paris foi, durante muitos anos, a mira de um de seus sonhos, e que a felicidade que sentiu ao botar os pés na calçada parisiense foi para ele a garantia de que outros sonhos seriam realizados, por sua vez. S. Freud, *Die Traumdeutung*, Leipzig/Wien: Franz Deuticke, 1900, p. 133. (Trad. bras.: *Obras Completas*, v. 4, p. 234.)

90. E. Jones, *The Life and Work...*, v. 1, p. 186-189. (Trad. bras.: *A Vida e a Obra...*, v. 1, p. 195-197.)

91. Esse documento foi publicado no livro de Josef Gicklhorn e Renée Gicklhorn, *Sigmund Freuds akademische...*, p. 82-89.

92. E. Jones, *The Life and Work...*, v. 1, p. 229. (Trad. bras.: *A Vida e a Obra...*, v. 1, p. 236.)

93. A. Erlenmeyer, Ueber Cocainsucht, *Deutsche Medizinalzeitung*, VII, 1886, p. 672-675.

94. Ver Jean-Martin Charcot, *Neue Vorlesungen über die Krankheiten des Nervensystems insbesondere der Hysterie*, übersetzt von S. Freud, Leipzig/Wien: Toeplitz und Deuticke, 1886.

95. E. Jones, *The Life and Work...*, v. 1, p. 193-195. (Trad. bras.: *A Vida e a Obra...*, v. 1, p. 201-202.)

96. Ver neste capítulo, p. 462-463.

97. R. Gicklhorn, Das erste öffentliche Kinder-Kranken-Institut in Wien, *Unsere Heimat*, v. XXX, 1959, p. 146-157.

98. Ver E. Lesky, op. cit., *passim*; Erich Menninger-Lerchenthal, Jubiläum der Gesellschaft der Aerzte in Wien, *Oesterreichische Aerztezeitung*, 1964.

99. Burghard Breitner, *Hand an zwei Pflügen*, Innsbruck: Inn, [s.d.], p. 222-224.

100. Ver Herbert Page, *Injuries of the Spine and Spinal Cord without Apparent Mechanical Lesions, and Nervous Shock*, London: Churchill, 1882.

101. G.L. Walton, Case of Typical Hysterical Hemianesthesia in a Man Following Injury, *Archives of Medicine*, v. X, 1883, p. 88-95; idem, Case of Hysterical Hemianaesthesia, Convulsions and Motor Paralysis Brought on by a Fall, *Boston Medical and Surgical Journal*, v. CXI, 1884, p. 558-559.

102. James Jackson Putnam, Recent Investigations into the Pathology of So-Called Concussion of the Spine, *Boston Medical and Surgical Journal*, v. CIX, 1883, p. 217-220.

103. R. Thomsen; H. Oppenheim, Ueber das Vorkommen und die Bedeutung der Sensorischen Anästhesie bei Erkrankungen des Zentralen Nervensystems, *Archiv für Psychiatrie*, v. XV, 1884, p. 559-667.

104. J. Gicklhorn; R. Gicklhorn, *Sigmund Freuds akademische...*, p. 82-89.

105. Do alemão: "Colegiado de Professores". (N. da T.)

106. *Anzeiger der K.K. Gesellschaft der Aerzte in Wien*, 1886, n. 25, p. 149-152; *Allgemeine Wiener Medizinische Zeitung*, Band XXXI, 1886, p. 505-507; *Wiener Medizinische Wochenschrift*, Band XXXVI, 1886, p. 1.445-1.447; *Münchner Medizinische Wochenschrift*, Band XXXIII, 1886, p. 768; *Wiener Medizinische Presse*, Band XXVII, 1886, p. 1407-1409 – detalhada descrição de Arthur Schnitzler; *Wiener Medizinische Blätter*, Band IX, 1886, p. 1.292-1.293.

107. Do francês: "grande histeria". (N. da T.)

108. Do francês: "pequena histeria". (N. da T.)

109. *Elektrotherapie*, Wien: Tendler, 1868, p. 413-445.

110. Moriz Rosenthal, *Klinik der Nervenkrankrankheiten*, 2. Aufl., Stuttgart: Ferdinand Enke, 1875, p. 466-467.

111. Ver D. Stockert-Meynert, op. cit. – com cópia de uma carta muito lisonjeira de Charcot para Meynert e comentário sobre uma visita de Meynert a Charcot em 1892.

112. Paul Richer, *Études cliniques sur l'hystéro-épilepsie ou grande hystérie*, Paris: Delahaye et Lecrosnier, 1881, p. 258.

113. Leopold Laquer, *Neurologisches Centralblatt*, Band VI, 1887, p. 429-432.

114. A.V. Luzenberger (Assistent an der Psychiatrischen Klinik des Hofrathes Professor Meynert in Wien), Ueber einen Fall von Dyschromatopsie bei einem hysterischen Manne, *Wiener Medizinische Blätter*, Band IX, September 16, 1886, p. 1.113-1.126.

115. Bamberger havia sido um dos quatro membros da banca que concedeu a bolsa para Freud ir a Paris. Freud havia trabalhado por três anos no laboratório de Meynert. No ano anterior, ele havia substituído um médico no sanatório de Leidesdorf por três semanas.

116. S. Freud, Beiträge zur Kasuistik der Hysterie I, Beobachtung einer hochgradigen Hemianaesthesie bei einem hysterischen Manne, *Wiener Medizinische Wochenschrift*, Band XXXVI, 1886, p. 1633-1638. (Trad. bras.: Observações de um Caso Grave de Hemianestesia em um Homem Histérico, *Obras Psicológicas Completas, ESB, Publicações Pré-Psicanalíticas e Esboços Inéditos [1886-1889]*, Rio de Janeiro: Imago, 1996, p. 61-67.)

117. Isso foi demonstrado com base em levantamentos nos Arquivos da Sociedade realizados por K. Sablik (Sigmund Freud und die Gesellschaft der Aerzte in Wien, *Wiener klinische Wochenschrift*, Band LXXX, 1968, p. 107-110).

118. A. Schnitzler, Review of Charcot's Lectures on the Diseases of the Nervous System, trans. Sigmund Freud, *Internationale Klinische Rundschau*, Band I, 1887, p. 19-20.

119. O adjetivo *geistreich* – que, literalmente, significa "cheio de espírito" – poderia, às vezes, ter uma conotação irônica quando utilizado para qualificar um homem da ciência. Dava a entender que ele poderia ter mais imaginação do que senso crítico.

120. Georges Gilles de la Tourette, *Traité clinique et thérapeutique de l'hystérie daprès l'enseignement de la Salpétrière*, Paris: Plon, 1901, p. 76-88.

121. S. Freud, Bemerkungen Über Cocainsucht und Cocainfurcht, *Wiener Medizinische Wochenschrift*, Band XXXVII, 1887, p. 929-932.

122. *Wiener Medizinische Wochenschrift*, Band XXXVII, 1887, p. -201.

123. T. Meynert, Beitrag zum Verständnis der traumatischen Neurose, *Wiener Klinische Wochenschrift*, 1889, p. 489-502.

124. R. Gicklhorn, Das erste öffentliche Kinder-Kranken-Institut in Wien, *Unsere Heimat*, v. XXX, 1959, p. 146-157.

125. Seguimos as datas e a ortografia dos nomes fornecidos pela *Heimatrolle*, em Viena.

126. Guia de viagem editado na Alemanha desde 1827. (N. da T.)

127. Ver Hippolyte Bernheim, *Die Suggestion und ihre Heilwirkung*, übersetzt von S. Freud, Leipzig/Wien: Franz Deuticke, 1889.

128. Idem, *Neue Studien über Hypnotismus, Suggestion und Psychotherapie*, übersetzt von S. Freud, Vienna/Leipzig: Franz Deuticke, 1892.

129. Do alemão: "Clube Médico de Viena". (N. da T.)

130. S. Freud, Ueber Hypnose und Suggestion, Originalbericht, *Internationale Klinische Rundschau*, Band VI, 1892, p. 814-818.

131. Essa tradução existe em dois formatos. O texto é idêntico, a única diferença está nos títulos e nas datas, que são: J.M. Charcot, *Poliklinische Vorträge*, übersetzt von S. Freud (mit zahlreichen Holzschnitten im Text), Leipzig/Wien: Franz Deuticke, 1892; idem, *Poliklinische Vorträge*, übersetzt von S. Freud, Band I, Schuljahr 1887-1888, Mit 99 Holzschnitten, Leipzig/Wien: Franz Deuticke, 1894.

132. Publicado em versão restrita a membros da nobreza e do serviço público britânico desde o ano 1849, o primeiro anuário ampliado, abarcando personalidades de todas as áreas, veio a público em 1897. (N. da T.)

133. Ludwig Eisenberg, *Das geistige Wien: Künstler- und Schriftsteller-Lexikon, Band II, Medicinisch-naturwissenchaftlicher Theil*, Wien: Daberkow, 1893, p. 132-133.

134. Ver neste capítulo, p. 546.

135. M. Schur, Some additional "Day Residues" of "The Specimen Dream of Psychoanalysis", em Rudolf M. Loewenstein et al., *Psychoanalysis, a General Psychology: Essays in Honor of Heinz Hartmann*, New York: International Universities Press, 1966, p. 45-85.

136. É assim que ele conta a Fliess pouco tempo depois. Em *A Interpretação dos Sonhos*, porém, o aviso está redigido: "Solicita-se que fechem os olhos, ou Solicita-se que fechem um olho."

137. E. Buxbaum, Freud's Dream Interpretation in the Light of His Letters to Fliess, *Bulletin of the Menninger Clinic*, v. XV, 1951, p. 197-212.

138. Ver D. Anzieu, *L'Auto-Analyse: Son Rôle dans la découverte de la psychanalyse par Freud. Sa Fonction en psychanalyse*, Paris: Presses Universitaires de France, 1959.

139. H.F. Ellenberger, La Maladie Créatrice, *Dialogue, Canadian Philosophical Review*, v. III, 1964, p. 2.541.

140. Ver capítulo 4, p. 224-225

141. Ver capítulo 9, p. 665-668-648.

142. Do alemão: "colegiado de doutores". (N. da T.)

143. Do latim ao alemão: "professor associado". (N. da T.)

144. Ver S. Freud, *Aus den Anfängen...*, p. 178. (Trad. ingl.: *The Origins of Psychoanalysis*, New York: Basic Books, 1954, p. 167; trad. bras.: J.M. Masson [org.], *A Correspondência...*, p. 229.)

145. Ibidem, p. 167. (Trad. bras.: J.M. Masson [org.], *A Correspondência...*, p. 171.)

146. Ver Carl Samuel Freund, Ueber psychische Lähmungen, *Neurologisches Centralblatt*, Band XIV, 1895, p. 938-946.

147. Ver S. Freud, *Aus den Anfängen...*, p. 145. (Trad. bras.: J.M. Masson [org.], *A Correspondência...*, p. 153.) Na verdade, não há nada no artigo de C.S. Freund que justificasse tal acusação.

148. Isso é demonstrado por certas expressões, tais como *meinen Kollegen zum Trotz* (apesar dos meus colegas), numa carta de 30 de maio de 1896; ou quando ele se vangloria de ter sido "rude" (*frech*) com eles.

149. S. Freud, *Bruchstück einer Hysterie-Analyse, Monatsschrift für Neurologie und Psychiatrie*, Band XVIII, 1906, p. 436. Lembremos que esse artigo foi escrito em 1901 e publicado cinco anos depois. (Trad. bras.: Análise Fragmentária de uma Histeria, *Obras Completas*, v. 6: *Três Ensaios Sobre a Teoria da Sexualidade, Análise Fragmentária de uma Histeria* [*O Caso Dora*] *e Outros Textos* [*1901-1905*], trad. P.C. de Souza, São Paulo: Companhia das Letras, 2016, p. 263.)

150. Jakob von Uexküll, *Niegeschaute Welten*, Berlin: S. Fischer, 1936, p. 133-145.

151. P. Valéry, *Autres Rhumbs, Œuvres*, v. 2, Paris: Gallimard, 1960, p. 673. (Col. Bibliothèque de la Pléiade.)

152. "Noli foras ire, in teipsum redi; in interiore homine habitat veritas." Agostinho, *De vera religione*, 39, 72. (Trad. bras.: *A Verdadeira Religião*, trad. Nair de Assis de Oliveira, São Paulo: Paulinas, 1987, p. 106.)

153. *III. Internationaler Kongress für Psychologie in München vom 4. bis 7. August, 1896*, München: J.F. Lehmann, 1897, p. 369.

154. Albert Willem Van Renterghem, *Liébeault en zijne School*, Amsterdam: Van Rossen, 1898, p. 133.

155. Julius Leopold Pagel, *Biographisches Lexikon hervorragender Aerzte des neunzehnten Jahrhunderts*, Berlin: Urban and Schwarzenberg, 1901, p. 545.

156. C. Tournier, Essai de classification étiologique des névroses, *Archives d'Anthropologie Criminelle*, tome XV, 1900, p. 28-39. Ao longo de sua vida, Tournier reuniu uma imensa quantidade de material, mas publicou muito pouco.

157. Ver neste capítulo, p. 446-447.

158. *Jahrbuch für Psychiatrie und Neurologie*, Band XX, 1901, p. 391.

159. J. Gicklhorn; R. Gicklhorn, *Sigmund Freuds akademische...*, p. 99.

160. Isso foi bem demonstrado por Erik Homburger Erikson, The Dream Specimen of Psychoanalysis, *Journal of the American Psychoanalytic Association*, v. II, 1954, p. 5-56.

161. Para dar um exemplo, Freud fala de ir duas vezes por dia a uma casa para aplicar uma injeção numa paciente, e de cuspir nas escadas, para o incômodo do porteiro; mas ele diz que a culpa havia sido dela, por não fornecer uma cuspideira (*Die Traumdeutung*, p. 165; trad. bras.: *A Interpretação dos Sonhos*, p. 283). Esse detalhe parece bastante rude para o leitor moderno, mas, naquela época, quando cuspir era costume e aceitável, e as cuspideiras eram fornecidas quase tão generosamente quanto os cinzeiros hoje em dia, não havia nada de incomum nesse comportamento.

162. A história não soa totalmente convincente. Meynert não negou a existência da histeria masculina, como mostra a publicação do artigo de Luzenberger (ver neste capítulo, p. 444). A histeria é, por excelência, uma doença que não dá para esconder. As investigações que o autor fez entre os conhecedores austríacos da história da medicina revelaram seu ceticismo sobre a suposta "histeria masculina" de Meynert. Mesmo supondo que Meynert tivesse sido capaz de esconder que sofria de histeria masculina, é provável que, após vários anos de polêmicas com Freud, ele o chamasse para seu leito de morte para fazer tal confissão?

163. Ver Theodor Gomperz, *Traumdeutung und Zauberei: Ein Blick auf das Wesen des Aberglaubens*, Wien: Carl Gerold's Sohn, 1866.

164. Havia vários sinônimos disponíveis: *Traumauslegung, Interpretation der Träume, Deutung des Traumes*, e assim por diante. *Traumdeutung* evocava *Sterndeutung* (astrologia).

165. Virgílio (séc. 1 a.C.) *Eneida*, trad. O. Mendes, Campinas: Editora da Unicamp, 2005, p. 170.

166. S. Freud, *Aus den Anfängen...*, p. 260. Na tradução inglesa autorizada (*The Origins...*, p. 244), os termos utilizados por Freud foram minorados. (Trad. bras.: J.M. Masson [org.], *A Correspondência...*, p. 299.)

167. Hans Blüher, *Werke und Tage: Geschichte eines Denkers*, München: Paul List, 1953, p. 253.

168. Ilse Bry; Alfred H. Rifkin, Freud and the History of Ideas: Primary Sources, 1886-1910, *Science and Psychoanalysis*, n. V, 1962, p. 6-36. Ver também capítulo 10, p. 774-775.

169. Ver J. Gicklhorn; R. Gicklhorn, *Sigmund Freuds akademische...*

170. Zwei bisher übersehene Dokumente zur akademischen Laufbahn Sigmund Freuds, *Wiener klinische Wochenschrift*, Band LXXVIII, 1966, p. 16-19.

171. Do alemão: "barão". (N. da T.)

172. Do alemão: "senhora". (N. da T.)

173. Ver K.R. Eissler, *Sigmund Freud...*, 1966.

174. A. Engelbrecht, Wilhelm August Ritter von Hartel, *Jahresbericht über die Fortschritte der klassischen Altertumswissenschaft*, Band CXLI, 1908, p. 75-107.

175. K. Kraus, Die Fakultät in Liquidation, *Die Fackel*, Band V, Oktober 17, 1903, n. 144, p. 4-8.

176. Do alemão: "As ruínas do castelo". (N. da T.)

177. R. Gicklhorn, Eine mysteriöse Bildaffäre, *Wiener Geschichtblätter*, Band XIII, 1958, p. 14-17.

178. K.R. Eissler, Kritische Bemerkungen zu Renée Gicklhorns Beitrag "Eine mysteriöse Bildaffäre", *Wiener Geschichtsblätter*, Band XIII, 1958, p. 55-60.

179. Graças à gentileza da *Frau* professora Ebenstein, diretora da Österreichische Galerie, o autor pôde ver a pintura de Orlik no depósito do Museu. É uma pintura a óleo, medindo 55 por 37cm, que vale aproximadamente $100.

180. Do latim: "força inercial". (N. da T.)

181. Ilse Bry; Alfred H. Rifkin, op. cit., p. 6-36.

182. E. Jones, *The Life and Work...*, v. 1, p. 332. (Trad. bras.: *A Vida e a Obra...*, v. 1, p. 335.)

183. Ver capítulo 10, p. 793-794.

184. Aqui seguimos Ernest Jones: *The Life and Work...*, v. 3, New York: Basic Books, 1957, p. 89.

185. Ver T. Mann, *Freud und die Zukunft*, Wien: Bermann--Fischer, 1936. (Trad. ingl.: *Essays of Three Decades*, New York: Alfred A. Knopf, 1947, p. 411-428.)

186. S. Zweig, Worte am Sarge Sigmund Freuds, *Erbe und Zukunft*, Band II, 1947, p. 101-102.

187. Anna Freud Bernays, My Brother, Sigmund Freud, *American Mercury*, v. LI, 1940, p. 335-342.

188. R. Gicklhorn, Eine Episode aus Sigmund Freuds Mittelschulzeit, *Unsere Heimat*, v. XXXVI, 1965, p. 18-24.

189. René Laforgue, Ein Bild von Freud, *Zeitschrift für Psychotherapie und Medizinische Psychologie*, Band IV, 1954, p. 210-217.

190. Ver Martin Freud, *Glory Reflected...*

191. Esse documento foi encontrado no Arquivo do Ministério da Guerra da Áustria pela *Frau* professora Renée Gicklhorn, que generosamente forneceu ao autor uma fotocópia e o autorizou a utilizá-la no presente livro.

192. Do alemão, no contexto do Exército austro-húngaro: "tenente médico". (N. da T.)

193. Em Viena, o autor mostrou esse documento a um amigo idoso que está familiarizado com pesquisa arquivística e que, em sua juventude, serviu ao Exército austro--húngaro. Após uma leitura cuidadosa, ele o devolveu com um sorriso e disse: "Isso prova que Freud estava em bons termos com o oficial que preencheu a ficha."

194. Adelbert Albrecht, Prof. Sigmund Freud: The Eminent Vienna Psycho-Therapeutist Now in America, *Boston Evening Transcript*, September 11, 1909, p. 3.

195. Raymond Recouly, A Visit to Freud, *Outlook*, v. CXXXV, New York, September 15, 1923, p. 27-29.

196. M. Eastman, *Heroes I Have Known: Twelve Who Lived Great Lives*, New York: Simon and Schuster, 1942, p. 261-273.

197. *Les Pas perdus*, Paris: Gallimard, 1924, p. 116-117.

198. H.R. Lenormand, *Les Confessions d'un auteur dramatique*, v. 1, Paris: Albin Michel, 1949, p. 270-271.

199. Ver Johannes Heinrich Schultz, *Psychotherapie, Leben und Werk grosser Aerzte*, Stuttgart: Hippokrates, 1952.

200. V. von Weizsäcker, *Natur und Geist: Erinnerungen eines Arztes*, Göttingen: Vandenhoeck & Ruprecht, 1954, p. 173-174.

201. E. Ludwig, *Der entzauberte Freud*, Zürich: Carl Posen, 1946, p. 177-180.

202. Ver O. Pannetier, Visite au Professeur Freud: Je me fais psychanalyser, *Candide*, v. XIII, n. 645, juillet 23, 1936. (Trad em inglês: Appointment in Vienna, *The Living Age*, v. CCCLI, New York, October 1936, p. 138-144.

203. R.R. Grinker, Reminiscences of a Personal Contact with Freud, *American Journal of Orthopsychiatry*, v. X, 1940, p. 850-854.

204. H. Doolittle, Writings on the Wall, *Life and Letters To--Day*, v. XLV, 1945, p. 67-98, 137-154; v. XLVI, p. 72-89, 136-151; v. XLVIII, p. 33-45.

205. Ver Joseph Wortis, *Fragments of an Analysis with Freud*, New York: Simon and Schuster, 1954.

206. Bruno Goetz, Erinnerungen an Sigmund Freud, *Neue Schweizer Rundschau*, Jahr XX, Mai 1952, p. 3-11.

207. Carl Gustav Jung, *Notes on the Seminar in Analytical Psychology Conducted by C.G. Jung*, Zürich, März 23-Juli 6, 1925.

208. Um exemplo disso ocorreu em 1936, quando ele se recusou a ver Janet em Viena, acreditando – muito incorretamente – que Janet o havia insultado em 1913. Outro foi o seu comentário quando ouviu falar da morte de Adler (ver capítulo 8, p. 643-644).

209. Ernest Jones falou em "fobia de viajar", porque Freud foi para a estação uma hora antes da partida do trem. Na verdade, essa era a coisa prática a fazer num momento em que não era possível reservar assentos. E. Jones, *The Life and Work...*, v. 1, p. 335-336. (Trad. bras.: *A Vida e a Obra...*, v. 1, p. 339-340.)

210. Os vienenses que realmente não gostavam de Viena emigraram; aqueles que a amavam fingiam odiá-la, mas ficaram. "O vienense é um homem infeliz consigo mesmo, que odeia os vienenses, mas não pode viver sem os vienenses", disse Hermann Bahr (*Wien*, Stuttgart: Krabbe, 1906, p. 9). Martin Freud (*Glory Reflected...*, p. 48) expressa fortes dúvidas a respeito da suposta antipatia de seu pai por Viena.

211. Ver o prefácio à tradução hebraica de *Totem e Tabu* em S. Freud, *Gesammelte Schriften*, Band XII, Wien: Internationaler Psychoanalytischer, 1934, p. 385. (Trad. bras.: Prefácio à Edição Hebraica, *Obras Completas, v. 11: Totem e Tabu, Contribuição à História do Movimento Psicanalítico e Outros Textos [1912-1914]*, trad. P.C. de Souza, São Paulo: Companhia das Letras, 2012, p. 16.)

212. Freud nunca demonstrou qualquer simpatia pelo movimento sionista, nem teve contato pessoal com Theodor Herzl, embora ambos vivessem em Viena e tivessem muitos conhecidos em comum. O nome de Freud não aparece nas 1.800 páginas impressas do diário de Herzl. Ver Theodor Herzl, *Tagebücher*, Berlin: Jüdischer, 1922-1923. 3 v.

213. Do hebraico: "gentios", os não judeus. (N. da T.)

214. Do ídiche: "aproveitador, pedinte". (N. da T.)

215. Stanley Edgar Hyman, Freud and Boas: Secular Rabbis?, *Commentary*, v. XVII, 1954.

216. David Riesman, *Individualism Reconsidered and Other Essays*, New York: The Free Press, 1954, p. 305-408.

217. F. Wittels, *Freud and His Time*, New York: Grosset and Dunlap, 1931, p. 3-46.

218. Do francês: "cenáculos". (N. da T.)

219. Entre os vários estudos a respeito de Freud como escritor, ver particularmente o de Walter Muschg, Freud als Schriftsteller, *Die Psychoanalytische Bewegung*, Jahr II, 1930, p. 467-509.

220. Do latim: "nem um dia sem uma linha". (N. da T.)

221. Ver Ludwig Koehler, *Neue Zürcher Zeitung*, n. 667, April 6, 1939.

222. Ver P.J. Möbius, *Ausgewählte Werke, Band 5: Nietzsche*, Leipzig: Barth, 1904.

223. Ver Charles E. Maylan, *Freuds tragischer Komplex: Eine Analyse der Psychoanalyse*, München: Ernst Reinhardt, 1929.

224. Ver Maurice Natenberg, *The Case History of Sigmund Freud: A Psycho-Biography*, Chicago: Regent House, 1955.

225. Ver Erich Fromm, *Sigmund Freud's Mission: An Analysis of his Personality and Influence*, New York: Grove, 1963.

226. Ver P. Bailey, *Sigmund the Unserene: A Tragedy in Three Acts*, Springfield: Charles C. Thomas, 1965.

227. M. Choisy, *Sigmund Freud: A New Appraisal*, New York: Philosophical, 1963, p. 48.

228. Franz Alexander, The Neurosis of Freud, *Saturday Review of Literature*, November 2, 1957, p. 18-19.

229. Robert K. Merton, Resistance to the Systematic Study of Multiple Discoveries in Science, *Archives Européennes de Sociologie*, v. IV, 1963, p. 237-282.

230. M. Choisy, op. cit., p. 48-49.

231. M. Robert, *La Révolution psychanalytique*, v. 1, Paris: Payot, 1964, p. 93-94.

232. Um exemplo entre muitos é a crença de Freud de que *A Interpretação dos Sonhos* se deparou apenas com silêncio ou críticas destrutivas, quando, na verdade, conheceu um número bastante grande de críticas positivas ou entusiásticas. Ver também capítulo 10, p. 781-783.

233. Ver K.R. Eissler, *Freud: Versuch einer Persönlichkeitsanalyse* (datilog.). O autor é muito grato ao dr. K.R. Eissler por lhe ter disponibilizado esse estudo, com a autorização para citá-lo aqui.

234. Idem, *Goethe: A Psychoanalytic Study, 1775-1786*, Detroit: Wayne State University Press, 1963. 2 v.

235. Ver E. Menninger-Lerchenthal, Julius Wagner von Jauregg, *Die Furche*, April 20, 1957.

236. Ver J.W. von Jauregg, *Lebenserinnerungen*, Wien: Springer, 1950.

237. Do alemão: "ordinário". (N. da T.)

238. Do alemão: "extraordinário". (N. da T.)

239. Ver capítulo 10, p. 827-829.

240. K.R. Eissler, Julius Wagner-Jaureggs Gutachten über Sigmund Freud und seine Studien zur Psychoanalyse, *Wiener Klinische Wochenschrift*, Band LXX, 1958, p. 401-407.

241. Ver Henry Schnitzler, Freuds Briefe an Arthur Schnitzler, *Die Neue Rundschau*, Band LXVI, 1955. (Trad. bras.: Pedro Heliodoro Tavares, Duas Cartas de Sigmund Freud a Arthur Schnitzler: Tradução e Comentários, *Artefilosofia*, n. 23, dezembro 2017; trad. modificada.)

242. A. Schnitzler, Ueber funktionelle Aphonie und deren Behandlung durch Hypnose und Suggestion, *Internationale Klinische Rundschau*, Band III, 1889, p. 405-408.

243. *Wiener Medizinische Presse*, Band XXVII, 1886, p. 1.407-1.409.

244. *Internationale Klinische Rundschau*, Band I, 1887, p. 19-20.

245. Idem, Band III, 1889, p. 891-893.

246. A. Schnitzler, *Wiener Klinische Rundschau*, Band IX, 1895, p. 662-697.

247. Ver Olga Schnitzler, *Spiegelbild der Freundschaft*, Salzburg: Residenz, 1962.

248. A. Schnitzler [1889], Anatol, *Gesammelte Werke*, Band 1, Berlin: S. Fischer, 1912, p. 9-107.

249. Idem [1892], Paracelsus, *Gesammelte Werke*, Band 1, Berlin: S. Fischer, 1912, p. 957.

250. Ver idem, *Leutnant Gustl*, Berlin: S. Fischer, 1901. (Trad. bras.: *O Tenente Gustl*, trad. M. Backes, Rio de Janeiro: Record, 2012.)

251. Ver idem, *Frau Beate und ihr Sohn*, Berlin: S. Fischer, 1913. (Trad. bras.: *A Senhora Beate e Seu Filho*, trad. M. Backes, Porto Alegre: L&PM, 2001.)

252. S. Freud, Zeitgemässes über Krieg und Tod, *Imago*, Band IV, 1915, p. 1-21. (Trad. bras.: Considerações Contemporâneas Sobre a Guerra e a Morte, *Cultura, Sociedade, Religião*, trad. Maria Rita Salzano Moraes, Belo Horizonte: Autêntica, 2020, p. 99-136. [Col. Obras Incompletas de Sigmund Freud.])

253. Ver A. Schnitzler, *Über Krieg und Frieden*, Stockholm: Bermann-Fischer, 1939.

254. Ver idem, *Der Geist im Wort und der Geist in der Tat*, Berlin: S. Fischer, 1927.

255. Ver idem, *Buch der Sprüche und Bedenken: Aphorismen und Fragmente*, Wien: Phaidon, 1927.

256. Ver idem, *Flucht in die Finsternis*, Berlin: S. Fischer, 1931.

257. E. Jones, *The Life and Work*..., v. 3, p. 84.

258. Hermann Hesse, Der Regenmacher, *Das Glasperlenspiel*, Band 2, Zürich: Fretz und Wasmuth, 1943, p. 261-328. (Trad. bras.: O Conjurador da Chuva, *O Jogo das Contas de Vidro*, trad. L.A. Viotti; F.V. de Souza, Rio de Janeiro: Record, 2020.)

259. Louis Agassiz, *Methods of Study in Natural History*, 14. ed., Boston: Houghton, Mifflin, 1882, p. 296-298.

260. Agassiz disse: "Mostrei que existe uma correspondência entre a sucessão de peixes entre as eras geológicas e os diferentes estágios de seu crescimento na ova – isso é tudo." Quanto a Karl Ernst von Baer, o trabalho de sua vida condensou-se na seguinte frase: "Todos os animais surgem de ovos, e esses ovos são idênticos no início."

261. S. Freud, Beobachtungen über Gestaltung und feineren Bau der als Hoden beschriebenen Lappenorgane des Aals, *Sitzungsberichte der Kaiserlichen Akademie der Wissenschaften*, Band LXXV, I. Abt., 1877, p. 417-431.

262. Über den Ursprung der hinteren Nervenwurzeln im hinteren Rückenmark Ammocoetes (Petromyzon Planeri), *Sitzungsberichte der Mathematisch-Naturwissenschaftlichen Classe der Kaiserlichen Akademie der Wissenschaften*, Band LXXV, Abt. III, 1877, p. 15-27.

263. Do latim: "corpo restiforme". (N. da T.)

264. Eine neue Methode zum Studium des Faserverlaufes im Centralnervensystem, *Archiv für Anatomie und Physiologie, Anatomische Abt.*, 1884, p. 453-460.

265. Die Struktur der Elemente des Nervensystems, *Jahrbücher für Psychiatrie*, Band v, 1884, p. 221-229.

266. Ein Fall von Hirnblutung mit indirekten basalen Herdsymptomen bei Skorbut, *Wiener Medizinische Wochenschrift*, Band XXXIV, 1884, p. 244-279; Ein Fall von Muskelatrophie mit ausgebreiteten Sensibilitlitsstörungen (Syringomyelie), *Wiener Medizinische Wochenschrift*, Band XXXVI, 1886, p. 168-172; Akute multiple Neuritis der Spinalen- und Hirnnerven, *Wiener Medizinische Wochenschrift*, Band XXXVI, 1886, p. 168-172.

267. Ver Sigmund Freud; Oscar Rie, *Klinische Studie über die halbseitige Cerebrallähmung der Kinder*, Wien: Moritz Perles, 1891.

268. Ver S. Freud, *Zur Auffassung der Aphasien: Eine kritische Studie,* Leipzig/Wien: Franz Deuticke, 1891. (Trad. bras.: *Sobre a Concepção das Afasias*, trad. E.B. Rossi, Belo Horizonte: Autêntica, 2013. [Col. Obras Incompletas de Sigmund Freud.])

269. Ver H. Steinthal, *Einleitung in die Psychologie der Sprachwissenschaft*, Berlin: F. Dümmler, 1881.

270. A importância da teoria de Steinthal foi ressaltada por Henri Delacroix: Linguistique et psychologie, *Journal de Psychologie*, tome XX, 1923, p. 798-825; e Le Langage et la pensée, Paris: Félix Alcan, 1924, p. 493-494. Ver também: Otto Marx, Aphasia Studies and Language Theory in the 19th Century, *Bulletin of the History of Medicine*, v. XL, 1966, p. 328-349.

271. André Ombredane, *L'Aphasie et l'élaboration de la pensée explicit*, Paris: Presses Universitaires de France, 1951, p. 107-109.

272. Jones diz que nenhuma cópia do livro de Freud sobre as afasias se encontra presente nas bibliotecas inglesas, e que ele não foi mencionado por Head. O autor verificou junto a duas bibliotecas em Londres, a do Museu Britânico e a do Museu Histórico Wellcome, e descobriu que ambas possuíam uma cópia da edição original alemã. O novo conceito freudiano de agnosia é reconhecido por Henri Head (*Aphasia and Kindred Disorders of Speech*, v. 1. Cambridge: Cambridge University Press, 1926, p. 105). O livro de Freud foi citado, entre escritos de outros autores, por Henri Bergson, em *Matière et Mémoire* (Paris: Félix Alcan, 1896, p. 131). (Trad. bras.: *Matéria e Memória: Ensaio Sobre a Relação do Corpo Com o Espírito*, trad. Paulo Neves, São Paulo: Martins Fontes, 1999.)

273. Ver Emile Rosenthal, *Contribution à l'étude des diplégies cérébrales de l'enfance*, thèse de médicine n. 761, Lyon, 1892-1893.

274. Ver *Zur Kenntniss der cerebralen Diplegien des Kinderalters*, Leipzig/Wien: Franz Deuticke, 1893.

275. *Internationale Klinische Rundschau*, Band VII, 1893, p. 1.209.

276. Les Diplégies cérébrales infantiles, *Revue Neurologique*, v. I, 1893, p. 177-183.

277. Ver Die infantile Cerebrallähmung, em Hermann Nothnagel, *Spezielle Pathologie und Therapie*, Band IX, Theil II, Abt. II, Wien: Alfred Hölder, 1897.

278. Arthur Van Gehuchten, Contribution à l'étude du faisceau pyramidal, *Journal de Neurologie et d'Hypnologie*, v. I, 1897, p. 336-345.

279. Ibidem.

280. Publicado primeiramente como *Entwurf einer Psychologie*, em S. Freud, *Aus den Anfängen...*, p. 371-466. (Trad. bras.: Projeto de uma Psicologia, *Notas a Projeto de uma Psicologia*, trad. Osmyr Faria Gabbi Jr., Rio de Janeiro: Imago, 2003, p. 171-260.)

281. H.F. Ellenberger, Fechner and Freud, *Bulletin of the Menninger Clinic*, v. XX, 1956, p. 201-214.

282. Heinrich Sachs, *Vorträge über Bau und Thätigkeit des Grosshirns und die Lehre von der Aphasie und Seelenblindheit für Aerzte und Studierende*, Breslau: Preuss und Jünger, 1893, p. 110.

283. Ver Peter Amacher, *Psychological Issues, v. 4, n. 4: Freud's Neurological Education and its Influence on Psychoanalytic Theory*, New York: International Universities Press, 1965.

284. Ver Ernst Wilhelm von Brücke, *Vorlesungen über Physiologie*, Wien: Wilhelm Braumüller, 1876. 2 v.

285. Ver T. Meynert, *Klinische Vorlesungen über Psychiatrie*, Wien: Wilhelm Braumüller, 1890.

286. Ver Sigmund Exner, *Entwurf zu einer physiologischen Erklärung der psychischen Erscheinungen*, Leipzig/Wien: Franz Deuticke, 1894.

287. Ver *Blätter des Jüdischen Frauenbundes*, Band XII, n. 7-8, Juli-August 1936, número especial dedicado a Bertha Pappenheim.

288. Ver D. Edinger, *Bertha Pappenheim, Leben und Schriften*, Frankfurt: Ner-Tamid, 1963. (Trad. ingl.: *Bertha Pappenheim: Freud's Anna O.*, Highland Park: Congregation Solel, 1968.)

289. B. Pappenheim, *Do Teatro Particular ao Público*, trad. J.F. Vasconcelos, São Paulo: Blucher, 2023. (Col. Pequena Biblioteca Invulgar.) (N. da T.)

290. A identidade de Bertha Pappenheim e Anna O. é afirmada por Dora Edinger em sua biografia, e foi confirmada ao autor em comunicação pessoal de membros das famílias Breuer e Pappenheim.

291. J. Breuer; S. Freud, *Studien über Hysterie*, Leipzig/Wien: Franz Deuticke, 1895, p. 15-37. (Trad. bras.: *Obras Completas, v. 2: Estudos Sobre a Histeria [1893-1895]*, trad. Laura Barreto, São Paulo: Companhia das Letras, 2016.)

292. E. Jones, *The Life and Work...*, v. 1, p. 223-225. (Trad. bras.: *A Vida e a Obra...*, v. 1, p. 231-233.)

293. Do alemão: "senhorita". (N. da T.)

294. Do inglês: "cura pela fala". (N. da T.)

295. Ver *Notas Sobre o Seminário em Psicologia Analítica Conduzido Pelo Dr. C.G. Jung,* Zürich, 23 mar.-6 jul. 1925. Organizadas pelos membros da turma em 1926 (datiloscrito).

296. A sra. Dora Edinger informou o autor que, segundo um documento (*Meldezettel*) encontrado recentemente no Arquivo Municipal de Frankfurt, Bertha Pappenheim e sua mãe mudaram-se para a cidade em novembro de 1888. Não foi possível descobrir onde elas moraram entre 1882 e 1888.

297. A data informada por Breuer para a morte do pai de Anna O. é, no entanto, idêntica à da morte de Sigmund Pappenheim, conforme indicado na *Heimatrolle*, em Viena.

298. Registro austríaco de cidadãos. (N. da T.)

299. Jones acrescenta que Dora Breuer cometeu suicídio em Nova York, no ano de 1942; na verdade, de acordo com informações recebidas da comunidade judaica vienense, ela cometeu suicídio em Viena, para escapar de ser assassinada pelos nazistas.

300. Pela assistência em suas investigações, o autor é muito grato ao sr. Schramm, de Gross-Enzersdorf, ao sr. Karl Neumayer, prefeito de Inzersdorf, e ao dr. W. Podhajsky, diretor do Hospital Psiquiátrico de Viena (Psychiatrisches Krankenhaus der Stadt Wien).

301. *Mea culpa!* Em publicações anteriores, o autor relatou a história de Anna O. segundo a versão de Jones, falhando na aplicação da regra: Verificar tudo!

302. Ver capítulo 2, p. 84-94; capítulo 3, p. 150-152.

303. J. Dalma, La Catarsis en Aristoteles, Bernays y Freud, *Revista de Psiquiatría y Psicología Medical,* v. VI, 1963, p. 253-269; Reminiscencias Culturales Clásicas en Algunas Corrientes de Psicologia Moderna, *Revista de la Facultad de Medicina de Tucumán,* v. V, 1964, p. 301-332.

304. Ver J. Bernays, *Zwei Abhandlungen über die Aristotelische Theorie des Drama,* Berlin: Wilhelm Hertz, 1880.

305. Wilhelm Wetz, *Shakespeare vom Standpunkte der vergleichenden Literaturgeschichte,* Band 1, Hamburg: Haendcke, Lehmkübe, 1897, p. 30. Wetz reclamou que, após o tratado de Bernays, houve tamanha febre pelo assunto da catarse que foram relativamente poucas as pessoas que continuaram interessadas na história do drama.

306. Ver O. Andersson, op. cit.

307. Albert Villaret, Article Hysterie, *Handwörterbuch der gesamten Medizin,* Band 1, Stuttgart: Ferdinand Enke, 1888, p. 886-892.

308. J. Breuer; S. Freud, *Studien über...,* p. 37-89.

309. Ver A Supplement to Freud's Case History of Frau Emmy v. N. (artigo inédito). N. da T.: Texto posteriormente publicado como: A Supplement to Freud's Case History of "Frau Emmy v. N." in Studies on Hysteria 1895, *Scandinavian Psychoanalytic Review,* v. II, 1979, p. 5-15.

310. Werner Leibbrand, Sigmund Freud, *Neue Deutsche Biographie,* Band V, Berlin: Duncker & Humblot, 1961, p. 407-409.

311. Ver The Chronology of the Case of Frau Emmy von N., anexo à tradução para o inglês: J. Breuer; S. Freud, Studies in Hysteria, em Sigmund Freud, *The Standard Edition of the Complete Psychological Works of Sigmund Freud,* v. 2, London: Hogarth, 1953, p. 307-309. (Trad. bras.: Apêndice A: A Cronologia do Caso de Frau Emmy vou N., *Obras Psicológicas Completas,* ESB, v. 2: *Estudos Sobre a Histeria* [1893-1895], Rio de Janeiro: Imago, 1996.)

312. No histórico clínico de *Frau* Emmy von N., redigido por Freud, há apenas uma referência cronológica precisa: a paciente ficou assustada depois de ter lido, em 8 de maio de 1889, no *Frankfurter Zeitung,* uma história de maus-tratos infligidos a um aprendiz. O departamento arquivístico do jornal informou ao autor, a seu pedido, que não foi encontrado nenhum artigo desse tipo em todo o mês de maio de 1889. Isso confirmaria a suposição expressa pelos editores da *Standard Edition* de que Freud modificou não apenas os nomes e lugares, mas também a cronologia do histórico clínico.

313. Essa palestra foi resenhada em *Internationale Klinische Rundschau,* Band VI, 1892, p. 814-856.

314. S. Freud, Ein Fall von hypnotischer Heilung nebst Bemerkungen über die Entstehung hysterischer Symptome durch den Gegenwillen, *Zeitschrift für Hypnotismus,* Band I, 1893, p. 102129. (Trad. bras.: Um Caso de Cura Pelo Hipnotismo Com Alguns Comentários Sobre a Origem dos Sintomas Histéricos Através da Contravontade, *Obras Psicológicas Completas,* ESB, v. 1, Rio de Janeiro: Imago, 1996.)

315. Resenhado pelo dr. Em. Mandl, *Internationale Klinische Rundschau,* Band VII, 1893, p. 107-110.

316. S. Freud, Quelques considérations pour une étude comparative des paralysies motrices et hystériques, *Archives de Neurologie,* tome XXVI, 1893, p. 29-43. (Trad. bras.: Algumas Considerações Para um Estudo Comparativo das Paralisias Motoras Orgânicas e Histéricas, *Obras Psicológicas Completas,* ESB, v. 1, p. 203-216.)

317. Resenhado pelo Dr. Em. Mandl, *Internationale Klinische...,* p. 868-869.

318. J. Breuer; S. Freud, Ueber den psychischen Mechanismus hysterischer Phénomene (Vorläufige Mitteilung), *Neurologisches Centralblatt,* Band XII, 1893, p. 4-10, 43-47. (Trad. bras.: *Obras Completas,* v. 2, p. 18-30.)

319. Ver capítulo 10, p. 759-760.

320. S. Freud, Charcot, *Wiener Medizinische Wochenschrift,* Band XLIII, 1893, p. 1.513-1.520. (Trad. bras.: Charcot, *Obras Psicológicas Completas,* ESB, v. 3: *Primeiras Publicações Psicanalíticas* [1893-1899], Rio de Janeiro: Imago, 1996, p. 21-34.)

321. P. Richer, op. cit., p. .

322. S. Freud, Die Abwehr-Neuro-Psychosen, *Neurologisches Centralblatt,* Band XIII, 1894, p. 362409. (Trad. bras.:

As Neuropsicoses de Defesa, *Obras Psicológicas Completas, ESB, v. 3*, p. 51-71.)

323. Idem, Ueber die Berechtigung, von der Neurasthenie einen bestimmten Symptomcomplex als "Angstneurose" abzutrennen, *Neurologisches Centralblatt*, Band xIV, 1895, p. 50-66. (Trad. bras.: Sobre os Fundamentos Para Destacar da Neurastenia uma Síndrome Específica Denominada "Neurose de Angústia", *Obras Psicológicas Completas, ESB, v. 3*, p. 91-120; trad. modificada.)

324. Ewald Hecker, Ueber larvierte und abortive Angstzustände bei Neurasthenie, *Centralblatt für Nervenheilkunde*, Band xVI, 1893, p. 565-572.

325. Ver Maurice Krishaber, *De la névropathie cérébro-cardiaque*, Paris: Masson, 1873.

326. P.J. Kowalewsky, Die Lehre vom Wesen der Neurasthenie, *Centralblatt für Nervenheilkunde*, Band xIII, 1890, p. 241319.

327. Ver J. Breuer; S. Freud, *Studien über...*

328. Ver S. Freud, L'Heredité et l'étiologie des névroses, *Revue Neurologique*, v. IV, 1896, p. 161-168; Weitere Bemerkungen über die Abwehr-Neuropsychosen, *Neurologisches Centralblatt*, Band xv, 1896, p. 434-448. (Trad. bras.: Hereditariedade e Etiologia das Neuroses; Observações Adicionais Sobre as Neuropsicoses de Defesa, *Obras Psicológicas Completas, ESB, v. 3*, p. 139-155; 159-183.)

329. Idem, Zur Ätiologie der Hysterie, *Wiener Klinische Rundschau*, Band x, 1896, p. 379-452. (Trad. bras.: A Etiologia da Histeria, *Obras Psicológicas Completas, ESB, v. 3*, p. 187-215.)

330. Isso já estava implícito na teoria charcotiana da *grande hystérie*, tal como desenvolvida por Paul Richer (op. cit.).

331. Era esse o procedimento terapêutico de Janet. Ver capítulo 6, p. 378-381.

332. S. Freud, *Aus den Anfängen...*, p. 229-232. Ver, em especial, Carta a Fliess de 21 de setembro de 1897. (Trad. bras.: J.M. Masson [org.], *A Correspondência...*, p. 265-268.)

333. Eugen Bleuler é comumente creditado por ter cunhado o termo *Tiefenpsychologie* (psicologia profunda), que era popular na época em que a psicanálise era equiparada à psicologia do inconsciente.

334. Ver capítulo 3, p. 137-139.

335. Idem, p. 171-174.

336. Ver capítulo 5, p. 310-318.

337. A afirmação de Freud (*Die Traumdeutung*, p. 58; *A Interpretação dos Sonhos*, p. 116) segundo a qual o livro de Scherner é escrito num estilo tão bombástico que é repulsivo para o leitor só é verdade em relação ao prólogo, não ao grosso do livro, cujo estilo é conciso e prático, embora não seja dinâmico.

338. Karl Albert Scherner, *Das Leben des Traums*, Berlin: Heinrich Schindler, 1861, p. 203.

339. Lynkeus (pseudônimo de Josef Popper), *Phantasien eines Realisten*, Band 2, Dresden: Carl Reissner, 1899, p. 149-163.

340. A propósito, Fílon de Alexandria já havia escrito: "As próprias visões divisadas em seu sono são necessariamente mais claras e puras no caso daqueles que consideram a beleza moral elegível para seu próprio bem, mesmo que seus atos diurnos sejam mais dignos de serem apreciados." Philo, On Dreams, *Loeb Classical Library, v. v: Philo*, transl. by F.H. Colson; G.H. Whitaker, London/ Massachusetts: Harvard University Press, 1934, p. 453.

341. O dr. André Cuvelier, de Nancy, que realizou um especial estudo da obra de Liébeault, informou ao autor que a idea de que "o sonho é o guardião do sono" é diametralmente oposta à doutrina de Liébeault: para Liébeault, a fixação na ideia de repouso é a guardiã do sono; e o sonho, um elemento perturbador. Parece que Freud, ao se referir a Liébeault, confundiu-o com outro autor ainda não identificado.

342. S. Freud, Zurn psychischen Mechanismus der Vergesslichkeit, *Monatsschrift für Psychiatrie und Neurologie*, Band IV, 1898, p. 436-443; idem, Ueber Deckerinnerungen, Band vI, 1899, p. 215-230; idem, Zur Psychopathologie des Alltagslebens (Vergessen, Versprechen, Vergreifen) nebst Bemerkungen über eine Wurzel des Aberglaubens, *Monatsschrift für Psychiatrie und Neurologie*, Band x, 1901, p. 1-32, 95-143.

343. Idem, *Zur Psychopathologie des Alltagslebens*, Berlin: S. Karger, 1904. (Trad. bras.: Psicopatologia da Vida Cotidiana, *Obras Completas, v. 5: Psicopatologia da Vida Cotidiana e Sobre os Sonhos* [1901], trad. P.C. de Souza, São Paulo: Companhia das Letras, 2021.)

344. S. Bernfeld, An Unknown Autobiographical Fragment by Freud, *American Imago*, v. IV, 1946, p. 3-19.

345. Schopenhauer havia notado que as pessoas que cometem um erro involuntário ao calcularem o troco o fazem, na maioria das vezes, em benefício próprio.

346. Wolfgang von Goethe, Hör-, Schreib- und Druckfehler, *Goethes Werke*, Band 45, Stuttgart/Tübingen: J.G. Cotta, 1833, p. 158-164.

347. Ver Rudolf Meringer; Carl Mayer, *Versprechen und Verlesen*, Berlin: Behrs, 1895.

348. H. Gross, *Handbuch für Untersuchungsrichter*, Graz: Leuschner und Lubensky, 1894, p. 90, 93.

349. Ver Friedrich Theodor Vischer, *Auch Einer: Eine Reisebekanntschaft*, Berlin: Martin Maschler, 1879.

350. Jules Verne, *Voyage au centre de la terre*, Paris: Hetzel, 1864. (Trad. bras.: *Viagem ao Centro da Terra*, trad. J. Bastos, Rio de Janeiro: Zahar, 2018.)

351. Idem, *Vingt mille lieues sous les mers*, Paris: Hetzel, 1869. (Trad. bras.: *20 Mil Léguas Submarinas*, trad. André Telles, Rio de Janeiro: Zahar, 2011.)

352. Por exemplo, Herbert Silberer, *Der Zufall und die Koboldstreiche des Unbewussten*, Bern: Bircher, 1921.

353. Ver S. Freud, *Der Witz und seine Beziehungen zum Unbewussten*, Leipzig/Wien: Franz Deuticke, 1905. (Trad. bras.: *Obras Completas, v. 7: O Chiste e Sua Relação Com*

o Inconsciente, trad. F.C. Mattos; P.C. de Souza, São Paulo: Companhia das Letras, 2017.)

354. Ver T. Lipps, *Komik und Humor*, Hamburg: L. Voss, 1898.

355. A propósito, isso é mais uma evidência contra a lenda de que Freud "odiou Viena a vida toda" (ver neste capítulo, p. 468-469).

356. Roland Dalbiez, *La Méthode psychanalytique et la doctrine freudienne*, v. 1, Paris: Desclée de Brouwer, 1936, p. 7-37.

357. S. Freud, Bruchstück einer Hysterie-Analyse, *Monatsschrift für Psychologie und Neurologie*, Band XVIII, 1905, p. 285-310. (Trad. bras.: Análise Fragmentária de uma Histeria, *Obras Completas, v. 6*, p. 173-320.)

358. Ver capítulo 5, p. 307-308.

359. Ver *Drei Abhandlungen zur Sexualtheorie*, Leipzig/Wien: Franz Deuticke, 1905. (Trad. bras.: Três Ensaios Sobre a Teoria da Sexualidade, *Obras Completas, v. 6*, p. 13-172.)

360. Ver capítulo 5, p. 299-311.

361. A. Forel, op. cit., p. 64-65.

362. Gregory Zilboorg, *Sigmund Freud: His Exploration of the Mind of Man*, New York: Charles Scribner's Sons, 1951, p. 73-75.

363. Ver capítulo 5, p. 301; capítulo 10, p. 779-780.

364. Ver neste capítulo, p. 546-547.

365. Ver *Jahrbuch für sexuelle Zwischenstufen unter besonderer Berücksichtigung der Homosexualität*, Band I, Leipzig: Max Spohr, 1899.

366. Ver capítulo 5, p. 306-307, 311.

367. Ver Patrice Georgiades, *De Freud à Platon*, Paris: Fasquelle, 1934.

368. Ver capítulo 4, p. 217-218.

369. Ver capítulo 5, p. 311.

370. E. Gley, Les Aberrations de l'instinct sexuel: D'après des travaux récents, *Revue Philosophique*, tome XVII, 1884, p. 66-92.

371. Max Dessoir, Zur Psychologie der Vita sexualis, *Allgemeine Zeitschrift für Psychiatrie*, Band L, 1894, p. 941-975.

372. Ver Albert Moll, *Untersuchungen über die Libido sexualis*, Band 1, Berlin: H. Kornfeld, 1898.

373. Ver G. Herman, Genesis, *Das Gesetz der Zeugung, Band 5: Libido und Manie*, Leipzig: Arwed Strauch, 1903.

374. Ver capítulo 5, p. 308.

375. E. Darwin, *Zoonomia; or, the Laws of Organic Life*, v. 1, London: J. Johnson, 1801, p. 200-201.

376. S. Lindner, Das Saugen an den Fingern, Lippen etc. bei den Kindern (Ludeln), *Jahrbuch für Kinderheilkunde und Physische Erziehung*, Neue Folge, Band XIV, 1879, p. 68-89.

377. C. Fourier, *Pages choisies*, Paris: Recueil Sirey, 1932, p. 174-182. Ver também: Maxime Leroy, *Histoire des idées sociales en France*, Paris: Gallimard, 1950, p. 246-292.

378. Ver K.R. Hoffmann, *Die Bedeutung der Excretion im thierischen Organismus*, 1823, citado em Friedrich von Müller, *Spekulation und Mystik in der Heilkunde: Ein*

Ueberblick über die leitenden Ideen der Medizin im letzten Jahrhundert, München: Lindauer, 1914.

379. Ver Friedrich S. Krauss; H. Ihm, *Der Unrat in Sitte, Brauch, Glauben und Gewohnheitsrecht der Völker von John Gregory Bourke*, Leipzig: Ethnologischer, 1913.

380. Ver capítulo 5, p. 303-304.

381. Ver Jules Michelet, *A Mulher*, trad. M.E. Pereira, São Paulo: Martins Fontes, 1995. (N. da T.)

382. S. Freud, *Der Witz...*, p. 47. (Trad. bras.: *Obras Completas, v. 7*, p. 87.)

383. Ver Heinrich Jung-Stilling, *Theobald oder die Schwärmer, eine wahre Geschichte*, Frankfurt/Leipzig: [s.n.], 1785.

384. Ver capítulo 5, p. 308.

385. Ibidem, p. 287.

386. Choderlos de Laclos [1782], *Les Liaisons dangereuses*, Paris: Gallimard, 1959, p. 263. (Col. Bibliothèque de la Pléiade.) (Trad. bras.: *As Relações Perigosas*, trad. Dorothée de Bruchard, São Paulo: Penguin, 2012.)

387. Ver Jules Laforgue, Hamlet, ou les suites de la pitié filiale, *La Vogue*, tome III, 1886. Reimpresso em: *Œuvres complètes*, v. 2, Paris: Mercure de France, 1901, p. 17-72.

388. Ver Stendhal [1836], *Vie de Henry Brulard*, Paris: Union Générale, 1964, em especial, capítulo 3, p. 57-67.

389. Ver Hans Gustav Güterbock, *Kumarbi, Mythen vom churritischen Kronos*, Zürich: Europa, 1946.

390. Georges Dumezil, Religion et mythologie préhistoriques des Indo-Européens, em M. Gorce; R. Mortier (éds.), *Histoire générale des religions*, v. 1, Paris: Quillet, 1948, p. 448-450.

391. Vasubandhu, *L'Abhidharmakosa de Vasubandhu*, v. 2, trad. Louis de La Vallée Poussin, Paris: Paul Geuthner, 1923-1926, p. 650-51. Uma crença semelhante pode ser encontrada em *O Livro Tibetano dos Mortos*.

392. Forma plural do termo *kryptádios* [κρυπτάδιος: secreto, clandestino], a palavra denotava "obscenidades" em grego antigo. Na Alemanha e na França, entre 1883 e 1911, foram editados doze volumes de um periódico com esse título, idealizado por um grupo de folcloristas que desejavam publicar anonimamente, sem censura, textos de folclore obsceno que coletavam em suas respectivas pesquisas. (N. da T.)

393. Ver S. Freud, Träume im Folklore, em S. Freud; D.E. Oppenheim, *Dreams in Folklore*, New York: International Universities Press, 1958, p. 69-111.

394. Ver M. Laignel-Lavastine; J. Vinchon, *Les Maladies de l'esprit et leurs médecins du XVIe au XIXe siècle*, Paris: Maloine, 1930, p. 101-118.

395. Ver capítulo 5, p. 311-312.

396. Ver Jacques-Antoine Dulaure, *Histoire abrégée des différents cultes*, Paris: Guillaume, 1825 (tome 1: Des Cultes qui ont précédé et amené l'idolâtrie; tome 2: Des Divinités génératrices chez les anciens et chez les modernes).

397. Do francês: "túmulo". (N. da T.)

398. Do francês: "pedra erguida", dólmen. (N. da T.)

399. Ver A. Kuhn, *Die Herabkunft des Feuers und des Göttertranks*, Berlin: F. Dümmler, 1859.

400. George W. Cox, *The Mythology of the Aryan Nations*, v. 2, London: Longmans Green, 1870, p. 112-130.

401. Anton Nagele, Der Schlangen-Cultus, *Zeitschrift für Völkerpsychologie und Sprachwissenschaft*, Lazarus und Steinthal, 1887, XVII, p. 264-289.

402. Ver Angelo de Gubernatis, *La Mythologie des plantes; ou les légendes du règne végétal*, Paris: C. Reinwald, 1878. 2 v.

403. Idem, *Zoological Mythology; or the Legends of Animals*, London: Trübner, 1872. 2 v.

404. Ver capítulo 4, p. 221-224.

405. O filósofo Léon Brunschvicg ressaltou, posteriormente, que as interpretações místicas do *Cântico dos Cânticos*, realizadas por clérigos sérios, eram diametralmente opostas aos comentários freudianos sobre escritores místicos, "ambos com o mesmo ar de infalibilidade". L. Brunschvicg, Quelques remarques à propos de l'analogie, *Mélanges offerts à Monsieur Pierre Janet*, Paris: D'Artrey, 1939, p. 31-38.

406. Ver O. Rank, *Der Mythus von der Geburt des Heiden; Versuch einer psychologischen Mythendeutung*, Leipzig/Wien: Franz Deuticke, 1909.

407. Do alemão: "paranoia original". (N. da T.)

408. Um relato dessa paciente, sobre a qual tanto foi publicado, pode ser encontrado em Paul Serieux; Joseph Capgras, *Les Folies raisonnantes, le délire d'interprétation*, Paris: Félix Alcan, 1909, p. 386-387.

409. Ver capítulo 10, p. 783.

410. S. Freud, Analyse der Phobie eines 5-jährigen Knaben, *Jahrbuch für psychoanalytische und psychopathologische Forschungen*, Band I, Leipzig/Wien: Franz Deuticke, 1909, p. 1-109. (Trad. bras.: Análise da Fobia de um Garoto de Cinco Anos, *Obras Completas, v. 8: O Delírio e os Sonhos na "Gradiva", Análise da Fobia de um Garoto de Cinco Anos e Outros Textos [1906-1909]*, trad. P.C. de Souza, São Paulo: Companhia das Letras, 2015, p. 123-284.)

411. O. Pfister, *Die psychanalytische Methode*, Leipzig/Berlin: Julius Klinkhardt, 1913, p. 59-60.

412. Zur Einführung des Narzissmus, *Jahrbuch für psychoanalytische und psychopathologische Forschungen*, Band VI, Leipzig/Wien: Franz Deuticke, 1914, p. 1-24. (Trad. bras.: Introdução ao Narcisismo, *Obras Completas, v. 12: Introdução ao Narcisismo, Ensaios de Metapsicologia e Outros Textos [1914-1916]*, trad. P.C. de Souza, São Paulo: Companhia das Letras, 2010, p. 13-50.)

413. Triebe und Triebschicksale, *Internationale Zeitschrift für Psychoanalyse*, Band III, 1915, p. 84-100. (Trad. bras.: As Pulsões e Seus Destinos, trad. P.H. Tavares, Belo Horizonte: Autêntica, 2013. [Col. Obras Incompletas de Sigmund Freud.])

414. Die Verdrängung, *Internationale Zeitschrift für Psychoanalyse*, Band III, 1915, p. 129-138. (Trad. bras.: A Repressão, *Obras Completas, v. 12*, p. 82-98; trad. modificada.)

415. Ver Das Unbewusste, *Internationale Zeitschrift für Psychoanalyse*, Band III, 1915, p. 189269. (Trad. bras.: O Inconsciente, *Obras Completas, v. 12*, p. 99-150.)

416. Ver Metapsychologische Ergänzung zur Traumlehre, *Internationale Zeitschrift für Psychoanalyse*, Band IV, 1916-1917, p. 277-287. (Trad. bras.: Complemento Metapsicológico à Teoria dos Sonhos, *Obras Completas, v. 12*, p. 151-169.)

417. Ver Trauer und Melancholie, *Internationale Zeitschrift für Psychoanalyse*, Band IV, 1916-1917, p. 288-301. (Trad. bras.: *Luto e Melancolia*, trad. Marilene Carone, São Paulo: Cosac Naify, 2011.)

418. S. Freud, *Jenseits des Lustprinzips*, Wien: Internationaler Psychoanalytischer, 1920. (Trad. bras.: *Além do Princípio de Prazer*, trad. M.R. Salzano Moraes, Belo Horizonte: Autêntica, 2020. [Col. Obras Incompletas de Sigmund Freud.])

419. Do alemão: "paraexcitação". (N. da T.)

420. O princípio freudiano de prazer-desprazer, com sua função econômica, é "essencialmente idêntico" ao conceito de Fechner, de acordo com Ludwig Binswanger (*Erinnerungen an Sigmund Freud*, Bern: Francke, 1956).

421. Ver Gabriel Tarde, *La Philosophie pénale*, Lyon: Storck, 1890.

422. Ver capítulo 4, p. 214-216.

423. Novalis, Fragmente über Ethisches, Philosophisches und Wissenschaftliches, *Sämmtliche Werke*, Band 3, 1898, p. .

424. A. Tokarski, *Voprosy filosofii i psikhologii*, Moskvá, v. VIII, 1897, p. 931-978. O autor agradece ao professor Schipkowensky, de Sófia, que teve a gentileza de ler o livreto e enviar um resumo.

425. Elie Metchnikoff, *Études sur la nature humaine: Essai de philosophie optimiste*, 3. ed., Paris: Masson, 1905, p. 343-373.

426. Ver Gustav Theodor Fechner, Vier Paradoxa, *Kleine Schriften*, Leipzig: Breitkopf und Härtel, 1875.

427. S. Spielrein, Die Destruktion als Ursache des Werdens, *Jahrbuch für psychoanalytische und psychopathologische Forschungen*, Band IV, Leipzig/Wien: Franz Deuticke, 1912, p. 464-503. (Trad. bras.: Renata Udler Cromberg [org.], A Destruição Como Origem do Devir, *Obras Completas*, v. 1., trad. Renata Dias Mundt, São Paulo: Blucher, 2021, p. 255-310.)

428. Cavendish Moxon, Freud's Death Instinct and Rank's Libido Theory, *Psychoanalytic Review*, v. XIII, 1926, p. 294-303.

429. Ver Richard Schaukal, *Eros Thanatos*, Novellen. Wien/Leipzig: Wiener, 1906.

430. Ver Karl Augustus Menninger, *Man Against Himself*, New York: Harcourt, Brace, 1938.

431. Achim Mechler, Der Tod als Thema der neueren medizinischen Literatur, *Jahrbuch für Psychologie und Psychotherapie*, Band III, n. 4, 1955, p. 371-382.

432. S. Freud, *Das Ich und das Es,* Wien: Internationaler Psychoanalytischer, 1923. (Trad. bras.: Autobiografia, *Obras Completas, v. 16*, p. 13-74.)

433. Ver G. Groddeck, *Das Buch vom Es: psychoanalytische Briefe an eine Freundin*, Wien: Internationale Psychoanalytischer, 1923. (Trad. bras.: *O Livro d'Isso*, trad. J.T.C. Netto, São Paulo: Perspectiva, 1997.)

434. Sacha Nacht. Citado de memória. A pedido do autor, o dr. Nacht respondeu que se lembrava de ter dado essa definição, mas também não encontrou a referência.

435. Ver S. Freud, *Hemmung, Symptom und Angst*, Wien: Internationaler Psychoanalytischer, 1926. (Trad. bras.: *Inibição, Sintoma e Medo*, trad. Renato Zwick, Porto Alegre: L&PM, 2016.)

436. Ver *Das Ich und die Abwehrmechanismen*, Wien: Internationaler Psychoanalytischer, 1936. (Trad. bras.: *O Ego e os Mecanismos de Defesa*, trad. F. Settineri, Porto Alegre: Artmed, 2006.)

437. Heinz Hartmann, The Development of the Ego Concept in Freud's Work, *International Journal of Psychoanalysis*, v. XXXVII, 1956, p. 425-438.

438. Idem, Ich-Psychologie und Anpassungsproblem, *Internationale Zeitschrift für Psychoanalyse*, Band XXIV, 1939, p. 62-135.

439. A desaceleração ou o embargo das associações poderiam ter sido explicados de muitas maneiras. Atribuí-los à resistência interna do paciente e, por sua vez, atribuir a resistência ao recalque eram a dupla hipótese de Freud, tal como apontado por Rudolf Allers, *The Successful Error: A Critical Study of Freudian Psychoanalysis*, New York: Sheed and Ward, 1940, em especial, capítulo 1.

440. Die Freudsche psychoanalytische Methode, em Leopold Loewenfeld, *Die psychischen Zwangserscheinungen*, Wiesbaden: Bergmann, 1904, p. 545-551. (Trad. bras.: O Método Psicanalítico Freudiano, em *Fundamentos da Clínica Psicanalítica*, trad. C. Dornbusch, Belo Horizonte: Autêntica, 2020, p. 51-62. [Col. Obras Incompletas de Sigmund Freud])

441. Die zukünftigen Chancen der psychoanalytischen Therapie, *Centralblatt für Psychoanalyse*, Band I, 1910, p. 1-9. (Trad. bras.: As Perspectivas Futuras da Terapia Psicanalítica, *Obras Completas, v. 9: Observações Sobre um Caso de Neurose Obsessiva ["O Homem dos Ratos"], Uma Recordação de Infância de Leonardo da Vinci e Outros Textos [1909-1910]*, trad. P.C. de Souza, São Paulo: Companhia das Letras, 2013, p. 287-301.)

442. Ueber "wilde" Psychoanalyse, *Centralblatt für Psychoanalyse*, Band I, 1910, p. 91-95. (Trad. bras.: Sobre Psicanálise "Selvagem", *Fundamentos da Clínica...*, p. 81-92.)

443. Die Handhabung der Traumdeutung in der Psychoanalyse, *Centralblatt für Psychoanalyse*, Band II, 1911, p. 109-113. (Trad. bras.: O Uso da Interpretação dos Sonhos na Psicanálise, *Obras Completas, v. 10: Observações Psicanalíticas Sobre um Caso de Paranoia Relatado em Autobiografia [O Caso Schreber], Artigos Sobre Técnica e Outros Textos [1911-1913]*, trad. P.C. de Souza, São Paulo: Companhia das Letras, 2010, p. 122-132.)

444. Zur Dynamik der Uebertragung, *Centralblatt für Psychoanalyse*, II, 1912, p. 167-173. (Trad. bras.: Sobre a Dinâmica da Transferência, *Fundamentos da Clínica...*, p. 107-120.)

445. Ratschläge für den Arzt bei der psychoanalytischen Behandlung, *Centralblatt für Psychoanalyse*, Band II, 1912, p. 483-489. (Trad. bras.: Recomendações ao Médico Para o Tratamento Psicanalítico, *Fundamentos da Clínica...*, p. 93-106].

446. Erinnern, Wiederholen und Durcharbeiten, *Internationale Zeitschrift für Psychoanalyse*, Band II, 1914, p. 485-491. (Trad. bras.: Lembrar, Repetir e Perlaborar, *Fundamentos da Clínica...*, p. 151-164.)

447. Bemerkungen über die Uebertragungsliebe, *Internationale Zeitschrift für Psychoanalyse*, Band III, 1915, p. 1-11. (Trad. bras.: Observações Sobre o Amor Transferencial, *Fundamentos da Clínica...*, p. 165-182.)

448. Wege der psychoanalytischen Therapie, *Internationale Zeitschrift für Psychoanalyse*, Band V, 1919, p. 61-68. (Trad. bras.: Caminhos da Terapia Psicanalítica, *Fundamentos da Clínica...*, p. 191-204.)

449. Die endliche und die unendliche Analyse, *Internationale Zeitschrift für Psychoanalyse*, Band XXIII, 1937, p. 209-240. (Trad. bras.: A Análise Finita e a Infinita, *Fundamentos da Clínica...*, p. 315-164.)

450. Abriss der Psychoanalyse, *Internationale Zeitschrift für Psychoanalyse*, Band XXV 1940, p. 7-67. (Trad. bras.: Compêndio de Psicanálise, *Compêndio de Psicanálise e Outros Escritos Inacabados*, trad. P.H. Tavares: Belo Horizonte, 2014, p. 11-195. [Col. Obras Incompletas de Sigmund Freud])

451. René Descartes, Carta de 6 de junho de 1647, *Œuvres et lettres*, Paris: Gallimard, 1958, p. 1.272-1.278. (Col. Bibliothèque de la Pléiade.)

452. Um dos editores de Descartes diz que histórias semelhantes foram contadas por Stendhal e Baudelaire. Samuel S. de Sacy, *Descartes par lui-même*, Paris: Seuil, 1956, p. 119.

453. Ver capítulo 2, p. 75.

454. Ver capítulo 3, p. 164-167; capítulo 6, p. 380-381.

455. Rudolf Haym, *Die romantische Schule*, Berlin: R. Gaertner, 1870, p. 617.

456. Ludwig Börne, *Gesammelte Schriften*, Band 2, Milwaukee: Bickler, 1858, p. 116-117.

457. *Aufrichtigkeit ist die Quelle aller Genialität.* Tornou-se uma expressão proverbial em alemão.

458. L. Börne, *Lichtstrahlen aus seinen Werken*, Leipzig: Brockhaus, 1870, p. 150.

459. Francis Galton, *Memories of My Life*, 2. ed.; London: Methuen, 1908, p. 80.

460. S. Freud, Zwangshandlungen und Religionsübungen, *Zeitschrift für Religionspsychologie*, Band I, 1907, p. 4-12. (Trad. bras.: Atos Obsessivos e Práticas Religiosas, *Obras Completas, v. 8*, p. 300-313.)

564

461. Idem, *Die Zukunft einer Illusion*, Wien: Internationaler Psychoanalytischer, 1927. (Trad. bras.: O Futuro de uma Ilusão, *Cultura, Sociedade...*, p. 233-298.)

462. Idem, *Totem und Tabu, Ueber einige Uebereinstimmungen im Seelenleben der Wilden und der Neurotiker*, *Imago*, Band I, 1912, p. 17-33, 213333; Band II, 1913, p. 1-21, 357-409. (Trad. bras.: *Totem e Tabu*, trad. R. Zwick, Porto Alegre: L&PM, 2015.)

463. James Jasper Atkinson, *Primal Law*, publicado como segunda parte de Andrew Lang, *Social Origins*, London: Longmans, Green, 1903, p. 209-294.

464. Ver W.R. Smith, *Lectures on the Religion of the Semites, 1st Series: The Fundamental Institutions*, London: Adam and Charles Black, 1894.

465. Uma descrição e uma crítica, em detalhe, dessas teorias foram feitas por Arnold Van Gennep, *L'État actuel du problème totémique*, Paris: Leroux, 1920.

466. Thomas Hobbes [1651], *Leviathan*, Great Books of the Western World, v. XXIII, parte II, capítulo 17, p. 99-101. (Trad. bras.: *Leviatã*, trad. J.P. Monteiro; M.B.N. da Silva, São Paulo: Martins Fontes, 2019.)

467. Ver S. Freud, *Massenpsychologie und Ich-Analyse*, Wien: Internationaler Psychoanalytischer, 1921. (Trad. bras.: Psicologia das Massas e Análise do Eu, *Cultura, Sociedade...*, p. 137-232.)

468. Eugène Dupréel, Y a-t-il une foule diffuse?, em Georges Bohn (éd.), *Quatrième semaine internationale de synthèse: La Foule*, Paris: Félix Alcan, 1934, p. 109-130.

469. Ver G. Tarde, *Les Lois de l'imitation*, Paris: Félix Alcan, 1890.

470. Idem, Les Crimes des foules, *Actes du IIe Congrès d'Anthropologie criminelle*, Bruxelles, août 1892, Bruxelles: F. Hayez, 1894, p. 73-90.

471. Ver Scipio Sighele, *La Foule criminelle: Essai de psychologie collective*, trad. Paul Vigny, Paris: Félix Alcan, 1892.

472. Ver Gustave Le Bon, *Psychologie des foules*, Paris: Félix Alcan, 1895. (Trad. bras.: *Psicologia das Multidões*, 3. ed., trad. M.S. da Cunha, São Paulo: WMF Martins Fontes, 2018; trad. modificada.)

473. Paul Reiwald, *Vom Geist der Massen*, Zürich: Pan, 1946, p. 131-142.

474. Ver *Das Unbehagen in der Kultur*, Wien: Internationaler Psychoanalytischer, 1930. (Trad. bras.: *Cultura, Sociedade...*, p. 305-410.)

475. Ver capítulo 4, p. 193-194; capítulo 5, p. 285-286.

476. Ver S. Freud, *Neue Folge der Vorlesungen zur Einführung in die Psychoanalyse*, Wien: Internationaler Psychcanalytischer, 1933. (Trad. bras.: Novas Conferências Introdutórias à Psicanálise, *Obras Completas, v. 18: O Mal-Estar na Civilização, Novas Conferências Introdutórias à Psicanálise e Outros Textos [1930-1936]*, trad. P.C. de Souza, São Paulo: Companhia das Letras, 2010, p. 290.)

477. Idem, Formulierungen über die zwei Prinzipien des psychischen Geschehens, *Jahrbuch für psychoanalytische und psychopathologische Forschungen*, Band III, Leipzig/Wien: Franz Deuticke, 1911, p. 1-8. (Trad. bras.: Formulações Sobre os Dois Princípios do Funcionamento Psíquico, *Obras Completas, v. 10*, p. 108-121.)

478. Idem, Der Dichter und das Phantasieren, *Neue Revue*, v. I, 1908, p. 716-724. (Trad. bras.: O Poeta e o Fantasiar, *Arte, Literatura e os Artistas*, trad. E. Chaves, Belo Horizonte: Autêntica, 2015, p. 53-68. [Col. Obras Incompletas de Sigmund Freud.])

479. Idem, Das Unheimliche, *Imago*, v. V-VI, 1919, p. 297-324. (Trad. bras.: *O Incômodo*, trad. P.S. de Souza Jr., São Paulo: Blucher, 2021. [Col. Pequena Biblioteca Invulgar.])

480. S. Freud (publicado anonimamente), Der Moses des Michelangelo, *Imago*, v. III, 1914, p. 15-36. (Trad. bras.: O Moisés de Michelangelo, *Arte, Literatura e os Artistas*, trad. E. Chaves, Belo Horizonte: Autêntica, 2015, p. 183-220. [Col. Obras Incompletas de Sigmund Freud.])

481. Ludwig Binswanger, Erfahren, Verstehen, Deuten, *Ausgewählte Vorträge und Aufsätze*, Band 2, Bern: Francke, 1955, p. 40-66.

482. Ver *Gradiva: Ein pompejanisches Phantasiestück*, Dresden/Leipzig: Carl Reissner, 1903.

483. Ver *Eine Kindheitserinnerung des Leonardo da Vinci*, Leipzig/Wien: Franz Deuticke, 1910. (Trad. bras.: Uma Lembrança de Infância de Leonardo da Vinci, *Arte, Literatura e os Artistas*, trad. E. Chaves, Belo Horizonte: Autêntica, 2015, p. 69-166. [Col. Obras Incompletas de Sigmund Freud.])

484. M. Schapiro, Leonardo and Freud: An Art-Historical Study, *Journal of the History of Ideas*, v. VII, 1956, p. 147-178.

485. Ver *Leonardo da Vinci: Psychoanalytic Notes on the Enigma*, London: Hogarth, 1962.

486. Ver Psychoanalytische Bemerkungen über einen autobiographisch beschriebenen Fall von Paranoia (Dementia paranoides), *Jahrbuch für psychoanalytische und psychopathologische Forschungen*, Band III, Leipzig/Wien: Franz Deuticke, 1911. (Trad. bras.: Observações Psicanalíticas Sobre um Caso de Paranoia [*Dementia paranoides*] Relatado em Autobiografia [O Caso Schreber], *Obras Completas, v. 10*, p. 13-107.)

487. Alguns dados referentes ao histórico familiar e pessoal de Schreber, bem como fragmentos de histórias de casos hospitalares, foram fornecidos por Franz Baumeyer, The Schreber Case, *International Journal of Psychoanalysis*, v. XXXVII, 1956, p. 61-74.

488. Ida Macalpine; Richard A. Hunter, The Schreber Case, *Psychoanalytic Quarterly*, v. XXII, 1953, p. 328-371.

489. Eine Teufelsneurose im siebzehnten Jahrhundert, *Imago*, v. IX, 1923, p. 1-34. (Trad. bras.: Uma Neurose Demoníaca no Século XVII, *Neurose, Psicose, Perversão*, trad. M.R. Salzano Moraes, Belo Horizonte: Autêntica, 2016, p. 217-258. [Col. Obras Incompletas de Sigmund Freud.])

490. Ver I. Macalpine; R.A. Hunter, *Schizophrenia 1677: A Psychiatric Study of an Illustrated Autobiographical*

Record of Demoniacal Possession, London: Dawson & Sons, 1956.

491. Ver Gaston Vandendriessche, *The Parapraxis in the Haizmann Case of Sigmund Freud*, Louvain: Publications Universitaires, 1965.

492. S. Freud, Dostojewski und die Vatertötung, em Fiódor Dostoiévski, *Die Urgestalt der Brüder Karamazoff: Dostojewskis Quellen, Entwürfe und Fragmente, Erläutert von W. Komarowitsch*, München: Piper, 1928, p. xiii-xxxvi. (Trad. bras.: Dostoiévski e o Parricídio, *Arte, Literatura e os Artistas*, trad. Ernani Chaves, Belo Horizonte: Autêntica, 2015, p. 183-306. [Col. Obras Incompletas de Sigmund Freud.])

493. Idem, *Der Mann Moses und die monotheistische Religion*, Amsterdam: Albert de Lange, 1939. (Trad. bras.: *O Homem Moisés e a Religião Monoteísta*, trad. R. Zwick, Porto Alegre: L&PM, 2014.)

494. Ver Eduard Meyer, *Geschichte des Altertums*, Band I, Hefte II, Aufl. 5, Stuttgart, 1926, p. 679.

495. Ver Friedrich Schiller, Die Sendung Moses, *Sämtliche Werke*, Band 10. Stuttgart/Tübingen: Cotta, 1836, p. 468-500.

496. Ver K. Abraham, Amenhotep IV (Ichnaton), *Imago*, v. I, 1912, p. 334-360.

497. Ver D. Bakan, *Sigmund Freud and the Jewish Mystical Tradition*, Princeton: D. Van Nostrand, 1958.

498. A correspondência entre Einstein e Freud pode ser encontrada em Otto Nathan; Heinz Norden (eds.), *Einstein on Peace*, New York: Simon and Schuster, 1960. (Trad. bras.: Por Que a Guerra?, *Cultura, Sociedade...*, p. 421-444.)

499. Emilio Servadio, Freud's Occult Fascinations, *Tomorrow*, v. VI, Winter 1958, p. 9-16.

500. *In der Schule bei Freud*, Zürich: Max Niehans, 1958, p. 191-193. (Trad. ing.: *The Freud Journal*, trad. S.A. Leavy, London: Hogarth, 1965.)

501. S. Freud, Psychoanalyse und Telepathie, *Gesammelte Werke*, Band 17, Berlin: S. Fischer, 1941, p. 27-44; idem, Traum und Telepathie, *Imago*, Band VIII, 1922, p. 1-22. (Trad. bras.: Psicanálise e Telepatia; Sonho e Telepatia, *Obras Completas, v. 15: Psicologia das Massas e Análise do Eu e Outros Textos [1920-1923]*, trad. P.C. de Souza, São Paulo: Companhia das Letras, 2011, p. 150-173; p. 174-208.) Ver também: idem, *Neue Folge der Vorlesungen zur Einführung in die Psychoanalyse*, Wien: Internationaler Psychcanalytischer, 1933, em especial, capítulo 30. (Trad. bras.: Novas Conferências Introdutórias à Psicanálise, *Obras Completas, v. 18*, capítulo 30.)

502. Cornelius Tabori, *My Occult Diary*, London: Rider, 1951, p. 213-219.

503. *Gesammelte Werke, v. 17*, p. 152. (Trad. bras.: A Etiologia da Histeria, *Obras Psicológicas Completas, ESB, v. 23: Moisés e o Monoteísmo, Esboço de Psicanálise e Outros Trabalhos [1937-1939]*, Rio de Janeiro: Imago, 1996, p. 336; trad. modificada.)

504. Menschliches, Allzumenschliches, I, n. 180, *Nietzsche's Werke*, v. 3, Leipzig: C.G. Naumann, 1906, p. 181 (Trad. bras.: *Humano, Demasiado Humano*, trad. P.C. de Souza, São Paulo: Companhia das Letras, 2000.)

505. Ver neste capítulo, p. 448-455.

506. Ver M. Dorer, op. cit., p. 128-143.

507. Ver capítulo 5, p. 308.

508. O autor agradece à professora Erna Lesky, diretora do Instituto Universitário de História da Medicina, em Viena, que chamou sua atenção para o trabalho de Moritz Benedikt e para a sua influência na psiquiatria dinâmica.

509. Ver capítulo 5, p. 309.

510. Aus der Pariser Kongresszeit, Erinnerungen und Betrachtungen, *Internationale klinische Rundschau*, Band III, 1889, p. 1.611-1.614, 1.657-1.659.

511. M. Dorer, op. cit., p. 71-106.

512. Ver Gustav Adolf Lindner, *Lehrbuch der empirischen Psychologie nach genetischer Methode*, Graz: Wiesner, 1858.

513. S. Freud, Formulierungen über die zwei Prinzipien des psychischen Geschehens, *Jahrbuch für psychoanalytische und psychopathologische Forschungen*, Band III, Leipzig/Wien: Franz Deuticke, 1911, p. 1-8. (Trad. bras.: Formulações Sobre os Dois Princípios do Funcionamento Psíquico, *Obras Completas, v. 10*, p. 108-121.)

514. Ver capítulo 4, p. 219-224.

515. Ver capítulo 5, p. 299-311.

516. Idem, p. 311-319.

517. Idem, p. 319-327.

518. Do francês: "desmistificação". (N. da T.)

519. Ver V. Pareto, *Le Mythe vertuiste et la littérature immorale*, Paris: Marcel Rivière, 1911. Ver também Georges-Henri Bousquet, *Vilfredo Pareto, sa vie et son œuvre*, Paris: Payot, 1928, p. 144.

520. Ver capítulo 5, p. 309; neste capítulo, p. 498.

521. Ver capítulo 3, p. 124.

522. Ver neste capítulo, p. 523-524.

523. Ver capítulo 6, p. 367-379.

524. XVIIth *International Congress of Medicine*, Londres, 1913, Section XII, Part I, p. 13-64.

525. Ver capítulo 6, p. 410.

526. Idem, p. 373-374.

527. Idem, p. 380-381.

528. E. Jones, The Action of Suggestion in Psychotherapy, *Journal of Abnormal Psychology*, v. V, 1911, p. 217-254.

529. Emmanuel Régis; Angelo Hesnard, *La Psychoanalyse des névroses et des psychoses*, 2. ed., Paris: Félix Alcan, 1922, p. 352.

530. Ver neste capítulo, p. 511-512.

531. E. Krapf, Lichtenberg und Freud, *Acta Psychotherapeutica, Psychosomatica et Orthopaedagogica*, Band I, 1954, p. 241-255.

532. John A. Sours, Freud and the Philosophers, *Bulletin of the History of Medicine*, v. XXXV, 1961, p. 326-345.

533. Xavier Bichat, *Recherches physiologiques sur la vie et la mort*, Paris: Brosson, Gabon, 1796, p. 84.

534. Ver capítulo 4, p. 246.

535. Idem, p. 243-244.

536. Idem, p. 248-250.

537. D. Stockert-Meynert, op. cit., p. 149-156.

538. Ver *Obras Completas*, v. 7, p. 49, n. 17. (N. da T.)

539. Ver J.R. Barclay, *Franz Brentano and Sigmund Freud: An Unexplored Influence Relationship*, Idaho State College, October 17, 1961 (multigrafado).

540. Ver capítulo 4, p. 213-216.

541. Idem, p. 224-234.

542. Idem, p. 218-219.

543. Friedrich Wilhelm Foerster, *Erlebte Weltgeschichte, 1869-1953: Memoiren*, Nuremberg: Glock und Lutz, 1953, p. 98.

544. Ver F. Wittels, *Freud and His Time*, New York: Grosset and Dunlap, 1931.

545. S. Freud, Die Verbrecher aus Schuldbewusstsein, *Imago*, Band IV, 1916, p. 334-336. (Trad. bras.: Os Criminosos Por Sentimento de Culpa, *Obras Completas, v. 12*, p. 284-286.)

546. Ver capítulo 5, p. 284-286. Ver também C. Dimitrov; A. Jablenski, Nietzsche und Freud, *Zeitschrift für Psychosomatische Medizin und Psychoanalyse*, XIII, 1967, p. 282-298.

547. Essa palavra foi cunhada a partir do nome do herói de um romance de Ivan Gontcharov, *Oblomov* (1859).

548. S. Freud, Aus der Geschichte einer infantilen Neurose, *Sammlung kleiner Schriften zur Neurosenlehre*, Band 4, 1918, p. 578-717; Band 5, 1922, p. 1-140. (Trad. bras.: História de uma Neurose Infantil, Obras Completas, *v. 14: História de uma Neurose Infantil* ["*O Homem dos Lobos*"], *Além do Princípio do Prazer e Outros Textos* [*1917-1920*], trad. P.C. de Souza, São Paulo: Companhia das Letras, 2010, p. 13-160.)

549. Ruth Mack Brunswick, A Supplement to Freud's "History of an Infantile Neurosis", *International Journal of Psychoanalysis*, v. IX, 1928, p. 439-476.

550. Ver D. Bakan, op. cit.

551. W. Fliess, *Die Beziehungen zwischen Nase und weiblichen Geschlechtsorganen in ihrer biologischen Bedeutung dargestellt*, Leipzig/Wien: Franz Deuticke, 1897. Nesse livro, Freud é frequentemente citado, em especial nas p. 12, 99, 192, 197-198, 218.

552. Houve, por exemplo, os sarcásticos ataques de Moritz Benedikt, Die Nasen-Messiade von Fliess, *Wiener Medizinische Wochenschrift*, Band LI, 1901, p. 361-365.

553. Ver capítulo 5, p. 301; capítulo 10, p. 779-781.

554. Ver capítulo 5, p. 307.

555. Ver Renato Poggioli, *Rozanov*, New York: Hillary House, 1962; Vassili Vasilievich Rózanov, *Solitaria*, with an Abridged Account of the Author's Life by E. Gollerbach, transl. by S.S. Koteliansky, London: Wishart, 1927.

556. Ver V.V. Rózanov, *Izbrannoe*, I.P. Ivask (ed.), New York: Izdatelstvo Imeni Chekhova, 1956.

557. Carl Laufer, Dr. Joseph Winthuis zum Gedächtnis, *Anthropos*, Band LI, 1956, p. 1.080-1.082.

558. Ver Josef Winthuis, *Das Zweigeschlechterwesen bei den Zentralaustraliern und anderen Völkern*, Leipzig: Hirschfeld, 1928.

559. Ver idem, *Einführung in die Vorstellungswelt primitiver Völker: Neue Wege der Ethnologie*, Leipzig: Hirschfeld, 1931; idem, *Mythos und Kultgeheimnisse*, Stuttgart: Strecker and Schröder, 1935; idem, *Mythos und Religionswissenschaft*, Moosburg: Selbstverlag des Verfassers, 1936.

560. Ver K.R. Eissler, *Medical Orthodoxy and the Future of Psychoanalysis*, New York: International Universities Press, 1965.

561. Ver Richard LaPiere, *The Freudian Ethic*, New York: Duell, Sloane and Pierce, 1959.

562. Ver capítulo 4, p. 241-243.

563. Um dos pioneiros nesse estudo foi o etnólogo francês Arnold van Gennep. Seu livro, *La Formation des légendes* (Paris: Garnier-Flammarion, 1929), é obsoleto hoje em dia, mas teve o mérito de indicar o caminho.

564. Ver René Étiemble, *Le Mythe de Rimbaud*, Paris: Gallimard, 1961.

565. Ver capítulo 5, p. 273-275.

566. Ver capítulo 10, p. 795, 817-818, 824-827.

567. Do alemão: "Liga Monista". (N. da T.)

568. Ver capítulo 10, p. 801-806.

569. Idem, p. 838-839, 843-844.

570. Idem, p. 820-822.

571. Idem, p. 846-847.

572. Ver neste capítulo, p. 518-519 capítulo 10, p. 851.

573. Ver capítulo 4, p. 255n13.

574. Ver, por exemplo, Stanley Rachman (ed.), *Critical Essays on Psychoanalysis*, New York: Macmillan, 1963.

575. Ver Jacques Lacan, *Écrits*, Paris: Éditions du Seuil, 1966. (Trad. bras.: *Escritos*, trad. V. Ribeiro, Rio de Janeiro: Zahar, 1998.)

576. Ver L. Binswanger, Erfahren, Verstehen, Deuten in der Psychoanalyse, *Almanach der Psychoanalyse*, Band 2, 1927. Reimpresso em: Erfahren, Verstehen, Deuten in der Psychoanalyse, *Ausgewählte...*, p. 67-80; Paul Ricœur, *De l'interprétation: Essai sur Freud*, Paris: Éditions du Seuil, 1965.

577. Ver capítulo 1, p. 54-55.

8

Alfred Adler
e a Psicologia Individual

Contrariamente à suposição comum, nem Adler nem Jung são "desviantes psicanalíticos", e os seus sistemas não são meras distorções da psicanálise. Ambos possuíam as suas próprias ideias antes de conhecer Freud; colaboraram com ele enquanto mantinham suas independências e, depois de deixá-lo, desenvolveram sistemas que eram fundamentalmente diferentes da psicanálise, e também fundamentalmente diferentes um do outro.

A diferença basal entre a psicologia individual adleriana e a psicanálise freudiana pode ser sintetizada da seguinte maneira: o objetivo de Freud é incorporar na psicologia científica as esferas ocultas do psiquismo humano que haviam sido apreendidas intuitivamente pelos trágicos gregos, por Shakespeare, por Goethe e por outros grandes escritores; Adler, por sua vez, se interessa pelo campo da *Menschenkenntnis*, isto é, o conhecimento concreto e prático do homem. O interesse da psicologia individual reside no fato de ela ser o primeiro sistema completo e unificado de *Menschenkenntnis* do qual se tem registro; ela é um sistema vasto o suficiente para abranger o campo das neuroses, das psicoses e do comportamento criminoso. Por essa razão, ao estudar Adler, o leitor deve deixar temporariamente de lado tudo o que aprendeu acerca da psicanálise e se ajustar a um modo de pensamento consideravelmente diferente.

O Contexto de Vida de Alfred Adler

Alfred Adler nasceu num subúrbio de Viena em 1870 e morreu em Aberdeen, Escócia, em 1937. Ele passou a maior parte da vida em Viena. Os acontecimentos de sua vida, como os de Freud, devem ser vistos contra o pano de fundo das vicissitudes da história austríaca; porém, quatorze anos mais moço, Adler experimentou essas mudanças de uma forma um pouco diferente. As suas infância e juventude se passaram durante os anos mais prósperos da Monarquia Dual. Quando a Primeira Guerra Mundial eclodiu, Adler, com seus 44 anos de idade, ainda era jovem o suficiente para ser mobilizado como médico militar, e pôde adquirir um conhecimento direto das neuroses de guerra. Então com 48 anos, a catástrofe de 1918 também o afetou de modo diferente, se comparado à forma como afetou Freud, que estava com 62. Assim, o advento do novo regime político ofereceu-lhe a possibilidade de materializar seus projetos e fundar suas instituições. Os anos de 1920 a 1932, a despeito das convulsões políticas, foram anos das maiores conquistas de Adler. Mas ele não esperou que Hitler chegasse ao poder, e emigrou para os Estados Unidos em 1932. Nuvens sombrias pairavam sobre a Europa quando ele morreu repentinamente em 1937, dois anos e meio antes da catástrofe que ele havia previsto.

Tanto Freud quanto Adler eram filhos de comerciantes judeus de classe média baixa, com a diferença de que o pai de Adler trabalhava com cereais e o de Freud, com lã. Ambos foram criados nos subúrbios de Viena, eram completamente vienenses, tornaram-se fundadores de novas escolas e ganharam fama mundial. Contudo, atingiram o sucesso de formas diferentes. A carreira de Freud foi universitária, com as vicissitudes habituais da época. Viveu numa parte residencial da cidade e possuiu uma seleta clientela. A carreira universitária de Adler foi entravada desde o início. Começou como clínico geral num bairro não residencial e lutou pela criação da medicina social. Após sua associação com Freud, o grupo que ele fundou possuiu – mais que a psicanálise – o traço de um movimento político. Seus pacientes pertenceram, em sua maioria, às classes média e baixa, e os problemas sociais permaneceram sempre no foco de seu interesse.

Assim, vemos a carreira de Alfred Adler como um exemplo da ascensão social de um homem que permaneceu emocionalmente conectado com as camadas populares em cujo meio havia passado a infância. A desintegração do Império Austro-Húngaro favoreceu a transformação de seu ensino, que passou da posição marginal de origem à de um movimento ético-social de âmbito mundial.

Histórico Familiar

Por trás das analogias superficiais entre Freud e Adler havia profundas diferenças. Vimos que, durante a segunda metade do século XIX, a postura e a mentalidade dos judeus austríacos dependiam em grande medida do grupo do qual seus respectivos pais ou avós faziam parte antes da emancipação[1]. Os pais de Freud carregavam consigo o ressentimento acumulado séculos afora pelos judeus da Galícia e da Rússia Meridional. Os pais de Adler, por sua vez, vinham da comunidade relativamente privilegiada de Kittsee, situada na província de Burgenland.

Burgenland é uma região rural pitoresca, com lagos cercados por juncos; com campos, bosques, vinhedos, castelos nos topos das colinas, pequenos vilarejos dotados do encanto do velho mundo. É famosa por sua grande variedade de aves; quase todo telhado do vilarejo possui o seu ninho de cegonha. Tem orgulho de seu passado histórico e de seus grandes homens, entre os quais estão os compositores Haydn e Liszt. Ao longo dos séculos, Burgenland foi uma espécie de estado-tampão entre a Áustria e a Hungria. Na verdade, ele pertencia à Hungria, mas os magnatas húngaros que possuíam uma grande parte da terra eram amistosos com a Áustria – o que, na nobreza húngara, era uma exceção. Naquela época, a população de Burgenland estava em torno de trezentos mil habitantes. A maioria era falante de alemão, mas também havia húngaros, imigrantes croatas, ciganos e prósperas comunidades judaicas. Os judeus de Burgenland gozavam de uma condição mais liberal que a maioria dos demais judeus do império. Muitos deles eram negociantes e, como tais, serviam como intermediários entre os judeus do gueto de Pressburg e os centros comerciais de Viena.

A diferença de pano de fundo pode explicar certos traços característicos nos judeus que tinham origem em Burgenland. Em primeiro lugar, eles não possuíam o sentimento de pertença a uma minoria perseguida. Moritz Benedikt, que veio do *kille* (comunidade judaica) de Eisenstadt – e que, em sua autobiografia, queixou-se de ter sido vítima de inúmeras injustiças – nunca se queixou de ter sofrido por causa de antissemitismo. O mesmo vale para Alfred Adler, em cujos escritos o termo "antissemitismo" não é sequer mencionado. Homens com esse histórico poderiam conservar sua religião – como fez Benedikt, que permaneceu membro da Sinagoga –, mas quando perdiam a fé, a tradição judaica já não tinha mais nenhum significado para eles. Sem apego sentimental, poderiam facilmente migrar para o protestantismo ou o catolicismo sem a sensação de estarem traindo seus ancestrais ou sendo desleais aos companheiros judeus. Assim, Alfred Adler veio a se tornar protestante, ao passo que dois de seus irmãos (Max e Richard) converteram-se ao catolicismo, e o irmão mais velho (Sigmund) deixou a comunidade judaica como *konfessionslos* (sem confissão religiosa declarada).

Não sabemos muito a respeito da criação de Alfred Adler. Num breve relato autobiográfico[2], conta: que foi o filho predileto do pai, mas por um longo período sentiu-se rejeitado pela mãe; que certa vez feriu outro garoto; que, numa idade precoce, sofreu de raquitismo e ataques de falta de ar; que se impressionou com a morte de um irmão mais novo e escapou por um triz de morrer em decorrência de um caso grave de pneumonia. Esses foram os dois acontecimentos que o inspiraram em sua futura vocação como médico. A partir de outras memórias de infância registradas por Phyllis Bottome, podemos inferir que em sua casa realizavam-se os ritos judaicos, e que ele frequentava a sinagoga[3] com os pais. Certa vez, aos cinco anos de idade, durante as orações na sinagoga, puxou um pedaço de paramento que estava saindo de um armário, fazendo com que todo o armário caísse fazendo um estrondo. Numa noite de Páscoa em sua casa, rastejou escada abaixo para trocar o pão com fermento por pão sem, e ficou o resto da noite observando de um armário para ver se o anjo, caso viesse, iria notar a diferença. Se essas duas memórias precoces forem verdadeiras, seria possível, de acordo com o próprio método adleriano, inferir uma postura negativa em relação à religião judaica.

Essa diferença entre Adler e Freud com relação ao histórico judaico também pode explicar por que, em contraste com a psicanálise freudiana, a psicologia individual de Adler não contém nada que pudesse ser plausivelmente atribuído à tradição judaica.

Nosso conhecimento a respeito da genealogia e da família de Alfred Adler é fragmentário. Os dados contidos nas biografias habituais são, com frequência, errôneos.

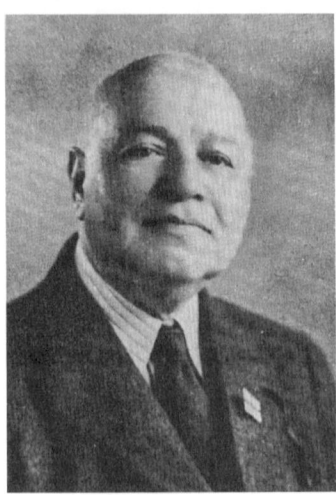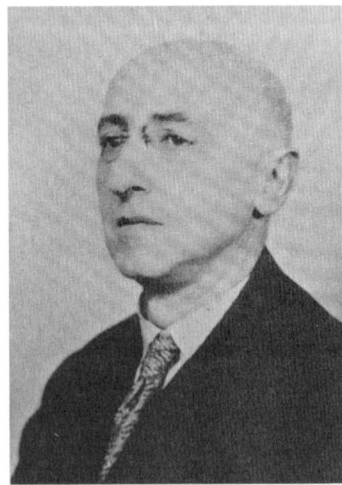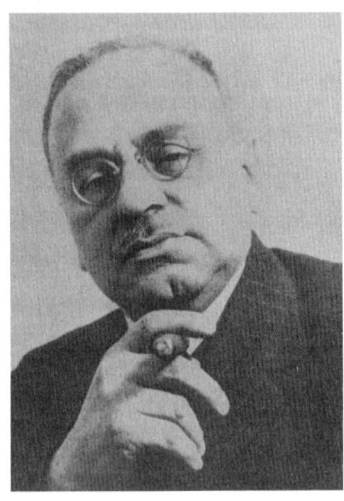

Alfred Adler *é visto aqui com dois de seus irmãos. À esquerda, o mais velho, Sigmund: um empresário bem-sucedido que por muito tempo inspirou em Alfred sentimentos de inferioridade e rivalidade. À direita, o caçula, Richard: o artista da família, que muito admirava Alfred. (Cortesia do sr. Kurt Adler, Kew Gardens, N.Y.; da dra. Alexandra Adler, Nova York; e da sra. Justine Adler, Viena.)*

O único levantamento sistemático realizado até o presente momento é o do dr. Hans Beckh-Widmanstetter, o qual seguiremos aqui[4].

O avô de Alfred Adler, Simon Adler, era um mestre peleiro (*Kürschnermeister*) em Kittsee. Nada se sabe a seu respeito, exceto que o nome de sua esposa era Katharina Lampl, e que ele já não estava vivo em 1862, quando o filho David se casou. Tampouco se sabe quantos filhos ele teve, além de David (tio de Alfred) e Leopold (pai de Alfred). David tinha 31 anos quando se casou em Viena, no dia 29 de junho de 1862. Trabalhava como alfaiate no subúrbio judaico de Leopoldstadt. Leopold Adler – cujo nome judaico era Leb Nathan – nasceu em Kittsee no dia 26 de janeiro de 1835. Nada se sabe dos primeiros trinta anos de sua vida. Quando se casou em Viena, aos 17 de junho de 1866, a certidão de casamento diz que o seu endereço é o mesmo do sogro, em Penzing; e isso indica que, pelo menos por algum tempo, viveu na casa dele, e provavelmente trabalhou em seu negócio.

Os ancestrais de Alfred Adler do lado materno vinham da cidadezinha de Trebitsch, na Morávia. Não se sabe quanto tempo viveram ali; porém, quando migraram para Penzing – em 1858 ou 1859 –, tinham ao menos cinco filhos: Ignaz (nascido antes de 1839), Moriz (nascido em abril de 1843), Pauline (mãe de Alfred, nascida em janeiro de 1845), Salomon (nascido em julho de 1849) e Albert (nascido em 1858). Duas outras crianças nasceram em Penzing: Ludwig (em dezembro de 1859) e Julius (em dezembro de 1861). O avô de Adler, Hermann Beer, havia fundado a firma Hermann Beer e Filhos, comercializando aveia, trigo e farelo. Tratava-se de um setor próspero na época; porém, com o desenvolvimento do transporte ferroviário, estava fadado ao declínio. Posteriormente, a firma foi assumida pelo filho Salomon.

Dois anos após se estabelecer em Penzing, em 10 de outubro de 1861, Hermann Beer comprou uma casa na Poststraße 22. É provável que Alfred Adler tenha ficado ali diversas vezes durante a infância. Essa casa ainda existe, e agora se encontra na Linzer Straße 20, perto da esquina com a Nobilegasse. A despeito das modernizações dos novos edifícios que a cercam, sua estrutura principal não mudou. No térreo há uma loja, e no primeiro andar se encontra a residência, à qual se tem acesso a partir do pátio, na parte de trás, aonde se chega por meio da entrada de veículos. O pátio é grande o suficiente para acomodar uma dúzia de carros. À esquerda se encontra a oficina de um mecânico de automóveis, e os estábulos foram convertidos em garagens. Uma larga escadaria de pedra leva ao apartamento do primeiro andar, onde a família Beer viveu por muitos anos.

Hermann Beer e a esposa, Elisabeth (também chamada de Libussa) Pinsker, tiveram pelo menos sete filhos, que por sua vez constituíram famílias grandes, de modo que Alfred Adler possuía muitos parentes por parte de mãe. Um de seus tios, Julius Beer, era apenas oito anos mais velho que ele.

Sabemos muito pouco a respeito da vida, da profissão e da situação financeira de Leopold Adler. De 1866 a 1877, viveu nos vilarejos vizinhos de Penzing e Rudolfsheim, mudando de endereço várias vezes; e a sua profissão foi registrada como "comerciante". Por razões desconhecidas, mudou-se então para Leopoldstadt, o subúrbio judaico no nordeste de Viena, onde viveu de 1877 até 1881, mas ali também mudava de endereço todo ano. Então, por dois anos, viveu em Hernals – que, naquela época, ficava fora de Viena –, onde alugou uma casa na Hauptstraße 25, com instalações comerciais anexas no número 23. Essas duas casas eram dependências do *Grossmeierei* (uma espécie de laticínio atacadista) que pertencia ao conde Pálffy, um dos magnatas húngaros de Burgenland. É muito provável que Leopold Adler tenha atuado como atravessador na comercialização dos produtos do conde.

Hermann Beer morreu em 5 de fevereiro de 1881, e sua esposa, em 15 de janeiro de 1882. A propriedade do casal foi dividida entre os sete filhos, mas Pauline vendeu sua parte para um dos irmãos; pouco depois, em 27 de julho de 1883, ela e Leopold compraram uma propriedade em Währing – que, naquela época, ainda era uma área pouco povoada fora dos limites municipais de Viena[5], com casas baixas e jardins. Essa propriedade, localizada na Hauptstraße 57-59 (hoje Währinger Straße 129-131), ainda está de pé. Era um típico imóvel comercial da época; compreendia instalações comerciais, uma residência no primeiro andar, com dois cômodos grandes e dois pequenos, além de uma cozinha e estábulos embaixo[6]. Essa casa ficava quase em frente ao cemitério no qual se encontravam os túmulos de Beethoven e Schubert (hoje o Parque Schubert). Segundo Phyllis Bottome, a família não criava apenas cavalos, mas também vacas, cabras, galinhas e coelhos; porém, seria exagero retratar o jovem Alfred como alguém que cresceu numa espécie de Jardim do Éden em miniatura, como às vezes se fez. Essa propriedade, que pertencia igualmente a Leopold e Pauline, permaneceu em suas mãos de julho de 1883 a julho de 1891. Mas Leopold não conseguiu prosperar e, como reza a lenda na família, os Adler foram cada vez mais atormentados por dificuldades financeiras. Isso é confirmado pelo fato de que, com o passar do tempo, a propriedade foi hipotecada, sendo por fim vendida, com prejuízo, no ano de 1891.

A família então voltou para Leopoldstadt, onde viveu sob considerável tensão material, até que Sigmund, o irmão mais velho, tornou-se um empresário de sucesso e foi capaz de restituir a todos os parentes condições de vida confortáveis.

Visto que Alfred Adler sempre insistiu, tanto quanto Freud, na importância da conjunção familiar na formação da personalidade, seria apropriado saber como isso se deu em seu próprio caso. Mas o nosso conhecimento acerca disso também é incompleto. Muito pouco se sabe da personalidade de seu pai, Leopold Adler, e os dados de que dispomos a seu respeito vêm de impressões de pessoas que o conheceram na velhice. Phyllis Bottome escreve que ele possuía uma personalidade descontraída e feliz, era bem-humorado e tremendamente orgulhoso; que era um homem que cuidava muito da aparência, escovava ele mesmo as suas roupas, lustrava as próprias botas para que brilhassem feito vidro, e aparentava invariavelmente como se estivesse vestido para uma festa[7]. Seu neto, Walter Fried, que viveu com ele por vários anos quando criança, diz: "Era um homem de aparência muito imponente, sempre elegante e arrumado, e que tinha o hábito de viver bem. Eu tinha um respeito extraordinário por ele, embora sempre fosse especialmente bondoso comigo. Ainda consigo vê-lo acariciando a minha cabeça e me dando moedas de cobre novinhas das quais eu tinha muito orgulho."[8]

Outro neto, Ferdinand Ray, diz "que o vovô Leopold Adler era um cavalheiro bastante elegante, bonito, sempre aprumado e exigente com as roupas [...] nos últimos anos de vida, almoçava no *Rathauskeller*[9], sempre com uma taça de vinho; depois, comia um sanduíche de presunto às 17h e ia para cama às 18h"[10].

Parece que a relação de Alfred com o pai era boa. Segundo Phyllis Bottome, Alfred era o filho predileto de Leopold, e ele vivia encorajando-o – sabemos que o encorajamento se tornaria um dos motes condutores do sistema educacional de Adler. A mesma autora também diz que Leopold repetia com frequência para Alfred: "Nunca acredite no que os outros dizem", o que provavelmente significava que se tem de julgar as pessoas mais pela conduta do que pelas palavras – algo que também se tornaria um axioma de base da psicologia individual.

Pauline Adler certamente não gozava de boa saúde como o marido, que morreu com quase 87 anos de idade. De acordo com todos os depoimentos, quando ela morreu, aos 61, encontrava-se exaurida por doenças e excesso de trabalho. Phyllis Bottome a retrata como "nervosa e sisuda", sem nenhum senso de humor. Reza a lenda familiar que ela se sacrificava demais por alguns membros da família. Um de seus netos a descreve como "uma mulher gentil e fina, que tocava o negócio e se ocupava do marido, das crianças, da casa e do cachorro". Ela e Alfred não conseguiam se entender, e diziam que ela desempenhou na vida dele um papel que ele viria a chamar, posteriormente, de *Gegenspieler* (antagonista) – isto é, a pessoa com quem se mede e contra quem se exerce forças.

Enquanto Freud enfatizava primordialmente a importância da relação da criança com os pais, e secundariamente com os irmãos, Alfred Adler atribuía mais importância à posição da criança na linha dos irmãos que na relação com os pais, e isso nos leva a examinar a natureza da conjunção de irmãos em seu próprio caso.

Alfred era o segundo numa família com seis filhos, sem contar dois que morreram na primeira infância[11]. Sua relação com o irmão mais velho, Sigmund, é de particular interesse.

Sigmund Adler (seu nome judaico era Simon) nasceu no dia 11 de agosto de 1868, em Rudolfsheim. Todos os depoimentos confirmam que ele era uma pessoa muitíssimo inteligente e talentosa, de modo que, nas palavras de Phyllis Bottome, "Alfred Adler sentia-se à sombra de um irmão-modelo, um verdadeiro 'primogênito', que sempre pareceu estar muito acima dele, numa esfera que Alfred – nem com todos os esforços – jamais conseguiria alcançar. Mesmo no final da vida, Alfred não havia superado totalmente esse sentimento." A carreira bem-sucedida de Sigmund era ainda mais notável porque a vida lhe havia sido difícil. Teve de deixar a escola antes de obter sua *Matura*[12], por causa do empobrecimento da família, e foi trabalhar – primeiro no negócio do pai e depois em seu próprio negócio. Por algum tempo, atuou como representante comercial para cerealistas húngaros, mas depois estabeleceu-se no ramo imobiliário. Assim, com o tempo ele se tornou um empresário muito bem-sucedido e conquistou uma fortuna – que veio a perder depois, no entanto, com a inflação do pós-guerra. Um de seus filhos relata que, por ser cidadão húngaro, ele serviu ao Exército húngaro por um ano; que se casou em 1900, teve três filhos e, em vista da situação política, acabou emigrando para os Estados Unidos, onde permaneceu até a morte[13]. Outro filho seu o descreve assim:

> Sigmund foi um empreendedor de verdade; tinha uma grande biblioteca e se orgulhava de seus amigos (classe média alta, médicos, advogados, e assim por diante) [...]. Nós, crianças, aprendemos com ele – e com a mamãe – a apreciar as coisas grandiosas da vida: música boa, bons livros, viajar, e assim por diante. Ele era um bom enxadrista, e nós, crianças, aprendíamos a jogar com ele, mas estava quase sempre ocupado demais para jogar.
>
> Quanto à sua relação com Alfred, ele o respeitava muito, tanto como médico quanto como psicólogo, e confiava muito frequentemente em sua opinião quando um de nós estava doente. Mais tarde, quando a fama dele se difundiu, sempre falava de Alfred com admiração e com um grande respeito.[14]

De acordo com todos os depoimentos, Sigmund Adler era um homem simples, altruísta num grau raro, que sustentou não apenas a própria família, mas também o pai, Leopold, na velhice, e muitos outros parentes seus. A rivalidade de Alfred com o irmão bem-sucedido, Sigmund, parece ter desempenhado um importante papel em sua vida. Como todos os garotos, eles brigavam, e reza a lenda familiar que acabaram tendo a mesma força. Também se dizia que, se Alfred deixou sua clínica como generalista para se especializar em neuropsiquiatria, foi porque seguiu o exemplo do irmão, que havia migrado da representação comercial para o mercado imobiliário – que era um negócio mais lucrativo. Seja como for, sempre foram bons amigos, e foi através de

Sigmund que Alfred encontrou e comprou a bela casa de campo em Salmannsdorf. Os dois irmãos emigraram para a América e morreram de forma semelhante: Alfred, em decorrência de um infarto, numa rua de Aberdeen, em 1937; Sigmund, numa rua em Nova York, vinte anos depois, em 25 de fevereiro de 1957, aos 89 anos de idade[15].

Depois de Sigmund e Alfred veio o terceiro filho, uma menina: Hermine, nascida em Rudolfsheim no dia 24 de outubro de 1871. Phyllis Bottome diz que era a irmã preferida de Alfred, e que ela também o admirava muito. O filho dela escreve a seu respeito: "Hermine, minha mãe, tocava piano muito bem e possuía uma leitura à primeira vista muito boa. Sua voz para o canto era linda, mas ela não tinha formação. Costumava tocar com Alfred, que também tocava piano, músicas a quatro mãos. Eles tinham uma grande afinidade e todos os filhos dela, quando iam se casar, traziam os parceiros para que Alfred os aprovasse."[16]

Depois de Hermine veio um irmãozinho, Rudolf, que nasceu em Penzing no dia 12 de maio de 1873 e morreu de difteria em 31 de janeiro de 1874[17]. Como veremos, o nascimento e a morte prematura do irmãozinho foram eventos significativos na infância de Alfred.

O próximo filho, Irma, nasceu em Penzing no dia 23 de novembro de 1874. A sua vida terminaria tragicamente num campo de extermínio na Polônia, em 1941. Ela se casou com o tipógrafo Franz Fried e teve um filho, Walter.

Depois de Irma veio Max, que nasceu em Leopoldstadt aos 17 de março de 1877[18]. A despeito da difícil situação familiar, ele conseguiu concluir o ensino secundário no Sperläum, onde recebeu sua *Matura* em setembro de 1896. A partir dali, estudou história e língua e literatura alemãs por nove semestres na Universidade de Viena. Sua dissertação[19] foi aprovada em outubro de 1903, e ele recebeu o doutorado em filosofia em 23 de junho de 1904[20]. Max Adler parece ter trabalhado principalmente como jornalista, escrevendo sobre temas filosóficos, econômicos e políticos. Viveu muitos anos em Dresden, mas depois foi para Roma, onde morreu em 5 de novembro de 1968, aos 91 anos de idade. Segundo Phyllis Bottome, "tinha muita inveja e ciúme do popular Alfred, nunca chegando a se recuperar desse estado de espírito. Adler gostava muito dele, mas jamais conseguiu ganhar sua afeição". Esses detalhes devem ser levados em conta ao se referir à imagem que Alfred Adler forneceu da personalidade do segundo filho de uma família grande: sempre sob pressão, tentando a duras penas competir com o irmão mais velho, e ele próprio seguido de perto por um competitivo irmão mais novo.

O último filho, Richard, nasceu em Währing no dia 21 de outubro de 1884. Durante sua infância, a situação econômica da família estava em sua pior fase, e parece que a sua educação teve de ser sacrificada. Por outro lado, ele parece ter sido o filho predileto da mãe. Tinha grande admiração por Alfred, que também o ajudava de todas as formas possíveis. Como professor de piano, alegava aplicar os princípios da psicologia individual ao ensino de música. Por algum tempo, permaneceu na casa de campo de Alfred, em Salmannsdorf. Durante a Segunda Guerra Mundial, trabalhou no cultivo no grande jardim de Alfred, em Döbling, que ainda pertencia à família[21]. Conseguiu escapar da vista dos nazistas, sobrevivendo junto de sua esposa Justine. Morreu em janeiro de 1954 sem deixar filhos.

A diferença entre os contextos social e familiar de Alfred Adler e Sigmund Freud não deixa de ter relevância no que se refere à diferença de seus respectivos sistemas psicológicos. A tradição judaica possui um impacto muito forte nos judeus cujas famílias vieram da Galícia, ainda que tenham perdido a fé religiosa. Embora Freiberg fosse para ele o paraíso perdido da primeira infância, Freud era um cidadão austríaco com os plenos direitos de um austríaco. Mas ele cresceu em Leopoldstadt, um subúrbio de Viena densamente povoado onde se haviam estabelecido os judeus mais pobres da parte oriental do império, e onde havia cortiços com várias crianças e mendigos, de modo que Freud sempre se considerou membro de uma minoria. Visto que Freud sempre permaneceu sob os olhares atentos dos pais e mestres, ele foi levado a enfatizar suas relações infantis mais com os genitores que com os irmãos e pares. Além do mais, era o primogênito e filho querido de sua mãe, e ele se sentia antagônico ao pai, o que fez a situação edípica lhe parecer natural.

No caso de Adler, a situação era bastante diferente. A tradição judaica não era tão importante para os judeus oriundos das privilegiadas comunidades de Burgenland. Por ter nascido em Viena, Burgenland não tinha a qualidade de um paraíso perdido para Adler; pelo contrário, era até um inconveniente em sua vida. Significava que ele não era registrado como austríaco, mas como húngaro, o que o fazia subordinado a um país cuja língua não falava e o privava de muitos privilégios que, em Viena, eram concedidos somente aos austríacos – ele obteve a cidadania austríaca tardiamente, em 1911. Em contraste com Freud, Adler passou a maior parte da infância nos distritos (*Vororte*) de Viena[22], em locais como Rudolfsheim, Penzing, Hernals e Währing – que haviam conservado, ao menos parcialmente, o seu caráter rural. Eles não eram muito densamente povoados, e um traço desses "distritos" era a existência de grandes porções de terra que haviam sido compradas por especuladores e deixadas ao léu até que os preços subissem o suficiente para que eles obtivessem um lucro substancial. Esses locais eram comumente chamados de *Gstätten* e os moleques de rua costumavam ir até eles para se divertir. Assim, Adler passou a maior parte da infância nos "distritos" da cidade, brincando ou brigando com garotos não judeus, muitos deles de classes baixas. Obviamente, a supervisão parental de Adler não era tão rígida quanto a de Freud. Todos os relatos sobre a vida de Adler contam de suas escapulidas e brigas com meninos de rua. Isso necessariamente o levou a enfatizar, mais que Freud, o papel dos pares e irmãos na formação da personalidade. A conjunção familiar também era bastante diferente entre esses dois homens. Adler era o segundo filho que se sentia rejeitado pela mãe, mas protegido pelo pai; passando por uma experiência oposta à situação de Freud, então, jamais aceitaria a ideia do Complexo de Édipo. É digno de nota que Adler, embora judeu e estrangeiro em seu próprio país, nunca se sentiu parte de uma minoria; ele se via como participante da vida popular da cidade, e seu íntimo conhecimento do dialeto vienense possibilitou-lhe falar em público como um homem do povo.

Pode-se compreender, pois, como o conceito de sentimento de comunidade iria se tornar o ponto central em seu ensino.

Acontecimentos na Vida de Alfred Adler

Enquanto a dificuldade em escrever sobre Freud consiste na superabundância de material biográfico, para Adler, assim como para Janet, trata-se exatamente do oposto. Temos pouquíssimas notas autobiográficas de Adler, além das que foram registradas por Phyllis Bottome. Há, até o momento, quatro biografias de Adler: uma de Manes Sperber[23]; outra de Hertha Ogler[24]; a terceira, de Phyllis Bottome[25]; e uma quarta, de Carl Furtmüller, conhecida apenas por sua tradução em inglês[26]. Phyllis Bottome também forneceu detalhes sobre Adler em um livro de ensaios psicológicos e no segundo volume de sua autobiografia[27]. Seja qual for o mérito dessas publicações, as informações que contêm baseiam-se principalmente em memórias e rumores, e são marcadas por várias imprecisões. Da abundante correspondência de Adler, foi publicado pouco mais que meia dúzia de cartas[28]. Não há um "Arquivo Adler" para coletar documentos e depoimentos a seu respeito, e não há filmes ou gravações de sua voz. Um levantamento sistemático baseado em material de arquivo foi efetuado recentemente pelo dr. Hans Beckh-Widmanstetter, de Viena, mas apenas uma pequena parte do material reunido por ele já se encontra publicada. Sua breve narrativa da infância e da juventude de Adler ainda está por ser publicada[29]. O esboço que se segue da vida de Alfred Adler é baseado principalmente na pesquisa de Beckh-Widmanstetter, suplementada por informações orais e escritas fornecidas por membros de sua família[30].

Alfred Adler nasceu em Rudolfsheim em 7 de fevereiro de 1870. A casa onde nasceu ficava na Hauptstraße, esquina com Zollernsperggasse. Naquela época, era uma casarão dividido em quinze pequenos apartamentos, e a casa que a substituiu fica no número 208 da Mariahilfer Straße[31].

A casa ficava de frente para um grande mercado (Central-Markt Platz). Nas proximidades havia um grande descampado (*Gstätte*) – agora o Gustav-Jäger-Park com o Museu Técnico –, onde as crianças do bairro costumavam brincar. Durante os primeiros sete anos da infância de Alfred Adler, a família viveu em vários endereços em Rudolfsheim e na região vizinha de Penzing. Naqueles anos, o jovem Alfred escapulia com frequência para brincar com meninos de rua, indo afanar flores nos jardins do Castelo Imperial de Schönbrunn, que não ficava longe de Penzing. Embora Alfred pensasse ter frequentado a escola pública de Penzing, nem o seu nome, nem o de seu irmão Sigmund foram encontrados nos arquivos dessa escola. Possivelmente ele tenha frequentado uma escola privada cujos arquivos não foram preservados. Um importante acontecimento desse período foi o nascimento do irmãozinho de Alfred, Rudolf, e a sua morte poucos dias antes de Alfred completar quatro anos. Se acreditarmos em suas primeiras memórias, esse acontecimento, combinado com uma severa afecção infantil algum tempo depois, inspirou-o com o precoce desejo de se tornar médico.

Quando Adler tinha sete anos, a família teve de se mudar para o subúrbio judaico de Leopoldstadt, onde viveram por quatro anos. É peculiar que nenhum dos biógrafos de Adler mencione que ele tenha morado em Leopoldstadt. Provavelmente ele tinha memórias desagradáveis daqueles anos e não desejasse falar a respeito. Durante esse período, em 1879 – logo, quando estava com nove anos –, Alfred foi enviado para o Communales Real-und Obergymnasium[32], na Sperlgasse, mais conhecido como Sperl-gymnasium, ou Sperläum – o mesmo para o qual o jovem Sigmund Freud havia sido enviado quatorze anos antes, com a mesma idade. Nesse ínterim, contudo, os regimentos escolares haviam mudado, estipulando a idade de dez anos como mínimo para o ingresso. Beckh-Widmanstetter descobriu que no *Klassenbuch* (registro de classe), a data de nascimento de Alfred Adler, 1870, foi corrigida por uma mão desconhecida e alterada para 1869. Sabemos, dos arquivos escolares, que o jovem Alfred foi reprovado naquele primeiro ano e teve de repeti-lo.

Em meados de 1881, a família deixou Leopoldstadt e mudou-se para Hernals, onde Alfred foi para o Hernalser Gymnasium, que ficava na rua de mesmo nome. Ele continuou a frequentar essa escola quando a família se mudou, mais uma vez, para o *Vorort* vizinho, Währing, até que completasse dezoito anos e recebesse a sua *Matura*. Infelizmente, os arquivos dessa escola foram destruídos durante a ocupação dos Aliados em Viena, na Segunda Guerra Mundial. Assim, é impossível saber que tipo de aluno Alfred Adler era. O fato é que ele recebeu uma excelente educação, estudando os clássicos latinos, gregos e alemães ensinados naquela época.

Não se sabe quase nada a respeito da adolescência de Alfred fora da escola. De acordo com seus biógrafos, ele tinha uma paixão por música, canto e teatro, e era um ator bastante bom.

Tão logo completou o ensino secundário, matriculou-se na Faculdade de Medicina de Viena, no semestre de inverno de 1888-1889. Beckh-Widmanstetter encontrou a ficha completa das realizações acadêmicas de Adler no arquivo da Escola de Medicina, da qual extraímos os detalhes que se seguem. Adler concluiu os estudos médicos dentro da média de tempo, fazendo apenas as matérias obrigatórias necessárias para prestar os exames, e passou em suas três *Rigorosa* com a nota *genügend* (suficiente), que era o mínimo para ser aprovado. Visto que na época Psiquiatria não era matéria obrigatória, Adler não recebeu formação psiquiátrica; ele também não assistiu às palestras do *Privatdozent* Sigmund Freud sobre histeria. Contudo, em seu quinto semestre, acompanhou o curso de Krafft-Ebing sobre "as doenças mais importantes do sistema nervoso".

Os registros universitários de Alfred Adler mostram que os seus quinto, sexto e sétimo semestres foram particularmente extenuantes. Durante esses três semestres, ele fez, entre outras, uma matéria de dez horas semanais sobre cirurgia, e uma de dez horas semanais sobre clínica – essa última com o clínico-geral Nothnagel, cujo ensino também incluía palestras sobre doenças nervosas orgânicas. Após o sétimo semestre, Adler passou em seu primeiro *Rigorosum* em 24 de março de 1892, e então foi para os primeiros seis meses de seu ano de serviço militar obrigatório no 1º e no 4º Tyroler-Kaiserjäger-Regiment[33], de 1º de abril de 1892 a 1º de outubro de 1892.

Os semestres seguintes também foram extenuantes. Em seu nono semestre, ele fez, entre outras, uma matéria sobre patologia do sistema nervoso com Salomon Stricker. No décimo, apenas uma matéria de dez horas semanais sobre cirurgia. A partir dali, passou no segundo *Rigorosum* em 22 de maio de 1894, e esperou quase um ano e meio para se apresentar para o terceiro.

É provável que tenha dedicado esse tempo aperfeiçoando-se em clínica médica. Naquela época, mesmo um jovem doutor que não desejasse seguir carreira acadêmica ou tornar-se especialista, geralmente passaria dois, três anos no Hospital Geral ou na Policlínica a fim de adquirir experiência clínica. Nos arquivos do Hospital Geral, Beckh-Widmanstetter descobriu que Alfred Adler não realizou nenhum atendimento ali. Em vista do fato de que os cargos remunerados eram reservados para cidadãos austríacos, e Adler era húngaro, ele só poderia realizar trabalho voluntário não remunerado. Encontramos o seu nome, contudo, na lista dos jovens doutores que trabalharam na Policlínica em 1895 e 1896. A Policlínica de Viena, uma instituição beneficente, foi fundada em 1871 – por iniciativa de Moritz Benedikt, sobretudo – para oferecer atendimento médico gratuito a pessoas da classe operária numa época em que não havia seguridade social. Os médicos que lá trabalhavam não eram pagos. Para os médicos jovens, era uma oportunidade de adquirir experiência clínica e quem sabe também encontrar potenciais clientes. Alfred Adler trabalhou em 1895 no Departamento de Oftalmologia da Policlínica, com o professor Von Reuss. É provável que ele tenha conhecido Moritz Benedikt, que oferecia tratamento elétrico a pacientes desse departamento.

Nesse período, passou no seu terceiro *Rigorosum*, em 12 de novembro de 1895, e colou grau de médico aos 22 de novembro de 1895. Em 1896, trabalhou na Policlínica novamente, mas não deve ter sido por muito tempo, visto que foi convocado de 1º de abril até 30 de setembro de 1896 para completar o seu segundo semestre de serviço militar obrigatório no 18º Hospital Militar de Pressburg, numa unidade húngara, com seu nome magiar de Aladár Adler.

Afirmou-se que Adler fez outros estudos de pós-graduação – a saber, em patologia –, mas não foi possível encontrar nenhuma evidência documental a esse respeito[34]. Se chegou a trabalhar no Hospital Geral, deve ter sido como voluntário, pois disso não há evidência alguma.

Os anos de 1896 a 1902 na vida de Adler não se encontram completamente documentados. As descrições feitas em suas biografias são breves, frequentemente contraditórias e baseadas em rumores. Ainda não foi possível descobrir quando ele abriu sua clínica. Segundo Carl Furtmüller, Adler se havia interessado profundamente pelo socialismo quando era estudante. Ele havia frequentado reuniões políticas socialistas, sem, contudo, participar ativamente; e foi nesses grupos que conheceu sua futura esposa, Raíssa Timofêievna Epstein, que havia ido para Viena como estudante, já que as mulheres não tinham permissão para estudar nas universidades russas daquela época. Na verdade, evidências documentais mostram que ela estudou três semestres na Universidade de Zurique, em 1895 e 1896[35], mas nunca se matriculou na Universidade de Viena, embora tenha ido viver na cidade em 1897[36].

Em 23 de dezembro de 1897, Alfred Adler casou-se com Raíssa Epstein. Segundo os registros da comunidade judaica de Viena, ela havia nascido em Moscou no dia 9 de novembro de 1873, filha de um comerciante judeu. O casamento foi celebrado na comunidade Judaica de Smolensk. Depois do casamento, estabeleceram-se no apartamento dos pais de Adler na Eisengasse 22 (hoje Wilhelm-Exner-Gasse), ao passo que seus pais se mudaram para outro lugar.

Em 1898, dois acontecimentos são significativos: o nascimento do filho mais velho de Adler, uma menina, Valentine Dina, que nasceu em 5 de agosto de 1898, e a publicação do primeiro escrito de Adler: o *Gesundheitsbuch für das Schneidergewerbe* (Livro de Saúde para o Setor de Alfaiataria)[37].

Em 1899, Adler montou sua clínica na Czerningasse, n. 7. Ao que parece, na qualidade de jovem clínico, teria encontrado dificuldades para clinicar na Eisengasse, que ficava nos arredores do quarteirão onde muitos destacados especialistas possuíam as suas clínicas. Ele teve melhores oportunidades naquela rua popular, que não ficava longe do Prater.

De 1899 a 1902, não possuímos dados documentais, exceto do nascimento de sua filha Alexandra, em 24 de setembro de 1901. De 12 de agosto a 15 de setembro de 1902, Adler prestou 35 dias de serviço militar junto ao 18º Regimento de Infantaria do Honvéd, o Exército húngaro de reserva. Esse regimento era composto principalmente de soldados falantes de alemão e ficava aquartelado na cidade burgenlandesa de Ödenburg[38].

Nesse mesmo ano, Adler iniciou sua colaboração com Heinrich Grün, editor de um novo periódico médico, a *Ärztliche Standeszeitung* (Gazeta Médica). Não se sabe que tipo de acordo havia entre os dois, mas uma análise do periódico mostra que Heinrich Grün obviamente considerava Adler o seu principal colaborador.

Foi naquele ano crucial de 1902 que Adler conheceu Freud. A história habitual é que a *Neue Freie Presse* (Nova Imprensa Livre) havia publicado uma resenha derrogatória de *A Interpretação dos Sonhos* de Freud, ao que Adler respondeu escrevendo uma carta em protesto, que também foi publicada pelo jornal. Isso fez com que Adler atraísse a atenção de Freud, e este o agradeceu com um postal, convidando-o a visitá-lo. Mas, na realidade, a *Neue Freie Presse* nunca publicou uma resenha de *A Interpretação dos Sonhos*, nem nenhum artigo contra Freud, e não se sabe em que circunstâncias os dois se conheceram[39].

Em 1904, Alfred Adler converteu-se à fé protestante. Segundo Phyllis Bottome, ele se ressentia do fato de que a religião judaica pertencia apenas a um grupo étnico e preferia "compartilhar de uma divindade comum com a fé universal do homem"[40]. Foi batizado em 17 de outubro de 1904, junto com as filhas Valentine e Alexandra, mas sem Raíssa, na Igreja Protestante da Dorotheergasse[41].

De 1902 a 1911, Adler fez parte do círculo psicanalítico do qual havia sido um dos quatro primeiros membros, e que foi crescendo lentamente ao redor de Freud. Até 1904, prosseguiu com a sua colaboração com o periódico de Heinrich Grün, mas de 1905 em diante, escreveu várias contribuições psicanaliticamente orientadas para periódicos médicos e pedagógicos. Suas atividades nas reuniões de quarta-feira à noite com

Freud nos são conhecidas a partir das atas da Sociedade Psicanalítica de Viena, que sintetizaram as falas que ele realizou ali, bem como as suas intervenções nas discussões. Parece que ele era o membro mais ativo do círculo, e que Freud o tinha em alta conta durante aqueles primeiros anos[42]. Em 1907, foi publicado o seu livro *Studie über Minderwertigkeit von Organen* (Estudo Sobre a Inferioridade Orgânica), que foi considerado um complemento fisiológico à teoria psicanalítica e a respeito do qual Freud teve uma boa impressão. No primeiro encontro psicanalítico internacional, em Salzburgo, em 26 de abril de 1908, Adler apresentou uma comunicação sobre "as expressões da pulsão agressiva na vida e na neurose". Ele presidiu e foi um dos que mais colaboraram com o debate que a Sociedade realizou a respeito do suicídio infantil, em abril de 1910, que foi publicado posteriormente. Em outubro de 1910, depois de a Sociedade mudar para suas novas instalações, Adler foi eleito presidente e Stekel, vice.

Enquanto isso, iam ocorrendo mudanças na vida de Adler. Sua família havia crescido com o nascimento de Kurt, em 25 de fevereiro de 1905, e Cornelia (Nelly), em 18 de outubro de 1909. Ele se mudou da Czerningasse para uma parte mais residencial da cidade, ocupando um grande apartamento na Dominikanerbastei, n. 10[43]. Especializou-se então como *Nervenarzt*[44], mas parece que por algum tempo ainda foi chamado com frequência para dar opinião em assuntos de medicina geral. Em 1911, obteve cidadania austríaca[45].

Ao mesmo tempo, foi ficando cada vez mais evidente que as ideias adlerianas próprias acerca das neuroses divergiam das ideias de Freud. As contribuições de Adler já não podiam ser vistas como complementos à psicanálise, visto que contradiziam pressupostos freudianos básicos. Não obstante, quando surgiu a questão de organizar a Sociedade Psicanalítica de Viena, Freud indicou Adler como presidente; e para a recém-fundada *Zentralblatt* (Gazeta Central), indicou Adler e Stekel como coeditores. Mas logo depois as divergências entre as suas ideias e as de Freud tornaram-se tão agudas que se considerou necessário dedicar várias sessões para o seu esclarecimento. Em 4 de janeiro e 1º de fevereiro de 1911, Adler apresentou duas comunicações, uma sobre "Einige Probleme der Psychoanalyse" (Alguns Problemas da Psicanálise) e a outra sobre "Der männliche Protest als Kernproblem der Neurose" (O Protesto Masculino Como Problema Central da Neurose). Em 8 e 22 de fevereiro, discussões animadas – para dizer o mínimo – aconteceram, e Stekel foi o único a sustentar que não havia contradição entre as ideias de Freud e Adler. Mas, ao final da sessão de fevereiro, Adler e Stekel renunciaram a seus postos de presidente e vice-presidente da Sociedade. Após uma tentativa vã de reconciliação, Adler deixou a Sociedade junto de seu amigo Furtmüller e de alguns outros.

Com os seis membros que haviam renunciado com ele, e alguns outros, Adler fundou um novo grupo, a Sociedade de Psicanálise Livre, que logo em seguida foi denominada Sociedade de Psicologia Individual.

Parece que durante essas longas discussões com o grupo psicanalítico, Adler havia se tornado mais consciente a respeito da originalidade de seus pensamentos. Justamente naquela época havia sido publicado o célebre livro de Hans Vaihinger, *A Filosofia do*

Como Se, que muito impressionou Adler e lhe forneceu uma nova estrutura conceitual para o seu sistema próprio.

Enquanto Freud reuniu os seus discípulos ao redor dele em seu apartamento – e,
depois, nas instalações de uma associação médica –, Adler preferiu se encontrar com
os seus seguidores em alguns cafés vienenses. Havia adversários seus que consideravam
isso algo indigno, mesmo se as discussões fossem mais sérias que a conversa de costume
nas cafeterias de Viena. Durante aquela época, Adler estava remodelando o seu sistema
e organizando a sua própria escola. Em 1912, publicou o seu segundo livro, *Über den
nervösen Charakter* (Sobre o Caráter Nervoso), e inaugurou a publicação de uma série
de monografias. Em 1913 e 1914, publicou vários artigos sobre neuroses e temas afins.
Então ele e Carl Furtmüller fundaram o *Zeitschrift für Individual-Psychologie* (Revista
de Psicologia Individual). Um volume coletivo, *Heilen und Bilden* (Cura e Formação),
reuniu vários de seus artigos antigos junto com artigos novos de sua autoria e da autoria
de seus seguidores, dispostos de modo a constituir um manual de psicologia individual. Adler agora tinha clientes não apenas das classes baixa e média, mas também da
classe alta. Entre os seus pacientes esteve o revolucionário russo Ioffe, amigo de Trótski
(Trótski viveu em Viena de 1907 a julho de 1914; sua esposa era amiga de Raissa Adler)[46].

Adler, como vimos, se havia candidatado em julho de 1912 ao título de *Privatdozent* na universidade. A resposta só veio em janeiro de 1915. Não se sabe por que o
atraso foi tão excepcionalmente grande. O parecer sobre a sua candidatura foi redigido por Wagner-Jauregg – que, a propósito, havia presidido o terceiro *Rigorosum* de
Adler e a cerimônia quando ele colou grau de médico.

> Nesse parecer, a seção dedicada ao desempenho acadêmico de Adler é surpreendentemente
> curta: "Segundo ele, atuou durante os quatro anos que se seguiram à graduação médica no
> Hospital Geral de Viena e na Policlínica no campo da psiquiatria, da medicina generalista e
> da oftalmologia, em que institutos e em que cargo, não se diz." Essa forma um tanto quanto
> leviana de colocar as coisas sugere que Wagner-Jauregg não estava muito convencido da
> veracidade das declarações de Adler. A partir dali, Wagner-Jauregg afirma que os dois livros
> de Adler e os seus vários artigos destoam dos trabalhos científicos de todos os outros candi-
> datos, sem exceção, em razão de um traço importante: todos os demais candidatos haviam
> realizado trabalhos de pesquisa em histologia, anatomia ou fisiologia experimental do sis-
> tema nervoso, ou investigações clínicas sobre os sintomas e a etiologia de doenças nervo-
> sas, ao passo que nos trabalhos de Alfred Adler não havia nada do tipo. Ele oferece apenas
> "explicações de natureza puramente especulativa". Adler, que fazia parte da escola psicana-
> lítica, permaneceu fiel ao seu método, ainda que não ao seu ensino. É a primeira vez que
> um seguidor dessa escola se candidatava a um cargo de *Privatdozent*, e por essa razão era
> muito importante que o *Professoren-Collegium* se posicionasse.
>   Wagner-Jauregg considera a teoria adleriana da inferioridade orgânica "interessante e
> razoável" (*ansprechend und vernünftig*) – a saber, que tal questão implica um aumento fun-
> cional e talvez neurose –, mas acha a concepção adleriana de "órgão" demasiado geral, visto
> que inclui sistemas inteiros, o que não permite uma precisão.

Quanto a *Über den nervösen Charakter*, Wagner-Jauregg critica a definição ampla de neurose e a concepção puramente psicogênica de sua etiologia. No que se refere aos seus conceitos de "objetivo fictício" e "protesto masculino", Adler oferece históricos clínicos explicados pelas teorias que eles deveriam provar. Wagner-Jauregg não irá levar a sério o método psicanalítico, e critica outras teorias, algumas das quais ele acha "tão grotescas quanto Freud".

Acaso os trabalhos de Adler podem ser chamados de científicos? – indaga-se Wagner-Jauregg. A principal ferramenta de Adler é a intuição e as suas convicções são sua única prova. Os trabalhos de Adler são "engenhosos" (*geistreich*), mas para um cientista é perigoso ser apenas engenhoso. A imaginação deveria ser confrontada pela crítica. Isso leva à seguinte pergunta: "É desejável ensinar na Escola de Medicina o que Adler tem para ensinar?" E é de supor que ele jamais ensinará outra coisa. "Logo, a minha resposta deve ser um *não* definitivo", conclui Wagner-Jauregg.[47]

Após esse parecer, o *Professoren-Collegium* rejeitou a candidatura de Adler por unanimidade, com 25 votos.

Ao ler o parecer de Wagner-Jauregg, não se pode deixar de pensar que a sua crítica a Adler era, acima de tudo, uma crítica a Freud, que é mencionado várias vezes. Para Adler, foi uma grande decepção. Disseram que as suas opiniões socialistas haviam sido a causa desse revés, mas é pouco provável. A propósito, o panfleto de Adler sobre o setor de alfaiataria e as suas publicações iniciais sobre medicina social em nenhum momento são mencionadas no parecer de Wagner-Jauregg.

Enquanto isso, deflagrou-se a Primeira Guerra. Em meio à tragédia mundial, Adler tinha as suas próprias inquietações particulares. Sua esposa havia ido de férias para a Rússia com os quatro filhos, e quando ele lhe enviou um telegrama instando-a a voltar para Viena, ela não se deu conta de quão séria era a situação, protelou o retorno e foi capturada. Foram vários meses de árduas negociações para que ela fosse solta pela Rússia e voltasse a Viena, *via* Suécia e Alemanha. Adler, que estava com 44 anos, não fora mobilizado, visto que havia sido dispensado do serviço militar em dezembro de 1912. Mas em 1916, a situação militar havia piorado no Império Austro-Húngaro, e os regimentos foram revistos, de modo que foram mobilizados muitos homens que, caso contrário, teriam sido dispensados. Assim, Adler foi enviado como médico do Exército para a seção neuropsiquiátrica do hospital militar de Semmering. Em sua autobiografia, Stekel menciona que trabalhou na mesma seção desse hospital onde Adler o havia precedido e feito um excelente trabalho, que os seus exames eram minuciosos, seus históricos de caso eram impecáveis, e que ele era um médico-modelo[48]. Dali, Adler foi transferido para a seção neuropsiquiátrica do Hospital de Guarnição n. 15, em Cracóvia. Essa transferência de um médico do Exército sem patente militar para um hospital de guarnição numa cidade universitária era bastante incomum, e sugeriu-se que isso só foi possível por intermédio de canais de escalão muito alto[49]. O único acontecimento de que se tem notícia a respeito de sua estada em Cracóvia é a menção a uma palestra sobre neuroses de guerra ministrada num encontro dos médicos do Exército em novembro de 1916[50].

Não se sabe exatamente quanto tempo Adler trabalhou ali. O que se sabe é que, em novembro de 1917, foi transferido para o hospital militar de Grinzing e, por algum tempo, foi responsável pelo tratamento de pacientes com tifo. A presença de Adler na Suíça antes do fim da guerra é algo que se sabe por meio de um cartão postal; presumiu-se que ele havia ido para lá acompanhar um comboio de prisioneiros feridos ou doentes.

A derrota do Império Austro-Húngaro resultou num longo período de máxima aflição em Viena. Havia carestia, falta de combustível, ruas escuras, epidemias e medicação insuficiente. A maioria das pessoas estava arruinada financeiramente; fortunas e economias foram perdidas tanto pelos ricos quanto pelos pobres, e as famílias se viram desorganizadas porque milhares de homens foram detidos como prisioneiros noutros países, sem poderem se corresponder. A propaganda revolucionária era galopante entre os soldados que retornavam e os operários. A delinquência juvenil aumentava dia após dia. Também era deprimente para os vienenses, que haviam estado no centro de um poderoso império, ser agora o centro hipertrófico de uma pequena república sem recursos.

Durante esse estado de miséria e depressão generalizadas, as opiniões socialistas de Adler vieram à tona novamente, embora de uma forma original e renovada. Isso foi demonstrado em três publicações que vieram a público em 1918 e 1919.

Três meses antes do colapso da Áustria, em julho de 1918, o periódico suíço *Internationale Rundschau* (Panorama Internacional) publicou uma breve nota com o título: "Ein Psychiater über die Kriegspsychose" (Um Psiquiatra Sobre a Psicose de Guerra), com a assinatura "A.A.", que quase seguramente significava "Alfred Adler". "O autor ressalta o paradoxo das pessoas comuns indo para a guerra com tamanha demonstração de entusiasmo para suportar tantos sofrimentos por uma causa que não era a delas. A resposta é que agiam dessa forma a fim de escapar do agoniante sentimento de seu desamparo."[51]

Em dezembro de 1918, o mesmo periódico publicou um artigo intitulado "Bolschewismus und Seelenkunde" (Bolchevismo e Psicologia), dessa vez com a assinatura completa de Adler.

"Perdemos o nosso domínio sobre outros povos, e vemos sem inveja e sem rancor os checos, os iugoslavos, os húngaros, os polacos e os rutenianos ganhando força e despertando para uma nova vida independente [...] Nós nunca fomos mais miseráveis do que quando estávamos no auge de nossa potência [...] Estamos mais perto dessa verdade que os vitoriosos." O autor acrescenta que os socialistas haviam sido, até então, os únicos a reivindicar que a vida pacífica em comum era o mais elevado objetivo para a sociedade. Agora os bolcheviques haviam tomado o poder e apregoavam que iriam utilizá-lo para o bem da humanidade. A ideologia comunista parece idêntica à do socialismo, mas há uma diferença essencial, a saber: que o poder da primeira é baseado na – e mantido pela – violência. A violência provoca contraviolência: "Outros já estão se preparando para expandir sua ofensiva contra o bolchevismo sob uma torrente de *slogans* moralistas rumo à conquista e à sujeição da Europa."[52]

Seu terceiro escrito foi um panfleto, *Die andere Seite* (O Outro Lado), no qual esboçou brevemente os acontecimentos dos cinco anos anteriores na tentativa de extrair a lição.

Antes da guerra, toda a população estava inebriada com os exercícios e as propagandas militaristas, de modo que, quando a guerra veio de fato, as pessoas se permitiram guiar cegamente, sob o envenenamento crescente do espírito. Os levantes esperados não ocorreram, mas era cada vez maior o número de homens que tentavam escapar dos deveres de guerra, havendo conflitos entre os médicos militares e aquelas comissões cuja função era enviar homens de volta para a frente de batalha. Tentativas de deserção em massa durante a ofensiva russa foram severamente apuradas pela polícia militar. O único meio à disposição era a resistência passiva secreta, e quando adveio o colapso, as pessoas se regozijaram por terem ganhado a liberdade, percebendo que o verdadeiro inimigo – a classe dominante – havia sido derrotado. Agora era a hora de os governantes, os aproveitadores, os juízes e médicos sádicos, os jornalistas, os escritores, e até certos cientistas serem imputados por suas ações. Mas e quanto ao entusiasmo em massa no início da guerra e os vários voluntários? Muitos deles foram para a guerra porque estavam insatisfeitos com o emprego ou com a vida familiar. Com frequência, esses eram os que se desencantavam o mais rapidamente. Mas as pessoas não podiam ser consideradas responsáveis pela sua postura no início, porque não dispunham de meios para avaliar a situação, enganadas que haviam sido por seus líderes. Aqui também Adler dá a sua explicação de que, já que não havia saída, a única salvação possível era lutar sob a bandeira do opressor. Aliás, isso era o que vários anos depois os psicanalistas iriam chamar de "identificação com o inimigo"[53].

Após a derrota da Áustria e a convulsão social subsequente, os social-democratas chegaram ao poder em Viena. A despeito das dificuldades econômicas, empreenderam um programa de bem-estar social: a construção de moradia de baixo custo para operários, os dispensários médicos e uma reforma educacional constituíam parte considerável de seu programa. O novo ministro da Educação, Otto Glöckel, que havia sido professor, promoveu um novo sistema educacional baseado em princípios democráticos e no respeito às necessidades individuais das crianças[54]. Novos métodos audaciosos foram aplicados numa série de escolas experimentais, de modo que por uma década Viena foi uma espécie de Meca dos pedagogos modernos[55]. Essa situação foi para Adler uma oportunidade de ouro para proceder à materialização de suas ideias próprias. Em 1920, ele deu início à fundação e ao gradativo desenvolvimento dessas instituições (consultoria para professores, consultoria médico-pedagógica, jardins de infância e escolas experimentais), que serão descritas mais detalhadamente a seguir[56].

Em seu segundo artigo na *Internationale Rundschau*, Adler mencionou seus antigos amigos agora no poder – uma óbvia referência a Trótski e Ioffe. Mas se recusou a se deixar envolver em atividade política militante. De acordo com Furtmüller, ele foi a uma reunião comunista apenas uma vez. Embora ocasionalmente ainda redigisse contribuições para o *Arbeiter-Zeitung* (Jornal do Trabalhor), há muito havia deixado de ser membro do Partido Social-Democrata – o que irritava alguns de seus antigos associados –, e proclamava que a necessidade mais premente da humanidade era a reforma e disseminação da educação sob os pontos de vista da psicologia individual. Em 1920, Adler organizou a sua primeira consultoria para professores. Eles se encontrariam com ele ou com seus associados para discutir problemas relativos às crianças difíceis que eles possuíam em suas classes.

Daquele ponto em diante, a vida de Adler foi ficando cada vez mais identificada com o desenvolvimento e a história da psicologia individual.

A publicação do *Zeitschrift für Individualpsychologie* (Revista de Psicologia Individual), que havia sido interrompida durante a guerra, foi retomada em 1923 com o nome de *Internationale Zeitschrift für Individualpsychologie* (Revista Internacional de Psicologia individual), e passou a conter relatórios de vários grupos adlerianos por toda a Europa e América do Norte. No mesmo ano, Adler ministrou palestras na Inglaterra e apresentou uma comunicação no Congresso Internacional de Psicologia, em Oxford. Em 1924, foi designado professor no Instituto Pedagógico da Cidade de Viena, e seus cursos foram frequentados por muitos professores. Em 1926, foi publicado um extenso manual (864 páginas) organizado por Erwin Wexberg, no qual se expôs todo aspecto possível da psicologia individual[57].

O ano de 1926 foi de grande atividade, quando Adler publicou muitos artigos e inaugurou a publicação de uma coleção de monografias redigidas por alguns de seus seguidores[58]. Uma parte cada vez maior do seu tempo era dedicada a turnês de palestras, que agora se estendiam aos Estados Unidos. Também explicou suas ideias em entrevistas que, de tempos em tempos, ele concedia a jornalistas[59].

A situação social e econômica na Áustria melhorou significativamente e Adler voltou a prosperar. Em 9 de setembro de 1927, comprou uma casa de campo em Salmannsdorf, um vilarejo no extremo noroeste da cidade. Era uma casa grande com belo jardim e pomar, e uma vista magnífica para os bosques vienenses. Adler ia para lá com frequência a fim de passar os domingos e as férias de verão, assim como para receber os amigos, que chegavam aos montes. De 19 a 23 de outubro daquele ano, participou do Simpósio de Wittenberg, que ocorreu na Universidade de Wittenberg (Springfield, Ohio), junto com uma série de eminentes psicólogos estadunidenses e europeus. No mesmo ano, foi publicado o terceiro grande livro de Adler, *Menschenkenntnis* (Compreendendo a Natureza Humana), que oferecia uma imagem clara da forma mais recente assumida pelo seu ensino.

Aos poucos, Adler foi ficando cada vez mais tempo nos Estados Unidos. Ele passava o verão com a família em Viena, onde procedia às suas atividades já estabelecidas, e então voltava para a América para o restante do ano, geralmente depois de ministrar palestras em outros países europeus. Em 1929, foi designado Diretor Médico no Mariahilfer Ambulatorium, em Viena, que era uma clínica ambulatorial para o tratamento de neuroses. Também foi palestrante nos cursos de extensão universitária da Universidade de Columbia, em Nova York, na primavera de 1929 e no inverno de 1930-1931.

Em razão de uma decisão da Câmara Municipal de Viena, em 11 de julho de 1930, Alfred Adler recebeu o título de Cidadão de Viena, "em reconhecimento aos grandes méritos que obteve na ciência e por ocasião de seu sexagésimo aniversário"[60]. Foi realizada uma cerimônia conduzida pelo prefeito Karl Seitz[61]. Phyllis Bottome relata que o prefeito cumprimentou Adler como um merecedor discípulo de Freud, uma gafe que Adler ressentiu profundamente.

Segundo a mesma biógrafa, outro incidente dramático ocorreu aquele ano em Nova York: sem o seu conhecimento, um admirador indicou-o para professor titular na Universidade de Columbia, algo que as autoridades universitárias consideraram prematuro. Adler soube do incidente, ficou indignado e renunciou ao cargo. Em 1932, começou a lecionar na Universidade de Medicina de Long Island. Estava com outras preocupações a essa altura, porque alguns de seus seguidores de esquerda afirmavam persistentemente que a psicologia individual era uma emanação do marxismo.

Em 1934, o Partido Social-Democrata foi abolido na Áustria. A ameaça nazista tornou-se cada vez mais sinistra. Adler havia previsto a catástrofe que estava para eclodir na Europa, e pensava que o futuro da psicologia individual dependia da sua implantação na América do Norte. Foi fundado o *Journal for Individual Psychology* (Revista de Psicologia Individual), o primeiro do tipo em língua inglesa. Adler estabeleceu-se nos Estados Unidos e foi derrubado por uma afecção severa. Quando acreditavam que estava no leito de morte, sua esposa chegou de Viena com a filha Alexandra para cuidar dele. Ele se recuperou dessa enfermidade, contudo; daquele momento em diante a família fez da América a sua casa.

Após longas negociações, a casa de Salmannsdorf foi vendida em 24 de fevereiro de 1937[62]. Uma programação de palestras e conferências foi agendada por Adler na Inglaterra de 24 de maio a 2 de agosto de 1937. Contudo, ele estava profundamente angustiado com a filha mais velha, Valentine, que havia desaparecido na Rússia. No caminho para a Inglaterra, ministrou uma palestra em Haia, na Holanda, para a Associação de Estudos da Criança. Na mesma noite, o dr. Joost Meerloo, que era amigo seu, recebeu um telefonema dele dizendo que estava com dor, muito provavelmente angina. O dr. Meerloo foi até ele com um cardiologista. A dor havia desaparecido; contudo, o cardiologista recomendou um exame cardiológico completo e um período de repouso[63]. Mas Adler partiu para a Inglaterra no dia seguinte. No quarto dia de sua turnê de palestras, colapsou em Aberdeen, na Union Street, na manhã de sexta-feira, dia 28 de maio de 1937, e morreu na ambulância policial a caminho do hospital. A convite da Universidade de Aberdeen, foi realizada uma cerimônia fúnebre na capela do King's College no dia 1º de junho, na presença de alguns membros de sua família, junto com representantes da Câmara Municipal, de universidades e de sociedades científicas. Seus restos mortais foram levados para Edimburgo, onde foram cremados no Crematório de Warriston. Foi realizada uma cerimônia religiosa, e uma oração fúnebre foi conduzida em alemão pelo dr. Ronge, do Grupo Holandês de Psicologia Individual[64].

A Personalidade de Alfred Adler

É difícil fazer uma apreciação da verdadeira personalidade de Alfred Adler, haja vista as declarações contraditórias dadas por seus contemporâneos e as mudanças pelas quais a sua personalidade passou no decorrer da vida.

Os nossos dados mais antigos mostram uma criança adoentada, inibida pelo irmão mais velho, que era mais esperto que ela e, depois, um estudante que não era particularmente brilhante. Em seguida, nós o vemos como um socialista fervoroso e um jovem clínico habilidoso interessado em medicina social. As descrições de Adler enquanto esteve associado a Freud retratam-no como uma pessoa ativa, porém excessivamente sensível e queixosa. O dr. Alphonse Maeder, que o conheceu em Nuremberg no mês de março de 1910, escreve o seguinte: "Depois que li meu relatório, Adler veio até mim e, segurando cada um dos botões do meu colete, um após o outro, começou a me explicar as suas ideias. Ele queria me ganhar com as suas teorias [...]. Havia algo desagradável nos seus modos [...]. Ele era bastante peculiar, não era bonito, e não havia nada de cativante nele."[65]

Parece que os acontecimentos da guerra produziram nele uma notável metamorfose, o que Jones caracterizou da seguinte maneira:

> Minha própria impressão de Adler era a de uma pessoa taciturna e rabugenta, cujo comportamento oscilava entre a contenciosidade e o amuo. Era evidentemente muito ambicioso e se desentendia constantemente com os outros em relação a pontos de prioridade autoral em suas ideias. Quando o encontrei muitos anos depois, contudo, observei que o sucesso lhe trouxera certa benignidade, da qual havia poucos sinais nos anos anteriores."[66]

Ele foi se tornando cada vez mais o apóstolo de um ideal que, para ele, era a única salvação do mundo, e para cuja propagação ele próprio trabalhou excessivamente e de um modo fatal.

Os psicólogos individuais tentaram muitas vezes compreender Adler por meio de seu próprio método, isto é, interpretando as suas memórias precoces e analisando a sua configuração na conjunção familiar.

> Uma de minhas primeiras recordações é estar sentado num banco, enfaixado por causa do raquitismo, com meu irmão mais velho saudável à minha frente. Ele conseguia correr, pular e se mexer sem esforço, enquanto para mim qualquer tipo de movimento era uma tensão e um empenho. Todos se esforçavam muitíssimo para me ajudar, e a minha mãe e o meu pai faziam tudo o que estava ao seu alcance. Na época dessa lembrança, eu devia ter cerca de dois anos de idade.[67]

Essas primeiras memórias são, de fato, emblemáticas. O raquitismo representa essa experiência de inferioridade orgânica, que depois ele iria situar provisoriamente no centro de seu sistema psicológico. A imagem da criança indefesa é uma ilustração

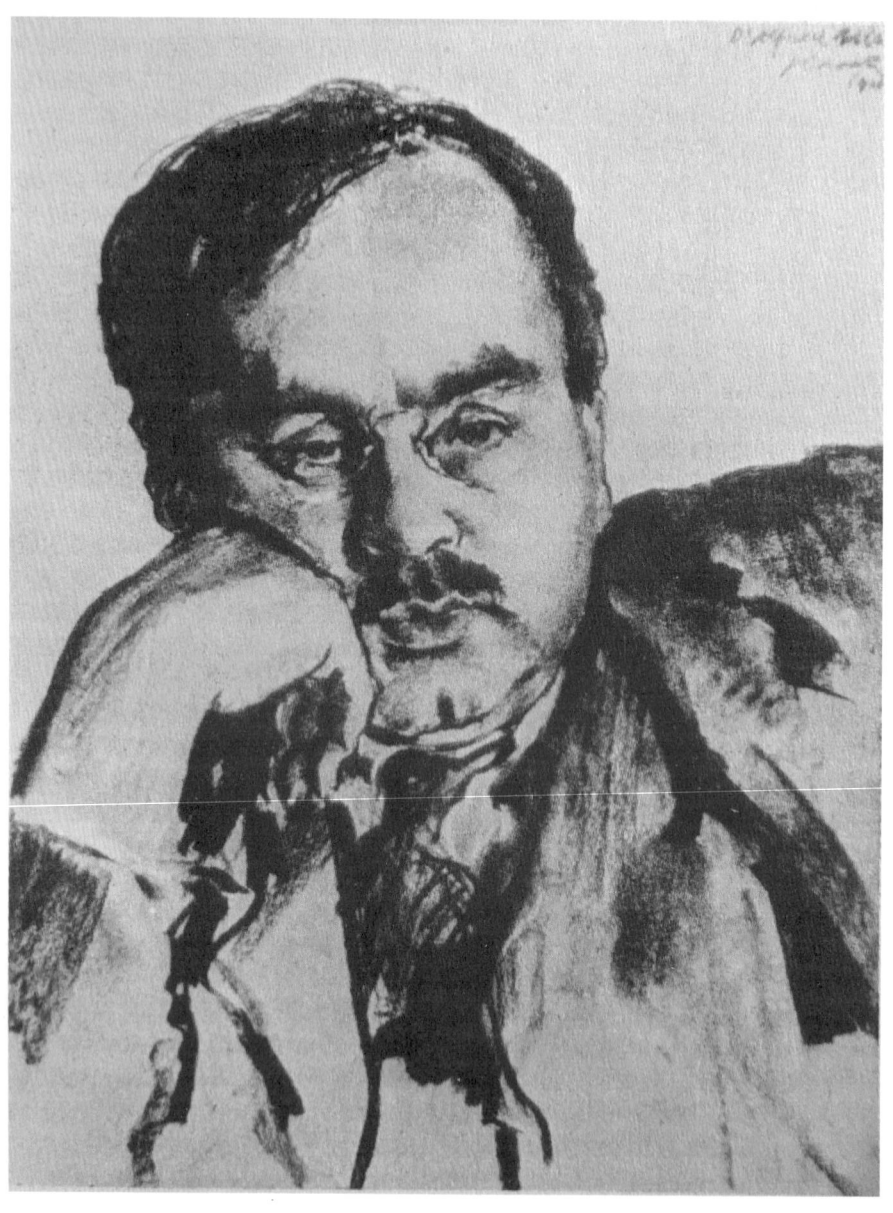

Alfred Adler *(1870-1938). Esse desenho a giz de Horowicz enfatiza a peculiar mescla de observação atenta e pensamento reflexivo presente em Alfred Adler. (Cortesia da sra. Cornelia N. Michel.)*

do afã humano por movimento, um elemento básico do ensino de Adler. A intensa rivalidade com o irmão mais velho aparece na primeira formulação do conceito de posição na linha de irmãos. A imagem da criança cercada pelos outros tentando ajudá-la é uma versão inicial da sua descrição do estilo de vida do neurótico.

Outra memória precoce era o nascimento e a morte de um irmão mais novo, que extraviou parte da atenção que ele, como criança doente, havia recebido da mãe. O fato de precocemente se dar conta da morte foi reforçado um ano depois, quando quase sucumbiu à pneumonia. Isso resultou na decisão de se tornar médico, isto é, desafiar a morte.

Um incidente escolar no oitavo ou décimo ano tornou-se uma história clássica. Alfred era um completo fracasso em matemática. Certo dia, o professor apresentou um problema que ninguém na turma conseguia resolver. O jovem Alfred sentiu que tinha a resposta correta e criou coragem para ir até a lousa e escrevê-la, para a grande surpresa de todos os presentes. Daquele dia em diante, ele sentiu que podia ser tão bom quanto qualquer outra pessoa em matemática, e se destacou na matéria (na versão que Phyllis Bottome dá a essa história, nem o próprio professor estava conseguindo encontrar a solução, e após a façanha Alfred se tornou um "prodígio matemático!").

Quanto à conjunção familiar, já observamos que a relação de Alfred com os pais era o inverso da "situação edípica" de Freud. A sua mãe era a rival contra quem ele exercia a sua força, uma situação que não deixa de ter analogia com a sua posterior rivalidade com a esposa. E acaso a sua posição de segundo filho, entre um irmão mais velho muito brilhante e um irmão mais novo competitivo, não foi revivida depois, quando ele se encontrou entre Sigmund Freud e Carl Gustav Jung?

Alfred Adler era um homem baixo e robusto do qual não se podia dizer que era bonito. Tinha uma cabeça grande e redonda, uma testa enorme e uma boca larga. Não usava barba, mas tinha um grande bigode preto, que ele veio a aparar anos depois. Seus olhos eram muito admirados por causa de suas diferentes expressões, às vezes velados e introvertidos, às vezes penetrantes. Era um homem de fortes emoções, grande atividade e uma mente rápida. Geralmente controlava as emoções, mas podia ser hipersensível. A rejeição de sua candidatura para *Privatdozent* foi uma ferida para a vida toda, assim como, depois, o incidente na Universidade de Columbia e a gafe do prefeito de Viena.

Como já mencionado, Adler havia recebido uma educação clássica, que incluía o estudo de autores gregos, latinos e alemães; ele também havia lido muito, mas desdenhava de toda e qualquer ostentação de erudição que fosse desnecessária. Seus autores prediletos eram, entre os clássicos, Homero, Shakespeare, Goethe, Schiller e Heine, os poetas austríacos Grillparzer e Nestroy, e entre os modernos, Dostoiévski e outros romancistas russos[68]. Era particularmente aficionado pelo romance de Vischer chamado *Auch Einer*, cujo humor saboroso era muito parecido com o seu.

Na juventude, os seus esportes favoritos eram natação, caminhada e montanhismo; porém, teve de abrir mão deles ao longo da vida por causa de questões cardíacas. Estava com quase sessenta anos quando aprendeu a dirigir um automóvel, mas nunca conseguiu se tornar um motorista realmente bom. Adler tinha um grande talento para a música, o canto e a atuação. Ele cantava muitíssimo bem. Durante os anos em que era adolescente e jovem adulto, ia com frequência a concertos e peças. Depois, em seus anos de solidão em Nova York, o seu único passatempo era frequentar cinemas.

Adler não era um conversador brilhante, mas tinha os seus melhores momentos em conversas familiares intercaladas com chistes, dos quais gostava muito. Por outro lado, geralmente é de comum acordo que ele era um esplêndido palestrante, e que tinha o dom da réplica rápida e espirituosa. Como escritor, faltavam-lhe tanto estilo quanto organização, e ele tampouco era um bom linguista. Embora fluente em seu alemão nativo – incluindo o dito dialeto vienense –, tinha dificuldades para aprender línguas estrangeiras. Jamais conseguiu aprender francês e conseguia falar apenas algumas palavras em húngaro, russo e outras línguas continentais. Tarde na vida, contudo, foi capaz de aprender inglês – língua na qual falava e escrevia razoavelmente bem, embora com um forte sotaque estrangeiro.

Para alguns daqueles que o visitavam, a forma como Adler vivia era motivo de surpresa. Diferentemente de Freud, não possuía uma coleção de arte; ele levava a vida de um pequeno burguês. Um de seus antigos vizinhos, um senhor muito idoso que o autor entrevistou em agosto de 1963, contou o seguinte:

> Não havia nada de notável a seu respeito. Era modesto e não causava nenhuma impressão em particular. Bem se podia pensar que era um alfaiate. Embora possuísse uma casa de campo, não parecia ter uma grande renda. A esposa era uma dona de casa normal e decente. Havia apenas uma criada na casa. Embora ele viajasse muito e recebesse muitas visitas, nunca me dei conta que se tratava de um homem famoso até o dia em que foi organizada uma grande cerimônia em sua homenagem.

O dr. Eugène Minkowski, que o visitou em Viena, achou-o pouco sofisticado e encantador[69]. "Ele não fazia de modo algum o papel de grande Mestre."

Em sua autobiografia, Phyllis Bottome fala da sua decepção no primeiro encontro com Adler, no verão de 1927: "Esperava um gênio socrático, que nos imergiria a todos nas profundezas da psicologia. Encontrei um convidado muito gentil e atencioso que não falava sobre nada em particular e a todos em geral."[70]

Quem conheceu Adler concorda que ele possuía o dom da *Menschenkenntnis* (entendimento prático intuitivo do humano) a um grau extremo. Isso era particularmente notável em seu trabalho clínico. Na presença de um novo paciente, sobre quem nada sabia, olhava para ele por um instante, fazia algumas perguntas, e então obtinha um quadro completo das dificuldades do sujeito, seus distúrbios clínicos e seus problemas na vida. Depois de ouvir a descrição do histórico clínico de um paciente novo, era capaz de adivinhar qual seria o comportamento do paciente e o que ele diria quando fosse apresentado à assembleia de psicólogos. Chegou a conseguir adivinhar quase que instantaneamente a posição ocupada por qualquer pessoa na conjunção de irmãos. Adler também era reputado por seu dom de estabelecer contato com qualquer pessoa rapidamente, incluindo crianças rebeldes, psicóticos e criminosos. Ele sentia um genuíno interesse por todos os seres humanos e uma compaixão por seus sofrimentos; porém, como Janet, detectava imediatamente a parcela de atuação e mendacidade por parte de seus pacientes.

Adler era capaz da mesma presciência no que se refere a acontecimentos políticos. Como vimos, já em 1918 ele previu que o uso que os bolcheviques faziam da violência desencadearia uma contraviolêcia que tentaria conquistar a Europa. Isso foi muito antes de Hitler ter fundado o seu partido e tentado o primeiro *putsch*; e, à medida que os anos se passaram, ele anteviu claramente a catástrofe da invasão nazista e a Segunda Guerra Mundial.

Em nítido contraste com sua perspicácia psicológica estava a sua falta de qualidades práticas, que muitas vezes se mostrou desastrosa para o seu movimento. Nos primeiros anos, foi um sério equívoco realizar tantas reuniões informais nos cafés vienenses e convidar tantos pacientes neuróticos para essas reuniões. Ele ficou com a reputação de ser superficial[71]. Com o passar dos anos, essa falta de senso prático tornou-se mais aparente. Muitas dificuldades adviéram do seu horror ao compromisso, que muitas vezes era visto pelos demais como falta de flexibilidade e de senso diplomático. Quando Adler emigrou para os Estados Unidos, as dificuldades práticas atingiram o seu ápice. Ele se viu, aos sessenta anos de idade, sozinho, num país novo e sem familiaridade com a língua e os costumes. Phyllis Bottome acreditava que um bom secretário teria prolongado a sua vida uns dez anos, mas a sua escolha de secretariado foi infeliz, de modo que artigos que lhe foram enviados iriam se perder, e cartas importantes ficaram sem resposta[72].

A história do amor de Alfred Adler por Raíssa Epstein e de seu casamento foi contada por Phyllis Bottome[73]. Raíssa Epstein havia recebido uma educação liberal. Naquela época, muitas estudantes foram para as universidades da Europa Central, e algumas delas se casaram com colegas ou professores. Pode-se fazer uma lista dos acadêmicos franceses, alemães e austríacos que se casaram com estudantes russas dessa forma. Seria interessante descobrir que influências essas esposas russas exerceram no pensamento dos respectivos maridos, bem como em sua vida profissional. No caso de Adler, a influência parece ter sido considerável. Raíssa Epstein era uma socialista fervorosa; Furtmüller diz que tanto ela quanto Adler frequentaram reuniões socialistas juntos antes de ela se tornar sua esposa. Raíssa era extremamente independente e enérgica, e após o período inicial de felicidade irrestrita, as dificuldades começaram a aparecer. Como diz Phyllis Bottome: "Lutar pela emancipação das mulheres e viver com uma que se havia emancipado são duas coisas totalmente diferentes."[74] Havia muitos pontos de desavença entre eles. Adler fazia parte da classe média baixa austríaca, na qual se esperava que uma mulher fosse, sobretudo, uma dona de casa e se conformasse a acatar os padrões de decoro, ao passo que Raíssa vinha da *intelligentsia*, em que tais padrões eram considerados secundários. Outra fonte de desavença era o fato de que Raíssa, que continuou sendo sempre uma radical convicta, não conseguia compreender por que Alfred tinha dado preferência à sua psicologia individual. E em 1914, suas solidariedades foram prestadas aos seus respectivos países de origem, que estavam em guerra um contra o outro.

Phyllis Bottome salientou que essas dificuldades conjugais influenciaram muito o que Adler descreveu em seu livro, *Über den nervösen Charakter*, especialmente o seu conceito de "protesto masculino". Os últimos anos de Alfred Adler foram passados sossegadamente no lar que havia restabelecido na América, onde Raíssa se havia juntado a ele durante a severa afecção de 1934.

Os interesses filosóficos de Alfred Adler sofreram algumas modificações no decorrer de sua vida. Na juventude, sentia-se profundamente atraído pelo marxismo, e por um tempo foi membro do Partido Social-Democrata. Conservou um grande interesse pela política e nunca procurou esconder suas opiniões nessa área. Porém, passou gradualmente a priorizar os problemas da educação e a transmissão da mensagem da psicologia individual.

Não se sabe exatamente quando ele perdeu seus laços com a religião judaica. Uma postura cética em relação à própria religião poderia ser inferida de suas observações acerca de certos neuróticos que se esquivam das tarefas que a vida lhes impõe refugiando-se na religião. Contudo, nenhum pressuposto antirreligioso claro pode ser encontrado em seus escritos. É digno de nota que, quando deixou a Sinagoga em 1904, aderiu à Igreja Protestante. Segundo Phyllis Bottome, ressentia-se do fato de que a religião judaica se limitava a um grupo étnico e desejava fazer parte de uma religião universal. Ele também considerou valer a pena debater com um ministro protestante, o reverendo Jahn, a respeito do tema da religião e da psicologia individual; Adler reconhecia que ambas tinham muito em comum nos ideais que perseguiam, embora uma permanecesse no campo da ciência e a outra, no da fé[75].

A *Weltanschauung* de Adler pode ser pertinentemente confrontada com a de Freud[76]. Freud, que era um pessimista um pouco à moda de Schopenhauer, enxergava o neurótico como vítima de um grandioso e trágico autoengano da humanidade. Adler, um otimista que pendia para as ideias de Leibniz, via o neurótico como um indivíduo deplorável que fazia uso de truques flagrantes a fim de escapar dos deveres impostos pela vida. Ele chegou a acreditar que a pulsão à autoperfeição era a essência do homem. A diferença entre Adler e Freud pode ser vista na organização de seus respectivos movimentos. Enquanto a Sociedade Psicanalítica era organizada no nível do detalhe – de forma piramidal, com o comitê central no topo e um "círculo" secreto em torno de Freud –, a Sociedade de Psicologia Individual adleriana era constituída livremente. As sessões eram frequentadas por vários pacientes porque Adler esperava que cada um deles aderisse ao movimento e se tornasse um porta-bandeira (*Bannerträger*). Com uma postura quase messiânica, Adler esperava que seu movimento conquistasse e transformasse o mundo por meio da educação, do ensino e da psicoterapia.

Os Contemporâneos de Alfred Adler

A evolução de qualquer pensador ou cientista só pode ser compreendida se vista no interior da rede de relações pessoais e científicas com uma série de contemporâneos seus. Como fizemos com Janet e Freud, tentaremos aqui oferecer um vislumbre dessa complexidade, destacando as relações de Adler com um de seus contemporâneos, Wilhelm Stekel[77]. A sua vida é conhecida principalmente pela versão inglesa de sua autobiografia.

Wilhelm Stekel passou a infância e a juventude em Czernowitz, na província de Bucovina. Ele fazia parte de uma família de judeus ortodoxos falantes de alemão. Após concluir os estudos secundários, foi para Viena estudar medicina e imediatamente depois deu início à clínica médica enquanto continuava a estudar e pesquisar. Escrevia com facilidade e regularidade, contribuiu com jornais e também enviou artigos para periódicos médicos. Seu artigo sobre experiências sexuais precoces em crianças, com três casos clínicos, chamou a atenção de Freud, que o citou[78]. Stekel escreveu uma resenha entusiasmada de *A Interpretação dos Sonhos*, de Freud, no *Neues Wiener Tagblatt* (Novo Diário Vienense) de 29 e 30 de janeiro de 1902. Dali em diante, tornou-se um seguidor fervoroso de Freud e, de acordo com Stekel, foi ele quem sugeriu a Freud as reuniões de quarta-feira à noite em sua casa. Participou de todos os eventos do início da história da psicanálise. Em 1908, o seu livro *Nervöse Angstzustände und ihre Behandlung* (Estados Nervosos de Medo e Seu Tratamento) foi publicado com um prefácio de Freud[79]. Em 1911, foi publicado o seu manual sobre sonhos[80]; em 1912, o seu estudo sobre os sonhos de poetas[81]. Sua produção literária parecia incansável. Gradativamente, as suas ideias começaram a divergir das de Freud. Por exemplo, ele enxergava o medo como sendo a reação da pulsão de vida contra a pulsão de morte, insistia na importância das pulsões agressivas e explicava o ataque epiléptico como pulsões criminosas voltadas contra si próprio. Também afirmava que a neurose era muitas vezes oriunda da repressão da religião ou da moral.

Quando Adler e seu pequeno grupo separaram-se de Freud, Stekel permaneceu fiel a ele por algum tempo, mas foi atacado pelos demais membros do grupo, de modo que, por sua vez, deixou a sociedade psicanalítica. Continuou sendo um escritor prolífico em outros campos. Não apenas compôs músicas e canções para crianças, como também escreveu peças teatrais tanto em prosa como em verso, assim como coletâneas de histórias humorísticas – quer com o seu próprio nome, quer com o pseudônimo de "Serenus". Algumas das personagens em suas peças e histórias de humor parecem mais reais que os históricos clínicos de suas publicações psicanalíticas.

Durante a Primeira Guerra Mundial, Stekel atuou como médico militar e teve de tratar muitos casos de estresse pós-traumático. Contudo, encontrava tempo para escrever com frequência para jornais e periódicos médicos. Após a guerra, reuniu discípulos ao seu redor. Continuou a se dizer psicanalista e a se referir a Freud como seu grande mestre, mas os seus tratamentos eram muito mais breves e continham um elemento de reeducação. A sua atividade literária continuou sem se abater.

Com o passar dos anos, sua escola ganhou importância. Ele viajou e palestrou no estrangeiro. Sua produção literária assumiu a forma de grandes monografias repletas de vários históricos de caso. Quando os nazistas invadiram a Áustria, conseguiu escapar no último minuto para a Suíça, indo de lá para a Inglaterra, onde se estabeleceu. Stekel cometeu suicídio durante o período mais sombrio da Segunda Guerra Mundial.

Tanto Adler quanto Stekel eram filhos de comerciantes judeus e ambos consid-ravam que as suas respectivas infâncias haviam sido infelizes. Ambos brincavam com meninos de rua e eram muito talentosos para a música, o canto e a atuação. Ambos realizaram seus estudos médicos em Viena e tornaram-se clínicos gerais. Ambos foram atraídos por Freud na mesma época, estiveram entre os quatro primeiros membros do grupo das noites de quarta-feira, do qual se tornaram os participantes mais ativos por muitos anos. Os dois publicaram a primeira monografia quase ao mesmo tempo, Adler em 1907 e Stekel em 1908. Descreveram o que chamavam de jargão orgânico (Adler) e linguagem orgânica (Stekel), uma inovação a respeito da qual os dois iriam posteriormente reivindicar prioridade de autoria. Quando o movimento psicanalí-tico foi organizado, eles se tornaram respectivamente o presidente e o vice-presidente da Sociedade Vienense, bem como coeditores do *Zentralblatt*. Tanto Adler quanto Stekel deixaram a sociedade psicanalítica depois e seguiram os seus próprios rumos. Durante a Primeira Guerra Mundial, trabalharam alternadamente no mesmo hos-pital militar, e depois ambos adquiriram uma casa em Salmannsdorf[82]. Não se sabe por que depois de uma amizade tão longa eles ficaram em termos tão ruins a ponto de sequer se dirigirem a palavra, nem se cumprimentarem na rua. Quis o destino que esses homens tivessem de deixar o país e terminar os seus dias nas Ilhas Britânicas.

No início, Stekel era tão psicanalista que algumas de suas ideias sobre o simbo-lismo onírico e sobre o significado de sintomas neuróticos foram aceitas por Freud. Desde o começo, Adler permaneceu muito mais independente das ideias basilares de Freud. Com o passar dos anos, muitas das ideias de Adler foram tranquilamente assumidas por Stekel, cujo ensino se tornou uma mistura de conceitos freudianos e adlerianos, juntos com os seus próprios.

Em seu livro sobre a inferioridade orgânica, em 1907, Adler fala do significado sim-bólico dos sintomas físicos, que ele denomina "jargão orgânico". Em 1908, o *Nervöse Angstzustände* de Stekel continha uma coleção impressionante de históricos de caso nos quais os vários sintomas são explicados como uma linguagem orgânica expres-sando, de forma simbólica, sentimentos inconscientes. Em 1908, Adler defendeu, contrariamente à opinião de Freud, a existência e a importância de pulsões agressivas primárias; Stekel foi ainda mais longe, afirmando que o instinto criminoso desempe-nhava um importante papel na neurose[83], na melancolia, na epilepsia e na escolha de uma profissão[84]. Quando Adler desenvolveu o seu conceito de "protesto masculino", Stekel seguiu com a sua descrição da "guerra dos sexos"; e o que Adler denominou "hermafroditismo psíquico", Stekel chamou de "bipolaridade sexual".

Enquanto Freud fala em recalcamento, tanto Adler quanto Stekel argumentam que, na verdade, o neurótico não quer ver o que está supostamente recalcado. A ênfase de Stekel no ator presente em todo neurótico não fica muito distante do que Adler diz acerca do estilo de vida de um paciente. O que Stekel chamou de uma concepção do neurótico quanto à sua grande missão corresponde ao que Adler fala do desejo de ser como Deus. Quando Freud declarou que a perversão é o negativo da neurose, Stekel e Adler discordaram: para eles, a perversão não passava de uma outra forma de neurose.

No início dos anos 1920, o elemento adleriano na obra de Stekel tornou-se ainda mais aparente. Em seu panfleto sobre os sonhos telepáticos, Stekel escreve: "Os sonhos sempre buscam explorar o futuro; eles nos mostram as nossas atitudes para com a vida e as formas e os objetivos de vida"[85]. Em seu *Briefe an eine Mutter* (Cartas a uma Mãe)[86], fala do significado das primeiras memórias e diz que a didática nunca deveria fazer uso da força contra a criança, porque isso provoca nela uma contratendência similar[87]. Noutra oportunidade, Stekel discutiu os "objetivos de vida" (*Lebensziele*): a criança estabelece para si objetivos inatingíveis e o indivíduo em crescimento vai renunciando a eles gradativamente[88]. O neurótico foi incapaz de fazê-lo, e o seu estado é resultado dessa ambição desmantelada. O problema central da autodidática é a "coragem de si mesmo" (*Mut zu sich selbst*). Essas são as ideias adlerianas expressas quase em suas próprias palavras.

As similaridades entre Stekel e Adler não deveriam fazer com que negligenciemos a grande diferença entre os dois homens e as suas obras. Stekel foi um dos discípulos de Freud que, mesmo após deixá-lo, alegava que continuou sendo psicanalista. Na verdade, ele conservou o elemento clínico e empírico da psicanálise, deixando de lado o sistema teórico. O caso de Adler é bastante diferente. Ele chegou até Freud com algumas ideias originais já formadas e as desenvolveu lentamente ao longo do período em que trabalhou com Freud. Quando Adler o deixou, desenvolveu uma estrutura conceitual que era fundamentalmente diferente da psicanálise.

O ensino de Stekel mostra o aspecto que a psicanálise teria adquirido se ela tivesse sido um método puramente empírico, prático, sem a sólida fundamentação de uma subestrutura teórica. Ao mesmo tempo, a insígnia stekeliana de psicanálise "desviante" mostra exatamente o que a psicologia individual não é; noutras palavras, mostra o que ela teria podido se tornar se Adler não tivesse rompido radicalmente os seus laços com a psicanálise e não tivesse construído uma estrutura conceitual própria.

A Obra de Alfred Adler:
1. Medicina Social

Antes de participar do grupo de Freud, Adler havia concebido e expressado ideias originais no campo da medicina social. Sua elaboração subsequente, a psicologia individual, não pode ser propriamente compreendida sem levar em conta os conceitos formulados por ele em seu período pré-psicanalítico.

Em 1898, o dr. G. Golebiewski, de Berlim, um especialista em doenças ocupacionais, aceitou publicar – como quinto volume de uma série de monografias sobre o tema – o trabalho de um autor até então desconhecido, Alfred Adler, com o título de *Gesundheitsbuch für das Schneidergewerbe* (Livro de Saúde Para o Setor de Alfaiataria)[89]. Esse livreto de 31 páginas se tornou tão raro que mesmo entre os psicólogos individuais havia dúvidas a respeito da veracidade de sua existência[90]. No prefácio, o autor explica querer mostrar a relação entre a situação econômica e o adoecimento num determinado setor com o prejuízo que disso resulta para a saúde pública. Ele dará evidências de que o adoecimento pode ser um produto da sociedade, o que se soma às causas de doenças comumente aceitas pelos médicos.

Na primeira parte da monografia, Adler esboça um quadro das condições sociais e econômicas da alfaiataria na Áustria e na Alemanha, com as mudanças que ela havia sofrido ao longo das décadas anteriores.

Antigamente, os alfaiates trabalhavam independentemente para clientes individuais e eram unidos e protegidos por suas guildas. Agora, o advento das roupas pré-fabricadas determina um declínio na condição do pequeno alfaiate. Nas fábricas, os operários gozam de melhores condições por causa do controle estatal e é mais fácil para eles unir-se em defesa de seus interesses comuns. A fábrica possui a vantagem de utilizar todo tipo de maquinário de grande porte e de trabalhar para um amplo mercado, tanto interno quanto externo.

Em contraste com as condições de trabalho na grande fábrica, o autor oferece um retrato bastante sombrio do suplício do pequeno mestre alfaiate e de seus empregados.

O progresso técnico, que é uma grande vantagem para os fabricantes de roupa, é muito menos benéfico para ele: ele utiliza tão somente a máquina de costura, trabalha apenas para um pequeno mercado local e está muito mais exposto a flutuações econômicas. A pior calamidade é a distribuição desigual de trabalho ao longo do ano: há cinco ou seis meses de trabalho intensivo em excesso, durante os quais o alfaiate trabalha dezesseis ou dezoito horas por dia, se não mais, assistido por sua esposa e filhos. E no restante do ano quase não há trabalho, o que o força a baixar os salários de seus assistentes ou demiti-los. Surpreendentemente, a despeito das baixas condições salariais, há nada menos que duzentos mil pequenos alfaiates na Alemanha, e mais ou menos o mesmo tanto na Áustria-Hungria. O pequeno alfaiate tem de suportar não apenas a competição das fábricas de roupa como também a do *Sitzgeselle*[91], que faz peças em casa e consente prontamente em fazer trajes completos para clientes individuais. As condições de vida do pequeno alfaiate são miseráveis em todos os aspectos. Os seus espaços de moradia e trabalho, que são uma coisa só e estão situados na parte mais barata e insalubre da cidade, são úmidos, escuros, sem ventilação e superlotados, o que favorece o contágio de doenças infecciosas. Em caso de epidemias, isso pode ser perigoso também para os clientes. Preocupações materiais minam a sua saúde e ele se encontra insuficientemente protegido pelas leis trabalhistas.

A segunda parte da monografia é dedicada à descrição das doenças comuns entre os pequenos alfaiates.

As doenças pulmonares estão à frente. Não é de admirar, já que eles trabalham sentados, numa posição inclinada, respirando a poeira do tecido. Entre eles, a tuberculose pulmonar é duas vezes mais frequente que a média nos demais setores. Outro resultado da posição inclinada são os distúrbios circulatórios, como varizes e hemorroidas, assim como doenças estomacais e intestinais frequentes pelas quais mais de 30% dos alfaiates encontram-se acometidos. A posição sentada e inclinada que lhes é peculiar determina deformidades como escoliose, cifose, reumatismo e artrite do braço direito, calosidades dos tornozelos, e assim por diante. O alfaiate sofre com frequência de câimbras nas mãos ou braços.

Doenças de pele são frequentes; a sarna se encontra presente entre 25% dos alfaiates. Por causa das picadas de agulha, eles sofrem com frequência de abscessos nos dedos, e devido à pressão das tesouras, a luxação do polegar direito é frequente. O hábito de colocar fios na boca causa infecções nas gengivas e vários males bucais e estomacais. O tipo de trabalho, realizado de perto, determina um encurtamento da vista e câimbras nos músculos oculares. Eles são vítimas de lento envenenamento por meio de corantes tóxicos, bem como de doenças infecciosas a eles transmitidas por roupas velhas trazidas para conserto. A incidência de acidentes laborais não é particularmente alta, embora maior do que comumente se poderia supor. Segundo as estatísticas, a frequência de doenças entre alfaiates é mais elevada que em qualquer outro setor, e a média da expectativa de vida é, de todos os setores, a mais baixa.

Analisando as causas dessa elevada morbidade, Adler frisa a subnutrição, as más condições de alojamento, o excesso de trabalho, a ausência de proteção social dos trabalhadores, e o fato de muitos alfaiates escolherem seu ofício porque são fisicamente inaptos para qualquer outro, resultando numa "seleção dos inaptos".

Na terceira parte da monografia, o autor sugere um programa para acabar com essa situação.

Em primeiro lugar, deve ser promulgada uma nova legislação trabalhista. As regulamentações existentes têm de ser reforçadas (tais como o fundo para doentes), o seguro contra acidentes, que só [é] compulsório em oficinas com vinte operários ou mais, [deveria] ser generalizado, inspetores [deveriam] controlar as condições de trabalho por toda parte, e não apenas nas fábricas, aposentadoria e seguro-desemprego [deveriam] ser tornados obrigatórios, um máximo de horas trabalhadas [deveria] ser imposto por lei, as instalações de trabalho [deveriam] ficar obrigatoriamente separadas dos alojamentos dos trabalhadores, e o trabalho por peça deveria ser proibido.

Outra parte do programa prevê a construção de alojamento e refeitórios adequados para os trabalhadores.

O fio vermelho que percorre a monografia é a denúncia da medicina acadêmica contemporânea, que ignora a própria existência das doenças sociais. "Como no passado, quando se descobriu que as doenças contagiosas só podiam ser controladas pela introdução da higiene pública, as doenças ocupacionais como as do alfaiate só serão controladas com sucesso mediante uma nova medicina social, em relação à qual a medicina de hoje não está ciente."

As circunstâncias nas quais Alfred Adler escreveu essa monografia nos são desconhecidas. Como fontes de informação, ele se refere a vários escritos sobre doenças de ofício e ocupacionais, bem como a estatísticas referentes ao comércio e à saúde. O que Adler diz a respeito da superioridade da grande fábrica em relação ao pequeno ateliê parece refletir a teoria – então muito discutida – de Schulze-Gaevernitz, segundo a qual as condições da classe trabalhadora não podiam ser melhoradas sem que houvesse uma indústria pesada potente e em expansão[92]. A descrição adleriana do setor de alfaiataria sugere que ele possuía mais do que apenas um conhecimento teórico a esse respeito, possivelmente através de seu tio David, o alfaiate. Aparentemente, Adler era um socialista fervoroso e estava obviamente caminhando na direção de uma síntese entre o socialismo e a medicina.

Quatro anos se passaram entre a monografia de Adler e o seu próximo escrito conhecido. Reza a lenda familiar que, durante esse tempo, Adler contribuiu com artigos sob vários pseudônimos no *Arbeiter-Zeitung* (Jornal do Trabalhador), o jornal social-democrata vienense. Ainda não foi possível identificar esses artigos.

Como mencionado anteriormente, em 15 de julho de 1902, um novo periódico médico, a *Ärztliche Standeszeitung*, foi lançado por um tal de dr. Heinrich Grün. Seria publicado duas vezes por mês em tiragem de dez mil exemplares. O primeiro número foi enviado gratuitamente para todos os médicos da Áustria. A parte inferior das primeiras três páginas foi dedicada a um artigo de Alfred Adler – que, obviamente, era para ser entendido como um manifesto – intitulado "Das Eindringen sozialer Triebkräfte in die Medizin" (A Penetração das Forças Sociais na Medicina)[93].

A medicina sempre esteve aberta à influência de todas as possíveis correntes filosóficas, científicas, e até mesmo pseudocientíficas. A etiologia de muitas doenças foi aclarada com o auxílio da física, da química e da etnologia [...]. Mas de todas as ciências, aquela que mais contribuiu para o progresso da medicina foi a óptica: o microscópio facultou a Virchow o oferecimento de uma nova base científica para a patologia, com a sua "teoria celular"; ele tornou possível a fundação da bacteriologia, que, por sua vez, levou ao controle de doenças contagiosas por meio de medidas de saúde pública. No entanto, o Estado já chegou a reconhecer que a medicina era de interesse público, visto que uma população saudável era necessária para prover o país com bons soldados e trabalhadores, e aliviar os fundos públicos de seu fardo com doentes desvalidos. Até então, a solução havia sido os médicos oferecerem tratamento barato aos pobres. Agora, a ascensão das classes trabalhadoras obrigou uma reconsideração do problema em termos de seguro-doença e instituições similares. Assim, a profissão médica havia atingido um ponto em que tinha de encarar a questão da medicina social e tomar uma posição. Os médicos estavam menos cientes dessa necessidade que os administradores e os técnicos, que hoje estão habituados a resolver problemas de ordem médica sem consultar os médicos. Será que a profissão médica continuará a se deixar levar a reboque pelas autoridades ou assumirá o seu lugar à frente do movimento? Será que ela finalmente migrará de uma política de esforços limitados para uma política que favoreça a prevenção consciente e exitosa de doenças?

No número de 15 de outubro de 1902, foi publicado um artigo sob o pseudônimo de Aladdin, que quase certamente foi escrito por Adler – lembremos que o seu nome húngaro era Aladár[94]. O autor dizia que o problema mais urgente da medicina atual era disponibilizar bom atendimento médico aos pobres. Toda e qualquer demanda nesse sentido recebia a seguinte resposta das autoridades: "Não temos dinheiro." Para acabar com esse aborrecimento, Adler sentia ser necessária uma instituição que fosse reconhecida pelo Estado e possuísse autoridade científica: um cargo docente com um seminário em medicina social onde problemas de higiene social seriam explorados com vistas a encontrar sua solução.

Em setembro e outubro de 1903, um artigo escrito por Adler, intitulado "Stadt und Land" (Cidade e Campo), contestou a suposição comum de que a vida nos vilarejos e na zona rural era nitidamente melhor que nas cidades[95]. Muito pelo contrário. O progresso da higiene havia aumentado muito mais nas cidades, que, com as suas populações e seu número de eleitores cada vez maiores, passaram a receber mais atenção das autoridades públicas. Não obstante, Adler sentia que essa negligência da higiene rural iria, por fim, ser igualmente prejudicial às cidades.

Em novembro de 1903, um artigo de Adler intitulado "Staatshilfe oder Selbsthilfe?" (Assistência Estatal ou Autoassistência?) lamentou, uma vez mais, a discrepância entre os aspectos científicos e sociais da medicina[96]. Adler sentia que a ciência médica estava progredindo rapidamente e poderia avançar ainda mais, caso não fosse constantemente retardada pelas autoridades. Em vista da primordial importância da pesquisa, ele sentia que deveria haver vagas adequadas, permanentes e bem remuneradas abertas para pesquisadores e professores nos vários campos da medicina – inclusive a medicina social.

Em julho e agosto de 1904, foi publicado um longo artigo, "Der Arzt als Erzieher" (O Médico Como Educador), no qual ele revelou uma nova faceta de seu pensamento.

> O papel social do médico não se esgota no que foi descrito nos artigos anteriores e devia ser suplementado por sua função como educador. Esse papel didático é demonstrado na luta contra o alcoolismo, as infecções, as doenças venéreas, a tuberculose, a mortalidade infantil e no que se refere à higiene escolar, mas ainda mais: o médico deve ser capaz de aconselhar na educação de crianças. Na presença de crianças fracas e doentes, não basta prescrever dieta, exercícios e outras medidas físicas. Tais crianças perdem facilmente o seu melhor respaldo, isto é, a confiança em sua própria força. A primeira preocupação do médico deveria ser restituir-lhes a autoconfiança e a coragem por meio de uma utilização adequada de exercício, jogos e esportes.

Essas asserções de Adler são acompanhadas por um epítome da educação infantil.

> A educação deveria começar com a educação dos pais da criança, ainda antes do nascimento dela. O meio mais poderoso de educação é o amor, contanto que seja igualmente distribuído entre todas a crianças, e não oferecido em excesso. Entre os erros comuns na educação, um dos piores é paparicar as crianças, o que as priva da autoconfiança e da coragem; mas é perigoso aplicar castigos severos, como pancadas, reclusão e repreensão constante. Expulsar por um tempo da mesa com a família, algumas palavras de admoestação e um olhar austero devem ser o suficiente. Deve-se ter muito cuidado ao confiar uma criança aos criados.

Adler discute então certos tipos de crianças difíceis como a teimosa, o jovem mentiroso, o covarde, o masturbador e a criança medrosa. A melhor prevenção para a mendacidade é o desenvolvimento da coragem, o mais perigoso de todos os defeitos sendo a covardia: "Se necessário, eu me aventuraria a fazer do menino mais cruel um açougueiro competente, um caçador, um colecionador de insetos, ou um cirurgião. Mas o covarde sempre terá um valor cultural inferior." Adler conclui com a asserção: "A autoconfiança da criança e a sua coragem pessoal são o seu bem maior."[97]

Esse artigo de Adler mostra que, em 1904, ele já havia elaborado uma teoria completa da educação, e nela encontramos uma declaração antecipada de algumas de suas ideias prediletas: o papel da inferioridade orgânica, a imagem da criança paparicada, e o valor terapêutico da autoconfiança e da coragem.

Adler fez referência aos psicólogos infantis contemporâneos, Preyer e Karl Groos; e, pela primeira vez, também fez referência a Freud, como o homem que havia demonstrado a extrema importância das primeiras impressões da criança pequena e a existência da sexualidade infantil.

Em setembro e outubro de 1904, Adler expôs as suas próprias ideias num artigo intitulado "Hygiene des Geschlechtslebens" (Higiene da Vida Sexual), ao resenhar um livro de Max Gruber com o mesmo título.

Adler se opõe ao ponto de vista de Max Gruber no que se refere a um tópico que era muito discutido à época. Adler argumenta que a abstinência sexual pode causar inconvenientes para a saúde emocional, com algumas raras exceções. No que se refere a excessos sexuais, pensa que Max Gruber exagerou a respeito de seus efeitos nocivos, e que não há evidência de que eles podem causar neurastenia. Adler também diz que os supostos perigos do controle de natalidade foram muito superestimados – podemos notar que a opinião de Adler contradiz a de Freud a esse respeito. Quanto à homossexualidade, Adler concorda com o autor de que não se trata de uma anormalidade congênita, e que ela só deveria ser punida se trouxer prejuízos à outra parte e para proteger os menores. Adler vê os perigos da masturbação de uma perspectiva diferente da do autor. Eles não existem tanto no que se refere à saúde física quanto no que se refere ao desenvolvimento emocional harmonioso.[98]

Embora a publicação da *Ärztliche Standeszeitung* tenha continuado por vários anos, essa seria a última contribuição de Adler. Decerto, quando se associou ao pequeno grupo de Freud, ele possuía ideias claras sobre a medicina social, a educação, o papel das inferioridades orgânicas e os erros pedagógicos na gênese de distúrbios emocionais. Nos vários anos seguintes, Adler iria desenvolver suas ideias numa nova direção dentro do enquadramento do movimento psicanalítico.

A Obra de Alfred Adler:
ii. Teoria da Inferioridade Orgânica

Adler participava assiduamente das noites de quarta-feira de Freud, nas quais contribuiu para as discussões e leu os seus próprios artigos[99]. Assim, na discussão de um artigo sobre a *Genealogia da Moral*, de Nietzsche, Adler expressou sua grande admiração pelas impressões psicológicas nietzschianas. Em 1909, creditou a Karl Marx descobertas psicológicas importantes. Em abril de 1910, presidiu um simpósio sobre o suicídio de crianças em idade escolar, que logo recebeu publicação com um prefácio de Adler e um comentário final de Freud.

Entre os vários artigos de Adler naquela época, dois pendem fortemente para a psicanálise. Ambos foram publicados em 1905: um – no estilo de *Psicopatologia da Vida Cotidiana*, de Freud – tenta elucidar o significado das obsessões por números em três pacientes[100]; o outro, sobre problemas sexuais na educação, discute problemas de sexualidade infantil de uma maneira semelhante aos *Três Ensaios*[101].

A principal realização de Adler durante o seu período psicanalítico foi um breve livro de 92 páginas sobre a inferioridade orgânica[102]. Essa noção não era, de modo algum, nova. Os clínicos falavam em *locus minoris resistentiae*[103], que é o órgão de menor resistência, o qual corre o risco de ser a área de complicações durante uma infecção generalizada. A esse respeito, Adler faz referência a seus predecessores; porém, sua originalidade esteve em desenvolver uma teoria sistemática da inferioridade orgânica.

Adler começa com o fato de que há muitos estados dos quais conhecemos os sintomas, mas não as causas. Entre as causas conhecidas estão as gerais (como as infecções ou intoxicações) ou locais (que se originam no mau funcionamento de um órgão). Mas para muitas outras doenças não encontramos explicação satisfatória, e Adler pensa que a teoria da inferioridade orgânica pode responder por muitos desses casos.

A inferioridade de um órgão pode ser manifestada de várias formas. Na maioria dos casos, anormalidades microscópicas não podem ser facilmente detectadas; porém, às vezes podem sê-lo por sinais externos, como os ditos estigmas de degeneração ou a existência de um nervo nas proximidades do órgão afetado. Visto que a inferioridade orgânica tem sua origem numa deficiência do desenvolvimento fetal, ela se estende a um segmento embrionário inteiro. Segundo, pode se tratar de uma inferioridade funcional, por exemplo, uma insuficiência na secreção do órgão, ou às vezes meras anormalidades reflexas (um reflexo pode ser aumentado, diminuído ou estar ausente). Terceiro, uma inferioridade orgânica pode ser depreendida do histórico do caso do paciente – uma falta de funcionamento adequado de um determinado órgão durante a infância (como exemplo, Adler fala de pacientes que sofrem de distúrbios intestinais precoces e que, mais tarde, tornam-se diabéticos). Afecções frequentes de um dado órgão são outra indicação de sua inferioridade.

Uma inferioridade orgânica pode assim ser absoluta ou relativa. Ela pode tomar um rumo favorável por meio de compensação. A compensação pode ocorrer em vários níveis: no interior do próprio órgão, através de outro órgão, ou através dos centros nervosos. Nesse último caso, a inferioridade orgânica resulta num processo compensatório geral. A compensação ocorre como resultado da concentração da atenção do paciente no funcionamento do órgão inferior. Isso equivale a um treinamento que conduz a um nível satisfatório, ou mesmo superior, de ajustamento do órgão inferior.

Sem negar que certas doenças específicas podem ser hereditárias, Adler parece atribuir um papel maior à hereditariedade das inferioridades orgânicas. Como resultado disso, em certas famílias a mesma inferioridade orgânica é manifestada de várias formas. Em um membro, ela é uma doença grave de um determinado órgão, noutro, pode ser um mero distúrbio funcional, em um terceiro, uma propensão a doenças transitórias desse órgão, e ainda noutro, uma superioridade por meio de compensação. Adler cita exemplos de músicos cujos parentes, ou eles próprios, foram acometidos por doenças dos ouvidos; pintores em cujas famílias havia doenças dos olhos ou que eram, eles próprios, acometidos com distúrbios oculares.

De acordo com Adler, a parte desempenhada pelo acaso na localização de afecções é menor do que comumente se acredita. Assim, um garoto de oito anos recebeu uma pequena pancada no olho quando um colega que estava brincando com uma caneca bateu nele acidentalmente com ela; dois meses depois, caiu fuligem de carvão nesse mesmo olho; três meses depois, o mesmo acidente com uma caneta ocorreu da mesma maneira com o mesmo olho. Será que esses três acidentes ocorreram por puro acaso? Adler tomou conhecimento de que o avô materno do paciente sofria de irite diabética; a mãe, de estrabismo; o irmão mais novo, de estrabismo, hipermetropia e baixa acuidade visual. O irmão de sua mãe também tinha estrabismo e conjuntivite frequente. O próprio jovem paciente exibia total falta de reflexos conjuntivos em ambos os olhos. Essa falta de reflexos, acarretando uma falta de proteção, explicaria a sequência de acidentes.

A teoria adleriana da inferioridade orgânica e do processo compensatório parece ser independente da psicanálise e mais complementar do que oposta a ela. Freud sempre afirmou que a neurose se desenvolvia com base numa predisposição. Adler esforçava-se para oferecer uma teoria plausível do substrato da neurose. Dois momentos do livro apontam para um vínculo com a psicanálise. A compensação, de acordo com Adler, origina-se da concentração da atenção do paciente no órgão inferior, assim como na superfície corporal adjacente; e caso se trate de uma zona erógena, resultará necessariamente em sua superestimulação e no início de um processo neurótico. Um segundo vínculo com a psicanálise se encontra na argumentação de Adler de que "não há inferioridade orgânica sem inferioridade sexual", especialmente no caso de inferioridades orgânicas múltiplas.

A teoria adleriana da inferioridade orgânica foi bem recebida pelo grupo psicanalítico. O próprio Freud pareceu considerá-la um valioso acréscimo ao conhecimento da neurose.

Já em 1908, Adler contestou a concepção freudiana básica da libido como sendo a principal fonte dinâmica da vida psíquica. Adler afirmava haver uma pulsão agressiva que não pode ser explicada como resultado da libido frustrada, e que ela desempenha um papel não menos importante que a libido, tanto na vida normal quanto na neurose[104].

Em 1910, Adler esboçou uma teoria do hermafroditismo psicológico[105]. A experiência, diz ele, mostrou-lhe a frequência flagrante das características sexuais secundárias do sexo oposto entre os pacientes neuróticos. Isso provoca no paciente um sentimento subjetivo de inferioridade e um afã por compensação na forma do protesto masculino.

No caso de um garotinho, ele irá igualar a masculinidade à agressão e a feminilidade à passividade. O exibicionismo e o fetichismo podem ser detectados no protesto masculino. Esse mesmo protesto masculino também irá levá-lo a tentar superar o pai e, colateralmente, a voltar suas representações de desejo para a mãe. É assim que Adler explica o mote edipiano (*Ödipusmotiv*).

A Obra de Alfred Adler:
III. A Teoria da Neurose

Após romper com Freud em 1911, Adler reformulou sua teoria da neurose. Muito dessa reformulação era um retorno aos seus conceitos anteriores de patogênese social e do papel da inferioridade orgânica. Embora rejeitasse grande parte das teorias de Freud, Adler conservou sobretudo a noção da importância das situações da primeira infância, que ele combinou com as suas próprias ideias a respeito das pulsões agressivas e do hermafroditismo psicológico. *A Filosofia do Como Se*, de Vaihinger, foi publicada no momento certo para fornecer uma nova estrutura conceitual.

O livro *Über den nervösen Charakter*, de Adler, foi publicado em 1912 com o lema de Sêneca: *Omnia ex opinione suspensa sunt* (Todas as coisas dependem da opinião), uma alusão ao conceito vaihingeriano de "ficções"[106]. O livro era dividido em duas partes, uma teórica e uma prática, mas a divisão não é tão clara quanto o indicado e nem sempre é fácil captar o pleno sentido do pensamento de Adler.

O conceito de base é o de "individualidade", termo que expressa tanto o caráter único quanto a indivisibilidade do ser humano. Isso é mais bem ilustrado no prefácio por meio de uma citação de Virchow: "O indivíduo representa um todo unificado, cujas partes cooperam para um objetivo comum." Como consequência, cada traço psicológico isolado do indivíduo reflete toda a sua personalidade.

O indivíduo também é visto na dimensão temporal. Em qualquer ponto no tempo, todo e qualquer sintoma mostra marcas do passado, do presente e do futuro. A vida psíquica é orientada para o futuro e é teleológica, isto é, tende a um objetivo. O objetivo não se encontra fixado de uma vez por todas, podendo ser modificado.

É aí que Adler utiliza o conceito vaihingeriano de "ficção". As coisas procedem *como se* uma norma ideal estivesse definida para a atividade humana, e essa norma ideal foi chamada por Adler de verdade absoluta, ou lógica absoluta da vida social, que é o mesmo que uma perfeita conformidade com demandas sociais e até mesmo cósmicas. Adler chama de "anormalidade" o grau do desvio de um indivíduo em relação a essa norma fictícia. As neuroses são concebidas como variedades desse desvio.

A origem das neuroses é procurada por Adler nos sentimentos que decorrem de inferioridades orgânicas, e aqui ele se refere ao seu livro de 1907. Além da compensação puramente fisiológica, a inferioridade orgânica coloca em movimento um complexo processo psicológico de autoafirmação, que se torna fator permanente de desenvolvimento psíquico. Como esboçado no livro sobre a inferioridade orgânica, esse processo psicológico implica uma constante observação e treino da função orgânica supostamente inferior. Mas a esses fenômenos, que ele já havia descrito, agora Adler acrescenta a noção de que os sentimentos de inferioridade também podem ser produzidos por fatores puramente sociais, como a competição precoce entre irmãos e a posição da criança na série fraterna. Mesmo quando há inferioridade orgânica, a reação psicológica torna-se o elemento principal.

Sejam quais forem as variedades da neurose, há um processo de formação comum a todas elas, que resulta da maior atenção concedida pelo paciente a si mesmo e às suas relações com os outros, de uma redução do limiar de excitabilidade, e de um aguçamento dos seus poderes de antever certos acontecimentos. Tudo isso é subjetivamente visto pelo paciente como um afã por superioridade e medo de ser superado. Ademais, o neurótico recorre a meios auxiliares, como uma imagem de liderança – da qual ele tem de estar à altura – e uma técnica de vida neurótica. Com o tempo esses vários meios tornam-se um fim em si mesmo.

O neurótico vive num mundo fictício que é estruturado em torno de pares de conceitos opostos. O principal deles é a oposição entre o profundo sentimento de inferioridade e o exaltado sentimento de personalidade do sujeito. Essa oposição é equiparada aos conceitos de "alto" e "baixo", "masculino" e "feminino", "triunfo" e "derrota". A oposição alto-baixo desempenha um importante papel nas fantasias, nos sonhos e nas figuras de linguagem de pessoas normais, e adquire uma importância ainda maior para o neurótico, que equipara a ideia de superioridade com o que é alto e a de inferioridade com o que é baixo. O mesmo se aplica ao triunfo e ao fracasso, de modo que, para o indivíduo neurótico, o mínimo sucesso ou o mínimo revés adquirem uma importância tremenda. A oposição "masculino-feminino" é tratada longamente em *Über den nervösen Charakter*. Adler parece atribuir menos importância do que havia feito anteriormente às marcas biológicas da intersexualidade. O que realmente importa é a persistente impressão subjetiva no paciente. Devido ao fato de a sociedade assumir que a mulher é inferior ao homem, o protesto masculino é suscetível de se desenvolver tanto no homem quanto na mulher. Na mulher, o protesto masculino é uma reação quase normal ao papel a ela imposto num mundo masculino. No homem, trata-se do resultado de dúvidas acerca do seu papel sexual ou do medo de não ser capaz de estar à sua altura; e, ao mesmo tempo, ele reforça os seus preconceitos contra a mulher. Com base nisso, Adler descreve várias formas de neurose no homem e na mulher, e aqui também as suas ideias divergem amplamente das de Freud: longe de ver a libido como raiz das neuroses e dos desvios sexuais, Adler enfatiza o caráter simbólico do comportamento sexual.

Diferentemente de Freud, Adler ressalta o fator social na origem da neurose e os seus danos sociais. Certos neuróticos, por exemplo, refugiam-se da sociedade restringindo o seu campo social de atividade ao círculo familiar, e às vezes até preferem a família parental à sua própria.

O progresso da neurose é comparado por Adler à evolução das ficções, como retratado por Vaihinger. Certos cientistas propuseram uma teoria na forma de um modelo fictício em cuja realidade não acreditavam. O modelo fictício foi então erroneamente tomado como uma hipótese; e a hipótese, transformada em dogma. Da mesma forma, o neurótico brinca com fantasias e depois acaba acreditando nelas. Isso é o que Adler chama de "substanciação". Surge uma situação perigosa sempre que a ficção substanciada tem de encarar a realidade. Esse padrão geral de evolução – com as suas fases de ficção, substanciação e confrontação crítica da realidade – existe independentemente da variedade da neurose. Adler se afasta das distinções clássicas das neuroses (histeria, fobia e obsessões), que haviam sido conservadas por Freud. Ele chega a incluir os desvios sexuais no campo das neuroses.

Über den nervösen Charakter carece de estilo em sua redação, mas o livro é rico em ideias e fatos clínicos. Uma grande variedade de autores é citada: médicos, pediatras e psiquiatras universitários, como Kraepelin e Wernicke; e, entre os representantes das novas escolas, Janet, Bleuler, Freud e muitos psicanalistas. Entre os filósofos, Nietzsche e Vaihinger são os referidos com maior frequência; e entre os escritores, Goethe, Schiller, Shakespeare, Tolstói, Dostoiévski, Gógol e Ibsen.

A Obra de Alfred Adler:
iv. A Psicologia Individual

Após a Primeira Guerra Mundial, Alfred Adler reconsiderou e reformulou seu sistema psicológico. A noção de sentimento de comunidade (*Gemeinschaftsgefühl*), que havia estado implícita em sua teoria anterior da neurose, passou a ser designada por esse termo e foi posta em primeiro plano. O novo sistema foi apresentado em 1927 no mais claro e sistemático de seus livros, *Menschenkenntnis* (Compreendendo a Natureza Humana)[107]. Iremos esboçar agora um levantamento geral da psicologia individual de Adler, tomando esse livro como base e suplementando-o às vezes com outros escritos do período.

A psicologia adleriana não pertence nem à psicologia acadêmica tradicional, nem à psicologia experimental, e ela difere radicalmente da psicanálise freudiana. É injusto com Adler avaliar o seu sistema pelo parâmetro da psicologia acadêmica, experimental ou freudiana. O termo *Menschenkenntnis* designa a corrente psicológica particular à qual pertence a psicologia individual adleriana. Esse tipo de psicologia pragmática, às vezes chamada de psicologia concreta, não pretende entrar muito profundamente nas questões, mas proporcionar princípios e métodos que possibilitem adquirir um conhecimento prático de si mesmo e dos outros. Isso também foi o que Kant tentou em sua *Antropologia de um Ponto de Vista Pragmático*[108]. A propósito, em seu prefácio a esse livro, Kant utiliza duas vezes o termo *Kenntnis des Menschen* (conhecimento do humano) e uma vez a palavra *Menschenkenntnis*, que seria utilizada por Adler quase como sinônimo de psicologia individual. Henri Lefebvre mostrou que um sistema para o conhecimento prático do homem em geral e da vida cotidiana poderia ser deduzido do marxismo[109]. Um outro sistema de psicologia pragmática poderia ser mais facilmente extraído dos trabalhos de Nietzsche[110].

O *Menschenkenntnis* de Adler, contudo, é muito mais sistematizado e abrangente que os de Kant, Marx ou Nietzsche. O ponto de partida do sistema adleriano pode ser expresso pela frase: "Tudo ocorre na vida mental *como se* [...] certos axiomas básicos fossem verdadeiros." Que axiomas são esses?

Primeiro, o *princípio de unidade*: um ser humano é uno e indivisível tanto no que se refere à relação mente-corpo quanto às várias atividades e funções da mente. A psicologia individual de Adler difere, assim, da ênfase freudiana na ambivalência básica do homem e nos conflitos entre o consciente e o inconsciente, o eu, o isso e o supereu.

Segundo, o *princípio de dinamismo*: a vida não pode ser concebida sem movimento. Mas enquanto Freud situa a ênfase mais na causa, Adler enfatiza o objetivo e a intencionalidade dos processos psíquicos – que ele chama de *Zielstrebigkeit*, o "afã por um objetivo": "Homem algum pode pensar, sentir, desejar, nem sequer sonhar sem que tudo esteja definido, condicionado, limitado, orientado por um objetivo pairando diante dele." Esse intencionalismo implica necessariamente a liberdade de escolha. O homem é livre na medida em que pode escolher um objetivo ou trocá-lo por outro; porém, quando isso estiver feito, ele é determinado, na medida em que obedece à sua lei autoimposta.

Alexander Neuer considerava como básica na psicologia individual a concepção de que o homem se encontra constantemente em situações de inferioridade, e a ele cabe superá-la, ou não[111]. Para superar, a intelecção não é o bastante; ele deve agir, e para isso é preciso coragem – como na anedota da criança que era um fracasso em matemática até o dia em que era o único aluno da turma a enxergar a solução para um problema que ele teve a coragem de ir à lousa demonstrar. Assim, um ato de coragem também facultará ao homem a mudança de seu estilo de vida após ele ter mudado conscientemente o seu objetivo de vida. De acordo com Neuer, Adler chama de "coragem" (*Mut*) aquele tipo de energia psíquica superior, ou *thymos*, que os antigos gregos consideravam a essência da alma. Transmitir *thymos* a uma criança seria a preocupação básica do educador, assim como a do psicoterapeuta, independentemente de o paciente ser uma criança ou um adulto.

Terceiro, o *princípio de influência cósmica*: um indivíduo não pode ser concebido isolado do Cosmos que o influencia de milhares de maneiras. Mas além dessas influências universais, cada indivíduo percebe o Cosmos de sua própria maneira específica. O *sentimento de comunidade* é um reflexo da interdependência geral do Cosmos que vive em nós, do qual não podemos nos abstrair completamente, e nos dota com a faculdade de "sentir para dentro", isto é, de empatizar com outros seres. Acima de tudo, é a aceitação espontânea de viver em conformidade com as demandas naturais e legítimas da comunidade humana.

Talvez não seja supérfluo eliminar alguns mal-entendidos. O sentimento de comunidade não tem nada a ver com a mera habilidade de se misturar com os outros e é muito mais que a lealdade a um grupo ou a uma causa. Também não deve ser confundido com a abdicação da personalidade de um indivíduo, colocando-a nas mãos de uma comunidade. A noção adleriana de comunidade inclui a estrutura de laços familiares e sociais, as atividades criativas (é a comunidade quem cria a lógica, a língua, os provérbios e o folclore) e uma função ética (a justiça é uma emanação da comunidade). Assim, o sentimento de comunidade é a percepção que o indivíduo tem desses princípios que regem as relações dos homens uns com os outros.

O sentimento de comunidade é mais ou menos desenvolvido conforme o indivíduo: às vezes ele é restrito à família ou ao grupo de origem, mas pode estender-se à nação, à humanidade como um todo e, para além dela, aos animais, às plantas, aos seres inanimados e ao universo.

Quarto, *o princípio de estruturação espontânea das partes num todo*: todos os componentes da mente se organizam e equilibram espontaneamente conforme o objetivo individual autoestabelecido. Sensações, percepções, imagens, memórias, fantasias, sonhos: tudo converge para a linha de orientação do indivíduo. De modo similar, com a humanidade como um todo, vemos essa estruturação espontânea aparecer na forma da divisão da mão de obra. Para o indivíduo, assim como para a humanidade, essa estruturação espontânea é uma manifestação do princípio do ajustamento à sua própria lei.

Um quinto axioma de base é o *princípio de ação e reação entre o indivíduo e seu ambiente*. De um lado, o indivíduo deve se ajustar e se reajustar constantemente ao seu ambiente. Quando está numa posição de inferioridade, ele busca espontaneamente superá-la, direta ou indiretamente. Isso é verdade tanto para o indivíduo quanto para a espécie. Como Marx, Adler vê a habilidade que o homem tem para modificar seu ambiente como seu traço distintivo. Mas aqui, como na mecânica dos fluidos, toda ação provoca uma reação, e isso é particularmente verdadeiro para o indivíduo no interior de seu grupo social: "Ninguém pode se destacar do seio da comunidade e estender seu poder sobre os outros sem despertar imediatamente as forças que tenderão a deter a sua expansão."

Como consequência, a psicologia de Adler é essencialmente uma dinâmica de relações interpessoais. Ela jamais considera o indivíduo numa situação isolada e estática, mas o vê à luz de suas ações e das reações de seu ambiente.

Um sexto axioma é o que Adler chamou de *lei da verdade absoluta*, uma norma fictícia estipulada para a conduta do indivíduo que consiste num equilíbrio ideal entre as exigências da comunidade e as do indivíduo; noutras palavras, entre o sentimento de comunidade e a autoafirmação legítima. O indivíduo que se conforma a esse ideal permanece na verdade absoluta, o que significa que ele se conforma à lógica de vida em sociedade e, por assim dizer, às regras do jogo. A ocorrência de infelicidade, fracasso, neuroses, psicoses, perversões e criminalidade oferece uma medida do grau de desvio em relação a essa regra básica.

Dessas premissas é possível deduzir uma dialética que definiria as relações da humanidade com a natureza, de grupos sociais no interior da humanidade, do indivíduo com a comunidade, do indivíduo no interior de pequenos grupos, e dos indivíduos entre si.

A dialética da *relação entre a espécie humana e a natureza* quase não é insinuada por Adler. Devido ao fato de o homem ser a mais fraca entre as espécies animais superiores, ele desenvolveu um órgão psíquico com a faculdade de prever e imaginou a divisão de mão de obra. Dessa forma, foi capaz de supercompensar a sua inferioridade natural e conquistar a natureza. Adler poderia ter discutido o problema do dano causado à natureza pelo homem e os seus efeitos colaterais desastrosos no homem, mas não deu prosseguimento à sua dialética nessa direção.

A dialética das *relações de grupos sociais entre si* foi fartamente tratada por Marx e Engels mediante a teoria da luta de classes. Adler poderia facilmente ter ampliado esse tópico, mas por alguma razão parece ter evitado fazê-lo. Contudo, ele comentou a respeito do sentimento de inveja como sendo uma consequência natural da desigualdade social, como oposto à inveja patológica que resulta das pulsões agressivas. Há, contudo, um ponto comum entre sociologia e biologia ao qual Adler dedica muita atenção, isto é, os respectivos papéis do homem e da mulher. A diferenciação fisiológica não dá conta da discrepância no que se refere a seus papéis psicológicos e sociológicos. Todas as nossas instituições públicas e privadas repousam na pré-concepção da superioridade do masculino. Seguindo Bachofen e Bebel, Adler assume que essa postura de superioridade do homem em relação à mulher foi, historicamente, uma reação contra um antigo período de matriarcado. Essa postura é perpetuada e reforçada tanto no menino quanto na menina por meio da educação e do sugestionamento sutil e, com frequência, inconsciente. Essa é uma das principais raízes da neurose e do fenômeno do protesto masculino, que Adler descreveu tão minuciosamente em *Über den nervösen Charakter*.

A dialética das inter-relações dos grupos humanos foi abordada por Adler em outras publicações. Nós nos lembramos de como, em 1918 e 1919, ele tentou elucidar o fenômeno da guerra e explicá-lo por meio da postura criminalmente irresponsável daqueles que estão no poder e do desamparo das pessoas quando tomam ciência do engano[112]. A guerra pode ser assim considerada uma das formas de psicose de massa provocada por alguns homens em busca de poder em prol de seus próprios interesses egoístas[113]. Adler, contudo, não considerava a luta por poder pessoal uma pulsão primária, mas o resultado de um falso ideal norteador que poderia ser substituído pelo do sentimento de comunidade – daí a primordial importância da educação na prevenção da guerra[114].

Essa dialética da *inter-relação do indivíduo com a comunidade* ocupa grande parte da *Menschenkenntnis* de Adler, bem como de outros escritos seus. O equilíbrio entre o sentimento de comunidade e a pulsão por autoexpansão pode ser perturbado muito cedo. Como Adler explica a origem do desequilíbrio quando ele ocorre? Ele a vê no sentimento de inferioridade, que pode ser adquirido na mais tenra idade.

Nesse ponto, uma observação linguística é apropriada. O termo "sentimento de inferioridade", tal como utilizado por Adler, possui na verdade dois significados diferentes. Um deles corresponde a uma inferioridade natural, tal como a do tamanho de uma criança quando comparada a um adulto, ou uma inferioridade factual resultante de uma doença. Mas os psicólogos individuais utilizam o termo principalmente no sentido de um juízo de valor, que está implícito na palavra alemã *Minderwertigkeitsgefühl* – que inclui os radicais *minder*, "menos", e *Wert*, "valia". Ele significa, assim, um juízo de "menos-valia" pronunciado por um indivíduo sobre si mesmo.

Essa equivocidade semântica foi salientada por Häberlin[115]. Porém, em 1926, Alexander Neuer havia distinguido "posições de inferioridade", que são várias e múltiplas, e "sentimentos de inferioridade", que são resultado das "posições de inferioridade", na medida em que não superadas pela coragem[116]. Esse mesmo ponto também foi tratado em detalhe por Brachfeld[117]. Posteriormente, o próprio Adler iria fazer a distinção entre o sentimento natural de inferioridade e o complexo subjetivo de inferioridade[118].

Adler distingue várias causas do sentimento de inferioridade. Existem as inferioridades orgânicas, tal como descrito em sua monografia de 1907; porém, agora ele enfatiza a importância mais da reação do indivíduo à sua inferioridade orgânica do que da própria inferioridade. Outra fonte frequente são os erros pedagógicos, tais como exigir demasiadamente da criança, superenfatizar a sua fraqueza, fazer dela um joguete do humor de alguém, dar-lhe a entender que é um fardo, ridicularizá-la e mentir para ela. Há também causas sociais, como as que podem ser produzidas pela inferioridade econômica e social entre os filhos dos pobres.

Seja qual for a causa, um sentimento de inferioridade pode se desenvolver em duas linhas diferentes, que já são perceptíveis na criança pequena. Ambas se estabelecem uma meta de superioridade, mas seguem uma rota diferente para atingi-la.

No primeiro caso, o indivíduo buscará diretamente a superioridade em relação aos outros. Sua linha norteadora estará voltada para esse objetivo, assim como as suas funções psicológicas e o seu caráter. Ele ostentará ambição, arrogância, ciúme e ódio. A vontade de potência nietzschiana é uma dentre as manifestações do complexo de superioridade; e como Nietzsche já mostrou, esses sentimentos agressivos podem utilizar muitas máscaras.

No segundo caso, o indivíduo tentará alcançar seu objetivo de superioridade por meios indiretos e irá se refugiar atrás de barricadas como a fraqueza, a timidez, a ansiedade ou um restrito círculo familiar ou social, e essa posição lhe permite exercer a sua tirania e a sua dominação sobre pelo menos algumas outras pessoas. Aqui também há inúmeras variedades de padrões de comportamento.

Adler acreditava que, via de regra, um indivíduo iria escolher a primeira linha, direta, só recorrendo à segunda ao se deparar com o fracasso. Isso pode acontecer cedo ou tarde, mas muitas vezes bem no início da infância. Em todos os casos, contudo, a discrepância entre o objetivo de superioridade autoestabelecido e o seu poder de alcançá-lo levará o indivíduo à derrota. Por um longo tempo ele irá tentar evitá-la fazendo uso da distância[119]. O sujeito recuará de repente quando estiver próximo de seu objetivo, irá se deter logo antes de alcançá-lo, adotará uma postura hesitante ou construirá astuciosamente obstáculos artificiais que irão impedir o sucesso. Sempre que o engenhoso uso da distância não for o bastante, o sujeito terá de confrontar seu sonho com a realidade brutal; e a fim de evitar uma catástrofe, ele recorre ao que Adler chama de *arranjo*. Pode ser uma depressão, uma ansiedade, uma fobia, uma amnésia ou qualquer tipo de neurose; às vezes assume a forma de uma doença física ou de uma psicose. O objetivo do *arranjo* é esconder, do ambiente e do próprio sujeito, o iminente fracasso de suas ambições inatingíveis.

À luz desses conceitos, os muitos tipos de neurose, depressão, perversão, adicção, criminalidade, e até mesmo psicose, não passam de variedades de distúrbios na relação do indivíduo com a comunidade.

As *inter-relações de indivíduos no interior de um pequeno grupo* são outra preocupação da psicologia individual. Isso poderia ser aplicado a qualquer situação de grupo, natural ou artificial. Atualmente, o professor Biäsch, de Zurique, aplica os princípios adlerianos em suas investigações sobre psicologia industrial e empresarial. Na verdade, Adler dedicou sua atenção principalmente à psicologia no interior do grupo familiar.

Na vida de uma criança, a influência mais forte vem da mãe – é ela quem transmite, ou deveria transmitir, as sementes do sentimento de comunidade; o papel do pai é o de ensinar autoconfiança e coragem. A situação edípica, que Freud afirma ser um estágio normal e universal da vida humana, é considerada por Adler o resultado de uma educação falha de uma criança mimada. As relações com os pais não se limitam às de amor e ódio, tal como descrito por Freud, mas ambos podem desempenhar o papel de *Gegenspieler* (aquele com quem se "joga contra", o parceiro com quem a criança mede suas forças). Esse papel também pode ser desempenhado por um dos irmãos, especialmente o mais velho.

Segundo Adler, cada um dos filhos numa família nasce e cresce com uma perspectiva específica de acordo com a sua posição em relação aos outros irmãos. Desde o início, a posição do irmão mais velho é melhor do que a dos mais novos. Fazem com que ele se sinta o mais forte, o mais sábio, o mais responsável. É por isso que ele dá valor aos conceitos de autoridade e tradição, e é conservador em suas ideias. O irmão mais novo, por outro lado, corre sempre o risco de permanecer o bebê da família, mimado e covarde. Enquanto o mais velho vai assumir a profissão do pai, o mais novo pode facilmente se tornar artista, ou então, como resultado de supercompensação, desenvolver uma ambição tremenda e se empenhar para ser o salvador da família inteira. O segundo filho numa família está sob uma pressão perpétua de ambos os lados, esforçando-se para superar o irmão mais velho e temendo ser sobrepujado pelo mais novo. Quanto ao filho único, ele está ainda mais exposto a ser mimado e paparicado que o caçula. A preocupação dos pais com a sua saúde pode fazer com que ele se torne alguém medroso e acanhado. Tais padrões estão sujeitos a modificações conforme a distância entre os irmãos e conforme a proporção de meninos e meninas e suas respectivas posições na família. Se o irmão mais velho é seguido de perto por uma irmã, chega uma hora em que irá temer ser ultrapassado por ela, que amadurecerá mais rápido que ele. Entre muitas outras situações possíveis encontram-se aquelas em que há uma única menina numa família de meninos, ou um único menino em meio a uma conjunção de meninas – para Adler, uma situação particularmente desfavorável.

As *inter-relações entre dois indivíduos* também foi abordada por Adler. Há a obediência normal, guiada pelo sentimento de comunidade, há a desobediência que se deve a uma falta de sentimento de comunidade ou à vontade de potência, há uma obediência cega, particularmente nociva quando encontrada no interior de grupos delinquentes. Adler considera a hipnose um tipo específico de relação interpessoal que é igualmente degradante para o sujeito e para o hipnotista. O sugestionamento, segundo Adler, é uma forma de reagir a uma determinada estimulação exógena; alguns indivíduos prontificam-se a supervalorizar a opinião dos outros e subvalorizar a sua própria, outros estão propensos a considerar apenas a própria opinião como certa e a rejeitar indistintamente as dos outros. Implícita, porém não claramente descrita em nenhum lugar das obras de Adler, é a relação interpessoal imediata que se estabelece espontaneamente entre duas pessoas que se encontram pela primeira vez.

Uma das grandes dificuldades nas relações interpessoais é a falta de entendimento. Em sua maioria, as pessoas têm pouca percepção no que se refere a si mesmas e aos outros; e o pior é que a experiência não irá ajudá-las, pois farão avaliações à luz de suas perspectivas já distorcidas. Além do mais, elas não gostam de ser esclarecidas a respeito de si próprias. Mas Adler está convencido de que se o conhecimento do homem fosse mais geral, as relações sociais seriam facilitadas, porque então as pessoas não poderiam enganar umas às outras tão facilmente. Daí a necessidade de uma técnica de diagnóstico psicológico prático.

A técnica de Adler começa com o princípio axiomático de que a maioria dos indivíduos se esforça na direção de um objetivo oculto, do qual eles não têm ciência. O conhecimento desse objetivo forneceria a chave para o entendimento da personalidade de uma pessoa; e, em contrapartida, a natureza desse objetivo pode ser deduzida do exame crítico do comportamento de um indivíduo. Devido ao fato de o objetivo oculto determinar tanto a linha norteadora quanto a perspectiva – ou a representação do mundo – do indivíduo, nós dispomos de uma série de pistas que apontam para o objetivo secreto. O psicólogo individual procederá um pouco como o astrônomo que quer determinar a trajetória de um novo astro. Ele determina uma série de posições sucessivas e, a partir daí, reconstrói a linha e a direção seguidas pelo astro. Assim, o psicólogo individual começará com dois pontos tão distantes quanto possível um do outro; um deles pode ser uma memória infantil e o outro, uma ocorrência recente que ilumina o comportamento social do indivíduo. É claro que o psicólogo também considerará pontos intermediários, e quanto mais pontos houver, mais exata será a reconstrução da linha. Entre os dados utilizados pelo psicólogo individual encontram-se as primeiras memórias, as atividades lúdicas espontâneas da criança, os sucessivos desejos da criança e do adolescente no que diz respeito à futura profissão, e os seus sonhos.

Segundo Adler, as primeiras memórias possuem um grande valor diagnóstico, sejam elas historicamente verdadeiras ou não. Elas refletem o objetivo de vida e o estilo de vida do indivíduo, contanto que examinadas em conexão com outras indicações psicológicas.

Adler sente que os sonhos mostram algo do estilo de vida do indivíduo, particularmente o aspecto dele próprio que ele deseja esconder de seus semelhantes, porque a censura do controle social é temporariamente removida. Eles também têm uma função prospectiva: expressam uma solução provisória para os problemas atuais do sonhador, ou antes uma fuga de uma verdadeira solução racional – e são, portanto, um autoengano[120].

Esse tipo de investigação das posturas atuais, das primeiras memórias, das atividades infantis, dos desejos adolescentes e dos sonhos descortinam, simultaneamente, a perspectiva do indivíduo – isto é, a sua percepção específica e seletiva do mundo – e o seu estilo de vida. Todo indivíduo utiliza sua tática particular para alcançar seu objetivo, e isso é o que Adler chama de "estilo de vida" (*Lebensstil*). Um recorrerá à arrogância, outro, à falsa modéstia, um terceiro irá suscitar a comiseração alheia, e assim por diante. Porém, no mais das vezes, trata-se de uma complexa combinação de dispositivos. Para diagnosticar um estilo de vida, as ações e o comportamento de um indivíduo são muito mais reveladores que as suas palavras. Assim, é possível diagnosticar, simples e rapidamente, o objetivo secreto perseguido por aqueles com quem lidamos e ver como eles tentam nos influenciar. Dessa forma, é possível enxergar através de suas máscaras e evitar os seus ataques. Nas crianças é fácil descobrir o segredo de suas dificuldades de caráter e os obstáculos de sua educação.

Para avaliar plenamente um caráter, deve-se considerar outros fatos. A imagem de mundo que todo e qualquer indivíduo possui depende muito do fato de ele ser alguém de tipo visual, auditivo ou motor. O último necessita de mais movimento. Adler também chegou a atribuir muita importância ao grau de energia mental e física do indivíduo, independentemente de sua coragem. Vemos, assim, que para a plena avaliação da personalidade de um homem é necessário descobrir a respeito de suas insuficiências orgânicas, suas relações interpessoais e situações familiares precoces, se ele é alguém de tipo sensório ou motor, sua energia física e mental natural, suas liberdades de escolha e a sua coragem.

O decurso e o desenvolvimento da vida humana são vistos por Adler à luz dos conceitos acima. A individualidade do homem é manifesta muito cedo. Segundo Adler, é possível avaliar o grau de sentimento de comunidade num bebê com poucos meses de idade, e no segundo ano ele pode ser deduzido a partir da forma como a criança se expressa em palavras. À medida que a criança cresce, a sua forma de brincar se torna característica. Adler concorda com Groos a respeito de a brincadeira ser uma preparação espontânea da criança para o futuro, mas ele acrescenta que também se trata de uma expressão da sua atividade criativa, ou do seu sentimento de comunidade e da sua vontade de potência. A primeira infância é também o período em que, junto com as ideias comumente aceitas sobre os respectivos papéis de homens e mulheres na sociedade, o homem aprende de formas muito sutis com o seu ambiente, e também busca a sua identidade. Adler considerava importantes os sucessivos desejos da criança com relação à futura profissão, e ele pensava que a ausência de desejos nesse sentido poderia ser sinal de um sério distúrbio subjacente. A idade adulta é o período em que o indivíduo deve cumprir as três tarefas que a vida lhe impõe: amor e família, profissão, e relações com a comunidade. A forma como o indivíduo cumpre essas três tarefas de vida fornecem a medida de seu ajustamento. Novos problemas ocasionados pelo ulterior processo de envelhecimento têm de ser vistos dessa perspectiva.

O livro *Menschenkenntnis* também contém uma tipologia e um capítulo que os antigos autores teriam chamado de tratado sobre as paixões. Embora enfatize que todo ser humano é único, Adler dá uma regra de classificação na qual distingue duas categorias amplas: a natureza agressiva e a não agressiva. Entre os agressivos, situa não apenas aqueles que ostentam uma agressão explícita, mas também disfarçada. Essa caracterologia está intimamente relacionada com a descrição adleriana das paixões, que ele divide em separadoras e unificadoras.

A concepção adleriana de psicose, desvios e criminalidade está contida em vários outros escritos do mesmo período.

A teoria adleriana da melancolia foi publicada em 1920[121]. Num episódio depressivo, Adler não vê nada além da exacerbação do modo caraterístico que o paciente tem para manejar as circunstâncias da vida. O paciente deprimido, diz ele, é um homem que sempre esteve afligido por um arraigado sentimento de inferioridade. Mas o traço característico é a sua forma pessoal de lidar com esse sentimento de inferioridade. Desde a tenra infância, ele exibe uma falta de atividade pulsional, evitando as dificuldades, as decisões e as responsabilidades. É desconfiado e crítico em relação aos outros; vê o mundo como sendo basicamente hostil, a vida como um empreendimento tremendamente difícil, e os seus semelhantes como frios e desdenhadores. Por outro lado, o sujeito sempre nutriu uma ideia secreta quanto à sua própria superioridade, bem como o desejo de obter as maiores vantagens possíveis dos outros. A fim de atingir seu objetivo secreto, o sujeito adota táticas bem definidas: tornar-se tão pequeno e discreto quanto possível e restringir-se a um reduzido círculo de pessoas que ele pode dominar, principalmente através de queixas, pranto e tristeza. A melancolia sempre aparece sob o impacto de uma crise vital, como uma situação de dificuldade imposta que requer uma decisão inflexível – ou porque o ambiente do paciente tornou-se mais crítico e fugiu ao seu controle, ou porque talvez o paciente estivesse se tornando crítico em relação a si mesmo. A essa altura, a melancolia ocorre e um círculo vicioso surge do fato de que a insônia, a ingestão insuficiente de comida e fatores semelhantes prejudicam o equilíbrio fisiológico do paciente – e, consequentemente, faz valer a sua ficção. O desfecho da doença, diz Adler, depende do fato de a tática do paciente triunfar, ou não. No primeiro caso, a doença regride assim que o paciente atinge o seu objetivo secreto. Mas se ela falha, ele recorre à sua *ultima ratio*[122], o suicídio – que é, ao mesmo tempo, a única saída honrosa de uma situação desesperada e um ato de vingança contra o ambiente.

A paranoia, segundo Adler, é o desenvolvimento de outra forma inicial específica de lidar com as circunstâncias da vida[123]. Quando um indivíduo já demonstrou falta de sentimento de comunidade quando criança, sempre esteve insatisfeito com a vida e sempre foi crítico e hostil aos outros, ele se coloca um objetivo secreto de elevada ambição, e se esforça para alcançá-lo com atividades de natureza beligerante. Por algum tempo, progride nessa direção, mas chega um ponto em que é obrigado a se deter a alguma distância do objetivo esperado. A fim de se justificar aos olhos dos outros e aos seus próprios, ele passa a recorrer a dois dispositivos: cria obstáculos fictícios e, a partir daí, exaure as suas energias na luta para superá-los; desloca o conflito para outro campo.

A esquizofrenia, pensa Adler, afeta os indivíduos que manifestam muito cedo um medo da vida. O início da doença ocorre quando eles têm de encarar as tarefas que a vida lhes impõe. A própria doença é a manifestação do desencorajamento extremo.

Quanto ao alcoolismo, uma variedade de causas foi apontada por Adler e por seus discípulos. A inferioridade orgânica pode desempenhar aí um papel[124]. A ingestão de álcool pode ser uma forma de suavizar sentimentos de inferioridade, uma manifestação do protesto masculino, ou um modo de realçar uma postura hostil em relação aos outros homens. A embriaguez é um meio de se separar da comunidade. A adicção ao álcool é uma forma de escapar dos deveres e responsabilidades da vida[125].

De modo geral, Adler considera as perversões sexuais como a expressão do aumento da distância psicológica entre homem e mulher, de uma rebelião do sujeito contra o seu papel sexual normal, e de uma postura depreciativa e uma hostilidade em relação a um parceiro sexual[126].

A homossexualidade foi tema de um estudo adleriano de 75 páginas publicado em 1917[127] e de uma monografia maior publicada em 1930[128]. Adler rejeita a teoria da constituição física da homossexualidade. Ele admite que certos homossexuais podem exibir algumas características sexuais secundárias do sexo oposto, mas isso acontece com muitos indivíduos que são perfeitamente normais. Não há determinismo biológico, e tudo depende da maneira subjetiva com a qual o paciente assume a sua identidade somática, e de que uso ele faz dela. O propulsor está no medo do – e na hostilidade com o – outro sexo, porque a distância psicológica é menor em relação às pessoas do mesmo sexo do que em relação às do sexo oposto. A criança que não foi adequadamente preparada para assumir o seu papel social evita pessoas do outro sexo e compensa superenfatizando as suas relações com pessoas de seu próprio sexo. A partir de então, sempre que ela se depara com situações nas quais tem de lidar com membros do sexo oposto, reage com desencorajamento e fuga. Em sua monografia posterior sobre a homossexualidade, Adler frisa a importância do elemento do treino: geralmente está longe de ser fácil tornar-se um pervertido, e um homossexual, por meio do autoengano, convence-se facilmente de que, até onde consegue se lembrar, sempre esteve atraído por crianças do mesmo sexo.

Entre os grandes pioneiros da psiquiatria dinâmica, Janet e Adler são os únicos que possuem experiência clínica pessoal com criminosos, e Adler foi o único a escrever algo sobre o assunto a partir da sua experiência direta[129]. Na raiz da criminalidade – assim como com a neurose, a psicose e o desvio sexual –, Adler encontra uma falta de interesse social. Porém, o criminoso difere na medida em que não se contenta em receber ajuda dos outros e ser um fardo para eles, mas age como se o mundo todo estivesse contra ele. A criança delinquente pode ser detectada porque consegue o que quer ferindo os outros. Adler distingue três tipos de criminosos: primeiro, os que foram crianças paparicadas, sempre acostumadas a receber e nunca dar, e que conservaram esse seu padrão; depois há as crianças negligenciadas, que de fato experienciaram um mundo hostil; e há um grupo menor, por fim, que abrange as crianças feias. Mas seja qual for a situação original, os criminosos demonstram o mesmo afã intenso pela superioridade. Adler considera o criminoso como sendo, sempre e essencialmente, um covarde. O criminoso nunca entra num duelo justo; ele comete os seus delitos apenas quando está em posição de vantagem: roubará de uma vítima desatenta ou indefesa, matará quando a vítima não puder se defender, e assim por diante. O seu sentimento de superioridade é reforçado pelo fato de que, antes de ser pego, ele geralmente já cometeu vários delitos sem ser descoberto. São fatores adjuvantes da criminalidade o baixo nível de inteligência e a falta de formação para um ofício. Segundo Phyllis Bottome, Adler achava que assaltantes eram mais fáceis de tratar que outros criminosos porque possuem um nível de inteligência mais elevado que o criminoso médio e porque, sendo "especialistas", é mais fácil para eles encontrar uma profissão honrosa e ajustar-se a ela.

Diferentemente de Freud, Adler não se atreveu muito a adentrar os campos da arte, da literatura, da etnologia e da história cultural. Um artigo casualmente escrito para o jornal social-democrata vienense mostra como a psicologia individual pode ser aplicada à interpretação de um acontecimento histórico, a saber: a Revolução Francesa de 1789.

> O rápido desenvolvimento econômico da França com a urbanização, o crescimento de um proletariado industrial e a exploração dos camponeses levou o país ao caos. O fato de que os homens mais capazes foram excluídos de muitas funções públicas irritou-os. Voltaire e Rousseau deram expressão aos sentimentos das massas e ajudaram a criar uma "linha revolucionária". Um ponto crítico surgiu quando as primeiras tentativas de introduzir reformas urgentemente necessárias foram barradas pelo governo. Isso colocou em marcha a onda revolucionária e abriu alas para os seus grandes líderes.
>
> Marat, que era pobre, faminto e perseguido pela polícia, proclamou a revolta dos pobres contra os ricos. Ele se ofereceu como vítima, ainda mais porque a sua saúde estava arruinada. Já que não era eloquente, a sua tática foi escrever cartas e artigos de jornal inflamados, assim como receber muitos visitantes que ouviriam as suas ideias. Era abnegado e sincero, mas não notou que o grosso de seus seguidores era composto por criminosos.
>
> Danton, um homem excessivamente ambicioso, tinha dado uma indicação precoce de seu estilo de vida quando, na época de estudante, fugiu para assistir à coroação do Rei. Durante a Revolução, sabia como pressentir os próximos desenvolvimentos e estar sempre no local quando das ocasiões importantes. Era corajoso, resoluto e um orador brilhante. A sua tática era manter boas relações com os ricos e poderosos enquanto, aparentemente, servia ao povo, assim como utilizar o povo para os seus próprios interesses egoístas.
>
> Robespierre havia sido um "aluno-modelo", sempre o primeiro da turma. Sua paixão predominante era a presunção. Para um povo faminto, pregou o abstrato ideal de "Virtude" e o culto do Ser Supremo – que ele concebia à sua imagem e semelhança. A sua tática era se manter o máximo possível em segundo plano, preparar lenta e metodicamente ataques esmagadores contra os seus inimigos, manobrá-los para que se destruíssem uns aos outros. Mas faltava-lhe flexibilidade e, quando chegou ao seu último inimigo, colapsou repentinamente.[130]

É possível indagar até que ponto essas análises derivam da psicologia individual ou do contato pessoal de Adler com os revolucionários russos.

A Obra de Alfred Adler:
v. Psicoterapia e Educação

Não se sabe exatamente quando Adler começou a estudar e a praticar psicoterapia. É provável que tenha aprendido algo com Moritz Benedikt na Policlínica. Na última década do século XIX, virou moda ser *Nervenarzt*, isto é, tratar os vários pacientes cujos males não são do foro nem da neurologia orgânica, nem da psiquiatria hospitalar. Visto que não havia ensino sistematizado nesse novo ramo da medicina, quem o praticava tinha de elaborar empiricamente o seu próprio método, que provavelmente nunca seria transmitido. Parece que durante os anos como médico clínico, Adler teve um número cada vez maior de pacientes nervosos, e pode-se questionar até que ponto ele os tratou de acordo com os seus próprios métodos ou com os métodos que aprendeu com Benedikt, e depois com Freud e o grupo psicanalítico. Fica claro, a partir dos escritos de Adler, que durante a sua associação com Freud ele esteve ativamente empenhado no tratamento da neurose. *Über den nervösen Charakter* é obviamente o trabalho de um homem que havia tido vários anos de experiência psicoterapêutica e que havia dominado plenamente a sua técnica.

Diferentemente de Freud, Adler infelizmente nunca realizou uma descrição detalhada de sua técnica psicoterapêutica. Referências à sua técnica encontram-se espalhadas pelos seus escritos e pelos escritos de seus discípulos[131].

Uma diferença principal entre Adler e Freud é que Freud elaborou uma técnica psicoterapêutica apenas para o indivíduo adulto. Foi sua filha, Anna, quem primeiro a adaptou para a análise de crianças; Pfister e Aichhorn, para a educação terapêutica; e outros mais para a terapia de grupo. Adler criou uma variedade de métodos terapêuticos destinados ao adulto, à criança e à educação terapêutica.

As diferenças entre os métodos de Freud e Adler são imediatamente aparentes. Com Adler está fora de questão o paciente ficar reclinado no divã e o médico sentado atrás dele, vendo o paciente sem ser visto por ele. O terapeuta adleriano e seu paciente sentam-se frente a frente, e Adler insistia que as suas duas cadeiras fossem semelhantes no que diz respeito à altura, forma e tamanho. As sessões são menos frequentes e o tratamento muito mais breve que na análise freudiana. Geralmente as conversas de uma hora ocorrem três vezes por semana, de início, e a frequência vai sendo reduzida gradativamente a duas, e depois a uma por semana. As rígidas regras características da psicanálise freudiana são frequentemente relevadas pelos adlerianos. Caso considere necessário, o terapeuta não hesitará em falar com membros da família ou amigos do paciente – com o seu consentimento – na presença deste. Os psicólogos individuais nunca notaram qualquer diferença entre o resultado de terapias gratuitas e pagas, nem acreditam que uma falta devesse necessariamente ser paga, a despeito do motivo.

A psicoterapia individual compreende três estágios de duração desigual. Durante o primeiro estágio, o principal objetivo do terapeuta é compreender o paciente e seus problemas. A depender da experiência e da perspicácia psicológica do terapeuta, isso levará de um dia a duas ou mais semanas. Adler era conhecido pela celeridade no diagnóstico. O paciente relata a sua história de vida e fala a respeito de suas dificuldades; o terapeuta sonda primeiro as memórias, as situações da primeira infância, os sonhos e outros traços de personalidade característicos que lhe permitem reconstruir o objetivo de vida e o estilo de vida de seu paciente. Uma das perguntas prediletas de Adler era a seguinte: "Supondo que você não tivesse essa enfermidade, o que faria?" A resposta do paciente indicava o que ele queria, de fato, evitar.

No segundo estágio, o terapeuta tem de fazer com que o paciente tome gradativa ciência quanto ao seu objetivo e estilo de vida fictícios. Está fora de questão, é claro, dizê-lo diretamente ao paciente. Isso deve ser alcançado gradativamente enquanto se discute o fracasso do paciente na vida ou o comportamento neurótico. Também se mostra ao paciente como o seu estilo e objetivo de vida estão em contradição com a realidade da vida e a lei do interesse social.

Uma vez que o paciente adquiriu e aceitou uma imagem clara e objetiva de si próprio, chega-se ao terceiro estágio, no qual cabe ao paciente decidir se ele quer mudar o seu objetivo e estilo de vida. Nesse caso, ele tem de ser auxiliado em seus esforços para reajustar-se à realidade recém-descoberta, e isso pode levar mais alguns meses. Contudo, a duração total de uma terapia de psicologia individual raramente se estende mais que um ano. E ao passo que Freud considerava como critério para uma terapia bem-sucedida quando o paciente recuperava a habilidade de fruir e trabalhar, Adler tinha como critérios a habilidade de cumprir as três principais tarefas que a vida impõe: profissão, amor e família, comunidade. Os fenômenos de resistência e transferência, tão básicos na psicanálise freudiana, tendem a ser considerados pelos adlerianos como resíduos adversos. Adler equiparava a resistência a uma forma de protesto masculino que tinha de ser imediatamente assinalada ao paciente como indesejável. A transferência era considerada por Adler um desejo neurótico que devia ser erradicado.

Em contraste com Freud, Adler nunca publicou históricos clínicos completos comparáveis à história do Homem dos Lobos ou do pequeno Hans. Mas dispomos de dois fragmentos razoavelmente longos de históricos clínicos. Eles são conhecidos como o "Caso da Srta. R."[132] e o "Caso da Sra. A."[133], embora não sejam casos clínicos no sentido próprio do termo. O primeiro é uma breve história de vida escrita pela própria paciente; o segundo, um breve relato escrito pelo médico a respeito da paciente. Cada um deles foi lido para Adler, que não conhecia as pacientes, e ele comentou as histórias frase por frase. A ideia era mostrar como qualquer documento clínico pode ser interpretado a fim de reconstruir o objetivo de vida e o estilo de vida do sujeito.

A técnica adleriana de psicoterapia infantil diferia em muitos aspectos da técnica que ele utilizava com adultos. Ela variava conforme a criança, a idade da criança e os seus problemas. Adler nunca tratou uma criança sem ter conversas com os pais, e ao menos parte das sessões terapêuticas era realizada na presença de um deles ou de uma pessoa qualificada.

O método adleriano de psicoterapia para o paciente individual cobre apenas um aspecto de sua atividade total como psicoterapeuta. O outro aspecto é mostrado nas organizações para educação terapêutica que ele concebeu e organizou em Viena[134].

Em 1920, Adler sentiu que o principal esforço na educação terapêutica deveria ser dirigido mais aos professores que às famílias, e organizou consultorias para professores. Eles se encontravam com Adler ou seus associados em intervalos regulares para discutir problemas relativos a crianças difíceis que tinham em suas classes. Os professores eram levados a entender esses problemas à luz da psicologia individual. Logo ficou evidente a necessidade de consultorias em que os pais também pudessem participar, e elas foram realizadas sem custo, duas vezes por semana, numa das salas de aula. O professor preparava um arquivo sobre a criança antes da consultoria e Adler – ou seu substituto – sempre falava primeiro com a mãe, depois com a criança e, por último, com o professor. Vários outros professores sempre estavam presentes, e a todo momento Adler tinha consigo ao menos um de seus associados, que era quem registrava a conversa. Ele enfatizava o valor de ter vários professores e educadores presentes, não apenas de modo que outros professores e psicólogos pudessem aprender seus métodos, mas também para transmitir à criança o sentimento de que ela estava aos cuidados de um grupo genuinamente interessado em seu bem-estar. Tratava-se de um exemplo precoce do que mais tarde seria chamado de terapia múltipla. Adler não recorria a testes psicológicos. Um de seus princípios era tratar a criança em casa, com vistas a ensiná-la a se ajustar a ambientes difíceis; era apenas em casos extremos que as crianças eram encaminhadas a uma instituição. Algumas das crianças eram enviadas a um *Hort*[135], uma espécie de abrigo de meio período onde a criança fazia o dever de casa e brincava depois da escola.

Adler nunca tentava impor seus serviços e esperava ser convidado antes de iniciar o trabalho numa nova escola. Segundo Madelaine Ganz, em 1929 ele já estava realizando trabalhos em 26 escolas. Viena tornou-se a primeira cidade no mundo onde todas as crianças em idade escolar podiam, quando necessário, gozar de terapia educacional gratuita.

A experiência ensinou a Adler que quanto mais cedo a terapia educacional tivesse início, mais efetiva seria. E isso o levou à criação de turmas de jardim da infância conduzidas segundo os princípios da psicologia individual. O objetivo era tornar a criancinha pequena independente e ajustável. Madelaine Ganz, que visitou um deles em 1932, notou que as crianças pareciam menos disciplinadas que no jardim de infância Montessori. Ficavam livres para realizar suas atividades, quer em pequenos grupos, quer sozinhas. A única regra imposta à criança era que, seja qual fosse a tarefa escolhida, ela tinha de realizá-la até o fim. O sentimento de comunidade era encorajado não apenas por uma aula de ginástica rítmica, mas também por uma hora reservada para conversas presididas pelo professor. Às dez horas, crianças traziam um lanche, em volta de uma mesa comum, e trocavam e dividiam espontaneamente a sua comida.

Outra conquista educacional foi a escola experimental inaugurada em setembro de 1931, após dez anos de trabalho preliminar e negociações com autoridades escolares. A escola era operada por três dos seguidores mais experientes de Adler: Oskar

Spiel, Birnbaum e Scharmer. A tarefa deles não era fácil, pois a diretoria da escola havia estipulado que o programa escolar e os regulamentos gerais fossem exatamente os mesmos das outras *Hauptschulen*[136] de Viena. A escola ficava num dos bairros mais pobres da cidade, com turmas de trinta e quarenta alunos. Naquela época, a Grande Depressão se havia estabelecido, e muitos dos pais estavam desempregados, de modo que muitas vezes os alunos se encontravam subnutridos. Madelaine Ganz fala de sua admiração pela dedicação desses educadores e suas notáveis conquistas, a despeito dos vários obstáculos. As turmas eram divididas em grupos de trabalho de cinco a sete alunos cada, com um presidente que mantinha contato com o primeiro e o segundo alunos que encabeçavam cada grupo. O espírito de comunidade da classe toda era mantido por meio de um "grupo de conversação", no qual a classe inteira participava uma vez por semana, e eles também compartilhavam outras experiências. A ajuda mútua era sistematicamente encorajada. Por exemplo: uma criança que era boa em matemática ficaria sentada perto de uma que não era, de modo que pudesse prestar assistência. Os professores faziam conversas individuais com os alunos que mostravam precisar delas, e havia uma reunião mensal de pais e mestres – o que, à época, de forma alguma era algo natural.

Essas organizações foram abolidas quando o Partido Social-Democrata abandonou o seu último reduto, a "Viena Vermelha", em 1934. Mas as ideias de Adler permaneceram vivas e a sua inspiração é perceptível em criações que já não eram as suas, mas de seus discípulos. O dr. Joshua Bierer, que foi preparado e instruído pessoalmente por Adler e emigrou para a Inglaterra, apregoava que toda e qualquer psiquiatria que desejasse ser chamada de social deveria contemplar a comunidade inteira. Era essa a ideia subjacente quando Bierer[137] fundou o primeiro Clube Terapêutico Social autogerido para pacientes agudos e crônicos internados no Hospital Runwell (1938-1939), os primeiros clubes para pacientes com alta hospitalar e ambulatoriais em East Ham e Southend, em 1939, e o Centro de Psicoterapia Social (hoje chamado de Hospital-Dia), em 1946[138]. A terapia de grupo e a psiquiatria comunitária são claramente a descendência legítima do pensamento e da obra de Alfred Adler.

A Obra de Alfred Adler:
VI. Desenvolvimentos Posteriores

Com seu livro *Menschenkenntnis*, em 1927, Adler ofereceu uma exposição mais sistematizada de sua doutrina. Nos anos seguintes, particularmente depois de 1933, ele introduziu algumas modificações. Algumas delas diziam respeito a novos conceitos psicológicos; outras, a uma maior ênfase no lado filosófico de suas ideias. Essas mudanças são notáveis em seu livro *Der Sinn des Lebens* (O Sentido da Vida)[139] e em vários de seus artigos posteriores[140].

Nesses escritos posteriores, Adler atribuiu maior importância ao poder criativo e ao grau de atividade do indivíduo. Passou a considerar o poder criativo um fator essencial na construção do plano de vida ou do estilo de vida. Este último já não pode mais, portanto, ser considerado mero reflexo das circunstâncias da primeira infância. O mesmo poder é encontrado na moldagem de uma neurose pelo neurótico. Outra inovação importante nos ensinamentos adlerianos posteriores é o conceito de "grau de atividade" em crianças-problema: a diferença em grau de atividade determina diferenças no desfecho psicopatológico posterior do adulto e, de modo correspondente, diferentes medidas educativas. Uma terceira inovação é a maior ênfase no afã por superioridade, que agora ele considera essencial e normal. O afã por superioridade já não é visto como antagônico ao sentimento de comunidade. Este é um ideal normativo que oferece a direção ao afã por superioridade. Adler já não considera mais os sentimentos de inferioridade como sendo primários, com o afã por superioridade como sua compensação; pelo contrário, agora ele compreende os sentimentos de inferioridade como secundários ao afã por superioridade. O oposto do sentimento de comunidade passa a ser a "inteligência privada".

Em sua descrição da neurose e da delinquência, agora Adler utiliza termos novos. O neurótico e o delinquente que seguem a sua própria inteligência privada em vez da lógica da vida comunitária dedicam sua atividade ao lado inútil da vida. Em todos os que se afastam do ideal comunitário ocorre necessariamente uma restrição de campo: o homossexual, por exemplo, se aparta do sexo oposto, isto é, metade da humanidade. No criminoso habitual, a restrição é muito mais pronunciada. A diferença entre o neurótico e o criminoso é que o primeiro não perdeu o seu sentimento de comunidade, mas sua resposta às demandas da comunidade é "sim, mas…", ao passo que a resposta do criminoso é "não". Noutro de seus artigos tardios, Adler lida com o problema da morte: a pessoa mentalmente sã não deixará que o pensamento na morte diminua a adaptação ativa aos problemas da vida; o neurótico irá arranjar vários tipos de desejos mortíferos obsessivos ou medos da morte conforme o seu estilo de vida[141].

Adler parece ter hesitado entre vários sistemas de tipologia e proposto outros que, contudo, não são mutuamente exclusivos. Anteriormente, ele distinguia quatro tipos de indivíduos: aqueles que se conformavam à lógica do sentimento de comunidade; os diretamente agressivos; os indiretamente agressivos; e aqueles que recuavam para o vício ou a psicose. Depois, enfatizou a importância dos tipos motor e sensório – o tipo motor, com sua necessidade de atividade –, o tipo visual e o tipo auditivo. Adler chegou a falar em tipo "gustativo", no qual situa certos alcoolistas. Em *Der Sinn des Lebens*, ele distingue três tipos de homens: os dominados pelo intelecto (de que fazem parte os neuróticos obsessivo-compulsivos e a maioria dos psicóticos); os dominados pela afetividade (de que faz parte o grosso dos neuróticos e alcoolistas); os dominados pela atividade (de que fazem parte os criminosos e aqueles que cometem suicídio). Contudo, Adler não atribui demasiada importância a essas tipologias, e em seus escritos posteriores enfatiza o caráter único do indivíduo – como antes dele haviam feito os românticos e, depois dele, fariam os existencialistas.

Parece que Adler não mudou muito em sua técnica de tratamento. No que se refere ao diagnóstico, acreditava que qualquer um pudesse desenvolver a habilidade de conjecturar, fazendo um diagnóstico à primeira vista e tirando a contraprova – assim, treinando a si mesmo. No processo de desvelar as ficções neuróticas do paciente, deve-se tentar levá-lo a uma "armadilha" – a propósito, o velho método dialético aplicado por Sócrates em suas discussões com os sofistas[142].

Com o passar dos anos, o sistema de Adler foi dando uma guinada cada vez mais filosófica. O sentimento de inferioridade, longe de ser um sintoma neurótico, passou a ser o traço mais essencial do homem. Em *Der Sinn des Lebens*, Adler enunciou sua tão citada frase: "Ser humano significa sofrer de um sentimento de inferioridade que impele constantemente à sua superação."[143] Adler também enfatizou a tendência do homem a passar de um estado de inferioridade a um estado de superioridade. Trata-se do mesmo processo que impele toda a natureza viva, desde a primeira célula viva até a humanidade e o mundo atual; um afã por desafiar e sobrepujar a própria morte. Bem se notam as semelhanças entre essa concepção e as de Leibniz e Bergson.

A postura de Adler, que havia sido hostil – ou, ao menos, indiferente – à religião, também mostrou uma evolução marcante. Isso se deixou ver por meio do encontro e do debate com o reverendo Jahn, em 1932.

O dr. Ernst Jahn, pastor luterano em Stieglitz, perto de Berlim, havia estado muito interessado nas novas escolas psicoterapêuticas e na contribuição que elas poderiam oferecer à "cura d'almas" (*Seelsorge*) religiosa tradicional[144]. Havia escrito um livro sobre psicanálise[145] e mantido correspondência com Jung, Pfister e Kunkel; em seguida, escreveu uma abrangente crítica da psicologia individual[146]. Quando Adler chegou em Berlim, no ano de 1932, os dois se conheceram pessoalmente e decidiram se juntar para escrever um livro, confrontando a cura d'almas e a psicologia individual. Esse livro foi publicado em 1933, mas quase imediatamente apreendido pelos nazistas e destruído[147].

Do ponto de vista de Adler: o homem é essencialmente vinculado à Terra; a religião é uma manifestação do sentimento de comunidade; a cura d'almas é uma antecipação da psicoterapia; Deus é a materialização da ideia de perfeição e a mais elevada de todas as ideias concebíveis; o homem não é nem bom, nem mau – isso depende da evolução do seu sentimento de comunidade; o mal é um erro no estilo de vida; a graça consiste em realizar e corrigir o estilo de vida errôneo de alguém "dentro dos limites da imanência" – isto é, apenas com ajuda humana. Para o reverendo Jahn: o homem está em concreta relação não apenas com a Terra, mas também com Deus; Deus é uma realidade supracósmica viva; o mal é não apenas um erro, mas pecado que merece a ira divina; mas o pecado é perdoado pela graça, que é um dom divino; por todas essas razões, a cura d'almas, que reconcilia o homem com Deus, jamais pode ser equiparada à psicoterapia. Jahn, contudo, reconhece os méritos da psicoterapia, particularmente da psicologia individual. Ele observa que Adler redescobriu uma das asserções essenciais de Lutero, de que o amor egocêntrico é a postura básica do homem – embora Adler considere essa egolatria um erro no estilo de vida; e a religião, um pecado contra Deus.

Ao longo dessa controvérsia, Adler e o reverendo Jahn demonstraram grande respeito um pelo outro. Em resposta ao questionamento do autor, Jahn lhe disse que achava Adler um homem despretensioso, um grande empirista e um experiente psicólogo imbuído de um idealismo elevado e convencido da veracidade de suas observações.

Talvez fosse um positivista, mas buscou honestamente um confronto com o cristianismo. O reverendo Jahn conclui com as seguintes palavras: "Hoje estou convencido de que Adler não era ateu."

As Fontes de Adler

A fonte primária de qualquer criador é a sua própria personalidade. Se nós nos referirmos à distinção entre os tipos visual, auditivo e motor, Adler era bem-dotado, visto que pertencia a todos os três: tinha uma grande necessidade de movimento e atividade, era um bom músico e amante da música, e seu ágil senso de observação permitia que ele fizesse diagnósticos rápidos. A sua teoria da inferioridade orgânica não era extraída da pesquisa clínica apenas; ele havia experimentado pessoalmente esse estado na primeira infância, quando a afecção impediu sua necessidade de movimento. Também experimentou pessoalmente a situação de ser o segundo filho entre um irmão mais velho e um mais novo – uma das situações entre irmãos que ele iria descrever –, e a descrição psicológica do filho mais velho e do caçula havia sido extraída, obviamente, da sua própria família. Se nos fiarmos em Phyllis Bottome, as dificuldades com a sua esposa foram uma das fontes de sua teoria do protesto masculino. Sua reação pessoal à Primeira Guerra Mundial e as suas experiências como médico militar podem ter inspirado o seu conceito de sentimento de comunidade.

Uma fonte muito negligenciada de qualquer teoria da neurose é o tipo de paciente com quem um psicoterapeuta tem de lidar. Izydor Wasserman explica a diferença entre a psicanálise de Freud e a psicologia individual de Adler, pelo fato de que, segundo seu cálculo, a maioria dos pacientes de Freud fazia parte das classes altas mais abastadas (74%) e o grosso dos pacientes de Adler, das classes média e baixa (74%)[148]. Ansbacher respondeu a isso dizendo que tanto as teorias psicológicas quanto a escolha de pacientes derivavam das personalidades de Freud e Adler[149]. Segundo Wasserman, Adler tinha 26% de pacientes de classe alta, 28% de classe média e 36% de classe baixa, o que mostra uma divisão razoavelmente equilibrada de seus pacientes entre as classes sociais. Uma outra diferença era que Freud havia migrado da neurologia para as neuroses, e Adler, da medicina geral para as neuroses – o que explica a ênfase de Freud em um modelo conceitual emprestado da fisiologia cerebral em contraste com o interesse de Adler pelas relações entre mente e corpo. Além do mais, os primeiros estudos freudianos sobre as neuroses foram feitos com pacientes histéricos, mas por volta de 1900 a histeria deixou de estar em voga, e as observações de Adler foram feitas, em sua maioria, com neuróticos obsessivo-compulsivos.

Comumente se assume que Adler não sabia nada a respeito das neuroses e de psicoterapia antes de seu encontro com Freud. Na verdade, a real situação era mais complexa. Em sua autobiografia, Hellpach descreveu como, no ano de 1899, virou moda ser "médico dos nervos" (*Nervenarzt*), assim como havia estado em voga, uma geração anterior, ser oftalmologista[150]. A principal dificuldade era encontrar o lugar certo onde aprender esse novo ramo da medicina. Adler provavelmente recebeu alguns rudimentos nas palestras de Krafft-Ebing. Contudo, pode-se assumir que o seu primeiro mestre no estudo das neuroses foi Moritz Benedikt, na Policlínica de Viena. A aversão de Benedikt pela hipnose, a sua psicoterapia do descortinamento no nível consciente, bem como a sua noção de uma segunda vida de fantasia secreta no indivíduo encontram-se refletidas no método de Adler e em sua teoria da ficção norteadora. O papel das influências ambientais, e particularmente educacionais, na psicogênese das neuroses também faz parte do período pré-psicanalítico de Adler.

Não é fácil avaliar a extensão da contribuição freudiana à psicologia individual adleriana. Embora afirmasse que nunca concordou com os conceitos freudianos de libido e Complexo de Édipo, Adler reconhecia que devia a Freud vários de seus pressupostos básicos: a duradoura influência das primeiras relações interpessoais do bebê, a significância dos sintomas e parapraxias, e a possibilidade de fazer uma interpretação dos sonhos. Às vezes se afirma erroneamente que Adler rejeitava o conceito de inconsciente. Ele acreditava que as circunstâncias e os acontecimentos da primeira infância determinavam inconscientemente o estilo de vida do adulto; ele falava em ficções e objetivos de vida inconsciente. Também não é verdadeiro que a orientação adleriana é somente teleológica, e a freudiana, apenas causal: Adler afirmava que as circunstâncias da primeira infância eram as causas reais – não as fictícias – da neurose, ao passo que Freud também pregava que os sintomas neuróticos tinham um propósito.

Decerto Freud influenciou Adler negativamente. Durante as discussões de quarta-feira à noite, Adler parece ter utilizado Freud amplamente como o antagonista que o ajudou a encontrar o seu próprio caminho inspirando-o a formas opostas de pensamento. Algumas dessas oposições podem ser resumidas da seguinte forma:

FREUD	ADLER
Pessimismo filosófico.	Otimismo filosófico.
O indivíduo se encontra dividido consigo mesmo.	Indivisibilidade essencial do indivíduo.
Orientação predominantemente causal.	Orientação predominantemente teleológica.
O eu é oprimido pelo supereu e ameaçado pela civilização.	O indivíduo tende a agir agressivamente em relação à comunidade.
Defesas do eu. Pode ocorrer atuação quando as defesas não são fortes o bastante.	Estilos de agressão do indivíduo contra outros homens.
O bebê tem um sentimento de onipotência (realização alucinatória de desejo).	"Barricadas" quando a agressão ativa falhou.
Importância básica da libido, suas fixações e regressões.	A criança tem um sentimento de inferioridade (relação do anão com o gigante).
Ênfase nas relações objetais na forma de investimento de libido e sentimento agressivo.	Muito no comportamento sexual do homem tem um significado simbólico em relação com o afã por superioridade. O conceito de "antagonista" (*Gegenspieler*).
Ênfase na relação com pai e mãe, e Complexo de Édipo.	Ênfase na relação com os irmãos e na posição dentro do conjunto de irmãos.
A mulher tem um sentimento de inferioridade porque não possui pênis ("inveja do pênis").	O homem tem um sentimento de inferioridade porque sua potência é mais limitada que a da mulher.

A neurose é um efeito inescapável da civilização e quase inerente à condição humana.	A neurose é um truque do indivíduo para escapar do cumprimento dos seus deveres para com a comunidade.
Depois da Primeira Guerra Mundial, Freud desenvolveu o conceito de pulsão de morte.	Depois da Primeira Guerra Mundial, Adler desenvolveu o conceito de interesse social.
Na terapia psicanalítica, o paciente se deita num divã.	Durante a psicoterapia adleriana, o paciente se senta na frente do terapeuta.

Em qualquer grupo em que um mestre ensina por meio de livre discussão com seus discípulos é impossível discernir que influências o mestre exerce nos discípulos, os discípulos no mestre, e os discípulos entre si. Isso também valia para Adler e seu grupo de discípulos. Um exemplo: a distinção entre o sentimento de inferioridade factual e o neurótico – em outras palavras, o sentimento de inferioridade e o complexo de inferioridade – parece ter sido sugerida por Alexander Neuer. Objeções a uma teoria podem ser rejeitadas pelo seu autor, mas também podem ir parar na sua cabeça, talvez sob o disfarce de criptomnésias. Foi o que aconteceu quando Freud – após rejeitar, em 1908, o conceito adleriano de uma pulsão agressiva autônoma – adotou-a, posteriormente, em 1920. De igual maneira, Hans Kunz publicou uma impiedosa crítica à psicologia individual em 1928, argumentando que o afã por superioridade não era uma compensação por sentimentos de inferioridade, mas uma pulsão autônoma; essa mesma ideia foi introduzida por Adler em suas revisões posteriores da psicologia individual[151].

Como era verdade em relação à psicanálise, a contribuição de vários filósofos foi um elemento essencial para a psicologia individual. Segundo Phyllis Bottome, Adler havia estudado Aristóteles e o admirava imensamente[152]. Contudo, a influência de Aristóteles não é aparente na obra de Adler, a não ser pela definição aristotélica de que o homem é um "animal político". A psicologia individual mostra uma analogia mais estreita com a filosofia do estoicismo, que proclamava: a unidade do universo e do homem; a comunidade da humanidade; que a sabedoria consiste em conformar-se às leis universais, e a virtude é fazer um esforço constante para alcançar esse objetivo – essa virtude principal é muito similar ao que Adler chamou de "coragem".

A filosofia que predomina em todo o pensamento de Adler é a do Iluminismo – embora não tão exclusivamente quanto em Janet. Enquanto a perspectiva filosófica de Freud é similar à de Schopenhauer, Adler segue a linha de Leibniz e Kant. Como Leibniz, Adler prega que o ser humano é uma entidade indivisível, uma mônada que reflete o universo. Cada parte é coordenada com o todo, e o homem, feito as outras mônadas, esforça-se continuamente de uma perfeição menor em direção a uma maior.

Adler possui muitas afinidades com Kant. O que Adler chama de "verdade absoluta" – isto é, a regra de que um homem deveria ajustar perfeitamente a sua vida e as suas ações às demandas da comunidade – não é muito diferente do imperativo categórico de Kant. Num panfleto irônico sobre Swedenborg, Kant diz que o grande místico sueco construiu uma espécie de mundo metafísico privado para si mesmo, distinto daquele no qual vivem os outros homens[153]. Em sua *Antropologia*, Kant nota que "o único sinal universal da loucura é a perda do *senso comum* (*sensus communis*) e a substituição dele pelo *senso lógico privado* (*sensus privatus*)"[154]. O que Kant chama de "senso privado" é similar ao que Adler iria chamar de "inteligência privada"[155].

A psicologia individual de Adler faz parte desse tipo de psicologia para a qual Kant havia fornecido um modelo com a sua antropologia pragmática. Kant havia explicado que investigar o fundamento fisiológico cerebral da memória significa especular acerca da psicologia teórica, ao passo que averiguar o que favorece ou prejudica a memória a fim de melhorá-la e desenvolvê-la significa utilizar a antropologia pragmática. Ele também sustentava a opinião de que o homem era capaz de superar muitos males emocionais e físicos por meio da força de vontade, um exemplo daquilo que Adler chamava de "coragem"[156].

Adler definitivamente pertence à filosofia do Iluminismo, com sua ênfase no fato de que o homem é um ser racional e social, dotado de livre-arbítrio e da habilidade de tomar decisões conscientes. Contudo, vários de seus conceitos básicos encontram-se em harmonia com a filosofia romântica: a absoluta singularidade do indivíduo e de sua visão de mundo (perspectiva adleriana); a comunidade como um todo orgânico e criativo (uma ideia muito distante do conceito iluminista de "contrato social"). Outro elemento romântico na psicologia individual pode ser remontado a Bachofen[157]. Bachofen pregava que a humanidade havia passado por um estágio anterior de matriarcado, e que a atual dominação do homem em relação à mulher havia sido atingida após um longo embate. Bebel combinou essa teoria com a do marxismo[158]. A mulher havia sido escravizada pelo homem assim como a classe proletária o havia sido pela burguesia; o socialismo, por sua vez, daria direitos iguais ao homem e à mulher. A teoria de Bebel inspirou o conceito adleriano de "protesto masculino" (um processo compensatório na mulher contra o seu sentimento de inferioridade) e do "medo da mulher" em homens neuróticos. Adler supunha que o homem havia derrubado o matriarcado, substituindo-o pela sua própria dominação, como uma compensação contra um sentimento de inferioridade em relação à mulher: a potência do homem é mais limitada que a da mulher[159].

Adler se desenvolveu numa atmosfera intelectual permeada pelo darwinismo, e particularmente pelo darwinismo social[160]. O darwinismo social enfatizava a luta pela vida – frequentemente concebida como uma guerra hobbesiana de todos contra todos –, a sobrevivência do mais apto e a eliminação do inapto. Adler faz parte dos que responderam ao darwinismo assumindo a posição contrária. Primeiro: ele vê a inferioridade orgânica não como causa de derrota e eliminação, mas como resultado de compensação, como um estímulo para atingir a superioridade. Segundo: ele enxerga a pulsão mais básica do homem não no instinto de combate, mas no sentimento de comunidade.

Em sua juventude, o apaixonado interesse de Adler pelos problemas sociais e pelo socialismo colocaram-no necessariamente em contato com os ensinamentos de Karl Marx. Não se sabe se Adler leu os escritos de Marx, mas ele não tinha como evitar absorver grande parte da doutrina marxista. Embora ele se tenha recusado a identificar seu movimento com o socialismo ou o comunismo, a influência do marxismo pode ser detectada em vários conceitos básicos da psicologia individual. Primeiro:

lembramos que o primeiro escrito de Adler havia sido um livreto sobre o setor de alfaiataria, mostrando que certas doenças são causadas não por micróbios ou venenos, mas pela sociedade. Adler sempre enfatizou os fatores sociais e ambientais na etiologia da neurose. Segundo: o conceito marxista de "mistificações" não é distinto dos tipos de logro e autoengano inconscientes que iriam desempenhar um papel tão importante na teoria adleriana da neurose[161]. Em contrapartida, o meio de desvelar mistificações é marcadamente similar no marxismo e na psicologia individual. Uma regra da análise marxista exemplifica essa similaridade: "Sob o que *dizem* as pessoas e sob o que *pensam* de si mesmas, descobrir o que elas *são* analisando o que fazem."[162]

Como todos de sua geração, Adler sentiu a poderosa influência de Nietzsche[163]. Contudo, a natureza dessa influência foi muitas vezes mal interpretada. Não é que Adler apenas "substituiu a libido de Freud pela vontade de potência nietzschiana" em seu sistema. No sistema adleriano, a vontade de potência não passa de uma forma do afã por superioridade; e em sua revisão posterior da psicologia individual, Adler concebeu o próprio afã por superioridade como derivado da potência criativa do indivíduo. Muitas semelhanças entre Adler e Nietzsche foram registradas por Crookshank e é provável que existam várias outras[164]. Contudo, o conceito de sentimento de comunidade é absolutamente alheio a Nietzsche.

Um filósofo a quem Adler se refere com frequência é o neokantiano Hans Vaihinger e sua *A Filosofia do Como Se*[165]. As ficções legais já estavam em uso há muito tempo. Bentham mostrou que as ficções existiam em outros campos[166]. Nietzsche insistiu no papel das ficções psicológicas e morais, e que elas eram essenciais ao homem. Tornou-se moda falar das mentiras convencionais da civilização. A originalidade de Vaihinger consistiu em estabelecer o papel das ficções na ciência e definir a diferença entre ficção e hipótese.

> Ambas são necessárias ao progresso da ciência, mas não devem ser confundidas, já que suas naturezas são inteiramente diferentes. Com a hipótese, o cientista se esforça por alcançar a realidade; ele propõe uma hipótese como lógica e possível, e então procede à sua verificação. Se provada verdadeira, doravante ela se torna conhecimento científico; se refutada, é abandonada. Uma ficção não precisa ser verdadeira nem sequer parecer provável, não é submetida a testes de experiência, mas sim uma figura de linguagem que é mantida contanto que se mostre útil, e deixada de lado tão logo deixe de funcionar ou quando puder ser substituída por uma melhor. Nem sempre é fácil definir se uma proposição é uma ficção ou uma hipótese, e uma proposição pode ser uma ou outra, em momentos diferentes. Por exemplo, a ideia do átomo era uma ficção na época de Demócrito porque não havia meios de averiguar se era verdadeira, ou não; porém, tornou-se uma hipótese com o advento da física moderna. Quando os antigos astrônomos gregos propuseram um modelo do Universo com a Terra fixa no centro, cercada por uma sequência de esferas concêntricas transparentes, em cada uma das quais estavam apensos o Sol, a Lua, os planetas e as estrelas, eles tinham em mente uma ficção que servia bem ao seu propósito, isto é, prever os movimentos dos corpos celestes. Mas durante a Idade Média, o caráter fictício do modelo foi esquecido e tornou-se um dogma.

Entre os psicólogos modernos, o inconsciente foi tratado ora como uma hipótese, ora como uma ficção. Freud o considerava implicitamente uma hipótese confirmada pela sua pesquisa, ao passo que Janet o chamava de uma *façon de parler*[167] (figura de linguagem), querendo obviamente dizer que ele o utilizava como uma ficção científica.

Adler aplicava o conceito de "ficção" de duas maneiras. Primeiro: como um conceito geral, metodológico. Em contraposição à psicanálise, a psicologia individual não alega ser um sistema de hipóteses a serem checadas, mas um sistema de ficções. Tudo acontece como se as atividades humanas fossem regidas por um ideal normativo de adaptação humana à comunidade e ao Cosmos, e como se as variedades de comportamento anormal fossem desvios em relação a essa norma. Segundo: o termo "ficção" é utilizado para tornar inteligível o comportamento do neurótico. É como se o neurótico estivesse se esforçando por alcançar um objetivo fictício e vivesse em conformidade com isso.

Sempre que um psiquiatra aplica um conceito filosófico, é provável que um filósofo surja e lhe mostre que ele compreendeu mal seu verdadeiro significado. Assim, Wandeler obtempera que, em Adler, o objetivo fictício do neurótico não se trata de uma ficção no sentido vaihingeriano, isto é, uma ferramenta pragmática para explorar a realidade que é abandonada tão logo deixe de trazer resultados[168]. O fracasso do neurótico, longe de dissuadi-lo de seu erro, enreda-o ainda mais. Na verdade, ele é um delírio. Segundo Wandeler, muitas das coisas que Adler chama de "ficções" são ou delírios desse tipo ou, ao contrário, hipóteses, ou mesmo fatos bem estabelecidos – como, por exemplo, o plano de vida.

Depois de Vaihinger, provavelmente em 1926, Adler conheceu por acaso a filosofia holística de Jan Christiaan Smuts. Nela encontrou uma confirmação de suas ideias e uma base filosófica para a psicologia individual. Smuts havia nascido numa fazenda isolada na África do Sul, em 1870[169]. Adquiriu fama mundial como líder militar e estadista, mas também esteve muito interessado em ciência natural e filosofia. Em 1924, após a derrota de seu partido nas eleições, ele se recolheu em sua fazenda e escreveu o livro *Holism and Evolution* (Holismo e Evolução).

> Smuts chama de *Holos* um princípio universal que cria os "todos". Os todos são fatores ativos na e através da matéria, vida e mente. Ele enxerga a evolução como uma série de todos crescente, que vai desde os elétrons e átomos até os coloides, as plantas e os animais, as mentes e as personalidades. O todo é maior que as suas partes; ele influencia as partes e as partes influenciam o todo; eles se influenciam um ao outro e o todo influencia o seu ambiente. Smuts vê no Universo "um impulso em direção à totalidade que se manifestou em cada indivíduo por meio de uma força de desenvolvimento, crescimento e evolução vinda de dentro, e que opera em seu próprio ambiente a partir de si mesmo". Os todos inferiores dão à luz os todos superiores e incorporam-se a eles. Cada todo é um laboratório no qual o tempo é transmutado em eternidade. Smuts considera a psicologia atual insatisfatória. Há lugar, diz ele, para uma nova ciência da personalidade, que, "como a ciência sintética da natureza humana, coroará todas as ciências e, por sua vez, tornar-se-á a base da nova Ética, uma nova Metafísica". Como um método para abordar essa nova ciência, ele propõe um estudo

comparativo de biografias cuidadosamente documentadas que possibilitarão ao homem formular as leis de evolução pessoal[170].

Segundo os biógrafos tanto de Smuts quanto de Adler, os dois trocaram correspondências – das quais nada foi publicado até então. Possivelmente, Adler identificava sua psicologia individual com essa futura ciência da personalidade esboçada por Smuts. A influência do holismo smutsiano é perceptível no *Menschenkenntnis* de Adler e em seus trabalhos posteriores.

Faremos agora um breve levantamento das fontes de alguns conceitos específicos: sentimento de inferioridade, afã por superioridade, ficções neuróticas, diagnóstico de caráter, lei do interesse social e sentimento de comunidade.

Com relação ao sentimento de inferioridade, Oliver Brachfeld propôs uma longa lista de autores que anteciparam esse conceito[171]. Adler escreveu: "o que chamo de sentimento de inferioridade é um desenvolvimento do que Janet chama de 'sentimento de incompletude'"[172]. Dois escritores são particularmente dignos de serem mencionados: Stendhal, na França, e Ralph Waldo Emerson, nos Estados Unidos.

Stendhal foi um excelente exemplo de uma vida orientada por um complexo de inferioridade[173]. Ele sofria muito com a sua feiura natural, com a sua falta de jeito e de coordenação, e as compensava por meio da arrogância, da afetação de um dândi e da busca por companhias glamorosas. Em seu diário, registrava cuidadosamente as suas reuniões sociais e se ele ou a outra pessoa havia se saído melhor numa determinada situação. Em seus romances, gostava de descrever indivíduos que supercompensam um profundo sentimento de inferioridade. É o caso de Julien Sorel, herói de *O Vermelho e o Negro*[174]. Muitas vezes, as teorias psicológicas de Stendhal antecipam as de Adler. Stendhal considera a admiração uma posição de inferioridade e uma humilhação para quem cede lugar a ela. Num caso amoroso, é intolerável uma situação na qual uma pessoa é deixada por alguém e os outros ficam sabendo, porque assim ela parece inferior. Num evento social, a principal preocupação dos participantes é não parecer inferior. A teoria stendhaliana do cômico poderia facilmente ser incorporada à psicologia individual[175]. O sentimento do cômico surge com a repentina apercepção da superioridade de alguém em relação a outrem. Quanto mais respeitarmos uma pessoa, mais a postos estaremos para rir dela. A comicidade aumenta ao ver o desconcerto de quem é alvo da risada. Mas aquele que zomba de sua vítima fica à mercê das demais companhias, que irão julgar o valor de sua argúcia. A comicidade é controlada pela indignação e pela compaixão – no linguajar adleriano, o sentimento de comunidade.

Ralph Waldo Emerson não definiu o sentimento de inferioridade tão precisamente quanto Stendhal, mas o conceito é implícito em sua obra, particularmente nos *Ensaios* e em *A Conduta da Vida*[176]. No ensaio que carrega o título "A Confiança em Si Próprio", Emerson descreve aquilo que Adler iria chamar de "coragem" e "encorajamento". Espalhados pelos seus escritos encontram-se muitos pensamentos e conselhos que se encaixam admiravelmente na psicologia individual.

A ideia de que a pulsão central na natureza humana é o afã por superioridade foi expressa muitas vezes e de diversas maneiras. Hobbes pregava que a condição natural do homem era a guerra de todos contra todos. Helvétius sustentava que o propulsor da ação humana era um desejo de ser tão poderoso quanto possível, a fim de controlar os outros e, dessa forma, ser capaz de gratificar as paixões de alguém[177]. Para Nietzsche, a vontade de potência é primária e a potência é um fim em si mesmo. A ideia adleriana de vontade de potência não passava de um dos possíveis desvios do mais básico afã por superioridade, e nisso ele também teve os seus predecessores. Um psicólogo francês, Prosper Despine, descreveu como a vida social é regida pela ascendência de uns indivíduos sobre os outros[178].

A noção de que o afã por superioridade é inato a todo homem e é o mais potente dos agentes nas relações interpessoais tornou-se conhecimento comum com o progresso da psicologia animal. Não se sabe se Adler conheceu o pioneiro estudo de Schjelderup--Ebbe acerca da "ordem de classificação social" entre as galinhas.

> Se duas galinhas se encontram pela primeira vez, uma prova de força acontece por meio de ameaças ou conflito direto. Ambos os animais decidem qual irá dominar o outro. Se vários animais estão juntos, a hierarquia de superioridade entre todos será estabelecida num período razoavelmente curto. No topo está o animal alfa, ao qual todos devem se submeter; depois o animal beta, que se submete apenas ao alfa e domina o restante, com todos os intermediários até chegar ao último animal, que se submete a todos os demais e não domina nenhum. Quanto mais elevado um animal está nessa "ordem de classificação social", mais privilégios ele tem: uma maior quantidade de comida, um lugar melhor no abrigo, um maior número de fêmeas. Os animais jovens são dominados pelos mais velhos, e nas suas brincadeiras eles vão estabelecendo gradativamente a sua própria ordem de classificação. Quando crescem, desafiam os animais mais velhos e, por fim, os vencem. A adesão a essa hierarquia social é tácita; porém, tão logo haja alguma competição – seja por comida ou outra coisa –, os animais começam a se bicar, e isso segue uma ordem, que corresponde à ordem de classificação social: o animal alfa bica todos os outros e não é bicado por ninguém; o animal beta é bicado apenas pelo alfa e bica todos os demais; e isso até o mais baixo, que não bica ninguém e é bicado por todos. Contudo, as coisas podem ser tornar mais complexas. Há relações triangulares onde o alfa domina um beta, que domina um gama, que, paradoxalmente, domina o alfa. Ou às vezes pode ocorrer de um animal que se encontra numa posição inferior na escala desafiar um que está acima e, assim, subir de posição na ordem de classificação.[179]

Constatou-se que as descobertas de Schjelderup-Ebbe eram aplicáveis a um grande número de aves e mamíferos, e desde o início David Katz demonstrou que elas podem ser estendidas para explicar certos fatos da psicologia humana e da sociologia[180]. Essas coisas, que foram estranhamente negligenciadas por um longo tempo pelos cientistas, foram percebidas pelos escritores. Emerson escreveu, por exemplo:

> Quando um novo menino chega à escola, quando um homem viaja e se encontra com estranhos todos os dias, ou quando, em qualquer clube antigo, um recém-chegado é domesticado, acontece o que se passa quando um boi estranho é levado para um curral ou uma pastagem

onde se mantém o gado: há, de imediato, uma prova de força entre o melhor par de chifres e o recém-chegado, e a partir dali se estabelece quem é o líder. Assim, há uma medição de forças – muito cortês, porém decisiva – e, doravante, uma aquiescência quando esses dois se encontram. Cada um lê o seu destino nos olhos do outro.

Os homens medem-se uns aos outros quando se encontram pela primeira vez, e sempre que se encontram. Como é que, mesmo antes de abrir a boca, eles adquirem esse rápido conhecimento quanto ao poder e a disposição um do outro? Pode-se dizer que a persuasão de seu discurso não está no que dizem; ou que os homens não convencem por meio dos seus argumentos, mas de sua personalidade, de quem eles são e do que disseram e fizeram até então.[181]

Essas coisas são familiares aos escritores há muito tempo. Um exemplo clássico pode ser encontrado no romance de Samuel Butler *The Way of All Flesh* (O Caminho de Toda a Carne), no qual vemos um jovem casal chegar a um hotel poucas horas depois da cerimônia de casamento. O marido diz para a esposa descer a escada e pedir o jantar. Ela está cansada e relutante, mas ele insiste, e a partir daquele momento a dominação do marido é estabelecida de uma vez por todas.

Todos esses fatos correspondem surpreendentemente a alguns dos conceitos basais da psicologia individual, mas não se deve negligenciar que as coisas são mais complexas que isso. As relações entre dois indivíduos são não apenas regidas pela força comparativa de suas autoafirmações, mas também pelo estilo de vida e pela ficção norteadora do indivíduo, assim como pelas relações dos indivíduos com os grupos que os cercam ou que eles reúnem à sua volta. Essas noções foram desenvolvidas na França por um autor a respeito de quem Adler parece nunca ter ouvido falar, o barão Ernest Seillière[182].

Segundo Nietzsche, Seillière considera a vontade de potência – que ele chamava de imperialismo – a pulsão central das ações humanas; ela pode permanecer saudável e racional ou se tornar patológica. No segundo caso, o imperialismo é frequentemente sustentado pelo misticismo, que é uma crença irracional. Seillière distingue três variedades de imperialismo. Há o imperialismo individual, que o indivíduo pode gratificar superando a si mesmo ou aqueles ao seu redor; depois, há o imperialismo coletivo, que significa que o indivíduo se identifica com um grupo do qual ele se torna o campeão; e, por fim, há o imperialismo humano, que é a dominação da natureza pela humanidade. Seillière escreveu um longo conjunto de monografias, em especial sobre Jean-Jacques Rousseau, sobre os românticos e os neorromânticos, e sobre Nietzsche. Muito curiosamente, no volume dedicado a Freud e Adler, Seillière não percebeu a flagrante analogia entre os seus conceitos de imperialismo e misticismo e o afã por superioridade e a ficção norteadora adlerianos[183]. Noutros volumes, Seillière deu um passo a mais que Adler. Ele disse que a verdadeira natureza das relações inter-humanas pode ser mais facilmente apurada no campo da vida internacional do que no nível do indivíduo, porque as relações interpessoais são mais ou menos mantidas sob inspeção pelo controle social.

A ideia de que os homens conduzem suas vidas segundo uma ideia fictícia deles próprios e dos outros foi expressa muitas vezes pelos escritores. Personagens como Dom Quixote ou Tartarin de Tarascon são ilustrações um pouco exageradas desse tema. No que se refere a personagens da vida cotidiana, nenhum escritor mostrou com mais perspicácia que Flaubert a discrepância entre o que os homens realmente são e o que acreditam ser, e como as suas ficções de vida os ludibria e, às vezes – como no caso de madame Bovary –, podem causar a sua própria derrocada. Às vezes, a ficção tem um valor protetivo e o seu brutal desvelamento pode provocar uma catástrofe – como na célebre peça de Ibsen, *O Pato Selvagem*. Um autor francês, Jules de Gaultier, sistematizou sob o nome de "bovarismo" – a partir de madame Bovary, no romance de Flaubert – a ideia de que muitos indivíduos criam uma imagem fictícia deles próprios e não harmonizam suas ações com a sua verdadeira personalidade, mas com essa falsa imagem[184]. Mais recentemente, essa noção foi aplicada a biografias. Por exemplo, N.B. Fagin tentou mostrar que Edgar Allan Poe moldou para si e desempenhou o papel de um distinto gênio melancólico e incompreendido – um papel no qual ele era altamente bem-sucedido[185]. Uma interpretação um bocado similar da personalidade de Thorstein Veblen foi realizada por Joseph Dorfman[186].

Esses fatos necessariamente levam ao problema de como apurar o verdadeiro caráter de um homem, e aqui também Adler foi antecipado por alguém. Goethe dizia: "Em vão nos esforçamos por descrever o caráter de uma pessoa, mas basta reunir suas ações e seus feitos para que uma imagem de seu caráter seja revelada."[187] A mesma ideia foi mais explicitamente expressa por F.J. Gall:

> Você quer sondar o caráter de uma pessoa sem correr o risco de cometer um erro, mesmo que essa pessoa esteja informada e vigilante? Então deixe-a falar sobre a sua infância e primeira juventude; faça com que relate as suas traquinices escolares, o seu comportamento com os pais, irmãos, irmãs e colegas, suas deslealdades, sua competitividade, a descrição de sua amizade com algumas crianças e inimizades com outras, como brincava, e assim por diante. Raramente ela pensará que vale a pena manter essas coisas em segredo. Não se dará conta de que está lidando com um homem que sabe perfeitamente que os principais traços de caráter são permanentes, e que apenas os objetos de interesse é que mudam com a idade e a posição social.[188]

Seria difícil encontrar uma antecipação mais próxima do método adleriano de diagnóstico psicológico individual. Resta-nos examinar as fontes dos conceitos adlerianos de comunidade e de sentimento de comunidade. Seria uma tarefa impossível determinar até que ponto Adler poderia ter sido inspirado pelos estoicos, pelos românticos alemães, pelos socialistas e muitos outros; porém, ao menos duas possíveis fontes devem ser destacadas.

É pouco provável que Adler não tenha ouvido falar de Josef Popper-Lynkeus e do seu grandioso esquema para uma solução radical de problemas sociais[189]. Popper-Lynkeus propôs a instituição de uma espécie de exército de trabalho no qual todo homem e toda mulher teria de se alistar por vários anos. Isso garantiria um mínimo aceitável de requisitos vitais, materiais e culturais para cada membro da sociedade. Porque assim o homem se veria livre do fardo insuportável das preocupações materiais; ele recobraria a sua dignidade original. O projeto de Popper-Lynkeus foi inspirado por um ideal da comunidade humana que não deixa de ter analogia com o sentimento de comunidade adleriano. E Popper-Lynkeus, de forma muito parecida com Adler, insistia na importância da educação que transmitirá a cada criança, o mais cedo possível, a verdadeira noção do valor e da dignidade de todo ser humano e de seus deveres para com a humanidade.

Uma outra fonte muito provável da ideia adleriana de sentimento de comunidade deve ter sido Kropótkin e a ideologia desses pensadores russos que sustentavam que a verdadeira fonte da cultura nacional reside no povo. As pessoas foram os criadores da língua, da arte, da poesia épica e lírica do país, e as classes mais altas, elevando-se por sobre as massas, empobreceram-se. O verdadeiro apelo aos jovens homens e mulheres de classe alta era ir até o povo, não para ensinar, mas para aprender. Essa ideia era alheia ao pensamento europeu ocidental, com a possível exceção dos românticos alemães. Essas opiniões foram professadas por certos grupos de revolucionários, os *Narodniki* (populistas); depois, permeou a obra de Tolstói e Dostoiévski. Com Maksim Górki, vemos essa ideia assumir a forma de um mito filosófico exposto em seu ensaio, "Razrushênye Lítchnosti" (Destruição da Personalidade).

No princípio era o povo, e as pessoas eram a fonte de todo valor material e espiritual. O povo criou a língua, o mito, a religião, a poesia épica e também as imagens dos heróis. Com o crescimento das comunidades e seu embate contra outros grupos, líderes e sacerdotes tornaram-se uma necessidade. Os indivíduos foram investidos dos atributos dos heróis épicos. Foi esse o princípio do eu. No início, esses indivíduos privilegiados eram órgãos da comunidade, mas emanciparam-se e levaram uma vida independente ao lado da comunidade e, depois, acima dela. Ainda assim participavam da comunidade, na medida em que eram a encarnação de heróis épicos que, por sua vez, eram uma emanação do povo. Mas chegou um dia em que esses homens, tendo adquirido um gosto pelo poder sobre os demais, desejaram-no para a sua própria causa. A isso seguiu-se um período de embates entre a comunidade e esses indivíduos que tentaram se elevar acima das massas. A propriedade privada foi um dos dispositivos introduzidos por esses homens a fim de obter poder, e a comunidade entrou em declínio dali em diante. Eles foram se tornando mais fortes e mais agressivos com o passar do tempo, e no final veio a era da luta de todos contra todos, que resultou na destruição do próprio indivíduo.[190]

Traduzida em termos adlerianos, encontramos aqui a história do indivíduo que, por seu afã por superioridade, é levado a se erguer contra a comunidade, em detrimento de seus semelhantes e de sua própria personalidade. Assim, Górki forneceu o mito central, que é para a psicologia individual aquilo que o mito do assassinato do pai primevo é para a psicanálise.

A Influência de Adler

A fim de apurar a influência exercida por Alfred Adler, é preciso ter em mente que a sua psicologia individual não é apenas um desvio da psicanálise, mas dela difere radicalmente. Enquanto teoria psicológica, é um sistema de psicologia pragmática – ou concreta – que analisa o comportamento humano no que se refere a duas pulsões opostas: o sentimento de comunidade *versus* um desviado afã por superioridade. As neuroses, as psicoses e a psicopatia são vistas como variedades de desvio em relação à lei do interesse social. Ela também ensina sobre o caráter único, a autoconsistência e a criatividade do indivíduo e seu estilo de vida, os conceitos de inferioridades orgânicas, sentimentos de inferioridade, compensação, protesto masculino, objetivo fictício, treino neurótico e arranjo, o significado das memórias precoces e a influência da posição no conjunto de irmãos. Como método terapêutico, a psicologia individual aplica, por um lado, técnicas de terapia individual racional mediante o descortinamento dos objetivos fictícios e do estilo de vida, da transmissão de coragem e do retreinamento em direção à orientação comunitária; e, por outro, uma variedade de técnicas de orientação infantil, terapia de grupo e psiquiatria comunitária. A psicologia individual enfatiza que a sua principal preocupação não é com poucos pacientes privilegiados e abastados, mas com uma grande seção transversal da população total. Como esses traços são muito característicos, parece que a psicologia individual não poderia ser confundida com as outras escolas dinâmicas, nem a sua influência com a influência das demais escolas. No entanto, o paradoxo é que é extremamente difícil localizar a influência exercida pela obra e pelo pensamento de Adler no mundo contemporâneo.

Quanto ao próprio movimento psicológico individual, sua história pode ser sintetizada rapidamente. Ele permaneceu um bocado informal durante os primeiros anos, e mesmo depois a estrutura da organização continuou menos rígida que a da associação psicanalítica. Comparativamente, o movimento adleriano sofreu mais que a associação freudiana com a opressão nacional-socialista, porque não se encontrava muito bem estabelecido fora da Europa Central. Ele recomeçou depois da Segunda Guerra Mundial, mas agora com seus centros de formação, seus periódicos e congressos internacionais. Não obstante, não pode ser comparado ao movimento psicanalítico no que se refere à afiliação, à rigidez de organização e à popularidade.

Como acontece em qualquer movimento, também houve membros que se separaram de Adler e fundaram as suas próprias escolas, quer na forma de uma psicologia individual ligeiramente modificada (como Hans Künkel), quer na de um novo ensino (como a análise existencial de Viktor Frankl).

Contudo, foi paradoxalmente sobre a psicanálise que a psicologia individual exerceu o seu maior impacto, a despeito da diferença fundamental entre as duas escolas. A influência de Adler chegou a afetar Freud, certas correntes no interior do movimento (os ditos neofreudianos), e a própria psicanálise, na forma de uma quase imperceptível assimilação de conceitos psicológicos individuais.

Durante os anos de sua associação com Freud, algumas ideias propostas por Adler foram adotadas por ele, imediata ou tardiamente. Em 1908, Adler defendeu que havia uma pulsão agressiva autônoma, mas Freud negou; em 1920, contudo, ele chegou a falar de um instinto destrutivo primário[191]. No mesmo artigo de 1908, Adler utilizou os conceitos de "confluência de pulsões", deslocamento pulsional, retorno de uma pulsão contra a própria pessoa, deslocamento para outra pulsão forte e transformação em seu oposto. Esses conceitos – que, a propósito, tiveram sua origem com Nietzsche – foram parar no pensamento freudiano em diferentes períodos[192]. Outro destino das pulsões é a internalização de demandas externas: algo que foi descrito por Furtmüller e por Adler, retomado por Freud em 1921, e em seguida expandido por Anna Freud com o nome de identificação com o agressor. A passagem da psicanálise para a psicologia do eu foi, em grande medida, uma adaptação de antigos conceitos adlerianos, de modo que Adler foi aclamado por certos psicanalistas como "um precursor dos desenvolvimentos posteriores da psicanálise".

Um acontecimento mais notável foi a adoção, por vários grupos psicanalíticos, de uma quantidade enorme de conceitos muito semelhantes aos da psicologia individual, enquanto conservaram a terminologia psicanalítica em sua maior parte. Entre esses neopsicanalistas nós encontramos Edward Kempf, Harry Stack Sullivan, Karen Horney, Erich Fromm e Clara Thompson, nos Estados Unidos, e Harald Schultz-Hencke, na Alemanha.

Os neopsicanalistas não constituem uma escola. Cada um tem a sua própria teoria, mas todos rejeitam algumas das ideias básicas de Freud e as substituem por outros conceitos surpreendentemente similares aos de Adler – sem, contudo, mencionar seu nome. A maioria dos neopsicanalistas compartilha das seguintes ideias: eles negam o conceito da libido com seus estágios e, quando conservam o Complexo de Édipo, oferecem outra interpretação a seu respeito. O papel do instinto inato é minimizado e a ênfase recai no papel do ambiente – particularmente nas relações interpessoais. O homem não é mais concebido como um ser naturalmente temeroso e destrutivo. Em vez de analisar os conflitos entre o isso, o eu e o supereu, padrões atuais de comportamento neurótico são analisados na forma de estilos neuróticos. O papel atribuído à sexualidade é fortemente reduzido. A sexualidade é considerada um meio de expressão para outro comportamento. Em contrapartida, é atribuída mais importância às pulsões autoafirmativas e competitivas. Há menos espaço para o sonho e a análise de símbolos. A terapia, embora ainda chamada de psicanalítica, afasta-se muito dos padrões freudianos, na medida em que tem seu foco mais no presente que no passado, mais nas relações interpessoais que nas intrapessoais, e não considera a associação livre, a análise de sonhos ou o uso do divã como sendo primordiais.

Edward J. Kempf foi o autor de um volumoso manual de psiquiatria de base psicanalítica, fartamente ilustrado com reproduções de obras de arte e fotografias de seus pacientes[193].

Embora o autor alegue ser psicanalista, a palavra "libido" não aparece em parte alguma. O nome de Adler é citado apenas uma vez nas 762 páginas, mas o seu espírito permeia o livro todo. É dada muita ênfase aos conceitos de inferioridade orgânica e sentimentos de inferioridade, bem como nas variedades de compensação saudável e mórbida. Entre as defesas contra os sentimentos de inferioridade, Kempf descreve a da "evitação da competição", cuja forma extrema é o "pavor generalizado de todo e qualquer contato pessoal", característico do hebefrênico. Até a situação peculiar do segundo filho numa família é mencionada.

A teoria psiquiátrica interpessoal de Harry Stack Sullivan exibe uma íntima aproximação das ideias de Adler, embora não haja menção ao pensamento adleriano ao longo dos quatro volumes de suas palestras compiladas, que foram editados postumamente.

Sullivan define a psiquiatria como o estudo das relações interpessoais, e vai mais longe que Adler ao afirmar que a personalidade não existe fora da relação do indivíduo com seus semelhantes. De acordo com Sullivan, a personalidade é um padrão de situações interpessoais recorrentes. Seu autossistema é uma organização estável de processos interpessoais – bem parecido com a noção adleriana de estilo de vida. Também como Adler, Sullivan considera que o autoconceito é condicionado por avaliações refletidas, isto é, por reflexos dos juízos dos pais e relações íntimas com a criança na primeira infância. O que Sullivan chama de "personificações" são as imagens distorcidas que o indivíduo tem de si mesmo e dos outros, como as ficções de Adler. O conceito adleriano de perspectiva – com as distorções individuais da percepção, da memória e da lógica – é encontrado na psicologia de Sullivan com uma terminologia diferente. O que Sullivan chama de "desatenção seletiva" é um aspecto dessas distorções da percepção que se conformam ao estilo de vida da pessoa. E o que ele chama de "modo paratáxico de pensamento" é, na terminologia adleriana, as distorções individuais da lógica. No que se refere à psicoterapia, Sullivan não utilizava o divã com muitos de seus pacientes, mas os colocava sentados numa cadeira à sua frente. Ele fazia um uso moderado da associação livre e da interpretação onírica; não hesitava em intervir ativamente (em especial com seus pacientes obsessivos e esquizoides); e procurava, primordialmente, fazer com que seus pacientes tomassem ciência de suas distorções, as paratáticas e as demais. Em resumo, parece que Sullivan praticava uma espécie de psicoterapia adleriana, embora ainda se chamasse de psicanalista. As principais diferenças são que ele realizou elaboradas descrições dos estágios individuais do desenvolvimento, e via a sociedade como fonte de afecção emocional mais do que fizera Adler[194].

Em relação aos ensinamentos de Adler, não menos notáveis são as semelhanças encontradas na obra de Karen Horney. Após ter sido uma psicanalista ortodoxa por quinze anos, ela rompeu com a escola de Freud e fundou sua própria associação. Já em 1926, Karen Horney havia começado a questionar o conceito freudiano de "inveja do pênis"[195]. Em 1927, seu artigo sobre "Der Männlichkeitskomplex der Frau" (O Complexo de Masculinidade da Mulher) lembrava muitíssimo o "protesto masculino" de Adler[196].

Alguns anos depois, outro artigo seu carregou o título "Die Angst vor der Frau" (O Medo da Mulher), expressão tipicamente adleriana[197]. Após emigrar para os Estados Unidos em 1932, deparou-se com diferenças entre os pacientes europeus e estadunidenses – diferenças que ela só poderia atribuir a fatores culturais. Os ensinamentos de Karen Horney estão contidos em quatro livros principais.

Karen Horney criticou o excesso de ênfase dada por Freud à biologia e o seu menosprezo por fatores culturais. Assim, rejeitou definitivamente a teoria da libido, com seus estágios de desenvolvimento, e a teoria freudiana da neurose. Na raiz da neurose, Karen Horney via um esforço para evitar o medo – Adler teria chamado isso de falta de coragem. Como Adler, também deixou a classificação tradicional das neuroses à qual Freud ainda aderia. Ela reconhece apenas uma neurose geral, com vários tipos de desenvolvimentos: a condescendente (ou submissa); o tipo agressivo, guiado pela vontade de potência; e o tipo independente. Esses tipos neuróticos de desenvolvimento são remontados a situações de infância específicas. Quanto ao Complexo de Édipo, Karen Horney – exatamente como Adler – admite que às vezes ele existe; porém, explica-o como um tipo de desenvolvimento de uma criança inicialmente mimada. O narcisismo, ela explica não como amor de si – como faz Freud –, mas como autoadmiração, isto é, admiração por uma imagem idealizada de si. Em seus trabalhos posteriores, Karen Horney chegou a considerar o afã por autorrealização como a principal pulsão do ser humano: uma pulsão que ela dizia que era impedida pela imagem idealizada que o indivíduo tem de sua própria pessoa. Reconhecemos, aqui também, a importância posteriormente atribuída por Adler à pulsão criativa e ao papel desempenhado pela visão fictícia que o indivíduo tem de si mesmo[198].

A teoria de Erich Fromm, como expresso em vários de seus conhecidos livros, é ainda um outro tipo de neopsicanálise influenciada pela sociologia e pela ideologia filosófica.

Ele também critica a teoria freudiana das pulsões, mas do ponto de vista da diferença entre o instinto nos seres humanos e nos animais. Comparado ao animal, o desenvolvimento do ser humano assume uma forma bastante diferente e específica – equivalendo, a propósito, ao que Jung chama de "individuação" –, que tinha a liberdade como fim. A neurose é considerada por Fromm um mau uso ou uma fuga da liberdade. Fromm já não aceita entidades neuróticas tradicionais. Ele fala em vários tipos de mecanismo neurótico: a pulsão por uma abnegada submissão à autoridade; o anseio por poder (o caráter autoritário); a pulsão de destruição; e a compulsão por conformidade autômata. Fromm atribui as causas desses mecanismos neuróticos a fatores sociais e culturais, a saber: o sistema capitalista. Por outro lado, ele fala de um caráter produtivo, que se assemelha ao que Adler diz sobre o homem regido pelo sentimento social e se situa no lado útil da vida. Fromm não nega a existência do Complexo de Édipo, mas ele o explica como uma rebelião do menino contra a ordem patriarcal e autoritária personificada pelo pai. Vemos que o marxismo influenciou Fromm ainda mais fortemente do que Adler. Entre os neopsicanalistas, ele é o único em quem encontramos um equivalente próximo do sentimento social adleriano[199].

O pensamento neopsicanalítico também é encontrado em escritores como Thomas French, Clara Thompson, Sándor Radó, Theodor Reik e Abram Kardiner. Na Europa, o único autor que se chamava de neopsicanalista era Harald Schultz-Hencke. Suas ideias foram compiladas em muitos trabalhos, e ele fundou uma escola independente na Alemanha. Seu ensino é uma mescla original de conceitos freudianos e adlerianos.

Na raiz de todas as neuroses e psicoses ele vê um distúrbio de base: a inibição (*Hemmung*), que desempenha o papel da falta de coragem da psicologia individual em seu sistema. Schultz-Hencke distingue quatro pulsões básicas: as pulsões captativa e retentiva correspondem razoavelmente bem às tendências oral e anal freudianas. A pulsão de agressão e autovalorização possui muito em comum com o afã por superioridade adleriano. A quarta é a pulsão sexual, que ele vê primordialmente como uma necessidade de carinho; a palavra "libido" jamais é utilizada por Schultz-Hencke. A inibição pode ser remontada à ação do ambiente sobre o bebê; essa ação determina as atitudes permanentes que irão regrar o comportamento do indivíduo ao longo da vida. Schultz-Hencke apresenta uma teoria das inferioridades das funções psíquicas e suas manifestações em estruturas neuróticas. Ele utiliza os termos "compensação" e "supercompensação" tão copiosamente como Adler. Em seu sistema, o inconsciente tem importância secundária; o mesmo pode ser dito da transferência em sua técnica terapêutica[200].

Após ter visto a influência que a psicologia individual exerceu nos neopsicanalistas – que seria melhor chamar de "neoadlerianos" –, cumpre agora mencionar uma influência, mais sutil e mais difusa, que ela teve sobre o corpo principal de psicanalistas. Trata-se de algo difícil de descrever porque ela pode ser encontrada por toda parte de uma forma mais ou menos disfarçada. Alguns psicanalistas são resolutamente freudianos no que se refere às teorias que professam conscientemente, mas se utilizam do pensamento adleriano em questões da vida cotidiana. Certa vez, um psicanalista suíço declarou publicamente que o pensamento de Adler era um disparate e indigno de atenção; algum tempo depois, reportando-se a um conhecido em comum numa conversa privada, ele disse: "Esse homem sofre de um terrível sentimento de inferioridade que ele compensa com modos arrogantes." Oficialmente, desconsidera Adler; porém, sem se dar conta, é um criptoadleriano. Essa é também a razão pela qual uma leitura cuidadosa de periódicos psicanalíticos irá mostrar um número surpreendente de artigos que ilustram alguma noção adleriana clássica sem fazer referência a Adler, ou às vezes com uma breve menção ao fato de que o estudo em questão não devia ser relacionado ao trabalho dele. Contudo, essa postura em relação à obra adleriana não se limita de forma alguma a psicanalistas, e encontramos aqui um dos traços mais paradoxais da história da psiquiatria dinâmica.

Joseph Wilder escreveu em 1959: "Percebo que a maioria das observações e ideias de Alfred Adler permearam, sutil e tacitamente, o pensamento psicológico moderno a tal ponto que o que está em questão não é se a pessoa é adleriana, mas quão adleriana ela é."[201]

Isso pode ser mostrado facilmente, por exemplo, no que se refere à psiquiatria existencial[202]. Viktor Frankl começou como discípulo de Adler, algo que ele nunca negou.

638

Numa comparação entre Frankl e Adler, Birnbaum afirma que a postura "pararreligiosa" de Frankl com seus pacientes encontrou seu modelo no "sentimento cósmico" de Adler em seu desenvolvimento posterior[203]. A influência de Adler sobre a análise existencial binswangeriana não é menos óbvia, embora Binswanger jamais cite Adler. Os modos binswangerianos dual, plural e singular de ser-com-os-outros não são muito diferentes das descrições adlerianas de sentimento de comunidade, de ativo afã por superioridade, e de recuo para trás de barricadas. As descrições fenomenológicas binswangerianas da dimensão vertical parecem ser um desenvolvimento daquilo que Adler escreveu sobre a dialética entre o acima e o abaixo.

Quando Jean-Paul Sartre esboçou sua psicanálise existencial como parte de seu existencialismo filosófico, houve uma réplica unânime por parte dos psicanalistas de que isso não tinha nada em comum com a psicanálise[204]. O princípio básico da psicanálise existencial é que o homem é uma totalidade e, portanto, que ele se expressa até mesmo em suas ações mais insignificantes e superficiais. O método consiste em decifrar os vários modos de comportamento dos indivíduos. Para tanto, as várias tendências empíricas serão comparadas para apurar o projeto fundamental, que subjaz a cada um desses modos de comportamento. A psicanálise existencial de Sartre rejeita o conceito de mente inconsciente. Ela não procura descobrir complexos, mas se empenha por definir a escolha original do indivíduo. Essa escolha é, inicialmente, uma decisão livre e consciente do indivíduo e, como tal, é plenamente vivida por ele, embora ele não tenha necessariamente ciência disso. O objetivo da terapia é levar o sujeito a ter ciência de seu projeto fundamental. Os modos de comportamento escrutinizados por esse método são não apenas os sonhos, as parapraxias e as neuroses – como na análise freudiana –, mas sobretudo o pensamento consciente, as ações bem-sucedidas e ajustadas, assim como o estilo. Sartre conclui com esta afirmação surpreendente: "Esta psicanálise ainda não encontrou seu Freud!" Como é que Sartre não estava ciente do fato de que esse método já existia e tinha Alfred Adler como seu autor?

Quem aprendeu psiquiatria com o professor Klaesi, em Berna, não teria como não perceber a flagrante analogia de muitas de suas ideias com as de Adler – embora nunca fizesse referência a ele. A interpretação klaesiana do Complexo de Édipo era idêntica à de Adler. Klaesi defendia que a neurose resultava de um conflito entre instintos cratóforos, isto é, os instintos de dominação egoísta, e os instintos aristóforos, isto é, os instintos sociais[205].

O aspecto holístico da psicologia individual foi desenvolvido com o nome de autoconsistência por Prescott Lecky, um psicólogo estadunidense que estudou com Adler em Viena durante os anos de 1927 e 1928.

A necessidade primordial de um organismo, diz Lecky, é conservar sua organização mental como um todo unificado. A personalidade é uma organização de valores sentidos como consistentes uns com os outros. O comportamento expressa o esforço de ser consistente e unificado na organização e na ação. O indivíduo é um sistema unificado com dois conjuntos de problemas: um, o problema de conservar a própria harmonia interna; e o outro, o problema de conservar a harmonia com o ambiente, especialmente o ambiente social. A percepção, a memória e o esquecimento, o sentimento, o pensamento, a imaginação e assim por diante, têm de ser constantemente ajustados pelo indivíduo a fim de ele conservar a sua autoconsistência. O núcleo do sistema é a valorização de si mesmo pelo indivíduo. Qualquer valor consistente com essa autovalorização é assimilado; e, inversamente, qualquer valor inconsistente com ela depara-se com resistência – e então ele é rejeitado, a não ser que ocorra uma reorganização generalizada. Como psicoterapeuta, Lecky dizia que os sintomas são as expressões das posturas, e ele elaborou um inventário de posturas. Então, ele demonstrava ao paciente a irrelevância e o caráter obsoleto de suas posturas atuais, levando-o assim a substituí-las por outras melhores. Para Lecky, a resistência já não era uma perseveração neurótica, mas um dispositivo natural para evitar o esforço de reorganização[206].

A noção de que o homem possui uma tendência básica ao autoaperfeiçoamento – uma noção que Adler enfatizou particularmente em seu período tardio – foi desenvolvida por vários autores, particularmente por Wilhelm Keller[207]. Segundo Keller, há no homem um basilar afã por autoestima, e esse afã se expressa de muitas maneiras. Embora Adler seja mencionado apenas de passagem, esse livro é manifestamente uma elaboração de suas ideias.

Os estudos de Adler sobre o papel da posição do indivíduo na série fraterna conheceram desenvolvimentos originais e inesperados. Walter Toman enunciou uma teoria baseada na observação de várias centenas de indivíduos cujas posições na série fraterna foram cuidadosamente registradas[208]. Em sua análise das conjunções familiares, Toman leva em conta o número de filhos, a distribuição de meninos e meninas, o intervalo entre as crianças e as ocorrências de morte entre os irmãos. A análise é estendida à conjunção familiar dos pais, filhos e esposas. Para cada uma das várias combinações possíveis, Toman oferece uma breve descrição dos principais traços da personalidade que seria de se esperar.

A análise das conjunções familiares de Martensen-Larsen era conduzida a partir de uma abordagem diferente[209]. Martensen-Larsen, trabalhando com alcoolistas, conduziu uma pesquisa genealógica que o levou a descobrir que a posição nas conjunções da família estendia-se à geração dos avós, e que a hereditariedade não era o fator determinante na etiologia do alcoolismo. Posteriormente, essa pesquisa foi estendida à homossexualidade masculina.

No que se refere ao estilo de vida, vimos que muitos autores escreveram sobre esse assunto, com ou sem referência a Adler. Mas nem Adler, nem seus discípulos parecem ter investigado muito as variedades de interação entre dois estilos de vida diferentes. Ao menos uma tentativa foi feita pelo dr. Eric Berne, cujo sucesso de vendas *Os Jogos da Vida* mostra quão gratificante poderia ser uma exploração sistemática e científica desse campo pouco conhecido[210].

A noção de sentimento de inferioridade foi aceita tão rapidamente pelo público que um homem como Paul Häberlin escreveria um livro sobre o assunto, descrevendo as várias formas, variedades, compensações e causas de sentimentos de inferioridade sem mencionar o nome de Adler sequer uma vez[211]. Para dar um outro exemplo, dentre muitos, um psicanalista publicou a história de um neurótico cuja fobia (ser assustado por um rato) encontrava-se refletida na mais antiga de suas memórias: ele brincando de boneca quando garotinho[212]. Quando seu sentimento de inferioridade se agravou, ele buscou compensação por meio de grandiosos devaneios nos quais se via como um super-homem. Esse paciente foi curado por um método que o autor chama de "psicanálise".

Poderiam ser dados vários outros exemplos da lenta e contínua penetração das ideias adlerianas no pensamento psicológico contemporâneo. Entre elas encontram-se os conceitos de sentimento de inferioridade e estilo de vida, o papel da inferioridade orgânica, a aplicação do "como se" vaihingeriano à teoria da neurose, o papel do protesto masculino e do medo da mulher na etiologia da homossexualidade e de outros desvios sexuais. Poderíamos dar uma lista de ao menos uma dúzia de autores que redescobriram recentemente o significado simbólico das memórias mais precoces. Afastando-se da perspectiva tradicional de que as turbulências da adolescência resultam da intensificação da libido, agora alguns psicanalistas admitem que o eu adolescente é movido por poderosas energias que não dependem nem direta, nem exclusivamente da libido. Foram apontadas semelhanças entre excertos do livro de Margaret Mead, *Family* (Família), e excertos de *Wozu leben wir?* (Por Que Vivemos?), de Adler[213]. Elaborada por Walter Goldschmidt, a teoria dos imperativos sociais exibe analogias com o conceito adleriano de sentimento de comunidade: o homem está comprometido com a vida social; e cada indivíduo, à medida que cresce, tem de subordinar seus fins pessoais às exigências da sociedade – "a sociedade deve ser organizada para equilibrar o impulso egoísta do indivíduo com as demandas de harmonia social"[214]. Certos traços da terapia psicológica individual também podem ser reconhecidos em métodos recentes, como a terapia racional, de Ellis, e a terapia da realidade, de Glasser.

É provável que a influência da psicologia individual se revele mais frutífera nos campos da criminologia e da educação terapêutica. A utilização de cirurgia plástica no tratamento de um grupo restrito de criminosos feios é aplicação de uma das ideias de Adler[215]. Uma técnica corretiva, a restituição criativa, embora desenvolvida independentemente da psicologia individual, relaciona-se com a teoria adleriana, como mostra Ernst Papanek[216]. O padre Noël Mailloux, famoso psicólogo montrealense, argumenta que as teorias psicanalíticas habituais sobre delinquência juvenil (carência ou distorção do supereu, Complexo de Édipo não resolvido e identificação com um modelo criminal) não são confirmadas pela experiência[217]. Ele é levado a explicar a delinquência juvenil como resultante de um processo específico de dessocialização, isto é, uma distorção de um processo normal de socialização. A socialização, diz o padre Mailloux, segue a sua própria linha de evolução paralela à da sexualidade, com as suas próprias vicissitudes e pontos críticos, e um conflito inicial comparável ao conflito edípico – embora não seja, de forma alguma, idêntico a ele. Posturas falhas e demasiado críticas por parte dos pais fazem com que a criança se veja como uma espécie de pária, ostracizada pela família e pela comunidade. Uma vez que ela acredita ser má, a criança se sente condenada a cometer ações maléficas. Esse comportamento, por sua vez, provoca a reprovação daqueles ao seu redor. Ela então se considera uma vítima do ódio e se empenhará para vingar-se – consequentemente, cometerá delitos mais severos e buscará refúgio numa gangue. O tratamento de delinquentes juvenis implica um encontro com educadores terapêuticos e um tratamento coletivo no âmbito de um grupo de delinquentes. Podemos notar quão facilmente essas teorias e esses métodos podem ser formulados em termos psicológicos individuais: devido ao fato de a criança moralmente diminuída se encontrar numa posição de inferioridade, ela adere a um estilo de vida que se encaixa em sua autoimagem depreciada – daí uma reação punitiva do ambiente (a pressão engendra contrapressão); o tratamento visa despertar e restaurar o sentimento de comunidade distorcido.

Qualquer tentativa de avaliar a influência da obra de Adler carrega consigo um paradoxo. O impacto da psicologia individual na psicologia contemporânea está acima de qualquer dúvida. Hans Hoff declarou que Adler inaugurou a medicina psicossomática moderna, que ele foi o precursor da psicologia social e da abordagem social da higiene mental, bem como o fundador da psicoterapia de grupo, e que a sua concepção do si-mesmo criativo direcionado a um objetivo, responsável pelo estilo de vida, faz dele o pai da psicologia do eu[218]. A isso ele ainda poderia ter acrescentado que Adler foi o fundador do primeiro sistema unificado de psicologia concreta de que se tem registro.

Contudo, há o intrigante fenômeno de uma negação coletiva da obra de Adler, bem como a sistemática atribuição a outros autores de qualquer coisa cunhada por ele. Temos vários exemplos de psicanalistas pegando algum dos achados adlerianos mais originais e afirmando que eles estavam implicitamente contidos nos escritos de Freud, ou negligenciavam aspectos do pensamento freudiano; e se Adler for mencionado, ele o é com a ressalva de que, apesar das aparentes semelhanças com ideias adlerianas, estas são fundamentalmente diferentes. A mesma postura é encontrada entre psicólogos não freudianos, às vezes com uma rejeição a Adler ainda mais acentuada. É típico o tom de justa indignação ao negar a influência de Adler. Mesmo os psicólogos que admitem ter conhecido Adler pessoalmente e lido algo de seu trabalho sustentam energicamente que as suas ideias nada têm a ver com as dele.

Não seria fácil encontrar outro autor do qual tanto tenha sido pego emprestado de todos os lados sem reconhecimento como foi o caso com Alfred Adler. Seu ensino tornou-se, para usar uma expressão francesa, uma "via pública" (*une carrière publique*), isto é, um lugar em que qualquer um pode chegar e tirar algo sem cerimônia. Um autor citará meticulosamente a fonte de qualquer frase que ele venha a retirar de qualquer lugar que seja, mas não lhe ocorrerá fazer o mesmo sempre que a fonte é a psicologia individual; é como se nada de original pudesse ter vindo de Adler. Essa postura estende-se até ao grande público. É irônico que o *The Times* de Londres, no obituário de Freud, tenha escrito: "Alguns de seus termos tornaram-se parte da linguagem cotidiana, o complexo de inferioridade, por exemplo."[219] Vinte e dois anos depois, quando Jung morreu, o *The New York Times* publicou a seguinte manchete: "Faleceu o dr. Karl Jung [...] cunhou Introvertido, Extrovertido e Complexo de Inferioridade."[220]

Para essa questão desconcertante da discrepância entre a grandeza da conquista, a maciça rejeição da pessoa e da obra e o tácito plágio em larga escala, várias respostas poderiam ser dadas.

Antes de mais nada, é preciso entrar num acordo a respeito de quais critérios estão em jogo para chamar um homem de gênio ou negar-lhe essa qualidade. Teorias conflitantes foram propostas acerca da essência da genialidade. Segundo Lange-Eichbaum, o problema é psicossociológico, isto é, trata-se de definir que traços devem estar presentes numa obra de modo a ser chamada de obra de um gênio[221]. A associação de um conteúdo algo psicótico com uma forma perfeita ofereceria o máximo de chance de ser rotulado como "obra de gênio" – com "psicótico", na verdade, o autor quer dizer estranho, paradoxal, desconcertante. Se assim for, então o pensamento de Adler é demasiado racional e o seu estilo, demasiado imperfeito para que ele possa ser chamado de gênio.

Uma teoria oposta é a de Bernard Grasset, que argumenta que genialidade é a capacidade de criar uma obviedade nova[222]. Isso significa que a genialidade é a habilidade de descobrir e formular algo que sempre esteve aí, e que ninguém havia notado. Assim que o gênio o formula, essa coisa parece tão óbvia que é rapidamente assimilada ao conhecimento comum e as pessoas esquecem que ela foi recém-descoberta – de modo algo similar, conta-se que certa vez Franz Schubert ouviu lavadeiras cantando *Lieder*[223] que ele havia composto; quando perguntou a elas onde os haviam aprendido, responderam que eram antigas canções populares que sempre foram cantadas no país. A teoria de Bernard Grasset pode ser aplicada a Adler e à rápida assimilação de seus conceitos, notadamente ao de sentimento de inferioridade.

Uma terceira teoria argumenta que a genialidade é um fenômeno microssociológico e uma construção voluntária. Nenhuma pessoa isolada poderia adquirir a distinção de ser chamado de gênio. É imperativo que ela esteja cercada por um grupo de seguidores que não apenas apregoem os seus ensinamentos, mas também criem uma reputação – se não uma lenda positiva – para o mestre. Seu sucesso depende largamente de organização e método. Nesse aspecto, Freud foi muito mais favorecido que Adler: ele tinha um grupo maior e mais bem organizado de seguidores. Adler tinha menos discípulos, nunca foi um bom organizador, tampouco esteve interessado em manter registros de suas vida e obra. Os seguidores de Freud propagaram para ele a imagem positiva do gênio arquetípico: uma obra de inaudita novidade realizada a despeito da rejeição universal, dificuldades terríveis e perseguição. Quanto a Adler, alguns de seus discípulos o chamavam de Confúcio do Ocidente e salvador da humanidade, mas não tiveram êxito em produzir uma imagem positiva convincente, nem de impedir que uma imagem negativa prevalecesse: pequeno burguês; discípulo invejoso de um grande mestre por ele traído; alguém que pregou uma caricatura da psicanálise, uma psicologia para professores e um enfadonho apêndice psicológico da doutrina socialista.

O problema agora é: por que essa imagem negativa acabou prevalecendo? Uma possível explicação poderia ser encontrada na vitimologia, esse recém-fundado ramo da criminologia que analisa a personalidade de potenciais vítimas de crimes[224]. Os mesmos fatores psicológicos encontrados nessas personalidades também podem ser encontrados naquelas que são vítimas persistentes de má sorte ou fracasso. Na personalidade de Adler, reconhecemos os traços de um tipo particular de vítima potencial, a dita Síndrome de Abel. É o caso do homem cuja superioridade num determinado campo é suscetível de atrair inveja, mas que não é capaz ou não está disposto a se defender. Trata-se de algo difundido, que pode ser encontrado em todos os estratos. Num estudo sobre Jean-Jacques Rousseau, Cocteau explicou da seguinte maneira os persistentes infortúnios e perseguições que se abateram sobre o grande escritor: "Há quem recebe um tapa na cara e corre a notícia de que ele o deu; há quem dá o tapa, e corre a notícia de que o levou"[225] – querendo dizer que Rousseau fazia parte do segundo grupo. Não precisa ir muito longe: quantas vezes não acontece, num determinado grupo social, de uma pessoa que goza de certo prestígio poder dizer qualquer banalidade e ainda atrair a atenção do público, ao passo que outra diz a coisa mais acertada e sagaz e passa despercebida, ou então o que ela diz é tacitamente subtraído e recontado noutro lugar com grande sucesso?

Até que ponto isso se aplica a Adler é algo que pode ser apurado comparando a sua personalidade à de Freud.

FREUD	ADLER
Bonito, imponente, com uma barba bem aparada.	Não particularmente bonito, despretensioso, com um pequeno bigode e pincenê.
Vivia no melhor bairro residencial, possuía uma coleção de arte e tinha vários criados.	Vivia numa área residencial mais burguesa, num apartamento com uma mobília comum, com apenas um criado.
Obteve títulos universitários.	Recusaram-lhe um título universitário.
Ministrava palestras acadêmicas e tinha o seu círculo de discípulos entusiastas.	Ministrou cursos principalmente para professores de escola e realizou reuniões informais em cafés.
Era um mestre da prosa alemã e um sumo escritor, que sabia como utilizar imagens marcantes.	Trabalhos escritos em estilo comum e mal organizados, sem imagens marcantes.
Fundador da psicologia das profundezas, uma ciência voltada para a descoberta dos mistérios da alma.	Fomentador de uma psicologia racional, de senso comum, com aplicação prática imediata.

A comparação poderia ser levada adiante, e mais paralelos seriam encontrados noutras partes da história da ciência – por exemplo, o de Champollion e Grotefend[226]. A vida de Freud, tal como ornamentada pela lenda, exibe traços românticos; o modo de vida de Freud era o de um aristocrata da mente que se havia identificado com Charcot e Goethe. Adler, por sua vez, vivia como um pequeno burguês que havia identificado a sua causa com a do povo. Quando Freud soube da morte de Adler, escreveu para Arnold Zweig: "Para um menino judeu de um subúrbio vienense, morrer em Aberdeen é, por si só, uma carreira inaudita, e também uma prova de quão longe ele chegou."[227] Será que Freud se havia esquecido de que ele próprio fora "um menino judeu de um subúrbio vienense"?

Há ainda outra explicação possível para o paradoxo. O sucesso de um homem depende em grande medida se ele é o porta-voz de correntes culturais e sociais contemporâneas. Se Schopenhauer não fez sucesso por três décadas e gozou de uma fama tardia, não é por causa de uma conspiração de silêncio, mas porque a sua filosofia era incompatível com o espírito de época do período que vai entre os anos 1820 e 1840, mas pôde ser melhor compreendido pela nova geração, pós-1848[228].

As próprias correntes contemporâneas são muitas vezes o renascimento de movimentos anteriores. Na oposição entre a psicologia individual e a psicanálise, vemos um renascimento da antiga oposição Iluminismo *versus* romantismo. Vimos num capítulo anterior como as vicissitudes da psiquiatria dinâmica durante o século XIX podem ser consideradas manifestações do embate entre o Iluminismo e o romantismo – com Janet e, em menor grau, Adler como epígonos tardios do Iluminismo; e Freud, e ainda mais Jung, como epígonos tardios do romantismo[229]. Voltando ainda mais, descobrimos que os mundos helênico e românico eram divididos entre as filosofias do estoicismo e do epicurismo, e notamos que o estoicismo exibe traços que hoje podem ser encontrados nas escolas adleriana e existencialista, enquanto a filosofia de Epicuro foi pertinentemente comparada por De Saussure à psicanálise de Freud[230]. E, por fim, desde tempos imemoriais houve duas abordagens para a cura: uma pelo uso de meios racionais e a outra pela mobilização de forças irracionais. Assim, o paralelo entre Adler e Freud é apenas uma das muitas ilustrações de uma lei fundamental da história da cultura, a saber: o vai-e-vem entre duas posturas básicas da mente humana.

Notas

1. Ver capítulo 7, p. 428-429.
2. A. Adler, Something About Myself, *Childhood and Character*, v. VII, abril de 1930, p. 6-8.
3. P. Bottome, *Alfred Adler, Apostle of Freedom*, London: Faber and Faber, 1939, p. 34-35.
4. Os dados relativos aos antepassados e à família de Alfred Adler foram fornecidos pelas diligentes investigações do dr. Hans Beckh-Widmanstetter nos Arquivos da Comunidade Judaica e de outras fontes arquivísticas oficiais em Viena. O autor agradece muito a Beckh-Widmanstetter pela assistência nas pesquisas.
5. Esses dados foram obtidos por meio das consultas do dr. Hans Beckh-Widmanstetter ao registro cadastral e a outros arquivos em Viena.
6. Hans Albrecht von Beckh-Widmanstetter, Alfred Adler und Währing, *Unser Währing*, Band I, 1966, p. 38-42 (com duas fotos da casa).
7. P. Bottome, op. cit., p. 28-30.
8. Carta de Walter Fried, de Viena.
9. Do alemão: "Cave do Conselho". (N. da T.)
10. Carta de Ferdinand Ray, de Bentley, Austrália.
11. Reza a lenda familiar que, antes de Sigmund, veio um primogênito, Albert, que morreu em tenra idade. Não há registro de sua existência nos Arquivos da Comunidade Judaica de Viena, nem na *Heimatrolle*.
12. Nome dado, na Áustria, assim como em outros países, para a avaliação realizada ao final da educação secundária com vistas à admissão no ensino superior. (N. da T.)
13. Carta do dr. Ernst T. Adler, de Berlim.
14. Excerto de uma carta de Kurt F. Adler, de Kew Gardens, New York.
15. Esse detalhe foi fornecido por Kurt F. Adler.
16. De uma carta de Ferdinand Ray.
17. Esses dados foram fornecidos pelos Arquivos da Comunidade Judaica de Viena.
18. Esse irmão de Alfred Adler não deve ser confundido com o notável economista, Max Adler.
19. O título de sua dissertação era *Die Anfänge der merkantilistischen Gewerbepolitik in Öesterreich* (Os Primórdios da Política Comercial Mercantilista na Áustria).
20. Esses dados foram encontrados pelo dr. Hans Beckh-Widmanstetter nos Arquivos da Universidade de Viena.
21. De uma carta de *Frau* Justine Adler, de Viena.
22. Beckh-Widmanstetter chama a atenção do autor para o fato de que os vienenses faziam uma nítida distinção entre a "cidade interior" (*Innere Stadt*), que era a antiga cidade histórica cercada por muros que foram demolidos em 1856, os "subúrbios" (*Vorstädte*), de caráter urbano e protegidos por uma barreira fortificada, e os "distritos" (*Vororte*), lugares de caráter predominantemente

rural, que foram incorporados à *Stadt* em 1890. Era grande a diferença se uma criança fosse criada num *Vorort* ou numa *Vorstadt*.

23. Ver M. Sperber, *Alfred Adler: Der Mensch und seine Lehre*, München: J.F. Bergmann, 1926.

24. Ver H. Ogler, *Alfred Adler, the Man and His Work*, London: The C.W. Daniel, 1939.

25. Ver P. Bottome, *Alfred Adler...*

26. C. Furtmüeller, Alfred Adler, a Biographical Essay, em Heinz Ludwig Ansbacher; Rowena Ripin Ansbacher, *Superiority and Social Interest*, Evanston: Northwestern University, 1964, p. 330-376.

27. P. Bottome, Some Aspects of Adler's Life and Work, *Not in Our Stars*, London: Faber and Faber, 1955, p. 147-155; idem, *The Goal*, New York: Vanguard, 1962.

28. A. Adler, Two Letters to a Patient, *Journal of Individual Psychology*, v. XXII, 1966, p. 112-116.

29. Ver H.A. von Beckh-Widmanstetter, *Kindheit und Jugend Alfred Adlers bis zum Kontakt mit Sigmund Freud 1902.* Datiloscrito (inédito).

30. O autor é muito grato a Beckh-Widmanstetter, que o ajudou em suas investigações e colocou generosamente à disposição do autor suas próprias descobertas.

31. Esse detalhe e a maioria dos seguintes foram fornecidos por Beckh-Widmanstetter com base em investigação arquivística.

32. Do alemão: "Ginásio Municipal Real e Superior". (N. da T.)

33. Do alemão: "Regimento de Infantaria Imperial Tirolês". (N. da T.)

34. Beckh-Widmanstetter assume que Adler trabalhou por algum tempo no Departamento de Patologia Experimental do professor Salomon Stricker, que dispunha de várias vagas para jovens assistentes e com quem Wagner-Jauregg e Freud haviam trabalhado anteriormente.

35. De acordo com informações fornecidas pelos arquivos da Universidade de Zurique, Raíssa Epstein esteve matriculada lá de 17 de maio de 1895 a 2 de outubro de 1896, e fez cursos de zoologia, botânica e microscopia.

36. Informações fornecidas pelos arquivos da Universidade de Viena.

37. Ver neste capítulo, p. 595-598.

38. Em 1919, após o desmantelamento da monarquia austro-húngara, o Burgenland – que era uma província húngara de língua alemã – foi atribuído à Áustria, mas a parte meridional continuou fazendo parte da Hungria, com a cidade de Oedenburg, hoje Sopron.

39. Apesar de demoradas pesquisas, em nenhum jornal vienense foi encontrado vestígio de qualquer artigo depreciativo contra Freud, seguido de uma réplica de Adler. A *Neue Freie Presse*, que era o jornal diário de Freud, publicou resenhas de livros ou notas escritas por Freud em diversas ocasiões.

40. P. Bottome, *Alfred Adler...*, p. 65.

41. Esses dados foram fornecidos pela *Heimatrolle*.

42. Ernest Jones, *The Life and Work of Sigmund Freud*, v. 2, New York: Basic Books, 1955, p. 130-131. (Trad. bras.: *A Vida e a Obra de Sigmund Freud, v. 2: A Maturidade [1901-1919]*, Rio de Janeiro: Imago, 1989, p. 139-140.)

43. Reza a lenda familiar que os Adler se mudaram para Dominikanerbastei em outubro ou novembro de 1908. De acordo com a *Heimatrolle*, eles ainda viviam na Czerningasse em 1910.

44. Do alemão: "neurologista". (N. da T.)

45. Informações fornecidas por Beckh-Widmanstetter.

46. Léon Trotzky, *Ma Vie*, trad. Maurice Parijanine, Paris: Gallimard, 1953, p. 230; Isaac Deutscher, *The Prophet Armed, Trotzky: 1879-1921*, London: Oxford University Press, 1954, p. 193.

47. Esse documento foi descoberto nos arquivos da Faculdade de Medicina de Viena e publicado por Hans Beckh-Widmanstetter, Zur Geschichte der Individualpsychologie, *Unsere Heimat*, Band XXXVI, 1965, p. 182-188.

48. Wilhelm Stekel, *The Autobiography of Wilhelm Stekel: The Life History of a Pioneer Psychoanalyst*, ed. Emil Arthur Gutheil, New York: Liveright, 1950, p. 158.

49. Beckh-Widmanstetter aponta que Adler tinha entre seus pacientes a esposa de um general que pertencia aos mais altos círculos militares.

50. A. Adler, Die neuen Gesichtspunkte in der Frage der Kriegsneurose, *Medizinische Klinik*, Band XIV, 1918, p. 66-70.

51. A.A., Ein Psychiater über die Kriegspsychose, *Internationale Rundschau*, Band IV, 1918, p. 362.

52. A. Adler, Bolschewismus und Seelenkunde, *Internationale Rundschau*, Band IV, 1918, p. 597-600.

53. Ver idem, *Die andere Seite: Eine massenpsychologische Studie über die Schuld des Volkes*, Wien: Leopold Heidrich, 1919.

54. Suas ideias sobre a reforma escolar foram resumidas num livreto: Otto Glöckel, *Drillschule, Lernschule, Arbeitsschule*, Wien: Verlag der Organisation Wien der sozial-demokratischen Partei, 1928.

55. Ver Robert Dottrens, *The New Education in Austria*, ed. Paul L. Dengler, New York: John Day, 1930.

56. Ver neste capítulo, p. 617-619.

57. Ver E. Wexberg, *Handbuch der Individualpsychologie*, München: J.F. Bergmann, 1926.

58. Ver A. Adler; L. Seif; O. Kaus (Hrsg.), *Individuum und Gemeinschaft: Schriften für Individualpsychologie*, München: Bergmann, [s.d.].

59. Entrevistas publicadas no *The New York Times*, September 20, 1925, Seção 9, p. 12; *The New York World*, December 26, 1926, section E, p. 3; e, particularmente, A Doctor Remakes Education, *Graphic Survey*, v. LVIII, September 1, 1927, p. 490-495.

60. O título conferido a Adler não era o de Cidadão Honorário de Viena, como erroneamente relatado por Phyllis

Bottome, mas o de Cidadão de Viena. Esse era, em si, um título honorífico, e não tinha nada a ver com direitos políticos ou outros quaisquer.

61. Informações fornecidas pelo Departamento de Arquivo da Cidade de Viena. Não foi possível encontrar o texto do discurso do prefeito, que aparentemente não foi registrado oficialmente.

62. Os dados sobre a compra e a venda da casa de Salmannsdorf foram gentilmente fornecidos por seu atual proprietário, Manfred Reiffenstein.

63. Comunicação pessoal do dr. Joost Meerloo.

64. Esses dados foram gentilmente fornecidos por Marcus K. Milne, bibliotecário municipal de Aberdeen, e C.S. Minto, bibliotecário municipal de Edimburgo.

65. Dr. Alphonse Maeder, comunicação pessoal.

66. E. Jones, *The Life and Work...*, v. 2, p. 130. (Trad. bras.: *A Vida e a Obra...*, v. 2, p. 140; trad. modificada.)

67. P. Bottome, *Alfred Adler...*, p. 30.

68. Informações pessoais da dra. Alexandra Adler.

69. Dr. Eugène Minkowski, comunicação pessoal.

70. P. Bottome, *The Goal...*, p. 138.

71. Uma testemunha desses dias heroicos garantiu ao autor que foi Karl Novotny quem chamou a atenção de Adler para o perigo de fazer dos cafés vienenses o centro do movimento psicológico individual.

72. P. Bottome, *Alfred Adler...*, p. 266.

73. Ibidem, p. 50-57, 129-130.

74. Ibidem, p. 57.

75. Ver neste capítulo, p. 620-621.

76. Essas considerações foram em grande parte inspiradas por uma conversa com o professor Viktor Frankl, de Viena.

77. Ver W. Stekel, op. cit.

78. Idem, *Über Coitus im Kindesalter, eine Hygienische Studie, Wiener Medizinische Blätter*, Band XVIII, 1895, p. 247-249.

79. Idem, *Nervöse Angstzustände und ihre Behandlung*, pref. prof. dr. S. Freud, Berlin/Wien: Urban & Schwarzenberg, 1908. (Trad. bras.: Prefácio a Estados Nervosos de Angústia e Seu Tratamento, de W. Stekel, *Obras Completas, v. 8: O Delírio e os Sonhos na "Gradiva", Análise da Fobia de um Garoto de Cinco Anos e Outros Textos* [1906-1909], trad. P.C. de Souza, São Paulo: Companhia das Letras, 2015, p. 430; trad. modificada.)

80. Idem, *Die Sprache des Traumes*, München: Bergmann, 1911.

81. Idem, *Die Träume der Dichter*, München: Bergmann, 1912.

82. A casa de Adler ficava na Am Dreimarkstein, n. 16; a casa de Stekel (chamada "Lindenhof"), na Am Dreimarkstein, n. 2, esquina com Salmannsdorfer Straße.

83. Ver Emil Gutheil, Stekel's Contributions to the Problem of Criminality, *Journal of Criminal Psychopathology*, v. II, 1940-1941.

84. W. Stekel, Berufswahl und Kriminalität, *Archiv für Kriminal-Anthropologie und Kriminalistik*, Band XLI, 1911, p. 268-280.

85. Ver idem, *Der telepathische Traum: Meine Erfahrungen über die Phänomene des Hellsehens im Wachen und im Traume*, Berlin: Johannes Baum, 1920.

86. Ver idem, *Briefe an eine Mutter*, Band 1, Zürich/Leipzig: Wendepunkt, 1927.

87. A fórmula stekeliana "Zwang erzeugt Gegenzwang" (força engendra contraforça) é quase idêntica à frase de Adler, "Druck erzeugt Gegendruck" (pressão engendra contrapressão).

88. Ver W. Stekel, *Das Liebe Ich: Grundriss einer neuen Diätetik der Seele*, 3. Autl., Berlin: Otto Salle, 1927.

89. Ver A. Adler, Gesundheitsbuch für das Schneidergewerbe, em G. Golebiewski (Hrsg.), *Wegweiser der Gewerbehygiene*, Band 5, Berlin: Carl Heymanns, 1898.

90. Nenhum exemplar desse livreto parece existir na Áustria, na Suíça, na França ou na América do Norte. Após uma longa pesquisa, um exemplar foi encontrado na biblioteca pública de Mönchengladbach, na Alemanha, à qual o autor agradece imensamente pelo empréstimo.

91. Do alemão: "artífice doméstico". (N. da T.)

92. Ver Gerhart von Schulze-Gaevernitz, *Der Großbetrieb: Ein wirtschaftlicher und socialer Fortschritt: Eine Studie auf dem Gebiete der Baumwollindustrie*, Leipzig: Duncker & Humboldt, 1892.

93. Das Eindringen sozialer Triebkräfte in die Medizin, *Aertzliche Standeszeitung*, Band I, n. 1, 1902, p. 1-3.

94. Aladdin, Eine Lehrkanzel für Soziale Medizin, *Aerztliche Standeszeitung*, Band I, n. 7, 1902, p. 1-2.

95. A. Adler, Stadt und Land, *Aerztliche Standeszeitung*, Band II, n. 18, 1903, p. 1-3; n. 19, p. 1-2; n. 20, p. 1-2.

96. Idem, Staatshilfe oder Selbsthilfe?, *Aerztliche Standeszeitung*, Band II, n. 21, 1903, p. 1-3; n. 22, p. 1-2.

97. Idem, Der Arzt als Erzieher, *Aerztliche Standeszeitung*, Band III, n. 13, 1904, p. 4-6; n. 14, p. 3-4; n. 15, p. 4-5.

98. Idem, Hygiene des Geschlechtslebens, *Aerztliche Standeszeitung*, Band III, n. 18, 1904, p. 1-2; n. 19, p. 1-3.

99. Ver as *Atas da Sociedade Psicanalítica de Viena*, v. 1 (1906-1908), trad. M. Marino, São Paulo: Scriptoriums, 2015.

100. A. Adler, Drei Psycho-Analysen von Zahleneinfüllen und obsedierenden Zahlen, *Psychiatrische-Neurologische Wochenschrift*, Band VII, 1905, p. 263-266.

101. Idem, Das Sexuelle Problem in der Erziehung, *Die Neue Gesellschaft*, Band VIII, 1905, p. 360-362.

102. Ver idem, *Studie über Minderwertigkeit von Organen*, Wien: Urban und Schwarzenberg, 1907. (Trad. ingl.: *Study of Organ Inferiority and Its Psychical Compensation*, New York: Nervous and Mental Disease Publishing, 1917.)

103. Do latim: "local de menor resistência". (N. da T.)

104. A. Adler, Der Aggressionstrieb im Leben und in der Neurose, *Fortschritte der Medizin*, Band XXVI, 1908, p. 577-584. (Trad. bras.: As Expressões da Pulsão Agressiva na Vida e

na Neurose, trad. Caio Padovan; Julia J. Schlemm, *Lacuna: Uma Revista de Psicanálise*, São Paulo, n. 6, 2018, p. 9.)

105. Idem, Der Psychische Hermaphroditismus im Leben und in der Neurose, *Fortschritte...*, Band XXVIII, 1910, p. 486-493.

106. Ver idem, *Ueber den Nervösen Charakter: Grundzüge einer vergleichenden Individualpsychologie und Psychotherapie*, Wiesbaden: Bergmann, 1912. (Trad. ingl.: *The Neurotic Constitution: Outlines of a Comparative Individualistic Psychology and Psychotherapy*, New York: Moffat, Yard, 1917.)

107. Ver idem, *Menschenkenntnis*, Leipzig: Hirzel, 1927. (Trad. ingl.: *Understanding Human Nature*, New York: Greenberg, 1927.)

108. Immanuel Kant [1798], Anthropologie in Pragmatischer Hinsicht, *Kants Werke*, v. 7, Berlin: Georg Reimer, 1971, p. 117-333. (Trad. bras.: *Antropologia de um Ponto de Vista Pragmático*, trad. Clélia Martins, São Paulo: Iluminuras, 2006.)

109. Ver Henri Lefebvre, *Critique de la vie quotidienne, tome 1: Introduction*, Paris: Bernard Grasset, 1947.

110. Isso foi demonstrado notavelmente por Ludwig Klages em *Die psychologischen Errungenschaften Nietzsches*, Leipzig: A. Barthes, 1926. Ver capítulo 5, p. 280-286.

111. A. Neuer, *Mut und Entmutigung: Die Prinzipien der Psychologie Alfred Adlers*, München: J.F. Bergmann, 1926, p. 12.

112. Ver neste capítulo, p. 588.

113. A. Adler, Zur Massenpsychologie, *Internationale Zeitschrift für Individualpsychologie*, Band XII, 1934, p. 133-141.

114. Idem, Psychologie der Macht, em Franz Kobler (Hrsg.), *Gewalt und Gewaltlosigkeit: Handbuch des aktiven Pazifismus*, Zürich: Rotapfel, 1928, p. 41-46.

115. Ver Paul Häberlin, *Minderwertigkeitsgefühle*, Zürich: Schweizer Spiegel, 1936.

116. A. Neuer, op. cit., p. 13-14.

117. Ver F. Oliver Brachfeld, *Les Sentiments d'infüriorité*, Genève: Mont-Blanc, 1945.

118. A. Adler, Der Komplexzwang als Teil der Persönlichkeit und Neurose, *Internationale Zeitschrift...*, Band XIII, 1935, p. 1-6.

119. Idem, Das Problem der Distanz: Über einen Grundcharakter der Neurose und Psychose, *Zeitschrift für Individualpsychologie*, Band I, 1914, p. 8-6.

120. Idem, On the Interpretation of Dreams, *International Journal of Individual Psychology*, v. II, n. 1, 1936, p. 3-16.

121. Idem, *Praxis und Theorie der Individualpsychologie*, Wien: Bergmann, 1920, p. 171-182. (Trad. ingl.: *The Practice and Theory of Individual Psychology*, London: Routledge and Kegan Paul, 1925.)

122. Do latim: "último recurso". (N. da T.)

123. A teoria adleriana da paranoia é apresentada no mesmo artigo em que a da melancolia. Ver também Georges Verdeaux, *La Paranoia de compensation*, Paris: Le François, 1943.

124. Ver Vera Strasser-Eppelbaum, *Zur Psychologie des Alkoholismus: Ergebnisse experimenteller und individualpsychologischer Untersuchungen*, München: Reinhardt, 1914.

125. Ver P. Nussbaum, Alkoholismus als individualpsychologisches Problem, em Stavros Zurukzoglu, *Die Alkoholfrage in der Schweiz*, Basel: B. Schwabe, 1935, p. 603-618.

126. Adler expôs seus conceitos de vida sexual normal e anormal em vários artigos de uma enciclopédia médica: A. Bethe (Hrsg.), *Handbuch der normalen und pathologischen Physiologie*, Band XIV, n. I, Berlin: Springer, 1926.

127. Ver A. Adler, *Das Problem der Homosexualität*, München: Reinhardt, 1917.

128. Ver idem, *Das Problem der Homosexualität: Erotisches Training und erotischer Rückzug*, Leipzig: S. Hirzel, 1930.

129. Idem, The Individual Criminal and His Cure, *National Committee on Prisons and Prison Labour*, New York: Annual Meeting, 1930. Ver também: P. Bottome, *Alfred Adler...*, p. 228-235.

130. Idem, Danton, Marat, Robespierre: Eine Charakterstudie, *Arbeiter-Zeitung*, n. 352, Dezember 25, 1923, p. 17-18.

131. Estamos seguindo principalmente a sistematização escrita pela dra. Alexandra Adler, Individualpsychologie (Alfred Adler), em V.E. Frankl; V.E. v. Gebsattel; J.H. Schultz (Hrsg.), *Handbuch der Neurosenlehre und Psychotherapie*, Band 3, München: Urban und Schwarzenberg, 1959, p. 221-268.

132. Ver A. Adler, *Die Technik der Individualpsychologie, Band 1: Die Kunst eine Lebens- und Krankengeschichte zu lesen*, München: J.F. Bergmann, 1928. (Trad. ingl.: *The Case of Miss R.: The Interpretation of a Life Story*, New York: Greenberg, 1929.)

133. Ver idem, The Case of Mrs. A., *Individual Psychology Publications: Medical Pamphlets*, v. 1, 1931.

134. O próprio Adler escreveu muito pouco sobre essas organizações. Até onde sabemos, a descrição mais completa que temos delas foi escrita por Madelaine Ganz, em *La Psychologie d'Alfred Adler et le développement de l'enfant*, Neuchâtel: Delachaux et Niestlé, [s.d.]. (Trad. ingl.: *The Psychology of Alfred Adler and the Development of the Child*, London: Routledge and Kegan Paul, 1953.)

135. Do alemão: "abrigo". (N. da T.)

136. Do alemão: "escolas secundárias". (N. da T.)

137. Informações gentilmente cedidas pelo dr. Joshua Bierer.

138. O dr. D. Ewen Cameron também abriu um hospital-dia em Montreal no ano de 1946, embora com princípios um pouco diferentes.

139. Ver *Der Sinn des Lebens*, Wien: Passer, 1933. (Trad. ingl.: *Social Interest: A Challenge to Mankind*, London: Faber and Faber, 1938.)

140. A maioria desses escritos posteriores foi compilada no volume organizado por Heinz L. Ansbacher e Rowena R. Ansbacher, op. cit.

141. A. Adler, Das Todesproblem in der Neurose, *Internationale Zeitschrift...*, Band XIV, 1936, p. 1-6.

142. Idem, Case Interpretation, *Individual Psychology Bulletin*, v. II, 1941, p. 1-9. Reproduzido em H.L. Ansbacher; R.R. Ansbacher, op. cit., p. 143-158.

143. "Menschsein heisst, ein Minerwertigkeitsgefühl zu besitzen, das ständig nach seiner Überwindung drängt." (A. Adler, *Der Sinn...*, p. 48.)

144. O autor é muito grato ao reverendo Ernst Jahn, que lhe emprestou gentilmente os próprios exemplares de seus livros – eles parecem ser os únicos existentes, nunca tendo sido reimpressos –, e enviou muitas informações sobre Alfred Adler e vários de seus contemporâneos.

145. Ver E. Jahn, *Wesen und Grenzen der Psychoanalyse*, Schwerin: Friedrich Bahn, 1927.

146. Ver idem, *Machtwille und Minderwertigkeitsgefühl*, Berlin: Martin Warneck, 1931.

147. Ver E. Jahn; A. Adler, *Religion und Individualpsychologie: Eine prinzipielle Auseinandersetzung über Menschenführung*, Wien/Leipzig: Passer, 1933. Ver também o novo prefácio de Ernst Jahn em H.L. Ansbacher; R.R. Ansbacher, op. cit., p. 272-274.

148. Izydor Wasserman, Letter to the Editor, *American Journal of Psychotherapy*, v. XII, 1958, p. 623-627; idem, Ist eine Differenzielle Psychotherapie möglich?, *Zeitschrift für Psychotherapie und Medizinische Psychologie*, Band IX, 1959, p. 187-193.

149. H.L. Ansbacher, The Significance of the Socio-Economic Status of the Patients of Freud and of Adler, *American Journal of Psychotherapy*, v. XIII, 1959, p. 376-382.

150. Willy Hellpach, *Wirken und Wirren: Lebenserinnerungen: Eine Rechenschaft über Wert und Glück, Schuld und Sturz meiner Generation*, Band 1, Hamburg: Christian Wegner, 1948, p. 413.

151. Hans Kunz, Zur grundsätzlichen Kritik der Individualpsychologie Adlers, *Zeitschrift für die gesamte Neurologie und Psychiatrie*, Band CXVI, 1928, p. 700-766.

152. *Alfred Adler...*, p. 17.

153. I. Kant, Träume eines Geistessehers, em Ernst Cassirer (Hrsg.), *Immanuel Kants Werke*, Band 2, Berlin: Bruno Cassirer, 1912, p. 329-390.

154. Idem, Anthropologie in pragmatischer Hinsicht, em E. Cassirer (Hrsg.), *Immanuel Kants...*, Band 8, p. 3-228. (Trad. bras.: *Antropologia...*, p. 116.)

155. Isso foi salientado por Heinz L. Ansbacher em Sensus Privatus versus Sensus Communis, *Journal of Individual Psychology*, v. XXI, 1965, p. 48-50.

156. Ver capítulo 4, p. 206-207.

157. Idem, p. 233-234.

158. Ver August Bebel, *Die Frau und der Sozialismus*, Stuttgart: Dietz, 1879.

159. Sofie Lazarsfeld, *Wie die Frau den Mann erlebt*, Leipzig/Wien: Verlag für Sexualwissenschaft, 1931, p. 79-82.

160. Ver capítulo 4, p. 244-245.

161. Ver H. Lefebvre, *La Conscience mystifiée*, Paris: Gallimard, 1936.

162. Idem, *Pour connaître la pensée de Karl Marx*, Paris: Bordas, 1947, p. 42-43. (Trad. bras.: *Para Compreender o Pensamento de Karl Marx*, trad. Laurentino Capela, Lisboa: Edições 70, 1981, p. 65.)

163. Ver capítulo 5, p. 279-286.

164. Ver Francis Graham Crookshank, Individual Psychology and Nietzsche, *Individual Psychology Pamphlets*, n. 10, London: C.W. Daniel, 1933.

165. Ver Hans Vaihinger, *Die Philosophie des Als Ob: System der theoretischen, praktischen und religiösen Fiktionen der Menschheit auf Grund eines idealistischen Positivismus*, Berlin: Reuther and Reichard, 1911. Há muitas edições ampliadas posteriores. (Trad. bras.: *A Filosofia do Como Se*, trad. Johannes Krestschmer, Chapecó: Argos, 2011.)

166. A definição benthamiana de ficção é dada em seu trabalho Logical Arrangements, or Instruments of Invention and Discovery, em John Bowring (ed.), *The Works of Jeremy Bentham*, v. 3, Edinburgh: William Tait, 1843, p. 286.

167. Do francês: "jeito de falar". (N. da T.)

168. Ver Joseph Wandeler, *Die Individualpsychologie Alfred Adlers in ihrer Beziehung zur Philosophie des Als Ob Hans Vaihingers*, Lachen: Buchdruckerei Gutenberg, 1932.

169. Ver Sarah Gertrude Millin, *General Smuts*, London: Faber and Faber, 1936. 2 v.

170. Ver J.C. Smuts, *Holism and Evolution*, London/New York: Macmillan, 1926.

171. Ver F. Oliver Brachfeld, op. cit.

172. A. Adler, *Über den Nervösen Charakter*, p. 3.

173. Isso foi bem demonstrado por Georges Blin, *Stendhal et les problèmes de la personalité*, v. 1, Paris: Corti, 1958, p. 169-217.

174. Stendhal mencionou expressamente o "contínuo sentimento de inferioridade de Julien Sorel": *Le Rouge et le noir*, Paris: Levasseur, 1830, cap. 40. Ver Stendhal, *Romans et Nouvelles*, v. 1, Paris: Gallimard, 1952, p. 507. (Col. Bibliothèque de la Pléiade.) (Trad. bras.: *O Vermelho e o Negro*, trad. Raquel A. Prado, São Paulo: Penguin/Companhia das Letras, 2018.)

175. Stendhal, Du Rire, *Mélanges d'art et de littérature*, Paris: Calmann-Lévy, 1924, p. 1-30.

176. Ver Ralph Waldo Emerson, *The Complete Works: Centenary Edition*, v. 2, 3, 6, Boston/New York: Houghton, Mifflin, 1903-1912. (Trad. bras.: *Ensaios*, trad. José Paulo Paes, São Paulo: Cultrix, 1961; idem, *A Conduta da Vida*, trad. Juliana Amato, Campinas: Auster, 2019.)

177. Ver Helvétius, *De l'Esprit*, Paris: Durand, 1758.

178. P. Despine, *Psychologie naturelle: Étude sur les facultés intellectuelles et morales dans leur état normal et dans leurs manifestations anormales chez les aliénés et chez les criminels*, v. 1, Paris: Savy, 1868, p. 291-292.

179. Thorleif Schjelderup-Ebbe, Beiträge zur Sozialpsychologie des Haushuhns, *Zeitschrift für Psychologie und*

Physiologie der Sinnesorgane, Band LXXXVIII, 1922, p. 225-253.

180. D. Katz, Tierpsychologie und Soziologie des Menschen, *Zeitschrift für Psychologie...*, Band LXXXVIII, 1922, p. 253-264.

181. R.W. Emerson, op. cit., p. 59, 190.

182. Ver Louis Estève, *Une Nouvelle Psychologie de l'impérialisme*, Paris: Félix Alcan, 1913.

183. Ver Ernest Seillière, *Le Néoromantisme en Allemagne, I: Psychanalyse freudienne ou psychologie impérialiste?*, Paris: Félix Alcan, 1928.

184. Ver Jules de Gaultier, *Le Bovarysme*, Paris: Mercure de France, [s.d.].

185. Ver Nathan Bryllion Fagin, *The Histrionic Mr. Poe*, Baltimore: Johns Hopkins, 1949.

186. J. Dorfman, *Thorstein Veblen and His America*, New York: Viking, 1934, p. 313-319.

187. Johann Wolfgang von Goethe [1810], Zur Farbenlehre, *Sämtliche Werke*, Band 52, Stuttgart: J.G. Cotta, 1833, p. XI. (Trad. bras.: *Doutrina das Cores*, trad. Marco Giannotti, São Paulo: Nova Alexandria, 1993, p. 35.)

188. Franz Joseph Gall, *Sur les fonctions du cerveau et sur celles de chacune de ses parties*, v. 3, Paris: J.B. Baillière, 1825, p. 181-182.

189. Ver Josef Popper-Lynkeus, *Die allgemeine Nährpflicht als Lösung der Sozialen Frage*, Dresden: Carl Reissner, 1912.

190. Maksim Górki, Razrushênye lítchnosti, *Otcherki filosofii Kollektivizma, v. 1*, Sankt-Peterburg, 1909. (Trad. al.: *Die Zerstörung der Persönlichkeit, Aufsätze*, Dresden: Kaemmrer, 1922, p. 17-86.)

191. Der Aggressionstrieb im Leben und in der Neurose, *Fortschritte...*, Band XXVI, 1928, p. 577-584. (Trad. bras.: As Expressões da Pulsão Agressiva na Vida e na Neurose, op. cit., p. 9.)

192. H.L. Ansbach; R.R. Ansbach, *The Individual Psychology of Alfred Adler: A Systematic Presentation in Selections from His Writings*, New York: Basic Books, 1956, p. 31, 32, 37, .

193. Ver E.J. Kempf, *Psychopathology*, St. Louis: C.V. Mosby, 1920.

194. Ver Harry Stack Sullivan, *Conceptions of Modern Psychiatry*, Washington: William Alanson White Psychiatric Foundation, 1947; idem, *The Interpersonal Theory of Psychiatry*, New York: W.W. Norton, 1953; idem, *The Psychiatric Interview*, New York: W.W. Norton, 1954; idem, *Clinical Studies in Psychiatry*, New York: W.W. Norton, 1956.

195. K. Horney, Flucht aus der Weiblichkeit, *Internationale Zeitschrift...*, Band XII, 1926, p. 360-374.

196. Idem, Der Männlichkeitskomplex der Frau, *Archiv für Frauenkunde*, Band XIII, 1927, p. 141-154.

197. Idem, Die Angst vor der Frau, *Internationale Zeitschrift...*, Band XVIII, 1932, p. 5-18.

198. Idem, *The Neurotic Personality of Our Time*, New York:

W.W. Norton, 1937; idem, *New Ways in Psychoanalysis*, New York: W.W. Norton, 1939; idem, *Our Inner Conflicts: A Constructive Theory of Neurosis*, New York: W.W. Norton, 1945; idem, *Neurosis and Human Growth: The Struggle towards Self-Realization*, New York: W.W. Norton, 1950. (Trad. bras., respectivamente: *O Problema dos Nervosos*, trad. I. Mielnik, São Paulo: Clássico-Científica, 1946; *Novos Rumos na Psicanálise*, trad. J.S. Pereira, Rio de Janeiro: Civilização Brasileira: 1966; *Nossos Conflitos Interiores: Uma Teoria Construtiva das Neuroses*, trad. O.A. Velho, São Paulo: Difel, 1982; *Neurose e Desenvolvimento Humano*, 2. ed., trad. J.S. Pereira; M.H. Muss, Rio de Janeiro: Civilização Brasileira, 1996.)

199. E. Fromm, *Escape from Freedom*, New York: Farrar, Strauss & Giroux, 1941; idem, *Man for Himself*, New York: Reinhart, 1947; idem, *The Sane Society*, New York: Reinhart, 1955. (Trad. bras., respectivamente: *O Medo à Liberdade*, trad. O.A. Velho, Rio de Janeiro: Guanabara, 1983; *Análise do Homem*, 7. ed., trad. O.A. Velho, Rio de Janeiro: Zahar, 1970; *Psicanálise da Sociedade Contemporânea*, 10. ed., trad. L.A. Bahia; G. Rebuá, Rio de Janeiro: Zahar, 1983.)

200. Suas duas principais obras são *Der gehemmte Mensch* (Berlin: Springer, 1940) e *Lehrbuch der analytischen Psychotherapie* (Berlin: Springer, 1950).

201. J. Wilder, Introduction, em Kurt A. Adler; Danica Deutsch (ed.), *Essays in Individual Psychology*, New York: Grove, 1959, p. XV.

202. Isso foi apontado repetidas vezes. Ver, por exemplo, Ernest L. Johnson, Existential Trends toward Individual Psychology, *Journal of Individual Psychology*, v. XXII, 1966, p. 33-42.

203. Ferdinand Birnbaum, Victor E. Frankls Existentialpsychologie individualpsychologisch gesehen, *Internationale Zeitschrift...*, Band XVI, 1947, p. 145-152.

204. J.P. Sartre, *L'Être et le néant: Essai d'ontologie phénoménologique*, Paris: Gallimard, 1943, p. 643-663. (Trad. bras.: *O Ser e o Nada: Ensaio de Ontologia Fenomenológica*, trad. Paulo Perdigão, Petrópolis: Vozes, 1997.)

205. Ver Jakob Klaesi, *Vom seelischen Kranksein: Vorbeugung und Heilen*, Bern: Paul Haupt, 1937.

206. Ver Prescott Lecky, *Self-Consistency: A Theory of Personality*, New York: Highland, 1945.

207. Ver *Das Selbstwertstreben: Wesen. Formen und Schicksale*, München: Reinhardt, 1963.

208. Ver W. Toman, *Family Constellation*, New York: Springer, 1961. (Trad. al. ampliada: *Familienkonstellationen: Ihr Einfluss auf Menschen und seine Handlungen*, München: C.H. Beck, 1965.)

209. A técnica de análise padrão para sua pesquisa encontra-se descrita em O. Martensen-Larsen, Family Constellation Analysis and Male Alcoholism, *Acta Psychiatrica Scandinavica, Supplement*, v. CVI, 1956, p. 241-247.

210. Ver E. Berne [1964], *Os Jogos da Vida: A Psicologia Transacional e o Relacionamento Entre as Pessoas*, São Paulo: Nobel, 1995.

211. Ver P. Häberlin, op. cit.

212. Gustav Hans Graber, Untermensch-Uebermensch, Ein Problem zur Psychologie der Ueberkompensation, *Acta Psychotherapeutica*, Band IV, 1956, p. 217-224.

213. Ver Margaret Mead; Ken Heyman, *Family*, New York: Macmillan, 1965. Danica Deutsch, Alfred Adler and Margaret Mead, a Juxtaposition, *Journal of Individual Psychology*, v. XXII, 1966, p. 228-233.

214. Walter Goldschmidt, *Man's Way*, New York: Holt, Rinehart and Winston, 1959, p. 220.

215. A. Adler, Introduction, em Maxwell Maltz, *New Faces, New Futures*, New York: Richard R. Smith, 1936, p. VII.

216. Albert Eglash; Ernst Papanek, Creative Restitution: A Correctional Technique and a Theory, *Journal of Individual Psychology*, v. XV, 1959, p. 226-232.

217. N. Mailloux, Genèse et signification de la conduite antisociale, *Revue Canadienne de Criminologie*, v. IV, 1962, p. 103-111.

218. Hans Hoff, Opening address to the Eighth International Congress of Individual Psychology, Vienna, August 28, 1960, *Journal of Individual Psychology*, v. XVII, 1961, p. 212.

219. *The Times* (London), September 25, 1939, p. 10.

220. *The New York Times*, June 7, 1961.

221. Ver Wilhelm Lange-Eichbaum, *Genie, Irrsinn und Ruhm*, München: Reinhardt, 1927.

222. Ver B. Grasset, *Remarques sur l'action*, Paris: Gallimard, 1928.

223. Do alemão: "cantigas". (N. da T.)

224. Sobre vitimologia, ver Hans von Hentig, *The Criminal and His Victim*, New Haven: Yale University Press, 1948; idem, *Das Verbrechen*, Band 2, Berlin: Springer, 1962, p. 364-515; H.F. Ellenberger, Psychological Relationships Between Criminal and Victim, *Archives of Criminal Psychodynamics*, v. I, n. 2, 1955, p. 257-290.

225. Jean Cocteau, Rousseau, *Œuvres complètes*, v. 9, Paris: Marguerat, 1950, p. 365-373.

226. Ver capítulo 5, p. 277-279.

227. E. Jones, *The Life and Work...*, v. 3, New York: Basic Books, 1957, p. 208.

228. Ver capítulo 4, p. 257 n75.

229. Idem, p. 208-209.

230. Ver capítulo 1, p. 55-56.

9

Carl Gustav Jung
e a Psicologia Analítica

Carl Gustav Jung, não mais que Alfred Adler, é um dos que divergem da psicanálise de Freud, e a sua psicologia analítica não deve ser medida a partir dos critérios da psicanálise freudiana, assim como a psicanálise não deve ser medida a partir dos critérios da psicologia analítica. Ambas devem ser entendidas nos termos de suas próprias filosofias.

As diferenças fundamentais entre os sistemas de Jung e de Freud podem ser sintetizadas da seguinte maneira:

Primeiro - o embasamento filosófico é consideravelmente outro. A psicologia analítica de Jung, tal como a psicanálise de Freud, é um ramo tardio do romantismo, mas a psicanálise é também herdeira do positivismo, do cientificismo e do darwinismo, ao passo que a psicologia analítica rejeita essa herança e regressa às inalteradas fontes da psiquiatria romântica e da filosofia da natureza;

Segundo - enquanto o objetivo de Freud é explorar aquela parte da mente humana que era intuitivamente conhecida pelos grandes escritores, Jung alega ter abordado objetivamente, e anexado à ciência, um reino da alma humana que fica entre a religião e psicologia.

O Contexto de Vida de Carl Gustav Jung

Carl Gustav Jung nasceu num pequeno vilarejo da Turgóvia, Suíça, em 1875, e morreu em Küsnacht, às margens do Lago Zurique, em 1961. Passou toda a vida em sua Suíça natal, tirante a série de viagens pela França, Inglaterra, Itália, América do Norte, África e Índia. Quando ele nasceu, Freud tinha dezenove anos, Janet, dezesseis, e Adler, cinco. Jung foi, então, o mais jovem dos grandes pioneiros da nova psiquiatria dinâmica, e também sobreviveu a todos eles. E já que vivia na Suíça, um país neutro, não sofreu as adversidades que afligiram as vidas de Freud e Adler.

A primeira metade da vida de Jung, de 1875 a 1914 – isto é, os anos de sua juventude, de sua carreira psiquiátrica, da associação com Freud e de sua subsequente separação –, se passou durante o período da "paz armada" europeia. Após a Primeira

Guerra Mundial, ele fundou sua escola e expôs suas ideias em vários livros. Durante a Segunda Guerra Mundial e depois, afrouxou os laços com sua escola e expressou seus pensamentos de forma cada vez mais pessoal. Seus pacientes eram, no início, psicóticos institucionalizados de estratos sociais mais baixos; e depois, em sua maioria, neuróticos de classes mais altas.

A vida de Carl Gustav Jung pode ser vista como um exemplo de ascensão social. Nascido numa família de classe média depauperada, foi um estudante sem dinheiro, começou sua carreira como médico em hospital psiquiátrico e como psiquiatra universitário, e então se tornou um psicoterapeuta de renome mundial e o fundador e líder de uma escola. Ao final da vida, personificou a figura quase lendária do "Velho Sábio de Küsnacht", que pessoas de todas as partes do mundo iam visitar.

Histórico Familiar

É impossível compreender a personalidade e a obra de Carl Gustav Jung sem considerar a sua origem suíça e a sua família.

A Suíça é um Estado multinacional, como o era o Império Austro-Húngaro, com a diferença de que na Suíça há apenas três grupos étnicos e línguas principais, e a unidade política havia sido alcançada antes da ascensão do nacionalismo aguerrido. Os problemas para os quais a monarquia austro-húngara buscara desesperadamente uma solução já haviam sido solucionados na Suíça por meio do federalismo. Embora os três principais grupos étnicos falassem as línguas dos países vizinhos (Alemanha, França, Itália), a identidade nacional suíça é muito forte porque as instituições políticas da Suíça diferem consideravelmente das identidades dos demais países europeus.

Para os suíços, federalismo e democracia são quase sinônimos. Todo suíço exerce os seus direitos políticos em três níveis: comunidade, cantão e federação. Cada comunidade goza de grande autonomia, e todos os cidadãos homens se encontram, constante e ativamente, engajados em assuntos comunitários. Cada suíço faz parte de uma comunidade de origem, e esse privilégio é transmitido aos seus descendentes, independentemente do local de residência atual. Um estrangeiro que esteja requerendo cidadania suíça primeiro deve procurar ser aceito por uma determinada comunidade, tornando-se então cidadão do cantão e, consequentemente, da Federação Suíça. A autodeterminação, na Suíça, desenvolvia-se no interior da comunidade e do cantão, até o limite extremo compatível com a unidade nacional. Nada pareceria mais abominável, mais antidemocrático para um suíço que a ideia de impor uma língua comum ao país inteiro. Alemão, francês e italiano são considerados as três línguas nacionais, e cada uma se torna a língua oficial na parte do país em que é falada. Além do mais, na Suíça de língua alemã vários dialetos são utilizados como línguas faladas, em contraste com o *Schriftdeutsch* (alemão escrito), a língua administrativa e acadêmica oficial.

Outro traço que diferencia a Suíça de outros países é a organização do Exército. Cada homem suíço, enquanto estiver na ativa, fica com o seu uniforme militar e as suas armas em casa, permanece sob as ordens do chefe setorial de sua comunidade, e tem o seu equipamento inspecionado regularmente. Em contraste com os demais exércitos europeus – que impõem um período de um, dois ou mais anos de serviço militar –, os jovens recrutas passam por algumas semanas de instrução e exercícios militares intensivos, depois retornam todo ano para um breve período de treinamento; e aqueles que desejam se tornar oficiais estão sujeitos a um treinamento periódico similar. Assim, cada homem suíço é simultaneamente um soldado – ou oficial – e um civil. O corpo militar permanente é mantido a um nível mínimo.

O suíço se encontra fortemente integrado à vida de sua comunidade, cantão e país. Preocupa-se profundamente com a política local e a vida militar, e com frequência tem um profundo interesse pelas genealogias e pela história de sua família – de forma verdadeiramente democrática, não apenas os aristocratas, mas quase todas as famílias possuem o seu brasão de armas. Um resultado do sistema de comunidade de origem é que é muito fácil para um suíço reconstruir sua genealogia por meio dos registros comunitários.

Isso explica a estabilidade geral da população suíça, bem como a sua aderência à tradição, o seu respeito pelos costume e dialeto locais, e também as grandes diferenças que existem entre as localidades. A Suíça chegou a essa situação após uma longa e difícil evolução histórica, que incluiu muitas guerras civis. As vicissitudes da história fizeram com que a Suíça fosse gradativamente se tornando um Estado federativo composto de 22 cantões, três dos quais são divididos em semicantões, formando assim 25 unidades políticas autônomas. Durante a segunda metade do século XIX, a Suíça se tornou uma espécie de laboratório experimental de instituições democráticas. Embora tenha sido um dos últimos países a aceitar o voto feminino, gozava do benefício de instituições desconhecidas por toda parte, como o direito de iniciativa dos cidadãos e o referendo[1].

A Suíça é comumente identificada hoje com a imagem de um país que gozou de um prolongado período de paz em meio à turbulência da história europeia. Na verdade, quando Carl Gustav Jung nasceu, em 1875, seus pais e avós certamente não seriam dessa opinião. Os avós haviam passado a juventude durante o período em que a Suíça esteve enredada na Revolução Francesa e nas guerras napoleônicas. Depois, entre 1815 e 1830, o país sofreu uma grande quantidade de conflitos civis, notadamente quando os partidos dos lavradores de vários cantões tentaram abolir os privilégios do patriciado citadino. No cantão da Basileia, chegou a ocorrer guerra armada entre o campo e a cidade, o que teve fim em 1833 com a separação do cantão em duas unidades políticas: Basileia-Cidade e Basileia-Campo. Em 1838, a Suíça mobilizou suas tropas e esteve à beira de uma guerra com a França. Em 1845, os sete cantões católicos constituíram uma liga separatista, o *Sonderbund*[2], causando uma guerra civil que terminou com a vitória da Federação e a reunificação da Suíça, em 1847. Em 1857, a Suíça mobilizou as suas tropas novamente, dessa vez contra a Prússia, mas o conflito foi resolvido mediante negociação. Também houve muita desavença em questões religiosas.

A personalidade de Carl Gustav Jung refletia em algum grau não apenas as características da mentalidade suíça, mas também o espírito de sua cidade natal, a Basileia,

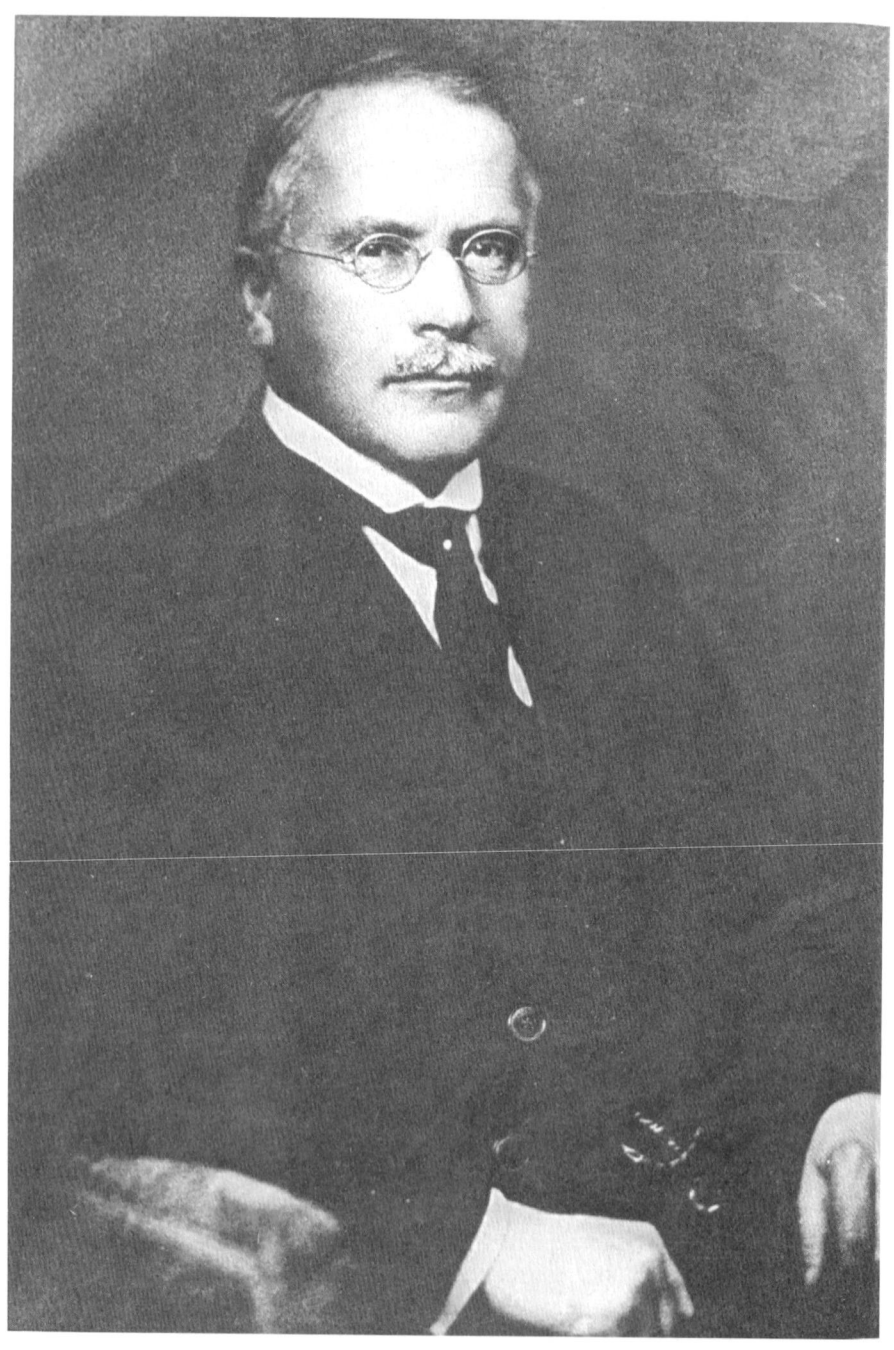

Carl Gustav Jung *(1875-1961): o pragmatismo de Jung refletia-se em sua terapia, que primeiro buscava fazer com que o paciente tomasse ciência de sua real situação de vida. (Cortesia do sr. Franz Jung.)*

de seus antepassados e de sua família. A Basileia é não só uma cidade, mas um exemplo quase único de unidade política independente, com seu governo, assembleias, departamentos ministeriais e administração. Centro internacional de indústria e comércio localizado no entroncamento entre Suíça, França e Alemanha, a Basileia era, naquela época, pequena o suficiente para que os seus cidadãos pudessem conhecer uns aos outros. Em 1875, o ano do nascimento de Jung, possuía cinquenta mil habitantes. Era um dos corações da cultura europeia desde o Renascimento. Em sua infância, quando andava pelas ruas, Jung poderia ver o eminente historiador-filósofo Jacob Burckhardt ou o velho Bachofen, por toda parte ouvia falar de Nietzsche, que tantas pessoas haviam conhecido, e era infalivelmente identificado como "o neto do famoso Carl Gustav Jung".

Seu avô, Carl Gustav Jung (1794-1864)[3], foi uma figura lendária na Basileia[4]. Filho de um médico alemão, havia estudado medicina em Heidelberg, conhecido os poetas românticos e escrito, ele próprio, poemas e canções estudantis[5]. Foi convertido ao protestantismo pelo célebre Schleiermacher. Um grupo de professores universitários organizou um banquete religioso e patriótico em Wartburg, na Saxônia, em 17 de outubro de 1817, com a permissão do governo. Embora se tenham abstido cuidadosamente de qualquer manifestação política, as autoridades se aproveitaram de um incidente banal para intervir e, em seguida, reprimir as organizações estudantis por toda a Alemanha. Carl Gustav Jung, um dentre os muitos outros jovens, foi posto na cadeia sem julgamento. Após a soltura, treze meses depois, viu sua carreira arruinada e emigrou para a França. Em Paris, conheceu Alexander von Humboldt, que, sabendo que a Universidade da Basileia estava à procura de um jovem cheio de energia para reorganizar sua escola de medicina, recomendou-o – e então Carl Gustav Jung, o Velho, tornou-se cidadão suíço e uma das personalidades mais proeminentes da Basileia. De acordo com todos os relatos da época, era um homem de um charme irresistível e conquistava o coração de todos aqueles com quem travava contato. Contudo, um de seus filhos retratou-o como um pai despótico, embora às vezes participasse das brincadeiras e traquinagens dos filhos[6]. Após a morte da primeira esposa, com quem teve três filhos, ele foi até o prefeito da Basileia pedir sua filha em casamento. O prefeito recusou o pedido, e Carl Gustav Jung foi dali direto para uma taverna e perguntou à garçonete se ela se casaria com ele. Ela aceitou imediatamente, e o casamento se consumou, para a consternação de toda a cidade. Ela morreu dali a três anos, depois de lhe dar dois filhos. Ele decidiu se casar novamente, e dessa vez o prefeito consentiu em dar a mão de sua filha, Sophie Frey. Ao todo ele teve treze filhos, muitos dos quais lhe causaram grande tristeza no final da vida. Em 1857, fundou um lar para crianças com retardo, ao qual dedicou a maior parte de seu tempo.

Carl Gustav Jung, o Velho, gozou de uma carreira extraordinariamente bem-sucedida: foi um dos médicos mais procurados da Basileia; foi eleito reitor da Universidade; tornou-se grão-mestre da franco-maçonaria suíça; e escreveu tratados científicos, bem como peças de teatro, utilizando-se de vários pseudônimos. De acordo com os rumores, era filho ilegítimo de Goethe. Sem dúvida havia certa semelhança física entre os dois. Carl Gustav Jung, o Velho, nunca se referiu a esse tópico, mas talvez seja digno

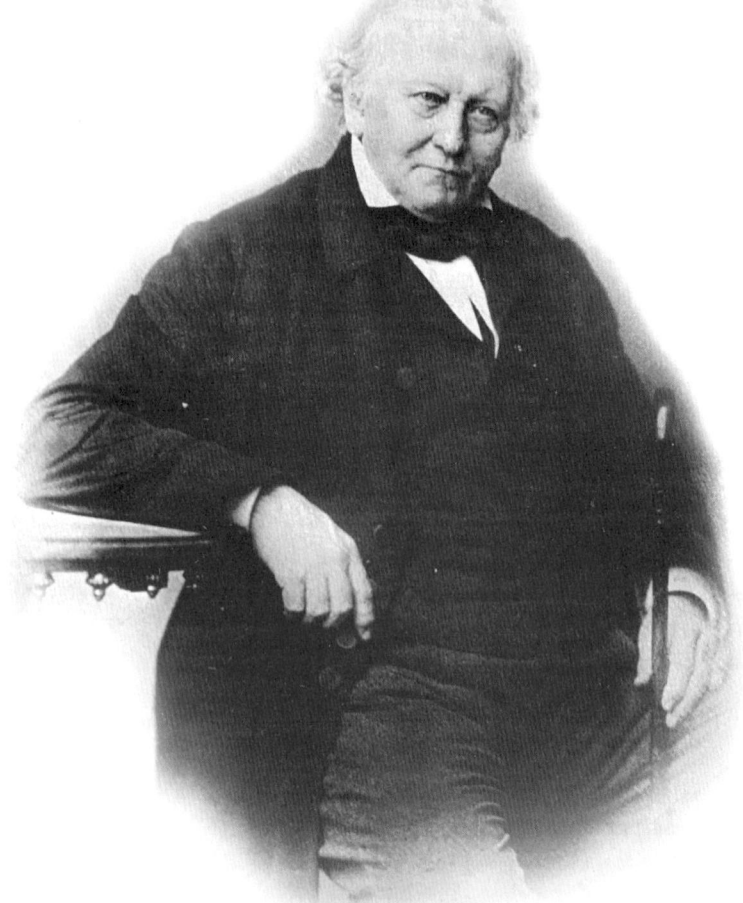

C.G. Jung, o Velho *(1794-1864), uma personalidade quase lendária, era o modelo com quem o neto se identificava, mais ou menos conscientemente. (Do acervo de retratos da Biblioteca da Universidade da Basileia.)*

de nota o fato de que, numa página de seu diário, ele tenha emitido um juízo severo a respeito da falta de senso moral de Goethe em duas de suas peças, e que num tratado anatômico sobre ossos supranumerários ele não tenha mencionado o clássico estudo goethiano sobre o osso intermaxilar[7]. Essa história de um suposto vínculo com Goethe contribuiu para fazer do velho Carl Gustav Jung uma figura lendária ainda em vida. Esse era o homem fascinante que o psiquiatra Carl Gustav Jung nunca conheceu, mas cujo nome ele recebera, e cuja imagem exerceu indubitavelmente uma grande influência sobre o seu destino[8].

Os avós maternos de Carl Gustav Jung não eram menos notáveis que os paternos. Samuel Preiswerk (1799-1871), renomado teólogo e hebraísta, sofreu muitas adversidades em sua vida, até que se tornou antístite da Igreja da Basileia, isto é, presidente da companhia de pastores. Ficou com a reputação de homem devoto e erudito, que compôs vários poemas e hinos eclesiásticos, e escreveu uma gramática do hebraico. Estava convencido de que a Palestina deveria ser restituída aos judeus e defendia ativamente essa ideia, de modo que hoje é considerado um precursor do sionismo.

Casou-se duas vezes: com a primeira esposa, teve apenas um filho; com a segunda, Augusta Faber, treze. Reza a lenda familiar que ele tinha visões e conversava com o mundo dos espíritos, e que em seu escritório uma cadeira especial era reservada ao espírito de sua primeira esposa, que o visitava toda semana – para a grande tristeza da segunda. Também dizem que quando escrevia os seus sermões, ficava com a filha Émilie sentada atrás dele, de modo que os espíritos não pudessem ler por sobre os seus ombros. Diziam que a segunda esposa – avó de C.G. Jung – possuía o dom da vidência, e que vários membros da família dela tinham habilidades parapsicológicas[9].

Os pais de C.G. Jung eram, ambos, os temporões de famílias grandes, e faziam parte da "geração sacrificada", por assim dizer, visto que nasceram quando os respectivos pais se haviam empobrecido. Paul Achilles Jung (1842-1896) era muito interessado em línguas clássicas e hebraico, mas tornou-se um modesto pastor de província. Casou-se com Émilie Preiswerk, a filha caçula de seu professor de hebraico. Jung tinha a impressão de que o casamento deles não era feliz. Acrescentemos, contudo, que o autor encontrou certa vez uma velha senhora que havia conhecido bem o reverendo Paul Jung em sua juventude. Ela o descreveu como um homem tranquilo, despretensioso e bondoso, que sabia como pregar aos camponeses de um modo admirável, e que era universalmente amado e respeitado por seus paroquianos. Segundo outra fonte confiável, o reverendo era considerado pelos colegas um homem um bocado enfadonho.

Após concluir seus estudos teológicos, Paul Jung foi designado para a paróquia de Kesswil, às margens do Lago de Constança, e depois, por três anos, para a de Laufen, perto de Schaffhausen. Em 1879, recebeu sua nomeação definitiva para Klein-Hüningen, um pequeno vilarejo pertencente à Basileia-Cidade. Tornou-se o capelão protestante do Hospital Psiquiátrico Friedmatt, na Basileia[10]. Não conhecemos o bastante acerca da personalidade do reverendo para compreender a razão para o forte ressentimento do filho para com ele durante toda a vida. É certo que o filho não o acusou de ser tirânico; antes mesmo, era a suposta imaturidade do pai que ele ressentia: o fato de que ele era um acadêmico e não se havia desenvolvido intelectualmente, dispersando a sua energia em atividades agradáveis, porém fúteis. C.G. Jung também acreditava que o pai tinha dúvidas religiosas que não seria capaz de admitir para si mesmo.

Temos ainda menos informações a respeito da personalidade da mãe de Carl Gustav Jung, Émilie Preiswerk. A mesma idosa que contou ao autor sobre a infância de Jung e seu pai descreveu a sra. Paul Jung como uma mulher gorda, feia, autoritária e arrogante. O filho se refere a ela como alguém de caráter um bocado difícil, mas também com uma dupla personalidade. Às vezes, disse ele, era altamente sensível a ponto de exibir habilidades parapsicológicas, e às vezes era bastante pé no chão e prosaica.

O reverendo e a sra. Paul Jung tiveram três filhos: o mais velho, Paul, nascido em agosto de 1873, viveu por apenas alguns dias; depois veio Carl Gustav, o futuro psiquiatra; e após um intervalo de nove anos, Johanna Gertrud, nascida em 17 de julho de 1884. Ela nunca se casou, não parece ter tido uma ocupação profissional e permaneceu à sombra do irmão, que ela admirava muito, morrendo em Zurique no dia 30 de maio de 1935.

Esse contexto familiar pode explicar alguns aspectos do pensamento de C.G. Jung, bem como suas divergências em relação a Freud. Freud havia sido o estimado primeiro filho de uma mãe jovem e bonita, ao passo que Jung conservou a imagem de uma mãe rústica e ambivalente. A ideia de que todo menino é apaixonado pela mãe e sente ciúmes do pai lhe parecia absurda. Por outro lado, Jung enfatizou não tanto a hostilidade do filho para com o pai, e sim a identificação inconsciente com ele e com os ancestrais do lado paterno. Não há dúvidas de que Jung se identificava menos com o pai que com o avô brilhante, romântico e bem-sucedido. Ele costumava sorrir quando negava os rumores de que o avô era filho ilegítimo de Goethe. Essa lenda pode ter sido um dos incentivos que lhe fizeram personificar a figura do Velho Sábio ao final de sua vida.

Jung viveu a infância e a juventude numa casa de pastor de província. O presbitério (*Pfarrhaus*) foi chamado de "uma das células germinais da cultura alemã"[11]. Numa casa bem espaçosa com um amplo jardim, o ministro cumpria seus deveres eclesiásticos, praticava a cura d'almas, dava o exemplo das virtudes domésticas, criava a sua família e guardava algum tempo para contemplação e estudo. Muitos filhos de pastor tornaram-se homens proeminentes, embora alguns se tenham rebelado contra a ortodoxia religiosa dos pais – quando não contra a própria religião, como Nietzsche. No caso de Jung, parece que os seus interesses religiosos e filosóficos foram despertados; porém, como não conseguiria receber do pai uma resposta que o satisfizesse, voltou as suas investigações para outros problemas, para além do escopo da religião tradicional.

Acontecimentos na Vida de Carl Gustav Jung

Nosso conhecimento sobre a vida de Carl Gustav Jung ainda é precário. Os relatos biográficos são sumários e revelam grandes lacunas[12]. Algumas memórias de sua infância e juventude foram relatadas por Alfred Oeri, que foi seu amigo a vida toda[13]. Nenhum estudo documental da vida de Jung – similar aos de Bernfeld e Gicklhorn para Freud, e o de Beckh-Widmanstetter para Adler – foi realizado até então, com a única exceção do estudo de Gustav Steiner sobre a atividade de Jung em sua associação de estudantes, com base nos arquivos dessa associação[14]. Jung sempre declinou a sugestão que seus amigos faziam a ele de escrever a história de sua vida. No final de 1957, quando estava com 82 anos, mudou de ideia e escreveu aquilo que viria a ser os primeiros capítulos de sua autobiografia; o restante ele narrou ao seu secretário, que depois editou e publicou[15]. Contudo, aqui também há grandes lacunas e contradições entre algumas das asserções de Jung e a versão dada por outras fontes[16]. Também é possível se perguntar como um senhor de 82 anos poderia se lembrar de suas primeiras memórias com tamanha acurácia. Uma pequena parte da extensa correspondência de Jung foi publicada, e muitos de seus escritos não se encontram disponíveis em forma impressa[17].

De acordo com os registros civis da Basileia, Jung nasceu em 26 de julho de 1875 em Kesswil, Cantão da Turgóvia, às margens do Lago de Constança[18]. Seis meses depois, sua família mudou-se para Laufen, perto de Schaffhausen, onde permaneceram por três anos. O presbitério situava-se bem próximo das Cataratas do Reno. Era um local muito pitoresco, mas um bocado assustador para a jovem criança, se nos reportamos às primeiras memórias de Jung, tal como registradas em sua autobiografia.

Em 1879, quando Carl não tinha nem quatro anos de idade, a família se mudou para Klein-Hüningen, na época um pequeno vilarejo de camponeses e pescadores localizado às margens do Reno[19]. Hoje, Klein-Hüningen é um subúrbio industrializado da Basileia – à qual foi incorporado em 1908. A população rural originária havia sido substituída por operários recrutados de outras regiões para as indústrias químicas e o porto da Basileia. Mas naqueles tempos remotos, Klein-Hüningen ainda era um vilarejo patriarcal, e Carl Gustav frequentou a escola com os filhos de famílias camponesas. O presbitério, um casarão antigo com jardim e estábulos, havia sido casa de campo da família Iselin – uma rica família patrícia cujo brasão de armas com três rosas ainda pode ser visto numa das portas. Havia uma discrepância entre o estilo aristocrático da casa e as posses de um pastor de província naquela época.

Não sabemos muito a respeito da infância de Carl Gustav. Albert Oeri relata apenas algumas peças que ele pregou noutras crianças. Em sua autobiografia, Jung enfatiza fantasias, sonhos e medos infantis. Frequentou a escola do vilarejo com os filhos dos fazendeiros locais e sentia que era diferente deles. Jung relata que, quando estava com seis anos, seu pai começou a lhe ensinar latim. Embora tenha chegado a adquirir posteriormente um bom conhecimento, ao que parece nunca conseguiu se equiparar ao pai no domínio dessa língua.

Na primavera de 1886, aos sete anos de idade, Jung iniciou os estudos secundários no Ginásio da Basileia. De acordo com a sua autobiografia, foi o começo de um período difícil para ele, no qual não tinha facilidade para se relacionar com os colegas. Era bom em latim, mas fraco em matemática. Um episódio que ocorreu envolvendo Jung é curiosamente similar a um que aconteceu na vida de André Gide. Um colega o havia derrubado no chão traiçoeiramente; Carl Gustav desmaiou por um curto período, mas simulou um período mais longo de inconsciência para assustar o culpado. Dali em diante, perdia a consciência sempre que queria para escapar de ir para a escola, ou mesmo de fazer o dever de casa. Durante seis meses, afastou-se da escola e saía perambulando e devaneando campo afora. Os médicos ficavam intrigados; um deles falou em epilepsia. Então, certo dia Carl Gustav ouviu por acaso o pai expressar, para um amigo que estava de visita, a sua preocupação com o futuro do filho. O garoto deu-se conta, de repente, que a vida era coisa séria, e que ele teria de se preparar para ganhar o próprio sustento. Daquele dia em diante, empenhou-se em reprimir seus episódios de desmaio e retomou a atividade escolar. Esse episódio revela não apenas como uma neurose infantil pode começar, mas também como pode ser espontaneamente curada – em contraste com André Gide, cuja infância inteira foi prejudicada por uma neurose similar[20]. Nós também encontramos prefigurado aqui um dos principais princípios da psicoterapia junguiana, a saber: trazer o paciente de volta à realidade.

Parece que, dali em diante, tudo correu razoavelmente bem com os estudos secundários de Jung. Contudo, em sua autobiografia ele não conta quase nada a respeito de seus estudos e dos seus mestres, mas enfatiza os acontecimentos de sua vida interior: sonhos, devaneios, fantasias e intuições. Após ter visto uma velha carruagem do século XVIII, sentiu de repente que havia vivido naquela época e começou a ter memórias dessa vida passada. Ele tinha a impressão de que possuía duas personalidades: a do menino nervoso e difícil, como aparentava ao seu meio; e também, desconhecida de todos, a de um homem proeminente do século XVIII[21]. Além do mais, o jovem Carl Gustav lia ostensivamente. Impressionava-se com Schopenhauer, cuja filosofia pessimista se encontrava no auge da popularidade, e com Goethe, em cujo *Fausto* ele via uma interpretação do problema do mal. Também passou por uma crise religiosa entre os quinze os dezesseis anos de idade, uma época que, como claramente indicado em sua autobiografia, foi marcada por longas, tediosas e estéreis discussões com o pai. Dessa maneira, chegou à postura em relação à religião que ele expressou posteriormente numa afirmação predileta: "Não posso acreditar no que não conheço, e no que conheço não preciso acreditar."[22]

Carl Gustav Jung passou nos exames finais, o *Matura*, na primavera de 1895[23]. Segundo Oeri, ele teve a sorte de os regulamentos daquela época permitirem que um candidato fosse aprovado com base na média de suas notas, de modo que conseguiu compensar a sua grande fraqueza em matemática. Quando chegou o momento de escolher uma profissão, optou pela medicina. Seu pai conseguiu para ele uma bolsa de estudos na Universidade da Basileia – cumpre notar que, à época, essas bolsas eram escassas e dadas apenas a alunos de poucas posses. O pai já estava gravemente doente e iria morrer dali a um ano. Carl Gustav Jung matriculou-se na Escola de Medicina da Universidade da Basileia no dia 18 de abril de 1895, lá estudando do verão de 1895 ao inverno de 1900-1901[24]. O pai morreu em 28 de janeiro de 1896, quando o filho era primeiranista. Jung passou a viver com a mãe e a irmã, e dali em diante passou a ser o chefe da família. Mudaram-se para uma casinha no vilarejo de Binningen, de onde ele ia andando para a Escola de Medicina todos os dias. Concluiu os estudos em cinco anos, o que era um tempo relativamente curto, mesmo para aquela época, e isso nos permite depreender que ele trabalhou duro.

Não obstante, dedicou algum tempo para as atividades estudantis. Em 18 de maio de 1895, foi admitido na seção basileiense da Zofingia, uma sociedade estudantil suíça. Gustav Steiner relata que a seção basileiense possuía, à época, cerca de 120 membros oriundos de quatro faculdades (teologia, filosofia, direito e medicina), e que havia uma média de oitenta membros nas reuniões semanais[25]. Albert Oeri, que fazia parte da mesma sociedade, escreve que Jung não se interessava pelos bailes sociais, nem pela farra com os membros, mas principalmente pelas tardes de discussão nas quais participava ativamente, em particular quando o tópico era sobre questões de filosofia, psicologia ou ocultismo. Gustav Steiner descreve como Jung cativava as mentes de seu público. Ele era apaixonadamente interessado por autores como Swedenborg, Mesmer, Jung-Stilling, Justinus Kerner, Lombroso e, sobretudo, Schopenhauer. Como veremos a seguir, as falas de Jung e a sua participação nas discussões foram registradas nos arquivos da Sociedade, e isso nos permite localizar nesse período inicial a origem de vários dos conceitos básicos da psicologia analítica. Gustav Steiner também conta da ascendência de Jung em relação aos seus companheiros estudantes, e relata como certa vez Jung gabou-se de ser um descendente de Goethe. "Não foi a lenda que me deixou perplexo", acrescenta Steiner, "mas o fato de ele nos contar a respeito."

Em sua autobiografia, Jung relata considerar sua descoberta do *Zaratustra* de Nietzsche um grande acontecimento desse período: um livro que provocou nele um extraordinário fascínio, como fez com muitos dos jovens de sua geração. Fala também de um dia de verão, quando estava trabalhando no quarto enquanto a sua mãe tricotava por perto, junto à janela da sala de jantar. Ouviram um estrondo, como o de uma explosão. A mãe de Jung ficou assustada; uma mesa redonda de nogueira quase se havia partido em duas. Duas semanas depois, outra explosão ressoou, dessa vez dentro de um armário. A lâmina de uma faca de pão havia "explodido" em quatro pedaços, como se tivesse sido cortada. Pouco depois, Carl Gustav tomou conhecimento de que uma prima por parte de mãe, que tinha quinze anos, Hélène Preiswerk, atuava fazendo experimentos espíritas e estava sujeita a acessos de sonambulismo mediúnico. Esse foi o início de um importante episódio na vida de Jung.

Carl Gustav, que estava então com 23 anos de idade, juntou-se ao grupo que realizava experimentos com a jovem médium, Hélène Preiswerk[26]. As notas reunidas por Jung acerca desses experimentos seriam a base para a sua subsequente dissertação em medicina. Enquanto isso, devorava tudo o que conseguia encontrar que houvesse sido escrito sobre espiritismo e parapsicologia, e discutia esses assuntos nas reuniões da Zofingia, defendendo a causa do espiritismo e falando de Zöllner e Crookes como mártires da ciência.

Ao final dos estudos em medicina, o interesse de Jung havia migrado para a psiquiatria. Segundo a sua autobiografia, isso foi resultado de um súbito impulso que ele sentiu ao ler o *Lehrbuch der Psychiatrie* (Manual de Psiquiatria), de Krafft-Ebing. Mas acaso a psiquiatria era assim tão nova para ele como insinuava? Segundo o Arquivo da Universidade da Basileia, ele havia feito uma disciplina de psiquiatria com o professor Wille no semestre de inverno de 1898-1899, e no semestre de verão de 1900, isso para não falar do fato de que o avô, Carl Gustav Jung, estivera profundamente interessado em crianças com retardo, e o pai havia sido capelão do Hospital Psiquiátrico Friedmatt. Naquela época, na Suíça, o único meio de se tornar psiquiatra era integrar a equipe de um hospital psiquiátrico universitário como assistente (residente) e ir ascendendo gradativamente os graus da hierarquia médica. Jung desejava sair da Basileia, onde sentia que era demasiadamente identificado às famílias de seus pais, e candidatou-se a uma vaga no famoso Hospital Psiquiátrico Burghölzli, em Zurique.

Enquanto isso, Jung havia passado na prova final, provavelmente em outubro de 1899, e concluído o seu primeiro período de serviço militar (a chamada Escola de Recrutas) como soldado de infantaria em Aarau[27]. Ele deu início, então, à sua nova atividade no Burghölzli em 11 de dezembro de 1900[28].

O residente recém-contratado que chegava ao Burghölzli era levado pelo porteiro a uma sala de espera, onde, pouco depois, o professor Eugen Bleuler vinha cumprimentá-lo com algumas palavras de boas-vindas. Em seguida, a despeito dos protestos do jovem médico, o professor pegaria, ele próprio, a mala do novato e a levaria para a sala dos residentes. Daquele momento em diante, o jovem viveria numa espécie de mosteiro psiquiátrico. Eugen Bleuler era a personificação do trabalho e do dever[29]. Era exigente consigo mesmo e com a sua equipe. Exigia uma quantidade extenuante de trabalho e devoção ilimitada aos pacientes. Os residentes tinham de fazer as primeiras rondas em suas enfermarias antes da reunião diária de equipe que acontecia às 8h30, na qual tinham de informar a respeito de seus pacientes. Duas ou três vezes por semana, às 10h, havia uma reunião chamada de *Gemeinsame*[30] (uma discussão conjunta da equipe a respeito dos históricos de caso de pacientes novos), sob a coordenação de Bleuler. Os turnos da noite tinham de ser feitos entre 17h e 19h. Não havia secretários e os residentes tinham de datilografar, eles próprios, os seus históricos clínicos, muitas vezes trabalhando até às 22h ou 23h. As portas do hospital se fechavam às 22h. Os residentes juniores não possuíam a chave, e se quisessem voltar depois das 22h, eram obrigados a pegar uma emprestado de um residente mais velho. Bleuler demonstrava máxima devoção aos pacientes; ele costumava fazer visitas breves às enfermarias até quatro ou seis vezes ao dia. O dr. Alphonse Maeder, que estava na equipe do Burghölzli nessa época heroica, relata o seguinte:

> O paciente era o foco de interesse. O estudante aprendia como falar com ele. O Burghölzli era, naquela época, uma espécie de fábrica onde você trabalhava muito e era mal remunerado. Todo mundo, do professor ao jovem residente, era totalmente absorvido pelo trabalho. A abstinência de bebidas alcoólicas era imposta a todo mundo. Bleuler era gentil com todos e nunca bancava o papel do chefe.[31]

O professor Jakob Wyrsch acrescenta o seguinte:

> Bleuler nunca culpava um residente. Se algo não houvesse sido feito, ele apenas sondaria as razões para a omissão. Não havia nada de ditatorial nele. Ia com frequência à sala dos residentes depois do almoço e tomava café com eles. Depois perguntava sobre novos desenvolvimentos em medicina ou cirurgia, não para testar o conhecimento dos residentes, mas apenas para se manter informado.[32]

Jung relata que passou os primeiros seis meses ali apartado do mundo externo e sem conseguir estabelecer muito contato com os colegas, e que leu os cinquenta volumes do *Allgemeine Zeitschrift für Psychiatrie* (Jornal Geral de Psiquiatria) em seu tempo livre. É extraordinário que em sua autobiografia o nome de Bleuler não seja mencionado sequer uma vez, e que Jung afirme que, quando chegou ao Burghölzli, lá os psiquiatras só estavam interessados em descrever sintomas e rotular pacientes, e "a psicologia do paciente mental não desempenhava absolutamente nenhum papel". Essa asserção é unanimemente contradita por todos os que trabalharam com Bleuler. Naquele primeiro ano, Jung também concluiu o seu curso de formação de oficiais na Basileia e recebeu a patente de tenente do Exército suíço. Sua dissertação médica, dedicada à história de sua jovem prima-médium, foi publicada em 1902.

Então ele tirou uma licença para estudar com Janet, em Paris, durante o semestre de inverno de 1902-1903. Muito curiosamente, esse período de sua vida também não é mencionado em sua autobiografia. De acordo com fontes informadas dos círculos junguianos, ele não era um estudante particularmente assíduo e passava muito tempo visitando os pontos de interesse da capital francesa.

Ao retornar de Paris, Jung retomou o trabalho no Burghölzli e casou-se em 14 de fevereiro de 1903 com Emma Rauschenbach, filha de um abastado industrial de Schaffhausen. Bleuler, que havia acabado de introduzir no Burghölzli o uso de testes psicológicos que existiam à época, pediu a Jung que fizesse experimentos com o Teste de Associação de Palavras – pesquisa em que, posteriormente, ele se mostraria muito bem-sucedido.

Aqueles que conheceram Jung nessa época tinham a impressão de que estava dando início a uma carreira excepcionalmente brilhante como psiquiatra universitário. O ano de 1905 foi bom para ele. Primeiro, foi designado Primeiro *Oberarzt*[33], título que é equivalente ao de diretor clínico numa instituição estadunidense; isso significa que ele vinha logo depois de Bleuler na hierarquia do hospital. Segundo, foi designado chefe do serviço ambulatorial, em que a hipnose estava sendo gradualmente substituída por outras formas de psicoterapia. Terceiro, obteve o invejado título de *Privatdozent* na universidade. Inaugurou sua docência no semestre de inverno de 1905-1906 com um curso sobre psiquiatria com demonstrações. Em seguida, durante o semestre de verão de 1906, ministrou um curso sobre psicoterapia, também com demonstrações. Por vários anos ele iria alternar um curso sobre histeria no semestre de inverno e um sobre psicoterapia no semestre de verão[34].

Em 1906, Jung publicou o primeiro volume dos estudos que havia realizado com vários colaboradores sobre o Teste de Associação de Palavras. Trocou suas primeiras cartas com Freud, e a partir desse momento dedicou-se plenamente à causa da psicanálise. Em novembro de 1906, publicou uma réplica afiada a uma leve crítica que Aschaffenburg havia feito sobre a teoria freudiana da histeria. Em fevereiro de 1907, foi visitar Freud em Viena. Em setembro de 1907, participou do Congresso Internacional de Psiquiatria, em Amsterdã, como porta-voz de Freud no debate a respeito de histeria. Em 26 de novembro do mesmo ano, ministrou uma palestra acerca da psicanálise numa reunião da Sociedade de Medicina de Zurique, que gerou uma viva discussão na qual foi respaldado por Bleuler[35]. Também naquele ano foi publicada *A Psicologia da Dementia Praecox*, de Jung, a primeira monografia dedicada à investigação "psicológica profunda" de um paciente psicótico. Enquanto isso, a equipe inteira do Burghölzli estava fascinada com as ideias de Freud e procurava elucidar em que medida podiam ser aplicadas ao entendimento da afecção mental.

Em 1908, Jung construiu uma casa ampla e bela, projetada por ele próprio, em Küsnacht, à margem do lago próximo de Zurique. Ele obteve reconhecimento internacional e foi convidado, em 1909, para participar da cerimônia do vigésimo aniversário da fundação da Universidade Clark, em Worcester, Massachusetts. Freud, como vimos, também foi um dos convidados, e ambos ministraram palestras em setembro de 1909.

Por volta dessa mesma época, Jung saiu do Burghölzli e se mudou para a casa em Küsnacht, onde passaria o resto da vida. Esse ponto de inflexão em sua vida foi explicado de várias formas, mas sem dúvida um atrito agudo se havia desenvolvido entre ele e Bleuler. A sensação era a de que Jung estava tão envolvido com a psicanálise que negligenciava os seus deveres no hospital, e os dois tiveram frequentes conflitos de opinião[36]. Jung passou a se dedicar à sua clínica particular crescente e, de 1909 a 1913, desempenhou um eminente papel no movimento psicanalítico. Foi o primeiro presidente da Associação Psicanalítica Internacional e o editor executivo do *Jahrbuch* (Anuário), o primeiro periódico psicanalítico. Começando em 1910, todo semestre de verão Jung ministrava um ciclo de palestras na Universidade de Zurique intitulado "Introdução à Psicanálise".

A história da relação entre Freud e Jung foi conhecida por um longo tempo apenas por meio de relatos de Freud e de seus discípulos. A versão que Jung tinha da história foi apresentada por ele em 1925, num seminário para um grupo restrito de estudantes, e em 1962 para um público mais amplo, em sua autobiografia. Jung nunca escondeu a sua admiração por Freud e por suas descobertas. Mas Freud também representava para ele a figura paterna que ele não havia conseguido encontrar em Flournoy e em Janet. Freud estava em busca de um discípulo digno de sucedê-lo e acreditou tê-lo encontrado em Jung. Houve assim um período de mútuo entusiasmo, que foi reforçado pelo fato de que não só Jung, mas o seu mestre, Bleuler, partiram publicamente em defesa de Freud. Mas desde o início também havia um mal-entendido fundamental. Freud queria discípulos que acatassem sem reservas a sua doutrina. Bleuler e Jung viam sua relação como uma colaboração que deixava livres ambos os lados. No começo, a relação foi facilitada pela boa vontade mútua. Jung tinha a mesma natureza cativante e flexível de seu avô paterno; Freud estava disposto a ser paciente e fazer certas concessões, embora permanecesse inabalável no que se refere à sua teoria do Complexo de Édipo e da libido. Porém essas eram as ideias que Jung nunca aceitou, então era inevitável que Freud viesse a repreendê-lo por seu oportunismo; e Jung, por sua vez, viesse a rejeitá-lo por seu dogmatismo autoritário. A verdadeira história dessa relação provavelmente será conhecida apenas quando a sua correspondência for publicada[37].

A psicanálise ainda não era a doutrina unificada que mais tarde iria se tornar. Como explicou Maeder, os membros do grupo psicanalítico de Zurique não estavam submetidos ao controle estrito de Freud, como os de Viena[38]. Eles se sentiam livres para desenvolver suas ideias ao seu próprio modo, de forma que as divergências iniciais puderam permanecer incontidas por mais tempo. As primeiras divergências sérias apareceram em 1911, em *Wandlungen und Symbole der Libido* (Metamorfose e Símbolos da Libido), de Jung. Depois, de dezembro de 1911 a fevereiro de 1912, em Zurique, ocorreu uma animada polêmica na qual Jung interveio como paladino de Freud[39]. Em novembro de 1912, Jung foi convidado a ministrar palestras sobre psicanálise em Nova York, onde ofereceu a sua própria versão da psicanálise como um desenvolvimento posterior das ideias básicas de Freud. Freud foi ficando cada vez mais desconfiado dessas divergências. Não obstante, confiou a Jung a missão de defender a psicanálise contra Janet no Congresso Internacional de Medicina, que ocorreu em Londres no mês de agosto de 1913. No entanto, o relatório de Jung a repeito da psicanálise continha sobretudo as suas próprias ideias acerca do assunto[40]. Quando a Associação Psicanalítica Internacional se reuniu no mês seguinte em Munique, o conflito entre Jung e o grupo psicanalítico assumiu um caráter mais agudo[41]. Em outubro de 1913, Jung renunciou à Associação Psicanalítica e à redação do *Jahrbuch*. Também renunciou ao cargo de *Privatdozent*; ministrou seu último ciclo de palestras no semestre de inverno do ano acadêmico de 1913-1914, rompendo então seus vínculos com a Universidade de Zurique – tal como havia feito com o Burghölzli, em 1909, e com a Associação Psicanalítica, em 1913[42]. Esses acontecimentos marcaram o início de um período intermediário de seis anos (do final de 1913 até 1919), que por muito tempo permaneceu o mais obscuro na vida de Jung e cujo significado completo foi revelado por sua autobiografia.

Sabe-se que, após a ruptura com Freud e a renúncia à Universidade de Zurique, Jung se dedicou à sua clínica particular. Durante a Primeira Guerra Mundial, foi mobilizado intermitentemente todos os anos por períodos que eram da ordem de alguns meses e, de 1914 a 1919, publicou muito pouco. Num seminário em 1925, Jung expôs os estágios pelos quais havia passado, durante aqueles anos, em sua confrontação com o inconsciente[43]. Esses fatos, conhecidos apenas por um pequeno círculo de adeptos, agora havia sido divulgado ao público por meio de sua autobiografia. Eles nos fornecem a chave para a compreensão da doutrina de Jung e a explicação de sua origem.

Jung, que tinha trabalhado no Burghölzli com pacientes psicóticos graves, havia ficado impressionado com a frequente ocorrência de símbolos universais – que depois ele chamou de "arquétipos" – em seus delírios e alucinações. Isso o fez assumir que existia uma outra esfera do inconsciente, para além da esfera das representações recalcadas que era objeto da investigação de Freud. Jung havia atingido a idade que, segundo as suas próprias teorias, marca "a virada da vida" – o período entre 35 e 38 anos. Ele fez um cruzeiro de quatro dias pelo Lago Zurique com Albert Oeri e três amigos mais jovens. Albert Oeri leu em voz alta para os demais, na clássica tradução alemã de Voss[44], o episódio da *Nékyia*[45], na *Odisseia* de Homero: a Viagem de Ulisses rumo à Morada dos Mortos. Era um aprazível prelúdio à jornada pelo inconsciente que Jung iria realizar e que ele mencionou muitas vezes como sendo a sua própria *nékyia*. Parece que, entre 1910 e 1913, ele fez algumas tentativas de perscrutar esse reino desconhecido, permitindo que o material inconsciente emergisse em sonhos e fantasias. E então chegou o momento em que ele deu o passo decisivo, lançando-se num empreendimento solitário e perigoso.

Esse novo experimento era análogo à "autoanálise" de Freud, que muito provavelmente era desconhecida para Jung, embora o método fosse bastante diferente. Enquanto Freud havia utilizado a associação livre, Jung recorreu à técnica de provocar a escalada de imagens inconscientes e seu transbordamento na consciência por dois meios: primeiro, escrevendo e desenhando seus sonhos toda manhã; segundo, contando histórias para si mesmo e forçando-se a prolongá-las escrevendo tudo o que a sua imaginação irrestrita pudesse ditar. De acordo com Jung, foi em 12 de dezembro de 1913 que ele começou esses exercícios. Primeiro, direcionou seus devaneios, imaginando que estava cavando na terra e em galerias subterrâneas e cavernas, onde encontrava todo tipo de figuras esquisitas. Em 18 de dezembro, os arquétipos começaram a se manifestar mais diretamente. Ele sonhou que estava com um jovem selvagem numa montanha deserta, onde eles mataram o velho herói germânico, Siegfried. Jung interpretou esse sonho como significando que ele tinha de matar uma identificação secreta em si mesmo com uma figura heroica que devia ser superada[46]. No mundo subterrâneo para onde suas fantasias agora o levavam, encontrou a figura de um ancião, Elias, com uma jovem cega, Salomé, e depois um homem sábio e culto, Philemon. Conversando com Philemon, Jung tomou conhecimento de que o homem pode ensinar a si mesmo coisas das quais ele não tem ciência.

Porém o mundo de arquétipos ameaçava inundá-lo, e ele estava ciente de que esse tipo de exercício era muito perigoso. Assim, impôs a si mesmo várias regras. Primeiro, tinha de manter um forte vínculo com a realidade. Felizmente, ele tinha uma casa, uma família, uma profissão e uma clientela, e compelia-se escrupulosamente a cumprir seus deveres com todos eles.

Segundo, tinha de examinar cuidadosamente cada imagem do inconsciente e traduzi-la, na medida do possível, para a linguagem da consciência. Terceiro, tinha de averiguar até que ponto as revelações do inconsciente poderiam ser traduzidas em ações e incorporadas na vida diária. Como resultado dessas regras, diz Jung, ele foi capaz de efetuar essa descida ao Hades e emergir vitoriosamente de um perigoso experimento. Jung sustentava que Nietzsche havia tido uma experiência similar. O seu *Zaratustra* era uma formidável erupção de material arquetípico; porém, como não estava firmemente ancorado na realidade – vivendo sozinho sem uma família e sem ocupação –, Nietzsche foi suplantado.

Um dos mais singulares episódios do experimento junguiano ocorreu quando certo dia, ao escrever sob o ditado do inconsciente, ele se perguntou: "Isso que estou fazendo é realmente ciência?", e ouviu uma voz de mulher responder: "É arte!" Ele negou, mas a voz insistiu que era arte e eles conversaram por um tempo. Assim, percebeu que tinha em si uma subpersonalidade autônoma, feminina, a quem deu o nome de sua *anima*. A *anima* falava com a voz de uma senhora que, nessa época, tinha certa influência sobre ele. Jung estava ciente de que aquilo que a *anima* lhe dizia não era verdade, e ele tomou conhecimento, após uma longa confrontação com ela, de que a influência da *anima* poderia ser ou benéfica ou prejudicial – a questão era estabelecer com ela a relação apropriada.

Mais um passo adiante foi dado quando Jung sentiu a necessidade de elaborar essas mensagens do inconsciente. De acordo com a sua autobiografia, num certo domingo de 1916, ele ouviu tocar a campainha da porta principal, embora não desse para ver ninguém. Teve então a impressão de que uma multidão de fantasmas estava invadindo a casa. Ele exclamou consigo mesmo: "Qual o significado disso tudo?", e foi como se um coro respondesse: "Somos as almas dos mortos que retornaram de Jerusalém sem encontrar o que estavam procurando." Essa resposta forneceu a primeira frase para o seu *Septem Sermones ad Mortuos* (Sete Sermões Para os Mortos), que ele escreveu em três noites e publicou numa edição particular, atribuindo-os a Basilides de Alexandria[47].

Posteriormente, escreveu dois outros trabalhos, provavelmente na mesma verve neognóstica, *Os Livros Negros* e *O Livro Vermelho*, que permaneceram inéditos[48].

Jung foi tendo gradativamente a impressão de que estava emergindo de uma longa noite, e ele fez outra descoberta notável. O processo no qual havia estado engajado tinha um objetivo: conduzia o indivíduo à descoberta dos mais íntimos elementos de sua personalidade, o si-mesmo[49]. Essa progressão do inconsciente ao consciente e do eu ao si-mesmo foi o que Jung chamou de *individuação*. Perto do fim da Primeira Guerra Mundial, ele descobriu que um avanço decisivo na individuação era frequentemente marcado pela ocorrência de uma figura quadrática específica em seus sonhos, mais ou menos similar às mandalas da Índia e do Tibete. No início de 1919, concluiu seu experimento, do qual emergiu como um novo homem com uma nova doutrina. Passaria, então, a dedicar o resto de sua vida à aplicação e à propagação de suas descobertas.

Vemos, assim, que o período intermediário de 1913 a 1919 foi o de uma *afecção criativa*. Ela possuía os mesmos traços que já destacamos na afecção de Freud. As afecções criativas deles dois sucederam a um período de intensa preocupação com os mistérios da alma humana. Tanto Freud quanto Jung cortaram ou restringiram ao mínimo os seus respectivos vínculos com a universidade e as organizações profissionais ou científicas. Ambos sofreram de sintomas de afecção emocional: Freud falava de sua "neurastenia" ou de sua "histeria"; Jung passou longos períodos cismarento à beira do lago, ou fazendo castelos com pedras empilhadas. Ambos empreenderam exercícios psíquicos autoimpostos, cada um conforme o seu próprio método: Freud, por meio da associação livre, esforçando-se para recuperar as memórias perdidas de sua primeira infância; Jung, por meio da imaginação forçada e do desenho de seus sonhos. Em ambos os homens esses exercícios operaram como uma autoterapia, embora no início aumentassem seus sofrimentos. Esses experimentos certamente não estavam livres de perigo. A amizade paradoxal de Freud com Fliess pode ser melhor compreendida como um meio de manter um vínculo com a realidade. Quanto a Jung, não sabemos que papel as relações humanas podem ter desempenhado durante esses anos, mas ele se ateve deliberadamente aos seus deveres para com a família, a profissão e o país.

A viagem junguiana pelo inconsciente nos é conhecida apenas a partir das descrições que ele fez dela em seus seminários de 1925 e, mais tarde, em sua autobiografia. Infelizmente, não há documentos contemporâneos a seu respeito comparáveis às cartas de Freud a Fliess, e existem pouquíssimos relatos sobre a sua atividade profissional durante esse período. Jung diz que estava completamente isolado e foi abandonado por todos os amigos nessa época. Isso sem dúvida é um exagero, visto que ele havia mantido alguns discípulos e um pequeno grupo junguiano foi fundado em 1916, na cidade de Zurique, com o nome de Psychologischer Club[50].

O encerramento de uma afecção criativa geralmente ocorre rapidamente e é seguido por uma breve fase de euforia, uma sensação de inebriamento e uma necessidade de atividade. Em seus seminários, Jung às vezes fazia alusão aos sentimentos do indivíduo que superou a introversão extrema e progrediu rumo à extroversão, e à "sensação de alívio e liberdade" do homem que já não sente o fardo das convenções sociais.

Quando o desfecho de um experimento como esse é bem-sucedido, ele se manifesta como uma permanente mudança na personalidade. Jung, como Freud, agora era capaz de ser fundador e líder de sua própria escola. Porém, em contraste com Freud, ele também emergiu de sua afecção criativa com uma maior propensão às intuições, às experiências psíquicas e aos sonhos significativos. Trata-se de uma outra característica daqueles que viveram uma aventura espiritual como essa atribuir um valor universal à própria experiência pessoal. Aqueles que conheceram Jung lembram-se do tom de absoluta convicção com o qual falava da *anima*, do si-mesmo, dos arquétipos e do inconsciente coletivo. Para ele, eram realidades psicológicas que existiam, assim como certamente existia o mundo material ao seu redor.

No período que se seguiu à Primeira Guerra Mundial, Jung emergiu de sua experiência psicológica como um homem que havia passado por uma profunda metamorfose interior. Agora ele era o chefe de uma escola psicológica e um psicoterapeuta muito procurado, que atraía muitos pacientes da Inglaterra e da América. Vivia em sua bela casa patriciana em Küsnacht com a família, que agora incluía cinco crianças: Agathe (nascida em 26 de dezembro de 1904), Anna (nascida em 8 de fevereiro de 1906), Franz (nascido em 28 de novembro de 1908), Marianne (nascida em 20 de setembro de 1910) e Emma (nascida em 18 de março de 1914). Sua esposa era uma mulher excepcional, uma mãe e uma dona de casa extremamente competente, com vivos interesses, que se tornou sua colaboradora e aplicava seus métodos psicoterapêuticos. De sua "jornada pelo inconsciente" Jung havia trazido tamanha abundância de arquétipos e símbolos que agora passaria uns vinte anos elaborando esse material, utilizando-o em terapia e em toda uma série de seminários datilografados e volumes impressos.

Alguns dos discípulos de Jung descrevem a sua vida durante os vinte anos que se seguiram como estando exclusivamente dedicada à psicoterapia, ao ensino e à escrita de seus livros. O próprio Jung sustentava que a sua vida havia sido "singularmente pobre em acontecimentos externos". Isso sem dúvida é uma simplificação excessiva, visto que ele viajou um bocado e teve encontros com personalidades excepcionais.

Em 1919, Jung foi para a Inglaterra palestrar na Sociedade de Pesquisa Psíquica tendo como tema a crença em espíritos: na sua opinião, os "espíritos" não passavam de projeções das partes cindidas do inconsciente. Contudo, no ano seguinte ele voltou à Inglaterra, dessa vez para uma estada mais longa, durante a qual, conforme o seu próprio relato, teve uma curiosa experiência que culminou numa breve visão de um fantasma; posteriormente ele tomou conhecimento de que a casa em que estava era considerada assombrada[51]. Em 1920, também fez uma viagem para Argel, Túnis e algumas partes do Saara, observando, com grande interesse, a vida e a mentalidade de civilizações não europeias.

Em 1921, foi publicado um dos trabalhos mais conhecidos de Jung, *Tipos Psicológicos*[52]. Livro substancial de setecentas páginas, ele contém não apenas a sua teoria da introversão e da extroversão, mas também o sistema tipológico e um panorama das suas novas teorias do inconsciente. Muitos de seus trabalhos posteriores não passam de elaborações dos pensamentos que ele havia delineado nesse livro.

No início dos anos 1920, Jung conheceu o reputado sinólogo Richard Wilhelm. Em 1923, convidou-o para ministrar palestras no Clube Psicológico, em Zurique. Mas mesmo antes de Wilhelm publicar sua tradução alemã do *I Ching*, Jung estava apaixonadamente interessado nesse método oracular chinês, e com ele fez experimentos, aparentemente com algum sucesso. No entanto, por muito tempo foi cauteloso e se absteve de comentar a respeito dessa sua experiência. Naqueles mesmos anos, Jung participou de experimentos mediúnicos em Zurique com Eugen Bleuler e Von Schrenck-Notzing. Eles trabalharam com o então famoso médium austríaco Rudi Schneider. Jung, contudo, recusou-se a tirar conclusões após esses experimentos e, na época, sequer os mencionou. Em 1923, comprou um terreno em Bollingen, às margens da outra extremidade do Lago Zurique, no qual posteriormente construiu uma torre, onde passaria seus finais de semana e férias.

Nessa altura, parece que, a fim de aumentar seu conhecimento sobre o inconsciente, Jung sentiu que seria mais proveitoso se experimentasse o contato com homens de sociedades primitivas. Assim, quando foi para os Estados Unidos em 1924 e 1925, juntou-se a um grupo de amigos estadunidenses e foi com eles visitar os indígenas pueblos, do Novo México. Jung ficou impressionado com a atmosfera de extremo sigilo que imperava entre os pueblos, e com a imagem pouco lisonjeira dos brancos que lhe foi dada por um inteligente homem taos. Um ano depois, Jung foi viver por vários meses numa tribo africana no monte Elgon, em Tanganica. Dizem que ele vivia numa pequena cabana na saída do vilarejo, de modo que pudesse assistir à vida diária e conversar com as pessoas sem invadir a vida delas. Teve conversas interessantes com alguns dos homens, especialmente com o pajé, e manteve um diário de suas observações[53].

Nos anos 1930, a fama de Jung estava crescendo. Em 1930, foi nomeado presidente honorário da Sociedade Alemã de Psicoterapia. Em 25 de novembro de 1932, a Câmara Municipal de Zurique decidiu conceder a ele o Prêmio de Literatura da Cidade de Zurique, da importância de oito mil francos suíços[54]. A cerimônia ocorreu na Prefeitura de Zurique no dia 18 de dezembro. Jung era exaltado porque, graças a ele, a "psicologia sem alma" do século XIX havia sido superada, assim como as concepções unilaterais de Freud, porque as suas ideias haviam exercido uma notável influência sobre a literatura e ele próprio havia comentado obras literárias[55].

Jung retomou seu interesse por experimentos mediúnicos durante os anos 1930. Agora sentia-se convencido da realidade desses fenômenos, que lhe pareciam inexplicáveis. Mas tomou o cuidado de abster-se de mencioná-los publicamente. Também se interessou muito pelos escritos dos alquimistas, que ele via como precursores da psicologia do inconsciente.

Em janeiro de 1933, Hitler chegou ao poder na Alemanha. A Sociedade Alemã de Psicoterapia foi reorganizada de acordo com os princípios nacional-socialistas e o seu presidente, Ernst Kretschmer, renunciou ao cargo. Uma Sociedade Internacional foi organizada com Jung como presidente, mas essa sociedade era o que se chamava de *Dachorganisation*, "organização guarda-chuva", que consistia nas sociedades nacionais – entre as quais estava a alemã – e em membros individuais. Como Jung explicou mais tarde, isso havia sido um subterfúgio para viabilizar aos psicoterapeutas judeus expulsos da sociedade alemã a permanência na organização.

De outubro de 1933 a fevereiro de 1934, na Escola Politécnica Suíça, em Zurique, Jung ministrou uma disciplina sobre história da psicologia, na qual analisou o pensamento psicológico de filósofos desde Descartes, com particular ênfase em Fechner, C.G. Carus e Schopenhauer. Mas a maior parte da disciplina foi dedicada a Justinus Kerner e à Vidente de Prevorst. Flournoy também recebeu reconhecimento pela sua pesquisa sobre Hélène Smith.

Em fevereiro de 1934, Gustav Bally expressou surpresa por Jung continuar com as suas funções dentro da Sociedade de Psicoterapia e ter se tornado editor-chefe do *Zentralblatt für Psychotherapie* (Gazeta Central de Psicoterapia)[56]. Jung respondeu que Bally estava enganado. Teria sido fácil para ele abrir mão de tudo aquilo, mas preferiu ajudar seus colegas alemães, mesmo correndo o risco de ser mal compreendido[57]. Explicou que não havia assumido o lugar de Kretschmer na antiga Sociedade Alemã de Psicoterapia, mas tinha sido eleito presidente da recém-constituída Sociedade Internacional de Psicoterapia. Protestou contra a acusação de estar do lado dos nazistas e do antissemitismo. Bally não respondeu, mas alguns anos depois publicou uma apreciação da psicologia junguiana de rara imparcialidade, demostrando muita simpatia por Jung[58].

Em 1935, Jung foi designado professor titular de psicologia na Escola Politécnica Suíça, em Zurique. No mesmo ano, fundou a Sociedade Suíça de Psicologia Aplicada. Em setembro de 1936, foi um dos participantes na comemoração do tricentenário da Universidade de Harvard; apresentou uma comunicação e recebeu o título honorário de Doutor em Ciências.

No final de 1937, foi convidado para participar da celebração do 25º aniversário da Universidade de Calcutá, o que lhe forneceu uma oportunidade de viajar pela Índia e pelo Ceilão[59]. Contudo, de acordo com sua autobiografia, ele estava mais preocupado em achar a sua própria verdade que em receber ensinamentos dos sábios da Índia. Não obstante, teve uma viagem profundamente estimulante[60]. Também foi agraciado com um doutorado honorário na Universidade de Oxford, em 1938, e eleito Membro Honorário da Real Sociedade de Medicina, em Londres, no dia 15 de maio de 1939.

Com o agravamento da situação internacional, Jung, que nunca havia demonstrado excessivo interesse em política mundial, foi ficando cada vez mais preocupado com o tema. A partir das entrevistas que concedeu a várias revistas, vemos que tentou analisar o psicológico de chefes de estado, e particularmente dos ditadores. Em 28 de setembro de 1937, ele estava em Berlim durante a histórica visita de Mussolini a Hitler, e os observou de perto por 45 minutos durante o desfile. A partir daquele momento, os problemas relativos às psicoses de massa e aos perigos que ameaçavam a existência da humanidade foram se tornando gradativamente o foco das preocupações de Jung.

Em 15 de outubro de 1943, recebeu o título de professor de Psicologia Médica, com ênfase em psicoterapia, pela Universidade da Basileia. Ministrou apenas duas ou três palestras e renunciou por motivos de saúde. Assim, recebeu de sua cidade natal, tardiamente, o reconhecimento acadêmico que havia perdido vinte anos antes, em Zurique.

Um novo ponto de inflexão ocorreu na vida de Jung no fim da Segunda Guerra Mundial. Sua autobiografia lançou novas luzes sobre os aspectos até então desconhecidos dessa evolução posterior. No início de 1944, reporta Jung, ele quebrou o pé e então sofreu um infarto durante o qual perdeu a consciência e sentiu como se estivesse morrendo. Teve uma visão cósmica, percebendo o nosso planeta como que de uma distância enorme, e a sua personalidade já não parecia mais que a soma do que ele havia dito e feito durante a vida. Então, no momento em que ia entrar numa espécie de templo, viu seu médico vindo em sua direção; ele havia assumido os traços de um rei da ilha de Cós (a terra natal de Hipócrates) para trazê-lo de volta à Terra, e Jung teve a impressão de que a vida do médico estava em perigo, ao passo que a sua própria estava a salvo – de fato, o médico morreu inesperadamente algumas semanas depois. Jung declarou ter sentido primeiro uma amarga decepção quando voltou à vida. Com efeito, algo nele havia mudado; o seu pensamento havia assumido uma nova direção, como mostram os trabalhos que escreveu daquele momento em diante. Agora ele era o "Velho Sábio de Küsnacht". Passaria o resto da vida escrevendo livros que iriam assustar os seus discípulos (como a sua *Resposta a Jó*), concedendo entrevistas a visitantes do mundo todo e recebendo muitas honrarias – mas também sofrendo muitas indignidades.

No fim da Segunda Guerra Mundial, Jung foi alvo de uma campanha instigada por pessoas que o acusavam de ter ostentado uma postura pró-hitlerista e antissemita no período entre 1933 e 1940[61]. Foi acusado de ter se tornado presidente da Associação Alemã de Psicoterapia, que se havia nazificado, depois de membros judeus terem sido expulsos e de Kretschmer ter renunciado. A acusação de antissemitismo baseava-se em algumas citações de um artigo no qual Jung falava de uma psicoterapia judaica e de uma ariana[62]. A isso, amigos de Jung responderam: em primeiro lugar, que Jung nunca havia sucedido Kretschmer na Associação Alemã, mas aceito a presidência da Associação Internacional a fim de oferecer a ajuda que poderia ser facultada aos membros judeus[63]. Naquela época – isto é, em 1934 –, as pessoas ainda acreditavam que se poderia negociar com os nazistas, e mesmo em 1936 o próprio Jones teve conversas na Basileia com o dr. Göring e outros representantes do movimento nazista[64]. Os amigos de Jung responderam, em segundo lugar, que as fases incriminatórias não tinham o significado antissemita que os acusadores de Jung encontraram nelas. Jung sustentava a opinião de que não havia um método universal na psicoterapia, e que o zen ou a ioga, que poderiam ser efetivos no Japão ou na Índia, não o eram necessariamente na Europa; de uma forma semelhante, o suíço – que havia estado profundamente enraizado por gerações nas estruturas de sua cultura específica (família, comunidade, cantão e federação) – careceria de um tipo de psicoterapia que era diferente, se comparado ao judeu desenraizado e que havia assimilado a cultura de um país de adoção[65]. De fato, o que Jung dizia acerca da falta de uma identidade cultural judaica não era muito diferente do que Theodor Herzl e os sionistas haviam apregoado. O fato é que Jung, como muitos de seus contemporâneos, subestimou inicialmente a pervasividade da malevolência nazista. Possivelmente ele tenha sido influenciado pelas memórias da participação do avô no movimento nacionalista e democrático alemão que foi reprimido após a Revolução, em

1848. Jung pode ter, inconscientemente, identificado o movimento nazista incipiente com a escalada patriótica e criativa da juventude alemã em 1848, e o artigo que ele escreveu em 1945 mostra como ele se sentiu a esse respeito, ao se dar conta da terrível verdade[66].

Enquanto isso, Jung e sua obra também foram recebendo reconhecimento de muitos lados. A Universidade de Genebra conferiu-lhe o título de Doutor *honoris causa* em 26 de julho de 1945. Um *Journal of Analytical Psychology* (Revista de Psicologia Analítica) foi fundado na Inglaterra. Nos Estados Unidos, Paul e Mary Mellon, que haviam conhecido Jung pessoalmente, fundaram a Fundação Bollingen, que financiou a publicação de uma tradução em inglês das *Obras Completas* de Jung e de outros escritos acadêmicos.

Em 24 de abril de 1948, o Instituto C.G. Jung foi inaugurado em Zurique, por iniciativa de um comitê de personalidades suíças, inglesas e estadunidenses. Esse Instituto é primordialmente dedicado ao ensino das teorias de Jung e dos métodos da psicologia analítica. O instituto ministra palestras em alemão e inglês, e também oferece análise didática. Possui uma biblioteca bem equipada, contendo os seminários e palestras inéditos de Jung. Também se empenha em estimular a pesquisa inspirada pelas ideias junguianas e fomenta a publicação dos resultados dessa pesquisa.

Durante toda a vida, Jung esteve intensamente interessado no gnosticismo, e em 1945 foi estimulado pela notícia de que uma coleção de manuscritos gnósticos havia sido descoberta no vilarejo de Khenoboskion, no Alto Egito. Mal poderia suspeitar que seria presenteado com um desses manuscritos por um amigo influente que havia conseguido comprá-lo. Em novembro de 1953, em Zurique, ele recebeu o presente que foi chamado *Códice Jung*. Providenciou que o manuscrito fosse publicado por acadêmicos[67].

Ao longo de 1955, com seus oitenta anos, Jung recebeu muitas honrarias e cumprimentos. Um Congresso Internacional de Psiquiatria ocorreu em Zurique sob a presidência do professor Manfred Bleuler, filho de Eugen Bleuler – junto de quem Jung havia iniciado a sua carreira psiquiátrica no Burghölzli. Pediram que Jung falasse da psicologia da esquizofrenia, um tópico que ele havia começado a investigar já em 1901. Mas o octogésimo aniversário de Jung também foi marcado por uma renovação da campanha que tentou estigmatizá-lo por sua suposta colaboração com os nazistas. Dizia-se que Jung havia escondido cuidadosamente os seus sentimentos antissemitas, revelando-os no momento em que acreditou que Hitler iria prevalecer na Europa. Ele teria traído Freud em 1913, supostamente, e tentado dar cabo da psicanálise em 1933[68]. Um grupo de judeus discípulos de Jung publicou um protesto[69] no *Israelitisches Wochenblatt* (Semanário Israelita)[70]. Os amigos de Jung sustentaram que as acusações contra ele se baseavam em algumas frases que haviam sido tiradas de contexto, mal interpretadas e, por vezes, mal traduzidas, que Jung havia se posicionado abertamente contra o antissemitismo, que ele havia oferecido uma ajuda discreta e eficiente aos judeus refugiados na Suíça, que o seu nome havia sido colocado na "lista negra" pelos nazistas, e que as suas obras foram reprimidas pelos nazistas na Alemanha e nos países ocupados. Não obstante, a campanha contra Jung iria seguir o seu curso, mesmo após a sua morte.

Em seu aniversário de 85 anos, Jung recebeu a cidadania honorária da pequena cidade de Küsnacht, onde, em 1908, ele havia comprado o terreno no qual construiu sua casa e onde vivia desde junho de 1909. O prefeito entregou-lhe "a carta e o selo" numa pequena cerimônia, e Jung respondeu com um discurso ao "prefeito e aos vereadores" em seu dialeto basileiense nativo[71]. Para Jung, que era muito apegado aos costumes e tradições suíços, isso significava muitíssimo, ainda mais porque essa honraria é raramente conferida na Suíça. Mas durante os últimos anos de sua vida, a solidão prosperou à sua volta. Havia perdido a esposa no dia 7 de novembro de 1955 e muitos de seus velhos amigos também haviam morrido. Ele se tornou um alvo predileto de entrevistadores que, por fim, prepararam livros inteiros com essas conversas[72]. Após um longo período de relutância, escreveu os três primeiros capítulos de sua autobiografia e ditou o restante à sua secretária particular, a sra. Aniela Jaffé. Também aceitou um convite para escrever, junto de alguns discípulos seus, um livro ricamente ilustrado que iria ser o seu último trabalho, *O Homem e Seus Símbolos*[73].

Carl Gustav Jung morreu em sua casa em Küsnacht, no dia 6 de junho de 1961. O funeral ocorreu na igreja protestante de Küsnacht e foi assistido por uma vasta assembleia. O reverendo Werner Meyer, pastor de Küsnacht, celebrou-o como um profeta que havia estancado o avassalador fluxo de racionalismo e conferido ao homem a coragem de possuir novamente uma alma. Dois outros discípulos de Jung, o teólogo Hans Schär e o economista nacional Eugen Böhler, celebraram os méritos científicos e humanos de seu mestre. O corpo foi cremado e as cinzas, depositadas no cemitério de Küsnacht, no jazigo familiar que o próprio Jung havia projetado e decorado com inscrições latinas e o brasão de armas de sua família, e onde já estavam os restos mortais de seu pai, sua mãe, sua irmã e sua esposa.

A Personalidade de Carl Gustav Jung

Carl Gustav Jung costumava falar da vida como sendo uma sequência de metamorfoses psíquicas. A sua própria vida não era exceção nesse sentido, e isso pode explicar os juízos contraditórios a seu respeito. Em sua autobiografia, diz que desde os primeiros anos possuía uma rica vida interior da qual ninguém tinha ciência, e que aos pais e professores ele aparentava ser uma criança nervosa. Antigos colegas de escola contaram a Gustav Steiner que, no ginásio, Jung era hipersensível e genioso, não ia atrás da companhia dos colegas e era desconfiado em relação aos professores[74]. Durante os anos de estudante universitário, Steiner teve contato direto com Jung, e ele fala da sua vitalidade, da sua impetuosidade, da sua eloquência e da sua autoconfiança inabalável. Jung passava a impressão de que se sentia superior aos demais, precisava de companheiros que o escutassem e sabia como cativar suas mentes. Ainda era hipersensível às críticas dos outros, embora ele próprio nem sempre tivesse tato. Na época, ninguém teria imaginado que ele pudesse se sentir isolado da forma como relata em sua autobiografia.

Durante o período no Burghölzli, Jung é retratado como um psiquiatra extraordinariamente brilhante, que exercia uma fascinação sobre os membros mais novos da equipe, mesmo que às vezes ressentissem os seus modos autoritários e egocêntricos. Quando Freud passou por Zurique a caminho da América, em 1909, Jung o recebeu como seu convidado e não o apresentou ao restante da equipe do Burghölzli, o que os contrariou consideravelmente[75]. Jean-Martin Freud, em seu relato da primeira vez que Jung visitou seu pai em Viena, disse que Jung desatou a falar, conversando apenas com Freud, e não tentou uma conversa sequer, nem por educação, com a sra. Freud e as crianças[76]. Há declarações contraditórias acerca da postura de Jung durante o seu período psicanalítico, de 1909 a 1913. Carecemos de informações concernindo sobretudo aos anos intermediários de 1914 a 1919. Segundo Maeder, Jung era extremamente reservado e um tanto desconfiado, mesmo com seus discípulos mais fiéis[77]. Nenhum deles suspeitava da experiência interior pela qual ele estava passando.

Quase todas as pessoas que descreveram a personalidade de Jung referem-se ao período posterior a 1920, quando ele havia adquirido pleno domínio de seu sistema psicológico e do seu método terapêutico, e era o chefe de uma escola. É essa imagem que, doravante, iremos ter em mente.

Carl Gustav Jung era um homem alto, ombros largos, com uma aparência dominante. Tinha olhos azuis, maçãs do rosto salientes, uma mandíbula firme, nariz aquilino, e usava um pequeno bigode. Todos aqueles que o conheciam eram arrebatados por uma impressão de força física e moral que emanava dele, e por esse particular semblante de estabilidade e firmeza daqueles que estão bem enraizados em seu ambiente. Algumas pessoas acreditavam reconhecer nele uma ascendência camponesa, embora na verdade ele descendesse de famílias extremamente intelectuais. Gostava de trabalhar com terra, pedra e madeira, e encontrava um particular deleite na edificação e na fabricação. Gostava de velejar no Lago de Zurique e continuou praticando esse esporte até tarde na vida.

Jung passava a impressão de ser um homem prático firmemente ancorado na realidade; assim, alguns visitantes ficavam surpresos com a absoluta convicção com a qual ele falava da *anima*, do si-mesmo, dos arquétipos e de outras coisas intangíveis. Contudo, esse forte senso de realidade também estava manifesto em sua psicoterapia, cuja primeira fase era trazer o paciente de volta à consciência.

Jung era tudo menos um acadêmico livresco. Ele se deliciava com os contatos humanos e com os pequenos incidentes da vida diária. Quando viajava, não só visitava monumentos e museus, mas se divertia com tudo o que via. Jean-Martin Freud relata que, certo dia, quando sua irmã Mathilde estava em Viena com Jung e a família dele, e todos foram às compras, o imperador passou por acaso[78]. Jung desculpou-se e correu para se juntar à multidão "tão empolgado quanto qualquer garoto". Ele também era muito sociável. Ernst Kretschmer fala sobre como, nas reuniões sociais que se seguiam aos encontros da Associação Médica de Psicoterapia, Jung tirava o casaco, cantava à tirolesa e dançava até tarde da noite, geralmente contribuindo para alegrar a atmosfera[79]. Tinha um senso de humor aguçado e era conhecido pela variedade das suas risadas, que iam desde um riso baixo e sutil até uma homérica gargalhada.

Os que tiveram contato pessoal com Jung, ainda que breve, concordam a respeito do brilhantismo e da fascinação de sua conversa. As ideias mais sutis, profundas e, às vezes, paradoxais sucediam umas às outras com incomparável rapidez e facilidade. Em seus seminários não publicados, algumas das qualidades únicas que caracterizavam as suas conversas ainda hão de ser encontradas, em contraste com o estilo frequentemente pesado e laborioso de seus livros.

Muito se disse a respeito da vasta erudição de Jung. Seus interesses iniciais eram a psicologia e a arqueologia. Mais tarde, quando começou a investigar os símbolos, adquiriu um extenso conhecimento da história dos mitos e das religiões. Entre os seus interesses particulares estiveram o gnosticismo e a alquimia; posteriormente, as filosofias da Índia, do Tibete e da China. Ao longo da vida, esteve muito interessado em etnologia. Essa variedade de interesses se refletia em sua biblioteca. Embora não colecionasse livros pela raridade, chegou a possuir uma biblioteca única de antigos trabalhos sobre alquimia.

Jung tinha boas aptidões linguísticas. Além do alemão clássico e do dialeto basileiense que ele utilizava no discurso cotidiano, falava um francês excelente. Aprendeu inglês um pouco mais tarde e chegou a dominá-lo razoavelmente bem, embora não tivesse conseguido perder o sotaque suíço-alemão. Era proficiente em latim e tinha um conhecimento razoavelmente bom de grego; porém, diferentemente do pai, não sabia hebraico. Antes de ir para a África Oriental, fez aulas de suaíli em Zurique, mas contou sobretudo com um intérprete em suas conversas com os nativos.

Muitos admiravam o seu particular talento para conversar com pessoas de todos os estratos; ele ficava igualmente à vontade com simples camponeses e com homens das mais elevadas posições – sem dúvida, um dom precioso para um psicoterapeuta. Jung também era da opinião de que quem quisesse ser um bom psiquiatra devia sair do consultório e ir lá fora, visitar as prisões e os casebres, os pavilhões de caça, os bordéis e tavernas, os salões notáveis, a bolsa de valores, as reuniões socialistas, as igrejas e as seitas. Uma vez adquirida essa experiência, poderia voltar para os seus pacientes com uma maior compreensão. Deixando de lado a parte do exagero, Jung salientava corretamente a necessidade de o psicoterapeuta suplementar o aprendizado profissional com um conhecimento prático da vida. Nos círculos junguianos, dizia-se que Jung havia sido rude e intolerante com certos pacientes. Relatos contraditórios foram dados no que se refere à sua postura em relação ao dinheiro: segundo fontes confiáveis, ele pedia cinquenta francos suíços por uma hora de psicoterapia no começo da década de 1920 – um honorário muito alto para aquela época na Suíça –, mas há outros relatos de que, muitos anos depois, as pessoas se surpreendiam com os baixos honorários que ele praticava com seus pacientes. O consenso é que Jung era um psicoterapeuta excepcionalmente habilidoso que tinha uma abordagem diferente com cada paciente, conforme a personalidade e as necessidades de cada um.

Ele era da opinião de que não se pode ser um homem normal sem cumprir com todos os deveres enquanto cidadão. Fazia questão de participar de todas as votações públicas, fossem elas da comunidade, do cantão ou da confederação. Uma testemunha de confiança disse que, quando Jung estava doente, pedia para ser levado até as urnas. Como muitos suíços fazem, ele tinha profundo interesse por sua genealogia, pelo seu brasão de armas e pela história de seus antepassados. Tinha orgulho de ter servido ao suíço e da sua patente de capitão. Gostava de lembrar de acontecimentos do serviço militar e de contar sobre a dura vida de soldado nas montanhas – vida que ele havia conhecido durante os seus períodos de serviço militar. Com os filhos, gostava de jogar jogos militares inventados por ele, envolvendo edificar, atacar e defender fortes de pedra[80].

Nós já falamos da esposa de Jung, que é lembrada por todos aqueles que a conheceram como uma mulher notável. De todos os grandes pioneiros da psiquiatria dinâmica, Jung é o único que teve a esposa como discípula, adotando os seus ensinamentos e aplicando o seu método psicoterapêutico.

Talvez o traço flagrante da personalidade de Jung era o contraste entre a sua aguçada percepção da realidade, de um lado e, do outro, a sua vida secreta de meditação, sonhos e experiências parapsicológicas. Era um homem muitíssimo sociável, mas exemplificava de todos os modos possíveis o aforismo de Goethe: "O maior bem dos filhos do homem é a personalidade." Ele chegou ao ponto de dizer que a "sociedade não existe, apenas os indivíduos". Mas também sustentou que o indivíduo não poderia se desenvolver a não ser que gozasse de certa estabilidade material – daí o valor, em nome da saúde mental, de possuir uma casa e um jardim.

Jung aplicou esses princípios construindo uma casa para si mesmo em Küsnacht e participando da vida cívica e política de sua comunidade. Era uma casa ampla, esplêndida, um pouco no estilo de uma mansão patrícia do século XVIII, com inscrições latinas gravadas sobre a porta principal, contendo a máxima:

VOCATUS ATQUE NON VOCATUS, DEUS ADERIT
(Invocado ou não, Deus estará presente)

A casa ficava no meio de um belo jardim. Havia uma casa de barcos para os seus veleiros e um pavilhão de observação que oferecia uma magnífica vista do lago – ele o utilizava com frequência, no verão, para psicoterapia. Como mencionado acima, em 1923 Jung adquiriu terras em Bollingen, na outra ponta do Lago de Zurique e, por volta de 1928, lá construiu uma torre. Com o passar dos anos, foi aumentando gradativamente a construção original, adicionando vários cômodos, uma segunda torre e um pátio. Ia para lá passar os dias livres, e nessa casa podia aplicar outro de seus princípios favoritos, a saber: o de que se deveria viver da forma mais simples possível. A casa de Bollingen não tinha nem telefone, nem luz elétrica, nem aquecimento central. A água era tirada do poço e a comida era cozida num fogão a lenha que o próprio Jung acendia. Havia um cômodo na casa onde ninguém podia entrar, no qual ele podia meditar sem ser perturbado. É como se a transição da casa de Küsnacht para a de Bollingen simbolizasse, para Jung, a transição do eu para o si-mesmo; noutras palavras, o caminho da individuação.

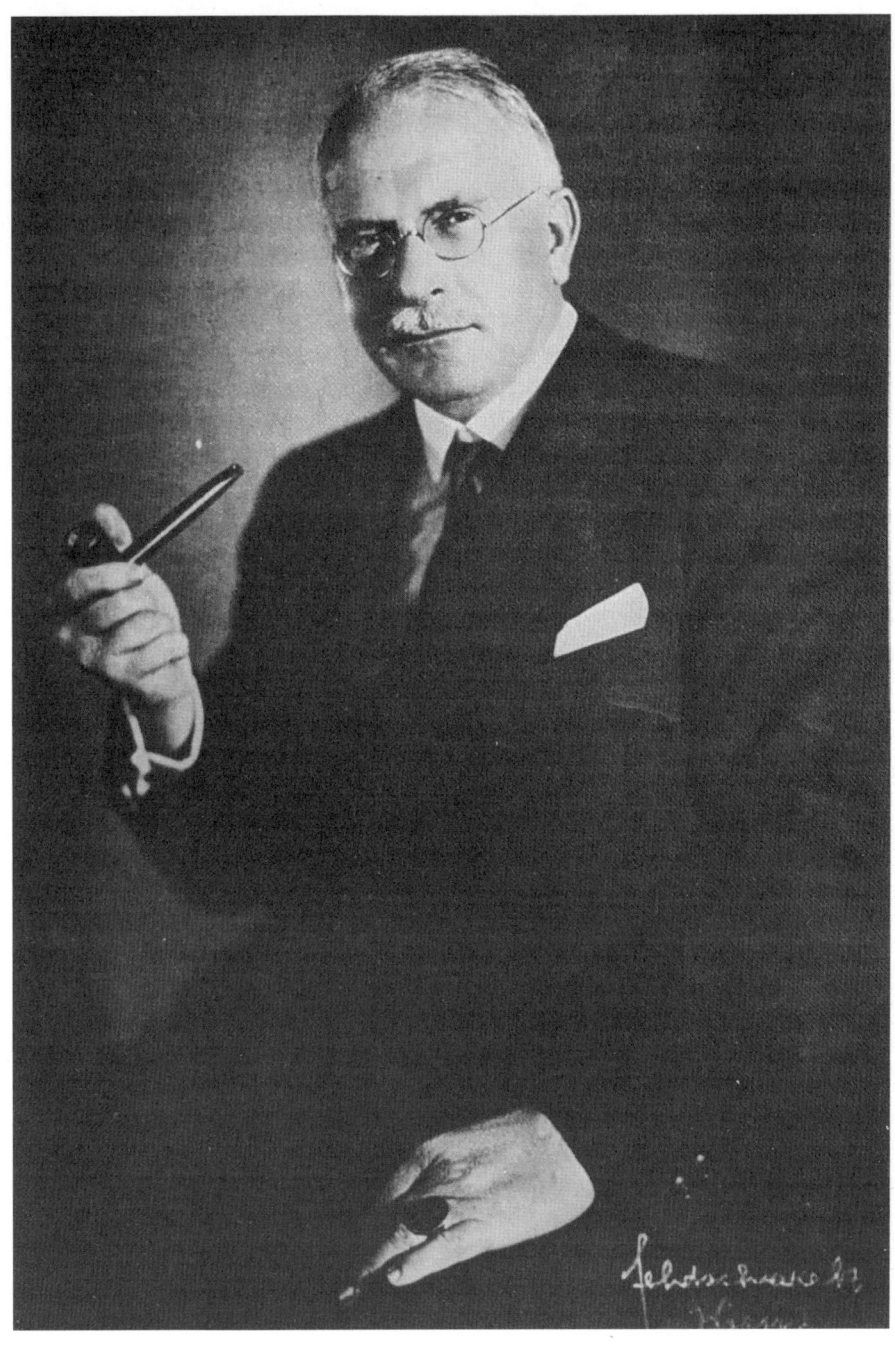

Um dos traços fascinantes de **Carl Gustav Jung** *era a sua habilidade de passar instantaneamente de considerações práticas para as mais elevadas especulações abstratas. (Cortesia do sr. Franz Jung.)*

Em seus últimos anos, ficou fisicamente debilitado, mas a sua mente permanecia alerta. Jung deixava os visitantes fascinados com as suas reflexões sobre os mistérios da alma humana ou o futuro da humanidade. Agora ele personificava a figura quase lendária do "Velho Sábio de Küsnacht".

Os Contemporâneos de Carl Gustav Jung

A fim de definir com mais precisão a posição da psicologia analítica entre as ciências do espírito, pode ser útil contrastar Jung com três de seus contemporâneos: o teólogo Karl Barth, o filósofo Paul Häberlin e o antropósofo Rudolf Steiner.

Denis de Rougemont dizia que "possivelmente o maior teólogo e o maior psicólogo de nosso século são dois suíços: Karl Barth (1886-1968) e C.G. Jung"[81]. Esses dois homens, explicou De Rougemont, dedicaram-se à cura d'almas e à edificação de um sistema vasto. Ambos eram filhos de pastores basileienses, eram altos e fortes, fumavam cachimbos, tinham um bom senso de humor e não eram "acadêmicos" nem no modo de vida, nem no trato com as pessoas. Barth também tinha em comum com Jung o orgulho de ser um cidadão suíço e o seu apreço pela vida militar. Na maioria dos outros aspectos, contudo, eles diferiam amplamente um do outro. Como pastor de um pequeno vilarejo, Barth publicou um comentário sobre a *Epístola aos Romanos* que revolucionou o pensamento teológico[82]. Foi chamado para ser professor de Teologia em universidades alemãs. Quando Hitler chegou ao poder, Barth tornou-se o grande líder da resistência da Igreja Protestante contra os nazistas. Por essa razão, foi julgado e expulso da Alemanha. De volta à Suíça, foi designado professor de Teologia na Universidade da Basileia. Barth, que havia escrito inúmeros livros e artigos, agora se concentrava num vasto e abrangente tratado de teologia, o *Dogmática Eclesiástica*, que foi comparado à *Suma Teológica* de Tomás de Aquino quanto à magnitude e profundez. Barth é unanimemente considerado o maior teólogo protestante desde Lutero e Calvino, e goza de um público universal não apenas entre protestantes, mas também entre católicos.

Se Jung também é amplamente lido entre teólogos protestantes, católicos e ortodoxos, é por razões bem diferentes. Enquanto Barth chama o homem de volta a uma obediência incondicional ao Deus transcendente da revelação bíblica, Jung decifra valores religiosos velados no homem, especialmente na análise de símbolos e ritos. Tanto Barth quanto Jung exibem enorme conhecimento e erudição; porém, enquanto o primeiro tira as suas conclusões da interpretação canônica da *Bíblia*, o segundo mostra uma predileção pelos evangelhos apócrifos, os gnósticos e os livros sagrados do Oriente. A dogmática barthiana se encontra resolutamente fora da psicologia; seu Deus é o "inteiramente outro" que fala ao homem por intermédio da Sua Palavra e da Igreja. Jung, pelo contrário, nunca sai dos domínios da psicologia. O que ele chama de Deus é uma espécie de realidade psíquica cuja fonte permanece um mistério. É difícil conceber uma síntese entre os pensamentos desses dois homens, mas às vezes acontece de eles compartilharem algumas ideias: por exemplo, a noção de que a essência do homem é a sua relação complementar com a mulher, e vice-versa[83].

Paul Häberlin (1878-1960), que geralmente é considerado o maior filósofo suíço moderno, possui alguns traços em comum com Jung, como o fato de ter nascido na cidadezinha de Kesswil. Filho de professor, também se sentiu destinado ao ministério da Igreja; estudou teologia na Basileia, onde teve discussões com Jung na Zofingia, e concluiu o curso no ano de 1900. Então migrou para a filosofia, obteve seu doutorado na Basileia em 1903, e dali em diante ocupou cargos docentes, dedicando-se à educação de crianças-problema. Por anos ele sempre teve duas ou três crianças difíceis vivendo com a sua própria família. De 1914 a 1922, foi professor titular de Filosofia em Berna. Suas palestras atraíam um público considerável, e o seu sucesso era comparado ao de Bergson no Collège de France. Ocupou esse cargo na Universidade da Basileia de 1922 até a sua aposentadoria, em 1944. Os escritos de Häberlin são notáveis por sua abundância extraordinária, pela clareza do seu estilo, por suas qualidades didáticas, sua organização impecável e sua meticulosidade – que abarca todo e qualquer detalhe possível. O seu *Philosophische Anthropologie* (Antropologia Filosófica) é considerado excepcional[84]. A obra de Häberlin abrange os domínios da metafísica, lógica, filosofia da natureza, religião, estética, moral, caracterologia, psicologia matrimonial e educação[85]. Algumas pessoas expressam surpresa diante do fato de que, a despeito de sua brilhante carreira acadêmica, da popularidade de suas palestras, da sua versatilidade e do número de seus escritos, Häberlin não desfrutou de uma fama comparável à de Jung. A razão pode ser que não havia aura romântica em torno de sua vida e obra. Dois dos escritos de Häberlin apresentam nítido contraste com o restante de sua obra: o seu esboço autobiográfico[86] e um pequeno livreto relatando as suas experiências de caça pelas montanhas suíças – no qual ele relata, informalmente, os seus pensamentos sobre a vida e os homens[87]. Häberlin considera a depressão o efeito de uma arrogância em relação à vida e uma falta de humor, e a angústia como sendo algo que frequentemente se deve a sentimentos de culpa. Quanto à "ansiedade do homem moderno", não via nisso nada além de um modismo comparável ao "Mal do Século" dos Românticos. Analisando as variedades de parlapatice dos caçadores, Häberlin estende essa noção às "parlapatices" de filósofos e psicólogos. Ele garante que Jung lhe admitiu certa vez que havia, de fato, um elemento assim em sua obra, acrescentando que *mundus vult decipi* (o mundo pede para ser enganado).

O contraste entre Häberlin e Jung se deixa ver em suas respectivas posturas em relação a Freud. A de Jung era, no início, de passional interesse e entusiasmo; a isso se seguiu uma postura cada vez mais crítica, que culminou num rompimento, após o qual rejeitou quase tudo que Freud lhe havia ensinado. A postura de Häberlin, embora de nítida curiosidade, sempre foi crítica; contudo, ele jamais poderia ser chamado de "antifreudiano". Nesses dois pequenos livros, Häberlin fala de seus encontros com Freud[88]. Por mais que o respeitasse enquanto pessoa, não se impressionava com as suas ideias. Na teoria freudiana das pulsões, Häberlin via apenas um reflexo dos acontecimentos da vida de Freud. A psicanálise não é uma teoria psicológica abrangente, dizia Häberlin, visto que o próprio Freud admitia não poder explicar o mistério do gênio artístico e poético. Freud era incapaz de explicar a Häberlin como as pulsões poderiam ser controladas por um censor originado nas próprias pulsões – isso foi antes da introdução do conceito de supereu. Durante essa conversa, Freud argumentou que a religião, a filosofia e a ciência eram formas de sexualidade sublimada. Häberlin objetou que, então, a psicologia também devia ser uma forma de sexualidade sublimada, ao que Freud respondeu de modo evasivo: "Mas ela é socialmente útil." Häberlin pegou da psicanálise tudo o que lhe parecia verdadeiro. As ideias que não aceitava, usou ocasionalmente como ponto de partida para a sua própria pesquisa – e assim a teoria freudiana dos sonhos, que Häberlin rejeitava, levou-o a edificar uma teoria onírica própria[89].

Carl Gustav Jung foi comparado muitas vezes a Rudolf Steiner (1861-1925), o fundador da antroposofia. Alegou-se que os ensinamentos deles dois são variedades de *Weltanschauung*[90] que se encontram fora da ciência experimental. A vida de Rudolf Steiner nos é conhecida principalmente por meio de sua autobiografia, que, em contraste com a de Jung, trata principalmente dos acontecimentos externos de sua vida, e não tanto de seu desenvolvimento espiritual íntimo[91]. Filho de um pequeno funcionário das ferrovias austríacas, manifestou logo cedo um notável dom para a matemática e as ciências naturais. Recebeu sua educação secundária e técnica em Viena, onde assistiu às palestras do filósofo Franz Brentano. Sem que sua família tivesse conhecimento, dos sete anos de idade em diante ele teve experiências parapsicológicas. Também conheceu homens que, embora tivessem uma vida muito simples, faziam parte de um misterioso mundo espiritual. Dos 23 aos 29 anos de idade, esteve a serviço de uma distinta família austríaca como educador de uma criança difícil, com quem obteve um sucesso notável. Tinha conhecidos entre a elite intelectual vienense – como, por exemplo, Josef Breuer. Depois, Steiner trabalhou por sete anos no Goethe-Schiller- -Archiv, em Weimar, e lhe foi confiada a edição dos trabalhos científicos de Goethe. Geralmente se assumia que essa parte da obra do grande escritor pertencia a uma variedade obsoleta da filosofia da natureza. Steiner sustentava, contudo, que a abordagem de Goethe constituía a base de uma abordagem verdadeiramente científica ao estudo da natureza. Era uma época de profunda introversão para Steiner. Em sua autobiografia, assevera que percebia o mundo ao seu redor como se estivesse num sonho, e que para ele o mundo espiritual interno era a única realidade. Sem dúvida foi durante esses anos que Steiner experienciou essa aventura espiritual à qual, infelizmente, ele apenas fez alusão em seus escritos. Em 1896, aos 35 anos de idade, passou por uma profunda metamorfose psicológica. Agora ele via o mundo material nítida e acuradamente; suas relações com as pessoas se tornaram "abertas". A partir dali, viveu por vários anos no mundo literário semiboêmio de Berlim. De 1902 em diante, foi um membro influente da Sociedade Teosófica, mas desenvolveu gradativamente as suas próprias ideias numa direção que, por fim, levou-o a fundar um movimento próprio, em fevereiro de 1913, a Sociedade Antroposófica. No mesmo ano, a construção do grande centro antroposófico foi empreendida em Dornach, na Suíça, não muito longe da Basileia. Ele era chamado de *Goetheanum*, em homenagem ao homem que Steiner considerava ter alcançado o mais alto grau possível de sabedoria humana.

Dali em diante, a vida de Steiner passou a ser identificada com o desenvolvimento do movimento antroposófico e com a sua aplicação a vários campos da atividade humana.

A palavra "Antroposofia" foi cunhada pelo filósofo romântico suíço Ignaz Trox-ler (1780-1866) para designar um método cognitivo que, tomando como ponto de partida a natureza espiritual do homem, investiga a natureza espiritual do mundo – assim como os órgãos sensoriais exploram sua natureza física e a inteligência, as suas leis abstratas[92]. Rudolf Steiner argumentava que todo homem é capaz, com o auxílio de um sistema de treinamento psíquico, de tomar consciência de certas faculdades psíquicas latentes, por meio das quais se pode adquirir um conhecimento direto dos mundos superiores, puramente espirituais. Seu método de treinamento psíquico foi compilado num pequeno livro[93]. O futuro discípulo devia ser preenchido por uma profunda reverência pela verdade e viver de forma discreta, voltando a sua atenção para a vida interior – esforçando-se por aprender aquilo que pode ser de serventia para o homem e o mundo, mais que para gratificar a sua própria curiosidade –, fazer uma nítida distinção entre o essencial e o não essencial e dedicar algum tempo todos os dias para a meditação. Um exercício básico consiste em contemplar todo ser em sua dimensão temporal, isto é, imaginando como ele era antes e como será depois. Outro é distinguir prontamente as percepções sensoriais que emanam do animado e do inanimado. Quando esses modos de perceber se tornam uma segunda natureza, o indivíduo é capaz de sentir certas qualidades de coisas que escapam aos demais. Um estágio posterior confere a faculdade de controlar não apenas os sentimentos e pensamentos, mas o sono e os sonhos, e de adquirir a continuidade da consciência. Por fim, o discípulo tem de passar por duras provações espirituais, e Steiner fala de encontros com seres espirituais misteriosos. Porém, em contraste com Jung, Steiner não os considera meras projeções de conteúdos cindidos do inconsciente.

Embora muitas pessoas tenham tentado aplicar o método de Rudolf Steiner, parece que nenhuma chegou a alcançar o ponto atingido pelo mestre. Ele argumentava que, como resultado de seu conhecimento do mundo espiritual, era capaz de proferir muitas verdades sobre a estrutura do homem, o seu corpo etéreo e astral, a reencarnação, e assim por diante. Gradualmente, as revelações de Steiner foram se estendendo a muitos campos da ciência, da arte e da vida política e econômica. Ele pregou um novo estilo arquitetônico, novos princípios de pintura, declamação e dramatismo. Seus novos princípios no campo da educação de crianças normais e anormais despertaram amplo interesse, muito além dos círculos antroposóficos.

As semelhanças entre Jung e Steiner foram apontadas repetidas vezes: ambos tiveram experiências parapsicológicas; ambos imaginaram um método de autotreinamento que os levou a explorar os abismos da mente inconsciente; e ambos emergiram de suas respectivas jornadas espirituais com uma nova personalidade. Não é de admirar que ambos vissem a vida como uma sucessão de metamorfoses, a central sendo "a virada da vida", por volta dos 35 anos de idade[94].

Os conceitos junguianos de sombra e de subpersonalidades projetadas, às vezes encontram paralelo em Steiner. Em seu comentário sobre o *Fausto* de Goethe, Steiner explica que Wagner e Mefisto são diferentes aspectos da personalidade de Fausto[95]. Muito curiosamente, o mesmíssimo exemplo é utilizado com frequência para ilustrar o ensino junguiano, que, nesse ponto, é idêntico ao de Steiner. Contudo, na maioria dos casos, quando Jung vê projetados conteúdos do inconsciente, Steiner está inclinado a ver seres espirituais independentes[96].

A diferença essencial entre Jung e Steiner se deixa ver no uso que cada um fez de sua jornada pelo inconsciente. Eles dois, como vimos, passaram pelo que se pode chamar de "afecção criativa" em meados de suas vidas – assim como Fechner e Freud –, e extraíram os conceitos básicos de seu ensino dessa experiência. Contudo, Steiner alegava ter chegado a uma fonte espiritual de conhecimento, que o habilitou a fazer revelações, ao passo que Jung – e Freud – se ativeram estritamente ao trabalho oferecido por suas práticas psicoterapêuticas.

Essas considerações podem nos ajudar a definir com mais precisão o posicionamento de Jung. Ele foi tachado de místico, metafísico, neognóstico e assim por diante. Sempre sustentou que não era um filósofo, mas um empirista, que tão somente descrevia quaisquer que fossem as observações que houvesse feito no decorrer de sua atividade psicoterapêutica. Contudo, o principal propulsor dos conceitos junguianos encontra-se em sua *nékyia*, que é a sua jornada pelo inconsciente. Essa experiência é da mesma categoria da autoanálise de Freud, isto é, uma afecção criativa, que foi canalizada na fundação de um sistema de psicologia dinâmica. Embora a estrutura conceitual de Jung difira radicalmente da de Freud, ele se encontra infinitamente mais perto de Freud que de um teólogo como Barth, de um filósofo como Häberlin, ou de um antropósofo como Rudolf Steiner.

A Obra de Carl Gustav Jung:
1. A Noção de Realidade Psicológica

A célula germinal da psicologia analítica junguiana encontra-se em seus debates na Associação Estudantil "Zofingia" e nos seus experimentos com Hélène Preiswerk, a sua jovem prima médium.

Sabe-se, a partir das lembranças de Albert Oeri, que Jung entrava com frequência em estimulantes discussões com os seus colegas. Como afirmado anteriormente, ele era membro da seção basileiense da Zofingia e participante ativo em suas reuniões semanais. Já que um relatório das falas e dos principais argumentos aventados pelos debatedores foi registrado e mantido no arquivo da Associação, Gustav Steiner pôde suplementar suas recordações pessoais com um levantamento documental e reconstruir os lineamentos do pensamento junguiano naqueles anos de formação[97]. Como aponta Steiner, "a Zofingia ofereceu a ele a inestimável oportunidade de passar dos monólogos de seus sonhos e ponderações para discussões apaixonadas, e de testar a soberba rigidez de suas ideias por meio de embates intelectuais com companheiros inteligentes".

Durante os três primeiros semestres de seus estudos médicos, Jung não alçou a voz nas discussões, nem sequer quando um estudante de teologia, Altherr, fez uma fala sobre espiritismo. No quarto semestre, em 28 de novembro de 1896, realizou a sua primeira fala: "Die Grenzen der exakten Wissenschaften" (Os Limites das Ciências Exatas). Era um ataque veemente contra a ciência materialista contemporânea e um apelo a favor do estudo objetivo da hipnose e do espiritismo. Durante a discussão, Jung enfatizou que a pesquisa exata pode ser efetuada num campo metafísico. Essa fala foi tão bem-sucedida que a assembleia decidiu, por unanimidade, recomendá-la para publicação no periódico central da associação. Não se sabe por que ela não foi aceita pelo comitê editorial, em Berna. Gustav Steiner ressalta que o grande sucesso dessa fala contradiz o que Jung escreveu em sua autobiografia, a saber: que sempre que falava de espiritismo para os colegas, eles reagiam com derrisão, incredulidade ou retiravam-se inquietos[98].

No semestre de verão de 1897, Jung fez uma fala intitulada: "Einige Gedanken über Psychologie" (Alguns Pensamentos Sobre Psicologia). Ele deplorou a corrente falta de interesse pela metafísica. "Quando o homem normal imagina que nada de metafísico ocorre em sua vida, esquece-se de um acontecimento metafísico: a sua morte." A morte sempre foi o ponto de partida das promessas transcendentes, e essas promessas postulam a existência da alma. A tarefa de uma psicologia racional é demonstrar a existência de uma alma. A alma pode ser concebida como uma inteligência independente do tempo e do espaço. O sonambulismo foi invocado como argumento contra os preconceitos do materialismo. O debate foi extraordinariamente animado e o número de debatedores, muito grande.

No semestre de inverno de 1897-1898, Jung foi eleito presidente da Zofingia basileiense. Em seu discurso de abertura, declarou que um homem instruído não devia tomar parte ativa na vida política – uma postura comum sustentada pelos intelectuais antes de 1914.

Em janeiro de 1899, para a surpresa dos estudantes de teologia que faziam parte do grupo, Jung fez uma fala sobre a teologia de Albrecht Ritschl – que ele criticou por sua negação de um elemento místico na religião. Naquele ano, Jung foi muito ativo nos debates. Quando um estudante de medicina fez uma fala sobre o tema do sono, Jung o criticou por ter deixado de lado o fenômeno dos sonhos, acrescentando que "nos sonhos nós somos o nosso próprio desejo e, ao mesmo tempo, vários atores".

A última intervenção de Jung na Zofingia se deu após uma fala de um estudante de teologia. Tratava-se de Lichtenhan, sobre "Theologie und Religion" (Teologia e Religião). Jung criticou a ideia de que Deus pudesse ser experienciado. Ele próprio, dizia Jung, nunca havia tido uma experiência como essa. As experiências religiosas, acrescentou Jung, muitas vezes vêm acompanhadas de emoções eróticas. A psiquiatria moderna estava inclinada a admitir a existência de uma conexão interna entre a religião e o instinto sexual[99]. A objeção a experiências religiosas ocorrendo em homens normais não era evidência contra a natureza mórbida dos impulsos religiosos, porque tudo isso podia se originar do inconsciente de alguém. A um argumento trazido por Paul Häberlin, Jung respondeu que o conceito de "bom Deus" era autocontraditório. A discussão foi mais feroz do que o normal, mas Lichtenhan levou vantagem.

Ao longo do artigo de Steiner, notamos que Jung já mantinha com os estudantes de teologia a relação ambígua que mais tarde iria ter com muitos ministros religiosos. Nomeadamente, eles temiam a sua crítica da religião tradicional, mas aprovavam os seus ataques contra o materialismo contemporâneo. Vários outros pontos são dignos de nota. Um deles é a antiga preocupação de Jung com o problema do mal, um problema ao qual dedicaria um de seus últimos trabalhos, a *Resposta a Jó*. Embora de modo algum fosse ateu, Jung atacou várias formas de religiosidade: a fé religiosa tradicional, o racionalismo – como visto por ele na teologia de Ritschl – e o interesse por "experiências religiosas" – no estilo de William James. Notável foi o seu tom de absoluta convicção ao falar da *alma* (termo que havia desaparecido da psicologia) e a forma como a definiu como imaterial, transcendente, fora do tempo e do espaço – e ainda por abordar cientificamente. Entre os meios de obter conhecimento da alma encontravam-se o estudo do sonambulismo, da hipnose e das manifestações espíritas. Assim, para Jung, o espiritismo não se tratava de ocultismo, mas de fenômenos psíquicos desconhecidos que necessitavam ser investigados com métodos científicos adequados.

Antes de sua entrada no Burghölzli, Jung também havia efetuado as observações que iriam se tornar objeto de sua dissertação, em 1902[100]. Ali também encontramos em estado embrionário várias de suas ideias mais básicas. Eram observações feitas sobre uma jovem médium, Hélène Preiswerk.

Segundo o relato de Jung, primeiro a senhorita teve experiências com mesas girantes, em julho de 1899, e no início de agosto começou a manifestar sonambulismo mediúnico. Em primeiro lugar, encarnou o espírito do avô, Samuel Preiswerk, e as testemunhas ficaram admiradas com a precisão com que reproduzia seu tom pastoral, embora nunca o tivesse conhecido. Dali em diante, Jung passou à frequentar assiduamente as sessões. Helene também personificava uma série de membros de sua família e conhecidos que haviam falecido, e exibia um notável talento para a atuação. Era surpreendente como, durante essas sessões, falava um alto-alemão perfeito, em vez de seu dialeto basileiense habitual. Não era claro até que ponto ela se lembrava do que havia dito durante o estado sonambúlico depois de terminadas as sessões, mas sempre afirmou que eram realmente os espíritos dos mortos que falavam pela sua boca. Ela atraiu o respeito e a admiração de vários parentes e amigos que iam lhe pedir conselhos. Cerca de um mês depois, entrou em estados semissonambúlicos, nos quais permanecia ciente de seu entorno, mas mantinha estreita comunicação com os espíritos. Nesse estado, dizia que o seu nome era Ivenes; falava num tom tranquilo e solene, e não exibia nenhum traço do caráter instável e vertiginoso que lhe era de costume.

Em setembro, mostraram à jovem médium o livro de Justinus Kerner, *A Vidente de Prevorst*, e suas manifestações mudaram[101]. Seguindo o exemplo de Friederike Hauffe, ela se magnetizava no final da sessão e falava numa língua desconhecida, que lembrava vagamente uma mistura de francês com italiano.

Ivenes dizia ter viajado ao planeta Marte, visto os seus canais e máquinas voadoras, e visitado os habitantes das estrelas e o mundo dos espíritos. Era instruída por espíritos de luz, e ela própria instruía espíritos de trevas. O espírito que estava no controle continuava sendo o de seu avô, o reverendo Samuel Preiswerk, com seus discursos edificantes. Os outros espíritos podiam ser classificados em dois grupos. Alguns eram bastante rígidos; outros, exuberantes. Jung notou que essas características correspondiam a os dois aspectos da personalidade da jovem médium, entre as quais ela oscilava constantemente. Essas personificações foram sendo gradativamente substituídas por revelações. A médium despejava uma extraordinária abundância de detalhes a respeito das suas próprias vidas passadas. Ela havia sido a vidente de Prevorst e, antes disso, uma jovem seduzida por Goethe – o que supostamente fazia com que fosse bisavó de Jung. No século XV, havia sido condessa de Thierfelsenburg, no XIII, a madame de Valours, que fora queimada como bruxa, e, antes ainda, uma mártir cristã da época de Nero, em Roma. No decorrer de cada uma de suas vidas passadas, ela havia dado à luz filhos que tiveram vários descendentes. No espaço de algumas semanas, teceu uma imensa rede de genealogias imaginárias e se descobriu ancestral da maioria das pessoas que conhecia. Qualquer pessoa nova que ela encontrava era imediatamente integrada a esse sistema. Garantiu a Jung que uma conhecida dele havia sido uma famigerada envenenadora em Paris, no século XVIII, e tinha cometido toda sorte de crimes secretos em sua vida atual.

Em março de 1900, ela começou a descrever a estrutura do mundo místico com o auxílio de sete círculos: a força primária no círculo central; a matéria, no segundo; luz e trevas, no terceiro; e assim por diante. Uma vez esgotadas essas revelações, pareceu que a inspiração da médium estava diminuindo. Jung disse que deixou de frequentar as sessões nessa altura, e que seis meses depois ela mostrou "aportes" ao público, isto é, objetos supostamente levados às sessões por espíritos. Mas aqui ela foi pega em flagrante, e isso marcou o fim de sua carreira mediúnica.

Na discussão desse caso, Jung definiu e classificou os vários fenômenos mediúnicos apresentados pelo sujeito: sonambulismo, semissonambulismo, escrita automática e alucinações. Também tentou identificar as fontes de seus romances mediúnicos. Uma delas era a Vidente de Prevorst, de Kerner; outra, as conversas que ela tinha ouvido a respeito da cosmogonia de Kant. Mas Jung não mencionou as tradições orais e escritas sobre as antigas famílias basileienses. Somente num contexto assim um paciente poderia ter construído um sistema de delírios genealógicos de proporções tão fantásticas.

Dois traços na história da médium impressionaram Jung. Primeiro, a sua habilidade, quando em estado mediúnico, de realizar apresentações muito superiores às que era capaz de realizar em estado consciente. Segundo, o contraste entre as personalidades de Ivenes – que era séria, comedida e pensativa – e a habitual personalidade desequilibrada da médium. Jung concluiu que Ivenes não passava da personalidade adulta da médium, que estava em processo de elaboração no inconsciente dela. O crescimento psíquico da paciente era impedido por obstáculos psicológicos e sociais, e a carreira mediúnica era apenas um meio ao qual o inconsciente recorria para superar esses obstáculos. Encontramos aqui o germe do que iria se tornar a teoria junguiana da individuação. Os romances da médium abundavam em histórias sobre casos de amor – manifestos ou secretos – e filhos ilegítimos, e Jung pensava que o desejo que ela tinha de possuir uma família imensa era a manifestação de um sonho de satisfação sexual. Parece que só muito mais tarde Jung se deu conta de que a sua jovem prima se havia apaixonado por ele e tinha multiplicado as suas revelações mediúnicas para agradá-lo.

O restante da história foi divulgado por Jung num seminário ministrado em 1925[102]. Hélène Preiswerk deixou a Basileia e foi aprender corte e costura em Montpellier e Paris. Em 1903, ele a visitou em Paris e ficou surpreso ao ver que, aparentemente, ela havia esquecido tudo o que se relacionava com as sessões mediúnicas. Depois voltou para a Basileia, onde teve um ateliê de costura com uma de suas irmãs, e Jung afirmou que ela criava roupas extremamente elegantes[103]. Infelizmente ela morreu de tuberculose, prematuramente, em 1911.

A dissertação de Jung obteve uma resenha entusiasmada de Théodore Flournoy[104]. Um curioso epílogo foi a história do pintor francês, Cornillier, que em 1910 descobriu que a sua modelo, Reine, que tinha dezenove anos, era médium; e por um período de dois anos ela realizou sessões com ele, durante as quais fazia revelações sobre as suas próprias vidas passadas e as vidas de falecidos, e explicava a ele as complexidades do outro mundo – com as suas leis, a sua moral e os seus costumes –, assim como a hierarquia dos espíritos[105]. O dramaturgo francês, Lenormand, entendia que todo o processo havia sido provocado pela paixão secreta da médium pelo pintor, e citou Jung a esse respeito[106]. Essa história serviu de inspiração para a sua peça *L'Amour magicien* (O Amor Feiticeiro)[107].

Quando Jung ingressou no Burghölzli, em dezembro de 1900, possuía ideias bastante definidas sobre o que deveria ser a psicologia. Ele a definia como o estudo científico da alma humana, tomando como ponto de partida manifestações que ele chamava de realidade psicológica. Havia aprendido, por experiência, que conteúdos cindidos do inconsciente podem ganhar a aparência de uma personalidade humana, caso sejam projetados para fora, na forma de alucinações, ou assumam controle da mente consciente, como em sessões mediúnicas. Seguindo o exemplo de Myers, Janet, Binet e Flournoy, o interesse de Jung se voltou para a exploração dessas realidades psicológicas.

A Obra de Carl Gustav Jung:
II. O Período Burghölzliano

Os nove anos que Jung passou no Burghölzli foram um período de trabalho intensivo e concentrado. Após escrever sua dissertação e alguns artigos, principalmente sobre casos clínicos, ele concentrou seu trabalho na pesquisa com o teste de associação de palavras. Esse teste consistia em enunciar para um sujeito uma sequência de palavras cuidadosamente escolhidas; para cada uma delas, o sujeito tinha de responder com a primeira palavra que lhe ocorresse, e o tempo de reação era mensurado à risca.

Certa vez, Jung elaborou um relato completo da história do teste[108]. Ele foi inventado por Galton, que mostrou como poderia ser utilizado para explorar as reentrâncias ocultas da mente. Foi retomado e aperfeiçoado por Wundt, que tentou estabelecer experimentalmente as leis da associação de ideias. Depois, Aschaffenburg e Kraepelin introduziram a distinção de associações internas e externas: as primeiras são associações de acordo com o significado; as segundas, de acordo com formas discursivas e sonoras – elas também poderiam ser chamadas de associações semânticas e verbais. Kraepelin mostrou que a fadiga causava uma passagem gradual para uma maior proporção de associações verbais. Efeitos semelhantes foram observados em casos de febre e intoxicação alcoólica. Os mesmos autores compararam os resultados do teste de associação de palavras em vários estados mentais. Depois, um novo caminho foi aberto por Ziehen, que descobriu que o tempo de reação era mais longo quando a palavra-estímulo estava relacionada a algo desprazeroso para o sujeito. Algumas vezes, ao selecionar várias respostas demoradas, era possível relacioná-las a uma representação subjacente comum, que Ziehen chamou de *gefühlsbetonter Vorstellungskomplex* (complexo de representações emocionalmente acentuado), ou simplesmente "complexo". Ziehen descobriu que, ao dar essas respostas, o sujeito geralmente não estava ciente da conexão entre as suas respostas e o complexo.

Nessa altura, Bleuler introduziu o método de teste no Burghölzli a fim de suplementar a exploração clínica dos pacientes. Visto que Bleuler acreditava que o sintoma de base na esquizofrenia era o afrouxamento da tensão das associações, também era lógico averiguar essa hipótese por meio do teste de associação de palavras, e ele confiou essa pesquisa a Jung. Junto com alguns dos outros residentes do Burghölzli, Jung se lançou numa experimentação em larga escala com o teste. Essas pesquisas realizadas ao longo de vários anos foram compiladas em forma de livro[109]. Jung aperfeiçoou a técnica do teste. Comparando os resultados do teste em pessoas instruídas e não instruídas, ele descobriu um grande percentual de associações semânticas entre as não instruídas. Um de seus colaboradores descobriu que, estatisticamente, havia mais similaridades em testes de pessoas que faziam parte da mesma família, em particular entre pai e filho e mãe e filha.

Mas o principal objetivo de Jung era detecção e análise dos complexos – no sentido original dado ao termo por Ziehen. Jung distinguiu entre complexos normais, acidentais e permanentes. Ele comparou os complexos normais em homens e mulheres. Nas mulheres, os complexos eróticos estavam em primeiro plano com complexos relacionados à família e à moradia, à gravidez, aos filhos e à situação conjugal; em mulheres mais velhas, ele detectou complexos que revelavam remorsos com antigos amantes. Nos homens, os complexos relacionados à ambição, ao dinheiro e ao afã por sucesso vinham antes dos complexos eróticos. Os complexos acidentais relacionavam-se com acontecimentos específicos que haviam ocorrido na vida do paciente. Os complexos permanentes eram de particular interesse em pacientes que sofriam de histeria e demência precoce.

Na histeria, Jung descobriu que as associações se encontravam submersas por um grande complexo tenaz relacionado a uma antiga ferida secreta, mas o indivíduo podia ser curado se alguém o levasse a derrotar e assimilar o seu complexo. Na demência precoce, Jung encontrou um ou mais complexos fixos que não poderiam mais ser derrotados.

Estava então aberta uma nova abordagem para o problema da demência precoce, suplementando a pesquisa na qual Bleuler se havia empenhado durante os últimos quinze anos. Jung compilou seus primeiros achados num volume: *A Psicologia da Dementia Praecox*[110]. Nesse livro, ele ainda se encontra consideravelmente sob a influência de Janet e Flournoy. Dá crédito a Bleuler e expressa sérias reservas no que se refere às teorias de Freud. O termo "complexo" passou a ser utilizado para além de seu escopo original, de modo que Jung teve de distinguir variedades de complexos: se estavam relacionados a um único acontecimento ou a uma situação contínua; se eram conscientes, parcialmente conscientes ou totalmente inconscientes; e se estavam fortemente ou menos fortemente carregados emocionalmente. Para demonstrar seu método, ele oferece uma análise razoavelmente detalhada do caso de uma paciente de sessenta anos de idade que havia passado quase vinte no Burghölzli, e tinha abundantes alucinações e ideias delirantes que pareciam tudo menos incoerentes. Jung a testou repetidas vezes com o teste de associação de palavras e deixou-a associar livremente sobre o que pareciam ser as palavras-chave de seus delírios. Dessa forma, descobriu-se capaz de identificar um grande número de complexos que ele classificou em três grupos: sonhos de felicidade, queixas a respeito do sofrimento de injustiças, e complexos sexuais. Os enunciados aparentemente incoerentes da paciente expressam, assim, uma sistemática realização de desejo para compensar uma vida de labuta e privação. Jung salientou a analogia de seus achados com os de Flournoy em seu trabalho com Hélène Smith: os "romances de imaginação subliminar" da autora eram uma compensação para a mediocridade de sua vida. O próprio Jung teve as mesmas experiências em seu trabalho com a jovem médium basileiense, tirante o fato de que havia descoberto que os romances subliminares de autoria dela eram uma tentativa de forçar os obstáculos que impediam o seu desenvolvimento. A paciente do Burghölzli, em contraste, estava presa em seus delírios.

Mas por que os complexos poderiam ser derrotados na histeria, e não na demência precoce? Jung apresentou a hipótese de que os complexos desta última produzem uma toxina que exerce uma ação nociva no cérebro, tornando assim a doença irreversível. Essa teoria entrava em conflito com a própria teoria bleuleriana da demência precoce, a saber: que a causa primária da afecção era a ação de uma toxina hipotética sobre o cérebro e que os complexos não causavam os sintomas, mas proporcionavam-lhes a sua forma. Numa declaração conjunta, Bleuler e Jung definiram suas divergências a esse respeito[111]. No mesmo ano, Jung enunciou a suposição de que as ideias delirantes de um psicótico eram a expressão de seus esforços para criar uma nova visão do mundo[112].

Enquanto isso, Jung havia reorientado a aplicação do teste de associação de palavras. Em 1905, um senhor de idade foi até ele porque lhe haviam furtado dinheiro e ele estava suspeitando de alguém da sua enfermaria: um garoto de dezoito anos.

Jung aplicou no jovem um teste de associação de palavras que havia sido adaptado para o caso. O jovem respondeu de uma forma que Jung teve certeza de que bastava lhe dizer "você furtou" para obter uma confissão, e isso de fato aconteceu[113]. Também houve uma história de furto de dinheiro num hospital que só podia ter sido cometido por uma das três enfermeiras. Jung aplicou nelas o teste e descobriu a culpada – que, a propósito, não era a enfermeira de quem mais se desconfiava[114].

Por um tempo, Jung acreditou ter descoberto um novo método para detectar criminosos, porém logo se deu conta de que as coisas não eram tão simples. Freud ressaltou que o sujeito não reagia ao teste de acordo com a sua culpa objetiva, mas de acordo com os seus sentimentos de culpa e as suas angústias subjetivas[115]. Após vários anos de intensiva aplicação do teste, Jung deixou totalmente de utilizá-lo. Ele nunca o repudiou, e a sua prática foi mantida no Instituto C.G. Jung devido ao seu valor disciplinar. No entanto, Jung apregoou que "quem desejar saber sobre a mente humana não aprenderá nada, ou quase nada, com a psicologia experimental"[116].

A Obra de Carl Gustav Jung:
III. O Período Psicanalítico

O conhecimento de Jung sobre a psicanálise data do início de sua estada no Burghölzli. Numa entrevista concedida em 1957[117], ele assevera que, já em 1900[118], durante uma das tardes de discussão entre os médicos, Bleuler lhe havia solicitado um relatório sobre *A Interpretação dos Sonhos*, de Freud[119].

Freud é citado quatro vezes, de passagem, ao longo da dissertação de Jung, que data de 1902; é mencionado algumas vezes em seus artigos escritos de 1902 a 1905, e, em seus escritos sobre o teste de associação de palavras, Jung se refere a ele como uma autoridade. O interesse de Jung se havia voltado, primeiro, para os conteúdos cindidos do inconsciente (as ideias fixas subconscientes descritas por Janet), depois, ele os assimilou aos complexos de representações emocionalmente acentuados, de Ziehen, e então tornou a encontrá-los nas reminiscências traumáticas descritas por Freud[120]. Dali em diante, Jung estudou a obra de Freud com passional interesse. Nela encontrou a confirmação de suas próprias descobertas com o teste de associação de palavras; porém, as suas descobertas próprias também adquiriram um novo significado à luz das ideias de Freud. Os escritos de Jung desse período expressam entusiasmo por Freud, uma postura agressiva para com os adversários da psicanálise, porém também uma taciturna declaração das suas divergências em relação a Freud. No prefácio à obra *A Psicologia da Dementia Praecox*, que data de julho de 1906, Jung escreve que não concorda com as ideias de Freud quanto à importância do trauma sexual infantil, que não situa a sexualidade tão em primeiro plano, como faz Freud, e que considera a psicoterapia de Freud, "no melhor dos casos, [...] uma das várias possibilidades".

O período psicanalítico de Jung estende-se de 1909 (quando sai do Burghölzli) a 1913 (quando deixa a Associação Psicanalítica). Durante esse período, uma mudança gradual foi ocorrendo em seus próprios conceitos: primeiro ele fez não mais que propor alternativas a algumas das ideias freudianas, mas logo as suas divergências tornaram-se inaceitáveis para Freud.

Jung nunca aceitou o conceito do Complexo de Édipo. Num artigo publicado em 1909, intitulado "A Importância do Pai no Destino do Indivíduo", ele lembra que ficou abismado com a forma como o teste de associação de palavras produzia respostas similares entre pais e filhos e mães e filhas[121]. Tanto os meninos quanto as meninas, diz ele, vão se conformando inconscientemente às posturas da família como se houvesse uma espécie de contágio psíquico. Uma vez fixadas essas posturas, elas persistirão ao longo da vida. Jung ilustrou com vários históricos clínicos impressionantes como essas posturas direcionavam inconscientemente as vidas dos indivíduos e constituem o que se chama de "destino". Em resumo, ele atribuiu a essa assimilação precoce das posturas familiares ("identificação", na terminologia posterior) todos os efeitos que Freud atribuiu à resolução do Complexo de Édipo. Em nota, Jung argumentou que a libido é o que os psiquiatras chamavam de "vontade" e "afã".

No ano seguinte, Freud publicou o histórico clínico do Pequeno Hans. Pouco depois, no mesmo periódico, Jung publicou um artigo intitulado "Sobre os Conflitos da Alma Infantil", uma história algo paralela à do Pequeno Hans[122]. Assim como as fobias desse garoto de cinco anos haviam começado após o nascimento de uma irmãzinha, a paciente de Jung, Anna, que estava com quatro anos de idade, começou a ter problemas depois do nascimento de um irmãozinho. Esse acontecimento desencadeou várias preocupações e fantasias na mente da pequena garota, não apenas relacionadas à origem das crianças, mas também a respeito da vida após a morte e antes do nascimento. A criança chegou até a imaginar, espontaneamente, a teoria da reencarnação. Seu pai decidiu que era melhor responder a todas as perguntas da forma mais simples e franca possível. O esclarecimento incluiu uma explicação do papel do pai, e Anna, por fim, tranquilizou-se por completo. Numa edição posterior do mesmo artigo, Jung mencionou que a criança veio a deixar de lado a explicação "esclarecedora" e voltou a uma teoria infantil.

Uma primeira aplicação da psicanálise à psicologia social foi o artigo de Jung intitulado "Uma Contribuição à Psicologia do Rumor": uma menina de treze anos contou aos colegas de escola a respeito de um sonho que ela teve com o professor. A história virou um escândalo, e a garota foi suspensa da escola. Contudo, a diretoria se dispunha a readmiti-la mediante autorização psiquiátrica. Jung, a quem foi solicitado o parecer, apresenta o sonho tal como contado pelo sujeito, bem como a versão de como foi relatado por oito testemunhas. O sonho, em si, não continha nada de escandaloso, mas as testemunhas haviam elaborado uma série de detalhes escabrosos. Jung concluiu que o sonho representava, de fato, os desejos inconscientes da garota, e que as testemunhas haviam fornecido novas versões, como se tivessem interpretado o sonho de uma forma psicanalítica[123].

Nesse ínterim, Jung se havia lançado à preparação de um trabalho de grande envergadura. Com o encorajamento de Freud, vários psicanalistas se haviam engajado no estudo dos mitos – particularmente Abraham, Rank e Silberer, assim como Riklin, em Zurique. Jung, que por muito tempo esteve interessado pela história da religião, retomou os antigos estudos. Como afirma em sua autobiografia, leu as obras de Creuzer com particular interesse[124]. Mas ele não só ofereceu uma interpretação psicanalítica dos mitos, como também utilizou o seu conhecimento a respeito como um meio de compreender os sonhos e fantasias de seus pacientes. Jung dedicou mais de quatrocentas páginas a uma interpretação mitológica de devaneios e fantasias de alguém que ele nunca conheceu. Esse trabalho foi publicado em duas partes no *Jahrbuch*, em 1911 e 1912[125].

Em 1906, Flournoy havia publicado algumas notas que recebera de uma jovem estudante estadunidense, miss Frank Miller[126]. Essa moça era muito propensa a experiências de sugestionamento e autossugestionamento. Ao devanear durante um cruzeiro pelo Mediterrâneo, ouviu um poema de três estâncias, "Glória a Deus". Certa noite, quando estava num trem, criou um poema hipnagógico de dez versos chamado "A Mariposa e o Sol". Algum tempo depois, após uma tarde de tribulação e ansiedade, fantasiou um drama hipnagógico centrado na figura de um herói asteca ou inca, Chiwantopel. Ao registrar essas fantasias, miss Miller tentou localizar-lhes a fonte ou em acontecimentos prévios em sua vida, ou em suas leituras. Foi com esse parco material que Jung trabalhou para encontrar uma interpretação baseada na mitologia e na história da religião.

A obra de Jung não facilita a leitura. Em sua versão original alemã, sobejam citações latinas, gregas, inglesas e francesas não traduzidas, bem como longas etimologias reproduzidas de dicionários. O leitor é soterrado por uma avalanche de referências eruditas da *Bíblia*, dos *Upanixades* e de outros livros sagrados, da *Epopeia de Gilgamesh* e da *Odisseia*, de poetas e filósofos (particularmente Goethe e Nietzsche), de arqueólogos, linguistas e historiadores da religião, de Creuzer, Steinthal e outros estudiosos de mitologia, isso para não falar dos psicólogos, psiquiatras e psicanalistas contemporâneos a Jung. Em meio a essa riqueza de material, o leitor tem constantemente o receio de perder o fio da meada, mas de tempos em tempos ele é trazido de volta a miss Miller. É como se o autor desejasse se livrar de um excesso de material acumulado ao longo dos anos. Até um hino composto pelo avô, Samuel Preiswerk, é citado. Contudo, há poucas referências a obras de etnólogos – com a exceção de Frobenius –, e quase nada dos gnósticos e alquimistas.

A despeito da árdua leitura, o trabalho de Jung suscitou muito interesse. Ele trazia três novidades para o mundo psicanalítico. A primeira era um afastamento do conceito original freudiano de libido: Jung acha impossível explicar o fenômeno da psicose pela retirada da libido do mundo externo. Isso só seria possível se a libido fosse mais que pulsão sexual, e por essa razão Jung passa a identificar a libido com a energia psíquica. A segunda, Jung argumenta que a libido, em seu novo sentido, só se expressa naturalmente por meio de símbolos. Como ele disse mais tarde num de seus seminários, a libido sempre aparece de forma cristalizada, isto é, na forma de símbolos universais, tal como os conhecemos a partir do estudo da mitologia comparativa. Vê-se aqui os primórdios do que em breve seria o conceito junguiano de inconsciente coletivo e os arquétipos. A terceira, entre todos os mitos discutidos nesse livro, um emerge como particularmente importante, o mito do herói. Rank já havia tratado o mito do nascimento do herói. Jung fala então da batalha do herói para se libertar da mãe e o seu embate com uma fera monstruosa.

O livro, em sua versão original alemã, termina com uma observação um bocado ambígua que se poderia aplicar tanto aos adversários de Freud quanto a ele próprio: "Não considero ofício da ciência competir pela última palavra, mas sim trabalhar pela ampliação e pelo aprofundamento do saber."[127]

Em setembro de 1912, Jung ministrou uma série de nove palestras sobre psicanálise em Nova York. Elas foram compiladas e publicadas em 1913[128]. Ele salienta que a teoria psicanalítica havia mudado ao longo dos anos, e que Freud havia abandonado a sua teoria inicial de que toda neurose poderia ser remontada a um trauma sexual na infância. De igual maneira, Jung pretende desenvolver a teoria psicanalítica ainda mais, revisando particularmente a teoria da libido. Primeiro, a equação entre libido e pulsão sexual lhe parece insustentável. Por que o prazer experimentado pelo bebê ao mamar deveria ser entendido mais como algo de natureza sexual do que a satisfação do instinto nutritivo? A concepção freudiana implicaria pensar a fome como uma manifestação da pulsão sexual; no entanto, bem se poderia – sem ter menos razão – descrever as manifestações sexuais propriamente ditas como desenvolvimentos do instinto nutritivo! Infelizmente, Freud utilizou o termo "libido" como "desejo sexual", mas depois estendeu tanto o seu significado que Claparède observou que ele o utilizava no sentido de "interesse". Todas as dificuldades, segundo Jung, estariam resolvidas ao dar à palavra "libido" o significado de "energia psíquica". Trata-se da energia que se manifesta no processo vital e é percebida subjetivamente como afã e desejo. Isso produziria uma revolução na psicologia semelhante àquela produzida na física por Robert Mayer, quando ele propôs a teoria da transformação da energia. Além do mais, essa readaptação iria despojar os adversários da psicanálise de um argumento justificado, a saber: que a "libido" é um conceito místico. Tomado nesse novo sentido, o termo "libido" se tornaria um conceito abstrato – como, na Física, o conceito de energia – e uma pura hipótese[129]. À luz desses novos princípios, a evolução da libido deve ser entendida de uma forma nova. Jung distingue três estágios: o primeiro é o pré-sexual, isto é, até os três ou cinco anos de idade. Aqui a libido – vulgo "energia psíquica" – está a serviço do crescimento e do sustento; não há sexualidade infantil propriamente dita, e Jung critica fortemente o termo "perverso polimorfo" atribuído por Freud ao bebê. O segundo estágio estende-se desse período até o início da puberdade. Freud o chama de "período de latência", mas Jung, ao contrário, afirma que os germes do instinto sexual aparecem nessa época, para se desenvolverem no terceiro estágio, quando o indivíduo atingirá a maturidade sexual. Após rever a implicação dessa teoria revisada da libido no que se refere a perversões e à psicose, Jung se debruça sobre as implicações quanto à neurose. Ele não aceita o princípio de que as raízes da neurose se encontram na infância remota, mas sim em situações atuais; segundo Jung, é como se as dificuldades políticas da Alemanha do século XIX fossem atribuídas às antigas conquistas romanas. Então, como explicar os "complexos parentais"? Jung sustenta que a evolução natural da libido é interrompida por conta das atuais dificuldades que causam uma reativação de conflitos passados. Além do mais, ele não aceita a noção freudiana do Complexo de Édipo. Admite que o menino ou a menina pequenos se encontram mais ou menos intensamente apegados à mãe, o que pode ocasionar certa rivalidade com o pai; no entanto, a mãe é vista como uma figura que protege e nutre, não como objeto de desejos incestuosos. É mais provável que uma verdadeira neurose infantil apareça quando a criança começa a escola, e a neurose tardia pode irromper quando o indivíduo tem de enfrentar o casamento ou ganhar o seu sustento. Na presença de uma neurose, as verdadeiras perguntas são as seguintes: "Que tarefa o paciente deseja evitar?"; "De qual dificuldade na vida ele está tentando escapar?" – podemos notar, nesse ponto, que a concepção junguiana de neurose faz lembrar tanto Janet quanto Adler.

No que se refere à psicoterapia, Jung recorda que a confissão de um segredo opressivo pode ter um efeito imensamente benéfico. É uma coisa de que se sabe há séculos e ainda é algo válido, embora o processo curativo seja consideravelmente diferente do psicanalítico. Quanto à técnica psicanalítica em si mesma, Jung enfatiza o papel da interpretação onírica, reconhecendo a função teleológica dos sonhos, de Maeder, e insistindo no auxílio oferecido pela mitologia comparativa. Também frisa uma ideia que, na época, era bastante nova: o psicanalista devia submeter-se, ele próprio, a uma análise. Autoanálise é algo que ele considera uma impossibilidade. Conclui que a psicanálise será capaz de elaborar uma filogênese do espírito.

Uma ilustração dessas ideias pode ser encontrada numa palestra que Jung ministrou em Londres no mês de agosto de 1913[130]. Era a história de um jovem neurótico que relatava o seguinte sonho: "Estava subindo um lance de escadas com a minha mãe e a minha irmã. Quando chegamos ao topo, me disseram que a minha irmã logo teria um filho." Na visão psicanalítica ortodoxa, tratava-se de um sonho tipicamente incestuoso. Jung objetou: "Se digo que a escada é um símbolo para o ato sexual, de onde tiro o direito de ver mãe, irmã e criança como algo concreto, isto é, não como algo simbólico?" Uma investigação da situação atual mostrou que o jovem tinha sentimentos de culpa porque havia concluído os estudos vários meses antes e não conseguia exercer a profissão. Sob esse prisma, o sonho do paciente não era tanto a realização de desejos incestuosos infantis, e sim o chamado a cumprir com os deveres que, até então, ele havia negligenciado.

A Obra de Carl Gustav Jung:
IV. O Período Intermediário

No final de 1913, Jung rompeu com Freud e logo depois renunciou ao cargo que ele ocupava na Universidade de Zurique. Em 1921, o seu *Tipos Psicológicos* ofereceu um novo sistema completo de psiquiatria dinâmica[131]. Durante o período intermediário (1914-1920), não publicou tanto, mas realizou três grandes tarefas.

Intimamente conectadas uma com a outra estiveram a sua jornada pelo inconsciente, a sua preocupação com os tipos psicológicos e a sua investigação do gnosticismo.

Vimos que, em dezembro de 1913, Jung deu início à sua *nékyia*, aplicando a si mesmo um método de imaginação ativa com análise dos símbolos emergentes. Passou a aplicar às suas próprias fantasias, à medida que elas iam surgindo, a mesma elucidação de símbolos – com o auxílio da mitologia comparada – que havia praticado com as fantasias de miss Miller. Esse experimento foi fonte de vários dos conceitos mais básicos da psicologia junguiana: a *anima*, o si-mesmo, a função transcendente e o processo de individuação. Todos esses eram realidades psíquicas que ele experimentou pessoalmente. Num artigo publicado em dezembro de 1916, Jung delineou o seu novo conceito de inconsciente, asseverando haver muitas maneiras de lidar com o inconsciente[132]. Pode-se tentar reprimi-lo, ou esgotá-lo por meio de uma análise redutora, mas essas são tentativas impossíveis porque o inconsciente nunca pode ser reduzido à inatividade. Pode-se também ser inundado pelo inconsciente, como acontece com os esquizofrênicos. Pode-se tentar identificar-se de uma forma mística com o psiquismo coletivo. Uma solução preferível é empreender um perigoso – porém gratificante – embate contra os conteúdos do inconsciente, a fim de subjugá-los. É esse o significado simbólico daqueles mitos que falam da luta de um herói contra um monstro e da vitória que garantirá um tesouro, uma arma invencível ou um talismã mágico. "É na conquista da vitória sobre o psiquismo coletivo que residem os verdadeiros valores." Essa frase, que se refere muito provavelmente à sua própria experiência, parece indicar que, antes do fim de 1916, Jung sentia já ter conseguido a principal vitória em seu autoexperimento.

O autoexperimento junguiano possibilitou-lhe atribuir um significado mais amplo ao seu conceito anterior dos tipos psicológicos. Ele havia apresentado um primeiro esboço breve de sua tipologia no encontro psicanalítico de Munique, nos dias 7 e 8 de setembro de 1913, publicando-o no periódico de Flournoy em dezembro do mesmo ano[133]. No contraste entre as síndromes psicológicas da histeria e da esquizofrenia, ele viu o grau extremo de um contraste entre duas posturas que também existem em indivíduos normais: a extroversão e a introversão. Essas duas posturas podem sofrer modificações num mesmo indivíduo. Cada uma delas implica uma diferente visão do mundo, e isso também pode explicar os mal-entendidos entre introvertidos e extrovertidos – como aqueles entre Freud e Adler. Agora a jornada de Jung pelo inconsciente o levou a compreender que extroversão e introversão não eram apenas duas posturas opostas, mas duas funções psicológicas complementares. Ele próprio experimentou o aumento gradual do estado de introversão – quando a percepção do mundo externo embota e as visões e fantasias internas tornam-se a realidade principal –, e depois experimentou o gradual retorno da introversão extrema à extroversão manifesta, com uma percepção afiada do mundo e das outras pessoas, bem como necessidade de atividade e fruição.

Durante esses anos, Jung, que era muito versado em história da religião, foi tomado por um grande interesse pelos gnósticos. Esses hereges, que floresceram em meados do século II d.C., reivindicaram que a fé pura fosse substituída por conhecimento. Eles consideraram as suas visões como realidades e as organizaram em sistemas cosmogô-nicos. Jung aclamava os gnósticos como precursores da psicologia do inconsciente. Obviamente, assumia que esses homens haviam extraído a sua "gnose" da mesma fonte da qual ele extraiu o seu próprio conhecimento do inconsciente.

Se comparamos o material utilizado em *Wandlungen und Symbole der Libido* (Metamorfose e Símbolos da Libido – 1911-1912) e *Tipos Psicológicos* (1921), podemos mensurar o quanto Jung havia ampliado o seu conhecimento: além dos gnósticos, agora ele cita os Pais da Igreja, teólogos medievais, poemas clássicos da Índia Antiga, filó-sofos chineses, e uma série de obras etnológicas. Essa variedade de fontes explica por que *Tipos Psicológicos* é um livro um bocado confuso. O leitor que abre esse volume de setecentas páginas na expectativa de começar com uma clara descrição psicológica dos tipos psicológicos é logo desapontado. A descrição clínica dos tipos ocupa ape-nas o último terço do livro, após um demorado levantamento que abrange as obras de teólogos, filósofos, psicólogos, poetas e historiadores da ciência. Porém estaríamos enganados em ver nesse levantamento uma mera mostra de erudição. A noção de que há uma visão de mundo introvertida e uma extrovertida pode nos ajudar a entender as divergências e os conflitos de opinião entre determinados filósofos ou teólogos. As que-relas entre Tertuliano e Orígenes, e Pelágio, os partidários e adversários do dogma da transubstanciação, os realistas e os nominalistas medievais, bem como entre Lutero e Zuínglio tinham as suas raízes nas divergências entre uma visão de mundo altamente introvertida e uma outra altamente extrovertida. Era assim com a distinção schille-riana entre a poesia sentimental e a poesia ingênua; na verdade, Schiller descreveu a diferença que observara entre ele próprio (o sentimental poeta introvertido) e Goe-the (o ingênuo poeta extrovertido). Tal era também a distinção nietzschiana entre as posturas apolínea e dionisíaca, e o contraste de caráter entre Prometeu e Epimeteu no poema de Spitteler, *Olympische Frühling* (Primavera Olímpica). Wilhelm Ostwald fez recentemente a distinção entre dois tipos de cientista, o clássico e o romântico; Jung equiparou-os aos tipos introvertido e o extrovertido[134].

A maioria das descrições dos tipos psicológicos junguianos são hipersimplifica-das. Para captar a teoria de Jung em sua total complexidade, nada pode substituir a leitura do árduo capítulo x de *Tipos Psicológicos*. A contribuição de Jung para o *Fest-schrift*[135] em homenagem a Morton Prince seria uma boa introdução[136]. Introversão e extroversão são posturas – espontâneas ou voluntárias – que estão presentes em todo indivíduo, em diferentes graus. Introversão é a postura dos indivíduos que derivam suas motivações principalmente de dentro de si mesmos, isto é, de fatores internos ou subjetivos; e extroversão é a postura das pessoas que derivam suas motivações princi-palmente de fora, isto é, de fatores externos. Um mesmo indivíduo pode ser mais ou menos introvertido ou extrovertido, ou pode passar de uma postura a outra no decor-rer da vida. Mas uma ou outra dessas posturas pode ser fixa nos indivíduos, e então se fala em tipo introvertido ou tipo extrovertido. Nem sempre é fácil classificar o indi-víduo porque, afinal, há tipos intermediários; e, como afirma Jung, "todo indivíduo é uma exceção à regra". Um alto grau de introversão ou extroversão tende a suscitar, no inconsciente, um processo compensatório da postura subjugada. Essa extroversão do introvertido – ou vice-versa – é uma espécie de retorno do recalcado. Introversão e extroversão acarretam uma visão de mundo específica. Contudo, um indivíduo introvertido pode ter uma visão de mundo extrovertida, e vice-versa. Para indivíduos que são fortemente introvertidos ou extrovertidos, é difícil compreender um indivíduo do outro tipo, ao menos intelectualmente. Mas porque introvertidos e extrovertidos são complementares um ao outro, casamentos entre eles são frequentes e amiúde felizes.

Às noções de introversão e extroversão Jung acrescentou o sistema das quatro funções fundamentais do psiquismo consciente. Elas consistem em dois pares de funções opostas: as duas funções racionais, de pensamento e sentimento; e as duas funções irracionais, de sensação e intuição. Pensamento é o oposto de sentimento e sensação é o oposto de intuição – a palavra "irracional" não significa que essas funções são antirracionais, mas sim que se encontram fora do campo da racionalidade. As quatro funções existem em todos os indivíduos, porém em cada um deles predomina uma função – que, por sua vez, coloca a função oposta numa posição de inferioridade. Por exemplo, quando o pensamento é predominante, o sentimento se encontra numa posição inferior. Entretanto, aqui também se pode ver como ocorre uma espécie de retorno do recalcado: num indivíduo fortemente intelectual, ele pode assumir a forma de rompantes de um sentimentalismo grotesco; e num indivíduo altamente sentimental, a de opiniões intelectuais tolas. A questão, contudo, é ainda mais complexa, porque muitas vezes existe uma função auxiliar, próxima da principal.

A noção de introversão e extroversão e a das quatro funções permitiram que Jung estabelecesse um sistema de oito tipos psicológicos, dos quais quatro são extrovertidos e quatro são introvertidos.

O tipo *pensamento extrovertido* administra a sua vida e a de seus dependentes de acordo com regras fixas; seu pensamento é positivo, sintético, dogmático. O tipo *sentimento extrovertido* conserva os valores que lhe foram ensinados, respeita convenções sociais, faz o que deve ser feito e é muito emotivo. O tipo *sensação extrovertido* é amante do prazer, sociável, e se ajusta facilmente a pessoas e circunstâncias. O tipo *intuição extrovertido* mostra discernimento nas situações da vida, detecta e é atraído por novas possibilidades, é talentoso para os negócios, a especulação e a política. Daí temos o tipo *pensamento introvertido*, longamente descrito por Jung, que parece ter tomado Nietzsche como modelo para ele: um homem que carece de senso prático, isola-se após experiências desagradáveis com seus semelhantes, deseja ir ao fundo das coisas e mostra grande ousadia em suas ideias, mas é frequentemente entravado por hesitações e escrúpulos. O tipo *sentimento introvertido* é um indivíduo despretensioso, pacato, hipersensível, difícil de compreender pelos seus semelhantes; no caso da mulher, ela exerce um misterioso poder sobre os homens extrovertidos. O tipo *sensação introvertido* é também uma pessoa pacata que olha para o mundo com um misto de benevolência e divertimento, e é particularmente sensível à qualidade estética das coisas. O tipo *intuição introvertido* é um sonhador que atribui o máximo de valor à sua corrente de pensamento interna e que é facilmente considerado ímpar ou excêntrico pelos outros.

Como dispositivo mnemotécnico, Ania Teillard[137] imaginou a história do jantar dos tipos psicológicos: a anfitriã perfeita (sentimento extrovertido) recebe os convidados com seu marido, um pacato cavalheiro que é colecionador de arte e especialista em pinturas antigas (sensação introvertido). O primeiro a chegar é um talentoso advogado (pensamento extrovertido). Daí chega um proeminente homem de negócios (sensação extrovertido) com a sua esposa, uma taciturna e um bocado enigmática musicista (sentimento introvertido). Depois deles, um eminente acadêmico (pensamento introvertido) que veio sem a sua esposa, uma ex-cozinheira (sentimento extrovertido), e um proeminente engenheiro (intuição extrovertido). Espera-se em vão pelo último convidado, um poeta (intuição introvertido), mas o pobre rapaz se esqueceu do convite.

As fontes da tipologia junguiana são múltiplas. Uma delas era a então atual preocupação psiquiátrica em encontrar correlações entre entidades clínicas e tipos psicológicos. Janet, Bleuler, Kretschmer e Rorschach utilizaram essa abordagem em momentos diferentes[138]. Uma base para a concepção junguiana foi a sua própria experiência, na vida real, com o processo de aumento da introversão e o retorno à extroversão no decorrer de sua afecção criativa. E, por fim, houve a extensa pesquisa feita por ele por toda a história da filosofia, da teologia e da literatura. Mas outras antecipações da tipologia junguiana podem ser encontradas, além das indicadas em seu levantamento histórico.

O escritor místico Swedenborg – cujos trabalhos Jung havia devorado na juventude – alegava ter visitado o céu e o inferno[139]. Ele havia encontrado dois reinos celestes separados e duas categorias de anjos. Os anjos celestiais recebem a verdade divina diretamente do Senhor, percebem-na internamente e reconhecem-na imediatamente como tal. Os anjos espirituais recebem a verdade indiretamente, por meio da inteligência, e examinam se é dela que se trata antes de aceitá-la. Basta que se leia "poeta" no lugar de "anjo" e "inspiração poética" no lugar de "verdade divina" para obter a distinção schilleriana dos poetas e da poesia ingênuos e sentimentais[140].

Oliver Brachfeld ressaltou a similaridade entre os tipos junguianos de introversão e extroversão e os dois tipos de postura intelectual descritos por Binet[141].

Durante três anos, Binet realizou investigações com suas duas filhas pequenas, Armande e Marguerite, por meio de vários testes psicológicos por ele inventados. Armande, ele chamava de subjetivista; Marguerite, objetivista. Pedindo que cada criança escrevesse um dado número de palavras ao acaso, Binet descobriu que Armande apresentava um número maior de palavras abstratas e mais relacionadas a fantasias e memórias antigas; já Marguerite escolhia palavras mais concretas e palavras associadas com objetos presentes e memórias recentes. Em Armande havia mais imaginação espontânea, ao passo que Marguerite era capaz de controlar o curso de sua imaginação. Armande também descrevia um objeto menos metodicamente que Marguerite, que relatava exatamente a situação do objeto no espaço. A atenção espontânea imperava em Armande; a atenção ativa e voluntária, em Marguerite. Armande conseguia mensurar com mais precisão os intervalos de tempo; Marguerite, os de espaço. Binet concluiu haver duas posturas e qualidades mentais diferentes, que ele chama de *introspecção* e *extrospecção*.

A introspecção, tal como ilustrada por Armande, é "o conhecimento que temos de nosso mundo interno, de nossos pensamentos, de nossos sentimentos". A extrospecção é "a orientação do nosso conhecimento para o mundo externo, como oposto ao conhecimento de nós mesmos". Assim, Armande descrevia melhor seus estados de consciência, mas era menos acurada em suas descrições do mundo externo, e o inverso era verdade para Marguerite. Binet frisou que a sociabilidade e a aptidão para se misturar com os outros não está necessariamente vinculada a uma postura ou outra. Contudo, o "tipo introspectivo" possui mais talento para a arte, a poesia e o misticismo; e o "tipo extrospectivo", para a ciência[142]. Binet concluiu que esses dois tipos mentais desempenharam um papel importante na história da filosofia, e isso explicaria, entre outras coisas, a querela medieval entre realistas e nominalistas.[143]

Visto que o livro de Binet foi publicado aproximadamente na mesma época em que Jung estava estudando em Paris com Janet, Jung pode tê-lo lido e esquecido – e esse seria mais um exemplo das criptomnésias, tão frequentes na história da psiquiatria dinâmica.

A Obra de Carl Gustav Jung:
v. Psicologia Analítica

Após Jung deixar o movimento psicanalítico, não se dizia mais psicanalista e tampouco os freudianos o reconheciam como tal. Desde o princípio havia produzido uma série de conceitos não freudianos, e agora estava livre para seguir as suas próprias ideias e desenvolver o seu sistema, que ele chamou de "psicologia analítica" ou "psicologia complexa". Seus novos conceitos foram definidos em 1922, no último capítulo de *Tipos Psicológicos*. Esse é o material que ele iria desenvolver pelo resto da vida em ao menos vinte livros e vários artigos. A seguir, iremos nos esforçar para oferecer um esboço muito sucinto da psicologia analítica de Jung. Um levantamento completo desse amplo sistema exigiria, por si só, um livro de quinhentas páginas – que, infelizmente, nem o próprio Jung escreveu. Devemos nos contentar, então, com um breve esboço dos principais pontos da psicologia analítica: a energética psíquica, o inconsciente e os arquétipos, a estrutura do psiquismo humano, a individuação, os sonhos e as concepções junguianas de psicose e neurose.

Energética Psíquica

Como fizeram muitos de seus contemporâneos, Jung desenvolveu um sistema de energética psíquica. Suas ideias sobre esse assunto são encontradas no seu *Wandlungen und Symbole der Libido* (Metamorfose e Símbolos da Libido) e num livro sobre energética psíquica[144]. No final do século XIX, a palavra "libido" era frequentemente utilizada para indicar "desejo sexual" ou "pulsão sexual". Moll deu a ela a conotação dos estágios da evolução da pulsão sexual, e Freud estendeu o seu significado à soma dos estágios evolutivos e possíveis transformações da pulsão sexual. O que Freud fez com Moll, Jung fez com Freud: estendeu ainda mais o significado – a saber, à energia psíquica como um todo. Depois, Jung parou totalmente de utilizar a palavra "libido", falando apenas em "energia psíquica".

Assim, surge necessariamente a questão da relação entre energia psíquica e energia física. Como Janet, Jung assume que uma relação como essa existe, mas não pode ser demonstrada, e que, em contraposição à energia física, a energia psíquica não pode ser mensurada. Não se pode encontrar nenhuma equivalência estabelecida entre a energia física e a psíquica. Tirante isso, Jung assume que os princípios que governam a energia física são paralelos aos da energia psíquica, a saber: os princípios de conservação, transformação e degradação da energia. Porém, diferentemente da energia física, a energia psíquica tem não só uma causa, mas também um objetivo.

A energia psíquica possui sua fonte nas pulsões e também pode ser transferida de uma pulsão a outra – a sublimação é apenas um dentre outros vários processos. Ao longo dessas transformações, a quantidade de energia permanece constante; quando a energia aparentemente desaparece, isso significa muito simplesmente que ela foi armazenada no inconsciente, de onde pode ser novamente mobilizada. Embora não tenhamos meios de mensurar a energia psíquica, é possível estimar diferenças quantitativas. Há indicadores para fazer uma estimativa aproximada da quantidade de energia que abastece um complexo. É o caso do número de palavras em conjunção e a intensidade de elementos perturbadores no teste de associação de palavras.

Na energia psíquica também há níveis. Jung, seguindo o exemplo de Janet, fala em energia psíquica alta e baixa. Até o princípio de entropia pode ser aplicado à psicologia, na medida em que existem sistemas fechados de natureza psicológica. O paciente idoso e esquizofrênico que perdeu contato com o mundo externo e permanece imóvel e calado manifesta extrema degradação da energia psíquica e aumento de entropia.

Jung assume que a energia psíquica é direcionada na forma de progressão ou de regressão. A progressão é um processo contínuo de ajustamento às demandas do mundo externo. O fracasso em fazê-lo produz fenômenos de estagnação ou regressão, o que resulta na reativação de conteúdos inconscientes e velhos conflitos internos. Não obstante, progressão não deve ser confundida com evolução: um indivíduo pode permanecer bem ajustado às demandas do mundo externo, mas perder contato com sua realidade psíquica interior – e, num caso como esse, uma regressão temporária pode ser útil, na medida em que possibilitaria que ele se ajustasse às demandas do inconsciente.

Nessa mesma perspectiva, os símbolos se tornam transformadores de energia. Quando um símbolo é assimilado, certa quantidade de energia psíquica é liberada e pode ser utilizada no nível consciente. Ritos religiosos e mágicos, como os de povos primitivos antes da caça ou da batalha, são meios de mobilizar energia para fins definidos[145].

O Inconsciente Coletivo e os Arquétipos

Por vários anos Jung esteve preocupado principalmente com o inconsciente pessoal, embora desde o princípio ele não atribuísse um caráter puramente regressivo ao inconsciente da pessoa – lembremos a história da jovem médium na qual, em uma de suas personalidades inconscientes, Jung via a futura personalidade tentando irromper. Depois, em seus experimentos com o teste de associação de palavras, Jung teve de lidar com os complexos; e ele descobriu todas as suas possíveis variedades, desde os pequenos grupos de representações inconscientes até as duplas personalidades. Dois traços parecem notáveis: o desenvolvimento autônomo de complexos e sua tendência a assumir a forma de uma personalidade – como se pode ver em sonhos, no espiritismo, na mediunidade, na possessão e na personalidade múltipla.

O próximo passo era a noção de *imago*. Freud havia enfatizado a importância e a duradoura influência das relações entre os filhos e seus pais; o importante não era como o pai e a mãe realmente eram, mas como a criança os via subjetivamente. Jung propôs chamar essa representação subjetiva de *imago*, um termo inspirado pelo título do romance de Carl Spitteler[146]. Freud ressaltou o fato de que a *imago* direciona inconscientemente a escolha do objeto amoroso. Jung se perguntou acerca das discrepâncias entre a mãe real e a *imago* materna. Ele chegou a assumir que o fato principal era a preexistência, no homem, de uma imagem inconsciente da mulher. O conceito de *imago*, que era um dos mais populares entre os psicanalistas por volta de 1907, foi perdendo gradativamente a sua importância, embora nunca tenha sido negado formalmente. Na psicologia junguiana, era um estágio de transição entre a noção de complexo e a de arquétipo – o segundo estando intimamente ligado ao conceito junguiano de inconsciente coletivo[147].

A concepção junguiana de inconsciente difere da de Freud em três pontos principais: 1. possui um curso autônomo de desenvolvimento; 2. é complementar à consciência; 3. é a sede de imagens primevas universais, os *arquétipos*. Jung diz que uma das primeiras experiências que o conduziram à ideia dos arquétipos foi o caso de um velho paciente esquizofrênico do Burghölzli que alucinava copiosamente, dia e noite. Certa vez, esse paciente declarou ao médico encarregado, o dr. Honegger, que ele viu que o Sol tinha um falo cujos movimentos produziam o vento. A origem desse estranho delírio parecia inexplicável, até que Jung passou os olhos num livro recente – da autoria de um historiador da religião, Dieterich[148] – acerca da liturgia da religião mitraica, tal como revelada por um papiro grego até então inédito. Esse texto continha uma menção ao fato de que o vento se originava num tubo que pendia do Sol. A possibilidade de que o paciente tivesse lido aquele texto recém-descoberto era nula. Para Jung[149], a única explicação parecia ser que há símbolos universais que podem aparecer tanto em mitos religiosos como em delírios psicóticos[150]. Coincidências desse tipo provaram-se não muito raras, ainda que não tão flagrantes como no caso precedente.

A teoria junguiana dos arquétipos foi frequentemente mal compreendida. Cumpre fazer uma distinção entre os "arquétipos propriamente ditos", que normalmente são latentes e inconscientes, e as "imagens arquetípicas", que são as manifestações deles na consciência. Os arquétipos não são fruto de experiência individual, eles são "universais". Essa universalidade foi interpretada pelos junguianos ou como oriunda da estrutura do cérebro humano, ou como expressão de uma espécie de alma do mundo neoplatônica. Sem negar a possibilidade de qualquer uma das explicações, Jung, que alegava ser um empirista, dizia que teve de reconhecer os arquétipos sem lhes conhecer a natureza íntima.

As imagens arquetípicas junguianas nos lembram da ideia de Von Schubert a respeito de uma língua universal de símbolos comuns à humanidade – manifesta em sonhos, assim como nos mitos de todos os povos. Contudo, na concepção de Jung, os arquétipos são mais que isso: eles são os centros de energia psíquica; possuem uma qualidade "numinosa", vital; e são suscetíveis de se manifestar em circunstâncias críticas – seja por meio de um acontecimento externo, seja por causa de alguma mudança interna.

Como exemplo de imagem arquetípica disparada por um acontecimento externo podemos citar a experiência que William James teve com o terremoto em São Francisco, no ano de 1906[151]. Deitado desperto em sua cama, de manhã cedo, ele reconheceu imediatamente o que estava acontecendo; não sentiu medo, mas "puro deleite e acolhida". Nas palavras de James:

> Personifiquei o terremoto feito uma entidade individual permanente [...] ela vinha, além do mais, diretamente para *mim*. Adentrou furtiva pelas minhas costas e, uma vez no quarto, tinha-me todo para si e podia manifestar-se com persuasão. Ânimo e intento nunca estiveram mais presentes em nenhuma ação humana, e atividade humana alguma tampouco apontou mais definitivamente para um agente vivo como sua fonte e origem.

James descobriu que outras pessoas sentiram no terremoto uma intenção e disseram que ele era atroz, inclinado à destruição, ao passo que outros falaram a respeito do seu vago poder demoníaco. Outros, ainda, pensaram no fim do mundo e no juízo final. Para James, ele tinha sobretudo a qualidade de um ser individual. William James concluiu:

> Percebo agora, melhor que nunca, quão inevitáveis eram as versões mitológicas, dadas anteriormente pelos homens, de catástrofes como essa; e quão artificiais e na contramão de nossa percepção espontânea são os hábitos posteriores nos quais a ciência nos educa. Era simplesmente impossível para homens sem instrução assumir os terremotos em suas mentes como sendo outra coisa que não alertas sobrenaturais ou castigos.

Essa é uma imagem maravilhosa de como um homem experiencia a emergência de uma imagem arquetípica. No caso de William James, o arquétipo foi projetado sob o impacto de um acontecimento externo. O mais das vezes, os arquétipos são manifestados em conjunção com acontecimentos da vida interior de alguém. Os arquétipos podem aparecer em sonhos; podem também ser desencadeados pelo uso de imaginação forçada ou desenhos espontâneos. Há uma variedade quase infinita de arquétipos. Alguns parecem muito remotos em relação à consciência; outros são mais imediatos e cumpre descrevê-los em conexão com a estrutura do psiquismo humano.

A Estrutura do Psiquismo Humano

Jung vê o eu consciente como situado na junção de dois mundos: o mundo externo, ou espacial; e o mundo interno, ou mundo psíquico objetivo. Como assevera Baudouin:

"Que o inconsciente se estenda muito além da consciência é simplesmente a contraparte do fato de que o mundo externo se estende muito além do nosso campo visual."[152] Ao redor do nosso eu gravita um número de subpersonalidades cujas relações com o eu são modificadas no decorrer da vida. É assim com a persona, a sombra, a *anima* ou o *animus*, o arquétipo do espírito e o si-mesmo. Para o exterior, o indivíduo apresenta uma espécie de fachada ou máscara social, a *persona* – uma palavra que, em latim, denota uma máscara teatral. A persona é a soma das posturas convencionais que um indivíduo adota por pertencer a determinados grupos: ocupação, classe social, casta, partido político ou nação. Alguns indivíduos irão se identificar tão fortemente com essas posturas que perderão contato com a sua verdadeira personalidade. Os aspectos mais severos da persona manifestam-se no preconceito racial, social e nacional.

A *sombra* é a soma dessas características pessoais que o indivíduo deseja esconder dos outros e dele próprio. Mas quanto mais o indivíduo tenta escondê-la de si mesmo, mais a sombra pode se tornar ativa e malfazeja. Um exemplo da literatura era "O Monge Sombrio" que acompanhava o monge Medardo no romance *Os Elixires do Diabo*, de E.T.A. Hoffmann. Esse era um exemplo literário da "sombra" emancipando-se do controle da personalidade consciente para cometer más ações pelas suas costas. Porém a sombra também pode ser projetada, e então o indivíduo vê os seus próprios traços sombrios refletidos noutra pessoa, que ele pode escolher como bode expiatório. Às vezes, também, por influência do álcool ou por alguma outra causa, a sombra pode se apossar temporariamente de um indivíduo, que depois há de ficar bastante surpreso com o fato de ter sido capaz de um comportamento tão maligno.

O conceito junguiano de sombra não deve ser confundido com o conceito freudiano de recalque; ele se relaciona com o fenômeno da *insciência*, em oposição à inconsciência[153]. À insciência pertencem os aspectos do mundo e de si próprio que um indivíduo não vê, apesar de que poderia fazê-lo, se honestamente o quisesse. Um homem pode se enxergar como bom marido e pai, como alguém bem-quisto por seus subordinados e respeitado pelos concidadãos, e ignorar o fato de que é um marido egoísta, um pai tirânico, alguém que é odiado por seus subordinados e mais temido que respeitado pelos semelhantes. Esse lado negativo do qual esse homem não tem ciência é precisamente o que Jung chama de "sombra".

Enquanto a persona e a sombra são os aspectos mais exteriores de um indivíduo, outras subpersonalidades relacionam-se com a realidade psíquica interna do inconsciente coletivo. É o caso do arquétipo da alma (*anima* ou *animus*), o arquétipo do espírito (o *velho sábio*, a *magna mater*) e o mais central de todos os arquétipos: o *si-mesmo*.

Como todo arquétipo, o da alma é conhecido por suas manifestações quando projetado, isto é, como uma personificação característica do outro sexo. Assim, no homem ele assume a forma de uma figura feminina, a *anima*; e na mulher, a de uma figura masculina, o *animus*. Vimos como Jung descobriu a *anima* durante sua autoanálise; depois também a encontrou nos sonhos e fantasias de seus pacientes – e, dali em diante, sob muitas formas em religiões, mitos e na literatura[154].

O arquétipo da alma assume, no homem, a forma de uma figura feminina ideal, a *anima*; e na mulher, a forma de uma figura masculina ideal, o *animus* – isso devido à natureza complementar do homem e da mulher, que contêm, em seu inconsciente, uma representação ideal um do outro. A existência da *anima* é manifesta na maneira como um homem distorce a representação das mulheres reais em sua vida: sua mãe, suas irmãs, suas amigas, seus objetos amorosos e a sua esposa. A *anima* é também personificada em sonhos, visões e fantasias, em muitos mitos de todas as populações, e tem sido uma rica fonte de inspiração para romancistas e poetas. Às vezes, ela é projetada a partir do inconsciente de uma forma dramática como amor à primeira vista ou apaixonamento incompreensível, com resultados desastrosos. Mas ela não possui apenas esses efeitos negativos. O indivíduo pode lidar com a sua relação com a *anima* de uma forma que ela se torne fonte de sabedoria, inspiração e criatividade para ele.

O conceito junguiano de *anima* abarca várias ideias que foram tema de vivos debates no final do século xix. A primeira: o conceito de *amor narcísico*, isto é, a projeção de um amor de si, mais ou menos inconsciente, numa outra pessoa. A segunda: o conceito de *imago materna*. Nietzsche já havia dito: "Todo indivíduo traz em si uma imagem de mulher que provém da mãe: é isso que o leva a respeitar as mulheres, a menosprezá-las ou a ser indiferente a elas em geral." Uma ideia não muito diferente foi desenvolvida por Karl Neisser: para um homem amar uma mulher, ela deve se parecer com as ancestrais dele[155]. O poema de Verlaine, "Meu Sonho Familiar", fala de uma imagem feminina ideal, que ama e é muito amada, inconstante embora sempre a mesma, e parecendo-se com as mulheres da família que já se foram. A terceira: o tema de um amor antigo que foi transferido de uma mulher para outra. Um exemplo literário é o romance de Thomas Hardy, *A Bem-Amada*, no qual, no decorrer de sua vida, um homem apaixona-se sucessivamente por três mulheres – em sua juventude, em sua maturidade, e quando ele começa envelhecer[156]. Ele ama cada uma delas em vão. Elas se casam com outros homens: a primeira será mãe da segunda e a segunda, da terceira e, no fim, ele se dá conta de que sempre esteve apaixonado pela mesma mulher. A quarta: o conceito de *anima* também inclui a atração resultante da bissexuação fisiológica do ser humano. Porque há no homem um componente feminino e na mulher, um masculino, homem e mulher são também atraídos pelo elemento de personalidade complementar que encontram um no outro. É da natureza da *anima* que um homem possa projetar a imagem dela na mulher por quem está apaixonado, e ele então a vê de uma forma diferente de como ela realmente é. Esse homem atribui à sua amada qualidades que são bastante alheias a ela. Mas isso não é tudo. Jung chama de *Anima-Gestalt* (figura de *anima*) um tipo específico de mulher que parece atrair a projeção da *anima* dos homens. Jung fez referências frequentes ao romance *Ela*, de Rider Haggard[157].

Um jovem inglês de ascendência grega descobre na África Centro-Oriental uma cidade desconhecida que pertence a uma rainha branca, Ayesha, que só se mostra velada. Essa mulher enigmática, fascinante e diabólica tem dois mil anos de idade e conserva a sua juventude por meio de arte mágica. Ela ainda lamenta o único homem que amou, a saber: o grego Calícra-tes. Quando descobre que o visitante é descendente do tal Calícrates, apaixona-se por ele e deseja torná-lo imortal. Para tanto, ele tem de passar por uma coluna de fogo; e quando ele hesita, ela própria atravessa a coluna para mostrar como se faz. Mas isso faz com que ela perca a imortalidade e vire pó. Esse romance foi campeão de vendas no final do século XIX e dizem ter sido escrito sob uma inspiração repentina, numa espécie de transe.[158]

Seria possível fazer uma longa lista de figuras de *anima* semelhantes na literatura, desde a Circe de Homero, na *Odisseia*, até a Antinéa de Pierre Benoit, em seu romance *A Atlântida* – ao qual Jung também se referia com frequência[159].

Na mulher, o arquétipo da alma é o *animus*. Ele foi descrito menos extensivamente que a *anima* por Jung e pelos seus seguidores[160]. Enquanto a *anima* é geralmente apenas uma figura de mulher, o *animus* é com frequência uma pluralidade de figuras masculi-nas. Numa mulher muito jovem, ele irá surgir como um apaixonamento por um homem mais velho ou uma figura paterna, numa mulher madura, o objeto pode ser um cam-peão esportivo ou, em casos negativos, um *playboy* ou até um criminoso, e, com uma mulher mais velha, mais provavelmente um médico, um clérigo ou um gênio suposta-mente incompreendido. A projeção do *animus* num homem real pode ter efeitos tão desastrosos quanto os da projeção da *anima*, por um homem, numa "figura de *anima*". Mais comumente, o *animus* pode se manifestar numa percepção distorcida que a mulher tem do marido ou de outras figuras masculinas em sua vida. Ele também pode dar azo a ideias fixas e renitentes, opiniões irracionais que são fonte de discussões irritan-tes – tem-se muitas vezes a impressão de que muito do que Adler chamava de protesto masculino é considerado por Jung manifestações do *animus*. Mas quando uma mulher descobre a verdadeira relação com seu *animus*, ele deixará de ser um elemento pertur-bador e irá se tornar uma fonte de estabilidade e equilíbrio intelectuais. Porém, ao que parece, o *animus* não inspirou os romancistas com a mesma frequência que a *anima*[161].

O *arquétipo do espírito* é próximo em importância com relação ao arquétipo da alma (*anima* e *animus*). Um indivíduo é geralmente confrontado com ele em situa-ções críticas de vida, quando tem de tomar decisões difíceis. Em sonhos, aparece de múltiplas formas simbólicas: vento, figuras ancestrais, animais prestadios, divindades, entre outros. Esse arquétipo possui uma tendência a aparecer como a figura do Velho Sábio: é assim com o pajé de povos primitivos, os sacerdotes e monges de todas as reli-giões, ou qualquer bom conselheiro que se conheça. Como é o caso de todo arquétipo, o Velho Sábio também pode aparecer como uma figura malfeitora, um bruxo. Esse arquétipo pode ser projetado num ser humano real, como pode ocorrer no processo de psicoterapia. O paciente então enxergará o terapeuta como um mago onisciente. Identificar-se com esse arquétipo seria um exemplo perigoso daquilo que Jung chama de "inflação psíquica". Na literatura, a personificação por excelência do Velho Sábio é encontrada no *Zaratustra* de Nietzsche. De acordo com Jung, Nietzsche identificava--se com a figura de Zaratustra, isto é, com o arquétipo do Velho Sábio. Isso explicaria por que Nietzsche desenvolveu os tais delírios de grandeza quando se tornou psicótico.

Por um longo tempo, Jung pareceu considerar o arquétipo do Velho Sábio como sendo característico do psicológico masculino, mas depois também o encontrou em mulheres. Em contrapartida, o arquétipo da Magna Mater (ou grande mãe), que Jung primeiro considerou como sendo típico da mulher, também pode ser encontrado no homem. Jung parece vê-lo como uma forma particular do arquétipo da mãe; e, como é verdade para todos os demais arquétipos, ele pode assumir diversas formas[162]. Pode ser projetado na mãe, na avó ou na babá, pode aparecer como uma ancestral, uma santa, a Virgem Santíssima, a sabedoria divina, a Igreja, a universidade (a *alma mater*[163]), ou a terra natal. Entre os aspectos negativos desse arquétipo encontram-se as deidades que regulam os destinos humanos, as bruxas, as serpentes aladas, e assim por diante.

O *si-mesmo* é o mais central de todos os arquétipos. A palavra inglesa *self*, que recebeu tantos significados conflitantes, dificilmente é capaz de expressar o que Jung queria dizer com o termo alemão *Selbst* (literalmente, "o próprio"). É ao mesmo tempo o invisível, o inconsciente, o núcleo mais íntimo da personalidade e uma totalidade psíquica – na medida em que resulta da unificação do consciente com o inconsciente. Sobretudo, não deve ser confundido com o eu consciente. Assim como com os outros arquétipos, o si-mesmo é normalmente inconsciente, mas se manifesta de forma projetada ou por meio da emergência de figuras arquetípicas em sonhos ou fantasias. A descrição do si-mesmo não pode ser separada da descrição do processo de individuação.

Individuação

Assim estamos nos aproximando da noção mais central do sistema psicológico e da terapia junguianos. Jung chama de *individuação* o processo que normalmente conduz um ser humano à unificação de sua personalidade. O termo "individuação" era utilizado por teólogos medievais, porém com outro sentido[164]. A individuação é um processo que se estende por toda a trajetória da vida humana.

Freud tinha oferecido uma nova concepção da trajetória da vida humana: uma série de estágios de desenvolvimento libidinal que culmina com a situação edípica; depois uma fase de latência, seguida por um segundo despertar do instinto sexual na puberdade, levando à maturidade; e, a partir daí, um período sem mudanças substanciais. A concepção junguiana é bastante diferente. Jung vê a vida humana como uma série de metamorfoses: desde o momento em que o bebê emerge do inconsciente coletivo até a consumação do si-mesmo, eis aí o processo de uma vida.

O ser humano adentra a vida com um inconsciente indiferenciado, depois ele vai emergindo lentamente como um eu consciente. Jung insistia na simbiose psicológica na qual vive a criança pequena, não apenas com a mãe, mas com a família como um todo. Há exemplos de sonhos paralelos na mãe e na criança, bem como uma similaridade nas respostas de pais e filhos no teste de associação de palavra. Por essa razão, as neuroses dos filhos devem chamar a atenção para as posturas parentais. Quanto ao Complexo de Édipo, Jung nunca o considerou um traço universal e necessário na natureza humana, mas um possível sintoma de posturas faltosas das mentes dos pais para com a criança.

A individualidade da criança vai emergindo gradativamente da individualidade da família. O começo da vida escolar é um acontecimento importante e um dos primeiros passos da individuação. Além disso, o adolescente deve deixar para trás os traços infantis; e o jovem, os traços da adolescência. Na África Oriental, Jung observou como essa transição da infância para a vida adulta era facilitada pelos ritos de iniciação. Assim os jovens escapam ao perigo, tão frequente no mundo ocidental, da adolescência prolongada. A vida adulta traz novas preocupações vinculadas a responsabilidades sociais e novos problemas relacionados à *anima* e ao *animus*.

Uma das principais metamorfoses na vida humana é a "virada da vida" (*Lebenswende*). Entre as idades de 32 e 38 anos, está fadada a ocorrer uma profunda mudança na pessoa; ela acontece gradativa ou repentinamente, e às vezes é anunciada por um impressionante sonho de natureza arquetípica. Problemas, deveres ou necessidades que haviam sido negligenciados durante a primeira metade da vida agora irão se manifestar. Às vezes, um homem que sempre reprimiu a sua necessidade de amor será vítima do que os franceses chamam de *le démon de midi* (o "demônio do meio-dia"), como ilustrado num dos romances mais conhecidos de Paul Bourget[165] e discutido do ponto de vista psicanalítico por Repond[166]. Às vezes, a neurose emana de necessidades intelectuais ou espirituais há muito reprimidas[167]. Uma neurose como essa cumpre ser vista como um alerta do inconsciente e o sujeito deve transformar o seu modo de viver, ou pode ser que ele perca a segunda metade de sua vida. Assim como é importante deixar para trás o que pertence à infância e à adolescência ao atingir a maturidade, o indivíduo também deve deixar para trás o que faz parte da primeira metade da vida quando ele começa a última. A segunda metade da vida é um período de confrontação com o arquétipo do espírito e do si-mesmo. Jung contrastou a deplorável pseudojuventude de pessoas mais velhas na civilização ocidental com a dignidade dos anciãos entre os elgonis na África Oriental, assim como o respeito que eles inspiravam em seus companheiros de tribo.

Quando a individuação é alcançada, o eu já não é mais o centro da personalidade, mas é como um planeta girando em torno de um sol invisível: o si-mesmo. O indivíduo adquiriu equanimidade e já não teme a morte; e assim como encontrou a si próprio, também descobriu o verdadeiro elo com os demais. Jung não titubeia em utilizar esta palavra quase obsoleta que é a "sabedoria" – para a qual o termo mais moderno, "maturidade", é um substituto insatisfatório –, e declara: "O fim natural da vida não é a senilidade, mas a sabedoria."[168]

A individuação pode chegar num impasse, e a tarefa do psicoterapeuta é auxiliar o paciente a remover os obstáculos que impedem o contínuo desenvolvimento da personalidade. Voltaremos a esse ponto quando formos discutir a psicoterapia junguiana.

Um progresso na individuação é frequentemente manifestado à consciência por meio da emergência de uma imagem arquetípica do si-mesmo. Dentre essas imagens, três parecem surgir com particular frequência: a *quaternidade*, a *mandala* e a *criança divina*. A quaternidade pode surgir como a figura geométrica de forma quadrada ou, às vezes, retangular, ou ter alguma relação com o número quatro: quatro pessoas, quatro árvores, e assim por diante. Muitas vezes é questão de completar uma figura triádica com um quarto termo, transformando-a assim numa quaternidade. Numa série de quatrocentos sonhos publicados por Jung, esse símbolo surgiu não menos que 71 vezes[169]. Ele não foi o primeiro a lidar com os símbolos da quaternidade. Na França, Fabre d'Olivet já havia escrito acerca desse mesmo assunto no século XIX[170]. Contudo, Jung foi certamente o primeiro a relacionar isso tão intimamente com o processo de individuação. A mandala é uma figura circular, ornamentada com símbolos, que geralmente é dividida em quatro seções. É muito conhecida na Índia e no Tibete, onde foi utilizada durante séculos por ascetas e místicos para auxiliar na contemplação[171].

Não se deve confundir o processo de individuação com os processos mais temporários de regressão e progressão. O que Jung chama de "regressão" é um movimento para dentro, isto é, um gradativo aumento de introversão ou movimento em direção ao inconsciente. Ao contrário, a progressão é um retorno do inconsciente ao consciente, uma redução da introversão e um aumento da extroversão, com o indivíduo aderindo cada vez mais firmemente à realidade. Sempre que a individuação chega a um impasse, a regressão seguida pela progressão dará a ela um novo impulso. É exatamente esse o princípio da individuação terapêutica. Por meio de análise onírica, imaginação ativa, pintura ou desenho de fantasias inconscientes, o paciente será capaz de regressar e dar início à sua jornada pelo inconsciente. Esse tipo de jornada, que Jung experienciou de 1913 a 1918, é também o modelo de sua terapia sintético-hermenêutica. De acordo com ele, experiências semelhantes forneceram o modelo para os antigos relatos de jornadas pela terra dos mortos. Uma longa tradição, oriunda provavelmente das jornadas dos xamãs pelas terras dos espíritos, foi expressa na *Epopeia de Gilgamesh*, na *Odisseia*, de Homero, na *Eneida*, de Virgílio, e na *Divina Comédia*, de Dante[172] – e poderia ser acompanhada, sob novas formas, em tempos modernos[173].

Um traço característico de toda e qualquer jornada pelo inconsciente é a ocorrência daquilo que Jung chamou de *enantiodromia*. Esse termo, originado com Heráclito, significa "corrida no sentido oposto". Certos processos mentais, numa certa altura, transformam-se em seus opostos como que por uma espécie de autorregulação. Essa noção também foi simbolicamente ilustrada por poetas. Na *Divina Comédia*, vemos Dante e Virgílio chegarem ao ponto mais profundo do inferno e então darem o primeiro passo para cima, num curso inverso em direção ao purgatório e ao céu. Esse misterioso fenômeno da espontânea inversão da regressão foi experienciado por todos aqueles que passaram com sucesso por uma afecção criativa, e tornou-se um traço característico da terapia sintético-hermênêutica junguiana.

A Obra de Carl Gustav Jung:
VI. Psicoterapia

A psicoterapia junguiana engloba vários estágios, e cada um deles poderia constituir um método por si só. Temos de considerar separadamente a terapia junguiana da tomada de consciência, o tratamento do segredo patogênico, o método redutivo-analítico, o encaminhamento da individuação e a reeducação.

De acordo com Jung, o primeiro passo em qualquer psicoterapia deveria ser trazer o paciente de volta à realidade e, particularmente, à ciência de sua situação atual. Alguns pacientes precisam ser despertados para certos aspectos de seus problemas; outros vivem num estado geral de insciência. Jung gostava de lembrar da história de Tartarin, o herói do romance de Alphonse Daudet que havia acreditado numa piada que lhe fora contada por um fanfarrão, a saber: que os Alpes Suíços haviam sido aprovisionados com túneis e galerias repletos de funcionários, de modo que não havia mais nenhum perigo em escalar as montanhas[174]. Assim, Tartarin empreendeu sem hesitações a perigosa escalada do monte Jungfrau, mas se viu tomado por um pânico mortífero quando se deu conta da verdade. Da mesma forma, Jung diz que muitas pessoas vivem uma vida provisória: algumas delas despertam cedo; algumas, em meados de sua existência; outras, muito tarde, ou até mesmo no leito de morte. Em certas circunstâncias, o indivíduo precisa que lhe abram os olhos para algum perigo material em relação ao qual ele está cego[175]. Com maior frequência, precisa se dar conta das implicações morais do que está fazendo. Como exemplo disso, Jung conta de um jovem neurótico que havia passado por um tratamento psicoterapêutico[176]. Ele vivia à custa de uma pobre e velha professora, que era muito apegada a ele. O primeiro passo na terapia foi fazer com que se desse conta de que o seu modo de vida era imoral e fazer com que o mudasse. Essa preocupação com a situação efetiva e a realidade permanece no primeiro plano em toda psicoterapia junguiana. Como veremos, mesmo analisando os símbolos mais abstrusos ao lidar com arquétipos, o paciente é sempre confrontado com a questão de como ele deve aplicar esses discernimentos à sua vida prática atual.

Um segundo estágio na psicoterapia junguiana é o manejo de segredos patogênicos. Vimos, num capítulo anterior, que o discreto e habilidoso manejo do segredo patogênico se tornou um dispositivo terapêutico efetivo na cura d'almas praticada por certos ministros protestantes[177]. Vimos também como a terapia do segredo patogênico foi gradativamente laicizada, até ser introduzida na psiquiatria por Moritz Benedikt. Se Jung ouviu falar da terapia do segredo patogênico ou a redescobriu sozinho é uma questão que permanece em aberto. Em sua autobiografia, ele conta da primeira experiência clínica que teve com esse tipo de terapia.

> Quando jovem residente no Burghölzli, Jung teve aos seus cuidados uma mulher cuja depressão era tão grave que assumiam se tratar de um caso de demência precoce. As suas descobertas com o teste de associação de palavras e os sonhos da paciente levaram-no a suspeitar de um segredo trágico, o qual posteriormente a paciente lhe contou. Ela se havia chocado ao tomar conhecimento de que o homem com quem desejara se casar, que não parecia estar interessado nela, tinha estado apaixonado por ela, na verdade. Mas já não havia remédio, pois ela se casara com outra pessoa e tinha dois filhos. Então ela deixou a filhinha chupar uma esponja embebida em água contaminada, e chegou a dar um copo da mesma

água para o menininho beber. Quando a menina morreu de febre tifoide, a mãe ficou tão perturbada que teve de ser internada. Jung explicou a ela que era o segredo que a estava deixando doente, e quinze dias depois ela conseguiu ir embora do hospital, curada. Contudo ele decidiu que tinha de manter o assunto em segredo dos seus colegas. Ele teve a oportunidade de reiterar curas como essa e concluiu que a possibilidade de um segredo patogênico deveria ser sistematicamente considerada em todos os casos[178].

Não é supérfluo enfatizar que essa terapia exige do terapeuta absoluto respeito pelo segredo do paciente. Está fora de questão compartilhar as informações com colegas ou supervisores, registrar num histórico clínico e, menos ainda, utilizar gravadores ou salas com espelho unidirecional. Trata-se, por assim dizer, da terapia "do segredo pelo segredo".

Antes de prosseguir na terapia, o problema religioso deve ser considerado. Jung afirma que, dentre todos os seus pacientes que estavam na segunda metade da vida, não há um cujo problema principal não estivesse relacionado à sua postura em relação à religião[179]. É escusado dizer que não é para o psicoterapeuta interferir nesses assuntos, porém ele pode apontar ao paciente que, caso possua uma crença religiosa, pode ser curado de sua neurose simplesmente retomando seriamente a prática de sua religião. Isso é especialmente verdadeiro para os católicos; já no caso dos protestantes, parece mais difícil. Contudo, Jung conta como alguns de seus pacientes protestantes se viram livres de suas neuroses após associarem-se ao Grupo Oxford ou a algum movimento semelhante.

A maioria dos pacientes, contudo, não está aberta a um tratamento tão simples e radical, e precisa de um tratamento psicoterapêutico completo. Um pré-requisito para tanto é obter do paciente um detalhado relato de sua vida, bem como o histórico de sua afecção. O terapeuta precisa então decidir se ministrará ao paciente uma terapia analítico-redutiva – isto é, uma terapia baseada nos princípios freudianos ou adlerianos – ou uma terapia *sintético-hermenêutica*.

Segundo Jung, há pacientes cujas principais características são uma espécie de hedonismo infantil e um anseio pela satisfação pulsional, ao passo que outros são possuídos pelo impulso ao poder e à superioridade. O primeiro grupo deveria ser tratado por meio de uma terapia psicanaliticamente orientada; o segundo, de acordo com princípios adlerianos. Por exemplo, seria um erro tratar um homem malsucedido, que possui uma necessidade infantil por superioridade, com o método freudiano; e, não menos, tratar um homem bem-sucedido, que possui um psicológico fortemente hedonista, com o método adleriano. O exame preliminar geralmente será o suficiente para indicar qual das duas terapias é a mais apropriada; às vezes, Jung dava textos de Freud e de Adler aos seus pacientes mais instruídos, e em regra eles logo descobriam por si sós qual lhes era mais simpática. O método redutivo-analítico, com frequência, dará bons resultados; porém, muitas vezes eles não são inteiramente satisfatórios e o progresso estaciona, ou o paciente começa a ter sonhos de caráter arquetípico. Tudo isso aponta para a necessidade de trocar de procedimento, isto é, trabalhar com o método sintético-hermenêutico. Este último é prescrito, desde o princípio, para aqueles pacientes – em sua maioria, na segunda metade da vida – que estão preocupados com problemas morais, filosóficos ou religiosos.

O método sintético-hermenêutico, conhecido comumente como "terapia junguiana", difere em muitos aspectos da psicanálise de Freud. Como na teoria adleriana, o paciente não se deita num divã, mas fica sentado numa cadeira de frente para o psicoterapeuta. As sessões de uma hora são agendadas duas vezes por semana, para começar, e então uma vez por semana, assim que possível. Pede-se ao paciente que realize tarefas específicas e muitas vezes lhe é atribuído material de leitura. Em resumo, ele deve colaborar ativamente com seu terapeuta. As vantagens desse método, de acordo com Jung, são o seguinte: o analisando fica impedido de cair numa regressão infantil; ele não é alienado de seu entorno; o tratamento resulta menos dispendioso; e o psicoterapeuta, por sua vez, dispõe de tempo para tratar de mais pacientes. É dada ênfase à situação de vida atual e à utilização, imediata e concreta, de todo e qualquer discernimento que o paciente possa ter obtido no processo terapêutico. Jung concebe a transferência de uma forma muito diferente de Freud. Ele considera os notórios desenvolvimentos da transferência que ocorrem na psicanálise – sejam eles positivos ou negativos – meros resíduos adversos que prolongam desnecessariamente o tratamento ou podem arruiná-lo. O que Freud chama de "neurose de transferência" é, para Jung, uma tentativa desesperada do paciente para compensar as suas atitudes faltosas em relação à realidade, bem como um resultado da falta de habilidade do terapeuta. Esse tipo de transferência é uma servidão degradante para o paciente e é um perigo tanto para ele quanto para o terapeuta – que corre o risco de ser contaminado pela neurose do paciente. A transferência não consiste apenas em sentimentos eróticos, mas numa mescla entre pulsões possessivas e de potência, e medo[180]. De acordo com Jung, a única transferência aceitável deveria ser leve e quase imperceptível. Deveria ser um processo de colaboração entre paciente e terapeuta, e uma confrontação entre as mútuas descobertas de ambos. Somente dessa forma o processo psicoterapêutico pode evoluir por meio da ação daquilo que Jung chama de "função transcendente"[181].

A função transcendente é a síntese progressiva de dados conscientes e inconscientes que levam à individuação. As vidas consciente e inconsciente raramente correm em paralelo; e é perigoso para o paciente quando ocorre um hiato entre as duas, porque isso leva à formação de fortes contraposições do inconsciente, resultando em distúrbios severos. O terapeuta deve auxiliar o paciente a confrontar o consciente e o inconsciente para que a síntese desejada possa ocorrer. Sempre que os conteúdos do inconsciente são demasiado fracos ou inibidos, o terapeuta ajudará o paciente a estimulá-los e fazer com que emerjam; ele irá, então, ajudá-lo a confrontá-los com o eu consciente e a situação da vida diária.

Como é que se faz com que os conteúdos do inconsciente emerjam? É uma questão de treino específico que consiste principalmente no uso de sonhos, fantasias espontâneas e desenho ou pintura livres. Estudiosos de sonhos como Hervey de Saint-Denys sabiam como provocar sonhos frequentes e abundantes: começa-se escrevendo-os logo ao despertar e ilustrando-os com desenhos em preto-e-branco ou coloridos[182]. O mesmo método pode ser aplicado a fantasias espontâneas no estado de vigília, ou então se pode desenhar ou pintar sem determinar o tema de antemão. Modelagem em argila e escrita automática também podem ser utilizadas.

Contudo, na terapia junguiana, o sonho continua sendo a abordagem mais importante do inconsciente. Enquanto muitos psicanalistas freudianos hoje em dia nunca analisam os sonhos de seus pacientes, isso seria praticamente impossível na terapia junguiana. As ideias de Jung no que se refere aos sonhos e sua utilização terapêutica divergem da teoria freudiana em quase todos os pontos. Enquanto Freud sustenta que todo sonho é uma realização vicária de um desejo recalcado, geralmente relacionado com a sexualidade infantil, Jung argumenta que as funções dos sonhos são múltiplas. Eles podem expressar tanto medos como desejos; podem oferecer uma imagem espelhada da atual situação do sonhador. Há sonhos prospectivos, como descrito por Adler e Maeder; outros, por sua vez, são criativos, avisadores ou parapsicológicos. Jung não aceita a distinção freudiana entre conteúdo manifesto e conteúdo latente dos sonhos, mas afirma que o manifesto é o próprio sonho. As associações, tal como obtidas com a técnica freudiana, conduzirão aos complexos atuais, que bem poderiam ser descortinados por meio de associações com qualquer outro texto. Os símbolos oníricos podem ser compreendidos sem as noções de recalque e censor. Os sonhos não podem ser interpretados se o intérprete não está bem familiarizado com a vida e a situação atual do sonhador, e se ele não possui um bom conhecimento dos símbolos e, portanto, de mitologia e da história das religiões. Um traço basilar da interpretação dos sonhos junguiana é a sua ênfase na série onírica: um dado sonho só pode ser compreendido no contexto daqueles que o precedem ou sucedem, e às vezes de todo o conjunto. Enquanto Freud analisa sonhos com o método de associação livre, Jung recorre ao da amplificação. Isso significa o exame de todas as possíveis conotações de uma dada imagem, muitas das quais podem estar relacionadas a experiências passadas ou presentes do paciente, ao passo que outras talvez elucidem a significância de um sonho arquetípico. É atribuída uma grande importância aos sonhos arquetípicos; cumpre estudá-los cuidadosamente e em sequência, feito marcos que balizam o caminho da individuação.

Um método de interpretação semelhante pode ser aplicado aos outros dados obtidos do inconsciente, em especial às fantasias espontâneas, aos desenhos e às pinturas. Na apreciação de desenhos e pinturas, nem o conteúdo nem o aspecto formal devem ser enfatizados demais – por exemplo, o paciente nunca deve chegar a pensar que é um artista. O método de desenho e pintura é utilizado não apenas para obter os conteúdos do inconsciente, mas também para controlá-los. Quando um paciente estava obcecado por uma determinada representação, Jung fazia com que ele a desenhasse ou pintasse, de modo a torná-la gradativamente menos excessiva e, por fim, obter total controle sobre ela.

Iremos agora esboçar brevemente os sucessivos estágios da psicoterapia sintético-hermenêutica clássica.

Lembremos, primeiro, que Jung recorre à análise do inconsciente apenas quando todos os outros métodos falharam, e só depois de ter realizado uma anamnese completa. O primeiro sonho é frequentemente muito claro, e às vezes aponta o prognóstico do tratamento. No primeiro estágio, lida-se com a *persona* e, sobretudo, com a *sombra*. O paciente sonha com um indivíduo repulsivo que sempre é diferente, mas conserva determinados traços ao longo do tempo, e também exibe certos traços que se parecem com os do sonhador. Por fim, chega o momento em que o paciente compreende que esse indivíduo não é ninguém mais além dele próprio – ou melhor, a sua sombra –, e isso lhe permite tomar ciência desses aspectos da sua personalidade que ele se recusava a enxergar. Uma vez totalmente ciente de sua sombra, o indivíduo tem de assimilá-la. O indivíduo não consegue se separar de sua sombra, mas Jung não tem em vista que agora ele faça, declarada e conscientemente, o que a sombra lhe fez fazer, esse tempo todo, num estado de insciência. Deve-se, é claro, aceitar a sombra, mas ao mesmo tempo é preciso torná-la inócua. Para ilustrar esse procedimento, a história de São Francisco de Assis e o lobo de Gubbio é contada com frequência nos círculos junguianos[183]. Os habitantes de Gubbio estavam sendo atormentados por um lobo e chamaram São Francisco para ajudá-los. Ele foi até o lobo, não para matá-lo, mas para falar com ele. O lobo seguiu São Francisco voluntariamente até a cidade, onde lhe foi dado abrigo e ele permaneceu como hóspede inofensivo pelo resto da vida.

Num segundo estágio do processo terapêutico, os problemas da *anima* e do *animus* são manifestados espontaneamente. No caso de um homem, ele começa a ter sonhos frequentes nos quais uma mulher aparece com vários aspectos e humores. Ela pode ser doce e encantadora, estranha e fascinante e, às vezes, ameaçadora. O sujeito vê que todas essas figuras possuem algo em comum e, por fim, percebe que ela é nada mais nada menos que a sua *anima*. Agora as discussões terapêuticas focalizam o problema da *anima*. O sujeito deve se dar conta de que, ao lidar com mulheres, ele sempre projetou nelas – quer mais, quer menos – a sua própria *anima*. Sua tarefa prática agora é conseguir ver as mulheres da forma como elas são, sem a interferência da projeção da *anima*. No caso de uma paciente mulher, os problemas do *animus* são tratados de forma similar. Uma vez solucionados os problemas da *anima* e do *animus*, eles deixam de ser elementos perturbadores na vida emocional e nas relações sociais; em termos junguianos, a *anima* e o *animus* se tornam "funções psicológicas".

No terceiro estágio da terapia, os arquétipos do Velho Sábio e da Magna Mater passam para o primeiro plano. Também aqui as imagens arquetípicas aparecem em sonhos, assim como em fantasias e desenhos. Os perigos também devem ser evitados: o paciente pode projetar o arquétipo do Velho Sábio em seu terapeuta ou pode se identificar, ele próprio, com ele – o que redundaria em inflação psíquica.

Assim, na terapia junguiana há três estágios principais, respectivamente, relacionados com a sombra, a *anima* e o *animus*, o Velho Sábio e a Magna Mater. Contudo, as coisas são frequentemente mais complexas, visto que uma grande variedade de outros arquétipos pode aparecer em diversos estágios da terapia, devendo ser tratados cada qual à sua maneira. A tarefa do terapeuta é tanto facilitar a emergência de arqué-tipos quanto impedi-los de transbordar. Cada novo arquétipo deve ser interpretado e assimilado pela mente consciente, e o que o paciente aprendeu deve ser aplicado em sua vida prática. Maeder enfatizou que, em alguns casos, a cura é acelerada quando emerge o arquétipo do salvador, que pode ser considerado uma variedade do arqué-tipo do Velho Sábio[184].

Via de regra, a terapia junguiana clássica dura três anos. A experiência mostra que o número e a frequência das sessões podem ser reduzidos, mas não a duração total do tratamento. Como já mencionado, o progresso na individuação pode ser marcado pelo aparecimento de imagens arquetípicas específicas, especialmente a mandala ou figuras de quaternidade; às vezes, também o arquétipo da criança divina. O objetivo do tratamento é o aprofundamento e a consumação da individuação, o que significa que uma pessoa seguiu o velho preceito, às vezes atribuído a Nietzsche, mas na ver-dade uma citação do poeta grego Píndaro: "Torna-te o que és."

A terapia sintético-hermenêutica de Jung certamente não é uma empreitada fácil. Por vezes o sujeito se vê sobrecarregado com o material que emerge do inconsciente, e a confrontação com os arquétipos pode às vezes se provar assustadora. É necessá-rio um esforço incessante para se manter agarrado à realidade. Essa é também a razão pela qual uma autoanálise junguiana seria um empreendimento perigoso contra o qual é preciso ser advertido.

Entre os métodos terapêuticos utilizados por Jung também encontramos a ree-ducação. Enquanto Freud declara que o psicanalista não deveria tentar reeducar o paciente, Jung insiste que este deve ser auxiliado desde o começo e ao longo de todos os estágios, independentemente da terapia utilizada. Qualquer discernimento obtido pelo paciente deve ser imediatamente traduzido por ele num comportamento mais racional na vida cotidiana. Um ponto essencial nessa reeducação é ensinar o paciente a parar de projetar os seus problemas nas pessoas do entorno; Jung define a neurose como um "sistema doentio de relações sociais" – uma definição bem de acordo com as concepções de Janet, assim como de Adler[185]. Por causa dessa projeção, o neuró-tico manipula inconscientemente as pessoas à sua volta (esposa, pais, filhos e amigos) e joga-as umas contra as outras, de modo que logo se vê emaranhado numa rede de intrigas das quais tanto ele quanto os outros são vítimas. O deslindamento e a eluci-dação dessas dificuldades estão entre os objetivos finais da psicoterapia.

Um dos principais traços da terapia proposta por Jung é a grande ênfase que ele coloca, desde o começo, no que agora é chamado de contratransferência. Ele alega que pessoa alguma é capaz de conduzir alguém mais longe do que ela própria já foi. Geralmente se reconhece que o princípio da análise didática foi introduzido por Jung, e que essa é uma de suas eternas contribuições à análise freudiana. Porém, após a análise didática o terapeuta deve sempre ficar de guarda e observar o seu próprio inconsciente – por exemplo, analisando os próprios sonhos.

A Obra de Carl Gustav Jung:
VII. Sabedoria Oriental e Ocidental

Desenhamos, até agora, um quadro muito esquemático da psicologia e da psicoterapia junguianas. Mas o escopo de sua obra é consideravelmente mais amplo. Desde o início, a reflexão de Jung se estendia à história da humanidade, à psicologia das nações, a problemas contemporâneos, arte e literatura. Anos depois, ele passou a se preocupar cada vez mais com uma confrontação de ensinamentos tradicionais e livros sagrados do Oriente e do Ocidente, com o princípio de "sincronicidade" e com problemas religiosos.

Vimos como Jung esteve profundamente interessado pelo gnosticismo durante o período de 1914 a 1920. Enaltecia os gnósticos como pessoas que não só acreditaram, mas também conheceram e aprenderam a partir da exploração que fizeram do inconsciente. Assim como Jung, estiveram preocupados com o problema do mal. Depois, em 1937, ele interpretou, de acordo com a sua teoria dos arquétipos, as visões de Zósimo de Panópolis – um gnóstico do século III d.C. que também marcou a transição entre gnosticismo e alquimia[186].

A alquimia sempre foi um quebra-cabeça para os historiadores da cultura. Desde a Antiguidade greco-romana até o século XVIII, muitos foram os eruditos que dedicaram suas vidas à prática de operações pseudoquímicas que implicavam metamorfoses de substâncias de acordo com regras definidas. Marcellin Berthelot, um historiador da ciência, considerou a alquimia uma "ciência semirracional e semimística", baseada em falsas interpretações de fatos objetivos[187]. Silberer parece ter sido o primeiro a ver uma sequência de operações simbólicas na alquimia, as quais poderiam ser psicologicamente decifradas. Num tratado alquímico do século XVIII, Silberer encontrou a representação simbólica do assassinato do pai, das teorias sexuais infantis, dentre outros[188]. Jung, por sua vez, vê uma projeção do processo de individuação na série de operações efetuadas por alquimistas. Assim como os pacientes de Jung materializavam seus sonhos e fantasias na forma de desenhos e pinturas, os alquimistas materializavam os seus próprios processos de individuação na forma de operações pseudoquímicas. Essa é também a razão, acrescenta Jung, pela qual relatos de visões são encontrados com frequência em escritos de alquimistas. Com o passar dos anos, o interesse de Jung pela alquimia foi aumentando e ele dedicou uma quantidade considerável de tempo e esforço à decifração e à interpretação psicológica dos símbolos em antigos tratados alquímicos[189].

O interesse de Jung também se voltou para a astrologia e para os símbolos astrológicos. Ele não acreditava numa influência causal dos astros no destino do indivíduo; porém, como veremos, não rejeitava a possibilidade de relações na forma de sincronicidade.

Na Suíça, durante a Segunda Guerra Mundial, houve um renovado interesse por Paracelso – o célebre médico místico e filósofo. Jung o considerava um pioneiro da psicologia do inconsciente e da psicoterapia, mas aparentemente estava mais interessado em sua personalidade que em seus escritos abstrusos. "Nada tem uma influência mais poderosa nas crianças que a vida que seus pais não viveram", observou Jung. Também descobriu nele um bom exemplo de "virada da vida": a filosofia de Paracelso transformou-se depois que ele completou 38 anos de idade[190].

O interesse inicial de Jung pela história das religiões levou-o a estudar os livros sagrados do Oriente. Um desses, *O Livro Tibetano dos Mortos*, foi traduzido para o inglês em 1927[191]. Jung interessou-se em especial por essa obra, e escreveu uma introdução para a tradução alemã.

> *O Livro Tibetano dos Mortos* é uma descrição do que a alma irá experienciar entre o momento da morte e o da próxima reencarnação, e ele também conta para a alma como ela pode atingir a iluminação derradeira e, assim, escapar à reencarnação. A jornada pelo Bardo Thödol, que é a morada dos mortos, divide-se em três períodos. Num primeiro, que é curto, a alma se encontra num sono ou transe, insciente em relação à morte. Depois, com as primeiras visões, vem o despertar. A essa altura, a alma iluminada pode passar diretamente para um reino paradisíaco; porém, se a alma perde essa ocasião, irá continuar tendo visões e alucinações – especialmente o delírio de ter um corpo de carne e osso. Ela acreditará ver outros seres humanos assim como toda espécie de deuses e criaturas fantásticas. Mas a alma deve sempre permanecer ciente de que todas essas coisas não passam de fabricações de sua própria mente. Essas visões mudam incessantemente, mas vão se esgotando gradativamente, à medida que a alma recua passo a passo para níveis de consciência cada vez mais baixos. Quando a alma atinge o terceiro estágio, percebe machos e fêmeas em união. Se está prestes a nascer como macho, ela vai se sentir masculina e será animada por um intenso ódio contra o pai e por um ciúme e uma atração em relação à mãe, e ficará entre eles e, assim, reencarnará; e se for para nascer fêmea, os sentimentos são inversos, e ela odiará a mãe e amará o pai.[192]

Jung ficou maravilhado com o conhecimento psicológico dos desconhecidos autores de *O Livro Tibetano dos Mortos* e a compreensão que eles tinham do fenômeno da projeção. Ficou impactado com o fato de a jornada pelo Bardo Thödol parecer a trajetória de individuação em sentido contrário.

Em 1929, Jung publicou um comentário psicológico como introdução à tradução alemã realizada por um amigo seu – o sinólogo Richard Wilhelm – de um antigo livro chinês, *O Segredo da Flor de Ouro*[193]. Nesse livro, Jung enxergou o equivalente de sua descrição do si-mesmo e uma analogia entre os símbolos chineses e aqueles que apareciam espontaneamente em seus pacientes, assim como analogias entre esses símbolos e os de certos místicos cristãos e alquimistas.

Richard Wilhelm traduziu para o alemão outro livro chinês antigo, o *I Ching*, ou "Livro das Mutações". Esse livro descreve um método para obter oráculos com o auxílio de gravetos ou de uma moeda; dizem que esse oráculo possui uma relevância pessoal para o homem que o utiliza e para o momento em que ele o utiliza. Richard Wilhelm havia aprendido essa prática oracular com um mestre chinês. Jung estava interessado no caráter simbólico das fórmulas mágicas, e sobretudo no princípio do *I Ching* – baseado na suposição de que tudo o que acontece num determinado momento é necessariamente dotado de uma qualidade específica desse momento[194]. Esse foi um dos pontos de partida do conceito junguiano de sincronicidade.

No que se refere ao zen budismo, Jung apontou alguns paralelos com certas experiências de místicos ocidentais, embora o método seja muitíssimo diferente de tudo que havia sido concebido no mundo ocidental[195]. Assim como Jung advertiu contra subestimar a sabedoria de tais ensinamentos, ele desencorajou os ocidentais a praticarem esses métodos.

Jung também dedicou muito interesse à ioga e, durante os anos de 1931 a 1933, convidou repetidas vezes os indologistas alemães J.W. Hauer e Heinrich Zimmer para ministrar seminários sobre o tema em Zurique[196]. Embora permanecesse avesso à prática da ioga por pessoas do Ocidente, Jung sentia que era possível ganhar muito com uma comparação entre a ioga e certos ensinamentos ocidentais. O rico simbolismo da ioga tântrica proporcionou muito material comparativo para o estudo dos símbolos do inconsciente coletivo. Vistas como sistemas de treinamento, certas variedades da ioga poderiam encontrar paralelos nos exercícios de Inácio de Loyola, no treinamento autógeno de Schultz, e nos métodos de psicoterapia dinâmica de Freud e Jung.

Em vários comentários sobre ensinamentos orientais, e notadamente em seu estudo sobre o *I Ching*, Jung anuncia um novo conceito que só iria desenvolver em 1952, com o nome de *sincronicidade*[197]. Ele o descreve como um princípio de conexão causal e ficou abismado com a importância desse princípio no pensamento chinês. Mas também havia algo disso no conceito leibniziano de "harmonia preestabelecida", em certas observações de Schopenhauer, e na ocorrência razoavelmente comum da dita Lei da Série[198]. A atenção junguiana foi atraída para ocorrências de "coincidências significativas". Ilustração disso era a história de uma paciente cuja análise não estava progredindo por causa de seu *animus* hiper-racional. Ela sonhou que lhe haviam dado de presente um besouro dourado, e Jung estava discutindo o sonho com ela quando um besouro vivo bateu na vidraça. Ele o pegou e entregou para ela. Ela ficou tão impressionada que baixou a guarda da racionalidade. Jung juntou esses fenômenos com os dados experimentais oferecidos por Rhine acerca da percepção extrassensorial. Enquanto Rhine havia apontado o papel do fator emocional nas ocorrências da percepção extrassensorial, Jung descobriu que um elemento arquetípico estava implicado em suas "coincidências significativas". Por fim, chegou a se perguntar se a física moderna, tomando as suas distâncias em relação ao princípio de um rigoroso determinismo causal, não se aproximou do princípio de sincronicidade.

De todos os filósofos que Jung havia lido na juventude, Nietzsche continuou tendo a sua particular atenção ao longo dos anos. Jung o considerava um homem que foi desenvolvendo devagar uma dupla personalidade inconsciente que emergia de repente, causando uma espécie de erupção vulcânica e trazendo à luz uma enorme quantidade de material arquetípico. Isso explicaria por que Zaratustra exerce tamanha fascinação em tantos leitores. Da primavera de 1934 ao inverno de 1939, Jung dedicou um seminário por semestre ao *Zaratustra*. O conjunto desses seminários realizados em seu instituto consiste em dez volumes datilografados e certamente constitui o comentário mais completo já feito sobre a obra-prima de Nietzsche[199].

Parte dos múltiplos interesses de Jung se dirigia à arte e à literatura contemporâneas, embora pouco disso possa ser encontrado em suas obras publicadas. Quando uma exposição de pinturas de Picasso foi organizada em Zurique, Jung examinou-as em sequência cronológica e encontrou uma evolução psicológica característica[200]. O período azul de Picasso marcava o início de uma *nékyia*, uma "jornada pela terra dos mortos", com uma série de "regressões" – no sentido da psicologia junguiana –, e ele se perguntou qual seria o desfecho da aventura espiritual do pintor.

Muito estranhamente, quando pediram que Jung escrevesse uma introdução para a terceira edição da tradução alemã do *Ulysses*, de James Joyce, ele não conseguiu reconhecer que a obra era uma contraparte moderna da *Odisseia* e continha até mesmo a sua *nékyia*. Jung ficou intrigado com a aparente insensatez do livro. Parecia uma espécie de "tênia" interminável, e ele sentia que o romance poderia ser lido tanto de trás para frente quanto de frente para trás. Esses comentários foram publicados num periódico[201] e irritaram Joyce[202]. É lamentável para Jung que esse artigo tenha sido a única peça de crítica literária por ele publicada. Em seus seminários, referia-se com frequência a romances ingleses, franceses ou alemães, nos quais encontrava inesperadas ilustrações de suas teorias.

Nos artigos de Jung, e particularmente em seus seminários, pode-se encontrar os elementos esparsos de uma filosofia da história centrada na ideia de que a humanidade vem passando por um lento processo de individuação coletiva. Ele considerava as epidemias psíquicas o efeito da revivescência de um arquétipo numa escala de massa. Via no hitlerismo o ressurgimento do arquétipo de Wotan, o velho deus germânico da tempestade, do combate, da inspiração profética e das ciências ocultas[203]. Distinguia dois tipos de ditadores: o tipo "capitão" (como Mussolini e Stálin) e o tipo "profeta" (como Hitler). O segundo tipo é capaz de perceber forças obscuras no inconsciente de seus seguidores e guiá-los feito um Messias[204]. Num pequeno livro dedicado a "discos voadores", Jung disse que, quer essas manifestações possuam uma realidade física ou não, elas são "realidades psíquicas" para quem acredita em sua existência, são símbolos arquetípicos de uma mediação entre dois mundos incomensuráveis, são um mito oriundo do medo de uma destruição coletiva da humanidade[205]. O maior perigo a ameaçar a humanidade, segundo ele, era a substituição de uma verdadeira mentalidade democrática, baseada na educação e no aperfeiçoamento do indivíduo, por uma mentalidade de massa.

Aqueles que visitaram Jung durante a última parte de sua vida lembram-se de que conversar com ele era uma mescla singular de elevados conceitos psicológicos e sabedoria prática. Ele enfatizava o significado da conscientização não apenas como dispositivo terapêutico, mas como princípio ético. "A insciência é o maior pecado"[206] era uma de suas máximas. Muitas neuroses, dizia Jung, originam-se da insciência; muitas outras, na fuga das tarefas que a pessoa tem na vida. É esse o caso da criança que se afasta da escola, do adolescente atrasado, do eterno estudante, do homem que não cumpre com os seus deveres como cidadão, do idoso que quer viver feito jovem.

O casamento é um fator de saúde emocional, desde que o marido e a esposa não projetem um no outro os seus respectivos *anima* e *animus*. Uma das funções do casamento é promover a individuação de ambos os cônjuges. Outro fator de estabilidade emocional é a integração social do indivíduo: toda pessoa deveria possuir a própria casa e o próprio jardim, ser um membro ativo da comunidade, viver em continuidade com a sua tradição familiar e de sua cultura, e obedecer aos mandamentos de sua religião, caso acredite em uma. Embora o caminho de individuação possa diferir de Oriente a Ocidente, ele tende ao mesmo objetivo: quanto mais um indivíduo "tornou-se o que ele é", mais ele é um homem verdadeiramente social.

A Obra de Carl Gustav Jung:
VIII. A Psicologia da Religião

Desde a época de sua crise religiosa na adolescência, Jung nunca deixou de estar profundamente preocupado com a religião, ainda que encontremos em seus escritos anteriores, intercalados aqui e ali, comentários céticos no que se refere à religião estabelecida. Parece que a sua postura mudou como resultado de sua "Jornada pelo Inconsciente", no período de 1913 a 1918. Ele chegou a atribuir um caráter "numinoso" aos arquétipos e a falar em "função natural da religião".

Como acontece com frequência na história da psiquiatria dinâmica, foi uma publicação contemporânea que instigou uma nova direção ao desenvolvimento das ideias de Jung. O livro de Rudolf Otto, *O Sagrado*, foi publicado em 1917 e enaltecido como uma contribuição substancial à psicologia da religião[207]. Tentando identificar uma experiência fundamental comum a todas as religiões, Otto descreveu o "numinoso" com uma experiência bem definida, complexa e rigorosamente específica. O "numinoso" inspira imediatamente um "sentimento de criatura", isto é, um sentimento não apenas de dependência, mas da insignificância da criatura perante o Criador. A presença do Criador é experimentada como um *mysterium tremendum*, isto é, com um sentimento de temor e estremecimento perante um Ser inatingível que é uma energia viva e é "totalmente outro". Mas, em contraste com o *tremendum*, o "numinoso" é simultaneamente experimentado como um *Fascinans*, isto é, como algo que atrai e preenche com uma bem-aventurada exaltação. O numinoso é também sentido como um confronto com um valor incontornável, ao qual se deve absoluto respeito e obediência por um sentimento de obrigação interior.

Jung retomou o termo "numinoso", mas estendeu seu significado. Otto enxergava o numinoso como uma experiência excepcional vivida por profetas, místicos e fundadores de religiões. Jung confere uma "qualidade numinosa" à experiência do arquétipo, porém isso também significa que apenas certos traços da experiência total do numinoso – tal como descrito por Otto – acompanha a manifestação do arquétipo. Jung localizou os arquétipos na origem das experiências religiosas de que derivam os ritos e dogmas religiosos. De acordo com ele, grande parte dessa experiência religiosa elementar não é canalizada para as religiões estabelecidas.

Isso explica uma das asserções prediletas de Jung: o homem é naturalmente religioso. A "função religiosa" no homem é tão poderosa, diz ele, quanto o instinto sexual ou agressivo. É por isso também que certos indivíduos se vêm livres de suas neuroses simplesmente por um retorno à prática da religião na qual acreditam; e que, acrescenta Jung, a saúde mental de pessoas idosas é melhor entre as que possuem fé religiosa. A propósito, o neopsicanalista Schultz-Hencke, aparentemente muito independente de Jung, afirmava ter encontrado sentimentos e posturas religiosas entre pessoas descrentes[208].

Jung foi ainda mais longe e argumentou que, "entre todos os meus pacientes que estão na segunda metade da vida, não há um cujo principal problema não seja um problema religioso". Não se sabe ao certo, porém, qual a amplitude dada por ele à palavra "religião". Assim, dentre as pessoas que Jung chama de "religiosos", algumas são crentes, independentemente de praticarem, ou não, a religião; outras são pessoas de espírito religioso, sem sabê-lo; e, por fim, há aquelas que são antirreligiosas no nível consciente, mas que sob certas circunstâncias estão sujeitas a uma experiência religiosa arquetípica.

Às vezes os arquétipos religiosos irrompem na forma de uma "experiência religiosa imediata" que muda a vida do indivíduo, podendo então afetar o curso da história. Foi assim com a visão de Saulo a caminho de Damasco, que fez com que ele se tornasse cristão e o grande apóstolo São Paulo. Uma outra experiência religiosa imediata não menos impressionante foi a do místico suíço Nicolau de Flüe[209]. Cidadão rico e honorável, deixou a família e os interesses mundanos para se tornar eremita em Stans. O seu conselho era frequentemente solicitado pela população. Certa vez teve uma visão da Santíssima Trindade que foi tão assustadora e inspirou tanto temor que a sua aparência física mudou e ele próprio pareceu assustador. Meditou por um longo tempo sobre essa visão, pintando-a de diferentes formas, até conseguir assimilá-la. A essa altura, em 1481, os cantões suíços estavam à beira de uma guerra civil, mas a Confederação foi salva pela oportuna intervenção do Irmão Nicolau de Flüe no Tratado de Stans.

Contudo, cumpre lembrar que a emergência de tais arquétipos é não só uma experiência assustadora, mas também perigosa. Os mesmos arquétipos cujas formas cristalizadas se encontram na origem da experiência religiosa no indivíduo normal podem também se manifestar nos delírios religiosos de esquizofrênicos.

Entre os arquétipos, o mais intimamente relacionado à religião é o do si-mesmo. Por vezes, Jung parece considerar esse arquétipo um elo intermediário à experiência religiosa de Deus, a ponto de chegar a chamá-lo de "arquétipo de Deus". Não obstante, Jung sempre se declarou um empirista: que o homem seja "naturalmente religioso" não prova necessariamente a veracidade da religião, tampouco a existência do arquétipo de Deus prova a existência de Deus.

A postura evasiva de Jung foi sentida por alguns como ambígua. Esse sentimento aumentou quando ele publicou *Aion*, em 1951[210]. Em *Aion*, ele parece identificar Cristo com o arquétipo do si-mesmo e insinuar que a humanidade como um todo está passando por um processo de individuação coletiva; Cristo manifestou-se num momento predeterminado, isto é, quando o ponto vernal entrou em Peixes. Em 1952 foi publicado o livro mais controverso de Jung, *Resposta a Jó*[211]. Aqui ele volta ao problema que o havia preocupado na juventude, a saber: o mal. Como milhares antes dele, Jung ponderou sobre a questão de como um Deus perfeitamente bom e onipotente poderia ter permitido o mal, particularmente os sofrimentos dos inocentes e dos justos. Será que Deus é bom e mau ao mesmo tempo? Jung examina criticamente as respostas dadas no *Livro de Jó*. Ele se revolta com a conduta de Deus, que fez com que Adão caísse numa armadilha no Jardim do Éden, exigiu de Abraão o sacrifício de seu filho e permitiu que Satanás atormentasse Jó. Como Jó possui uma concepção mais elevada de justiça que o próprio Deus, Deus cumpre o desafio por meio da encarnação de Seu filho. O sacrifício de Cristo figura então como uma reparação, por Deus, de uma injustiça que Ele próprio cometeu com o homem. Deus aperfeiçoou-se por meio da Sua união com a Sabedoria Divina, a "Sophia", a contraparte feminina do Espírito Santo que ressurge na imagem da Virgem Maria. Por esse motivo, Jung considera que a proclamação, em 1950, do dogma da Assunção é "o acontecimento religioso mais importante desde a Reforma".

A *Resposta a Jó*, de Jung, escandalizou alguns de seus discípulos e desencadeou animadas controvérsias. Alguns fizeram uma interpretação psicológica, assumindo que Jung pretendia apenas descrever a evolução da imagem de Deus que o homem criou para si. Outros pensaram que ele havia forjado especulações acerca das metamorfoses de Deus de uma forma neognóstica. O livro também pode ser compreendido como um grito de angústia existencial de um homem que busca desesperadamente pela solução do maior de todos os enigmas filosóficos, o problema do mal.

Indagado se acreditava, ou não, na existência de Deus, Jung nunca ofereceu uma resposta direta. Por vezes, referiu-se enigmaticamente ao "Ancião", como se quisesse dizer de um ser humano coletivo com quem todo indivíduo está conectado por meio do inconsciente coletivo e dos arquétipos[212]. Por fim, chegou a assumir uma posição mais direta: ele via a mão de Deus nos acontecimentos estranhos, inesperados, porém significativos, que são impelidos a cada indivíduo durante a vida. Numa das últimas entrevistas que concedeu a um jornalista, afirmou que Deus era, ao mesmo tempo, a voz da consciência falando dentro de nós e os acontecimentos fatídicos inexplicáveis: "Tudo o que aprendi levou-me, passo a passo, a uma inabalável convicção quanto à existência de Deus. [...] não baseio a Sua existência na crença... eu *sei* que Ele existe."[213]

Jung foi ainda mais discreto no que se refere ao problema da vida após a morte. As opiniões dele a esse respeito foram divulgadas apenas em sua autobiografia. Ele dizia que era tão difícil para um pensador revelar os caminhos íntimos de suas cogitações como para uma mulher de respeito falar sobre a sua vida erótica. Quantos pensadores queimaram os seus manuscritos inéditos antes da morte ou, como Bergson, vedaram publicações póstumas. Decerto Jung não pretende oferecer uma resposta definitiva; contudo, ele está certo de que a busca por uma solução é característica do indivíduo normal. Entretanto, como encontrar o caminho num assunto tão intricado? Jung considera várias hipóteses. A ideia de um mundo de espíritos bem-aventurados desprovidos de todo e qualquer sofrimento lhe parece improvável por causa da unidade fundamental do Universo. Deve haver muita angústia e sofrimento no outro mundo;

deve ser um mundo "grandioso e terrível", mas lá também, como na Terra, deve haver algum tipo de evolução. Jung não encontra muitos argumentos a favor da reencarnação. Não obstante, a nossa vida individual deve ser apenas um elo numa cadeia mais extensa, talvez em relação às vidas dos nossos ancestrais. Quiçá a vida que vivemos na Terra esteja destinada a ser a resposta para as perguntas feitas por eles, ou a realizar uma missão definida de fora. Ou talvez uma vida não possa ser mais que a encarnação de um arquétipo – noutras palavras, uma projeção temporária de um si-mesmo permanente. Jung considera provável que exista comunicação entre os vivos e os mortos. Uma opinião enunciada certa vez por Fechner – e defendida, com interessantes argumentos, por Frederik van Eeden[214] – é a de que, quando em certos sonhos uma pessoa falecida aparece para nós e nos dá a sensação de absoluta realidade, isso corresponde a uma real aparição da pessoa. Porém, ao analisar sonhos desse tipo, que ele havia tido no decorrer da vida, Jung nota um traço comum a todos eles: longe de revelar ou ensinar-nos algo, os mortos precisam de nós e fazem-nos perguntas. Como eles vivem fora do tempo e do espaço, têm de recorrer ao auxílio daqueles que ainda participam da vida espaciotemporal. Mas tudo isso não passa de suposição. O principal problema é ver se o infinito é levado em conta[215]. Quem atingiu esse estágio e conseguiu a sua individuação está livre do medo da morte e será menos afetado por muitas das preocupações terrenas.

As Fontes de Carl Gustav Jung

As fontes mais imediatas de Jung foram sua própria personalidade, sua família e sua origem étnica. Ele era um homem prático, bem ajustado à realidade material, mas também demonstrava uma aguda perspicácia psíquica. Esse contraste é expresso em seu ensino e em sua terapia. A sua origem suíça conferiu-lhe esse pendor prático que o incitou, primeiro, a trazer seus pacientes de volta à ciência dos fatos e, então, a auxiliá-los a se reajustarem o máximo possível ao cenário social e tradicional. Por outro lado, seu raro dom para a intuição psicológica e a sua aptidão para experiências parapsicológicas explicam a outra face de seus ensino e terapia: a exploração do inconsciente coletivo e o mundo dos arquétipos.

Filho de um ministro protestante e possuindo vários parentes no clero, Jung estava familiarizado com os problemas religiosos, e a crise religiosa de sua adolescência marcou-o para o resto da vida. Ele devia às suas origens certa familiaridade com o pensamento de teólogos protestantes – já mencionamos Albrecht Ritschl e Rudolf Otto –, e provavelmente com o princípio da "cura d'almas". O interesse pela medicina, pelas línguas clássicas e pela história da religião eram, novamente, parte de sua tradição familiar. Havia também a tradição humanística da Basileia, cidade natal de acadêmicos que combinavam erudição e imaginação – como Bachofen, com quem Jung possuía mais de um ponto em comum.

Como todos os intelectuais de sua geração, Jung estava familiarizado com os clássicos gregos e latinos, de modo que, quando empreendeu a sua jornada pelo inconsciente, era natural que a comparasse com as viagens de Ulisses e Eneias pela Terra dos Mortos. Também era natural que ele conhecesse Goethe e, como Freud, citasse *Fausto* em quase todas as ocasiões. E já vimos como Schiller foi uma das principais fontes de *Tipos Psicológicos*.

Jung recebeu sua formação psiquiátrica num tempo em que a psiquiatria estava passando por mudanças fundamentais. Os seus mestres foram Bleuler, Janet, Binet e Flournoy. A principal preocupação de Bleuler era compreender o paciente e com ele estabelecer uma conexão afetiva; ele foi uma das figuras de maior importância entre os que, naqueles anos, tentavam "repsicologizar" a psiquiatria[216]. Quanto a Pierre Janet, com quem Jung estudou por um semestre em Paris, a sua influência sobre Jung foi considerável. Foi com Janet que ele aprendeu sobre o "automatismo psicológico", a dupla personalidade, a força e a fraqueza psicológicas, a "função de síntese", o *abaissement du niveau mental*[217] e as "ideia fixas subconscientes" – que, mais tarde, Jung identificou com os "complexos" de Ziehen e as "reminiscências traumáticas" de Freud. Jung assimilou a distinção janetiana entre duas neuroses básicas, histeria e psicastenia – que ele substituiu pela distinção entre histeria extrovertida e esquizofrenia introvertida. Ele faz referência ao livro de Binet sobre as alterações da personalidade e, embora não cite o seu livro sobre os dois tipos de inteligência[218], é quase impossível que não o conhecesse e tenha sido inspirado por ele em sua descrição dos tipos introvertido e extrovertido. Jung deu o devido crédito aos subsídios e à inspiração que recebeu de Théodore Flournoy. Ele não poderia ter compreendido tão bem a sua jovem médium basileiense se não fosse a pesquisa de Flournoy sobre Hélène Smith. Foi também de Flournoy que ele tirou seu interesse pelo fenômeno da criptomnésia.

Da psicanálise Jung aceitou com entusiasmo o novo método freudiano de exploração do inconsciente por meio da associação livre, a afirmação freudiana de que os sonhos poderiam ser interpretados e, assim, utilizados para psicoterapia, e a ênfase dada por Freud na duradoura influência da infância e das primeiras relações com as figuras parentais. Depois, é certo que Jung substituiu essas três grandes inovações de Freud pelos seus métodos e ideias próprios, porém foi dele que recebeu o impulso decisivo. Por outro lado, Jung nunca aceitou as ideias de Freud acerca do papel da sexualidade na neurose, do simbolismo sexual e do Complexo de Édipo.

Jung reconheceu repetidas vezes a importância de Adler. Admitiu que a pulsão por superioridade pode ser encontrada na raiz de certas neuroses, que a teoria onírica adleriana poderia dar pistas da interpretação de certos sonhos, e também que os neuróticos tendem a manipular o ambiente. Como Adler, Jung colocava o paciente sentado numa cadeira de frente para ele. O que Jung pregava sobre a "idade social" do indivíduo e os seus deveres sociais possui muito em comum com o conceito adleriano das "três grandes tarefas de vida"; e Jung fez da "reeducação terapêutica" uma parte da sua própria psicoterapia.

Jung aceitou as teorias de Alphonse Maeder sobre a função teleológica dos sonhos; ele as incorporou em seu sistema, dando a Maeder o devido crédito por elas[219]. Herbert Silberer também havia chegado à conclusão de que certas imagens oníricas são

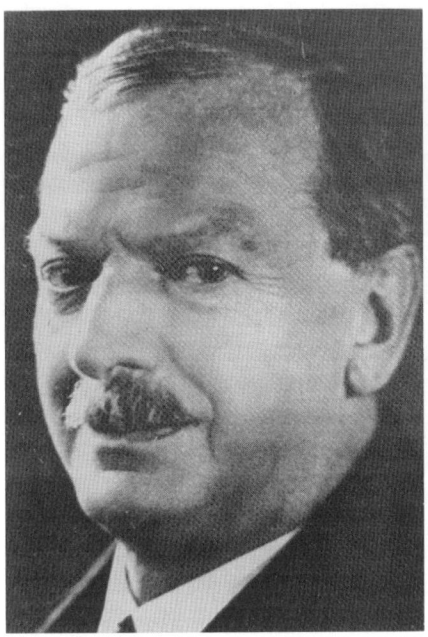

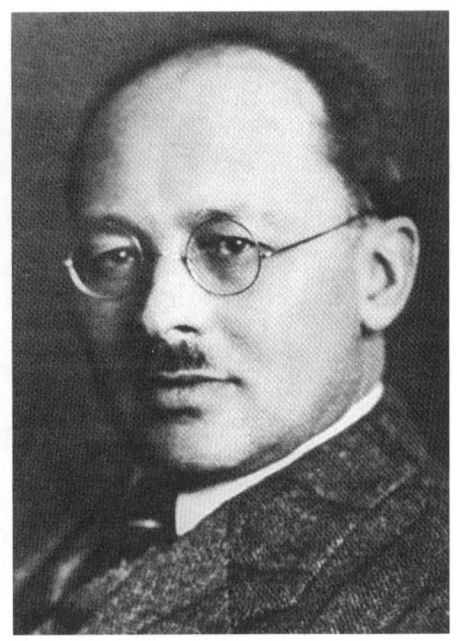

Reverendo Oskar Pfister, *ministro protestante em Zurique, foi pioneiro na aplicação da psicanálise na educação e na "cura d'almas" religiosa (Cortesia de Oskar Pfister.)*

Dr. Alphonse Maeder, *após sua associação com Freud e Jung, elaborou um método original de terapia breve. (Cortesia do dr. Alphonse Maeder.)*

autorrepresentações simbólicas do sonhador, e ele foi o primeiro psicanalista a se preocupar com o significado simbólico da alquimia[220].

A "Jornada pelo Inconsciente" de Jung foi a mola mestra de seu sistema. Nós sabemos, a partir da sua autobiografia, que ele obteve, com esse autoexperimento, as suas primeiras noções – *anima*, si-mesmo e individuação – e os seus símbolos. O inconsciente coletivo e os arquétipos, que havia conhecido a partir do trabalho com pacientes e da literatura, ele agora os experimentava pessoalmente. Os métodos que havia aplicado em seu autoexperimento – a saber, a imaginação ativa, a amplificação dos sonhos, o desenho e a pintura a partir do inconsciente –, ele agora os sistematizava como um método terapêutico para os seus pacientes.

As leituras estendidas de Jung abrangiam as obras de filósofos, teólogos, místicos, orientalistas, etnólogos, romancistas e poetas. Talvez as suas fontes mais importantes se encontrem na filosofia romântica e na filosofia da natureza. Segundo Leibbrand, o sistema de Jung não pode ser concebido sem a filosofia de Schelling[221]. Rose Mehlich encontrou paralelos entre o conceito fichtiano de alma e algumas das asserções junguianas básicas[222]. Outros paralelos podem ser traçados entre a psicologia de Jung e a filosofia de G.H. von Schubert[223]; e o que o segundo explicou em termos filosóficos, E.T.A. Hoffmann utilizou como fundo filosófico para o seu romance[224]. Como Von Schubert, Hoffmann retratou a coexistência, em cada indivíduo, de uma alma individual (o eu) e de outro princípio psíquico relacionado com a atividade da Alma do

Mundo (o si-mesmo). Às vezes o indivíduo consegue ganhar consciência da Alma do Mundo; esses momentos são chamados de "momentos cósmicos", por Von Schubert, e de "estados exaltados" (*erhöhte Zustände*), por Hoffmann. É o caso de certos sonhos, visões, crises sonambúlicas e alucinações psicóticas.

É de costume designar esses grandes filósofos do inconsciente – Carl Gustav Carus, Arthur Schopenhauer e Eduard von Hartmann – como predecessores de Jung. Seria adequado, no entanto, chamar a atenção para um outro filósofo romântico, Ignaz Paul Vital Troxler, que foi redescoberto recentemente após um século de esquecimento[225]. Troxler via o curso da vida humana como uma série de metamorfoses psíquicas. O centro da personalidade não é o eu, no sentido ordinário, mas aquilo que Troxler chama de *Gemüt* ou o *Ich selbst*[226], isto é, exatamente o que Jung chama de "si-mesmo". Troxler o vê como uma meta a ser alcançada nesta vida, e um ponto de partida para a vida após a morte e para a comunicação com Deus. A vida onírica é uma revelação da essência do homem ao próprio homem, e ela é um meio de progressão. O conceito junguiano de individuação também é encontrado em Schleiermacher[227]. Schleiermacher enfatizou o caráter único absoluto do indivíduo, a ideia de que todo indivíduo é convocado a trazer à existência a sua autoimagem primordial, e de que a verdadeira liberdade é a consumação dessa autorrealização.

Entre os demais românticos, Friedrich Creuzer merece uma menção especial[228]; o próprio Jung relembra que devorou as suas obras com apaixonado interesse[229]. Nos trabalhos de Creuzer, ele encontrou uma rica jazida de mitos e símbolos com as suas interpretações, e também uma concepção específica dos mitos e símbolos. Eles não são nem material histórico, nem material literário, mas realidades específicas intermediárias entre a abstração e a vida. Há na mente humana uma função simbólica dupla; os povos primitivos traduzem certas experiências e certos conhecimentos em mitos, e pessoas que possuem dons são capazes de captar os significados deles e interpretá-los.

Não se sabe se Jung conhecia os psiquiatras românticos – como Reil, Heinroth, Ideler e Neumann – que enfatizaram a psicogênese da afecção mental, o significado simbólico de certos sintomas e a possibilidade da psicoterapia da psicose[230]. Mas, certamente, ele conhecia bem Justinus Kerner e a história de sua famosa "vidente", Friederike Hauffe, que em determinados aspectos serviu de modelo para as atividades mediúnicas de Hélène Preiswerk[231].

Embora Jung quase nunca cite Bachofen, é improvável que não conhecesse a sua obra. Bachofen esteve entre os poucos que, como Creuzer, ensinaram como decifrar o significado dos símbolos[232]. Ele pregava que o matriarcado havia sido derrubado e suplantado pelo patriarcado, e a respeito de como a sua memória se expressa de forma simbólica. Traduzido em termos psicológicos, isso redundaria na imagem junguiana do indivíduo masculino com a sua alma feminina reprimida, bem como os símbolos de sua *anima*. Quanto a Nietzsche, Jung o citava aos montes, e é provável que tenha sido dele que tomou emprestado os conceitos de sombra e de Velho Sábio.

Permanece em aberto até que ponto os místicos e ocultistas contribuíram com o pensamento de Jung ou foram meros objetos de estudo para ele. Os filósofos românticos que foram as suas fontes mais diretas tiveram, eles próprios, uma longa série de predecessores, desde os gnósticos e alquimistas até Paracelso, Boehme, Swedenborg, Saint-Martin, Von Baader e Fabre d'Olivet. Alguns desses homens foram enaltecidos por Jung como pioneiros da psicologia do inconsciente.

Jung parece ter sido influenciado pela obra do etnólogo alemão Adolf Bastian, um erudito, viajado e prolífico escritor que desenvolveu uma teoria dos "pensamentos elementares"[233]. Bastian argumentava que a teoria da difusão não bastava para explicar a ocorrência dos mesmos ritos, mitos e pensamentos mundo afora, e que isso só poderia ser explicado por uma teoria da estrutura universal da mente humana. Essas ideias fizeram com que um renomado psiquiatra italiano, Tanzi, traçasse um paralelo entre as alucinações e os delírios de seus pacientes paranoides e os ritos e crenças de muitos povos primitivos[234]. Outro etnólogo alemão, Leo Frobenius, desenvolveu uma teoria de que a humanidade havia passado por três visões de mundo sucessivas. A mais antiga era a animalista, na qual os homens cultuavam animais. Com o início da agricultura veio uma nova visão de mundo centrada no problema da morte e no culto dos mortos. Depois veio a "época do Deus-Sol", dominada pelo culto ao Sol. Os homens acreditavam que as almas dos mortos seguem o Sol no submundo, e essa crença deu à luz inúmeras histórias de heróis míticos que foram engolidos por um monstro e viajaram pelo seu interior antes de emergir e começar uma vida nova[235]. Jung reconheceu esse mito básico nas fantasias subconscientes de miss Miller, e por algum tempo ele e seus discípulos o encontraram em pacientes do Burghölzli[236]. É possível se perguntar em que medida esse mito inspirou certos traços da própria "Jornada pelo Inconsciente" de Jung. A obra de Albrecht Dieterich, *Mutter Erde* (Mãe Terra)[237] parece ter inspirado parcialmente o conceito junguiano de Magna Mater e o seu simbolismo.

É difícil determinar o que na literatura asiática serviu de fonte ou estímulo para o pensamento junguiano. O efeito de conversas com homens como Richard Wilhelm ou Heinrich Zimmer foi provavelmente mais decisivo que as leituras mais amplas.

Nós já mencionamos o estímulo que Jung recebeu de romances como *Imago*, de Spitteler, *Tartarin nos Alpes*, de Alphonse Daudet, *Ela*, de Rider Haggard, *A Atlântida*, de Pierre Benoit. Um outro romancista, Léon Daudet, enunciou ideias que mostram paralelos dignos de nota com as teorias psicológicas de Jung[238].

> Léon Daudet argumenta que o principal impulso do homem é a sua tendência, contra influências hereditárias nocivas, a realizar a si próprio e, assim, adquirir liberdade interior. A personalidade humana, diz Daudet, consiste em duas entidades, o eu e o si-mesmo (o *moi* e o *soi*), e o drama da vida de cada homem está no embate entre esses dois. O eu não consiste apenas na personalidade consciente com as suas percepções, memórias, disposições e aspirações vagas, mas também numa personalidade inconsciente com um "instinto de geração", automatismos psíquicos e vestígios esparsos de influências hereditárias. O si-mesmo, por outro lado, é a essência da personalidade humana; um ser verdadeiro, original e novo. Impulsos criativos, grandes decisões, atos de razão e de fé originam-se do si-mesmo.

Quando o eu impera, a personalidade perde a sua unidade e dá lugar a uma série de "personagens" pelejantes, que não são nada mais nada menos que os vestígios dos nossos ancestrais. Às vezes, a personalidade pode ser arruinada pela súbita emergência de um ou vários "ancestrais" que se apoderam do indivíduo – seja por meio da influência de uma circunstância exterior, seja espontaneamente, por meio de uma espécie de autofertilização. Inicialmente, o indivíduo pode experimentar isso como uma influência útil, no entanto, a longo prazo torna-se prejudicial para ele. Daudet chama de *hérédo*[239] um indivíduo assim, "dominado pelo ancestral"; ele é inquieto, impulsivo e temperamental. O homem dominado pelo si-mesmo é comedido, balanceado, e mostra discernimento e coragem moral. É a verdadeira posse do si-mesmo que possibilita ao homem ser um herói ou um gênio criativo. Assim, o principal objetivo na vida humana é superar o eu com os impulsos ancestrais incontrolados e descobrir e concretizar o si-mesmo. Isso seria objeto de uma nova ciência, que Daudet chama de "metapsicologia".

Muitas pessoas vivem as suas vidas ignorando o próprio si-mesmo, descobrindo-o muito tarde ou apenas na hora da morte. Na vida há momentos propícios para a emergência do si-mesmo, a saber: entre os sete anos e a puberdade; depois, num momento passageiro por volta dos vinte anos; e particularmente entre os trinta e cinco e os quarenta anos de idade – quando o indivíduo é posto diante da escolha de permanecer um *hérédo* para o resto da vida ou atingir o seu si-mesmo. Daudet considera que a longevidade depende da "tonificação metódica" do si-mesmo. O sucesso de um relacionamento conjugal depende de quão longe os dois cônjuges foram no atingimento do próprio si-mesmo. O si-mesmo é a parte eminentemente sociável da personalidade, ao passo que a dominação egoica é a fonte de perturbação nas relações humanas.

Daudet chama de "imaginação" uma função do si-mesmo por meio da qual um homem se torna ciente de seu "heredismo", de modo que pode descartar as imagens nocivas e reter como modelo apenas as imagens dos sábios ancestrais. A doença mental, acrescenta ele, é o efeito de cataclismos por meio dos quais certos antepassados se apoderam de um indivíduo. Assim, "o homem vive e morre por suas imagens", e Daudet conclui que a sua "metapsicologia" favoreceria aplicações inesperadas.

Ao ler *L'Hérédo* (O Heredo) – bem como a sua sequência, *Le Monde des images* (O Mundo das Imagens)[240] –, tem-se a sensação de se estar lendo o epítome de um sistema de psiquiatria dinâmica bem rematado, que carece apenas de comprovação no trabalho psicoterapêutico. Até que ponto o livro inspirou Jung é algo que não se sabe, mas ele certamente o leu, visto que fez referência a *L'Hérédo* em pelo menos uma ocasião[241].

A Influência de Carl Gustav Jung

A influência de Jung foi exercida por meio de sua personalidade, de sua doutrina, de seus discípulos, de seus ex-pacientes e de sua escola. Num primeiro momento, ela se limitou à psiquiatria e à psicoterapia; porém, depois de 1920, estendeu-se aos círculos da religião e da história da cultura. E mais tarde ele também atraiu a atenção de sociólogos, economistas e estudiosos de ciência política.

O nome de Jung foi conhecido primeiro pelo seu trabalho com o teste de associação de palavras – um método que já existia, mas do qual ele fez o primeiro teste projetivo[242]. Ele se tornou parte da rotina diária nos hospitais psiquiátricos suíços e também serviu de incentivo para o teste de Rorschach, dentre outros. Embora as tentativas de Jung em utilizar o teste para fins criminológicos tenham falhado, a pesquisa nessa direção foi retomada por outros cientistas e culminou com a invenção do detector de mentiras.

Em seguida vieram os estudos de Jung sobre esquizofrenia, que estavam em consonância com os esforços de Bleuler para compreender esses pacientes e com eles estabelecer uma conexão. Vimos como primeiro Jung encontrou "complexos", e depois "arquétipos", na raiz dos sintomas esquizofrênicos. Ele fez muito para fomentar a psicoterapia da esquizofrenia e antecipou a pesquisa dos analistas existenciais contemporâneos em sua tentativa de compreender e tornar inteligível a experiência subjetiva dos esquizofrênicos. Uma série de psiquiatras junguianos e não junguianos ressaltou a similaridade entre mitos universais e experiências subjetivas esquizofrênicas[243].

As contribuições de C.G. Jung à psicanálise foram devidamente reconhecidas pelos freudianos[244]. Os termos "complexo" e "imago" foram introduzidos por ele e foi ele quem promoveu a análise didática. De acordo com Jung, foi ele quem chamou a atenção de Freud para as *Memórias* de Schreber. A crítica junguiana da interpretação freudiana do caso Schreber fez com que Freud revisasse a sua teoria da libido e introduzisse o conceito de narcisismo. A preocupação de Jung com os mitos e o seu *Wandlungen und Symbole der Libido* (Metamorfose e Símbolos da Libido) estimulou Freud a escrever *Totem e Tabu*. Os analistas de crianças adotaram as técnicas junguianas de terapia por meio do desenho e da pintura. Recentemente, uma série de analistas enunciou discretamente ideias que ofereciam certa semelhança com os ensinamentos de Jung. Erikson, por exemplo, descreve o desenvolvimento do indivíduo em oito estágios, dos quais os cinco primeiros são análogos aos estágios de desenvolvimento libidinal freudianos, e os outros três parecem ter sido inspirados no conceito junguiano de individuação[245].

O método junguiano de imaginação ativa inspirou a terapia desoilliana do devaneio[246]. Desoille faz com que o paciente se deite num divã e imagine que está suspenso no ar; ele vai indo cada vez mais alto, até o céu, e contando ao terapeuta todas as imagens que se lhe apresentam – possibilitando, assim, que o terapeuta explore o seu inconsciente.

Vários terapeutas adotaram, de várias formas, o método junguiano de pintura a partir do inconsciente; os psicanalistas também o utilizaram na psicoterapia com crianças e psicóticos. Um dos discípulos de Jung, Hans Trüb, pensava que o único fator curativo na psicoterapia era o encontro entre terapeuta e paciente[247]. Ao desenvolver essa teoria, no entanto, afastou-se de Jung – com quem, como descreve o próprio Trüb, permaneceu em fiel antagonismo. O tratamento junguiano da afecção mental foi sistematizado por H.K. Fierz[248]. Jung abordou a medicina psicossomática por volta de 1909 e uma abordagem junguiana foi desenvolvida por C.A. Meier[249]. Uma variedade da terapia de grupo baseada nos princípios junguianos foi implementada por Hans Illing[250].

Cumpre também mencionar que os Alcoólicos Anônimos devem a Jung, indiretamente, a sua gênese.

Essa história pouco conhecida foi aclarada pela recente publicação de uma troca de cartas entre um dos cofundadores do A.A. e Jung[251]. Por volta de 1931, um paciente alcoolista estadunidense, Roland H., foi até C.G. Jung, que lhe ofereceu uma psicoterapia por algo em torno de um ano; porém, ele teve recaídas pouco tempo depois. Voltou até Jung, que lhe disse francamente que não havia mais esperança para ele em qualquer outro tratamento médico ou psiquiátrico. Roland H. perguntou se havia alguma outra esperança, e Jung respondeu que talvez houvesse uma possibilidade, caso ele se submetesse a um experimento espiritual ou religioso que pudesse remotivá-lo integralmente. Roland H. associou-se ao Grupo Oxford, onde teve uma experiência de conversão, se viu livre de sua compulsão pela bebida e dedicou-se a auxiliar outros alcoolistas. Um deles, Eddy, seguiu o seu exemplo, associou-se ao Grupo Oxford e se viu livre de sua compulsão por beber. Em novembro de 1934, Eddy visitou seu amigo Bill, cujo caso era considerado sem esperança, e contou a ele a respeito de sua própria experiência. Posteriormente, Bill teve uma experiência religiosa e uma visão de uma sociedade de alcoólicos transmitindo uns aos outros as suas experiências. Eddy e Bill fundaram então a Sociedade de Alcoólicos Anônimos, cujo desenvolvimento subsequente é conhecido[252].

A tipologia junguiana, com a sua distinção entre extroversão e introversão e as quatro funções psicológicas, foi criticada por estudiosos de caracterologia. Não obstante, Eysenck adotou a dicotomia extroversão-introversão como uma de suas dimensões da personalidade[253]. Um conselheiro matrimonial suíço, Plattner, argumenta que a maioria dos indivíduos tende a escolher como parceiro uma pessoa que pertença ao tipo e à função opostos aos seus próprios; por exemplo, um extrovertido racional escolherá um introvertido afetivo – daí a existência de certos tipos matrimoniais, cada qual com as suas próprias dificuldades e possibilidades de conflito[254]. O historiador Toynbee considerava que as grandes religiões do mundo poderiam ser classificadas nos termos dos tipos psicológicos junguianos[255]. De modo geral, os conceitos junguianos de extroversão e introversão gozaram de tamanha popularidade que hoje são utilizados na linguagem coloquial, embora nem sempre de acordo com seu sentido original. E às vezes é o conceito junguiano original que pode ser reconhecido sob outra terminologia: é assim com a distinção, feita por David Riesman, entre as pessoas voltadas para dentro e as pessoas voltadas para o outro[256].

A preocupação intensiva com símbolos, mitos e arquétipos é um traço principal da psicologia junguiana. No início, era uma questão de aplicar a psicologia das profundezas ao estudo dos mitos. Num segundo período, Jung utilizou os mitos para compreender fenômenos psicológicos aplicando o seu método de amplificação – um método que requer, por parte do terapeuta, profundo conhecimento da mitologia e dos múltiplos significados possíveis dos símbolos. Por exemplo: para um analista freudiano, a cobra é tão somente um símbolo fálico; para um junguiano, ela pode ser isso, mas pode também ter outros dez significados. Num terceiro período, os estudos comparativos dos mesmos mitos foram empreendidos por mitologistas, de um lado, e psicólogos junguianos, de outro. Um protótipo desses estudos comparativos é oferecido pelo livro publicado conjuntamente por Karl Kerényi – um estudioso de mitologia húngaro que vivia em Zurique – e C.G. Jung[257]. O mito da criança e da donzela divinas é analisado por ambos nos termos de suas respectivas disciplinas. Outros estudos comparativos foram apresentados nas conferências anuais Eranos, em Ascona, e posteriormente publicados nos *Eranos-Jahrbücher* (Anuários Eranos).

O conceito junguiano de inconsciente coletivo foi aplicado à psicologia das ideias filosóficas e das descobertas científicas. Foi assim com a interpretação que Jung ofereceu para a descoberta da lei da conservação da energia por Robert Mayer. O médico Pauli fez uma interpretação um bocado semelhante das descobertas de Kepler[258]. Referindo-se à ideia anaximandriana da matéria primeva de um universo ilimitado, sem começo nem fim, F.M. Cornford observa que tal ideia não poderia ter resultado de observação ou de uma hipótese científica[259]. Logo, a ideia emergiu "de um nível da mente inconsciente que é tão profundo que não o reconhecemos como parte de nós mesmos", isto é, do inconsciente coletivo junguiano. Isso explicaria a semelhança entre o conceito de Anaximandro e a imagem primitiva do mana polinésio. De fato, Cornford assume que "o desenvolvimento da filosofia e da ciência consiste centralmente na diferenciação, sob a ação da crítica intelectual consciente, dessas imagens primordiais que, anteriormente, por um processo distinto, tinham dado à luz toda forma de representação religiosa". Nessa perspectiva, filosofia, ciência e mitologia derivam, por vias diferentes, do inconsciente coletivo.

Os conceitos junguianos de função natural da religião e existência de arquétipos religiosos no homem provocaram animadas discussões nos círculos religiosos. Vários teólogos pensaram ter encontrado em Jung um aliado contra o ateísmo, outros criticaram o seu psicologismo. Disseram que, enquanto Freud era abertamente ateu, considerando a religião uma ilusão e o resultado de caraminholas, Jung via na religião a projeção de arquétipos religiosos sobre os quais não se sabe a que realidade transcendente correspondem. O teólogo Frischknecht, da Basileia, designa o sistema junguiano como uma "variedade gentil e compreensiva de ateísmo"[260]. Outro teólogo, Hans Schär, de Berna, argumenta que ninguém que se preocupe com religião hoje em dia poderia prescindir do estudo da obra de Jung[261]. Com base nos conceitos junguianos, ele produziu o seu tratado de setecentas páginas em psicologia da religião[262].

Um outro teólogo, Rochedieu, desenvolvendo a ideia junguiana de que o homem é naturalmente religioso, argumenta que a transferência – sem que a maioria dos terapeutas o saibam – é, em parte, uma manifestação religiosa[263]. Outro conhecido teólogo, Paul Tillich, assevera que a doutrina junguiana dos arquétipos é de grande auxílio para a teologia protestante, especialmente no que se refere à teoria dos símbolos religiosos[264]. As ideias de Jung também despertaram muito interesse entre os teólogos católicos[265]. Ao menos três deles escreveram um estudo abrangente: o padre White[266], o padre Hostie[267] e o padre Goldbrunner[268]. Entre os teólogos ortodoxos russos, o reverendo Evdokímov utilizou os conceitos junguianos de arquétipo, *anima* e *animus*, num estudo antropológico-filosófico da mulher[269].

Em seu manual de psicologia coletiva, Reiwald dedicou um capítulo a Jung, enfatizando a grande importância de seus conceitos para o entendimento das psicoses de

730

massa[270]. Jung frisou a "inflação psíquica" do indivíduo numa multidão. Enquanto Freud via a massa identificando-se com o líder, Jung – como Janet – ressaltou que o líder também depende da massa. Jung explica as psicoses de massa como o repentino ressurgimento, no interior de uma coletividade, de arquétipos latentes.

Entre os discípulos mais próximos de Jung estava o economista suíço Eugen Böhler[271], que chamou a atenção dos meios empresariais para a psicologia de Jung e tentou, em várias publicações, aplicar os conceitos junguianos à ciência econômica[272], especialmente o dos mitos em relação à psicologia das massas[273].

A vida econômica, de acordo com Böhler, é dominada mais por impulsos coletivos que têm sua origem na fantasia e no mito do que por propósitos nacionais. Ou, mais precisamente, ao passo que produzir é o resultado de um processo racional, consumir depende de um impulso irracional semelhante ao impulso erótico. A fantasia é o verdadeiro incentivo ao progresso econômico: o progresso da ciência e da técnica resultaram num enorme aumento da parte atribuída à fantasia na vida humana. A literatura, a arte, os jornais, as salas de cinema, o rádio e a televisão são "fábricas de sonho", assim como os hotéis modernos e a indústria do turismo: "A economia moderna é uma fábrica de sonhos tanto quanto Hollywood." Nela, apenas uma pequena parte se baseia em necessidades reais; a parte maior baseia-se na fantasia e no mito. Daí o papel central, na economia moderna, da indústria publicitária. A própria ciência se encontra agora circundada por um halo mítico. Ao gratificar a imaginação humana, a ciência também cria novas necessidades entre os consumidores, assim como o meio de satisfazer essas necessidades criadas artificialmente. A moda significa, para a mulher, "o livramento dionisíaco da racionalidade" e a valorização de sua personalidade. E é a sua própria imprevisibilidade que lhe confere o mistério de um oráculo que deve ser compreendido. A própria Bolsa de Valores possui uma função mítica; ela não é o "cérebro", mas sim o "coração" da vida econômica, compensando as pressões sofridas pelo *homo economicus*[274] em seu incansável afã por organização racional, ordem e parcimônia, e a exatidão da contabilidade, da computação e da elaboração de balanços. A Bolsa de Valores é a única janela pela qual os devaneios podem entrar na vida desse homem. Ao mesmo tempo, as crenças, as expectativas e os desejos de vários homens são projetados e convergem na Bolsa de Valores. Longe de reger a vida econômica, a Bolsa de Valores está, ela própria, à mercê das marés das fantasias coletivas; as depressões acontecem quando há uma súbita perda de mito econômico. Böhler estendia a sua crítica a outros mitos econômicos, passados ou presentes, tais como o livre-comércio, o *Grossraum*[275], dentre outros.

A aplicação de conceitos junguianos à filosofia política foi inaugurada em 1931 por Schindler, com o seu estudo sobre direito constitucional e estrutura social[276]. Em 1954, Hans Fehr aplicou o conceito de arquétipo à filosofia do direito[277]. Depois Hans Marti propôs uma interpretação junguiana da Constituição Suíça[278]. As tentativas mais consistentes nessa direção, contudo, foram as de Erich Fechner, em 1956[279], e Max Imboden, em 1959[280].

Num levantamento crítico de todas as teorias possíveis pertencentes à origem da noção de lei – teorias biológicas, econômicas, políticas, sociológicas, filosóficas e teológica –, Erich Fechner chega a propor uma teoria psicológica baseada no conceito junguiano de arquétipo. O instinto social, segundo Erich Fechner, não pode responder pela origem de uma comunidade legal e do Estado. O mandamento "Não matarás" ou a instituição da monogamia, por exemplo, devem ter sido representações inconscientes muito antes de se tornarem instituições legais; logo, devem ter sido imagens primordiais, ou arquétipos.

Max Imboden afirma que a estrutura do Estado é um reflexo da realidade psíquica. As três formas clássicas de Estado (monarquia, aristocracia e democracia) correspondem a diferentes níveis de desenvolvimento da consciência coletiva. A monarquia (ou autocracia) é o Estado no qual um indivíduo assume o eu potencial e atualiza os conteúdos inconscientes de todos os demais. O dominador e o dominado estão fortemente atados um ao outro por meio de um fenômeno de transferência, que impede o desenvolvimento de indivíduos. A aristocracia, que é a dominação por um grupo de escolhidos, permite certa quantidade de crescimento nos indivíduos dominados. Mas isso implica uma complexa rede de relações entre a elite e as massas. Há uma variedade de sistemas como esse, a depender se o laço é mais uma transferência inconsciente ou um mandato consciente. A democracia deveria ser a forma estatal dos cidadãos quando todos – ou a maioria – atingiram um grau suficiente de individuação, de modo que estão claramente cientes de sua mútua relação e tornam-se capazes de criar uma comunidade autêntica. Fazendo referência à teoria montesquiana dos três poderes (legislativo, executivo e judiciário), Imboden salienta certas analogias com o dogma da Trindade; e ele pensa que, de fato, ela é oriunda desse dogma, graças a um aumento na conscientização coletiva no início dos tempos modernos.

É a sina de todos os inovadores que o desenvolvimento de sua obra seja imprevisível, porque ele não depende tanto do seu valor intrínseco quanto depende de fatores materiais, circunstâncias históricas e flutuações da mente coletiva.

Há uma similaridade basilar entre o sistema de Freud e o de Jung, cada qual derivando de uma "afecção criativa" canalizada num método psicoterapêutico. Ambos oferecem a possibilidade de uma jornada pelo inconsciente, na forma de uma análise didática ou terapêutica. Mas são jornadas muito diferentes. Quem empreender uma análise freudiana logo desenvolverá uma intensa neurose de transferência, terá sonhos freudianos e descobrirá o seu Complexo de Édipo, a sua sexualidade infantil e o seu medo da castração. Quem empreender uma análise junguiana terá sonhos junguianos, confrontará sua sombra, sua *anima*, seus arquétipos, e buscará a sua individuação. Um psicanalista freudiano que se submetesse a uma análise junguiana iria se sentir tão desorientado quanto Mefisto na segunda parte do *Fausto*, quando ele chega à clássica Noite de Santa Valburga e descobre, com estupefação, que "há outro Inferno com suas próprias leis" – na verdade, o contraste entre o inconsciente freudiano e o junguiano poderia ser apropriadamente ilustrado pelo contraste entre a Noite de Santa Valburga do Blocksberg, com seus demônios e bruxas, e a clássica Noite de Santa Valburga, com suas figuras mitológicas.

É também por isso que muitas pessoas reagem a Freud e a Jung mais de acordo com as suas tendências pessoais do que com um escrutínio objetivo dos fatos. Alguns sentem que Freud permanece na terra firme dos fatos científicos, ao passo que Jung se perde num misticismo nebuloso; outros pensam que Freud despoja a alma humana de sua aura de mistério[281], e que Jung preserva os seus valores espirituais. Ora, dirão, mas não foi o próprio Freud quem escolheu como epígrafe do seu *A Interpretação dos Sonhos* o seguinte verso de Virgílio?[282]

FLECTERE SI NEQUEO SUPEROS, ACHERONTA MOVEBO
(Vou, se não dobro o Céu, mover o Inferno!)

Em contraste, o lema de Jung poderia ser outro verso do autor[283]:

CARMINA VEL COELO POSSUNT DEDUCERE LUNAM
(Do céu versos a Lua abalar podem)

Assim, as mesmas pessoas que veem em Freud o feiticeiro que reduziu o homem a seus instintos diabólicos são suscetíveis de enxergar Jung como o bruxo que foi capaz de abalar a lua.

É de se esperar que, com o passar do tempo, a obra de Jung sofra certas transformações. Uma razão para tanto é de natureza geral: é sina de qualquer ideologia que cada geração sucessiva tenda a vê-la de uma nova perspectiva. No caso de Jung, há algo mais. A sua obra é essencialmente conhecida hoje por meio de livros, artigos e contribuições que ele publicou em vida e reunidas em sua *Obra Completa*. Quando a coletânea de seus seminários datilografados for disponibilizada em forma impressa, a personalidade e a obra de Jung serão mostradas por uma nova perspectiva, e ainda mais quando forem publicadas as suas cartas. Não é impossível que mesmo *O Livro Vermelho* e *Os Livros Negros*, e quem sabe até os seus diários, sejam algum dia publicados e mostrem-no por um outro prisma, insuspeitado. Não apenas a vida de um homem, mas também a sua imagem e a sua influência póstuma podem sofrer uma sucessão imprevisível de metamorfoses.

Notas

1. Para uma descrição do sistema democrático suíço, ver André Siegfried, *La Suisse, démocratie-témoin*, édition revue et augmentée, Neuchâtel: La Baconnière, 1956.
2. Do alemão: "Liga Especial". (N. da T.)
3. Fornecemos a data mais provável para o seu nascimento. Alguns documentos apresentam como sendo 1793, outros, 1795, a maioria, no entanto, a situa em 1794.
4. Eduard His, *Basler Gelehrte des 19. Jahrhunderts*, Basel: Benno Schwabe, 1941, p. 69-76.
5. Ver Hermann Haupt, *Ein vergessener Dichter aus der Frühzeit der Burschenschaft, Karl Gustav Jung (1794-1864)*, [S.l.: s.n.], [s.d.].
6. Ver Ernst Jung (Hrsg.), *Aus den Tagebüchern meines Vaters (1849-1864)*, [s.l.: s.n.], [s.d.].
7. Ver C.G. Jung, *Animadversiones quaedam de ossibus generatim et in specie de ossibus raphogeminantibus, quae vulgo ossa suturarum dicuntur*, Basileae: [s.n.], 1827.
8. De acordo com o Registro Comunitário da Basileia, o primeiro nome do psiquiatra era "Karl", mas ele sempre utilizou a grafia mais antiga, "Carl", que havia sido a de seu avô.
9. Esses detalhes foram tomados emprestado de um estudo de Aniéla Jaffe sobre a família Jung, compilado a partir de documentos familiares. C.G. Jung, *Erinnerungen, Träume, Gedanken*, Zürich: Rascher, 1962, p. 399-407.

10. O professor P. Kielholz, diretor do Hospital Psiquiátrico Friedmatt, informou ao autor que o nome do reverendo Paul Jung é encontrado nos Relatórios Anuais dessa instituição pela primeira vez no ano de 1888, e que ele exerceu o cargo de capelão até a sua morte, em 1896. Os relatórios anuais desse período expressavam grande apreço por seu caráter e pelos serviços prestados aos pacientes.

11. Pierre Berteaux, *La Vie quotidienne en Allemagne au temps de Guillaume II*, Paris: Hachette, 1962, p. 27.

12. O livro de Edward Armstrong Bennet (*C.G. Jung*, London: Barris and Rockliff, 1961) baseia-se, sobretudo, em entrevistas concedidas por Jung durante a velhice.

13. Albert Oeri, Ein paar Jugenderinnerungen, *Die kulturelle Bedeutung der komplexen Psychologie*, Berlin: Julius Springer, 1935, p. 524-528.

14. G. Steiner, Erinnerungen an Carl Gustav Jung: Zur Entstehung der Autobiographie, *Basler Stadtbuch*, 1965, p. 117-163.

15. As partes principais da autobiografia foram publicadas em série no semanário *Die Weltwoche* (Zurique) de 31 de agosto de 1962 a 1º de fevereiro de 1963, e depois em forma de livro: C.G. Jung, *Erinnerungen, Träume…* A versão em inglês (*Memories, Dreams, Reflections*, New York: Pantheon, 1963) é um bocado incompleta.

16. Para dar apenas um exemplo: Albert Oeri diz que Jung havia decidido, ainda muito jovem, tornar-se médico; em sua autobiografia, Jung relata que a decisão foi tomada abruptamente, sob o impacto de dois sonhos, pouco antes de se inscrever na universidade.

17. Uma edição da correspondência de C.G. Jung está sendo preparada atualmente sob a coordenação do dr. Gerhard Adler. (N. da T.: Ver C.G. Jung, *Briefe*, Hrsg. von A. Jaffé; G. Adler, Olten: Walter, 1972-1973. 3 v.)

18. Todos os dados referentes aos nomes, datas e locais de nascimento dos membros da família Jung foram fornecidos pelo Cartório de Registro da Cidade de Basileia.

19. Ver Justin Gehrig, *Aus Kleinhünigens vergangenen Tagen*, Basel: Druckerei Hans Boehm, 1941.

20. Jean Delay, *La Jeunesse d'André Gide*, v. 1, Paris: Gallimard, 1956, p. 193-199.

21. Embora Jung nunca tenha nomeado a personagem, essa segunda personalidade era muito provavelmente a de Goethe, como um reflexo da lenda do avô.

22. "Ich kann nicht glauben an was ich nicht kenne, und an was ich kenne braucheich nicht zu glauben."

23. Dados fornecidos pelo dr. Hans Gutzwiller, reitor do Humanistisches Gymnasium, na Basileia.

24. Informações fornecidas pelo Arquivo Estatal do Cantão de Basileia-Cidade.

25. G. Steiner, op. cit., p. 117-163.

26. A identidade da jovem médium já não é segredo. Ela era a décima primeira filha de Rudolf Preiswerk, tio de

C.G. Jung por parte de mãe. Mais detalhes podem ser encontrados no livro de Ernst Schopf-Preiswerk, *Die Basler Familie Preiswerk*, Basel: Friedrich Reinhardt, 1952, p. 122.

27. Os detalhes dos períodos de serviço militar de C.G. Jung foram gentilmente fornecidos por seu filho, Franz Jung.

28. Devemos essas informações ao professor Manfred Bleuler, diretor do Hospital Psiquiátrico Burghölzli, Zurique.

29. Ver capítulo 5, p. 293-297.

30. Do alemão: "coletiva". (N. da T.)

31. Dr. Alphonse Maeder, comunicação pessoal.

32. Professor Jakob Wyrsch, comunicação pessoal.

33. Do alemão: "médico-chefe". (N. da T.)

34. O professor Erwin Ackerknecht foi fundamental ao conseguir para o autor, dos arquivos da Universidade de Zurique, a lista das palestras ministradas por Jung quando *Privatdozent*.

35. C.G. Jung, Ueber die Bedeutung der Lehre Freuds für Neurologie und Psychiatrie, *Korrespondenz-Blatt fur Schweizer Aerzte*, Band XXXVIII, 1908, p. 218-222.

36. O dr. Alphonse Maeder garante ao autor que testemunhou incidentes durante os quais Jung teria ridicularizado Bleuler publicamente.

37. Ver William McGuire (org.), *Freud/Jung: Correspondência Completa*, 2. ed., trad. L. Fróes; E.A.M. de Souza, Rio de Janeiro: Imago, 1993. Ver também: C.G. Jung, *Cartas*, trad. E. Orth, Petrópolis: Vozes, 2018. 3 v. (N. da T.)

38. Dr. Alphonse Maeder, comunicação pessoal

39. Ver capítulo 10, p. 801-805.

40. Idem, p. 808-809.

41. Idem, p. 809-811.

42. De acordo com o dr. Alphonse Maeder, Jung renunciou porque a Universidade de Zurique recusou-se a lhe conceder o título de *professor*.

43. Ver C.G. Jung, *Notes on the Seminar in Analytical Psychology*, Zürich: March 23 – July 6, 1925. Organizadas por membros da classe. Datiloscrito.

44. Idem, *Erinnerungen, Träume…*, p. 103-104. Esse episódio foi deixado de fora da tradução inglesa da autobiografia de Jung.

45. Do grego, *Nékuia*: rito em que as almas são invocadas e questionadas sobre o futuro. (N. da T.) Ver edição brasileira com tradução e estudos de Marcelo Tápia, *Nékuia: Um Diálogo Com os Mortos*, São Paulo: Perspectiva, 2022. (N. da E.)

46. A propósito, por meio do dr. Alphonse Maeder, o autor soube que os psicanalistas vienenses que não gostavam de Jung apelidaram-no de "O Siegfried Loiro".

47. Os *Septem Sermones ad Mortuos* de C.G. Jung foram reimpressos na versão original alemã de sua autobiografia, p. 389-398. (Trad. bras.: VII Sermones ad Mortuos, em Stephan Hoeller, *A Gnose de Jung e os Sete Sermões*

aos Mortos, trad. Sandra Galeotti; Sonia Midori Yamamoto, São Paulo: Cultrix, 1995, p. 85-100.)

48. Ver, respectivamente: *Os Livros Negros*, trad. Markus André Hediger, Petrópolis: Vozes, 2020; *O Livro Vermelho*, trad. Edgar Orth, Petrópolis: Vozes, 2013. (N. da T.)

49. Em inglês, o termo *self* transmite de forma incompleta o significado da palavra *Selbst*, que será definida posteriormente.

50. O dr. Alphonse Maeder informa ao autor que esteve próximo de Jung e foi seu discípulo durante todo esse período, até 1928.

51. Fanny Moser (Hrsg.), *Spuk: Irrglaube oder Wahrglaube? Eine Frage der Menschheit Hardcover,* Baden bei Zürich: Gyr, 1950, p. 250-261.

52. Ver *Psychologische Typen*, Zürich: Rascher, 1921. (Trad. bras.: *Obra Completa, v. 6: Tipos Psicológicos*, trad. L.M. Orth, Petrópolis: Vozes, 2013.)

53. Certa vez o autor perguntou a Jung por que ele não publicou suas observações sobre os elgonis, e Jung respondeu que, sendo psicólogo, não quis invadir o campo do antropólogo. Um breve relato dessa e de outras viagens realizadas por Jung pode ser encontrado em sua autobiografia.

54. Informações fornecidas pelo dr. Paul Guyer, arquivista da cidade de Zurique.

55. *Neue Zürcher Zeitung*, n. 2.202, Oktober 26, 1932; idem, n. 2.210, November 27, 1932.

56. Ver G. Bally, Deutschstämmige Psychotherapie, *Neue Zürcher...,* n. 343, Februar 27, 1934.

57. Ver C.G. Jung, Zeitgenössisches, *Neue Zürcher...,* n. 437, März 13, 1934; idem, n. 443, März 14, 1934; idem, Ein Nachtrag, *Neue Zürcher...* n. 457, März 15, 1934.

58. Ver G. Bally, C.G. Jung, *Neue Zürcher Zeitung*, n. 2118, Dezember 23, 1942.

59. De acordo com informações enviadas pelo arquivista da Universidade de Calcutá, Jung recebeu o título honorífico de Doutor em Direito em 7 de janeiro de 1938, mas não pôde comparecer à cerimônia por motivos de saúde.

60. Jung publicou suas impressões sobre a Índia em dois artigos: "The Dreamlike World of India" e "What India Can Teach Us", na revista *Asia*, v. XXXIX, 1939, p. 5-8 e 97-98.

61. A campanha teve origem nos círculos socialistas suíços, com Theodor Schwarz e Alex von Muralt; depois estendeu-se a certos periódicos judeus, e foi renovada alguns anos mais tarde por um pequeno grupo de psicanalistas.

62. As sentenças incriminatórias podem ser encontradas num artigo de C.G. Jung, Zur gegenwärtigen Lage der Psychotherapie, *Zentralblatt für Psychotherapie*, Band VII, 1934, p. 1-16.

63. Se Jung tivesse realmente assumido o cargo de Kretschmer na Associação Alemã – como alega Jones, erroneamente –, é óbvio que Kretschmer teria mencionado o fato em sua autobiografia. Entretanto, Kretschmer não diz nada do tipo e faz uma descrição muito simpática

de Jung. Ernst Kretschmer, *Gestalten und Gedanken*, Stuttgart: Georg Thieme, 1963, p. 133-136.

64. Ernest Jones, *The Life and Work of Sigmund Freud*, v. 3, New York: Basic Books, 1957, p. 187. (Trad. bras.: *A Vida e a Obra de Sigmund Freud*, v. 3, Rio de Janeiro: Imago, 1989.)

65. Ver o artigo de Ernest Harms, Carl Gustav Jung-Defender of Freud and the Jews, *Psychiatric Quarterly*, v. XX, 1946, p. 198-230.

66. C.G. Jung, Nach der Katastrophe, *Neue Schweizer Rundschau*, Band XIII, 1945, p. 67-88. (Trad. bras.: Depois da Catástrofe, *Obra Completa, v. 10/2: Aspectos do Drama Contemporâneo*, trad. M.S. Cavalcante, Petrópolis: Vozes, 2013, p. 28-51.)

67. Ver M. Malinine; H. Puech; G. Quispel (Hrsg.), *Evangelium Veritatis: Studien aus dem C.G. Jung Institute*, Band VI, Zürich: Rascher, 1957.

68. Ludwig Marcuse, Der Fall C.G. Jung, *Der Zeitgeist*, n. 36, 1955, p. 13-15 – suplemento mensal do periódico *Der Aufbau* (Nova York).

69. *Israelitisches Wochenblatt*, März 2, 1956, p. 39-40.

70. Do alemão: "Semanário Israelita". (N. da T.)

71. Os detalhes da cerimônia podem ser encontrados no *Zürichsee Zeitung*, Juli 28, 1960.

72. É o caso dos livros de E.A. Bennet (op. cit.) e Richard Isadore Evans (*Conversations with Carl Jung and Reactions from Ernest Jones*, Princeton: D. Van Nostrand, 1964).

73. Ver C.G Jung et al., *Man and His Symbols*, London: Aldus, 1964. (Trad. bras.: *O Homem e Seus Símbolos*, 3. ed., trad. M.L. Pinho, Rio de Janeiro: HarperCollins Brasil, 2016.)

74. G. Steiner, op. cit., p. 117-163.

75. Comunicação pessoal do dr. Alphonse Maeder, que integrava a equipe do Burghölzli naquela época.

76. Martin Freud, *Sigmund Freud: Man and Father*, New York: Vanguard, 1958, p. 108-109.

77. Comunicação pessoal.

78. Ver M. Freud, op. cit.

79. E. Kretschmer, op. cit., p. 135.

80. Informações pessoais de Franz Jung.

81. D. de Rougemont, Le Suisse moyen et quelques autres, *Revue de Paris*, v. LXXII, 1965, p. 52-64.

82. Ver Karl Barth [1922], *A Carta aos Romanos*, trad. Uwe Wagner, São Leopoldo: Sinodal, 2015. (N. da T.)

83. Idem, *Die kirchliche Dogmatik*, Zollikon: Evangelischer, 1951, v. III/4, parte I, par. 54, I. (Trad. bras.: Homem e Mulher, *Dogmática Eclesiástica*, trad. P. Zacarias, São Paulo: Fonte Editorial, 2017, p. 307-360.)

84. Ver Paul Häberlin, *Der Mensch: Eine Philosophische Anthropologie*, Zürich: Schweizer Spiegel, 1941.

85. Entre seus livros sobre educação, dois são particularmente notórios: *Wege und Irrwege der Erziehung* (Basel: Kober, 1918) e *Eltern und Kinder: Psychologische Bemerkungen zum Konflikt der Generationen* (Basley: Kober, 1922).

86. Idem, *Statt einer Autobiographie*, Frauenfeld: Huber, 1959.

87. Idem, *Aus meinem Hüttenbuch: Erlebnisse und Gedanken eines Gemsjägers*, Frauenfeld: Huber, 1956.

88. Ididem, p. 54; e idem, *Statt einer...*, 1959, p. 52-55.

89. Idem, Zur Lehre vom Traum, *Schweizer Archiv für Neurologie und Psychiatrie*, Band LXVII, 1951, p. 19-46. Reimpresso em: *Zwischen Philosophie und Medizin*, Zürich: Schweizer-Spiegel, 1965, p. 96-136.

90. Do alemão: "visão de mundo", "cosmovisão". (N. da T.)

91. Ver Rudolf Steiner, *Mein Lebensgang*, Dornach: Philosophisch-Anthroposophischer, 1925.

92. Ver capítulo 4, p. 215-217.

93. Ver R. Steiner, *Wie erlangt man Erkenntnisse der höheren Welten?*, Berlin: Philosophisch-Anthroposophischer, 1922.

94. O conceito steineriano de "virada da vida" está espalhado por suas obras. As suas ideias a respeito desse ponto foram sintetizadas por Friedrich Husemann em *Das Bild des Menschen als Grundlage der Heilkunst*, Band 2, Stuttgart: Freies Geistesleben, 1956, p. 136.

95. R. Steiner, *Geisteswissenschaftliche Erläuterungen zu Goethes Faust*, Band 1, Dornach: Philosophisch-Anthroposophischer, 1931, p. 76.

96. Idem, *Anthroposophie und Psychoanalyse*, Dornach, Band 1, November 10, 1917. Reimpresso em: *Anthroposophie*, Stuttgart, Band III, IV, April-September, 1935.

97. G. Steiner, op. cit., p. 117-163.

98. C.G. Jung, *Erinnerungen, Träume...*, p. 106. (Trad. bras.: *Memórias, Sonhos, Reflexões*, 30. ed., trad. Dora Ferreira da Silva, Rio de Janeiro: Nova Fronteira, 2016.)

99. A propósito, essa ideia era lugar-comum naquela época.

100. Ver C.G. Jung, *Zur Psychologie und Psychopathologie sogenannter occulter Phänomene*, Leipzig: Oswald Mutze, 1902. (Trad. bras.: Sobre a Psicologia e Psicopatologia dos Fenômenos Chamados Ocultos, *Obra Completa, v. 1: Estudos Psiquiátricos*, trad. E. Orth, Petrópolis: Vozes, 1993, p. 15-96.)

101. Ver capítulo 2, p. 91-94.

102. Ver *Notes on the Seminar in Analytical Psychology Conducted by Dr. C.G. Jung, Zurich March 23-July 6, 1925*, organizado por membros da turma. (Trad. bras.: Willian McGuire [org.], *C.G. Jung: Seminários Sobre Psicologia Analítica* [1925], trad. G.A. Titton, Petrópolis: Vozes, 2014.)

103. Uma senhora que tocou durante muito tempo uma oficina de costura na Basileia, apadrinhada por uma ilustre clientela, garantiu ao autor que a prima de Jung "trabalhava bem, mas criava vestidos sem originalidade, copiados de revistas de moda". Seria isso uma rivalidade profissional, ou os psiquiatras nem sempre são os melhores juízes em matéria de moda?

104. *Archives de Psychologie*, Band II, 1903, p. 85-86.

105. Ver Pierre-Émile Cornillier, *La Survivance de l'âme et son évolution après la mort: Comptes rendus d'expériences*, Paris: Félix Alcan, 1920.

106. Ver Henri-René Lenormand, *Les Confessions d'un auteur dramatique*, tome 2, Paris: Albin Michel, 1953, p. 134-140.

107. Idem [1926], L'Amour magician, *Théâtre complet*, tome 6, Paris: Crès, 1930, p. 1-113.

108. C.G. Jung, Die Psychopathologische Bedeutung des Assoziationsexperimentes, *Archiv für Kriminal-Anthropologie und Kriminalistik*, Band XXII, 1906, p. 145-162. (Trad. bras.: A Importância Psicopatológica do Experimento de Associações, *Obra Completa, v. 2: Estudos Experimentais*, trad. E. Orth, Petrópolis: Vozes, 2019, p. 455-473.)

109. Idem, *Diagnostische Assoziationsstudien*, Leipzig: Ambrosius Barth, 19. 2 v. (Trad. bras.: *Studies in Word Association*, New York: Moffat, Yard, 1919. 2 v.)

110. Idem, *Über die Psychologie der Dementia Praecox*, Halle: Carl Marhold, 1907. (Trad. bras.: A Psicologia da "Dementia Praecox", *Obra Completa, v. 3: Psicogênese das Doenças Mentais*, trad. M.S. Cavalcante, Petrópolis: Vozes, 2011, p. 1-137.)

111. Eugen Bleuler; Carl Gustav Jung, Komplexe und Krankheitsursachen bei Dementia Praecox, *Zentralblatt...*, Band XXXI, n. 19, 1908, p. 220-227.

112. Ver C.G. Jung, *Der Inhalt der Psychose*, Wien/Leipzig: Deuticke, 1908. (Trad. bras.: O Conteúdo da Psicose, *Obra Completa, vol. 3*, p. 173-216.)

113. Idem, Zur psychologischen Tatbestandsdiagnostik, *Centralblatt für Nervenheilkunde und Psychiatrie*, Band XXVIII, 1905, p. 813-815.

114. Idem, Le Nuove Vedute della Psicologia Criminale, *Rivista di Psicologia Applicata*, v. IV, 1908, p. 287-304. (Trad. bras.: Novos Aspectos da Psicologia Criminal, *Obra Completa, v. 2*, p. 642-653.)

115. S. Freud, Tatbestandsdiagnostik und Psychoanalyse, *Archiv für Kriminal-Anthropologie und Kriminalistik*, Band XXXVI, 1906, p. 1-10. (Trad. bras.: A Tipicidade e a Psicanálise, *Obras Completas, v. 8: O Delírio e os Sonhos na "Gradiva", Análise da Fobia de um Garoto de Cinco Anos e Outros Textos*, trad. Paulo César de Souza, São Paulo: Companhia das Letras, 2015, p. 285-289; trad. modificada.)

116. Ver *Das Unbewusste im normalen und kranken Seelenleben*, Zürich: Rascher, 1926. (Trad. bras.: *Obra Completa, v. 7/1: Psicologia do Inconsciente*, trad. Maria Luiza Appy, Petrópolis: Vozes, 2011.)

117. Ver R.I. Evans, op. cit.

118. Visto que Jung entrou no Burghölzli em 11 de dezembro de 1900, é mais provável que Bleuler lhe tenha atribuído essa tarefa em 1901.

119. Era costume no Burghölzli – uma vez por mês, aproximadamente – realizar uma reunião médica chamada *Referierabend*, ou seja, uma tarde dedicada a um relatório e a uma discussão sobre um trabalho psiquiátrico recente de interesse geral. Um membro da equipe era designado para apresentar o relatório, após o qual cada

736

um dos demais fazia perguntas ou comentários – e Bleuler, por sua vez, fazia os comentários finais.

120. É um erro, então, quando certos autores afirmam que o teste de associação de palavras era "uma aplicação da psicanálise ao método de teste". O teste, em si, e a noção de "complexo" precederam a fundação da psicanálise.

121. C.G. Jung, Die Bedeutung des Vaters für das Schicksal des Einzelnen, *Jahrbuch für Psychoanalytische und Psychopathologische Forschungen*, Band I, 1909, p. 155-173. (Trad. bras.: A Importância do Pai no Destino do Indivíduo, *Obra Completa, v. 4: Freud e a Psicanálise*, trad. L.M. Orth, Petrópolis: Vozes, 1974, p. 299-318.)

122. Idem, Über Konflikte der kindlichen Seele, *Jahrbuch für...*, Band II, 1910, p. 33-58. (Trad. bras.: Sobre os Conflitos da Alma Infantil, *Obra Completa, v. 17: O Desenvolvimento da Personalidade*, trad. Frei Valdemar do Amaral, Petrópolis: Vozes, 2013, p. 17-47.)

123. Idem, Ein Beitrag zur Psychologie des Gerüchtes, *Centralblatt für Psychoanalyse*, Band I, 1911, p. 81-90. (Trad. bras.: Uma Contribuição à Psicologia do Rumor, *Obra Completa, v. 4*, p. 45-58; trad. modificada.)

124. Ver Friedrich Creuzer, *Symbolik und Mythologie der alten Völker, besonders der Griechen*, Leipzig: Heyer und Leske, 1810-1812. 4 v.

125. Ver C.G. Jung, Wandlungen und Symbole der Libido: Beiträge zur Entwicklungsgeschichte des Denkens, *Jahrbuch für...*, Band III, n. 1, 1911, p. 120-227; idem, Band IV, 1912, p. 162-464. Publicado também em livro: Leipzig/Wien: Deuticke, 1912. (Trad. bras., na versão reformulada e ampliada na década de 1950: *Obra Completa, v. 5: Símbolos da Transformação*, trad. E. Stern, Petrópolis: Vozes, 2013.)

126. Miss Frank Miller, Quelques faits d'imagination créatrice subconsciente, *Archives de Psychologie*, v. v, 1906, p. 36-51.

127. Cumpre enfatizar que o livro passou por tantas modificações nas edições subsequentes que a última – bem como a tradução para o inglês – é praticamente um livro novo.

128. C.G. Jung, Versuch einer Darstellung der Psychoanalytischen Theorie, *Jahrbuch für...*, Band v, 1913, p. 307-441. (Trad. bras.: Tentativa de Apresentação da Teoria Analítica, *Obra Completa, v. 4*, p. 97-230.)

129. Na terminologia de Vaihinger, não seria uma hipótese, mas uma ficção. Ver capítulo 7, p. 605.

130. Ver C.G. Jung, Psycho-Analysis, *Transactions of the Psycho-Medical Society*, v. IV, parte II, 1913.

131. Idem, *Psychologische Typen*, Zürich: Rascher, 1921. (Trad. ingl.: *Psychological Types*, New York: Harcourt Brace, 1923; trad. bras.: *Obra Completa, v. 6*.)

132. Idem, La Structure de l'inconscient, *Archives de Psychologie*, tome XVI, 1916, p. 152-179. (Trad. bras.: A Estrutura do Inconsciente, *Obra Completa, v. 7/2: O Eu e o Inconsciente*, trad. D.F. da Silva, Petrópolis: Vozes, 2011, p. 133-159.)

133. Idem, Contribution à l'étude des types psychologiques, *Archives de Psychologie*, tome XIII, 1913, p. 289-299.

134. Ver W. Ostwald, *Grosse Männer*, Leipzig: Akademische, 1909.

135. Do alemão: "publicação comemorativa". (N. da T.)

136. C.G. Jung, Psychological Types, *Problems of Personality – Studies Presented to Dr. Morton Prince*, New York: Harcourt, Brace, 1925, p. 289-302. (Trad. bras.: Tipos Psicológicos [1925], *Obra Completa, v. 6*, p. 515-528.)

137. Ania Teillard, *L'Âme et l'écriture*, Paris: Stock, 1948, p. 89-94.

138. Ver capítulo 10, p. 830-831.

139. Emanuel Swedenborg [1758], *Heaven and its Wonders and Hell: From Things Heard and Seen*, London: J.M. Dent, 1909, p. 11-13.

140. Friedrich Schiller [1795-1796], Über naive und sentimentalische Dichtung, *Sämtliche Schriften*, Band 10, Stuttgart: Cotta, 1871, p. 425-523.

141. Ver Alfred Binet, *L'Étude expérimentale de l'intelligence*, Paris: Schleicher, 1903.

142. Na verdade, há relatos de que Armande se tornou pintora.

143. O. Brachfeld, Gelenkte Tagträume als Hilfsmittel der Psychotherapie, *Zeitschrift für Psychotherapie*, Band IV, 1954, p. 79-93.

144. Ver C.G. Jung, *Über die Energetik der Seele*, Zürich: Rascher, 1928. Posteriormente expandido com o título: *Über Psychische Energetik und das Wesen der Träume*, Zürich: Rascher, 1948. (Trad. bras.: *Obra Completa, v. 8/1: A Energia Psíquica*, trad. Dom Mateus Ramalho Rocha, Petrópolis: Vozes, 2002.)

145. Isso já era pregado por Janet. Ver capítulo 6, p. 401-403.

146. Ver capítulo 10, p. 785-786.

147. A tradução por "inconsciente racial" é imprópria e deveria ser descartada.

148. Albrecht Dieterich, *Eine Mithrasliturgie erläutert*, Leipzig: Teubner, 1903, p. 7, 62.

149. *Wandlungen und Symbole der Libido*, Leipzig/Wien: Deuticke, 1912, p. 91.

150. Na verdade, o símbolo do falo solar (*Sonnenphallus*) havia sido mencionado por Friedrich Creuzer em *Symbolik und Mythologie...* (3. Aufl., Band 3, Leipzig: Leske, 1841, p. 335), uma obra que Jung conhecia bem, e Dieterich asseverou que uma concepção semelhante era popular em muitos países.

151. W. James [1906], *On Some Mental Effects of the Earthquake*. Reimpresso em: *Memories and Studies*, London: Longmans Green, 1911, p. 209-226.

152. Charles Baudouin, Position de C.G. Jung, *Schweizerische Zeitschrift für Psychologie*, Band IV, 1945, p. 263-275.

153. A língua alemã distingue *die Unbewusstheit* (a insciência) e *das Unbewusste* (o inconsciente).

154. C.G. Jung, *Erinnerungen, Träume...*, p. 188-191.

155. Ver K. Neisser, *Die Entstehung der Liebe*, Wien: Karl Koneggen, 1897.

156. Ver T. Hardy, *The Well-Beloved: A Sketch of a Temperament*, London: McIlvaine, 1897. (Trad. bras.: *A Bem-Amada*:

Esboço de um Temperamento, trad. Patrícia Cardoso; Luís Bueno, São Paulo: Conex, 2003.)

157. Ver Henry Rider Haggard, *She: A History of Adventure*, London: Longmans Green, 1886. (Trad. bras.: *Ela*, trad. H. Seixas, Rio de Janeiro: Record, 2004.)

158. Morton Norton Cohen, *Rider Haggard: His Life and Works*, London: Hutchinson, 1960, p. 102-114.

159. Ver P. Benoit [1919], *A Atlântida*, Lisboa: Minerva, 1974. (N. da T.)

160. Emma Jung, Ein Beitrag zum Problem des Animus, em C.G. Jung, *Wirklichkeit der Seele*, Zürich: Rascher, 1934, p. 296-354.

161. Os círculos junguianos fazem referência a descrições literárias do animus em: Marie Hay, *The Evil Vineyard*; Ronald Fraser, *The Flying Draper*; Herbert George Wells, *Christina Alberta's Father*.

162. C.G. Jung, Die psychologischen Aspekte des Mutterarchetypus, *Eranos-Jahrbuch*, Band VI, 1938, p. 403-443. (Trad. bras.: Aspectos Psicológicos do Arquétipo Materno, *Obra Completa, v. 9/1: Os Arquétipos e o Inconsciente Coletivo*, trad. M.L. Appy; D.F. da Silva, Petrópolis: Vozes, 2014, p. 82-115.)

163. Do latim: "mãe alimentadora/criadora". (N. da T.)

164. Ver Johannes Assenmacher, *Die Geschichte des Individuationsprinzips in der Scholastik*, Leipzig: Meiner, 1926.

165. Ver P. Bourget, *Le Démon de midi*, Paris: Plon, 1914.

166. André Repond, Le Démon de midi, *L'Évolution Psychiatrique*, n. 3, 1939, p. 87-100.

167. Ver, por exemplo, a descrição da neurose que Veltchanínov apresenta em meados da vida no romance *O Eterno Marido*, de Dostoiévski, e a de Claude Lothaire no romance *Les Profondeurs de la mer*, de Edmond Jaloux.

168. Esse é um dos ditados de Jung que circularam entre os seus discípulos, mas não aparecem em nenhum de seus escritos.

169. Ver *Psychology and Religion: The Terry Lectures*, New Haven: Yale University Press, 1937. (Trad. bras.: *Obra Completa, v. 11/1: Psicologia e Religião*, trad. Dom M.R. Rocha, Petrópolis: Vozes, 2011.)

170. F. d'Olivet, *Les Vers dorés de Pythagore*, Paris: Treuttel et Würtz, 1813; idem, *La Vraie Maçonnerie et la céleste culture*, Paris: Presses universitaires de France, 1952, p. 75-144.

171. Ver Giuseppe Tucci, *Teoria e Pratica del Mandala con particolare riguardo alla moderna psicologia del profondo*, Roma: Astrolabio, 1949; Anagarika Govinda, *Mandala: Des heilige Kreis*, Zürich: Origo, 1960.

172. Ver August Rüegg, *Die Jenseitsvorstellungen vor Dante und die brigen literarischen Voraussetzungen der Divina Commedia*. Einsiedeln: Benziger, 1944.

173. A *Viagem ao Centro da Terra*, de Júlio Verne, pode ser interpretada, em todos os seus detalhes, como uma jornada pelo inconsciente, com a descoberta de arquétipos cada vez mais profundos, até que o encontro de uma

bola de fogo (símbolo do espírito) estabelece o *enantiodromia*, isto é, a inversão da regressão e o retorno ao mundo comum.

174. Ver A. Daudet [1885], *Tartarin sur les Alpes*, Paris: Calmann-Lévy, 1885. (Trad. bras.: *Tartarin nos Alpes*, São Paulo: Clube do Livro, 1951.)

175. Um exemplo pode ser encontrado no romance autobiográfico de Gertrud Isolani, *Stadt ohne Männer* (Zürich: Falken, 1945). Uma jovem judia se encontra no campo de concentração de Gurs nas primeiras semanas após a derrota francesa. Ela e suas companheiras só se preocupam com assuntos cotidianos, e às vezes frívolos, até que os seus olhos são abertos por uma freira católica, que lhes fala da imensidão da catástrofe que as ameaça.

176. Ver C.G. Jung, *Analytische Psychologie und Erziehung*, Heidelberg: Kampmann, 1926. (Trad. ingl.: *Collected Works, v. 17: The Development of Personality*, New York: Pantheon Books, 1954, p. 65-132.) (Trad. bras.: Psicologia Analítica e Educação, *Obra Completa, v. 17*, p. 73-148.)

177. Ver capítulo 1, p. 56-60.

178. C.G. Jung, *Erinnerungen, Träume...*, p. 121-124. (Trad. bras.: *Memórias, Sonhos...*, p. 108-110.)

179. Idem, *Die Beziehungen der Psychotherapie zur Seelsorge*, Zürich: Rascher, 1932. (Trad. ingl.: *Collected Works, v. 11: Psychology And Religion: West And East*, New York: Pantheon, 1958, p. 327-347.) (Trad. bras.: Relações Entre a Psicoterapia e a Cura d'Almas, *Obra Completa, v. 11/6: Escritos Diversos*, trad. E. Stern; L.M. Orth, Petrópolis: Vozes, 2012, p. 81-104; trad. modificada.)

180. A propósito, isso é exatamente o que Janet havia dito em 1896 em seu artigo "L'Influence somnambulique et le besoin de direction". Ver capítulo 6, p. 380.

181. C.G. Jung, Die transzendente Funktion, *Geist und Werk*, Zürich: Rhein, 1958, p. 3-33. (Trad. bras.: *Obra Completa, v. 8/2: A Natureza da Psique*, trad. Dom M.R. Rocha, Petrópolis: Vozes, 2013, p. 13-38.)

182. Ver capítulo 5, p. 314-316.

183. Ainda não foi possível descobrir se essa comparação foi feita pelo próprio Jung ou por um de seus discípulos.

184. A. Maeder, *La Personne du médecin, un agent psychothérapeutique*, Neuchâtel: Delachaux et Niestlé, 1953, p. 111-134.

185. C.G. Jung, Was ist Psychotherapie?, *Schweizerische Aerztezeitung für Standesfragen*, Band XVI, 1935, p. 335-339. (Trad. ingl.: *Collected Works, v. 16: The Practice Of Psychotherapy. Essays On The Psychology Of The Transference And Other Subjects*, New York: Pantheon, 1954, p. 21-28.) (Trad. bras.: O Que é Psicoterapia?, *Obra Completa, v. 16/1: A Prática da Psicoterapia*, trad. M.L. Appy, Petrópolis: Vozes, 2018, p. 32-39.)

186. Idem, Einige Bemerkungen zu den Visionen des Zosimos, *Eranos-Jahrbuch*, Band V, 1937, p. 15-54. (Trad. bras.: As Visões de Zósimo, *Obra Completa, v. 13: Estudos*

Alquímicos, trad. D.F. da Silva, Petrópolis: Vozes, 2018, p. 63-117.)

187. Ver M. Berthelot, *Les Origines de l'alchimie*, Paris: Steinheil, 1885.

188. Ver Herbert Silberer, *Probleme der Mystik und ihrer Symbolik*, Wien: H. Heller, 1914.

189. C.G. Jung, Die Erlösungsvorstellungen in der Alchemie, *Eranos-Jahrbuch*, Band IV, 1936, p. 13-111; idem, *Psychologie und Alchemie*, Zürich: Rascher, 1944; idem, *Die Psychologie der Uebertragung*, Zürich: Rascher, 1946; idem, *Symbolik des Geistes*, Zürich: Rascher, 1948; idem, *Gestaltungen des Unbewussten*, Zürich: Rascher, 1950; idem, *Mysterium Coniunctionis*, 2 v., Zürich: 1955-1956. (Trad. bras.: *Obra Completa, v. 12: Psicologia e Alquimia*, trad. D.M. Silva, Petrópolis: Vozes, 2012; A Psicologia da Transferência, *Obra Completa, v. 16/2: Psicoterapia: Ab-Reação, Análise dos Sonhos, Transferência*, trad. M.L. Appy, Petrópolis: Vozes, 1987, p. 33-187; *Obra Completa, v. 18/1: A Vida Simbólica*, trad. E. Orth; A. Elman, Petrópolis: Vozes, 2013; *Obra Completa, v. 18/2: A Vida Simbólica*, trad. E. Orth, Petrópolis: Vozes, 2012; *Obra Completa, v. 14/1: Mysterium Coniunctionis: Os Componentes da Coniunctio; Paradoxa; As Personifcações dos Opostos*, trad. Fr. V. do Amaral, Petrópolis: Vozes, 2012; *Obra Completa, v. 14/2: Mysterium Coniunctionis: Rex e Regina; Adão e Eva; A Conjunção*, trad. Fr. V. do Amaral, Petrópolis: Vozes, 2012; *Obras Completas, v. 14/3: Mysterium Coniunctionis: Epílogo; Aurora Consurgens*, trad. D.M. Silva, Petrópolis: Vozes, 2012.)

190. Ver C.G. Jung, *Paracelsica: Zwei Vorlesungen Uber Den Arzt Und Philosophen Theophrastus*, Zürich: Rascher, 1942. (Trad. bras.: Paracelso, um Fenômeno Espiritual, *Obra Completa, v. 13*, p. 118-204.)

191. Ver W.Y. Evans-Wentz, *The Tibetan Book of the Dead, or the After-Death Experiences on the Bardo Plain, According to Lama Kazi Tawa-Sandup's English Rendering*, London: Oxford University Press, 1927. (Trad. bras.: *O Livro Tibetano dos Mortos: Experiências Pós-Morte no Plano do Bardo, Segundo a Versão do Lama Kazi Dawa-Samdup*, trad. J.C. Oliveira, São Paulo: Pensamento, 1993.)

192. *Das Tibetanische Totenbuch*, übersetzt von L. Göpfert-March, Kommentar von C.G. Jung, Zürich: Rascher, 1935. (Trad. bras.: Comentário Psicológico, *O Livro Tibetano...*, p. xxxv-lviii.)

193. Ver R. Wilhelm, *Das Geheimnis der goldenen Blute*, Kommentar von C.G. Jung, München: Dorn, 1929. (Trad. bras.: *O Segredo da Flor de Ouro*, trad. D.M. Silva; M.L. Appy, Petrópolis: Vozes, 1998.)

194. Jung escreveu um prefácio para a tradução inglesa da versão alemã de Richard Wilhelm, *The I Ching, or Book of Changes*, transl. by Cary F. Baynes, New York: Pantheon, 1950.

195. Jung escreveu uma introdução ao livro de Daisetsu Teitaro Suzuki, *Die grosse Befreiung*, Leipzig: Curt Weller, 1939, p. 7-37. (Trad. bras.: *Introdução ao Zen-Budismo*, trad. M.N. de Azevedo, São Paulo: Pensamento, 1999.)

196. Ver Jakob Wilhelm Hauer, *The Kundalini Yoga, Bericht über das Seminar im psychologischen Klub, Zürich, 3-8. October 1932*, Zürich, 1933. (Datiloscrito.)

197. C.G. Jung, Synchronizität als ein Prinzip akausaler Zusammenhänge, em C.G. Jung; W. Pauli, *Naturerklärung und Psyche*, Zürich: Rascher, 1952, p. 1-107. (Trad. bras.: *Obra Completa, v. 8/3: Sincronicidade*, trad. Dom M.R. Rocha, Petrópolis: Vozes, 2014.)

198. Ver Paul Kammerer [1919], *Das Gesetz der Serie: Eine Lehre von den Wie- derholungen im Lebens- und im Weltgeschehen*, Stuttgard/Berlin: Deutsche Verlags-Anstalt. (N. da T.)

199. Ver C.G. Jung, *Psychological Analysis of Nietzsche's Zarathustra*. Notas de um seminário ministrado por dr. C.G. Jung, em Zurique, em 1934-1939. Datiloscrito em dez volumes, com índice compilado por Mary Briner. (N. da T.:Uma versão reduzida foi publicada posteriormente no volume organizado por James Jarrett: *Jung's Seminar on Nietzsche's Zarathustra*, Princeton: Princeton University Press, 1997.)

200.Idem, Picasso, *Neue Zürcher Zeitung*, n. 2.107, November 3, 1932. Reimpresso em: *Wirklichkeit der Seele*, Zürich: Rascher, 1934, p. 170-179. (Trad. bras.: Picasso, *Obra Completa, v. 15: O Espírito na Arte e na Ciência*, trad. M.M. Barros, Petrópolis: Vozes, 2012, p. 138-144.)

201. Idem, Ulysses: Ein Monolog, *Europäische Revue*, Band VIII (II), 1932, p. 547-568. (Trad. bras.: *Obra Completa, v. 15: O Espírito na Arte e na Ciência*, trad. Maria de Moraes Barros, Petrópolis: Vozes, 2012, p. 109-137.)

202. Richard Ellmann, *James Joyce*, London: Oxford University Press, 1959, p. .

203. C.G. Jung, Wotan, *Neue Schweizer Rundschau*, Band III, 1935-1936, p. 657-669. (Trad. bras.: Wotan, *Obra Completa, v. 10/2: Aspectos do Drama Contemporâneo*, trad. M.S. Cavalcante, Petrópolis: Vozes, 2013, p. 13-27.)

204.Idem, Psychology of Dictatorship, *The Observer*, October 18, 1936, p. 15; idem, Diagnosing the Dictators, *Hearst's International Journal Cosmopolitan*, v. CVI, janeiro de 1939, p. 22-23, 116-120. (Trad. bras.: A Psicologia da Ditadura e Diagnosticando os Ditadores, em W. McGuire; R.F.C. Hull [orgs.], *C.G. Jung: Entrevistas e Encontros*, trad. Álvaro Cabral, São Paulo: Pensamento, 1982, p. 97-99, 117-133.)

205. Idem, *Ein moderner Mythus: Von Dingen, die am Himmel gesehen warden*, Zürich: Rascher, 1958. (Trad. bras.: *Obra Completa, v. 10/4: Um Mito Moderno Sobre Coisas Vistas no Céu*, trad. E.B. Abramowitz, Petrópolis: Vozes, 2013.)

206."Unbewusstheit ist die grösste Sünde."

207. Ver R. Otto, *Das Heilige: Über das Irrationale in der Idee des Göttlichen und sein Verhältnis zum Rationalen*, Breslau: Trewendt und Granier, 1917. (Trad. bras.:

O Sagrado: Aspectos Irracionais na Noção do Divino e Sua Relação com o Racional, trad. W.O. Schlupp, Petrópolis: Vozes, 2017.)

208. Harald Schultz-Hencke, *Das religiöse Erleben des Atheisten*, *Psyche*, Band IV, 1950-1951, p. 417-435.

209. C.G. Jung, Bruder Klaus, *Neue Schweizer Rundschau*, Band I, 1933, p. 223-229. (Trad. ingl.: Brother Klaus, *Collected Works*, v. 11, p. 316-323.)

210. Ver idem, *Aion: Untersuchungen zur Symbolgeschichte*, Zürich: Rascher, 1951. (Trad. bras.: *Obra Completa, v. 9/2: Aion*, trad. Dom M.R. Rocha, Petrópolis: Vozes, 2013.)

211. Ver idem, *Antwort auf Hiob*, Zürich: Rascher, 1952. (Trad. ingl.: Answer to Job, *Collected Works*, v. 11, p. 355-470. Trad. bras.: *Obra Completa, v. 11/4: Resposta a Jó*, trad. Dom M.R. Rocha, Petrópolis: Vozes, 2012.)

212. Ver H.G. Wells, conversa com Jung relatada em carta à *Neue Zurcher Zeitung* (n. 2.116, f. 9, November 18, 1928).

213. Entrevistas com Frederic Sands, publicadas no *Daily Mail* (London, April 29, 1955). (Trad. bras.: Homens, Mulheres e Deus, em W. McGuire; R. Hull [orgs.], op. cit., p. 228; trad. modificada.)

214. F. van Eeden, A Study of Dreams, *Proceedings of the Society for Psychical Research*, v. LXVII, n. 26, 1913, p. 413-461.

215. "Bist Du auf Unendliches bezogen?" Essa frase significa, literalmente: "Você está relacionado ao infinito?"

216. Ver capítulo 5, p. 293-297.

217. Do francês: "redução do nível mental". (N. da T.)

218. Ver capítulo 6, p. 362-363; ver neste capítulo, p. 697-698.

219. A. Maeder, Über die Funktion des Traumes, *Jahrbuch für...*, Band IV, 1912, p. 692-707; idem, Über das Traumproblem, Band V, 1913, p. 647-686.

220. H. Silberer, Zur Symbolbildung, *Jahrbuch für...*, Band IV, 1912, p. 607.

221. Ver Werner Leibbrand, Schellings Bedeutung für die moderne Medizin, *Atti del XIV Congresso Internationale di Storia della Medicina*, v. II. Roma: [s.n.], 1954.

222. Ver Rose Mehlich, *I.H. Fichtes Seelenlehre und ihre Beziehung zur Gegenwart*, Zürich: Rascher, 1935.

223. Ver capítulo 4, p. 214-216.

224. Isso foi bem explicado por Paul Sucher, em *Les Sources du merveilleux chez E.T.A. Hoffmann*, Paris: Félix Alcan, 1912, p. 132-133.

225. Ver capítulo 4, p. 215-217.

226. Do alemão, respectivamente: "ânimo", "eu-mesmo". (N. da T.)

227. Ver capítulo 4, p. 210-211.

228. Ver F. Creuzer, "Friedrich Creuzer", op. cit.

229. Ver C.G. Jung, *Erinnerungen, Träume...*, p. 166.

230. Ver capítulo 4, p. 220-224.

231. Ver capítulo 2, p. 91-94.

232. Ver capítulo 4, p. 227-234.

233. Ver Adolf Bastian, *Ethnische Elementargedanken in der Lehre vom Menschen*, Berlin: Weidmann, 1895.

234. Eugenio Tanzi, Il Folk-Lore nella Patologia Mentale, *Rivista di Filosofia Scientifica*, v. IX, 1890, p. 385-419.

235. Ver Leo Frobenius, *Das Zeitalter des Sonnengottes*, Berlin: George Reiner, 1904.

236. Jan Nelken, Analytische Beobachtungen über Phantasien eines Schizophrenen, *Jahrbuch für...*, Band IV, 1912, p. 504-562.

237. Ver A. Dieterich, *Mutter Erde: Ein Versuch über Volksreligion*, Leipzig: B.G. Teubner, 1905.

238. Ver L. Daudet, *L'Hérédo: Essai sur le drame intérieur*, Paris: Nouvelle Librairie Nationale, 1917.

239. Do francês: "heredo", termo coloquial antigo que fazia referência a pessoa acometida pela sífilis congênita (heredossífilis). Por extensão, qualquer pessoa mental ou fisicamente degenerada. (N. da T.)

240. Ver L. Daudet, *Le Monde des images: Suite de L'Hérédo*, Paris: Nouvelle Librairie Nationale, 1919.

241. C.G. Jung, *The Interpretation of Visions* (*Unpublished Seminars*), Winter 1934, v. XI, p. 25.

242. Bruno Klopfer et al., C.G. Jung and Projective Techniques, edição especial do *Journal of Projective Techniques*, v. XIX, n. 3, 1955, p. 225-270.

243. Ver, por exemplo: John Weir Perry, *The Self in Psychotic Process: Its Symbolization in Schizophrenia*, Berkeley/Los Angeles: University of California Press, 1953; John Custance, *Weisheit und Wahn*, Zürich: Rascher, 1954; John Staehelin, Mythos und Psychose, *Schweizer Archiv für Neurologie und Psychiatrie*, Band LXVIII, 1951, p. 408-414.

244. Sheldon T. Selesnick, C.G. Jung's Contributions to Psychoanalysis, *American Journal of Psychiatry*, v. CXX, 1963, p. 350-356.

245. Erik Homburger Erikson, *Childhood and Society*, New York: W.W. Norton, 1950, p. 219-234.

246. Ver Robert Desoille, *Exploration de l'affectivité subconsciente par la méthode du rêve éveillé*, Paris: D'Artrey, 1938.

247. Ver H. Trüb, *Heilung aus der Begegnung*, Stuttgart: Klett, 1951.

248. Ver Heinrich Karl Fierz, *Klinik und Analytische Psychologie*, Zürich: Rascher, 1963.

249. Carl Alfred Meier, Psychosomatik in Jungscher Sicht, *Psyche*, Band XV, 1962, p. 625-638.

250. Hans A. Illing, *International Journal of Group Therapy*, v. VII, 1957, p. 392-397; idem, C.G. Jung on the Present Trends in Group Psychotherapy, *Human Relations*, v. X, 1957, p. 77-83.

251. Bill W., Carl Jung Letters, *A.A. Grapevine: The International Monthly Journal of Alcoholics Anonymous*, v. XIX, n. 8, January 1963, p. 2-7. O autor agradece à sra. Paula Carpenter, que lhe enviou uma cópia desse número. (Tradução brasileira disponível na página dos Alcoólicos Anônimos do Brasil: <http://<www.aa.org.br>.)

252. B.W., Bill's Story, *Alcoholics Anonymous*, New York: Works, 1939, p. 10-26.

253. Hans Jurgen Eysenck, *Dimensions of Personality*, London: Routledge & Kegan Paul, 1947, p. 10-14.

254. Ver Paul Plattner, *Glücklichere Ehen*, Berne: Hans Huber, 1950.

255. Arnold Joseph Toynbee, *A Study of History*, v. 7, London: Oxford University Press, 1954, p. 722-736; Ibidem, v. 10, p. 225-226. (Trad. bras.: *Um Estudo da História*, trad. Isa Silveira Leal; Miroel Silveira, São Paulo/Brasília: Martins Fontes/Editora UnB, 1986.)

256. Ver David Riesman, *The Lonely Crowd*, New Haven: Yale University Press, 1950.

257. Ver C.G. Jung; Karl Kerényi, *Einführung in das Wesen der Mythologie*, Zürich: Rascher, 1941. (Trad. bras.: *A Criança Divina: Uma Introdução à Essência da Mitologia*, trad. Vilmar Schneider, Petrópolis: Vozes, 2011.)

258. Ver Wolfgang Pauli, Der Einfluss archetypischer Vorstellungen auf die Bildung naturwissenschaftlicher Theorien bei Kepler, em C.G. Jung; W. Pauli, *Naturerklärung und Psyche*, Zürich: Rascher, 1952.

259. Francis Macdonald Cornford, *The Unwritten Philosophy and Other Essays*, Cambridge: Cambridge University Press, 1950, p. 10-13.

260. Ver Max Frischknecht, Die Religion in der Psychologie C.G. Jungs, *Religiöse Gegenwartsfragen*, Band 12, Bern: Haupt, 1945.

261. Ver Hans Schär, *Religion und Seele in der Psychologie C.G. Jungs*, Zürich: Rascher, 1946.

262. Ver idem, *Erlösungsvorstellungen und ihre psychologischen Aspekte*, Zürich: Rascher, 1950.

263. Edmond Rochedieu, Le Transfert et le sentiment religieux, *Acta Psychotherapeutica, Psychosomatica et Orthopaedagogica*, v. III, supplement 1956, p. 592-595.

264. Paul Tillich, Carl Gustav Jung, 1875-1961: A Memorial Meeting, *The Analytical Psychology Club of New York*, 1962, p. 28-32.

265. Cabe aqui uma memória pessoal: numa viagem à Inglaterra depois da Segunda Guerra Mundial, o autor visitou um mosteiro beneditino; assim que o abade soube da presença de um psiquiatra suíço, chamou-o e perguntou com vivo interesse sobre C.G. Jung.

266. Ver Victor White, *God and the Unconscious*, pref. C.G. Jung, London: Harville, 1952.

267. Ver Raymond Hostie, *C.G. Jung und die Religion*, Freiburg: Karl Alber, 1957.

268. Ver Josef Goldbrunner, *Individuation: Die Tiefenpsychologie von Carl Gustav Jung*, Krailling vor München: -Erich Wewel, 1949.

269. Ver Paul Evdokimov, *La Femme et le salut du monde: Étude d'anthropologie chrétienne sur les charismes de la femme*, Tournai: Casterman, 1958.

270. Paul Reiwald, *Vom Geist der Massen: Handbuch der Massenpsychologie*, Zürich: Pan, 1946, p. 213-236.

271. E. Böhler, Die Grundgedanken der Psychologie von C.G. Jung, *Industrielle Organisation*, Band XXIX, 1960, p. 182-191.

272. Um bom resumo das ideias de Böhler é oferecido por Karl Schmid, Über die wichtigsten psychologischen Ideen Eugen Böhler's, *Kultur und Wirtschaft: Festschrift zum 70. Geburtstag von Eugen Böhler*, Zürich: Polygraphischer, [s.d.], p. 79-86.

273. E. Böhler, Der Mythus in der Wirtschaft, *Industrielle Organisation*, Band XXXI, 1962, p. 129-136.

274. Do latim: "homem econômico". (N. da T.)

275. Do alemão: "grande espaço" (Carl Schmitt).

276. Ver Dietrich Schindler, *Verfassungsrecht und Soziale Struktur*, Zürich: Schulthess, 1931.

277. Ver H. Fehr, Primitives und germanisches Recht: Zur Lehre vom Archetypus, *Archiv für Rechts-und Sozialphilosophie*, Band XLI, 1954-1955.

278. Ver H. Marti, *Urbild und Verfassung*, Bern: Hans Huber, 1958.

279. Ver E. Fechner, *Rechtsphilosophie: Soziologie und Metaphysik des Rechts*, Tubingen: J.C.B. Mohr, 1956.

280. Ver M. Imboden, *Die Staatsformen: Versuch einer psychologischen Deutung staatsrechtlicher Dogmen*, Basel/Stuttgart: Helving & Lichtenhahn, 1959.

281. Esses sentimentos estão bem expressos numa carta de Carl Burckardt para Hofmannsthal. Hugo von Hofmannsthal; Carl Burckhardt, *Briefwechsel*, Frankfurt: S. Fischer, 1957, p. 161-163.

282. Virgílio [séc. I a.C.], *Eneida*, trad. Odorico Mendes, Campinas: Editora da Unicamp, 2005, p. 170. (N. da T.)

283. Idem [séc. I a.C.], *Bucólicas*, trad. O. Mendes, Campinas: Editora da Unicamp, 2008, p. 161. (N. da T.)

10

Aurora e Ascensão
da Nova Psiquiatria Dinâmica

U ma das dificuldades em escrever história é que sempre estamos propensos a descrever acontecimentos passados em termos do significado que eles adquiriram em nossa época. Mas os homens do passado viam os acontecimentos que lhes eram contemporâneos a partir da sua própria perspectiva. Prestavam muita atenção a fatos que hoje estão esquecidos ou são considerados insignificantes, empenhavam-se em veementes controvérsias sobre temas que hoje dificilmente são inteligíveis, ao passo que muitos acontecimentos que nos parecem cruciais atraíam pouca atenção quando ocorreram. Os historiadores devem tanto retratar os acontecimentos a partir da perspectiva do passado quanto enfocar aqueles que agora consideramos cruciais.

É por isso que, após descrever o pano de fundo social, político, cultural e médico da nova psiquiatria dinâmica e tentar sintetizar a doutrina de seus quatro grandes representantes (Janet, Freud, Adler e Jung), resta-nos esboçar a complexa inter-relação desses grandes sistemas um com o outro, com sistemas menores, bem como com o contexto geral dos acontecimentos contemporâneos. Tomaremos como ponto de partida o memorável artigo sobre hipnose publicado por Charcot em fevereiro de 1882, que inaugurou a nova era, e concluiremos no final da Segunda Guerra Mundial, porque depois dessa data nos falta perspectiva suficiente para uma visão sintética.

A Rivalidade Entre a Salpêtrière
e a Escola de Nancy: 1882-1893

Os onze anos entre 1882 e 1893 viram a ressureição do magnetismo animal de uma forma modificada sob o nome de hipnose e sugestionamento. Essas práticas receberam sanção científica de dois centros acadêmicos: um em torno de Charcot, na Salpêtrière, e o outro em torno de Bernheim, em Nancy. O trabalho dessas duas escolas, bem como as suas rivalidades, dominava a cena. Esse período pode ser dividido em três subperíodos.

Nascimento e Crescimento da Salpêtrière
e da Escola de Nancy: 1882-1885

Em 13 de fevereiro de 1882, o célebre neurologista Jean-Martin Charcot subiu à tribuna da Academia de Ciências de Paris para ler o artigo "Sur les divers états nerveux déterminés par l'hypnotisation chez les hystériques" (Sobre os Vários Estados Nervosos Determinados Por Hipnotização em Histéricas). Esse artigo pretendia oferecer uma imagem rigorosamente objetiva dos estados hipnóticos em termos puramente neurológicos. Em seu quadro completo, tal como observado em mulheres histéricas, Charcot diz:

> A hipnose abrange três estados que podem suceder uns aos outros em qualquer combinação, ou existir independentemente um do outro. No *estado cataléptico*, a paciente mantém seus membros em qualquer posição em que foram colocados, os reflexos tendinosos são inexistentes ou muito fracos; há longas pausas respiratórias e vários impulsos automáticos podem ser provocados. No *estado letárgico*, os músculos são flácidos, a respiração é profunda e rápida, os reflexos tendinosos são notavelmente exagerados e a paciente exibe "hiperexcitabilidade neuromuscular", isto é, uma aptidão dos músculos a contraírem-se fortemente se o tendão, o músculo ou o nervo correspondente é tocado. No terceiro, o *estado sonambúlico*, os reflexos tendinosos são normais, não há excitabilidade neuromuscular, embora certa estimulação leve provoque um estado de rigidez no membro; há geralmente uma "exaltação de certas variedades pouco conhecidas de sensibilidade cutânea, do sentido muscular e de alguns sentidos especiais", e é geralmente fácil suscitar, a pedidos, os atos automáticos mais complicados. Pode-se levar uma paciente do estado cataléptico ao letárgico, e dele ao sonambúlico por meio de uma suave fricção no vértice. A pressão sobre os globos oculares leva a paciente do sonambulismo à letargia.[1]

Em retrospectiva, parece que esse artigo de Charcot significou uma súbita revolução. "Era um *tour de force*[2]", segundo Janet, "fazer com que a Academia de Ciências reconhecesse a hipnose, que no século passado ela havia condenado três vezes sob o nome de magnetismo."[3] Na verdade, os médicos daquela época não eram muito versados em história. É de duvidar que muitos membros da Academia de Ciências tenham lido as obras dos antigos magnetizadores, e de que algum deles – incluindo o próprio Charcot – tivesse algum indício de que algo antigo estava sendo reavivado. Esses homens compartilhavam de uma ilusão, que não desapareceu hoje em dia, de que tudo o que produziam era novo.

É um exagero dizer que, naquela época, a hipnose era considerada tão somente charlatanice. Um número cada vez maior de médicos trabalhava com ela, sozinho ou em pequenas sociedades, embora o tópico fosse considerado obscuro e controverso. Contudo, é de duvidar que a autoridade de Charcot teria sido o suficiente para produzir um renascimento da hipnose, se o terreno não tivesse sido preparado de uma forma inesperada, a saber: por hipnotistas de palco[4]. Hansen (na Alemanha e na Áustria) e Donato (na Bélgica, na França, na Suíça e na Itália) iam de cidade em cidade organizando apresentações hipnóticas teatrais, atraindo grandes multidões e deixando, com frequência, rastros de epidemias psíquicas. Muitos neurologistas e psiquiatras assistiram a essas apresentações, e alguns deles concluíram que "tinha algo ali". O fisiologista Charles Richet foi um dos primeiros a ousar fazer experimentos com esse campo aparentemente novo e publicar os resultados numa revista científica[5]. Isso provavelmente estimulou Charcot a começar os seus próprios experimentos; e à medida que ele foi progredindo com as suas investigações, outros homens foram encorajados a utilizar a hipnose.

Antes do artigo de Charcot, o neurologista Heidenhain, da Breslávia, havia ficado impressionado com as apresentações de Hansen; ele adotou o método e publicou um livro sobre hipnose no ano de 1880[6]. Na Áustria, Moritz Benedikt a havia testado por algum tempo, e o seu exemplo foi seguido por Josef Breuer. A hipnose também tinha adeptos na Bélgica e, em Nancy, falou-se tanto a respeito das curas de Liébeault que, em 1882, a Sociedade de Medicina da cidade dedicou um encontro a experimentos com hipnose. Bernheim fez uma visita a Liébeault, ficou positivamente impressionado e decidiu adotar e aperfeiçoar o método[7]. A atenção do público também havia sido atraída pela hipnose, e ela se tornou assunto corrente nos jornais[8].

A partir de então, fosse porque Charcot a havia sancionado, ou por alguma outra razão, "as portas estavam abertas" – nas palavras de Janet –, e o público foi inundado com uma torrente de publicações sobre hipnose. Não tardou até que surgissem grandes divergências entre os autores. Em 1883, Bernheim leu um artigo na Sociedade de Medicina de Nancy, definindo a hipnose como "apenas um sono, produzido por sugestionamento, com implicações terapêuticas". Isso equivaleu a uma declaração de guerra contra a doutrina charcotiana, porque para Charcot a hipnose era um estado fisiológico muito diferente do sono, um estado que só poderia ocorrer em indivíduos predispostos à histeria, e não poderia ser utilizado com fins terapêuticos.

No ano seguinte, 1884, a "guerra" entre as duas escolas migrou para um novo terreno. Um advogado de Nancy, Liégeois, havia feito experimentos com indivíduos hipnotizados sugestionando-os a cometerem crimes para os quais ele fornecia armas inofensivas[9]. Ele induzia os sujeitos a cometerem pseudoassassinatos. Contudo, a Escola da Salpêtrière objetou as conclusões tiradas por Liégeois, e o panfleto de Bernheim acerca do sugestionamento foi recebido com críticas em Paris[10].

Em 1885, quando a atenção de todos estava voltada para a hipnose e a histeria, Charcot ministrou suas palestras sobre paralisias traumáticas, assim como fez demonstrações clínicas de como ele reproduzia paralisias análogas por meio de hipnose em indivíduos predispostos. Charcot e muitos daqueles que o assistiam consideravam que essas demonstrações forneciam provas científicas da psicogênese de paralisias traumáticas. Nós vimos que esses experimentos de Charcot possuíam implicações mais amplas[11]. Acreditando que o mecanismo dessas paralisias traumáticas era idêntico ao das paralisias histéricas, Charcot passou a incluir as paralisias traumáticas no campo da histeria. Essa nova terminologia despertou acentuada oposição, especialmente na Alemanha, e reavivou as controvérsias acerca da relativa incidência de uma etiologia orgânica e funcional em paralisias traumáticas. A oposição ao novo conceito charco-tiano de histeria foi crescendo entre os neurologistas.

Foi nessa altura, no final de 1885, que Sigmund Freud recebeu uma subvenção que lhe permitiu passar quatro meses em Paris. Encontramos aqui um típico exemplo daqueles acontecimentos que são cruciais em retrospectiva, mas pareciam insignifi-cantes à época. Isso ficará mais claro se contrastarmos esse acontecimento com o pano de fundo da vida em Paris e na Salpêtrière durante aqueles quatro meses.

Uma cuidadosa leitura dos jornais parisienses de outubro de 1885 a fevereiro de 1886 indica ter se tratado de um período de tormenta no mundo todo. Muito se noticiou sobre a rivalidade anglo-russa na Ásia Central, a rivalidade franco-inglesa na África, e a rivalidade hispano-alemã nas ilhas do Mar do Sul. Os ingleses estavam invadindo Burma e em Londres houve um escândalo causado pela revelação feita pela *Pall Mall Gazette* (Gazera Pall Mail) a respeito da prostituição de menores. Os italianos estavam invadindo a Eritreia, os franceses, guerreando na Indochina, os franco-canadenses em Montreal estavam agitados com a execução do líder de uma rebelião indígena, Louis Riel. A guerra civil se acirrava no Peru, as tropas estadunidenses estavam expulsando mórmons em Salt Lake City, houve alvoroço socialista, greves e rebeliões sangrentas em várias cidades na França, na Bélgica e nos Estados Unidos. Havia eclodido uma guerra entre Bulgária e Sérvia, fazendo com que a rivalidade entre Rússia e Império Austro-Húngaro atingisse um ápice perigoso. A estátua da Liberdade acabara de ser construída em Nova York. Na França, o general Boulanger, ídolo dos nacionalistas, foi designado ministro da Guerra em janeiro de 1886, o que encorajou quem estava que-rendo vingança pela derrota de 1870-1871. Houve muitos protestos contra a profusão de literatura e peças teatrais pornográficas, e um escândalo relacionado aos compe-titivos concursos para os hospitais parisienses, onde diziam que certos candidatos haviam sido informados de antemão a respeito das questões por um dos examinado-res. A opinião pública estava entusiasmada com o primeiro tratamento espetacular da raiva, desenvolvido por Pasteur, e as pessoas que haviam sido mordidas por cachor-ros loucos saíram correndo para Paris de todos os cantos da Europa. O principal interesse do público, contudo, parecia estar em novas peças como *Sapho*, de Daudet, numa visita à paisana que Luís II, o excêntrico rei da Baviera, havia feito a Paris, e na apresentação de um grupo de aborígenes australianos num parque zoológico. Toma-mos conhecimento, a partir do diário dos irmãos Goncourt, de que Charcot se havia mudado, um ano antes, para o esplêndido palácio que construíra para si em Faubourg Saint-Germain e, segundo boatos, de que a sua filha Jeanne estava apaixonada pelo filho de Alphonse Daudet, Léon, cuja relutância despertou o descontentamento de Charcot. Os periódicos médicos noticiavam religiosamente as palestras ministradas por Charcot, que então se encontrava no auge da fama.

Sem dúvida a visita de um jovem neurologista austríaco naquela época – em que tantas figuras distintas peregrinavam até a Salpêtrière, a "Meca da neurologia" – pare-cia um incidente de menor importância. E, no entanto, em retrospectiva, encontramos aqui um dos elos históricos entre a velha e a nova psiquiatria dinâmica.

Sigmund Freud, que havia acabado de obter o título de *Privatdozent* na Universidade de Viena, era autor de vários artigos reconhecidos sobre neuroanatomia, porém havia sofrido decepções em sua pesquisa com a cocaína. Chegou em Paris no dia 10 de outubro de 1885, após visitar sua noiva em Wandsbek, perto de Hamburg. Segundo Jones, Freud viu Charcot pela primeira vez em 20 de outubro de 1885, e dele se despediu em 23 de fevereiro de 1886. Nessa curta temporada, porém, devemos incluir o tempo em que Charcot esteve doente e as férias de Natal de Freud em Wandsbek; contudo, o período restante de seu contato com Charcot foi o suficiente para causar uma impressão indelével em Freud. Sem dúvida, Freud não era um dos que, como Delboeuf, estavam indo para a Salpêtrière assistir com olhos críticos a forma como Charcot fazia experimentos com os seus sujeitos histéricos. Freud estava fascinado com a figura daquele grande homem. O que ele via em Charcot não era apenas a fama mundial do grande neurologista, os dons artísticos, a eloquência e o jeito de homem vivido, mas também a sua forma de ver as pessoas e as coisas, sem ideias preconcebidas. Contudo o tempo foi muito curto para que Freud adquirisse um real conhecimento do trabalho de Charcot. Ele ficou impressionado com os experimentos charcotianos com paralisias histéricas, que haviam acontecido pouco tempo antes, e com a ideia de que uma representação inconsciente pudesse ser causa de distúrbios motores[12]. Porém Freud construiu para si uma imagem um bocado imprecisa e idealizada do trabalho de Charcot. Assim, como se pode ver claramente no obituário que ele veio a escrever posteriormente, creditava a Charcot aquilo que, na verdade, era uma contribuição de Briquet a respeito da histeria[13]. Ele exagerou na importância atribuída por Charcot à hereditariedade dissimilar ("degeneração", no jargão médico da época); e não parece ter conhecido a descrição richeriana da *grande hystérie*[14], na qual o ataque histérico foi descrito como sendo amiúde a reencenação de um trauma psíquico, frequentemente sexual[15]. Se o tivesse lido, Freud não teria ficado tão surpreso ao ouvir Charcot mencionar o papel da sexualidade em distúrbios neuróticos como algo óbvio. Podemos tirar a conclusão de que a relação de Freud com Charcot não foi realmente a de discípulo e mestre; ela se deu, antes mesmo, à maneira de um "encontro" existencial. Charcot forneceu a Freud um modelo de identificação, bem como a ideia germinal do dinamismo psíquico inconsciente.

Há dúvidas se Freud encontrou, ou não, Janet durante a sua visita à Salpêtrière. Ele protestou contra os rumores de que teria acompanhado o ensino de Janet na Salpêtrière, acrescentando que, "durante minha permanência na Salpêtriere, o nome de Janet não foi pronunciado"[16]. É certo que, naquela época, Janet vivia em Le Havre, onde, no mês de fevereiro de 1883, havia sido designado Professor de Filosofia no Liceu[17]. Mas às vezes ele ia para Paris de férias, e então visitava a Salpêtrière[18]. No dia 30 de novembro, quando Freud estava em Paris, um artigo de Pierre Janet sobre os seus primeiros experimentos com Léonie foi lido pelo seu tio, Paul Janet, numa reunião da Sociedade de Psicologia Fisiológica[19] presidida por Charcot[20]. Esse artigo despertou muito interesse e uma animada discussão, e é pouco provável que o nome de Janet não tenha sido pronunciado na Salpêtrière nessa ocasião[21]. Mas não há evidência que mostre se Freud e Janet se encontraram ou se ouviram falar um do outro nessa época.

Entre as pessoas que Freud viu em Paris estava Léon Daudet – filho do escritor Alphonse Daudet –, que ele encontrou ao menos uma vez na casa de Charcot[22]. Embora ainda fosse estudante de medicina, o talentoso jovem era uma celebridade, e previam um brilhante futuro para ele – fosse na política, na literatura ou na medicina. Léon Daudet, que era um arguto observador e possuía boa memória para as pessoas que conhecia, aparentemente não notou o neurologista vienense, porque nunca mencionou tê-lo encontrado, ao passo que Freud manteve uma memória duradoura do jovem Daudet[23]. Quem teria pensado, naquela época, que o visitante austríaco iria se tornar mundialmente famoso; e que Léon Daudet não concluiria os estudos em medicina, teria uma carreira política infrutífera como líder do movimento monarquista e, a despeito de um excepcional talento literário, nunca conseguiria escrever um obra-prima? Curiosas similaridades poderiam ser encontradas entre Freud e Léon Daudet, dois homens que haviam sido profundamente influenciados pela personalidade de Charcot. Alguns dos romances de Léon Daudet tematizam o incesto e outros desvios sexuais, o morfinismo e a hereditariedade psicopática. Ele também escreveu não ficção, sobre devaneios e a personalidade humana, em especial sobre o eu e o si-mesmo, e chamava o seu próprio sistema psicológico de "metapsicologia"[24]. As concepções daudetianas, contudo, diferem visivelmente das de Freud, mostrando mais similaridades com as de Jung[25].

A Guerra das Escolas e a Estreia de Pierre Janet:
1886-1889

De 1886 a 1889, a história da psiquiatria dinâmica foi eclipsada pelas polêmicas entre a Salpêtrière e a Escola de Nancy. Durante esse período, a literatura sobre hipnose e sugestionamento ia aumentando a cada ano.

Para as pessoas da época, 1886 parecia um ano de tensão e tragédia política. Após o triunfo do general Boulanger, a França foi vítima da febre chauvinista que agravou a tensão com a Alemanha. A despeito do sucesso com a vacinação contra a raiva, Pasteur foi alvo de hediondos ataques vindos de Peter na Academia de Medicina, de uma campanha em periódicos médicos, e de insultos da imprensa diária, de modo que ele colapsou e foi para a Itália recuperar-se. No dia 13 de junho, o jovem e extravagante rei da Baviera, Luís II, que acabara de ser declarado psicótico por uma junta médica e confinado em seu castelo de Berg, foi encontrado afogado num lago junto com seu psiquiatra, o professor Gudden. Nos Estados Unidos houve um violento alvoroço socialista, que culminou no caso do Haymarket, em que quatro líderes sindicais, vítimas de um conluio administrativo, foram sentenciados à morte e enforcados em Chicago no dia 10 de maio – data que, desde então, foi comemorada todo ano por socialistas mundo afora.

Enquanto isso, se a estrela de Charcot estava em seu zênite, a sua obra era seriamente questionada em círculos de competência, e a equiparação que ele propunha entre as paralisias traumáticas não orgânicas e a histeria masculina estava sendo extensivamente rejeitada nos países de língua alemã. A fria recepção do artigo freudiano na Sociedade de Médicos de Viena, em 15 de outubro, foi apenas um dentre os muitos outros sinais dessa postura[26]. Na Bélgica, Delboeuf explanou suas dúvidas a respeito dos experimentos de Charcot[27]. Em Clermont-Ferrand, um jovem professor de filosofia, Henri Bergson – cuja fama ainda estava longe de vir –, publicou o artigo "Simulation Inconscient dans l'état d'hypnotisme" (Simulação Inconsciente em Estado de Hipnotismo), que era um discreto alerta às muitas pessoas empenhadas nesse campo[28].

Outro jovem professor de filosofia – Pierre Janet, em Le Havre –, após testemunhar os experimentos realizados com Léonie pela Comissão, teve cautela e decidiu abster-se de qualquer espécie de experimentação parapsicológica. Ele se limitou a pacientes novos e métodos comprovados; e nesse ano de 1886, publicou o resultado de seu trabalho com a paciente Lucie – que, retrospectivamente, é considerada o primeiro tratamento catártico de que se tem registro[29].

Em Nancy, Bernheim publicou uma edição ampliada, em forma de manual, do seu primeiro panfleto sobre sugestionamento[30]. Esse livro fez dele o chefe de uma escola, e os estudiosos de hipnose começaram a afluir para Nancy a fim de fazer uma visita a ele e a Liébeault. Este último, que havia passado a vida na obscuridade, viu-se repentinamente no centro das atenções; Bernheim se proclamava discípulo de Liébeault, nunca perdeu uma oportunidade de lhe dar crédito, e as pessoas se maravilhavam com o fato de que um professor universitário tivesse se tornado discípulo de um médico de província. Entratanto algo ainda mais extraordinário estava acontecendo na Itália. Enrico Morselli, que era professor de psiquiatria na Universidade de Torino e considerado um homem sensível e distinto, participou de uma apresentação de palco com hipnose realizada por Donato; ele se deixou hipnotizar por aquele homem grosseiro e vulgar, teve longas conversas com ele e, depois disso, publicou um livro sobre hipnose no qual trinta páginas foram dedicadas a um elogio a Donato e a ataques contra aqueles que supostamente o plagiaram[31].

Na Inglaterra, o interesse pela hipnose estava ligado a problemas de parapsicologia. Myers – que, em 1882, havia sido um dos fundadores da Sociedade de Pesquisa Psíquica – realizou um cuidadoso estudo sobre a hipnose e aquilo que ele chamava de "si-mesmo subliminar", como uma etapa preliminar nos estudos parapsicológicos propriamente ditos. Em 1886, enfatizou a analogia do estado hipnótico com a genialidade, bem como com a histeria, e previu que a continuidade dessa pesquisa levaria a imprevisíveis descobertas no âmbito da natureza humana[32]. No mesmo ano, Edmund Gurney e Frederic Myers publicaram *Phantasms of the Living* (Os Fantasmas dos Vivos), que se tornou um clássico da parapsicologia[33].

Na Áustria, o principal acontecimento de 1886 foi, provavelmente, a publicação do *Psychopathia sexualis*, de Krafft-Ebing.

Em seu prefácio, Krafft-Ebing enfatizou a "poderosa influência da vida sexual no indivíduo e na existência social, nas áreas do sentimento, pensamento e ação". Nessa conexão, referiu-se à filosofia de Schopenhauer e Von Hartmann, bem como às asserções de Schiller e Michelet. Citou a teoria de Maudsley, de que a sexualidade é a base para o desenvolvimento de sentimentos sociais, e acrescentou que ela impulsiona a utilização de energia física, a pulsão por aquisição, a ética e uma boa parte da estética e da religião. A sexualidade é a fonte das mais elevadas virtudes, assim como dos vícios. "O que seria das belas-artes sem o alicerce sexual! [...]. Em toda ética, a sensualidade permanece sendo a raiz." O capítulo seguinte é dedicado à fisiologia da *libido sexualis*[34]. O grosso do livro é uma descrição da "patologia sexual geral", em que Krafft-Ebing segue a classificação neurológica utilizada por autores franceses, distinguindo neuroses sexuais de origem "periférica", "espinhal" e "cerebral". A isso, acrescenta uma série de anormalidades não classificadas. O livro se encerra com dois capítulos sobre formas psicóticas e criminais de desvios sexuais. Ele contém 45 históricos clínicos – onze deles, de pacientes de Krafft-Ebing[35].

Na Rússia, Tarnowsky também publicou um volume sobre desvios sexuais que fez muito sucesso[36]. Contudo, foi a obra de Krafft-Ebing – com seu escopo mais filosófico, e talvez também o seu título flagrante – que produziu no campo da patologia sexual o mesmo efeito que o artigo de Charcot produziu no campo da hipnose em 1882. "As portas estavam abertas", e dali em diante o número de publicações sobre patologia sexual foi aumentando a cada ano. Embora Krafft-Ebing tivesse tido a cautela de escrever certas partes do livro em latim, círculos mais amplos – para além do médico – se mostraram interessados. Não há evidência de crítica motivada pelo conteúdo do livro, mas tão somente pelo fato de a sua circulação não ter sido limitada ao universo profissional. A primeira edição, com apenas 110 páginas, foi logo seguida de edições ampliadas enriquecidas com muitos históricos clínicos e uma classificação bastante modificada.

Em 1887, o interesse do público geral estava voltado para incidentes diplomáticos entre França e Alemanha, e para os escândalos políticos na França. Os incessantes ataques a Pasteur provocaram, por fim, a intervenção de Charcot e Vulpian na Académie de Médecine[37], reduzindo os agressores ao silêncio. Entre os acontecimentos médicos daquele ano, alguns nos parecem mais importantes em retrospectiva do que pareceram aos seus contemporâneos. Em 1887, Victor Horsley realizou pela primeira vez uma operação num tumor que estava comprimindo a medula, curando assim o paciente. Os neurologistas continentais, contudo, permaneceram céticos. Na Áustria, Wagner-Jauregg, que havia notado o efeito positivo de uma febre no estado mental de pacientes psicóticos, deu início à longa série de experimentos que o levariam, muitos anos depois, à descoberta da malarioterapia dos paréticos generalizados[38].

Na Europa, manifestou-se um grande interesse pelos problemas da afecção mental, da neurose e da hipnose. Em Zurique, August Forel conferiu grande prestígio ao Burghölzli (o Hospital Psiquiátrico da Universidade de Zurique). Um jovem escritor alemão, Gerhart Hauptmann, acompanhou as demonstrações clínicas de Forel com ardente interesse, e depois utilizou esse conhecimento para o seu trabalho literário[39]. Na Holanda, Van Renterghem e Van Eeden, retornando de Nancy, abriram uma clínica para tratamento hipnótico em Amsterdã no dia 15 de agosto de 1887. Em Berlim, Albert Moll ministrou uma palestra sobre terapia hipnótica a um público composto por médicos[40]. Foi recebido com relutância, disse ele; não obstante, uma segunda palestra foi melhor compreendida. Em Estocolmo, Wetterstrand abriu uma clínica dedicada ao tratamento hipnótico que estava destinada a um sucesso fabuloso. Em Paris, Bérillon, que havia adotado ideias de Bernheim, foi autorizado a ministrar um ciclo de palestras a respeito da aplicação terapêutica da hipnose na própria Escola de Medicina, isto é, no que era considerado o reduto de Charcot[41].

Acreditava-se, na época, que o ano de 1888 abalaria o mundo. Na Alemanha, ele foi chamado de "o ano fatídico": o imperador Guilherme I morreu em março, aos 91 anos de idade, mas seu sucessor, o liberal Frederico III, do qual se esperava o inverso das políticas autoritárias do pai, morreu três meses depois, sendo sucedido pelo errático Guilherme II. Na França, a febre boulangista estava aumentando, e os nacionalistas viam Boulanger como o homem que reconquistaria a Alsácia-Lorena. Os franceses, agora pensando numa aliança com a Rússia, subscreviam entusiasmados os empréstimos russos. As potências europeias estavam competindo acirradamente pelas últimas colônias remanescentes; a colonização era vista pelos europeus como uma missão civilizatória. Quando o Brasil aboliu a escravidão em 1888, o resto do mundo ficou chocado ao tomar conhecimento de que ela existira até então.

Era essa a atmosfera geral em que o conhecimento e a prática da hipnose cresceram e se desenvolveram. Naquele ano, Max Dessoir publicou uma *Bibliographie des modernen Hypnotismus* (Bibliografia do Hipnotismo Moderno), que continha 801 títulos recentes, isso sem contar artigos sobre hipnotismo em revistas populares e jornais, nem romances, contos ou peças baseadas na hipnose ou na dupla personalidade[42]. A hipnose estava conquistando novos adeptos. Na Suíça, August Forel foi a Nancy e voltou para Zurique entusiasmado com o hipnotismo, publicando um livro no qual expressava a sua crença na possibilidade de crime sob hipnose, assim como discutia o fenômeno da resistência consciente e inconsciente sob hipnose[43]. Em Berlim, Preyer ministrou uma série de palestras sobre hipnose. Na Bélgica, Masoin levantou um debate sobre hipnose na Academia Belga de Medicina. Na França, uma pesquisa original e independente acerca da hipnose estava sendo realizada em Paris, por Binet, e em Le Havre, por Janet.

A hipnose também foi tópico de controvérsias judiciais. Desde que a Escola de Nancy admitiu a possibilidade de crime sob hipnose, e a Salpêtrière a negou, havia motivos válidos para confrontos verbais entre especialistas. Foi assim com o famoso Caso Chambige[44]. Em janeiro de 1888, numa pequena cidade na Argélia, o corpo nu de madame Grille fora encontrado em uma cama numa casa de campo; perto do corpo estava um estudante de direito, então com 22 anos, Henri Chambige, com um tiro no rosto. O marido da vítima preferiu acreditar que a sedução da esposa havia ocorrido sob hipnose. Chambige disse que havia uma paixão violenta entre madame Grille e ele, que ela havia querido botar fim ao caso com um suicídio duplo e que, a pedido dela, ele a havia matado e atirado em si mesmo. A acusação argumentou que Chambige a havia hipnotizado, ou talvez utilizado alguma droga leve para deixá-la inconsciente – algo que ele negou, mas foi sentenciado a sete anos de trabalhos forçados.

Por toda parte também havia muito interesse pela histeria. Na Alemanha, seguindo Charcot e Strümpell, Möbius, definiu a histeria como "mudanças mórbidas no corpo que são causadas por representações"[45].

O ano de 1889 começou com duas comoções. Em 30 de janeiro, Rodolfo, o príncipe herdeiro do trono da monarquia austro-húngara, foi encontrado baleado e morto no pavilhão de Mayerling, nos bosques vienenses, com a sua amante, a jovem baronesa Maria Vetsera. O mistério em torno dessas duas mortes nunca foi esclarecido. A morte do filho foi um golpe severo para o imperador Francisco José I e criou problemas no que se refere à sucessão. Outra comoção foi o triunfal sucesso de Boulanger nas eleições gerais na França. O entusiasmo por Boulanger havia atingido um ápice e esperavam que ele subisse ao poder; porém, na hora da verdade ele desistiu e fugiu para a Bélgica, fazendo colapsar o movimento. A tensão política se havia aliviado na França, criando uma atmosfera mais favorável para a Exposição Universal. O governo francês a havia organizado para celebrar o centenário da Revolução e mostrar que, a despeito da derrota para a Alemanha em 1870-1871, a França ainda era uma grande potência.

Uma terceira comoção foi a notícia de que Friedrich Nietzsche fora acometido por distúrbios psicóticos agudos em Turim e teve de ser internado numa instituição psiquiátrica, onde passou o resto da vida perdido pelas trevas da mente. Essa tragédia ajudou a chamar a atenção para a sua obra, e por cerca de duas décadas a juventude europeia iria ficar descomedidamente fascinada por ele.

A Exposição Universal levou uma multidão de pessoas até Paris, ávidas por visitar a Torre Eiffel, o Moulin Rouge e outras atrações. Houve também uma sequência ininterrupta de congressos internacionais, às vezes com cinco ou seis ocorrendo simultaneamente. Os visitantes tinham a impressão de que a atividade intelectual nunca havia estado tão elevada na França. Entre os campeões de vendas daquele ano estiveram *A Besta Humana*, de Zola, *Thais*, de Anatole France, *Un homme libre* (Um Homem Livre), de Barrès, e *O Discípulo*, de Paul Bourget – inspirado no Caso Chambige[46]. A tese de Henri Bergson, *Ensaio Sobre os Dados Imediatos da Consciência*, garantiu-lhe *status* entre os filósofos[47]. Seu colega, Pierre Janet, que havia defendido brilhantemente a sua tese *Automatisme psychologique* (Automatismo Psicológico), também atingiu a fama nos círculos filosóficos e psicológicos[48]. Outro acontecimento muito comentado foi o artigo de Brown-Séquard, lido no dia 10 de junho perante a Sociedade de Biologia[49], sobre os efeitos rejuvenescedores que injeções de extrato testicular tinham em homens[50]. Havia usado a si próprio como cobaia, e os seus colegas achavam que ele parecia consideravelmente mais novo. Essa foi uma das primeiras aplicações da endocrinologia de que se tem conhecimento.

Entre os congressos que ocorreram durante a Exposição, três são de interesse para o nosso propósito: o de psicologia fisiológica, o de hipnose e o de magnetismo. O Congresso Internacional de Psicologia Fisiológica aconteceu de 6 a 10 de agosto[51]. Esse título foi escolhido para indicar que a psicologia era agora uma ciência de pleno direito, e não mais apenas um ramo da filosofia. Charcot havia sido designado presidente do congresso, mas ele se absteve, de modo que o congresso foi aberto por um dos vice-presidentes,

Ribot. Havia quatro seções: a primeira, presidida por William James, discutiu o tópico da sensibilidade muscular; a segunda discutiu a hereditariedade psicológica, com Galton como debatedor principal; a terceira discutiu o tema das alucinações, e particularmente a sua incidência em indivíduos não psicóticos, e isso ofereceu uma oportunidade para Frederic Myers e William James falarem de alguns fenômenos parapsicológicos. Na quarta seção, dedicada à hipnose, foram confrontadas três teorias. Bernheim defendia a posição de Nancy, a saber: que qualquer um poderia ser hipnotizado – admitindo, contudo, que certa impressionabilidade era um pré-requisito. Janet argumentava que apenas indivíduos histéricos e quebrantados poderiam ser hipnotizados. Ochorowicz, por sua vez, sustentava que a hipnotizabilidade é uma condição individual que pode ser encontrada tanto em indivíduos normais quanto em doentes.

O Congresso Internacional de Hipnose ocorreu no Hôtel-Dieu, em Paris, de 8 a 12 de agosto[52]. Foi amplamente anunciado e, segundo as atas, frequentado por periodistas de 31 jornais – um traço incomum naquela época –, incluindo o *Sphinx* (Esfinge), de Munique, e o *The Sun* (O Sol), de Nova York. Os delegados eram tantos que o auditório ficou pequeno demais para comportá-los. Entre os presidentes honorários estava Charcot, que se absteve. Entre os participantes estiveram Azam, Babinski, Binet, Delboeuf, Dessoir, Sigmund Freud, William James, Ladame, Lombroso, Myers, Coronel de Rochas, Van Eeden e Van Renterghem, uma estranha mistura de filósofos, neurologistas, psiquiatras e praticantes de hipnose. O congresso foi aberto por Dumontpallier, ele próprio um pioneiro no estudo da hipnose, que invocou a memória de uma longa lista de outros pioneiros e concluiu dizendo que a "hipnose é uma ciência experimental; sua marcha adiante é inevitável". Então Ladame, de Genebra, lê um artigo atacando Delboeuf e advoga pela proibição das apresentações de palco envolvendo hipnose. Esse artigo despertou uma animada discussão. Van Renterghem e Van Eeden fizeram uma descrição da Clínica de Psicoterapia Sugestiva que haviam inaugurado em Amsterdã dois anos antes – essa pode ter sido a primeira vez que a palavra "psicoterapia" foi utilizada num congresso.

O dia seguinte, 9 de agosto, começou com Bernheim reportando os valores comparativos das várias técnicas utilizadas para produzir hipnose e aumentar a sugestionabilidade, de um ponto de vista terapêutico. Ele apregoou: "Você não é um hipnotista quando hipnotizou dois ou três indivíduos que se hipnotizaram. Você é um hipnotista quando, num serviço hospitalar onde você possui autoridade sobre os pacientes, você influencia oito ou nove entre dez sujeitos." A comunicação de Bernheim provocou uma animada discussão; Pierre Janet declarou que as asserções dele eram perigosas (porque acarretavam a eliminação de qualquer espécie de determinismo) e antipsicológicas (porque a psicologia, como a fisiologia, também tem as suas leis). Bernheim respondeu que há uma lei básica: que qualquer célula cerebral ativada por uma ideia tende a dar vida à ideia.

O terceiro dia, 10 de agosto, foi dedicado à utilização clínica do hipnotismo com históricos de caso. Marcel Briand contou a história de uma de suas pacientes que costumava chorar toda noite à mesma hora[53]. O sugestionamento "Você não vai chorar" não ajudou. Briand sugestionou o marido para que, durante a crise, perguntasse a

ela do que se tratava, e ele reportou que ela se via enterrada viva. Então o dr. Briand
fez com que ela repassasse, sob hipnose, toda a cena do enterro e disse a ela que ele a
resgataria a tempo, e que seria o fim dos pesadelos. A paciente foi curada, mas Briand
preferiu reforçar o efeito repetindo a sessão dali a cinco dias, e novamente depois
de um mês. Então Bourru e Burot relataram o caso de uma mulher de 45 anos que,
após vários dissabores na vida, tornou-se objeto de sérios distúrbios histéricos[54]. Ela
pediu por hipnose, na certeza de que recriaria um acontecimento agradável que havia
ocorrido dois anos antes. Sob hipnose, reviveu o momento feliz e os sintomas desapareceram temporariamente. Então ela passou a se lembrar de sua vida e daquele
momento agradável em estado de vigília, e dali em diante se tornou alguém com dupla
personalidade – alternando entre afecção e alegria. A partir desse histórico clínico,
pareceu que o autor havia atingido um sucesso limitado, transformando a paciente
de uma pessoa permanentemente doente em alguém que ficava intermitentemente
bem. No entanto, o artigo contém uma asserção digna de nota:

> Não basta combater os fenômenos mórbidos um a um por meio de sugestionamento. Os fenô-
> menos podem desaparecer, ao passo que a doença persiste. Isso é só uma terapêutica de sin-
> tomas, nada além de um expediente. Uma melhora real e duradoura foi alcançada apenas
> quando uma observação cuidadosa e lógica nos conduziu à própria origem da afecção [...].
> Foi a apuração dessas crises alucinatórias que inspirou a ideia de levar a paciente de volta
> àquele período da vida, provocando uma mudança em sua personalidade.

Os autores atribuíram o efeito terapêutico dessas crises ao fato de que elas eram uma
espécie de descarga ou explosão.

No dia 11 de agosto, os participantes visitaram o hospital de Villejuif; e o dia 12,
o último do congresso, foi dedicado a uma visita à Salpêtrière. Muito curiosamente,
os delegados não foram apresentados à ala de Charcot, mas à de Auguste Voisin, um psiquiatra que alegava ser capaz de hipnotizar um a cada dez psicóticos, obtendo melhora
em muitos deles com esse método. Numa das sessões, um artigo de Liégeois sobre "sugestionamento criminoso" suscitou uma discussão acrimoniosa, e houve uma resposta
veemente da parte de Delboeuf à crítica feita a ele por Ladame no dia 8 daquele mês.

É notável o fato de que esse congresso foi dominado por Bernheim e pela Escola
de Nancy, e quase ninguém da Escola da Salpêtrière participou das discussões, com
exceção de Georges Gilles de la Tourette e Pierre Janet.

O Congresso Internacional de Magnetismo, que ocorreu de 21 a 26 de outubro de 1889, sob a presidência do conde de Constantin, confirmou que, a despeito
da recente e difundida popularidade do hipnotismo, o magnetismo não havia morrido[55]. O congresso foi frequentado não apenas por muitos dos leigos que praticavam
o magnetismo à sombra da medicina oficial, mas também por médicos, e desfrutou
da simpatia de personalidades ilustres. Camille Flammarion escreveu para se descul-
par pela ausência, dizendo que estava "em Marte", isto é, finalizando um estudo sobre
o planeta. Os debatedores enfatizaram que seu mestre era Mesmer, que magnetismo

não devia ser confundido com hipnotismo e que o sono magnético não era, necessariamente, uma parte do tratamento magnético da afecção. Foram feitos comentários ácidos sobre o trabalho de Charcot. Recomendou-se a fundação de uma escola de magnetismo curativo, onde futuros magnetizadores receberiam formação.

O ano de 1889 foi um ano venturoso para a psicologia dinâmica. Os periódicos médicos de Paris estavam repletos de artigos de Charcot e reportagens sobre as suas palestras. Era óbvio que ele estava ficando mais cauteloso com relação ao hipnotismo, chegando inclusive a ministrar uma palestra sobre os acidentes causados pela hipnose[56]. Estudos então recentes acerca da hipnose e da histeria realizados por Alfred Binet, assim como a recém-publicada tese de Janet sobre automatismo psicológico, eram provas para o público de que os ensinamentos de Charcot estavam progredindo em novas direções. Charcot criou um Laboratório Psicológico em suas enfermarias na Salpêtrière, o qual seria coordenado por Pierre Janet – que começou seus estudos em medicina investigando e tratando pacientes histéricos enquanto lecionava filosofia no *Lycée* Louis-le-Grand.

Contudo, vimos que a Escola de Nancy estava ganhando cada vez mais espaço. Liébeault tirou proveito de sua fama tardia para publicar uma edição revista de seu livro[57]. Forel, em Zurique, abriu um serviço ambulatorial onde oferecia tratamento hipnótico. Em Berlim, Moll passou a encontrar um público receptivo e publicou um livro sobre hipnose[58]. Em Montpellier, Grasset ministrou um ciclo de palestras sobre hipnose e começou a elaborar uma teoria própria. Mas Meynert, em Viena, enfatizou o elemento erótico na hipnose e um de seus discípulos, Anton, publicou impressionantes exemplos dos perigos oferecidos pelo método[59]. Entre os partidários do hipnotismo estava Sigmund Freud, que, em sua viagem a Paris, fez um desvio por Nancy, para estudar com Bernheim e Liébeault.

Dessoir[60], na Alemanha, e Héricourt[61], na França, tentaram fazer um balanço do conhecimento adquirido sobre a mente inconsciente. Moritz Benedikt publicou históricos clínicos ilustrando suas observações sobre a vida secreta dos devaneios e emoções reprimidas – especialmente as de cunho sexual –, bem como o seu papel na patogênese da histeria e das neuroses[62].

A psicopatologia sexual era outro campo que estava atraindo cada vez mais interesse. Os médicos não apenas descreviam e classificavam variedades de desvios sexuais, como também estudavam os efeitos ocultos que os distúrbios sexuais apresentavam na vida emocional e física. Era o caso das publicações de Alexander Peyer, em Zurique, sobre os efeitos nocivos do coito interrompido e, particularmente, das suas manifestações como "asma sexual"[63].

O Declínio da Escola da Salpêtrière: 1890-1893

O Congresso sobre Hipnose havia dado o primeiro indício de que a estrela de Charcot estava em decadência, ao passo que a Escola de Nancy estava em pleno desenvolvimento.

De 1890 a 1893, isto é, até o momento da morte de Charcot, a Escola da Salpêtrière foi perdendo a sua pujança. Os inimigos de Charcot diziam que ele ignorava qualquer trabalho sobre hipnose feito fora da Salpêtrière; o mais provável é que ele se tenha alarmado pelo volume cada vez maior de publicações a respeito do hipnotismo que possuíam valor duvidoso.

O ano de 1890 parecia aos seus contemporâneos um ano de grandes tensões políticas e sociais, bem como de bombardeamentos pelos anarquistas, mas nos anais do universo médico ele ficou famoso como o ano da tuberculina. Robert Koch, que havia descoberto o bacilo da tuberculose e era conhecido pelo cuidado com o qual realizava os seus experimentos, preparou a tuberculina a partir de uma cultura do bacilo. Experimentos iniciais levaram os médicos a acreditar que a tuberculina poderia ter uma ação curativa sobre a tuberculose. Essas notícias causaram uma comoção sem igual entre os pacientes tuberculosos e seus médicos. Os médicos foram correndo até Berlim para se abastecerem com tuberculina; e seus pacientes, esperançosos, sentiram uma melhora temporária, e as reportagens que iam sendo publicadas precipitadamente aumentavam ainda mais a esperança. Levou alguns meses para que a terrível verdade viesse à tona, a saber: que os pacientes tratados com o novo método estavam morrendo às centenas e milhares[64].

No campo da psicologia, o acontecimento importante foi a publicação de *The Principles of Psychology* (Princípios de Psicologia), de William James[65]. O renomado psicólogo de Harvard havia trabalhado por doze anos nesse livro, que foi a primeira grande obra do tipo publicada nos Estados Unidos, e obteve um sucesso imediato e duradouro dos dois lados do Atlântico. Esse manual tratava não só de vários aspectos da psicologia experimental, mas também de problemas relacionados à hipnose, à dupla personalidade e à pesquisa psíquica.

Enquanto isso, as publicações sobre hipnose passaram a ser tantas que era impossível acompanhar. Max Dessoir fez um aditamento com 382 novos títulos aos 801 que já constavam em sua bibliografia do hipnotismo moderno de 1888. Entre eles, um bom número tratava do problema do crime sob hipnose. Esse problema não era meramente acadêmico; ele provocou embates entre peritos nos tribunais e uma discussão apaixonada em público e nos jornais.

Um memorável julgamento no ano de 1890 foi o de Gabrielle Bompard[66]. Em julho de 1889, o oficial de justiça Gouffé havia sido assassinado em Paris. Alguns meses depois, uma jovem, Gabrielle Bompard, chegou a Paris e entregou a si mesma e seu cúmplice, Michel Eyraud, como os assassinos. Ela alegava ter sido hipnotizada pelo namorado, Eyraud, para atrair Gouffé até um apartamento; lá teria colocado uma corda ao redor do pescoço do homem, e então Eyraud o teria estrangulado e roubado. Segundo a denúncia, Eyraud foi preso em Havana e extraditado, mas negou ter hipnotizado Gabrielle. Eyraud foi sentenciado à morte; sua cúmplice, a vinte anos de prisão. A opinião pública ficou muito inflamada com esse caso de crime sob hipnose e com os argumentos dos peritos no tribunal. Argumentando a favor da possibilidade de crimes sob hipnose, Liégeois foi o porta-voz da Escola de Nancy. Em oposição a ele encontravam-se os renomados especialistas Brouardel, Motet e Ballet, que invocavam a autoridade de Charcot ao negarem essa possibilidade. Mesmo anos depois, Bernheim sustentava que Gabrielle Bompard havia agido sob sugestionamento, acrescentando, contudo, que a carência de senso moral lhe era inata.[67]

Outras fontes tendiam a descreditar a teoria de crime sob hipnose. Grasset falava de uma histérica de dezenove anos que, ao se ver grávida, alegou ter sido hipnotizada por um vendedor ambulante[68]. Especialistas hipnotizaram-na, por sua vez, e assim obtiveram detalhes sobre o suposto estupro. A despeito de tê-lo negado, o ambulante foi preso. Acontece que o bebê nasceu prematuramente, dois meses antes da data esperada. A recém-mãe então confessou que as suas acusações contra o ambulante não eram verdadeiras, e que suas sessões hipnóticas com os especialistas foram completamente simuladas.

Em 1891, Charcot defendeu corajosamente as suas posições contra os ataques da Escola de Nancy. Georges Gilles de la Tourette, que era seu discípulo, publicou o grande *Traité de l'hysterie* (Tratado Sobre Histeria), uma síntese da doutrina charcotiana e uma refutação de seus adversários[69]. Enquanto isso, Pierre Janet, a nova estrela na Salpêtrière, estava desenvolvendo a sua análise psicológica; ele publicou, naquele ano, a história de Marcelle, na qual a relação entre os sintomas, as ideias fixas subconscientes e o histórico constitucional foram analisados em detalhe[70].

Em Nancy, no dia 25 de maio, ocorreu uma cerimônia em homenagem a Liébeault, em razão de sua aposentadoria – com o banquete, os discursos e os presentes de costume. Foi uma oportunidade para ver quantos adeptos a Escola de Nancy havia ganhado mundo afora[71]. Um Prêmio Liébeault foi criado para laurear a pesquisa no campo do hipnotismo.

Em Viena, Moritz Benedikt atualizou sua teoria da histeria. Ele dizia que a base consistia numa vulnerabilidade do sistema nervoso, inata e adquirida, mas que a causa real era ou um trauma psíquico – em homens ou em mulheres –, ou um distúrbio funcional do sistema genital ou da vida sexual – que uma mulher irá manter em segredo, mesmo de seus parentes mais próximos e do médico da família[72]. Benedikt apregoava a futilidade do tratamento hipnótico da histeria e a necessidade de psicoterapia no nível consciente. O criminologista Hans Gross, de Graz, publicou em 1891 o seu *Handbuch für Untersuchungsrichter* (Manual do Juiz de Instrução), que continha argutas observações sobre os efeitos deletérios do – e os vários disfarces utilizados pelo – instinto sexual frustrado[73]. Naquela época, a principal preocupação de Sigmund Freud ainda era com a neurologia; ele publicou contribuições sobre a paralisia cerebral de crianças e o seu livro sobre afasia.

O ano de 1892 passava a impressão de ser particularmente violento, com os vários atentados criminais por parte dos anarquistas na Europa e na América.

Em Paris, a estrela de Charcot estava definitivamente em seu declínio, e pela primeira vez ele sofreu um sério revés. Charcot queria que Babinski fosse promovido ao posto de professor – muito provavelmente ele o via como seu sucessor –, mas Bouchard foi capaz de contrariar a vontade de Charcot; como resultado disso, Babinski nunca recebeu o posto de professor, e a sua carreira universitária foi interrompida. Charcot estava, obviamente, buscando novos caminhos. Ele havia ficado impressionado ao ver alguns de seus pacientes voltarem de Lourdes livres de seus sintomas – não apenas de paralisias histéricas, mas também de tumores e úlceras –, e chegou à conclusão de que existiam desconhecidos e poderosos fatores curativos que a medicina do futuro deveria aprender a controlar[74]. Charcot também estava tentando estender a outros campos a distinção que ele havia feito entre paralisias orgânicas e dinâmicas. Uma famosa paciente, conhecida como "madame D.", serviu de protótipo para demonstrar a distinção entre amnésia orgânica e amnésia dinâmica[75]. Essa mesma paciente foi confiada a Janet para que fosse realizada uma psicoterapia e tornou-se um de seus mais conhecidos casos de tratamento por meio de análise psicológica[76].

Na Salpêtrière, Janet prosseguia ativamente com sua pesquisa, de um modo bastante independente da equipe de neurologia. As suas palestras sobre amnésia e anestesia histéricas, bem como o seu artigo sobre espiritismo, no qual ele oferece uma interpretação psicológica dinâmica de fenômenos mediúnicos, chamaram a atenção[77]. Suas análises psicológicas de alguns pacientes escolhidos foram estabelecendo um modelo para as próximas investigações e os tratamentos posteriores. Se naquela época tivesse publicado um volume com os históricos clínicos de Lucie, Marie, Marcelle, madame D. e os demais que ele já havia tratado com sucesso, ninguém teria questionado a sua prioridade de autoria no que se refere à descoberta do que seria posteriormente chamado de terapia catártica. Janet também estava se tornando uma fonte de inspiração para outros colaboradores, como mostra a tese em medicina de Laurent, sobre as variações patológicas do campo da consciência[78].

Enquanto isso, a influência da Escola de Nancy estava se espalhando por toda a Europa. Isso ficou óbvio no II Congresso Internacional de Psicologia, que ocorreu de 10 a 4 de agosto, na cidade de Londres[79]. O primeiro congresso, três anos antes, fora chamado de Congresso de Psicologia Fisiológica; porém, em razão do desejo de alguns membros, resolveu-se que a palavra "fisiológico" deveria ser trocada por "experimental". O presidente do segundo congresso era Sidgwick; o secretário-geral, F.W.H. Myers. Uma das primeiras comunicações foi a de Pierre Janet, "L'Amnésie continue" (Amnésia Contínua), com três observações clínicas. A história de madame D. era a mais longa. Janet mostrava como essa paciente, que aparentemente era incapaz de adquirir memórias novas e esquecia de imediato as coisas, possuía uma memória subconscientemente preservada por trás dessa aparente amnésia. Ele se utilizou de três meios: hipnose, escrita automática e fala automática (uma técnica nova que consistia em fazer o paciente ficar falando de modo aleatório). Assim ele foi capaz não só de chegar às ideias fixas subconscientes e aos sonhos subconscientes, mas também de modificá-los e restituir à paciente a maior parte de suas memórias quando ela recobrava o estado consciente.

Frederick van Eeden – o jovem médico e poeta holandês que, junto com Van Renterghem, havia aberto uma clínica de terapia sugestiva em Amsterdã – discutiu

"The Theory of Psychotherapeutics" (A Teoria da Psicoterapêutica). O termo "psico-terapêutica", introduzido por Hack Tuke, era definido como "o tratamento do corpo por meio das funções psíquicas dos enfermos". Van Eeden definiu ali a "psico-terapia" como "o tratamento do corpo pela mente, auxiliado pelo impulso de uma mente a outra". "A centralização de funções psíquicas deve ser a máxima principal da psico-terapia", disse Van Eeden, "com o intelecto e a volição consciente como centro". A psicoterapia deve guiar e instruir, não mandar; e o melhor meio para esse objetivo é o treino. A observação de que "a psico-terapia não cura total e duradouramente" é ridícula. Mais ainda que no primeiro congresso, a Escola de Nancy levou a melhor. Janet foi o único que interveio para lembrar que algo como a hipnose existia.

A demanda por uma nova psicologia, mais ampla que apenas hipnose e sugestionamento, era manifestada em toda a Europa. Um outro exemplo foi a conferência de abertura realizada por Strümpell, "Über die Entstehung und die Heilung von Krankheiten durch Vorstellungen" (Sobre a Gênese e a Cura de Doenças por Meio de Representações), que foi lida no dia 4 de novembro de 1892, quando ele foi eleito vice-reitor da Universidade de Erlangen.

> Strümpell lembrou que a influência de fatores psicológicos na etiologia da doença corporal era conhecida desde tempos imemoriais, embora algumas pessoas sejam mais sensíveis que outras a essas influências. Se fatores psicológicos podem produzir doença, eles também podem tratar. Muitos tratamentos se devem menos a agentes medicamentosos, propriamente, do que à fé que os pacientes têm em sua efetividade. Hoje a moda clama por hipnotismo e sugestionamento. Na verdade, a hipnose é efetiva na medida em que o paciente acredita em seu poder, e não se dá conta de sua verdadeira natureza. Um homem normal, que sabe exatamente o que a hipnose é, dificilmente será hipnotizado, para não falar do fato de que a hipnose é uma forma severa de histeria artificial. Por meio da hipnose não ocorre nenhuma cura que não poderia ser causada por outro meio. O hipnotismo não teria se tornado tão difundido se os médicos jovens tivessem recebido uma educação psicológica de maior qualidade. Strümpell concluiu seu discurso expressando a esperança de que a psicologia se tornasse compulsória nas escolas de medicina, assim como o era a fisiologia.[80]

O interesse geral por novas formas de psicoterapia estava expresso no romance de Marcel Prévost, *L'Automne d'une femme* (O Outono de uma Mulher), que veio a público no final de 1892, com a data de publicação de 1893, carregando como mote um verso de Alfred de Vigny: "Il rêvera partout à la chaleur du sein." (Ele sonhará por toda parte com o calor do seio.)

> Um jovem, Maurice, que tinha sido muito mimado pela mãe, a quem era muito apegado na infância, procura por mulheres de natureza maternal. Ele tem um caso de amor com uma mulher frustrada que sente que está ficando velha, e esse amor possui uma qualidade trágica por causa da imaturidade de Maurice e porque a sua amante, madame Surgère, uma mulher religiosa, é atormentada por sentimentos de culpa. Por outro lado, a filha adotiva de

Surgère, Claire, está profundamente apaixonada por ele, e após um flerte superficial com ela, Maurice pensa nela como futura esposa, para quando estiver cansado dessa sua aventura. Enquanto isso, a família arranjou um noivado entre Claire e um homem mais velho que ela respeita, mas não ama. Claire entra numa depressão profunda causada por seu segredo, que não ousa revelar para ninguém. Seu estado de saúde piora e ela está quase morrendo quando alguém conjectura o seu segredo e dela consegue obtê-lo – a saber, o dr. Daumier, um jovem neurologista da Salpêtrière. Psicoterapeuta muitíssimo habilidoso, o dr. Daumier maneja brilhantemente toda a situação e faz com que cada uma das personagens tome ciência da causa profunda dos distúrbios da paciente. Ele revela a Maurice qual é a situação, de fato, e consegue apelar com sucesso ao seu senso de responsabilidade. Maurice termina o caso com madame Surgère e decide se casar com Claire, que, como resultado disso, recupera-se rapidamente. Quanto à madame Surgère, o dr. Daumier ajuda-a a superar o choque do rompimento com Maurice e a encaminha ao sacerdote, que irá reconciliá-la com a religião. Quanto ao sério cavalheiro com quem Claire se havia noivado, o dr. Daumier ajuda-o a reconhecer a sua verdadeira vocação, que é o sacerdócio[81].

O interesse desse romance é duplo. Ele é uma análise psicológica de várias personagens: Maurice, que carecia da autoridade de um pai e havia sido mimado pela mãe, é um garoto imaturo e irresponsável que procura aventuras passageiras ou o amor de mulheres mais velhas e maternais. A afecção de Claire começa na forma de uma depressão ordinária que gradativamente vai atingindo proporções alarmantes, e então ela tem uma hemorragia que a coloca à beira da morte. Ela é rapidamente curada quando o seu segredo patogênico é descoberto e encontram um meio de atender o seu desejo – hoje o seu estado seria chamado de "afecção psicossomática". Outro traço interessante desse romance é a figura do psicoterapeuta, o dr. Daumier, com seu aguçado senso de percepção, sua habilidade para desembaraçar uma situação, e o tato de que ele se utiliza ao falar com cada uma das personagens. Para os que estiverem familiarizados com a personalidade e a psicoterapia de Pierre Janet, dificilmente haverá dúvidas de que o escritor o utilizou como modelo para a personagem. Os procedimentos psicoterapêuticos desse dr. Daumier também lembram aqueles utilizados por Benedikt, em Viena, com a sondagem dos problemas secretos do paciente quando em estado consciente, e então a realização do tratamento auxiliando-o a solucionar esses problemas.

Assim, podemos ver que em 1892 havia um cardápio de psicoterapias que ia desde o sugestionamento hipnótico e a catarse até a combinação de terapia de apoio, expressão e orientação. Era essa a situação no início do decisivo ano de 1893.

O ano de 1893 foi outro ano de tensão política e social por todo o mundo. Uma flotilha da esquadra russa visitou Toulon e se deparou com uma recepção triunfal da população francesa. Essa foi a prévia da Aliança Militar Franco-Russa. Os franceses enxergavam nisso um alívio da ameaça do poderio alemão, o equilíbrio de poder sendo então restabelecido: Alemanha, Império Austro-Húngaro e Itália, de um lado; França e Rússia, do outro. Os franceses, enquanto isso, estavam empenhados em ampliar o seu já vasto império colonial. Nunca houve tanta atividade anarquista e, em 9 de dezembro, o anarquista Vaillant atirou uma bomba na Chambre des Députés[82]. Esse incidente foi acompanhado pela célebre frase do presidente: "Messieurs, la séance continue." (Senhores, a sessão continua.)

Depois de Pasteur descobrir um tratamento preventivo para a raiva, a descoberta de um soro contra a difteria, realizada por seu discípulo Roux, foi celebrada na França como um triunfo da genialidade francesa.

Na Salpêtrière, novas tendências estavam emergindo lentamente. Enquanto Janet prosseguia com a sua análise psicológica da histeria, Babinski procurava critérios neurológicos precisos para definir os sintomas histéricos e distingui-los de sintomas orgânicos – o que o conduziria à descoberta do reflexo cutâneo-plantar, ou "reflexo de Babinski".

Em Viena, a luta a favor e contra a hipnose estava se acirrando mais que nunca. Krafft-Ebing publicou uma série de investigações sobre hipnose que se depararam com violentas críticas por parte de Benedikt, não apenas em assembleias médicas, mas também na imprensa diária[83]. Sigmund Freud, cuja reputação como neurologista já estava bem estabelecida, começou a se fazer conhecido no campo da neuropsiquiatria. Vimos que, em 1893, Freud ainda tratava pacientes com o método de Bernheim, mas também prestou seu tributo a Charcot com um artigo acerca da diferença entre as paralisias orgânica e histérica[84]. Freud aparentemente não se deu conta dos desenvolvimentos que estavam acontecendo em Paris: seu artigo estaria alinhado com a doutrina da Salpêtrière de 1886; porém, tendo em vista a nova direção inaugurada por Babinski, ele parecia ligeiramente antiquado em 1893. Contudo, também escreveu um artigo em conjunto com Breuer, "Sobre o Mecanismo Psíquico dos Fenômenos Histéricos", propondo uma nova teoria – uma combinação dos conceitos de Janet e Benedikt. Esse artigo foi recebido positivamente. Dentro de um mês, uma resenha objetiva foi publicada na *Revue Neurologique* (Revista Neurológica), e também houve resenhas em periódicos alemães[85]. Obersteiner mencionou o artigo em seu livro sobre hipnose como sendo "uma aplicação muito interessante do sugestionamento hipnótico"[86]. Na Inglaterra, Myers o considerou uma confirmação de suas ideias sobre o si-mesmo subliminar[87]. Michell Clarke, em *Brain* (Cérebro), fez um comentário extenso e compassivo[88]. Na Bélgica, Dallemagne fez um bom resumo da teoria Breuer-Freud e expressou algumas reservas[89]. Janet escreveu: "Fico feliz em ver que os resultados de minhas já velhas descobertas foram recentemente confirmados por dois autores alemães, Breuer e Freud."[90] Benedikt – que, como Janet, havia sido mencionado em nota de rodapé – criticou o artigo e disse que Breuer e Freud devem ter tido, mesmo, muita sorte de encontrar um conjunto de casos clínicos tão incomumente bom[91].

A morte repentina de Charcot, em 16 de agosto de 1893, foi um choque na França e em todo o universo científico. Como já mencionado, Charcot estava cercado por um bando de inimigos ávidos por explorar todo e qualquer incidente contra ele[92]. Charcot foi criticado por sua postura no Caso Valroff, no qual um criado doméstico, Valroff, depois de tentar matar a senhora da casa e sua criada particular, declarou que havia agido em estado sonambúlico. O acusado sustentava ter agido em completa inconsciência[93]. O parecer de Charcot foi solicitado. Ele foi evasivo, fez uma descrição do estado sonambúlico, mas sem conseguir dizer se isso se aplicava ao estado recente de Valroff. Enquanto isso, a campanha para as eleições gerais começou com um amargor incomum. A opinião pública estava aborrecida com os escândalos econômicos. Em junho, na Câmara dos Deputados, vários políticos foram acusados de terem sido subornados pelos ingleses, por intermédio do financista Cornelius Hertz. Os documentos utilizados como prova mostraram-se forjados, mas Hertz, acusado de malversação, fugiu para a Inglaterra. Os ingleses recusaram-se a entregá-lo às autoridades francesas porque estava gravemente doente. Os franceses enviaram Charcot para a Inglaterra, junto de outro médico especialista, a fim de reportarem o estado de Hertz. Charcot foi criticado por ter feito a previsão de que o homem morreria dali a duas semanas – na verdade, foi Charcot quem morreu antes de Hertz. O mês de julho começou com manifestações estudantis em Paris e um jovem foi morto acidentalmente num café. Esse foi o estopim para violentos motins estudantis, que tiveram apoio dos operários. Por um período de quatro dias, o Quartier Latin esteve coberto com barricadas. O clima estava intoleravelmente escaldante, deixando ainda mais intoleráveis na Escola de Medicina as pressões já costumeiras para a conclusão das dissertações. Em 29 de julho, Janet defendeu brilhantemente a sua tese em medicina perante uma banca presidida por Charcot. Os preparativos para as eleições gerais deram azo a polêmicas furiosas que desandaram, em mais de uma ocasião, em atos de violência.

Nessas circunstâncias atribuladas, Charcot saiu de Paris pouco antes de 15 de agosto para passar férias no distrito de Morvan, acompanhado por dois de seus discípulos prediletos: Debove e Strauss. O médico russo Liubímov contou que foi atrás de Charcot em sua casa, e que, sem saber de sua iminente partida, ficou abismado com a expressão de sofrimento por ele apresentada[94]. Charcot, contudo, consentiu com uma solicitação de Liubímov, e assim atendeu seu último paciente no caminho de casa até a estação ferroviária. No dia seguinte, parecia que Charcot estava se recuperando, mas ao entardecer ele se sentiu mal e chamou por seus companheiros. Deram-lhe uma injeção de morfina e deixaram-no dormir. Na manhã seguinte, 16 de agosto, encontraram-no morto[95]. Charcot foi enterrado com todas as honras de Estado. Uma cerimônia imponente ocorreu na Capela da Salpêtrière, contando com representantes do governo, da administração pública e de entidades científicas, bem como com várias personalidades. Vários periódicos médicos foram publicados com as capas em borda preta, e os jornais ficaram repletos de detalhes – precisos e imprecisos – da carreira e da morte de Charcot. Disseram que, na manhã de sua morte, uma delegação de pacientes histéricos inquietos foi até o diretor do hospital perguntar se algo havia acontecido com Charcot, porque sonharam que ele havia morrido. Alguns obituários possuíam um tom ambíguo: o *Figaro* de 17 de agosto enfatizou a genialidade e as grandes conquistas científicas de Charcot, mas também desenterrou as velhas acusações de orgulho descomedido, egoísmo fascinante e autovalorização que beirava o histrionismo. O dr. Antoine Émile Blanche, que havia morrido no mesmo dia, foi exaltado como um médico da velha-guarda que escrevia redações inteligíveis, que era humano, compassivo, e para o qual os pacientes eram mais seres humanos que históricos clínicos.

Muitos obituários de Charcot foram publicados em periódicos médicos na França e noutros lugares. Um dos primeiros figurou no *Wiener Medizinische Wochenschrift* (Semanário Médico de Viena) de 9 de setembro de 1893, assinado pelo dr. Sigmund Freud[96]. O autor, que sentia orgulho em relatar reminiscências pessoais, comparou Charcot com Adão, que havia nomeado os animais no Éden, e com Pinel, que havia libertado os insanos de seus grilhões: da mesma forma, na Salpêtrière Charcot havia dado nomes a doenças desconhecidas e libertado os histéricos dos grilhões do preconceito. Ao trabalho neurológico de Charcot, Freud deu pleno reconhecimento; ao seu trabalho sobre a histeria, creditou-lhe a abordagem pioneira para o seu entendimento. Quanto à hipnose, reconheceu as sérias, ainda que exíguas, investigações de Charcot.

Aos olhos de seus contemporâneos, o obituário que Freud escreveu de Charcot foi apenas um entre os muitos escritos por toda a Europa. Na França, após os obituários laudatórios redigidos por discípulos de Charcot, despontou um perspicaz artigo de Janet que indicava discretamente os pontos fracos na metodologia charcotiana[97]. O primeiro livro sobre Charcot, muito curiosamente, foi o de um médico russo, Liubímov, que com ele manteve proximidade por vinte anos, registrando informações a seu respeito que não podem ser encontradas em nenhum outro lugar. A impressão geral era a de que seria muito difícil substituir Charcot; e de que, com a sua morte, uma era na história da neuropsiquiatria havia chegado ao fim.

Predominância e Declínio da Escola de Nancy: 1894-1900

Com a morte de Charcot, o reinado da Salpêtrière parecia ter acabado. Charcot vinha perdendo espaço para a Escola de Nancy durante os últimos anos, e de dentro da Salpêtrière também vinha uma reação contra as suas ideias. Havia tantos elementos discutíveis nos experimentos com pacientes histéricos que uma base mais sólida para investigações era desejável. Existiram dois tipos de reação: houve quem, como Janet, estivesse a favor do prosseguimento com os estudos psicológicos com métodos objetivos e críticos; mas também houve quem rejeitasse o método psicológico em favor do neurológico – a maioria dos discípulos de Charcot. Seu sucessor, o professor Fulgence Raymond, tomou um caminho intermediário. Ele pendia fortemente para a abordagem neurológica, porém encorajou que Janet continuasse com a abordagem psicológica. A Escola de Nancy parecia então dominar a cena, e foi se expandindo; contudo, ao fazê-lo, o seu ensino se diluiu. Bernheim havia começado a trabalhar com o sono hipnótico, concentrando-se posteriormente no "sugestionamento". A palavra "sugestionamento" foi se tornando cada vez mais vaga em termos de significado, e foi sendo gradativamente substituída pelo novo termo em voga: "psicoterapia".

A Procura por Novas Psicoterapias:
1894-1896

No ano de 1894, a supremacia política da Europa ainda era absoluta, mas dois aconte-cimentos devem ter servido de alerta. O Japão, por iniciativa própria, declarou guerra à China e, depois de uma rápida vitória, fez da Coreia um "protetorado". O sultão turco, Abdul Hamid II, elegeu os armênios como bodes expiatórios da vez e massa-crou sistematicamente oitenta mil deles. Até então, o costume nos países europeus era intervir declarando guerra ou ameaçando fazê-lo assim que os turcos começa-vam a massacrar cristãos. Mas dessa vez, a despeito da indignação entre as nações cristãs, o Sultão Vermelho não recebeu uma oposição efetiva, o que significou mais uma derrota moral para a Europa. Enquanto isso, a atividade anarquista em territó-rio europeu continuou, e o presidente francês, Sadi Carnot, foi assassinado. O tsar Alexandre III morreu, e o tipo de política que o seu sucessor Nicolau II iria seguir era motivo de ansiedade para o restante da Europa.

Em Paris, a reação contra Charcot não tardou a vir, tanto de dentro quanto de fora da Salpêtrière[98]. Não obstante, Janet, favorecido pela postura de benevolente neutra-lidade de Raymond, publicou dois de seus célebres históricos clínicos: o de Justine e o de Achilles[99]. Mas Bernheim agora se considerava a grande liderança da psicotera-pia, e a sua influência foi se expandindo progressivamente.

No universo de língua alemã, a "Comunicação Preliminar" de Breuer e Freud despertou certo interesse; aqueles que haviam lido Janet, no entanto, não conseguiam muito ver o que havia de novo nela. No entanto Freud passou a insistir nas diferenças entre as suas teorias e as de Janet e, em 1894, publicou um artigo sobre as "neuroses de defesa", no qual assumiu uma posição contrária à dele.

Aos que estavam passando por eles, os acontecimentos do ano de 1895 aparenta-ram ser desastrosos para o prestígio do mundo ocidental. O massacre dos armênios continuou, a despeito dos protestos das potências cristãs, e houve um despertar do antissemitismo na Europa. O líder antissemita, Karl Lueger, foi eleito prefeito de Viena, porém o imperador anulou a nomeação. Houve certo alvoroço durante a cam-panha eleitoral, embora não tenha ocorrido praticamente nenhuma violência contra pessoas judias ou as suas propriedades. Na França, o antissemitismo girou em torno do Caso Dreyfus. O Capitão Alfred Dreyfus foi acusado de traição, destituído de sua patente e sentenciado a trabalho forçado na Ilha do Diabo. No mesmo ano, duas grandes descobertas científicas foram feitas: a dos raios X, por Röntgen, e a do cine-matógrafo, pelos Lumière. Pasteur, que morreu em 28 de setembro, foi sepultado com honras de Estado como um dos maiores cientistas de todos os tempos, e os france-ses sentiam que a história da medicina poderia então ser dividida em dois períodos: antes e depois de Pasteur.

Em Paris, Janet publicou uma série de artigos ilustrando o papel das ideias subcons-cientes na etiologia dos sintomas histéricos, das fugas, e até dos espasmos musculares[100]. Mas a deferência das pessoas instruídas foi para com a *Psicologia das Massas* de Gustave

Le Bon, que elas acreditavam fornecer uma nova chave para a compreensão da sociologia, da história e da ciência política[101].

Em Viena, Sigmund Freud, enquanto estudioso das neuroses, emergia como rival de Pierre Janet. Isso foi demonstrado pelos seus artigos acerca da psicoterapia da histeria e sobre neurose de angústia, por outro artigo seu, em francês, a respeito das obsessões e fobias (com a sua teoria dos quatro tipos de neuroses e suas etiologias sexuais específicas), e sobretudo por sua publicação em conjunto com Breuer intitulada *Estudos Sobre a Histeria*[102]. Esse livro, como vimos, contém o relato do caso de Anna O., paciente de Breuer, e quatro históricos clínicos de Freud. A evolução em relação à época da "Comunicação Preliminar" é digna de nota: dessas quatro pacientes, apenas duas foram tratadas com hipnose; as outras duas foram tratadas com o manejo direto de seus problemas em estado de vigília, bem à maneira de Benedikt.

A tradicional crença de que os *Estudos Sobre a Histeria* não fizeram sucesso é definitivamente contraditada pelos fatos. Friedrich Umpfenbach escreveu que os cinco históricos clínicos eram de extremo interesse, e que os dois autores haviam chegado aos conceitos de Janet e Binet[103]. Bleuler fez um relato objetivo acerca do livro e expressou algumas reservas – segundo ele, não estava descartado que o sucesso terapêutico do método catártico fosse simplesmente o resultado de sugestionamento –; ele considerou o livro um dos volumes mais importantes publicados nos últimos anos[104]. De acordo com Jones, o livro se deparou com uma crítica pouco compreensiva e derrogatória por parte de Strümpell, mas recebeu uma resenha extremamente gentil de J. Michell Clarke. Na verdade, Strümpell e Clarke teceram os mesmos elogios e as mesmas críticas, embora expressos de forma diferente. Strümpell disse que "os dois autores tentaram nos oferecer, com muita mestria e acúmen psicológico, uma visão mais aprofundada acerca da condição mental das pessoas histéricas, e as suas declarações oferecem muito de interessante e estimulante"[105]. Ele não duvidou do sucesso terapêutico de Breuer e de Freud, porém questionou até que ponto se tinha o direito de investigar os mais íntimos segredos de um paciente, e se aquilo que o paciente dizia sob hipnose realmente correspondia à verdade – porque muitos histéricos, quando hipnotizados, são capazes de romancear as coisas. As mesmas objeções que Jones acha derrogatórias quando vindas de Strümpell foram expressas por Michell Clarke, que escreveu: "Quanto à conveniência de penetrar tão intimamente nos mais privados pensamentos e preocupações de um paciente, não vou entrar no mérito da questão"; e que "parece provável que os pacientes fiquem – em muitos casos, ao menos – fortemente ressentidos com isso. A necessidade de, ao estudar pacientes histéricos, ter em mente a grande prontidão com que eles respondem ao sugestionamento deve ser reiterada, na medida em que o ponto fraco do método de investigação talvez possa estar aí"[106]. O perigo, acrescenta ele, seria de os pacientes "darem declarações conformes ao menor sugestionamento que lhes tenha sido feito", mesmo inconscientemente, pelo investigador. Na Inglaterra, também, Myers elogiou o livro, no qual via uma confirmação de suas próprias ideias e da pesquisa de Binet e Janet, na França[107]. Havelock Ellis fez comentários entusiasmados e disse que Breuer e Freud "abriram uma porta", acrescentando: "Parece provável que os futuros avanços na explicação da histeria hão de assentar em mais análise psíquica."[108] A história de Anna O. foi utilizada por Bressler[109] num estudo sobre a paciente de Blumhardt e seu tratamento por meio do exorcismo[110]; a teoria breuero-freudiana da histeria, disse Bressler, poderia nos ajudar a obter um entendimento científico desse caso. Em Budapeste, Ranschburg e Hajos fizeram um estudo comparativo entre as teorias da histeria de Janet e de Breuer-Freud, reconhecendo os méritos de ambas, embora não aceitassem a crítica breueriana dos conceitos de Janet[111]. O comentário mais sóbrio veio de Krafft-Ebing, que afirmou ter experimentado o método Breuer-Freud em alguns pacientes histéricos e descoberto que trazer à luz o trauma causal não era o suficiente para tratar o sintoma[112]. Krafft-Ebing também enfatizou que a memória do trauma recalcado emergiria na consciência de uma forma fantasiosa e distorcida[113].

Estudos Sobre a Histeria também fez sucesso nos círculos literários. O escritor Alfred Berger, conhecido por um ensaio filosófico sobre Descartes, por romances psicológicos e também como crítico literário, escreveu uma resenha com o título "Chirurgie der Seele" (Cirurgia da Alma), na *Morgenpresse* (Impensa Matinal)[114]. Ele enalteceu a profundez emocional, a sagacidade psicológica e a bondade de coração manifesta no trabalho dos dois autores; comparou as suas curas catárticas com o tratamento de Orestes na peça *Ifigênia em Tauris*, de Goethe[115]. Sobretudo, aclamou-o como "um exemplar da psicologia dos antigos escritores". Os escritores, disse ele, são como os grandes vikings que estiveram na América muito antes de Colombo; agora, finalmente, os médicos estavam indo ao seu encontro. Também temos conhecimento, a partir da correspondência de Hofmannsthal, que ele esteve interessado nos *Estudos Sobre a Histeria* como material de base ao preparar sua peça *Elektra*[116]. Queria que a sua heroína, em contraste com a de Goethe, fosse uma espécie de fúria histérica[117]. Hermann Bahr, que havia emprestado o seu exemplar do livro de Breuer e Freud a Hofmannsthal, utilizou o método catártico dos autores para a sua interpretação de obras dramáticas[118].

O ano de 1896 foi marcado por outro golpe severo na autoestima da Europa. Os italianos, que haviam empreendido a conquista da Etiópia, sofreram uma derrota avassaladora pelo imperador Menelik, em Aduá. Mas entre os acontecimentos desse ano, talvez nenhum tenha sido tão terrível quanto a catástrofe que acompanhou a coroação do tsar Nicolau II e a imperatriz Alexandra, no dia 29 de maio. Durante as festividades, a multidão entrou em pânico, e vários milhares de homens, mulheres e crianças morreram pisoteados. A isso se seguiram protestos entre os liberais e revoltas estudantis que tiveram de ser, todos eles, reprimidos. Os supersticiosos viram esses acontecimentos como um mau presságio para o reinado do novo tsar. Não obstante, a aliança entre França e Rússia estava ganhando forma, e quando o tsar Nicolau visitou Paris, deparou-se com uma recepção triunfal. Tudo isso só podia aumentar a tensão entre os dois blocos políticos na Europa.

O antissemitismo estava começando a se tornar uma crescente preocupação na Europa. Na França, um grupo deu início a uma campanha em prol de Dreyfus, e dois campos opostos se configuraram. Na Áustria, um jornalista e dramaturgo judeu, Theodor Herzl, publicou um livro que marcaria época: *O Estado Judeu* [119]. Como jornalista a serviço da *Neue Freie Presse* (Nova Imprensa Livre), testemunhou o alvoroço em torno da eleição de Lueger e a agitação com o Caso Dreyfus na França. A única alternativa que ele podia enxergar para o antissemitismo era a criação de um Estado nacional judaico na Palestina. Não foi o primeiro a sugerir uma solução como essa; porém, nesse seu livro ele apresentou planos completos e trabalhou para que se realizassem.

Em 1896, o III Congresso Internacional de Psicologia ocorreu, de 4 a 7 de agosto, na cidade de Munique [120]. O congresso foi preparado com uma *Gründlichkeit* [121] tipicamente alemã e reuniu cerca de quinhentos participantes, o que foi considerado um número muito grande. 176 comunicações foram realizadas em quatro línguas (alemão, espanhol, inglês e italiano). Entre os participantes estavam os mais conhecidos filósofos, psiquiatras e psicólogos da época. Muitas das comunicações eram de alta qualidade e, em retrospectiva, algumas delas continuam sendo de particular interesse hoje em dia.

Theodor Lipps apresentou uma comunicação impressionante sobre o conceito de inconsciente [122]. O inconsciente, disse ele, é "a" questão da psicologia. O inconsciente, a base geral da vida psíquica, é feito uma cadeia de montanhas submarinas da qual só emergem os picos – estes, por sua vez, representando o consciente. A nossa vida consciente é, em grande medida, dominada por representações inconscientes: "Assim, representações passadas encontram-se ativas em mim agora, sem a minha ciência quanto à sua presença e atividade." O inconsciente não pode ser inteiramente explicado em termos fisiológicos, ele é uma realidade psíquica em si mesmo. Numa direção algo similar ia a comunicação de Georg Hirth sobre os *Merksysteme* [123], isto é, as duradouras associações de percepções que, abaixo do limiar da consciência, encontram-se ativamente em conflito umas com as outras [124]. Esses *Merksysteme* podem se apoderar de um indivíduo sem que ele tenha ciência disso. No pior dos casos, a tirania deles pode ser tamanha que leva o indivíduo à ruína. Os *Merksysteme* podem se unir na forma de sistemas de sombra que estão nas raízes das antipatias, desconfianças, perversões, e assim por diante; e eles são denunciados, com frequência, por sistemas oníricos. "A trajetória de vida do histérico e do melancólico é pavimentada com *sistemas de sombra*." Na discussão que veio em seguida à conferência, o reitor Ufer comentou que os *Merksysteme* eram as *Vorstellungsmassen* [125] de Herbart, e Truper disse que eram idênticos às condensações de Lazarus.

Numa comunicação intitulada "Der Unterschied zwischen Suggestibilität und der Hysterie" (A Diferença Entre Sugestionabilidade e Histeria), Forel tentou oferecer uma resposta à velha pergunta "O que é a histeria?". Ele definiu a histeria como "um complexo patológico de sintomas" que podem ser ou constitutivos ou adquiridos, ou ambos – embora, via de regra, o elemento constitutivo predomine. Isso é verdade, disse Forel, apesar de haver provas – trazidas "por Charcot, Freud, Breuer, Vogt, e muitos outros antes deles" – de que sintomas aparentemente graves podiam ser produzidos por representações mentais inconscientes e curados por meio da remoção destas. Otto Wetterstrand apresentou uma comunicação sobre o seu novo método de tratamento hipnótico e sono hipnótico prolongado. Ele re-hipnotizou pacientes para mantê-los em sono hipnótico por seis, oito, dez ou mais dias, e alegava ser capaz de tratar pacientes histéricos dessa forma.

Em sua comunicação "L'Influence somnambulique et le besoin de direction" (A Influência Sonambúlica e a Necessidade de Orientação), Janet ofereceu uma clara descrição da relação específica entre terapeuta e paciente. Com base em sua própria experiência clínica, Janet distinguiu dois tipos de conexão: influência sonambúlica, ocorrendo em pacientes histéricos; e necessidade de orientação, em psicastênicos[126].

As comunicações aqui descritas são apenas uma pequena amostra das que foram apresentadas nesse congresso. O número, a variedade e a originalidade das contribuições devem ter dado aos participantes a impressão de que a psicologia estava à beira de uma grande virada.

O secretário-geral do congresso, Von Schrenck-Notzing, publicou naquele mesmo ano um estudo sobre a dupla personalidade[127]. Ele argumentava que a dupla personalidade era um reavivamento inconsciente de memórias esquecidas. Amparou seu ponto de vista numa cuidadosa revisão de casos clínicos famosos (Félida, de Azam; Blanche Wittmann, de Charcot; e vários pacientes de Janet) e na pesquisa recente de autores franceses, assim como na de Breuer e Freud.

O Período Fin-de-Siècle: 1897-1900

Os anos de 1897 a 1900 foram a culminação do espírito de *fin-de-siècle* na Europa[128]. Uma de suas características, como vimos, foi um extremo interesse por parte do público em problemas psicológicos e psicopatológicos, bem como a busca por novos sistemas de psicoterapia. Bernheim ainda se considerava o líder incontestável da medicina psicológica, mas a Escola de Nancy foi se tornando um conceito cada vez mais nebuloso. Em Paris, a reação contra Charcot chegou tão longe que muitos consideravam a psicologia desnecessária no tratamento de pacientes mentais. Janet, sem negar sua pesquisa prévia sobre as ideias fixas subconscientes, deu mais atenção a minuciosas descrições da psicastenia. É claro que poucos sabiam que, em Genebra, Flournoy havia empreendido uma investigação de longo prazo com a médium Hélène Smith. E quem iria adivinhar que Sigmund Freud, em Viena, estava conduzindo uma autoanálise, junto com uma investigação dos sonhos?

O ano de 1897, como os anteriores, deu a impressão de estar muito carregado de tensões políticas e sociais. A população de Creta rebelou-se contra o domínio turco e foi apoiada por tropas da Grécia, mas os turcos reconquistaram a ilha, provocando a intervenção de outras potências europeias. A Aliança Franco-Russa foi fortalecida pela visita que o presidente francês Félix Faure fez ao tsar Nicolau II. Em Viena, Karl Lueger, o líder antissemita, foi eleito prefeito de Viena pela terceira vez – isso depois de o imperador ter anulado duas vezes a sua nomeação –, e dessa vez sua eleição foi ratificada.

O I Congresso Sionista, presidido por Theodor Herzl, ocorreu na Basileia. Mas provavelmente o acontecimento que causou a impressão mais dramática naquele ano foi o incêndio no Bazar de la Charité[129], em Paris, no dia 4 de maio. Os organizadores e participantes do Bazar faziam parte da elite da aristocracia francesa. Uma das vítimas do desastre era irmã da imperatriz Isabel da Áustria. Entre os 125 que pereceram no incêndio, apenas cinco eram homens (três idosos, um garoto de doze anos e um médico). Revelou-se que os jovens aristocratas presentes tinham dado o fora, e esse comportamento vergonhoso foi o golpe de morte ao que restava de respeito pela aristocracia.

Entre as várias publicações desse ano estava a pesquisa realizada por Frederic Myers sobre a relação entre sintomas histéricos e ideia fixas. Os sintomas histéricos, disse ele, possuem traços infantis e "sugerem-me irresistivelmente o fantástico jogo onírico do si-mesmo subliminar". Ele acrescentou:

> Todos os sintomas histéricos, então, ouso dizer, são equivalentes a *idées fixes*[130]; e um acesso histérico é a explosão de uma *idée fixe* [...] noções como essas, que me foram sugeridas em grande parte pelos experimentos do dr. Janet, encontram – ao que me parece – uma estranha confirmação nos mais recentes *Studien über Hysterie* (Estudos Sobre a Histeria) dos drs. Breuer e Freud. Esses médicos tiveram de lidar – sobretudo no caso Anna O., do dr. Breuer – com histéricas de um calibre intelectual muito maior que o das pacientes da Salpêtrière [Myers comparou o mecanismo pelo qual os sintomas histéricos são produzidos ao da criatividade dos gênios] [...] A genialidade consiste, em grande parte, em espraiamentos subliminares que expressam simbolicamente o resultado de observações e inferências das quais o si-mesmo subliminar não está ciente.[131]

No entanto, em geral, tudo o que dizia respeito à histeria, à hipnose e ao sugestionamento estava se tornando cada vez mais suspeito; e a palavra "psicoterapia" era agora o termo aceito para todos os métodos de cura por meio da mente. Um típico exemplo dessa nova postura é encontrado no manual de psicoterapia de Löwenfeld[132]. Após realizar um levantamento histórico da psicoterapia e dos princípios gerais da psicologia médica, Löwenfeld oferece instruções no que se refere à relação paciente-médico. Entre os principais métodos psicoterapêuticos ele apresenta a ginástica psíquica, o tratamento hipnótico e sugestivo, o método de Breuer-Freud, a terapia das emoções e a cura pela fé.

O ano de 1898 levou a Europa à beira da guerra. O incidente disparador foi parte da competição pela propriedade colonial na África. Os franceses já possuíam um grande império que ia do Oceano Atlântico ao Lago Chade. Uma expedição sob o comando do cel. Marchand chegou a Fachoda, onde foi detida pelos ingleses. Isso provocou muita indignação na França, e a guerra entre França e Inglaterra parecia inevitável, mas os franceses, por fim, cederam às exigências inglesas – uma concessão oportunista por conta de uma possível guerra futura com a Alemanha. Um novo e sério golpe no narcisismo europeu foi desferido pela Guerra Hispano-Americana. Uma rebelião contra os espanhóis havia ocorrido em Cuba, e os rebeldes foram apoiados por voluntários dos Estados Unidos. Como resultado de um incidente não esclarecido – referente à explosão, perto de Havana, do navio estadunidense "Maine" –, os estadunidenses declararam guerra. A frota espanhola sofreu uma derrota esmagadora, depois da qual os estadunidenses ocuparam Cuba, Porto Rico, Guam e as Filipinas. Na Espanha, a derrota iniciou o que foi chamado de *marasmo*. A geração jovem, posteriormente chamada de "Geração de 1898", sentiu profundamente o impacto da derrota, mas a longo prazo muitos deles promoveram uma vida intelectual renovada em seu país. O conflito Dreyfus atingiu o auge na França quando o romancista Zola publicou um libelo, *Eu Acuso*, e um dos acusados, o cel. Henry, preso por falsificação, cometeu suicídio. E quando a imperatriz Isabel da Áustria foi assassinada por um anarquista em Genebra, muitos tiveram a impressão de que o destino estava trabalhando contra o desafortunado imperador Francisco José I.

Também em 1898, Pierre Janet publicou *Névroses et idées fixes* (Neuroses e Ideias Fixas), a primeira de suas obras de grande porte a serem publicadas sob os auspícios do laboratório psicológico da Salpêtrière[133]. Uma grande parte dela já havia sido divulgada na forma de artigos avulsos. Seguindo o costume francês da época, o apadrinhamento de Raymond foi reconhecido mediante a colocação do seu nome junto ao nome do autor, embora tudo tivesse sido escrito por Janet. *Névroses et idées fixes* contém vários dos históricos clínicos mais populares de Janet – os de Marcelle, Justine, Marcelline, madame D. e Achilles –, assim como contribuições de natureza mais teórica. Seguindo o *Automatisme psychologique* (Automatismo Psicológico) e a tese em medicina sobre histeria, esse livro garantiu o renome de Janet como o maior especialista em neuroses da França. Mais ainda porque, no mesmo ano, ele fez uma contribuição substancial sobre o "Traitement psychologique de l'hystérie" (Tratamento Psicológico da Histeria) para o enciclopédico manual de terapêutica organizado por Albert Robin.

> Janet sintetizou ali as suas concepções sobre as ideias fixas subconscientes: sua natureza, sua detecção e seu manejo, bem como a sua relação com os sintomas – incluindo o caráter simbólico dos sintomas em determinados casos. Ele enfatizou que não era o bastante trazê-los de volta à consciência; que eles tinham de ser dissociados, a despeito da considerável resistência – frequentemente na forma de sintomas somáticos. Janet também insistiu no papel capital da influência sonambúlica, e em como ela havia sido utilizada para o tratamento, embora mantida no mínimo compatível com o efeito terapêutico. Não menos essencial, disse Janet, era a suplementação do tratamento hipnótico com um programa de reeducação[134].

A Escola de Nancy havia crescido rapidamente, e um de seus adeptos, o holandês Van Renterghem, publicou um recenseamento. A primeira coisa que fez foi descrever os membros do grupo de Nancy, Liébeault e Bernheim, e os adeptos que a escola possuía em todas as partes da Europa – como a Polônia, a Suécia e a Alemanha[135]. Breuer e Freud representavam o ramo austríaco.

Os médicos de 1898, lendo a respeito de nomeações universitárias em periódicos médicos, devem ter ficado surpresos ao notarem que o famoso professor August

Forel havia deixado a sua cátedra de psiquiatria na Universidade de Zurique para ser substituído por um recém-chegado quase desconhecido, Eugen Bleuler, em reconhecimento pelo notável trabalho clínico que este havia realizado durante os últimos dez anos no Hospital Psiquiátrico de Rheinau[136].

Em meio à grande produção de literatura desse ano estavam as *Untersuchungen über die Libido sexualis* (Investigações Sobre a *Libido Sexualis*), de Albert Moll[137]. Ele desenvolveu a ideia, sugerida por Dessoir em 1894, de que havia uma evolução do instinto sexual, de que normalmente havia um estágio transitório indiferenciado em jovens adolescentes, e de que, em alguns casos, um distúrbio do desenvolvimento poderia ser a explicação para a homossexualidade em adultos. A palavra "libido" – que havia sido utilizada por Benedikt, Krafft-Ebing, entre outros, no sentido de desejo sexual – recebeu um novo significado, no sentido do instinto sexual em suas fases de evolução. Em Viena, Freud publicou seu artigo sobre "o mecanismo psíquico do esquecimento" e sobre "a sexualidade na etiologia das neuroses".

Com o ano de 1899 veio a Guerra dos Bôeres. O público esperava que os ingleses fossem conseguir uma rápida vitória, mas eles sofreram reveses no início e tiveram de enviar reforços. Os bôeres gozavam de grande simpatia na França e na Alemanha. Em solo francês, o alvoroço em torno do Caso Dreyfus foi diminuindo gradativamente; a sentença de Dreyfus foi suspensa e ele voltou da Ilha do Diabo.

O progresso da Escola de Nancy era notório na Holanda. A clínica psicoterapêutica de Van Renterghem, situada num bairro residencial de Amsterdã, foi solenemente transformada em Instituto Liébeault. Consistia num salão de entrada, salas de espera e de exame, consultórios, uma biblioteca e 26 quartos para pacientes. No corredor havia uma placa com a seguinte inscrição, lembrando os visitantes de que Liébeault nascera no vilarejo de Favières, em Lorena:

AMBROSIO AUGUSTO LIÉBEAULT
EX FAVEREIS ORIUNDO (LOTHARINGIA)
DEDICATUM

A clínica era decorada com retratos de Liébeault, Bernheim e Liègeois.

O interesse em patologia sexual – que era muito forte desde a publicação da primeira edição do *Psychopathia sexualis*, de Krafft-Ebing – foi manifestado pela fundação do *Jahrbuch* (Anuário) de Magnus Hirschfeld[138]. Essa publicação oferecia contribuições originais e uma revisão da literatura atual sobre patologia sexual. Também assumia uma posição ativa, advogando por uma reforma das leis concernentes à homossexualidade. Entre as muitas publicações desse ano estava o livro de Féré, *L'Instinct sexuel: évolution et dissolution* (Instinto Sexual: Evolução e Dissolução), no qual o autor tentou introduzir um conceito evolucionário no campo dos desvios sexuais[139]. E com base nas evidências das muitas observações clínicas que ele havia feito, enfatizou a influência das experiências sexuais precoces no futuro desenvolvimento sexual dos indivíduos.

Nesse ano, Freud publicou seu artigo sobre "memórias encobridoras", que recebeu comentários favoráveis na *Revue Neurologique* (Revista Neurológica) e em vários periódicos psiquiátricos e psicológicos.

O ano de 1900 parecia um dos mais sangrentos que já se viu. A guerra acirrou na África do Sul; parecia que os ingleses estavam colados ali, mas, a despeito de sucessos locais, eles pareciam incapazes de atingir qualquer vitória decisiva. O presidente do Transvaal, Kruger, viajou pela Europa, mas recebeu apenas boas palavras e simpatia. Na China, uma insurreição foi promovida por uma sociedade secreta, os Boxers. Em junho, os europeus foram sitiados em suas embaixadas na cidade de Pequim, e foram resgatados em agosto por uma expedição internacional comandada por um alemão. O alarido na Europa a respeito do "perigo amarelo" era grande, e o medo de que os chineses se unissem para constituir um poderoso exército que iria inundar e espoliar a Europa virou um pesadelo. O rei Humberto da Itália foi assassinado por um anarquista.

Contudo, 1900 parecia ser um ano produtivo em muitos sentidos. Na Alemanha, Planck fez sua primeira comunicação acerca da teoria dos *quanta*, que iria revolucionar a física. Ellen Key publicou *The Century of the Child* (O Século da Criança), no qual apregoava que o século xx traria a libertação da criança e advogava por reformas revolucionárias na educação. Na arte, novas correntes que haviam crescido lentamente durante os anos anteriores passaram para o primeiro plano. O "Style Moderne" triunfou na França, o "Jugendstil", na Alemanha e na Áustria[140]. Em Viena, Gustav Klimt havia sido incumbido do mosaico decorativo do novo edifício da Universidade, mas os projetos causaram a indignação dos professores. As notícias da morte de Nietzsche após dez anos de demência reforçaram o interesse por sua filosofia em toda a Europa. Outro alemão, Edmund Husserl, publicou um livro que chamou pouca atenção fora de um restrito círculo de filósofos profissionais[141]. Quem iria adivinhar que cinquenta anos depois ele se tornaria fonte de inspiração para uma nova corrente psiquiátrica, a análise existencial?

Muitos esperavam que o novo século fosse o século da psicologia. Talvez não seja puro acaso que, em 1900, o Instituto Psicológico Internacional tenha sido fundado em Paris, com Janet como seu fomentador[142]. No mesmo ano, Janet foi convocado para substituir Ribot em sua disciplina de psicologia no Collège de France. Ele ministrou o seu primeiro ciclo de palestras sobre "Le Sommeil et les états hypnoïdes" (O Sono e os Estados Hipnoides), no qual discutiu o sono, os sonhos, os distúrbios do sono e o sonambulismo.

Um dos acontecimentos mais comentados de 1900 foi a grande Exposição Universal de Paris. Mais ainda que 1889, aquele foi o ano dos congressos internacionais. O Congresso Internacional de Medicina reuniu oito mil participantes divididos em 23 seções; um número muito grande de participantes para a época. A seção de Neurologia, que tinha Raymond como presidente, tomou o cuidado de permanecer no terreno firme da neurologia e não invadiu o campo da hipnose.

O II Congresso Internacional de Hipnose ocorreu de 12 a 16 de agosto[143]. O discurso de abertura, realizado por Raymond, ilustra como as ideias acerca da hipnose haviam mudado na Salpêtrière desde a morte de Charcot. Ele disse que Charcot havia feito da hipnose um tema de pesquisa com os mesmos métodos que aplicava às doenças neurológicas, enquanto a Escola de Nancy enfatizava os aspectos psicológicos do mesmo fenômeno. Na verdade, continuou Raymond, ambas as correntes tinham origens remotas; Pierre Janet havia mostrado que os magnetizadores haviam descrito os três estágios da hipnose já em 1840 e que a querela entre as escolas não passava de um renascimento da velha querela entre os fluidistas e os animistas. O único fato realmente novo, acrescentou Raymond, era que àquela altura todos acreditavam em determinismo psicológico e se esforçavam por descobrir as leis da mente. Essa palestra foi seguida por um longo e detalhado levantamento acerca da história da hipnose realizado por Bérillon, começando com Braid até chegar aos dias atuais.

Oskar Vogt falou sobre o valor da hipnose como ferramenta de investigação psicológica. Ele havia desenvolvido um método de fazer com que o sujeito hipnotizado se concentrasse numa determinada ideia, imagem, memória, ou num determinado sentimento, o que produzia uma maior conscientização, como se o conteúdo e o pano de fundo do fenômeno sob investigação estivessem sob uma lente de aumento[144]. Os participantes do congresso visitaram a Salpêtrière no dia 13 de agosto, guiados pelos drs. Cestan, Philippe e Janet. Os jornalistas que compareceram provavelmente sentiram falta daquele elemento de mistério atrelado à Salpêtrière da época de Charcot, por isso tiveram o maior prazer em divulgar as notícias de uma paciente extraordinária chamada Madeleine, que carregava os estigmas da Paixão de Cristo.

O IV Congresso Internacional de Psicologia ocorreu de 20 a 25 de agosto, com Théodule Ribot como presidente, Charles Richet como vice-presidente, e Pierre Janet como secretário-geral[145]. Entre os participantes estiveram um número impressionante de filósofos, psicólogos, psiquiatras, e até escritores. Todos os tópicos possíveis de interesse psicológico foram discutidos. A terceira sessão plenária foi dedicada ao fenômeno do sonambulismo. Théodore Flournoy, cujo *Des Indes à la la Planète Mars* (Das Índias ao Planeta Marte) havia sido publicado poucos meses antes, falou de Hélène Smith e de suas elocuções sonambúlicas; a infantilidade e a inépcia do que ela dizia mostravam que esses fenômenos se originavam em camadas primitivas e infantis da mente do indivíduo. Eles são uma espécie de emergência transitória de estágios do desenvolvimento psicológico há muito deixados para trás. Outro traço das performances sonambúlicas é a audácia com a qual o sujeito tenta impor suas baboseiras como fato incontestável. Aqui também Flournoy via uma característica infantil, na qualidade de uma reencenação da candura com a qual a criança vive as suas ficções e brincadeiras. Tudo isso deveria ser visto como fenômenos de regressão.

Frederic Myers, numa comunicação "On the Trance Phenomena of Mrs. Thompson" (Sobre os Fenômenos de Transe da Sra. Thompson), citou Pierre Janet, Binet, Breuer e Freud como autoridades em histeria. Imediatamente depois dele, Frederik van Eeden falou de seus experimentos com a mesma sra. Thompson (uma médium clarividente). Quando estava na Holanda e a sra. Thompson na Inglaterra, ele a chamou em sonho por três vezes, e ela foi capaz de confirmar horários e datas. Nas primeiras duas vezes a havia chamado de "Nellie"; na terceira, por engano, ele a chamou de "Elsie". Dois dias depois, recebeu uma carta da sra. Thompson informando que ela o havia ouvido chamá-la de "Elsie", mas que esse era o nome de um espírito que ela conhecia. Van Eeden também disse não haver diferença essencial entre um transe mediúnico e um sonho, e que uma pessoa poderia treinar a si mesma para controlar seus sonhos conforme a própria vontade[146].

Foram realizadas outras comunicações: a de Morton Prince, sobre as personalidades múltiplas da srta. Beauchamp; a de Hartenberg, sobre neurose de angústia, negando a teoria freudiana quanto à sua origem sexual – embora, durante o debate, ele tenha admitido que em certas situações poderia ser esse o caso; e a de Durand (de Gros), sobre a sua teoria do polipsiquismo. Depois de uma comunicação de Jovic, que advogava pelo uso de métodos experimentais em psicologia, um jovem vienense, Otto Weininger, respondeu cheio de vivacidade que, do jeito que os métodos experimentais em psicologia vinham sendo aperfeiçoados, a introspecção iria alcançar um grau de refinamento até então impossível de imaginar.

Também houve comunicações sobre casos clínicos. Paul Farez, um discípulo de Durand (de Gros), distinguiu dois tipos de tratamento hipnótico: um em que bastaria um comando para curar um paciente; outro no qual era necessária a exploração do inconsciente para encontrar a causa a fim de tratá-la[147]. A causa poderia ser um pesadelo ou uma vívida impressão da qual o paciente não havia conservado memória consciente. Farez também contou a história de um escritor que se havia tornado o joguete de uma atriz e queixava-se de lacunas na memória. Sob hipnose, conseguiu lembrar-se de que a atriz o hipnotizava e fazia com que ele realizasse o que ela queria e depois esquecesse de tudo. Farez foi então capaz de neutralizar a influência nociva da mulher.

Noticiando o Congresso, o *Figaro* escreveu: "Nunca mentes tão diversas discutiram questões tão variadas. Ali havia professores de filosofia, literatos, médicos, abades, jesuítas e dominicanos, fisiologistas, mágicos, brâmanes hindus, criminologistas, veterinários, príncipes russos e um bom número de mulheres, algumas das quais vieram para papear sobre espiritismo [...]."[148]

Dois livros que se tornaram clássicos em psiquiatria dinâmica foram publicados em 1900: *Des Indes à la Planète Mars*, de Flournoy; e *A Interpretação dos Sonhos*, de Freud – na verdade, ambos foram publicados no final de 1899, mas com o ano de 1900.

Já falamos da investigação que Théodore Flournoy realizou em Genebra, durante cinco anos, com a médium Catherine Müller, que alegava ter o dom da clarividência e a habilidade de reencarnar, em seus transes mediúnicos, fases de suas vidas passadas. Havia sido a rainha Simandini na Índia do século xv, a rainha Maria Antonieta, em Versailles, e tinha vivido em Marte – planeta cuja língua ela falava e escrevia fluentemente[149]. Flournoy descreveu esses três ciclos, chamando-os de romances de imaginação subliminar. Esse livro, tão divertido quanto um romance de Júlio Verne ou H.G. Wells, é uma análise profunda de alguns dos processos sutis da mente subconsciente. Ele traz evidências de que a imagetização subliminar é uma atividade criativa e contínua. Nas várias subpersonalidades de sua médium, Flournoy enfatizou a unidade fundamental de sua personalidade. Ele também mostrou a importância da criptomnésia, e que os romances subliminares consistiam, em grande medida, em memórias infantis esquecidas, especialmente de livros. A realização de desejo corria à rédea solta, as fantasias de superioridade – envolvendo ser uma rainha, dar orientações ou informações sobre outros mundos – expressavam os desejos de grandeza da paciente, embora mesclados com expressões simbólicas de uma realidade enfadonha. A regressão expressa em cada ciclo foi situada por Flournoy numa idade específica. Ao leitor moderno, um elemento que parece subestimado é o papel da conexão ou transferência; porém, como apontado por Claparède, Flournoy estava bem ciente a respeito desse fenômeno, mas o tratava com discrição.

O livro de Flournoy irritou alguns que acreditavam que as elocuções da médium eram verdadeiras revelações de outros mundos. Outros, contudo, vieram com uma crítica sólida. O dr. Metzger apontou o efeito perturbador que os recém-chegados haviam exercido durante as sessões de Hélène, comprometendo com as suas distrações desastradas a espontaneidade da médium, e influenciando-a[150]. Os comentários vindos de Genebra eram, com frequência, menos entusiasmados do que os de outros lugares. O competente *Journal de Genève* (Jornal de Genebra), numa longa resenha do dia 15 de janeiro, deu o devido crédito à diligência e à perspicácia psicológica de Flournoy. O crítico anônimo observou com humor o quão estranho era o fato de que o mesmíssimo grupo de aventureiros reunidos em torno de Hélène Smith de uma encarnação a outra eram, agora, pacíficos burgueses de Genebra, e que *Des Indes à la la Planète Mars* realmente equivalia a um *roman à clef*[151] para os genebrinos. O crítico até insinuou que o conhecimento superficial de sânscrito que a médium possuía bem se poderia ter originado numa brincadeira feita por algum dos amigos eruditos de Flournoy. Ele também enfatizou a fantástica proeza da jovem, que era capaz de criar simultaneamente várias caracterizações e tramas, assim como ler e falar várias línguas – uma das quais era criação dela própria. Lamentou que tanto talento fosse desperdiçado e concluiu que a médium era, sobretudo, uma atriz admirável que desempenhava os seus papéis com tamanha paixão que enfeitiçava o seu círculo íntimo. Essas alegações foram contestadas por Flournoy numa carta ao *Journal de Genève*, que foi publicada na edição de 19 de janeiro.

O livro de Flournoy foi amplamente bem-sucedido. Uma tradução em inglês foi publicada no mesmo ano que o original francês – as traduções italiana e alemã saíram depois. Segundo Claparède, o volume foi resenhado em inúmeros periódicos, revistas e jornais, e o nova-iorquino *World* (Mundo) ainda acrescentou um retrato colorido de Flournoy[152]. Recebeu comentários em jornais humorísticos como o londrino *Punch*, de 14 de março de 1900, e foi ridicularizado por estudantes em apresentações de fim de ano. O Teatro Cassino, em Genebra, apresentou uma peça, *En avant, Mars!* (Avante, Marte!); Flournoy recebeu cartas de todas as partes do mundo. William James escreveu: "Penso que seu volume provavelmente deu o passo decisivo para converter a pesquisa psíquica numa ciência respeitável." Myers disse que o livro era "um completo modelo de justeza", e também o considerou um passo decisivo na exploração da mente subliminar – uma opinião compartilhada por Morselli, Dessoir, Oesterreich, entre outros.

O segundo grande livro de 1900 foi *A Interpretação dos Sonhos*, de Freud, do qual já tratamos[153]. O nosso interesse aqui é apenas como o livro foi recebido quando da sua publicação. Entre os muitos trabalhos publicados todo ano sobre o tema dos sonhos, o título *Traumdeutung* chamou a atenção porque, desde a época de Scherner, pouca coisa havia sido publicada sobre a interpretação onírica. Além disso, a palavra *Traumdeutung* lembrava *Sterndeutung* (astrologia). A despeito desse título um bocado ambíguo, o livro de Freud trouxe muito para o leitor: primeiro um levantamento histórico da psicologia onírica; depois, uma explicação do método freudiano de interpretação de sonhos; em seguida, a sua teoria do sonho; e, por fim, a sua teoria da mente, em geral. O livro era bem escrito e continha ilustrações dos próprios sonhos do autor, assim como intrigantes detalhes da vida em Viena no final do século XIX. Era a promessa de ser a pedra angular de uma nova ciência da mente.

A recepção obtida por *A Interpretação dos Sonhos* deu origem à ascensão de uma lenda tenaz. "Raras vezes um livro importante não produziu nenhum eco", disse Jones; e, de acordo com Freud, dezoito meses depois da publicação do livro, nenhum periódico psiquiátrico o havia resenhado. Ilse Bry e Alfred Rifkin mostraram que, na verdade, o que aconteceu foi justo o contrário:

Inicialmente, *A Interpretação dos Sonhos* foi resenhada em pelo menos onze revistas gerais e periódicos temáticos, incluindo sete nos campos da filosofia e da teologia, da psicologia, da neuropsiquiatria, da pesquisa psíquica e da antropologia criminal. As resenhas são apresentações individualizadas, não apenas notas de rotina, e juntas redundam em mais de 7.500 palavras. O intervalo entre a publicação e as resenhas é de cerca de um ano, o que não é nada mal [...] Parece que o livro de Freud sobre os sonhos foi ampla e prontamente resenhado em veículos reconhecidos, incluindo os periódicos excepcionais em seus respectivos campos.

Ademais, os organizadores de bibliografias internacionais anuais do campo da psicologia e da filosofia incluíram o livro de Freud sobre os sonhos. Neste país, o *Psychological Index* (Índice Psicológico) listou *A Interpretação dos Sonhos* depois de quatro meses da publicação. *Grosso modo*, por volta do final de 1901, a publicação de Freud havia sido levada à atenção dos círculos médicos, psiquiátricos e psicológicos, bem como de círculos de pessoas instruídas em geral, em escala internacional.

Algumas das resenhas são minuciosas e altamente competentes, várias são escritas por autores com grande percurso de pesquisa sobre o tema, todas elas são respeitosas. A crítica aparece após um resumo honesto dos principais conteúdos do livro.[154]

Para substanciar esse depoimento, Bry e Rifkin ofereceram um excerto de uma resenha de Wilhelm Stern, mostrando o quão distante de "avassaladora" ela estava – para utilizar a mesma palavra de Jones[155]. Stern reconhece o fato de que Freud investigou os sonhos de um ponto de vista novo, e que "muitas perspectivas novas são abertas";

que Freud "teve o mérito de procurar uma nova explicação para os sonhos na pouco conhecida esfera da vida emocional"; que o livro contém "muitos detalhes de valor altamente estimulante, finas observações e perspectivas teóricas e, sobretudo, um material extraordinariamente rico de sonhos registrados de forma muito acurada". Näcke fez uma resenha extremamente positiva do "excelente livro" (*vortreffliches Buch*) de Freud, na qual diz que "o livro é psicologicamente o mais profundo que a psicologia dos sonhos produziu até o momento"; e ele acrescenta que "o trabalho é forjado como um todo unificado, e pensado com genialidade"[156].

Weygandt escreveu que "o livro oferece um rico material bem observado e, no empreendimento de analisar sonhos, vai mais longe do que qualquer um havia tentado até então"[157]. Flournoy fez uma resenha ainda mais positiva, na qual diz que "seu livro nos traz vários exemplos [de análise de sonhos] que são puras obras-primas de sagaz acume e engenhosidade sutil"[158].

Em Paris, Henri Bergson citou-o numa palestra sobre sonhos ministrada no Instituto Psicológico, em 26 de março de 1901[159]. Carl Gustav Jung – que à época era um jovem residente no Burghölzli, em Zurique – mencionou-o em sua dissertação, em 1902. Emil Raimann escreveu num livro sobre histeria: "Freud mostrou, de forma bastante convincente, que no sonho a vida mental se expressa; que desejos e pensamentos inconscientes tornam-se conteúdo de sonhos sob um disfarce quase irreconhecível."[160] Raimann, contudo, objetou a teoria sexual freudiana e suspeitou que, "porque a teoria de Freud é conhecida aqui nos círculos mais amplos", os pacientes que foram até Freud haviam sido, de antemão, influenciados por ela. Raimann enfatizou que essas objeções não diminuíam o mérito do ensino freudiano. Em todo o livro não há uma menção depreciativa sequer[161].

A Interpretação dos Sonhos também foi resenhada numa série de jornais e periódicos destinados ao grande público. O livro mal havia saído das prensas quando foi resenhado no jornal vienense *Die Zeit* (O Tempo), dos dias 6 e 13 de janeiro de 1900, por ninguém menos que o editor-chefe, Max Burckhardt[162]. Era uma resenha extensa e erudita, embora bastante loquaz. O fato é que não era nada negativa; Burckhardt obviamente havia lido a *Traumdeutung* com atenção. Sintetizou-a de modo claro e acurado, fazendo muitas citações. Achava que o autor havia dado ênfase demais ao elemento infantil, e lamentou que ele não tenha explicado os sonhos das pessoas que são do tipo verbal (aquelas que pensam mais em palavras do que em imagens), nem a cisão da personalidade nos sonhos. Menos de três meses depois da publicação da *Traumdeutung*, uma revista berlinense, *Die Umschau* (O Panorama), publicou uma resenha escrita pelo dr. C. Oppenheimer, que o chamou de "um livro altamente interessante, embora estranho"[163]. Na mesma data, um jornal diário vienense, o *Fremden-Blatt* (Folha dos Estrangeiros), apresentou uma resenha igualmente positiva do que denominaram "um livro extremamente engenhoso e interessante", enaltecendo particularmente as observações feitas por Freud sobre o universo infantil, que encheria de entusiasmo todos os amigos das crianças[164]. *A Interpretação dos Sonhos* também recebeu uma resenha muito favorável no jornal socialista vienense *Arbeiter-Zeitung*

(Jornal do Trabalhador)[165], e uma resenha extensa e entusiasmada no *Neues Wiener Tagblatt* (Novo Diário Vienense)[166], escrita por um homem que logo iria se tornar um dos primeiros discípulos de Freud, Wilhelm Stekel[167].

Análise Psicológica *Versus* Psicanálise: 1901-1914

A entrada no século xx foi sentida pelos contemporâneos como o alvorecer de uma nova era. A decadência e a atmosfera do *fin-de-siècle* tornaram-se intoleráveis. A morte da rainha Vitória marcou o fim de tempos ultrapassados e o reinado de Eduardo VII foi caracterizado por uma combinação de "graça aristocrática e conforto moderno". Esse período, a *belle époque*, parece em retrospectiva um período de paz, segurança e *joie de vivre*[168]; para os seus contemporâneos, no entanto, foi um período de "paz armada", com a guerra pairando continuamente num futuro próximo. Isso se refletia nas obras de ficção como *A Guerra no Ar*, de H.G. Wells[169]; e nos romances de Capitaine Danrit, cada um deles retratando uma guerra aterrorizante. Havia uma tendência política geral à esquerda, e muitos esperavam que um triunfo dos partidos socialistas iria garantir a paz internacional. Uma derrocada insidiosa da Europa era visível no crescimento das – e na afronta mostrada pelas – potências não europeias.

Havia um desejo geral de virar as costas para o século xix e buscar novos caminhos. O automobilismo e o esqui, que eram esportes novos, entraram em voga. Os intelectuais aclamavam novos pensadores: o filósofo Henri Bergson, o economista Vilfredo Pareto e o pensador político Georges Sorel, que introduziu uma nova ideologia antidemocrática. Na psiquiatria dinâmica, a mesma postura se deixava ver na rejeição da primeira psiquiatria dinâmica, no desinteresse pela histeria e pela hipnose, e na busca de novas psicoterapias, como a de Dubois. Dois nomes, contudo, pareciam polarizar a nova psiquiatria dinâmica: Pierre Janet, em Paris; e Sigmund Freud, em Viena.

O Início de uma Nova Era: 1901-1905

O ano de 1901 se viu marcado por um acontecimento que foi sentido com muita força por seus contemporâneos, a saber: a morte da rainha Vitória, a Rainha Eterna e Avó da Europa. Seu nome havia sido associado à expansão e à dominação mundial do Império Britânico, e também a um conjunto de valores morais e sociais, o Espírito Vitoriano[170]. O rei Eduardo VII havia sido ciosamente mantido afastado dos negócios do Império pela mãe, mas tinha a sua própria filosofia política e havia começado uma trajetória política própria. Com a sucessão, a sua primeira preocupação foi pôr fim à Guerra dos Bôeres e estabelecer boas relações com a França. Outros grandes acontecimentos desse ano foram a imposição, pelas potências europeias, de um tratado de paz sobre a China, bem como o assassinato do presidente McKinley nos Estados Unidos.

Nesse ano, Joseph Babinski, que havia sido um discípulo querido de Charcot, desferiu o golpe fatal contra o que havia restado do ensino de seu mestre a respeito da histeria. Num memorável encontro da Sociedade Neurológica de Paris, apresentou uma comunicação intitulada "Definition de l'hystérie" (Definição da Histeria), em que propunha uma definição puramente pragmática[171]. A histeria, disse ele, é a soma dos sintomas que podem ser suscitados por sugestionamento e dissipados por contrassugestionamento (que ele chamava de "persuasão"). Assim, certos sintomas como as supostas febres e hemorragias histéricas, e assim por diante, já não eram mais consideradas inerentes à histeria. Segundo Babinski, não havia mais que uma peculiar propensão a responder positivamente ao sugestionamento. Ele recomendou que o termo "histeria" fosse substituído por "pitiatismo". A maioria dos neurologistas franceses – que já haviam tido a sua cota de apresentações de pacientes histéricos na Salpêtrière, na Charité ou no Hôtel-Dieu – aceitou prontamente as ideias de Babinski. Muitos não perceberam que Babinski admitia que certos indivíduos eram predispostos à sugestionabilidade; apenas concluíram que a histeria era uma entidade inexistente. O número de pacientes histéricos diminuiu rápida e progressivamente. Os franceses tendiam a atribuir a diminuição às novas concepções de Babinski; no entanto, visto que o mesmo fenômeno ocorreu em outros lugares da Europa, se fatores sociais e culturais estavam ou não em ação é algo que fica em aberto.

Freud escreveu uma versão condensada da *Traumdeutung*; esse pequeno livro, *Sobre os Sonhos*, foi publicado no começo de 1901 como volume de uma série de panfletos médicos, de modo que alcançou mais profundamente o universo da medicina que a *Traumdeutung*[172]. As resenhas foram ainda mais positivas que as da *Traumdeutung*. Bry e Rifkin escrevem: "Para o livro *Sobre os Sonhos*, encontramos dezenove resenhas, todas publicadas em periódicos médicos e psiquiátricos, com um total de cerca de 9.500 palavras, e um intervalo médio de tempo de oito meses."[173] Entre essas resenhas, as de Kornfeld[174], Ziehen[175], Möbius[176], Liepmann[177], Giessler[178], Kohnstamm[179], Pick[180] e Voss[181] devem ser apontadas por seu teor objetivo e pelo fato de que seus autores eram especialistas conhecidos.

No mesmo ano, Freud publicou os primeiros resultados de seus estudos sobre parapraxias, em forma seriada, num periódico psiquiátrico[182]. Esses artigos foram bem recebidos. Ziehen, contudo, argumentou que aquilo que Freud chamava de "recalcamento", ele próprio já havia descrito como *Vorstellungshemmung* (inibição representacional)[183]. Ele concluía que o estudo de Freud "merecia muitos leitores; leitores críticos, porém".

Desde a publicação do *Psychopathia sexualis* de Krafft-Ebing, em 1886, o número de publicações sobre patologia sexual aumentou continuamente. A patologia sexual passou a atrair tanta atenção quanto as teorias de Lombroso durante as duas décadas passadas. Num tratado sobre patologia sexual, Rohleder enfatizou a frequência da masturbação na criança pequena, e que "a libido sexual pode se manifestar na mais tenra juventude, mesmo na tenra infância"[184].

O ano de 1902 foi comparativamente mais pacífico que os anteriores. A erupção do monte Pelée, na Martinica, que varreu a capital da ilha, foi considerada por alguns contemporâneos um sinal da ira divina contra o governo anticlerical francês.

A nova ciência da patologia sexual se expandia rapidamente. Entre as várias publicações nesse campo estava o alerta de Albert Moll contra os castigos corporais, por causa dos perigos de produzirem um prazer sexual vicário naquele que pune, em quem é punido, e nos observadores[185]. O etnólogo Heinrich Schurtz propôs a teoria de que a sociedade não teve sua origem na família, como se dava por certo até então, mas em associações de homens – uma teoria que seria assumida por Hans Blüher e outros[186].

Nesse ano, Janet foi designado professor de psicologia experimental no Collège de France e começou a palestrar sobre tensão psicológica e emoções, enquanto Freud foi designado professor associado na Universidade de Viena e começou a reunir o seu círculo das noites de quarta-feira. A literatura psiquiátrica de então mostrava cada vez mais interesse pela nova psiquiatria dinâmica incipiente. Um médico de Varsóvia, Teodor Dunin, comparou as teorias e terapias da histeria de Janet e Freud, dando preferência à de Janet; contudo, acrescentou que outros tratamentos poderiam ser igualmente bem-sucedidos[187]. Num congresso de psiquiatria em Grenoble, as concepções freudianas em torno da neurose de angústia foram objeto de discussões animadas, porém objetivas[188].

Em Zurique, Eugen Bleuler, o novo professor de psiquiatria, após reorganizar o Hospital Psiquiátrico Universitário Burghölzli, dava seguimento à sua pesquisa sobre demência precoce e ensinava aos residentes as suas novas ideias a respeito da afecção. Um jovem rapaz, Carl Gustav Jung, que se havia juntado à equipe no final de 1900, publicou a sua dissertação *Sobre a Psicologia e Psicopatologia dos Fenômenos Chamados Ocultos*, indo logo em seguida para Paris a fim de acompanhar o ensino de Janet[189]. Essa dissertação foi resenhada muito positivamente por Theodore Flournoy, que nesse mesmo ano publicou uma continuação da sua história com a médium Hélène Smith. Essa continuação continha algo que era quase um mea-culpa:

> "Não considero bom que um médium seja investigado por muito tempo pelo mesmo investigador, porque este, a despeito de sua cautela, inevitavelmente acaba por moldar o subconsciente de seu sujeito, tão sugestionável, e por imprimir distorções cada vez mais persistentes que impedem qualquer possível expansão da esfera da qual dimana o automatismo do sujeito."[190]

O ano de 1903 foi marcado por tensões em todo o mundo. Na Sérvia, o rei Alexandre e a rainha Draga foram assassinados, depois de um complô organizado por uma sociedade secreta. O novo rei, Pedro I, tomou um novo rumo político. Seu governo era de um nacionalismo feroz, oposto ao Império Austro-Húngaro e apoiado pela Rússia. O que parecia ser apenas mais uma revolução palaciana num país balcânico causou, na verdade, um temerário agravamento das tensões entre os países europeus. Na França, o governo decretou a expulsão de todas as congregações religiosas; o tumulto que veio em seguida foi tamanho que chamaram de guerra religiosa sem derramamento de sangue. No continente americano, os Estados Unidos, que haviam conseguido construir o Canal do Panamá onde os franceses haviam falhado, obtiveram concessão territorial da Zona do Canal. No Congresso Internacional de Medicina, em Madri, em abril de 1903, Pavlov leu um relatório sobre "La Psychologie et psychopathologie expérimentales sur les animaux" (Psicologia e Psicopatologia Experimentais nos Animais), que continha as suas primeiras definições acerca dos reflexos condicionados e não condicionados[191].

Entre as publicações desse ano, três tiveram uma relevância direta para a psiquiatria dinâmica. Janet publicou seus dois grandes volumes de *Les Obsessions et la psychasthénie* (As Obsessões e a Psicastenia), uma minuciosa e acurada descrição das obsessões e de distúrbios psicastênicos aparentados, com muitos históricos clínicos e uma elaboração de seus novos conceitos de força e tensão psicológicos[192].

A segunda foi a obra póstuma de Frederic Myers, *A Personalidade Humana*[193]. Esse livro não só compilou uma inigualável coleção de materiais de base acerca dos tópicos do sonambulismo, da hipnose, da histeria, da dupla personalidade e dos fenômenos parapsicológicos, como também continha uma teoria completa da mente inconsciente, com as suas funções regressiva, criativa e mitopoética[194].

Na literatura psicológica desse ano, contudo, nada conseguiria igualar o sucesso do livro de Weininger, *Geschlecht und Charakter* (Gênero e Caráter).

Weininger pretendia criar uma nova metafísica dos gêneros: a diferença entre homem e mulher é tomada como ponto de partida para a elucidação de vários problemas psicológicos, sociológicos, morais e filosóficos. Seu pressuposto básico é a bissexuação fundamental do ser humano. Nos primeiros capítulos de seu livro, Weininger compila todos os dados anatômicos, fisiológicos e psicológicos disponíveis sobre a bissexuação dos seres vivos. Ele faz referência a um zoólogo dinamarquês, J.J. Steenstrup, que já em 1846 defendia que a sexualidade é característica não apenas do corpo como um todo, mas de cada órgão e de cada célula. Weininger considera todo homem ou mulher uma combinação, em várias proporções, de duas "substâncias": uma masculina (o *arrenoplasma*) e uma feminina (o *teliplasma*).

A proporção não apenas difere em cada célula e órgão de todo e qualquer indivíduo, mas oscila num mesmo indivíduo e pode mudar no decorrer de sua vida. A lei de base da atração sexual é que qualquer indivíduo é atraído por outro de proporção complementar (assim, um homem ¾ M. + ¼ F. buscaria uma mulher ¾ F. + ¼ M.). Homossexuais são seres intergênero cujos objetos amorosos também satisfazem essa lei de complementariedade, embora pertencendo ao mesmo gênero.

Segundo Weininger, o indivíduo inteiro está presente em cada um de seus atos, enunciados, sentimentos ou pensamentos, a todo momento da vida. Isso fornece a base para uma ciência da caracterologia. Visto que a bissexuação e a oposição entre os tipos masculino e feminino são fatos permanentes, elas serão refletidas em todo setor possível da vida psíquica. Weininger esboça uma tipologia dos tipos intermediários: o homem feminino e a mulher masculina – do segundo fazem parte aquelas mulheres que lutam por emancipação; as mulheres superiores são seres nos quais um elemento masculino é predominante. Ele descreve, sobretudo, dois tipos ideais opostos: o "masculino absoluto" e o "feminino absoluto" – que não devem ser confundidos com o homem mediano e a mulher mediana.

A diferença essencial entre homem e mulher é que, na mulher, a esfera sexual se estende a toda a personalidade: "A mulher é só sexualidade, o homem é sexualidade somada a algo mais [...]. A mulher é *apenas* sexual, o homem é *também* sexual." O homem tem algumas zonas erógenas bem localizadas; na mulher, elas se estendem por todo o corpo. "A mulher é sexual de um modo contínuo; o homem, de um modo intermitente [...]. O homem possui um pênis, a vagina possui a mulher [...]. Todo o corpo da mulher é uma dependência de seus genitais." Diferentemente da mulher, o homem é mais objetivamente consciente de sua sexualidade – dela pode se destacar, aceitando-a ou rejeitando-a.

Outra diferença básica entre o "masculino absoluto" e o "feminino absoluto" reside em seus respectivos níveis de consciência. A mulher ainda está no nível *ênido*[195] – isto é, percepção e sentimento são indiferenciados; num homem, percepção e sentimento são distintos, daí a maior clareza de pensamento, a habilidade de expressar pensamentos em palavras e atingir a objetividade. "O homem vive conscientemente; a mulher, inconscientemente." A função do masculino típico é trazer a mulher à consciência. A genialidade é a habilidade de maior clareza de pensamento com uma consciência mais ampla; ela implica, assim, um grau de masculinidade maior do que uma mulher pode atingir. A vida psíquica da mulher e a sua memória não possuem continuidade; a memória do homem é contínua. A continuidade é a base do pensamento lógico, da vida ética e da personalidade como um todo. Logo, o "feminino abstrato" é alógico, amoral, desprovido de eu, e deve ser mantido fora dos assuntos públicos.

Entre as mulheres, Weininger distingue dois tipos ideais opostos: a "prostituta absoluta" e a "mãe absoluta". O tipo "mãe" existe apenas para a preservação do gênero humano; seu único objetivo é o filho, ela se tornaria mãe com qualquer homem, ela é corajosa e parcimoniosa. O tipo "prostituta" existe apenas em nome do intercurso sexual; ela é covarde e extravagante. O tipo "prostituta" percebe a – e é estimulado pela – masculinidade do filho; e visto que nenhuma mulher é inteiramente do tipo "mãe", a relação entre mãe e bebê sempre tem certa afinidade à relação entre mulher e homem, tal como evidenciado no lúbrico prazer das mulheres ao amamentar. No homem, Weininger distingue sexualidade e erotismo. O amor é uma ilusão criada pelo anseio do homem. A relação entre homem e mulher é a de sujeito e objeto; em termos aristotélicos, a mulher é a "matéria" sobre a qual a "forma" masculina age. Os princípios masculino e feminino são distribuídos desigualmente, não apenas entre os indivíduos humanos, mas entre as nações: os chineses, e particularmente os judeus, são mais "femininos".[196]

As 472 páginas do livro de Weininger eram suplementadas por um apêndice de 133 páginas, com citações de clássicos gregos, latinos e alemães, de Shakespeare e Dante, de filósofos antigos e modernos, de Pais da Igreja e de psiquiatras contemporâneos – incluindo Janet, Breuer, Freud, Fliess, Krafft-Ebing e os sexólogos, dentre outros. *Geschlecht und Charakter* foi amplamente resenhado, provocou uma tempestade de controvérsias, foi aclamado como uma obra-prima e fez um fabuloso sucesso, particularmente nos países de língua alemã, na Itália, na Rússia e na Dinamarca. Na Suécia, ganhou a entusiasmada admiração de Strindberg. Em Viena, foi por meses o assunto da cidade. Seu sucesso foi potencializado pelo fato de que o autor, que tinha apenas 23 anos, cometeu suicídio antes de o ano terminar[197].

Junto com o de libido, o conceito de bissexuação fundamental do ser humano foi a base de uma classificação e de uma teoria aperfeiçoada das anormalidades sexuais expostas por G. Herman em *Libido und Manie* (Libido e Mania)[198]. Esse pequeno livro não chamou muita atenção na época; mas, em retrospectiva, ele nos parece precursor dos *Três Ensaios* de Freud.

Em meio à produção literária do ano de 1903, dois outros livros estavam destinados a adquirir fama posteriormente, por meio dos comentários de Freud. Um deles era uma apologia escrita por um magistrado mentalmente perturbado, o pres. Daniel Paul Schreber[199]. O outro, um pequeno romance de Wilhelm Jensen, *Gradiva*.

> Norbert Hanold, um jovem arqueólogo, vivia apenas para a Antiguidade greco-romana e era indiferente aos seus contemporâneos – especialmente às mulheres. Quando criança, tinha amizade com a pequena Zoe Bertgang, filha de um professor de zoologia. Ele a esqueceu, a ponto de não reconhecê-la, embora morasse na mesma rua. Certa vez, em Roma, Norbert viu um baixo-relevo de uma jovem levantando a barra da estola e andando, com o peso no pé direito e o esquerdo flexionado para o próximo passo. Hanold apaixonou-se pelo relevo e mandou fazer uma réplica de gesso para pendurar em seu quarto. Construiu uma fantasia em torno da jovem, chamou-a de *Gradiva*, "aquela que anda" (sem se dar conta de que se tratava de uma tradução de *Bertgang*), e fantasiou que ela era filha de um sacerdote de Pompeia, que pereceu na catástrofe de 79 d.C. Certa vez, sonhou que estava em Pompeia no dia da catástrofe; que viu Gradiva andando debaixo de uma chuva de cinzas, depois deitando-se e se transformando em pedra. Esse sonho inspirou um súbito desejo de ir à Itália, mas em Roma e Nápoles ele se sentiu repelido por casais alemães em lua de mel, e partiu para Pompeia. Lá, sonhou que estava sob uma chuva de cinzas e viu Apolo carregando Vênus nos braços até uma carruagem. No dia seguinte, sentado em meio às ruínas, ao meio-dia, viu a Zoe real, que ele acreditou ser Gradiva. Assim como havia recalcado o pensamento de Zoe, transferindo-o para a Gradiva de sua fantasia, agora ele transferiu a fantasia para a Zoe real. O autor descreveu bem o sentimento de Norbert: Zoe era, ao mesmo tempo, alguém estranho, porém familiar. Aos poucos Zoe foi compreendendo o delírio do rapaz, e nele entrou. No dia seguinte, ele encontrou o pai de Zoe caçando lagartos e tomou conhecimento de que estava hospedado no Hotel do Sol. Na noite seguinte, sonhou que via Gradiva sentada ao sol capturando um lagarto e dizendo: "Fique quieto, a colega tem razão – ela já utilizou esse método e com sucesso." No terceiro dia, Zoe livrou-o facilmente do delírio; eles noivaram e decidiram que iriam passar a lua de mel em Pompeia[200].

Aos contemporâneos, *Gradiva* era apenas um daqueles romances em estilo neorromântico que ilustravam o corriqueiro tema de um homem que se perde de amores pela "aparência ilusória" de uma mulher[201]. A história de um jovem à procura, na vida real, do objeto de sua visão, encontrando-o na pessoa de uma colega de infância, havia sido contada por Novalis em *Os Discípulos em Saís*[202]. O estado de Norbert teria soado familiar aos psiquiatras do século anterior, como um exemplo de "visão extática": Prichard o havia descrito, em 1835, como um estado transitório em que um devaneio vívido e acontecimentos da vida normal encontram-se perfeitamente mesclados[203]. Quem teria podido adivinhar que em 1903, quatro anos depois, essa *Gradiva* seria resgatada do esquecimento, graças ao comentário psicanalítico de Freud? Viraria moda entre os psicanalistas ter uma reprodução em gesso do relevo de Gradiva em seus consultórios; e quem vivia em Paris, em 1936 ou 1937, deve se lembrar de uma pequena galeria de arte na Rue de Seine que levava o nome de "Gradiva".

O ano de 1904 desferiu um golpe mais duro que qualquer outro contra o prestígio europeu. Uma grande potência, a Rússia, foi atacada por uma potência não europeia, o Japão, que se havia aberto à civilização ocidental há pouco mais de meio século. Pior, talvez, foi o fato de que nenhuma outra potência protestou contra a deslealdade de o Japão atacar a frota russa sem uma declaração de guerra. Ganhando assim uma vantagem estratégica desde o início, os japoneses foram vencendo os russos, invariavelmente. O fato de que pela primeira vez um russo, Pavlov, tenha levado o Prêmio Nobel não foi compensação suficiente.

Enquanto isso, uma exposição universal foi organizada nos Estados Unidos, em St. Louis, Missouri. Seguindo o exemplo das exposições francesas, ela contou com um Congresso de Artes e Ciências. Havia várias seções dedicadas a diversas ciências. Na parte de ciências mentais, a Divisão xv era dedicada à psicologia e continha uma seção sobre psicologia da anormalidade, cujo secretário era o dr. Adolf Meyer, e os dois palestrantes convidados, Pierre Janet e Morton Prince. Pierre Janet foi para a América pela primeira vez para apresentar uma comunicação em St. Louis no dia 24 de setembro de 1904, intitulada "The Relationships of Abnormal Psychology" (As Relações de Psicologia Anormal)[204]. Depois da comunicação de Janet, Morton Prince falou sobre "Some of the Present Problems of Abnormal Psychology" (Alguns dos Problemas Atuais da Psicologia Anormal), ocasião na qual ele disse que "certos problemas do automatismo subconsciente sempre serão associados aos nomes de Breuer e Freud, na Alemanha; e de Janet e Alfred Binet, na França". Uma lista de obras de referência sobre psicologia da anormalidade, que havia sido preparada por Morton Prince, incluía trabalhos de Bernheim, Flournoy, Forel, entre outros, os *Estudos Sobre a Histeria*, de Breuer e Freud, assim como quatro livros de Janet, três de Binet e dois de Freud[205].

Nessa época, a fama de Janet já estava bem estabelecida nos Estados Unidos; depois do congresso, ele ministrou palestras em Boston e noutros lugares. Entre as suas publicações naquele ano, a história de Irène era digna de nota pela forma como os sintomas histéricos foram rastreados e explicados por acontecimentos traumáticos. Ele o fez exatamente como nos históricos clínicos anteriores (o de Marie e o de Justine), mas com a seguinte diferença: Janet agora admitia que a memória do trauma havia sido um pouco modificada – em oposição a Freud, que sustentava que as memórias inconscientes permaneciam inalteradas.

Dois neuropsiquiatras franceses, Camus e Pagniez, esboçaram uma história da psicoterapia, com ênfase nos métodos de isolamento, sugestionamento, persuasão e treinamento[206]. Enquanto isso, uma nova estrela da psicoterapia despontava no firmamento. Um médico suíço, Paul Dubois, pregava que os distúrbios neuróticos e muitos males físicos eram produto da imaginação e podiam ser curados pela vontade por meio de autoeducação[207]. Em 1904, Dubois ministrou palestras na Universidade de Berna sobre os métodos psicoterapêuticos que empregava em sua clínica e no sanatório. Segundo todos os relatos, Dubois era um terapeuta muito bem-sucedido; pacientes de todo o mundo iam até ele, e o professor Déjerine, da Salpêtrière, aprendeu seu método com ele. As razões para o sucesso da terapêutica de Dubois não se deixam ver em seus escritos e pareciam misteriosas aos seus contemporâneos.

Em Viena, a *Psicopatologia da Vida Cotidiana*, de Sigmund Freud, agora publicada em livro, foi resenhada positivamente[208]. Quando Löwenfeld publicou um volume sobre obsessões, pediu que Freud contribuísse com um panorama de seu método psicanalítico[209].

Na Alemanha, Hellpach enfatizou o papel da classe social na etiologia da histeria; porém, no que diz respeito à psicogênese, editou as teorias de Freud[210]. Emil Raimann – que depois se tornaria um feroz adversário de Freud – fez uma recapitulação das várias teorias da histeria, oferecendo uma descrição objetiva da "teoria Breuer-Freud", embora fosse crítico no que se refere às suas implicações terapêuticas[211].

Com o ano de 1905, veio o encerramento da Guerra Russo-Japonesa. Os russos haviam sofrido derrota atrás de derrota. A frota báltica, que chegou ao Pacífico depois de navegar meio mundo, foi afundada em poucas horas pela armada japonesa. Um exército russo sitiado em Port Arthur foi obrigado a capitular. O presidente Theodore Roosevelt se ofereceu como mediador no tratado de paz que foi assinado em Portsmouth, New Hampshire. Depois dessa humilhação nacional, uma revolução eclodiu na Rússia, mas foi reprimida. O tsar então anuiu a algumas reformas e à criação de um corpo representativo, a Duma. Enquanto isso, os alemães adotaram uma postura mais agressiva nos assuntos políticos e surgiu um conflito com a França a propósito do Marrocos.

Naquele ano, Albert Einstein divulgou sua primeira publicação sobre a teoria da relatividade. Em Genebra, Claparède publicou o seu *Psychologie de l'enfant* (Psicologia da Criança), que foi considerado por muitos um ponto de referência na história da psicologia da criança e da educação[212]. Em Paris, Alfred Binet publicou, junto com Théodore Simon, o seu método para a aferição da inteligência da criança[213]. Os dois autores provavelmente não previam até que ponto, e com que velocidade, o método que haviam criado seria adotado e aplicado. O livro de Forel sobre a questão sexual teve sucesso imediato; ele foi traduzido para muitas línguas e seria publicado em muitas edições revisadas[214].

O ano de 1905 foi um ano profícuo para Sigmund Freud, que publicou três de suas principais contribuições: *Três Ensaios Sobre a Teoria Sexual*, *O Chiste e Sua Relação Com o Inconsciente*, e o histórico clínico da paciente Dora. Dos *Três Ensaios*, geralmente se diz que foram uma "novidade revolucionária" que "provocou uma tempestade de indignação e insulto". Essas duas alegações são, para dizer o mínimo, exageradas.

Durante as três décadas anteriores, e particularmente desde a publicação do *Psychopathia sexualis*, de Krafft-Ebing, houve uma torrente de literatura sobre a psicologia e a patologia sexuais, e não havia praticamente nada nos *Três Ensaios* que não tivesse sido antecipado de uma forma ou de outra. Aliás, um levantamento objetivo da literatura então contemporânea mostra incontestavelmente que as ideias de Freud se depararam com um interesse muito solidário. Bry e Rifkin[215] apresentaram excertos das resenhas positivas escritas por Eulenburg[216], Näcke[217], Rosa Mayreder[218], Adolf Meyer[219] e, particularmente, Magnus Hirschfeld[220]. Outros exemplos poderiam ser incluídos aí. No jornal de Karl Kraus, *Die Fackel* (A Tocha), Otto Soyka contrastou os *Três Ensaios* de Freud com *Die sexuelle Frage* (Questão Sexual), de Forel. Soyka escreveu comentários sarcásticos sobre o segundo, mas rasgou o maior elogio acerca do conteúdo, da inovação e do estilo do livro de Freud, equiparando-o à *Metafísica do Amor*, de Schopenhauer[221].

O Florescimento da Psicanálise: 1906-1910

Característico desse período foi o contraste entre o vagaroso desenvolvimento da obra de Janet em seu âmbito acadêmico e o rápido crescimento da psicanálise de Freud, que havia adquirido a qualidade de um movimento.

O ano de 1906 foi, outra vez, cheio de tensões e rumores de guerra. Os conflitos a propósito do Marrocos e a distribuição de colônias colocaram novamente as potências europeias à beira de uma guerra, porém a paz foi mantida graças à Conferência de Algeciras, que conservou a soberania do Marrocos, embora sob controle administrativo francês e espanhol. Os alemães sentiam que estavam sendo enganados por esses arranjos. San Francisco foi destruída por um terremoto e por um incêndio que ocorreu em seguida[222].

Em Genebra, Claparède organizou um seminário de psicologia aplicada à educação, mas foi obrigado a encerrá-lo em consequência de uma intriga. Homem de muitos interesses, ele, junto com seus alunos, também havia começado a fazer experimentos no campo da psicologia do testemunho, enquanto Binet, em Paris, realizava pesquisas com o testemunho de crianças.

Em Paris, Janet se deparou com a crescente oposição de Babinski e Déjerine. Babinski, como vimos, era líder de uma corrente que poderia ser chamada de "antipsicológica". Déjerine era a favor da psicoterapia, entretanto o método que ele introduziu na Salpêtrière era inspirado em Dubois. A reputação de Janet era muito grande nos Estados Unidos; ele foi convidado para a cerimonia de inauguração das novas instalações da Escola de Medicina de Harvard e lá ministrou um ciclo de palestras de 15 de outubro até o final de novembro.

Sob a direção de Eugen Bleuler, o Hospital Psiquiátrico Universitário Burghölzli, em Zurique, havia se tornado um centro muito progressivo e ativo, e o próprio Bleuler publicou um célebre estudo sobre paranoia[223]. Ele havia conhecido Freud dois anos antes e adotou várias de suas ideias. Reconhecia que os princípios de Freud podiam auxiliar no entendimento do significado dos delírios de alguns pacientes psicóticos[224]. Bleuler havia confiado a Carl Gustav Jung uma investigação da "demência precoce" por meio do teste de associação de palavras. Como vimos, essa pesquisa logo rendeu achados inesperados[225]. Jung descobriu que o teste de associação de palavras poderia ser empregado como detector de complexos. Foi a primeira vez que um teste psicológico foi aplicado para a investigação da mente subconsciente.

À medida que as ideias de Freud se espalhavam, mais críticas eram expressas. Aschaffenburg escreveu que, enquanto Freud estava isolado com as suas asserções sobre o papel da sexualidade nas neuroses, era possível se contentar em verificar as suas interessantes ideias em casos individuais; mas agora que autores célebres como Löwenfeld, Hellpach, Bleuler e Jung estavam abertamente do lado de Freud, era necessário assumir publicamente uma posição. Aschaffenburg não duvidava que havia um elemento de verdade nas asserções de Freud acerca dos papéis das reminiscências e da sexualidade na histeria, mas ele tinha reservas em relação à forma como Freud explorava as mentes de seus pacientes e à perenidade de suas curas. Freud não havia dado indicações precisas quanto ao número de seus casos e a proporção de tratamentos bem-sucedidos. Qualquer psiquiatra, dizia Aschaffenburg, com qualquer método, dedicando a mesma quantidade de tempo que Freud dedicou a um paciente, obteria sucesso. Jung respondeu prontamente a essa crítica no mesmo periódico, dizendo que havia utilizado o método de Freud e encontrado confirmação para o seu uso em todos os aspectos[226].

Nos Estados Unidos, um psiquiatra nascido na Suíça, Adolf Meyer, começou a pregar um novo conceito de demência precoce, ainda mais revolucionário que o de Bleuler[227]. Todo indivíduo, dizia Meyer, é capaz de reagir a uma grande variedade de situações por meio de um número limitado de tipos de reação. Algumas são saudáveis e levam a um ajustamento satisfatório; outras são reações temporárias, substitutivas. Outras, ainda, são nocivas e perigosas (trapalhice tagarela, ataques de fúria, acessos histéricos, posturas persistentes artificiais e afins). Em pacientes que tendem à demência precoce comprovada, certos tipos de reação inadequada ocorrem com tamanha frequência que essa deterioração de hábitos devia ser considerada o principal processo patológico, e isso proporcionaria uma nova abordagem terapêutica.

Um romance, *Imago*, do poeta suíço – e futuro Prêmio Nobel – Carl Spitteler, foi publicado em 1906 e fez um inesperado sucesso entre os psicanalistas[228].

> Um poeta de 34 anos, Viktor, retorna para uma breve visita à sua cidadezinha natal, onde passou a juventude. Anos antes, ele havia encontrado casualmente uma jovem, Theuda Neukomm; nenhuma palavra de amor foi trocada, Theuda nunca soube dos sentimentos dele por ela, mas Viktor recebeu desse breve encontro uma "parúsia", isto é, um tipo de visão espiritual ou revelação. Ele transformou Theuda numa figura ideal e fonte de inspiração com o nome de *Imago*. Agora, tomou conhecimento de que Theuda se havia casado com um tal de Diretor Wyss, e tinha um filho. Decidiu-se por infligir um castigo simbólico à "infiel", que ele chama de *Pseuda*, a fim de restabelecer a figura original de *Imago*. Logo

após sua chegada, Viktor é convidado para os encontros da *Idealia*, uma sociedade recreativa e beneficente local. Embora cometa engano atrás de engano, é convidado a frequentar o círculo familiar do Diretor Wyss. Este pede que ele escreva um poema para o banquete anual da *Idealia*. Uma espécie de conto de fadas encenado é apresentada por membros do grupo fantasiados. Quando o homem que fazia o papel do urso é chamado para tratar de uma questão urgente, pedem que Viktor o substitua, e ele satisfaz o público com o seu rugido. O ponto alto acontece quando *Frau* Wyss canta um poema para uma grande "crisálida", caem os véus e sai a "borboleta": uma jovem órfã, a *Idealkind* (criança ideal), protegida pela *Idealia* – e que agora, por sua vez, recita um poema aos seus benfeitores. Daquele momento em diante, Viktor se dá conta de que está desesperadamente apaixonado por Theuda, mas ele torna a cometer enganos. Apesar disso, é convidado pelos Wyss para o aniversário do filho pequeno. Theuda, numa bata branca como uma fada rainha, com duas asas e uma coroa na cabeça, recita um poema; Viktor, arrebatado, a vê como uma deusa. Alguns dias depois, se atira de joelhos diante dela e confessa o seu amor. A fim de ajudá-lo a sair dessa situação, ela permite que ele vá todo dia falar com ela. Suas conversas vão se tornando gradativamente mais impessoais, até que ela lhe pergunta quando deixará a cidade. Numa visita seguinte, Theuda não está em casa, Viktor é recebido gentilmente pelo marido, mas com declarações inequívocas. Na mesma noite, a senhoria de Viktor, *Frau* Steinbach, uma jovem viúva, pergunta com raiva quando ele deixará de se fazer de bobo. Viktor toma conhecimento de que cada palavra que ele dizia a Theuda era repetida por ela não apenas para o marido, mas para *Frau* Steinbach. Viktor sente como se estivesse "afogando-se em vergonha, feito um rato num bacio". No dia seguinte, deixa a cidade, sem sequer notar que *Frau* Steinbach estava apaixonada por ele desde o princípio. Mas agora ele havia feito uma disjunção entre a *Imago* verdadeira da Theuda real e a espúria *Pseuda*. A *Imago* purificada será, para ele, uma fonte radiante de inspiração para o resto da vida.

Tanto o enredo quanto o estilo desse romance parecem curiosamente anacrônicos hoje em dia, mas *Imago*, de Spitteler, pode ser compreendido à luz do pensamento da época. Vimos que a noção de uma figura imaginária projetada numa pessoa real era um tema comum na filosofia e na ficção românticas, e que ela se havia tornado de novo um tópico corriqueiro nas discussões ao final do século XIX[229]. Muito se escreveu acerca das *femmes inspiratrices*[230] e os efeitos destrutivos de confundir a pessoa real com a aparência ilusória. O romance de Jensen, *Gradiva*, em 1903, havia renovado o tema, no sentido em que a mulher que era objeto da projeção auxiliava o herói da história a sair da ilusão por meio de uma espécie de psicoterapia. Isso é também o que Spitteler relata em seu romance com grande perspicácia psicológica. Encontramos aqui um dos elos entre a tradição romântica e a nova psiquiatria dinâmica. O romance de Spitteler foi muito admirado pelos psicanalistas; eles adotaram o termo *imago* para designar a figura que um indivíduo constrói inconscientemente do pai ou da mãe, independentemente de como eles realmente são. Essa noção desenvolveu-se posteriormente no conceito junguiano de *anima*. O título *Imago* também seria dado a um periódico psicanalítico, a uma coleção de livros de psicanálise e, por fim, à editora que publicou as obras completas de Freud.

Em 1907, as tropas de ocupação francesa desembarcaram no Marrocos e o presidente Theodore Roosevelt enviou a Grande Frota Branca mundo afora para mostrar o poder estadunidense. Houve crises agrárias e levantes no Sul da França, novas escolas de arte foram muito discutidas e audaciosos artistas jovens, como Picasso, viraram o centro das atenções.

Em Berna, Dubois fez um enorme sucesso com as suas teorias da influência da mente sobre o corpo; seus livros foram constantemente reeditados e traduzidos. Zurique, por sua vez, emergiu como um grande centro da psicoterapia. Em fevereiro de 1907, Jung foi para Viena visitar Freud, acompanhado por um jovem colega, Ludwig Binswanger. Freud que, apesar do crescimento de seu grupo, estava insatisfeito com a recepção dada às suas ideias em Viena, ficou contente em saber que elas haviam sido aceitas num contexto universitário. Freud se sentiu muito atraído pela personalidade de Jung e viu nele um potencial sucessor. Jung pensava ter encontrado o mestre pelo qual há muito procurava e estava ávido por propagar os conceitos freudianos no Burghölzli. Desse dia em diante, parecia que a psicanálise possuía dois centros, Viena e Zurique, e toda a equipe do Burghölzli foi tomada por um apaixonado interesse pelas ideias de Freud. Mais tarde, um jovem médico, o dr. A.A. Brill, que chegou para trabalhar no Burghölzli nessa época, recordou as suas impressões daqueles dias:

> Em 1907, todo mundo no Burghölzli estava ativamente engajado em dominar a psicanálise de Freud. O diretor, professor Eugen Bleuler, que foi o primeiro psiquiatra ortodoxo a reconhecer o valor da contribuição de Freud, incitava os seus assistentes a dominar essas novas teorias e a utilizar as técnicas de Freud em seus trabalhos clínicos. Encabeçados por Jung, todos os assistentes na clínica trabalhavam com os experimentos de associação; por horas, diariamente, testavam pessoas a fim de descobrir, experimentalmente, se as ideias de Freud estavam corretas [...] É praticamente impossível descrever hoje como me senti quando fui aceito entre esses fervorosos e entusiasmados profissionais. Estou certo de que não existiu nenhum outro grupo de profissionais da psiquiatria como esse, nem antes nem depois. Os princípios freudianos não apenas eram aplicados aos pacientes, mas a psicanálise parecia obcecar todo mundo na clínica.[231]

Em Viena, Freud estava reunindo mais discípulos a cada ano e recebendo visitantes estrangeiros. Seus discípulos publicavam contribuições originais, como o *Studie über Minderwertigkeit von Organen* (Estudo Sobre a Inferioridade Orgânica), de Alfred Adler[232]. Um jovem de vinte anos, Otto Rank, impressionou o grupo psicanalítico com a sua monografia, *Der Künstler* (O Artista)[233].

Quanto mais a psicanálise assumia o caráter de um movimento, mais polêmicas surgiam em torno dela. Como exemplo, tomemos o I Congresso Internacional de Psiquiatria e Neurologia que ocorreu em Amsterdã, de 2 a 7 de setembro de 1907, e ofereceu aos participantes uma oportunidade de ventilar as correntes rivais em psiquiatria dinâmica[234]. Uma das grandes discussões, no dia 4 de setembro, dedicou-se às teorias modernas da gênese da histeria, e o relatório principal foi confiado a Janet.

Este reafirmou sua teoria das ideias fixas subconscientes e o estreitamento do campo da consciência resultante da dissociação mental, e concluiu que a histeria fazia parte de um grupo mais amplo de depressões mentais. Depois de Janet, Aschaffenburg apresentou uma crítica à teoria freudiana da histeria. Segundo ele, a teoria de Freud não explicava por que certos indivíduos se tornavam histéricos e outros não, depois de sofrerem traumas semelhantes; a predisposição deve desempenhar aí um papel. Freud e Jung, acrescentou ele, colocam tanta ênfase na sexualidade que promoveram o aparecimento de representações sexuais nos pacientes.

O terceiro palestrante foi Carl Gustav Jung, que começou com um panorama histórico e declarou que "as pressuposições teóricas para o trabalho de reflexão da investigação freudiana residem, sobretudo, nos resultados dos experimentos de Janet". Jung ofereceu um longo esboço da técnica psicanalítica e asseverou que a sua própria experiência confirmou todos os pontos de Freud. Segundo Jones, que estava presente no encontro, Jung "cometeu o erro de não controlar o tempo de sua comunicação, e também de recusar-se a obedecer aos repetidos sinais do presidente para que concluísse a fala. Por fim, foi obrigado a finalizar, saindo da sala a passos largos, imediatamente, vermelho de raiva"[235].

No dia seguinte, 5 de setembro, houve uma animada discussão sobre a natureza da histeria e várias opiniões foram aventadas[236]. Dupré, Auguste Marie e Sollier defenderam suas respectivas teorias. Joire argumentou que a histeria resultava de modificações no potencial nervoso, e que ele havia inventado um aparelho, o "estenômetro", que podia demonstrar essas modificações. Bezzola disse que aceitava a antiga teoria Breuer-Freud, mas não a teoria psicanalítica freudiana mais recente. Otto Gross e Ludwig Frank defenderam a teoria freudiana da histeria, ao que se seguiram os ataques de Konrad Alt e Heilbronner. Alt declarou que, "se as concepções de Freud sobre a gênese da histeria prevalecerem, as pobres histéricas serão as mesmas marginais desprezadas de antes. Isso significaria um grande passo para trás, para o detrimento das infelizes pacientes". Janet declarou: "o primeiro trabalho dos srs. Breuer e Freud sobre histeria, em 1895, é, na minha opinião, uma interessante contribuição ao trabalho dos médicos franceses que, por quinze anos, analisaram o estado mental de histéricos por meio de hipnose ou escrita automática". Conforme Janet acrescentou, Breuer e Freud haviam encontrado casos similares aos dos autores franceses; mas, a partir deles, Freud havia feito generalizações indevidas. Nós todos sabemos, concluiu ele, que na histeria às vezes encontramos ideias sexuais fixas, mas não se deve fundamentar uma teoria geral para a histeria nesses casos.

Dubois falou de seu método de tratar fobias. As emoções, disse ele, sempre acompanham as ideias, então o tratamento deveria ir à raiz, a saber: a ideia errônea que o paciente permitiu que se infiltrasse em sua mente. Van Renterghem ofereceu uma classificação dos métodos psicoterapêuticos em três grupos: os voltados para a afetividade do paciente (por exemplo, dissipar a angústia ou encorajar); aqueles que se dirigem à sua inteligência (explicações quanto às causas da enfermidade, treinamento e reeducação); e os que visam à imaginação (variedades do tratamento sugestivo).

É interessante ver quão grande era o prestígio de Janet nesse congresso. Ele havia sido encarregado do relatório principal sobre histeria, Jung creditou a ele as ideias básicas das quais a psicanálise se originou e um jovem médico inglês, Ernest Jones, numa comunicação sobre aloquiria, referiu-se ao "notável ensaio do professor Janet, que não recebeu a atenção que merece". Outro traço marcante nesse congresso foi a pronunciada animação das discussões assim que tocavam a psicanálise. Num relatório sobre o evento, Conrad Alt asseverou que as teorias freudianas encontraram pouco apoio entre os vários neurologistas e psiquiatras alemães que ali estavam[237]. Disseram que Janet falou que a hipótese freudiana sobre a histeria era "uma piada" (*une plaisanterie*)[238].

As discussões sobre psicanálise no Congresso de Amsterdã eram parte de uma controvérsia mais ampla, cujo significado foi muitas vezes obscurecido pela lenda. Um artigo de Friedländer foi citado por Jones como sendo "repleto de equívocos grosseiros"[239]. Na verdade, Friedländer deu o devido crédito ao método freudiano, dizendo: "considero os *Estudos* de Breuer-Freud um dos trabalhos mais valiosos sobre histeria"[240]. Friedländer, no entanto, não aceitava o argumento junguiano de que só quem havia utilizado o método psicanalítico tinha direito de questionar Freud; um modo de refutar Freud era tratar a histeria com métodos não analíticos. Friedländer falou de sete pacientes severamente histéricos que ele havia tratado por um método não analítico e que permaneciam curados há duas décadas. O mesmo poderia ser dito sobre os ataques supostamente ferozes à psicanálise vindos de Weygandt[241]. Ele objetava a maneira como os discípulos de Freud comparavam seu mestre a Galileu e recusavam-se a ouvir qualquer opinião que não correspondesse às teorias freudianas. Weygandt também objetava o argumento de que apenas quem havia utilizado o método psicanalítico teria o direito de discutir, "porque métodos falhos dão resultados errados, e repetir o método falho irá necessariamente produzir o mesmo erro várias vezes". Weygandt também considerava certos termos psicanalíticos não científicos – "realização de desejo", por exemplo. Numa resenha de *A Psicologia da Dementia Praecox*, de Jung, Isserlin indagou se havia uma conexão causal entre a palavra-teste e a resposta, e se a resposta realmente revelava complexos dissociados[242]. Essa crítica metodológica foi designada por Jones uma "polêmica violenta".

Em 1908, o Império Turco, "o doente da Europa", mostrou que ainda não estava morto. Ocorreu um acontecimento que alguns consideraram o espasmo derradeiro; outros, o primeiro sinal de recuperação. Um grupo de revolucionários, os Jovens Turcos, cansados do despotismo sanguinário do sultão Abdul Hamid II, realizaram um golpe de estado, e então o sultão ofereceu-lhes uma participação no governo. As minorias oprimidas do Império Turco começaram a ter esperança. Os búlgaros proclamaram sua independência e agitações nacionais surgiram entre os armênios, que sonhavam atingir a emancipação – como os gregos, sérvios e búlgaros haviam feito. O governo austro-húngaro aproveitou a oportunidade para proclamar a anexação das províncias da Bósnia e Herzegovina, que por três décadas haviam estado nominalmente sob o poderio do sultão, embora na prática fossem administradas pelo Império Austro-Húngaro.

Essa anexação aumentou a tensão política entre o referido Império, de um lado, e Sérvia e Rússia, do outro. As tensões entre Alemanha e França não haviam diminuído. A reconciliação entre França e Inglaterra, iniciada pelo rei Eduardo VII, estava ganhando forma, de modo que a Alemanha se sentia cada vez mais vítima de um cerco.

As pessoas tinham a sensação de viver sob um clima geral de violência e destrutividade. Os anarquistas seguiam com suas atividades e o rei Carlos de Portugal foi assassinado. Novas correntes surgiram entre os intelectuais europeus nas formas do antidemocratismo, anti-intelectualismo e futurismo. O economista Georges Sorel publicou suas *Reflexões Sobre a Violência*, uma negação da fé liberal na razão e no progresso[243]. O público ficou chocado com as exposições de pinturas cubistas. Muitas pessoas chegaram a pensar em guerras aterrorizantes como sendo o inescapável desfecho da situação política internacional. Karl Kraus previu que o advento da aviação desencadearia o colapso mundial[244].

Nunca se havia falado tanto em psicoterapia, tanto no que se refere aos hospitais psiquiátricos quanto às clínicas particulares. Dois estadunidenses, E. Ryan[245] e R.C. Clarke[246], que haviam visitado instituições alemãs e suíças, ficaram maravilhados com os êxitos terapêuticos nos hospitais psiquiátricos que visitaram em Berlim, Munique, Tübingen e Zurique. Oberndorf, que estudou na Alemanha nesse mesmo ano, conta de um sanatório perto de Berlim, o Haus Schönow, onde esportes, jardinagem e arteterapia encontravam-se em pleno funcionamento[247]. Os pacientes tinham animais de estimação – inclusive um burrico – à sua disposição. Em Paris, no Collège de France, Pierre Janet fez um levantamento de todos os métodos de psicoterapia, começando com as curas religiosas milagrosas e ampliando para a hipnose, o sugestionamento, a reeducação e o treinamento.

Freud era agora um psicoterapeuta de renome mundial, com uma clínica robusta, e novos discípulos continuavam a chegar até ele, como Ferenczi e Brill. Um encontro informal de pessoas interessadas em psicanálise ocorreu em Salzburgo no dia 26 de abril, com 42 participantes, em sua maioria austríacos. Entre as seis comunicações estava uma de Freud, apresentando excertos de um histórico clínico de um célebre paciente, "o Homem dos Ratos". Anos depois, esse encontro ficou conhecido como o I Congresso Internacional de Psicanálise.

Alguns dos críticos de Freud expressavam um ceticismo e uma perplexidade benévolos. Foi o caso da resenha feita por Gruhle do artigo freudiano sobre "A Moral Sexual 'Civilizada' e a Doença Nervosa Moderna"[248]. Após um detalhado e objetivo resumo do artigo, Gruhle acrescentou que cabe a cada um tirar as próprias conclusões: "Quiçá seja às vezes prazeroso vagar por caminhos não percorridos, fantásticos, que te levam longe, para um reino de estranhos devaneios." A oposição mais resoluta contra a psicanálise vinha de pessoas que anteriormente a haviam recebido com entusiasmo. O célebre jornal de Karl Kraus, *Die Fackel*, que travava uma veemente batalha contra a moralidade sexual convencional e glorificava o Marquês de Sade e Weininger, havia elogiado os *Três Ensaios* de Freud. No entanto, Kraus ridicularizou um psicanalista que alegava detectar fantasias masturbatórias no poema "Der Zauberlehrling" (O Aprendiz de Feiticeiro), de Goethe[249]. Kraus negou o poder curativo da psicanálise e comparou os psicanalistas a meteorologistas que imaginam não apenas prever o tempo, mas também controlá-lo. Em círculos psiquiátricos, as polêmicas continuavam. No dia 9 de novembro de 1908, Abraham apresentou uma comunicação na Associação Psiquiátrica de Berlim sobre a gravidade neurótica do casamento entre parentes próximos[250]. Reza a lenda que foi uma reunião quase desordeira que levou a "explosões de fúria": da parte de Oppenheim, contra "ideias tão monstruosas"; da parte de Ziehen, contra "declarações tão frívolas" e "contrassensos"; e da parte de Braatz, que clamou que "os ideais alemães estavam em perigo e que algo drástico deveria ser feito para protegê-los"[251]. De acordo com o registro oficial, contudo, o encontro foi muito menos tempestuoso. Oppenheim, embora reagindo ao Complexo de Édipo, disse ter visto casos similares aos de Abraham e concordou com as suas interpretações. Ziehen, na verdade, disse que os conceitos de Freud eram um "contrassenso" (*Unsinn*), mas achou as observações de Abraham interessantes e, no geral, verdadeiras. Rothmann acreditava que casamentos consanguíneos eram comuns entre judeus porque eles haviam vivido em comunidades isoladas. Para concluir, Abraham asseverou que concordava com Oppenheim, não no que se refere à interpretação, mas aos próprios fatos.

Com o ano de 1909 veio um maior agravamento das tensões por toda a Europa. Na Turquia, conservadores rebelaram-se contra os Jovens Turcos, cujos líderes foram assassinados no dia 31 de março, mas um destacamento do Exército comandado pelos Jovens Turcos conseguiu tomar o poder e depor Abdul Hamid II, substituindo-o por seu irmão Mohammed V. O novo governo turco decidiu reorganizar e modernizar a Turquia. O Exército foi submetido a conselheiros militares alemães. Um movimento ferozmente nacionalista surgiu, tendo como consequência o massacre dos armênios na Cilícia e em Constantinopla. O novo governo empenhou-se por revitalizar a literatura e a cultura turcas. Por todo o mundo o público ficou fascinado com a conquista do Polo Norte por Perry, com a exploração das regiões do Sul Polar por Shackleton, e com o primeiro voo de avião pelo Canal da Mancha por Blériot.

O VI Congresso Internacional de Psicologia ocorreu em Genebra, de 2 a 7 de agosto, sob a presidência de Claparède[252]. O tema central do congresso foi *O Subconsciente* e a conferência principal foi ministrada pelo homem que havia cunhado o termo, Pierre Janet. A preocupação de Janet era distinguir o subconsciente, que era um conceito clínico, do inconsciente, um conceito filosófico. O primeiro termo havia sido elaborado para sintetizar os traços singulares apresentados por certos distúrbios de personalidade numa neurose particular: a histeria. Não havia psicanalistas presentes para oferecer uma refutação, mas em publicações subsequentes eles interpretaram Janet, de modo equivocado, como alguém que teria rejeitado suas opiniões anteriores e negado a existência do inconsciente.

Em vista do interesse cada vez maior pela psicoterapia, foram feitas tentativas de avaliar e comparar o valor dos métodos existentes. Nos Estados Unidos da América, um trabalho coletivo, organizado por W.B. Parker, continha contribuições sobre a filosofia e a história da psicoterapia, bem como um levantamento de vários métodos:

a terapia religiosa, do Movimento Emmanuel; o tratamento moral, de Dubois; o método do isolamento, de Déjerine; a terapia laboral; a análise e a modificação do ambiente; e o procedimento de "asserção criativa", de Cabot[253]. O capítulo sobre psicanálise foi contribuição de Brill[254]. Num capítulo de conclusão, R.C. Cabot criticou a moda corrente de considerar o trabalho de Freud como a parte mais científica da psicoterapia; na sua opinião, apenas o trabalho de Janet merecia essa deferência, embora todo método pudesse ser eficaz[255].

Enquanto isso, o movimento psicanalítico ia fazendo grandes avanços. Freud e Jung, entre outros cientistas, receberam um convite para participar da cerimônia do vigésimo aniversário da fundação da Universidade Clark, em Worcester, Massachusetts. Uma animada narrativa da visita de Freud e Jung à América foi escrita por Jones[256]. Relatos das sessões podem ser encontrados nas atas, e interessantes detalhes adicionais foram descritos em jornais de Nova York e Boston[257].

Nos primeiros dias de setembro de 1909, o *New York Times* anunciou: que Cook afirmou ter chegado ao Polo Norte; que o príncipe herdeiro da Abissínia havia oferecido um elefante branco para o presidente Roosevelt; que o primeiro encontro nacional de aviação de que se tem registro havia ocorrido em Rheims, na França; e que o vapor George Washington havia chegado de Bremen no dia 30 de agosto. Muito curiosamente, a lista de passageiros notáveis não incluía Freud e Jung; o psicólogo Wilhelm Stern, no entanto, era mencionado.

O jornal *Boston Evening Transcript* (Boletim Vespertino de Boston) ofereceu relatos detalhados das festividades e palestras. Na segunda-feira, dia 6 de setembro, Wilhelm Stern falou sobre psicologia das testemunhas – um novo ramo de psicologia aplicada no qual era pioneiro – e, no dia seguinte, sobre o tema dos problemas escolares. Entre outros eminentes acadêmicos que falaram na terça-feira, dia 7 de setembro, estavam Franz Boas e Sigmund Freud. O *Boston Evening Transcript* reportou, em 8 de setembro:

> Os estudiosos do livro do dr. Freud sobre Análise Psíquica sem dúvida o fantasiavam como uma pessoa gélida e sombria, mas essa ideia preconcebida evanesce quando se confronta o homem, arqueado e grisalho, porém com o semblante gentil que a idade jamais poderia empedernir [...] e ouvem-se as histórias que ele tem para contar de seus pacientes. Ainda assim, o dr. Freud é modesto, e dá mais crédito do que talvez seja devido ao dr. Breuer, colega seu, um homem que esteve disposto a deixar uma descoberta adormecida por dez anos ou mais. A característica apareceu uma vez mais quando o dr. Freud – falando em alemão, mas, como o dr. Stern, com uma clareza calculada – falou de um caso dele próprio. O dr. Franz Boas [...], que havia cedido gentilmente a sua vez na programação matinal, estava entusiasmado com o sacrifício que havia feito; e, embora os amigos do dr. Boas se consolassem com o fato de que valia a pena esperar para vê-lo, estavam felizes com a antecipada apresentação do vienense, que parecia ter direito à distinção por ter realizado uma descoberta que marcaria uma época.

Também houve palestras sobre biologia e matemática; e o médico italiano Volterra fez uma apresentação, em francês, sobre as teorias de Maxwell e Lorentz.

Na quinta-feira, 9 de setembro, uma variada gama de tópicos científicos foi discutida nas diversas seções. Titchener falou sobre psicologia experimental, C.G. Jung, sobre o teste de associação de palavras e Leo Bürgerstein, de Viena ("que já se havia tornado um favorito do público de Clark"), sobre coeducação. Adolf Meyer apresentou um "flagrante ensaio" sobre os fatores dinâmicos na demência precoce, e as palestras de Freud encontraram ouvintes entusiasmados.

Na sexta-feira, 10 de setembro, a miscelânea de palestras sobre tópicos acadêmicos continuou. Freud enfatizou que sua teoria era "dinâmica", em contraste com a teoria "hereditária" da Escola de Janet. Jung enfeitiçou o público contando como utilizou seu teste de associação de palavras com sucesso na detecção de crimes e na revelação de causas de afecção ocultas. A atmosfera acadêmica foi perturbada quando, à tarde, numa conferência sobre educação, a anarquista Emma Goldman, acompanhada por Ben Reitman, "o Rei dos Sem-Teto", interromperam a discussão.

No sábado, 11 de setembro, o *Boston Evening Transcript* publicou uma longa entrevista com Sigmund Freud, realizada por Adelbert Albrecht[258]. Segundo o jornalista, Freud previa a morte do tão discutido Movimento Emmanuel, nos Estados Unidos. Como pioneiros da psicoterapia, Freud mencionou Liébeault, Bernheim e Möbius. Chamou a hipnose de "um fracasso e um método de valor ético duvidoso". No que se refere ao tratamento psicanalítico, Freud disse: "pude aplicar meu método apenas a casos graves e desesperançados por outros médicos. Ele é mais adequado aos casos graves".

Durante a estada na Universidade Clark, Freud e Jung foram convidados pessoais do reitor, Stanley Hall. Em seu discurso de abertura, Freud declarou que aquele convite para ir à América havia sido o primeiro reconhecimento oficial de seus esforços – uma afirmação bastante surpreendente, tendo em vista o seu reconhecimento consagrado por Bleuler e a equipe do Burghölzli.

Nessa época, Jung havia acabado de renunciar ao cargo de diretor associado do Burghölzli. Agora se dedicava à sua clínica particular, à direção da recém-fundada Associação Psicanalítica Internacional, e à redação do *Jahrbuch* (Anuário). Parece que ele se havia identificado plenamente com a sina do movimento psicanalítico.

A literatura psicanalítica aumentava ano após ano. Freud publicou muitos artigos, dentre os quais dois de seus históricos clínicos mais famosos: a história do Pequeno Hans e a do Homem dos Ratos. Os discípulos de Freud eram escritores prolíficos, especialmente Stekel, Rank e Abraham; e havia muitos outros menos lembrados hoje em dia. Além do mais, havia uma abundância de literatura sobre psicanálise, quer na forma de pesquisas imparciais, quer como controvérsias a favor ou contra.

Nesse sentido, uma comunicação apresentada por Friedländer no Congresso Internacional de Medicina em Budapeste é interessante, porque mostra exatamente o que eram as objeções contra a psicanálise:

> Primeiro: em vez das pacatas demonstrações comuns aos cientistas em seus debates, os psicanalistas faziam afirmações dogmáticas pontuadas por rompantes emocionais; os psicanalistas são imbatíveis em igualar Freud a homens como Kepler, Newton e Semmelweis, e no

vigor de seus ataques contra os adversários. Segundo: em vez de provarem suas asserções de forma científica, os psicanalistas se contentam com declarações não verificáveis. Eles dizem: "Sabemos, a partir da experiência psicanalítica, que...", e colocam ônus da prova nos outros. Terceiro: os psicanalistas não aceitam nenhuma crítica, nem sequer a expressão da mais justificada das dúvidas, chamando-as de "resistência neurótica". Friedländer citou Sadger: "O puritanismo dos médicos em seus debates sobre questões sexuais deve-se menos a um princípio que ao contexto psicológico [...] Ao invés de se aceitarem histéricos, preferem ser neurastênicos. Mesmo que não o sejam, hão de admitir que têm uma esposa, mãe ou irmã histéricas. Vai na contramão admitir coisas assim sobre um parente próximo ou sobre si mesmo, então preferem declarar toda a teoria inválida e condená-la *a priori*." [259] Friedländer concordava com Aschaffenburg que essa argumentação era inaceitável entre cientistas. Quarto: os psicanalistas ignoram o que foi feito antes deles, ou pelos outros, afirmando-se inovadores. É como se, antes de Freud, nenhum paciente histérico tivesse sido curado e psicoterapia alguma tivesse sido praticada. Quinto: as teorias sexuais da psicanálise são apresentadas como fatos científicos, embora não comprovados, como quando Wulffen diz que "todas as potências éticas no interior do homem – o seu sentimento de vergonha, a sua moralidade, o seu louvor a Deus, a sua estética, os seus sentimentos sociais – originam-se da sexualidade recalcada". Wulffen lembra Weininger, quando dizia que "a mulher é uma criminosa sexual nata. A sua forte sexualidade, quando reprimida com sucesso, conduz facilmente à afecção e à histeria, e quando insuficientemente reprimida, à criminalidade. Muitas vezes, a ambas". Sexto: Friedländer fazia objeções à prática de os psicanalistas se dirigirem diretamente a um grande público leigo como se as suas teorias já tivessem sido cientificamente comprovadas; ao fazê-lo, fazem com que aqueles que não aceitam as teorias pareçam ignorantes e retrógrados.[260]

Os argumentos de Friedländer foram suplementados por outros de psiquiatras contemporâneos. Uma queixa comum era a falta de estatística em psicanálise. Outra, que as ideias psicanalíticas eram "engenhosas" (*geistreich*), mas não propriamente "científicas". Uma terceira era a de que, longe de serem novas, muitas vezes as ideias psicanalíticas eram um retorno a conceitos antigos e obsoletos – era isso que Rieger queria dizer quando falava em "psiquiatria da carochinha"[261], isto é, a psiquiatria tal como ela era antes da introdução da nosologia moderna; a teoria sexual freudiana da histeria era vista como um retorno a uma teoria já rejeitada. Por fim, havia o argumento do *genius loci*[262]: Aschaffenburg, Löwenfeld e Friedländer explicavam o sucesso das teorias sexuais freudianas pelo fato de que, na cidade de Viena, elas haviam caído em solo fértil. Ali, em 1886, o *Psychopathia sexualis* de Krafft-Ebing havia obtido um sucesso extraordinário com o público leigo, e o interesse específico por questões sexuais havia aumentado desde então, como mostrado pelo fabuloso sucesso do livro de Weininger – isso para não mencionar os de Schnitzler e as obras de outros escritores. Assim, os pacientes de Freud eram receptivos ao seu tipo específico de questões. Esse argumento do *genius loci* – que depois seria citado por Ladame e, a partir dele, por Janet – foi mal interpretado como referindo-se à imoralidade geral do meio vienense.

O Primeiro Período Pré-Guerra:
1910-1914

Até 1910, a Europa havia vivido sob o sistema de paz armada; porém, a despeito das tensões políticas crescentes, esperava-se que a paz seria mantida. Mas então ficou evidente que uma conflagração geral era inevitável. As Guerras Balcânicas foram vistas por muitos como um prelúdio à guerra entre as grandes potências europeias. França, Inglaterra e Alemanha eram vítimas de uma neurose nacionalista de massa e os desesperados esforços de um punhado de pacifistas foram bastante insatisfatórios para se contrapor a ela[263]. A expectativa de guerra refletiu-se na literatura da época e na perspectiva geral da mentalidade das pessoas.

Outro mau presságio foi o surgimento de correntes niilistas como o movimento futurista. Um poeta italiano, Filippo Tommaso Marinetti, pregava a derrocada da moralidade e dos valores tradicionais, bem como a destruição das Academias, bibliotecas e museus; ele exaltava a beleza da velocidade, das máquinas modernas, do perigo e da guerra[264]. Marinetti e seus seguidores buscavam revolucionar a pintura, a escultura, a música e a literatura; eles organizavam espetáculos de teatro elaborados para chocar e indignar o público, que acabavam em briga. Promoviam um nacionalismo italiano agressivo; depois, fariam uma campanha pela intervenção da Itália na Primeira Guerra Mundial e pela causa do fascismo. Marinetti teve quem o imitasse por toda a Europa, particularmente na Rússia.

Essa tensão geral, ao que parece, refletiu-se também na história da psiquiatria dinâmica. Foi um período de polêmicas e crises internas para o movimento psicanalítico.

O grande acontecimento de 1910 foi a morte do rei Eduardo VII, que foi sucedido por Jorge V. Durante os dez anos de seu reinado, Eduardo havia promovido uma conciliação com a França, porém os alemães o acusavam de ser o autor do cerco político ao país, de modo que a situação era consideravelmente mais explosiva quando ele morreu do que na época em que subiu ao trono. No mesmo ano, morreu um grande apóstolo da paz, o patriarca das letras europeias: o conde Liev Tolstói, no auge dos seus 82 anos de idade. Mais tarde, a sua doutrina da não violência seria aplicada por seu mais proeminente discípulo, Gandhi.

Durante a primeira década do século XX, houve muitas mudanças na psiquiatria dinâmica. Quando foi celebrado o jubileu de Bernheim, ele parecia uma figura do passado e o discurso que fez estava repleto de amargura[265]. Tudo o que escrevera nos últimos 28 anos havia sido esquecido, disse ele. Um suíço, Dubois, passou a ser considerado o fundador da psicoterapia, "anexando-a"; algo similar à "anexação", pela Alemanha, da Alsácia-Lorena – que eram da França. Aparentemente, Bernheim não tinha consciência do que estava acontecendo em Viena e Zurique.

Os psicanalistas estavam cada vez mais ativos, em especial no campo da interpretação dos mitos, da literatura e da antropologia. Freud publicou o seu célebre ensaio sobre Leonardo da Vinci[266]. Jones publicou sua interpretação de Hamlet[267]. O folclorista Friedrich Krauss, cujo periódico *Anthropophyteia* estava às voltas com a coleta de chistes obscenos de todos os povos e países, pediu a Freud para fazer uma apreciação psicanalítica do material[268].

Um segundo encontro internacional ocorreu em Nuremberg, nos dias 30 e 31 de março. Decidiu-se por formar uma Associação Psicanalítica Internacional. Freud preferiu que um gentio estivesse à frente da organização[269]. A despeito de muita oposição dos membros vienenses, Jung foi eleito presidente. Como compensação, um novo periódico, o *Zentralblatt für Psychoanalyse* (Gazeta Central de Psicanálise) ficou ao encargo da editoração conjunta de Adler e Stekel.

Grande parte do antagonismo sentido nessa época em relação à psicanálise devia-se aos ditos "analistas selvagens", isto é, pessoas que, sem nenhum preparo para a tarefa, começaram a "analisar", de formas que, muitas vezes, se mostraram prejudiciais aos pacientes. Hans Blüher, que fazia parte do grupo freudiano em Berlim, ofereceu um retrato da situação:

> Em Berlim [relata Blüher], assim como em Viena e Zurique, um grupo psicanalítico consistia em dois círculos: um pequeno círculo médico, que utilizava uma terminologia estritamente médica e cujo objetivo era o tratamento de neuróticos; e um círculo leigo muito mais amplo, cuja tarefa era atrair a atenção pública para as neuroses e para a psicanálise. [De acordo com Blüher], este círculo leigo era a principal força motriz do movimento psicanalítico; seus adeptos escreviam uma profusão de literatura pretensamente psicanalítica. Ao seu modo descontrolado, proclamavam que a psicanálise poderia oferecer uma chave para todos os problemas possíveis da humanidade, desde o tratamento de neuroses individuais até a abolição da guerra. Então, embora atraíssem pacientes para o tratamento psicanalítico, traziam descrédito ao movimento.[270]

Foi isso que fez Freud escrever o seu conhecido artigo sobre "A Análise Selvagem"[271]. Ele enfatizou que ninguém devia analisar caso não tivesse recebido uma formação adequada. Foi então que Freud utilizou pela primeira vez o termo *psicossexualidade*. Ele explicou que a sua concepção de libido não incluía apenas as pulsões sexuais instintuais, mas também englobava todo o significado da palavra alemã *lieben* (amar). "Quanta ira e quanto rancor não teriam sido poupados se esse esclarecimento tivesse sido feito antes", comentou Oskar Pfister[272].

O Congresso Internacional de Psicologia Médica e Psicoterapia, que ocorreu em Bruxelas de 7 a 8 de agosto, mostrou como a relação entre as escolas psicoterapêuticas havia mudado[273]. Janet, que tinha desempenhado um papel moderado nos congressos anteriores, não compareceu; a sua conferência sobre sugestionamento foi lida *in absentia*. As discussões assumiram com frequência a forma de um conflito de gerações entre os velhos (Forel, Bernheim e Vogt) e os jovens (Seif, Jones e Muthmann). Às vezes, era como se os jovens fossem responder com um ataque brutal a tudo o que os velhos dissessem. Um exemplo foi a comunicação de Ernst Trömner sobre "Vorgänge beim Einschlafen" (Processos Durante o Adormecimento) e fenômenos hipnagógicos. Quem tomou a frente no debate sobre essa comunicação foi Seif, que fez uma objeção ao fato de o autor não ter citado Freud e Silberer, acrescentando que "o material estava pronto para uma perlaboração psicanalítica". Forel levantou-se para protestar, ao que Muthmann, Jones e Graeter apoiaram Seif de uma forma enérgica. De Montet resolveu contradizer a teoria de Freud, e então Trömner lembrou o público de que a sua comunicação tinha como tema o adormecimento, e não os sonhos. Na discussão de uma das comunicações seguintes, Vogt protestou contra a pretensão de Seif em proibi-lo de falar dos sonhos e do inconsciente: "Protesto que um homem como eu, que recolheu os próprios sonhos desde os dezesseis anos de idade e investiga os problemas aqui discutidos desde 1894 – isto é, quase o mesmo tempo que Freud e mais que qualquer um de seus discípulos –, veja o seu direito de debater essas questões ser negado por todo e qualquer freudiano!"

O Congresso de Bruxelas é emblemático com relação ao tipo de discussões que surgiam em quase todo congresso da época nas áreas de língua alemã. Às vezes, como em Bruxelas, o tom era dominado pelos psicanalistas; às vezes, pelos seus adversários. Num encontro de psiquiatras e neurologistas do sudoeste da Alemanha, em Baden-Baden, em 8 de maio, o dr. Hoche fez um discurso memorável sobre "Eine psychische Epidemie unter Ärtzten" (Uma Epidemia Psíquica Entre Médicos).

> Uma epidemia psíquica, dizia ele, é "a transmissão de representações específicas com poder de atração a um grande número de cabeças, resultando na perda do juízo e da lucidez". Os seguidores de Freud, dizia ele, não fazem parte de uma "Escola" no sentido científico, mas de uma espécie de seita, que não produz fatos verificáveis, porém artigos de fé. A psicanálise ostenta todos os traços de uma seita: a convicção fanática de ser superior aos outros, o seu jargão, a acentuada intolerância contra – e a tendência a vilipendiar – aqueles que possuem outra crença, a sua elevada veneração pelo Mestre, a sua tendência ao proselitismo, a sua prontidão a aceitar as improbabilidades mais monstruosas, e a fantástica supervalorização do que já foi – e do que pode ser – realizado por adeptos da seita. Como uma explicação para essas epidemias psíquicas, Hoche propunha uma carência de senso histórico e educação filosófica por parte das vítimas, bem como o fato de a cura das afecções nervosas ser algo ingrato. Os sucessos terapêuticos resultavam, segundo ele, da infatigável atenção dada pelos médicos aos pacientes. Hoche concluía que o movimento freudiano era o "retorno, de forma modernizada, a uma medicina mágica, uma espécie de doutrina secreta", e que proporcionaria para a história da medicina um outro exemplo de epidemia psíquica[274].

Em Zurique, Ludwig Frank aplicou uma modificação no método catártico original de Breuer-Freud[275]. Ele fazia com que os pacientes se deitassem num divã e se concentrassem nos sentimentos que lhes ocorriam. O paciente iria reviver emoções do passado, frequentemente de episódios esquecidos da vida; assim, a memória dos acontecimentos iria surgir, por sua vez, e ser discutida com o terapeuta. Às vezes emoções passadas eram ab-reagidas sem pleno conhecimento dos fatos, e isso era o bastante para promover uma cura. Forel proclamava que esse método era a única psicanálise verdadeira e original de Breuer, que Freud havia então distorcido.

O ano de 1911 levou as tensões europeias quase ao ponto de ruptura, e o objeto de discórdia foi, mais uma vez, o Marrocos. Em virtude de um acordo com a Inglaterra, a França desistiu de suas pretensões no Egito em troca de um cheque em branco no Marrocos. Os alemães, no entanto, também estavam interessados no Marrocos e, para enfatizar isso, enviaram um navio de guerra para Agadir. Após difíceis negociações, a guerra foi evitada e a Alemanha desistiu dos seus "direitos" no Marrocos em troca de um pedaço do Congo Francês; porém, tanto a França quanto a Alemanha sentiram que haviam sido enganadas, e a tensão praticamente não diminuiu. A Itália objetou que havia sido deixada de fora na partilha da África, e ao ver que o Império Turco estava passando por uma grave crise interna, declarou guerra à Turquia e invadiu Tripoli para adquirir uma nova colônia e, assim, se vingar da derrota em Aduá.

Parecia nunca ter havido tantas escolas psicoterapêuticas. Janet, em Paris, e Dubois, em Berna, ainda gozavam de grande prestígio. Outro terapeuta que obteve grande fama nessa época foi Roger Vittoz, que vivia em Lausanne, na costa do Lago Genebra[276]. Ele submetia seus pacientes a um engenhoso sistema de treinamento mental que consistia em exercícios graduais de relaxamento e concentração. Vittoz ensinava os sujeitos que atendia a terem plena ciência de todas as sensações e a como se concentrar numa representação ou ideia – como as ideias de "descanso", "controle", "infinito", e assim por diante. Vittoz argumentava que, colocando a mão na testa do sujeito, conseguia checar o grau de controle. Ele também ensinava uma filosofia de vida[277]. De todas as partes do mundo vinham pacientes atrás dele, mas ele não ensinava o método, de modo que foram poucos os que o praticaram depois de sua morte.

Para as pessoas da época, o grande acontecimento psiquiátrico do ano de 1911 foi, provavelmente, a publicação do livro de Bleuler sobre demência precoce, para a qual ele havia cunhado o novo termo: "esquizofrenia".

Esse livro, fruto de vinte anos de trabalho, trouxe quatro inovações. Primeiro: englobou, sob o conceito mais amplo de "esquizofrenia", não apenas a velha demência precoce, mas uma série de estados, especialmente os estados transitórios agudos, que haviam sido considerados entidades separadas. Segundo: trouxe um conceito dinâmico da afecção, que parecia inspirado no conceito janetiano de psicastenia, isto é, a distinção entre sintomas primários, diretamente relacionados ao processo patológico, e sintomas secundários, que derivam dos primários. Terceiro: Bleuler propôs uma interpretação, acompanhando Freud, do conteúdo da alucinação e do delírio esquizofrênicos. Quarto: em contraste com a ideia de que a demência precoce era incurável, Bleuler trouxe a concepção otimista de que o esquizofrenia era uma enfermidade que poderia ser detida ou retrocedida em qualquer ponto de seu curso. A intensa preocupação dos médicos do Burghölzli com seus pacientes, bem como o uso de terapia ocupacional e outros dispositivos, resultaram num notável aumento do número de sucessos terapêuticos[278].

O ano de 1911 foi de grande expansão para o movimento psicanalítico, com o muito bem-sucedido Congresso Internacional em Weimar, que ocorreu no mês de setembro.

Mas foi também um período de conflitos internos. Mesmo após a renúncia de Adler, em julho, a Sociedade Vienense estava – nas palavras de Jones – "dilacerada por ciúmes e dissenções".

Em 1911, foi publicado um romance de Grete Meisel-Hess: até onde se tem conhecimento, a primeira obra de ficção a retratar um psicanalista tal como o público poderia conceber um naquela época.

As personagens desse romance são um grupo de intelectuais sofisticados que passam o tempo vivendo casos de amor frívolos e tendo longas discussões sobre qualquer tópico que se possa imaginar. Uma neurótica de quarenta anos, que passou os melhores anos de sua vida nesse círculo, percebe que necessita da ajuda de um médico. Ouve falar que um novo método, a psicanálise, é capaz de tratar pacientes trazendo a vida inconsciente para a consciência. Cheia de intensos sentimentos de curiosidade e esperança, ela adentra a casa do psicanalista. A criada, uma velha alta e magra trajada de preto, guia-a por uma longa sequência de cômodos elegantemente decorados até a porta do gabinete do grande homem.

O doutor, que está sentado à escrivaninha, lança-lhe um olhar penetrante por um tempo e afaga silenciosamente a barba. Então indica que ela se sente e, com um gesto de incentivo, convida-a a contar sua história. A partir dali, a consulta se desenvolve em quatro fases. A paciente conta toda a sua história enquanto o psicanalista a escuta, quieto, e toma notas. Então chega a segunda fase: o analista explica à paciente que ela reprimiu memórias sexuais dolorosas, e então ele se empenha em trazer para fora essas memórias reprimidas "por meio de uma técnica especial". Ele pergunta, entre outras coisas, a respeito dos sonhos dela. Na terceira fase, o psicanalista se transforma em ginecologista: visto que causas sexuais estão na raiz da neurose, faz-se necessário um exame ginecológico completo. Felizmente, os resultados são satisfatórios. De modo que podemos prosseguir para a quarta fase, na qual o psicanalista se transforma em hipnotista. Ele coloca a paciente sentada numa poltrona confortável e a técnica é descrita longamente. Uma vez que a mulher está em sono hipnótico, o analista continua afagando-lhe a testa e fazendo sugestionamentos no sentido de que ela perca todos os seus complexos. Finda a sessão, a paciente sai com um sentimento de empolgação. Não é feita nenhuma menção aos honorários. O tratamento psicanalítico termina com essa única sessão, e até o final do romance a ex-paciente se encontra livre de todo e qualquer sintoma neurótico[279].

O ano de 1912 foi marcado, sobretudo, pelas Guerras Balcânicas. Grécia, Sérvia e Bulgária – os novos Estados Balcânicos – atacaram a Turquia, reivindicando a liberdade de seus cidadãos, que ainda se encontravam sob o jugo dos turcos. Esse era o assunto da vez, e muito se dizia a respeito das "atrocidades macedônias". Essa guerra causou mais tensão entre as outras potências europeias, particularmente entre a Rússia e o Império Autro-Húngaro.

Outro acontecimento sensacional foi o naufrágio do Titanic em sua viagem de inauguração, no dia 14 de abril, com uma perda de mais de 1.500 vidas. O navio era considerado o mais moderno e perfeito de todos os que já haviam sido construídos, e tinha sido anunciado como impossível de naufragar, mas as medidas de segurança foram inadequadas e os botes salva-vidas, insuficientes. Os preconceitos sociais refletiram na forma como os passageiros da primeira e da segunda classes foram resgatados antes dos passageiros da terceira. Assim, muitos imigrantes pobres e seus filhos foram sacrificados[280]. Os supersticiosos viram esse desastre como um mau agouro para o futuro da civilização europeia. Muito se escreveu acerca da iminência da guerra. Um Alemão, Von Bernhardi, explicou em seu livro, *Deutschland und der nächste Krieg* (A Alemanha e a Próxima Guerra), que o seu país teria de enfrentar um bando de inimigos; a vitória só seria garantida à custa de esforços e sacrifícios inauditos[281]. Um grupo de acadêmicos fundou uma *Gesellschaft für positivistische Philosophie* (Sociedade de Filosofia Positivista), com sede em Berlim, no intuito de chegar a uma concepção unificada e científica do universo, e assim solucionar os problemas da humanidade. Entre os membros da sociedade estavam Ernst Mach, Josef Popper, Albert Einstein, August Forel e Sigmund Freud.

Foi um período de agitação febril entre os jovens europeus. Novos grupos literários, artísticos, culturais e políticos floresciam por toda parte, reivindicando romper com o passado, introduzir novos valores, e polemizando uns com os outros. As polêmicas ao redor e dentro do movimento psicanalítico devem ser compreendidas nesse contexto.

Josef Breuer era completamente ignorado por essa nova geração. Quando seu aniversário de setenta anos foi celebrado, no dia 15 de janeiro de 1912, Sigmund Exner leu um discurso e presenteou-o com os documentos da Breuer-Stiftung[282] – uma fundação cujo objetivo era conceder prêmios para trabalhos de pesquisa e viabilizar que cientistas proeminentes palestrassem em Viena. Uma campanha em sua homenagem arrecadou uma soma inicial de 58.125 coroas[283]. A lista de colaboradores incluía nomes dos maiores cientistas, escritores e artistas vienenses. O nome de Freud, contudo, não consta nessa lista[284].

Havia uma intensa atividade entre os psicanalistas. Um novo periódico, *Imago*, foi lançado por Rank e Sachs. Em sua primeira edição estava a contribuição inicial de Freud ao que viria a ser seu *Totem e Tabu*. Aparentemente, o interesse freudiano por etnologia foi estimulado por *Wandlungen und Symbole der Libido* (Metamorfose e Símbolos da Libido), de Jung. Durante os anos anteriores, houve muito interesse pelo problema do totemismo. Frazer havia publicado seu *Totemism and Exogamy* (Totemismo e Exogamia)[285]. Durkheim argumentou que o totemismo era a forma original de religião[286], e Thurnwald o descreveu como uma forma primitiva de pensamento[287]. Wundt esboçou um vasto panorama da evolução da humanidade, que, segundo ele, era composta de quatro períodos: um período primitivo de vida selvagem; um período totêmico, com organização tribal e exogamia; um "período de heróis e deuses"; e o período moderno, com religiões mundiais, potências mundiais, cultura mundial e história mundial[288]. Parece, ademais, que quando escreveu *Totem e Tabu*, Freud também estava inspirado por acontecimentos recentes: o levante dos Jovem Turcos (os filhos contrariados) contra o sultão Abdul Hamid II (o velho pai cruel), que mantinha um grande harém guardado por eunucos, forneceu-lhe um modelo. Após a revolução, a organização social pôde ser modernizada e a literatura começou a florescer na Turquia, tal como no modelo freudiano em que a cultura humana florescia após o assassinato do velho pai. Como complemento a *Totem e Tabu*, Otto Rank publicou uma grande compilação em torno do mote do incesto em poesias e contos lendários[289].

As controvérsias em torno da psicanálise estavam mais inflamadas do que nunca. Compreender o seu verdadeiro significado requer um conhecimento profundo do pano de fundo cultural da época. Isso fica bem ilustrado no exemplo de uma controvérsia que ocorreu em Zurique no início de 1912[290].

Não é feita nenhuma menção à psicanálise no *Neue Zürcher Zeitung* antes de 8 de fevereiro de 1911, quando o dr. Karl Oetker publicou uma resenha de um livreto de Ludwig Frank, *Die Psychanalyse* (A Psicanálise)[291]. Essa resenha, na qual o nome de Freud não é sequer mencionado, deixava o leitor com a impressão de que a "Psychanalysis" (*sic*) era uma descoberta suíça; e que ela continha uma profissão de fé materialista, incluindo a asserção de que, na morte, a alma pereceria para sempre. Dez meses depois, em 7 de dezembro, um certo "dr. E.A." fez o relato de uma palestra ministrada pelo dr. F. Riklin num encontro recente de uma sociedade filosófica de Zurique, a Gesellschaft für deutsche Sprache (Sociedade da Língua Alemã). Riklin disse que a psicanálise se havia provado capaz de tratar neuróticos trazendo imagens reprimidas de volta à consciência e interpretando sonhos. Riklin acrescentou que se havia mostrado que os símbolos nos sonhos e delírios eram idênticos aos mitos universais da humanidade, de modo que o significado dos símbolos e mitos universais havia sido decifrado. O Sol, por exemplo, era um símbolo de energia sexual masculina; a serpente e o pé, símbolos fálicos; o ouro, um símbolo do excremento. Tudo isso foi apresentado na resenha não como hipóteses, mas como descobertas de absoluta certeza. Parece que foi essa palestra – e talvez outras da mesma espécie – que fez com que o Kepler-Bund[292] dedicasse uma noite ao tópico da psicanálise. O significado dessa reunião se perderia sem nenhuma explicação.

Naqueles anos, a cultura europeia era permeada pelo cientificismo, isto é, a crença de que apenas a ciência poderia dar respostas aos grandes enigmas do mundo. A ciência dominante na época era a ciência natural – como a física atômica é a dos dias de hoje –, com a teoria da evolução em primeiro plano. Com esse nome, quatro diferentes conceitos estavam entremeados: o transformacionismo (como oposto ao criacionismo ou fixismo); a teoria darwiniana original, de que a evolução da espécie era alcançada por meio de seleção natural sob o impacto da luta pela existência; uma gama de doutrinas pseudodarwinistas chamada de darwinismo social; e, por fim, a doutrina de Haeckel. Ninguém é capaz de imaginar, hoje em dia, quão contundente foi o papel desempenhado pelas ideias de Haeckel na vida cultural daquela época. Haeckel havia começado a carreira como um naturalista brilhante, transformou-se em filósofo da natureza, e então estava se tornando cada vez mais inimigo da religião. A seu ver, a ciência era equiparada ao materialismo, ao ateísmo e à insígnia haeckelianiana do transformacionismo. A religião era equiparada à tradição, à superstição e a posturas anticientíficas. Haeckel era o ídolo de muitos jovens que se haviam convertido à sua doutrina. Havia, por exemplo, a história da dramática conversão do jovem Gold-schmidt: depois de ler a história haeckeliana da criação, ele acreditou ter encontrado a chave para todos os problemas filosóficos e científicos, e começou a difundir essas ideias com o esmero de um missionário[293].

Haeckel havia então fundado uma associação, o Monisten-Bund[294], que alegava incorporar a religião à ciência e ser a religião do futuro. Não é surpreendente que a sua atividade tenha encontrado uma considerável resistência por parte de várias igre-jas. Para os seus inimigos, era fácil demonstrar que constantemente ele apresentava hipóteses como certezas, e ele foi acusado de ter falsificado uma série de ilustrações em seus livros a fim de torná-las conformes à sua doutrina. O embate contra Haeckel foi conduzido por dois círculos. O teólogo Wasmann fundou o Thomas-Bund[295] para refutar Haeckel em nome da religião. O naturalista Dennert, por sua vez, fundou o Kepler-Bund, cujo propósito oficial era erradicar especulações pseudocientíficas em nome da ciência. Vários cientistas ilustres constavam entre os seus membros e ele possuía filiais nas principais cidades de língua alemã.

O braço zuriquense do Kepler-Bund organizou um encontro sobre psicanálise. Com base num relato feito por Oetker sobre o livro de Frank e o de "E.A." sobre a palestra de Riklin, o Kepler-Bund aparentemente estava com a impressão de que a psicanálise era uma doutrina materialista e ateísta que ensinava especulações fantasiosas como se fossem verdades científicas. No dia 2 de janeiro de 1912, o *Neue Zürcher Zeitung* fez uma repor-tagem sobre a reunião do Kepler-Bund. O dr. Max Kesselring, zuriquense especialista em doenças nervosas, havia falado "Über die Theorie und Praxis des Wiener Psychologen Freud" (Sobre a Teoria e a Prática do Psicólogo Vienense Freud). O palestrante come-çou expressando o seu lamento de que o ensino de Freud tenha feito tamanho sucesso em Zurique entre educadores e pastores. Kesselring havia participado de um ciclo de palestras de Freud em Viena, e disse que Freud estava imbuído da convicção de que o seu ensino era verdadeiro; que, em suas palestras, os alunos eram encorajados por ele a fazer perguntas, mas suas respostas eram vagas e pouco convincentes. Depois de fazer um panorama histórico da psicanálise, Kesselring declarou-se definitivamente contrá-rio a ela. Leu citações de Freud que provocaram risos da plateia. O resenhista lamentou que Kesselring não tenha feito justiça ao cerne de verdade contido nos ensinamentos de Freud. No dia seguinte, 3 de janeiro de 1912, o *Neue Zürcher Zeitung* publicou uma breve declaração de Kesselring dizendo que ele não era membro do Kepler-Bund e que a sua rejeição da psicanálise não se baseava em opinião filosófica, mas era resultado de seus estudos imparciais. No dia 5 de janeiro, um membro do Kepler-Bund confirmou que o dr. Kesselring não era membro e explicou que a instituição possuía uma postura "neutra" em relação ao tema em debate. A única preocupação do Kepler-Bund era dis-tinguir hipóteses de fatos confirmados na literatura científica.

Na edição de 10 de janeiro, o *Neue Zürcher Zeitung* publicou duas cartas; uma, assinada por "J.M.", argumentava que o Kepler-Bund era, na verdade, uma organiza-ção de combate contra o monismo e o ateísmo. Obviamente, o ensino de Freud era oposto às ideias sustentadas pelo Kepler-Bund, e quando a instituição convidou o dr.

Kesselring para falar sobre Freud, eles sabiam de antemão qual seria a sua postura. A segunda carta, assinada pelo "Dr. J.", dizia ser de mau gosto conduzir uma discussão como essa diante de um público leigo; por que não, então, exames ginecológicos? Nem mesmo o público mais instruído poderia formar uma opinião objetiva sobre esses assuntos. Além do mais, ele dizia que a palestra carecia de objetividade e continha um número grande de asserções inverídicas.

Na edição de 13 de janeiro, um certo "F." respondeu ao "Dr. J." dizendo que o *Raschers Jahrbuch* (Anuário Rascher) mais recente continua um longo artigo de C.G. Jung sobre as ideias de Freud, que era uma obra de arte da vulgarização. Ele achava extremamente temerário que segredos pessoais outrora confidenciados apenas ao sacerdote agora fossem confiados, sem salvaguardas, ao psicanalista. Acrescentou estar sufocado com tanta literatura psicanalítica extravagante e que havia acabado de receber uma obra de Johann Michelsen em que Cristo era interpretado como um símbolo do ato sexual, o boi no estábulo, como um símbolo da castração, e todos os demais elementos que fazem parte da cena da Natividade eram explicados de forma semelhante[296]. "F.M." citou então alguns exemplos de simbolismo sexual do próprio Freud, como, por exemplo: se alguém sonha com uma paisagem e tem certeza de já tê-la visto antes, a cena simboliza o genital materno, porque é o único lugar onde um homem pode estar certo de que já esteve. "F.M." concluiu salientando o perigo de o psicanalista acreditar que possui um segredo infalível, e que aqueles que sofrem de dificuldades de ordem sexual não podem ser realmente auxiliados pela psicanálise porque a causa da desordem é, com frequência, social e econômica; e, noutros casos, o tratamento demandaria uma rejeição de conceitos morais. Na edição seguinte, de 15 de janeiro, o dr. Kesselring protestou contra a acusação de Jung de que ele havia levado a psicanálise a um público leigo. Em Zurique, educadores e pastores o faziam constantemente, como mostrado por muitos artigos no *Evangelische Freiheit* (Liberdade Evangélica), *Berner Seminarblätter* (Gazeta dos Seminários de Berna) e, de todo modo, os próprios psicanalistas haviam dado início a essa prática.

Na edição de 17 de janeiro, novamente havia duas cartas. A primeira, de C.G. Jung, dizia que "o conceito de sexualidade utilizado por Freud e por mim possui um significado muito mais amplo que o vulgar [...]. Isso pode ser lido nos escritos de Freud e nos meus próprios", e também que era injusto situar o livro de Michelsen no mesmo nível dos valiosos trabalhos de Riklin. A segunda carta era a resposta de "F.M." a Jung. Teoricamente, dizia ele, Freud tinha um conceito de sexualidade amplo; porém, na prática, utilizava a palavra em seu sentido estrito. "F.M." protestou contra quem o criticava por falar sobre psicanálise sem ser médico; não era preciso, de fato, ser médico para julgar o imenso perigo da psicanálise – uma pseudociência que havia encontrado mais adeptos fanáticos em Zurique que em qualquer outro lugar, e havia desencadeado uma epidemia psíquica.

Em 25 de janeiro, August Forel, que estava aposentado e vivendo perto do Lago Genebra, juntou-se à troca de cartas. Objetou a uma crítica de "F.M." concernindo à hipnose e ao argumento de Kesselring de que os pacientes neuróticos se tornam psicóticos após o tratamento psicanalítico; deplorou o fato de que o fecundo ensino de Breuer sobre a terapia catártica tenha sido distorcido por Freud. A preocupação não deveria ser com polemizar acerca da psicanálise, mas com estudá-la seriamente, como fez o dr. Frank, em Zurique. Essa carta foi seguida pela resposta de Kesselring: os psicanalistas falaram constantemente de seus sucessos, mas nunca dos seus fracassos. Ele deu dois exemplos de pacientes neuróticos que, depois da análise, se haviam tornado psicóticos. Por fim "F.M." respondeu a Forel dizendo que eram os psicanalistas que se dirigiam a um grande público leigo e escreviam propagandas por meio de vários panfletos e artigos de jornal.

A edição de 27 de janeiro continha o protesto de um psicanalista em termos um tanto quanto veementes:

> O Presidente da Associação Internacional e da Associação Zuriquense de Psicanálise vê-se obrigado a rejeitar energicamente as acusações ofensivas e severamente depreciativas formuladas por um leigo contra médicos especialistas. Os artigos assinados por F.M. oferecem uma imagem completamente distorcida do tratamento psicanalítico devido à ignorância de seu autor. Nenhum homem razoável iria se submeter a um método tão repugnante de tratamento como retratado por F.M. O tom dessas acusações inviabiliza toda e qualquer discussão.
>
> Pela Associação Psicanalítica Internacional: C.G. Jung, Doutor em Medicina, Presidente; F. Riklin, Doutor em Medicina, Secretário.
>
> Pela Associação Psicanalítica de Zurique: Alph. Maeder, Doutor em Medicina, Presidente; J.H.W. van Ophuijsen, Bacharel em Medicina, Secretário.

Esse protesto veio seguido, na mesma edição, pela resposta de "F.M.". "Os srs. psicanalistas", ele disse, "identificam-se tanto com a sua ciência que consideram qualquer crítica a ela uma ofensa pessoal." Ele apontou o tom completamente arrogante do dr. Jung, ao chamá-lo de repórter e leigo; e que também havia médicos que se opunham à psicanálise. Embora Freud tenha feito muitas observações interessantes sobre neuroses, o seu método era falho e não era científico – o fato de as observações terem sido feitas na Viena semieslava não era irrelevante. Os psicanalistas agora analisavam não só os vivos, mas também os mortos: a vida espiritual inteira da humanidade, a religião, a arte, a literatura e o folclore. Eles não conseguem aceitar críticas de leigos, mas não titubeiam em se intrometer em campos onde, eles próprios, são leigos.

No dia 28 de janeiro, F.M. continuou seu ataque à psicanálise, chamando-a de método terminantemente perigoso. Mesmo no melhor dos casos, isto é, quando praticada por um médico extremamente capaz e consciencioso, ela reduz o indivíduo a uma fórmula sexual e pretende tratá-lo com base nisso. Que criança não sofreria de desespero após ficar sabendo que possuía desejos incestuosos pela mãe? Quanto ao adulto, se a sua neurose tinha origem em desejos sexuais reprimidos, o que seria a catarse? F.M. mencionou o caso de um amigo que ele havia encaminhado a um eminente especialista dos nervos, e que, a despeito dos alertas, foi a um psicanalista. Incapaz de seguir o conselho do psicanalista em sua cidade natal, desapareceu e nunca mais ouviram falar dele. Se a psicanálise é um instrumento tão perigoso nas mãos de um médico consciencioso, que desastres não poderia causar nas mãos do inescrupuloso! Ademais, a popularização de conceitos psicanalíticos significaria a rejeição da moralidade sexual com base numa justificativa científica.

No dia 31 de janeiro, o *Neue Zürcher Zeitung* publicou a resposta de Kesselring a Forel. Ele argumentou que a psicanálise poderia ser perigosa, e que não foi o único a observar os seus efeitos desastrosos nos pacientes. Era uma postura insustentável, acrescentou ele, que os psicanalistas falassem apenas de seus sucessos nos tratamentos, enquanto proibiam que os outros mencionassem os fracassos. O fato de que os psicanalistas eram tão sensíveis revelava a sua falta de objetividade e impossibilitava qualquer discussão construtiva.

Na edição de 1º de fevereiro foi publicada a resposta de Forel a Fritz Marti, designado pelo seu nome completo pela primeira vez. Nela, Forel acusou Marti de misturar a hipnose, a psicanálise freudiana e as novas psicoterapias – referindo-se ao aperfeiçoamento realizado por Ludwig Frank do antigo tratamento catártico Breuer-Freud. "Tenho de declarar, definitivamente, que os pesquisadores lúcidos concordam plenamente com o sr. F.M. em sua condenação da unilateralidade da escola freudiana, sua igreja sexual santificadora, sua sexualidade infantil, suas interpretações teológico-exegético-talmúdicas." Foram Freud e Jung os que tinham envolvido os leigos nessas questões. Por sorte, havia alguns homens preocupados em utilizar o cerne de verdade contido na pesquisa Breuer-Freud. Depois dessa carta havia algumas linhas de F.M. agradecendo Forel e dando a discussão por terminada.

A partir do exemplo dessa controvérsia zuriquense de 1912, pode-se depreender que a real natureza da oposição à psicanálise naquela época era muito diferente da imagem que geralmente se faz hoje em dia. O estereótipo atual é o de que "as descobertas de Freud encontraram uma resistência feroz e fanática daqueles que não conseguiam aceitar a sua concepção de sexualidade, tendo em vista os preconceitos 'vitorianos' da época e do recalcamento neurótico". Na verdade, um exame objetivo dos fatos mostra que a situação era bem diferente. Nas controvérsias em torno da psicanálise, ao menos cinco elementos podem ser destacados.

Primeiro: os conceitos psicanalíticos eram apresentados ao público de uma maneira que fatalmente produziria dois tipos opostos de reação. Um grupo certamente ficaria chocado e acharia esses conceitos de mau gosto e perigosos; outro iria aceitar essas revelações com entusiasmo. Wittgenstein salientou isso muito claramente[297]. Confrontos entre esses dois grupos eram inevitáveis e muitas vezes assumiam a forma de um conflito de gerações. O meio do caminho entre essas posturas extremas era o dos homens lúcidos que tentavam pensar por si mesmos a fim de selecionar o que era científico nessas teorias. Homens como Oppenheim, Friedländer, Isserlin, que hoje geralmente são considerados os primeiros adversários da psicanálise, na verdade faziam parte do grupo que tentava realizar uma apreciação objetiva. A crítica que faziam foi, desde então, consideravelmente amplificada, e "o cerne de verdade" que eles aceitavam foi negligenciado.

Segundo: sob a rubrica de "psicanálise", muitas correntes se confundiam entre si; havia muitas gradações possíveis entre os escritos de Freud, de seu círculo imediato, do círculo mais amplo de analistas leigos e de excêntricos – como Michelsen, que se dizia psicanalista. Como o público poderia reconhecer o que fazia parte da psicanálise genuína? O mesmo se aplicava à terapia psicanalítica, que poderia ser oferecida por analistas do grupo de Freud ou por indivíduos irresponsáveis. Foram esses mesmos abusos que provocaram crítica e oposição à psicanálise, que levaram Freud a escrever o seu ensaio "Sobre Psicanálise 'Selvagem'".

Terceiro: a psicanálise foi recebida de duas formas diferentes. Em Viena, homens como Krafft-Ebing, Weininger e Schnitzler haviam condicionado o público a aceitar as teorias sexuais de Freud. Em Zurique, outro tipo de *genius loci* fez com que a psicanálise fosse aceita como uma chave para problemas religiosos e educacionais, assim como para a compreensão dos mitos e da psicose. Era inevitável que confrontos entre essas duas perspectivas divergentes ocorressem.

Quarto: a psicanálise era comumente identificada com a filosofia materialista e o monismo haeckeliano. Em relação ao ateísmo, o fato é que a psicanálise pode ser utilizada como argumento tanto contra quanto a favor. Rank e Sachs sugeriam que o ateísmo era a expressão extrema da superação do pai[298]. O conhecimento de que Freud era um ateu confesso que denominava a religião uma neurose coletiva contribuiu para o mal-entendido. Hans Blüher relata em suas memórias como, em Berlim, a casa do dr. Heinrich Koerber – chefe do Monisten-Bund local – era também o ponto de encontro de jovens artistas e escritores "modernos" e freudianos[299]. Em certa medida, a oposição à psicanálise era uma parte da crescente oposição a Haeckel e ao seu Monisten-Bund.

Por fim, a razão mais importante para o antagonismo à psicanálise era provavelmente a maneira como era promovida. Os psicanalistas, particularmente os discípulos jovens, apregoavam suas descobertas sem confirmá-las com provas ou estatísticas. Deixavam o ônus da prova para os adversários, eram intolerantes a todo e qualquer tipo de crítica, e utilizavam argumentos *ad hominem* – dizendo, por exemplo, que os seus adversários eram neuróticos. Às vezes a psicanálise era utilizada por homens como Michelsen para escrever coisas que pareciam elaboradas apenas para escandalizar o leitor religioso, bem ao estilo dos futuristas[300].

A descrição dessas controvérsias ficaria incompleta se não mencionasse que elas eram igualmente impetuosas entre os psicanalistas. Alphonse Maeder relata que, certa vez, durante uma discussão sobre sonhos num congresso de psicanálise, mencionou a concepção que ele próprio tinha da função "prospectiva" dos sonhos. Isso provocou "uma chuva de críticas contra mim, como se eu tivesse tocado em algo sagrado". Ele não havia contradito nenhuma das teorias de Freud, mas apenas proposto suplementá-las[301]. No mesmo período, acirraram-se os conflitos entre a Sociedade Vienense e Stekel. Para piorar, Jung havia começado a evoluir no sentido que iria separá-lo de Freud. Em fevereiro de 1912, o *Zentralblatt* publicou, assinado por Freud, um excerto condensado de um livro do historiador da arte francês Sartiaux[302]:

Vinte séculos atrás, na cidade de Éfeso, o templo de Diana atraía vários peregrinos – como Lourdes, hoje em dia. Em 54 d.C., o apóstolo São Paulo foi para lá, onde pregou e converteu pessoas durante vários anos. Ao ser perseguido, fundou sua própria comunidade. Isso se mostrou prejudicial ao ofício dos ourives, e eles organizaram um levante contra São Paulo com o grito "Grande é a Diana dos efésios!" A comunidade de São Paulo não permaneceu fiel a ele, caindo sob a influência de um homem chamado João, que havia levado Maria e promovido o culto da Mãe de Deus. Novamente os peregrinos afluíram para lá e os ourives voltaram a ter trabalho. Dezenove séculos depois, o mesmo local foi objeto das visões de Katharina Emmerich.[303]

Por que Freud publicou essa anedota arqueológica? Não é preciso ser versado em hermenêutica para imaginar o seu sentido alegórico. Freud (São Paulo) promoveu uma nova doutrina, e por causa da oposição a ele, reuniu um grupo de discípulos fiéis que se tornaram alvo de violentas perseguições porque os seus ensinamentos ameaçavam determinados interesses. Veio até ele um discípulo, João (Jung), que a princípio era seu aliado, mas depois apresentou tendências místicas, levou seus discípulos para longe dele e organizou uma comunidade dissidente, que tornava a gratificar os "vendilhões do Templo".

O ano de 1913 trouxe consigo uma exacerbação de conflitos políticos na Europa a tal ponto que, por vezes, uma guerra generalizada parecia iminente. O centro do conflito ficava nos Bálcãs. Após Grécia, Bulgária e Sérvia terem conseguido vencer a Turquia, elas começaram a se esfacelar umas às outras numa segunda guerra balcânica – com Grécia, Sérvia e Romênia aliadas contra a Bulgária. Essas convulsões abalaram o Império Austro-Húngaro e a Rússia. Na Rússia, houve uma mobilização parcial e a guerra foi evitada apenas por uma conferência de embaixadores. A tensão entre França e Alemanha foi reforçada por incidentes de fronteira que aconteciam com frequência, e o Parlamento francês aumentou o período de serviço militar obrigatório de dois para três anos. Muito emblematicamente, Léon Daudet publicou um livro com o título *L'Avant-guerre* (A Véspera da Guerra).

Nesse ano, os conflitos entre as várias escolas psiquiátricas dinâmicas eram cada vez mais abundantes. Em Paris, Janet estava estruturando a sua grande obra sobre cura psicológica. Em Nancy, a exoneração de Bernheim veio acompanhada de uma reação antipsicológica, bem da forma como havia ocorrido em Paris após a morte de Charcot. Em Berna, Dubois ainda era um luminar da psicoterapia, como Vittoz em Lausanne, mas os dois estavam isolados. Em Zurique, Ludwig Frank batalhava muito para promover o seu próprio tipo de tratamento catártico, e foi nesse ano que ele publicou um manual sobre o seu método[304]. Em Viena, o movimento psicanalítico estava passando pela crise mais grave até então. Já havia perdido Alfred Adler, que agora, como chefe de uma nova escola, publicou um manual sobre o seu método[305]. Stekel, que havia deixado o movimento no ano anterior, estava promovendo o seu próprio método de tratamento psicanalítico breve. E agora era Jung quem cortava relações com Freud, depois de publicar as suas próprias ideias não freudianas como uma descrição da psicanálise. Nesse ano, a guerra entre as escolas psiquiátricas dinâmicas foi conduzida em dois campos de batalha principais: o xvii Congresso Internacional de Medicina, em Londres; e o iv Congresso Psicanalítico, em Munique.

O xvii Congresso Internacional de Medicina ocorreu em Londres de 7 a 12 de agosto. A psicanálise foi um dos tópicos discutidos na Seção xii. Os relatórios e as discussões que se seguiram são conhecidos, não apenas por meio das atas oficiais, mas de detalhados relatos publicados no *The Times* (Os Tempos)[306]. Na quinta-feira, dia 7 de agosto, Adolf Meyer apresentou um relatório sobre a Clínica Psiquiátrica Phipps, que havia acabado de ser inaugurada em Baltimore sob a sua direção. A discussão mostrou a estupefação de seus colegas ingleses com a proporção de dez médicos para noventa pacientes. *Sir* Thomas Clouston exclamou: "Temos a sensação de que nossos tesoureiros e nossos comitês vão precisar de um bocado de instrução antes de nos proporcionarem os recursos para levar a cabo projetos beneficentes como esse!"

Na sexta-feira, dia 8 de agosto, Pierre Janet fez a leitura do seu relatório sobre psicanálise.

O ponto de partida da psicanálise, disse Janet, reside nas observações charcotianas sobre neuroses traumáticas, as quais ele – o próprio Janet – havia estendido a outras neuroses, acrescentando a elas os conceitos de estreitamento do campo da consciência e de fraqueza da tensão psicológica. Assim, desde o princípio, Janet via uma confirmação de suas próprias observações no trabalho de Freud. Freud reivindicava como inovação a enorme quantidade de tempo que dedicava a cada paciente, a rigorosa investigação de cada história de vida, a minuciosa observação de palavras, gestos, e assim por diante. Janet, porém, dizia ter feito a mesma coisa desde sempre. O método de associação livre, Janet o chamava de "ingênuo" porque o terapeuta estava sugestionando, sem saber, o curso das associações. Quanto à interpretação dos sonhos, Freud não possuía um método acurado de registrá-los, e os seus métodos de interpretação eram arbitrários; Freud chamava de "complexo" o que Janet havia chamado de "ideias fixas subconscientes". Muitas das ditas ideias inovadoras da psicanálise não passavam de conceitos já existentes e que foram renomeados, tais como "recalcamento", que era o estreitamento do campo da consciência janetiano. Até a palavra "psicanálise" era uma outra palavra para a "análise psicológica" de Janet. Janet não admitia, sobretudo, a concepção freudiana de que a sexualidade era a causa essencial e única das neuroses; na experiência de Janet, os distúrbios sexuais eram mais o resultado que a causa das neuroses. Freud deu à palavra "libido" um sentido imensamente amplo e vago. A psicanálise poderia ter sucessos terapêuticos como qualquer outro método. De passagem, Janet mencionou – sem tomar uma posição – a curiosa opinião expressa por certos autores a respeito do papel do *genius loci* em Viena[307]. Janet concluiu, de uma forma conciliatória, dizendo que os escritos de Freud continham "um grande número de estudos preciosos sobre as neuroses, a evolução da mente na infância, as várias formas de sentimentos sexuais". Nos anos por vir, disse ele, os atuais exageros da psicanálise serão esquecidos e só se vai lembrar que a "psicanálise prestou grandes serviços à análise psicológica".

Obviamente, Janet baseava o seu conhecimento do ensino de Freud na literatura psicanalítica existente em francês e inglês. Ele havia lido *A Interpretação dos Sonhos* na tradução de Brill, os resumos da literatura freudiana publicados por Brill e Acher, e algumas publicações de Maeder, Ferenczi, Sadger, Jung, Jones e Putnam. Assim, a crítica de Janet dirigia-se mais à psicanálise do início que aos seus desenvolvimentos mais recentes.

A defesa que Jung fez da psicanálise, e que veio em seguida, foi feita em inglês e começou com um comentário cáustico contra Janet: "Infelizmente, com frequência as pessoas se creem habilitadas a julgar a psicanálise quando não são sequer capazes de ler alemão." Visto que a teoria de Freud ainda não era, em seu conjunto, muito clara nem facilmente acessível, Jung ofereceu uma versão condensada da psicanálise, com críticas ainda mais severas que as de Janet: "Logo, proponho libertar a teoria psicanalítica da óptica puramente sexual. No lugar, gostaria de introduzir um *ponto de vista energético* na psicologia das neuroses." Jung equiparou a libido e o *élan vital*[308] de Bergson. A neurose é uma atitude de adaptação que falhou, causando um represamento de energia e a substituição de partes inferiores de uma função pelas suas partes superiores – a propósito, embora Janet não fosse citado, esse era quase exatamente o seu conceito de neurose.

No debate que se seguiu, ninguém respondeu a Jung. Nove pessoas participaram da discussão: cinco favoráveis a Freud, três contra e uma neutra. Jones disse que a descrição de Janet continha uma longa série de equívocos, distorções e imprecisões, e que ele não havia entendido nada da psicanálise. Corriat disse que fora um rival da psicanálise, mas que agora havia entendido a completa validade de sua teoria e o seu máximo valor do ponto de vista terapêutico. Forsyth disse que Freud havia tido uma "percepção única dos atributos afetivos das crianças". Eder se perguntou como Janet poderia afirmar que a psicanálise era absurda e, ao mesmo tempo, argumentar que era o seu verdadeiro autor. Savage disse que convinha não se impressionar com a eloquência de Janet e perceber a importância do subconsciente infantil. Frankl-Hochwart, de Viena, objetou que havia vários casos em que o tratamento psicanalítico falhou, que é frequentemente perigoso revolver os problemas sexuais dos pacientes, que os analistas leigos eram perigosos e que, sobretudo, era preciso estabelecer uma estatística dos casos bem-sucedidos e fracassados. Walsh também frisou o perigo da ênfase demasiada na sexualidade, e disse não haver método terapêutico que não tenha sucessos. Bérillon estipulou seis critérios para uma psicoterapia aceitável, e nenhum deles era atendido pela psicanálise. Uma opinião dividida foi expressa por T.A. Williams: "a investigação psicanalítica da origem da doença é um grande avanço em relação à mera descrição", contudo, ele dizia ter dúvidas se os complexos perturbadores eram realmente inconscientes, se a psicanálise tratava hábitos psíquicos defeituosos e se a reorientação não era preferível sempre que fosse efetuada de modo consciente e racional. Concluiu dizendo que o critério terapêutico era duvidoso.

Todas as versões sobre essa discussão confirmam que foi um bocado tempestuosa. Em sua autobiografia, Jones disse que o relatório de Janet foi "um ataque cortante e satírico a Freud e ao seu trabalho [...] realizado com a sua inimitável habilidade teatral", acrescentando que, "para mim, foi fácil demonstrar ao público não apenas a profunda ignorância de Janet a respeito da psicanálise, mas também a sua falta de escrúpulos ao inventar, da forma mais injusta, testas-de-ferro para descontar o seu escárnio"[309]. Jones atribuiu ao ciúme a oposição feita à psicanálise por Janet, porque ele se sentia ultrapassado por Freud. Em sua biografia de Freud, Jones disse simplesmente: "Na primeira semana de agosto, houve um duelo entre Janet e eu no Congresso Internacional de Medicina, o qual pôs fim a suas pretensões de ter fundado a psicanálise e depois tê-la visto espoliada por Freud"; em seguida, vinha a carta escrita por Freud cumprimentando-o[310]. Os relatos contemporâneos não substanciam a história do "duelo". Nas atas oficiais do congresso, a intervenção de Jones é muito breve e não destoa das intervenções dos oito demais participantes. O *The Times* de Londres, em sua detalhada exposição de todas as reuniões e discussões, sintetizou apenas a vigorosa intervenção do dr. Coriat a favor da psicanálise e a afirmação do dr. Walsh de que a psicanálise era a mais recente das epidemias psíquicas. Não foi feita nenhuma menção a Jones. Possivelmente, Jones tenha confundido a sua intervenção oral no congresso com a sua réplica a Janet, que foi publicada posteriormente no *Journal for Abnormal Psychology* (Revista de Psicologia Anormal).

Uma apreciação completa dos acontecimentos desse congresso deve necessariamente considerar a atmosfera política da época. Na Inglaterra, houve por vários anos uma campanha contra tudo o que fosse "feito na Alemanha". Wollenberg, um dos psiquiatras alemães que participaram do congresso, lembrou posteriormente que a evidência do sentimento antialemão no evento havia sido o fato de que nenhum alemão foi convidado a fazer um brinde no banquete de encerramento[311].

Três semanas depois do Congresso Internacional de Medicina, em Londres, os psicanalistas se reuniram em Munique para o seu IV Congresso Internacional, nos dias 7 e 8 de setembro. Parece que os participantes desse congresso não estavam tão preocupados com as comunicações científicas quanto com os conflitos internos à associação. Freud e seus colaboradores próximos estavam ansiosos com a nova guinada que Jung e os seus respectivos seguidores estavam dando à psicanálise. Jung ainda estava na presidência da Associação Internacional, mas seu mandato estava prestes a terminar. A despeito da forte oposição, ele foi reeleito por trinta votos em 52.

Lou Andreas-Salomé – que foi como convidada, na companhia do poeta Rilke – anotou suas impressões em seu diário[312]. Ela sentia que a postura de Jung em relação a Freud era indevidamente agressiva e dogmática; Freud ficava na defensiva e custava a conter sua profunda emoção ao se deparar com o rompimento com o "filho" que tanto havia amado.

Pode-se assumir que o conflito era matizado por elementos emocionais. Acaso a relação entre Jung e Freud não lembrava a relação entre Freud e Breuer dezoito anos antes? Quanto a Jung, ele estava reencenando o conflito que havia tido com Bleuler em 1909; ou quiçá o conflito, ainda anterior, com o próprio pai. Mas a razão mais profunda para o conflito era a diferença de base em termos de perspectiva entre o grupo de Zurique e Freud. Bleuler e Jung enxergaram a relação com Freud como uma colaboração entre cientistas independentes trabalhando no mesmo campo. Eles aceitaram da psicanálise o que consideravam verdadeiro e declararam as suas diferenças. Da mesma maneira, Breuer e Freud haviam declarado as diferenças em suas respectivas teorias nos *Estudos Sobre a Histeria*. Em 1908, Bleuler e Jung haviam explicado as suas teorias conflitantes sobre a esquizofrenia num artigo escrito em conjunto[313]. Porém Freud queria discípulos que acatassem o seu ensino em bloco, ou o desenvolvessem sob o seu controle, então o conflito era inevitável; e essa é também a razão pela qual Bleuler sempre se recusou a ser membro da Associação Psicanalítica Internacional[314].

A verdadeira história desse episódio não foi escrita até o momento, tampouco a verdadeira história da polêmica em torno da psicanálise. A versão atual de que Freud e seus discípulos foram vítimas de expressivos ataques por inimigos desonestos não se sustenta diante de um exame objetivo dos fatos disponíveis; a história das supostas perseguições, tampouco. Houve discussões animadas, às vezes veementes, em sociedades e congressos de medicina, mas não há registro de que alguém tenha, em momento algum, questionado a sinceridade ou a integridade de Freud. Quanto às afirmações feitas por Jones de que um pastor australiano, o reverendo Donald Fraser, foi forçado a renunciar por conta de seu interesse pela psicanálise, e de que o linguista sueco, Hans Sperber, viu sua carreira degringolar pela mesma razão, ambas, definitivamente, fazem parte da lenda: Donald Fraser deixou voluntariamente o ministério para estudar medicina com o apoio de sua comunidade[315], e Sperber teve o posto de *Privatdozent* recusado por razões que nada têm a ver com o seu artigo sobre a origem sexual da linguagem[316]. Característico da lenda é o modo como chistes inofensivos foram transformados em ofensas hediondas. Jones, que estava mais familiarizado com o humor britânico que com *Witz* vienense, dá como exemplo de descarados insultos antifreudianos gracejos que ligavam o nome de Freud com a palavra *Freudenmädchen* (mulher de vida fácil)[317]. Na verdade, a piada era a seguinte: "Por que certas mulheres procuram Freud, outras Jung? É que umas são *Freudenmädchen* (da vida) e outras são *Jungfrauen* (donzelas)."

O ano de 1914 começou debaixo de nuvens sombrias. A Europa estava repleta de conflitos manifestos e dissimulados. No Império Austro-Húngaro, a crescente agitação nacionalista checa provocou um forte protesto dos grupos de língua alemã contra o que consideravam usurpação eslava. As relações estavam tensas entre a Áustria e a Sérvia no que se refere à Albânia, que os sérvios queriam anexar, ao passo que o Império Austro-Húngaro havia garantido a independência albanesa. Os ingleses estavam preocupados com o aumento da agitação nacionalista na Irlanda. O novo presidente da França, Poincaré, foi para a Rússia em junho e, num banquete oficial, garantiu aos russos o apoio da França na eventualidade de um conflito.

Esses meses também foram de crise aguda no movimento psicanalítico. Jung considerou a sua posição insustentável e renunciou à Associação Internacional no mês de março. Bleuler publicou uma crítica às teorias de Freud, mas não cortou suas relações pessoais com ele. A Associação Psicanalítica Suíça foi dissolvida.

A grande crise fez com que Freud escrevesse uma história do movimento psicanalítico como uma *apologia pro domo*[318], com as habituais imprecisões de memória e implicações polêmicas a respeito da sua relação com Adler e Jung. Por aqueles meses, a revista *Imago* publicou uma contribuição anônima "Sobre o Moisés de Michelangelo"[319].

O colaborador anônimo analisava a pose e a expressão dessa famosa estátua e concluía que, longe de mostrar a cólera do profeta prestes a quebrar as tábuas da Lei, expressava o supremo esforço feito pelo grande líder para controlar a sua justificada cólera. Anos depois, revelou-se que o autor havia sido ninguém mais, ninguém menos que Freud. O consenso era que Freud havia projetado os seus próprios sentimentos. Esses meses também trouxeram consigo uma das principais inovações em teoria psicanalítica: a *Introdução ao Narcisismo*, de Freud[320].

A despeito da crise no movimento psicanalítico, as teorias de Freud foram adquirindo um público cada vez mais amplo mundo afora. A psicanálise estava se tornando popular na Rússia, onde as principais obras de Freud haviam sido traduzidas, e havia grupos psicanalíticos em várias cidades grandes. Ela também estava ganhando espaço na Inglaterra e nos Estados Unidos. Na França, as ideias de Freud eram conhecidas por um número limitado de pessoas; porém, em meio ao forte chauvinismo que permeava o país, era alvo de veementes ataques, como na Sociedade de Psicoterapia de Paris em 16 de junho, quando Janet saiu em sua defesa.

> Janet protestou contra o fato numa sessão dedicada ao trabalho de Freud, em que não se ouviu nada além de críticas – o que não era nem educado, nem justo. A pesquisa de Freud e sua escola haviam adquirido considerável desenvolvimento não apenas na Áustria e na Alemanha, mas noutros países, incluindo os Estados Unidos; isso seria impossível se esses estudos fossem desprovidos de valor. Admitindo a parte de erros e exageros, a teoria geral servia como base para estudos valiosos. A psicanálise havia contribuído com vários dados sobre o conhecimento das neuroses, da psicologia e da psicopatologia sexuais. "Reconheçamos esses méritos; nossas críticas inevitáveis não nos devem impedir de mostrar as nossas considerações pelo fino trabalho e pelas importantes observações dos nossos colegas vienenses."[321]

Mas os sentimentos nacionalistas haviam chegado a um nível que a objetividade científica seria impossível nos anos que estavam por vir. Foi nessa tensa atmosfera que a notícia do assassinato em Sarajevo ressoou, doze dias depois, como a marcha fúnebre da Europa.

Primeira Guerra Mundial: Julho de 1914-Novembro de 1918

Henri Bergson relata que, em 4 de agosto de 1914, quando abriu um jornal e bateu os olhos na manchete "Alemanha Declara Guerra Contra a França", teve a súbita percepção de uma presença invisível, como se uma figura mítica tivesse escapado de um livro e ocupado tranquilamente um lugar em seu quarto[322]. Como todos aqueles que eram crianças durante a Guerra Franco-Prussiana de 1870-1871, ele havia passado os doze ou quinze anos que se seguiram à guerra com a ideia de que uma nova guerra era iminente; e, depois disso, com uma complexa sensação de que uma nova guerra era tanto provável quanto impossível. Foi ali que Bergson se deu conta de que esse acontecimento – cuja expectativa havia preenchido com inquietude os seus últimos 43 anos – havia então chegado; e, a despeito de seu horror perante a catástrofe, ele não tinha como não se maravilhar com a naturalidade com a qual a abstrata ideia da guerra se havia tornado uma presença viva. Essa guerra, que nós vemos em retrospectiva como um súbito relâmpago e como uma dramática interrupção da caminhada da Europa rumo à felicidade e à prosperidade, parecia a muitos contemporâneos o inevitável desfecho de uma longa série de conflitos, ameaças, guerras locais e rumores de guerra, quando não uma liberação de tensões insuportáveis.

Em 1914, a civilização europeia, em sua expansão, foi confrontada com o último reduto da barbárie: o Império Turco. Apenas as rivalidades entre as potências europeias haviam impedido desferir o golpe fatal contra "o doente" – como a Turquia era comumente chamada. Mas do ovo da serpente brotaram os novos países balcânicos. Mal foram libertados, começaram a oprimir as suas próprias minorias e a lutar uns contra os outros. Organizações terroristas secretas, antes envolvidas no combate aos turcos, passaram a ser empregadas como armas políticas extensivas. Jovens, que se diziam patriotas, eram treinados como terroristas para serem utilizados por interesses políticos nefastos.

O princípio das nacionalidades, agora estendido aos países balcânicos, imperava na Europa mais do que nunca, e cada país teve o seu modo particular de solucionar esse problema. A França já havia assimilado as suas minorias no passado, mas a Grã-Bretanha encontrava dificuldades com os irlandeses, a Espanha, com os catalães, e a Alemanha, com as suas minorias alsaciana, danesa e polonesa. A Turquia recorreu a massacres periódicos, dos quais os búlgaros e os armênios foram as vítimas mais recentes. A Rússia, que por muito tempo havia sido liberal, agora tentava "russificar" suas minorias. A situação do Império Austro-Húngaro era a mais difícil, na medida em que era o único Estado multinacional grande num período de nacionalismo universal. Viu-se exposta a alvoroços internos e a intrigas por parte da Rússia e da Sérvia. Os problemas da monarquia austro-húngara dificilmente poderiam ser entendidos numa época em que os conceitos de "descolonização", "Estados satélites" e "Estado supranacional" ainda não haviam sido formulados. Os países balcânicos, recentemente descolonizados do domínio turco, viam-se vítimas do nacionalismo fanático e de conflitos internos. A Sérvia era um satélite da Rússia, que praticamente controlava a sua política e a utilizava contra o Império Austro-Húngaro. Hoje, este seria chamado de Estado supranacional; porém, em vista das dissensões internas, precisava de uma reforma política profunda[323]. A monarquia era a única força aglutinante do Império; e o príncipe herdeiro, Francisco Ferdinando, era considerado o único homem que possuía a vontade e a habilidade de efetuar a reforma necessária.

O público europeu estava tão acostumado com assassinatos de reis e chefes de Estado por anarquistas isolados ou paranoicos que não compreendeu o verdadeiro significado do assassinato em Sarajevo – que, na verdade, havia sido um complô organizado pelo serviço secreto sérvio[324]. Já vimos que, em 1903, o rei da Sérvia (Alexandre III), que era pró-Áustria, e a sua esposa (a rainha Draga), bem como alguns de seus apoiadores, haviam sido assassinados. O novo rei, Peter, que era apoiado pela Rússia, deu início a uma política antiaustríaca respaldado pelos terroristas que o levaram ao poder. A anexação da Bósnia-Herzegovina pelo Império Austro-Húngaro e a criação de um regime bósnio enfureceu os nacionalistas sérvios, que perpetraram uma série de atos terroristas contra servidores públicos austríacos e, em 1912, até mesmo contra o governador da Croácia. No dia 28 de junho de 1914, um grupo de jovens conspiradores bósnios que haviam sido treinados por terroristas sérvios, guarnecido com armas do Exército sérvio e auxiliado a atravessar a fronteira por agentes sérvios, assassinou o arquiduque Francisco Ferdinando e a sua esposa numa visita a Sarajevo. Se há um crime que pode ser chamado de maquiavélico, foi esse: visto que o arquiduque havia decidido solucionar os problemas do Império, conferindo um *status* igual aos grupos eslavos meridionais a fim de barrar os nacionalistas sérvios, o seu assassinato pôs um fim em qualquer esperança de um reordenamento como esse, deixando um velho imperador exausto e um jovem despreparado como presumível herdeiro. O governo austro-húngaro enfrentava então um trágico dilema: ou deixar impunes as atividades de um perigoso ninho de terroristas que haviam jurado destruir o Império, ou recorrer a uma intervenção armada, correndo o risco de uma guerra generalizada, tendo em vista o apoio que a Rússia dava à Sérvia[325]. Segundo Somary:

> A Europa Ocidental não entendeu nada do que se passava [...] Eles presumiram, erroneamente, que uma pequena nação fora tomada de assalto pela malícia imperialista, e tomaram instintivamente o partido desse "Davi", ao passo que se tratava de um caso do sistemático enfraquecimento de um império civilizado por um satélite russo, e o assassinato em Sarajevo foi um típico ato partidarista.[326]

A guerra era um risco mortal, ainda mais porque apenas um ano antes se havia descoberto que o cel. Alfred Redl, chefe do setor de contraespionagem do Exército Imperial, havia sido chantageado a entregar informações militares vitais para os russos. Além do mais, a Itália estava se afastando de seu aliado austro-húngaro. Se a guerra iria permanecer localizada, ou não, era um problema que dependia do que a Rússia iria fazer. Por causa de seu rápido crescimento econômico, dos conflitos sociais e das atividades de grupos revolucionários, a Rússia estava mal preparada para a guerra. Mas um partido militarista conseguiu obter uma mobilização geral, o que também significava uma ameaça para a Alemanha. A Alemanha estava preparada para uma guerra que os seus líderes militares e políticos há tempos consideravam inevitável. Visto que o desfecho era algo que se considerava depender da rapidez dos primeiros movimentos, e a fim de garantir a vantagem estratégica inicial, a Alemanha declarou guerra à Rússia e à França, e violou a neutralidade da Bélgica; em seguida, a Itália desfez sua aliança com os Impérios Centrais e a Inglaterra declarou guerra à Alemanha. Assim, em poucas semanas, a máquina infernal foi posta em movimento.

A maioria dos povos da Europa já vinha sendo condicionada há tempos para essa guerra, que eles começaram com uma mostra de extraordinário entusiasmo patriótico.

Austríacos e húngaros viram o embate como o único meio de sobrevivência para a Monarquia Dual. Os alemães buscavam se livrar do cerco constritor das nações vizinhas e da invasão da barbárie russa. Os franceses enxergavam-na como uma cruzada pela liberdade do mundo e a libertação da Alsácia-Lorena. A guerra significou a bancarrota dos poderes espirituais. Igrejas de todas as denominações tomaram os partidos dos seus países, e o papa simplesmente confiou os combatentes a Deus. Os socialistas, que haviam apregoado repetidas vezes a sua oposição à guerra, aderiram ao movimento geral dentro de seus respectivos países, com pouco menos entusiasmo que os demais. Os pacifistas eram a minoria por toda parte, e aqueles que se recusavam a lutar foram alvejados sem alarde. Os intelectuais participaram com um entusiasmo febril daquilo que é chamado, desde então, de "mobilização de consciências", isto é, aquele nacionalismo fanático que era intolerante ao menor desvio de opinião. Um pequeno número de pensadores permaneceu capaz de contemplar a catástrofe com lucidez. O filósofo francês Alain fez a previsão de que essa guerra seria uma hecatombe da elite, deixando o país à mercê dos malandros, tiranos e escravos[327]. Anatole France, que, num protesto escrito contra o bombardeio da Catedral de Rheims, expressou a esperança de que após o fim da guerra o provo francês aceitasse de volta a amizade do inimigo derrotado, foi copiosamente insultado e a sua casa foi apedrejada pela multidão. Romain Rolland, outro escritor francês que residia em Genebra, lançou um manifesto enaltecendo o heroísmo da juventude europeia e os seus sacrifícios por um ideal patriótico, porém recriminou os estadistas que haviam desencadeado a guerra e nada estavam fazendo para detê-la; e condenou os escritores que estavam atiçando as labaredas[328]. No mesmo espírito, o romancista alemão Hermann Hesse, enquanto enaltecia os combatentes, denunciava os que permaneceram na segurança de seus lares para escrever inflamadas incitações contra o inimigo[329].

Durante a convulsão inicial, cada psiquiatra reagiu conforme o próprio caráter e origem. Breuer previu que a Áustria iria ou virar pó ou tornar a ascender da conflagração como uma jovem e forte fênix[330]. Freud expressou sentimentos patrióticos austríacos, e é de admirar a surpresa de Jones a esse respeito[331]. Mais incomum foi a postura de Janet, um dos pouquíssimos que não participou da febre chauvinista[332]. Um episódio curioso é relatado por Moll em sua autobiografia[333]: um agente secreto chegou até ele e solicitou que o instruísse, de modo que pudesse assumir convincentemente a identidade de um médico; Moll disse ao homem que isso era impossível, mas que poderia mostrar a ele como se passar por psicanalista; assim, em poucos dias ensinou-lhe os rudimentos e o vocabulário da profissão, e o homem de fato serviu ao país ao longo da guerra "exercendo" a sua nova qualificação. Na Suíça, August Forel estava tão aflito com a catástrofe que deixou a sua campanha antiálcool e se envolveu em intensas atividades pacifistas[334].

Os milhares de homens que foram à luta com tamanho entusiasmo esperavam por uma guerra de curta duração, assumindo que as armas modernas levariam, necessariamente, a uma conclusão rápida. Poucos foram aqueles que anteviram que o conflito duraria mais de quatro anos. A guerra começou com um período de inflamado entusiasmo e ataques sanguinários. Nunca, talvez, na história da humanidade tamanhas proezas de heroísmo foram demandadas de tantos homens, e nunca vidas humanas foram desperdiçadas com tamanha prodigalidade.

Esse período inicial foi seguido por uma paralisação dos exércitos nas linhas de frente ocidentais, onde chegaram a uma espécie de beco sem saída. Essa guerra de exaustão foi intercalada com tentativas – infrutíferas de ambos os lados – de romper as linhas inimigas. Como numa espécie de *potlatch*[335] gigantesco, os beligerantes competiam uns com os outros para ver quem colocaria mais riquezas e mais homens na fogueira e adquiriria novos aliados. Foi nessa época que ocorreu o primeiro genocídio em grande escala dos tempos modernos. Os armênios, que haviam sido incitados por agentes Aliados a se livrar do jugo turco com a promessa de independência, viraram presas de um massacre organizado e sistemático; quase dois milhões deles foram assassinados de uma maneira horripilante[336].

O entusiasmo patriótico espontâneo exibido no início pelas nações beligerantes foi sendo gradativamente substituído por uma propaganda onipresente, bem-organizada e insidiosa. Por volta de 1917, as populações foram dando sinais de cansaço e ocorreram motins no Exército francês. O Império Russo foi o primeiro a ruir, pela revolução democrática de Kerenski, em março de 1917, e pela Revolução Bolchevique de novembro do mesmo ano, seguido por uma paz separada com os Impérios Centrais. A Alemanha tentou forçar o desfecho por meio da intensificação da guerra submarina, o que por sua vez suscitou a intervenção dos Estados Unidos do lado dos Aliados.

Após a morte do imperador Francisco José, seu sucessor, o jovem Carlos, fez vãs tentativas de obter uma paz separada. A Alemanha tentou desesperadamente a vitória antes que o Exército dos Estados Unidos interviesse de modo eficaz. No entanto, uma vez mais, a decisão foi forçada no Oriente Próximo, com o colapso da Turquia, seguido do colapso da Bulgária, do Império Austro-Húngaro e, por fim, da Alemanha, com o armistício de 11 de novembro de 1918. Para os ingleses, e particularmente para os franceses, foi uma vitória pírrica conseguida apenas por meio da intervenção estadunidense. No final de 1918, todas as pessoas da Europa tinham todas as suas esperanças depositadas no presidente Wilson. Os Aliados viam nele o poderoso defensor que apoiaria as suas reivindicações na conferência de paz; os alemães e austríacos estavam convencidos de que ele realizaria uma paz de justiça e reconciliação.

Durante esses quatro anos e meio, a vida do mundo ocidental se viu entregue à confusão. A vida política, econômica, social e intelectual das nações beligerantes foi absorvida pela guerra. Nesse sentido, os psiquiatras não eram exceção. A sua preocupação mais imediata era o tratamento das neuroses de guerra, e eles se viram postos diante de problemas que estavam pouco preparados para enfrentar. O tratamento por estimulação elétrica, frequentemente bem-sucedido contra a paralisia funcional, foi amiúde utilizado de forma um bocado drástica – o que fez com que, na França, ele ganhasse o nome de *torpillage* (torpedeio). Babinski, que havia desbancado o conceito charcotiano de histeria, se viu diante de distúrbios clínicos muito similares à velha histeria, que, no entanto, resistiam à ação terapêutica do sugestionamento[337]. Ele os chamou de "distúrbios fisiopáticos". Wagner-Jauregg, no que se refere ao trauma de guerra, distinguia a ação de fatores físicos (ruído, luz intensa, vibrações e pressão do ar) e de duas categorias de fatores psicogênicos: os precipitantes e os determinantes[338]. Apontou que havia pouquíssimos alemães, austríacos, húngaros e iugoslavos entre os pacientes com neuroses de guerra; mas, em contrapartida, havia muito checos, e que os piores casos de neuroses de guerra ocorriam entre os soldados de grupo étnico italiano e romeno – noutras palavras, a incidência das neuroses guerra era proporcional à falta de lealdade à Monarquia Dual. Os psicanalistas, para os quais as neuroses de guerra também eram um campo novo, tiveram de revisar e ampliar suas teorias.

Enquanto isso, a psiquiatria estava fazendo um grande progresso. Em 1917, Wagner-Jauregg publicou os primeiros resultados de sua pesquisa sobre o tratamento da paresia geral com malarioterapia. Von Economo realizou a primeira descrição da encefalite epidêmica e suas lesões. A mobilização do Exército estadunidense tornou possível, pela primeira vez, aplicar testes psicológicos em cerca de dois milhões de indivíduos simultaneamente; e foi dali em diante que a testagem psicológica se tornou um procedimento comum.

Durante os anos de guerra, os grandes sistemas de psiquiatria dinâmica foram reformulados pelos seus autores. Janet estava absorto na elaboração de sua nova psicologia das tendências. Em 1916, Freud publicou as suas *Conferências Introdutórias à Psicanálise*, que foi o primeiro levantamento sistemático de suas teorias. Ao mesmo tempo, ofereceu um novo desenvolvimento à psicanálise com seus artigos sobre metapsicologia. Pensava-se que a importância cada vez maior atribuída por Freud às pulsões agressivas devia-se aos acontecimentos bélicos. Alfred Adler que, como qualquer outro, inicialmente havia mostrado um ardente patriotismo, foi começando a ver a guerra com horror e a considerar o sentimento de comunidade um componente básico da natureza humana. Para Jung, os anos de guerra foram o período de sua afecção criativa; ele não publicou quase nada durante esse tempo, mas manteve um grupo de discípulos ao seu redor.

Dos quatro grandes sistemas dinâmicos, o único que fez um progresso sensível durante a guerra foi a psicanálise. Em 1918, uma editora de psicanálise foi fundada em Viena graças à generosa doação de Anton von Freund, um húngaro abastado que havia sido paciente de Freud[339]. Era esse o poderoso instrumento por meio do qual a propagação do movimento estava garantida. Na Inglaterra, a psicanálise estava se tornando cada vez mais popular, principalmente pelo trabalho de Rivers. Na América, Frink publicou seu livro, outrora famoso, sobre medos mórbidos e compulsões[340]. Contribuições originais foram sendo desenvolvidas nas margens da psicanálise, como os escritos de Silberer sobre o simbolismo do renascimento[341]. Hans Blüher argumentou que o que mantinha unidas as associações de moços era um vínculo homossexual mais ou menos inconsciente; tratava-se de uma aplicação inicial da psicanálise à psicologia das massas[342].

As circunstâncias compeliam muitos homens a pensar a respeito das causas e do sentido da guerra. Quando Freud publicou suas "Considerações Contemporâneas Sobre a Guerra e a Morte", em 1915, estava seguindo uma corrente na qual muitos distintos pensadores se haviam engajado. Um proeminente cardiologista alemão, G.F. Nicolai, que foi preso por suas ideias pacifistas, escreveu sua *Die Biologie des Krieges* (A Biologia da Guerra)[343]. Outros – como Arthur Schnitzler, em Viena, ou o filósofo Alain, na França – fizeram anotações que seriam posteriormente reunidas em forma de livro.

Durante a guerra, Zurique, a maior cidade da neutra Suíça, conservou o seu caráter cosmopolita[344]. Um grupo de jovens artistas, poetas e músicos, que se reunia em torno do romeno Tristan Tzara, inaugurou, em 1916, o "Cabaret Voltaire", numa das ruas mais antigas e estreitas de Zurique, a Spiegelgasse – a mesma rua, aliás, onde vivia Lênin. Lá esses jovens, que se chamavam de "dadaístas", recitavam poemas de uma absurdidade calculada e expressavam de todas as formas possíveis o seu menosprezo pelo *establishment*, que havia sido incapaz de impedir a carnificina. Vários desses homens haviam fugido das obrigações militares em seus respectivos países[345]. Alguns dadaístas, como Hans Arp, Hugo Ball e Marcel Janco, depois se tornariam conhecidos como escritores ou artistas. Friedrich Glauser tornou-se o principal autor suíço de histórias de detetive; e um outro dadaísta, Richard Hülsenbeck, terminaria sua carreira como psicanalista em Nova York.

Em Viena, os acontecimentos associados à guerra deram origem a correntes de pensamento divergentes. O entusiasmo inicial fora rapidamente reduzido pelas primeiras derrotas. O Exército sérvio, bem treinado em razão das Guerras Balcânicas, provou-se mais tenaz que o esperado. A invasão russa na Galícia fez com que multidões de refugiados, que incluíam muitos judeus das classes mais pobres, afluíssem para Viena. A Itália, e depois a Romênia, declararam guerra à Áustria. A arguta propaganda provocou deserções em massa entre os checos e outras minorias menos cativas. Mantimentos e combustíveis estavam ficando escassos, enquanto o custo de vida não parava de subir. A morte do imperador Francisco José foi sentida por muitos como a morte do Império. Durante os últimos meses da guerra, a oposição às hostilidades era expressa abertamente. Um jovem médico que participava ativamente da vida literária, Jacob Levy Moreno, inaugurou uma nova revista, *Daimon*, cuja primeira edição começava com um manifesto lírico: "Einladung zu einer Begegnung" (Convite a um Encontro), um disfarçado apelo pela paz que depois seria considerado um marco na literatura existencialista[346]. Todas as esperanças da população estavam concentradas no presidente Wilson, que, em 8 de janeiro de 1918, havia proclamado os seus Quatorze Pontos para a paz mundial. Contudo a derrota e a desarticulação do centenário Império Habsburgo foram experimentadas pela maioria dos austríacos como uma catástrofe insuperável. Isso foi bem expresso por Ernst Lothar em suas memórias:

> O dia da ruína da Áustria-Hungria atingiu a mim, e a inúmeros outros, bem no coração. Nós sabíamos, com uma dolorida clareza, que algo de insubstituível havia morrido; algo que não voltaria nunca mais [...]. O Império foi reduzido a um oitavo de seu tamanho. Nele havia espaço para um pequeno universo: o mar e as estepes, as geleiras, os campos de trigo, o Sul, o Oeste e o Leste, os germânicos, os românicos e os múltiplos eslavos, os magiares e até mesmo os turcos – os Estados Unidos da Europa existiram aqui por gerações, quando em nenhum outro lugar fora possível fazê-los viver juntos. E esse Império centenário, com

as suas línguas, culturas e temperamentos; essa brilhante mistura de cores contrastantes, ela só existiu aqui.[347]

Lothar, que conhecia Freud, sentiu a necessidade de consultá-lo a respeito de sua angústia; e, segundo o seu relato, perguntou a ele como alguém poderia existir sem o país para o qual viveu. Freud, que sabia que Lothar havia perdido a mãe havia cinco meses, lhe disse:

> Comoveu-me saber da morte de sua mãe, mas o senhor continua vivo. A mãe é uma nação. Que a ela se sobreviva é um fato biológico, porque a mãe morre antes dos filhos [...]. Sempre chega a hora de um adulto tornar-se órfão. "O país já não existe", o senhor diz. Talvez o país do qual fala nunca tenha existido, e o senhor e eu nos estivemos enganando. A necessidade do autoengano é também um fato biológico. Pode acontecer de o senhor notar, a certa altura, que uma pessoa próxima não é o que o senhor acreditava que fosse [...].

Lothar insistiu que a Áustria era o único país onde ele poderia viver, ao que Freud retorquiu: "Em quantos países o senhor já viveu? [...] Eu também vim da Morávia e, como o senhor, tenho uma obstinada afeição por Viena e pela Áustria, embora talvez, diferentemente do senhor, esteja familiarizado com o seu lado sórdido."[348]

Então Freud pegou um pedaço de papel no qual havia escrito: "A Áustria-Hungria não existe mais. Não poderia viver noutro lugar. Emigrar está fora de questão para mim. Continuarei vivendo com o cerne e imaginando que ele é o todo."

Freud concluiu que se tratava de um país do qual se poderia morrer de raiva, mas onde de bom grado se findaria os dias.

Em Viena, em meio ao desastre, também havia alguns homens que tentavam fazer o melhor de uma situação desastrosa; sua preocupação imediata era salvar a juventude e elaborar novos métodos para a educação das pessoas.

Entre as Duas Guerras Mundiais: Novembro de 1918-Setembro de 1939

A guerra havia deixado a França e a Inglaterra, com sua vitória pírrica, arruinadas e exauridas, a Rússia, vítima da revolução e da guerra civil, e a Europa Central, afligida pela fome e pela desesperança. Milhões de homens haviam lutado com a convicção, incutida por uma astuciosa propaganda, de que estavam lutando a guerra derradeira, uma guerra que supostamente estava sendo travada para assegurar a paz e a democracia para sempre. Porém os políticos que haviam sido incapazes de impedir a guerra – ou de detê-la, depois de começada – também se mostraram incapazes de garantir uma paz duradoura, de modo que vinte anos depois do fim da Primeira Guerra Mundial deflagrou-se a Segunda. O intervalo entre as guerras foi marcado por inúmeras viravoltas que também deixaram a sua marca na evolução da psiquiatria dinâmica.

O Ano da Paz Fracassada:
1919

O mundo aguardava ansiosamente a prometida paz que traria uma nova ordem sob a égide da Liga das Nações. Porém os tratados de paz foram elaborados de uma maneira que diferia radicalmente da tradição do mundo ocidental. O Congresso de Viena – no qual, em 1815, se havia firmado uma paz duradoura após as Guerras Napoleônicas – concedera à França derrotada um *status* igual nas negociações. Os tratados de 1919 não admitiram que as potências derrotadas participassem das negociações; além do mais, a Alemanha foi forçada a confessar culpa, uma exigência da qual nunca se havia ouvido falar na história da diplomacia. Não admira que os povos da Europa Central, que haviam depositado a sua confiança no presidente Wilson, estivessem enfurecidos; e se Freud conservou uma antipatia inveterada por Wilson, apenas estava compartilhando de um pressentimento amplamente presente na Áustria e na Europa Central.

O Tratado de Versailles, assinado em 28 de junho de 1919, restituiu a Alsácia-Lorena à França e a Silésia polonesa ao ressurgido Estado da Polônia. Após a vergonhosa fuga do kaiser para a Holanda, e uma breve tentativa de revolução comunista, o governo democrático de Weimar foi estabelecido em bases pouco sólidas. A Alemanha já não era uma potência mundial; ela havia perdido a sua armada, as suas colônias na África e no Pacífico, bem como os seus negócios com a China. Os alemães que possuíam terras nos países bálticos foram expropriados, os imigrantes alemães nos Estados Unidos aceleraram sua americanização, e o alemão, até então a grande língua mundial da cultura, foi substituído pelo inglês. Sob a pressão da miséria material e espiritual, muitos alemães se rebelaram contra a situação; eles aceitaram a lenda de que a derrota se deveu à "punhalada pelas costas" (*Dolchstoss*) desferida pelos socialistas e começaram a pensar em vingança.

A população que havia formado o Império Austro-Húngaro agora se encontrava dividida em três grupos. Os do primeiro grupo atribuíam-se aos ditos Estados sucessores que estavam do lado dos vitoriosos: Iugoslávia, Romênia, Polônia e Checoslováquia. No segundo grupo estava a Áustria, despojada dos povos de língua alemã da Região dos Sudetas, que foram entregues à Checoslováquia, e do Tirol Meridional, que ficou para a Itália, e a Hungria, despojada de um terço de sua população falante de húngaro. No terceiro grupo estavam os eslovenos, eslovacos e rutenos, que foram para os estados sucessores. Os tratados que restituíram a Alsácia-Lorena à França criaram então uma dúzia de novas "Alsácias-Lorenas" na Europa Central e engendraram ódios eternos. "Os autores do Tratado de Paz haviam fracassado em se dar conta de que o desmembramento do Império Habsburgo havia posto à solta raças cujas rivalidades eram milenares, e que só se haviam mantido juntas pelas tradições da Monarquia[349]. A Áustria era agora um país de seis milhões e meio de habitantes, com uma capital hipertrofiada com dois milhões e meio deles. Era um período de angústia aguda na Áustria. Não havia comida, combustível, transporte, e havia saques, tumultos, mercado negro e dissolução moral por toda parte.

Na Rússia, o novo governo soviético se mostrou mais forte do que os Aliados esperavam, e a Europa começou a tremer diante do espectro do bolchevismo. Até então, o niilismo havia sido, para a maioria das pessoas, um conceito bastante abstrato ou uma coisa que concernia apenas aos russos; agora, porém, ele surgiu de repente como uma terrível ameaça para o mundo[350].

O Império Turco também foi desmembrado, em particular com a fundação dos novos Estados árabes. Os armênios receberam a promessa de um Estado independente, mas constatou-se que depois dos massacres não havia sobrado armênios. Os judeus receberam a promessa da fundação de um "lar nacional" na Palestina por meio da Declaração Balfour, de 2 de novembro de 1917, mas essa promessa foi cumprida com má vontade pelo Mandato Britânico na Palestina.

Os ânimos gerais estavam dominados pelo impacto da guerra e a destruição em larga escala. Romances de guerra começaram a ser publicados às dúzias; e obras sobre a degradação da Europa, da civilização ocidental, da raça branca e da humanidade como um todo começaram a ser escritas. *Der Untergang des Abendlandes* (O Declínio do Ocidente), de Oswald Spengler, gozou de um prestigioso sucesso em alemão.

Assim como Nietzsche, Spengler vê o homem como um animal predador, embora um predador criativo, que inventou a ciência, a tecnologia e a arte a fim de dissociar-se da Natureza e tornar-se similar a Deus. Segundo Spengler, grandes culturas são formas biológicas de vida que nascem, crescem, definham e morrem, seguindo um padrão inevitável. "Houve oito dessas culturas, e a oitava, ou atual – a saber, a cultura ocidental –, já está morrendo, para em breve ser substituída pelas culturas das raças de cor. A única coisa que resta ao homem ocidental é morrer uma morte honrosa em sua última badalada."[351]

Spengler foi criticado por biólogos, assim como por historiadores, pelos vários erros contidos em suas obras. Alguns compararam-no a Freud por causa de seu pessimismo cultural e da importância que ele atribuía às pulsões agressivas. A comparação não é muito boa porque, contrariamente a Spengler, Freud acreditava que as pulsões libidinais neutralizam em certa medida as pulsões agressivas.

Os ânimos catastróficos do período são refletidos na dramaturgia por Karl Krause em *Os Últimos Dias da Humanidade*[352]. Feito o livro de Spengler, ele havia sido escrito durante os anos de Guerra, embora publicado depois. Trata-se de uma visão vultuosa e apocalíptica que retrata não apenas o fim da Áustria, mas também a destruição dos valores humanos, o fracasso da humanidade e a desintegração do nosso planeta – visto como um pecado contra a harmonia cósmica.

Vários psiquiatras dinâmicos tentaram interpretar os acontecimentos contemporâneos. Como vimos, Alfred Adler publicou um panfleto intitulado "Die andere Seite" (O Outro Lado), no qual tentava explicar por que o trabalhador comum batalhava com tamanha coragem e suportava tanta miséria por uma causa que não era propriamente sua[353]. Concluiu que, além da pressão militar e do engano pela propaganda, o completo isolamento o havia feito transformar a causa do real inimigo – a saber, os seus superiores – em sua própria.

O psicanalista Paul Federn distinguiu, entre as consequências da revolução austríaca, as negativas (como as greves) e as positivas (como os conselhos de trabalhadores)[354]. Ele explicou ambos à luz dos conceitos freudianos de "horda primeva" e "rebelião dos filhos". O velho imperador Francisco José havia sido a figura paterna do país. Após sua derrocada, surgiu uma sociedade sem pai: alguns órfãos rejeitavam qualquer espécie de substituto, daí as greves e revoltas; outros procuravam criar uma nova organização e uma Sociedade de Irmãos.

Em meio ao desastre, foram realizados esforços heroicos para poupar a saúde emocional da juventude. Entre essas tentativas estava o célebre experimento de Aichhorn de educação terapêutica em Oberhollabrunn, perto de Viena. Infelizmente, trata-se de um dos episódios menos documentados da história da educação. Não se sabe claramente em que grau o experimento foi imposto pelas condições de então, e em que medida foi planejado por Aichhorn. Não dispomos de nenhum relato contemporâneo, nenhuma estatística, nenhum acompanhamento; sequer sabemos quanto tempo durou. Os colaboradores de Aichhorn permaneceram anônimos e os dados escassos que temos vêm todos do livro publicado por ele seis anos depois. Aichhorn havia sido professor da rede pública em Viena. Durante a guerra, atuou na organização de centros juvenis para garotos onde eles eram treinados nos moldes militares e incutidos com sentimentos patrióticos, como se pode ver a partir do boletim informativo que Aichhorn editou em conexão com essas atividades[355]. Quando a Monarquia Austro-Húngara colapsou, Aichhorn foi encarregado de um grupo de garotos difíceis; de acordo com o seu próprio relato, ele tinha sob os seus cuidados diretos um grupo de doze garotos delinquentes ou agressivos, oriundos principalmente de lares destruídos. Eles foram alojados em velhas casernas militares. Numa época em que Viena era vítima de agitação revolucionária e motins, não é surpreendente que esses garotos também se revoltassem, depredando a mobília, arrombando portas e janelas, e batendo uns nos outros. Aichhorn instruía seus colaboradores a interferir apenas quando havia perigo real. E assim como na própria Viena, em que as manifestações revolucionárias – embora ruidosas – estavam ficando menos perigosas –, a agressividade dos garotos foi substituída por uma espécie de pseudoagressividade, seguida por rompantes emocionais. E então, assim como houve um período de melhora por toda a Áustria – a despeito da instabilidade prolongada –, esses garotos permaneceram instáveis por um longo tempo e foram se recuperando gradativamente. Os resultados desse experimento receberam uma interpretação psicanalítica num segundo momento[356].

A despeito da extrema brutalidade dos tempos, o movimento psicanalítico foi reorganizado e o contato com alguns países estrangeiros foi restabelecido. Três psicanalistas estadunidenses foram para Viena com a finalidade de fazer uma análise didática com Freud[357]. Os discípulos de Freud continuavam escritores prolíficos. Eles publicaram, entre outros, uma coleção de estudos acerca das neuroses de guerra[358].

Na França, Janet foi construindo devagar um novo sistema de psicologia comportamental, porém teve um público comparativamente pequeno. Em 1919, conseguiu publicar o seu tão protelado livro sobre cura mental[359], mas o seu surgimento tardio passou a errônea impressão de que seus ensinamentos estavam estagnados desde antes da guerra.

Quanto a Jung, ninguém sabia do seu autoexperimento, e ele ainda estava trabalhando em seus *Tipos Psicológicos*. Muito curiosamente, o primeiro indício de sua nova psicologia analítica foi dado, num romance, *Demian*, pelo escritor Hermann Hesse:

> Emil Sinclair foi criado num contexto muito religioso. Certa vez, durante o período escolar, vangloriou-se da autoria de algumas travessuras cometidas por outras crianças, e isso fez com que fosse maltratado e chantageado por um colega maldoso. É então que ele conhece um menino mais velho, Max Demian, a quem confia o seu segredo, o que resulta no livramento imediato de uma intolerável situação. Uma estreita amizade com Demian incita Sinclair a modificar sua visão de mundo, a aceitar a existência e a necessidade do mal. Mas Sinclair vai longe demais e vive uma vida de estudante dissoluto, até que um breve encontro com uma jovem, Beatrice, o inspira com um novo ideal – embora palavra alguma tenha sido trocada entre eles. Depois ele conhece um músico culto e sábio que o ensina a interpretar seus sonhos e desenhos espontâneos. Ambos concordam com a noção de que Deus é idêntico ao diabo – ou melhor, que Deus e o diabo são dois aspectos de um Ser supremo, Abraxas. E depois, Sinclair conhece a mãe de Demian, Eva, e reconhece nela a imagem de mulher que ele havia vislumbrado numa visão e pintado. Nessa altura, a Guerra Mundial eclode. Demian aparece para Sinclair e lhe explica que, de agora em diante, quando precisar de ajuda e conselho, irá encontrá-los no mais profundo de si mesmo.[360]

É fácil reconhecer nas aventuras espirituais do herói as fases da terapia junguiana: confissão do segredo patogênico; assimilação da sombra; confrontação com a anima, o Velho Sábio, e o si-mesmo[361].

O Primeiro Período Pós-Guerra:
1920-1925

A Grande Guerra, como os seus contemporâneos a chamavam, havia causado cerca de trinta milhões de mortes e inúmeras outras vítimas – sem mencionar as vítimas da fome e das epidemias –, mas o maior desastre residiu no "massacre das elites", isto é, dos homens vigorosos e jovens entre vinte e quarenta anos de idade. Os líderes do mundo pós-guerra pertenciam à geração mais velha, muitas vezes incapaz de compreender e responder aos novos problemas. A geração mais nova – isto é, os que atingiram a idade adulta logo após a guerra – sentia não ter nada em comum com os mais velhos; estava tomada de menosprezo por eles, porém se mostrava mais capaz de protestar que de agir de forma construtiva. Os jovens, assim como os velhos, viam-se confrontados a uma convulsão geral em todas as esferas da vida. A supremacia da raça branca, e particularmente da Europa, era questionada. Na Europa, os franceses viviam com a ilusão de que haviam substituído a Alemanha em sua hegemonia. A forma liberal democrática de governo estava em declínio e surgiu um novo tipo de Estado, baseado no poder absoluto de um partido, reforçado pelo poder da polícia política. A tortura, que havia desaparecido durante o século XIX, fez uma reaparição e se tornou uma instituição permanente em um número cada vez maior de Estados[362]. Movimentos revolucionários e contrarrevolucionários eram uma ameaça por toda parte, e foram realizadas tentativas desesperadas de encontrar novas soluções. Ao menos houve certo progresso no que se refere à legislação social, como uma redução no número de horas de trabalho.

O mais flagrante aos contemporâneos talvez fosse a transformação nos costumes, que era vista por alguns como uma desastrosa dissolução de valores e, por outros, como uma oportuna simplificação do estilo de vida[363]. Essas mudanças viam-se manifestadas na maneira de vestir, na fala, na escrita de cartas, nas relações sociais, e até nos gestos e no tom de voz. A educação tornou-se menos estrita. As distâncias entre classes sociais foram reduzidas e as pessoas de diferentes origens começaram a se misturar mais livremente. As relações entre os sexos tornaram-se menos formais. As moças estavam autorizadas a sair sem alguém a tiracolo, mesmo à noite, os casamentos arranjados estavam em baixa, o amor "romântico" foi aceito como norma, muitas vezes os casamentos eram consumados depois de um breve namoro, a incidência de divórcio aumentou e as mulheres divorciadas já não padeciam de reprovação social. Esportes e viagens tornaram-se populares, especialmente com o crescimento da indústria automobilística. O teatro foi sendo gradativamente substituído pelo cinema, que chegava a um público muito maior, para o qual trouxe as novas figuras ideais das estrelas de cinema. O *jazz* tornou-se imensamente popular não apenas na América, mas também na Europa. O mundo foi tomado por um desejo febril por dinheiro e prazer; milhares de pessoas especulavam na Bolsa de Valores, e obras de arte e edições especiais de livros eram utilizados como objetos de especulação. Na Europa, estava em voga imitar tudo o que era anglo-saxão. Enquanto antes da guerra o consumo de álcool era considerado um vício da classe operária, agora se havia tornado um hábito elegante das classes altas[364].

Havia uma corrente iconoclasta geral e uma busca por novas formas de expressão. Foi o auge do expressionismo e do cubismo, e o cinema foi proclamado sétima arte. A jovem geração literária era repleta de sarcasmo e menosprezo pelos velhos mestres. Quando Anatole France morreu, em 1924, um grupo de jovens escritores compôs e difundiu uma veemente diatribe com o título *Un Cadavre* (Um Cadáver)[365]. A nova geração procurava no passado precursores e profetas do novo espírito dos tempos. Assim, na França, o poeta Lautréamont – que havia morrido jovem e em cujos escritos se considerou existirem marcas de uma afecção mental – foi proclamado o maior poeta francês do século XIX. O Marquês de Sade foi aclamado como um gênio pujante, grande filósofo e escritor, e o verdadeiro fundador da patologia sexual.

Esses traços do pós-guerra – como o menosprezo pela geração mais velha, o anti-intelectualismo e a afetação de nunca se chocar com nada – favoreceram o sucesso de um movimento que desempenhou um importante papel na vida cultural da época, especialmente na França: o movimento surrealista[366]. O surrealismo muitas vezes é visto como um embuste inventado por artistas e encorajado pelo esnobismo intelectual.

Contudo, havia mais que isso, e ele satisfez uma necessidade intelectual da época. Tudo começou quando Tristan Tzara e alguns outros dadaístas saíram de Zurique e foram para Paris continuar suas atividades. A eles se uniram outros, mas logo fragmentaram-se em diferentes grupos. Um desses grupos assumiu o nome de "surrealistas" e se reunia em torno de André Breton, Philippe Soupault, Paul Éluard e Louis Aragon. A história desse movimento é bastante tempestuosa, com seus membros brigando constantemente entre si. Contudo, André Breton teve sucesso em se manter como líder do movimento por duas décadas, mostrando-se o mais criativo.

Do dadaísmo, os surrealistas conservaram a postura negativa e a rejeição dos valores aceites: família, pátria, religião, trabalho e até mesmo a honra. Muitos deles aderiram, ao menos temporariamente, ao Partido Comunista. Contudo, sua grande preocupação era a exploração das esferas ocultas da mente, que os românticos haviam chamado de "lado noturno" da Natureza, isto é, o inconsciente, os sonhos, a afecção mental, o fantástico e o maravilhoso.

Quando estudante de medicina, André Breton foi recrutado para trabalhar numa unidade psiquiátrica militar. Entre os seus pacientes havia um homem que tinha permanecido numa trincheira durante o conflito; feito um policial orientando o tráfego, ele havia "orientado" a fuga das granadas que caíam ao seu redor. O homem estava convencido de que se tratava de uma guerra simulada, com armas falsas e falsos mortos e feridos; prova disso era que ele sempre conseguia escapar sem se ferir. Breton ficou impressionado em ver como uma pessoa jovem e bem-criada, que aparentava lucidez, podia viver num mundo fantástico nesse grau. Ele ficou interessado pelo trabalho de Myers, Flournoy, Janet e Freud; porém, depois da guerra, desistiu dos estudos em medicina, juntou-se aos dadaístas, e depois fundou o seu próprio movimento literário. Seu objetivo era o rejuvenescimento da poesia e da arte, recorrendo a fontes de criatividade inexploradas. O seu primeiro interesse foi pelo estado intermediário entre o sonho e a vigília; noutras palavras, por aquele estado hipnagógico em que palavras e imagens esparsas vêm à mente. Certa vez ele ouviu as palavras "Há um homem cortado em dois à janela" e viu a imagem correspondente. Parece que Breton tinha ciência de que esse tipo de sonho havia sido rigorosamente investigado por Herbert Silberer, que havia mostrado que a imagem hipnagógica era uma representação simbólica do estado do sonhador que estava no meio do caminho entre os estados de vigília e sonho[367]. A atenção de Breton foi atraída para essas misteriosas frases nas quais ele via a própria essência da poesia. Ele distinguiu esse automatismo verbal da imagística visual, asseverando que, embora às vezes pudessem estar misturados, trata-se de dois conjuntos distintos de fenômenos. Contudo, o automatismo verbal tinha mais valor para o poeta que para os demais.

Breton então notou haver no homem – não apenas no estado hipnagógico, mas permanentemente – um "discurso interior" (*discours intérieur*), que pode ser percebido a qualquer momento, caso se preste atenção o suficiente. Essa voz interior é bastante diferente daquilo que poetas como James Joyce chamaram de "monólogo interior" – que é, antes mesmo, uma imitação do discurso ordinário. O discurso interior de Breton é intermitente e aparece em frases breves e grupos de palavras desconectadas umas das outras. Além do mais, podem ser várias torrentes verbais simultâneas, cada qual carregando um fluxo de imagens que competem por supremacia.

O problema agora era como fazer uso desse discurso interior para fins criativos. Por algum tempo, trabalhando com Desnos, Breton experimentou a fala automática, isto é, dizer o que vier à cabeça de modo aleatório – um método que, aliás, havia sido utilizado por Janet com sua paciente madame D.[368]. Mas logo descobriram que o método era perigoso, e Breton recorreu à escrita automática. Esse método, tal como utilizado pelos surrealistas, era diferente do tipo empregado pelos espíritas, a saber: um automatismo puramente motor, com o sujeito estando inconsciente do conteúdo daquilo que está colocando no papel. Tal como utilizada pelos surrealistas, a escrita automática era um ditado interior (*dictée intérieure*), isto é, o poeta tinha de se colocar num clima onírico de modo a ser capaz de ouvir o próprio discurso interior, que ele registrava sem alterar uma só palavra. Segundo Breton, a consciência clara e as imagens visuais impediam o ditado interior. Para tanto, era necessário treinamento, sem garantia de que isso irá produzir obras de arte. Na verdade, apenas algumas das obras literárias dos surrealistas se originaram de escrita automática[369].

Breton chegou à conclusão de que há um misterioso reino na mente humana, uma espécie de ponto central que vincula o indivíduo consciente com o que há de mais íntimo em si mesmo – e, ao mesmo tempo, com desconhecidas forças do universo. O objetivo do surrealismo é reconquistar esse ponto central, de modo que o indivíduo possa reaver a totalidade de sua energia psíquica e as desconhecidas riquezas que jazem em seu interior. Desse centro emanam todas as formas de criatividade artística: poesia, pintura e escultura, assim como novas formas de arte.

Durante os dois primeiros anos, os surrealistas fizeram uso generoso da escrita automática e da hipnose, mas logo tomaram ciência dos perigos envolvendo essas práticas. Breton conta como um uso desmedido da escrita automática levou-o a estados alucinatórios[370]. Um de seus parceiros, Desnos, começou a entrar cada vez mais facilmente em profundos estados sonambúlicos nos quais ficava agitado e perigoso; e isso a tal ponto que, certa vez, perseguiu o poeta Éluard com uma faca para matá--lo. Noutra noite, numa festa surrealista em que havia um grupo com cerca de trinta pessoas, dez entraram em sonambulismo hipnótico e várias foram encontradas tentando se enforcar numa antessala escura – uma delas, de fato, veio a cometer suicídio posteriormente. Isso produziu um impasse temporário nas atividades do movimento, que foi reorganizado por Breton em 1924.

Gradualmente, o campo de interesse do surrealismo foi se estendendo à pintura, à escultura, à fotografia e ao cinema, e ele alegava enriquecer a humanidade com uma nova forma de estética. Os surrealistas estavam atrás de ascendência e de aliados, e listaram Freud, Sade e Lautréamont entre as suas figuras paternas – omitindo, em sua longa lista, os seus únicos precursores diretos, a saber: os futuristas. Os surrealistas estavam interessados em todas as manifestações do maravilhoso, do fantástico, do incômodo, e nas coincidências inexplicáveis; Breton suspeitava que estranhos seres invisíveis desempenhavam um papel na vida humana. Estavam atentos para aquelas ironias que deixavam transparecer, subitamente, o caráter trágico da vida – o que chamavam de "humor negro", ou *humour noir*. Outra de suas grandes preocupações era com o *hasard objectif*[371], aquelas estranhas coincidências que parecem ter sido combinadas com intenção irônica.

Os surrealistas promoveram e inventaram novas formas de arte, e organizaram exposições de objetos surrealistas – que incluíam muitas máquinas precisas e engenhosas sem nenhum uso prático, bem como coisas vistas em sonho ou resultantes de uma combinação de inspiração criativa, acaso e automatismo[372]. Entre os muitos outros dispositivos dos surrealistas, cumpre mencionar a imitação consciente da afecção mental, ao menos na escrita. Certa vez, Breton e Éluard publicaram uma série de cinco ensaios nos quais imitaram as manifestações verbais de débeis mentais, mania aguda, paresia geral, delírios de interpretação e "demência precoce"[373].

O movimento surrealista relaciona-se com a história da psiquiatria dinâmica de várias formas. Está claro que seu líder, André Breton, extraiu muita coisa da primeira psiquiatria dinâmica, ainda que a sua técnica de escrita automática não possuísse nada em comum com a dos espíritas, William James ou Janet. O seu ditado oriundo do inconsciente tampouco era idêntico ao método freudiano de associação livre. Se Breton tivesse concluído a formação em medicina e permanecido ativo na psiquiatria, ele poderia muito bem, com esses novos métodos, ter se tornado o fundador de uma nova corrente de psiquiatria dinâmica. Isso também explica a sua admiração por Freud e o seu interesse pela psicanálise. Visitou Freud em Viena e trocou algumas cartas com ele[374]. Ao menos dois dos artigos de Freud foram publicados pela primeira vez em tradução francesa em periódicos surrealistas[375]. Freud, no entanto, pareceu intrigado e constrangido pelo interesse que esses homens, cujas ideias e escritos não conseguia entender, demonstravam por ele[376]. Como era de esperar, o surrealismo também se tornou objeto de estudo dos psiquiatras. Henry Ey argumenta que tanto a arte psicopatológica quanto a arte surrealista originam-se da mesma fonte criativa inconsciente; contudo, os surrealistas vão conscientemente até essa fonte e canalizam a sua inspiração, ao passo que o paciente mental é dominado por ela[377]. Noutras palavras, como Ey conclui, o surrealista "*faz* algo maravilhoso", ao passo que o artista psicótico "*é* maravilhoso".

Em 1920, quando a Europa Ocidental e a América estavam a caminho de uma prosperidade renovada, a Alemanha e, particularmente, a Áustria ainda se encontravam em dificuldades econômicas e financeiras. O pior era a postura depreciativa dos austríacos em relação ao próprio país e sua cultura tradicional. Só havia sarcasmo e desdém pela época da Monarquia Dual.

Em círculos socialistas houve ataques ferozes contra os cirurgiões militares que haviam feito uso de estimulação elétrica no tratamento de neuroses de guerra. O Parlamento Austríaco designou uma comissão de inquérito sob a presidência do professor Löffler, um advogado excepcional. Foram recebidas queixas de uma série de antigos pacientes militares contra meia dúzia de neuropsiquiatras, incluindo Wagner-Jauregg[378].

As audiências ocorreram de 15 a 17 de outubro de 1920, na presença de muitos neuropsiquiatras e jornalistas[379]. A comissão indicou Sigmund Freud e Emil Raimann para emitirem o relatório pericial sobre o tratamento elétrico de neuróticos de guerra.

Wagner-Jauregg declarou que o tenente Kauders – seu principal denunciante – era um simulador, e que não lhe fora prazeroso realizar tal diagnóstico. Mencionou que se havia voluntariado para servir como neuropsiquiatra por todo o período da guerra, sem ter uniforme, nem patente militar, nem salário, nem reconhecimento oficial. Havia examinado e tratado muitos milhares de soldados e oficiais acometidos por todo tipo de neuroses de guerra. Apenas uma fração dessas neuroses tinha a sua origem na linha de batalha. Entre os prisioneiros de guerra não foi observada nenhuma. A maioria dos casos era contraída na retaguarda, e frequentemente na forma de epidemias, principalmente entre certos grupos étnicos. "Entre os checos, os corajosos erguiam as mãos e se rendiam ao inimigo, embora soubessem que teriam de lutar a favor dele; os menos corajosos partiam para uma fuga na afecção. Quando ocorreu o colapso, vários neuróticos fugiram do hospital. Haviam adquirido, de repente, a capacidade de se mover." Muitos checos admitiram abertamente que haviam simulado, e que até existiam escolas de simulação. Wagner-Jauregg acrescentou que tratava os neuróticos de guerra primeiro com isolamento e dieta láctea, e depois aplicava tratamento farádico: "um tratamento para estados histéricos conhecido há tempos", com brilhantes resultados, muitas vezes depois de uma única sessão.

Freud foi chamado em seguida para ler seu relatório[380]. Ele objetou que Wagner-Jauregg via simulação onde não tinha, e salientou que o termo "fuga na afecção" havia sido introduzido por ele e aceito pela ciência médica[381]. O número de simuladores deve ter sido pequeno (aqui Wagner-Jauregg interrompeu: "Mas e as confissões?!"). O papel dos médicos não deveria ser o de metralhadoras apontadas contra soldados fugitivos; eles deveriam ser os defensores dos pacientes, e de ninguém mais. O paciente Kauders fora ferido (Wagner-Jauregg exclamou: "Não!") e Wagner-Jauregg procedeu mal ao chamá-lo de fingido. "Logo, sr. advogado, creio que as causas residam, parcialmente, em Wagner. Isso porque ele não fez uso de minha terapia. Não exijo dele que seja capaz; não posso pedir-lhe isso, pois sequer meus alunos conseguem fazê-lo." Freud acrescentou que, na Alemanha, o tratamento psicanalítico tinha um sucesso extraordinário com o dr. Schnee e o dr. Siegel.

Wagner-Jauregg respondeu: "No que se refere à simulação, talvez eu possa dizer, sem falsa modéstia, que tenho um bocado mais de competência. Nenhum simulador chega ao professor Freud para se tratar, ao passo que em minha carreira tive muitas oportunidades de tratar simuladores. Além do mais, tive uma rica experiência durante a guerra; experiência essa que faltou ao professor Freud." Wagner-Jauregg acrescentou que a psicanálise não poderia ser utilizada durante a guerra, e que o próprio Freud admitira o obstáculo linguístico[382]. Contudo, Freud disse que "a psicanálise pode ser efetuada também na guerra". E Wagner-Jauregg redarguiu: "mas apenas em casos isolados". Freud então asseverou: "Em massa, mas encurtada pela hipnose. Daria trabalho, mas em casos particularmente difíceis teria sido recompensador."

No dia seguinte, 16 de outubro, o outro especialista, Raimann, leu seu relatório, que – como era de esperar de um fiel discípulo de Wagner-Jauregg – foi inteiramente a seu favor. Freud também foi severamente criticado por Fuchs, e respondeu que a opinião de Wagner-Jauregg "prova que ele é um psicólogo fraco e está inclinado a ver fingidos por toda parte [...] Se esses pacientes também tivessem sido examinados psicanaliticamente, não teria havido queixas como essas".

Raimann então objetou ao que Freud havia dito (a saber: "eu teria feito diferente"): "Por que no condicional? Por que não fez de outra forma e mostrou como se cura neuroses de guerra psicanaliticamente? Teria recebido imediatamente uma enfermaria [...]. Ele nunca viu neuroses de guerra, e requer alguma coragem emitir um relatório pericial sobre assuntos como esse sem nada saber a respeito." Raimann acrescentou que, no Congresso Psicanalítico de 1918, dois dos discípulos mais próximos de Freud haviam admitido que a psicanálise não poderia ser aplicada nesses casos; isso para não mencionar a questão do dinheiro. Pacientes carentes não podem ser analisados: "Quando alguém não pode pagar, ele admite que está saudável."

Otto Pötzl ficou do lado de Freud e declarou que, do ponto de vista teórico, ele era definitivamente um adepto da psicanálise, embora tivesse outra opinião no que se refere à sua aplicação prática.

Fuchs testemunhou ter estudado e aplicado a psicanálise, sem nunca conseguir o menor resultado com o método. Havia encaminhado neuróticos de guerra a psicanalistas, e todos eles foram enviados de volta sem estarem curados. "Quando o professor Freud diz que seus discípulos não estavam à altura da tarefa, por que ele próprio não entrou em campo?", concluiu sarcasticamente.

É óbvio que o que havia começado como uma comissão de inquérito logo assumiu o caráter de uma disputa verbal entre os partidários e os adversários da psicanálise – com estes levando vantagem. A comissão concluiu que não havia motivos para um julgamento. Em meio à turbulência geral contemporânea, o incidente logo foi esquecido. Mais tarde, quando o relatório pericial de Freud foi publicado, os psicanalistas tiveram a impressão de que ele havia sido extremamente justo com Wagner-Jauregg, que, no entanto, pensava justamente o contrário[383]. Em sua autobiografia, afirmou que o inquérito forneceu a Freud uma inesperada oportunidade para expressar a sua cólera contra ele[384].

Tal polêmica, contudo, não impediu o crescimento do movimento psicanalítico. Estava virando moda entre ingleses e estadunidenses ir para Viena atrás de uma análise didática ou terapêutica. Em Berlim, a primeira Policlínica Psicanalítica foi aberta por Max Eitingon. Freud estava numa nova fase criativa e publicou o seu ensaio *Além do Princípio de Prazer*.

O ano de 1921 mostrou, mais uma vez, o quão difícil era para a Europa recuperar--se dos efeitos da guerra. A Comissão de Reparações exigiu que a Alemanha pagasse 132 bilhões de marcos em ouro, o que resultou em insolúveis problemas econômicos e financeiros. A Rebelião Irlandesa forçou a Grã-Bretanha a permitir a fundação da República da Irlanda (Éire). A Itália foi vitimada pelos movimentos subversivos de esquerda, enquanto Mussolini construía o seu movimento fascista. Na Rússia, o governo bolchevique estava com grandes dificuldades em organizar uma economia puramente comunista, de modo que Lênin decretou uma "Nova Política Econômica" (NEP) com um retorno parcial aos métodos tradicionais. A Áustria lutava desesperadamente com uma situação que parecia irremediável, a ponto de surgirem movimentos separatistas em certas províncias.

Na psiquiatria, alguns dos mestres da antiga geração rumavam para outros interesses. Eugen Bleuler publicou a sua *Naturgeschichte der Seele* (História Natural da Alma)[385], na qual havia trabalhado por muitos anos e que algumas pessoas chamavam de o seu segundo *Fausto*[386]. Para muitos, foi uma surpresa ver o cientista positivista adotar alguns dos conceitos especulativos de Driesch e descrever o desenvolvimento da consciência a partir do psicoide – uma hipotética forma elementar de atividade psíquica (algo reminiscente do inconsciente orgânico dos românticos alemães). Forel, que, além de sua vocação neuropsiquiátrica, foi toda a vida um ardoroso combatente pela reforma social – e também era considerado autoridade mundial na classificação mirmecológica –, publicou agora uma obra extensa retratando a supostamente perfeita ordem social das formigas, que ele propunha como um modelo para a humanidade[387].

No ano letivo de 1920-1921, Janet ministrou um curso sobre psicologia da religião que atraiu ouvintes entusiasmados, incluindo um sacerdote estadunidense, o reverendo Horton, que publicou suas anotações ao retornar para os Estados Unidos[388]. Porém Janet foi sistematicamente ignorado pela nova geração, que, tanto na França quanto noutros lugares, estava começando a se voltar para Viena.

Um acontecimento psiquiátrico daquele ano foi o ressurgimento de Jung, com a publicação de *Tipos Psicológicos*. Esse livro era fruto de anos de um trabalho silencioso efetuado durante a guerra e, como sabemos hoje, do autoexperimento do autor. Explicava os princípios básicos de seu sistema, que ele iria desenvolver pelas próximas duas ou três décadas. Ao mesmo tempo, esse livro tratava de um tópico que calhou de ser de grande interesse entre a geração psiquiátrica mais nova, a saber: o estudo dos tipos psicológicos e suas correlações com várias espécies de afecção mental.

Emblematicamente, três psiquiatras (Jung, Kretschmer e Rorschach) publicaram, quase simultaneamente, descrições de sistemas centrados na distinção de dois tipos. A tipologia junguiana foi descrita em capítulo anterior[389]. Para Kretschmer, a afecção maníaco-depressiva e a esquizofrenia são os graus extremos de duas posturas que ele chamava de "ciclotimia" e "esquizotimia"[390]. Os indivíduos ciclotímicos são sintônicos, o que significa que toda a personalidade deles vibra em sintonia com o ambiente; ao passo que os indivíduos esquizotímicos são esquizoides, isto é, há uma espécie de discordância em suas reações ao ambiente. Kretschmer também fez uma correlação entre a ciclotimia e os indivíduos do tipo pícnico, e a esquizofrenia e os indivíduos do tipo astênico; noutras palavras, há uma correlação entre tipo psicológico, predisposição à afecção mental e biótipo constitutivo.

Hermann Rorschach, um jovem psiquiatra suíço que havia acompanhado o desenvolvimento da tipologia junguiana com profundo interesse, integrou as noções de introversão e extroversão no âmbito de uma teoria psicológica ligada à invenção de um teste projetivo novo e original[391]. Homem com dons artísticos e interesses multifacetados, Rorschach havia sido discípulo de Bleuler – embora nunca tivesse estado na equipe do Burghölzli – e publicou estudos sobre a psicopatologia de seitas suíças e vários tópicos psicanalíticos[392]. Ele havia testado crianças em idade escolar com manchas de tinta e comparado seus achados com os do teste de associação de palavras. Estava preocupado com o problema da tradução de imagens sensórias de um campo de percepção para outro – por exemplo, percepções visuais em percepções cinestésicas. Mourly Vold havia mostrado que a inibição de movimentos estimula o aparecimento de sonhos cinestésicos. Essa observação levou Rorschach a conceber a introversão como o desvio em direção a um mundo interno de imagens cinestésicas e atividade criativa. Em contrapartida, a extratensão era o desvio para um mundo de cor, emoções e ajustamento à realidade. Rorschach combinou essas duas funções no conceito mais abrangente de *Erlebnistypus*[393], isto é, os graus de introversão e extratensão, bem como a proporção deles entre si. Além disso, concebeu o *Erlebnistypus* como sendo a mais interna, a mais íntima capacidade de ressonância às experiências de vida – e, ao mesmo tempo, uma elaboração contínua dessas novas experiências de vida. No mesmo indivíduo, o *Erlebnistypus* está sujeito a flutuações diárias, mas também a um processo de evolução autônomo, lento e contínuo. O conhecimento do *Erlebnistypus* poderia ser investigado com o teste de manchas de tinta. Quando comparado a testes antigos semelhantes – notadamente o de Hens –, o principal elemento diagnóstico não era o conteúdo das respostas, mas os elementos formais: número e proporção de respostas envolvendo todo e detalhe; de respostas envolvendo movimento e cor, e assim por diante. O livro de Rorschach sobre a sua "psicodiagnóstica" foi publicado, apesar das difíceis circunstâncias, em meados de 1921, e ele foi bem aceito entre um pequeno grupo de amigos e colegas[394].

A principal conquista freudiana desse ano foi o seu *Psicologia das Massas e Análise do Eu*[395]. Com 65 anos, Freud estava analisando em tempo integral, e nesse ano recebeu não menos que quatro novos analisantes estadunidenses – entre os quais estavam Abraham Kardiner e Clarence Oberndorf[396]. A atmosfera psicanalítica em Viena estava bastante tempestuosa naquela época. Em vista do fluxo cada vez maior de estrangeiros que chegavam a Viena atrás de análise, havia uma escassez de analistas sérios, e a situação era favorável para pessoas incompetentes e com formação insuficiente. Havia rumores sobre norte-americanos ricos indo para Viena e indo parar nas mãos de medicastros perigosos que cobravam honorários elevados e só pioravam a situação[397]. A editora Internationaler Psychoanalytischer também teve os seus períodos bons e ruins. Quando publicou um "romance psicanalítico" de Groddeck, críticas severas foram perpetradas; alguns analistas acharam de mau gosto, pornográfico e indigno de uma editora científica[398].

Outra obra publicada pela editora em 1918 e reeditada nessa época desencadeou uma controvérsia exuberante. Era um diário escrito por uma adolescente anônima entre os onze e os quatorze anos, e apresentado por Hermine von Hug-Helmuth com

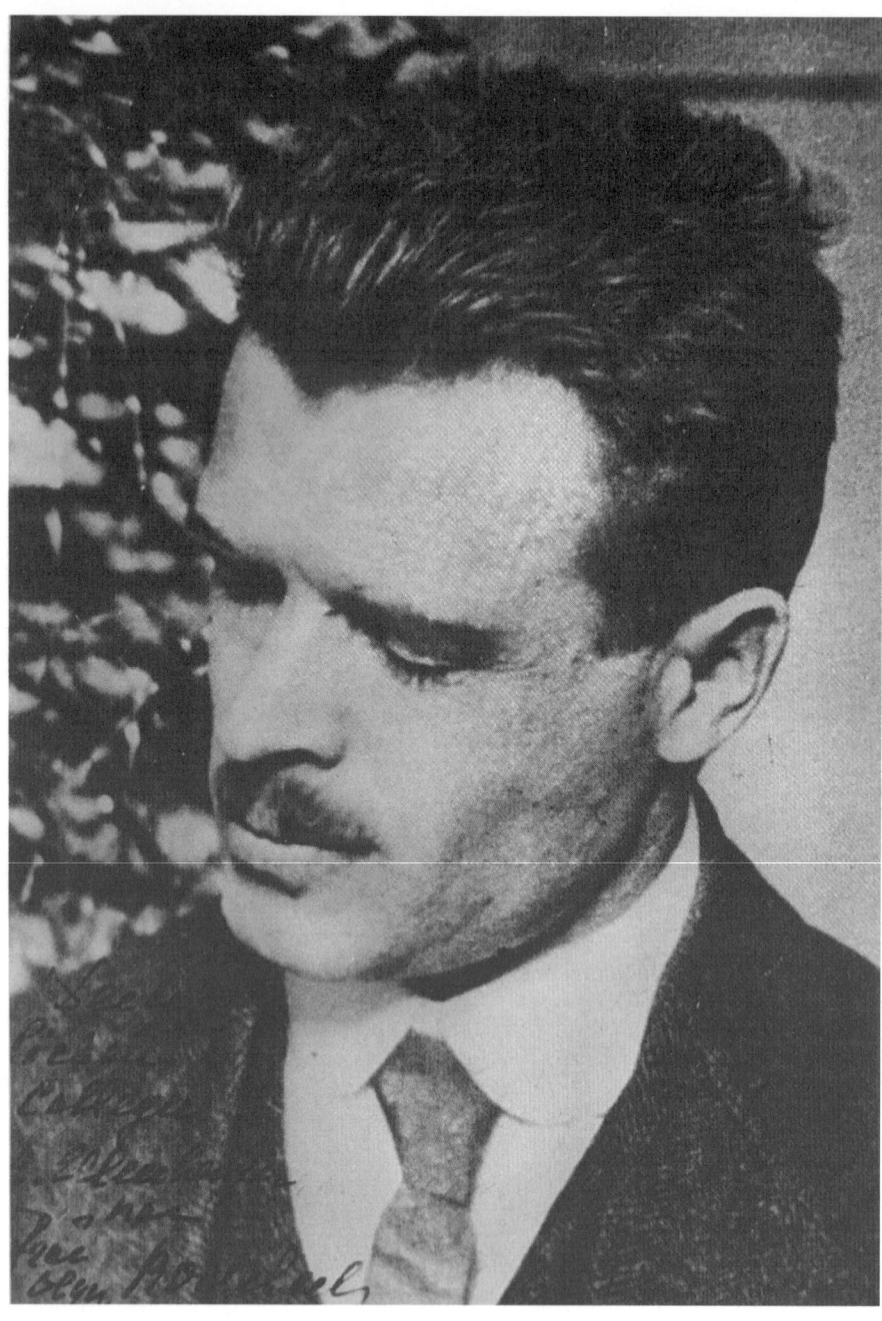

Hermann Rorschach *(1884-1922), fotografado no Natal de 1917, quando estava começando a elaborar seu teste com manchas de tinta (Cortesia da sra. Olga Rorschach.)*

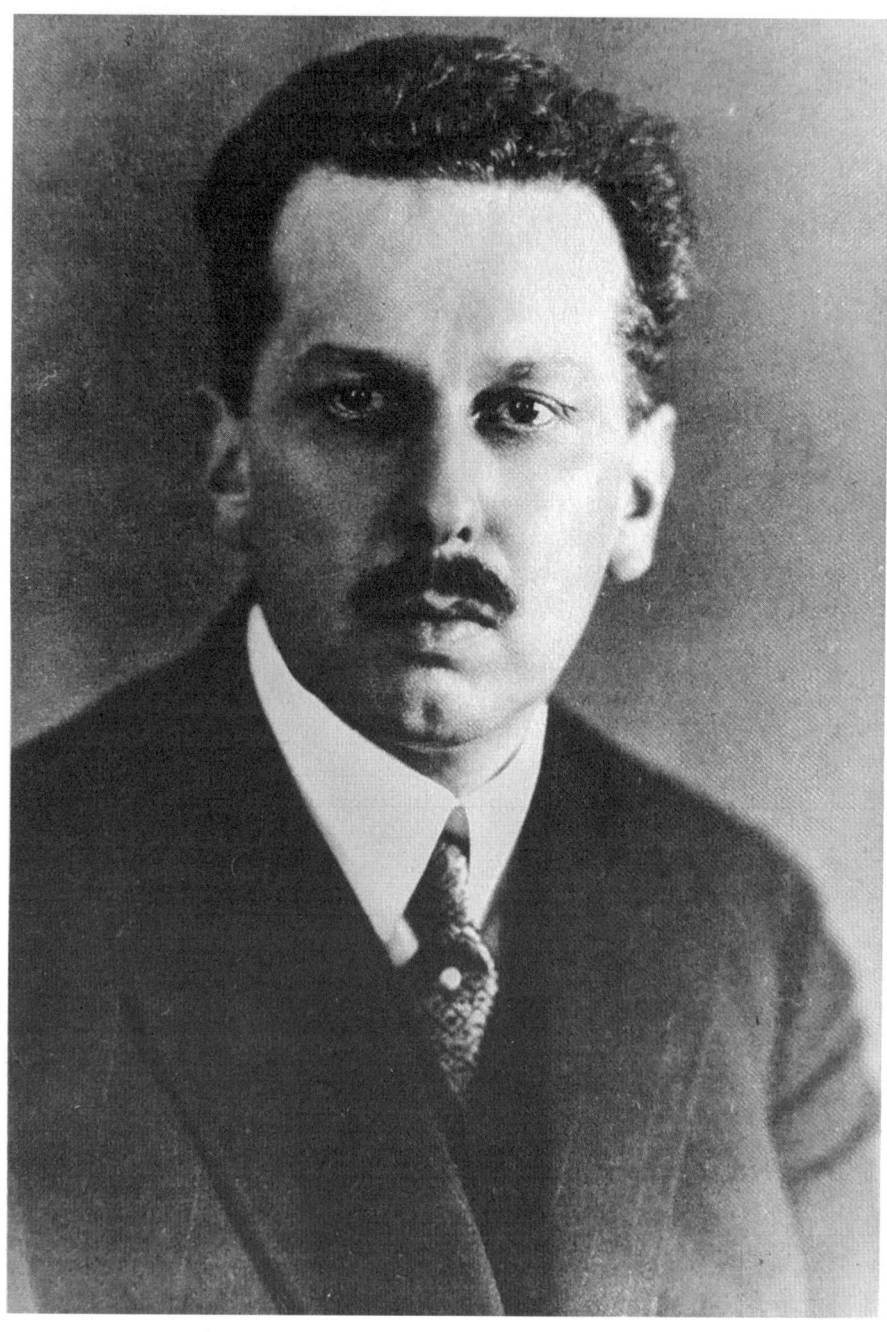

Ludwig Binswanger *(1881-1966), o fundador da análise existencial e um dos primeiros adeptos da psicanálise; nunca cortou seus laços pessoais com Freud. (Cortesia do dr. Wolfgang Binswanger.)*

um prefácio de Freud[399]. Disseram que essa obra era um embuste. O fato é que Cyril Burt[400], na Inglaterra, havia apontado para a improbabilidade de que um documento como aquele pudesse ser, *verbatim*, o diário de uma adolescente – sem acréscimos, omissões ou outras alterações[401].

Na Rússia, o movimento – que se havia paralisado durante a guerra e a revolução – foi reorganizado; um grupo pujante foi fundado em Moscou e o interesse pela psicanálise estava despertando até nos países balcânicos. Assim, um búlgaro, Ivan Kinkel, publicou um estudo psicanalítico dos alicerces da religião[402].

Ainda havia muita turbulência no mundo ocidental em 1922, com conflitos entre os alemães e os Aliados e entre os próprios Aliados entre si. Na Ásia Menor, os gregos foram derrotados pelos turcos. Os sinais de recuperação econômica, porém, eram inegáveis. Na Áustria, o prelado Seipel tornou-se primeiro-ministro e foi libertando gradativamente o país de uma situação aparentemente irremediável.

Novas correntes se manifestaram na psiquiatria. O tratamento da paresia geral por meio da malária, criado por Wagner-Jauregg, tornou-se amplamente conhecido e aplicado. É difícil perceber, hoje em dia, a comoção que essa descoberta provocou: a paresia geral era o arquétipo da afecção mental incurável e fatal. O método fisiológico foi introduzido na psiquiatria: Klaesi, na Suíça, desenvolveu uma nova espécie de terapia de sono prolongado utilizando Aprobarbital, que era mais efetivo que o tratamento com Trional, proposto por Otto Wolff[403]. Aos poucos, os psiquiatras começaram a admitir que a afecção mental severa poderia ser tratada por métodos fisiológicos.

A psicanálise ia despontando cada vez mais como a principal escola psicoterapêutica. A hipnose, o sugestionamento e os ensinamentos da primeira psiquiatria dinâmica eram novamente considerados obsoletos, como haviam sido entre 1860 e 1880. Havia, contudo, uma dita Segunda Escola de Nancy. Um farmacêutico da cidade, Émile Coué, havia elaborado um método de tratamento de distúrbios nervosos por meio de um treinamento do subconsciente[404]. Pacientes de muitos países foram até ele, e ele os tratou em grupos e gratuitamente[405].

O primeiro sinal de abordagem nova e realmente diferente foi dado quando Ludwig Binswanger apresentou uma comunicação "Über Phänomenologie" (Sobre Fenomenologia) na Sociedade Suíça de Neurologia e Psiquiatria[406]. Psiquiatra com bagagem filosófica, discípulo de Bleuler e influenciado por Freud, Binswanger ressaltava o interesse da fenomenologia de Husserl como um método que poderia ser aplicado à psiquiatria clínica. Essa contribuição não atraiu muita atenção na época, mas quando Rorschach fez a sua última comunicação na Sociedade Suíça de Psicanálise, em 18 de fevereiro de 1922, ficou claro que ele estava desenvolvendo o seu método de interpretação de testes na direção da fenomenologia. Logo em seguida, contudo, Rorschach veio a falecer, no dia 2 de abril de 1922, aos 37 anos de idade, e a sua perda foi sentida como algo trágico pelos colegas.

O ano de 1923 trouxe consigo um agravamento dos conflitos na Europa Ocidental. Por causa do fracasso alemão em saldar as reparações, os franceses ocuparam os ricos centros industriais do Ruhr. Isso gerou muita agitação política na Alemanha e conflitos entre França e Inglaterra. Governos ditatoriais estavam tomando o poder num número cada vez maior de países. Pouco depois do estabelecimento da ditadura fascista de Mussolini na Itália, Primo de Rivera tomou o poder na Espanha.

A psicologia estava se desenvolvendo rapidamente e invadindo todos os campos da vida, no que chegou a ser chamado de revolução psicológica. Isso era particularmente evidente na Suíça. Em Genebra, os discípulos de Théodore Flournoy e Claparède estavam desenvolvendo a psicologia infantil e a ciência da educação. Jean Piaget publicou o seu *Linguagem e Pensamento na Criança*, a primeira de uma longa série de monografias que iriam renovar o nosso conhecimento sobre a psicologia e o desenvolvimento infantis[407]. Em Zurique, um grupo de engenheiros reuniu-se em torno de Alfred Carrard e fundou o Instituto de Psicologia Aplicada (*Institut für angewandte Psychologie*), fazendo um uso prático de recentes desenvolvimentos da psicologia nos campos da orientação vocacional, da psicologia industrial e da consultoria. Uma ênfase particular foi dada à testagem psicológica e à grafologia.

O primeiro artigo sobre fenomenologia clínica foi publicado nesse ano. Eugène Minkowski relatou a história de um esquizofrênico deprimido que anunciava diariamente que seria executado à noite[408]. Mas quando Minkowski apontou que, embora ele tivesse feito essa afirmação muitas vezes, isso nunca lhe aconteceu, o paciente simplesmente rejeitou o argumento e afirmou que seria executado naquela mesma noite. Minkowski concluiu que esse paciente vivia o tempo de uma maneira muito diferente das pessoas normais. O pressuposto habitual seria de que a percepção do tempo era distorcida por causa dos delírios, porém Minkowski aventou a ideia de que era o contrário: "Será que a desordem referente ao futuro não é uma consequência natural da crença delirante de que a execução é iminente? [...] Acaso não poderíamos, ao contrário, supor que a desordem mais básica é a postura distorcida em relação ao futuro, enquanto o delírio é apenas uma de suas manifestações?"

Esse artigo de Minkowski foi o marco do início de uma nova corrente na fenomenologia psiquiátrica. Naquele mesmo ano, Buber publicou um pequeno livro, *Eu e Você*, que se tornaria um dos clássicos do existencialismo[409]. Buber enfatizava a diferença entre as relações com uma coisa que eu observo e com uma pessoa que se endereça a mim e a cujo endereçamento eu respondo. Mas embora minha relação com uma pessoa possa ser de "eu e você", muitas vezes ela se torna uma relação de "eu e isso".

O movimento psicanalítico estava em plena expansão e, ao mesmo tempo, passando por novas mudanças. A editora do movimento publicou o tratado de Freud, *O Eu e o Isso*, no qual ele explicava sua nova teoria das três "instâncias" da personalidade humana: o eu, o isso e o supereu[410].

O termo *das Es* (o isso) Freud tomou emprestado de Groddeck, cujo *Livro d'Isso* havia acabado de ser publicado e estava atraindo atenção[411]. Era uma coletânea de cartas, supostamente escritas a uma mulher por um tal de Patrick Troll, a respeito da influência do inconsciente em nossa vida consciente e em nosso organismo. A descrição groddeckiana do isso refletia, em certa medida, o velho conceito romântico de um inconsciente irracional. Ele concebia o isso como impessoal e repleto de impulsos agressivos e mortíferos, e acreditava que cada pulsão possuía o seu reverso. Por exemplo, a jovem mãe que ama o seu bebê também o odeia inconscientemente. A náusea, os vômitos e as dores de dente da mulher grávida eram manifestações simbólicas de seu desejo de livrar-se da criança. Um verdadeiro epígono de Novalis, Carus e Von Hartmann, Groddeck apregoava que o isso podia moldar processos fisiológicos e causar afecções.

A psicanálise também estava se alastrando pela Rússia. No prefácio do terceiro volume de uma nova coleção de traduções de Freud, Ivan Ermakov reconheceu o conceito freudiano de sexualidade infantil como uma das grandes descobertas psicológicas dos nossos tempos, e que conhecê-lo era algo absolutamente indispensável a todo e qualquer educador[412].

Em 1924, muitos comentaristas sentiam que o mundo ocidental estava bem encaminhado para a recuperação, a despeito da turbulência política na Alemanha. Na Itália, após o assassinato do líder socialista, Matteotti, os fascistas estavam consolidando a sua ditadura. Na Áustria, as condições estavam voltando lentamente ao normal.

Na psiquiatria dinâmica, a psicanálise era definitivamente a corrente que dominava, sendo discutida por toda parte na Europa Ocidental, nos Estados Unidos, e até na Rússia. Na Bulgária, Ivan Kinkel escreveu um estudo psicanalítico dos movimentos revolucionários, com particular ênfase na Revolução Francesa de 1789 a 1799 [413].

Surgiu muita controvérsia em torno das novas tendências, e as discussões giravam em torno da questão de elas serem, ou não, desviantes. Bem no início do ano, um livro conjunto escrito por Ferenczi e Rank apontou novos caminhos para a terapia e a teoria psicanalíticas[414]. No decorrer do mesmo ano, cada um deles produziu uma contribuição em separado, e ambas as publicações eram notavelmente ousadas.

O livro de Otto Rank, *O Trauma do Nascimento*, era nada menos que uma tentativa de reformulação da teoria e da prática psicanalíticas baseada na teoria de que todo ser humano sofre, ao nascer, o maior trauma de sua vida, tenta, em vão, superar esse trauma de todas as formas possíveis e anseia, inconscientemente, retornar ao ventre de sua mãe[415]. O livro era dedicado a Freud e se pretendia um desenvolvimento da psicanálise, baseado no trabalho analítico de Rank com seus pacientes. Certa vez, Freud expressou a opinião de que o medo do bebê durante o processo de nascimento era o protótipo de todos os medos posteriores. Rank desenvolveu a ideia de que não apenas o medo, mas também a totalidade da vida psíquica do indivíduo pode ser relacionada ao trauma do nascimento. Nos sonhos e fantasias de seus pacientes, dizia ele, o processo curativo era representado por símbolos do nascimento, a transferência se mostrava uma reencenação da fixação inicial na mãe e, ao final da análise, o livramento em relação ao analista representava a separação da mãe no nascimento. Uma análise bem-sucedida era, assim, uma ab-reação relacionada ao trauma do nascimento. Essa teoria acarretava um novo sistema de interpretação dos sonhos, um novo código de símbolos universais, uma reformulação do princípio de prazer como desejo de retorno ao útero, e uma nova interpretação da vida sexual normal e anormal, da neurose, da psicose e da vida cultural como um todo.

O trabalho de Rank chegou aos psicanalistas como uma surpresa. O próprio Freud parece ter ficado impressionado com a teoria, mas também muito perplexo; ele hesitou por vários meses e, por fim, rejeitou a teoria de Rank, separando-se dele com pesar. Segundo Edward Glover, após a publicação do livro de Rank, alguns analistas rapidamente descobriram traumas do nascimento em todos os seus pacientes, mas isso cessou depois de a teoria de Rank ser detonada oficialmente[416].

A teoria ferencziana era ainda mais ousada que a de Rank, porém despertou menos controvérsia[417]. A vida intrauterina, argumentava Ferenczi, é uma reencenação da existência das formas iniciais de vida no oceano. Quando, eras atrás, uma espécie animal emergiu do mar para prosseguir sua evolução em terra firme, ela experienciou um trauma do qual o trauma do nascimento é apenas uma repetição. O homem é acometido pela nostalgia não só de retornar ao ventre materno – como pleiteava Rank –, mas de voltar à sua existência primeva nas profundezas do mar[418].

No ano de 1925, o mundo ocidental pôde ter a impressão de haver ao menos superado a turbulência que acompanhara a Grande Guerra. Em outubro, o Pacto de Locarno, que visava à prevenção de novas agressões, foi assinado pelas grandes potências e considerado "o fim do período pós-guerra".

Foi também um período de prosperidade para a psiquiatria, a psicologia e a psicoterapia, particularmente nas cidades de Zurique e Viena, que competiam pelo título de Capital da Psicologia.

Zurique era não apenas a sede do famoso Burghölzli, como também do Instituto de Psicologia Aplicada – onde eram formados psicólogos clínicos – e do Seminário de Educação Terapêutica de Hans Hanselmann – destinado à formação de professores terapêuticos especializados. Psicólogos e psicoterapeutas abundavam a tal ponto em Zurique e arredores que o seu lago passou a ser conhecido como Lago da Psicologia. Eugen Bleuler, o grande ancião da psiquiatria suíça, prosseguia com seu interesse pela atividade inconsciente elementar que ele chamava de "psicoide"[419]. Seu sucessor no Burghölzli, Hans Maier – que, em 1920, havia fundado o primeiro Centro de Observação da Criança –, estabelecera o protótipo para muitas instituições similares na Suíça e noutros lugares. Max Bircher-Benner, dietista excepcional e psicoterapeuta talentoso, organizou debates sobre problemas de saúde física e mental em seu sanatório. A Sociedade Suíça de Psicanálise foi reavivada em 1920, e a sua figura principal era o reverendo Oskar Pfister, personalidade belicosa e prolífico escritor que publicou inúmeros livros e artigos a respeito da aplicação da psicanálise à educação de crianças normais e anormais, à cura d'almas (*Seelsorge*) e a problemas de arte e filosofia. Jung, em Küsnacht, gozava de uma fama cada vez maior e reunia discípulos em torno dele no Psychologischer Club[420]. Em 1925, ele realizou suas viagens ao monte Elgon, no Quênia. Não muito longe de Zurique, em Kilchberg, à beira do lago, vivia o filósofo e psicólogo alemão Ludwig Klages, um dos fundadores da caracterologia e da grafologia.

A outra cidade que alegava ser a capital da psicologia era Viena, da qual uma visitante estadunidense, a sra. Stratton Parker, fez uma vigorosa descrição[421]. Freud, dizia ela, era então um homem velho e doente que limitava o seu trabalho a analisar algumas pessoas importantes e a escrever artigos, e que quase nunca era visto, mesmo por seus discípulos vienenses. A sede da Sociedade Psicanalítica, na Pelikangasse, era um local movimentado com as sessões da sociedade às quartas-feiras e as palestras nas demais noites. A sra. Parker também fala da extraordinária atividade ostentada por Alfred Adler, de suas palestras para grandes públicos, em sua maioria oriundos das classes operárias, do trabalho clínico que ele realizava em escolas públicas dedicado a lidar com casos de crianças difíceis e de suas noites de debate para professores, funcionários de instituições e médicos. Havia também as palestras do dr. Schilder, sobre psiquiatria, nas noites de sábado, as quais eram frequentadas por centenas de ouvintes, a clínica do dr. Lazar, para crianças difíceis, e as atividades do grupo de Stekel.

A atividade do grupo freudiano em Viena se deixa ver no fato de que, no ano de 1925, foram publicados dois trabalhos que ainda são considerados clássicos da psicanálise. Um deles era *Geständniszwang und Strafbedürfnis* (Compulsão à Confissão e Necessidade de Castigo), de Theodor Reik[422]. Advogado e analista leigo, Reik se ocupou de um problema que havia intrigado criminologistas como Anselm Feuerbach e Hans Gross: por que certos delinquentes confessavam inesperadamente, sendo que poderiam salvar suas peles mantendo o silêncio; e como é que um criminoso esquece, no local do crime, um objeto que irá servir como evidência contra ele. Reik deu como explicação a necessidade de castigo oriunda do Complexo de Édipo. Desde o início, as pulsões delituosas estavam em conflito com as pulsões do supereu; uma vez que as pulsões delituosas são gratificadas pelo crime, a necessidade de castigo se torna relativamente mais forte e pode se manifestar por meio da autotraição inconsciente – daí o objeto esquecido no local do crime – ou a confissão "desnecessária". Reik enfatizou a relevância da necessidade de castigo e da pulsão autopunitiva na vida do indivíduo e na sociedade. Ele concluiu que muitos dos males que afligem a humanidade poderiam ser compreendidos sob esse prisma. Depois da publicação do livro de Reik, o conceito de autopunição se tornou um dos mais populares da psicanálise.

O segundo clássico da psicanálise publicado em 1925 foi o livro de Aichhorn, *Verwahrloste Jugend* (Juventude Abandonada), com um prefácio de Freud[423]. Não se sabe por que Aichhorn esperou até aquele ano para publicar a história do experimento em educação terapêutica que havia realizado em 1918-1919, em Oberhollabrunn[424]. Nesse ínterim, ele havia feito uma análise didática, e o seu livro estava menos preocupado com fazer uma descrição de seu experimento do que com fornecer uma interpretação psicanalítica.

Na Rússia soviética, trabalhos freudianos anteriores foram relançados e novas obras foram traduzidas. Um proeminente psicólogo russo, Alexander Luria, publicou livros e artigos cheios de entusiasmo pela psicanálise, que ele considerava um "sistema de psicologia monista" e "a base materialista fundamental para a construção de uma psicologia verdadeiramente marxista", incluindo os campos da pedagogia e da criminologia ("o estudo do crime sem a psicanálise não passa de um título de capítulo sem conteúdo"[425]). Segundo Morselli, a psicanálise se havia tornado um dos grandes tópicos de discussão entre os intelectuais na Rússia[426].

Na França, a psicanálise encontrou muita oposição e a intervenção de Freud no caso de Philippe Daudet foi duramente criticada. O garoto de catorze anos – filho do escritor e líder monarquista Léon Daudet e neto de Alphonse Daudet – havia sumido de casa em 20 de novembro de 1923, sendo encontrado morto no dia 23 do mesmo mês, baleado na cabeça. Assumiu-se que ele havia cometido suicídio, no entanto uma investigação judicial mostrou que o garoto estava em estreita conexão com um grupo anarquista. Léon Daudet estava convencido de que o filho havia sido assassinado pela polícia secreta, e realizou uma violenta campanha na impressa contra aqueles que acusava de terem capturado e assassinado seu filho[427]. Algum tempo depois, o anarquista André Gaucher, conhecido por seus veementes ataques contra Léon Daudet, disse que, pouco antes da misteriosa morte de Philippe, ele havia recebido a visita de um adolescente desconhecido que queria saber se era verdade que Léon Daudet era um escritor pornográfico, e que ele, Gaucher, lhe havia mostrado alguns excertos expressivos de romances do escritor. Gaucher insinuou que esse garoto era Philippe Daudet, que, perturbado pelas revelações sobre o pai, teria cometido suicídio. Gaucher utilizou a comoção causada por essa história para lançar um livro contra Daudet, e tentou envolver Pierre Janet e Sigmund Freud em seu empreendimento[428]. Para Janet, ele enviou, através de um intermediário, um histórico clínico incompleto de Philippe Daudet, sem citar nomes, porém recebeu apenas uma resposta curta e evasiva. Para Freud, enviou parte do manuscrito do livro que estava escrevendo sobre Léon Daudet, e dele recebeu duas cartas. Freud disse ter encontrado Léon Daudet várias vezes em Paris, em 1885 e 1886, mas que nunca havia lido nada dele. Alphonse Daudet era sifilítico, disse Freud, acrescentando que considerava a sífilis uma das principais causas de predisposição à neurose. Freud declarou: "talvez o seu Daudet tivesse se sufocado em neurose, caso não possuísse talento grande o suficiente que lhe permitisse descarregar suas perversões numa produção literária". Freud concluiu que o caso de Philippe Daudet, assim como qualquer outro, poderia ser explicado pela psicanálise. Obviamente, ele não tinha ciência de que André Gaucher era um famigerado anarquista que correria para utilizar essas duas cartas para os seus próprios interesses escusos. O poeta e jornalista alemão Tucholsky, ao relatar essa história, lamentou que Sigmund Freud tenha "dado a sua bênção papal a essa ação maligna"[429].

Os Anos de Reconstrução Fracassada:
1926-1929

A assinatura do Pacto de Locarno, em outubro de 1925, fez com que milhões de europeus tivessem a impressão de que a paz agora estava garantida. A prosperidade econômica havia voltado em diferentes graus nos países da Europa, e havia atingido picos sem precedentes nos Estados Unidos. Mas a juventude que tinha vivido a guerra estava mais desnorteada do que nunca. Havia, por exemplo, os estadunidenses que viviam como expatriados voluntários em Paris – a geração perdida, como descrito por Hemingway – e os ingleses que apareciam nos romances de Aldous Huxley. Nos países onde as ditaduras já se haviam estabelecido ou acabavam de emergir, a mesma geração forneceu os líderes e os adeptos das organizações fascistas. Imaturidade emocional, irresponsabilidade, desesperança, cinismo e rebeldia eram as tônicas dessa nova doença, frequentemente como um disfarce para sofrimentos reais, porém inconfessos. A rejeição dos velhos padrões morais e a busca generalizada por prazer levaram os franceses a chamar esse período de *les années folles* (os anos loucos). Eles chegaram abruptamente ao fim com o colapso da Bolsa de Nova York, em outubro de 1929.

Para alguns contemporâneos, a entrada da Alemanha na Liga das Nações, em setembro de 1926, parecia um passo rumo à reconstrução da Europa; para outros, um preocupante sinal de que ela estava reconquistando o poder perdido. Comentaristas políticos notaram que a democracia estava perdendo espaço, como quando o general Piłsudski tomou o poder na Polônia, em maio de 1926. Na França, o governo de esquerda, que havia chegado ao poder em 1924, deixou o país à beira da catástrofe monetária e, em julho de 1926, o Parlamento foi obrigado a pedir socorro a Poincaré.

Pierre Janet, que nos últimos doze anos esteve absorto na construção de sua grande síntese psicológica, fez um retorno brilhante em 1926, com a publicação de *De l'angoisse a l'extase* (Da Angústia ao Êxtase), um volume que continha a história de sua paciente Madeleine e a primeira descrição substancial de seu novo sistema[430]. O curso que Janet ministrou no Collège de France em 1925-1926 também foi publicado[431], e por fim as palestras que ele havia oferecido como professor convidado no México, sobre a psicologia dos sentimentos, foi publicada em sua tradução espanhola[432]. Contudo esses trabalhos não atraíram muita atenção para além dos círculos acadêmicos franceses.

Em Zurique, Jung – que não havia publicado quase nada desde *Tipos Psicológicos*, em 1921 – trouxe a público uma coleção de artigos anteriores que representavam um panorama geral de seu sistema[433]. Um traço característico de Zurique era o número e a variedade de escolas psicoterapêuticas independentes que existiam uma ao lado da outra.

O aniversário de setenta anos de Freud foi celebrado em todo o mundo civilizado. Naquele ano, Freud publicou *Inibição, Sintoma e Medo* e *A Questão da Análise Leiga*. O movimento psicanalítico foi confrontado com o mesmo problema que o magnetismo havia enfrentado um século antes, a saber: se o direito de praticar o método deveria ser restringido a médicos ou estendido a leigos com formação[434]. Freud era definitivamente a favor da análise leiga. A psicanálise estava se desenvolvendo com constância em muitas direções. Ernst Simmel abriu um sanatório psicanalítico, Schloss Tegel, perto de Berlim. Na Rússia, o movimento psicanalítico atingiu seu auge; porém, por causa da falta de comunicação com a Rússia soviética, no mundo ocidental mal se suspeitava da existência desses desenvolvimentos. Em Paris, a psicanálise foi por muito tempo uma moda entre os surrealistas e escritores de vanguarda; agora, atraía também a atenção de psiquiatras e psicólogos, e uma Sociedade Psicanalítica foi fundada na cidade em novembro de 1926[435].

Outro acontecimento marcante de 1926 foi o grande Congresso Internacional de Sexologia, em Berlim, de 11 a 16 de outubro, organizado por Albert Moll. Seu objetivo era fazer um levantamento generalizado do então atual conhecimento da sexologia; ele foi dividido em várias seções – como biologia, psicologia, sociologia e criminologia –, e cada seção era representada por uma gama brilhante de eminentes especialistas. Freud recusou-se a participar, e seus discípulos seguiram seu exemplo. Alfred Adler esteve entre os palestrantes. O próprio Moll ministrou uma palestra, que deu o que falar, sobre a tendência de alguns homossexuais a apresentar seu Eros como algo acima da sexualidade ordinária.

O ano de 1927 foi marcado pelo fim do controle militar dos Aliados na Alemanha e muitos outros acontecimentos políticos; mas, para os contemporâneos, o grande momento foi o voo de Charles A. Lindbergh pelo Atlântico no Spirit of St. Louis[436], de 20 a 22 de maio. Agora europeus e americanos podiam dizer que os seus respectivos continentes se haviam aproximado mais.

A principal contribuição de Freud nesse ano foi o ensaio *O Futuro de uma Ilusão*, no qual declarava que a religião era o equivalente de uma neurose infantil, bem como de uma neurose obsessiva, uma negação da realidade, e uma defesa cultural que fracassou em grande parte no alcance de seu objetivo[437]. Oskar Pfister, que possuía um laço de amizade e respeito mútuos com Freud, respondeu com um artigo, "Die Illusion einer Zukunft" (A Ilusão de um Futuro), no qual indicava – com tato, mas firmemente – a fraqueza na argumentação de Freud e de seu otimismo científico[438]. Freud não respondeu, e ambos conservaram as suas posições, assim como os seus sentimentos de respeito e amizade um pelo outro.

Dois discípulos de Freud, Federn e Meng, tiveram a ideia de publicar um livro ilustrando a influência e a relevância da psicanálise em vários ramos da ciência e da atividade humana[439]. Outro seguidor de Freud, Heinz Hartmann, escreveu uma descrição sistemática e básica da doutrina psicanalítica[440]. Em Berlim, Franz Alexander empreendeu uma reformulação da teoria da neurose, referindo-se aos trabalhos tardios de Freud (*O Eu e o Isso*; *Inibição, Sintoma e Medo*)[441]. Esse foi o primeiro passo rumo ao que se tornaria a teoria psicanalítica do eu. Uma inovação bastante diferente era encontrada no livro de Wilhelm Reich, *A Função do Orgasmo*, onde pleiteava estabelecer conexões entre sexualidade, medo e o sistema vegetativo[442].

Otto Rank, depois de modificar a teoria psicanalítica, estava elaborando o seu próprio método terapêutico[443]. Ele fixava de antemão um prazo para a duração do tratamento. A resistência era então considerada uma manifestação, pelo paciente, da sua vontade de independência – logo, um fator positivo. Colocava-se mais ênfase na situação analítica imediata que no passado, no "experienciar" do que no aprender, na tomada de consciência em relação aos padrões de reação do que na análise de experiências individuais. Rank enfatizava a vontade de autodeterminação no paciente, os aspectos criativos de seu comportamento e os aspectos sociais da análise. Essa terapia poderia ser considerada uma mescla de princípios freudianos, adlerianos e junguianos.

Em Viena, Adler lançou seu livro *Menschenkenntnis* (Compreendendo a Natureza Humana), que geralmente se considera o panorama mais bem organizado e claro feito por ele de seu sistema até então[444]. Em Zurique, Ludwig Frank estava tendo um grande sucesso terapêutico com o antigo método catártico de Breuer e de

Freud, que ele havia aperfeiçoado[445]. Bircher-Benner também começava a publicar o resultado de sua rica experiência psicoterapêutica[446]. Em Paris, Eugène Minkowski estava liderando a nova tendência de psiquiatria fenomenológica[447]. Seu livro, *La Schizophrénie* (A Esquizofrenia), inaugurou uma nova abordagem a essa tão explorada afecção mental; Minkowski salientava a prevalência da experiência do espaço em relação à experiência do tempo no mundo interior do paciente, bem como o seu "geometrismo mórbido".

Entre os eventos internacionais estava o Simpósio de Wittenberg, que ocorreu em Springfield, Ohio, de 19 a 23 de outubro, na inauguração do novo laboratório de psicologia do Wittenberg College[448]. Os convidados eram uma gama impressionante dos mais distintos psicólogos do mundo. A Rússia, que nunca enviava delegados a congressos internacionais, foi representada pelo velho Bêkhterev, de Leningrado. Títulos honoríficos foram conferidos a Pierre Janet e Alfred Adler.

Na Rússia, o célebre fisiologista, Ivan Petrovitch Pavlov, que havia começado a estudar neuroses experimentais por volta de 1921, foi ficando gradativamente mais interessado em psiquiatria clínica. Ao que parece, essa evolução foi precipitada por um acontecimento pessoal. Em 1927, Pavlov passou por uma cirurgia de cálculos biliares e, durante o convalescimento, sofreu de uma neurose cardíaca, que mais tarde ele descreveu num artigo pouco conhecido[449].

Uma descrição do ano de 1927 não estaria completa sem mencionar o livro *Sein und Zeit* (Ser e Tempo), de Heidegger – uma análise completamente nova e original da estrutura da existência humana[450]. Como havia acontecido com as *Logische Untersuchungen* (Investigações Lógicas), de Husserl, em 1900, essa obra filosófica passou quase despercebida aos círculos psiquiátricos. Contudo, anos depois, o trabalho de Heidegger seria ponto de partida de uma nova corrente psiquiátrica: a análise existencial.

Um dos principais acontecimentos de 1928, o Pacto Briand-Kellogg pela renúncia à guerra, foi firmado solenemente em Paris, no dia 27 de agosto, por representantes de quinze Estados. Alguns viam isso como um passo definitivo em direção à paz; outros, como uma cerimônia sem sentido.

Freud, cuja saúde estava severamente comprometida, publicou um ensaio, *Dostoiévski e o Parricídio*, que é uma de suas poucas contribuições à criminologia[451]. Ele assumiu que o Complexo de Édipo não resolvido de Dostoiévski resultou em poderosas tendências parricidas, que foram desviadas de muitas maneiras e direcionadas contra ele próprio.

Em Paris, Janet estava cada vez mais ativo. Publicou o segundo volume de *De l'angoisse a l'extase* com um panorama mais extenso de sua vasta síntese psicológica. Além disso, desde 1926 as suas palestras no Collège de France eram estenografadas e publicadas a cada ano. Mas ele encontrava pouca audiência entre a geração mais nova.

Durante esse mesmo ano, em Zurique, Jung publicou dois de seus principais livros em alemão[452] e um volume de ensaios compilados traduzidos para o inglês[453].

Havia um interesse ativo em novas abordagens psicológicas. Von Gebsattel publicou um estudo fenomenológico sobre melancolia que confirmava alguns dos resultados de Minkowski[454]. Entre os novos métodos psicoterapêuticos estava a técnica de relaxamento progressivo, de Jacobson, em Chicago, e a terapia de Morita, no Japão[455].

O ano de 1929 principiou com o banimento de Trótski da Rússia e com o rei Alexandre tomando o poder na Iugoslávia. O Tratado de Latrão – assinado pelo papa Pio XI e Mussolini no mês de fevereiro – findou um longo conflito entre o papado e o governo italiano, e criou o Estado do Vaticano. Eleições gerais na Inglaterra levaram o Partido Trabalhista ao poder, ao passo que na Alemanha a agitação dos partidos extremistas se tornava ameaçadora. Nos Estados Unidos, a expansão econômica sem precedentes chegou a um fim repentino com a quebra da Bolsa de Nova York, no mês de outubro.

Em Viena, Freud publicou *O Mal-Estar na Civilização*, expressando a opinião pessimista de que a civilização havia sido alcançada à custa da neurose da humanidade, resultante do recalcamento da pulsão. Essa teoria, que não era nova, se encaixava nos ânimos da época[456]. Uma contribuição significativa à criminologia psicanalítica foi o livro de Alexander e Staub: *Der Verbrecher und seine Richter* (O Criminoso e Seus Juízes)[457]. Os autores enfatizavam a velha ideia de que as pulsões delituosas existem em todo ser humano. Na psicologia da punição, há não apenas uma exigência interna de expiar uma violação da lei, mas também o desejo de vingança. Ademais, os impulsos delituosos recalcados no espectador são despertados pelo exemplo do criminoso e ameaçam se expressar, daí a necessidade de reforçar o próprio recalcamento e a severidade da lei penal.

Havia certa tensão no movimento psicanalítico porque a Associação Americana não estava inclinada a aceitar o princípio da análise leiga, que Freud considerava essencial. Outro acontecimento, talvez de porte ainda maior, foi o rápido desaparecimento da psicanálise na Rússia no período de um ou dois anos. Na verdade, a história da psicanálise russa nunca foi escrita, e tampouco sabemos por que exatamente a teoria freudiana – que havia sido considerada materialista, monista e compatível com o marxismo – foi repentinamente descartada pela ideologia comunista. Uma das últimas declarações a favor da psicanálise seria encontrada na *Istoriya psikhiatrii* (História da Psiquiatria), de Kannabikh[458]. Ele considerava Freud um expoente da rebelião progressista contra a psiquiatria "formal, estática, impessoal" de Kraepelin, e argumentava que, "graças a ele, progredimos consideravelmente em nosso conhecimento de muitos mecanismos do comportamento humano". Por outro lado, a psicanálise estava progredindo noutras partes do mundo. No Japão, onde alguns dos escritos de Freud haviam sido adaptados de traduções inglesas, o dr. Kenji Ohtsuki empreendia uma tradução das *Obras Completas* de Freud a partir do original alemão.

Entre os novos métodos psicoterapêuticos, alguns eram a renascença e o aperfeiçoamento de outros mais antigos. Assim, Krestnikoff, psiquiatra búlgaro, elaborou uma nova técnica de terapia catártica. Dizem que obtéve êxitos terapêuticos brilhantes; porém, como estava apartado dos grandes centros universitários, o seu método não atraiu muita atenção[459].

A "terapia mais ativa" de Hermann Simon[460] em hospitais psiquiátricos era um aperfeiçoamento dos métodos que haviam sido aplicados na Alemanha antes da Primeira

Guerra Mundial[461]. O princípio simoniano era o de que nenhum paciente mental deveria ser considerado "inimputável" ou dispensado do trabalho. Simon havia engendrado um elaborado sistema de trabalho e terapia ocupacional no hospital psiquiátrico de Gütersloh, Vestfália. Numa época em que não havia nem insulina, nem eletroterapia, tampouco calmantes, Simon fez com que sintomas de agitação, agressividade, regressão emocional e deterioração desaparecessem por completo de sua instituição. O método de Hermann Simon foi muito admirado, mas adotado apenas num pequeno número de outros hospitais psiquiátricos.

Outro psiquiatra alemão, Hans Berger, publicou, naquele mesmo ano, os seus primeiros resultados com um novo método de investigação fisiológica do cérebro, a eletroencefalografia, que na época despertou pouco interesse[462].

O Segundo Período Pré-Guerra:
1930-1939

O colapso da Bolsa de Valores em Nova York, em outubro de 1929, desencadeou uma reação em cadeia que foi afetando gradativamente toda a América e a Europa, trazendo em sua esteira várias bancarrotas de empreendimentos comerciais e bancos, desemprego generalizado e inúmeras tragédias individuais. Foi esse o pano de fundo contra o qual Hitler projetou a propaganda que fez com que, aos olhos de milhões de alemães desesperançados, ele parecesse um salvador. Após sua chegada ao poder em 1933, parecia que as nações rumavam em direção às suas catástrofes com os olhos abertos, sem conseguir evitar.

Em 1930, a grande depressão econômica dominou a América e estendeu-se à Europa. As eleições gerais em setembro, na Alemanha, foram marcadas pelo grande avanço do partido nazista. A Conferência Imperial Britânica ocorreu de 10 de outubro a 14 de novembro e resultou na adoção do Estatuto de Westminster, garantindo a cada um dos domínios a sua independência dentro da Comunidade Britânica.

Parece ter havido poucos acontecimentos marcantes na cronologia da psiquiatria dinâmica, tirante o fato de que Freud foi agraciado, pela cidade de Frankfurt, com o Prêmio Goethe. Seus amigos tentaram fazer com que ele recebesse o Prêmio Nobel, mas esses esforços foram em vão.

Em 1931, nuvens carregadas estavam inegavelmente se formando sobre a Europa. O banco mais importante da Áustria, o Kreditanstalt de Viena, declarou falência no mês de maio; dois meses depois, os bancos fecharam na Alemanha, ao que os alemães declararam que estavam suspendendo seus pagamentos internacionais. A República Espanhola foi proclamada em abril e a Manchúria, ocupada pelos japoneses em setembro. Ludwig Bauer, um pensador político, escreveu uma análise da situação e chegou à conclusão de que uma nova guerra mundial, mais terrível que a primeira, era inevitável, exceto na eventualidade improvável da criação de um Estado universal supranacional[463].

Essa deterioração da situação política influenciou o mundo da psiquiatria dinâmica. Vários analistas que estavam bem estabelecidos emigraram para a América. Alfred

Adler sentia que o futuro da psicologia individual não residia mais na Europa, mas nos Estados Unidos, e se instalou permanentemente em Nova York.

A psicanálise era, então, a corrente dominante na psiquiatria dinâmica. Isso foi bastante óbvio com as várias celebrações do aniversário de 75 anos de Freud, e com as honras que lhe foram conferidas, bem como os discursos de congratulações que ele recebeu de celebridades por toda parte.

Contudo, as outras escolas não estavam inativas e novas correntes estavam emergindo gradativamente. Ludwig Binswanger – que havia sido aluno de Bleuler, partidário da psicanálise e, depois, defensor da fenomenologia psiquiátrica – agora se empenhava na reconstrução do mundo interior da experiência de pacientes mentais[464]. Em 1931, começou a publicar uma sutil análise fenomenológica de pacientes maníacos, com particular ênfase na manifestação de fuga de ideias.

O ano de 1932 foi marcado por um agravamento da depressão e entrecortado por agressões políticas e ameaças de agressão. Os japoneses criaram o Estado fantoche de Manchukuo. Na Alemanha, Hindenburg foi reeleito presidente e parecia ser o último obstáculo para Hitler ter acesso ao poder. Salazar tornou-se ditador em Portugal, e na América do Sul eclodiu a sanguinária Guerra do Chaco, entre Paraguai e Bolívia. Roosevelt foi eleito presidente dos Estados Unidos e a França recusou-se a pagar suas dívidas com os Estados Unidos.

Na turbulência geral, milhares de destinos individuais foram abalados. A Internationaler Psychoanalytischer, editora que havia sido o sustentáculo do movimento psicanalítico, deparava-se com a falência e foi salva com dificuldades. Alguns psicoterapeutas emigraram para a América; muitos perderam seus pacientes. Todavia, tudo isso não impediu o surgimento de novas correntes e ideias. Melanie Klein, uma psicanalista de crianças que se havia mudado para Londres, introduziu novos conceitos sobre as formas iniciais do eu e o Complexo de Édipo, e sobre a prevalência dos mecanismos de projeção e introjeção na primeira infância[465]. Essas ideias alarmaram alguns de seus colegas, ao passo que outros consideraram-nas o mais brilhante desenvolvimento da teoria psicanalítica depois das próprias contribuições de Freud.

Um psiquiatra alemão, J.H. Schultz, publicou um livro de treinamento autógeno, método inspirado nas antigas técnicas de auto-hipnose de Oskar Vogt[466]. O treinamento autógeno consiste numa série de exercícios graduais de relaxamento e concentração sob uma supervisão competente; seu objetivo é aumentar o controle do indivíduo sobre as funções neurovegetativas.

O ano de 1932 ficou famoso nos anais da psiquiatria como o ano no qual o termo "psicoterapia de grupo" foi introduzido por J.L. Moreno[467]. Houve muitos médicos e leigos que reuniram pacientes e ministraram-lhes palestras seguidas de discussões sobre problemas de saúde e afecção. Foi assim com as aulas de J.H. Pratt para os pacientes com tuberculose, em Boston. Na Europa, experimentos similares haviam sido realizados no sanatório de Bircher-Benner, entre organizações antiálcool e noutros lugares. Mas a nova psicoterapia de grupo baseava-se em princípios bastante diferentes, a saber: na dinâmica de relações interpessoais no interior da situação de grupo. Moreno iria desenvolver seus conceitos na direção tripla da sociometria, do psicodrama e da terapia de grupo propriamente dita.

O fatídico ano de 1933 trouxe consigo a chegada de Hitler ao poder. O seu governo entrou em atividade no dia 30 de janeiro, e em 27 de fevereiro um misterioso incêndio – que os comunistas foram acusados de ter promovido – destruiu o edifício do Reichstag. No dia 24 de março, Hitler demandou e obteve plenos poderes. O Partido Comunista foi banido. O *slogan* "Fora judeus!" foi lançado e um boicote nacional às empresas judaicas foi apregoado. Milhares de judeus aterrorizados tentaram cruzar as fronteiras, mas praticamente nada havia sido preparado para sua emigração e reinstalação, de modo que muitos se viram obrigados a retornar. Uma última tentativa de manter a paz foi o Pacto de Roma, assinado em 15 de julho entre os quatro grandes Estados ocidentais (Alemanha, Itália, França e Inglaterra). Mas a situação continuou a deteriorar-se continuamente.

Esses acontecimentos políticos tiveram profundas consequências para a psiquiatria dinâmica. Visto que tudo o que era judaico foi sistematicamente banido, a psicanálise de Freud e a psicologia individual de Adler foram proscritas na Alemanha, juntamente com as suas instituições, organizações e publicações. A Sociedade Alemã de Psicoterapia seria reorganizada, e seu presidente, Ernst Kretschmer, renunciou ao cargo. Foram feitas tentativas de todos os lados para salvar o que podia ser salvo, tanto nos círculos psicanalíticos quanto nos círculos mais amplos, psicoterapêuticos e psiquiátricos. Essas tentativas de acordo foram feitas de boa-fé, já que naquela época ninguém poderia imaginar que guinada os acontecimentos iriam dar posteriormente. Num capítulo anterior, vimos o papel que Jung desempenhou nessa questão. Ele não foi o único a acreditar, por algum tempo, que se poderia "conversar com os nazistas"[468].

Naquela confusão, dificilmente seria possível esperar que os psicanalistas fizessem muitas contribuições originais. Foi nesse ano, entretanto, que Wilhelm Reich publicou o seu *Análise do Caráter*[469]. Ele afirmava que, no decorrer do tratamento psicanalítico, a resistência se expressava não apenas por meio de vários dispositivos psicológicos muito familiares aos analistas, mas também através de tipos específicos de tensão muscular. A dissolução da resistência psíquica é paralela à da "couraça muscular". Reich também fez uma sistematização dos vários tipos de neurótico, particularmente o masoquista.

A abordagem fenomenológica foi ampliada quando Eugène Minkowski publicou o livro *Le Temps vécu* (O Tempo Vivido), um estudo das variedades da experiência subjetiva do tempo encontradas em muitos estados psicopatológicos[470].

Em 1934, Hitler não apenas consolidou o seu poder na Alemanha, como tentou formar uma aliança com a Itália fascista. Foi essa a pauta do encontro dos dois ditadores em Veneza, nos dias 14 e 15 de junho. Na França, o escândalo "Stavisky" provocou protestos desordeiros contra a corrupção no governo. Foi pior na Áustria, onde as insurreições socialistas de 10 a 16 de fevereiro foram impiedosamente reprimidas e o partido socialista foi dissolvido. Em 25 de julho, o chanceler Dollfuss, que havia acabado de escapar de uma tentativa de assassinato, foi morto por um grupo de nazistas.

Cada vez mais o assassinato estava se tornando uma arma política. No dia 9 de outubro, o rei Alexandre da Iugoslávia e o ministro francês Barthou foram assassinados em Marselha por um grupo de conspiradores ustashas.

Em vista da iminente catástrofe, as melhores cabeças buscavam desesperadamente por uma solução. Einstein deplorou o fato de que cientistas e intelectuais – que, no século XVII, haviam formado uma comunidade espiritual – agora não passavam de meros representantes de suas várias tradições nacionalistas. Haviam deixado aos políticos a responsabilidade de pensar em escala internacional[471]. Ele incitava os cientistas a reconstruírem uma comunidade espiritual que assumisse a liderança de todas as iniciativas contra a guerra.

Freud, então muito velho e doente, foi instado por amigos a ir embora da Áustria. No entanto, como muitos de seus contemporâneos, estava estranhamente cego à pervasividade do perigo nazista. Ele publicou complementos e revisões à sua doutrina na forma de palestras imaginárias sob o título de *Novas Conferências Introdutórias à Psicanálise*[472].

Jung se encontrava obviamente num estado criativo e publicou, entre outros, um livro com o emblemático título de *Realidade da Alma*[473]. Um de seus discípulos, Gerhard Adler, esboçou a história da psicoterapia moderna, apresentando Freud e Adler como os precursores de Jung[474]. Nos Estados Unidos, Moreno publicou uma de suas obras mais conhecidas, *Quem Sobreviverá?*[475].

O ano de 1935 deixou uma assustadora lembrança naqueles que viviam na Europa. Tanto indivíduos quanto nações sentiram-se impotentes, como se estivessem hipnotizados diante do iminente desastre que eram incapazes de evitar. Hitler gozava de imensa popularidade num amplo segmento da população alemã, como sendo o homem que havia acabado com a vergonha do Tratado de Versalhes e solucionado o problema do desemprego. O fato é que a Alemanha estava se rearmando de modo febril e se preparando para a guerra. Em 16 de março, Hitler denunciou as restrições militares do Tratado de Versalhes. Em 15 de setembro, as Leis de Nuremberg foram proclamadas "para a proteção do sangue alemão e da honra alemã". Os judeus alemães se deram conta de que a emigração era a única esperança de sobreviver, mas ela estava atrelada a imensas dificuldades: a proibição de exportar capital e, sobretudo, as severas restrições aos vistos para quase qualquer país. Enquanto isso, as tropas italianas invadiram a Etiópia no dia 3 de outubro, ao que o Conselho da Liga das Nações declarou a Itália um agressor e decidiu aplicar sanções econômicas.

Em meio a todas essas ocorrências opressoras, parece quase irônico que a psiquiatria tenha feito um progresso significativo justo durante esse período. Vimos que, em 1929, Hans Berger havia encontrado um meio de registrar o eletroencefalograma do homem. Contudo, o verdadeiro valor dessa descoberta só seria reconhecido alguns anos depois. Em 1935, Gibbs, Davis e Lennox registraram e descreveram o eletroencefalograma durante um ataque epiléptico e Grey Walter conseguiu localizar tumores cerebrais por meio do EEG. Os pesquisadores começaram a aplicar com entusiasmo esse novo método, do qual se esperava que revolucionasse o nosso conhecimento sobre a fisiologia cerebral, a neuropsiquiatria e a criminologia. Ademais, Manfred Sakel, em Viena, publicou o resultado da pesquisa que vinha realizando há vários anos sobre um novo tratamento fisiológico da esquizofrenia, com terapia de choque insulínico[476]. Foi a primeira vez que a esquizofrenia pôde ser tratada com sucesso com métodos puramente fisiológicos, e isso parecia vingança da velha psiquiatria organicista contra as novas correntes dinâmicas.

O ano de 1936 foi vivido pelos contemporâneos como mais um passo rumo ao desastre inevitável. Hitler denunciou o Pacto de Locarno e deu prosseguimento à remilitarização da Renânia. França e Grã-Bretanha não ousaram intervir. Na França, as eleições deram a vitória à Frente Popular, e Léon Blum, líder do Partido Socialista, organizou um novo governo. A Bélgica reafirmou sua neutralidade; tropas italianas entraram em Addis Ababa em 5 de maio, ao que Mussolini proclamou a fundação do Império Italiano, com o rei da Itália como imperador da Etiópia. No dia 17 de julho, o general Franco instigou uma insurreição militar no Marrocos Espanhol, marcando o início da Guerra Civil Espanhola. O mundo ocidental estava confuso e chocado com os Processos de Moscou, em que os antigos líderes bolcheviques acusaram-se publicamente de traição e exigiram castigo. Contudo, uma comoção talvez maior foi causada pelo rei da Grã-Bretanha, Eduardo VIII: após ter sucedido ao pai, Jorge V, no dia 20 de janeiro, ele abdicou em 10 de dezembro para se casar com a sra. Simpson, que era divorciada.

O sucesso do tratamento fisiológico da afecção mental levou psiquiatras a serem cada vez mais ousados. Egas Moniz tentou tratar estados psicóticos com lobotomia, e esse foi o início daquilo que, alguns anos depois, seria chamado de psicocirurgia[477].

Nesse ano, o último livro de Janet foi publicado, *L'Intelligence avant le langage* (A Inteligência Antes da Linguagem): um estudo das formas não verbais de inteligência, comparando o animal, a criança e o idiota[478]. Anna Freud publicou *O Eu e os Mecanismos de Defesa*, um passo decisivo em direção à nova psicanálise do eu[479]. Ela recapitulou os tipos de defesa egoica já conhecidos (recalcamento, formação reativa, isolamento, anulação, introjeção e projeção), descreveu muitas variedades de negação, e acrescentou dois novos mecanismos de defesa: a identificação com o agressor e a entrega altruísta.

O ano de 1937 começou com a segunda fase dos espetaculosos Processos de Moscou. As relações políticas se estreitaram entre França e Inglaterra, de um lado, e Alemanha e Itália, do outro, ao passo que a postura da Rússia Soviética permanecia inescrutável. A guerra civil acirrou-se na Espanha, e especialistas analisavam-na como um ensaio para a Segunda Guerra Mundial.

Mais um novo tratamento fisiológico da afecção mental foi apresentado por Von Meduna[480]. Por meio de injeções de metrazol, ele produzia ataques epilépticos em pacientes esquizofrênicos, e foram registrados muitos sucessos.

Sigmund Freud, que estava agora com 81 anos e muito doente, recusava com obstinação os insistentes convites de seus amigos para que saísse da Áustria. Ao que parece, ainda acreditava que o chanceler Schuschnigg salvaria a Áustria dos nazistas.

do conteúdo do inconsciente para a natureza dos mecanismos de defesa, se eles eram adequados à idade do paciente e aos conflitos externos e internos que ele tinha de suportar. Essa nova técnica era, sem dúvida, apropriada à condição do homem contemporâneo num mundo em mutação e desolador.

Segunda Guerra Mundial:
1939-1945

De 1939 a 1945, o destino do mundo estava em jogo. Em meio à convulsão generalizada, a psiquiatria dinâmica passou por novas adversidades.

A Segunda Guerra Mundial diferia da Primeira em vários aspectos. A eclosão ocorreu sem o entusiasmo popular que havia marcado o início da Primeira Guerra. Havia um amargo sentimento de desamparo, similar ao de algumas populações no Império Austro-Húngaro, em agosto de 1914. Novas estratégias, novas táticas e novas armas foram elaboradas, tudo isso culminando na explosão da bomba atômica. Não foi tanto uma guerra entre nações, e sim entre ideologias: o racismo hitleriano, o comunismo russo soviético e o conceito anglo-saxão de democracia. A Segunda Guerra Mundial provocou uma devastação terrível, a destruição de cidades inteiras, de Coventry a Dresden, migrações extensivas, massacres de populações civis e militares, e genocídio – depois dos dois milhões de armênios em 1915-1916, agora eram seis milhões de judeus. Ela agravou o declínio do Ocidente e foi seguida por processos de descolonização frequentemente penosos. Contudo, a Liga das Nações foi reconstruída em bases mais sólidas com o nome de Organização das Nações Unidas, e pela primeira vez na história foi criada uma corte para julgar criminosos de guerra. Essa guerra acelerou as mudanças nos costumes e formas de vida que haviam acompanhado e seguido a Primeira Guerra Mundial. A geração que emergiu em 1945 era tão diferente da anterior como a geração de 1919 havia sido em relação à da Belle Époque.

Assim que a guerra se tornou um fato, ficou óbvio que seria extraordinariamente cruel e impiedosa. Hitler havia anunciado seus objetivos numa declaração de 22 de agosto de 1939:

> Nossa força está em nossa rapidez e em nossa brutalidade. Gengis Khan abateu milhões de mulheres e crianças por vontade própria e com coração sereno. A história vê nele um grande estadista, apenas. O que a fraca civilização europeia pensa a meu respeito não importa [...] Assim, por ora, só enviei para o Leste as minhas unidades "Caveira", com a ordem de matar sem pena nem piedade todos os homens, mulheres e crianças de raça ou língua polonesas. Quem hoje em dia ainda fala do extermínio dos armênios?[497]

Em 10 de setembro de 1939, as tropas alemãs deram início à guerra-relâmpago na Polônia. No dia 17, os russos invadiram o país vindos do Leste para pegar a sua parte no espólio, de modo que em menos de três semanas a Polônia havia desaparecido do mapa. Na linha de frente ocidental havia uma *drôle de guerre* (uma guerra de mentira): dois exércitos gigantescos parados cara a cara por oito meses sem se envolver em nada além de escaramuças insignificantes. Em novembro, os russos atacaram a Finlândia, em abril de 1940, os alemães ocuparam rapidamente a Dinamarca e a Noruega. No dia 10 de maio de 1940, os alemães iniciaram uma guerra-relâmpago na Holanda, na Bélgica e na França, com um impacto tão inesperado que os franceses se viram obrigados a firmar um armistício no dia 16 de junho. De agosto a outubro, porém, os alemães perderam a batalha para a Inglaterra, e isso salvou o mundo ocidental. Após uma nova pausa, os alemães invadiram a Iugoslávia e a Grécia, em abril de 1941, e no dia 22 de junho, atacaram a Rússia. Após muitos sucessos iniciais e um rápido avanço, o Exército alemão foi reprimido às portas de Moscou. Essa campanha foi travada, no rigoroso inverno russo, com uma ferocidade sem precedentes.

A guerra deu uma nova guinada no dia 7 de dezembro de 1941. Os japoneses renovaram um movimento estratégico que lhes havia trazido a vitória na guerra contra a Rússia: tal como com a frota russa em 1904, atacaram a frota estadunidense em Pearl Harbor antes de declarar guerra aos Estados Unidos. A declaração de guerra do Japão aos Estados Unidos e à Inglaterra foi acompanhada por uma rápida invasão da Malásia, da Indonésia, das Filipinas e das ilhas do Mar do Sul. O colossal esforço de guerra dos estadunidenses facultou-lhes enfrentar a guerra simultaneamente no Pacífico e na Europa. Os territórios ocupados pelos japoneses foram sendo reconquistados um a um pelo general estadunidense MacArthur, enquanto o general Eisenhower preparava a invasão dos Aliados na Europa. Em novembro de 1942, os Aliados desembarcaram na Argélia, em julho 1943, na Sicília, e no dia 6 de junho de 1944, na Normandia. Depois das vitórias anglo-estadunidenses na Europa Ocidental, e das vitórias russas no Oriente, os exércitos alemães capitularam no dia 8 de maio de 1945, ao passo que o Japão continuou resistindo. Mas em 6 de julho, após um breve sobrevoo de um esquadrão estadunidense em Hiroshima, o mundo tomou conhecimento, chocado, da bomba atômica. A guerra chegou ao fim, e havia começado uma nova era para a humanidade.

O destino da psiquiatria dinâmica foi profundamente afetado por esses acontecimentos. Entre os quatro grandes pioneiros, dois (Freud e Adler) haviam morrido em exílio, outro, Janet, estava trabalhando num livro, *La Psychologie de la croyance* (A Psicologia da Crença) – que permaneceu inacabado –, enquanto o último, Jung, parecia concentrar seus interesses na mitologia e na alquimia. O fato principal, contudo, foi a emigração em massa de psicoterapeutas da Europa Central para a Inglaterra, e ainda mais para os Estados Unidos. Como resultado, o centro das associações de psicanálise e de psicologia individual foi transferido para a América; e nelas o inglês suplantou o alemão como língua oficial. Após a destruição da Internationaler Psychoanalytischer em Viena, uma nova editora, a Imago, foi fundada em Londres e deu início à publicação das *Sämtliche Werke* (Obras Completas) de Freud, para substituir as coleções destruídas das *Gesammelte Werke* (Obras Reunidas). Os trabalhos mais recentes, mesmo os de terapeutas alemães e austríacos, agora eram publicados diretamente em inglês. Esse traslado do alemão para a língua inglesa não ocorreu sem algumas flutuações semânticas. Certos matizes de sentido na terminologia alemã se perderam, ao passo que um termo como "frustração" gozou de uma popularidade que não possuía em alemão.

A cronologia psiquiátrica desses anos é relativamente curta.

Em 1940, foi publicado o *Compêndio de Psicanálise*, livro póstumo de Freud. Seu livro sobre Moisés provocou muita controvérsia e protesto em círculos judaicos. Parecia nada ordinário que, num momento em que a existência física das pessoas de Israel era ameaçada, um judeu publicasse um livro argumentando que Moisés era egípcio e havia sido morto pelos hebreus. A postura de Freud foi contrastada com a de Bergson, que por convicção pessoal se havia tornado católico, mas recusou-se a ser batizado, para expressar solidariedade ao seu povo. Aliás, Bergson recusou-se à isenção de qualquer uma das indignidades impostas aos judeus; contudo, morreu em 3 de janeiro de 1941, antes da deportação dos judeus franceses.

Em 1941, a psicanálise florescia mais do que nunca na América, mas as ditas correntes neofreudianas estavam ganhando importância. Karen Horney saiu da Associação Americana de Psicanálise e fundou o Instituto Americano de Psicanálise, para a propagação de seu próprio ensino e terapia. Eric Fromm publicou *O Medo à Liberdade*, inspirado mais por acontecimentos contemporâneos que pela teoria psicanalítica[498].

Em 1942, Binswanger, na Suíça, publicou *Grundformen und Erkenntnis menschlichen Daseins* (Formas Básicas e Conhecimento da Existência Humana), um formidável livro de 726 páginas no qual compilou e discutiu seu novo sistema de *Daseinsanalyse* (análise existencial)[499]. Esse sistema era inspirado na *Daseinsanalytik*[500] heideggeriana; porém, ao passo que ela é uma análise filosófica da estrutura da existência humana em geral, o intuito de Binswanger é analisar o "ser no mundo" dos indivíduos. Por meio de um sistema de coordenadas fenomenológicas derivadas de Heidegger, Binswanger tenta reconstruir o universo de experiência interna, até mesmo de pacientes severamente psicóticos, e torná-lo inteligível.

A busca por novas psicoterapias estava acontecendo mais ativamente do que nunca. Carl R. Rogers, nos Estados Unidos, publicou a primeira descrição de seu método de aconselhamento psicoterapêutico[501]. O "aconselhamento efetivo", disse ele, "consiste numa relação definitivamente estruturada e permissiva que possibilite ao cliente obter um entendimento de si mesmo num grau em que possa dar passos positivos à luz de sua nova orientação". Na Suíça, Marc Guillerey apresentou à Associação de Psiquiatria o método psicoterapêutico que vinha aplicando nos últimos quinze anos[502]. Era uma combinação original da técnica vittoziana de relaxamento, concentração e consciência corporal, com a técnica junguiana de imaginação forçada.

Em 1943, uma nova corrente dinâmica passou para o primeiro plano: a medicina psicossomática. Duas obras clássicas foram publicadas naquele ano, a de Weiss e English[503] e a de Flanders Dunbar[504]. Decerto a medicina psicossomática já possuía uma longa história: o tratamento primitivo era, em grande medida, psicossomático, assim como também o eram os tratamentos realizados por Gassner e Mesmer, por gerações de magnetizadores e hipnotistas, por homens como Liébeault, Bernheim,

Forel e seus seguidores. A medicina romântica não estava sozinha ao apregoar que a afecção física pode ter causas emocionais. Isso também foi ensinado pelos grandes representantes da medicina científica e por alguns fisiologistas (Krehl, na Alemanha; Cannon, nos Estados Unidos). Adolf Meyer havia tentado correlacionar certos estados clínicos com certas emoções experimentadas conscientemente pelos pacientes. Os novos pioneiros da medicina psicossomática estavam então comprometidos com o delineamento do perfil de personalidade dos pacientes em várias doenças: hipertensão, oclusão coronária, reumatismo, diabetes e similares. Esse seria o ponto de partida para a nova pesquisa e para as novas teorias que iriam passar por um desenvolvimento inesperado nas décadas seguintes.

Podemos acrescentar que, nesse mesmo ano, nos laboratórios da farmacêutica Sandoz, na Basileia, o químico Albert Hofmann descobriu por acaso uma substância que produzia alucinações vívidas em doses infinitesimais[505]. Essa descoberta não atraiu muita atenção na época, mas o produto iria se tornar famoso depois, com o nome de LSD-25.

Na França, Sartre publicou *O Ser e o Nada*. Como vimos anteriormente, essa obra elaborada e original inspirada por Heidegger continha um capítulo dedicado à "psicanálise existencial", um método psicoterapêutico que exibe grandes similaridades com a abordagem adleriana[506]. Na Espanha, J.J. López Ibor realizou a primeira descrição de sua nova e original teoria da angústia vital, um conceito com profundas implicações para a psicoterapia[507].

O ano de 1944 foi marcado pelo desenvolvimento da análise existencial, de Binswanger, e da análise do destino, de Szondi.

A análise existencial havia sido conhecida até então como um sistema teórico bastante abstrato. Com a publicação do caso "Ellen West", ela adentrou o campo da psiquiatria clínica e da psicopatologia[508]. Esse caso-modelo foi, para Binswanger, o que o caso "Madeleine" havia sido para Janet, e o caso "Homem dos Lobos", para Freud. Como observou Binswanger, o caso "Ellen West" parecia muito com a Nadia de Janet[509]. Ambas haviam sido encaminhadas a um psiquiatra porque estavam obcecadas pelo medo de engordar; ambas se privaram de comida, mas às vezes comiam gulosamente em segredo. Janet logo reconheceu que a afeção de Nadia não era uma *anorexia nervosa* ordinária: a sua recusa à comida era parte de uma obsessão relacionada ao corpo e às suas funções; e essa obsessão, por sua vez, estava conectada ao medo que tinha de ser rejeitada ou menosprezada pelas pessoas. No que se refere a Ellen West, Binswanger começa sua análise onde Janet havia parado de estudar Nadia, isto é, nas tentativas de elucidar e reconstruir a evolução do *Dasein* da paciente com o seu universo de experiência subjetiva. Nessa tarefa, Binswanger foi favorecido pelo fato de que Ellen West, uma pessoa instruída, possuía talento para a autoexpressão em prosa e em verso.

Ao lidar com um caso clínico, o procedimento tradicional consiste numa dupla redução: da história de vida do paciente à história de sua afecção, e do quadro clínico ao seu substrato biológico – averiguando, por exemplo, se Nadia ou Ellen apresentavam distúrbios endócrinos. A psicanálise iria suplementar com uma redução dos destinos das pulsões e das relações objetais do paciente. Binswanger conserva o quadro da nosologia kraepeliniana recorrendo, eventualmente, a conceitos psicanalíticos; a sua principal preocupação, no entanto, é o desdobramento do "ser no mundo" do paciente com as suas metamorfoses desde a infância.

Ellen West vinha de uma abastada família judia da qual faziam parte pessoas ilustres e na qual havia alguns casos de afecção mental e suicídio. Aos nove meses de idade, recusou leite e sempre apresentou dificuldades no que se refere à ingestão alimentar. Era uma menina animada e moleca, extremamente teimosa e ambiciosa, e gostava de ler. Mantinha um diário desde a adolescência, escrevia poesias e expressava uma espécie de entusiasmo panteístico pela vida e pela natureza. Sentia-se convocada às grandes conquistas, a obter uma fama imortal, e ansiava pelo amor de um homem perfeito. Levava a vida de uma jovem cosmopolitana rica (equitação, viagens e estudos sem regularidade), mas se preocupava com problemas sociais, com a ideia de "ir até o povo", e tinha a esperança de uma grande revolução social – na verdade, Ellen West tinha muito em comum com Marie Bashkirtseff ou Lou Andreas-Salomé; seu comportamento parece menos errático se assumimos que ela era uma aristocrata russa da época tsarista.

Aos vinte anos de idade, começou a sentir medo de engordar, e esse medo foi se tornando gradativamente uma obsessão que dominou toda a sua vida. Ela se impunha dietas drásticas e tratamentos para redução de peso, mas às vezes se atirava nas comidas e devorava grandes quantidades, o que a deixava envergonhada.

Por volta dos 27, casou-se com um primo, que parece ter sido um marido extremamente dedicado; continuou atuando em causas de assistência social, mas o seu estado físico se alterou. Aos 32, passou por um tratamento com um psicanalista, que lhe fez perceber que o objetivo dela era "a subjugação de todas as outras pessoas". Um ano depois, uma segunda análise foi menos bem-sucedida, aparentemente: o analista prosseguiu com ela, a despeito de várias tentativas suicidas, e o seu estado piorou a ponto de seu clínico-geral intervir, interrompendo o tratamento. Foi então que Ellen West deu entrada no sanatório de Binswanger, em Kreuzlingen, onde permaneceu por dois meses e meio. Devido aos ímpetos suicidas, Binswanger não podia assumir a responsabilidade de mantê-la na parte aberta do sanatório. Dois psiquiatras proeminentes que foram consultados concordaram com Binswanger a respeito da incurabilidade da paciente. O marido, informado dessa questão e do perigo, preferiu levá-la para casa. Os sofrimentos da paciente se apaziguaram imediatamente. Num clima festivo, ela comeu à vontade pela primeira vez em treze anos, leu poesia e escreveu cartas – e, então, tomou veneno e morreu na manhã seguinte.

A longa análise minuciosa e sutil que Binswanger realizou do "ser no mundo" de Ellen West não pode ser sintetizada, devendo ser lida no original ou em sua tradução inglesa. O medo de ficar gorda e a gula de Ellen West não passavam das mais notórias manifestações de um lento processo de empobrecimento e esvaziamento existencial. Ela havia perdido o seu esteio no mundo da ação prática; as suas atividades de assistência social haviam sido um meio de preencher o vazio de sua vida. A paciente oscilou constantemente entre dois mundos cada vez mais divergentes de experiência subjetiva. Um era um mundo ideal, etéreo, espaçoso, leve, cálido, colorido e radiante, de um voo sem esforço no qual não é preciso comer. O outro mundo, que tinha a gula como expressão, era dominado pelo processo pelo qual a espontaneidade e a liberdade de ação do indivíduo cedem ao domínio do mundo ao seu redor. Era um mundo de névoa úmida, nuvens sombrias, pesadume, morosidade, definhamento e degradação – um mundo tumular. Do ponto de vista da temporalidade, Ellen West, que não havia sido capaz de construir o tempo, não tinha futuro; ou melhor, o futuro foi substituído pelo mundo etéreo do devaneio que não possuía raízes no presente ou no passado da paciente. Ela tampouco tinha um passado no qual construir as suas ações presentes e o seu porvir; o passado foi substituído por esse mundo de trevas, peso e degradação, cuja expressão plena era a morte. O presente foi reduzido ao instantâneo. A continuidade do tempo foi substituída por uma sucessão de instantes. O conflito e a discrepância cada vez maior entre os dois mundos não permitiam um meio-termo, e assim chegou a um ponto em que o único ato de liberdade e autenticidade que restou a Ellen West foi o suicídio.

O ano de 1944 também viu a publicação da *Schicksalsanalyse* (Análise do Destino), de Szondi, contendo uma teoria muitas vezes mal compreendida[510]. A *Schicksalsanalyse* pode ser mais bem definida como uma síntese entre genética psiquiátrica e psicanálise. A abordagem genética se originou no estudo da afecção mental hereditária. A escola alemã de geneticistas psiquiátricos engajou-se primeiro no estudo das doenças hereditárias (epilepsia, esquizofrenia e afecção maníaco-depressiva), e depois chegou à noção de "círculos hereditários". Um "círculo hereditário" (*Erbkreis*) abrange não apenas manifestações negativas (tipos específicos de psicose e anormalidades do caráter), mas também positivas (dons e talentos específicos), de modo que, numa mesma família: alguns indivíduos podem ser acometidos por uma psicose; outros, favorecidos por um talento particular; e outros podem exibir apenas traços de caráter específicos dentro dos limites da normalidade. Isso leva à suposição de que em cada círculo hereditário jaz um denominador comum chamado de fator-raiz, ou radical biológico. O que Szondi chama de "fatores pulsionais" é um sistema de oito desses radicais biológicos derivados da pesquisa genética psiquiátrica.

Quanto à psicanálise, ela sempre admitiu a existência de um substrato biológico da vida inconsciente. Freud havia chamado de "predisposição" uma mistura de *Anlage*[511] biológica e influências ambientais precoces. Alguns analistas chegaram a suspeitar que havia várias espécies de predisposições. Abraham alegava que um acentuado desenvolvimento de características orais e anais poderia ser relacionado a fatores predisponentes específicos[512]. Outros psicanalistas falaram de pacientes com um eu forte ou fraco, insinuando assim a existência de outro tipo de predisposição específica.

É precisamente esse domínio obscuro das predisposições biológicas subjazendo a vida inconsciente do homem que se torna o foco da *Schicksalsanalyse* de Szondi. Aqui ele encontra, mais uma vez, os oito radicais ou fatores biológicos que haviam resultado da genética psiquiátrica.

Vimos como essas duas linhas de pesquisa – a saber, a da genética psiquiátrica e a da psicanálise – cruzaram uma a outra. O ponto de intersecção jaz numa esfera do ser humano até então quase inexplorada, a qual Szondi chama de "inconsciente familiar". Para os geneticistas, ele compete ao genótipo, isto é, às *Anlagen* ocultas, latentes e hereditárias. Para o psicólogo, de acordo com Szondi, trata-se de uma camada recém-descoberta do inconsciente, um campo de destino do qual procedem as escolhas vitais (a escolha no âmbito do amor, da amizade, da profissão, da afecção, e até da forma de morrer), cuja soma constitui o nosso destino. A hipótese fundamental de Szondi é que todo homem vem ao mundo com um punhado de possibilidades de destino, que são determinadas pela fórmula de seu genótipo. Da mesma forma como Freud havia analisado os mecanismos de formação onírica (deslocamento e condensação) a fim de interpretar o sonho para o sonhador, Szondi analisa os mecanismos de formação de destino a fim de reconstruir a estrutura genética latente do indivíduo. Entre os principais mecanismos de destino descritos por Szondi está o genotropismo, a saber: que a escolha amorosa é inconscientemente dirigida por similaridades latentes na fórmula genética. Um outro mecanismo é o operotropismo, isto é, a tendência inconsciente de o indivíduo escolher um ofício por meio do qual o fator hereditário positivo lhe confere superioridade. Szondi encontrou uma lista de ofícios característicos para cada um dos oito fatores. Por causa da origem dual da análise do destino, as mesmas manifestações podem receber uma interpretação biológica e uma interpretação psicológica. O que para o geneticista são "manifestações positivas de um radical biológico" pode ser "sublimação" para o psicanalista. Szondi distinguia três graus de sublimação: "a socialização, isto é, a canalização de pulsões no ofício"; "a sublimação propriamente dita" dentro do caráter do indivíduo; e a "humanização", uma forma superior de sublimação estendida em benefício da humanidade.

O método de base na análise do destino consiste em estabelecer uma genealogia do indivíduo extremamente detalhada. Diferentemente da genética psiquiátrica comum, serão registradas não apenas as ocorrências de psicose, neurose, psicopatia ou criminalidade, mas também a estrutura de caráter e a profissão de todas as pessoas incluídas nessa genealogia. Ademais, a genealogia estabelecida dessa maneira será confrontada com a das pessoas com quem o indivíduo se encontra intimamente ligado pelo destino – foi esse o método que Szondi havia aplicado em seu *Analysis of Marriages*.

Visto que esse método era claramente muito mais longo e demorado, Szondi pensou numa forma mais breve de explorar o inconsciente familiar para encontrar a fórmula genética de seus sujeitos. Em 1944, ele já havia elaborado e aplicado por anos o teste que viria a publicar depois. O material de teste consiste numa série de fotografias de assassinos, homossexuais, epiléticos e outros pacientes que representam manifestações extremamente negativas em cada um dos oito fatores szondianos. Esses conjuntos são mostrados sucessivamente à pessoa testada, que é convidada a mostrar quais imagens ela sente que são as mais simpáticas e as que são mais repulsivas. Um método complexo de avaliação é utilizado para elucidar a fórmula genética do sujeito e a sua estrutura de personalidade a partir das suas reações.

Para o desconcerto da maioria de seus amigos e discípulos, Freud publicou naquele já trágico momento os primeiros capítulos de seu ensaio sobre Moisés.

Em meio à enorme quantidade de literatura contemporânea, uma monografia passou quase despercebida, a saber: a *Analysis of Marriages* (Análise de Casamentos), de Szondi[481]. Geneticista húngaro muito versado em psicanálise, Szondi comparou a hereditariedade do marido e da esposa numa série de casamentos, e argumentou que a escolha matrimonial é inconscientemente determinada por semelhanças no histórico genético-hereditário. Esse fenômeno biológico foi chamado por ele de "genotropismo".

Em 1938, a situação política deteriorou a tal ponto que, mesmo para os mais cegos, parecia impossível evitar a Segunda Guerra Mundial. Na presença da agitação nazista para a anexação (*Anschluss*) da Áustria pela Alemanha, o chanceler Schuschnigg encomendou um plebiscito em que provavelmente os partidários da independência seriam maioria. Em 12 de março, um dia antes do plebiscito, tropas alemãs ocuparam a Áustria, no dia seguinte, a legislação nazista regularizou o ato e, no dia 14 de março, Hitler fez uma aparição triunfal em Viena. Alemanha e Áustria estavam repletas de judeus que tentavam, desesperadamente, conseguir vistos e autorizações de emigração para países estrangeiros. As normas legais em quase todos os países foram se tornando cada vez mais restritivas. Vigaristas vendiam documentos falsificados e companhias de navegação inescrupulosas embarcavam judeus em "navios errantes" que eram repelidos de um país para outro – até mesmo na Palestina eles eram recebidos a tiros. De 6 a 15 de julho, por iniciativa do presidente Roosevelt, houve uma conferência em Évian para solucionar o problema dos refugiados, porém o único resultado foi a criação de um ineficiente Comitê Intergovernamental para Refugiados[482].

Enquanto isso, a agitação nazista havia tomado conta das províncias de língua alemã na Boêmia. Foi uma ocasião de novas ameaças e da Conferência de Munique. Em setembro de 1938, Chamberlain e Daladier – representantes da Grã-Bretanha e da França – aceitaram a cessão da Região dos Sudetas da Checoslováquia para a Alemanha. A fuga dos judeus assumiu proporções de pânico depois de 7 de novembro, quando um jovem judeu-polonês, Herschel Grynszpan, matou um oficial da embaixada alemã em Paris. Isso foi usado como pretexto para pogroms por toda a Alemanha; além disso, uma multa coletiva de um bilhão de reichsmarks foi imposta aos judeus.

A história da psiquiatria dinâmica desses anos é, em grande medida, uma parte dos trágicos acontecimentos políticos. Depois de os nazistas ocuparem Viena, eles extinguiram as sociedades de psicanálise e de psicologia individual e destruíram todos os livros freudianos e adlerianos, como já haviam feito na Alemanha. Os psicoterapeutas judeus que haviam ficado para trás agora tentavam ir embora. A atmosfera sombria de Viena em 1938, com as terríveis dificuldades encontradas por aqueles que tentavam fugir, foi vivamente descrita num romance de Leopold Ehrlich-Hichler[483]. Para quem o leu, as atribulações encontradas por Freud antes de conseguir deixar Viena não parecerão excepcionais. Aliás, ele se beneficiou da rara proteção oferecida pela princesa Marie Bonaparte, pela embaixada estadunidense e por associações britânicas e estadunidenses. Os detalhes do êxodo freudiano de Viena e da triunfal recepção com a qual ele se deparou na Inglaterra foram amplamente divulgados, como que para desviar a atenção pública de certas questões dolorosas.

Os nazistas não suprimiram as teorias e instituições judaicas, apenas; eles também atacaram a religião e a ética cristãs, promovendo uma doutrina nacional-socialista que era uma combinação de várias teorias extracientíficas. Havia as teorias racistas elaboradas no século XIX por dois franceses, o conde de Gobineau e Vacher de Lapouge, e um inglês, Houston Stewart Chamberlain[484]. Essas teorias eram agora associadas a representações pseudo-históricas da vida e da cultura dos antigos alemães. Havia também as teorias pseudobiológicas da luta pela vida e do "espaço vital" (*Lebensraum*), com alguns vestígios de monismo haeckeliano. Segundo Jochen Besser, a ideologia nazista foi fortemente influenciada por teorias de círculos ocultistas e teosóficos do início do século XX[485]. Digna de nota era a deferência dos nazistas para com a *Glazial-Kosmogonie*[486] de Hörbiger, apelidada de *Welteislehre* (Doutrina do Gelo Cósmico). Hörbiger, um engenheiro austríaco, pregava um complicado sistema astronômico e cosmogônico. Incluída nesse sistema estava a ideia de que o gelo era a principal substância constitutiva do universo[487]. Seu sistema fez um prodigioso sucesso entre os nazistas[488], encontrando adeptos até na Inglaterra[489]. Os nazistas também privilegiaram uma dita medicina germânica, que era uma combinação de dietética bircher-benneriana, princípios naturistas, uso tradicional de ervas medicinais e medicina popular.

A despeito das nuvens sombrias que estavam se formando sobre o mundo e da propagação do obscurantismo pela Europa, a psiquiatria científica continuou progredindo. Dois italianos, Cerletti e Bini, anunciaram a descoberta de um poderoso agente terapêutico: a terapia de eletrochoque. Esse método, que havia sido elaborado para tratar a esquizofrenia, posteriormente se provou mais bem-sucedido no tratamento de depressão severa[490].

Um dos novos métodos psicoterapêuticos era o devaneio dirigido, de Desoille[491]. O paciente, reclinado num divã, é convidado a imaginar que está suspenso no ar e a contar ao psiquiatra tudo o que sente e fantasia que está acontecendo com ele. Os sentimentos e produções que emergem da imaginação subliminar são então discutidos entre paciente e terapeuta. Na verdade, essa terapia é uma variação do método junguiano da imaginação forçada. Nos Estados Unidos, Sullivan definiu a psiquiatria como o estudo das relações interpessoais e começou a publicar os princípios básicos de seu sistema[492].

As poucas pessoas otimistas que tinham esperança de que a paz ainda poderia ser resguardada tiveram de abandonar essa ilusão em março de 1939. Foi quando os alemães ocuparam a Boêmia e a Morávia, e Hitler fez uma entrada espetaculosa em Praga. No mesmo mês, a Guerra Civil Espanhola chegou ao fim com a capitulação de Madri e a fuga de milhares de republicanos para a França. Como descrito por Toynbee, agora o mundo estava dividido em três campos: as Potências Ocidentais (incluindo a Inglaterra e a Comunidade das Nações, a França e os relutantes Estados Unidos), as potências antikomintern (Alemanha, Itália e Japão) e a Rússia soviética[493].

O problema era saber de qual dos dois outros grupos a Rússia soviética iria se tornar aliada. Foram feitos esforços dos dois lados para ganhar o apoio da Rússia. O anúncio, no dia 23 de agosto, de que um pacto de não agressão havia sido assinado entre a Alemanha nazista e a Rússia soviética foi o último sinal que precedeu o ultimato alemão à Polônia, logo seguido pela declaração de guerra, por parte da Grã-Bretanha e da França, contra a Alemanha.

Enquanto os franceses temiam a guerra iminente e a possível destruição de Paris, um grupo na Sorbonne organizou uma celebração para o centenário de Théodule Ribot, que coincidiu com o quinquagésimo ano da célebre tese de Janet, *L'Automatisme psychologique* (O Automatismo Psicológico). Era o último reconhecimento público que o octogenário Janet iria receber antes da morte. As circunstâncias eram tão sombrias que o evento passou despercebido, e o livro memorial tornou-se uma raridade bibliográfica[494].

O dia 23 de setembro de 1939 foi marcado pela morte de dois homens que detestavam cordialmente um ao outro: Sigmund Freud, em Londres, e Albert Moll, em Berlim. Embora um tenha morrido mundialmente famoso e o outro, em total obscuridade, curiosos paralelos podem ser encontrados em suas biografias. Ambos eram filhos de comerciantes judeus. Quando jovens médicos, ambos estiveram interessados em hipnotismo e na exploração da mente inconsciente. Depois, ambos voltaram os seus interesses para a patologia sexual, particularmente para os estágios evolucionários do instinto sexual, que Moll chamou de *libido sexualis*, e Freud – fazendo referência a Moll – chamou de *libido*. Na época de sua morte, Moll estava vivendo sem ser notado, após os nazistas destruírem seus livros, incluindo a sua recém-publicada autobiografia. Freud, por outro lado, estava no centro das atenções, como um símbolo do embate entre a democracia e o fascismo.

Antes de sua morte, Freud expressou preocupação com o futuro da psicanálise. Ele a enxergava como estando a caminho da supressão (na Europa) e da distorção (na América). Deu-se conta de que havia chegado a hora em que a criação se havia emancipado do criador e tomado o seu próprio rumo.

Já haviam surgido escolas desviantes, de fato, e a seguir viriam outras. Otto Rank fez algum sucesso com as escolas de assistência social e agora estava indo na direção de uma espécie de psicoterapia religiosa. Wilhelm Reich chegou aos Estados Unidos em maio de 1939, onde iria fundar o Instituto Orgone, com teorias muito distantes da psicanálise freudiana ortodoxa. Nesse mesmo ano, Karen Horney publicou *Novos Rumos na Psicanálise*, que era o manifesto e o primeiro manual de uma escola desviante que combinava ensinamentos adlerianos com terminologia freudiana[495].

No mesmo ano de 1939, Heinz Hartmann publicou um artigo muito aclamado sobre psicologia do eu, que marcou uma nova metamorfose da psicanálise[496]. Consumando a evolução que se havia iniciado com *Psicologia das Massas e Análise do Eu*, de Freud – ampliada pela *Psicanálise da Personalidade Integral*, de Alexander, e *Eu e Mecanismos de Defesa*, de Anna Freud –, Hartmann colocou definitivamente o eu no foco de interesse e trabalho dos psicanalistas. A ênfase da técnica passou da análise

Desde o início, a análise do destino szondiana se deparou com uma admiração entusiasmada e uma crítica severa. Seus pressupostos genéticos foram questionados, em particular o seu sistema de oito fatores agrupados em quatro vetores. Na verdade, parece que, no entendimento de Szondi, esse sistema é mais um modelo fictício, comparável aos ressonadores elaborados por Helmholtz, com os quais os físicos analisam os elementos constitutivos de um sinal sonoro. A escolha dos ressonadores é necessariamente arbitrária, mas nenhum físico irá negar sua serventia para analisar um som. Com o passar dos anos, Szondi foi enfatizando esse seu teste; e depois, o seu próprio método psicoterapêutico original.

Quando a guerra chegou ao fim, em 1945, um sem-número de novas publicações foi o sinal inequívoco de que o espírito criativo não havia morrido. Na França, o filósofo Merleau-Ponty publicou a sua *Fenomenologia da Percepção*, que logo se tornou um dos clássicos da fenomenologia[513]. O psiquiatra francês Henri Baruk, um judeu que havia passados os últimos anos em grande perigo e escapado quase milagrosamente, publicou *Psychiatrie Morale* (Psiquiatria Moral), um livro em que ele enfatiza a persistência da "personalidade moral" nos pacientes mentais mais regredidos e demenciados. Baruk salientou como, nesses pacientes, o senso de justiça era ainda maior e mostrou que uma notável melhora poderia ser obtida ao levar em conta o senso de dignidade e a necessidade de justiça do paciente. Essa preocupação com a íntima personalidade do paciente foi sentida como sendo uma reação contra o espírito organicista e materialista que havia dominado a psiquiatria desde a metade do século XIX[514]. Outro aspecto dessa reação foi o sucesso do existencialismo, tanto na psiquiatria quanto na filosofia, na Europa Ocidental.

Uma outra inovação foi o método de psicoterapia breve de Maeder: método que exigia do paciente um desejo de recuperação real e genuíno; e, do terapeuta, um desejo genuíno de ajudar o paciente[515]. O terapeuta apela para as tendências autocurativas do paciente e o paciente projeta no terapeuta o arquétipo do Curandeiro. O método de Maeder era parcialmente inspirado nos conceitos junguianos, mas a sua ênfase principal é nos processos de autorregulação e autocura – noções que ele havia aprendido com o biólogo Hans Driesch e com Théodore Flournoy.

Na América, o principal traço era o desenvolvimento crescente da terapia de grupo. Moreno tinha muitos seguidores e eram muitos os que o imitavam, de modo que várias técnicas de terapia de grupo foram elaboradas e aplicadas[516].

A guerra deixou o mundo com duas grandes potências que se encaravam com cada vez mais suspeita, os Estados Unidos e a Rússia Soviética, cada uma com os seus aliados, satélites e zonas de influência. Entre esses dois colossos, os escombros do que haviam sido os países europeus estavam lutando para recuperar as suas identidades. Essa situação se refletiu na psiquiatria. Na Rússia soviética, a psiquiatria pavloviana era agora doutrina oficial, ao passo que a psicanálise e teorias afins foram proibidas. Nos Estados Unidos, havia liberdade para todas as escolas psiquiátricas – para a pavloviana, assim como para qualquer outra –, mas a psicanálise era realmente a que prevalecia. O número de psicanalistas foi aumentando continuamente; eles ocupavam

860

cargos de chefia nos departamentos psiquiátricos de universidades e a ideologia freudiana – ou pseudofreudiana – permeava a vida cultural.

A oposição entre as duas grandes potências mundiais também se refletiu nas controvérsias entre psiquiatras russos e estadunidenses. Embora ninguém questionasse
as conquistas de Pavlov como fisiologista, elas eram consideradas insuficientes para
formar a base de uma psiquiatria. O conhecimento adquirido em experimentos com
animais num contexto experimental artificial não poderia ser aplicado de improviso a
seres humanos; ele jamais poderia fornecer um entendimento da condição subjetiva do
paciente mental. Assim, a psiquiatria pavloviana era considerada uma psiquiatria mais
para robôs que para humanos; e a técnica de lavagem cerebral, a sua conquista mais original. Os psiquiatras russos, por sua vez, rotularam a psicanálise como "idealista", com
a conotação pejorativa da palavra na terminologia marxista; como uma manifestação
lamentável de capitalismo decadente; como uma terapia plutocrática restrita a parasitas abastados, ao passo que os pobres eram privados da possibilidade de tratamento.

Como reflexo adicional da situação política, a psiquiatria pavloviana se estendeu pela Europa Oriental e pelos países balcânicos. Na Europa Ocidental e Central,
onde permaneceram poucos psicanalistas do pré-guerra, por vezes o freudismo assumiu o aspecto de uma importação cultural da América. Tornou-se habitual para os
franceses ler Freud em inglês, e mesmo os jovens alemães falavam em *ego*, *id* e *superego*, em vez de utilizarem os termos originais *Ich*, *Es* e *Über-Ich*[517]. Por outro lado,
a influência da filosofia e da psiquiatria existenciais estava se difundindo, e a Europa
continuava sendo o berço de novos métodos psicoterapêuticos. O futuro da psiquiatria dinâmica parecia promissor e cheio de possibilidades, mas tão imprevisível quanto
o futuro da humanidade.

Notas

1. Ver J.M. Charcot, Sur les divers états nerveux déterminés par l'hynotisation chez les hystériques, *Comptes-
-Rendus hebdomadaires des séances de l'Académie des
Sciences*, tome XCIV, 1882, p. 403-405.
2. Do francês: "proeza". (N. da T.)
3. Pierre Janet, *Les Médications psychologiques*, tome 1,
Paris: Félix Alcan, 1919, p. 155.
4. Alfred Jaquet, *Ein halbes Jahrhundert Medizin*, Basel:
Benno Schwabe, 1929, p. 169-171.
5. C. Richet, Du Somnambulisme provoqué, *Journal de
l'Anatomie et de la Physiologie normale et pathologique de l'homme et des animaux*, v. II, 1875, p. 348-377.
6. Ver Rudolf Heidenhain, *Der sog thierische Magnetismus: Physiologische Beobachtungen*, Leipzig: Breitkopf
und Härtel, 1880.
7. Ver capítulo 2, p. 99-100.
8. Robert G. Hillman, A Scientific Study of Mystery: The
Role of the Medical and Popular Press in the Nancy-
-Salpêtrière Controversy on Hypnotism, *Bulletin of the
History of Medicine*, v. XXXIX, 1965, p. 163-182.

9. Jules Liégeois, De la Suggestion hypnotique dans ses
rapports avec le droit civil et le droit criminel, *Séances
et travaux de l'Académie des sciences morales et politiques*, v. CXXII, 1884, p. 155.
10. Ver Hippolyte Bernheim, *De la Suggestion dans l'état hy-
notique et dans l'état de veille*, Paris: Doin, 1884.
11. Ver capítulo 2, p. 104-105; capítulo 7, p. 442-447.
12. Ver capítulo 2, p. 104-105.
13. Sigmund Freud, Charcot, *Wiener medizinische Wochenschrift*, Band XLIII, 1893, p. 1.513-1.520. (Trad. bras.:
Charcot, *Obras Psicológicas Completas: Edição Standard
Brasileira, v. 3: Primeiras Publicações Psicanalíticas [1893-
1899]*, Rio de Janeiro: Imago, 1996.)
14. Do francês: "grande histeria". (N. da T.)
15. Ver Paul Richer, *Études cliniques sur la grande hystérie
ou l'hystéro-épilepsie*, Paris: Delahaye et Lecrosnier, 1881.
16. S. Freud, Selbstdarstellung, em Louis Ruyter Radcliffe
Grote (Hrsg.), *Die Medizin der Gegenwart in Selbstdar-
stellungen*, Band 4, 1925, p. 4. (Trad. bras.: Autobiografia,
Obras Completas, v. 16: O Eu e o Id, Autobiografia e Outros

Textos [1923-1925], trad. Paulo César de Souza, São Paulo: Companhia das Letras, 2011, p. 84; trad. modificada.)

17. Ver capítulo 6, p. 342-344.

18. Comunicação pessoal de Mme. Hélène Pichon-Janet.

19. Do francês: "Sociedade de Psicologia Fisiológica". (N. da T.)

20. Ver capítulo 6, p. 344-345.

21. Ernst Freud, que teve a gentileza de olhar, a pedido do autor, as cartas de Freud à sua noiva, disse não ter encontrado nenhuma menção a essa reunião.

22. Ernest Jones, *The Life and Work of Sigmund Freud*, v. 1, New York: Basic Books, 1953, p. 187. (Trad. bras.: *A Vida e a Obra de Sigmund Freud, v. 1: Os Anos de Formação e as Grandes Descobertas [1856-1900]*, Rio de Janeiro: Imago, 1989, p. 195.)

23. Isso é demonstrado pelas duas cartas de Freud, em tradução francesa, reproduzidas em André Gaucher, *L'Obsédé: Drame de la libido. Avec lettres de Freud et de Pierre Janet*, Paris: André Delpeuch, 1925.

24. Léon Daudet, Le Moi et le Soi, *L'Hérédo: Essai sur le drame intérieur*, Paris: Nouvelle Librairie Nationale, 1917, p. 1-38.

25. Ver capítulo 9, p. 724-726.

26. Ver capítulo 7, p. 442-447.

27. J. Delboeuf, De l'Influence de limitation et de l'éducation dans le somnambulisme provoqué, *Revue Philosophique*, tome XXII, n. II, 1886, p. 146-171.

28. Henri Bergson, De la simulation inconsciente dans l'état d'hypnotisme, *Revue Philosophique*, tome XXII, n. II, 1886, p. 525-531.

29. Ver capítulo 6, p. 365-366.

30. Ver H. Bernheim, *De la Suggestion et de ses applications à la thérapeutique*, Paris: Doin, 1886.

31. Ver Enrico Morselli, *Il magnetismo animale: La fascinazione e gli stati ipnotici*, Turin: Roux e Favale, 1886.

32. Frederic William Henry Myers, Multiplex Personality, *The Nineteenth Century*, v. XXX, 1886, p. 648-666.

33. Ver Edmund Gurney; Frederic William Henry Myers; Frank Podmore, *Phantasms of the Living*, London: Society for Psychical Research, 1886. 2 v.

34. Do latim: "libido sexual". (N. da T.)

35. Ver Richard von Krafft-Ebing, *Psychopathia sexualis: Eine klinisch-forensische Studie*, Stuttgart: Ferdinand Enke, 1886.

36. Ver Benjamin Tarnowsky, *Die krankhaften Erscheinungen des Geschlechtssinnes: Eine forensisch-psychiatrische Studie*, Berlin: Hirschwald, 1886.

37. Do francês: "Academia de Medicina". (N. da T.)

38. Julius Wagner von Jauregg, Über die Einwirkung fieberhafter Erkrankungen auf Psychosen, *Jahrbuch für Psychologie und Neurologie*, Band VII, 1887, p. 94-130.

39. G. Hauptmann, Das Abenteuer meiner Jugend, *Sämtliche Werke*, v. 7, Berlin: Propyläen, 1962, p. 451-1.088. Ver, em especial, a descrição do Burghölzli feita por Forel, p. 1.063-1.067.

40. A. Moll, *Ein Leben als Arzt der Seele: Erinnerungen*, Dresden: Reissner, 1936, p. 31.

41. Ver Jean Crocq, *L'Hypnotisme scientifique*, 2. ed., Paris: Société d'Editions Scientifiques, 1900.

42. Ver M. Dessoir, *Bibliographie des modernen Hypnotismus*, Berlin: Duncker, 1888.

43. August Forel, *Der Hypnotismus und seine strafrechtliche Bedeutung*, Berlin/Leipzig: Guttentag, 1888.

44. L'Affaire Chambige, *Revue des grands procès contemporains*, n. VII, 1889, p. 21-101.

45. Paul Julius Möbius, Über den Begriff der Hysterie und andere vorwürfe vorwiegend psychologischer art, *Centralblatt für Nervenheilkunde*, Band XI, 1888, p. 66-71.

46. Ver Émile Zola [1890], *A Besta Humana*, trad. Jorge Bastos, São Paulo: Companhia das Letras, 2014; Anatole France [1889], *Thais*, trad. S. Vianna, São Paulo: Martin Claret, 2006; Maurice Barrès [1889], *Un Homme Libre*, Paris: Imprimerie Nationale, 1988; Paul Bourget [1885], *O Discípulo*, trad. J. de Bragança, Rio de Janeiro: Irmãos Pongetti, 1944. (N. da T.)

47. Ver H. Bergson, *Essai sur les données immédiates de la conscience*, Paris: Félix Alcan, 1889. (Trad. bras.: *Ensaio Sobre os Dados Imediatos da Consciência*, trad. Maria Adriana Camargo Cappello, São Paulo: Edipro, 2020.)

48. Ver capítulo 6, p. 365-371.

49. Do francês: "Sociedade de Biologia". (N. da T.)

50. Charles-Édouard Brown-Séquard, Des Effets produits chez l'homme par des injections sous-cutanées d'un liquide retiré des testicules frais de cobayes et de chien, *Comptes rendus hebdomadaires des séances et mémoires de la Société de Biologie, neuvième série*, v. I, 1889, p. 415-419.

51. Congrès international de psychologie physiologique, *Revue Philosophique*, tome XXVIII, n. II, 1889, p. 109-546.

52. Ver Edgar Bérillon (éd.), *Premier congrès international de l'hypnotisme expérimental et thérapeutique*, Paris du 12 au 18 août 1902: comptes rendus, Paris: Doin, 1890.

53. M. Briand em E. Bérillon (éd.), op. cit., p. 182-187.

54. Henri Bourru; Ferdinand Burot em E. Bérillon (éd.), op. cit., p. 228-240.

55. Ver *Congrès international de 1889: Le Magnétisme humain appliqué au soulagement et la guérison des malades*, rapport général, Paris: Georges Carré, 1890.

56. J.M. Charcot, *Leçons du mardi à la Salpêtrière: Policlinique, 1888-1889*, Paris: Progrès Médical, 1889, p. 247-256.

57. Ver Ambroise-Auguste Liébeault, *Le Sommeil provoqué et les états analogues*, Paris: Doin, 1889.

58. Ver A. Moll, *Der Hypnotismus*, Berlin: Kornfeld, 1889.

59. G. Anton, Hypnotische Heilmethode und mitgetheilte Neurosen, *Jahrbuch für Psychiatrie*, Band VIII, 1889, p. 194-211.

60. Ver capítulo 3, p. 158-159.

61. Ver capítulo 5, p. 321-323.

62. M. Benedikt, Aus der Pariser Kongresszeit: Erinnerungen und Betrachtungen, *Internationale Klinische*

Rundschau, Band III, 1889, p. 1531-1860.

63. Ver capítulo 5, p. 309.

64. Adolf Strümpell, *Aus dem Leben eines deutschen Klinikers: Erinnerungen und Beobachtungen*, Leipzig: F.C.W. Vogel, 1925, p. 217-219.

65. Ver W. James, *The Principles of Psychology*, New York: Henry Holt, 1890. 2 v.

66. Michel Eyraud; Gabrielle Bompard, *Revue des Grands Procès Contemporains*, n. IX, 1891, p. 19-107.

67. H. Bernheim, *De la suggestion*, Paris: Albin Michel, [s.d.], p. 170-171.

68. J. Grasset, Le Roman d'une hystérique: Histoire vraie pouvant servir à l'étude médico-légale de l'hystérie et de l'hypnotisme, *Le Semaine Médicale*, v. X, 1890, p. 57-58.

69. Ver Georges Gilles de la Tourette, *Traité clinique et thérapeutique de l'hysterie d'après l'enseignement de la Salpêtrière*, Paris: Plon, 1891.

70. Ver capítulo 6, p. 371-373.

71. La Manifestation en Thonneur du Dr. Liébeault le 25 mai 1891, *Revue de l'Hynotisme*, n. V, 1890-1891, p. 353-359.

72. M. Benedikt, Ueber Neuralgien und neuralgische Affectionen und deren Be handlung, *Klinische Zeit und Streitfragen*, Band VI, n. 3, 1892, p. 67-106.

73. Ver capítulo 5, p. 309.

74. J.M. Charcot, La Foi qui guérit, *Revue Hebdomadaire*, tome I, 1892; idem, *Archives de Neurologie*, tome XXV, 1893, p. 72-87.

75. Idem, Sur un cas d'amnésie rétro-antérograde probablement d'origine hystérique, *Revue de Médicine*, tome XII, 1892, p. 81-96 – com uma sequência de Achille Souques, no mesmo periódico, ano e volume, p. 267-881.

76. Ver capítulo 6, p. 373-374.

77. Idem, p. 404-405.

78. Ver Louis Henri Charles Laurent, *Des Etats seconds: Variations pathologiques du champ de la conscience*, Bordeaux: Cadoret, 1892.

79. Ver *International Congress on Experimental Psychology: Second Session*, London: Williams & Norgate, 1892.

80. Ver A. Strümpell, *Über die Entstehung und die Heilung von Krankheiten durch Vorstellungen*, Erlangen: F. Junge, 1892.

81. Ver Marcel Prévost, *L'Automne dune femme*, Paris: Lemerre, 1893.

82. Do francês: "Câmara dos Deputados". (N. da T.)

83. Ver R. von Krafft-Ebing, *Hypnotische Experimente*, Stuttgart: Ferdinand Enke, 1893.

84. Ver capítulo 7, p. 488-489.

85. *Revue Neurologique*, v. I, 1893, p. 36.

86. Heinrich Obersteiner, *Die Lehre vom Hypnotismus: Eine kurzgefasste Darstellung*, Wien: M. Breitenstein, 1893, p. 44.

87. F.W.H. Myers, The Subliminal Consciousness, *Proceedings of the Society for Psychical Research*, v. IX, 1893-1894, p. 3-25.

88. John Michell Clarke, Hysteria and Neurasthenia, *Brain*, v. XVII, 1894, p. 119321.

89. Jules Dallemagne, *Dégénérés et déséquilibrés*, Bruxelles: Henri Lamertin, 1894, p. 436-445-446.

90. P. Janet, *Contribution à l'étude des accidents mentaux chez les hystériques*, Paris: Rueff, 1893, p. 252-257.

91. M. Benedikt, *Hypnotismus und Suggestion: Eine Klinisch-psychologische Studie*, Leipzig/Wien: M. Breitenstein, 1894, p. 64-65.

92. Ver capítulo 2, p. 111.

93. Ver Auguste-Alexandre Motet, *Affaire Valroff: Double tentative de meurtre. Somnambulisme allégué*, Paris: J.B. Baillière, 1893.

94. Ver A. Lyubimov, Professor Sharko, *Nautchno-biografitcheskii etiud*, Sankt-Peterburg: Suborina, 1894.

95. Ver capítulo 2, p. 115.

96. Ver capítulo 7, p. 489-490, 539; ver neste capítulo, p. 745.

97. Ver capítulo 2, p. 113.

98. Idem, p. 115-116.

99. Ver capítulo 6, p. 374-377.

100. Idem, p. 378-379.

101. Ver G. Le Bon, *Psychologie des foules*, Paris: Félix Alcan, 1895. (Trad. bras.: *Psicologia das Multidões*, 3. ed., trad. M.S. da Cunha, São Paulo: WMF Martins Fontes, 2018; trad. modificada.)

102. Ver capítulo 7, p. 484-488.

103. F. Umpfenbach, *Zeitschrift für die Psychologie und Physiologie der Sinnesorgane*, Band X, 1896, p. 308-309.

104. Eugen Bleuler, *Münchener medizinische Wochenschrift*, Band XLIII, 1896, p. 524-525.

105. A. Strümpell, *Deutsche Zeitschrift für Nervenheilkunde*, Band VIII, 1896, p. 159-161.

106. J.M. Clarke, *Brain*, Band XIX, 1896, p. 401-414.

107. F.W.H. Myers, Hysteria and Genius, *Journal of the Society for Psychical Research*, v. VIII, n. 138, April 1897, p. 50-59.

108. H. Ellis, Hysteria in Relation to Sexual Emotions, *The Alienist and Neurologist*, v. XIX, 1898, p. 599-615.

109. Johann Bressler, Culturhistorischer Beitrag zur Hysterie, *Allgemeine Zeitschrift für Psychiatrie*, Band LIII, 1896-1897, p. 333-376.

110. Ver capítulo 1, p. 31-35.

111. Ver Paul Ranschburg; Ludwig Hajos, *Neue Beiträge zur Psychologie des Hysterischen Geisteszustandes: Kritisch-experimentelle Studien*, Leipzig/Wien: Franz Deuticke, 1897.

112. R. von Krafft-Ebing, *Zur Suggestionsbehandlung der Hysteria Gravis: Zeitschrift für Hypnotismus*, Band IV, n. 1, 1896, p. 27-31.

113. Idem, *Arbeiten aus dem Gesamtgebiet der Psichiatrie und Neuropathologie*, v. 3, Leipzig: Barth, 1897, p. 193-211.

114. Ver Alfred Freiherr von Berger [1896], Chirurgie der Seele. Reimpresso parcialmente em: *Almanach der Psychoanalyse*, Wien: Internationaler Psychoanalytischer, 1933, p. 285-289.

115. Ver Johann Wolfgang von Goethe [1787], *Ifigênia em*

Táuride, trad. Carlos Alberto Nunes, São Paulo: Instituto Haus Stader, 1964. (N. da T.)

116. Ver Hugo von Hofmannsthal, *Elektra*, Berlin: S. Fischer, 1904.

117. Walter Jens, *Hofmannsthal und die Griechen*, Tübingen: Niemeyer, 1955, p. 155.

118. Ver Hermann Bahr, *Dialog vom Tragischen*, Berlin: S. Fischer, 1904.

119. Ver Theodor Herzl, *Der Judenstaat: Versuch einer modernen Lösung der Judenfrage*, Leipzig/Wien: M. Breitenstein, 1896. (Trad. bras.: *O Estado Judeu*, trad. Dagoberto Mensch, São Paulo: Consulado Geral de Israel em São Paulo/Porteiro Editor Digital, 2015.)

120. Ver III. *Internationaler Congress für Psychologie in München vom 4. bis 7. August 1896*, München: J.F. Lehmann, 1897.

121. Do alemão: "meticulosidade". (N. da T.)

122. T. Lipps, em III. *Internationaler Congress...*, p. 146-164.

123. Do alemão: "sistema de memorização". (N. da T.)

124. G. Hirth, III. *Internationaler Congress...*, p. 458-473.

125. Do alemão: "massas de representação". (N. da T.)

126. Ver capítulo 3, p. 166-167; capítulo 6, p. 380.

127. Ver Albert Freiherr von Schrenck-Notzing, *Ueber Spaltung der Persönlichkeit* (*sogenanntes Doppel-Ich*), Wien: Alfred Hölder, 1896.

128. Ver capítulo 5, p. 289-291.

129. Do francês: "Bazar de Caridade". (N. da T.)

130. Do francês: "ideias fixas". (N. da T.)

131. F.W.H. Myers, Hysteria and Genius, *Journal of the Society...*, p. 50-59.

132. Ver Leopold Löwenfeld, *Lehrbuch der gesamten Psychotherapie: Mit einer einleitenden Darstellung der Hauptthatsachen der medicinischen Psychologie*, Wiesbaden: Bergmann, 1897.

133. Ver capítulo 6, p. 380.

134. P. Janet, Traitement psychologique de l'hystérie, em Albert Robin (éd.), *Traité de Thérapeutique*, fasc. 15, partie 2, Paris: Rueff, 1898, p. 140-216.

135. Ver Albert Willem Van Renterghem, *Liébeault en zijne School*, Amsterdam: Van Rossen, 1898.

136. Ver capítulo 5, p. 293-297.

137. Ver A. Moll, *Untersuchungen über die Libido sexualis*, Band 1, Berlin: H. Kornfeld, 1898.

138. Ver *Jahrbuch für sexuelle Zwischenstufen unter besonderer Berücksichtigung der Homosexualität*, Leipzig: Max Spohr, 1899.

139. Ver Charles Samson Féré, *L'Instinct sexuel: Évolution et dissolution*, Paris: Félix Alcan, 1899.

140. Respectivamente: "Estilo Moderno" (do francês) e "Estilo Jovem" (do alemão). Ambos os termos se condensam na expressão francesa, mais conhecida, *Art Nouveau* (Arte Nova). (N. da T.)

141. Ver E. Husserl, *Logische Untersuchungen*, Band 1, Halle: Niemeyer, 1890. (Trad. port.: *Investigações Lógicas*,

trad. Pedro Alves, Lisboa: Centro de Filosofia da Universidade de Lisboa, 2008. 2 v.)

142. Ver capítulo 6, p. 348-349.

143. Edgar Bérillon; Paul Farez (éds.), *IIe Congrès International de l'Hypnotisme, Paris du 12 au 16 août 1900*, Paris: Revue de P'Hypnotisme/Vigot Frères, 1902, p. 320.

144. Ver capítulo 3, p. 184-185.

145. Ver *IVe Congrès International de Psychologie, Paris du 20 au 26 août 1900*, Paris: Félix Alcan, 1901.

146. Ver capítulo 5, p. 315-316.

147. P. Farez, L'Hypnotisme et l'évocation du subconscient, *IVe Congrès...*, p. 670-674.

148. *Le Figaro*, 29 août 1900.

149. Ver capítulo 5, p. 322-326.

150. Ver D. Metzger (publicado anonimamente), *Autour "Des Indes à la planète Mars"*, Bâle/Paris: Georg/Librairie Spirite, 1901.

151. Do francês: "romance chaveado". Forma narrativa em que pessoas reais são tratadas por meio de personagens fictícios. (N. da T.)

152. Édouard Claparède, Théodore Flournoy, Sa Vie et son œuvre, 1854-1920, *Archives de Psychologie*, v. XVIII, 1923, p. 1-125.

153. Ver capítulo 7, p. 454-456, p. 493-496.

154. Ilse Bry; Alfred Herman Rifkin, Freud and the History of Ideas: Primary Sources, 1886-1910, *Science and Psychoanalysis*, v. V, 1962, p. 6-36.

155. W. Stern, *Zeitschrift für Psychologie und Physiologie der Sinnesorgane*, Band XXVI, 1901, p. 30-133.

156. Paul Näcke, *Archiv für Kriminal-Anthropologie und Kriminalistik*, Band VII, 1901, p. 168-169.

157. Wilhelm Weygandt, *Zentralblatt für Nervenheilkunde*, Band XXIV, 1901, p. 548-549.

158. Théodore Flournoy, *Archives de Psychologie*, v. II, 1903, p. 72-73.

159. H. Bergson, Le Rêve, *Bulletin de l'Institut Psychologique International*, v. I, 1901, p. 97-122. Reimpresso em: *Revue scientifique, quatrième série*, tome XV, 1901, p. 705-713; *Revue de Philosophie*, n. I, 1901, p. 486-489. (Trad. bras.: O Sonho, trad. Jonas Gonçalves Coelho, *Trans/Form/Ação*, v. 27, n. 1, 2004, p. 93-109.)

160. Ver Emil Raimann, *Die hysterischen Geistesstörungen: Eine Klinische Studie*, Leipzig/Wien: Franz Deuticke, 1904.

161. No mesmo livro, Raimann rasga os maiores elogios à teoria da histeria de Breuer e Freud. É realmente extraordinário que Jones tenha podido considerar esse livro um ataque sulfúrico contra Freud.

162. M. Burckhardt, Ein modernes Traumbuch, *Die Zeit*, Band XXII, Januar 6, 1900, n. 275, p. 911; Januar 13, 1900, n. 276, p. 25-27.

163. *Die Umschau*, Band IV, n. 11, März 10, 1900, p. 218-219.

164. H.K. Träume und Traumdeutung, *Fremden-Blatt*, Band LIV, n. 67, März 10, 1900, p. 13-14.

165. Ver *Arbeiter-Zeitung*, Band XII, n. 289, Oktober 21, 1900.

166. Ver *Neues Wiener Tagblatt*, Januar 29 und 30, 1902.

167. Essas duas últimas resenhas foram descobertas pelo dr. Hans Beckh-Widmanstetter. O autor agradece a ele e a K.R. Eissler pelas fotocópias.

168. Do francês: "alegria de viver". (N. da T.)

169. Ver Herbert George Wells [1908], *A Guerra no Ar*, trad. Alcebíades Diniz, São Paulo: Carambaia, 2017. (N. da T.)

170. Ver capítulo 5, p. 265-266.

171. J. Babinski, Definition de l'hystérie, *Revue Neurologique*, v. IX, 1901, p. 1.074-1.080.

172. Ver S. Freud, Über den Traum, em Leopold Loewenfeld; Hans Kurella, *Grenzfragen des Nerven- und Seelenlebens*, Wiesbaden: Bergmann, 1901, p. 307-344. (Trad. bras.: Sobre o Sonho, trad. André Carone, *Cadernos de Tradução LELPraT*, v. 2, jun. 2021, p. 51-98.)

173. I. Bry; A.H. Rifkin, op. cit., p. 6-36.

174. Hermann Kornfeld, *Psychiatrische Wochenschrift*, Band II, 1900-1901, p. 430-431.

175. Theodor Ziehen, *Jahresbericht über die Leistungen und Fortschritte auf dem Gebiete der Neurologie und Psychiatrie*, Band V, 1901, p. 829.

176. P.J. Möbius, *Schmidt's Jahrbücher der in- und ausländischen gesammten Medizin*, Band CCLXIX, 1901, p. 271.

177. Hugo Karl Liepmann, *Monatsschrift für Psychiatrie und Neurologie*, Band X, 1901, p. 237-239.

178. M. Giessler, *Zeitschrift für Psychologie und Physiologie der Sinnesorgane*, Band XXIX, 1902, p. 228-230.

179. Oskar Felix Kohnstamm, *Fortschritte der Medizin*, Band XX, 1902, p. 45-46.

180. A. Pick, *Prager Medizinische Wochenschrift*, Band XXVI, 1901, p. 145.

181. G. Voss, *St. Petersburger Medizinische Wochenschrift*, Band XXVI, 1901, p. 325.

182. Ver capítulo 7, p. 497-498.

183. Ver *Jahresbericht über...*, Band V, 1901.

184. Ver Hermann Rohleder, *Vorlesungen über Sexualtrieb und Sexualleben des Menschen*, Berlin: S. Fischer, 1901.

185. A. Moll, Ueber eine wenig beachtete Gefahr der Prügelstrafe bei Kindern, *Zeitschrift für Psychologie und Physiologie der Sinnesorgane*, Band XXVIII, 1902, p. 203-204.

186. Ver Heinrich Schurtz, *Altersklassen und Männerbünde: Eine Darstellung der Grundformen der Gesellschaft*, Berlin: G. Reimer, 1902.

187. Ver T. Dunin, *Grundsätze der Behandlung der Neurasthenie und Hysterie*, Berlin: Hirschwald, 1902.

188. *Congrès des médecins aliénistes et neurologistes de France et des pays de langue française: XII° session tenue à Grenoble du 1er au 7 août 1902, v. II: Comptes rendus*, Paris: G. Masson, 1902.

189. Ver capítulo 9, p. 684-686.

190. T. Flournoy, Nouvelles Observations sur un cas de somnambulisme avec glossolalie, *Archives de Psychologie*, tome I, 1902, p. 116.

191. XIVe Congrès International de Médicine, Madrid, 23-30 avril 1903, volume général, 1904, p. 295. N. da T.: O texto foi publicado em russo com um título um pouco diferente: Экспериментальная психология и психопатология животных (Psicologia Experimental e Psicopatologia dos Animais).

192. Ver capítulo 6, p. 380-383.

193. Ver F.W.H. Myers, *Human Personality and Its Survival of Bodily Death*, London: Longmans, Green, 1903. 2 v. (Trad. bras.: *A Personalidade Humana*, trad. S.O. Freitas, São Paulo: Edigraf, 1971.)

194. Ver capítulo 5, p. 320-322.

195. A partir do grego "ἕν": o numeral "um". (N. da T.)

196. Ver Otto Weininger, *Geschlecht und Charakter*, Wien: Wilhelm Braumüller, 1903.

197. Entre a literatura difundida sobre Weininger ver, em especial: David Abrahamsen, *The Mind and Death of a Genius*, New York: Columbia University Press, 1946.

198. Ver capítulo 7, p. 506-507.

199. Ver Daniel Paul Schreber, *Denkwürdigkeiten eines Nervenkranken*, Leipzig: Oswald Mutze, 1903. (Trad. bras.: *Memórias de um Doente dos Nervos*, trad. Marilene Carone, São Paulo: Todavia, 2021.)

200. Ver Wilhelm Jensen, *Gradiva: Ein pompeianisches Phantasiestück*, Dresden/Leipzig: Reissner, 1903.

201. Ver capítulo 5, p. 300-301.

202. Idem, p. 301.

203. Ver capítulo 3, p. 135-137.

204. Ver capítulo 6, p. 345-346.

205. Não está claro nos anais do Congresso se se tratava de uma exposição de livros ou apenas de uma lista recomendada.

206. Jean Camus; Philippe Pagniez, *Isolement et psychothérapie*, Paris: Félix Alcan, 1904, p. 5-82.

207. Ver Paul Dubois, *Les Psychonévroses et leur traitement moral*, Paris: Masson, 1904.

208. Ver capítulo 7, p. 497.

209. S. Freud, Die Freudsche psychoanalytische Methode, em L. Löwenfeld, *Die psychischen Zwangserscheinungen auf klinischer Grundlage dargestellt*, Wiesbaden: Bergmann, 1904, p. 545-551. (Trad. bras.: O Método Psicanalítico Freudiano, *Fundamentos da Clínica Psicanalítica*, trad. Claudia Dornbusch, Belo Horizonte: Autêntica, 2017, p. 51-61. [Col. Obras Incompletas de Sigmund Freud.])

210. Ver Willy Hellpach, *Grundlinien einer Psychologie der Hysterie*, Leipzig: Wilhelm Engelmann, 1904.

211. Ver E. Raimann, op. cit.

212. Ver É. Claparède, *Psychologie de l'enfant et pédagogie expérimentale*, Genève: Kündig, 1905.

213. Alfred Binet; Théodore Simon, Méthodes nouvelles pour le diagnostic du niveau intellectuel des anormaux, *L'Année psychologique*, v. XI, 1905, p. 191-244.

214. Ver A. Forel, *Die sexuelle Frage*, München: Ernst Reinhardt, 1905.

215. I. Bry; A.H. Rifkin, op. cit., p. 6-36.

216. *Medizinische Klinik*, Band II, 1906, p. 740.

217. *Archiv für Kriminal-Anthropologie und Kriminalistik*, Band XXIV, 1906, p. 166.

218. *Wiener klinische Rundschau*, Band XX, 1906, p. 189-190.

219. *Psychological Bulletin*, Band III, 1906, p. 280-283.

220. *Jahrbuch für sexuelle Zwischenstufen*, Band VIII, 1906, p. 729-748.

221. Otto Soyka, Zwei Bücher, *Die Fackel*, n. 191, Dezember 21, 1905, p. 6-11.

222. Ver a experiência de William James com o terremoto no capítulo 9, p. 700-701.

223. Ver E. Bleuler, *Affektivität, Suggestibilität, Paranoia*, Halle: Marhold, 1906.

224. Idem, Freud'sche Mechanismen in der Symptomatologie von Psychosen, *Psychiatrisch-Neurologische Wochenschrift*, Band VIII, 1906-1907, p. 316-340.

225. Ver capítulo 9, p. 686-689.

226. Gustav Aschaffenburg, Die Beziehungen des sexuellen Leben zur Entstehung von Nerven- und Geisteskrankheiten, *Münchener medizinische Wochenschrift*, Band LIII, 1906, p. 1.793-1.798.

227. A. Meyer, Fundamental Conceptions of Dementia Praecox, *British Medical Journal*, v. II, 1906, p. 757-760.

228. Ver C. Spitteler, *Imago*, Jena: Diederichs, 1906.

229. Ver capítulo 5, p. 300-302.

230. Do francês: "mulheres inspiradoras". (N. da T.)

231. Abraham Arden Brill, introdução do tradutor a C.G. Jung, *The Psychology of Dementia Praecox, Nervous and Mental Disease Monographs*, 1936.

232. Ver capítulo 8, p. 600-603.

233. Ver O. Rank, *Der Künstler, Ansätze zu einer Sexualpsychologie*, Wien: Heller, 1907.

234. Ver *Premier Congrès International de Psychiatrie, de Neurologie, de Psychologie, et de l'Assistance des Aliénés. Amsterdam, 2-7 Septembre 1907*, Amsterdam: De Bussy, 1908.

235. E. Jones, *The Life and Work...*, v. 2, New York: Basic Books, 1955, p. 186. (Trad. bras.: *A Vida e a Obra de Sigmund Freud, v. 2: A Maturidade*, Rio de Janeiro: Imago, 1989, p. 123; trad. modificada.)

236. O relato que Jones fez do encontro insinua que a sessão não foi nada além de um ataque concentrado às teorias de Freud. Os registros oficiais passam uma impressão bem diferente: a maioria dos palestrantes estava apenas interessada em defender as suas próprias teorias; entre os demais, havia tanto pessoas a favor de Freud quanto contra.

237. *Monatsschrift für...*, Band XXII, 1907, p. 562-572.

238. Essa suposta afirmação de Janet não é encontrada nos anais do Congresso; pode ter sido um comentário informal durante um intervalo. No entanto, ela foi distorcida em relatos posteriores: Janet, reza a lenda, havia declarado publicamente que a psicanálise – não apenas a sua teoria de histeria – era uma *mauvaise plaisanterie* (piada de mau gosto).

239. E. Jones, *The Life and Work...*, v. 2, p. 119. (Trad. bras.: *A Vida e a Obra...*, v. 2, p. 129; trad. modificada.)

240. A.A. Friedländer, Über Hysterie und die Freudsche psychoanalytische Behandlung derselben, *Monatsschrift für...*, Band XXII, 1907, Ergänzungsheft, p. 45-54.

241. W. Weygandt, Kritische Bemerkungen zur Psychologie der Dementia Praecox, *Monatsschrift für...*, Band XXII, 1907, p. 289-302.

242. Max Isserlin, *Centralblatt für Nervenheilkunde und Psychiatrie*, Band XVIII, 1907, p. 329-343.

243. Ver G. Sorel, *Réflexions sur la violence*, Paris: Librairie de "Pages Libres", 1908. (Trad. bras.: *Reflexões Sobre a Violência*, trad. Paulo Neves, São Paulo: Martins Fontes, 1992.)

244. K. Kraus, Apocalypse (Offener Brief an das Publikum), *Die Fackel*, Band X, n. 261-262, Oktober 13, 1908, p. 1-14.

245. Edward Ryan, A Visit to the Psychiatric Clinics and Asylums of the Old Land, *American Journal of Insanity*, v. LXV, 1908-1909, p. 347-356.

246. R.C. Clarke, Notes on Some of the Psychiatric Clinics and Asylums of Germany, *American Journal of Insanity*, v. LXV (1908-1909), p. 357-376.

247. Clarence Paul Oberndorf, *A History of Psychoanalysis in America*, New York: Grune and Stratton, 1953, p. 75.

248. Hans W. Gruhle, *Zentralblatt für Nervenheilkunde*, Band XXXI, Jahr. XIX, 1908, p. 885-887.

249. K. Kraus, Tagebuch, *Die Fackel*, Band X, n. 256, Juni 5, 1908, p. 15-32.

250. Karl Abraham, Verwandtenehe und Neurose, *Zentralblatt für Nervenheilkunde*, Band XXXII, 1909, p. 87-90.

251. E. Jones, *The Life and Work...*, v. 2, p. 128. (Trad. bras.: *A Vida e a Obra...*, v. 2, p. 124.)

252. Ver E. Claparède (éd.), *VIe Congrès International de Psychologie, 1909, Rapports et Comptes-Rendus*, Genève: Kündig, 1910.

253. Ver William Belmont Parker (ed.), *Psychotherapy: A Course of Reading in Sound Psychology, Sound Medicine, and Sound Religion*, New York: Centre Publishing, 1909. 3 v.

254. A.A. Brill, Freud's Method of Psychotherapy, *Psychotherapy*, v. II, n. 4, p. 36-47.

255. Richard C. Cabot, The Literature of Psychotherapy, *Psychotherapy*, v. III, n. 4, 1909, p. 18-25.

256. E. Jones, *The Life and Work...*, v. 2, p. 54-59. (Trad. bras.: *A Vida e a Obra...*, v. 2, p. 66-74.)

257. Ver *Lectures and Addresses Delivered before the Departments of Psychology and Pedagogy in Celebration of the Twentieth Anniversary of the Opening of Clarke University, September 1909*, Worcester, 1910. 2 v.

866

258. Ver capítulo 7, p. 463-464.

259. Isidor Isaak Sadger, Die Bedeutung der psychoanalytischen Methode nach Freud, Centralblatt für Nervenheilkunde und Psychiatrie, Band XVIII, Jahr. XXX, 1907, p. 45-52 – citação da p. 50.

260. A.A. Friedländer, Hysterie und Moderne Psychoanalyse, XVIe Congrès International de Médecine, Budapeste, 1909, Seção XII, p. 146-172.

261. Jeffrey Moussaieff Masson (org.), Carta de Freud a Fliess de 2 de Novembro de 1896, A Correspondência Completa de Sigmund Freud para Wilhelm Fliess, 1887-1904, trad. Vera Ribeiro, Rio de Janeiro: Imago, 1986, p. 203. (N. da T.)

262. Do latim: "espírito do lugar". (N. da T.)

263. Ver Caroline Elisabeth Playne, The Neuroses of the Nations, London: Allen and Unwin, 1928.

264. Ver Filippo Tommaso Marinetti, Le Futurisme, Le Figaro, n. 51, Februar 20, 1909. (Trad. bras.: Manifesto do Futurismo, em Gilberto Mendonça Teles, Vanguarda Europeia e Modernismo Brasileiro: Apresentação dos Principais Poemas Metalinguísticos, Manifestos, Prefácios e Conferências Vanguardistas, de 1857 a 1972, 19. ed., Petrópolis: Vozes, 2009, p. 115-118.)

265. Ver Jubilé du Professeur H. Bernheim, 12 novembre 1910, Nancy, 1910.

266. Ver capítulo 7, p. 531-533.

267. E. Jones, The Oedipus Complex as an Explanation of Hamlet's Mystery: A Study in Motive, American Journal of Psychology, v. XXI, 1910, p. 72-113.

268. S. Freud, Brief an Dr. Friedrich Krauss, Anthropophyteia, Band VII, 1910, p. 472-473. (Trad. bras.: Carta a Friedrich Krauss Sobre a Revista "Anthropophyteia", Obras Completas, v. 9: Observações Sobre um Caso de Neurose Obsessiva ["O Homem dos Ratos"], Uma Recordação de Infância de Leonardo da Vinci e Outros Textos, trad. P.C. de Souza, São Paulo: Companhia das Letras, 2013, p. 391-392.)

269. É digno de nota que, no mesmo período, Ludwig Zamenhof (criador do esperanto) também tenha querido deixar a um não judeu a direção de sua organização. Ver Israelitisches Wochenblatt, Band XI, 1912, p. 541-542.

270. Hans Blüher [1926], Traktat Über die Heilkunde, 3. ed., Stuttgart: Klett, 1950, p. 99-107.

271. S. Freud, Über "Wilde" Psychoanalyse, Centralblatt für Psychoanalyse, Band I, 1910, p. 91-95. (Trad. bras.: Sobre Psicanálise "Selvagem", Fundamentos da Clínica Psicanalítica, trad. C. Dornbusch, Belo Horizonte: Autêntica, 2020, p. 81-92. [Col. Obras Incompletas de Sigmund Freud.])

272. O. Pfister, Die psychanalytische Methode, Leipzig/Berlin: Klinkhardt, 1913, p. 59-60.

273. Journal für Psychologie und Neurologie, Band XVII, Ergänzungscheft, 1910-1911, p. 307-433.

274. Alfred Hoche, Eine psychische Epidémie unter Aertzten, Medizinische Klinik, Band VI, 1910, p. 1.007-1.010.

275. Ver Ludwig Frank, Die Psychanalyse, München: Ernst Reinhardt, 1910.

276. Ver Roger Vittoz, Traitement des psychonévroses par la rééducation du contrôle cerebral, Paris: J.B. Baillière, 1911.

277. Mais detalhes sobre o método de Vittoz podem ser encontrados na dissertação em medicina de Robert Dupond (La Cure des psychonévroses par la méthode du Dr. Vittoz, Paris: Jouve, 1934) e num livreto escrito por uma admiradora, Henriette Lefebvre ("Un Sauveur", le Docteur Vittoz, Paris: Jouve, 1935).

278. Ver E. Bleuler, Dementia Praecox, oder Gruppe der Schizophrenien, em G. Aschaffenburg (Hrsg.), Handbuch der Psychiatrie, Spezieller Teil, 4. Abt., 1. Hälfte, Wien: Franz Deuticke, 1911. Ver capítulo 5, p. 294-297.

279. G. Meisel-Hess, Die Intellektuellen: Roman, Berlin: Oesterheld, 1911, p. 341-346.

280. Numa das oitivas após o naufrágio do navio, um passageiro da terceira classe declarou sob juramento que, durante as operações de resgate, um portão que separava os porões e o convés superior foi trancado na cara deles. Os passageiros de terceira classe que escaparam o fizeram quebrando a fechadura. Ver Titanic Disaster: Hearings before a Subcommittee on Commerce, United States Senate, 62nd Congress, 2. Session, Document n. 726, Washington: Government Printing Office, 1912, p. 1.021.

281. Ver Friedrich von Bernhardi, Deutschland und der nächste Krieg, Stuttgart: Cottas Nachfolger, 1912. (Trad. ingl.: Germany and the Next War, London: E. Arnold, 1912.)

282. Do alemão: "Fundação Breuer". (N. da T.)

283. Não foi possível descobrir se alguma parte dos recursos da fundação chegou a ser desembolsada. A Breuer-Stiftung foi uma das muitas vítimas da inflação do pós-guerra. Quando a moeda austríaca foi estabilizada, em 1922, dez mil coroas se tornaram um xelim (um sétimo de dólar).

284. O autor é grato à sra. Käthe Breuer, que lhe mostrou esses documentos, e ao sr. George H. Bryant, neto de Josef Breuer, pelas informações complementares.

285. Ver James George Frazer, Totemism and Exogamy: A Treatise on Certain Early Forms of Superstition and Society, London: Macmillan, 1910. 4 v.

286. Ver Émile Durkheim, Les Formes élémentaires de la vie religieuse, le système totémique en Australie, Paris: Félix Alcan, 1912. (Trad. bras.: As Formas Elementares da Vida Religiosa: O Sistema Totêmico na Austrália, trad. P. Neves, São Paulo: Martins Fontes, 1996.)

287. Richard Thurnwald, Die Denkart als Wurzel des Totemismus, Korrespondenzblatt der deutschen Gesellschaft für Anthropologie, Ethnologie, und Urgeschichte, 1911, p. 173-179.

288. Ver Wilhelm Wundt, Elemente der Völkerpsychologie, Leipzig: Alfred Kröner, 1912.

289. Ver O. Rank, *Das Inzest-Motiv in Dichtung und Sage: Grundzüge einer Psychologie des dichterischen Schaffens*, Leipzig/Wien: Franz Deuticke, 1912.

290. O autor é grato ao dr. Gustav Morf, que chamou a atenção para o interesse desse episódio, e ao Departamento Arquivístico da *Neue Zürcher Zeitung*, de Zurique, pelo auxílio.

291. Ver neste capítulo, p. 797.

292. Do alemão: "Liga Kepleriana". (N. da T.)

293. Richard B. Goldschmidt, *Portraits from Memory: Recollections of a Zoologist*, Seattle: University of Washington Press, 1956, p. 35.

294. Do alemão: "Liga Monista". (N. da T.)

295. Do alemão: "Liga Tomasiana". (N. da T.)

296. Ver Johann Michelsen, *Ein Wort an geistigen Adel deutscher Nation*, München: Bonsels, 1911.

297. Ver Norman Malcolm, *Ludwig Wittgenstein: A Memoir*, London: Oxford University Press, 1958.

298. Otto Rank; Hanns Sachs, *Die Bedeutung der Psychoanalyse für die Geiteswissenschaften*, Wiesbaden: J.F. Bergmann, 1913, p. 68.

299. H. Blüher, *Werke und Tage: Geschichte eines Denkers*, München: Paul List, 1953, p. 252.

300. Naquele mesmo ano, Filippo Tommaso Marinetti publicou um romance em versos escrito em francês (*Le Monoplan du Pape: Roman politique en vers libres*, Paris: Sansot, 1912), com a história "chocante" de um papa sequestrado e viajando de avião. Mal poderia imaginar que muitos jovens leitores viveriam o suficiente para ver um papa voando para Jerusalém e para Nova York.

301. Dr. Alphonse Maeder, comunicação pessoal.

302. S. Freud, Gross ist die Diana der Epheser, *Zentralblatt für Psychoanalyse*, Band II, 1912, p. 158-159. (Trad. bras.: Grande É a Diana dos Efésios!, *Obras Completas, v. 10: Observações Psicanalíticas Sobre um Caso de Paranoia Relatado em Autobiografia ["O Caso Schreber"], Artigos Sobre Técnica e Outros Textos*, trad. P.C. de Souza, São Paulo: Companhia das Letras, 2010, p. 355-358.)

303. Ver capítulo 2, p. 90.

304. Ver L. Frank, *Affektstörungen*, Berlin: Julius Springer, 1913.

305. Ver capítulo 7, p. 603-605.

306. Ver *17th International Congress of Medicine, London, 1913, Sect. 12, Parts I and II*, London: Henry Frowde, 1913.

307. Isso deu origem a uma das lendas mais tenazes da história da psiquiatria dinâmica: Janet tem a reputação de ter insultado Freud e de ter dito que "a psicanálise só poderia surgir num lugar tão imoral como Viena". Basta consultar o texto do relatório de Janet para descobrir que ele estava citando Ladame, que, por sua vez, havia citado a opinião de Friedländer quanto ao *genius loci*, isto é, o interesse particular do público vienense pela patologia sexual depois das publicações de Krafft-Ebing e outros.

308. Do francês: "elã vital". (N. da T.)

309. E. Jones, *Free Associations: Memories of a Psycho-Analyst, London:* Hogarth, 1959, p. 241.

310. Idem, *The Life and Work...*, v. 2., p. 99. (Trad. bras.: *A Vida e a Obra..., v. 2*, p. 110.)

311. Robert Wollenberg, *Erinnerungen eines alten Psychiaters*, Stuttgart: Ferdinand Enke, 1931, p. 126.

312. L. Andreas-Salomé, *In der Schule bei Freud. Tagebuch eines Jahres 1912-1913*, Zürich: Max Niehans, 1958, p. 190.

313. Ver capítulo 9, p. 688.

314. E. Jones, *The Life and Work...*, v. 2, p. 109. (Trad. bras.: *A Vida e a Obra..., v. 2*, p. 85.)

315. O autor é muito grato à sra. Paula Hammet, de Melbourne, que investigou a esse respeito em seu nome e conseguiu comprovações de pessoas que haviam conhecido a família do reverendo Donald Fraser.

316. O professor Birger Strandell teve a gentileza de investigar os arquivos da Universidade de Uppsala e conseguiu para o autor uma fotocópia da discussão do Conselho da Faculdade sobre a candidatura de Sperber. A tese de Sperber foi rejeitada após uma longa discussão na qual ele tinha somente um apoiador. Entre os opositores, apenas um fez uma observação casual e depreciativa sobre o artigo de Sperber acerca da origem sexual da linguagem. O fato é que esse artigo não teve nenhum papel na rejeição de sua tese.

317. E. Jones, *Free Associations*, p. 225.

318. Do latim: "apologia em causa própria". (N. da T.)

319. Ver capítulo 7, p. 530-531.

320. Idem, p. 512-513.

321. Ver capítulo 6, p. 350.

322. Ver *Les Deux Sources de la morale et de la religion*, Paris: Félix Alcan, 1932, p. 166-167.

323. Ver Robert A. Kann, *The Multinational Empire*, New York: Oregon, 1964. 2 v.

324. Zbyněk Anthony Bohuslav Zeman, *The Break-Up of the Hapsburg Empire, 1914-1918*, London: Oxford University Press, 1961, p. 24.

325. Ao fazer isso, o governo austro-húngaro estava seguindo a prática política da época. Dois meses antes, após um ato de agressão muito menos grave, o governo dos EUA havia enviado uma expedição contra os mexicanos em Vera Cruz. Para fazer um paralelo com a situação austro-sérvia, deve-se imaginar o que teria acontecido se o presidente Wilson tivesse sido assassinado em Santa Fé por um grupo de terroristas do Novo México, armados, treinados e orientados pela polícia secreta mexicana com o apoio velado de uma grande potência.

326. Felix Somary, *Erinnerungen aus meinem Leben*, Zürich: Manesse, 1959, p. 114.

327. Georges Pascal, *Pour connaître la pensée d'Alain*, 3. ed., Paris: Bordas, 1957, p. 176-177.

328. R. Rolland, Au-dessus de la mêlée, *Journal de Genève*, September 22-23, 1914, p. 5.

329. O Freunde, nicht diese Töne!, *Neue Zürcher Zeitung*, n. 1487, November, 1914, p. 1-2.

330. Ver Carta a Maria Ebner-Eschenbach, 28 de junho de 1914 – gentilmente comunicada pela sra. Käthe Breuer.

331. E. Jones, *The Life and Work...*, v. 1, p. 192. (Trad. bras.: *A Vida e a Obra...*, v. 1, p. 200.)

332. Ver capítulo 6, p. 351.

333. *Ein Leben als Arzt der Seele: Erinnerungen*, Dresden: Carl Reissner, 1936, p. 192-193.

334. *Rückblick auf mein Leben*, Zürich: Europa, 1935, p. 263-270.

335. Praticado entre povos indígenas da costa noroeste da América do Norte, o *potlatch* é uma festa cerimonial opulenta na qual bens são doados ou destruídos para exibir riqueza ou aumentar o prestígio. (N. da T.)

336. Ver, entre outros, os documentos oficiais compilados sob o título *The Memoirs of Naim Bey: Turkish Official Documents Relating to the Deportations and Massacres of Armenians*, London: Hodder and Stoughton, 1920.

337. Ver Joseph Babinski; Eugène Froment, *Hystérie-pithiatisme et troubles nerveux d'ordre réflexe en neurologie de guerre*, Paris: Masson, 1917.

338. Ver *Erfahrungen über Kriegsneurosen*, *Wiener Medizinische Wochenschrift*, 1916-1917.

339. A Internationaler Psychoanalytischer Verlag, que foi destruída em 1938. (N. da T.)

340. Ver Horace Westlake Frink, *Morbid Fears and Compulsions: Their Psychology and Psychoanalytic Treatment*, New York: Dodd Mead, 1918.

341. Ver Herbert Silberer, *Durch Tod zum Leben*, Leipzig: Wilhelm Heims, 1915.

342. Ver *Die Rolle der Erotik in der männlichen Gesellschaft: Eine Theorie der menschlichen Staatsbildung nach Wesen und Wert*, Jena: Diederichs, 1917-1919.

343. Ver Georg Friedrich Nicolai, *Die Biologie des Krieges: Betrachtungen eines deutschen Naturforschers*, Zürich: Orell-Füssli, 1917. (Trad. ingl.: *The Biology of War*, New York: The Century, 1919.)

344. Ver a edição especial da revista suíça DU *Atlantis*: Zürich 1914-1918: Bilder, Dokumente, Texte. (Kulturelle Monatsschrit, 26. Jahr., September 1966.)

345. Segundo Friedrich Glauser, Tristan Tzara chegou ao ponto de simular uma doença mental perante uma comissão médica romena; ele só respondia "da, da" (sim, sim) a toda e qualquer pergunta que lhe era feita pelos especialistas.

346. J.L. Moreno, Einladung zu einer Begegnung, *Daimon, eine Monatsschrift*, n. 1, Februar 1918, p. 3-21.

347. Ernst Lothar, *Das Wunder des Überlebens: Erinnerungen*, Wien: Paul Zsolnay, 1960, p. 36-37.

348. "Ich habe wie Sie eine unbändige Zuneigung zu Wien und Oesterreich". A propósito, essa é mais uma evidência contra a lenda segundo a qual Freud odiou Viena profundamente a vida toda.

349. Malcolm Bullock, *Austria, 1918-1938: A Study in Failure*, London: Macmillan, 1939, p. 67.

350. Característico a esse respeito foi um panfleto de Hermann Hesse, *Blick ins Chaos*, Bern: Seldwyla, 1921.

351. Ver Oswald Spengler, *Der Untergang des Abendlandes: Umrisse einer Morphologie der Weltgeschichte*, München: Oskar Beck, 12. 2 v.

352. Ver Karl Kraus [1926], Die Letzten Tage der Menschheit, *Werke*, v. 5, München: Kösel, 1957. (Trad. port.: *Os Últimos Dias da Humanidade*, trad. Antônio Sousa Ribeiro, Lisboa: Antígona, 2003.)

353. Ver capítulo 8, p. 584.

354. Ver Paul Federn, Zur Psychologie der Revolution: die Vaterlose Gesellschaft, *Der Aufstieg: Neue Zeit- und Streitschriften*, n. 12-13, Leipzig/Wien: Anzengruber, 1919.

355. Ver August Aichhorn (Hrsg.), *Saatkörnlein: Mitteilungen zum Ausbau des Hortbetriebes der Wiener städtischen Knabenhorte*, v. 1, Wien: [s.n.], 1917.

356. Ver neste capítulo, p. 838.

357. C.P. Oberndorf, op. cit., p. 75.

358. Ver Sándor Ferenczi et al., *Zur Psychoanalyse der Kriegsneurosen*, Wien: Internationaler Psychoanalytischer, 1919. Volume prefaciado por Freud.

359. Ver capítulo 6, p.351, 383-392.

360. Ver Hermann Hesse, *Demian: Die Geschichte einer Jugend, von Emil Sinclair*, Berlin: S. Fischer, 1919. (Trad. bras.: *Demian: História da Juventude de Emil Sinclair*, 44. ed., trad. Ivo Barroso, Rio de Janeiro: Record, 2012.)

361. Hermann Hesse fez uma análise junguiana em 1916 e 1917 com o dr. Josef Lang, em Lucerna; mais tarde, em 1920, "conversas terapêuticas" com o próprio Jung. *Demian* foi escrito em 1917 e publicado dois anos depois – informações gentilmente fornecidas por Ninon Hesse, numa carta de 15 de março de 1964.

362. Ver Alec Mellor, *La Torture, son histoire, son abolition, sa réapparition au xxe siècle*, Tours: Mame, 1961.

363. Ver, por exemplo, Maurice Sachs, *Au Temps du bœuf sur le toit*, Paris: Nouvelle Revue Critique, 1939, p. 108-127.

364. É emblemático que nos romances de Marcel Proust não haja nenhuma menção a bebidas alcoólicas, ao passo que nos de Hemingway e de outros escritores do pós-guerra o álcool desempenhe um papel considerável.

365. Philippe Soupault, Paul Eluard, Pierre Drieu La Rochelle, Joseph Delteil, Andre Breton, Louis Aragon, *Un Cadavre*, Paris, 1924. Reimpresso parcialmente em: Maurice Nadeau, *Histoire du surréalisme*, v. 2: Documents surréalistes, Paris: Editions du Seuil, 1948, p. 11-15.

366. Dentre a literatura difundida que se dedica ao surrealismo ver, particularmente: M. Nadeau, op. cit., 2 v.; Michel Carrouges, *André Breton et les données fondamentales du surréalisme*, Paris: Gallimard, 1950; Yves Duplessis, *Le Surréalisme*, Paris: Presses Universitaires de France, 1958. (Collection Que-sais-je?, n. 432.)

367. Bericht über eine Methode, gewisse symbolische Halluzinations-Erscheinungen hervorzurufen und zu beobachten, *Jahrbuch für psychoanalytische und psychopathologische Forschungen*, Band I, 1909, p. 513-525.

368. Ver capítulo 6, p. 373.

369. Uma das mais conhecidas é a de André Breton; Philippe Soupault, *Les Champs magnétiques*, Paris: Au Sans Pareil, 1921.

370. A. Breton, *Entretiens, 1913-1952, avec André Parinaud*, Paris: Nouvelle Revue Française, 1952, p. 89-91.

371. Do francês: "acaso objetivo". (N. da T.)

372. Isso não era tão novo quanto os surrealistas acreditavam. Durante as epidemias mentais chamadas de "religião da dança dos fantasmas", os índios de regiões da América do Norte construíam sistematicamente objetos que tinham visto em sonhos e visões. Ver James Mooney, *The Ghost Dance Religion and the Sioux Outbreak of 1890*, Fourteenth Annual Report of the Bureau of Ethnology for 1892-1893, part II, Washington, 1896.

373. Ver André Breton; Paul Éluard, *L'Immaculée Conception*, Paris: Corti, 1930. (Trad. port.: *A Imaculada Concepção*, trad. Franco de Sousa, Lisboa: Estúdios Cor, [s.d.].)

374. Ver capítulo 7, p. 464.

375. Uma parte do artigo de Freud sobre análise leiga foi publicada em *La Révolution surréaliste*, v. III, n. 9-10, octobre 1927, p. 25-32. Uma parte do seu ensaio sobre os chistes e o inconsciente foi publicada em *Variétés* (edição especial de junho de 1929, p. 3-6), com o título "L'Humour" (O Humor).

376. Quanto a Jung, ele teria dito o seguinte a respeito das produções dadaístas: "É idiota demais para ser esquizofrênico."

377. Ver H. Ey, La Psychiatrie devant le surréalisme, *L'Evolution Psychiatrique*, n. 4, 1948, p. 3-52.

378. Esse episódio foi denominado, muito erroneamente, "Processo Wagner-Jauregg". Na verdade, tratou-se de um inquérito administrativo que teve de ouvir não apenas Wagner-Jauregg, mas vários outros que haviam atuado como neuropsiquiatras militares.

379. O autor é muitíssimo grato a Renée Giklhorn, que colocou à sua disposição o manuscrito de seu livro inédito, *Der Wagner-Jauregg "Prozess"* (O "Processo" Wagner-Jauregg), uma detalhada descrição do inquérito, incluindo o texto dos principais documentos e o estenograma das discussões. O relato feito por Jones transmite uma impressão pouco precisa desses debates, porque fala apenas do relatório que Freud escreveu, mas não de suas intervenções orais durante as discussões.

380. O relatório pericial de Freud foi publicado pela primeira vez em tradução inglesa na *Standard Edition*, v. 17, p. 210-215. (Trad. bras.: *Memorandum* sobre o tratamento elétrico dos neuróticos de guerra, *Obras Psicológicas Completas*, ESB, v. 17: *Uma Neurose Infantil e Outros Trabalhos* [1917-1918], Rio de Janeiro: Imago, 1996, p. 227-231.)

381. Na verdade, o conceito de "fuga na afecção" havia sido formulado quase nos mesmos termos por Ideler (Ver capítulo 4, p. 222) e era corrente na medicina romântica.

382. Lembremos que nada menos que onze idiomas eram falados nos exércitos do império multinacional.

383. E. Jones, *The Life and Work...*, v. 3, p. 21-24.

384. J.W. Jauregg, *Lebenserinnerungen*, Hrsg. von L. Schönbauer; M. Jantsch, Wien: Springer, 1950, p. 71-73.

385. Ver *Naturgeschichte der Seele und ihres Bewusstwerdens*, Berlin: Springer, 1921.

386. O que significa que – assim como Goethe, com o seu segundo *Fausto* – Bleuler o escreveu no final da vida, e que esse trabalho era profundo e obscuro.

387. Ver A. Forel, *Le Monde social des fourmis*, Genève: Kundig, 1921. 5 v.

388. Ver capítulo 6, p. 400-406.

389. Ver capítulo 9, p. 695-698.

390. Ernst Kretschmer, *Körperbau und Charakter*, Berlin: Springer, 1921, p. 189-192; *Medizinische Psychologie*, Leipzig: Georg Thieme, 1922, p. 149-156.

391. Henri F. Ellenberger, The Life and Work of Hermann Rorschach (1884-1922), *Bulletin of the Menninger Clinic*, Band XVIII, 1954, p. 173-219.

392. Ver Hermann Rorschach, *Gesammelte Aufsätze*, Bern: Huber, 1965.

393. Do alemão: "tipo de experiência". (N. da T.)

394. Ver *Psychodiagnostik: Methodik und Ergebnisse eines wahrnehmungsdiagnostischen Experiments (Deutenlassen von Zufallsformen)*, Bern: Bircher, 1921.

395. Ver capítulo 7, p. 528-529.

396. C.P. Oberndorf, op. cit., p. 138.

397. George Seldes, *Can These Things Be!*, New York: Brewer, Warren and Putnam, 1931, p. 409-423.

398. Ver Georg Groddeck, *Der Seelensucher: Ein psychoanalytischer Roman*, Wien: Internationaler Psychoanalytischer, 1921.

399. Ver Hermine Hug-Helmuth, *Tagebuch eines halbwüchsigen Mädchens*, Wien: Internationaler Psychoanalytischer, 1918.

400. C. Burt, *British Journal of Psychology*, Medical Section, v. I, 1920-1921, p. 353-357.

401. Não só as qualidades literárias e a coerência lógica estavam acima do nível das de um adolescente, disse Cyril Burt, mas as trivialidades pessoais que normalmente preenchem os diários dos jovens ali estavam, estranhamente, ausentes. Além disso, ela teve muito trabalho para descrever e explicar as personalidades e as relações das pessoas de quem falou. Algumas entradas eram tão longas que ela não poderia ter escrito por menos de cinco horas num dia, embora fosse um diário supostamente secreto, escrito em condições nas quais a privacidade era impossível. E é de se indagar por que ela se deu ao trabalho de copiar o texto completo de longas cartas, em vez de apenas anexá-las ao diário.

402. Ver I. Kinkel, *Kem veprosa za psikhologitcheskite osnovi i proizkhoda na religiata*, Sófia: Psikhol. d-vo, 1921.

403. Jakob Klaesi, Über die therapeutische Anwendung der Dauernarkose mittels Somnifens bei Schizophrenen, *Zeitschrift für die gesamte Neurologie und Psytriatrie*, Band LXXIIV, 1922, p. 557-592.

404. Ver É. Coué, *La Maîtrise de soi par l'autosuggestion consciente*, nouvelle edition, Nancy: Chez l'auteur, 1922.

405. Ver Ella Boyce Kirk, *My Pilgrimage to Nancy*, New York: American Library Service, 1922.

406. L. Binswanger, Über Phänomenologie, *Schweizer Archiv für Neurologie und Psychiatrie*, Band XII, 1923, p. 327-330.

407. Ver Jean Piaget, *Le Langage et la pensée chez l'enfant*, Neuchâtel: Delachaux et Niestlé, 1923. (Trad. bras.: *A Linguagem e o Pensamento da Criança*, trad. Manuel Campos, São Paulo: Martins Fontes, 1986.)

408. Ver E. Minkowski, Étude psychologique et analyse phénoménologique d'un cas de mélancolie schizophrénique, *Journal de psychologie normale et pathologique*, v. XX, 1923, p. 543-558. (Trad. ingl.: Rollo May, Ernst Angel; Henri F. Ellenberger [eds.], *Existence: A New Dimension in Psychiatry and Psychology*, New York: Basic Books, 1958, p. 127-138.)

409. Ver Martin Buber, *Ich und Du*, Leipzig: Insel, 1923. (Trad. bras.: *Eu e Tu*, 10. ed., trad. Newton Aquiles von Zuben, São Paulo: Centauro, 2001; trad. modificada.)

410. Ver capítulo 7, p. 517-519.

411. Ver G. Groddeck, *Das Buch vom Es: Psychoanalytitsche Briefe and eine Freundin*, Wien: Internationaler Psychoanalytischer, 1923. (Trad. bras.: *O Livro d'Isso*, 4. ed., trad. José Teixeira Coelho Netto, São Paulo: Perspectiva, 2012.)

412. Ver Ivan Dmitrievich Ermakov (org.), *Psikhologitcheskaya i psikhoanaliticheskaya biblioteka, III, Osnovnie psikhologicheskie teorii v psikhoanalize*, 1923.

413. Ver I. Kinkel, Sotsialna psikhopatia v revolutsionnit dvizheniya, *Annuaire de l'Université de Sofia*, v. XIX, 1924.

414. Ver S. Ferenczi; O. Rank, *Entwicklungsziele der Psychoanalyse*, Wien: Internationaler Psychoanalytischer, 1924.

415. Ver O. Rank, *Das Trauma der Geburt und seine Bedeutung für die Psychoanalyse*, Wien: Internationaler Psychoanalytischer, 1924. (Trad. bras.: *O Trauma do Nascimento: E Seu Significado Para a Psicanálise*, trad. Érica Gonçalves de Castro, São Paulo: Cienbook, 2016.)

416. E. Glover, The Therapeutic Effect of Inexact Interpretation: A Contribution to the Theory of Suggestion, *International Journal of Psychoanalysis*, v. XII, 1931, p. 397-411.

417. Ver S. Ferenczi, *Versuch einer Genitaltheorie*, Wien: Internationaler Psychoanalytischer, 1924.

418. Aliás, uma teoria semelhante foi expressa pela neurótica Ellida na peça *A Dama do Mar* (*Fruen fra havet*, 1888), de Ibsen. (Trad. bras.: *A Dama do Mar*, trad. Vidal de Oliveira, Rio de Janeiro: Globo, 1984.)

419. Ver *Die Psychoide: Als Princip der organischen Entwicklung*, Berlin: Springer, 1925.

420. Do alemão: "Clube Psicológico". (N. da T.)

421. Cornelia Stratton Parker, The Capital of Psychology, *Survey*, v. LIV, New York, September, p. 551-555.

422. Ver T. Reik, *Geständniszwang und Strafbedürfnis: Probleme der Psychoanalyse und der Kriminologie*, Wien: Internationaler Psychoanalytischer, 1925.

423. Ver A. Aichhorn, *Internationale Psychoanalytische Bibliothek, n. 19: Verwahrloste Jugend, die Psychoanalyse in der Fürsorgeerziehung, Zehn Vorträge zur ersten Einführung. Mit eine Geleitwort von Prof. Dr. Sigmund Freud*, Wien: Internationaler Psychoanalytischer, 1925. (Trad. ingl.: *Wayward Youth: A Psychoanalytic Study of Delinquent Children, Illustrated by Actual Case Histories*, New York: Meridian, 1955.)

424. Ver neste capítulo, p. 821-822.

425. Alexander Romanovich Luria, Psikhoanaliz kak sistema monisticheskoi psikhologii, *Psikhologii i Marxisma*, 1925, p. 47-80.

426. E. Morselli, *La psicanalisi*, v. 1, Turin: Bocca, 1926, p. 19.

427. A versão de Léon Daudet para esse caso pode ser encontrada em seu livro *La Police politique, ses moyens et ses crimes*, Paris: Denoël et Steele, 1934, p. 170-324.

428. Ver A. Gaucher, op. cit.

429. Kurt Tucholsky, Herr Maurras vor Gericht, *Gesammelte Werke*, Band 2, Hamburg: Rowohlt, [s.d.], p. 217-223.

430. Ver P. Janet, *De l'Angoisse à l'extase: Études sur les croyances et les sentiments*, tome 1, Paris: Félix Alcan, 1926. Ver também: capítulo 6, p. 400-402.

431. Idem, *Les Stades de l'évolution psychologique*, Paris: Chanine-Maloine, 1926.

432. Idem, *Psicologia de los sentimientos*, Ciudad de México: Sociedad de Edición y Librería Franco-Americana, 1926.

433. Ver C.G. Jung, *Das Unbewusste im normalen und kranken Seelenleben*, Zürich: Rascher, 1926. (Trad. bras., na sua última versão: *Obra Completa, v. 7/1: Psicologia do Inconsciente*, trad. Maria Luíza Appy, Petrópolis: Vozes, 2011.)

434. Ver capítulo 3, p. 168.

435. No Bureau des Recherches Surréalistes (Escritório de Pesquisas Surrealistas), em Paris, uma cópia das *Conferências Introdutórias à Psicanálise*, de Freud, ficava exibida, cercada de garfos, "como um convite a devorar o livro". Ver André Masson, Le Peintre et ses fantasmes, *Les Études Philosophiques*, v. II, n. 4, 1956, p. 634-636.

436. Do inglês: "Espírito de São Luís" (avião monomotor). (N. da T.)

437. Ver S. Freud, *Die Zukunft einer Illusion*, Wien: Internationaler Psychoanalytischer, 1927. (Trad. bras.: *O Futuro de uma Ilusão*, *Cultura, Sociedade, Religião: O Mal-Estar na Cultura e Outros Escritos*, trad. Maria Rita Salzano Moraes, Belo Horizonte: Autêntica,

2020, p. 233-298. [Col. Obras Incompletas de Sigmund Freud.])

438. O. Pfister, *Die Illusion einer Zukunft: Eine freundschaftliche Auseinandersetzung mit Sigmund Freud, Imago*, Band XIV, 1928, p. 149-184.

439. Ver Paul Federn; Heinrich Meng, *Das Psychoanalytische Volksbuch*, Stuttgart: Hippokrates, 1927.

440. Ver Heinz Hartmann, *Die Grundlagen der Psychoanalyse*, Leipzig: Georg Thieme, 1927.

441. Ver Franz Alexander, *Psychoanalyse der Gesamtpersönlichkeit: Neun Vorlesungen über die Anwendung van Freud's Ichteorie auf die Neurosenlehre*, Wien: Internationaler Psychoanalytischer, 1927. (Trad. bras.: *Psicanálise da Personalidade Integral*, trad. J.P. Porto-Carrero, Rio de Janeiro: Guanabara, 1934.)

442. Ver Wilhelm Reich, *Die Funktion des Orgasmus: Zur Psychopathologie und zur Soziologie des Geschlechtslebens*, Wien: Internationaler Psychoanalytischer, 1927. (Trad. bras.: *A Função do Orgasmo*, trad. Maria da Glória Novak, São Paulo: Brasiliense, 2004.)

443. Ver O. Rank, *Die Technik der Psychoanalyse, Band 1: Die analytische Situation*, Leipzig/Wien: Franz Deuticke, 1926.

444. Ver capítulo 8, p. 605-613.

445. Ver L. Frank, *Die Psychokathartische Behandlung nervöser Störungen*, Leipzig: Georg Thieme, 1927.

446. Ver Max Bircher-Benner, *Der Menschenseele Not, Band 1: Erkrankung und Gesundung*, Zürich: Wendepunkt, 1927-1933.

447. Ver E. Minkowski, *La Schizophrénie: psychopathologie des schizoïdes et des schizophrènes*, Paris: Payot, 1927.

448. Ver Martin L. Reymert (ed.), *Feelings and Emotions: The Wittenberg Symposium*, Worcester: Clark University Press, 1928.

449. M.K. Petrova, Posleoperatsionnyi nevroz serdtsa, tchastu analizirovannyi samim patsientom-fiziologom I.P.P., *Klinitcheskaya Meditsina*, v. VIII, 1930, p. 937-940. O autor é muito grato ao professor P. Kupalov, de Leningrado, pelo envio de um fotóstato desse artigo, que não se encontra nas obras completas de Pavlov.

450. Ver Martin Heidegger, *Sein und Zeit*, Tübingen: Niemayer, 1927. (Trad. bras.: *Ser e Tempo*, trad. Fausto Castilho, Campinas: Editora da Unicamp, 2012.)

451. Ver capítulo 7, p. 533.

452. Ver C.G. Jung, *Beziehungen zwischen dem Ich und dem Unbewussten*, Darmstad: Otto Reichel, 1928; idem, *Über die Energetik der Seele*, Zürich: Rascher, 1928 (Trad. bras.: *Obra Completa, v. 7/2: O Eu e o Inconsciente*, trad. Dora Mariana Ribeiro Ferreira da Silva, Petrópolis: Vozes, 2011; *Obra Completa, v. 8/1: A Energia Psíquica*, trad. Dom Mateus Ramalho Rocha, Petrópolis: Vozes, 2002.)

453. Idem, *Contributions to Analytical Psychology*, trad. C.F. Baynes; H.G. Baynes, London: Kegan Paul, 1928.

454. Viktor Emil Freiherr von Gebsattel, Zeitbezogenes Zwangsdenken in der Melancholie: Versuche einer konstruktiv-genetischen Betrachtung der Melancholiesymptome, *Nervenarzt*, Band I, 1928, p. 275-287.

455. Ver Edmund Jacobson, *Progressive Relaxation*, Chicago: University of Chicago Press, 1928.

456. Ver capítulo 7, p. 530.

457. Ver Franz Alexander; Hugo Staub, *Der Verbrecher und seine Richter: Ein Psychoanalytischer Einblick in Die Welt Der Paragraphen*, Wien: Internationaler Psychoanalytischer Verein, 1929. Uma tradução inglesa, revista e ampliada, foi publicada como: *The Criminal, the Judge and the Public: A Psychological Analysis*, New York: Macmillan, 1931.

458. Yuriy V. Kannabikh, *Istoriya psikhiatrii*, Leningrad: Gos. Med. Izd., 1929, p. 455471.

459. Nicolaus Krestnikoff, Die heilende Wirkung hervorgerufener: Reproduktionen von pathogenen affektiven Erlebnissen, *Archiv für Psychiatrie und Nervenkrankheiten*, Band LXXXVIII, 1929, p. 369-410.

460. Ver H. Simon, *Aktivere Krankenbehandlung in der Irrenanstalt*, Berlin: De Gruyter, 1929.

461. Ver neste capítulo, p. 790.

462. Hans Berger, Über das Elektrenkephalogramm des Menschen, *Archiv für Psychiatrie und Nervenkrankheiten*, Band LXXXVII, 1929, p. 527-570.

463. Ver Ludwig Bauer, *Morgen wieder Krieg: Untersuchung der Gegenwart, Blick in die Zukunft*, Berlin: Ernst Rowohlt, 1931.

464. L. Binswanger, Uber Ideenflucht, *Schweizer Archiv für Neurologie und Psychiatrie*, Band XXVII, 1931, p. 203-217; ibidem, Band XXVIII, 1932, p. 18-72; ibidem, Band XXVIII, 1932, p. 183-202; ibidem, Band XXIX, 1932, p. 1, 193; ibidem, Band XXX, 1932, p. 68-85.

465. Ver Melanie Klein, *The Psychoanalysis of Children*, London: Hogarth, 1932. (Trad. bras.: *A Psicanálise de Crianças*, trad. L.P. Chaves, Rio de Janeiro: Imago, 1997.)

466. Ver Johannes Heinrich Schultz, *Das autogene Training: Konzentrative Selbstentspannung*, Leipzig: Georg Thieme, 1932. (Trad. ingl.: *Autogenic Training: A Psychophysiologic Approach in Psychotherapy*, New York: Grune and Stratton, 1959.)

467. Ver *Group Method and Group Psychotherapy*, New York: Beacon House, 1932.

468. Lembremos que, ainda em 19 de julho de 1936, Ernest Jones teve um encontro com o dr. M.H. Göring, Böhm e Müller-Braunschweig na Basileia. De Göring, obteve como promessa a garantia da liberdade de praticar a psicanálise. Ver *The Life and Work...*, v. 3. (Trad. bras.: *A Vida e a Obra...*, v. 3.)

469. Ver W. Reich, *Charakteranalyse*, Copenhagen: Sexpol, 1933. (Trad. bras.: *Análise do Caráter*, 3. ed., trad. Ricardo Amaral do Rego, São Paulo: Martins Fontes, 1998.)

470. Ver E. Minkowski, *Le Temps vécu: Études phénoménologiques et psychopathologiques*, Paris: D'Artrey, 1933.

471. Albert Einstein, *Mein Weltbild,* Amsterdam: Querido, 1934, p. 36-69, 72. (Trad. bras.: *Como Vejo o Mundo,* trad. H.P. Andrade, Rio de Janeiro: Nova Fronteira, 1981.)

472. Ver S. Freud, *Neue Folge der Vorlesungen zur Einführung in die Psychoanalyse,* Wien: Internationaler Psychoanalytischer, 1934. (Trad. bras.: *Novas Conferências Introdutórias à Psicanálise, Obras Completas, v. 18: O Mal-Estar na Civilização, Novas Conferências Introdutórias e Outros Textos,* trad. P.C. de Souza, São Paulo: Companhia das Letras, 2010.)

473. Ver *Wirklichkeit der Seele,* Zürich: Rascher, 1934. (Trad. bras.: *Obra Completa, v. 8/2: A Dinâmica do Inconsciente – A Natureza da Psique,* trad. Dom M.R. Rocha, Petrópolis: Vozes, 2011; trad. modificada.)

474. Ver G. Adler, *Entdeckung der Seele von Sigmund Freud und Alfred Adler zu C.G. Jung,* Zürich: Rascher, 1934.

475. Ver *Who Shall Survive?,* Washington: Nervous and Mental Disease, 1934. (Trad. bras.: *Quem Sobreviverá?,* trad. Moysés Aguiar, São Paulo: Daimon, 2008.)

476. Ver M. Sakel, *Neue Behandlungsmethode der Schizophrenie,* Wien/Leipzig: Perles, 1935.

477. E. Moniz, Les Premières tentatives opératoires dans le traitement de certaines psychoses, *L'Encéphale,* v. XXXI, n. 2, 1936, p. 1-29.

478. Ver *L'Intelligence avant le langage,* Paris: Flammarion, 1936. Ver capítulo 6, p. 395-396.

479. Ver capítulo 7, p. 519.

480. Ver Ladislaus Joseph von Meduna, *Die Konvulsionstherapie der Schizophrenie,* Halle: Carl Marhold, 1937.

481. Léopold Szondi, Analysis of Marriages, *Acta Psychologica,* v. III, 1938, p. 1-80.

482. Ver Mark Wischnitzer, *To Dwell in Safety: The Story of Jewish Migration Since 1800,* Philadelphia: Jewish Publication Society of America, 1948.

483. Ver L.E. Hichler, *"1938": Ein Wiener Roman,* Wien: Europäischer, [s.d.].

484. Ver capítulo 5, p. 289.

485. Annemarie Wettley, *August Forel: Ein Arztleben im Zwiespalt seiner Zeit,* Salzburg: Otto Müller, 1953, p. 116-117.

486. Do alemão: "Cosmogonia Glacial". (N. da T.)

487. Ver Hans Wolfgang, *Hörbiger: Ein Schicksal,* Leipzig: Koehler and Amelang, 1930.

488. Ironicamente, a sede do Instituto Hörbiger veio a ser na casa que havia pertencido a Alfred Adler, em Salmannsdorf.

489. Ver H.S. Bellamy, *A Life History of Our Earth: Based on the Geological Application of Hoerbiger's Theory,* London: Faber and Faber, [s.d.].

490. Ugo Cerletti; Lucio Bini, L'elettroshock, *Archivio generale di neurologia, psichiatria e psicoanalisi,* v. XIX, 1938, p. 266-268.

491. Ver Robert Desoille, *Exploration de l'affectivité subconsciente par la méthode du rêve éveillé,* Paris: D'Artrey, 1938.

492. Harry Stack Sullivan, Introduction to the Study of Interpersonal Relations, *Psychiatry,* v. I, 1938, p. 121-134.

493. Ver Arnold Toynbee; Frank T. Ashton-Gwatkin, *The World in March 1939,* London/New York: Oxford University Press, 1952.

494. Ver *Le Centenaire de Théodule Ribot et Jubilé de la Psychologie Scientifique Française,* Agen: Imprimerie Moderne, 1939. Nem a Bibliothèque Nationale, em Paris, nem o Collège de France possuem uma cópia. Ver capítulo 6, p. 351-352.

495. Ver capítulo 8, p. 635-636.

496. Ver capítulo 7, p. 520.

497. Citado a partir da tradução feita pelo *The Times* (Londres), 24 de novembro de 1945. Hrant Pasdermadjian, *Histoire de l'Arménie depuis les origines jusqu'au Traité de Lausanne,* Paris: Samuelian, 1949, p. 456.

498. Ver E. Fromm, *Escape from Freedom,* New York: Farrar and Rinehart, 1941. (Trad. bras.: *O Medo à Liberdade,* trad. Octavio Alves Velho, Rio de Janeiro: Guanabara, 1983.)

499. Ver L. Binswanger, *Grundformen und Erkenntnis menschlichen Dasein,* Zürich: Niehans, 1942.

500. Do alemão: "analítica existencial". (N. da T.)

501. Ver Carl Ransom Rogers, *Counseling and Psychotherapy: Newer Concepts in Practice,* Boston: Houghton Mifflin, 1942.

502. Ver M. Guillerey, Médecine Psychologique, em Alexis Carrel; Auguste Lumière, *Médecine officielle et médecines hérétiques,* Paris: Plon, 1943.

503. Ver Edward Weiss; Oliver Spurgeon English, *Psychosomatic Medicine,* Philadelphia: W.B. Saunders, 1943.

504. Ver Helen Flanders Dunbar, *Psychosomatic Diagnosis,* New York: Paul B. Hoeber, 1943.

505. A importância dessa descoberta do ponto de vista psiquiátrico foi mostrada por W.A. Stoll, Lysergsäure-diäthylamid, ein Phantastikum aus der Mutterkorngruppe, *Schweizer Archiv für Neurologie und Psychiatrie,* Band LX, 1947, p. 279-323. Ver também: Bo Holmstedt; Göran Liljestrand, *Readings in Pharmacology,* New York: Pergamon, 1963, p. 209.

506. Ver capítulo 8, p. 638.

507. Ver Juan-José López Ibor, Psicopatologia de la Angustia, *Revista Clínica Española,* 1943. A teoria iboriana da angústia foi desenvolvida e exposta em seu livro *La Angustia Vital* (Madrid: Paz Montalvo, 1950).

508. L. Binswanger, Der Fall Ellen West, *Schweizer Archiv für Neurologie und Psychiatrie,* Band LIII, 1944, p. 255-277; ibidem, Band LIV, p. 69360; ibidem, Band LV, p. 16-40. (Trad. ingl.: R. May; E. Angel; H.F. Ellenberger [eds.], op. cit., p. 237-364.)

509. R. May; E. Angel; H.F. Ellenberger (eds.), op. cit., p. 33-41.

510. Ver L. Szondi, *Schicksalsanalyse,* Basel: Benno Schwabe, 1944.

511. Do alemão: "aparelhagem". (N. da T.)

512. K. Abraham, *Klinische Beiträge zur Psychoanalyse*, Wien: Internationaler Psychoanalytischer, 1921, p. 231-258; idem, *Psychoanalytische Studien zur Charakterbildung*, 1925.

513. Ver Maurice Merleau-Ponty, *Phénoménologie de la perception*, Paris: Gallimard, 1945. (Trad. bras.: *Fenomenologia da Percepção*, 2. ed., trad. Carlos Alberto Ribeiro de Moura, São Paulo: Martins Fontes, 1999.)

514. Ver Henri Baruk, *Psychiatrie morale expérimentale, individuelle et sociale: Haines et réactions de culpabilité*, Paris: Presses Universitaires de France, 1945.

515. Ver Alphonse Maeder, *Wege zur seelischen Heilung*, Zürich: Rascher, 1945.

516. Ver J.L. Moreno, *Group Therapy: A Symposium*, New York: Beacon House, 1945.

517. Do latim e do alemão, respectivamente: "eu", "isso" e "supereu". (N. da T.)

Conclusão

Ao longo deste mapeamento da origem e do desen-volvimento da psiquiatria dinâmica, permanecemos o máximo possível no terreno dos fatos históricos. Agora, vamos tentar analisar os fatores que causaram e direcionaram essa evolução, a fim de encontrar uma resposta para o problema que foi o ponto de partida da nossa pesquisa – tal como afirmado na Introdução.

Esses fatores podem ser agrupados em várias categorias relativas ao pano de fundo socioeconômico e político, às correntes culturais, à personalidade dos pioneiros, ao papel dos pacientes e à ocorrência de uma gama de acontecimentos.

Em primeiro lugar, vejamos a evolução da psiquiatria dinâmica contra o pano de fundo socioeconômico e político, notadamente o da história econômica e da luta de classes. A vitória de Mesmer contra Gassner foi a da aristocracia contra o clero[1]. A Société de L'Harmonie[2], de Mesmer, era composta principalmente por membros da nobreza francesa pouco antes de sua derrocada. As "crises" desencadeadas ao redor do *baquet*[3] de Mesmer eram idênticas aos *vapeurs*[4] – o mal em voga entre as damas da sociedade. A passagem de Mesmer a Puységur significou uma passagem de um "magnetismo para aristocratas" a um "magnetismo para o povo", com correlatas mudanças na doutrina e nas práticas terapêuticas[5]. Mas o poder cada vez maior da nova classe dominante, a burguesia, foi acompanhado pela passagem do magnetismo à hipnose. Enquanto a conexão entre magnetizador e paciente refletia a relação paternalista e simbiótica entre o fidalgo e seu súdito, a conexão entre hipnotista e hipnotizado refletia a postura autoritária do mestre burguês para com seus subordinados; a terapia de barganha dos velhos magnetizadores e o seu manejo dos segredos patogênicos dos pacientes foram, assim, substituídos pela transmissão de comandos hipnóticos[6]. Ao falar de Bleuler, notamos que a origem de seu trabalho com esquizofrenia pode ser localizada nos embates políticos entre os rurícolas e a aristocracia urbana de Zurique. Nessa perspectiva, a gênese do conceito bleuleriano de esquizofrenia pareceria um subproduto, por assim dizer, da vitória do partido dos rurícolas contra os patrícios da cidade[7]. A fracassada Revolução de 1848, cujas implicações para a psiquiatria dinâmica pudemos observar, produziu um recrudescimento da dominação da classe burguesa[8]. Enquanto isso, a Revolução Industrial havia levado à constituição de uma poderosa classe alta industrial e comercial, de um lado, e de um proletariado numeroso e desvalido, do outro. As teorias de Darwin foram distorcidas a fim de proporcionar à alta burguesia uma ideologia de competição cega e impiedosa, ao passo que Marx fornecia uma ideologia para a classe operária e os seus aliados[9]. A fracassada tentativa revolucionária da Comuna de Paris, em 1871, desencadeou uma onda de sentimento antidemocrático. Dupréel mostrou que a teoria de Gustave Le Bon sobre a "psicologia das massas" era uma expressão dessa corrente; e, no entanto, ela foi considerada verdade científica indiscutível e utilizada como tal por muitos autores, inclusive Freud[10]. Ao mesmo tempo, isto é, no final do século XIX, as classes altas já não podiam mais se contentar com o método existente de terapia hipnótica e sugestiva, e demandaram uma psicoterapia nova e não autoritária que explicasse ao paciente o que estava acontecendo em sua própria mente[11]. Vimos também como as grandes convulsões sociais e políticas causadas pela Primeira Guerra Mundial levaram a mudanças profundas no interior dos novos sistemas psiquiátricos dinâmicos[12]. Os conceitos freudianos foram distorcidos, de modo a fornecer uma ideologia para o mundo hedonista-utilitário de consumo em massa nascido com a revolução tecnológica do século XX, da mesma forma como conceitos darwinianos distorcidos haviam proporcionado uma ideologia para o mundo de competição feroz forjado pela Revolução Industrial[13].

A estrutura socioeconômica é o terreno do qual as correntes culturais se originam e no qual se desenvolvem. No capítulo 4, examinamos esses movimentos culturais que se sucederam uns aos outros no mundo ocidental após o Renascimento, a saber: o barroco, o Iluminismo, o romantismo e o positivismo. A vitória de Mesmer contra Gassner foi não somente a vitória da aristocracia contra o clero, mas também a do Iluminismo contra o barroco decadente, e é irônico que os ensinamentos de Mesmer tenham sido retomados e desenvolvidos pelos românticos[14]. O Iluminismo inspirou o trabalho psiquiátrico de Pinel e Esquirol, e Mesmer se considerava um representante da mesma corrente. Porém o romantismo se apropriou do magnetismo, reinterpretando-o, e estendeu a sua influência à medicina e à psiquiatria; nós vimos que muitos dos conceitos considerados característicos da psicanálise de Freud e da psicologia analítica de Jung permearam as obras dos psiquiatras românticos[15]. Então, por volta de 1850, o romantismo foi detido pelo positivismo, a corrente cultural que promoveu a psiquiatria organicista e prevaleceu ao longo da segunda metade do século XIX[16]. No final do XIX e início do XX, um renascimento do romantismo exerceu uma inconfundível influência sobre as novas escolas dinâmicas incipientes[17]. Não é de admirar que muitas das ideias de Freud e Jung sejam similares aos ensinamentos dos velhos psiquiatras românticos. Janet, em contrapartida, é definitivamente um representante tardio do Iluminismo – assim como Adler, em menor medida. Sob esse prisma, as rivalidades entre Janet, Freud, Adler, Jung e seus discípulos podem ser entendidas como ondas tardias dos embates entre Iluminismo e romantismo no final do século XVIII e no começo do XIX.

Assim como o artista e o escritor, é principalmente de seus talentos e sensibilidades específicos que o psiquiatra dinâmico tira por onde determinar a sua forma de perceber o mundo. Cada psiquiatra dinâmico possui o seu próprio sentimento específico em relação à realidade psíquica, e as suas teorias também são influenciadas pelos acontecimentos de sua vida. Janet era um homem ativo e não era sentimental, daí seu interesse em fundar uma espécie de psicologia comportamental[18]. Sua postura desapegada, ligeiramente humorística e benévola reflete-se em sua psicoterapia racional; os costumes laboriosos e parcimoniosos de seus antepassados encontram-se refletidos em sua teoria do "orçamento das forças psicológicas". Visto que Janet não se lembrava de seus sonhos, ele não poderia ter escrito uma *Interpretação dos Sonhos*, como fez Freud, que era um bom sonhador. A crise religiosa não resolvida de sua adolescência fez com que ele voltasse repetidas vezes à psicologia da religião. Freud, como vimos, compartilhava com os grandes escritores um profundo interesse pelos aspectos secretos das vidas e personalidades das pessoas, bem como um domínio superior da língua[19]. A noção de Complexo de Édipo e a sua centralidade no destino humano eram obviamente derivadas da sua própria história de vida, e essa é também a razão pela qual nem Adler, nem Jung podiam aceitá-las, visto que haviam experienciado situações familiares bastante diferentes na primeira infância. Quanto a Adler, o seu principal talento era um rápido senso de observação exata que constitui o grande clínico – algo que os alemães chamam de *der klinische Blick* (olho clínico)[20]. Transposto para o campo da psicologia, tratava-se da habilidade de fazer, à primeira vista, uma avaliação precisa do estilo de vida de um indivíduo normal ou doente; consequentemente, Adler se tornou fundador de um sistema de psicologia pragmática. Acontecimentos da infância levaram-no a atribuir uma importância basal à situação do indivíduo na série fraterna, ainda mais que às relações precoces com figuras parentais. No caso de Jung, o traço flagrante é o contraste entre as habilidades práticas de um homem bem ajustado à realidade material e um raro dom para a intuição psicológica – quando não parapsicológica[21]. Esse contraste se reflete no sistema tipológico de Jung, e na sua psicoterapia, que inclui trazer de volta os pacientes à consciência e o método sintético-hermenêutico para a promoção da individuação. Como no caso de Janet, a crise religiosa não resolvida da adolescência de Jung exerceu uma duradoura influência no desenvolvimento do seu sistema psicológico.

Ademais, um estudioso da mente pode ser confrontado com a sua própria neurose ou com os elementos neuróticos de sua personalidade. Todavia, cumpre fazer uma distinção básica entre os psiquiatras que apenas tomaram a própria neurose como objeto de estudo e aqueles cujo trabalho de suas vidas foi o desfecho de uma afecção criativa.

Não seria difícil encontrar muitos exemplos para o primeiro grupo. Robert Burton descreveu o seu próprio estado em sua triste, porém vigorosa, descrição da "melancolia do acadêmico"[22]. George Cheyne ofereceu uma descrição clássica da hipocondria baseada em vários históricos clínicos, dos quais o mais longo e mais interessante é o seu próprio[23]. Bénédict-Augustin Morel aprimorou sua descrição do *délire émotif* (depois chamado de "fobia") com a fulgurante história de seu próprio caso[24]. Quanto a Janet, há por onde assumir que certos traços de sua descrição da psicastenia foram retirados de sua experiência pessoal. Segundo Phyllis Bottome, Adler foi acometido de raquitismo em tenra idade, e isso explicaria as suas teorias de inferioridade orgânica, complexo de inferioridade e compensação. O próprio Pavlov fez uma breve, porém significativa, descrição da neurose cardíaca de que ele sofreu após ser operado em 1927, e parece que o seu interesse pela psiquiatria foi consideravelmente estimulado por esse acontecimento[25].

A neurose comum que proporciona ao psiquiatra um tópico para reflexão – e talvez o incite a empreendimentos de autocura – não deve ser confundida com a manifestação da afecção criativa. A nossa hipótese é que os sistemas de Freud e Jung se originaram principalmente de suas respectivas afecções criativas, das quais suas autoanálises eram apenas um aspecto. Os principais traços de afecção criativa já foram descritos em capítulos anteriores[26]. Vamos relembrá-los sucintamente.

Esse estado raro começa após um longo período de preocupação e trabalho intelectual irrequieto. Os principais sintomas são depressão, esgotamento, irritabilidade, insônia e dores de cabeça. Em resumo, ele apresenta o quadro de uma neurose severa, às vezes de uma psicose. Pode haver oscilações na intensidade dos sintomas, porém o paciente permanece durante todo o tempo obcecado por uma ideia prevalente ou pela busca de algum objetivo difícil. Ele vive em absoluto isolamento espiritual e tem a sensação de que ninguém pode ajudá-lo – daí as suas tentativas de autocura. Mas geralmente ele irá sentir que essas tentativas intensificam os seus sofrimentos. A afecção pode durar três anos ou mais. A recuperação ocorre espontânea e rapidamente; ela é marcada por sentimentos de euforia e é seguida de uma transformação da personalidade. O sujeito está convencido de que ganhou acesso a um novo mundo espiritual ou de que alcançou uma nova verdade espiritual que ele irá revelar ao mundo. Exemplos dessa afecção podem ser encontrados entre xamãs siberianos e alasquenses, entre místicos de todas as religiões, e entre certos escritores criativos e filósofos. Um exemplo bem documentado é o de Fechner, e é bem provável que Nietzsche também tenha concebido as suas ideias mais originais durante a agonia de uma afecção criativa[27].

O aspecto clínico de uma afecção criativa difere de um indivíduo para outro. Em primeiro lugar, deve-se traçar uma nítida linha de distinção entre duas categorias: a afecção do desbravador e a do seguidor. O primeiro xamã que, talvez há milhares de anos, encontrou um meio de se colocar em transe para explorar o mundo dos espíritos foi um modelo para gerações de xamãs depois dele. Ele foi o desbravador; eles, os seguidores. Muitos indivíduos passaram por uma neurose criativa que, depois deles, ninguém mais repetiu; isso porque, como Fechner, eles nunca pensaram em encorajar outros a fazê-lo. Contudo, não basta descrever o caminho e encorajar outros a segui-lo. Assim, Rudolf Steiner escreveu uma precisa descrição de seu método de obter conhecimento de mundos espirituais superiores, mas parece que nenhum dos que tentaram chegou a conseguir[28]. A fim de ter seguidores, o desbravador pode não apenas ensinar a teoria, mas também providenciar um guia prático para que outros a sigam. Assim, o aprendiz de xamã tem de ver um velho xamã, em intervalos regulares, cujas instruções ele porá em prática passo a passo ao longo de sua enfermidade iniciá-tica. Considerações similares aplicam-se aos místicos da maioria das religiões. Aqui também a necessidade de um guia espiritual é universalmente enfatizada. Mais que isso, o seguidor deve encontrar o guia apropriado. Místicos como Santa Teresa d'Ávila e São João da Cruz insistiram a respeito da importância de descobrir o orientador de consciência correto a fim de evitar experiências nocivas.

No que se refere à psiquiatria dinâmica, supomos que Mesmer tenha passado por uma neurose criativa da qual emergiu com a convicção de ter feito a descoberta de uma época: o magnetismo animal. Contudo, ele só foi capaz de comunicar isso aos seus discípulos teoricamente, não de iniciá-los em sua própria senda secreta. E isso, em contrapartida, revela a total originalidade de Freud e Jung. Ambos passaram por uma afecção criativa de forma espontânea e original, e ambos fizeram dela um modelo a ser seguido por seus discípulos sob o nome de "análise didática". Jung promoveu a análise didática e os freudianos a aceitaram por seu valor formativo, porém depois a escola junguiana chegou a considerá-la uma espécie de enfermidade iniciática com-parável à do xamã.

É escusado relatar novamente a história da afecção criativa de Freud[29] e Jung[30]. Entre os traços característicos da afecção criativa, contudo, está a convicção do sujeito, após sua recuperação, de que seja lá o que ele tiver descoberto, trata-se de uma ver-dade universal. Foi assim que Mesmer chegou a apregoar a verdade do magnetismo animal, Fechner, o princípio de prazer, Nietzsche, o eterno retorno, Freud, o Complexo de Édipo e a raiz da neurose na sexualidade infantil, e Jung, a *anima* e o processo de individuação. Quem conheceu Freud relata que ele falava do Complexo de Édipo e da libido como verdades absolutas totalmente indubitáveis. Mas Jung também falava do inconsciente coletivo, da anima e do si-mesmo com a serena certeza de quem sabe do que está falando.

Assim, somos levados a fazer uma distinção entre dois grupos de sistemas dinâmi-cos. Ao primeiro pertencem os sistemas de Janet e Adler. Mesmo se Janet fez uso de sua própria experiência com a psicastenia, e Adler de sua experiência pessoal com a infe-rioridade orgânica, as suas descobertas principais foram obtidas por meio de pesquisa clínica objetiva. No segundo grupo estão os sistemas de Freud e Jung. Nele, os pressu-postos básicos originaram-se de dentro, isto é, da experiência de uma afecção criativa.

Essa distinção, por sua vez, suscita uma pergunta difícil: qual o valor heurístico de uma afecção criativa? Será que a certeza de ter descoberto uma verdade universal é prova suficiente da validade dessa descoberta? Essa questão compete ao problema mais geral da validade das experiências psicológicas dinâmicas. Um de seus aspectos é o caráter específico da afecção criativa: ela é uma experiência estritamente pessoal para o seu desbravador, mas define um modelo para o seguidor, e essa conformidade de padrão tenderá a ser transmitida de um iniciado a outro dentro da mesma escola. O aprendiz de xamã nunca chegará à experiência do Nirvana de um monge tibetano, tampouco o iogue circulará pela terra dos espíritos feito o xamã. O mesmo tipo de especificidade foi observado no que se refere às várias escolas de hipnose, e ele também é verdadeiro para as novas escolas dinâmicas[31]. Pessoas analisadas por um psicanalista terão sonhos "freudianos" e irão se conscientizar de seus Complexos de Édipo, enquanto as analisadas por junguianos terão sonhos arquetípicos e serão confrontadas cada qual com a sua anima. É inevitável lembrar do ditado de Tarde, segundo o qual "genialidade é a capacidade de engendrar a própria progenitura"[32].

Além de suas próprias personalidades, a fonte mais importante de conquista para os psiquiatras dinâmicos reside na relação que eles têm com os seus pacientes, o papel destes manifestando-se de dois diferentes modos. O primeiro é a relação entre as teorias psiquiátricas e a classe de pacientes aos quais o psiquiatra tem acesso. Como mencionado noutro momento, I. Wassermann sustentou que a diferença entre a psicanálise freudiana e a psicologia individual adleriana derivava da diferença nos conceitos comunicados a elas por seus pacientes. No grupo abastado do qual faziam parte os pacientes de Freud, a preocupação dominante girava em torno de problemas de ordem sexual, para os pacientes de Adler, os problemas relacionados à existência material e a busca por sucesso eram muito mais geradores de ansiedade[33]. As longas pesquisas de Freud no campo da neuroanatomia também explicariam a sua ênfase em modelos conceituais inspirados na fisiologia cerebral. As grandes divergências entre as concepções freudiana e junguiana do inconsciente podem ser relacionadas ao fato de que eles não lidavam com o mesmo tipo de paciente. Freud, que trabalhou com neuróticos e não teve muita experiência com psicoses, deparou-se com o inconsciente de pulsões e memórias recalcadas; Jung, que trabalhou por nove anos com esquizofrênicos graves, estava fadado a descobrir o inconsciente coletivo e os arquétipos.

Há outros aspectos, provavelmente mais importantes, das relações da psiquiatria dinâmica com os pacientes. Às vezes um psicoterapeuta, que tomou um paciente como objeto de estudo privilegiado, vê-se comprometido numa relação prolongada, difícil e ambígua. Esse paciente é geralmente uma mulher histérica. O que o psiquiatra vem a aprender com a paciente é, às vezes, muito diferente do que ele esperava, e os verdadeiros achados podem ser mais bem compreendidos por um de seus sucessores do que por ele próprio[34]. Visto que o papel dos pacientes na história da psiquiatria dinâmica é muitíssimo negligenciado, é apropriado recordar brevemente alguns episódios típicos.

Ao tratar sua jovem paciente, *fräulein* Oesterlin, Mesmer ficou com a convicção de que o efeito terapêutico não se originava dos ímãs, mas de um fluido magnético que emanava de sua própria pessoa[35]. Então ele acreditou ter curado Maria Theresia Paradis de sua cegueira, e ela própria acreditou, por um curto período, que estava conseguindo enxergar novamente. Hoje vemos nessa história um típico exemplo de sugestionamento, transferência e contratransferência; porém, Mesmer compreendeu mal o caso, suspeitou de um complô contra ele e foi embora de Viena[36]. Puységur teve muito mais sorte. Ele não apenas observou em Victor Race o primeiro exemplo de uma crise perfeita, como também aprendeu com ele como o sono magnético poderia ser utilizado com fins terapêuticos, que a teoria mesmeriana dos fluidos era falaciosa e que um magnetizador não podia usar um paciente para demonstrações como se ele

a aparência de novas descobertas. A possibilidade do despertar o instinto sexual na criança e a atração voluptuosa do menino pela mãe eram bem familiares aos educadores católicos, e essas noções foram popularizadas por Michelet; porém, quando apregoadas por Freud, pareceram novidades surpreendentes[56]. A noção de que, na maioria dos casos, a homossexualidade se devia a causas psicológicas, e não à constituição física, era algo muito familiar aos educadores, antes de se impor aos psiquiatras. Da mesma forma, antes de vigorar entre os neuropsiquiatras, a psicoterapia sexual da histeria era corrente entre os ginecologistas. Os investigadores criminais conheciam o significado das parapraxias e utilizavam-nas antes de se tornarem parte estabelecida da psicanálise[57]. Muito antes de Moreno introduzir o psicodrama como um procedimento terapêutico, a reconstituição de crimes estava em prática, e não raro resultava numa confissão dos assassinos.

O progresso às vezes é apenas a retomada de uma velha ideia abandonada. Certos conceitos da nova psiquiatria dinâmica, longe de serem chocantes em termos de inovação, parecem antiquados. É o caso do conceito de fuga na afecção, que havia sido apregoado pelos antigos psiquiatras românticos e ainda estava vivo na mentalidade popular; assim como a ideia de que os movimentos estereotipados de um psicótico poderiam ter um sentido psicológico. Num romance de Edmond de Goncourt, uma mulher infeliz passa por tantos sofrimentos que ela se lança numa psicose severa como fuga[58]. Nós a vemos sentada num canto do manicômio, fazendo movimentos circulares com a mão, sem parar. O autor explica que, em seus delírios, ela se imagina recolhendo flores que caem de uma cerejeira, como fazia nos felizes anos de infância. Os psiquiatras, ao lerem o romance, devem ter sorrido dessa obsoleta fantasia romântica; porém, quando Bleuler e Jung começaram a ensinar ideias similares, pareceu uma inovação esclarecedora.

Qualquer que seja a sua inovação e originalidade, um trabalho criativo é quase sempre parte de uma corrente contemporânea; ele cristaliza um grande número de ideias que jazem esparsas por aí. *A Interpretação dos Sonhos*, de Freud, foi publicada numa época em que o interesse público havia sido despertado por uma profusão de literatura sobre sonhos; os seus *Três Ensaios Sobre a Teoria da Sexualidade* foram publicados em 1905, em meio a uma torrente de escritos sobre patologia sexual que começou por volta de 1880; *Totem e Tabu* também foi publicado durante uma corrente contemporânea que levou historiadores, etnólogos e psicólogos a enxergar o totemismo como uma fase decisiva numa reconstrução hipotética da história da humanidade. É extremamente difícil determinar em que medida um trabalho que marca época realmente inaugura uma revolução cultural ou não se trata, antes mesmo, da encarnação de uma corrente já existente.

Assim, somos levados de volta ao paradoxo que foi o ponto de partida da nossa investigação, a saber: o fato de que a psiquiatria dinâmica passou por uma sequência de vicissitudes aparentemente incoerentes com fases de rejeição e reavivamento, em contraste com o consistente curso de evolução das ciências físicas. Nesta altura, devemos observar que outras diferenças básicas distinguem a psiquiatria dinâmica das demais ciências.

A ciência moderna é um corpo unificado de conhecimento no qual cada ciência em separado tem a sua autonomia e é definida por seu objeto e por sua metodologia específica. O campo da psiquiatria dinâmica, em contrapartida, não é claramente delineado; ele tende a invadir o campo de outras ciências, quando não a revolucioná-las. Freud insistiu que "fundador da psicanálise devia ser a pessoa mais bem qualificada para julgar o que era psicanálise e o que não era"[59]. Um ponto de vista como esse é alheio à ciência moderna; ninguém imaginaria Pasteur, por exemplo, declarando que seria ele a decidir o que era e o que não era a bacteriologia, ao passo que seria perfeitamente normal se Heidegger afirmasse ser ele quem define o que é e o que não é a filosofia heideggeriana.

No interior de uma ciência unificada, o termo "escola" designa meramente o agrupamento temporário de alguns discípulos em torno de um mestre trabalhando numa corrente nova, ainda não totalmente inserida no corpo geral do conhecimento. Foi o caso, por exemplo, da "escola" de Pasteur antes que as suas descobertas se tornassem conhecimento comum. Entre os fundadores da psiquiatria dinâmica moderna, notamos que apenas um, Janet, permaneceu fiel à tradição da ciência unificada. Embora fosse cofundador de uma sociedade psicológica e de um periódico de psicologia, e embora tenha criado uma poderosa síntese psicológica, nunca lhe ocorreu fundar um "movimento" ou uma "escola". Ele esperava que os seus ensinamentos fossem integrados à disciplina da psicologia, como Pasteur esperava que as descobertas dele fossem integradas à medicina. Ao falar de Freud, Adler e Jung, notamos, em contrapartida, que com eles a palavra "escola" ganhou o significado que ela tinha em conexão com as "escolas filosóficas" da Antiguidade Greco-Romana[60]. Esse retorno do conceito da ciência unificada ao conceito de "escolas" independentes é uma novidade extraordinária que não parece ter atraído a atenção que merece.

Todos esses paradoxos recobrem outro mais profundo, a saber: o contraste entre os compromissos da psiquiatria dinâmica e os da psicologia experimental. A ciência moderna baseia-se na experimentação, na quantificação e na mensuração, não apenas na física, mas em todo âmbito da alma humana. Nessa perspectiva, a psiquiatria dinâmica está, sem dúvida, sujeita a críticas. Quem é que já foi capaz de medir a libido, a força egoica, o supereu, a anima, a individuação e similares? A própria existência dessas entidades nunca foi demonstrada. No entanto, para os psiquiatras que se dedicam exclusivamente a lidar com seus pacientes na situação psicoterapêutica imediata, esses termos não são conceituações abstratas: são realidades vivas cuja existência é muito mais tangível que a estatística e os cômputos dos pesquisadores experimentais. Jung, que passou anos desenvolvendo o teste de associação de palavras, declarou posteriormente: "quem desejar saber sobre a mente humana não aprenderá nada, ou quase nada, com a psicologia experimental"[61]. Hans Kunz explicou por que os freudianos não aceitavam as objeções dos epistemólogos: "porque os psicanalistas experienciaram a verdade da psico-análise (*sic*) de uma forma que transcende amplamente, em contundência e força de convencimento, a evidência comum de ideias formuladas logicamente [...], eles dificilmente poderiam abrir mão de suas convicções com base na evidência incomparavelmente menor da lógica formal"[62].

Na verdade, temos de lidar com duas concepções de realidade que se confrontam, e parece que o âmbito da vida psíquica pode ser abordado de dois lados, ambos legítimos: ou com a acurada técnica de mensuração, quantificação e experimentação do especialista em pesquisa, ou com a abordagem imediata e não quantificável do psicoterapeuta dinâmico.

O psicoterapeuta dinâmico lida, assim, com aquilo que Jung chama de "existências psíquicas" ou "realidades psíquicas". Mas o que exatamente são realidades psíquicas? Aqui estamos preocupados apenas com aquelas que são descobertas no processo da afecção criativa e na lida diária dos psicólogos das profundezas. Ainda assim, há muitos tipos de realidade psíquica, e muitas vezes eles são contraditórios e incompatíveis entre si, embora dotados do mesmo caráter de certeza para quem está trabalhando com eles. Seria inútil, por exemplo, tentar reduzir a psicologia analítica de Jung à psicanálise de Freud, ou vice-versa, não menos que tentar reduzir qualquer uma dessas duas à estrutura conceitual da psicologia experimental. E muitos outros sistemas dinâmicos são concebíveis[63].

A coexistência de duas abordagens da cognição do psiquismo humano mutuamente incompatíveis choca o desejo de unidade do cientista. Devemos conservar o princípio da unidade da ciência sacrificando a autonomia dos novos sistemas dinâmicos, ou conservar esses sistemas – e, possivelmente, outros mais que irão surgir em sua esteira – e considerar o ideal de ciência unificada um sonho altivo? Uma saída para esse dilema poderia ser providenciada pelo esforço conjunto de psicólogos e filósofos. Em nossa pesquisa sobre a exploração do inconsciente, notamos que os psicólogos estiveram principalmente interessados em seus aspectos conservativos, dissolutivos e criativos, ao passo que, depois de Flournoy, pouca atenção foi dada ao inconsciente mitopoético[64]. Uma investigação renovada desse campo ainda em grande parte inexplorado poderia lançar uma nova luz sobre muitos problemas obscuros. Por outro lado, seria desejável que os filósofos estendessem as suas reflexões à noção de realidade psíquica e definissem a sua estrutura – como fez Heidegger para a estrutura da existência humana em contraste à dos objetos materiais e fabricados. Então poderíamos esperar atingir uma síntese mais elevada e elaborar uma estrutura conceitual que fizesse justiça às rigorosas exigências da psicologia experimental, assim como às realidades psíquicas experienciadas pelos exploradores do inconsciente.

Nota

1. Ver capítulo 2, p. 67-69.
2. Do francês: "Sociedade da Harmonia". (N. da T.)
3. Do francês: "tina". (N. da T.)
4. Do francês: "vapores". (N. da T.)
5. Ver capítulo 4, p. 198-201.
6. Idem, p. 200-201.
7. Ver capítulo 5, p. 294-295.
8. Ver capítulo 4, p. 234-236; capítulo 2, p. 96-99.
9. Ver capítulo 4, p. 238-250.
10. Ver capítulo 7, p. 529-530.
11. Ver capítulo 5, p. 329.
12. Ver capítulo 10, p. 816-818.
13. Ver capítulo 7, p. 549-550.
14. Ver capítulo 2, p. 89-103.
15. Ver capítulo 4, p. 219-24.
16. Idem, p. 235-238.
17. Ver capítulo 5, p. 286-292.
18. Ver capítulo 6, p. 406-407.
19. Ver capítulo 7, p. 536.
20. Ver capítulo 8, p. 621.

21. Ver capítulo 9, p. 721.

22. Ver R. Burton, *The Anatomy of Melancholy*, Oxford: John Lichfield, 1621.

23. Ver George Cheyne, *The English Malady*, London: Strahan, 1735.

24. B.A. Morel, Du Délire émotif, *Archives Générales de Médecine*, 6th series, tome VII, 1866, p. 385-707.

25. Ver capítulo 10, p. 841-842.

26. Ver capítulo 7, p. 451-452.

27. Ver capítulo 4, p. 230-231.

28. Ver capítulo 9, p. 679-682.

29. Ver capítulo 7, p. 452-455.

30. Ver capítulo 9, p. 665-668.

31. Ver capítulo 3, p. 183-184.

32. Gabriel Tarde, *La Philosophie pénale*, Lyon: Storck, 1890, p. 165-166.

33. Ver capítulo 8, p. 622.

34. Henri F. Ellenberger, La Psychiatrie et son histoire inconnue, *L'Union medicale du Canada*, v. XC, 1961, p. 281-289.

35. Ver capítulo 2, p. 70-71.

36. Idem, p. 72-73.

37. Idem, p. 82-85.

38. Ver capítulo 3, p. 142-144.

39. Ver capítulo 2, p. 91-94.

40. Ver capítulo 1, p. 31-36.

41. Ver capítulo 2, p. 113-114.

42. Ver Capítulo 7, p. 484-488.

43. Ver capítulo 6, p. 343-346; 365-366.

44. Idem, p. 400-402.

45. Ver capítulo 5, p. 322-325; capítulo 10, p. 778.

46. Ver capítulo 9, p. 685.

47. Ver capítulo 7, p. 490-491.

48. Idem, p. 544-545.

49. Idem, p. 528-529.

50. Ver capítulo 10, p. 800.

51. Ver capítulo 9, p. 725.

52. Ver capítulo 8, p. 603, 626.

53. Ver capítulo 7, p. 532-534.

54. Ver capítulo 10, p. 781.

55. Idem, p. 785-786.

56. Ver capítulo 5, p. 304.

57. Ver capítulo 7, p. 498.

58. Ver E. de Goncourt, *La Fille Elisa*, Paris: Charpentier, 1873.

59. Ernest Jones, *The Life and Work of Sigmund Freud*, v. 2, New York: Basic Books, 1955, p. 362. (Trad. bras.: *A Vida e a Obra de Sigmund Freud, v. 2: Novas Conferências Introdutórias Sobre Psicanálise e Outros Trabalhos* [*1932-1936*], Rio de Janeiro: Imago, 1989, p. 361.)

60. Ver capítulo 1, p. 54-55.

61. Ver capítulo 9, p. 689.

62. H. Kunz, Die existentielle Bedeutung der Psychoanalyse in ihrer Konsequenz für deren Kritik, *Der Nervenarzt*, Band III, 1930, p. 657-668.

63. Potenciais sistemas de psiquiatria dinâmica foram concebidos, por exemplo, por Arthur Schnitzler (ver capítulo 7, p. 477), Léon Daudet (ver Capítulo 9, p. 726) e André Breton (ver capítulo 10, p. 825-827).

64. Ver capítulo 5, p. 323-325.

Índice Onomástico

Os dois índices deste livro foram preparados pela sra. Margaret Karaivan.

pação em congressos 347, 348, 349, 350, 750-752, 756, 766, 771, 787-789, 791, 796, 808, 842; personalidade 348-361, 363, 406, 876; Primeira Guerra Mundial 815; professor em Châteauroux e Le Havre 342-346, 745, 748; professor em Paris 346, 348; psicologia da conduta e das tendências 351, 386-400, 407, 409, 817, 822; relação com [a primeira psiquiatria dinâmica 158, 160, 184, 186, 192, 254, 409; autores americanos 252, 270, 410; Babinski 349, 413; Bergson 349, 361-362, 382, 400, 405; Bernheim 346, 751; Binet 362-363, 763, 771, 782; Charcot 113, 117, 342, 343-349, 371, 373-374, 409, 413, 742, 752, 761; filósofos franceses 358, 364, 406-408, *ver também* Paul Janet; O Iluminismo 208, 337, 624, 644, 875; Jones 413, 788, 809-810; Krafft-Ebing 358, 878; Mead 410-411; Meyer 350, 358, 391, 782; Myers 344, 346, 348, 767, 771; Pavlov 410; Raymond 139, 347, 349, 380, 761, 768; Ribot 348-349, 352, 408, 410, 413; Schwartz 385-389, 393, 414, 418; surrealistas 826, 827 *ver também* Adler, Bleuler, Freud, Jung]; teoria dinâmica 298, 383-392; teorias [sobre amor e ódio 358, 395, 406; sobre a conexão 154-155, 366, 368, 378, 380, 391, 494, 540, 766, 880; sobre a crença 396-399, 404; sobre as emoções 395, 401; sobre a energia mental 252, 383-391, 409, 698-699; sobre as fugas 139; sobre a função de realidade 362, 382-383, 398, 412, 541; sobre a função de síntese 368, 372, 377, 407, 519, 540, 722; sobre a hipnose 126-127, 366-367, 391, 751; sobre a histeria 158, 347, 368, 381, 417, 759, 768, 771, 778, 782, 788; sobre a linguagem 396; sobre a medicina psicossomática 329; sobre a memória 395-396, 397; sobre a personalidade múltipla 139, 151, 152, 368; sobre a psicologia das massas 402, 730; sobre a psicastenia 295, 381-383, 395, 407, 766, 878; sobre a religião 349, 400-406; sobre as ideias fixas subconscientes 59, 117, 161, 326, 368-373, 379-380, 383, 387, 492, 500, 689, 722, 755, 762, 788, 808; sobre as neuroses 254, 381-383, 519, 698, 713; sobre o alcoolismo 350, 402; sobre o automatismo psicológico 365-371, 489, 750; sobre o espiritismo 97, 368, 405; sobre o subconsciente 160, 367, 392, 408, 627, 778, 791; sobre os delírios de perseguição 352, 395 tese em latim 270, 345; tipologia 389-391, 697 viagens pela América Latina 351, 840; viagens pelos EUA 350-351, 782, 784, 842; últimos anos 351-353;

Jaspers, Karl 260n182, 281, 282

Jaurès, Jean 342, 361

Jensen, Wilhelm 136, 301, 531, 781, 786, 881

Johnson, James 251

Jones, Ernest 213, 412, 413, 412n53 e 62, 430-432, 438, 441, 451, 459, 461, 479, 484-487, 541, 558n272, 587, 671, 745, 763, 774, 788, 789, 792, 795-797, 799, 809-811, 815, 869n380, 871n469,

Joyce, James 179, 717, 825

Jung, Carl Gustav, o Velho 656-658, 661, 664, 671

Jung, Carl Gustav: afecção criativa 219, 451, 665-667, 681, 730, 817, 876-878; alquimia, interesse pela 674, 713-714, 853; associações com [Bachofen 233, 653, 655, 721, 724 Binet 363, 697-698, 722 Bleuler 294, 662-664, 669, 687-688, 689-697, 722, 778, 784. 810 L. Daudet 725-726, 744, primeira psiquiatria dinâmica 157, 158, 184, 192 Flournoy 134, 664, 722, 766, 771-775, 782, 880 Freud 459, 460, 465, 486, 512, 544, 545, 547, 550, 568, 652, 658, 663-667, 668, 669, 672, 674, 679, 680, 682, 688, 689-694, 698, 700, 702, 705, 709-711, 719, 716, 722, 727, 728, 729-732, 775, 785-787, 789, 792, 795, 800, 807-811, 846, 878 Janet 161, 411, 463-665, 686, 688, 689, 693, 697-699, 713, 722, 730, 778, 787-788, 809 Krafft-Ebing 666 Maeder 674, 693, 722, 733n36, 859 Nietzsche 181, 182, 285, 286, 655, 661, 666, 691, 696, 703, 704, 717, 724, Romantismo 208, 213, 215, 538, 644, 722-723, 882, Surrealistas 824; *ver também* Adler, Jahn]; astrologia 714; autoexperimento 665-667, 681, 694, 723, 724; Bollingen, casa de, 669, 676; Burghölzli, período no, 661-664, 672, 686-689; casamento e filhos 663, 667, 676; *Códice Jung* 672; contemporâneos 676-682; contexto de vida 651-652; criminologia 688-689; criptomnésia 182, 698, 722; estada em Paris 655-686, 698; estudos em medicina 660, 661; fama 668-672, 837; fontes 721-726, 879, 880; gnosticismo, interesse pelo 671-672, 694-695, 713; histórico familiar 651-658; ideias sobre política 675, 683, 717-718; infância e juventude 658-661, 673; influência 725-732; Instituto Carl Gustav Jung 671, 689; Küsnacht, casa de, 663, 668, 676; médiuns, estudos sobre 134, 661, 669, 684-686, 723, 880; morte e exéquias 672-673; nazistas, suposta colaboração com 669-672; obras 180, 842[*Aion* 719; *O Homem e Seus Símbolos* 673; *A Importância do Pai no Destino do Indivíduo* 690; *O Livro Vermelho* 667, 732; *Os Livros Negros* 667, 732; *Metamorfoses e símbolos da libido* 528, 664, 695-698, 727, 800; *A Psicologia da Dementia praecox* 663, 688-689, 789; *Psychological Analysis of Nietzsche's "Zarathustra"*, 716; *Sobre a psicologia e psicopatologia dos fenômenos chamados ocultos* 684-686, 778; *Realidade da alma* 847; *Resposta a Jó*, 671, 684, 710-720; *Tipos Psicológicos* 668, 693-696, 717, 823, 830, 840]; Zofingia, membro da, 660, 661, 679, 682-684 origem suíça 651, 672, 721; pacientes 676, 877; pano de fundo cultural 203, 270, 721; parapsicologia 661; participação em congressos 350, 664, 672, 787-788, 808-809; período intermediário 665-668, 693-698; período psicanalítico 663-665, 689-693, 796; personalidade 673-678, 721, 876; polêmicas 274, 664, 802-805; *Privatdozent* 663, 665; psicanálise, contribuições para a, 726; psicologia analítica 697-707, 883; psicoterapia 707-713, 823, 850, 854; [reeducação 712-713; sintético-hermenêutica 709-712, 875]; publicações 838-839, 841, 843; religião, ideais sobre 621, 660, 684, 709, 718-721, 728-729; teorias [arquétipos 214, 217, 665, 668, 699-705, 711, 716-718, 721, 726-730; complexo 161, 687-689, 700, 727; enantiodromia 707; energia psíquica 698-699, 809; espiritismo 661, 683-684; estrutura do psiquismo 701-705; função transcendente 710-711; histeria 687; imago 301, 700, 703, 727; inconsciente 217, 686, 689, 699; individuação 184, 210, 215, 636, 667, 686, 705-707, 713-714, 719, 721, 727; inflação psíquica 80, 704, 712, 730; libido 691-693; Magna Mater 234, 702, 705, 712, 725; Mandala 667, 707; mitologia 711, 728-729, 853; mulher, psicologia da, 300, 678, 703-704; numinoso 718-719; persona 702, 712; progressão e regressão 699, 706-707, 717; psicologia das massas 730-731; psicologia infantil 689-690; psicoses 670, 687-688, 705, 729, 879-880; realidades psíquicas 667, 682-686, 694, 698, 717, 730, 876-877; sabedoria 714; segredo patogênico 58, 693, 708; si-mesmo [*Selbst*], 705, 724; sincronicidade 716; sobre anima-animus 214, 234, 299-302, 666, 668, 702-705, 712-713, 716, 723, 729, 731, 786, 878, 879, 883; sombra 174, 702, 712; sonhos 313, 317, 665, 683, 693, 704, 710-

Índice de Assuntos

Agradecimentos

O autor deseja fazer os seguintes agradecimentos: ao Comitê Judaico Americano, pelo texto de Stanley Edgar Hyman, "Freud and Boas: Secular Rabbis?" (reproduzido em *Commentary*, março de 1954, p. 264-267); ao *American Journal of Psychiatry*, pelos excertos de Ernest Harms em "Pierre M.F. Janet: 1859-1947" (v. cxv, 1959, p. 1036-1037); ao *American Journal of Psychoterapy*, pelo texto de H.F. Ellenberger, "Charcot and the Salpêtrière School" (v. xix, abril de 1965, p. 253-267); à Associação de Pesquisa em Doenças Nervosas e Mentais, de Nova York, pelos excertos da introdução do tradutor A. Brill a C.G. Jung em *The Psychology of Dementia Praecox* (Nervous and Mental Disease Monograph Series, n. 3, 1936); à Baillière, Tindall & Cassel Ltd., de Londres, pelos excertos de Siegfried Bernfeld em "Sigmund Freud, M.D." (*International Journal of Psychoanalysis*, v. xxxii, 1951, p. 204-217); à Grune & Stratton Inc., pelo texto de Ilse Bry & Alfred Rifkin, "Freud and the History of Ideas" (publicado em Jules H. Masserman [org.] *Science and Psychoanalysis*, v. 5, York: Grune & Stratton, 1962); ao *Journal of the History of Behavioral Sciences*, pelos excertos de H.F. Ellenberger em "The Pathogenic Secret and Its Therapy" (v. ii, janeiro de 1966, p. 29-42); à Liveright Publishers, de Nova York, pelos excertos de *Freud and His Time*, de Fritz Wittels (New York: Liveright, 1931, p. 17); à Fundação Menninger, pelos excertos de H.F. Ellenberger em "Fechner and Freud" e "The Ancestry of Dynamic Psychiatry" (*Bulletin of the Menninger Clinic*, v. xx, 1956, p. 201-214; 288-299) e "The Unconscious Before Freud" (v. xxi, 1957, p. 3-15).

Filho de huguenotes suíços, Henri Ellenberger nasceu em 1905 em Nalolo, atual Zâmbia, numa então colônia britânica situada na África austral, a Rodésia do Norte. Após a infância em continente africano, tendo morado também no Lesoto, em 1914 foi enviado pela família para estudar na Europa. Concluiu os estudos e fez sua formação médica na França, ali também iniciando a vida profissional como psiquiatra e atuando em importantes instituições de saúde mental, dentre elas, Sainte-Anne e Salpêtrière. Permaneceu em solo francês até o início do governo de Vichy, quando, impedido de lá continuar por conta das revisões nos processos de naturalização, viu-se obrigado a partir, emigrando então para a Suíça em 1941, o que o fez ter oportunidade de travar contato com Carl Jung, Manfred Bleuler, Ludwig Binswanger, e também de se analisar com Oscar Pfister. De lá, cruzou o Atlântico em direção aos Estados Unidos, em 1952, atuando em instituições de prestígio, como a Clínica Menninger. Em 1959, por fim, mudou-se para o Canadá, país em que publicou este livro, no ano de 1970, e onde viria a falecer, em 1993, na cidade de Montreal.

Encarnando uma vida e um pensamento itinerantes, ao longo de quase nove décadas Ellenberger foi atravessado por diversos idiomas: desde o francês (a língua de casa) até o sesoto (dos amigos de infância), passando pelo inglês e o alemão (nos quais era fluente), pelo espanhol (em que ministrou conferências em diversos países da América Latina), pelo italiano e o holandês (em cuja leitura era proficiente), pelo russo (língua de Emilie von Bachst, sua esposa, nascida em Vladivostok) e pelo esperanto. Colaborando na abertura de um veio tenaz na historiografia da psicanálise, dedicou-se por doze anos à pesquisa e à escrita desta obra colossal, que, como a sua própria biografia, é também uma espécie de périplo linguístico-geográfico; menos páginas não seriam capazes de contemplar sua amplitude consistente e inconteste relevância não apenas para psicanalistas e psiquiatras, mas também para o pensamento nas ciências humanas e para as reflexões sobre o psiquismo de modo geral.

Tem-se aqui em mãos uma odisseia em que, na agradável companhia do autor e de sua escrita fluida, investigam-se práticas de cura pela palavra desde povos originários até antigas comunidades da velha Europa. Singrando os mares dos arquivos abarrotados, das correspondências ainda por compilar e das entrevistas inéditas, enfrentam-se as marés revoltas da política e da história séculos a fio, com as suas venturas e desventuras, até chegar na Segunda Guerra Mundial. Num movimento de análise e síntese de extraordinária envergadura, claríssimo rigor e sensível agudeza diante das investigações em retrospecto, o vigor detetivesco que embalou as pesquisas de Ellenberger como um todo nos faz visualizar, em especial na saga deste volume, não apenas os diversos matizes da homérica e difusa descoberta do inconsciente, mas ainda um plurifacetado histórico da efetividade do verbo, numa esfera em que corpo e espírito parecem se confundir, irmanados pela língua que os separa. E é aí que o autor, sagaz, nos aponta um possível fio da meada a se deslindar, feito melodias que se harmonizam numa partitura. Que as muitas vozes que são pauta e ressoam nestas páginas, com os seus diversos sotaques de origem, possam lembrar a quem lê o quão coletivo e dinâmico é o feito dessa descoberta aqui em jogo, capaz de atravessar corpos individuais precisamente pela natureza social da linguagem, que é cerne e superfície das práticas com o psíquico.

PAULO SÉRGIO DE SOUZA JR.

Este livro foi impresso na cidade de Guarulhos,
nas oficinas da Trust Gráfica e Editora, em novembro de 2023,
para a Editora Perspectiva.